U. Obertacke, C. Reißfelder, M. Rüsseler (Hrsg.)

Chirurgie hoch2

Zur hoch2-Reihe gehören

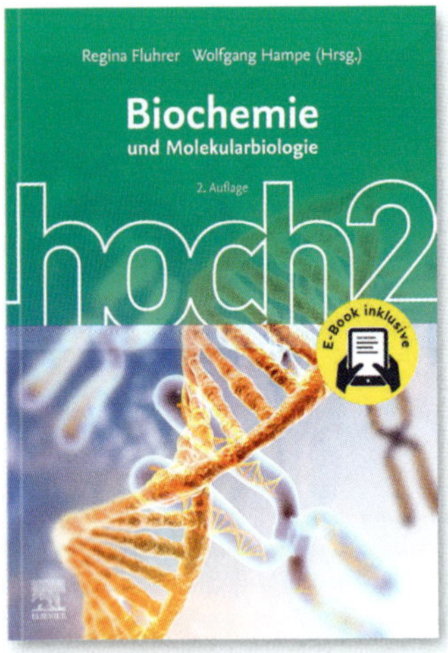

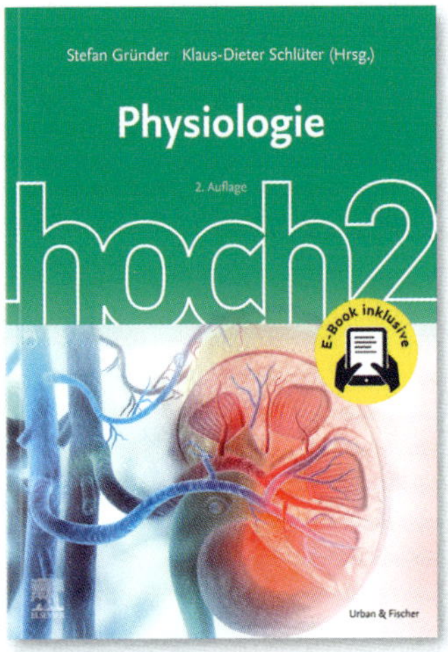

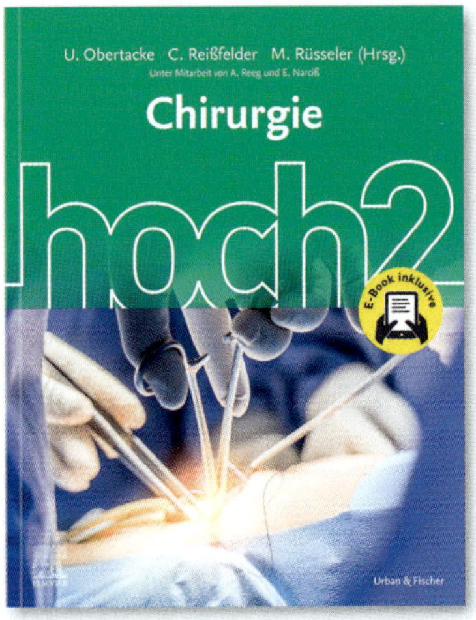

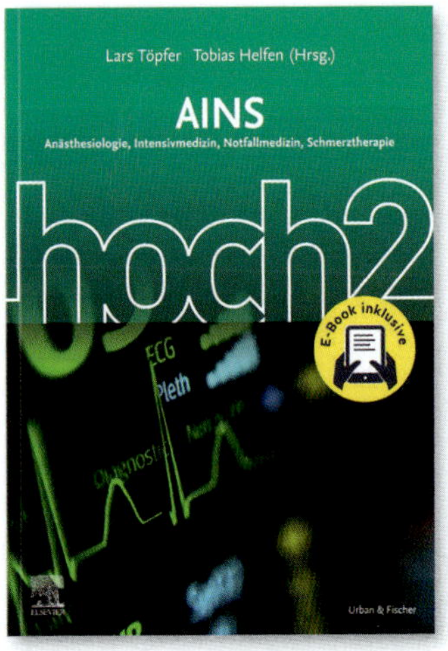

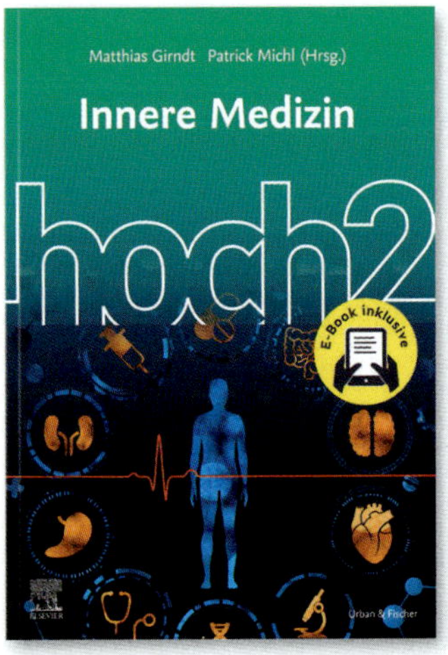

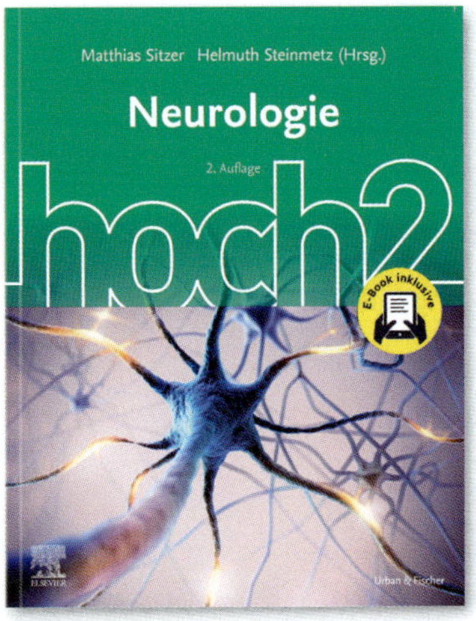

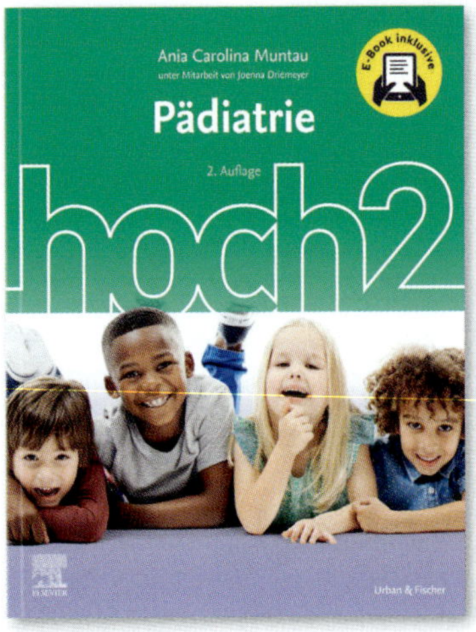

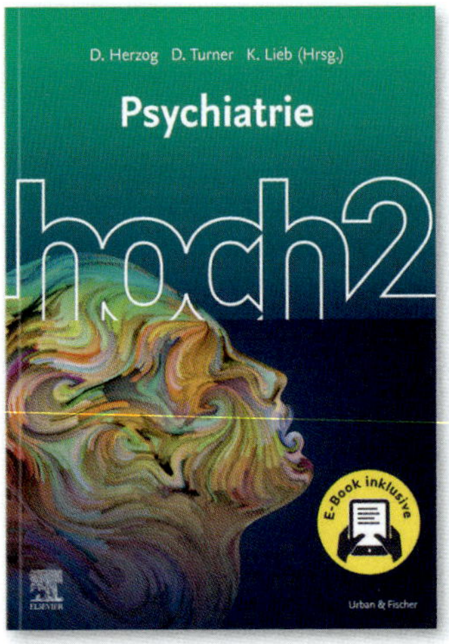

Udo Obertacke, Christoph Reißfelder, Miriam Rüsseler (Hrsg.)

Chirurgie hoch2

Unter Mitarbeit von: Alina Reeg und Elisabeth Narciß

Mit Beiträgen von: Amr Abdulazim; Oluwadamilola Akanji; Annika Arsalan-Werner; Ahmed Atamne; Kristine Baran; Yvonne Beaugé; Paula Beck; Susanne Blank; Frederic Bludau; Michael Boettcher; Vanessa Britz; Franz Dally; Judith Dremel; Marcel Dudda; Johannes Eberhard; Nina Myline Engel; Nima Etminan; Judith Felcht; Alida Finze; Jasper Frese; Susanne Fröhlich; Andreas L. H. Gerken; Sascha Gravius; Anastasija Grimm; Arthur Gubian; Rebecca von Haken; Samer George Hakim; Melissa Harbrücker; Jendrik Hardes; Anna-Kathrin Harms; Richard Heckel; Anne Hendricks; Katharina Henze; Stephanie Herbstreit; Maike Hermann; Nico Hinz; Christoph Hirche; Hans-Stefan Hofmann; Nicolas A. Hoyos Celis; Kamal Hummedah; Yanic Jost; Georg Jung; Katharina Knab; Manuela Köck; Maria A. Kröplin; Philip Kunkel; Kim Melanie Lange; Franka Menge; Bastian Mester; Heinz-Lothar Meyer; Sebastian Michel; Roman Müller-Heck; Wolf Mutschler; Tobias Nientiedt; Udo Obertacke; Stefan Piatek; Christina Polan; Myriam Preuß; Miriam Ratliff; Yannick Rau; Alina Reeg; Julia Reick; Christoph Reißfelder; Miriam Rüsseler; Maliha Sadick; Michael Schmoeckel; Arndt-Peter Schulz; Sandra Schwebler; Steffen Seyfried; Jasmina Sterz; Daniel Svoboda; Isabel Taeuber; Patrick Téoule; Tina Trautmann; Emmanouil Tzatzarakis; Johannes Vogel; Johanna Wagner; Nicola Willett; Luisa Winkler; Maximilian Wolf; Julian Zabel; Sebastian Zach; Andreas Ziebart

Studierendenspalte: Julia Lucius; Yannick Rau

ELSEVIER

Elsevier GmbH, Bernhard-Wicki-Str. 5, 80636 München, Deutschland
Wir freuen uns über Ihr Feedback und Ihre Anregungen an kundendienst@elsevier.com

ISBN 978-3-437-43952-0 eISBN 978-3-437-05176-0

Aus Gründen der Barrierefreiheit sind die Bilder in elektronischen Ausgaben dieses Buches mit Alt-Text-Beschreibungen (Alternativ-Text) versehen, die von Elsevier bereitgestellt werden. Mehr Informationen erhalten Sie unter https://www.elsevier.com/about/accessibility.

Bücher und Zeitschriften, die von Elsevier veröffentlicht werden, entsprechen den geltenden Produktsicherheitsanforderungen. Für etwaige Bedenken oder Fragen zur Produktsicherheit wenden Sie sich bitte an unseren autorisierten Vertreter, Elsevier B.V., productsafety@elsevier.com.

Elsevier nimmt eine neutrale Position in Bezug auf territoriale Meinungsverschiedenheiten oder Zuständigkeitsansprüche in seinen veröffentlichten Inhalten ein, einschließlich Landkarten und institutionellen Zugehörigkeiten.

1. Auflage 2026

Wichtiger Hinweis: Die medizinischen Wissenschaften unterliegen einem sehr schnellen Wissenszuwachs. Der stetige Wandel von Methoden, Wirkstoffen und Erkenntnissen ist allen an diesem Werk Beteiligten bewusst. Sowohl der Verlag als auch die Autorinnen und Autoren und alle, die an der Entstehung dieses Werkes beteiligt waren, haben große Sorgfalt darauf verwandt, dass die Angaben zu Methoden, Anweisungen, Produkten, Anwendungen oder Konzepten dem aktuellen Wissensstand zum Zeitpunkt der Fertigstellung des Werkes entsprechen.
Der Verlag kann jedoch keine Gewähr für Angaben zu Dosierung und Applikationsformen übernehmen. Es sollte stets eine unabhängige und sorgfältige Überprüfung von Diagnosen und Arzneimitteldosierungen sowie möglicher Kontraindikationen erfolgen. Jede Dosierung oder Applikation liegt in der Verantwortung der Anwenderin oder des Anwenders. Die Elsevier GmbH, die Autorinnen und Autoren und alle, die an der Entstehung des Werkes mitgewirkt haben, können keinerlei Haftung in Bezug auf jegliche Verletzung und/oder Schäden an Personen oder Eigentum, im Rahmen von Produkthaftung, Fahrlässigkeit oder anderweitig übernehmen.
Obwohl alle Werbemittel mit ethischen (medizinischen) Standards übereinstimmen, stellt die Erwähnung in dieser Publikation keine Garantie oder Anerkennung der Qualität oder des Wertes dieses Produkts oder der Aussagen der Herstellerfirmen dar.

Für die Vollständigkeit und Auswahl der aufgeführten Medikamente übernimmt der Verlag keine Gewähr.
Geschützte Warennamen (Warenzeichen) werden in der Regel besonders kenntlich gemacht (®). Aus dem Fehlen eines solchen Hinweises kann jedoch nicht automatisch geschlossen werden, dass es sich um einen freien Warennamen handelt.

Bibliografische Information der Deutschen Nationalbibliothek
Die Deutsche Nationalbibliothek verzeichnet diese Publikation in der Deutschen Nationalbibliografie; detaillierte bibliografische Daten sind im Internet über https://www.dnb.de abrufbar.

26 27 28 29 30 5 4 3 2 1

In ihren Veröffentlichungen verfolgt die Elsevier GmbH das Ziel, genderneutrale Formulierungen für Personengruppen zu verwenden. Um jedoch den Textfluss nicht zu stören sowie die gestalterische Freiheit nicht einzuschränken, wurden bisweilen Kompromisse eingegangen. Selbstverständlich sind **immer alle Geschlechter** gemeint.

Planung: Dr. Katja Weimann und Kathrin Nühse
Projektmanagement: Anke Drescher und Christine Kosel
Redaktion: Martin Kortenhaus, MT-Medizintexte GbR, Senden
Bildredaktion: Karin Kühnel
Rechteklärung: Lisa Neulinger
Herstellung: Dietmar Radünz, Leipzig
Satz: Thomson Digital, Noida/Indien
Druck und Bindung: Printer Trento S.r.l., Trento/Italien
Umschlaggestaltung: Stefan Hilden; SpieszDesign, Neu-Ulm
Titelfotografie: © Issara - stock.adobe.com

Aktuelle Informationen finden Sie im Internet unter **www.elsevier.de**

Geleitwort

Die Chirurgische Arbeitsgemeinschaft Lehre (CAL) der Deutschen Gesellschaft für Chirurgie legte 2013 einen ersten Entwurf eines Nationalen Kompetenzbasierten Lernzielkataloges für Chirurgie (NKLC) vor. Dieser orientierte sich eng am damaligen Stand des NKLM und stellte kompetenzbasiert Lernziele der chirurgischen Disziplinen aus dem NKLM dar, der mittlerweile umfassend vom Medizinischen Fakultätentag (MFT) weiterentwickelt wird.

Ich freue mich außerordentlich, dass nun kompetenzbasiertes Lehren und Lernen Eingang in dieses erste kompetenzbasierte Lehrbuch für Chirurgie gefunden hat. Verlag, Herausgeber und die Autorinnen und Autoren haben es sich nicht leicht gemacht und ein Werk geschaffen, welches die studentische Ausbildung in der Chirurgie in jeder Phase des Studiums bis zum Ende des PJ begleiten soll. Das praktische Fach Chirurgie lebt von einem breiten Wissen als Basis für Handeln und Kommunikation mit Angehörigen und Patientinnen und Patienten, aber auch von Fertigkeiten und Handlungskompetenzen und von Haltung. All diese Bereiche sind essenzielle Bestandteile der späteren ärztlichen Kompetenz.

Ich wünsche dem Buch viel Erfolg und den Studierenden der Humanmedizin damit einen realitätsnahen Zugang zur Chirurgie!

Augsburg, im Herbst 2025
Prof. Dr. med. Martina Kadmon, MME (Bern)

Dekanin der der Medizinischen Fakultät der Universität Augsburg
Präsidentin des Medizinischen Fakultätentags

Vorwort

Ein **Lehrbuch der Chirurgie** – speziell nur für alle Studierenden der Humanmedizin – ist in mehrfacher Hinsicht etwas Neues und dringend erforderlich:

- Der klassische Versuch, einen Bereich wie die Chirurgie „in ihrer ganzen Breite" darzustellen – und damit für die Ausbildung der Studentinnen und Studenten, aber auch für die jüngeren Ärztinnen und Ärzte in der Fach-Weiterbildung zur Verfügung zu stehen – stößt an die Grenzen der Verlage und der pädagogischen Wissensvermittlung. Ohnehin ist auch in einem vermeintlich so technischen Bereich wie der Chirurgie die Geschwindigkeit und die Halbwertszeit von Wissen und Neuentwicklungen für die Anwendung an Patientinnen und Patienten so hoch, dass breit angelegte fachärztliche Kompendien schnell veralten.
- Umso wichtiger erscheint es, „die ganze Chirurgie" im Studium für alle zukünftigen Ärztinnen und Ärzte so zu vermitteln, dass eine ausreichende „Kompetenz" nach Abschluss des Studiums möglich ist.

Der Nationale Kompetenzbasierte Lernzielkatalog Medizin (NKLM), welcher nach langen Vorarbeiten 2015 vom Medizinischen Fakultätentag verabschiedet wurde (Version 1.0), versucht zudem, die zu erlangenden **Kompetenzen in Wissen, Fertigkeiten und Haltungen** zu sortieren. Die chirurgischen Fächer haben dazu den NKLC veröffentlicht, welcher nur „unabweisbare" Themen für das Gesamtwerk Medizinstudium zulässt.

Es sind also *keine* neuen Themen in diesem Buch dazugekommen, sondern es wurde differenziert, wo ausschließlich reines Wissen, aber auch, wo deutlich mehr Kompetenz im Absolventenprofil erforderlich ist: z.B. in der Erstversorgung, der Notfalldiagnostik, der Entscheidungsfindung, bei den (allgemeinen) Prinzipien der Versorgung (konservativ und operativ) und der Nachbehandlung sowie dem Wissen um typische Komplikationen und Erfolgsparameter.

Mit dieser neuen Präsentation der **Kompetenzen** ist auch die Hoffnung verbunden, dass zukünftig anders als bisher eine valide Prüfung der erlangten Kompetenzen möglich und erforderlich sein wird. Auch die Prüfungsvorbereitung sollte sich mit einer solchen Zusammenstellung von Kompetenzen breiter als bisher verwirklichen lassen.

Nicht zuletzt soll das vorliegende Buch die oft zu beobachtende **Befangenheit vor der Chirurgie** senken helfen: Das Buch beginnt mit dem authentischen Leben in der Chirurgie, der Arbeit in der Notaufnahme und auf der Station, dem Verhalten im OP und mit den Grundelementen der Intensivmedizin. Die Autorinnen und Autoren sind oft junge Fachärztinnen und Fachärzte, die vielleicht einen besonderen Blick für die ersten Schritte in der Chirurgie haben.

Uns bleibt der herzliche Dank an den Verlag und die Mitarbeiterinnen und Mitarbeiter, namentlich seien Frau Weimann und der herausragende Redakteur Herr Kortenhaus genannt.

Die schönste **Definition von Kompetenz:**

> *Es ist nicht genug zu wissen, man muß es auch anwenden;*
> *es ist nicht genug zu wollen, man muß es auch tun.*

Goethe, Wilhelm Meisters Wanderjahre III, Aus Makariens Archiv

Frankfurt und Mannheim, im Herbst 2025
Prof. Dr. med. Udo Obertacke
Prof. Dr. med. Christoph Reißfelder
Prof. Dr. med. Miriam Rüsseler

Herausgeberin und Herausgeber

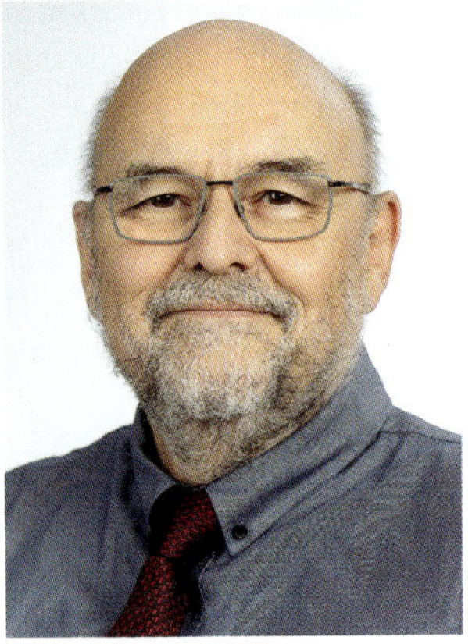

Prof. Dr. med. Udo Obertacke, MME
Die Chirurgie ist die faszinierendste, herausforderndste und umfassendste medizinische Disziplin. Aber wer weiß das? Die Chirurgie hat etwas Geheimnisvolles und Abweisendes und geschieht oft hinter „verschlossenen Türen". Obwohl es ihr manchmal anders nachgesagt wird, brauchte die Chirurgie niemals nur Kraft und Technik, sondern zu allen Zeiten viel Wissen, Überlegung, intensivsten Patientenkontakt – und ein großes Herz.
Meine chirurgische Weiterbildung in Essen erfolgte (chronologisch) in der Herzchirurgie, der Unfallchirurgie, der Allgemein- und Transplantationschirurgie und später dann in der Handchirurgie und der chirurgischen Intensivmedizin. Ab 2000 war ich Direktor der Klinik für Unfallchirurgie am Universitätsklinikum Mannheim. Didaktische Qualifikationen, u.a. „Teach the Teacher" des Royal College of Surgeons und der Master of Medical Education (MME), halfen mir, meine Faszination für die Chirurgie an jüngere Menschen weiterzugeben.
Zu meiner großen Freude erhielt ich das Angebot, zusammen mit Frau Miriam Rüsseler und Herrn Christoph Reißfelder ein neues Chirurgie-Buch – nur für Studentinnen und Studenten – herauszugeben. Herausgeber und Verlag wollen damit die ganze Chirurgie darstellen und die Faszination für die Strukturiertheit, die Vielfalt und „das Abenteuer" Chirurgie wecken. Die Initiative des „Nationalen Kompetenzbasierten Lehrzielkataloges" (NKLM) und seiner chirurgischen Konkretisierung im NKLC half uns in der Auswahl der Themen und Schwerpunkte.

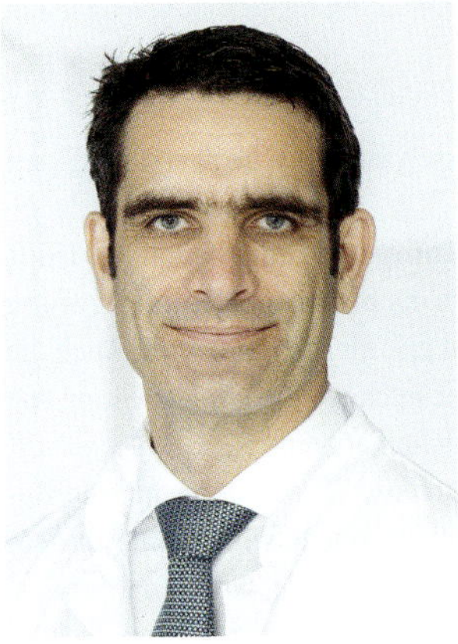

Prof. Dr. med. Christoph Reißfelder, MHBA
Kann man ein praktisches Fach wie die Chirurgie mit all ihren Facetten und Emotionen überhaupt in ein Lehrbuch richtig reinpacken? Natürlich nicht – Chirurgie muss man erleben. ABER – und das wiederum ist essenziell: Damit man die Chirurgie richtig versteht, benötigt man nicht nur ein gutes Wissen über Anatomie und Physiologie, sondern auch das Verständnis, was wir Chirurginnen und Chirurgen mit einer Operation bewirken. Das Verständnis der Erkrankung, und wie man diese operativ beseitigen oder zumindest verbessern kann, ist die Basis. Dazu kommt das Management potenzieller Komplikationen. Diese sind in chirurgischen Fächern unmittelbarer und verlangen ein zeitnahes Handeln.
In meinem Werdegang hatte ich das Glück, in verschiedenen Universitätskliniken arbeiten und von vielen Lehrern lernen zu dürfen. Nach meinem Studium in Hamburg und Berlin fing ich an der Charité an, wechselte nach Heidelberg und später Dresden, bevor ich 2018 in Mannheim den Lehrstuhl des Faches Chirurgie übernahm und seitdem Direktor der chirurgischen Klinik bin.
Mit diesem Lehrbuch wollen wir das Wissen dieses breiten Faches entsprechend des NKLM abbilden.
Viel Spaß beim Lesen!

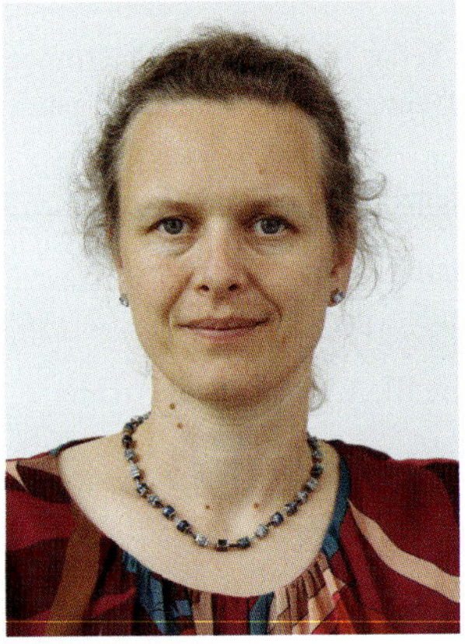

Prof. Dr. med. Miriam Rüsseler, MME
Kaum ein Fach erfordert so vielseitige Kompetenzen wie die **Chirurgie** – von einer präzisen Anamnese- und Untersuchungstechnik über die differenzierte Wahl diagnostischer und therapeutischer Verfahren, das handwerkliche Geschick im Operationssaal bis hin zur sorgfältigen Nachbehandlung sowie einer empathischen Führung von Patientinnen und Patienten sowie Teams. Der Erwerb chirurgischer Kompetenz ist damit ein ebenso vielschichtiger wie faszinierender Lernprozess – ein langer, herausfordernder und zugleich erfüllender Weg hin zur Expertise.
Parallel zu meiner chirurgischen Weiterbildung in der Orthopädie und Unfallchirurgie habe ich bereits sehr früh meine Leidenschaft in der Lehre und der Lehrforschung entdeckt – insbesondere für die Frage, wie chirurgische Kompetenzen bestmöglich vermittelt und nachhaltig gefestigt werden können. Daher war mir, neben der chirurgischen Entwicklung und Qualifizierung als Notärztin und Leitende Notärztin, meine didaktische Weiterqualifizierung im Master of Medical Education sehr wichtig.
Seit 2022 leite ich als **Direktorin des Instituts für Medizindidaktik und Klinische Simulation** die Weiterentwicklung moderner, praxisorientierter Lehr- und Lernformate – und kann hier meine Begeisterung für **Chirurgie und Lehre** in idealer Weise verbinden.
Mit diesem Buch möchten wir Ihnen die **Breite und Faszination der Chirurgie** mit all ihren facettenreichen Kompetenzen näherbringen. Wir hoffen, dass Sie zwischen den Zeilen unsere Leidenschaft für dieses außergewöhnliche Fach spüren – und wünschen Ihnen viele inspirierende, lehrreiche und bereichernde Erfahrungen auf Ihrem eigenen Weg in der Chirurgie.

Verfasserin und Verfasser der Studierendenspalte

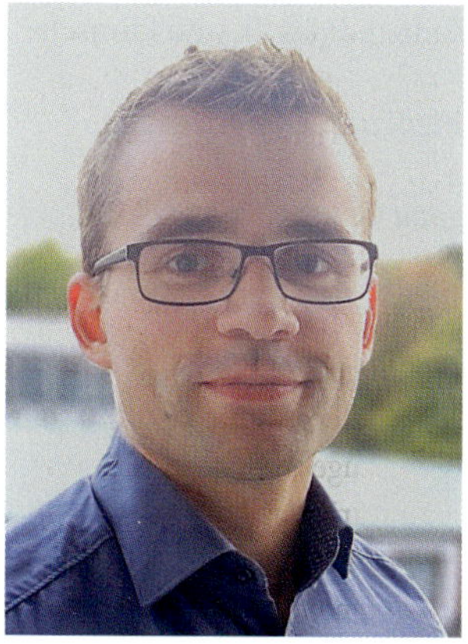

Dr. med. Yannick Rau, MBA

Ich befinde mich aktuell in der Facharztweiterbildung zum Allgemeinmediziner und auch wenn ich später nicht im OP stehen werde, hat mir die Chirurgie eines ganz deutlich gezeigt: Ein chirurgisches Grundverständnis ist für jede Ärztin und jeden Arzt unerlässlich. Ob in der Notaufnahme, im Hausarztzimmer oder auf Station – immer wieder begegnet man Situationen, in denen chirurgisches Wissen hilft, richtige Entscheidungen zu treffen. Wo fängt konservative Therapie an, wo ist eine Operation unumgänglich? Welche Wunden brauchen was? Wie erkenne ich Komplikationen frühzeitig?
Dieses Buch soll euch nicht nur auf Prüfungen vorbereiten, sondern euch auch praxisnahe Orientierung bieten. Ich hoffe, dass die Inhalte euch helfen, ein Gespür für chirurgische Denkweisen zu entwickeln. Ein gutes Verständnis für chirurgische Abläufe und Entscheidungen stärkt letztlich die ärztliche Gesamtsicht in jedem Fachgebiet.
Unsere Randspalten sollen euch hier noch einmal besonders unterstützen, die wesentlichen Inhalte zu erfassen und nicht an der Fülle an Informationen in diesem Buch zu verzweifeln.
Viel Erfolg beim Lernen und viel Spaß mit der Chirurgie!

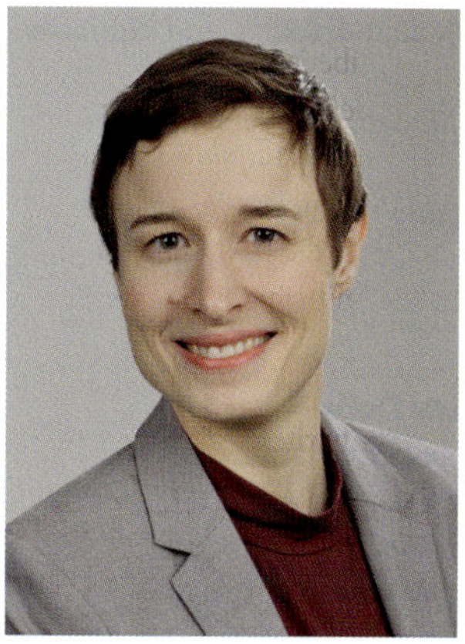

Dr. med. Julia Lucius

Ich bin Assistenzärztin in der Plastischen Chirurgie und habe bereits während meines Studiums die Einladung erhalten, als studentische Autorin an diesem Buchprojekt mitzuwirken. Somit war ich für die Randspalten zuständig – die kompakten Zusammenfassungen der wichtigsten, prüfungsrelevanten Inhalte eines Kapitels.
Gerade in der Chirurgie, wo Präzision und Verständnis Hand in Hand gehen, ist es entscheidend, schnell auf das Wesentliche zugreifen zu können – sei es im Examen oder am OP-Tisch. Die intensive Auseinandersetzung mit den chirurgischen Grundlagen helfen mir im Klinikalltag sehr.
Ich hoffe, die Randspalten bieten euch nicht nur eine strukturierte Lernhilfe, sondern motivieren euch auch, tiefer in die Materie einzutauchen. Vielleicht gelingt es uns mit diesem Buch, ein wenig von der Faszination für die Chirurgie weiterzugeben.
Die Mitarbeit an diesem Buch war für mich eine besondere Erfahrung – nicht nur fachlich, sondern auch menschlich. Umso schöner, das fertige Werk jetzt in den Händen zu halten und Teil davon zu sein.
Viel Erfolg beim Lernen und vielleicht: Willkommen in der Chirurgie!

Herausgeberin und Herausgeber

**Univ.-Prof. Dr. med.
Udo Obertacke, MME**
Universitätsmedizin Mannheim
Medizinische Fakultät Mannheim der Universität Heidelberg
Mannheim

**Univ.-Prof. Dr. med.
Christoph Reißfelder, MHBA**
Universitätsmedizin Mannheim
Medizinische Fakultät Mannheim der Universität Heidelberg
Chirurgische Universitätsklinik
Mannheim

**Univ.-Prof. Dr. med.
Miriam Rüsseler, MME**
Institut für Medizindidaktik und klinische Simulation
Fachbereich Medizin und Universitätsklinikum
Johann Wolfgang Goethe Universität Frankfurt
Frankfurt

Autorinnen und Autoren

Dr. med. Amr Abdulazim
Universitätsmedizin Mannheim
Medizinische Fakultät Mannheim der Universität Heidelberg
Klinik für Neurochirurgie
Mannheim

Dr. med. Oluwadamilola Akanji
Universitätsmedizin Mannheim
Medizinische Fakultät Mannheim der Universität Heidelberg
Klinik für Neurochirurgie
Mannheim

**Priv.-Doz. Dr. med.
Annika Arsalan-Werner**
Klinik für Plastische, Hand- und Rekonstruktive Mikrochirurgie
BG Unfallklinik Frankfurt am Main
Frankfurt
und
Frankfurter Referenzzentrum für Seltene Erkrankungen, Fachbereich Medizin und Universitätsklinikum
Johann Wolfgang Goethe Universität Frankfurt
Frankfurt

Ahmed Atamne
Universitätsmedizin Mannheim
Medizinische Fakultät Mannheim der Universität Heidelberg
Kinderchirurgische Klinik
Mannheim

Dr. med. Kristine Baran
MVZ Ärztehaus Mörlenbach
Mörlenbach

Dr. sc. hum Yvonne Beaugé
Institut für Medizindidaktik und klinische Simulation
Fachbereich Medizin und Universitätsklinikum
Johann Wolfgang Goethe Universität Frankfurt
Frankfurt

Dr. med. Paula Beck, MSc
Klinik für Traumatologie
Universitätsspital Zürich
Zürich

Priv.-Doz. Dr. med. Susanne Blank
Universitätsmedizin Mannheim
Medizinische Fakultät Mannheim der Universität Heidelberg
Chirurgische Universitätsklinik
Mannheim

Priv.-Doz. Dr. med. Frederic Bludau
Universitätsmedizin Mannheim
Medizinische Fakultät Mannheim der Universität Heidelberg
Orthopädisch-Unfallchirurgisches Zentrum
Mannheim

Univ.-Prof. Dr. med. Michael Boettcher
Universitätsmedizin Mannheim
Medizinische Fakultät Mannheim der Universität Heidelberg
Klinik für Kinder- und Jugendchirurgie
Mannheim

Dr. med. Vanessa Britz
Institut für Medizindidaktik und klinische Simulation
Fachbereich Medizin und Universitätsklinikum
Johann Wolfgang Goethe Universität Frankfurt
Frankfurt

Dr. med. Franz Dally
Universitätsmedizin Mannheim
Medizinische Fakultät Mannheim der Universität Heidelberg
Orthopädisch-Unfallchirurgisches Zentrum
Mannheim

Dr. med. Judith Dremel
Universitätsmedizin Mannheim
Medizinische Fakultät Mannheim der Universität Heidelberg
Klinik für Neurochirurgie
Mannheim

Univ.-Prof. Dr. med. Marcel Dudda
Universitätsklinikum Essen
Zentrum für Muskuloskelettale Chirurgie
Klinik für Unfall-, Hand- und Wiederherstellungschirurgie
Essen

Johannes Eberhard
Universitätsmedizin Mannheim
Medizinische Fakultät Mannheim der Universität Heidelberg
Chirurgische Universitätsklinik
Mannheim

Dr. med. Nina Myline Engel
Universitätsklinikum Essen (AöR)
Zentrum für Muskuloskelettale Chirurgie
Klinik für Tumororthopädie und Sarkomchirurgie
Essen

Univ.-Prof. Dr. med. Nima Etminan
Universitätsmedizin Mannheim
Medizinische Fakultät Mannheim der Universität Heidelberg
Klinik für Neurochirurgie
Mannheim

Dr. med. Judith Felcht
Praxis für Kinderchirurgie und Kinderorthopädie
Mannheim-Lindenhof

Dr. med. Alida Finze
Universitätsmedizin Mannheim
Medizinische Fakultät Mannheim der Universität Heidelberg
Chirurgische Universitätsklinik
Mannheim

Dr. med. Jasper Frese
BG Klinikum Hamburg
Unfallchirurgie, Orthopädie und Sporttraumatologie
Hamburg

Priv.-Doz. Dr. med. Susanne Fröhlich, MME
Universitätsmedizin Rostock
Orthopädische Klinik und Poliklinik
Rostock

Priv.-Doz. Dr. med. Andreas L. H. Gerken
Universitätsmedizin Mannheim
Medizinische Fakultät Mannheim der Universität Heidelberg
Chirurgische Universitätsklinik
Mannheim

Univ.-Prof. Dr. med. Sascha Gravius, MHBA
Universitätsmedizin Mannheim
Medizinische Fakultät Mannheim der Universität Heidelberg
Orthopädisch-Unfallchirurgisches Zentrum
Mannheim

Anastasija Grimm
Klinik für Orthopädie und Unfallchirurgie
Universitätsmedizin Essen
St. Josef Krankenhaus Werden
Essen

Arthur Gubian
Universitätsmedizin Mannheim
Medizinische Fakultät Mannheim der Universität Heidelberg
Klinik für Neurochirurgie
Mannheim

Dr. med. Rebecca von Haken
GRN Gesundheitszentren Rhein-Neckar
GRN-Klinik Schwetzingen
Schwetzingen

Prof. Dr. med. Dr. med. dent. Samer George Hakim
Helios Kliniken Schwerin
Klinik für Mund-, Kiefer- und Gesichtschirurgie
Plastische Operationen
Schwerin

Dr. med. Melissa Harbrücker
Universitätsmedizin Mannheim
Medizinische Fakultät Mannheim der Universität Heidelberg
Chirurgische Universitätsklinik
Mannheim

Prof. Dr. med. Jendrik Hardes
Universitätsklinikum Essen (AöR)
Zentrum für Muskuloskelettale Chirurgie
Klinik für Tumororthopädie und Sarkomchirurgie
Essen

Anna-Kathrin Harms
Charité – Universitätsmedizin Berlin
Campus Benjamin Franklin
Klinik für Unfall- und Wiederherstellungschirurgie
Berlin

Dr. med. Richard Heckel, MHBA
Universitätsklinikum Essen (AöR)
Zentrum für Muskuloskelettale Chirurgie
Klinik für Unfall-, Hand- und Wiederherstellungschirurgie
Essen

Dr. med. Anne Hendricks
Würzburg

Dr. med. Katharina Henze
Universitätsklinikum Essen (AöR)
Zentrum für Muskuloskelettale Chirurgie
Klinik für Unfall-, Hand- und Wiederherstellungschirurgie
Essen

Prof. Dr. med. Stephanie Herbstreit
Universitätsklinikum Essen (AöR)
Zentrum für Muskuloskelettale Chirurgie
Klinik für Unfall-, Hand- und Wiederherstellungschirurgie
Essen

Dr. med. Maike Hermann
Universitätsmedizin Mannheim
Medizinische Fakultät Mannheim der Universität Heidelberg
Chirurgische Universitätsklinik
Mannheim

Dr. med. Nico Hinz
BG Klinikum Hamburg
Unfallchirurgie, Orthopädie und Sporttraumatologie
Hamburg

Prof. Dr. med. Christoph Hirche
Klinik für Plastische, Hand- und Rekonstruktive Mikrochirurgie
BG Unfallklinik Frankfurt am Main
Frankfurt

Prof. Dr. Hans-Stefan Hofmann
Krankenhaus Barmherzige Brüder
Klinik für Thoraxchirurgie
Regensburg

Nicolas A. Hoyos Celis
SLK-Kliniken Heilbronn GmbH
Klinik für Allgemein-, Viszeral- und Kinderchirurgie
Sektion Kinderchirurgie
Heilbronn

Kamal Hummedah
Universitätsmedizin Mannheim
Medizinische Fakultät Mannheim der Universität Heidelberg
Chirurgische Universitätsklinik
Mannheim

Dr. med. Yanic Jost
Klinik für Plastische, Hand- und Rekonstruktive Mikrochirurgie
BG Unfallklinik Frankfurt am Main
Frankfurt

Dr. med. Georg Jung
Luzerner Kantonsspital
Klinik für Gefäßchirurgie
Luzern

Dr. med. Katharina Knab
Universitätsmedizin Mannheim
Medizinische Fakultät Mannheim der Universität Heidelberg
Chirurgische Universitätsklinik
Mannheim

Dr. med. Manuela Köck
Neckar-Odenwald-Kliniken
Klinikstandort Mosbach
Mosbach

Dr. med. Maria A. Kröplin
Universitätsklinikum Bonn
Chirurgische Klinik
Bonn

Dr. med. Philip Kunkel
Universitätsmedizin Mannheim
Medizinische Fakultät Mannheim der Universität Heidelberg
Klinik für Neurochirurgie
Mannheim

Kim Melanie Lange
Universitätsklinikum Essen (AöR)
Zentrum für Muskuloskelettale Chirurgie
Klinik für Unfall-, Hand- und Wiederherstellungschirurgie
Essen

Dr. med. Franka Menge
Universitätsmedizin Mannheim
Medizinische Fakultät Mannheim der Universität Heidelberg
Chirurgische Universitätsklinik
Mannheim

Dr. med. Bastian Mester
Universitätsklinikum Essen
Zentrum für Muskuloskelettale Chirurgie
Klinik für Unfall-, Hand- und Wiederherstellungschirurgie
Essen

Dr. med. Heinz-Lothar Meyer
Universitätsklinikum Essen (AöR)
Zentrum für Muskuloskelettale Chirurgie
Klinik für Unfall-, Hand- und Wiederherstellungschirurgie
Essen

Prof. Dr. med. Sebastian Michel
Ludwig-Maximilians-Universität – Campus Großhadern
Herzchirurgische Klinik und Poliklinik
Sektion für Chirurgie angeborener Herzfehler und Kinderherzchirurgie
München

Dr. med. Roman Müller-Heck
Klinik für Orthopädie und Unfallchirurgie
Universitätsmedizin Essen
St. Josef Krankenhaus Werden
Essen

Univ.-Prof. Dr. med. Wolf Mutschler
München

Dr. med. Tobias Nientiedt
Klinik für Allgemein- und Viszeralchirurgie
Kinderchirurgie
Freiburg

Prof. Dr. med. Stefan Piatek
Otto-von-Guericke-Universität Magdeburg
Medizinische Fakultät
Universitätsklinik für Unfallchirurgie
Magdeburg

Dr. med. Christina Polan
Universitätsklinikum Essen (AöR)
Zentrum für Muskuloskelettale Chirurgie
Klinik für Unfall-, Hand- und Wiederherstellungschirurgie
Essen

Dr. med. Myriam Preuß
Universitätsklinikum Essen (AöR)
Zentrum für Muskuloskelettale Chirurgie
Klinik für Unfall-, Hand- und Wiederherstellungschirurgie
Essen

Priv.-Doz. Dr. med. Miriam Ratliff
Universitätsmedizin Mannheim
Medizinische Fakultät Mannheim der Universität Heidelberg
Klinik für Neurochirurgie
Mannheim

Dr. med. Yannick Rau, MBA
Lübeck

Dr. med. Alina Reeg
Luzerner Kantonsspital
Klinik für Gefäßchirurgie
Luzern

Julia Reick
Universitätsklinikum Essen (AöR)
Zentrum für Muskuloskelettale Chirurgie
Klinik für Unfall-, Hand- und Wiederherstellungschirurgie
Essen

Prof. Dr. med. Maliha Sadick
Universitätsmedizin Mannheim
Medizinische Fakultät Mannheim der Universität Heidelberg
Medizinische Klinik VI und Interdisziplinäres Gefäßzentrum
Mannheim

Prof. Dr. med. Michael Schmoeckel
Ludwig-Maximilians-Universität – Campus Großhadern
Herzchirurgische Klinik und Poliklinik
München

Prof. Dr. med. Arndt-Peter Schulz
BG Klinikum Hamburg
Abt. Unfallchirurgie, Orthopädie und Sporttraumatologie, zkf
Hamburg

Dr. med. Sandra Schwebler
AMD der BG Bau
Mannheim

Prof. Dr. med. Steffen Seyfried
Universitätsmedizin Mannheim
Medizinische Fakultät Mannheim der Universität Heidelberg
Chirurgische Universitätsklinik
Mannheim

Priv.-Doz. Dr. med. Jasmina Sterz, MME
Institut für Medizindidaktik und klinische Simulation
Fachbereich Medizin und Universitätsklinikum
Johann Wolfgang Goethe Universität Frankfurt
Frankfurt

Dr. med. Daniel Svoboda
Universitätsmedizin Mannheim
Medizinische Fakultät Mannheim der Universität Heidelberg
Kinderchirurgische Klinik
Mannheim

Dr. med. Isabel Taeuber
Institut für Medizindidaktik und klinische Simulation
und
Klinik für Kinder- und Jugendmedizin
Fachbereich Medizin und Universitätsklinikum
Johann Wolfgang Goethe Universität Frankfurt
Frankfurt

Prof. Dr. med. Patrick Téoule, MBA
Klinik für Allgemein- und Viszeralchirurgie
Universitätsklinikum Ulm
Ulm

Dr. med. Tina Trautmann
Universitätsmedizin Mannheim
Medizinische Fakultät Mannheim der Universität Heidelberg
Kinderchirurgische Klinik
Mannheim

Dr. med. Emmanouil Tzatzarakis
City Hospital
Kalamata

Dr. med. Johannes Vogel
Universitätsmedizin Mannheim
Medizinische Fakultät Mannheim der Universität Heidelberg
Orthopädisch-Unfallchirurgisches Zentrum
Mannheim

Dr. med. Johanna Wagner
Klinik für Allgemein-, Viszeral-, Transplantations-, Gefäß- und Kinderchirurgie
Universitätsklinikum Würzburg
Würzburg

Nicola Willett
Universitätsmedizin Mannheim
Medizinische Fakultät Mannheim der Universität Heidelberg
Klinik für Neurochirurgie
Mannheim

Dr. med. Luisa Winkler
Universitätsklinikum Essen (AöR)
Zentrum für Muskuloskelettale Chirurgie
Klinik für Unfall-, Hand- und Wiederherstellungschirurgie
Essen

Maximilian Wolf
Universitätsklinikum Essen (AöR)
Zentrum für Muskuloskelettale Chirurgie
Klinik für Unfall-, Hand- und Wiederherstellungschirurgie
Essen

Dr. med. Julian Zabel
Klinik für Unfall-, hand- und Wiederherstellungschirurgie
und
Institut für Medizindidaktik und klinische Simulation
Fachbereich Medizin und Universitätsklinikum
Johann Wolfgang Goethe Universität
Frankfurt
Frankfurt

Dr. med. Sebastian Zach
Universitätsmedizin Mannheim
Medizinische Fakultät Mannheim der Universität Heidelberg
Chirurgische Universitätsklinik
Mannheim

Dr. med. Andreas Ziebart
Universitätsklinikum Ulm
Klinik für Neurochirurgie
Ulm

Benutzerhinweise

Eine Übersicht aller Buchelemente finden Sie in der vorderen Umschlagklappe.
NKLC: Dieses Buch folgt der Struktur des Nationalen Kompetenzbasierten Lernzielkatalogs für Chirurgie (NKLC). Der NKLC ist mit seinen Kompetenzdeskriptoren und -ebenen in der hinteren Umschlagklappe erläutert. Bei den im Buch dargestellten Krankheitsbildern ist jeweils am Anfang die im NKLC zugeordnete Kompetenzebene genannt und durch Fettung hervorgehoben, in welchem Bereich die Handlungskompetenz gefordert ist. Gehören Therapie, Patientenmanagement und Notfälle zu diesen Bereichen, wird das entsprechende kompetenzbasierte Vorgehen in einem weiteren NKLC-Kasten im Abschnitt Therapie dargestellt.

Hinweise zu den Patientenfällen

Die Namen der Patientinnen und Patienten, die Beschreibungen ihrer Erkrankungen, die Orte und Situationen sind alle realitätsnah, aber frei erfunden. Jegliche Ähnlichkeiten mit echten Personen und Geschehnissen sowie Orten und Institutionen sind daher rein zufällig und nicht beabsichtigt. Die Patientinnen und Patienten, die in den ersten Kapiteln namentlich genannt werden, werden in der hinteren Umschlagklappe vorgestellt. Sie sind auch im Stichwortverzeichnis aufgeführt.

Gendern

Um den Textfluss nicht zu stören, wurde bei Patientinnen und Patienten sowie bei den Berufsbezeichnungen in den Kapiteln mit ungerader Nummer die grammatikalisch weibliche und in den Kapiteln mit gerader Nummer die grammatikalisch männliche Form gewählt. Selbstverständlich sind damit immer alle Geschlechter gemeint.

Fehler gefunden?

An unsere Inhalte haben wir sehr hohe Ansprüche. Trotz aller Sorgfalt kann es jedoch passieren, dass sich ein Fehler einschleicht oder fachlich-inhaltliche Aktualisierungen notwendig geworden sind.
Sobald ein relevanter Fehler entdeckt wird, stellen wir eine Korrektur zur Verfügung. Mit diesem QR-Code gelingt der schnelle Zugriff.

https://else4.de/9783437439520

Wir sind dankbar für jeden Hinweis, der uns hilft, dieses Werk zu verbessern. Bitte richten Sie Ihre Anregungen, Lob und Kritik an folgende E-Mail-Adresse: kundendienst@elsevier.com

Abkürzungen

AAA	Aneurysma der abdominellen Aorta
AAST	American Association for the Surgery of Trauma
ABI	Ankle-Brachial-Index
ABS	Antibiotic Stewardship
ACCP	American College of Chest Physicians
ACG	Akromioklavikulargelenk
ACI	Arteria carotis interna
ACPA	Antikörper gegen zyklisch citrullinierte Peptide
ACR	American College of Radiology; American College of Rheumatology
ACS	abdominelles Kompartmentsyndrom
ACTH	adrenokortikotropes Hormon
ACVB	aortokoronarer Venenbypass
ADP	Adenosindiphosphat
AEG	Adenokarzinom des gastroösophagealen Übergangs
AFP	α-Fetoprotein
AGS	adrenogenitales Syndrom
AHB	Anschlussheilbehandlung
AIDS	„aquired immuno deficiency syndrome"
AIS	„androgen insufficiency syndrome"
AJCC	American Joint Commission for Cancer
ALA	„artificial lung assist"
ALARA	„as low as reasonably achievable"
ALAT	Alaninaminotransferase
ALCAPA	anomalous origin of left coronary artery from the pulmonary artery (Bland-White-Garland-Syndrom)
ALPPS	Association of Liver Partition with Portal Vein Ligation for Staged Hepatectomy
ALT	Alaninaminotransferase
AMS	A. mesenterica superior
ANA	antinukleäre Antikörper
AO	Arbeitsgemeinschaft für Osteosynthesefragen
AP	alkalische Phosphatase
APR	abdominoperineale Rektumexstirpation
aPTT	aktivierte partielle Thromboplastinzeit
ARDS	„acute (adult) respiratory distress syndrome"
ARR	absolute Risikoreduktion
ASA	American Society of Anaesthesiologists
ASAT	Aspartataminotransferase
ASD	atrialer Septumdefekt (Vorhofseptumdefekt)
ASIA	American Spine Injury Association
ATG	Antithymozytenglobulin
ATLS	Advanced Trauma Life Support
ATP	Adenosintriphosphat, antitachykarde Stimulation (mit ICD)
AU	Arbeitsunfähigkeit
AVF	arteriovenöse Fistel
AWMF	Arbeitsgemeinschaft der wissenschaftlichen medizinischen Fachgesellschaften
AWR	Aufwachraum
BDA	Berufsverband Deutscher Anästhesisten
BDC	Berufsverband Deutscher Chirurgen
bEVAR	„branched endovascular aortic repair", gebranchte Stentprothese
BGA	Blutgasanalyse
BGB	Bürgerliches Gesetzbuch
BMI	Body Mass Index
BSG	Blutkörperchensenkungsgeschwindigkeit
BTC	British Thoracic Society
BWK	Brustwirbelkörper
BWS	Brustwirbelsäule
CAPD	„continuous ambulatory peritoneal dialysis"
CAS	„carotid angioplasty and stenting"
CCL	Cholezystolithiasis
CCP	zyklisches citrulliniertes Peptid
cCT	kraniale Computertomografie
CDAI	„clinical disease activity index", „Crohn's disease activity index"
CDD	Classification of Diverticular Disease
CDL	Choledocholithiasis
CEA	Karotisendarteriektomie *oder* karzinoembryonales Antigen
CED	chronisch entzündliche Darmerkrankung
CEUS	kontrastverstärkter Ultraschall, „contrast enhanced ultrasound"
CHIVA	„Cure Conservatrice et Hémodynamique de l'Insuffisance Veineuse en Ambulatoire", ambulante, venenerhaltende, blutflusskorrigierende Behandlung von Varizen
CIRS	Critical Incident Reporting System
CK	Kreatinkinase
CLE	kongenitales lobäres Emphysem
CMC-Gelenk	Karpometakarpalgelenk
CMD	kongenitale Muskeldystrophie
COPD	chronische obstruktive Lungenerkrankung, „chronic obstructive pulmonary disease"
COPP	Chronic Pancreatitis Prognosis
CPAM	Congenital Pulmonary Airway Malformation
CPAP	„continuous positive airway pressure"
CPM	„continous passive motion"
CPR	kardiopulmonale Reanimation
CRM	zirkumferenzieller Resektionsrand
CRIF	Closed Reduction and Internal Fixation
CRP	C-reaktives Protein
CRPS	komplexes regionale Schmerzsyndrom, „complex regional pain syndrome"
CT	Computertomografie
CTA	CT-Angiografie
CUP	Cancer of unknown Primary
CVI	chronisch venöse Insuffizienz
DAPT	Dual Antiplatelet Therapy, duale Thrombozytenaggregationshemmer
DD	Differenzialdiagnose
DDH	Developmental Dysplasia of the Hip
DGC	Depth Gain Compensation
DGUV	Deutsche Gesetzliche Unfallversicherung
DHEA-S	Dehydroepiandrostendion-Sulfat
DIC	„disseminated intravasal coagulation"
DIP	distales Interphalangealgelenk
DISH	diffuse idiopathische skelettale Hyperostose
DMARDs	„disease modifying antirheumatic drugs"
DMS	Durchblutung, Motorik und Sensibilität

DOAK	direkte orale Antikoagulanzien
DORV	Double Outlet Right Ventricle
DPL	diagnostische Peritoneallavage
DRU	digital-rektale Untersuchung
DSA	digitale Subtraktionsangiografie
DSO	Deutsche Stiftung Organspende
DTP	Differential Time to Positivity
DVT	digitale Volumentomografie *oder* „deep vein thrombosis“
DWI	Diffusion weighted Imaging
DXA	Dual-Energy-X-ray-Absorptiometry
EBV	Epstein-Barr-Virus
ECF	Epiphyseolysis capitis femoris
ECLS	Extra Corporal Life Support
ECMO	Extra Corporal Membrane Oxygenation, extrakorporale Membranoxygenierung
EEA	Eversionsendarteriektomie
EEG	Elektroenzephalografie
EIT	elektrische Impedanztomografie
EK	Erythrozytenkonzentrat
EKG	Elektrokardiografie
EKZ	extrakorporale Zirkulation *oder* einfache Knochenzyste
ELISA	Enzym-linked Immunosorbent Assay
ELVR	endoskopische Lungenvolumenreduktion
EMG	Elektromyografie/-myogramm
EMR	endoskopische Mukosaresektion
EMVI	„extra mucöse venöse infiltration“
EPP	extrapleurale Pleuropneumonektomie
ERC	endoskopische retrograde Cholangiografie
ERCP	endoskopische retrograde Cholangiopankreatografie
ESD	endoskopische subakromiale Dekompression
ESIN	elastisch stabile intramedulläre Nagelung
ESUS	„embolic stroke of undetermined source“
EULAR	European League Against Rheumatism
EUS	endoskopischer Ultraschall
EVD	externe Ventrikeldrainage
EZ	Ernährungszustand
FAI	femoroazetabulares Impingement
FAST	„focused assessment with sonography for trauma“
FFP	Fresh Frozen Plasma
FKDS	farbcodierte Duplexsonografie
FNA	Feinnadelaspiration
FNB	Feinnadelbiopsie
FNH	fokal noduläre Hyperplasie
FSH	follikelstimulierendes Hormon
FUO	„fever of unknown origin”
GBL	Gummibandligatur
GCS	Glasgow Coma Scale
GERD	gastroösophageale Refluxkrankheit
GH	Growth Hormon, Wachstumshormon
GHRT	Ganzhirnradiotherapie
GIST	gastrointestinale Stromatumoren
GIT	Gastrointestinaltrakt
GnRH	Gonadotropin Releasing Hormone
GOR	Grade of Recommendation
HBV	Hepatitis-B-Virus
HCA	hepatozelluläres Adenom
HCC	hepatozelluläres Karzinom
HCG	humanes Choriongonadotropin
HCV	Hepatitis-C-Virus
HDL	High Density Lipoprotein
HER2	Human Epidermal Growth Factor Receptor 2
HHS	Harris Hip Score
HIT	heparininduzierte Thrombozytopenie
HIV	Human Immunodeficiency Virus
HNO	Hals-Nasen-Ohren
HPT	Hyperparathyreoidismus
HRCT	High-Resolution-Computertomografie
HRST	Herzrhythmusstörung
HWK	Halswirbelkörper
HWS	Halswirbelsäule
IAH	Intraabdomineller Hypertonus
IABP	intraaortale Ballonpumpe
IAP	„intraabdominal pressure“
IBDU	Inflammatory Bowel Disease unclassified, nicht klassifizierte chronisch entzündliche Darmerkrankung
ICP	„intra-cranial pressure“
ICU	Intensive Care Unit
ICR	Interkostalraum
IDH	Isozytratdehydrogenase
ILD	„interstitial lung disease“, interstitielle Lungenerkrankung
IMC	Intermediate Care
IMH	intramurales Hämatom
INR	International Normalized Ratio
IONM	intraoperatives Neuromonitoring
IPMN	intraduktale papilläre muzinöse Neoplasie
IPOM	„intraperitoneal onlay mesh“
IRP	innerer Rektumprolaps
ISG	Iliosakralgelenk
ISSVA	International Society for the Study of Vascular Anomalies
ITO	intertrochantäre Osteotomie
ITS	Intensivstation
IVH	intraventrikuläres Hämatom
IVUS	intravenöser Ultraschall
KHBW	Kleinhirnbrückenwinkel
KHK	koronare Herzkrankheit
KISS	„keep it short and simple”
KKG	Gesetz zur Kooperation und Information im Kinderschutz
KM	Kontrastmittel
KOF	Körperoberfläche
KRINKO	Kommission für Krankenhaushygiene und Infektionsprävention
KTS	Karpaltunnelsyndrom
LAD	„left anterior descending“, R. interventricularis anterior
LAE	Lungenarterienembolie
LAGB	Laparoscopic Adjustable Gastric Band
LCA	„left coronary artery“, A. coronaria sinistra
LDH	Laktatdehydrogenase
LDL	Low Density Lipoprotein
LES	„lower esophageal sphincter“, unterer Ösophagussphinkter
LH	luteinisierendes Hormon
LITT	laserinduzierte Thermotherapie
LK	Lymphknoten
LPAC	„low phosopholipid associated cholelithiasis“
LRINC	Laboratory Risk Indicator for Necrotising Fasciitis
LRR	Lichtreflexionsrheografie
LV	linker Ventrikel
LVEF	linksventrikuläre Ejektionsfraktion
LWK	Lendenwirbelkörper

LWS	Lendenwirbelsäule
MAD	mittlerer arterieller Blutdruck
MAP	mittlerer arterieller Blutdruck
MCH	mittleres korpuskuläres Hämoglobin
MCN	muzinös-zystische Neoplasie
MCP	metakarpophalangeal
MCU	Miktionszysturografie
MCV	mittleres korpuskuläres Volumen
MGB	Mini-gastric Bypass
MHK	Mittelhandknochen
MIDCAB	„minimally invasive direct coronary artery bypass", minimalinvasive direkte koronararterielle Bypass-Operation
MKG	Mund-Kiefer-Gesichtschirurgie
MMF	mandibulomaxilläre Fixation
MMK	multimodales Therapiekonzept
MNS	Mund-Nasen-Schutz
MPFL	mediales patellofemorales Ligament
MPG	Medizinproduktegesetz
MPM	malignes Pleuramesotheliom
MRA	Magnetresonanzangiografie
mPOM	multimodale perioperative Medizin
MRCP	magnetische retrograde Cholangiopankreatografie
MRE	Magnetresonanzenterografie *oder* multiresistente Erreger
MRGN	multiresistenter gramnegativer Erreger
MRSA	multiresistenter *Staphylococcus aureus*
MRT	Magnetresonanztomografie
MSI	Mikrosatelliteninstabilität
MTP-Gelenk	Metatarsophalangealgelenk
NAFLD	„non-alcoholic fatty liver disease", nichtalkoholische Fettlebererkrankungen
NASCET	North American Symptomatic Carotid Endarterectomy Trial
NASH	nichtalkoholische Steatohepatitis
NBKS	Nierenbeckenkelchsystem
NIHSS	National Institute of Health Stroke Scale
NIV	„noninvasive ventilation", nichtinvasive Beatmung
NKSE	nichtkonvulsive Status epilepticus
NLG	Nervenleitgeschwindigkeit
NNT	Number needed to treat
NOF	nichtossifizierendes Fibrom
NOMI	nichtokklusive Mesenterialischämie
NOPA	Nicht-Opioidanalgetika
NPV	„negative predictive value", negativer prädiktiver Wert
NRS	numerische Ratingskala
NSAID	„non-steroidal anti-inflammatory drug", nichtsteroidale antiinflammatorische Medikamente
NSF	nephrogene systemische Fibrose
NSTEMI	„non-ST-elevation myocardial infarction"
NSV	Nadelstichverletzung
NYHA	New York Heart Association
OAGB	One Anastomosis Gastric Bypass
OAR	„open aortic repair"
OCD	Osteochondrosis dissecans
ÖGD	Ösophagogastroduodenoskopie
OPCAB	„off pump coronary artery bypass"
OPG	Orthopantomogramm
OPSI	„over-whelming postsplenectomy infection syndrome"
ORIF	„open reduction and internal fixation" (Osteosynthese)
OSAS	obstruktives Schlafapnoesyndrom
OSG	oberes Sprunggelenk
OTC	„over the counter"
OTSC	„over the scope clip"
PAA	Poplitealarterienaneurysma
PAO	periazetabuläre Beckenosteotomie
PAU	penetrierendes Aortenulkus
pAVK	periphere arterielle Verschlusskrankheit
PCA	patientenkontrollierte Analgesie
PCI	„percutaneous coronary intervention" (perkutane Koronarintervention)
PCR	Polymerasekettenreaktion
PCT	Prokalzitonin
PDA	persistierender Ductus arteriosus Botalli
PDAC	„pancreatic ductal adenocarcinoma", duktales Pankreasadenokarzinom
pDMS	periphere Durchblutung, Motorik, Sensibilität
PEG	perkutane endoskopische Gastrostomie
PFO	persistierendes Foramen ovale
PiCCO	„pulscontour continous cardiac output"
PIP	proximales Interphalangealgelenk
PME	partielle mesorektale Exzision
PMMA	Polymethylmetacrylat
POEM	perorale endoskopische Myotomie
PONV	„postoperative nausea and vomiting"
PPI	Protonenpumpeninhibitoren
PPV	„positive predictive value", positiver prädiktiver Wert
PRIND	prolongiertes reversibles ischämisches neurologisches Defizit
PROM	„patient reported outcome measures"
PSA	prostataspezifisches Antigen
PSC	primär sklerosierende Cholangitis
PTA	perkutane transluminale Angioplastie
PTC	perkutane transhepatische Cholangiografie
PTH	Parathormon
pTT	partielle Thromboplastinzeit
PWI	Perfusion weighted Imaging
RCA	„right coronary artery", A. coronaria dextra
RCX	R. circumflexus
REBOA	„resuscitative endovascular balloon occlusion of the aorta"
REUS	rektale Endosonografie
RIVA	R. interventricularis anterior
RKI	Robert Koch-Institut
ROM	Range of Movement
RSO	Radiosynoviorthese
RTW	Rettungswagen
RV	rechter Ventrikel
RVOT	„right ventricular outflow tract", rechtsventrikulärer Ausflusstrakt
RYGB	Roux-Y-Magenbypass
SAB	Subarachnoidalblutung
SADOA	Slow Acting Drugs in Osteoarthritis
SCCAI	Simple Clinical Colitis Activity Index
SCF	Slipped capital femoral Epiphysis
SCN	serös-zystische Neoplasie
SFOPM	Schweizerische Fachgesellschaft für OP-Management
SGB	Sozialgesetzbuch
SHT	Schädel-Hirn-Trauma
SIRS	Systemic Inflammatory Response Syndrome
SMAS	submuskuläres muskuloaponeurotisches System
SMI	„sustained maximal inspiration"
SNAC	„scaphoid nonunion advanced collaps"

SOFA	Sequential Organ Failure Assessment
SPECT	Single Photon Emission Computed Tomography
sPESI	„simplified pulmonary embolism severity index“
SPN	solid-pseudopapilläre Neoplasie
SRS	stereotaktische Radiochirurgie
SSI	Surgical Site Infection
SSL	Steinschnittlage
SSW	Schwangerschaftswoche
STEMI	„ST-elevation myocardial infarction“
StGB	Strafgesetzbuch
STH	somatotropes Hormon
STIKO	ständige Impfkommission (des Robert Koch-Instituts)
SUDD	symptomatische unkomplizierte Divertikelkrankheit
TAA	thorakales Aortenaneurysma
TACE	transarterielle Chemoembolisation
TAMIS	„transanal minimal invasive surgery“, transanale minimalinvasive Chirurgie
TAPP	transabdominelle präperitoneale Plastik
TAPSE	„tricuspid annular plane systolic excursion“, systolische Exkursion des Trikuspidalklappenrings
TARE	transarterielle Radioembolisation
TAVI	„transcatheter aortic valve implantation“, transkutane Aortenklappenimplantation
TBI	Toe-Brachial-Index
TEA	Thrombendarteriektomie
TEE	transösophageale Echokardiografie
TEM	transanale endoskopisch-mikrochirurgische Resektion
TEO	transanale endoskopische Operation
TENS	transkutane elektrische Nervenstimulation
TEP	total extraperitoneale Plastik *oder* Totalendoprothese
TEVAR	„thoracic endovascular aortic repair“
TFCC	„triangular fibrocartilage complex“
TGA	Transposition der großen Arterien
TGC	Time Gain Compensation
TIA	transitorische ischämische Attacke
TIRADS	Thyroid Imaging Reporting and Data System
TIVA	totale intravenöse Anästhesie
TK	Thrombozytenkonzentrat
TME	totale mesorektale Exzision
TMT	tarsometatarsal
TNM	Tumor, Nodus, Metastasen (Klassifikation)
TNT	totale neoadjuvante Therapie
TNW	Trauma-Netzwerk
TOS	Thoracic-Outlet-Syndrom
TPL	Transplantation
TRAK	TSH-Rezeptor-Antikörper
TRALI	„transfusion related acute lung insufficiency“
TSH	thyreoidea stimulating hormone, thyreoidastimulierendes Hormon
TTE	transthorakale Echokardiografie
TVT	tiefe Venenthrombose
UCSF	University of California, San Francisco
UICC	Union International Contre Cancer
UPS	ureteropelvine Stenose
USG	unteres Sprunggelenk
USP	United States Pharmacopeia
VAC	„vacuum assisted closure“
VACTERL	„vertebral, anal, cardial, tracheoesophageal, renal, limp defects“
VAS	visuelle Analogskala
VATS	videoassistierte Thorakoskopie
VCE	Videokapselendoskopie
VOPM	Verband für OP-Management
VOPMÖ	Verband für OP-Management Österreich
VRAM	vertikaler Rektus-abdominis-Muskel
VRE	vancomycinresistente Enterokokken
VSD	Ventikelseptumdefekt
VUR	vesikoureterorenaler Reflux
VVP	Venenverschlussplethysmografie
WALANT	Wide Awake Local Anaesthesia No Tourniquet
WFNS	World Federation of Neurological Surgeons
WHO	World Health Organization
WOMAC	Western Ontario Mac Master Arthritis Center
WSES	World Society of Emergency Surgery
ZNS	zentrales Nervensystem
ZSVA	zentrale Sterilgut-Versorgungs-Abteilung
ZVD	zentraler Venendruck
ZVK	zentraler Venenkatheter

Inhaltsverzeichnis

I Allgemeine chirurgische Kompetenzen

KAPITEL 1 Aufnahme, Notaufnahme, ambulante Medizin

Das Buch beginnt mit der Basis des ärztlichen Handelns in der Chirurgie. Ob Hygiene, Kommunikation, Diagnostik oder Dokumentation. Wenn du dieses Kapitel verinnerlichst, dann ist die Versorgung deiner Patientinnen sicherer und strukturierter.

1.1 Grundlagen Hygiene

Hygiene ist ein wichtiger Sicherheitsfaktor in der Chirurgie – Sicherheit schafft Vertrauen.

1.1.1 Nosokomiale Infektionen

Etwa 400.000–600.000 Patientinnen pro Jahr (10.000–20.000 Todesfälle) sind im Zusammenhang mit medizinischen Maßnahmen betroffen.
Präventionsmaßnahmen dienen dem Schutz der Patientinnen, aber auch der Verringerung von Kosten.

MERKE

Die *Top Five* der nosokomialen Infektionen sind Lungenentzündungen, Harnwegsinfektionen, Wundinfektionen, *Clostridium-difficile*-Infektionen (Darm) und Sepsis.
Lerntipp: Denke immer an diese 5 Differenzialdiagnosen, wenn nach der Genese von steigenden Infektwerten gefragt wird!

Hygienemaßnahmen retten Leben!
Nutze die vorhandenen Möglichkeiten:
- Desinfektionsmittel
- Persönliche Schutzausrüstung
- Fortbildungen

1.1 Grundlagen Hygiene

Miriam Rüsseler

Es gibt sehr unterschiedliche objektive Indikationen und subjektive Erwartungen bei Patientinnen, die in eine chirurgische Aufnahme (geplant) kommen oder (notfallmäßig) gebracht werden. Immer ist der einzelne betroffene Mensch aber durch die Nennung der Chirurgie alarmiert, sehr oft sogar verängstigt. Von ärztlicher Seite ist dies positiv umzumünzen: Die Chirurgie ist in all ihren Bereichen und Fächern hochgradig definiert und regul iert, es mag manchmal streng aussehen, das chirurgische Vorgehen ist aber immer von dem Ziel geprägt, schnell zu einer sicheren Entscheidung zu kommen. Mit dem Hinweis hierauf kann Vertrauen bei den Betroffenen aufgebaut werden.

Aus diesem Grund beginnt das Buch über die Chirurgie mit der Hygiene (die historisch von Chirurgen, u. a. Semmelweis, Koch, Lister, in die Medizin eingeführt wurde).

1.1.1 Nosokomiale Infektionen

Definition und Bedeutung In Krankenhäusern und ambulanten medizinischen Einrichtungen trifft man auf eine Vielzahl von Menschen mit sehr unterschiedlichen Gesundheitszuständen. Hierzu zählen auch Personen mit geschwächtem Immunsystem oder schweren Infektionen. Entsprechend kommt der Hygiene in medizinischen Einrichtungen eine entscheidende Bedeutung zu, nicht nur zum Schutz vor der Ausbreitung von Infektionen, sondern auch zum Schutz vulnerabler Patientinnen. Insgesamt infizieren sich je nach Quelle in Deutschland ca. 400.000–600.000 Patientinnen pro Jahr im Zusammenhang mit einem Aufenthalt in einer medizinischen Einrichtung mit einem Erreger (= nosokomiale Infektion). Die Zahl der Todesfälle liegt bei 10.000 bis 20.000 Patientinnen pro Jahr. Nosokomiale Infektionen und insbesondere deren Folgen gefährden nicht nur die Patientinnen, sondern durch die entstehenden zusätzlichen Behandlungskosten (ca. 1,5 Milliarden Euro/Jahr in Deutschland) auch das Gesundheitssystem als Ganzes.

> **MERKE** Eine **nosokomiale Infektion** ist eine Infektion, die sich eine Patientin durch den Aufenthalt oder die Behandlung in einem Krankenhaus, einer Pflegeeinrichtung oder einer Reha-Klinik zugezogen hat, sofern der Infektionstag (= Tag mit dem ersten Symptom) frühestens der 3. Tag des Krankenhausaufenthaltes ist. Ursache sind meistens Bakterien, seltener Viren und sehr selten Pilze oder Parasiten.
> Eine **iatrogene Infektion** ist eine Infektion, die als Folge einer medizinischen Maßnahme entsteht, z. B. durch Keime, die während einer medizinischen Maßnahme unbeabsichtigt eingebracht werden.

Die folgenden 5 Infektionen machen fast 80 % aller nosokomialen Infektionen aus:
- Lungenentzündungen
- Harnwegsinfektionen
- Postoperative Wundinfektionen
- Durchfallerkrankungen durch *Clostridium-difficile*
- Sepsis (Blutstrominfektion)

Hygienemaßnahmen Effektive Hygienemaßnahmen sind entscheidend, um die Verbreitung von Krankheitserregern zu verhindern und Infektionen von Patientinnen, beim medizinischen Personal und bei Besuchern zu verringern. Dies verbessert die Patientensicherheit und die Effektivität medizinischer Maßnahmen. Etwa ein Drittel aller nosokomialen Infektionen gilt als vermeidbar.

Dafür ist die persönliche Hygiene Grundvoraussetzung:
- Saubere und gepflegte Hände und Fingernägel
- Kurz und rund geschnittene Nägel, die nicht über die Fingerkuppe ragen sollten
- Verzicht auf Nagellack, keine künstlichen Nägel/Gelnägel
- Abdeckung von Hautläsionen an den Händen, beispielsweise mit einem flüssigkeits- und erregerdichten Pflaster
- Kein Schmuck an Händen/Unterarmen

Im Infektionsschutzgesetz und in den daraus folgenden Hygienevorschriften der Krankenhäuser sind verschiedene Maßnahmen festgelegt, die die Zahl der nosokomialen Infektionen verringern soll. Hierzu zählen insbesondere:

- Hygienische (und chirurgische) Händedesinfektion
- Richtige Verwendung persönlicher Schutzausrüstung/-kleidung (z. B. Handschuhe und Mund-Nasen-Schutz [MNS])
- Saubere Umgebung (z. B. konsequente Reinigung und Desinfektion von Oberflächen und Gegenständen)
- Standardisierte Sterilisation von medizinischen Geräten
- Isolationsmaßnahmen
- Infektionskontrolle bei medizinischen Maßnahmen
- Regelmäßige Fortbildungen zum Thema Hygiene
- Screening von Risikopatientinnen vor/bei Aufnahme ins Krankenhaus (Erkennen und Isolieren von Risikopatientinnen, die schon einen Krankenhauskeim in sich tragen)

MERKE Risikopatientinnen für bereits bestehende nosokomiale Infektionen sind u. a. Menschen, die offene Wunden haben, in einer Pflegeeinrichtung wohnen oder in den vergangenen 12 Monaten bereits mehr als 3 Tage stationär in einem Krankenhaus verbracht haben.

MERKE

Robert Koch-Institut Das Robert Koch-Institut (RKI; www.rki.de) ist in Deutschland das oberste Referenzzentrum für alle in diesem Kapitel abgehandelten Aspekte. Es ist ein Bundesinstitut im Geschäftsbereich des Bundesministeriums für Gesundheit. Das RKI ist die zentrale Einrichtung der Bundesregierung auf dem Gebiet der Krankheitsüberwachung und -prävention und damit auch die zentrale Einrichtung des Bundes auf dem Gebiet der anwendungs- und maßnahmenorientierten biomedizinischen Forschung. Die Kernaufgaben des RKI sind die Erkennung, Verhütung und Bekämpfung von Krankheiten, insbesondere der Infektionskrankheiten.

Die Kommission für Infektionsprävention in medizinischen Einrichtungen und in Einrichtungen und Unternehmen der Pflege und Eingliederungshilfe (bis 2024 KRINKO [Kommission für Krankenhaushygiene und Infektionsprävention]) und die STIKO (ständige Impfkommission) sind für die ärztliche Tätigkeit sehr zentrale Organe des RKI. Das RKI und die Kommissionen geben regelmäßig „Empfehlungen" heraus, die dem letzten wissenschaftlichen Erkenntnisstand entsprechen und sorgfältig zu beachten sind.

Das **Robert Koch-Institut** (RKI) ist die entscheidende Anlaufstelle bei Hygienefragen. Seine Organe sind u. a. die Kommission für Infektionsprävention und die STIKO.

1.1.2 Hygienische Händedesinfektion

NKLC Kompetenzebene: **3b,** hygienische Händedesinfektion in Abhängigkeit vom klinischen Kontext

Es wird davon ausgegangen, dass bis zu 90 % der exogen übertragbaren nosokomialen Infektionen über die Hände weitergegeben werden. Die hygienische Händedesinfektion gilt weltweit als die wirksamste Einzelmaßnahme zur Unterbrechung von Infektionsketten in Gesundheits- und Pflegeeinrichtungen und damit zur Prophylaxe nosokomialer Infektionen.

1.1.2 Hygienische Händedesinfektion

Die regelmäßige hygienische Händedesinfektion ist die entscheidende Maßnahme zur Prophylaxe nosokomialer Infektionen.

MERKE Hände sind die häufigsten Überträger von Krankheitserregern.

MERKE

Durch die hygienische Händedesinfektion wird die transiente Hautflora entfernt. Hierunter versteht man die Bakterienflora, die z. B. beim Berühren eines kontaminierten Gegenstandes mit den Händen aufgenommen wird. Die Händedesinfektion ist immer dann sinnvoll, wenn vorhandene Keime an den Händen nicht übertragen werden sollen, oder, wenn eine mögliche Keimübertragung auf die eigenen Hände stattgefunden hat/haben könnte. Dies gilt entsprechend:

- Vor jedem Patientenkontakt
- Vor (potenziell) infektionsgefährdeten Tätigkeiten (z. B. Aufziehen von Medikamenten, Vorbereiten von Infusionen)
- Nach jedem Patientenkontakt
- Nach Kontakt mit potenziell infektiösem Material (z. B. Blut, Sekret, …)
- Nach Kontakt mit infizierten Bereichen, auch an derselben Patientin (z. B. während Verbandswechsel)
- Nach dem Ausziehen von Handschuhen
- Vor dem Verlassen des Patientenzimmers (auch wenn kein Patientenkontakt stattgefunden hat)

MERKE

MERKE Die WHO unterscheidet 5 Indikationsgruppen („five moments") in denen *immer* eine Händedesinfektion durchzuführen ist:

- Vor Patientenkontakt
- Vor aseptischen Tätigkeiten (z. B. Blutentnahme)
- Nach mutmaßlichem/offensichtlichem Kontakt mit potenziell infektiösem Material
- Nach Patientenkontakt
- Nach Kontakt mit der unmittelbaren Umgebung der Patientin

3–5 ml Desinfektionsmittel sind 2 *vollständige Hübe.*

Die Einzelschritte der hygienischen Händedesinfektion sind (➤ Abb. 1.1):

- Entnahme von 3–5 ml Desinfektionsmittel
- Einreiben aller Bereiche der Hand und des Handgelenks für ca. 30 Sekunden (Einwirkzeit kann je nach Desinfektionsmittel variieren)
- Hierbei insbesondere auf Fingerkuppen, Nagelfalz, Fingerzwischenräume und Daumen achten
- Desinfektionsmittel vollständig einziehen lassen
- Hände nicht abtrocknen

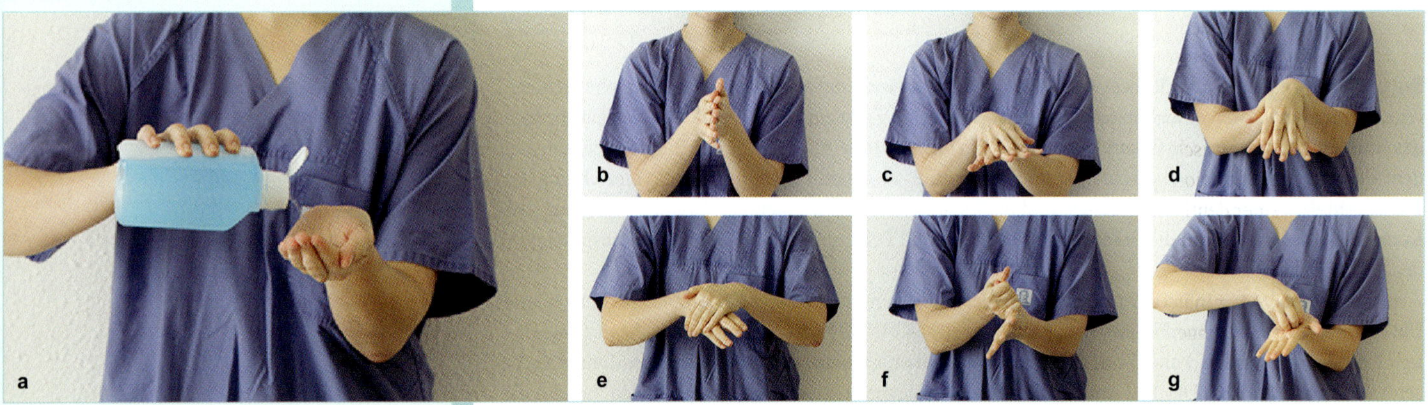

Abb. 1.1 Händedesinfektion mit Einreiben aller Bereiche der Hand und des Handgelenks unter besonderer Beachtung der Fingerkuppen, der Nagelfalz, der Fingerzwischenräume und des Daumens [P1645]
a) 3–5 ml Desinfektionsmittel in die Hohlhand geben
b) Reiben der Handflächen aufeinander
c) Handfläche auf Handrücken im Wechsel für beide Hände
d) Handfläche auf Handfläche und Einreiben der Fingerzwischenräume
e) Mit verschränkten Fingern die Außenseiten der gegenüberliegenden Handfläche reiben
f) Kreisend Daumen in der anderen Handfläche im Wechsel reiben
g) Fingerkuppen im Desinfektionsmittelreservoir der anderen Handfläche reiben

Gemäß KRINKO ist bei der Desinfektion alles, was die Desinfektion stören könnte, wie Ringe, Uhren, aber auch lackierte Fingernägel oder Gelnägel, nicht erlaubt.

Nur wenn die Hände sichtbar verschmutzt sind, müssen sie zunächst gewaschen werden, um die Verschmutzung zu entfernen (➤ Kap. 1.1.3).

CAVE

CAVE Je nach Erreger (z. B. Polioviren) erreichen nicht alle Desinfektionsmittel die erforderliche Viruswirksamkeit zur Inaktivierung. Entsprechend sind bei Kontamination mit z. B. Noro-Viren nur einige Händedesinfektionsmittel wirksam. Dies ist bei den Herstellerangaben auf dem Desinfektionsmittel zu finden.

1.1.3 Hygienestandards

1.1.3 Hygienestandards

NKLC Kompetenzebene: **3b,** angemessenes Hygieneverhalten im OP, einschließlich des Umgangs mit Schutzkleidung, Schutzbrille, der chirurgischen Händedesinfektion, dem Anziehen steriler Kleidung und Handschuhe mit und ohne Assistenz

Die genauen Hygienemaßnahmen können je nach Art des Krankenhauses, der Art der Patientinnen und den vorherrschenden Infektionserkrankungen variieren, sollten aber immer den Empfehlungen des RKI entsprechen. Krankenhäuser haben in der Regel auch spezifische Richtlinien und Protokolle.

Händewaschung

Händewaschungen sind in ihrer Häufigkeit auf das notwendige Minimum zu beschränken, d.h. bei Verschmutzung/Kontamination und nach Toilettengang. Sie haben im Unterschied zur Händedesinfektion ein ausgeprägtes Irritationspotenzial der Haut. Die einzige Ausnahme sind Krankheitserreger, die gegen alkoholische Händedesinfektionsmittel unempfindlich sind, wie z.B. *Clostridioides difficile*, Helminthen oder Protozoen. Hier wäscht man die Hände zuerst und desinfiziert sie anschließend. Dabei das Desinfektionsmittel nicht auf die nassen Hände geben.

Schutzhandschuhe

Bei Maßnahmen mit vorhersehbarem oder wahrscheinlichem Kontakt mit Körperausscheidungen, Sekreten, Exkreten, Blut und/oder Kontakt mit Schleimhäuten sollten nach Durchführung der hygienischen Händedesinfektion immer pathogenfreie, medizinische Einmalhandschuhe getragen werden.

Der Wechsel der Handschuhe korreliert mit den Indikationen zur Händedesinfektion. Immer, wenn die Indikation für eine Händedesinfektion gegeben ist, aber Handschuhe getragen werden, sollten diese gewechselt und eine Händedesinfektion durchgeführt werden, d.h. in jedem Fall

- bei jeder sichtbaren Perforation,
- bei Kontamination mit Blut, Sekreten oder Exkreten,
- bei Kontamination mit unbehüllten Viren und
- nach jeder Patientenwaschung.

Eine Handschuhdesinfektion ist nur in eng gesteckten Ausnahmefällen vertretbar, z.B. wenn der Handschuhwechsel zu einer deutlichen Unterbrechung des Arbeitsflusses führt.

Schutzkittel

Bei potenzieller Kontamination der eigenen Arbeitskleidung mit Körperausscheidungen, Sekreten, Exkreten oder Blut ist das Tragen eines Schutzkittels erforderlich. Verschmutzte Kittel müssen sofort gewechselt werden. Kittel ohne sichtbare Kontamination können mehrfach benutzt werden, wobei Außen- und Innenseite nicht verwechselt werden dürfen. Schutzkittel müssen vor Verlassen des Zimmers abgelegt werden (entweder in den Abwurf oder zur Mehrfachbenutzung aufhängen).

Mund-Nasen-Schutz

Bei einem potenziellen Risiko, dass der Nasen-Rachen-Raum bei einer Tätigkeit mit pathogenen Keimen besiedelt werden kann, muss ein Mund-Nasen-Schutz getragen werden (z.B. bei der Intubation, Bronchoskopie). Umgekehrt gilt dies natürlich auch, wenn die Patientin vor Keimen aus dem Nasen-Rachen-Raum des medizinischen Personals geschützt werden soll (z.B. bei einer OP, Anlage eines zentralen Venenkatheters).

Saubere Umgebung

Umgebungen Krankenhausumgebungen müssen regelmäßig gereinigt und desinfiziert werden, um die Ausbreitung von Bakterien, Viren und anderen potenziellen Krankheitserregern zu verhindern. Besonderes Augenmerk wird auf hochfrequentierte Bereiche wie Türgriffe, Lichtschalter und Toiletten gelegt. Während bei Fußböden i.d.R. eine Reinigung ausreicht, müssen patientennahe Oberflächen, wie Monitore regelmäßig (z.B. einmal pro Schicht) wischdesinfiziert werden. Sichtbar verschmutztes, kontaminiertes Material muss sofort wischdesinfiziert werden (kein Sprühen, um eine Verbreitung der Keime zu vermeiden).

Instrumente und Geräte Bei Instrumenten und Geräten, die wiederverwendet werden, erfolgt die Reinigung und Aufbereitung in Abhängigkeit von ihrer Risikoeinstufung:

- Bei Produkten, die „nur" Kontakt mit intakter Haut hatten, wie z.B. ein Stethoskop, sind Reinigungsmaßnahmen ausreichend (Ausnahme infektiöse Patientin).
- Bei Produkten mit Schleimhautkontakt oder Kontakt zu krankhaft veränderter Haut ist eine Reinigung und Desinfektion erforderlich (mäßiges Risiko).
- Bei Produkten mit einem hohen Infektionsrisiko, z.B. durch Kontakt mit Blut, Geweben, Organen oder Wunden nach Durchdringung von Haut oder Schleimhaut, ist eine Sterilisation erforderlich (z.B. chirurgische Instrumente).

Studentische Sicht

Andere Häuser, andere Sitten – in jedem Krankenhaus wird es unterschiedliche interne Dienstanweisungen, Protokolle, Regelungen usw. geben. Diese müssen sich aber an den einschlägigen, publizierten RKI-Empfehlungen orientieren. Bei vermeintlichen Widersprüchen unbedingt nachfragen!

Händewaschung
Händewaschen ist nur selten erforderlich.

Schutzhandschuhe
Schutzhandschuhe bei Arbeit mit Körperflüssigkeiten/Kontaminanten tragen.

Schutzkittel
Schutzkittel tragen bei Kontaminationsgefahr für die eigene Arbeitskleidung.

Mund-Nasen-Schutz
Der MNS ist Pflicht bei Aerosolbildung oder Infektionsgefahr über die Luft.

Saubere Umgebung
Flächen nicht besprühen, sondern wischen! Instrumente und Geräte müssen nach Risikoeinstufung gemäß RKI aufbereitet werden!
Lerntipp: Prüfungsrelevant sind die Unterschiede zwischen Reinigung, Desinfektion und Sterilisation.

MERKE

MERKE Eine **Reinigung** ist die Entfernung von (sichtbarem) Schmutz. Sie ist physikalisch, chemisch oder kombiniert möglich und dient der Verringerung der Keimzahl um ca. 3 $\log_{10}$-Stufen.
Mit einer **Desinfektion** versetzt man totes oder lebendes Material in einen Zustand, in dem es nicht mehr infizieren kann. Die Desinfektion ist chemisch (durch biozide Wirkstoffe), physikalisch (durch Wärme oder Strahlung) oder chemothermisch möglich. Die Keimzahl wird so weit reduziert (ca. 5 $\log_{10}$-Stufen), dass keine Erreger mehr übertragen werden.
Eine **Sterilisation** ist das Abtöten/Entfernen bzw. die irreversible Inaktivierung aller lebensfähigen Vegetativ- und Dauerformen von pathogenen und apathogenen Mikroorganismen, einschließlich Viren. Die Sterilisation ist chemisch oder thermisch oder in Kombination möglich (z. B. Dampf-, Heiß-, Plasma-, Strahlen-, Gassterilisation). Gemäß europäischem Arzneibuch ist ein Gegenstand steril, wenn die Wahrscheinlichkeit, dass ein einzelner vermehrungsfähiger Organismus oder Virus darauf vorhanden ist, $\leq 10^{-6}$ ist.

Abfälle Auch die richtige Entsorgung von Abfällen spielt eine wichtige Rolle: Infektiöse oder potenziell infektiöse Abfälle müssen ordnungsgemäß entsorgt werden, um die Verbreitung von Krankheitserregern zu verhindern.

1.1.4 Steriles Arbeiten
Steriles Arbeiten minimiert das Risiko postoperativer Infektionen (Infektionsprävention).

1.1.4 Steriles Arbeiten

Steriles Arbeiten ist ein entscheidender Prozess in medizinischen Umgebungen, insbesondere in der Chirurgie, um die Verbreitung von Keimen und Infektionen bei (invasiven) medizinischen Maßnahmen zu verhindern. Die Einhaltung strenger steriler Techniken minimiert das Risiko postoperativer Infektionen (Infektionsprävention). Hierdurch trägt steriles Arbeiten entscheidend zur Patientensicherheit bei (s.a. ➤ Kap. 4).

Wesentliche Schritte und Prinzipien des sterilen Arbeitens sind:

- Händehygiene (chirurgische Händedesinfektion)
- Sterile Kleidung
- Sterile OP-Felder
- Sterile Instrumente
- Aseptische Techniken
- Teamarbeit und Kommunikation

Chirurgische Händedesinfektion
Beachte bei der chirurgischen Händedesinfektion:
- Unterarme dürfen nicht mit eigenem Kasak in Berührung kommen
- Ellenbogen sind immer die tiefsten Punkte
- Zeit dritteln: 1. Drittel Hände, Handgelenke und Unterarme bis kurz vor das Ellenbogengelenk, 2. Drittel Hände und Handgelenke (bis distales Drittel der Unterarme), 3. Drittel Hände und Handgelenke

Chirurgische Händedesinfektion

Die chirurgische Händedesinfektion ist vor dem Anlegen steriler OP-Handschuhe (bei beabsichtigtem direkten Kontakt zum OP-Feld, zu sterilen Medizinprodukten oder Materialien, sowie vor sonstigen Eingriffen mit gleichen Anforderungen an die Asepsis wie bei einer Operation) durchzuführen.
Die chirurgische Händedesinfektion findet in den folgenden Schritten statt:

- Langärmlige Kleidung (z. B. Kittel) ausziehen, kurze Ärmel ggf. umkrempeln, damit diese bei gebeugtem Ellenbogen nicht den Unterarm berühren und kontaminieren können
- Hände immer über Ellenbogenniveau halten
- Unterschiedliche Einwirkzeit verschiedener Desinfektionsmittel beachten (i. d. R. 3 Minuten)
- Reichlich Desinfektionsmittel in die Hohlhand geben, auf ausreichende Benetzung während der gesamten Einwirkzeit achten, ggf. nachnehmen
- Ellenbogen sind während dieser Zeit immer der tiefste Punkt
- Zunächst ein Drittel der Zeit Hände, Handgelenke und Unterarme bis kurz vor das Ellenbogengelenk benetzen, dabei wie bei der hygienischen Händedesinfektion insbesondere auf Fingerkuppen, Nagelpfalz, Fingerzwischenräume und Daumen achten
- Dann das nächste Drittel der Zeit Hände und Handgelenke (bis distales Drittel der Unterarme) benetzen
- Dann das letzte Drittel der Zeit Hände und Handgelenke benetzen

MERKE

MERKE Die chirurgische Händedesinfektion dient dazu, sowohl die transiente als auch die residente Flora der Hände für die Dauer der Maßnahme/OP auf ein Minimum zu verringern.

Nach der chirurgischen Händedesinfektion ist streng darauf zu achten, dass die desinfizierten Bereiche nicht durch die eigene Kleidung oder durch andere Personen/Gegenstände kontaminiert werden (➤ Abb. 1.2). Je nach geplanter Maßnahme direkt sterile Handschuhe anziehen oder zunächst sterilen Kittel anziehen (lassen).

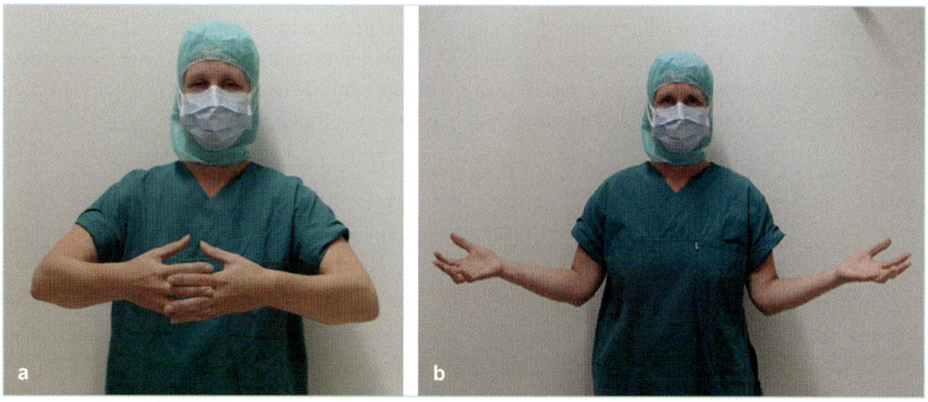

Abb. 1.2 Armhaltung nach Händedesinfektion [P1645]
a) Hände und Unterarme mit etwas Abstand auf Brusthöhe halten
b) Hände immer über dem Ellenbogenniveau halten

Sterile Handschuhe

Im Umgang mit sterilen Medizinprodukten, bei direktem Kontakt mit sterilem Material und bei allen invasiven Eingriffen sind sterile OP-Handschuhe anzulegen. Jedoch erfolgt zuvor immer die chirurgische Händedesinfektion.

Vor dem ersten Anziehen von sterilen Handschuhen empfiehlt es sich, die passende Größe auszutesten. Die Handschuhe sollten hierbei bündig an den Fingerspitzen anliegen, aber gleichzeitig nicht einschnüren. Zu beachten ist, dass besonders bei längerer Tragezeit die Finger noch anschwellen können.

Nach Auswahl der passenden Handschuhgröße wird die Außenpackung geöffnet und man nimmt die Innenpackung steril an. Die Innenpackung öffnet man und legt sie auf einen Tisch mit der Schrift lesbar nach vorne. Der weitere Ablauf ist in ➤ Abb. 1.3 gezeigt.

Sterile Handschuhe

Es gibt verschiedene Techniken, die Handschuhe korrekt anzuziehen: selbsttätig (mehrfach üben) oder assistiert
Teste deine Größe und lass dich beim ersten Anziehen anleiten.
Je nach Indikation werden gemäß RKI z. T. mehrere Handschuhe übereinander getragen („double gloving“).

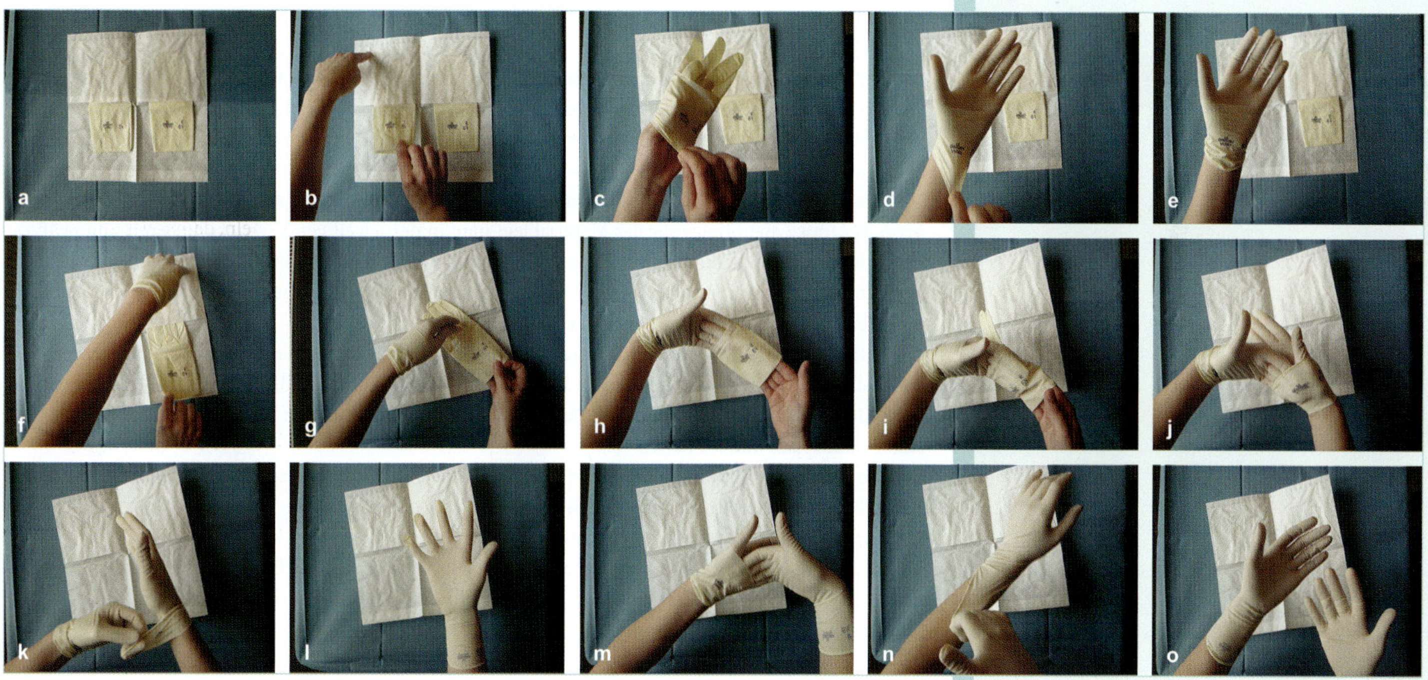

Abb. 1.3 Anziehen steriler Handschuhe (für Rechtshänder, Linkshänder beginnen mit der anderen Hand) [P1645]
a) Die Packung öffnen und auf einem Tisch mit der Schrift lesbar nach vorne ablegen
b) Den linken Handschuh mit der rechten Hand an der Innenseite aufnehmen
c–e) Mit der linken Hand in den Handschuh hineinschlüpfen, dabei den Handschuh halb umgeklappt lassen
f) Den rechten Handschuh mit der rechten Hand aufnehmen
g–j) Mit der linken Hand von distal in die umgeschlagene Außenseite des rechten Handschuhs greifen und mit der rechten Hand in den rechten Handschuh hineinschlüpfen
k–l) Mit der linken Hand die umgeschlagene Außenseite des rechten Handschuhs umklappen, ohne die Innenseite des Handschuhs zu berühren
m) Mit der rechten Hand die Umschlagsfalte des linken Handschuhs umklappen, dabei nicht die Innenseite des Handschuhs berühren
n) Beim Hochziehen der Handschuhe auf genügend Abstand der sterilen Hand zum Arm achten
o) Falls nötig glätten und Korrektur der Finger

Bei chirurgischen Eingriffen mit erhöhtem Perforations- oder Infektionsrisiko wird für das operativ tätige Team das Tragen von 2 Paar übereinander gezogener OP-Handschuhe („double gloving") empfohlen (RKI). Abhängig von OP-Dauer und Art des Eingriffs wird ein intraoperativer Handschuhwechsel empfohlen. In der Endoprothetik erfolgt i. d. R. vor Annahme eines Implantats ein Handschuhwechsel.

MERKE

MERKE Nach Ablegen der OP-Handschuhe ist eine hygienische Händedesinfektion durchzuführen.

Sterile Kleidung

Sterile Kleidung und sterile Areale bedürfen besonderer Achtsamkeit!
Du bist dir unsicher? Dann frag nach!

Sterile Kleidung

Das medizinische Personal trägt bei chirurgischen Eingriffen bzw. bei sterilen Prozeduren, z. B. Legen eines ZVK, sterile Kleidung, bestehend aus sterilen Handschuhen und einem sterilen Kittel, sowie einem chirurgischen Mundschutz und ggf. Haube. Dies soll verhindern, dass das Material oder die Patientin kontaminiert wird (das Einkleiden im OP ist in ➤ Kap. 4.2.4 dargestellt).

Sterile Zone

Eine sterile Zone ist ein Bereich, der den Anforderungen an die Sterilität entspricht (Wahrscheinlichkeit eines Keims unter 10^{-6}). Dies kann ein mit einer speziellen Abdeckung versehener Instrumententisch oder auch das zunächst desinfizierte und dann mit einem speziellen Tuch abgedeckte Operationsgebiet sein. Diese Zone darf nicht kontaminiert, also nicht unsteril berührt (z. B. Hände, Körper, Kleidung, Kabel) werden (s. a. ➤ Kap. 4.2.2).

MERKE Mindestens eine Armlänge (ca. 50 cm) Abstand von den Sterilzonen im Raum einhalten.

Nach Abschluss des Eingriffs werden die sterilen Zonen und die sterile Kleidung sorgfältig entfernt. Dies erfolgt je nach Eingriff/Prozedur in einer bestimmten Reihenfolge, um eine Kontamination des Operationsgebietes mit z. B. der Unterseite des Abdecktuchs zu vermeiden.

Sterile Instrumente

Steriles Material korrekt aus dem unsterilen Bereich anzureichen kann eine große Hilfe sein – bedarf aber auch der Übung!

Sterile Instrumente

Alle Instrumente und Materialien, die während einer Operation verwendet werden, müssen zuvor sterilisiert worden sein. Sie werden in sterilen Behältern oder Tüchern aufbewahrt und sicher in der sterilen Zone platziert. Sie dürfen nur von Personen direkt berührt werden, die sterile Handschuhe tragen. Daher ist das Anreichen von sterilen Materialien ein wichtiger Teil des sterilen Arbeitsprozesses. Es erfordert ein hohes Maß an Sorgfalt, Koordination und Training. Das Ziel ist es, das Material sicher und steril zu übergeben.

Vorbereitung Benötigtes steriles Material legt man in der jeweiligen Verpackung bereit und prüft die Verpackung auf Beschädigungen und das Ablaufdatum der Sterilisation. Die Verpackung ist so konzipiert, dass ein Öffnen und Anreichen möglich ist, bei dem der in der Verpackung enthaltene Gegenstand nicht direkt berührt wird und so die Sterilität erhalten bleibt.

Durchführung Beim Öffnen und Anreichen der Materialien achtet man darauf, dass die sterilen Teile der Instrumente und Materialien nicht mit unsterilen Oberflächen (z. B. Außenseiten der Verpackung, unsterile Handschuhe, Tischkante) in Berührung kommen. Hierzu kann man die Verpackung weit nach außen aufklappen und festhalten.

Kommunikation Eine klare Kommunikation ist entscheidend, damit das Anreichen sicher funktioniert. Dies gilt insbesondere für eigene Unsicherheiten. Diese sollten frühzeitig kommuniziert werden, sodass mehr erklärt oder gezeigt wird und Kontaminationen vermieden werden können.

Überwachung Das gesamte Team unterstützt sich durch gegenseitiges Beobachten, um sicherzustellen, dass die sterilen Techniken eingehalten werden. Falls eine Kontamination vermutet wird oder auftritt, müssen sofort Maßnahmen ergriffen werden, um die Sterilität wiederherzustellen.

Aseptische Techniken – Kontaminationsvermeidung

Vermeide Kontaminationen! Einmal kontaminierte Bereiche und auch der Verdacht auf eine Kontamination gelten bis zur erneuten Abdeckung als unsteril.

Aseptische Techniken – Kontaminationsvermeidung

Das oberste Ziel ist es, eine Kontamination zu vermeiden. Dies bedeutet, dass ab der chirurgischen Händedesinfektion (und dem Anziehen steriler Handschuhe/Kittel) das Berühren von nicht sterilen Oberflächen eine Kontamination darstellt und die kontaminierten Bereiche neu abgedeckt werden müssen und man sich erneut desinfizieren und einkleiden muss. Um eine Kontamination zu vermeiden, sollte man sich stets bedacht und langsam bewegen und ausreichend Abstand zu allen (potenziellen) Kontaminationsquellen halten (z. B. unsterile Personen, Geräte, Kabel).

Teamarbeit und Kommunikation

Ein effektives Teamwork und eine klare Kommunikation sind entscheidend, um sicherzustellen, dass alle Beteiligten die sterilen Techniken kennen und richtig anwenden. Jedes Teammitglied muss sich jederzeit bewusst sein, welche Bereiche/Personen als steril gelten und wie Kontaminationen vermieden werden können.

Teamarbeit und Kommunikation

Jeder im OP ist für die Einhaltung der Sterilität verantwortlich: See something, say something, d. h. frag laut nach, wenn du eine kritische Beobachtung machst.

1.1.5 Hygiene in speziellen Situationen

NKLC Kompetenzebene: **3a,** Umsetzung von Hygienevorschriften in speziellen Situationen, z. B. im Kontakt mit Patientinnen und Patienten, die immunsupprimiert, mit multiresistenten Keimen besiedelt oder infiziert sind oder an einer übertragbaren Erkrankung leiden

Isolationsmaßnahmen Sie dienen entweder dem Schutz der Umgebung (= keine Keime raustransportieren/übertragen) oder dem Schutz der Patientin (= keine Keime reinbringen). Zu den Isolationsmaßnahmen zählen:

- Einzelzimmer
- Spezielle Schutzkleidung und ggf. -ausrüstung für das medizinische Personal
- Besondere Hygienemaßnahmen beim Betreten oder Verlassen der Isolationseinheit (Schleuse)
- Spezifische Verfahren zur Reinigung und Entsorgung von Materialien (inkl. Patientenessen)

Ein Großteil dieser Maßnahmen ist auch Bestandteil der allgemeinen Hygienestandards (Handschuhe, Mundschutz, Schutzkittel, ➢ Kap. 1.1.3). Mit einer disziplinierten Beachtung der Indikationen für die einzelnen Hygienestandards können daher bereits viele Übertragungen vermieden werden.

Risikoanalyse Entscheidend für die spezifischen Isolationsmaßnahmen ist eine Risikoanalyse. Diese bewertet die Pathogenität, die Virulenz und den Übertragungsweg des Erregers, aber auch den Gefährdungsgrad der Patientin.

Übertragungswege Bei den Übertragungswegen wird zwischen Kontakt, Tröpfchen, Luft und Blut unterschieden. Je nach Risikoanalyse sollten unterschiedliche Isolierungsmaßnahmen erfolgen (Bettplatzisolierung, Isolierzimmer, Isolierstation, Sonderisolation). Die genauen Handlungsentscheidungen und Empfehlungen sind beim Robert Koch-Institut bei der Kommission für Krankenhaushygiene und Infektionsprävention (KRINKO) zu finden.

Umkehrisolation Von einer Umkehrisolation spricht man, wenn stark immungeschwächte Patientinnen (durch Erkrankung oder Therapie) vor Ansteckungen durch Personal, Besucherinnen oder die Umwelt geschützt werden müssen. Die Gefährdung wird nach dem Grad der Immunsuppression eingeteilt. Auch hier gelten die Empfehlungen der KRINKO.

MERKE Das konsequente Einhalten der Hygienemaßnahmen gilt nicht nur für das medizinische Personal, sondern auch für alle Besucherinnen.

1.1.5 Hygiene in speziellen Situationen

Isolationsmaßnahmen: Einzelzimmer, spezielle Schutzkleidung, besondere Hygienemaßnahmen, Schleuse, spezifische Reinigungsverfahren

Risikoanalyse: Bewertung der Pathogenität, Virulenz, Übertragungsweg und Gefährdungsgrad

Umkehrisolation: Schutz immungeschwächter Patientinnen vor Ansteckungen von außen

1.1.6 Nadelstichverletzung

NKLC Kompetenzebene: **3a,** Einleitung von Maßnahmen zur Infektionsprävention nach potenziell infektiösem Kontakt (z. B. Nadelstichverletzung) und die Einbeziehung entsprechender Ansprechpartner

Ursachen Trotz aller Vorsicht kann es auf Station z. B. bei der Blutentnahme, in der Notaufnahme bei der Patientenversorgung oder im OP zu einer Verletzung durch den Handschuh hindurch kommen (z. B. Nadel, Schraube, Knochensplitter). Nadelstichverletzungen (NSV) zählen zu den häufigsten Arbeitsunfällen der Mitarbeitenden im Gesundheitswesen. Sie entstehen beispielsweise durch die Nutzung konventioneller Kanülen ohne Sicherheitsmechanismus, das nicht sofortige Entsorgen benutzter Kanülen oder auch durch Verletzungen an überfüllten Abwürfen. Auch bei Benetzung offener Wunden, vorgeschädigter Haut bzw. Schleimhäute mit kontaminierten Flüssigkeiten muss bis zum Nachweis des Gegenteils von dem Risiko einer beruflichen HIV-, HBV-, HCV-Exposition ausgegangen werden.

Folgen NSV sind für alle Betroffenen eine ernst zu nehmende Gefährdung. Sie können schwerwiegende Infektionen wie Hepatitis B und C sowie HIV zur Folge haben. Auch die psychische Belastung, die die Unsicherheit bis zum Ausschluss einer Infektion mit sich bringen kann, ist nicht zu vernachlässigen. In Deutschland kommt es jedes Jahr zu schätzungsweise 500.000 Nadelstichverletzungen; diese verursachen Kosten von etwa 50 Millionen Euro.

1.1.6 Nadelstichverletzung

Irgendwann passiert's ... besonders entscheidend:

- Zügige Wundreinigung und Desinfektion
- Infektionsstatus der Indexpatientin (bekannte Trägerin einer übertragbaren Erkrankung – z. B. HIV, Hepatitis B)
- Eigener Immunstatus (Impfungen aktuell?)

Infektionsrisiko Das Infektionsrisiko nach einer NSV hängt ab von:

- Infektionsstatus der Indexpatientin (Viruslast)
- Immunstatus des Mitarbeitenden
- Verletzungstiefe
- Dauer des Kontaktes
- Zeitintervall zwischen Verletzung und Reinigung
- Prophylaktischen Maßnahmen

Die Erkrankungswahrscheinlichkeit liegt bei einer Nadelstichverletzung mit einer benutzten Hohlnadel für HIV bei 0,3–0,5 %, bei HBV bei 6–30 % und bei HCV bei 2–3 %.

Die **Dreierregel** der Infektionsrisiken bei Nadelstichverletzung (und positiver Indexperson): HIV etwa 0,3 %, HCV etwa 3 %, HBV bis zu 30 %.

Maßnahmen nach einer NSV Nach einer NSV sollte man

- die Handschuhe sofort ausziehen,
- die Wunde desinfizieren und
- bei tiefer, versorgungsbedürftiger Wunde den jeweiligen Bereich verlassen und die Wunde versorgen lassen (i. d. R. Notaufnahme der Klinik).

Die Verfahrensanweisung des jeweiligen Hauses ist dabei zu befolgen.

Es handelt sich um einen Arbeitsunfall, entsprechend muss er in einem sog. D-Arzt-Bericht dokumentiert werden (➤ Kap. 1.10.3): Wie ist der Unfall passiert, wer ist die Indexpatientin (im Sinne des Datenschutzes je nach Vorgabe ggf. in einer festgelegten Codierung), welche Maßnahmen wurden durchgeführt und welches weitere Vorgehen wird festgelegt? Zudem wird i. d. R. sowohl von der Patientin, von der das (potenziell) infektiöse Material stammt (Indexpatientin) sowie vom Exponierten Blut entnommen, um dieses serologisch zu untersuchen.

Die NSV ist ein Arbeitsunfall, daher Vorstellung bei der D-Ärztin!

1.2 Kommunikation: Anamnese

Vanessa Britz

1.2 Kommunikation: Anamnese

Die medizinische Anamnese ist ein grundlegender und entscheidender Schritt in der medizinischen Behandlung und Diagnostik. Sie bedeutet, dass die Krankengeschichte einer Patientin systematisch erfasst wird, und dient dazu, Informationen über ihre Gesundheit, Symptome, Vorerkrankungen, Lebensgewohnheiten und andere relevante Faktoren zu sammeln. Die Anamnese hat eine herausragende Bedeutung in allen weiteren Schritten der Behandlung. Sie bildet die Grundlage der Diagnosestellung und hilft, Differenzialdiagnosen abzuwägen und ggf. auszuschließen. Zudem ermöglicht sie es, einen individuellen Therapieplan zu erstellen und Nebenwirkungen zu verringern, indem potenzielle Risikofaktoren wie Allergien erhoben werden. Eine gute Anamnese mit systematischem Zuhören verbessert das Vertrauen und stärkt zudem die Beziehung zwischen Ärztin und Patientin. Zudem kann die Anamnese die Grundlage für präventive Maßnahmen und Ratschläge zur Gesundheitsförderung sein.

Lerntipp: Am Anfang jeder Konsultation steht die Anamnese. Oft kannst du über die Anamnese bereits viel über die Erkrankung der Patientin herausfinden!

Je nach Situation im klinischen Alltag wird das Anamnesegespräch kurz gehalten und auf spezifische Informationen beschränkt, z. B. in Notfallsituationen. Beim ersten geplanten Vorstellungsgespräch ist es im Gegensatz dazu ausführlich und detailliert. Allen Situationen gemein ist, dass die Rahmenbedingungen für die Patientin so angenehm wie möglich gestaltet werden sollten. Je wohler und sicherer sich die Patientinnen fühlen, desto eher ist eine vertrauensvolle Beziehung möglich.

Passe deine Anamnese der klinischen Situation an! Es gilt: üben, üben, üben ...

1.2.1 Rahmenbedingungen von Gesprächssituationen

1.2.1 Rahmenbedingungen von Gesprächssituationen

1.2.1.1 Schweigepflicht

1.2.1.1 Schweigepflicht

NKLC Kompetenzebene: **3b,** Einhaltung der ärztlichen Schweigepflicht

Alle Informationen, die das ärztliche Personal von einer Patientin im Rahmen unterschiedlicher Gesprächssituationen erfährt, unterliegen der ärztlichen Schweigepflicht. Die ärztliche Schweigepflicht ist von grundlegender Bedeutung für das besondere Vertrauensverhältnis zwischen Ärztin und Patientin und zählt zum Kernbereich der ärztlichen Berufsethik. Die Bundesärztekammer äußert sich zur ärztlichen Schweigepflicht folgendermaßen:

Du bist im Rahmen deiner Tätigkeit zur *Verschwiegenheit* gegenüber Dritten (auch Ermittlungsbehörden) verpflichtet. In der Regel kann dich nur die Patientin von dieser Verpflichtung entbinden.
Ein *Verstoß* kann strafrechtliche und standesrechtliche Konsequenzen haben.

… haben Ärztinnen und Ärzte über das, was ihnen in ihrer Eigenschaft als Ärztin oder Arzt anvertraut oder bekannt geworden ist, auch nach dem Tod der Patientin oder des Patienten, zu schweigen. Die Schweigepflicht ergibt sich zudem als Nebenpflicht aus dem zwischen Ärztin oder Arzt und Patientin oder Patient geschlossenen Behandlungsvertrag; dieser ist in den §§ 630a ff. Bürgerliches Gesetzbuch (BGB) geregelt.

Mit der ärztlichen Schweigepflicht korrespondiert das durch § 203 des Strafgesetzbuches (StGB) geschützte Patientengeheimnis. Diese Vorschrift sanktioniert Verstöße gegen die Verschwiegenheitspflicht strafrechtlich. Nach § 203 Abs. 1 StGB wird mit Freiheitsstrafe bis zu einem Jahr oder mit Geldstrafe bestraft, wer unbefugt ein fremdes Geheimnis, namentlich ein zum persönlichen Lebensbereich gehörendes Geheimnis, offenbart, das ihm als Ärztin oder Arzt anvertraut worden oder sonst bekannt geworden ist. Ein Verstoß gegen die ärztliche Schweigepflicht kann somit neben berufsrechtlichen Maßnahmen auch strafrechtliche Konsequenzen haben und außerdem Schadenersatzansprüche auslösen.

Es ist ratsam, sich intensiv mit diesem Thema zu beschäftigen. Weitere Informationen dazu gibt es im Internet: https://www.bundesaerztekammer.de/recht/aktuelle-rechtliche-themen/aerztliche-schweigepflicht/

1.2.1.2 Räumliche und zeitliche Aspekte

NKLC Kompetenzebene: **3b,** Schaffung passender Rahmenbedingungen und eines adäquaten Zeitmanagements in verschiedenen Gesprächssituationen

Räumliche Aspekte Der Ort, an dem ein Gespräch stattfindet, hat einen Einfluss auf die Gesprächsteilnehmerinnen. Daher sollte man versuchen, einen separaten ruhigen Raum zu finden. Muss ein Gespräch im Patientenzimmer geführt werden, sollten Angehörige und andere Anwesende währenddessen vor die Tür gebeten werden. Generell gilt:

- Nur, wenn die Patientin es wünscht, sind Angehörige bei Gesprächen dabei.
- Wenn sich weitere Personen im Raum nicht vermeiden lassen, so viel Privatsphäre wie möglich schaffen (z. B. Sichtschutz).
- Gerade bei sensibleren Themen darauf achten, dass sich auch vom medizinischen Personal nicht mehr Personen in Hörreichweite befinden, als es die Situation gerade erfordert.

Zeitlicher Rahmen Versuchen Sie auch im hektischen klinischen Alltag einen angemessenen zeitlichen Rahmen für Patientengespräche zu finden. Generell konkurrieren hier die zeitlichen Ressourcen des ärztlichen Personals mit den zeitlichen Bedürfnissen der Patientinnen. Hierbei sollen die unterschiedlichen Bedürfnisse beider Seiten zu einem möglichst guten Kompromiss geführt werden. Sind die eigenen zeitlichen Ressourcen erschöpft, während die Patientin noch weiteren Redebedarf vermittelt, kann ein Folgegespräch die Lösung sein.

Gerade in schwierigen Gesprächssituationen kann es notwendig sein, Gespräche an einer Stelle zu beenden und zu einem späteren Zeitpunkt wiederaufzunehmen. Möglichen Fragen der Patientinnen sollte immer ausreichend Raum gegeben werden. Auch hier gilt: Lässt es die Situation gerade zeitlich nicht zu, können die „losen Enden“ später zusammengeführt werden. Solche Folgetermine müssen dann aber auch unbedingt eingehalten werden.

1.2.1.2 Räumliche und zeitliche Aspekte

Patientinnen haben ein Anrecht auf Privatsphäre während eines Gesprächs. Bei der Abwägung zwischen deinem Zeitdruck und dem Redebedarf der Patientin müssen Kompromisse eingegangen werden.

1.2.1.3 Sprache

NKLC Kompetenzebene: **3b,** Wahl einer verständlichen Sprache und Ausdrucksweise in allen Gesprächssituationen unter Berücksichtigung des soziokulturellen Patientenhintergrundes

Bei jeder Form von Patientengespräch, auch der Anamnese, ist es wichtig, auf eine patientengerechte Sprache zu achten. Dies fällt Ärztinnen häufig nicht leicht, da sie eine nicht unbeachtliche Zeit im Studium damit verbracht haben, sich fachgerecht auszudrücken. Dies sollte jedoch der Kommunikation mit anderen „Fachinternen“ vorbehalten bleiben, wohingegen der Fokus im Patientengespräch auf einer möglichst barrierefreien Kommunikation liegen sollte.

KOMMUNIKATIONSKOMPETENZ Im Patientengespräch sollte man sich immer so ausdrücken, dass die Patientin das Gespräch verstehen und den Inhalten auch gut folgen kann, um einen möglichst großen Informationsgewinn zu gewährleisten. Grundlegend ist, Fremdwörter und medizinische Fachtermini nach Möglichkeit zu vermeiden oder bei Gebrauch entsprechend zu erläutern.
Zudem sollte man sich vor jedem Gespräch die Frage stellen, ob es Umstände aufseiten der Patientin gibt, die das Verständnis beeinträchtigen könnten:

- Sprachbarrieren → wenn möglich Dolmetscher hinzuziehen
- Schwerhörigkeit → langsam und in angemessener Lautstärke sprechen, darauf achten, dass die Patientin evtl. vom Mund ablesen kann, ggf. Notizen/Fragen auf einem Zettel notieren und der Patientin zeigen
- Andere Verständnisschwierigkeiten (z. B. Demenz, kognitive Einschränkungen) → möglichst einfache Wortwahl und kurze Sätze

1.2.1.3 Sprache

Sprachbarrieren gibt es auch innerhalb der deutschen Sprache: Fachsprache vs. Umgangssprache.

KOMMUNIKATIONSKOMPETENZ

1.2.1.4 Eigene Voreingenommenheit und Bias

Intuitives und analytisches System
Nur weil etwas intuitiv erscheint, muss es nicht stimmen. Ein gutes *Bauchgefühl* wird mit zunehmender Erfahrung aber immer besser und kann dir oft helfen.
Zusätzlich sollten die vorliegenden Befunde und Therapien aber gerade bei *Ungereimtheiten immer analytisch hinterfragt* und abgewogen werden.

Bias
Niemand ist wirklich und vollkommen unvoreingenommen. Wichtig ist: Sei dir dessen bewusst und hinterfrage deine Entscheidungen entsprechend.

Attribution Error umfasst typische Vorurteile.

Confirmation Bias liegt vor, wenn du (unbewusst) deine Theorie bestätigen möchtest.

1.2.1.4 Eigene Voreingenommenheit und Bias

Intuitives und analytisches System

Bei (medizinischen) Entscheidungen sind psychologisch gesehen 2 wesentliche Systeme relevant: ein intuitives und ein analytisches System.

- Das **intuitive System** basiert auf der Erkennung bekannter Muster, sog. Heuristiken, und läuft überwiegend unbewusst ab. Hierunter fallen als klassisches Beispiel Blickdiagnosen. Ein intuitives Entscheidungssystem bietet mehrere Vorteile. Meist genügen wenige Informationen, um schnell zu einer richtigen Entscheidung bzw. Diagnose zu gelangen. Daher funktioniert diese Entscheidungsfindung gut bei typischen Situationen und häufigen Krankheitsbildern. Sie zeigt sich allerdings fehleranfällig für unbewusste Störeinflüsse, vor allem bei unbekannten und seltenen Situationen. Daher versagt dieses System auch bei mangelnder Erfahrung, da die benötigten Muster noch nicht bekannt sind.
- Für das **analytische System** können differenzialdiagnostische Überlegungen und Therapieabwägungen als Beispiele genannt werden. Es kommt zu einem bewussten Abwägen von klinischer Symptomatik, vorhandenen Befunden und Wahrscheinlichkeiten. Dies bedarf eines hohen zeitlichen und materiellen Aufwandes, wird aber – trotz sicherlich verbleibender statistischer Unsicherheiten – bei komplexen, unbekannten oder untypischen Situationen eher zum Erfolg führen.

Bias

Beide Systeme sind fehleranfällig durch unbewusste Verzerrung, den sog. kognitiven Bias, wobei das intuitive System als überwiegend unbewusste Entscheidungsfindung mehr betroffen ist als das analytische. Ebenso nehmen die „äußeren Begleitumstände“ wie medizinischer Bereich, herrschender Zeitdruck usw. Einfluss auf unsere Entscheidungen.

Availibility Bias Diese Form des kognitiven Bias beschreibt das Phänomen, dass häufig das, was man zuletzt erlebt hat, zuerst wieder präsent ist. Psychologisch gesehen ist das eine kluge Strategie des Gehirns, das ressourcenoptimiert auf noch Vorhandenes im Arbeitsspeicher zurückgreift. Dies kann z. B. dazu führen, dass eine eher seltene Diagnose der letzten Patientin auch für die nächste Patientin mit ähnlichen Symptomen passend erscheint, obwohl dies statistisch gesehen unwahrscheinlich ist.

FALL

Ralf Volker-Heinz, Notaufnahme, 1/8

Ihnen fällt die kurze Begegnung mit Herrn Ralf Volker-Heinz ein, der noch immer auf Ihre „Expertenmeinung“ wartet. Gerade letzte Woche hatten Sie ebenfalls einen Patienten mit Aortenaneurysma betreut. Spannende Sache. Der war noch ziemlich jung und wurde schon das zweite Mal wegen Gefäßkomplikationen operiert. Er hatte eine seltene Bindegewebserkrankung, die ursächlich verantwortlich war. Ob das bei Herrn Volker-Heinz wohl auch so ist?

Attribution Error Ein Attribution Error liegt vor, wenn die Gründe für Symptome in Persönlichkeitsmerkmalen oder biografischen Details der Patientin gesucht werden, wie die „wehleidige Wiederkehrerin“, alkoholkranke Patientinnen, der „Morbus mediterraneus“ oder eine Attribution auf das Geschlecht.

FALL

Chris Loka, Notaufnahme, 1/3

Ihre PJ-Studentin berichtet Ihnen, was sie in der Anamnese mit Herrn Loka herausgefunden hat. Als Sie dabei erfahren, dass der Patient stärkste, seit dem gestrigen Abend bestehende Bauchschmerzen angibt, teilen Sie ihr mit, dass Sie sich umgehend selbst ein Bild machen wollen. Die PJ-Studierende erwidert daraufhin: „So dringend wird es schon nicht sein. Klingt für mich eher nach großem Drama mit Männerschnupfen. Alles immer viel schlimmer, als es eigentlich ist.“

Confirmation Bias Dieses Phänomen beschreibt die unbewusste Suche nach Fakten, die das eigene Konzept bestätigen. Sobald man selbst an eine Diagnose glaubt oder diese für ausgeschlossen hält, bevorzugt man Fakten, die die jeweilige Theorie bestärken.

Posterior Probability Error Eine Diagnose, die schon öfter bei einer Patientin aufgetreten ist, wird automatisch wieder als Ursache angenommen. Derartiges Vorwissen führt dazu, dass andere Ursachen häufig nicht in Betracht gezogen oder verzögert ausgeschlossen werden. Häufig mischen sich ein Posterior Probability Error und ein Attribution Error miteinander und sind nur unscharf voneinander abzugrenzen.

FALL

Daniel Großmann, Notaufnahme, 1/5

Herr Großmann ist quasi Stammgast in Ihrer Notaufnahme und auch dem Rettungsdienst nicht unbekannt. Häufig stellen Drogen und Alkohol einen nicht unerheblichen Grund für die Einlieferung dar. Auch heute macht er auf Sie keinen besonders frischen Eindruck. Die Übergabe vom Rettungsdienst lautet: „Das Übliche!"

Overconfidence (Übertriebenes) Vertrauen in die eigenen Fähigkeiten führt zur (vor-)schnellen Diagnosestellung. Es erfolgt keine Re-Evaluation und Korrektur eines einmal eingeschlagenen Wegs. Dieses Phänomen trifft erfahrene Ärztinnen ebenso wie Berufsanfängerinnen.

Framing Gleiche Informationen, die unterschiedlich präsentiert werden, führen zu unterschiedlichen Entscheidungen. Dieses Phänomen wird als Framing beschrieben und spielt vor allem im Rahmen von Übergaben und Patientenvorstellungen eine wichtige Rolle.

Framing bedeutet, dass es entscheidend ist, wie dir eine Information vermittelt wird.

FALL

Daniel Großmann, Notaufnahme, 2/5

Als Sie kurz am Wasserspender haltmachen, um etwas zu trinken, hören Sie, wie der Rettungsdienst-Praktikant zu Übungszwecken der Notaufnahmepflege eine erneute Übergabe zu Herrn Großmann macht. „Patient männlich, 25-Jahre alt, D-Problem, deutlich vigilanzgemindert, GCS 11, hilflos auf einer Parkbank aufgefunden worden. Möglicherweise Substanzkonsum." Gar nicht schlecht, denken Sie bei sich und merken auch, dass diese Übergabe deutlich andere Reaktionen in Ihnen hervorruft als die ursprüngliche.

Anchoring Anchoring beschreibt die Tatsache, dass eine bestimmte Information für wichtiger gehalten wird, als sie möglicherweise ist. Im nachfolgenden Fall (Chris Loka) kann die Medikamentendosierung in Kombination mit den Symptomen schnell zur Verdachtsdiagnose eines Magenulkus führen. „Verankert" man sich zu sehr an bestimmten Informationen, übersieht man ggf. andere Fakten und somit mögliche Differenzialdiagnosen.

Anchoring bedeutet die Fixierung auf eine bestimmte/einzelne Information.

FALL

Chris Loka, Notaufnahme, 2/3

Während Sie noch an Ihrem Wasserbecher nippen, kommt Ihre PJ-Studentin, um Ihnen mitzuteilen, dass Sie vergessen habe, Ihnen zu erzählen, dass Herr Loka wegen seiner chronischen Rückenschmerzen regelmäßig Schmerzmittel in Form von Ibuprofen 800 mg einnehme. Sie fragt, ob sie ihm schon mal Pantoprazol geben und ihn für eine Gastroskopie anmelden soll, da die „Sache ja jetzt klar sei".

Kontext-Error Dieses Phänomen beschreibt im medizinischen Bereich die Zuordnung von Symptomen zu einem bestimmten Organsystem, während andere Ursachen nicht in Betracht gezogen werden. Beispielsweise werden Rückenschmerzen als muskuloskelettales Problem gewertet, ohne eine Schmerzausstrahlung anderer Organe (z. B. Pankreas, Galle, Herzinfarkt) in Betracht zu ziehen.

Visceral Bias Die eigenen positiven oder negativen Gefühle gegenüber der Patientin beeinflussen die diagnostischen und therapeutischen Entscheidungen im Sinne einer Übertragung und Gegenübertragung.

Es ist wichtig, all diese Störfaktoren im medizinischen Alltag zu kennen, um entsprechend darauf reagieren zu können.

1.2.2 Anamneseerhebung

1.2.2 Anamneseerhebung

NKLC Kompetenzebene: **3b,** umfassende und zielgerichtete Anamneseerhebung in einer elektiven Situation im ambulanten, prästationären, stationären und poststationären Kontext einschließlich einer strukturierten Dokumentation
Kompetenzebene: **3a,** symptombezogene Anamneseerhebung in einer Notfallsituation einschließlich einer strukturierten Dokumentation
Kompetenzebene: **3a,** sensible anamnestische Gesprächsführung z. B. bei häuslicher Gewalt, Missbrauch und Kindeswohlgefährdung

1.2.2.1 Grundlagen
Eine Anamnese fußt auf gegenseitigem Vertrauen. Stell dich vor und erkläre dein Gesprächsziel!

Aspekte der Anamnese

Zum strukturierten Vorgehen und in der Prüfung könnend dir Schemata helfen, wie etwa das *OPQRST-Schema*.

MERKE

Eine ausführliche Anamnese enthält folgende Punkte: Persönliche Daten, Leitsymptome, vegetative Körperfunktionen, Allergien, Vorerkrankungen, Medikamente, Impfungen, Auslandsaufenthalte, Drogen, Sexualleben, Familienanamnese, Sozialanamnese.
Im Klinikalltag sollten je nach Erkrankung, Symptomen und Dringlichkeit unterschiedliche Schwerpunkte gesetzt werden.

1.2.2.1 Grundlagen

Die Herstellung eines vertrauensvollen Verhältnisses zur Patientin ist für eine gelungene Anamnese genauso entscheidend wie der Informationsgewinn. Einer Anamnese geht daher immer die Begrüßung und die Vorstellung der eigenen Person mit Namen, Funktion und Absicht voraus.

Aspekte der Anamnese

Folgende Aspekte sollten möglichst vollständig in einem Anamnesegespräch abgedeckt werden, wobei situationsbedingte Abweichungen möglich und nötig sein können:

Persönliche Daten Der Name und das Geburtsdatum der Patientin dient auch gleichzeitig als Identitätskontrolle für die Zuordnung von z. B. Laborergebnissen.

Leitsymptome Nach einer einleitenden offenen Frage konzentriert man sich genauer auf die geschilderten Leitsymptome der Patientin. Für die genauere Betrachtung eines Symptoms eignet sich als Merkhilfe das OPQRST-Schema.

MERKE *OPQRST-Schema* zur genaueren Betrachtung eines Symptoms:
- *O* = Onset (Beginn)
- *P* = Provokation (Auslöser, Faktoren zur Verbesserung/Verschlimmerung)
- *Q* = Quality (Schmerzqualität z. B. stechend, dumpf)
- *R* = Radiation (Ausstrahlung)
- *S* = Severity (Schmerzstärke: numerische Analogskala)
- *T* = Time (zeitlicher Verlauf: Seit wann? Gebessert? Verschlimmert?)

Vegetative Anamnese Bei der vegetativen Anamnese stehen die vegetativen Körperfunktionen der Patientin im Vordergrund, also die Funktionen, die der Körper automatisch unterbewusst regelt. Dies sind beispielsweise Fragen zu Appetit, Essverhalten, Gewicht, Durst, Atmung, Luftnot, Stuhlgang und Miktion. Allgemein sollten zudem immer die B-Symptome (Fieber [> 38 °C], ungewollter Gewichtsverlust [> 10 % in den letzten 6 Monaten], Nachtschweiß) als Zeichen einer generalisierten Infektion oder eines Tumorleidens abgefragt werden.

Allergien Nie vergessen werden darf die Frage nach Allergien. Besonders Medikamentenallergien, aber auch Materialallergien, wie z. B. gegen Latex, sind wichtige Informationen. Es ist wichtig, etwaige Allergien immer gut sichtbar zu dokumentieren. Auch auf den ersten Blick nicht relevante Allergien sollten dokumentiert werden, da sie z. B. für spätere Maßnahmen bedeutsam sein können.

Vorerkrankungen/Voroperationen Bei den Vorerkrankungen der Patientin sollte man besonders auf Herz-Kreislauf-Erkrankungen, Lungenerkrankungen, Diabetes und Erkrankungen der Schilddrüse achten, da diese für geplante OPs und Untersuchungen relevant sein können und ein besonderes Management verlangen.

Medikamente Passend zu den Vorerkrankungen sollte die aktuelle Medikation der Patientin abgefragt und mit den Vorerkrankungen abgeglichen werden (s. a. ➤ Kap. 2.2). Es ist wichtig, sowohl nach verschreibungspflichtigen als auch nach nicht verschreibungspflichtigen Medikamenten und Ergänzungsmitteln zu fragen, da auch diese Hinweise auf weitere (nicht genannte) Vorerkrankungen geben können, aber ggf. auch mit den aktuellen Symptomen in Verbindung stehen können. Interaktionen der bestehenden Medikamente, auch mit zukünftig angeordneten Medikamenten, müssen bedacht werden. Wichtig ist auch, ob die Medikamente in letzter Zeit anders, also höher oder niedriger, dosiert oder zu anderer Zeit eingenommen wurden und ob in letzter Zeit neue Medikamente (z. B. Antibiotika) dazu gekommen sind. Hiermit können Medikamentennebenwirkungen und Unverträglichkeiten als Ursache für den akuten Zustand eruiert werden.

Impfungen Auch die Frage nach Impfungen spielt in der Chirurgie eine zentrale Rolle, insbesondere die letzte Tetanusimpfung bei Verletzungen (s. a. ➤ Kap. 1.7) und ggf. die Tollwutimpfung bei Bisswunden.

Auslandsaufenthalte und Reisen Je nach Beschwerdebild der Patientin kann das Erfragen von vorangegangenen Auslandsaufenthalten sinnvoll sein. Wichtig hierbei ist zu wissen, wo die Patientin sich aufgehalten hat. Auch die Ernährung, die Art der Reise (Backpacking oder Hotel) oder Kontakte zu Tieren im Ausland sind relevant. Dies kann vor allem bei Infektionskrankheiten eine Rolle spielen. Auch der Faktor der Reisezeit mit möglicherweise längerer Immobilität in Bus, Bahn oder Flugzeug kann wichtig sein, wenn es um die Frage einer vorliegenden Thrombose oder Embolie geht.

Genussmittelanamnese Unter Genussmittel fallen Alkohol und Nikotin sowie sonstige Drogen. Vor allem regelmäßiger Alkoholkonsum bzw. Alkoholabhängigkeit sollten im Rahmen der Anamnese eruiert werden, um Entzugserscheinungen im Rahmen von stationären Aufenthalten oder Operationen zu vermeiden (s. a. ➤ Kap. 2.4.7.2). Nikotinkonsum wird in sog. Packyears angegeben. Diese berechnen sich aus der Anzahl der pro Tag gerauchten Zigarettenpackungen (20 Zigaretten) × Raucherjahre.

Sexualanamnese Für bestimmte Fragestellungen, insbesondere bei sexuell übertragbaren Infektionskrankheiten, kommt der Sexualanamnese eine wichtige Bedeutung zu. Hier sind Fragen nach sexueller Aktivität sowie Risikoverhalten (z. B. häufige Partnerwechsel und ungeschützter Geschlechtsverkehr) relevant. Bei Frauen sollte zusätzlich nach der Menstruation, ggf. der Menopause, der Anzahl der bisherigen Schwangerschaften und Geburten und nach einer möglichen aktuellen Schwangerschaft gefragt werden.

Familienanamnese Erkrankungen in der Familie spielen im Rahmen genetisch bedingter Erkrankungen eine Rolle und sollten auch im Rahmen der Risikoprävention abgefragt werden. Besonders relevant sind hier Herz-Kreislauf-Erkrankungen, Krebserkrankungen und Diabetes.

Sozialanamnese Die Sozialanamnese dient zum einen der Klärung eventueller beruflicher Risikofaktoren (berufliche Exposition), zum anderen aber auch der Frage nach persönlichen Ressourcen zur Krankheitsbewältigung und der häuslichen Versorgung. Zur Sozialanamnese gehören Fragen zu Beruf, Familienstand, Kindern, häusliche Versorgung, Pflegedienst, Patientenverfügung, Freizeit und Religionszugehörigkeit.

Reihenfolge der Aspekte

Für die Reihenfolge der Anamnese-Aspekte gibt es kein „richtig" oder „falsch". Eine sinnvolle Reihenfolge sollte jedoch nach Möglichkeit folgenden Rahmen beachten: Die Fragen nach Basisinformationen wie beispielsweise Name und Alter sollten nach Möglichkeit an den Anfang gestellt werden. Daran sollte sich die Evaluation der aktuellen Problematik anschließen. Es ist von Vorteil diese mit einer offenen Frage (z. B. „Was führt Sie zu mir?") zu beginnen, um der Patientin die Möglichkeit zu geben, die Beschwerden zunächst unabhängig darzustellen. Anschließend können die einzelnen Aspekte der Beschwerden genauer erfragt

FALL

Willow McAlister, Notaufnahme, 1/9

Sie führen die Anamnese mit Frau McAlister auf Englisch. Sie interessiert insbesondere:

- Persönliche Daten: Identifikation der Patientin, dient zugleich aber auch zur Einschätzung der Orientierung
- Unfallhergang: Sturzursache, Einschätzung Unfall vs. innere Ursache z. B. Herzrhythmusstörung, TIA
- Leitsymptome: Schmerzen und Schmerzausstrahlung (Hinweise auf Verletzungen), Bewegungseinschränkungen, Kopfschmerzen, Übelkeit, Erbrechen, Bewusstlosigkeit (Hinweise auf SHT)
- Allergien, Vorerkrankungen, Medikamente
- Genussmittelanamnese
- Familien-/Sozialanamnese: Wie ist die Patientin häuslich versorgt (ist sie mit eingeschränkter Beweglichkeit versorgt)?

Sie dokumentieren:

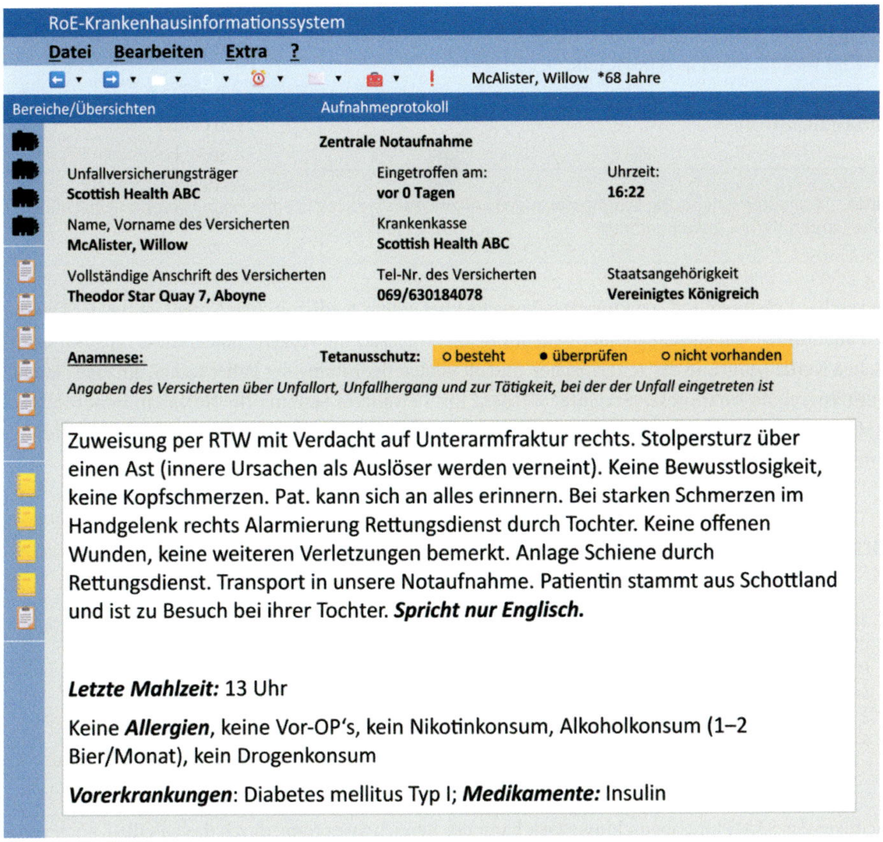

RoE-Krankenhausinformationssystem

Datei Bearbeiten Extra ?

McAlister, Willow *68 Jahre

Bereiche/Übersichten | Aufnahmeprotokoll

Zentrale Notaufnahme

Unfallversicherungsträger **Scottish Health ABC**	Eingetroffen am: **vor 0 Tagen**	Uhrzeit: **16:22**
Name, Vorname des Versicherten **McAlister, Willow**	Krankenkasse **Scottish Health ABC**	
Vollständige Anschrift des Versicherten **Theodor Star Quay 7, Aboyne**	Tel-Nr. des Versicherten **069/630184078**	Staatsangehörigkeit **Vereinigtes Königreich**

Anamnese: **Tetanusschutz:** o besteht ● überprüfen o nicht vorhanden

Angaben des Versicherten über Unfallort, Unfallhergang und zur Tätigkeit, bei der der Unfall eingetreten ist

Zuweisung per RTW mit Verdacht auf Unterarmfraktur rechts. Stolpersturz über einen Ast (innere Ursachen als Auslöser werden verneint). Keine Bewusstlosigkeit, keine Kopfschmerzen. Pat. kann sich an alles erinnern. Bei starken Schmerzen im Handgelenk rechts Alarmierung Rettungsdienst durch Tochter. Keine offenen Wunden, keine weiteren Verletzungen bemerkt. Anlage Schiene durch Rettungsdienst. Transport in unsere Notaufnahme. Patientin stammt aus Schottland und ist zu Besuch bei ihrer Tochter. ***Spricht nur Englisch.***

Letzte Mahlzeit: 13 Uhr

Keine ***Allergien***, keine Vor-OP's, kein Nikotinkonsum, Alkoholkonsum (1–2 Bier/Monat), kein Drogenkonsum

Vorerkrankungen: Diabetes mellitus Typ I; ***Medikamente:*** Insulin

[P1645]

Studentische Sicht

Reihenfolge der Aspekte

Die Reihenfolge bleibt dir überlassen. Oft kann eine offene Frage bereits viele Aspekte der Anamnese abdecken, z. B.: „Was führt Sie heute hierher?"

werden. Es bietet sich an, schambehaftete Themen eher in die Mitte des Gespräches einzubetten und mit etwas Neutralem, wie beispielsweise der Sozialanamnese, zu schließen.

Es gibt zahlreiche Anamnesebögen, die vor allem am Anfang helfen können, nichts Relevantes zu vergessen. Auch das Zusammenstellen eines eigenen Schemas hilft, keine wichtigen Details zu übersehen. Hier kann z. B. das SAMPLER-Schema nützlich sein (> Kap. 1.2.2.2).

Wichtig ist, Anamnesen situationsgerecht anzupassen. Auf spezielle Anamnesesituationen wird im Folgenden eingegangen.

1.2.2.2 Anamnesesituationen

1.2.2.2 Anamnesesituationen

NKLC Kompetenzebene: **3b,** umfassende und zielgerichtete Anamneseerhebung in einer elektiven Situation im ambulanten, prästationären, stationären und poststationären Kontext einschließlich einer strukturierten Dokumentation

Elektive Situationen
Die Situation entscheidet über die Ausführlichkeit der Anamnese: elektiv vs. Notfall. Es stehen unterschiedliche Aspekte im Fokus.

Elektive Situationen

Es gibt zahlreiche Situationen im medizinischen Alltag die mit einer elektiven, also geplanten Anamnese einhergehen, z. B.:

- Geplante Aufnahme von Patientinnen zur elektiven OP oder Diagnostik (> Kap. 2.1.1)
- Vorsorge
- Folge- und Nachsorgetermine
- Beratungsgespräche
- Vorstellung zur Zweitmeinung

Im Unterschied zur spontanen Vorstellung oder Notfallsituationen sind das Gesprächsziel und (zumindest in Teilen) Inhalte der Patientengeschichte vorher bekannt. Entsprechend kann eine Vorbereitung auf die Gesprächsinhalte stattfinden und eine Struktur für den Gesprächsverlauf vorab geplant werden.

Je nach Situation stehen unterschiedliche Aspekte im Fokus der elektiven Anamnese, z. B.:

- Vor einer Operation: Vorerkrankungen, Allergien, bisherige Operationen
- Bei der Nachsorge: Schmerzen, sonstige Beschwerden, Wundheilung, Beweglichkeit, soziale Versorgungssituation

Die Anamnese sollte im gesetzten zeitlichen Rahmen möglichst vollständig erhoben werden und an das jeweilige Gesprächsziel angepasst sein.

Notfallsituationen

Notfallsituationen

NKLC Kompetenzebene: **3a,** symptombezogene Anamneseerhebung in einer Notfallsituation einschließlich einer strukturierten Dokumentation

Notfälle erfordern schnelles Handeln. Die Anamnese muss verkürzt erfolgen, z. B. anhand des *SAMPLER-Schemas.*

Ein rasches Erkennen und strukturiertes Vorgehen bei einem medizinischen Notfall ist für das Outcome der Patientinnen von entscheidender Bedeutung. Im Gegensatz zur Allgemeinanamnese muss im medizinischen Notfall aufgrund der zeitkritischen und oft vitalen Bedrohung der Patientinnen auf eine detaillierte umfangreiche Anamnese verzichtet werden. Ein bewährtes Schema für Notfallanamnesen ist das SAMPLER-Schema, dessen Fragen die wichtigsten Informationen liefern, um weitere Entscheidungen treffen zu können.

MERKE

MERKE *SAMPLER-Schema* für Notfallanamnesen:
- *S* = Symptome
- *A* = Allergien
- *M* = Medikation (regelmäßig eingenommene Medikamente, vor allem Gerinnungshemmer, Blutdruckmedikation, Schmerzmittel; Änderungen in Einnahme; rezeptfreie Präparate; Drogen)
- *P* = Patientenvorgeschichte (z. B. Vorerkrankungen, Voroperationen, ähnliche Beschwerden)
- *L* = letzte ... (z. B. letzte Mahlzeit, letzte Einnahme von Medikation, letzter Hausarztbesuch)
- *E* = Ereignis; Auslöser (z. B. eine speziell auslösende Ursache)
- *R* = Risikofaktoren (z. B. Diabetes mellitus, Rauchen)

Nachdem das SAMPLER abgeschlossen ist, kann der Bereich Symptome durch das OPQRST noch vertieft werden (> Kap. 1.2.2).

FALL

Susanna Montefoux, Schockraum, 1/5

Im Schockraum erheben sie folgende Notfallanamnese für Frau Montefoux:

- *S* = Kopfschmerzen, Schmerzen am linken Thorax und linken Unterarm
- *A* = keine Allergien
- *M* = keine regelmäßige Medikation
- *P* = keine bekannten Vorerkrankungen
- *L* = letzte Mahlzeit heute Morgen vor ca. 3 Stunden; Banane und 2 Toast + 1 Kaffee
- *E* = auf Landstraße beim Radfahren auf dem Weg zur Arbeit vom PKW erfasst worden
- *R* = Raucherin, ca. 10 py

In potenziell (lebens-)bedrohlichen Situationen können zudem Fragen nach dem Patientenwillen (z. B. Reanimation, lebenserhaltende oder verlängernde Maßnahmen) relevant sein, falls diese vorab nicht geklärt und dokumentiert wurden oder werden konnten. Gegebenenfalls muss hier auf eine entsprechende Fremdanamnese mit den Angehörigen zurückgegriffen werden.

Sensible Situationen

Häufig sind Themen, die für medizinisches Personal alltäglich sind, für Patientinnen schambehaftet. Oft kostet es die Patientinnen einiges an Überwindung, über Themen wie Sexualität, häusliche Umstände oder andere Intima zu sprechen. Daher sollte man das Vertrauen würdigen, das einem Patientinnen bei diesen Themen entgegenbringen.

Um Raum für solche Themen zu ermöglichen, ist es wichtig, eine vertrauensvolle Gesprächsbasis zu schaffen. Hilfreich ist es, den Patientinnen zu vermitteln, dass sie und ihr Handeln nicht verurteilt oder bewertet werden. Je natürlicher man selbst mit der Situation umgehen kann, desto leichter fällt es auch den Patientinnen. Solche Gespräche sollten daher, wenn möglich, auch wirklich „unter 4 Augen" geschehen und ohne Unterbrechungen ablaufen.

Sensible Situationen

Sensible Themen (z. B. Sexualität, häusliches Umfeld) erfordern eine besondere Gesprächsführung.

1.2.3 Häusliche Gewalt

1.2.3 Häusliche Gewalt

NKLC Kompetenzebene: **3a,** sensible anamnestische Gesprächsführung z. B. bei häuslicher Gewalt, Missbrauch und Kindeswohlgefährdung

Häusliche Gewalt ist ein verbreitetes gesellschaftliches Problem und mit hohen, langfristigen gesundheitlichen Risiken verbunden. Opfer häuslicher Gewalt suchen zwar häufig aufgrund der entstandenen körperlichen Verletzung medizinische Hilfe – die psychosoziale Hilfe, die zum langfristigen Schutz der Gesundheit neben der medizinisch-somatischen Versorgung erforderlich wäre, unterbleibt jedoch oft. Häufigster Grund, warum Hilfen unterbleiben, ist die fehlende Thematisierung der Gewalterfahrung. Dabei wünschen sich Gewaltopfer meist, in einem geschützten Rahmen offen über ihre Gewalterfahrung sprechen zu können.

Opfer häuslicher Gewalt sind in der Regel nicht nur körperlich geschädigt. Die Versorgung beinhaltet auch das Angebot *psychosozialer Hilfe und ggf. Unterbringung.*

1.2.3.1 Gesprächsaspekte

Besonders wichtig ist es, eine sichere Gesprächssituation herzustellen. Dies bedeutet auch, sensibel mit den Begleitpersonen umzugehen und Patientin und Begleitperson ggf. zu separieren (die Begleitperson könnte auch Täterin bzw. Täter sein). Wichtige Aspekte für ein solches Gespräch sind:

- Auf Emotionen eingehen: Häufig stehen Scham und Angst im Vordergrund. Eine hilfreiche Technik für den Umgang mit Emotionen im Gespräch kann das NURSE-Modell sein (s.u.).
- Direktes Ansprechen bei Verdacht auf häusliche Gewalt. Konfrontierende Formulierungen sollten hierbei jedoch vermieden werden.
- Schuldverhältnisse eindeutig benennen: Viele Gewaltopfer geben sich die Schuld.
- Eigene Handlungsperspektiven aufzeigen und stärken: Viele Gewaltopfer erleben sich als hilf- und wehrlos. Hier kann im Gespräch der Hinweis auf die eigenen Handlungsmöglichkeiten und die rechtlichen Rahmenbedingungen hilfreich sein.
- Entscheidungsdruck vermeiden: Ein Entscheidungsdruck auf das Gewaltopfer, sich sofort vom Täter bzw. von der Täterin zu trennen, sollte dringlich vermieden werden. Einzige Ausnahme: Es besteht eine akute Gefährdung für das Gewaltopfer. Dann haben Sofortmaßnahmen zum Schutz des Gewaltopfers Vorrang, ggf. unter Einschaltung von Polizei und Behörden.

1.2.3.1 Gesprächsaspekte

Im Umgang mit Gewaltopfern:

- Schaffe eine sichere Atmosphäre
- Gehe auf die Emotionen ein (wenn dir das schwerfällt, nutze z. B. das *NURSE-Modell*)
- Sprich den Verdacht an
- Biete Handlungsoptionen an (Hilfe zur Selbsthilfe)
- Gestalte das Gespräch ergebnisoffen
- Dokumentiere vollständig und sachlich (vermeide Vermutungen)
- Biete Folgekontakte an
- Nutze Angebote zur interdisziplinären Zusammenarbeit (etwa Frauenhaus, Jugendamt)

Denke aber immer an deine *Verschwiegenheitspflicht!*

Die *Patientin entscheidet* über das weitere Vorgehen.

- Rechtsfeste Dokumentation: Häufig kommen gerichtliche Nachfragen erst Monate oder Jahre später. Umso wichtiger ist es, genau und im Detail zu beschreiben, da man sich im Zweifel zum Zeitpunkt der Nachfrage nicht mehr an alle Feinheiten im Detail erinnern kann:
  - Klare, präzise und gut verständliche Dokumentation
  - Vage oder mehrdeutige Formulierungen vermeiden
  - Objektive Dokumentation ohne persönliche Wertung/Meinung
  - Erhobene Befunde detailliert beschreiben und sicherstellen, dass alle relevanten Informationen und Befunde erfasst sind
  - Ereignisse in chronologischer Reihenfolge dokumentieren, beginnend mit Datum und Uhrzeit
  - Zeugen aufführen, die die Richtigkeit der Aufzeichnungen bestätigen können
- Folgekontakte anbieten
- Interprofessionelle Zusammenarbeit: Interventionen bei häuslicher Gewalt erfordern interprofessionelle Zusammenarbeit. Die Kenntnis der lokalen Netzwerke (z. B. Frauenhaus, Ansprechpartner bei der Polizei, Jugendamt) ist essenziell, auch um Patientinnen entsprechend zu beraten.

MERKE

MERKE *NURSE-Modell* für den Umgang mit Emotionen im Gespräch:
- *N* = Naming – Emotionen benennen
- *U* = Understanding – Verständnis für Emotionen ausdrücken
- *R* = Respecting – Respekt und/oder Anerkennung ausdrücken
- *S* = Supporting – Unterstützung anbieten
- *E* = Exploring – mehr zu den Emotionen herausfinden

Detaillierte Informationen zu diesem Thema bieten u. a. die Ärztekammern, z. B.: https://www.aekno.de/wissenswertes/dokumentenarchiv/aerztekammer-nordrhein/kommunikation-im-medizinischen-alltag/3-heranfuehren-an-spezifische-gespraechssituationen. Weitere hilfreiche Informationen und Unterlagen bieten https://www.soforthilfe-nach-vergewaltigung.de/medizinerinnen und auch die Frauennotrufe der Bundesländer und Städte, z. B. https://www.frauennotruf-frankfurt.de. Hier finden sich auch verschiedene Erklärvideos u. a. zur klinischen Untersuchung und Dokumentation nach Vergewaltigung (https://www.frauennotruf-frankfurt.de/fachwissen/lehrvideos).

1.2.3.2 Kindeswohlgefährdung

1.2.3.2 Kindeswohlgefährdung

Isabel Taeuber

FALL

Amelie Leandra Meyer, Notaufnahme, 1/2

Sie rufen die Akte von Amelie auf und stellen fest, dass sie nicht zum ersten Mal in der Notaufnahme war. Es ist schon mehrfach zu Verletzungen im Haushalt gekommen. Einmal eine Verbrühung und ein gebrochener Arm. Sie wundern sich schon über die Häufigkeit und fragen sich, ob das wirklich alles Unfälle waren oder vielleicht mehr dahintersteckt.

Das Thema Battered-Child-Syndrom wird in ➢ Kap. 5.9.7 behandelt.

Objektivierbare *Verdachtsmomente:*
- Verletzungen unterschiedlichen Alters
- Häufige Arztwechsel
- Verwahrlosung/Vernachlässigung
- Unplausible Erklärungen für die vorhandenen Verletzungen

Mögliche Befunde Weisen Befunde bei der Untersuchung von Kindern auf Gewalteinwirkungen hin (➢ Kap. 5.9.7), ist die Ärztin verpflichtet, zum Schutz des Kindes aktiv zu werden:
- Typisch sind z. B. multiple Hämatome oder Frakturen unterschiedlichen Alters. Wichtig ist dabei die Überprüfung, ob die festgestellten Verletzungen zum angegebenen Unfallhergang passen.
- Neben dem Verletzungsmuster können ein verzögertes Vorstellen des Kindes bei der Ärztin (z. B., wenn das Kind schon vor 2 Tagen vom Wickeltisch gefallen sei, man sich aber erst jetzt vorstelle, weil man sich nun doch sorge) oder ein „Arzthopping" auf eine Kindeswohlgefährdung hinweisen.
- Erscheinen Kinder emotional oder körperlich vernachlässigt, sollte die zuständige Kinderschutzgruppe ebenso mit einbezogen werden.

Wichtig ist jedoch auch, dass es Fälle gibt, bei denen ein für Missbrauch typisches Verletzungsmuster vorliegt und es sich trotzdem um einen Unfall handelt. Für beide Fälle ist eine ausführliche Dokumentation von Anamnese und Verletzungsmuster entscheidend.

Konfrontation ist oft nicht zielführend. Versuche eine *kooperative Herangehensweise* mit den Eltern zu finden.

Gesprächssituation Für eine erfolgreiche Verhinderung weiterer Gewalt ist es wichtig, eine vertrauensvolle Situation gegenüber Eltern oder Begleitpersonen zu schaffen:
- Deutlich machen, dass man sich um die Gesundheit des Kindes sorgt
- Wertende Haltungen gegenüber Eltern und/oder potenziellen Tätern vermeiden – Voraussetzung für die Kooperationsbereitschaft der Eltern ist in der Regel eine offene Haltung aufseiten der Fachkräfte

- Nur anbieten, was man auch leisten kann (z. B. Weiterleitung zu Beratung oder Therapie, Kontaktbahnung zum zuständigen Jugendamt bezüglich entsprechender Hilfsangebote)

FALL

Amelie Leandra Meyer, Notaufnahme, 2/2

Sie nehmen Amelies Mutter in einer ruhigen Minute zur Seite und erfahren, dass die häusliche Situation mit 4 Kindern, Amelie als weinerlichem Kind und einem Vater, der wenig zu Hause zu sein scheint, sicher sehr fordernd für die Mutter ist. Das gelbe Untersuchungsheft hat die Mutter trotz der Aufregung noch eingepackt, hier sind alle notwendigen U-Untersuchungen von der Kinderärztin zeitgerecht dokumentiert worden.
Sie lassen Amelie durch die Mutter komplett entkleiden und führen eine körperliche Untersuchung durch. Dabei sollte auch das Skelettsystem nach auffälligen Kallusbildungen bzw. alten Frakturen abgetastet werden. Weil es so wichtig ist, eine Kindeswohlgefährdung nicht zu übersehen, denken Sie diese bei der Vorstellung von Kindern nach Unfall immer automatisch mit. Bei Amelie finden sie bis auf 2 Hämatome an der Stirn und am Ellenbogen, die zum beschriebenen Unfallhergang passen, keine Auffälligkeiten.
Sie dokumentieren deshalb, dass sie in der körperlichen Untersuchung keinen Anhalt auf Kindeswohlgefährdung gefunden haben.

Vorgehen Der Verdacht auf eine Kindeswohlgefährdung wird in der Regel von der erstuntersuchenden Ärztin bei Vorliegen von Auffälligkeiten gestellt. Das Vorgehen ist in § 8a SGB VIII und in § 42 SGB VIII geregelt:

- Anhaltspunkte für eine Gefährdung zur Kenntnis nehmen und einschätzen.
- Die zuständige Oberärztin wird umgehend informiert.
- Wenn vorhanden, wird die Kinderschutzambulanz/Kinderschutzgruppe/Kinderschutzrufdienst von Beginn an über den Verdachtsfall informiert, sodass Entscheidungen über das weitere Vorgehen gemeinschaftlich getroffen werden.
- Erörterung der Sorge/Situation mit dem Kind/Jugendlichen und den Erziehungsberechtigten (Ressourcen und Belastungen beachten).
- Das Kind wird ggf. stationär aufgenommen, um durch weitere Diagnostik den Verdacht zu erhärten oder zu entkräften.
- Lehnen die Eltern eine stationäre Aufnahme des Kindes ab, kann eine Inobhutnahme durch das Jugendamt oder ein Entzug des Aufenthaltsbestimmungsrecht vom zuständigen Familiengericht angeordnet werden, um eine Gefährdung abzuwenden. Der Schutz des Kindes muss immer im Vordergrund stehen. Ambulant darf das Kind nur betreut werden, wenn sein Schutz sicher gewährleistet ist.
- Während des stationären Aufenthaltes werden die Angaben und das Verhalten des Kindes sowie die Angaben der Eltern und deren Umgang mit dem Kind beobachtet und dokumentiert. Relevante Differenzialdiagnosen, wie z. B. eine Blutgerinnungsstörung, eine Stoffwechselstörung oder eine Glasknochenkrankheit, werden abgeklärt. Liegen klare Hinweise auf eine Kindeswohlgefährdung vor oder ist diese nicht eindeutig auszuschließen, erfolgt die Kontaktaufnahme mit dem zuständigen Jugendamt.
- In einzelnen Fällen kann es wichtig sein, frühzeitig das Jugendamt oder die Polizei einzuschalten, um Beweismittel zu sichern oder weitere Straftaten zu verhindern. Dazu müssen die Gründe sorgfältig abgewogen und dokumentiert werden. Laut BuKiSchG ist Ärztinnen und Ärzten in Verdachtsfällen von Kindeswohlgefährdung die Kontaktaufnahme mit dem Jugendamt explizit erlaubt, auch wenn das einen Bruch der Schweigepflicht bedeutet (s. auch ➤ Kap. 5.9.7).

Wichtige Handlungsschritte zum Kinderschutz sind in Leitfäden der Landesärztekammern dargestellt, beispielsweise im Ärztlichen Leitfaden Kinderschutz, Niedersachsen: https://www.bundesaerztekammer.de/fileadmin/user_upload/_old-files/downloads/LeitfadenKinderschutzNs2013.pdf oder in der AWMF-S3-Leitlinie zu Kindesmisshandlung, -missbrauch, -vernachlässigung unter Einbindung der Jugendhilfe und Pädagogik (https://register.awmf.org/de/leitlinien/detail/027-069). Auf der Internetseite der Deutschen Gesellschaft für Kinderschutz in der Medizin (https://www.dgkim.de) sind zudem alle akkreditierten Kinderschutzgruppen in Deutschland aufgeführt sowie weitere Leitfäden zu finden.

Wenn du einen *Verdacht* hast bzw. die festgestellten Verletzungen nicht zum angegebenen Unfallhergang passen:
- Nimm das Kind stationär auf, ggf. auch mit einem Vorwand, z. B. Abklärung zur Blutungsneigung
- Dokumentiere dein Vorgehen und die Befunde sauber und ausführlich

Stößt du auf *Widerstand* oder erhärtet sich dein Verdacht, dann hole dir Hilfe! Zunächst bei deinen erfahrenen Kolleginnen, der Kinderschutzgruppe bzw. dem Kinderschutzrufdienst oder auch direkt beim Jugendamt.
Siehst du einen *rechtfertigenden Notstand,* etwa eine unmittelbare Gefahr für das Kind, informiere die Polizei!

1.3 Körperliche Untersuchung

Isabel Taeuber, Miriam Rüsseler, Jasmina Sterz

Die körperliche Untersuchung ist ein wesentlicher Bestandteil der medizinischen Diagnostik und ermöglicht es, den Gesundheitszustand einer Patientin zu beurteilen, Symptome zu überprüfen und potenzielle Gesundheitsprobleme zu identifizieren. Die körperliche Untersuchung variiert je nach Setting und insbesondere Dringlichkeit der Symptome und kann daher in Umfang und Reihenfolge sehr verschieden sein. Hierbei wird zwischen einer elektiven und einer Notfallsituation unterschieden. In der Notfallsituation wird

1.3 Körperliche Untersuchung

Neben der Anamnese ist die körperliche Untersuchung Bestandteil jeder Aufnahme.
Oft wird eine *symptomorientierte Untersuchung* durchgeführt. Der Umfang variiert je nach Symptom und Zustand der Patientin.
Achte auf Privatsphäre!

noch einmal zwischen einer kritisch kranken Patientin (potenziell instabil und akut lebensbedroht) und einer stabilen Notfallpatientin unterschieden.

Eine komplette körperliche Untersuchung von Kopf bis Fuß mit den gesamten in diesem Kapitel beschriebenen einzelnen Untersuchungsbereichen findet nur sehr selten statt. Denn auch in elektiven Situationen untersucht man meist symptombezogen. Die Grundregeln bei der Untersuchung sind:

- Vorstellung mit eigenem Namen, Funktion und Absicht
- Auf eine möglichst angenehme Untersuchungssituation achten (ggf. Fenster schließen)
- Privatsphäre der Patientin wahren (bei Untersuchung im Patientenzimmer werden z. B. Besucher gebeten draußen zu warten)

MERKE

MERKE Für alle Patientinnen sollte man sich zum angegebenen Beschwerdebild immer die folgenden 2 Fragen stellen und entsprechend untersuchen:

- Was ist am wahrscheinlichsten? – „Häufiges ist häufig."
- Was wäre am gefährlichsten und darf nicht übersehen werden? – „Abwendbar gefährliche Verläufe"

CAVE

CAVE So wichtig eine vollständige Untersuchung ist, so sollte die Ärztin doch darauf achten, dass die Untersuchung nicht quälend ist. Schmerzen sind wichtige diagnostische Zeichen und z. T. auch Zielpunkt von Untersuchungsschritten (z. B. McBurney, Klopfschmerz, Loslassschmerz). Die Eskalation weiterer Untersuchungsschritte bei feststehenden Erstbefunden sollte kritisch überdacht werden: Es ist nicht sinnvoll, über einem druckschmerzhaften thorakalen Abschnitt (mit möglichen Rippenfrakturen) eine Perkussion durchzuführen!

1.3.1 Körperliche Untersuchung im Notfall
Übe die körperliche Untersuchung so oft du kannst. So kannst du im Notfall einfach dein Standardprozedere abrufen und nutzen.

1.3.1 Körperliche Untersuchung im Notfall

Die Qualität der körperlichen Untersuchung ist im Notfall ein wichtiger Faktor. Sie dient dazu, den Gesundheitszustand der Patientin schnell zu beurteilen und die notwendigen Maßnahmen einzuleiten.

Schnelligkeit und eine klare Struktur sind von zentraler Bedeutung, da im Zweifel jede Minute, die die kritisch kranke Patientin schneller der erforderlichen Versorgung zugeführt wird, entscheidend für das Outcome ist. Jedoch kann man sich unter Stress nur schwer an komplexe vorher gelernte Dinge erinnern. Zudem passieren dann Fehler häufiger als in Ruhe. Daher ist es wichtig, hier einen einfachen, klar strukturierten Algorithmus zu haben, den das gesamte Team kennt und von dem man möglichst wenig abweichen sollte.

1.3.1.1 Orientierende Erstuntersuchung einer kritisch kranken Patientin

1.3.1.1 Orientierende Erstuntersuchung einer kritisch kranken Patientin

NKLC Kompetenzebene: **3a,** orientierende Erstuntersuchung eines traumatisierten Patienten nach dem ABCDE-Schema

ABCDE-Schema
Das ABCDE-Schema ist das Standardschema in der Notfallmedizin. Eine einheitliche Struktur verhindert Fehler im klinischen Handeln.

ABCDE-Schema

Das ABCDE-Schema hat sich bewährt, um strukturiert und standardisiert an einen medizinischen Notfall heranzugehen. Das Schema ist mit seinen 5 Schritten leicht zu erinnern (➤ Tab. 1.1). Dies unterstützt nicht nur die Priorisierung der Untersuchungsschritte und erforderlichen Maßnahmen, sondern erlaubt die Differenzierung zwischen kritisch und unkritisch erkrankten bzw. verletzten Patientinnen.

Durch die klare und einfache Strukturierung in 5 Schritten ist das ABCDE-Schema für alle Teammitglieder leicht verständlich. Diese können so nach einem gemeinsamen Standard vorgehen und sprechen eine gemeinsame Sprache. Hierdurch können Fehler – und eine dadurch mögliche Patientengefährdung – verhindert werden.

MERKE

MERKE Die 5 Punkte des **ABCDE-Schemas** (➤ Tab. 1.1) sind nach ihrer Wichtigkeit und Lebensbedrohlichkeit geordnet. Deshalb sollte diese Reihenfolge auch eingehalten werden. Es gilt die Regel: „treat first, what kills first!" Entsprechend sollte man sich nicht von einzelnen eindrücklichen Befunden ablenken lassen oder darauf fixieren, sondern strukturiert vorgehen und zunächst nur das sofort behandeln, was akut lebensbedrohlich ist.

Tab. 1.1 ABCDE-Schema

Schritt		Leitfrage und Diagnostik	Mögliche Sofortmaßnahmen
A	Airway – Atemweg	• Sind die Atemwege frei? – Atmet die Patientin? (10 s überprüfen)	• Kopf überstrecken, Fremdkörper entfernen, ggf. supra-/infraglottische Atemwegshilfen • Keine Atmung → bei Bewusstlosigkeit → Reanimation • Immobilisation der HWS bei Traumapatientinnen
B	Breathing – Atemqualität	• Ist die Atmung insuffizient? – Zyanosezeichen – Inspektion, orientierende Auskultation, Palpation – Atemfrequenz – Sauerstoffsättigung (➤ Kap. 1.4.1.4)	• Sauerstoff geben • Gegebenenfalls Entlastungspunktion/Thoraxdrainage bei Spannungspneumothorax
C	Circulation – Kreislauf- und Blutungskontrolle	• Wie ist die Kreislaufsituation? – Pulspalpation – Rekapillarisierungszeit – Blutdruckmessung – 4-Kanal-EKG (➤ Kap. 1.5.2.1) – Hinweise für relevante Blutungen/große Frakturen?	• i.v. Zugang • Volumentherapie • Medikamentöse Therapie zur Kreislaufstabilisierung oder Blutungskontrolle • Gegebenenfalls Beckenstabilisierung
D	Disability – Neurologischer Status	• Besteht ein neurologisches Defizit? – Pupillenkontrolle – Erhebung Glasgow Coma Scale (GCS, ➤ Tab. 1.2) – Orientierung, Motorik und Sensorik prüfen – Blutzuckermessung • Hinweise für Intoxikationen? • Hinweise für Stoffwechselentgleisung?	• Glukose geben • Antidot-Therapie
E	Exposure/Environment	Liegen Begleitverletzungen vor? • Entkleiden der Patientin • Bodycheck (➤ Tab. 1.3) • Temperaturmessung	• Kälte-/Wärmeschutz • Lagerung der Patientin

TAB. 1.1

Glasgow Coma Scale (GCS)

Die GCS ermöglicht die Abschätzung einer Bewusstseins- oder Hirnfunktionsstörung nach Trauma. Dabei vergibt man für 3 Kriterien jeweils Punkte (➤ Tab. 1.2), die summiert werden. Die Patientin erreicht somit mindestens 3 und maximal 15 Punkte. Der Wert sollte immer in Relation zu den anderen erhobenen Vitalparametern gesehen werden. Wie auch die anderen Vitalparameter sollte die GCS stetig reevaluiert werden, da sich gerade der neurologische Zustand einer Notfallpatientin rasch ändern kann.

Glasgow Coma Scale (GCS)

Die GCS ist das Standardinstrument in der Notfall- und Intensivmedizin zur Erstbeurteilung der Bewusstseinslage nach Trauma!

Lerntipp: GCS 8, gute Nacht! Bei 7 musst du Tubus schieben.

Tab. 1.2 Glasgow Coma Scale (GCS) [F210-010]

Kriterium	Details	Punkte
Öffnen der Augen	Spontan	4
	Bei Ansprache	3
	Bei Schmerzreiz	2
	Kein Öffnen der Augen	1
Beste verbale Reaktion	Konversationsfähig, orientiert	5
	Konversationsfähig, desorientiert	4
	Verworren, Einzelworte (Wortsalat)	3
	Sinnlose Laute	2
	Keine verbale Antwort	1
Beste motorische Antwort	Bei Aufforderung	6
	Gezielte Bewegung bei Schmerzreiz	5
	Ungezielte Bewegung bei Schmerzreiz	4
	Beugesynergismen	3
	Strecksynergismen	2
	Keine motorische Reaktion	1
Interpretation (je nach Literaturquelle unterschiedlich) • 15–14 Punkte: keine Bewusstseinsstörung • 13–12 Punkte: leichte Bewusstseinsstörung • 11–9 Punkte: mittelschwere Bewusstseinsstörung • 8–3 Punkte: schwere Bewusstseinsstörung (komatös)		

TAB. 1.2

Studentische Sicht

Bodycheck

Schnelle, orientierende traumatologische Untersuchung von:

- Kopf
- Thorax
- Rumpf, Becken
- Gliedmaßen
- Wirbelsäule

Bodycheck

Der Bodycheck dient der systematischen, zügigen und strukturierten Untersuchung einer Traumapatientin, um rechtzeitig lebensbedrohliche Zustände und Blutungen zu entdecken (➤ Tab. 1.3).

Tab. 1.3 Bodycheck

Region	Inspektion	Palpation	Hinweise
Kopf	Blutung/Hämatom	• Schädeldach und Hinterhaupt (Blutung/Fraktur/Deformität) • Gesichtsschädel	• Lange Haare können Blutung maskieren • Helferin hält HWS immer in stabiler, anatomisch neutraler Position (falls noch keine HWS-Stabilisierung angelegt)
HWS	Blutung, Hämatom, gestaute Halsvenen	Stufenbildung/Hartspann der Muskulatur/Wunde	
Thorax	Prellmarke, Wunde, abnorme Atembewegung	• Beide Claviculae von innen nach außen → Stabilität/Fehlstellung • Thorax mit seitlicher Kompression → Stabilität, Emphysem • Sternum → Stabilität	
Abdomen	Prellmarken, Abschürfungen, Penetration	Alle 4 Quadranten → Druckschmerz? Abwehrspannung?	
Becken	Wunden, Hämatome	Von ventral und lateral komprimieren → Instabilität? Schmerz?	
Extremitäten	Wunden, Hämatome, Schwellungen	• Instabilität? Schwellungen? Wunden? • pDMS = periphere Durchblutung, Motorik und Sensibilität	
Wirbelsäule	Hämatome, Schwellungen	Muskelhartspann, Druckschmerz, Stufenbildung	• Achsengerechte Drehung unter manueller Stabilisierung der HWS (mehrere Helferinnen) • Orientierend: Beweglichkeit und Sensibilität der Extremitäten, ggf. DRU

HWS = Halswirbelsäule, DRU = digital-rektale Untersuchung

Nach Abschluss des ABCDE folgt im Team eine gemeinsame Zusammenfassung der bisherigen Befunde mit Formulierung einer Verdachtsdiagnose und möglichen Differenzialdiagnosen. Um diese zu erhärten bzw. zu verwerfen, geht es weiter mit der strukturierten, gezielten Notfallanamnese nach dem SAMPLER- und OPQRST-Schema sowie der gezielten Weiteruntersuchung (z. B. 12-Kanal-EKG). Hierbei müssen Differenzialdiagnosen, die potenziell lebensbedrohlich sind, zuerst ausgeschlossen bzw. bestätigt und ggf. entsprechende Maßnahmen hierzu eingeleitet werden.

FALL

FALL

Willow McAlister, Normalstation, 6/9

Sie werden im Nachtdienst von der diensthabenden Pflegekraft auf Normalstation gerufen. Frau McAlister, mittlerweile am 2. postoperativen Tag, sei nur schwer erweckbar und habe eine Pupillendifferenz, wobei die rechte Pupille größer sei als die linke. Als Sie in das Zimmer kommen, hat die Pflegekraft schon den Notfallwagen ins Zimmer gebracht. Frau McAlister reagiert mit unverständlichen Lauten auf Ansprache/Schmerzreiz. Sie führen eine orientierende Notfalluntersuchung durch:

A	• Atemwege frei (Kissen aus dem Bett entfernen) • Patientin atmet
B	• Keine Zyanosezeichen, Schleimhäute rosig • Atemfrequenz 8/min • Sauerstoffsättigung 98 % • Auskultation: vesikuläres Atemgeräusch beidseits
C	• Radialispuls seitengleich kräftig und regelmäßig tastbar (68/min) • Rekapilarisierungszeit regelrecht • Blutdruck 90/60 mm Hg • Im 4-Kanal-EKG: keine Herzrhythmusstörungen • i. v. Zugang liegt, 500 ml Vollelektrolytlösung sind angeschlossen • Keine Hinweise auf relevante Blutungen

D	• Pupillendifferenz rechts größer links • GCS 9 (Augenöffnen auf Schmerzreiz 2 Punkte, verworrene Einzelworte 3 Punkte, ungezielte Bewegung bei Schmerzreiz 4 Punkte) • Blutzucker 36 mg/dl
E	• Normale Körpertemperatur (aurikulär 36,4 °C) • Keine äußerlich erkennbaren Verletzungen • Rechter Arm in Schiene und Verband

Sie erinnern sich, dass Frau McAlister als Vorerkrankung einen Diabetes mellitus hat und die Pupillendifferenz bei ihr bekannt ist. Nach der intravenösen Gabe von Glukose wird Frau McAlister schnell wieder wach und adäquat orientiert. Auf Nachfrage berichtet sie, dass ihr das Stationsessen nicht besonders schmecke und sie deshalb nur einmal abgebissen habe, aber dennoch die normale Insulindosis gespritzt habe. Sie sorgen dafür, dass Frau McAlister noch etwas isst, erklären ihr, was passiert ist und ordnen regelmäßige BZ-Kontrollen an.

1.3.1.2 Symptombezogene Untersuchung einer stabilen Notfallpatientin

NKLC Kompetenzebene: **3a,** symptombezogene Untersuchung in Notfall- oder dringlichen klinischen Situationen

In dringlichen Situationen bei stabilen Patientinnen (ohne akute Lebensbedrohung) wird in der körperlichen Untersuchung zunächst gezielt die Körperregion untersucht, die mutmaßlich die Beschwerden verursacht.

Beim Verdacht auf eine Fraktur (s. a. ➤ Kap. 5.6.1.1) spielen dabei die (auch präklinisch schon erkennbaren) **klinischen Frakturzeichen** eine wichtige Rolle: Sie verstehen sich als Symptome, die ohne Bildgebung eine Fraktur sehr wahrscheinlich machen.

Man unterscheidet zwischen unsicheren und sicheren klinischen Frakturzeichen:

- **Unsichere Frakturzeichen**
  - Schmerz: Das Leitsymptom Schmerz ist zu unspezifisch.
  - Schwellung: Konturvergröberungen sind auffällig und alarmierend, aber keine sicheren Frakturzeichen.
  - Functio laesa: Bewegungsstörungen und die Unmöglichkeit des Aufstehens, Belastens und Gehens sind kein sicherer Frakturnachweis.
  - Sichtbarer Knochen in tiefer Wunde: spektakulär und bedrohlich wirkend, aber kein Frakturnachweis
- **Sichere Frakturzeichen**
  - Abnorme Stellungsabweichung, z. B. am Unterarm (➤ Abb. 5.47)
  - Abnorme Beweglichkeit: Klassisch ist die „Verkürzung und Außenrotation" bei hüftgelenknahen Femurfrakturen (➤ Abb. 5.64).
  - Knochenreiben: Ist an allen Regionen das sicherste Zeichen, die Fraktur ist eindeutig spürbar. **Cave:** furchtbar schmerzhaft!
  - Sichtbare Fragmente in der Wunde: evident (➤ Abb. 1.26)

1.3.1.2 Symptombezogene Untersuchung einer stabilen Notfallpatientin

Im Notfall steht die *symptombezogene Untersuchung* im Vordergrund.

FALL

Chris Loka, Notaufnahme, 3/3

Wie Sie bereits erfahren haben, stellt sich Herr Loka aufgrund von starken, seit dem Vorabend bestehenden Bauchschmerzen in der Notaufnahme vor. Nach der Anamnese konnten Sie u. a. aufgrund der Schmerzbeschreibung einen Mesenterialinfarkt, eine Kolik und eine Hodentorsion bereits als unwahrscheinlich einstufen. Sie fragen noch einmal gezielt nach Erbrechen, Stuhlverhalt, Diarrhö und wandernden Schmerzen.
In der körperlichen Untersuchung widmen Sie sich zunächst dem Abdomen und konzentrieren sich auf die wahrscheinlicheren Differenzialdiagnosen (u. a. Appendizitis, Pankreatitis, Ileus) und achten insbesondere auf:

- Inspektion: Ikterus, Cullen- oder Grey-Turner-Zeichen
- Auskultation: verminderte, fehlende oder vermehrte Darmgeräusche, hochgestellte Darmgeräusche
- Palpation:
  - Abwehrspannung
  - Brettharter/gummiartiger/weicher Bauch
  - Druckschmerz im rechten Unterbauch
  - Kontralateraler Loslassschmerz
  - Blumberg-Zeichen, Douglas-Schmerz, Psoas-Zeichen, Rovsing-Zeichen

FALL

Sie dokumentieren folgenden Befund:

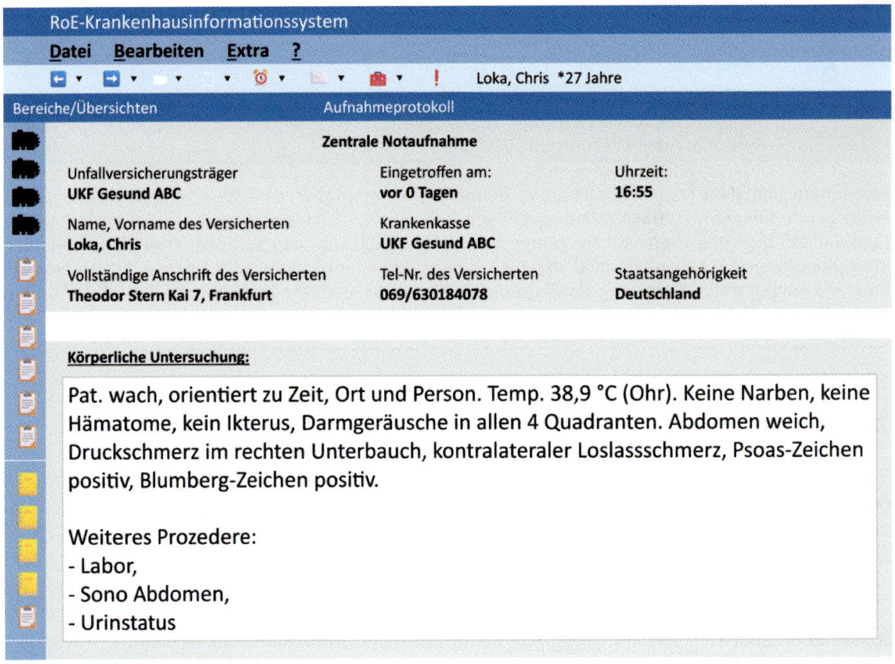

RoE-Krankenhausinformationssystem

Datei Bearbeiten Extra ?

Loka, Chris *27 Jahre

Bereiche/Übersichten Aufnahmeprotokoll

Zentrale Notaufnahme

Unfallversicherungsträger **UKF Gesund ABC**	Eingetroffen am: **vor 0 Tagen**	Uhrzeit: **16:55**
Name, Vorname des Versicherten **Loka, Chris**	Krankenkasse **UKF Gesund ABC**	
Vollständige Anschrift des Versicherten **Theodor Stern Kai 7, Frankfurt**	Tel-Nr. des Versicherten **069/630184078**	Staatsangehörigkeit **Deutschland**

Körperliche Untersuchung:

Pat. wach, orientiert zu Zeit, Ort und Person. Temp. 38,9 °C (Ohr). Keine Narben, keine Hämatome, kein Ikterus, Darmgeräusche in allen 4 Quadranten. Abdomen weich, Druckschmerz im rechten Unterbauch, kontralateraler Loslassschmerz, Psoas-Zeichen positiv, Blumberg-Zeichen positiv.

Weiteres Prozedere:
- Labor,
- Sono Abdomen,
- Urinstatus

[P1645]

FALL

Willow McAlister, Notaufnahme, 2/9

Ihre Patientin klagt über große Schmerzen am rechten Unterarm. Kein Wunder, denken Sie, schließlich weicht die Stellung ihres Handgelenks nach ihrem Sturz deutlich von der Normalstellung ab. Der Rettungsdienst hat zur Ruhigstellung von Hand und Unterarm eine Schiene angebracht, die Sie zunächst belassen.

Bevor Sie Frau McAlister zur bildgebenden Diagnostik weiterschicken, führen Sie eine kurze orientierende körperliche Untersuchung durch. Sie wollen sich einen schnellen Überblick verschaffen, ob Nerven oder Blutgefäße mit verletzt worden sind und ob sonstige Begleitverletzungen bestehen:

- Kurze Einschätzung des neurologischen Status (Orientierung, GCS)
- Grob orientierender Bodycheck (weitere Sturzfolgen)
- Detaillierter Blick auf die verletzte Region, hierbei:
  - **Inspektion** (soweit unter Belassen der Schiene möglich): betroffene Region und angrenzende Gelenke im Seitenvergleich mit Fragestellung einer Stellungsabweichung, Hämatom, Schwellung, offene Wunden (Finger, Handgelenk, Ellenbogen, Schulter)
  - **Palpation:** nicht die Fraktur selbst palpieren, sondern angrenzende Bereiche mit Fragestellung Druckschmerz, Schwellung
  - **pDMS** beider Arme (insbesondere der Finger) im Seitenvergleich:
    - Durchblutung: Pulse der A. radialis und A. ulnaris tastbar
    - Motorik: Bewegung der Finger möglich, Faustschluss möglich
    - Sensibilität: Sensibilitätsverlust oder Missempfindungen im Bereich der Finger
  - **Funktionsprüfung:**
    - Bewegung der angrenzenden Gelenke (Ellenbogen, Finger) uneingeschränkt möglich
    - Im Seitenvergleich: Finger, Handgelenk, Ellenbogen, Schulter
    - **Cave:** bei einer frischen Fraktur wird das Bewegungsausmaß am betroffenen/direkt angrenzenden Gelenk *nicht* untersucht

Sie dokumentieren folgenden Befund:

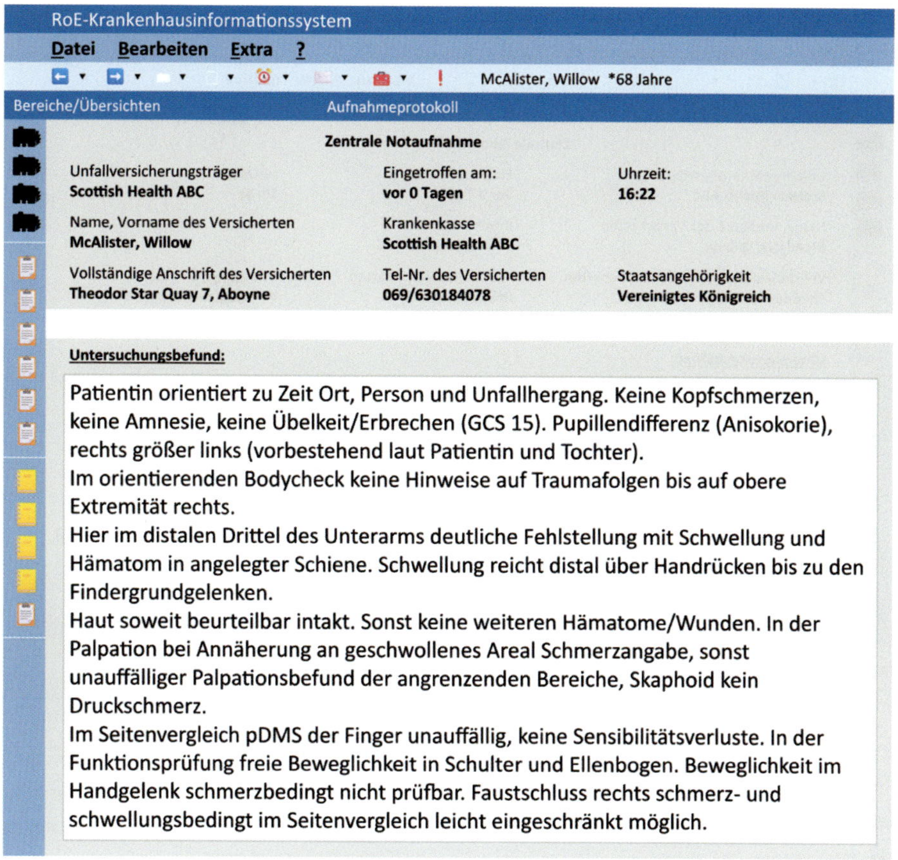

RoE-Krankenhausinformationssystem

Datei Bearbeiten Extra ?

McAlister, Willow *68 Jahre

Bereiche/Übersichten — Aufnahmeprotokoll

Zentrale Notaufnahme

Unfallversicherungsträger **Scottish Health ABC**	Eingetroffen am: **vor 0 Tagen**	Uhrzeit: **16:22**
Name, Vorname des Versicherten **McAlister, Willow**	Krankenkasse **Scottish Health ABC**	
Vollständige Anschrift des Versicherten **Theodor Star Quay 7, Aboyne**	Tel-Nr. des Versicherten **069/630184078**	Staatsangehörigkeit **Vereinigtes Königreich**

Untersuchungsbefund:

Patientin orientiert zu Zeit Ort, Person und Unfallhergang. Keine Kopfschmerzen, keine Amnesie, keine Übelkeit/Erbrechen (GCS 15). Pupillendifferenz (Anisokorie), rechts größer links (vorbestehend laut Patientin und Tochter).
Im orientierenden Bodycheck keine Hinweise auf Traumafolgen bis auf obere Extremität rechts.
Hier im distalen Drittel des Unterarms deutliche Fehlstellung mit Schwellung und Hämatom in angelegter Schiene. Schwellung reicht distal über Handrücken bis zu den Findergrundgelenken.
Haut soweit beurteilbar intakt. Sonst keine weiteren Hämatome/Wunden. In der Palpation bei Annäherung an geschwollenes Areal Schmerzangabe, sonst unauffälliger Palpationsbefund der angrenzenden Bereiche, Skaphoid kein Druckschmerz.
Im Seitenvergleich pDMS der Finger unauffällig, keine Sensibilitätsverluste. In der Funktionsprüfung freie Beweglichkeit in Schulter und Ellenbogen. Beweglichkeit im Handgelenk schmerzbedingt nicht prüfbar. Faustschluss rechts schmerz- und schwellungsbedingt im Seitenvergleich leicht eingeschränkt möglich.

[P1645]

1.3.2 Symptombezogene Untersuchung in elektiven Situationen

NKLC Kompetenzebene: **3b,** symptombezogene Untersuchung in elektiven klinischen Situationen

Im Gegensatz zur Notfallsituation geht es in der elektiven Situation nicht mehr darum, das Hauptproblem möglichst schnell festzustellen, sondern dieses und seine Umgebung genau zu betrachten. Es besteht also ausreichend Zeit für eine ausführlichere, dem Anlass entsprechende Untersuchung. Diese Untersuchung kann z. B. im Rahmen des stationären Aufenthaltes oder bei einer ambulanten Wiedervorstellung als Verlaufsdokumentation und/oder zur Eruierung der Notwendigkeit weiterer therapeutischer Maßnahmen stattfinden.

1.3.2 Symptombezogene Untersuchung in elektiven Situationen

Liegt kein Notfall vor, ist eine *ausführlichere Untersuchung* sinnvoll.

FALL

Willow McAlister, Sprechstunde, 3/9

Heute haben Sie Dienst in der Sprechstunde. Hier treffen Sie Frau McAlister wieder, die sich heute (4 Tage nach dem Sturz) zur elektiven OP-Vorbereitung vorstellt. Bevor Sie Frau McAlister über die OP aufklären, führen Sie eine ausführliche Untersuchung durch, um den präoperativen Befund zu erheben und genau zu dokumentieren:

- **Inspektion:** Rötungen, Schwellungen, Hämatome, Spannungsblasen, Wunden, Narben
- **Palpation**
- **pDMS** im Seitenvergleich:
  - Durchblutung: Pulse der A. radialis und A. ulnaris tasten
  - Motorik: Faustschluss, Spreizen der Finger, Oppositionsbewegungen (soweit dies schmerzbedingt möglich ist)
  - Sensibilität: reduzierte Sensibilität oder Missempfindungen an den Fingern
- **Funktionsprüfung**
  - Beweglichkeit der Finger
  - Beweglichkeit im Ellenbogengelenk
  - **Cave:** bei einer frischen Fraktur wird das Bewegungsausmaß am betroffenen/direkt angrenzenden Gelenk *nicht* untersucht

Sie dokumentieren folgenden Befund:

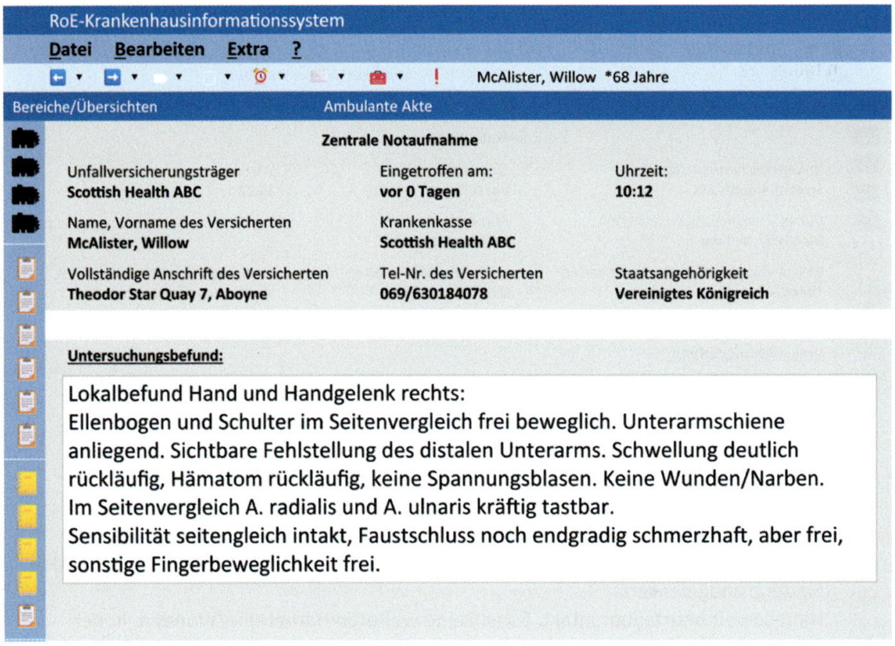

RoE-Krankenhausinformationssystem

Datei Bearbeiten Extra ?

McAlister, Willow *68 Jahre

Bereiche/Übersichten | Ambulante Akte

Zentrale Notaufnahme

Unfallversicherungsträger **Scottish Health ABC**	Eingetroffen am: **vor 0 Tagen**	Uhrzeit: **10:12**
Name, Vorname des Versicherten **McAlister, Willow**	Krankenkasse **Scottish Health ABC**	
Vollständige Anschrift des Versicherten **Theodor Star Quay 7, Aboyne**	Tel-Nr. des Versicherten **069/630184078**	Staatsangehörigkeit **Vereinigtes Königreich**

Untersuchungsbefund:

Lokalbefund Hand und Handgelenk rechts:
Ellenbogen und Schulter im Seitenvergleich frei beweglich. Unterarmschiene anliegend. Sichtbare Fehlstellung des distalen Unterarms. Schwellung deutlich rückläufig, Hämatom rückläufig, keine Spannungsblasen. Keine Wunden/Narben.
Im Seitenvergleich A. radialis und A. ulnaris kräftig tastbar.
Sensibilität seitengleich intakt, Faustschluss noch endgradig schmerzhaft, aber frei, sonstige Fingerbeweglichkeit frei.

[P1645]

FALL

Ralf Volker-Heinz, Normalstation, 8/8

Ihr Patient ist nach der operativen Versorgung seines Aortenaneurysmas mit einer Stent-Prothese nun auf Ihrer gefäßchirurgischen Station. Nach der Visite nehmen Sie sich heute die Zeit, mit den Studierenden aus dem Blockpraktikum bei Ihrem Patienten einen kompletten Gefäßstatus zu erheben. In der körperlichen Untersuchung konzentrieren Sie sich auf folgende Aspekte:

- **Inspektion:**
  - Muskeltrophik und Umfang der Extremitäten seitengleich
  - Wunden/Nekrosen (insbesondere an Zehen und Knöcheln)
  - Effloreszenzen z. B. als Hinweis auf eine Thrombophlebitis
  - Corona phlebectatica oder Varizen als Zeichen einer CVI
- **Palpation:**
  - Pulse tasten der Aa. temporales, carotides, axillares, brachiales, radiales, ulnares, femorales, popliteae, tibiales posteriores, dorsales pedis und der Aorta abdominalis
  - Ödeme
- **Auskultation:**
  - Herztöne rein und rhythmisch, Herzgeräusche
  - Strömungsgeräusche über den Karotiden/der Aorta/den Aa. renales/Aa. femorales
- **Klinische Tests:**
  - Thrombose (Meyer, Payr, Hohmann, Umfang Unterschenkel beidseits, ➤ Kap. 7.5.2)?
  - Ankle-Brachial-Index (➤ Kap. 1.5.4)

1.3.3 Allgemeine körperliche Untersuchung

1.3.3 Allgemeine körperliche Untersuchung

NKLC Kompetenzebene: **3b,** allgemeine körperliche Untersuchung im ambulanten und stationären Kontext; im Detail beinhaltet das die Untersuchung und Beurteilung des Allgemein- und Ernährungszustandes, des Integuments (z. B. Hydratationsstatus, Hautkolorit, Blutungszeichen, Zeichen der häuslichen Gewalt, des Missbrauchs und der Kindeswohlgefährdung), des Kopfes und Halses, der Schilddrüse, des knöchernen Thorax und der thorakalen Organe, der Brust, des Abdomens sowie der abdominellen und retroperitonealen Organe, der Analregion mit rektal-digitaler Palpation, der Leisten- und Genitalregion, des muskuloskelettalen Systems der oberen und unteren Extremitäten (aktiv und passiv), der Wirbelsäule und der Rückenmuskulatur (aktiv und passiv), des zentralen und peripheren Nervensystems (orientierend), des arteriellen und venösen Gefäßsystems, des lymphatischen Systems.

1.3.3.1 Allgemein- und Ernährungszustand

Allgemeinzustand Der Allgemeinzustand (AZ) wird zunächst subjektiv beurteilt und kann durch Erhebung von Indizes (z. B. Karnofsky-Index) objektiviert werden. Mögliche Befunde: guter/altersentsprechender/leicht reduzierter/stark reduzierter AZ.

Ernährungszustand Der Ernährungszustand (EZ) wird inspektorisch eingeschätzt. Über den Body Mass Index (BMI) kann das Verhältnis von Körpergewicht und -größe bestimmt werden. Mögliche Befunde: normaler/adipöser/asthenischer/kachektischer EZ.

MERKE Body Mass Index (BMI) = (Körpergewicht in kg)/(Körpergröße in m)^2

1.3.3.1 Allgemein- und Ernährungszustand

Am Anfang der Untersuchung steht die Beurteilung des Allgemeinzustands und Ernährungszustands, z. B.: „Patientin in reduziertem AZ und adipösem EZ"

MERKE

1.3.3.2 Integument

Die Haut wird inspektorisch und palpatorisch untersucht (➢ Tab. 1.4).

Tab. 1.4 Untersuchung der Haut

Art	Details
Inspektion	• Hautkolorit: normal/zyanotisch/blass/gerötet/ikterisch • Veränderungen: Hämatome, Narben, Wunden, vermehrte Venenzeichnung
Palpation	• Hautturgor: normal/Ödeme/stehende Hautfalten • Lokale Überwärmung

1.3.3.2 Integument

Eine *Inspektion und Palpation* der Körperoberfläche liefert dir wichtige Informationen! Eine Exsikkose kann sich z. B. mit stehenden Hautfalten präsentieren.

1.3.3.3 Kopf und Hals

Die Inspektion und Palpation von Kopf und Hals ist in ➢ Tab. 1.5 dargestellt, die funktionelle Prüfung der Hirnnerven in ➢ Kap. 1.3.3.11 und die Untersuchung der Halswirbelsäule in ➢ Kap. 1.3.3.10.

Tab. 1.5 Untersuchung von Kopf und Hals

Art	Details
Inspektion	• Veränderungen: Asymmetrien, Narben, Wunden, Schwellungen, Hämatome (insbesondere achten auf Nasenseptumhämatom und Brillenhämatom) • Halsvenen gestaut • Inspektion der Mundhöhle
Palpation	• Schädel: Stufen, Druckschmerz – Schädelkalotte, Orbitaränder, Os zygomaticum, Ober- und Unterkiefer – Abtasten der Mandibula zusätzlich über den äußeren Gehörgang – Tragusdruckschmerz – Verschieblichkeit des Nasenbeins testen; Nasenatmungsbehinderung, Septumhämatom – LeFort-Frakturlinien tasten (Daumen und Zeigefinger der zweiten Hand „rütteln" parallel dazu am Oberkiefer, ➢ Kap. 5.3.1.4) – Palpation der oberen und unteren Zahnreihen sowie der knöchernen Strukturen über die Mundhöhle • Nervenaustrittspunkte: Schmerzhaftigkeit

1.3.3.3 Kopf und Hals

Insbesondere bei Traumapatientinnen ist eine Untersuchung von Kopf und Hals (inkl. der Mundhöhle und der Atemwege!) erforderlich. Frakturen des Gesichtsschädels oder der Schädelbasis bleiben sonst oft unentdeckt! Hinweise dafür sind Austritt von Flüssigkeit aus Ohren/Nase (Liquor?)

1.3.3.4 Schilddrüse

Zur Untersuchung der Schilddrüse gehören die Inspektion (in Mittelstellung des Kopfes, in Reklination und beim Schlucken), die Palpation und die Auskultation (➢ Tab. 1.6).

Tab. 1.6 Untersuchung der Schilddrüse

Art	Details
Inspektion	• Veränderungen: Asymmetrien, Narben, Struma, Einziehungen • Exophthalmus
Palpation	• Schluckbeweglichkeit testen, Größe/Ausdehnung tasten: Knoten tastbar, Schilddrüsengewebe von umliegenden Strukturen abgrenzbar • Druckschmerz
Auskultation	• Schwirren • Stridor

1.3.3.4 Schilddrüse

Wie die meisten Untersuchungen: Inspektion, Palpation, Auskultation

Studentische Sicht

1.3.3.5 Knöcherner Thorax und thorakale Organe

Und wieder: Inspektion, Palpation, Auskultation; besonders wichtig: Atem-/Nebengeräusche, Herzgeräusche, Schmerzen

1.3.3.5 Knöcherner Thorax und thorakale Organe

Der knöcherne Thorax und die thorakalen Organe werden inspektorisch, aukultatorisch, perkutorisch und palpatorisch untersucht (➤ Tab. 1.7).

Tab. 1.7 Untersuchung von knöchernem Thorax und thorakalen Organen

Art	Details
Inspektion	• Thoraxform: normal/Fassthorax/Trichterbrust/Kielbrust/Skoliose • Atemexkursion, Einziehungen • Weitere Veränderungen: Asymmetrien, Narben, Wunden, Hämatome
Auskultation der Lunge	• Atemgeräusch: Vesikulär (physiologisch)/bronchial (physiologisch nur über der Trachea, bei interstitieller Flüssigkeitsansammlung Weiterleitung des Geräusches in die Peripherie)/amphorisch (hohler Klang durch Kavernen, Abszesshöhlen oder Bronchiektasen)/abgeschwächt (Emphysem, Pleuraerguss, Pneumothorax)/aufgehoben (Pneumothorax) • Nebengeräusche? – Trocken: Giemen, Brummen, Stridor – Feucht: fein-/grobblasiges Rasseln – Knisterrasseln
Auskultation des Herzens	• Herztöne rein und rhythmisch, normofrequent • Auskultation über dem Erb-Punkt und allen 4 Herzklappen • Nebengeräusche hörbar → falls ja, Punctum maximum bestimmen und Fortleitung in Karotiden (bei Aortenklappendefekt) oder linke Axilla (bei Mitralklappendefekt) prüfen • Zusätzliche Herztöne
Perkussion der Lunge von dorsal	• Bestimmung der Lungengrenzen • Atemverschieblichkeit normal (ca. 3 Querfinger)/vermindert, seitengleich
Palpation	• Atemexkursion: symmetrisch/asymmetrisch/gering • Stimmfremitus: seitengleich, einseitig verstärkt/abgeschwächt • Herzspitzenstoß regelrecht/verbreitert/verstärkt • Hepatojugulärer Reflux als Zeichen der Herzinsuffizienz auslösbar • Thorax-Stauchungsschmerz • Druckschmerzhaftigkeit von Rippen/Sternum/Klavikula

1.3.3.6 Abdomen, abdominelle und retroperitoneale Organe

Inspektion, Auskultation, Palpation ...

Lerntipp: Prüfungsrelevant sind u. a.

- Pankreatitis: Cullen-, Grey-Turner-Zeichen
- Appendizitis: Psoas-, Blumberg-Zeichen, Mc-Burney-, Lanz-Punkt
- Gallenblase: Murphy-, Courvoisier-Zeichen
- Aszites: Undulationsphänomen

1.3.3.6 Abdomen, abdominelle und retroperitoneale Organe

Die Inspektion und Palpation von Abdomen, abdominellen und retroperitonealen Organen ist in ➤ Tab. 1.8 dargestellt, die Untersuchung der Haut auch in ➤ Kap. 1.3.3.2.

Tab. 1.8 Untersuchung von Abdomen, abdominellen und retroperitonealen Organen

Art	Details
Inspektion	• Veränderungen: – Ikterus, Narben – Cullen- oder Grey-Turner-Zeichen bei Pankreatitis (➤ Kap. 9.1.2)? – Marmorierung (z. B. als Hinweis auf einen Mesenterialinfarkt) – Bauchglatze? Leberhautzeichen? • Aszites • Hernien
Auskultation	• Darmgeräusche regelrecht/vermindert/fehlend/lebhaft/hochgestellt (über allen 4 Quadranten des Abdomens) • Bestimmung der Lebergrenze (Kratzauskultation der Leber)
Perkussion	Klopfschall tympanitisch (z. B. über luftgefüllten Darmschlingen)/gedämpft (z. B. über soliden Organen) über allen 4 Quadranten des Abdomens
Palpation	• Abwehrspannung, brettharter/gummiartiger/weicher Bauch; druckschmerzhafte Bereiche, Resistenzen (über allen 4 Quadranten des Abdomens) • Organe tastbar: Leber, Gallenblase, Milz, Pankreas, Nieren • Organe druckschmerzhaft: Pankreas, Nieren (Klopfschmerz)
Klinische Tests	• Appendizitis (s. a. ➤ Kap. 9.4.1) – Druckschmerz im rechten Unterbauch (McBurney-/Lanz-Punkt)? – Blumberg-Zeichen: Kontralateraler Loslassschmerz? – Psoas-Test • Gallenblase – Courvoisier-Zeichen (s. a. ➤ Kap. 9.8.2): prall-elastische Gallenblase tastbar, nicht druckdolent + Ikterus (Hinweis auf Tumor) – Murphy-Zeichen (s. a. ➤ Kap. 9.6.2): Gallenblase druckdolent (Hinweis auf Cholezystitis) • Aszites – Undulationsphänomen auslösbar (ab ca. 2 Litern Aszites)? – Verschiebung der Perkussionsgrenzen bei Umlagerung (die Grenze zwischen tympanitischem und gedämpftem Klopfschall über den Flanken bzw. über dem Aszites verschiebt sich bei Umlagerung der Patientin vom Rücken auf die Seite → die Flüssigkeit des Aszites folgt der Schwerkraft und die Darmschlingen schwimmen oben auf)

1.3.3.7 Analregion

Die Analregion wird inspektorisch (in Ruhe und beim Pressen) und palpatorisch (Fingerling über Handschuh ziehen, Gleitmittel verwenden) jeweils in Seitenlage bei leicht angewinkelten Knien untersucht (➤ Tab. 1.9). Auf die Privatsphäre der Patientin ist besonders zu achten. Die Befunde werden nach „Zifferblatt" dokumentiert: ventral – 12 Uhr, dorsal – 6 Uhr (➤ Abb. 1.4).

Tab. 1.9 Untersuchung der Analregion

Art	Details
Inspektion	• Rötungen/Fissuren/Marisken/Fisteln • Kondylome, nässende Stellen, Kratzspuren • Sichtbare Hämorrhoide (in Ruhe oder beim Pressen) • Livide Schwellung als Zeichen einer perianalen Thrombose
Palpation	• Abtasten der Analregion: Auffälligkeiten perianal • Vorsichtiges Einführen des Fingers in den Analkanal, 360° palpieren – Sphinktertonus normal/erhöht/schlaff – Schmerzen (bei Frauen auch Douglas-Schmerz) – Ampulle leer/stuhlgefüllt – Stenosen/Infiltrationen/Resistenzen tastbar – Bei Männern Beurteilung der Prostata: Größe, Konsistenz, Abgrenzbarkeit, Resistenzen, Verschieblichkeit der Schleimhaut, Schmerzen – Bei Frauen Beurteilung der Cervix: Resistenzen, Portioschiebeschmerz

KOMMUNIKATIONSKOMPETENZ Kündigen Sie Untersuchungsschritte immer an.

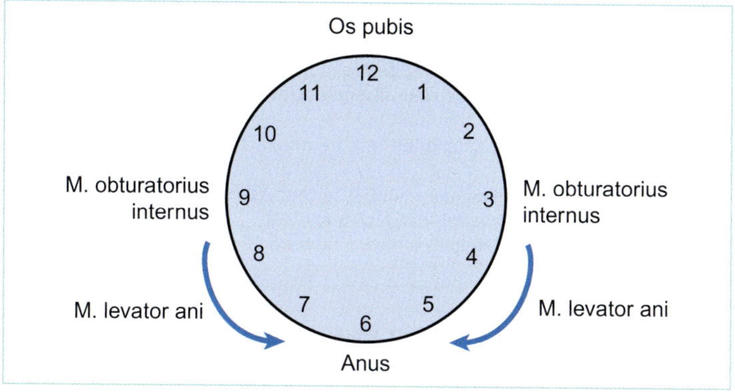

Abb. 1.4 Zifferblatt zur Dokumentation bei der Untersuchung der Analregion [E1464]

1.3.3.8 Leisten- und Genitalregion

Zur Untersuchung der Leisten- und Genitalregion (➤ Tab. 1.10) gehört die Untersuchung der Lymphknoten (➤ Kap. 1.3.3.13), die Untersuchung auf Leistenhernien sowie die Untersuchung des äußeren Genitals. Ebenso wie bei der Untersuchung der Analregion ist auf die Privatsphäre der Patientin besonders zu achten.

Tab. 1.10 Untersuchung der Leisten- und Genitalregion

Art	Details
Inspektion	• Veränderungen: Rötung, Schwellung, Ulzerationen, Kondylome • Untersuchung auf Leistenhernie im Stehen: Vorwölbung in Ruhe/beim Husten • Männliches Genitale – Penis unter Retraktion des Präputiums: Penisdeviation, Präputium retrahierbar, Ausfluss, Meatus reizlos, korrekte Mündung der Urethra – Skrotum: Skrotalhaut reizlos, Größe • Weibliches Genitale – Harnröhrenmündung reizlos, Ausfluss – Vulva reizlos
Palpation	• Bei Verdacht auf Leistenhernie: Schmerzen, Reponierbarkeit, Größe der Bruchpforte, Palpation in den äußeren Leistenring (direkte/indirekte Hernie) • Männliches Genitale – Skrotum: Schwellung, Hoden deszendiert, Hodengröße regelrecht (Gesamtvolumen beider Hoden > 18 cm), Hoden glatt und weich tastbar, Knoten als Hinweis für Malignität tastbar – Prostata ➤ Kap. 1.3.3.7 • Weibliches Genitale: Labien schmerzhaft, knotige Veränderung (Hinweis z. B. auf Bartholinitis)
Auskultation	Bei Verdacht auf Hernie: Darmgeräusche über Bruchsack/Skrotum auskultierbar

Studentische Sicht

1.3.3.7 Analregion

Inspektion und Palpation! Die Untersuchung ist mit Scham belegt! Achte auf eine ruhige Umgebung mit Privatsphäre.
Positionsbeschreibung anhand eines imaginären Ziffernblatts: 12 Uhr entspricht ventral, 06 Uhr entspricht dorsal (das ist nicht intuitiv, da die Patientin in Seitenlage untersucht wird!).

KOMMUNIKATIONSKOMPETENZ

1.3.3.8 Leisten- und Genitalregion

Inspektion und Palpation. Insbesondere Lymphknoten und der Leistenkanal sind relevant. Achte auch hier auf *Privatsphäre und Kommunikation!*

Studentische Sicht

1.3.3.9 Muskuloskelettales System der oberen und unteren Extremität

Leitsymptom ist oft der Schmerz. Immer angrenzende Gelenke mit untersuchen.

TAB. 1.11

1.3.3.9 Muskuloskelettales System der oberen und unteren Extremität

Das muskuloskelettale System wird mit Inspektion und Palpation, vor allem aber auch mit Funktionstests untersucht (➤ Tab. 1.11). Leitsymptom ist dabei oft der Schmerz.

Tab. 1.11 Untersuchung des muskuloskelettalen Systems

Art	Details
Inspektion	• Körperhaltung • Veränderungen: Rötungen, Schwellungen, Hämatome • Asymmetrien, Muskelatrophie (objektivierbar durch Messung der Umfangsdifferenz im Seitenvergleich und im Verlauf) • Deformitäten (z. B. Schwanenhalsdeformität der Finger) • Beurteilung der Beinachse von ventral und lateral • Beurteilung des Gangbildes
Palpation	• Muskelverhärtung • Schwellung • Schmerz (bei Gelenkuntersuchung Palpation aller Gelenkstrukturen)
Funktionsprüfung und klinische Tests	• Untersuchung der Gelenke auf ihr Bewegungsausmaß (➤ Abb. 1.6, ➤ Abb. 1.7, ➤ Tab. 1.12) und auf dabei auftretende Schmerzen • Sowohl passive Bewegung des Gelenks (durch die Untersucherin) als auch aktive Bewegung (durch die Muskelkraft der Patientin) • Handgelenk – Rheumatoide Arthritis → Gaenslen-Zeichen – Tendovaginitis → schnellender Finger, Finkelstein-Zeichen – Karpaltunnelsyndrom → Flaschenzeichen, Phalen-Zeichen, Hoffmann-Tinel-Zeichen • Schultergelenk – Orientierende Beweglichkeitstestung (Schürzengriff, Nackengriff) – Untersuchung Impingement-Zeichen (Neer-Zeichen, Painful-Arc, Hawkins-Kennedy-Test) – Instabilitätstests (Sulcus-Zeichen, Apprehension-Test) – Untersuchung der Rotatorenmanschette: M. supraspinatus (Jobe-Test), M. infraspinatus (Infraspinatus-Test), M. subscapularis (Lift-off-Test/Belly-Press-Test) – Untersuchung der langen Bizepssehne: O'Brien-Test, Speed-Test, Palm-up-Test • Hüftgelenk: Viererzeichen, Drehmann-Zeichen, Thomas-Handgriff • Kniegelenk – Untersuchung der Kreuzbänder: Schubladen-Test, Lachman-Test, Gravity-Sign, Pivot-Shift-Test – Untersuchung der Menisken: Steinmann-I- und -II-Zeichen, Böhler-Zeichen, Payr-Zeichen, Apley-Grinding-Zeichen, Bragard-Test, McMurray-Test – Untersuchung der Patella: Facettendruckschmerz, tanzende Patella, Apprehension-Test, Zohlen-Zeichen

Zur Dokumentation hilft dir die *Neutral-Null-Methode.* Sie lässt sich grob am eigenen Körper abschätzen.

Das Bewegungsausmaß von Gelenken wird mit der **Neutral-Null-Methode** bestimmt, bei der man von einer definierten Neutral-Null-Stellung (➤ Abb. 1.5) ausgeht und das erreichbare, auf eine bestimmte Achse bezogene Bewegungsausmaß in Winkelgraden misst (➤ Abb. 1.6, ➤ Abb. 1.7, ➤ Tab. 1.12). Dabei gibt man stets 3 Gradzahlen an: Die erste Zahl entspricht dem Ausmaß der Bewegung, die vom Körper wegführt, die zweite Zahl der Neutral-Null-Stellung und die dritte Zahl dem Ausmaß der Bewegung zum Körper hin.

ABB. 1.5

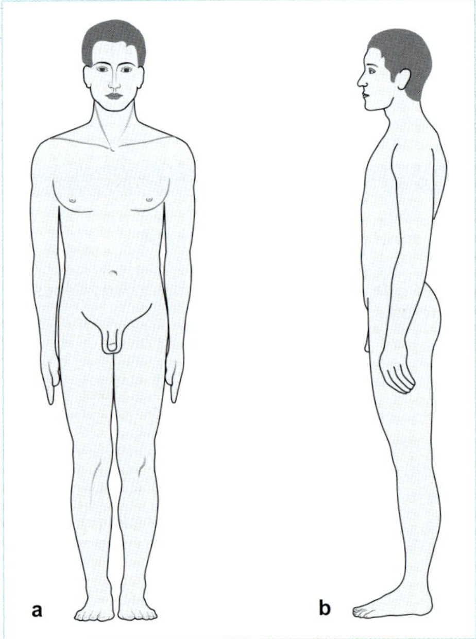

Abb. 1.5 Neutral-Null-Stellung [S700-L126]
a) Ansicht von vorne
b) Ansicht von der Seite

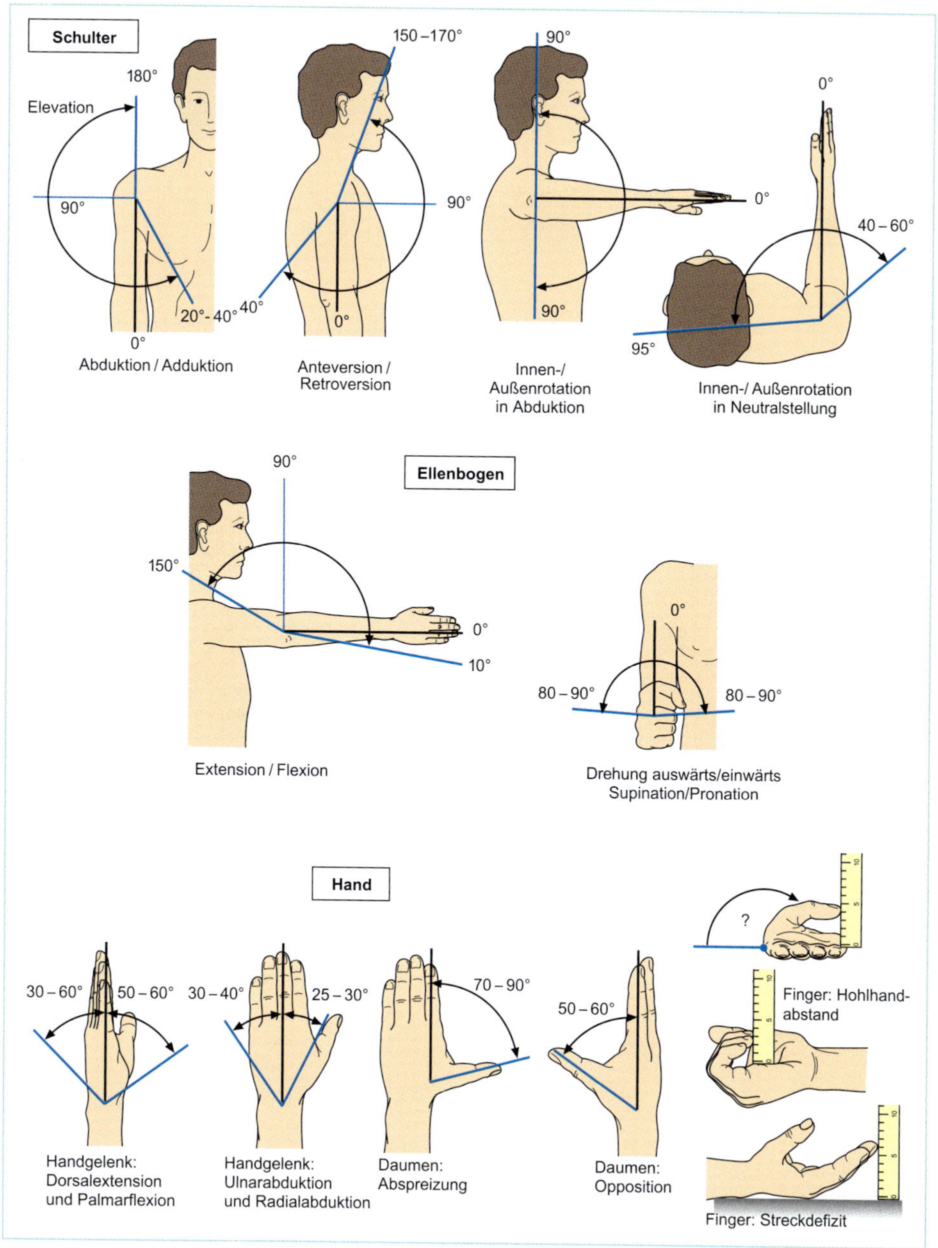

Abb. 1.6 Normale Beweglichkeit der Körpergelenke der oberen Extremität, gemessen nach der Neutral-Null-Methode [L106]

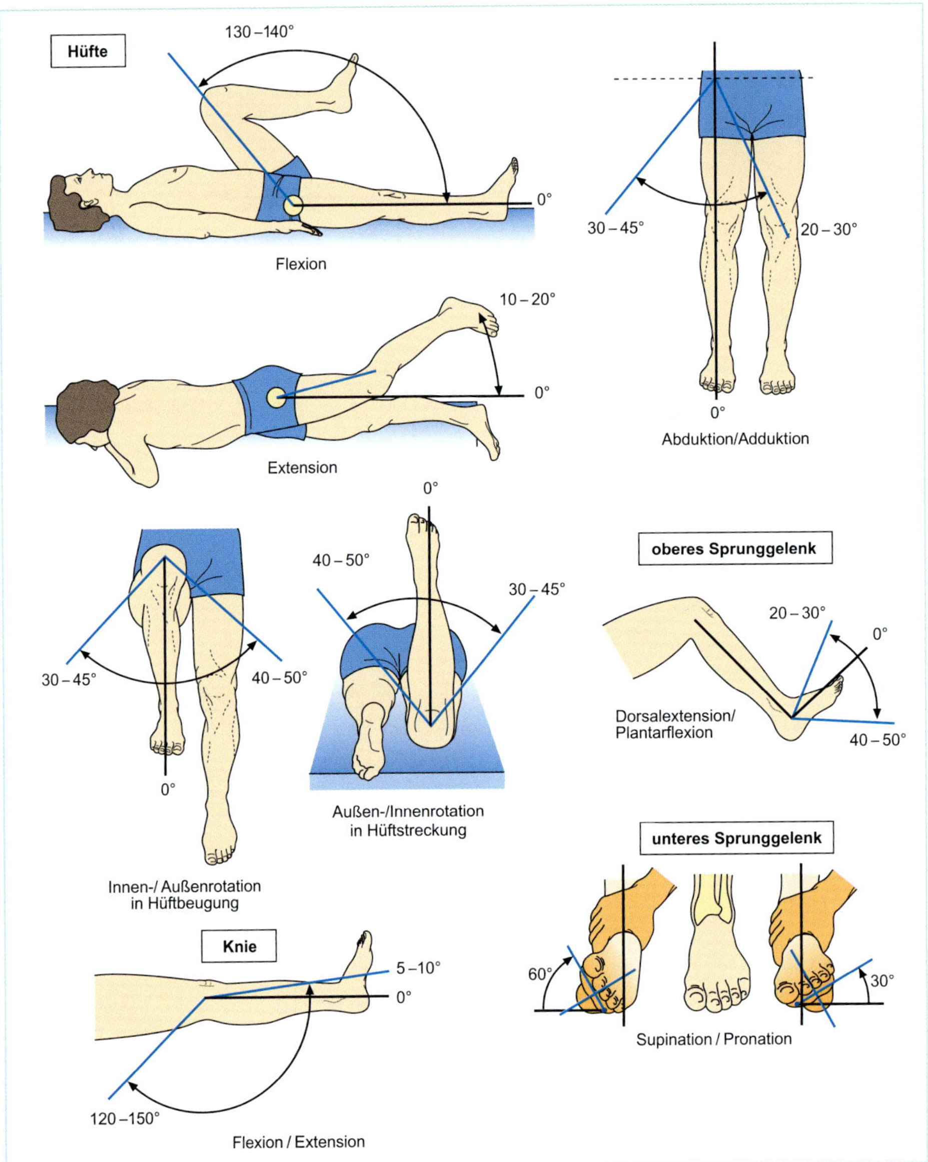

Abb. 1.7 Normale Beweglichkeit der Körpergelenke der unteren Extremität, gemessen nach der Neutral-Null-Methode [L106]

Tab. 1.12 Physiologischer Bewegungsumfang von Gelenken

Gelenk	Physiologisches Bewegungsmaß	
Handgelenk	Extension/Flexion: Radial-/Ulnarabduktion:	30–60°/0°/50–60° 20–30°/0°/30–40°
Ellenbogengelenk	Extension/Flexion: Supination/Pronation:	10°/0°/130–150° 90°/0°/90°
Schultergelenk	Ante-/Retroversion: Abduktion/Adduktion: Außen-/Innenrotation:	160°/0°/40° 180°/0°/40° 60°/0°/90°
Hüftgelenk	Extension/Flexion: Abduktion/Adduktion: Außen-/Innenrotation:	20°/0°/140° 50°/0°/30° 50°/0°/40°
Kniegelenk	Extension/Flexion: Außen-/Innenrotation:	0–10°/0°/120–150° 3°/0°/10°
Sprunggelenk	Extension/Flexion: Eversion/Inversion:	30°/0°/50° 10°/0°/20°

FALL

Willow McAlister, Normalstation, 7/9

Die Handgelenkfraktur von Frau McAlister wurde osteosynthetisch versorgt (es ist der 4. postoperative Tag). Sie hat ihre Operation gut überstanden und freut sich auf ihre Entlassung. Doch vorher führen Sie bei Frau McAlister noch eine Abschlussuntersuchung durch. Sie untersuchen die Gelenke ausführlich, um den postoperativen Befund genau zu dokumentieren. Sie achten dabei auf die Aspekte wie oben beschrieben.
Im Gegensatz zur präoperativen Situation der frischen Fraktur ist hier eine Dokumentation des postoperativen Bewegungsausmaßes und der Kraftgrade wichtig (insbesondere im weiteren postoperativen Verlauf zur Beurteilung Beweglichkeits-/Kraftentwicklung).
Sie dokumentieren folgenden Befund:

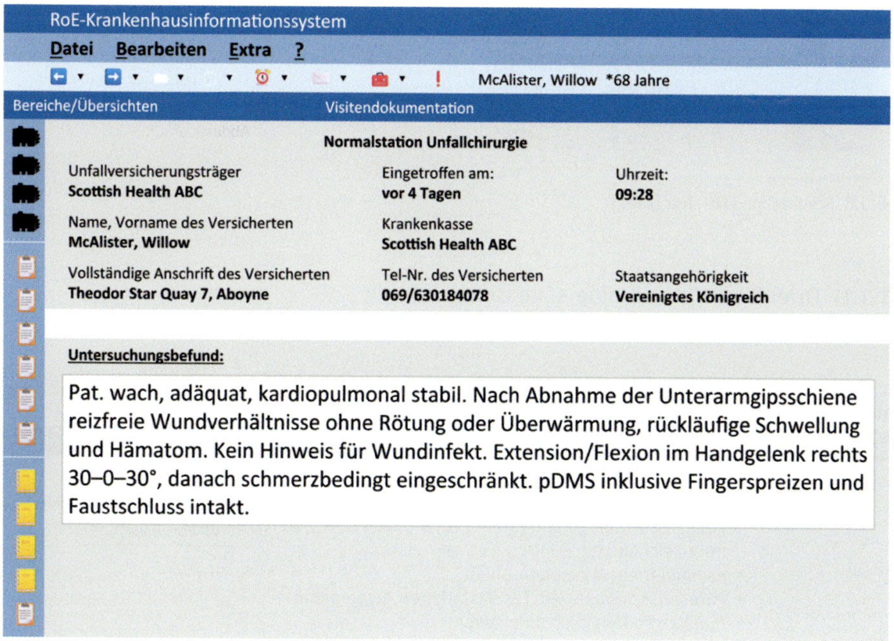

RoE-Krankenhausinformationssystem

Datei Bearbeiten Extra ?

McAlister, Willow *68 Jahre

Bereiche/Übersichten | Visitendokumentation

Normalstation Unfallchirurgie

Unfallversicherungsträger **Scottish Health ABC**	Eingetroffen am: **vor 4 Tagen**	Uhrzeit: **09:28**
Name, Vorname des Versicherten **McAlister, Willow**	Krankenkasse **Scottish Health ABC**	
Vollständige Anschrift des Versicherten **Theodor Star Quay 7, Aboyne**	Tel-Nr. des Versicherten **069/630184078**	Staatsangehörigkeit **Vereinigtes Königreich**

Untersuchungsbefund:

Pat. wach, adäquat, kardiopulmonal stabil. Nach Abnahme der Unterarmgipsschiene reizfreie Wundverhältnisse ohne Rötung oder Überwärmung, rückläufige Schwellung und Hämatom. Kein Hinweis für Wundinfekt. Extension/Flexion im Handgelenk rechts 30–0–30°, danach schmerzbedingt eingeschränkt. pDMS inklusive Fingerspreizen und Faustschluss intakt.

[P1645]

1.3.3.10 Wirbelsäule und Rückenmuskulatur

Wie beim muskuloskelettalen System werden auch die Wirbelsäule und die Rückenmuskulatur mit Inspektion (von der Seite und von dorsal), Palpation und mit Funktionstests untersucht (➤ Tab. 1.13).

1.3.3.10 Wirbelsäule und Rückenmuskulatur

Inspektion, Palpation und Funktionstests.
Lerntipp: Prüfungsrelevant sind insbesondere Klopfschmerz, Ott- und Schober-Maß, Finger-Boden-Abstand.

Tab. 1.13 Untersuchung von Wirbelsäule und Rückenmuskulatur

Art	Details
Inspektion	• Kyphosierung und Lordosierung regelrecht/verstärkt/vermindert • Rippenbuckel • Skoliose, Gibbus • Tannenbaumphänomen
Palpation	• Processus spinosi in einer Linie • Druckschmerz, Klopfschmerz
Klinische Tests	• Beweglichkeit der HWS: Hinterkopf-Wand-Abstand, Kinn-Sternum-Abstand, Beurteilung nach der Neutral-Null-Methode: – Reklination/Inklination: 45°/0°/45° – Lateralflexion rechts/links: 45°/0°/45° – Rotation rechts/links: 70°/0°/70° • Beweglichkeit der BWS → Ott-Test: 30 cm nach kaudal ab HWK7, Zunahme der Strecke bei Beugung um mindestens 3 cm (➤ Abb. 1.8) • Beweglichkeit der LWS → Schober-Test: 10 cm nach kranial ab SWK1, Zunahme der Strecke bei Beugung um mindestens 3 cm (➤ Abb. 1.8) • Beweglichkeit von BWS und LWS: Finger-Boden-Abstand, Beurteilung nach der Neutral-Null-Methode: – Lateralflexion rechts/links: 40°/0°/40° – Rotation rechts/links: 45°/0°/45°

ABB. 1.8

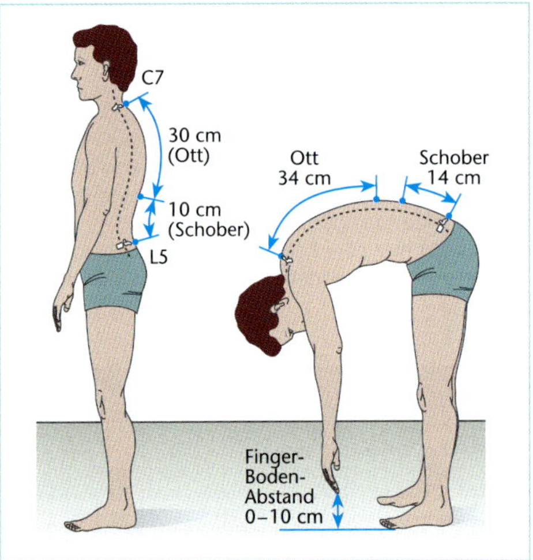

Abb. 1.8 Schober- und Ott-Test [L157]

1.3.3.11 Orientierende neurologische Untersuchung

Eine orientierende neurologische Untersuchung sollte von jeder (angehenden) Ärztin beherrscht werden!

Lerntipp: Prüfungsrelevant sind u. a. Kraftgrade, Muskeleigenreflexe (Kennmuskeln) und Hirnnerven.

TAB. 1.14

1.3.3.11 Orientierende neurologische Untersuchung

Die orientierende neurologische Untersuchung ist in ➤ Tab. 1.14 zusammengefasst.

Tab. 1.14 Orientierende neurologische Untersuchung

Art	Details
Inspektion	• Körperhaltung • Gangbild (Patientin normal gehen lassen, auf Zehenspitzen, auf Fersen, Seiltänzergang): Schrittlänge und -breite, Lähmungen (z. B. Fußheberschwäche), Trendelenburg-Zeichen • Asymmetrien, Muskelatrophien • Paresen, Kontrakturen, Faszikulationen, Hypomimie • Pupillen seitengleich und isokor
Palpation	• Überprüfen der Sensibilität: Verlust der Sensibilität dermatombezogen oder im Versorgungsbereich eines peripheren Nervs • Palpation Nacken: Meningismus
Klinische Tests	• Sprache und Orientierung • Bewusstseinsgrad • Koordinierung: Finger-Nase-Versuch, Knie-Hacke-Versuch, Diadochokinese-Test • Feinmotorik prüfen • Gleichgewicht: Romberg-Stehversuch • Überprüfen der groben Kraft: Armvorhalteversuch, Beinvorhalteversuch, Prüfen der groben Kraft einzelner Gelenke mit Einteilung in Kraftgrade nach dem British Medical Research Council: – Kraftgrad 5: regelrecht, gute Kraft gegen Widerstand – Kraftgrad 4: reduzierte Kraft gegen Widerstand – Kraftgrad 3: Bewegung gegen Schwerkraft – Kraftgrad 2: Bewegung nur unter Ausschaltung der Schwerkraft – Kraftgrad 1: keine Bewegung, sichtbare Muskelanspannung – Kraftgrad 0: keine Bewegung, keine Muskelanspannung sichtbar • Muskeleigenreflexe (Kennmuskeln): S1/2 (Achillessehnenreflex), L3/4 (Patellarsehnenreflex), T5/6 (Bizepssehnenreflex), T7/8 (Trizepssehnenreflex) • Prüfen der Hirnnerven – N. opticus: Visus und Gesichtsfeld prüfen – Nn. oculomotorius, trochlearis und abducens: Prüfung der Augenmuskeln und der Blickkoordination – N. trigeminus: Sensibilität im Gesicht prüfen, Nervenaustrittspunkte schmerzhaft – N. facialis: Gesichtsmotorik prüfen – N. vestibulocochlearis: orientierende Untersuchung durch Gangbild und Romberg-Stehversuch – Nn. glossopharyngeus und vagus: Schluckstörung, Heiserkeit, abweichendes Gaumensegel – N. hypoglossus: Zunge herausstrecken lassen, Abweichung, Faszikulationen, Atrophie der Zunge – N. accessorius: Symmetrie und Kraft der Mm. trapezius und sternocleidomastoideus • Nervendehnungs-/Meningismuszeichen: Lasègue-Zeichen, Kernig-Zeichen, Brudzinski-Zeichen • Pyramidenbahnzeichen: Babinski-Reflex • Überprüfen des Vibrationsempfindens mit einer Stimmgabel

1.3.3.12 Arterielle und venöse Gefäßsysteme

Die Gefäßsysteme werden inspektorisch, palpatorisch, auskultatorisch und durch klinische Tests untersucht (➤ Tab. 1.15).

Tab. 1.15 Untersuchung der arteriellen und venösen Gefäßsysteme

Art	Details
Inspektion	• Zeichen der Minderversorgung? – Muskeltrophik und Umfang der Extremitäten seitengleich – Hautatrophie, Pigmentation – Wunden/Nekrosen (insbesondere an Zehen und Knöcheln, ➤ Abb. 1.9) • Effloreszenzen als Hinweis auf eine Thrombophlebitis • Corona phlebectatica (➤ Abb. 1.10) oder Varizen als Zeichen einer chronisch venösen Insuffizienz
Palpation	• Pulse tasten im Seitenvergleich: Aa. temporales, Karotiden, Aa. axillares et brachiales, Aa. radiales et ulnares, Aorta abdominalis, Aa. femorales, Aa. popliteae, Aa. tibiales posteriores, Aa. dorsales pedis • Ödeme • Temperatur der Extremitäten im Seitenvergleich: einseitig überwärmt (Hinweis auf Thrombose oder Thrombophlebitis), kühle Extremität (Hinweis auf Minderdurchblutung) • Rekapillarisierungszeit
Auskultation	Strömungs- oder Stenosegeräusche über den Karotiden, der Aorta, den Aa. renales und den Aa. femorales
Klinische Tests	• Thrombosezeichen: Meyer, Payr, Hohmann, Umfangsdifferenz der Unterschenkel (➤ Kap. 7.5.2) • Lagerungsprobe nach \Ratschow: verzögerte reaktive Hyperämie und Venenfüllung • Blutversorgung der Hand: Allen-Test (➤ Kap. 1.4.1.4) • Funktion der Venenklappen: Trendelenburg-Test, Perthes-Test

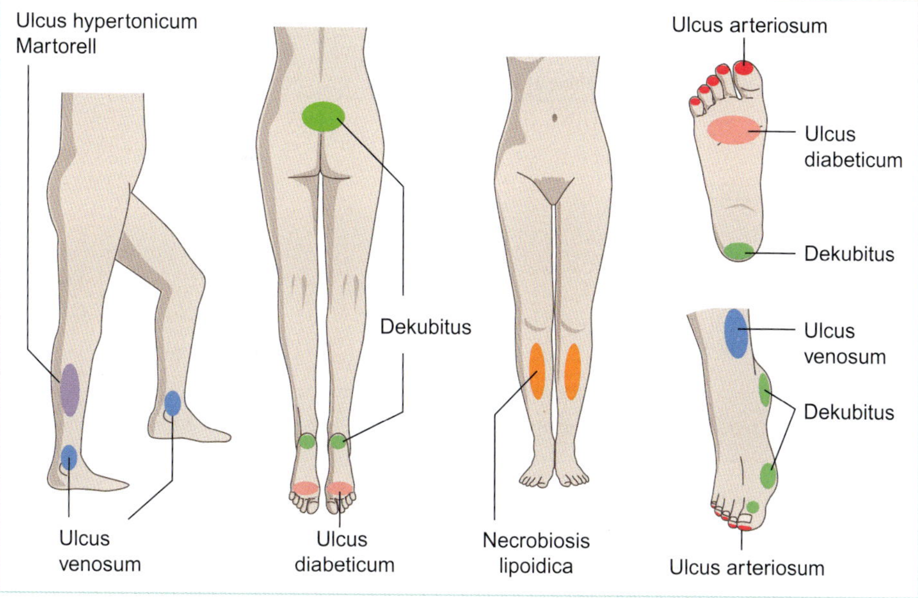

Abb. 1.9 Typische Lokalisationen von Ulzera (s.a. Dekubitus, ➤ Kap. 1.7.4.2, periphere arterielle Verschlusskrankheit, ➤ Kap. 7.3.3.2, diabetisches Fußsyndrom, ➤ Kap. 7.3.3.4, und chronisch-venöse Insuffizienz, ➤ Kap. 7.5.4) [L157]

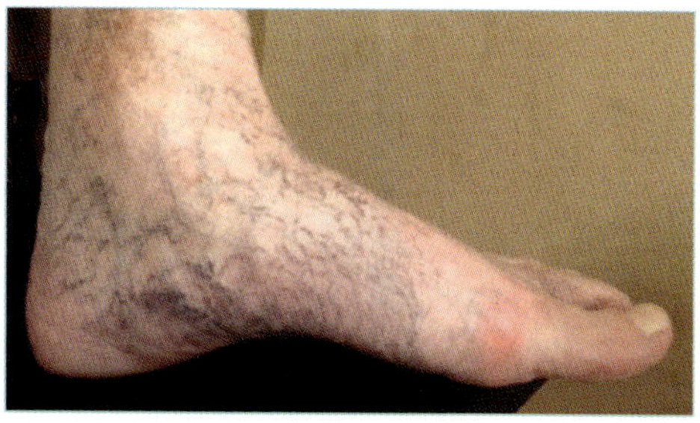

Abb. 1.10 Corona phlebectatica [H640-001]

1.3.3.12 Arterielle und venöse Gefäßsysteme

Die Blutdruckmessung an allen Extremitäten sowie die Erhebung des Ankle-Brachial-Indexes (➤ Kap. 1.5.4) können dir wichtige Zusatzinformationen bieten.
Die Auskultation der zentralen/großen Gefäße kann dir zusätzliche Hinweise auf Stenosen geben!
Vor jeder arteriellen Punktion an der Hand sollte der Allen-Test durchgeführt werden!
Die Rekap-Zeit solltest du immer am Nagelbett oder am Sternum prüfen!
Lerntipp: Prüfungsrelevant sind u. a. Thrombosezeichen, Allen-Test, Wells-Score, typische Lokalisation von Ulzera nach Genese

TAB. 1.15

ABB. 1.9

Studentische Sicht

1.3.3.13 Lymphatisches System

Wichtig sind die Lymphknoten! Vergegenwärtige dir die großen Abflussstationen: Ein Infekt am Fuß führt zu einer LK-Schwellung inguinal! **Lerntipp:** Prüfungsrelevant sind die Lymphabflussgebiete des Rektums.

TAB. 1.16

MERKE

TAB. 1.17

1.4 Labordiagnostik

1.4.1 Blut

1.4.1.1 Venöse Blutentnahme

Kenne die Indikation zur Blutentnahme (und beachte die Konsequenzen für deine Abnahmetechnik oder -stelle). Keine Diagnostik ohne therapeutische Konsequenz!
Die Patientin darf eine Blutentnahme verweigern!

1.3.3.13 Lymphatisches System

Die Lymphknoten (LK) werden von oben nach unten untersucht (➤ Tab. 1.16), sodass die axillären und inguinalen LK auch aus hygienischen Gründen zuletzt palpiert werden.

Tab. 1.16 Orientierende Untersuchung des lymphatischen Systems

Art	Details
Inspektion	• Parallel zur Palpation • Veränderungen: Rötungen/Schwellungen im Einzugsbereich, Zeichen einer Lymphangitis, Lymphödem, Fistelbildung, ulzerierende LK
Palpation	• Bei jeder LK-Station beurteilen: Anzahl der tastbaren LK, Größe, Konsistenz, Verschieblichkeit und Abgrenzbarkeit, Druckdolenz • Zu palpierende LK-Stationen: okzipital und nuchal, retro- und präaurikulär, zervikal vor und hinter dem M. sternocleidomastoideus, submental und submandibulär, supra- und infraklavikulär, axillär (vordere, mittlere und hintere Axillarlinie), inguinal

MERKE Physiologischerweise sind LK nicht palpabel. In der Leiste und in der Halsregion können sich aber auch tastbare LK finden, ohne dass dies pathologisch ist. Die LK sollten sich weich tasten, maximal 1 cm groß sein, glatt berandet, gut verschieblich und nicht schmerzhaft sein. Vergrößerte LK von > 1 cm können auf ein entzündliches oder malignes Geschehen hinweisen (➤ Tab. 1.17).

Tab. 1.17 Mögliche Bedeutung vergrößerter Lymphknoten

Kriterium	Entzündung	Malignität
Größe	> 1 cm	> 1 cm
Konsistenz	Weich	Derb
Abgrenzbarkeit	Gut abgrenzbar	Nicht abgrenzbar
Verschieblichkeit	Gut verschieblich	Nicht verschieblich
Druckdolenz	Schmerzhaft	Nicht schmerzhaft

1.4 Labordiagnostik

Isabel Taeuber

1.4.1 Blut

1.4.1.1 Venöse Blutentnahme

NKLC Kompetenzebene: **3b,** venöse Blutentnahme, Blutentnahme über einliegende Kathetersysteme

Indikation und Einwilligung Jede Punktion ist eine Körperverletzung und bedarf der Einwilligung der Patientin oder der Erziehungsberechtigten. Die Indikation zur Blutentnahme ist adäquat zu stellen. Um unnötige iatrogene Blutverluste zu vermeiden, sollten routinemäßige Kontrollen von Laborparametern ohne therapeutische Konsequenz vermieden werden.

Material und Durchführung Das benötigte Material und die Durchführung einer venösen Blutentnahme sind in ➢ Tab. 1.18 dargestellt.

Tab. 1.18 Venöse Blutentnahme

Schritt	Details
Material vorbereiten	• Händedesinfektionsmittel • Einmalhandschuhe • Stauschlauch • Hautdesinfektionsmittel • Tupfer • Punktionskanüle/Butterfly • Abwurfbehälter • Pflaster • Blutentnahmeröhrchen (Monovetten/Vacutainer) • Gegebenenfalls Adapter
Blutentnahme durchführen	• Begrüßung der Patientin mit eigenem Namen, Funktion und Absicht • Identifikation der Patientin prüfen (Name und Geburtsdatum) und Einwilligung einholen • Überprüfen aller Entnahmeröhrchen auf korrekte Etikettierung • Händedesinfektion • Unsterile Handschuhe anziehen • Anlegen des Stauschlauchs • Identifikation einer geeigneten Vene (Tasten ist wichtiger als sehen) • Desinfektion der Punktionsstelle: sprühen, wischen, sprühen. Einwirkzeit beachten • Punktion der Vene – Haut mit der zweiten Hand spannen – Stichrichtung im Verlauf der Vene, flacher Punktionswinkel, Nadelschliff zeigt nach oben – Zügig durch die Haut stechen • Blut abnehmen (Nadel dabei mit einer Hand fixieren, Wechsel der Blutentnahmeröhrchen/Monovetten einhändig durchführen) • Stauschlauch lösen • Nadel herausziehen • Einstichstelle direkt mit Tupfer komprimieren (**Cave:** Druck erst ausüben, wenn die Nadel herausgezogen ist, um Schmerzen zu vermeiden) • Nadel sichern und in Abwurfbehälter entsorgen • Pflaster auf Einstichstelle kleben • Material entsorgen

TAB. 1.18

Sicherheitskanülen Sicherheitskanülen sollen das Risiko einer unabsichtlichen Nadelstichverletzung und damit verbundene Risiken, wie etwa eine Infektion, bei allen Beteiligten vermeiden. Die Kanülen verfügen über eine integrierte Sicherheitsvorrichtung. Diese wird nach der Blutentnahme entweder automatisch oder manuell aktiviert über die Nadel gebracht. Diese kann so sicher transportiert und entsorgt werden. Einige Sicherheitskanülen verfügen dabei über eine Schutzkappe, die die Nadel vollständig abdeckt, sobald diese aus der Haut gezogen wird. Bei anderen wird die Nadel in das Gehäuse der Kanüle zurückgezogen, sobald der Injektionsvorgang abgeschlossen ist.

Das Verhalten nach einer Nadelstichverletzung ist in ➢ Kap. 1.1.6 dargestellt.

MERKE Bei **häufigen Venenpunktionen** möglichst distalen Punktionsort wählen, um die weiter proximalen Punktionsorte zu schonen. Für gelegentliche Blutentnahmen (z. B. bei ambulanten Patientinnen) eignen sich weniger schmerzhafte Punktionsorte, wie beispielsweise die Ellenbeuge.
Bei **schwierigen Venenverhältnissen** kann die Sonografie nützlich sein, und es lässt sich eine effektivere Venenstauung mithilfe einer Blutdruckmanschette erreichen. Hierzu wird die Manschette auf einen Druck zwischen dem diastolischen und systolischen Blutdruck der Patientin aufgepumpt. Außerdem kann bei der Nutzung von Blutentnahmesystemen mit Schlauch das darin verbliebene Blut in die Blutentnahmeröhren gezogen werden, um eine ausreichende Füllung zu erreichen.

Studentische Sicht

Das Zitrat- und das BSG-Röhrchen müssen bis zur Markierung gefüllt sein. Entlüfte daher dein Entnahmesystem (z. B. Butterfly) vorher, oder nimm andere Röhrchen zuerst ab.
Empfohlene Abnahme-Reihenfolge: Serum, Zitrat, EDTA/alle weitere

Befüllung der Blutentnahmeröhrchen Je nachdem, welche Untersuchungen indiziert sind, müssen die entsprechenden Blutentnahmeröhrchen verwendet werden (➤ Tab. 1.19, ➤ Abb. 1.11). Serum wird dabei zuerst entnommen (da durch eine längere Stauung das Kalium ansteigt und der Wert so verfälscht wird), dann die Gerinnung (Röhrchen muss voll werden), dann EDTA. Das Zitrat- und das BSG-Röhrchen müssen exakt bis zur Markierung befüllt werden. Für alle anderen Röhrchen gilt: Je mehr Laborwerte aus einem Blutentnahmeröhrchen bestimmt werden müssen, desto voller muss es befüllt werden.

Tab. 1.19 Blutentnahmeröhrchen

Röhrchen	Untersuchung
Serum	Klinische Chemie, Antikörper
Zitrat	Gerinnung
EDTA	Blutbild, HbA_{1c}, Blutgruppe
Li-Heparin	Klinische Chemie, Herzenzyme
BSG	Blutsenkungsgeschwindigkeit (BSG)

ABB. 1.11

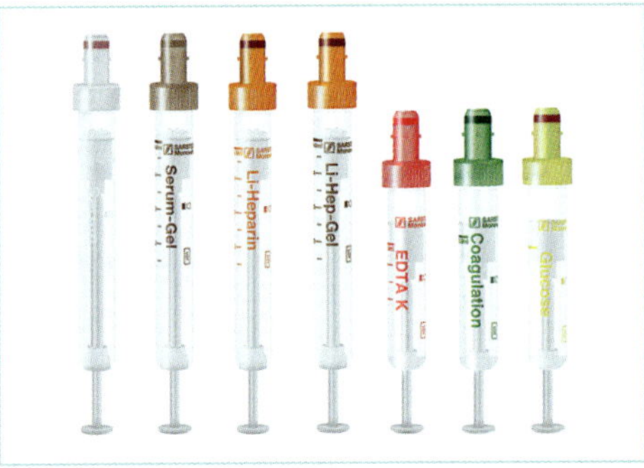

Abb. 1.11 Blutentnahmeröhrchen [V153]

MERKE Erst Serum-, dann Zitrat-, dann EDTA-Röhrchen. Zitrat- und BSG-Röhrchen exakt bis zur Markierung befüllen, andere Röhrchen umso mehr befüllen, je mehr Laborwerte bestimmt werden müssen.

CAVE Je nach verwendeter Norm und Hersteller kann sich die Farbcodierung der Blutentnahmeröhrchen unterscheiden.

FALL

Ralf Volker-Heinz, Sprechstunde, 5/8

Nach einem langen Tag in der Prämedikationsambulanz gehen Sie abends alle Laborwerte der Patienten durch, die Sie heute prämediziert haben und füllen die Vorbereitungscheckliste aus. Dabei sehen Sie, dass aufgrund einer unterfüllten Monovette keine Gerinnungswerte bestimmt werden konnten. Da Sie wissen, wie wichtig es für die Patientensicherheit ist, alle notwendigen Vorbereitungen vor der Narkoseeinleitung abgeschlossen zu haben, informieren Sie Herrn Volker-Heinz, dass er leider am nächsten Morgen noch einmal zur Blutabnahme erscheinen muss. Auch wenn er ungehalten darüber ist, erneut in die Klinik fahren zu müssen, versteht er doch die Notwendigkeit.

Achte bei der Abnahme auf besondere Sorgfalt, um iatrogene Infektionen zu vermeiden!
Mache dich mit den angeschlossenen Infusionen vertraut!
Stoppe nicht unbedacht kreislaufunterstützende Medikamente!

Blutentnahme aus einem ZVK oder einem angeschlossenen Port Bei der Blutentnahme aus einem ZVK oder Port muss besonders auf aseptische Bedingungen geachtet werden, um Infektionen zu vermeiden (➤ Tab. 1.20). Sollte kein Blut zurückkommen, kann die Situation oft optimiert werden, wenn die Patientin einatmet, den Arm anhebt oder den Kopf zur Seite neigt.

Tab. 1.20 Blutentnahme aus einem ZVK oder Port

Schritt	Details
Material vorbereiten	• Händedesinfektionsmittel • Einmalhandschuhe • Hautdesinfektionsmittel • Tupfer • Zwei 10 ml Spritzen • Ampulle mit 10 ml NaCl • Verschlusskonus • Gegebenenfalls wasserdichte, saugfähige Unterlage • Blutentnahmeröhrchen (Monovetten/Vacutainer) • Gegebenenfalls Adapter
Blut entnehmen	• Begrüßung der Patientin mit eigenem Namen, Funktion und Absicht • Identifikation der Patientin prüfen (Name und Geburtsdatum) und Einwilligung einholen • Überprüfen aller Entnahmeröhrchen auf korrekte Etikettierung • Händedesinfektion • Unsterile Handschuhe anziehen • Laufende Infusionen stoppen (**Cave:** kreislaufunterstützende Infusionen, z. B. Noradrenalin, Dobutamin oder Suprarenin dürfen nicht unbedacht gestoppt werden; es sollte wenn möglich ein anderer Schenkel gewählt werden) • Sprühdesinfektion des Entnahmeschenkels • Entfernung des Verschlussstopfens • Entnahme von 10 ml Blut mittels Spritze. Dieses kann noch Infusionsflüssigkeit enthalten, was die Laborwerte verfälschen kann und wird daher verworfen. • Blutentnahme mit Adapter und Blutentnahmeröhrchen • Spülung des ZVK-Schenkels mit mindestens 10 ml NaCl • Sterilen Verschlussstopfen anbringen • Gegebenenfalls gestoppte Infusionen wieder anstellen

CAVE Bei jedem Konnektieren oder Diskonnektieren muss der entsprechende ZVK-Schenkel geschlossen sein und auch desinfiziert werden, damit weder Keime noch Luft in das Gefäßsystem gezogen werden kann!

1.4.1.2 Venöser Zugang

Venenverweilkanülen Um einen venösen Zugang zu etablieren, wird eine Venenverweilkanüle (Synonyme: Braunüle, Flexüle, ➤ Abb. 1.12) gelegt. Ihre Größe ist an die Venenverhältnisse (Füllungszustand, Palpierbarkeit, Sichtbarkeit) anzupassen. Gleichzeitig müssen Indikation und Nutzen der Venenverweilkanüle berücksichtigt werden. Es gilt: So klein wie möglich, so groß wie nötig, um die erforderliche Durchflussrate zu gewährleisten. Venenverweilkanülen, und auch Punktionsnadeln, sind international über Farbcodes vereinheitlicht (➤ Tab. 1.21).

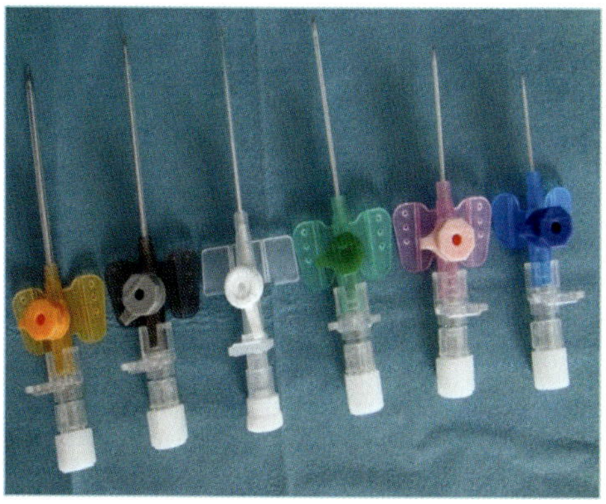

Abb. 1.12 Venenverweilkanülen [P1645]

Studentische Sicht

TAB. 1.20

CAVE

1.4.1.2 Venöser Zugang

Das Vorgehen bei der Anlage eines venösen Zugangs ist der Blutentnahme sehr ähnlich. Nutze sowohl deine Augen als auch deinen Tastsinn! Die Durchmesser der Kanülen sind farbcodiert – am häufigsten verwendet werden rosa (20 G) und grün (18 G).

TAB. 1.21

Tab. 1.21 Farbcodes und Durchmesser von Venenverweilkanülen

Farbcode	Durchmesser und Länge (mm)	Durchfluss-volumen (ml/min)	Gauge	Einsatz
Orange	2,2 × 50	343	14	Zur schnellen Gabe von Bluttransfusionen und Volumen in Notfallsituationen/OP-Situation
Grau	1,7 × 50	196	16	Zur schnellen Gabe von Bluttransfusionen und Volumen in Notfallsituationen/OP-Situation
Weiß	1,5 × 45	128	17	Medikamente, Volumengabe, Bluttransfusion in Notfallsituationen/Operationssaal
Grün	1,3 × 45	96	18	Medikamente, Volumengabe, Bluttransfusion in Notfallsituationen/Operationssaal, aber auch auf Normalstation
Rosa	1,1 × 33	61	20	Häufigster Zugang auf Station
Blau	0,9 × 25	36	22	Speziell bei Kindern und Betagten oder schlechtem Venenzustand

Die Maßeinheit Gauge (sprich: „gäidsch") ist eine reziproke Zahl für die Dicke der Nadel. Sie entlehnt sich aus der amerikanischen Einheit für die Dicke von Drähten. Je öfter ein Draht durch die Drahtziehmaschine läuft, desto größer ist die Gauge-Zahl. Somit haben dünnere Kanülen größere Gauge-Werte und umgekehrt.

Material und Durchführung Man punktiert vorzugsweise distale Venen, weil passagere Thromben und Hämatome weitere Punktionsversuche sonst limitieren könnten. Bei Extremitätenverletzungen sollte der Zugang möglichst an der unverletzten Extremität gelegt werden. Patientinnen mit häufigen Blutentnahmen und/oder schwierigen Venenverhältnissen kennen die bei ihnen geeignete Stelle zum Blutabnehmen. Es lohnt sich daher nach dieser Stelle zu fragen. Das benötigte Material und die Durchführung eines venösen Zugangs sind in ➢ Tab. 1.22 dargestellt.

Tab. 1.22 Venöser Zugang

Schritt	Details
Material vorbereiten	• Händedesinfektionsmittel • Einmalhandschuhe • Hautdesinfektionsmittel • Tupfer • Stauschlauch • Abwurfbehälter • Pflaster • Venenverweilkanüle (ggf. in verschiedenen Größen)
Zugang legen	• Begrüßung der Patientin mit eigenem Namen, Funktion und Absicht • Identifikation der Patientin prüfen (Name und Geburtsdatum) und Einwilligung einholen • Überprüfen aller Entnahmeröhrchen auf korrekte Etikettierung • Händedesinfektion • Unsterile Handschuhe anziehen • Anlegen des Stauschlauchs • Identifikation einer geeigneten Vene (tasten ist wichtiger als sehen) • Desinfektion der Punktionsstelle: sprühen, wischen, sprühen. Einwirkzeit beachten • Punktion der Vene – Haut mit der zweiten Hand spannen, Stichrichtung im Verlauf der Vene, 30–40° Punktionswinkel, Nadelschliff zeigt nach oben – Zügig durch die Haut stechen. Sobald Blut zurückkommt, wird die Braunüle in einem abgeflachten Winkel noch ein kleines Stück weiter in die Vene geschoben • Die Nadel dient als Schiene, über die der Plastikschlauch der Braunüle nun in die Patientin eingebracht wird. (**Cave:** Nadel beim Vorschieben des Plastikschlauchs fixieren, sonst kann die Nadel die Vene durchstechen) • Stauschlauch lösen • Entfernen der Nadel und Entsorgung im Abwurfbehälter • Verschließen des i. v. Zugangs durch Anschließen einer Infusion oder (nach Anspülen des Zugangs mit NaCl) mit sterilem Verschlussstopfen • Kleben des Fixierungspflasters

CAVE

CAVE Kontraindikationen eines venösen Zugangs sind:

- Infektionen oder Verletzung (z. B. Fraktur) im Bereich der Punktionsstelle
- Hemiplegische Extremität, Z. n. axillärer Lymphadenektomie, Shuntarm

FALL

Daniel Großmann, Notaufnahme, 4/5

Aufgrund des bestehenden Heroin-Abusus finden Sie bei Ihrem Patienten Daniel Großmann sehr schwierige Venenverhältnisse vor. Der Patient gibt Ihnen den Tipp, dass er an seinem rechten Fußrücken noch eine gute Vene habe, die er selbst immer nutze. Sie nehmen den Tipp dankend an und etablieren den intravenösen Zugang entsprechend.

1.4.1.3 Abnahme einer Blutkultur

NKLC Kompetenzebene: **3b,** Abnahme einer Blutkultur

Blutkulturen werden entnommen, um das Blut mikrobiologisch zu untersuchen. Mögliche Indikationen sind FUO („fever of unknown origin"), postoperatives Fieber (➤ Kap. 2.4.7.6), Verdacht auf systemische Beteiligung bei schweren Organmanifestationen (z. B. Pneumonie) oder Sepsis. Grundsätzlich müssen 2 Blutkulturpaare (= 4 Flaschen) an unterschiedlichen Punktionsstellen abgenommen werden (➤ Tab. 1.23). Ein Paar besteht hierbei aus einer „aeroben" und einer „anaeroben" Flasche.

Zur Vermeidung von Kontaminationen mit Hautkeimen ist auf die Desinfektion der Punktionsstelle bzw. des Entnahmeortes in besonderem Maße zu achten.

Bei einliegenden zentralvenösen Kathetern, arteriellen Zugängen oder Ports sollte aus diesen ein zusätzliches Blutkulturpaar entnommen werden. Je nach Fragestellung ist dann der Vermerk Differential Time to Positivity (DTTP oder DTP) für die Mikrobiologie erforderlich. Die DTP beschreibt bei Blutkulturen, die an verschiedenen Orten entnommen wurden, die möglicherweise unterschiedliche Zeit bis zum Nachweis eines positiven Befunds. So kann z. B. eine katheterassoziierte Infektion aufgedeckt werden, da zu erwarten ist, dass die entsprechenden Kulturen früher ein Wachstumssignal auslösen als z. B. die peripher abgenommenen Kulturen. Hierfür müssen die Abnahmeorte für jedes Paar dokumentiert werden.

Jede Blutkultur sollte mit der dafür vorgesehenen Menge Blut beimpft werden, damit entsprechend des Nährstoffangebots optimale Wachstumsbedingungen für die Bakterien herrschen. Die benötigte Menge Blut ist auf der Flasche vermerkt (i. d.R 8–10 ml pro Blutkulturflasche).

Tab. 1.23 Abnahme einer Blutkultur

Schritt	Details
Material vorbereiten	• Beschriftung der Blutkulturflaschen (Patientenname, Datum und Uhrzeit der Entnahme, Abnahmeort)
Blutkultur anlegen	• Blutentnahme (bis inkl. Venenpunktion) wie in ➤ Kap. 1.4.1.1 beschrieben (für ein Paar Blutkulturflaschen werden 20 ml Blut benötigt) • Vorgehen mit Adapter – Entfernen der Verschlusskappe und Desinfektion des Gummistopfens an der Blutkulturflasche – Adapter mit dem Entnahmesystem verbinden – *Aerobe Flasche zuerst* befüllen (weil etwas Luft im Entnahmesystem enthalten sein kann), danach direkt anaerobe Flasche befüllen • Vorgehen mit 20-ml-Spritze – Blut abnehmen – Entfernen der Verschlusskappe und Desinfektion des Gummistopfens an der Blutkulturflasche – Unverzügliches Befüllen jeder Blutkulturflasche mit 10 ml Blut über eine sterile Kanüle (damit das Blut in der Spritze nicht gerinnt und die Gefahr der nachträglichen Kontamination verringert wird) – *Anaerobe Flasche zuerst* befüllen (weil die Luft aus dem Entnahmesystem in der Spritze nach oben steigt, wenn die Spritze mit der Kanüle nach unten gehalten wird), danach direkt aerobe Flasche befüllen – Abwurf der Kanüle • Zügiger Transport in die Mikrobiologie

1.4.1.3 Abnahme einer Blutkultur

Blutkulturen müssen mit besonderer Sorgfalt abgenommen werden, um Kontaminationen zu vermeiden!
Es gilt bei Verwendung eines *Adaptersystems:* zuerst aerob, dann anaerob. Bei *Beimpfung mit einer Spritze* gilt: zuerst anaerob, dann aerob. Kenne die Indikation! Bei Verdacht auf katheterassoziierte Infektion musst du zusätzliche Kulturen abnehmen und den *Abnahmeort vermerken!*

TAB. 1.23

Studentische Sicht

CAVE Jede Verzögerung des Transports der Proben in die Mikrobiologie widerspricht der Intention der Akutdiagnostik.

1.4.1.4 Arterielle Blutentnahme für eine arterielle Blutgasanalyse

NKLC Kompetenzebene: **3a,** Abnahme einer arteriellen BGA

Die Indikation für eine arterielle BGA sollte aufgrund der möglichen Komplikationen sorgfältig gestellt werden. Die arterielle BGA dient vor allem der Beurteilung des *Gasaustauschs*.

Indikationen Für eine arterielle Blutgasanalyse gibt es zahlreiche Indikationen wie beispielsweise die Beurteilung der respiratorischen Situation oder des Säure-Basen-Haushaltes. Die Indikation sollte stets sehr sorgfältig gestellt werden, da eine arterielle Punktion zu verschiedenen z. T. schwerwiegenden Komplikationen führen kann, von komprimierenden Hämatomen über iatrogene Gefäßverschlüsse mit Durchblutungsstörungen bis zum Verlust von Gliedmaßen.

CAVE

CAVE **Absolute Kontraindikationen einer arteriellen Blutentnahme** sind Infektionen an der Einstichstelle, Ischämie des nachfolgenden Durchblutungsbereichs, ein auffälliger Allen-Test und eine Gefäßprothese an der Einstichstelle. **Relative Kontraindikationen** sind Gerinnungsstörungen oder eine hochpotente Antikoagulation.

Material und Durchführung Es gibt verschiedene Entnahmesysteme für eine BGA. Häufiger Punktionsort ist die A. radialis. Alternativ sind aber auch die A. brachialis oder die A. femoralis möglich. Das benötigte Material und die Durchführung einer arteriellen Blutentnahme sind in ➤ Tab. 1.24 dargestellt.

TAB. 1.24

Tab. 1.24 Arterielle Blutentnahme

Schritt	Details
Material vorbereiten	• Händedesinfektionsmittel • Einmalhandschuhe • Hautdesinfektionsmittel • Tupfer • BGA-Entnahmesystem (je nach Klinik stehen verschiedene zur Verfügung) • Abwurf
Blutentnahme durchführen (am Beispiel der A. radialis)	• Begrüßung der Patientin mit eigenem Namen, Funktion und Absicht • Identifikation der Patientin prüfen (Name und Geburtsdatum) und Einwilligung einholen • Händedesinfektion • Unsterile Handschuhe anziehen • Durchführung des Allen-Tests (um festzustellen, ob die A. ulnaris und die A. radialis beide ausreichend zur Perfusion beitragen): – Patientin in sitzender Position mit Hand auf Herzhöhe – Palpation der A. radialis und A. ulnaris (sollten beide gut tastbar sein, sonst eingeschränkt interpretierbar) – Kompression beider Arterien (Pulsation nicht mehr tastbar), dann soll die Patientin mehrfach die Hand zur Faust schließen und wieder öffnen (Hand wird blass), dann die A. ulnaris loslassen (A. radialis bleibt komprimiert) und beobachten, wie schnell die Hand wieder rosig wird – Wiederholung des Tests mit Loslassen der A. radialis (A. ulnaris bleibt komprimiert) – Normalbefund (Allen-Test negativ): Hand wird innerhalb von 5–7 Sekunden wieder rosig • Handgelenk überstrecken (um die Position zu halten, kann z. B. ein Polster genutzt werden) • Aufsuchen der Punktionsstelle • Desinfektion der Punktionsstelle: sprühen, wischen, sprühen. Einwirkzeit beachten • Bei Verwendung einer Punktionsspritze: Kolben vor Punktion ein Stück zurückziehen • Vor und während der Punktion kann der Puls proximal der Punktionsstelle weiter getastet werden, um die Zielsicherheit zu erhöhen • Punktion der A. radialis durch zügiges und beherztes Durchstechen der Haut und Arterienwand im 30–60° Winkel. – Bei erfolgreicher Punktion füllt sich die Spritze pulsationsartig mit hellrotem Blut → der Kolben der Spritze kann weiter zurückgezogen werden • Entfernen der Nadel und Entsorgung im Abwurfbehälter • Sofortiges Abdecken des Entnahmesystems mit Stopfen und zügige Auswertung, um Verfälschung der Werte zu vermeiden • Feste Kompression der Einstichstelle für mindestens 5 Minuten; ggf. Anlage eines Druckverbands

1.4.2 Urinuntersuchung mit Teststreifen

NKLC Kompetenzebene: **3b,** Urinuntersuchung mittels Teststreifen

Indikationen, Parameter Die Urinuntersuchung mit Teststreifen (auch „U-Stix“) ist eine einfache und schnelle Möglichkeit, um sich einen ersten Überblick über den Urinstatus der Patientin zu verschaffen, beispielsweise beim Verdacht auf einen Harnwegsinfekt oder anderen Erkrankungen der ableitenden Harnwege.

Folgende Parameter können bestimmt werden:

- Hämoglobin, Erythrozyten → Hämaturie?
- Leukozyten → Entzündung?
- Bilirubin, Urobillinogen → Erkrankung der Leber oder Gallenwege? Hämolyse?
- Protein → Proteinurie? Nephrotisches Syndrom?
- Nitrit → Harnwegsinfekt mit Nitrit-bildenden Bakterien?
- Glukose → Glukosurie? Diabetes?
- Ketone → Stoffwechselerkrankung (Diabetes)? Verminderte Nahrungsaufnahme?
- pH → Infekt bei stark alkalischem Urin?
- Spezifisches Gewicht → Exsikkose/Hypervolämie? Endokrinopathie?

Vorbereitung und Durchführung Die Vorbereitung und Durchführung einer Urinuntersuchung sind in ➤ Tab. 1.25 dargestellt.

Tab. 1.25 Urinuntersuchung

Schritt	Details
Material vorbereiten	• Teststreifen • Gefäß (für den Urin)
Vorbereitung	• Begrüßung der Patientin mit eigenem Namen, Funktion und Absicht • Identifikation der Patientin prüfen (Name und Geburtsdatum) und Einwilligung einholen
Durchführung	• Gewinnung von Urin (Mittelstrahlurin/Katheterurin) – Mittelstrahlurin (von Patientin selbstständig durchgeführt, nach Erläuterung) – 3–5 h nach letzter Miktion (möglichst vor Antibiotikatherapie) – Reinigung äußeres Genitale mit Wasser – Etwa 3 s Urin ablaufen lassen – Ohne Harnstrahl zu unterbrechen 10–20 ml in einem sterilen Gefäß auffangen – Katheterurin – Entnahme direkt aus Katheter (Shunt am proximalen Abschnitt), nicht aus dem Auffangbeutel – Desinfektion der Entnahmestelle – Punktion der für die Punktion vorgesehene Einstichstelle und Entnahme von 20–30 ml Urin • Teststreifen kurz (< 1 s) in den Urin eintauchen und sofort wieder herausnehmen (zu langes Eintauchen kann durch das pH-Milieu im Urin die Reagenzien im Teststreifen herauslösen) • Abstreifen des überschüssigen Urins • Nach 1–2 Minuten ablesen: – Teststreifen neben die Verpackung halten, um die Farben mit den jeweiligen Testkissen zu vergleichen (➤ Abb. 1.13) – Die Reihe der umrahmten Felder stellt den Normwert dar, die nebenstehenden Felder mögliche Abweichungen • Dokumentation der Testergebnisse

1.4.2 Urinuntersuchung mit Teststreifen

Der U-Stix kann schnell durchgeführt werden und liefert dir viele nützliche Informationen.

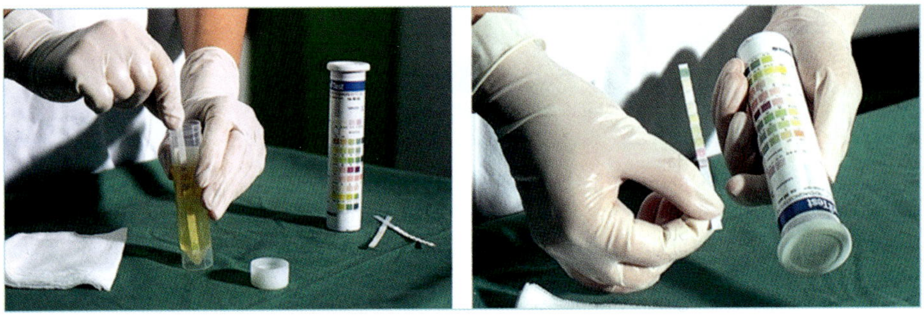

Abb. 1.13 Eintauchen des Teststreifens in den Urin und Ablesen des Ergebnisses [K183]

1.4.3 Punktion von Körperhöhlen

NKLC Kompetenzebene: **3a,** Punktion von Körperhöhlen und Flüssigkeitsverhalten, z. B. Pleura- und Aszitespunktion

Indikationen Die Punktion von Körperhöhlen und Gelenken wird zu unterschiedlichen Zwecken durchgeführt:

- Diagnostische Punktion zur Ursachenabklärung (Transsudat/Exsudat? Maligne Genese? Infektiös?)
- Therapeutische Punktion zur Entlastung/Schmerzreduktion

Möglicher Grund für eine Pleurapunktion (➤ Tab. 1.26) ist z. B. ein respiratorisch relevanter Erguss. Bei der Aszitespunktion (➤ Tab. 1.26) sind eine Dyspnoe oder Spannungsschmerzen mögliche Gründe.

CAVE Vor jeder Punktion an eine **Gerinnungsstörung denken!** Bei ausgedehnten Verwachsungen im Bauchraum kann eine Aszitespunktion kontraindiziert sein.

Aufklärung Da es sich bei einer Punktion der Körperhöhlen und Gelenke um invasive Eingriffe mit nicht unerheblichen Risiken (z. B. Infektion, Blutung) handelt, müssen diese sorgfältig indiziert werden. Eine Aufklärung der Patientin vor der Durchführung ist – außer im Notfall – unerlässlich.

Material und Durchführung (➤ Tab. 1.26). Der Punktionsort wird bei der Pleura- und Aszitespunktion sonografisch aufgesucht. Bei der Pleurapunktion ist dabei auf einen ausreichenden Abstand zwischen Haut und Pleura, bei der Aszitespunktion zwischen Haut und Darm zu achten. Bei der Pleurapunktion gilt es, einen iatrogenen Pneumothorax zu vermeiden. Punktionsort ist der Oberrand der Rippe, um die darunter verlaufende Gefäß-Nerven-Straße nicht zu verletzen.

CAVE

- **Pleurapunktion:** Die *maximale Punktionsmenge von 1 Liter* darf nicht überschritten werden. Andernfalls droht ein Reexpansionsödem der Lunge. Bei Verdacht auf Pneumothorax → Röntgenkontrolle in Exspiration
- **Aszitespunktion:** Werden große Aszitesmengen (> 5 Liter) abgelassen, kann anschließend eine intravenöse Substitution von Albumin nötig sein.

Komplikationen Mögliche Komplikationen sind Blutungen und vasovagale Synkopen. Bei der Pleurapunktion kommen Pneumothorax, Lungenödem, Hämatothorax und die Punktion von Milz oder Leber hinzu, bei der Aszitespunktion die Verletzung der intraabdominellen Organe.

Studentische Sicht

1.4.3 Punktion von Körperhöhlen

Die Punktion ist zu diagnostischen (z. B. Kultur) und/oder therapeutischen (Entlastung) Zwecken indiziert. Eine gute Vorbereitung ist essenziell:

- Blutgerinnung geprüft?
- Sonografisch die Punktionsstelle überprüft?
- Material und Funktion sind bekannt?
- Patientin ausreichend aufgeklärt?
- Welche Komplikationen können auftreten und wie reagiere ich?

CAVE

CAVE

Tab. 1.26 Pleura- und Aszitespunktion

<table>
<tr><th>Schritt</th><th>Pleurapunktion</th><th>Aszitespunktion</th></tr>
<tr><td>Material vorbereiten</td><td colspan="2">• Ultraschallgerät
• Händedesinfektionsmittel
• Einmalhandschuhe
• Hautdesinfektionsmittel
• Spritze mit Lokalanästhetikum
• Sterile Handschuhe
• Steriles Abdecktuch als Unterlage zum Anrichten
• Steriles Lochtuch
• Punktionsnadel/großlumige Braunüle
• Große Spritze (20 ml/50 ml)
• Aspirationsschlauch
• Dreiwegehahn
• Auffangbeutel
• Sterile Kompressen
• Pflaster
• Abwurfbehälter
• Bei diagnostischen Punktionen zusätzlich je nach Fragestellung: EDTA- und Serum-Röhrchen mit Adapter (Zellzahl? Eiweiß?), Spritze für Zytologie (Maligne Zellen?), Blutkulturflaschen (Infektion?)</td></tr>
<tr><td rowspan="12">Punktion durchführen</td><td colspan="2">• Begrüßung der Patientin mit eigenem Namen, Funktion und Absicht
• Identifikation der Patientin prüfen
• Aufklärung der Patientin, Einwilligung mündlich und schriftlich einholen
• Identifizierung einer geeigneten Punktionsstelle mit Ultraschall</td></tr>
<tr><td>– In der mittleren/hinteren Axillarlinie an der sitzenden Patientin
– Bettlägerige Personen dürfen im Liegen punktiert werden, in Seitenlage mit der zu punktierenden Seite nach unten
– Achtung: Leber und Milz können bei der Ausatmung bis zum 5. Interkostalraum rechts (Leber) bzw. links (Milz) ansteigen</td><td>– An der liegenden Patientin
– Zur Optimierung der Punktionsbedingungen kann die Patientin in eine leichte Oberkörperhochlage oder schräge Seitlage gebracht werden</td></tr>
<tr><td colspan="2">• Desinfektion der Punktionsstelle: sprühen, wischen, sprühen. Einwirkzeit beachten
• Sterilen Tisch decken, sterile Handschuhe anziehen
• Lochtuch kleben
• Lokalanästhesie setzen
• Vor jeder Infiltration aspirieren!</td></tr>
<tr><td>– Zunächst Hautquaddeln setzen, dann den Bereich des Stichkanals bis zur Pleura infiltrieren.</td><td></td></tr>
<tr><td colspan="2">• Punktion senkrecht zur Haut</td></tr>
<tr><td>– Am Oberrand der Rippe
– Unter Aspiration</td><td></td></tr>
<tr><td colspan="2">• Sobald sich die Spritze mit Flüssigkeit füllt, Nadel zurückziehen (Plastikschlauch verbleibt an Ort und Stelle)</td></tr>
<tr><td>– Öffnung sofort mit dem Daumen verschließen, sodass keine Luft in den Pleuraspalt strömen kann</td><td></td></tr>
<tr><td colspan="2">• Aspirationsschlauch konnektieren
• Je nach Bedarf Dreiwegehahn mit Auffangbeutel und/oder Spritze anschließen und Flüssigkeit aspirieren
• Gegebenenfalls Material für die Diagnostik abziehen in Spritze(n) und EDTA- und Serumröhrchen
• Herausziehen der Kanüle</td></tr>
<tr><td>– Patientin hält dabei die Luft an oder atmet aus</td><td></td></tr>
<tr><td colspan="2">• Abdrücken der Punktionsstelle mit sterilen Kompressen
• Anlegen eines Pflasterverbandes</td></tr>
<tr><td>• Gegebenenfalls sonografische Kontrolle des Restergusses</td><td></td></tr>
</table>

Studentische Sicht

1.4.4 Abstriche

Abstriche dienen in der Regel der Erregerdiagnostik.

In der Klinik sind vor allem Screening-Abstriche auf multiresistente Keime wichtig. Insbesondere Risikogruppen wie etwa Pflegeheimbewohner, Patientinnen mit chronischen Wunden oder Patientinnen, die jüngst im Krankenhaus behandelt wurden, sollten gescreent werden!

1.4.5 Histologie

Die Histologie trägt zur Differenzierung der Dignität bei und hat oft therapeutische Konsequenzen (z. B. Karzinomnachweis, Resektionsausmaß).

1.4.4 Abstriche

NKLC Kompetenzebene: **3b,** Screening-Abstriche für multiresistente Keime

Ein Abstrich ist ein häufig genutztes Verfahren, um körpereigenes Untersuchungsmaterial aus Oberflächen von Schleimhäuten oder Wunden zu entnehmen. Je nach Körperregion werden dazu sterile Wattetupfer, kleine Bürsten oder Spatel eingesetzt.

Zytologische und mikrobielle Abstriche Im Allgemeinen wird zwischen zytologischen und mikrobiellen Abstrichen unterschieden:

- Mikrobiologische Abstriche dienen der gezielten Suche nach Infektionen/Infektionsherden (z. B. Screening-Abstrich) und werden nach der Probenentnahme auf einem Nährboden aufgetragen.
- Zytologische Abstriche zielen auf die Diagnose veränderter Zellen, hier wird der Abstrich auf einer Glasplatte ausgestrichen und je nach Indikation als Nativpräparat, also unbearbeitet und frisch, untersucht, oder chemisch fixiert, ggf. gefärbt und erst dann untersucht.

Screening-Abstriche Sie werden zur Früherkennung von Personen mit multiresistenten Erregern (MRE) eingesetzt. Es handelt sich hierbei um epidemiologisch und krankenhaushygienisch indizierte Abstriche bei klinisch unauffälligen Personen ohne eine bekannte Besiedlung mit MRE. Zu diesen sogenannten Risikopersonen zählen (➤ Kap. 1.1):

- Personen mit offenen Wunden/einliegenden Kathetern
- Chronisch pflegebedürftige Personen
- Personen mit stationärem Krankenhausaufenthalt von > 3 Tagen in den letzten 12 Monaten
- Personen mit direktem Kontakt zu Tieren in der landwirtschaftlichen Tiermast
- Personen mit absehbarem Aufenthalt auf der Intensivstation

Durchzuführende Abstriche sind ein Nasenabstrich auf MRSA, ein Rachenabstrich auf MRSA, ein Rektalabstrich auf MRGN und falls vorhanden zusätzlich ein Wundabstrich auf MRSA und MRGN. Bei intubierten oder tracheotomierten Patientinnen kommt eine zusätzliche Untersuchung des Trachealsekrets auf MRSA und MRGN infrage.

Durchführung Bei MRE wird für jeden Abstrich ein eigener Abstrichtupfer verwendet:

- Körperstelle unter leichtem Druck abstreichen
- Abstrichtupfer kontaminationsfrei in Transportmedium stecken

FALL

Susanna Montefoux, Schockraum, 2/5

Noch im Schockraum werden bei Frau Montefoux die Abstriche durchgeführt, da sie vermutlich auf der Intensivstation überwacht werden muss.

1.4.5 Histologie

Indikationen Eine histopathologische Diagnostik trägt zur Klärung der Dignität (maligne/benigne) oder zur Bestimmung von Erregern bei. Hierbei dient sie der Bestätigung oder des Ausschlusses einer Verdachtsdiagnose. Eine histopathologische Diagnostik im Rahmen einer Tumorresektion dient auch der Festlegung, ob z. B. eine Nachresektion oder eine adjuvante Therapie erforderlich ist.

Die Exzision einer Probe ist ein invasiver Eingriff und bedarf der vorherigen Aufklärung und Einwilligung der Patientin.

Probengewinnung Für die Probengewinnung sind die folgenden Schritte erforderlich:

- Adäquates Transportmedium wählen, Transportgefäß entsprechend vorbereiten (z. B. Formalin- oder Kochsalzlösung)
- Entnahme einer repräsentativen Probe
- Bei Tumorresektion: Markierung der Probenausrichtung mit Fäden oder Tusche (➤ Abb. 1.14)

Bei Unsicherheiten bezüglich des Transportmediums oder der Probenlagerung empfiehlt es sich, im Vorfeld mit dem zuständigen Labor Rücksprache zu halten. Nachfragen dieser Art werden meist begrüßt.

Proben werden häufig mit Fäden oder Einfärbungen markiert. So ist es nachvollziehbar, wo ggf. nachreseziert werden muss!

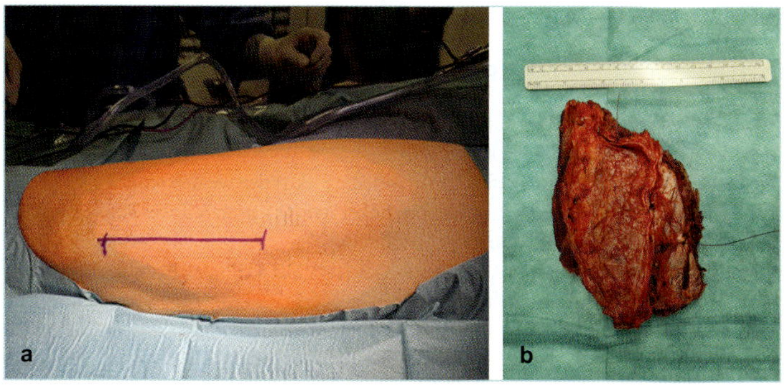

Abb. 1.14 Fadenmarkiertes Präparat eines Leiomyosarkoms [P1646]
a) Entnahmestelle am lateralen Oberschenkel
b) Mit Faden markiertes Präparat für die Pathologie, damit eine Zuordnung der Resektionsränder postoperativ möglich ist

1.5 Apparative Diagnostik

Vanessa Britz

1.5 Apparative Diagnostik

1.5.1 Auswahl, Aufwand, Fragestellung

1.5.1 Auswahl, Aufwand, Fragestellung

NKLC Kompetenzebene: **3a,** Auswahl spezieller diagnostischer Verfahren in der Formulierung von fallspezifischen Diagnostikplänen unter Berücksichtigung der Kontraindikationen

Die Auswahl des geeigneten Diagnostikums richtet sich nach der Fragestellung, basierend auf der Verdachtsdiagnose, wobei auch immer der Aufwand und die möglichen Komplikationen in einem adäquaten Verhältnis zum Nutzen der Untersuchung stehen muss. Hilfe zu diagnostischen Entscheidungen sind in den jeweiligen Leitlinien der Fachgesellschaften zum Krankheitsbild zu finden. Diagnostik oder Untersuchungen ohne therapeutische Konsequenzen sollten nicht durchgeführt werden.

Handle rational und ökonomisch! Führe keine Diagnostik durch, aus der sich keine therapeutische Konsequenz ergibt!

1.5.2 Elektrokardiografie

1.5.2 Elektrokardiografie

Die Elektrokardiografie (EKG) ist eine der am häufigsten angewandten diagnostischen Methoden. Sie ist rasch verfügbar und nicht invasiv. Der Aufwand ist vergleichsweise gering.

1.5.2.1 Vier-Kanal-EKG

Indikation Die Vier-Kanal-Elektrokardiografie wird zur Überwachung der Herzfunktion z. B. während der OP oder bei instabilen Patientinnen in der Notaufnahme bzw. auf der Station eingesetzt (➤ Abb. 1.15).

1.5.2.1 Vier-Kanal-EKG

Das Vier-Kanal-EKG spielt vor allem beim Patienten-Monitoring eine Rolle. Bezüglich der Elektrodenposition hilft dir vielleicht:

- *R*ote Elektrode = *R*echter Arm
- Ge*L*be Elektrode = *L*inker Arm

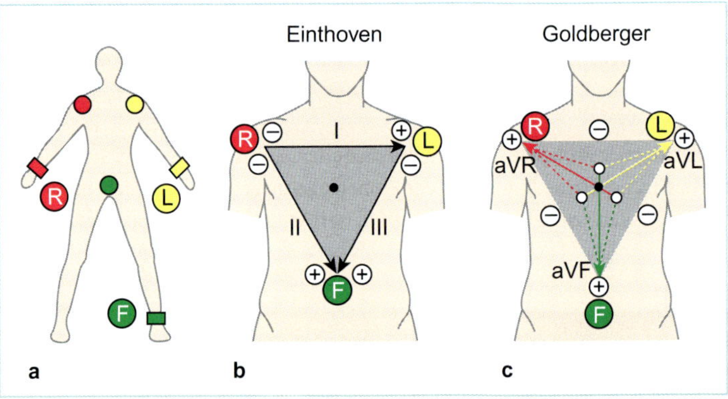

Abb. 1.15 Elektrodenpositionen und Ableitungen beim Vier-Kanal-EKG. In der Abbildung ist die schwarze Erdungselektrode (an der rechten unteren Extremität) nicht dargestellt. [L231]
a) Die Ableitpunkte liegen am proximalen Extremitätenansatz (farbige Kreise), die Elektroden werden oft distal im Bereich der Handgelenke und Knöchel platziert: rot = rechter Arm (R), gelb = linker Arm (L), grün = linker Fuß (F).
b) Standardableitung nach Einthoven mit den bipolaren Ableitungen I, II, III.
c) Extremitätenableitung nach Goldberger mit den unipolaren Ableitungen aVR (rot), aVL (gelb), aVF (grün). Die indifferenten Elektroden liegen außerhalb des Dreiecksmittelpunktes (weiße Kreise).

Elektrodenpositionierung Die Elektroden werden (nach Einthoven und Goldberger) an den Extremitäten angebracht. Viele Gerätehersteller empfehlen mittlerweile die stammnahe Positionierung der Elektroden, um Artefakte durch die Extremitätenbewegungen zu minimieren:

- Rote Elektrode → rechter Arm
- Gelbe Elektrode → linker Arm
- Grüne Elektrode → linker Fuß
- Schwarze Elektrode → rechter Fuß (Erdung)

CAVE

CAVE Eine Erregungsrückbildungsstörung, z. B. eine ST-Hebung, ist bei negativem Befund **nicht** ausgeschlossen, da die Brustwandableitungen fehlen.

1.5.2.2 Zwölf-Kanal-EKG

1.5.2.2 Zwölf-Kanal-EKG

Das 12-Kanal-EKG bietet deutlich mehr Informationen als das 3-Kanal-EKG und wird daher meist zu diagnostischen Zwecken eingesetzt. **Lerntipp:** Prüfungsrelevant sind u. a. Rechtsherzbelastungszeichen, Infarktzeichen, Vorhofflimmern, Niedervoltage.

NKLC Kompetenzebene: **3b,** Ableitung eines 12-Kanal-EKG

Bei der Zwölf-Kanal-Elektrokardiografie werden 12 Ableitungen zeitgleich registriert. Sie gibt Auskunft über den Herzrhythmus sowie über die Erregungsbildung und Erregungsrückbildung des Herzens (➢ Abb. 1.16).

Indikationen Indikationen sind z. B. thorakale Beschwerden, Herzrhythmusstörungen, unklare Synkopen, koronare Herzkrankheit, akutes Koronarsyndrom, Verdacht auf Myokardischämien und Verdacht auf Lungenembolie.

Material und Durchführung Das benötigte Material und die Durchführung einer Zwölf-Kanal-Elektrokardiografie sind in ➢ Tab. 1.27 dargestellt.

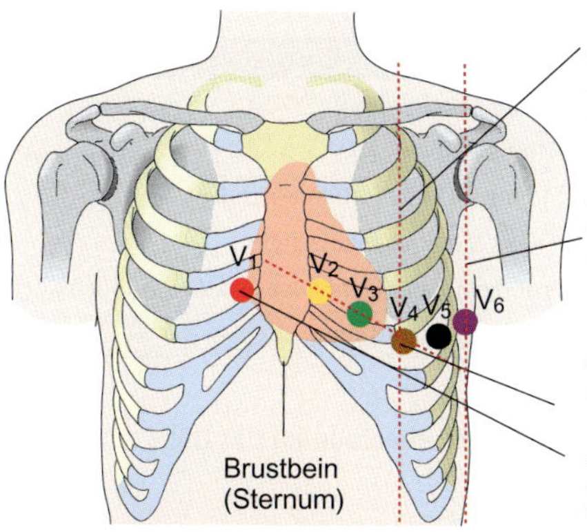

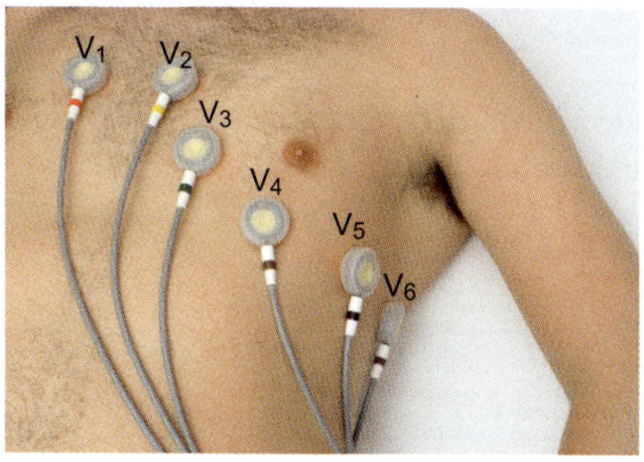

ABB. 1.16

Abb. 1.16 Elektrodenpositionen der Brustwandableitungen beim EKG. Die 6 Messpunkte am Brustkorb werden als Brustwandableitungen V1 bis V6 (nach Wilson) bezeichnet. Beim Zwölf-Kanal-EKG werden sie zusätzlich zu den Elektroden an Handgelenken und Knöcheln angelegt und ermöglichen damit die gleichzeitige Aufnahme aller 12 Ableitungen (Ableitungen I–III nach Einthoven, Ableitungen aVR, AVF und AVL nach Goldberger und Ableitungen V1 bis V6) mithilfe eines 12-Kanalverstärkers und -schreibers. [L190, K115]

Tab. 1.27 Zwölf-Kanal-Elektrokardiografie

Schritt	Details
Vorbereitung	• EKG-Gerät mit 12 Elektroden (Saug- oder Klebelektroden) • EKG-Papier (wenn nicht digital) • Gegebenenfalls Elektrodenkontaktspray bei Saugelektroden • Gegebenenfalls Einwegrasierer bei starker Brustbehaarung
Durchführung	• Begrüßung der Patientin und Vorstellung mit eigenem Namen, Funktion und Absicht • Identifikation der Patientin prüfen (Name und Geburtsdatum) und Einwilligung einholen • Patientin bitten, den Oberkörper, Unterarme und Unterschenkel freizumachen • Bett oder Liege flach und auf Arbeitshöhe stellen • Gegebenenfalls vorgesehene Hautstellen reinigen und von übermäßiger Körperbehaarung befreien (Einwegrasierer) • Bei Saugelektroden punktuell die Anlegestellen auf der Haut mit Kontaktspray einsprühen • Elektroden anlegen • Patientin bitten, stillzuliegen, und EKG schreiben (50 mm/s Vorschub) • Gegebenenfalls weitere manuelle Einstellung vornehmen (z. B. Rhythmusstreifen mit 25 mm/s Vorschub) • Wenn nicht digital: EKG-Streifen mit Patientenetikett versehen (nicht auf die Kurven kleben!) • Elektroden entfernen, bei Saugelektroden anschließend desinfizieren • Gerät reinigen • Gegebenenfalls Material nachfüllen (Papier, Elektroden, Rasierer...)

Elektrodenpositionierung Nach dem Ampelprinzip werden 4 Elektroden an den Extremitäten (➤ Abb. 1.15, Ableitung nach Einthoven) sowie zusätzlich 6 Elektroden am Brustkorb (Ableitung nach Wilson) befestigt (➤ Tab. 1.28). Bei Frauen sollten die Elektroden möglichst neben oder unter das Brustgewebe geklebt werden.

TAB. 1.28

Tab. 1.28 Brustkorbelektroden

Elektrode	Name	Position
Rote Elektrode	V1	4. ICR rechts parasternal
Gelbe Elektrode	V2	4. ICR links parasternal
Grüne Elektrode	V3	Verbindungslinie zwischen V2 und V4
Braune Elektrode	V4	5. ICR links Medioklavikularlinie
Schwarze Elektrode	V5	Verbindungslinie zwischen V4 und V6 vordere Axillarlinie
Lila Elektrode	V6	5. ICR mittlere Axillarlinie

Elektiv, z. B. bei Verdacht auf einen Hinterwandinfarkt, folgen ebenfalls auf der Höhe von V4 posterior zusätzlich:

- V7: auf der hinteren Axillarlinie (HAL)
- V8: auf der Skapularlinie
- V9: auf der Paravertebrallinie

Bei speziellen klinischen Fragestellungen können zudem modifizierte Elektrodenpositionen wie die sog. Rechtsherzableitung oder die tiefe und hohe Brustwandableitung hinzugezogen werden.

1.5.3 Pulsoxymetrie

1.5.3 Pulsoxymetrie

NKLC Kompetenzebene: **3b,** Durchführung der Pulsoxymetrie

Die Pulsoxymetrie (meistens am Finger oder Ohrläppchen) gehört zum Standardmonitoring. Spezifische Fragestellungen zum Gasaustausch (etwa CO_2-Gehalt) erfordern eine BGA.

Ein Pulsoxymeter setzt sich aus 2 Komponenten zusammen: einem klammerartigen Clip und einem Bildschirm/Display. Um die Sauerstoffsättigung und die Pulsfrequenz zu messen, klemmt man den Clip an gut durchblutete Körperteile der Patientin. Die Fingerkuppe ist gut geeignet – möglich sind aber auch das Ohrläppchen und bei Säuglingen der Fußballen. Dies kann einmalig geschehen oder dauerhaft abgeleitet werden z. B. während einer Operation oder zur Überwachung auf der Intensivstation.

Bei den meisten Geräten lassen sich auch Grenzwerte einstellen, die bei Über- oder Unterschreitung ein Alarmsignal auslösen. Spezielle Pulsoxymeter können die gemessenen Werte auch als grafische Kurve darstellen. Die transkutane Pulsoxymetrie ist eine nicht invasive und schnelle Methode, ist jedoch weniger genau als die Blutgasanalyse und gibt keine Aussage über CO_2-Gehalt und pH-Wert.

CAVE

CAVE Mögliche **Störfaktoren** bei einer Pulsoxymetrie sind:
- pAVK
- Kalte Extremitäten
- Gleichzeitige Blutdruckmessung am gleichen Arm
- Herzinsuffizienz
- Schockzustände
- Ikterus
- Stark pigmentierte Haut
- Viel Sonnenlicht oder Kunstlicht
- Motorische Unruhe, Tremor
- Unzureichende Fixierung des Messclips
- Nagellack, künstliche Fingernägel, Gelnägel
- Gewebeödeme
- Adipositas oder Kachexie
- Kohlenmonoxidvergiftung

1.5.4 Doppler-Verschlussdruckmessung/ABI-Bestimmung

1.5.4 Doppler-Verschlussdruckmessung/ABI-Bestimmung

NKLC Kompetenzebene: **3b,** Doppler-Verschlussdruckmessung und Bestimmung des Knöchel-Arm-Index

Der ABI dient der Erkennung einer pAVK.

Einen wichtigen Stellenwert in der Diagnostik der pAVK hat die sog. Doppler-Verschlussdruckmessung und der Knöchel-Arm-Index („Ankle-Brachial-Index“, ABI). Das benötigte Material und die Durchführung einer Doppler-Verschlussdruckmessung sind in ➤ Tab. 1.29 dargestellt.

Tab. 1.29 Doppler-Verschlussdruckmessung/ABI-Bestimmung

Schritt	Details
Material vorbereiten	• Blutdruckmanschette • Stethoskop • Doppler-Gerät • Gel • Zellstoff • Reinigungstücher
Durchführung	• Begrüßung der Patientin und Vorstellung mit eigenem Namen, Funktion und Absicht • Identifikation der Patientin prüfen (Name und Geburtsdatum) und Einwilligung einholen • Die Messung erfolgt an der liegenden Patientin (30° Oberkörperhochlagerung) nach einer Ruhephase von 10–15 min – Blutdruckmessung an beiden Oberarmen (A. brachialis) und Notieren des höheren systolischen Wertes – Anbringen der Blutdruckmanschette am Unterschenkel proximal des Knöchels (A. dorsalis pedis, A. tibialis posterior) – Aufsuchen des Gefäßes mit der Doppler-Sonde im 45–60°-Winkel (pulssynchrones Geräusch) – Langsames Aufpumpen der Blutdruckmanschette ca. 20 mmg Hg oberhalb des Punktes, an dem das Doppler-Signal ausbleibt, dann langsam Druck ablassen, bis das Geräusch wieder zu hören ist: Wert notieren (rechts und links)! • Patientin von Restgel befreien und Geräte reinigen

Berechnung des ABI Der ABI errechnet sich als Quotient aus Verschlussdruck am Endgefäß in Relation zum systolischen Druck am Oberarm. Da pro Bein über 2 Gefäßen je ein Wert gemessen wird, wird gemäß Leitlinie der niedrigere der beiden Knöcheldrücke herangezogen. Bei systolischen Blutdrücken über 200 mm Hg ist dieser Test kontraindiziert.

Anhand der absolut ermittelten Werte (in mm Hg) lässt sich die Schwere und der Kompensationsgrad der Verschlusserkrankung abschätzen. Der ABI als Quotient lässt sich für ein Screening und die Verlaufskontrolle der PAVK gut verwenden. Ein ABI < 0,9 gilt dabei als beweisend für die PAVK, insbesondere bei Abfall des ABI > 20 % nach Durchführung einer Streckenmessung auf dem Laufband.

Der ABI ist der Quotient aus Verschlussdruck am Knöchel und systolischem Druck am Oberarm.
Lerntipp: Ein ABI ≤ 0,9 gilt als relevantes Durchblutungshindernis! Bei grenzwertigen Befunden und Abwesenheit von Kontraindikationen kann eine Messung nach Belastung durchgeführt werden – eine Verschlechterung von 20 % oder mehr spricht ebenfalls für eine pAVK!

MERKE

MERKE ABI = Verschlussdruck am Endgefäß/systolischer Druck Oberarm
Auswertung:
- ABI über 1,3: Mediasklerose
- ABI 0,9 bis 1,3: Normalwert
- ABI unter 0,9: pAVK bewiesen
- ABI unter 0,5: kritische Ischämie wahrscheinlich

FALL

Ralf Volker-Heinz, Notaufnahme, 2/8

Sie haben Ihre PJlerin beauftragt, bei Herrn Volker-Heinz zur Komplettierung der Diagnostik den ABI zu bestimmen. Sie hat folgende Werte erhoben:
- Systolischer Druck Oberarm links: 155 mm Hg
- Systolischer Druck Oberarm rechts: 140 mm Hg
- A. dorsalis pedis links: 120 mm Hg
- A. tibialis posterior links: 115 mm Hg
- A. dorsalis pedis rechts: 120 mm Hg
- A. tibialis posterior rechts: 120 mm Hg

Damit berechnet sich links ein ABI von 0,74 (115/155) und rechts ein ABI von 0,8 (120/140).

Einschränkungen hat die Doppler-Verschlussdruckmessung bei Personen mit langjährigem Diabetes, Dialysepatientinnen oder bei anderen Ursachen für eine Mediasklerose der Widerstandsgefäße.

1.5.5 Endoskopische Verfahren

Endoskopische Verfahren sind in der modernen Medizin nicht mehr wegzudenken. Sie sind als *diagnostische* und/oder *therapeutische* Endoskopien möglich. Viele abdominal- und thoraxchirurgische Eingriffe (z. B. Cholezystektomie, Lobektomie) werden heute minimalinvasiv durchgeführt!

1.5.5 Endoskopische Verfahren

NKLC Kompetenzebene: **3a,** kritische Bewertung von speziellen bildgebenden und endoskopischen Verfahren einschließlich des Abgleichs mit den Befundbeschreibungen

Unter Endoskopie versteht man die Betrachtung von Körperhöhlen und Hohlorganen mithilfe eines Endoskops. Man unterscheidet:

- Diagnostische Endoskopie: Sie dient überwiegend der makroskopischen Betrachtung sowie Gewinnung von Proben und Biopsien zur Diagnosefindung.
- Therapeutische oder „interventionelle" Endoskopie: Sie ist Teil der minimalinvasiven Chirurgie und dient der Durchführung von Eingriffen im Körperinneren durch kleine Schnitte oder Körperöffnungen (➤ Kap. 4.5).

Man kann die Endoskopie als eine Technik betrachten, und die minimalinvasive Chirurgie als die Strategie, bei der die Endoskopie häufig zum Einsatz kommt, um die Vorteile kleinerer Schnitte zu nutzen.

Da es sich um invasive Verfahren handelt, ist die Patientin zwingend vorher über den Eingriff und die damit verbundenen Risiken aufzuklären und die Einwilligung einzuholen.

Einsatzgebiete Die Einsatzgebiete erstrecken sich mittlerweile über fast alle Bereiche der klinischen Medizin (➤ Tab. 1.30).

Tab. 1.30 Einsatzgebiete der Endoskopie (Beispiele)

Fachrichtung	Einsatzform
Gastroenterologie	• Ösophagogastroduodenoskopie (ÖGD) – Ösophagoskopie – Gastroskopie – Duodenoskopie • Endoskopisch retrograde Cholangiopankreatikografie (ERCP) • Enteroskopie • Koloskopie – Sigmoidoskopie – Rektoskopie – Endosonografie
Pneumologie	• Bronchoskopie • Endobronchialer Ultraschall
Urologie	• Zystoskopie
Viszeralchirurgie	• Laparoskopie (➤ Kap. 4.5.1)
Gynäkologie	• Hysteroskopie • Kolposkopie
Orthopädie und Unfallchirurgie	• Arthroskopie (➤ Kap. 4.5.2)
Thoraxchirurgie	• Thorakoskopie
HNO	• Rhinoskopie • Sinuskopie • Laryngoskopie • Tympanoskopie

Neben den klassischen Verfahren sind mittlerweile auch speziell weiterentwickelte Verfahren entstanden. Hier sind z. B. die Kapselendoskopie, Chromoendoskopie und konfokale Laserendoskopie zu nennen. Als weniger invasive Methode steht je nach Indikationsstellung auch eine virtuelle Endoskopie zur Verfügung.

Bewertung Bei der Bewertung endoskopischer Untersuchungsverfahren unterscheidet man direkte und indirekte Untersuchungsbefunde:

- Direkte Befunde: makroskopisch sichtbare Befunde während der Untersuchung (z. B. Ulkus, Blutung, Entzündungszeichen)
- Indirekte Befunde: gewonnene Proben und Histologien, die erst noch pathologisch begutachtet werden, sodass die Mitteilung des Ergebnisses der histopathologischen Untersuchung verzögert eingeht

1.5.6 Bildgebende Verfahren

NKLC Kompetenzebene: **3a,** kritische Bewertung von speziellen bildgebenden und endoskopischen Verfahren einschließlich des Abgleichs mit den Befundbeschreibungen

1.5.6.1 Überblick

Unter bildgebenden Verfahren werden verschiedene apparative Untersuchungsmethoden zusammengefasst, die (zwei- oder dreidimensionale) Bilddaten von Organen und Strukturen der Patientin liefern (➤ Tab. 1.31).

Tab. 1.31 Bildgebende Verfahren

Bilderzeugung	Verfahren
Röntgenstrahlung	• Röntgenaufnahmen • Computertomografie (CT) • Durchleuchtung
Radionuklide	• Positronenemissionstomografie (PET) • Szintigrafie • Single-Photon-Emissionscomputertomografie (SPECT)
Ultraschall	Sonografie (➤ Kap. 1.5.6.3)
Kernspinresonanz	Magnetresonanztomografie (MRT)
Infrarotstrahlung	Diagnostische Thermografie
Impedanz	Elektrische Impedanztomografie (EIT)
Sichtbares Licht	• Endoskopie • Optische Tomografie • Videorasterstereografie

Verfahrenswahl Die Auswahl der bildgebenden Methode beruht auf den Anforderungen, die an die Diagnostik gestellt werden. Die Anforderung wird von der behandelnden Ärztin in Rücksprache mit den Radiologinnen gestellt. Die meisten Verfahren liefern statische Aufnahmen. „Bewegte Bilder“ für Bewegungsabläufe, auch für Videoaufnahmen und während Operationen, können Ultraschall, Durchleuchtung, Endoskopie, elektrische Impedanztomografie, teilweise auch die MRT erzeugen. Die radiologischen Verfahren unterscheiden sich zusätzlich in der Strahlenexposition und der daraus folgenden Dosis (➤ Kap. 1.5.6.2). Demnach sollte das Verfahren – nach Röntgenverordnung – neben der Anforderung auch nach der Strahlendosis ausgewählt werden.

Kontrastmittel Häufig werden die einzelnen Verfahren durch Kontrastmittel, das geschluckt oder i. v. verabreicht wird, unterstützt, um das untersuchte Gewebe genauer von der Umgebung unterscheiden zu können. Vor einer Kontrastmittelgabe müssen Patientinnen auf das Vorliegen einer Niereninsuffizienz und Kontrastmittelallergien gescreent werden (labormedizinische Untersuchung). Ebenso sind Schilddrüsenfehlfunktionen bei jodhaltigem Kontrastmittel relevant.

MERKE Eine **akute Kontrastmittelreaktion** tritt innerhalb der 1. Stunde nach Injektion auf. Es werden dieselben Reaktionen bei jod- und gadoliniumhaltigem Kontrastmittel sowie bei Ultraschall-Kontrastmittel beobachtet. Die Inzidenz ist bei jodhaltigem Kontrastmittel jedoch am höchsten. Akutreaktionen treten entweder allergisch bedingt, hypersensitiv oder im Rahmen chemotoxischer Reaktionen auf.
Eine **späte Kontrastmittelreaktion** tritt 1 Stunde bis 1 Woche nach Kontrastmittelinjektion auf. Hautreaktionen und Juckreiz sind am häufigsten und moderat ausgeprägt sowie selbstlimitierend.
Eine **sehr späte Kontrastmittelreaktion,** die 1 Woche nach Kontrastmittelapplikation oder später auftritt, kann Hinweis auf eine thyreotoxische Krise (jodhaltiges Kontrastmittel) oder die Entwicklung einer nephrogenen systemischen Fibrose (NSF) sein.

FALL

Willow McAlister, Notaufnahme, 4/9

Bei Frau McAllister war initial ein Röntgenbild ihres rechten Unterarms anfertigt worden. Hier zeigt sich eine Radiusfraktur (➤ Abb. 1.17).

1.5.6 Bildgebende Verfahren

1.5.6.1 Überblick

Die wesentlichen 3 Methoden basieren auf Ultraschall, Röntgenstrahlen und Magnetresonanz. Weiterführende Verfahren können z. B. nuklearmedizinische Bildgebungen sein.

Welches Verfahren du wählst, hängt von deiner Fragestellung ab! Dabei Strahlenbelastung beachten und ökonomisch handeln.

Oft werden **Kontrastmittel** benötigt. Frage daher immer nach Allergien bei deinen Patientinnen. Prüfe außerdem vorher die Schilddrüsen- und Nierenfunktion!

MERKE

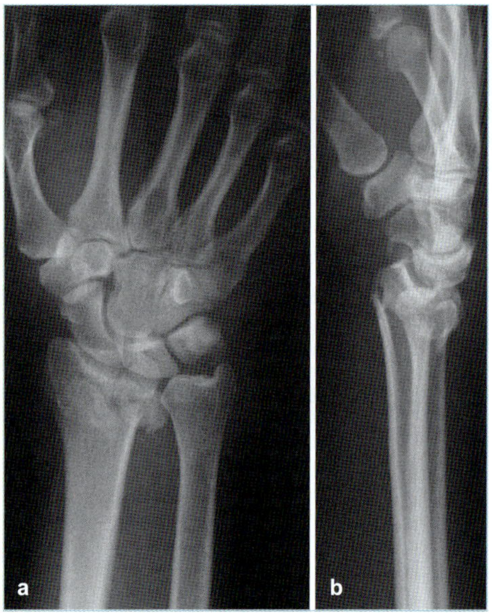

Abb. 1.17 Distale Radiusfraktur rechts [M1295, V1039]
a) Röntgenaufnahme a.-p.
b) Röntgenaufnahme seitlich

FALL

Willow McAlister, Notaufnahme, 5/9

Sie besprechen die Bilder mit Ihrem Oberarzt und den Radiologen: Vor der operativen Versorgung soll noch eine CT für die OP-Planung durchgeführt werden (➤ Abb. 1.18).

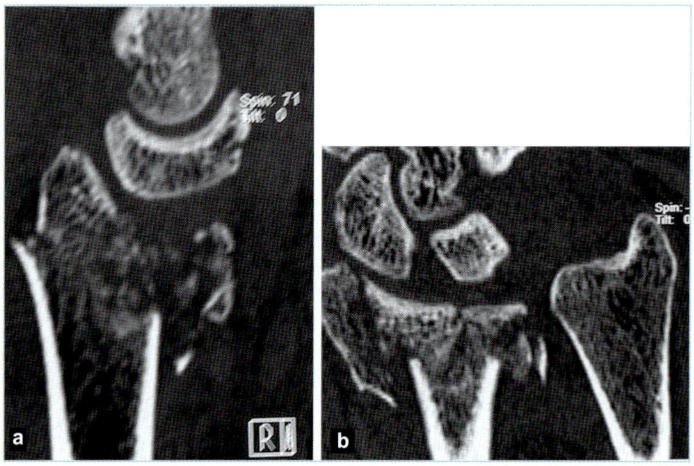

Abb. 1.18 CT bei distaler Radiusfraktur rechts [M1295, V1039]
a) Sagittaler CT-Schnitt
b) Koronarer CT-Schnitt

1.5.6.2 Röntgendiagnostik

Maßnahmen zum Strahlenschutz sind bei der Anwendung von Röntgenstrahlen essenziell.

1.5.6.2 Röntgendiagnostik

Udo Obertacke

In Deutschland wird die diagnostische Anwendung der X-Strahlen („x-ray“), die von Wilhelm Conrad Röntgen 1885 entdeckt wurden, als Substantiv, Verb und Adjektiv mit dem Namen des Erstbeschreibers verbunden. Eine distanziertere Formulierung wäre „Radiografie“.

Röntgenstrahlen liegen im elektromagnetischen Spektrum oberhalb des UV-Lichtes und sind wie die eng verbundenen Gammastrahlen **„ionisierende Strahlung“** (d. h. sie können u. a. bei lebendem Gewebe auf atomarer/molekularer Ebene Elektronen entfernen, damit Ionen erzeugen und letztlich die Quelle von

Mutationen sein). Die Anwendung von Röntgendiagnostik setzt deshalb zwingend Maßnahmen zum **Strahlenschutz** voraus, die unbedingt sowohl eine Schulung und geprüfte Kenntnis bei Anwendern (und Beteiligten!) als auch Hardware (Bleiwesten, Personendosimeter) umfassen. Der durch die Strahlenschutzverordnung definierte **Kontrollbereich** wird in der Chirurgie mit dem OP-Raum (bzw. dem analogen Eingriffsraum in der Ambulanz o. Ä.) gleichgesetzt. Studierende dürfen sich im Kontrollbereich (während der Anwendung von Röntgendiagnostik) nur aufhalten, wenn die o. g. Strahlenschutzbedingungen erfüllt sind und ihr Mitwirken den Zwecken der Lehre dient.

MERKE Das Akronym **ALARA** beschreibt ein grundlegendes Prinzip des Strahlenschutzes und bedeutet „as low as reasonably achievable". Frei übersetzt soll so wenig Dosis wie möglich angewendet werden, jedoch so viel wie nötig, um noch aussagekräftige Ergebnisse zu erhalten. Im Umgang mit ionisierenden Strahlen ist die Strahlenbelastung von Menschen so niedrig wie möglich zu gestalten, soweit es die technischen Mittel heute ermöglichen.

Röntgenstrahlen kommen bei Röntgenaufnahmen, bei der CT und bei der Durchleuchtung zum Einsatz (➤ Tab. 1.31). Eine **einfache Röntgendiagnostik** (ohne CT) bedeutet, dass Körperabschnitte durchstrahlt und die Bilder elektronisch (früher: fotografisch) erzeugt werden. Mit der **CT** ist es darüber hinaus möglich, Bildschnitte zu erzeugen, mit denen sich Gewebe und Organe überlagerungsfrei darstellen lassen. Sogenannte **Bildverstärker** (BV) sind im OP und in Eingriffsräumen im Einsatz.

In vielen Fällen benötigt man bei der Röntgendiagnostik Bilder in 2 Ebenen (die meist senkrecht aufeinander stehen), um eine dreidimensionale Struktur überhaupt sinnvoll mit statischen zweidimensionalen Bildern darstellen zu können. Immer gilt jedoch, dass die Röntgendiagnostik (u. a. aus den Bedingungen des Strahlenschutzes) nur möglichst kurz, auf kleinstmöglichen Flächen (u. a. durch Einblenden) und nur in definierten Ebenen (Röntgen-Einstellungstechnik) erfolgen darf. Nur definierte **Einstellungstechniken** (s. spezielle Fachbücher) sind zur sicheren Auswertung geeignet (und auch nur dann abrechnungsfähig). Eine gesetzliche Qualitätssicherung wacht in allen Anwendungsbereichen über diese Anforderungen. Sämtliche in diesem Buch erwähnten Einstellungstechniken (z. B. die axiale Hüftgelenkaufnahme nach Lauenstein) sind solche definierten und unmissverständlichen Verfahrensanweisungen.

1.5.6.3 Sonografie

NKLC Kompetenzebene: **3a,** Durchführung von verschiedenen sonografischen Untersuchungsverfahren

Die Sonografie oder umgangssprachlich „Ultraschall" ist ein bildgebendes Verfahren unter Anwendung von Ultraschall zur Untersuchung von Gewebe.

Aufgrund der leichten Verfügbarkeit und der geringen Invasivität findet die Sonografie breite Anwendung. Klassische Beispiele sind Abdomensonografie, Schilddrüsensonografie, Echokardiografie, Notfallsonografie oder FAST („focussed abdominal sonography in trauma"), Schwangerenvorsorge, endosonografische Untersuchungen (z. B. endovaginal, Schluckecho, Prostata), Gefäßsonografie und Sehnen, Gelenks- und Fraktursonografie.

Die Sonografie gilt als ein extrem untersucherabhängiges Diagnostikum, das in seiner Anwendung Erfahrung und Routine erfordert.

Zugänglichkeit von Organen

Generell sind wasserhaltige und blutreiche Strukturen gut für den Ultraschall geeignet (➤ Tab. 1.32). Schlecht untersuchbar sind alle gashaltigen oder von Knochen bedeckten Organe (z. B. Darm bei Blähungen, Lunge, Gehirn, Knochenmark). Manche Organe sind nur im pathologischen Zustand gut zu erkennen (z. B. Blinddarm, Harnleiter, Nebennieren).

1.5.6.3 Sonografie

Lerntipp: Nutze jede Möglichkeit zum praktischen Lernen der Sonografie – denn hier gilt ganz besonders: Übung macht den Meister!

Zugänglichkeit von Organen

Wasserreiche Strukturen lassen sich gut schallen, Luft und harte Strukturen dagegen schlecht. Manche Organe (z. B. Appendix, Nebennieren) lassen sich fast nur im pathologischen Zustand darstellen.

Lerntipp: Prüfungsrelevant sind u. a. die Unterscheidung zystischer und solider Veränderungen, die FAST-Sonografie, die Beurteilung eines Harnstaus, der Volumenstatus über die V. cava inferior und die Diagnose von Pleuraerguss bzw. Aszites.

Das Üben der Farbduplexsonografie der Gefäße hilft dir beim Legen von Zugängen.

Tab. 1.32 Sonografische Untersuchbarkeit von Organen

Gut untersuchbare Organe	Bedingt oder durch Endoskopsonde untersuchbare Organe	Schlecht untersuchbare Organe
• Aorta abdominalis, weitere Arterien und Venen (Ausnahme intrakranial) • Herz, Leber, Milz, Nieren, Pankreas, Gallenblase, Gallengang • Darm (teilweise) • Hoden • Pleura • Schilddrüse, Speicheldrüsen • Lymphknoten • Knochen (im Rahmen der Fraktursonografie) • Haut • Zugängliche Muskeln • Zwerchfell (je nach Fragestellung)	• Enddarm • Harnleiter • Prostata • Gebärmutter/Eierstöcke • Nebenniere • Magen/Ösophagus • Sehnen	• Gehirn (Ausnahme: Säuglinge durch die offene Fontanelle) • Nerven • Wirbelsäule, Rückenmark • Inneres von Knochen, Inneres von Gelenken • Herzkranzgefäße (intravenöser Ultraschall, IVUS) • Luftröhre, Lunge

Vorbereitung
Schaffe dir optimale Bedingungen! Dimme das Licht und lagere deine Patientin.

Vorbereitung

Lagerung Die Patientin wird entsprechend des zu untersuchenden Organs gelagert. Der Untersuchungsraum wird abgedunkelt.

Material Benötigt wird ein Ultraschallgerät mit entsprechendem Schallkopf, Ultraschallgel, Zellstoff, Handschuhe und spezielle alkoholfreie Reinigungstücher für den Schallkopf.

Schallköpfe
Es gibt 3 wesentliche Schallkopfvarianten:
- Linearschallkopf
- Sektorschallkopf (sog. Echoschallkopf)
- Konvexschallkopf (sog. Abdominalschallkopf)

Durch die Ausrichtung des abgegebenen Schalls unterscheidet sich das entstehende Bild und der Blickwinkel.
Gehe behutsam mit den Schallköpfen um! Sie sind sehr empfindlich und sehr teuer.

Schallköpfe

Nach der Anordnung der piezoelektrischen Elemente unterscheidet man 3 Schallkopftypen: den Linear-, den Sektor- und den Konvexschallkopf (➤ Abb. 1.19):

- Beim **Linearschallkopf** sind die Piezokristalle auf einer Geraden angeordnet. Sie senden Schallwellen parallel in das untersuchte Gewebe. Vorteil dieses Schallkopftyps ist eine hohe Auflösung in Schallkopfnähe (gutes Nahfeld), Nachteil ist sein vergleichsweise schmales Blickfeld in der Tiefe, da die Schallbündel nicht divergieren.
- Beim **Sektorschallkopf** werden durch die mechanische Auslenkung einzelner Kristalle Schallwellen in verschiedene Richtungen ausgesandt, sodass das Bild die Form eines Tortenstücks hat. Vorteil ist das weite Blickfeld in der Tiefe. Von Nachteil ist, dass sich dieser Schallkopftyp nicht zur Beurteilung des Nahfeldes eignet, da das Blickfeld in Schallkopfnähe eng ist.
- Beim **Konvexschallkopf** sind die piezoelektrischen Elemente nebeneinander und bogenförmig angeordnet („Curved Array“). Das Bild ist ein Kompromiss zwischen Linear- und Sektorbild. Der Konvexschallkopf hat wie der Linearschallkopf eine hohe Nahauflösung und wie der Sektorschallkopf ein weites Blickfeld in der Tiefe. Die Einstellung der Bildebene ist allerdings häufig schwierig.

Je nach Schallkopftyp unterscheidet sich die Anwendung (➤ Tab. 1.33).

MERKE

MERKE Nach der Anordnung der piezoelektrischen Elemente unterscheidet man **3 Schallkopftypen:** den Linear-, den Sektor- und den Konvexschallkopf.

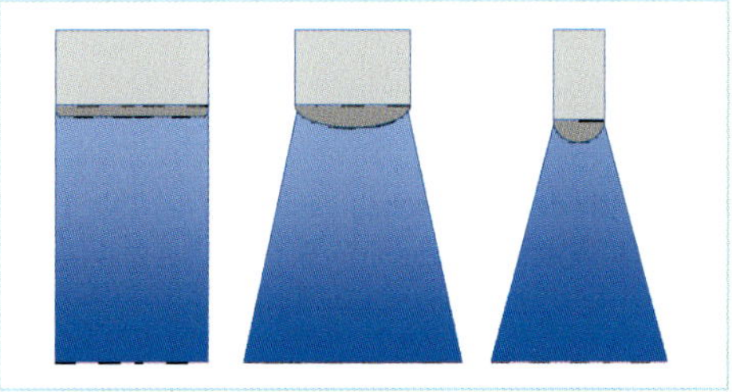

Abb. 1.19 Linearschallkopf (links), Konvexschallkopf (Mitte) und Sektorschallkopf (rechts) [M512]

TAB. 1.33

Tab. 1.33 Anwendung der Schallkopftypen

Linearschallkopf	Sektorschallkopf	Konvexschallkopf
• Zentralvenöse Kanülierungen • Lungensonografie • Schilddrüsenuntersuchung • Untersuchung von Haut, Nerven, oberflächlich liegenden Sehnen und kleinen Organen	• Fokussierte Lungensonografie • Echokardiografie • Gehirnuntersuchungen bei Säuglingen • Gelenkuntersuchungen	• Abdomensonografie • Fokussierte Lungensonografie • Notfallsonografie

Schallköpfe sind sehr empfindlich gegen Stöße und müssen daher sorgsam behandelt und entweder in der Hand oder sicher abgelegt werden. Auch die Kabel zu den Schallköpfen sind empfindlich und dürfen auf keinen Fall geknickt oder mit Gerät/Rollhocker überrollt werden.

Einstellung des Ultraschallgeräts

Am Ultraschallgerät gibt es verschiedene Einstellungsmöglichkeiten (➤ Tab. 1.34). Viele Geräte sind beim Einschalten in einem Grundmodus, der es gestattet, sofort Ultraschallbilder zu erhalten. **Cave:** Nicht alle Geräte haben diese Option.

Einstellung des Ultraschallgeräts

Jeder Hersteller hat seine eigenen Knöpfe und Einstellmöglichkeiten. Darum: Lass dich einweisen!

Tab. 1.34 Bezeichnungen am Ultraschallgerät

Physikalische Größe	Bezeichnung am Gerät	Gebräuchliche Abkürzungen
Sendeleistung	Power	dB
Gesamtverstärkung	Gain	>
Tiefenabhängige Verstärkung		TGC, DGC, near/far
Eindringtiefe	Depths, Tiefe	
Fokusposition	Fokus, Scharfstellung	
Dynamischer Bereich	Dynamik	DYN
Filterung	Enhancement	ENH
Bildkorrelation	Persistance, Frame Correlation, Scan Correlation	SCC

Eindringtiefe Die Eindringtiefe sollte so eingestellt werden, dass alle relevanten Strukturen erfasst sind und auch noch Gewebe hinter den Strukturen dargestellt ist. Je geringer die eingestellte Eindringtiefe, desto höher ist die Bild-Wiederholrate, desto schneller also der Bildaufbau.

Sendeleistung Die Sendeleistung beeinflusst die Intensität der reflektierten Signale: Je höher man die Sendeleistung am Power-Regler einstellt, desto günstiger wird das Verhältnis von Signalintensität zum Hintergrundrauschen. Die Sendeleistung darf aber auch nicht zu hoch sein, da sonst biologische Effekte durch den Ultraschall zu erwarten sind. Diese Sicherheitsgrenze ist bei allen derzeit erhältlichen B-Bild-Geräten intern vorgegeben. Die Sendeleistung sollte so gewählt werden, dass die schallkopffernen Strukturen noch gut dargestellt werden. Bei einer zu geringen Sendeleistung sind schallkopfferne Abschnitte trotz maximaler Gesamt- und tiefenabhängiger Verstärkung dunkel oder verrauscht.

Gesamtverstärkung Die Gesamtverstärkung legt fest, wie sehr die empfangenen Signale verstärkt werden. Auch das Hintergrundrauschen wird verstärkt und führt bei hoher Gesamtverstärkung zu unerwünschtem Bildrauschen. Ist die Gesamtverstärkung zu hoch, ist das Bild insgesamt zu hell und verliert an Kontrast. Ist sie zu niedrig, werden die Ultraschallsignale zu wenig verstärkt, und das Bild ist insgesamt zu dunkel. Die Gesamtverstärkung („Gain-Regler“) und die Sendeleistung („Power-Regler“) müssen aufeinander abgestimmt werden. Da die Signale mit zunehmender Sendeleistung stärker werden, muss die Gesamtverstärkung etwas verringert werden. Häufig nimmt das Gerät diese Abstimmung automatisch vor; diese Geräte haben nur einen Regler namens „Gain“, der Gesamtverstärkung und Sendeleistung steuert.

Tiefenabhängige Verstärkung Die tiefenabhängige Verstärkung gleicht die Schwächung des Ultraschalls durch das Gewebe aus, sodass ein homogenes Gewebe schallkopfnah und schallkopffern mit derselben Helligkeit dargestellt wird. Da Ultraschall durch das Gewebe geschwächt wird, sind die Echos aus tiefer liegenden Schichten schwächer. Um dennoch ein homogenes Bild zu erlangen, kann der Untersucher Echos tiefenabhängig verstärken. Manche Geräte besitzen hierzu nur 2 Drehregler, einen für den Nahbereich und einen für den Fernbereich, andere bis zu 10 Schieberegler, sodass die tiefenabhängige Verstärkung für jeden Tiefenbereich reguliert werden kann.

Fokusposition Die Fokusposition bestimmt den Ort der besten Auflösung eines Schallkopfes.

Dynamischer Bereich Der dynamische Bereich legt fest, was die höchste und was die niedrigste Signalamplitude sein soll, die im Ultraschallbild bereits als weiß bzw. noch als schwarz dargestellt wird. Wählt man einen kleinen dynamischen Bereich, so erhält man ein sehr kontrastreiches Bild, das im Wesentlichen schwarz-weiß ist. Viele der Signalamplituden sind größer als der Maximalwert und werden somit weiß dargestellt, viele sind kleiner als der Minimalwert und werden schwarz dargestellt. Die Wahl eines kleinen dynamischen Bereichs ist dann sinnvoll, wenn hauptsächlich Organkonturen dargestellt werden sollen und die Beurteilung des Parenchyms sekundär ist. Häufig bieten die Ultraschallgeräte untersuchungsspezifische anwenderfreundliche Voreinstellungen des dynamischen Bereichs. Wählt man einen zu großen dynamischen Bereich, nimmt das Bildrauschen zu.

Zoom Einige Geräte bieten die Möglichkeit, Bilder zu vergrößern. Bei unkritischem Einsatz des Zooms besteht die Gefahr, dass man wesentliche Befunde wegen des kleinen Bildausschnitts übersieht.
Freeze Erlaubt es, das aktuelle Bild einzufrieren und ein Standbild zu generieren.

Durchführung einer Notfallsonografie

Die *FAST-Sonografie* zum Ausschluss intraabdomineller Flüssigkeit nach Trauma gehört zum ATLS-Versorgungsschema. Ziel ist es, intraabdominellen Blutverlust etwa durch eine rupturierte Milz schnell zu entdecken und rechtzeitig handeln zu können.

Durchführung einer Notfallsonografie

Indikationen FAST ist das Akronym für „fokussierte abdominelle Sonografie im Trauma" und stellt einen etablierten Bestandteil der Schockraumdiagnostik in der Phase 1 („primary survey") des Advanced Trauma Life Support (ATLS, ➤ Kap. 5.1.3) dar (➤ Kap. 5.1.4). Teils wird auch eine sog. p-FAST durchgeführt, also Ultraschall bei Traumapatientinnen bereits in der präklinischen Phase am Notfalleinsatzort mit portablen Geräten.

Eine der Haupttodesursachen von polytraumatisierten Patientinnen innerhalb der ersten 24 Stunden nach einem Unfall sind die Blutverluste durch abdominelle Traumen und Beckenverletzungen. Um die Rate vermeidbarer Todesfälle zu verringern, müssen mögliche Blutungsquellen so schnell wie möglich ausgeschlossen werden, um eine adäquate Therapie einleiten zu können. Hier zeichnet sich die Ultraschalldiagnostik durch eine hohe Spezifität im Nachweis freier Flüssigkeit aus, die sich im Ultraschall schwarz darstellt.

Generell sind für eine gute Darstellung der vollständige Kontakt des Schallkopfes (Ankoppelung) an der Patientin mit entsprechender Benutzung von Ultraschallgel zu beachten.

Material und Durchführung Das benötigte Material und die Durchführung einer Notfallsonografie sind in ➤ Tab. 1.35 dargestellt.

TAB. 1.35

Tab. 1.35 Notfallsonografie

Schritt	Details
Material vorbereiten	• Händedesinfektionsmittel • Sonogel • Sonogerät • Unterlage • Papiertücher
Sonografie durchführen	• Begrüßung der Patientin mit Vorstellung des eigenen Namens, Funktion und Absicht • Identifikation der Patientin prüfen (Name und Geburtsdatum) und Einwilligung einholen • Patientenlagerung, Abdomen frei machen lassen, Unterlage positionieren • Sonogerät einschalten, Wahl Konvexschallkopf • Ausreichend Sonogel auf dem Schallkopf positionieren • Sonografieren mit den folgenden Anlotungspunkten (➤ Abb. 1.20) – 1. Anlotungspunkt (rechts Übergang Lunge – Leber) – Lokalisation: mittlere Axillarlinie rechtsseitig, Höhe 8.–10. Interkostalraum (ICR) – Darstellung: Zwerchfell mit nach kranial Lunge und kaudal Leber, zudem werden die Lungenbewegungen (Vorhangphänomen) betrachtet – Fragestellung: Hämatothorax, freie Flüssigkeit zwischen Zwerchfell und Leber – 2. Anlotungspunkt (Morison-Pouch) – Lokalisation: mittlere Axillarlinie rechtsseitig, Höhe 9.–11. ICR – Darstellung: Recessus hepatorenalis (Morison-Pouch) zwischen Leber und Niere in voller Länge (Niere in „Kidneybohnenform" darstellen) – Fragestellung: freie Flüssigkeit zwischen Niere und Leber – 3. Anlotungspunkt (links Übergang Lunge – Milz) – Lokalisation: hintere Axillarlinie linksseitig, Höhe 6.–8. ICR – Darstellung: Zwerchfell mit nach kranial Lunge und kaudal Milz, zudem werden die Lungenbewegungen (Vorhangphänomen) betrachtet – Fragestellung: Hämatothorax, freie Flüssigkeit zwischen Zwerchfell und Milz – 4. Anlotungspunkt (Koller-Pouch) – Lokalisation: hintere Axillarlinie rechtsseitig, Höhe 7.–9. ICR – Darstellung: Recessus splenorenalis (Koller-Pouch) zwischen Milz und Niere in voller Länge (Niere in Kidneybohnenform darstellen) – Fragestellung: freie Flüssigkeit zwischen Milz und Niere – 5. Anlotungspunkt (Blase mit Spatium retrovesicale) – Lokalisation: mittig direkt kranial der Symphyse (Schallkopf von dort in Richtung kaudal kippen), zunächst Anlotung mit horizontaler Schallkopfposition, danach Schallkopf 90° drehen, um Blase und retrovesikalen Raum sicher zu beurteilen – Darstellung: Blase, para- und retrovesikaler Raum – Fragestellung: freie Flüssigkeit – 6. Anlotungspunkt (subxiphoidal) – Lokalisation: Schallkopf direkt unterhalb des Brustbeins aufsetzen und relativ flach nach links oben zeigend abkippen – Darstellung: Herz von transabdominal-subxiphoidal – Fragestellung: hämodynamisch relevanter Perikarderguss/Herzbeuteltamponade • Reinigung Schallkopf • Schallkopf sicher verstauen • Papiertücher für Abdomen der Patientin • Dokumentation des Befundes

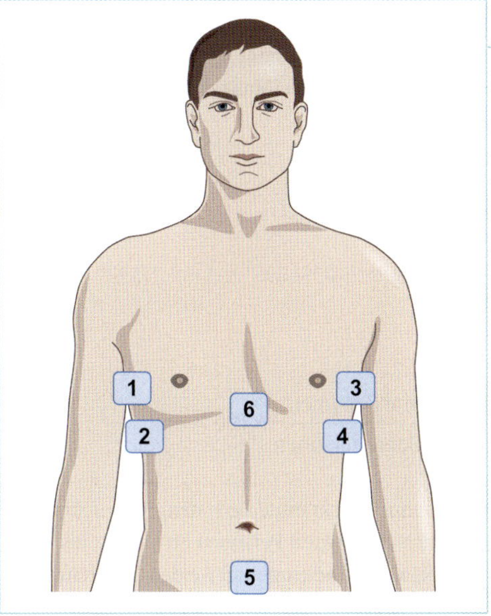

Abb. 1.20 Anlotungspositionen des Schallkopfes (➤ Tab. 1.35) [L157]

ABB. 1.20

FALL

Susanna Montefoux, Schockraum, 3/5

Sie haben eine Übergabe vom Notarzt im Schockraum erhalten. Der Kollege hat bereits auf dem Weg eine p-FAST-Untersuchung bei Frau Montefoux durchgeführt und Ihnen mitgeteilt, dass freie Flüssigkeit im linken Thorax steht. Sonst habe er keine freie Flüssigkeit bei der Untersuchung gesehen.

1.6 Wissenschaft im klinischen Alltag

Yvonne Beaugé, Miriam Rüsseler

In der Chirurgie müssen viele klinische und apparative Befunde („Daten") verarbeitet und korrekt interpretiert werden, da sie die Grundlage für diagnostische Entscheidungen und therapeutische Maßnahmen bilden. Die diagnostische Genauigkeit ist dabei entscheidend für den Behandlungserfolg und die Genesung der Patientinnen. Diagnostische Tests können die klinische Entscheidungsfindung erheblich erschweren, wenn sie eine geringe Sensitivität oder Spezifität aufweisen und somit nicht zuverlässig zwischen erkrankten und nicht erkrankten Patientinnen unterscheiden. Ebenso kann eine Fehlinterpretation der Testergebnisse zu Fehldiagnosen führen, insbesondere wenn sie isoliert und ohne Berücksichtigung des gesamten klinischen Kontexts bewertet werden.

Diagnostische Tests sind nicht fehlerfrei:

- **Falsch positive Ergebnisse** können gesunde Menschen fälschlicherweise als erkrankt einstufen und unnötige Folgeuntersuchungen oder Therapien nach sich ziehen.
- **Falsch negative Ergebnisse** hingegen können dazu führen, dass eine tatsächlich vorhandene Erkrankung übersehen wird, was die rechtzeitige Einleitung einer Therapie verzögert.

Daher müssen diagnostische Tests gezielt und unter der Prämisse angeordnet werden, dass sie die diagnostische Unsicherheit verringern und einen direkten klinischen Nutzen für die Patientinnen bringen. Ein breites diagnostisches Screening (ungezieltes Ausweiten von Untersuchungen) erhöht also zunächst einmal die Zahl/Möglichkeit ungeahnter falsch positiver/negativer Ergebnisse. Eine durch falsch positive Ergebnisse „indizierte" weitere Diagnostik kann schweren Schaden anrichten (z. B., wenn ein „auffälliger" Befund in einer präoperativen „Routine"-Röntgen-Thorax-Untersuchung und einem falsch positiv leicht erhöhten Tumormarker zu einem Pneumothorax durch eine Lungenbiopsie führt).

MERKE Jede Untersuchung (= „diagnostischer Test") muss mit Bedacht angeordnet werden, eine klare Fragestellung haben (am besten dichotom mit ja/nein zu beantworten) und zu einer begründeten Konsequenz führen können.

1.6 Wissenschaft im klinischen Alltag

In der Chirurgie müssen viele klinische und apparative Befunde richtig interpretiert werden. Die korrekte Diagnose ist entscheidend für den *Therapieerfolg* und die *Patientensicherheit!* Diagnostische Verfahren sollten *zuverlässig* (reliabel) und *zielgerichtet* (valide) sein. Verzichte auf unnötige Untersuchungen, denn: Jede diagnostische Maßnahme ist ein Test mit möglichen *Fehlerrisiken* (falsch positiv/falsch negativ).

MERKE

Bewertung diagnostischer Tests: Sensitivität und Spezifität

Lerntipp: Sensitivität und Spezifität sind prüfungsrelevant.
Beispielsweise D-Dimere sind sehr sensitiv zum Nachweis einer Thrombose (ca. 98 %), aber nur wenig spezifisch (ca. 50 %), da es diverse weitere Gründe für eine Erhöhung gibt, wie etwa eine Entzündung.

MERKE

MERKE

Die Ergebnisse hängen nicht nur vom Verfahren, sondern oft auch von der untersuchenden Person ab!

Prädiktive Werte und die Bedeutung der Prävalenz

Bewertung diagnostischer Tests: Sensitivität und Spezifität

Die wissenschaftlich fundierte Entscheidungsfindung erfordert ein tiefgehendes Verständnis der Genauigkeit und Zuverlässigkeit (Reliabilität) diagnostischer Tests. Zwei zentrale Maßzahlen zur Testgüte sind Sensitivität und Spezifität, die stets gemeinsam betrachtet werden müssen.

Sensitivität

MERKE Die Sensitivität (Wahr-Positiv-Rate) ist die Wahrscheinlichkeit eines positiven Testergebnisses unter der Voraussetzung, dass die Person tatsächlich krank ist.

$$\text{Sensitivität} = \frac{\text{richtig positiv erkannte Personen}}{\text{alle tatsächlich erkrankten Personen}} \times 100$$

Je höher die Sensitivität eines Tests, desto zuverlässiger erkennt er erkrankte Personen. Hat ein Test eine Sensitivität von 80 %, bedeutet dies, dass von 100 tatsächlich erkrankten Personen 80 korrekt als krank erkannt werden (richtig positiv), während 20 fälschlicherweise als gesund eingestuft werden (falsch negativ).

Spezifität

MERKE Die Spezifität (Wahr-Negativ-Rate) ist die Wahrscheinlichkeit eines negativen Testergebnisses unter der Voraussetzung, dass das Individuum tatsächlich gesund ist.

$$\text{Spezifität} = \frac{\text{richtig negativ erkannte Personen}}{\text{alle tatsächlich gesunden Personen}} \times 100$$

Je höher die Spezifität eines Tests, desto zuverlässiger erkennt er gesunde Personen. Hat ein Test eine Spezifität von 95 %, bedeutet dies, dass von 100 tatsächlich gesunden Personen 95 korrekt als gesund erkannt werden (richtig negativ), während 5 fälschlicherweise als krank diagnostiziert werden (falsch positiv).

Einflussfaktoren

Unterschiede in der Sensitivität und Spezifität können durch verschiedene Untersucherinnen entstehen (Inter-Rater-Reliabilität). So variiert z. B. beim Impingement-Zeichen nach Neer die in den Studien gezeigte Sensitivität von 54 bis 81 % und die Spezifität von 30 bis 95 %. Für die FAST-Sonografie beim stumpfen Bauchtrauma variiert die Sensitivität von 68 bis 93 %, aber die Spezifität (bei der Frage nach freier Flüssigkeit) nur von 94 bis 99,8 % (➤ Kap. 1.5.6.3). Die unterschiedliche Zusammensetzung der Studienpopulation (viele Erkrankte, viele junge Patientinnen) kann die Sensitivität und Spezifität eines gegebenen Tests in unterschiedlichen Studien ebenfalls beeinflussen.

Beispiele

Das Messen von Fieber ist nach klinischer Erfahrung für die meisten diagnostischen Fragestellungen höchst sensitiv (die meisten Ursachen für Fieber sind pathologische Veränderungen), aber nur wenig spezifisch (fehlendes Fieber schließt kaum eine Krankheit aus). Laborwerte wie CRP sind höchst unspezifische Marker: Peritonitis, Herzinfarkt und Knochenbruch führen zu ähnlichen CRP-Werten. Klinische Untersuchungsverfahren (z. B. Meniskus-Test, gekreuzter Loslassschmerz usw.) sind zwar sehr sensitiv, aber nur begrenzt spezifisch (nur für die jeweilige Krankheitsfragestellung).

Prädiktive Werte und die Bedeutung der Prävalenz

Ein positives Testergebnis bedeutet nicht zwangsläufig, dass eine Person tatsächlich erkrankt ist. Ebenso wenig garantiert ein negatives Testergebnis, dass eine Person gesund ist. Sensitivität und Spezifität allein reichen also nicht aus, um die klinische Relevanz eines Testergebnisses zu bestimmen. Entscheidend sind die **prädiktiven Werte,** welche die Wahrscheinlichkeit angeben, mit der ein Testergebnis die tatsächliche Erkrankung oder Gesundheit einer Person korrekt widerspiegelt.

Die zentralen Fragen lauten:

- Wie hoch ist die Wahrscheinlichkeit, dass eine Person mit positivem Testergebnis tatsächlich erkrankt ist? → Positiver prädiktiver Wert (PPV)

- Wie hoch ist die Wahrscheinlichkeit, dass eine Person mit negativem Testergebnis tatsächlich gesund ist? → Negativer prädiktiver Wert (NPV)

Die Aussagekraft eines Testergebnisses hängt neben der Testgüte stark von der **Prävalenz der Erkrankung** in der getesteten Population ab. Die Prävalenz bezeichnet den Anteil der Individuen in einer bestimmten Population, der zu einem bestimmten Zeitpunkt an einer Krankheit leidet. Steigt die Prävalenz einer Krankheit in einer Kohorte, erhöht sich der positive prädiktive Wert (PPV) des Tests – in dieser Kohorte! Umgekehrt sinkt der PPV, wenn die Prävalenz abnimmt, während der negative Vorhersagewert (NPV) steigt.

Beispielsweise hängt die diagnostische Aussagekraft eines HIV-Tests stark von der Prävalenz der Erkrankung in der getesteten Kohorte ab. Bei sehr niedriger Prävalenz (z. B. 0,00001 in der Allgemeinbevölkerung) ist nur ein sehr kleiner Teil der positiven Befunde auf den Krankheitsnachweis zurückzuführen, der größere Anteil wird „falsch positiv" aus dem sehr großen gesunden Teil der Kohorte stammen. Der daraus zu errechnende positive Vorhersagewert (0,002) kann sich drastisch steigern, wenn man vor der Testung die „Prätestwahrscheinlichkeit" z. B. durch Algorithmen erhöht. In einer Kohorte von Drogenabhängigen (Prävalenz 0,01) ist der Vorhersagewert eines positiven HIV-Tests 0,67.

Den gleichen Zweck erfüllt die Berücksichtigung von Parametern wie Alter, Glasgow Coma Score, Alkohol, Vormedikation in einer Kohorte von Patientinnen mit Sturz und Kopfanprall, bevor dann als „Test" zum Nachweis von Blut eine cCT durchgeführt wird.

Bewertung der Behandlungseffektivität: Number needed to treat

Während diagnostische Tests die Grundlage für klinische Entscheidungen bilden, ist ebenso entscheidend, welchen tatsächlichen Nutzen eine daraus resultierende Behandlung für Patientinnen hat. Die **Behandlungseffektivität** beschreibt, in welchem Ausmaß eine therapeutische Maßnahme das klinische Outcome verbessert und unerwünschte Ereignisse verhindert. Eine zentrale Kennzahl hierfür ist die **Number needed to treat (NNT),** die angibt, wie viele Patientinnen behandelt werden müssen, um genau ein zusätzliches positives Ereignis zu erreichen oder ein negatives Ereignis zu verhindern. Die NNT ist der reziproke Wert der absoluten Risikoreduktion (ARR). Wenn sich beispielsweise die Sterblichkeit in einer Kohorte Polytraumatisierter durch Nutzung eines Schockraumalgorithmus mit Ganzkörper-CT von 23 % auf 17 % verringert, dann betragen

- die absolute Risikoreduktion (ARR) 23 % – 17 %= 6 %
- die relative Risikoreduktion (23–17)/23*100 = 26 %
- die Number needed to treat (NNT) 1/ARR = 1/6 × 100 = 17

Die NNT ist 1/ARR = 17, d. h., bereits nach 17 Schockraumversorgungen wird durch die Anwendung der Ganzkörper-CT ein zusätzliches Leben gerettet.

Bewertung der Behandlungseffektivität: Number needed to treat

Number needed to treat: Wie viele Menschen musst du behandeln, damit einer von ihnen profitiert? Die NNT ist der *Kehrwert der absoluten Risikoreduktion* durch eine Maßnahme.

Leitlinien

Die Bewertung diagnostischer Tests und die Analyse der Behandlungseffektivität sind essenzielle Schritte der evidenzbasierten Medizin. Damit klinische Entscheidungen nicht nur auf individuellen Einschätzungen beruhen, sondern wissenschaftlich fundiert getroffen werden können, spielen medizinische Leitlinien eine zentrale Rolle. Leitlinien helfen hier, **evidenzbasierte Empfehlungen** für die Diagnose, Behandlung und Betreuung von Patientinnen zu geben.

Medizinische Leitlinien basieren auf dem aktuellen Stand der wissenschaftlichen Forschung, die systematisch gesichtet und in Hinblick auf ihre Evidenz, Nutzen und Schaden kritisch bewertet wurden. Leitlinien helfen, eine standardisierte und konsistente Versorgung von Patientinnen zu gewährleisten. Sie erhöhen damit die Sicherheit der Patientinnen, indem sie klare **Handlungsempfehlungen** für medizinische Fachkräfte liefern. Wichtig ist jedoch auch, dass Leitlinien als „Handlungs- und Entscheidungskorridore" zu verstehen sind, von denen in begründeten Fällen abgewichen werden kann oder sogar muss.

Die Arbeitsgemeinschaft der Wissenschaftlichen Medizinischen Fachgesellschaften (AWMF) koordiniert die Entwicklung und Überarbeitung von Leitlinien für Diagnostik und Therapie durch die wissenschaftlichen medizinischen Fachgesellschaften und stellt diese unter www.awmf.org zur Verfügung.

Leitlinien

Leitlinien können dir helfen, wenn du konkrete Verfahrensempfehlungen bei bestimmten Erkrankungen oder Prozeduren suchst. Leitlinien sind aber nicht verpflichtend! Dokumentiere aber immer, warum du von ihnen abweichst, da sie als *Referenz für den derzeit geltenden medizinischen Standard* gelten.

1.7 Wunde und Wundversorgung

Annika Arsalan-Werner, Miriam Rüsseler

1.7 Wunde und Wundversorgung

NKLC Kompetenzebene: **3a,** Behandlung von akuten und chronischen Wunden in Abhängigkeit von Ausmaß, Lokalisation und Ätiologie, einschließlich eines Wunddébridements und der Applikation einfacher und spezieller Wundverbände (z. B. Vakuumverbände)

Studentische Sicht

1.7.1 Wundarten

Eine *Wunde* unterscheidet man nach *Morphologie* (oberflächlich, tief ...) oder nach *Ätiologie* (mechanisch, chemisch ...).

1.7.2 Wundheilung

Es gibt 2 Arten:

- *Regeneration:* Ersatz durch gleichwertiges Gewebe
- *Reparation:* Ersatz durch minderwertiges Narbengewebe

1.7.2.1 Phasen der Wundheilung

Die Wundheilung besteht aus mehreren Phasen:

- **Exsudativ-inflammatorische Phase:** nach der Hämostase (Blutstillung), Entzündungsreaktion, Immunantwort; Abbau von Zelltrümmern durch Makrophagen
- **Proliferationsphase:** Fibroblasten und Endothelzellen bilden Granulationsgewebe
- **Reparationsphase:** Bildung von Narbengewebe, Epithelisierung

1.7.1 Wundarten

Die Versorgung von Wunden – extern entstanden oder iatrogen durch eine Operation zugefügt – ist eine der zentralen Aufgaben der Chirurgie. Das Ziel der Wundversorgung besteht in einer kosmetisch möglichst optimalen Ausheilung unter Vermeidung von Komplikationen.

Als Wunde wird eine durch äußere Einflüsse entstandene umschriebene oder flächenhafte Störung, Zerstörung oder Durchtrennung der obersten Hautschicht (Epidermis) und/oder der darunterliegenden Gewebe bezeichnet.

Bleibt eine Wundheilung nach mehreren Wochen unter optimaler Therapie aus, bezeichnet man die Wunde als chronische Wunde (➤ Kap. 1.7.4).

Einteilung nach Morphologie Gemäß ihrer Morphologie werden offene Wunden (oberflächlich – penetrierend – kompliziert), geschlossene Wunden (z. B. Prellung, Quetschung, Hämatom), Décollement (Ablederung) und Amputation unterschieden.

Einteilung nach Ätiologie Gemäß ihrer Ätiologie werden mechanische, thermische, elektrische, chemische und strahleninduzierte Wunden unterschieden (➤ Tab. 1.36).

Tab. 1.36 Einteilung von Wunden nach ihrer Ätiologie

Ursache	Beispiele und Merkmale
Mechanische Ursachen	• Schürfwunde: heilt nach sorgfältiger Reinigung unter dem Schorf narbenlos ab • Schnittwunde: normalerweise kein wesentlicher Hautsubstanzverlust, überwiegend primäre Wundheilung • Hiebwunde: Frakturen müssen ausgeschlossen werden • Stich-/Pfählungswunde: hohes Infektionsrisiko durch in den Stichkanal gelangte Keime, möglicherweise verbliebene Fremdkörper in der Tiefe • Risswunde: häufig stark blutend mit zerfetzten Wundrändern, ggf. Débridement notwendig • Prellung/Quetschung: geschlossene Verletzung durch stumpfe Gewalt, wobei die Haut äußerlich intakt bleibt; **Cave:** am Rumpf Verletzung innerer Organe ausschließen • Quetsch-/Platzwunde: Mechanismus wie Prellung, jedoch Elastizitätsgrenze der Haut überschritten • Bisswunde: stets hohe Infektionsgefahr durch hochvirulente Keime des Speichels • Insektenstich: **Cave:** allergische Reaktion bis zum anaphylaktischen Schock • Schusswunde (Streif-, Durch-, Steckschuss): Ausschluss Fremdkörper, Verletzungsausmaß innerer Organe und Strukturen im Verlauf der Schussbahn • Ablederung (Décollement): durch starke tangentiale Quetschung der Haut Abriss des subkutanen Fettgewebes von der Faszie • Amputation: totale/subtotale Abtrennung ganzer Körperteile
Thermische Ursachen	• Erfrierung • Verbrennung/Verbrühung
Elektrische Ursachen	• Abhängig von Stromspannung, -stärke, -art • Strommarke (kreisrunde, grauweiße) • Verbrennung, Muskel-/Sehnen-/Kapselrisse, Organschäden, Luxationen im Verlauf des Stromflusses
Chemische Ursachen	• Säure (Koagulationsnekrose) • Lauge (Kolliquationsnekrose)
Strahlenschäden	• Durch ionisierende Strahlen (Röntgen-, α-, β-, γ-Strahlen) • Durch nichtionisierende Strahlen (z. B. UV-Strahlung)

1.7.2 Wundheilung

Die Wundheilung ist ein natürlicher biologischer Prozess, der wenige Minuten nach Entstehung der Wunde einsetzt mit dem Ziel, die Gewebekontinuität unter Bildung gleichwertiger Gewebestrukturen wiederherzustellen oder durch narbigen Ersatz zu verschließen. Hierbei wird unterschieden zwischen

- **Regeneration** (gewebespezifischer Ersatz z. B. im Bereich der Schleimhäute des Magen-Darm-Traktes) und
- **Reparation** (Ersatz durch unspezifisches Binde-/Stützgewebe).

1.7.2.1 Phasen der Wundheilung

Es werden je nach Aufteilung 3 oder 4 Phasen der Wundheilung unterschieden, die klinisch weitgehend parallel ablaufen und nicht streng voneinander getrennt werden können:

- **Exsudative/inflammatorische Phase** (erste Stunden): Zunächst läuft die Hämostase ab, um lebensbedrohliche Blutverluste zu vermeiden (Vasokonstriktion, Thrombozytenaggregation, Gerinnungskaskade resultierend in Umwandlung von Fibrinogen in Fibrin). Anschließend folgen eine Vasodilatation zur Migration neutrophiler Granulozyten (Phagozytose), Leukozyten, Monozyten (als Vorläufer der Makrophagen), eine physiologische Entzündungsreaktion, Exsudation (Wundsekret) und Immunreaktion.

- **Resorptive Phase** (ca. 1.–3. Tag): Es findet eine katabole Autolyse durch Makrophagen (Phagozytose) statt.
- **Proliferationsphase** (ca. 4.–7. Tag): Diese Phase ist durch die anabole Reparation durch Fibroblasten gekennzeichnet. Die Fibroblasten bilden zusammen mit angiogenetisch entstandenen Endothelzellen das Granulationsgewebe. Dies ist durch die Fibroblasten kontraktil, d. h. die Wunde verkleinert sich.
- **Reparationsphase** (ab dem 8. Tag): In dieser Phase entsteht das endgültige Narbengewebe, und es wachsen neue Epithelzellen von den Wundrändern her ein.

Die exsudative und die resorptive Phase können zusammengefasst werden.

MERKE Narbengewebe enthält weder Talg- noch Schweißdrüsen.

MERKE

Die Wundheilung findet ohne ärztliches Zutun statt, kann aber therapeutisch optimiert werden. Die Dauer der Wundheilung hängt u. a. von der Schwere und dem Zustand des Defektes ab. Positiv wird sie durch ausreichende Durchblutung, Sauerstoff, Vitamine beeinflusst, negativ durch Sauerstoffmangel, Grunderkrankungen wie z. B. Diabetes mellitus, Nährstoffmangel und Durchblutungsstörungen (z. B. durch exzessives Kühlen oder Nikotin).

Wunden heilen in der Regel von alleine. Deine Aufgabe als Ärztin ist es, hierfür die *optimalen Bedingungen* zu schaffen.

1.7.2.2 Formen der Wundheilung

Es werden die primäre, die sekundäre und die regenerative Wundheilung unterschieden:

1.7.2.2 Formen der Wundheilung

Primäre Wundheilung

Die primäre Wundheilung (= „per primam intentionem“) will eine unkomplizierte Heilung mit Ausbildung einer minimalen bindegewebigen Narbe erreichen.

Primäre Wundheilung
Primäre Wundheilung heißt, die Wundränder werden direkt verschlossen.

Voraussetzungen Voraussetzungen für eine primäre Wundheilung sind:

- Glatte, gut durchblutete Wundränder
- Keine/wenig Kontamination
- Mechanisch stabile und gut adaptierbare Wundränder
- Nur geringer Substanzverlust

Sind diese Voraussetzungen nicht vorhanden, müssen sie ggf. geschaffen werden: Tiefe Verletzungen müssen dazu gezielt exploriert werden – je nach Tiefe der Verletzung in Narkose im OP –, um potenzielle Verletzungen von Nerven, Gefäßen oder Sehnen zu identifizieren und ggf. zu sanieren. Bei zerklüfteten, verschmutzten und/oder nekrotischen Wundrändern sind ein Débridement (Anfrischung der Wundränder) oder eine Exzision (Ausschneiden der Wundränder en bloc bis 1–2 mm im gut durchbluteten Gewebe) erforderlich.

Bei Wunden mit potenziell starker mikrobieller Kontamination (z. B. Bisswunden) sollte eine primäre Naht in der Notaufnahme kritisch hinterfragt werden und frühzeitig die Indikation zum Débridement, zur Spülung und zur Exploration potenziell verletzter Strukturen im OP gestellt werden.

Als Faustregel galten lange 6–8 Stunden nach der Verletzung, aber es gibt keine strikte Zeitgrenze und Evidenz, bis wann eine Primärnaht möglich ist. Der Einzelfall muss abgewogen und die Patientin über ein erhöhtes Infektionsrisiko bei länger zurückliegender Verletzung aufgeklärt werden.

Verzögerte primäre Wundheilung Bei Verdacht auf eine starke Kontamination kann die Wunde nach sorgfältigem Débridement und Einleiten einer antibiotischen Therapie offen gelassen und ggf. mit konventionellem Verband oder Vakuumverband verbunden werden. Entwickelt sich keine deutliche Infektion, kann die Wunde nach Anfrischen der Wundränder sekundär verschlossen und eine Wundheilung per primam angestrebt werden.

Sekundäre Wundheilung

Die sekundäre Wundheilung (= „per secundam intentionem“) kommt infrage, wenn die Voraussetzungen für eine primäre Wundheilung nicht gegeben sind, d. h. bei weiten, „fetzig“ klaffenden Wundrändern ohne Anfrischmöglichkeit, großen Gewebedefekten ohne Möglichkeit der Transplantation, trophischen Störungen (z. B. Ulcus cruris), starker Infektion oder der Verschmutzung mit Fremdkörpern. Auch wenn sich eine primär verschlossene Wunde infiziert, ist die sekundäre Wundheilung indiziert.

Die sekundäre Wundheilung führt unbehandelt zu großflächigen und kosmetisch unbefriedigenden Narben, die insbesondere in Gelenkbereichen durch Narbenkontraktion funktionelle Störungen verursachen können. Eine Ausnahme hierzu ist die Fingerkuppe, bei der auch großflächige Defekte zu einem funktionell und ästhetisch günstigen Ergebnis abheilen können.

Sekundäre Wundheilung
Ist ein Primärverschluss nicht möglich, kann die Narbenbildung des Körpers genutzt werden, damit sich der Defekt schließt. Dies führt jedoch (meistens) zu optisch und funktionell schlechteren Ergebnissen.

Studentische Sicht

Regenerative Wundheilung (epitheliale Wundheilung)

Bei einer sehr oberflächlichen Wunde ist eine narbenfreie Heilung aus den intakten Stammzellen der Epidermis möglich (Restitutio ad integrum).

1.7.3 Akute Wunde

1.7.3.1 Anamnese

Relevante Informationen

Die Wundanamnese kann dich sowohl in der Diagnostik als auch in der Therapie leiten:
- Kommt ein *Primärverschluss* noch infrage?
- Ist eine *Verschmutzung* oder gefährliche Kontamination etwa mit Tierspeichel anzunehmen?
- Könnten *Fremdkörper* in der Wunde sein?
- Besteht ein erhöhtes *Infektionsrisiko* durch Nebenerkrankungen?

Zusätzlich wichtig: Tetanusschutz intakt?

Wundinfektion: Tetanus, Tollwut

Bei einer Tetanus-Infektion liegt die Letalität auch bei adäquater Versorgung bei etwa 25 %. Prüfe bei Patientinnen mit offen Wunden also immer den Impfstatus und nutze im Zweifel Passivimpfstoff!

Regenerative Wundheilung (epitheliale Wundheilung)

Eine regenerative Wundheilung findet bei oberflächlichen Wunden statt, wenn nur die oberste Hautschicht mit intakten Basalzellen verletzt ist (z. B. oberflächliche Schürfwunde). Es kommt zur Restitutio ad integrum.

1.7.3 Akute Wunde

KOMMUNIKATIONSKOMPETENZ Für die Patientin, die sich meist nach der Verletzung in einer Ausnahmesituation befindet, ist das Gespräch mit der Ärztin aufregend und stressig. Umso wichtiger ist es, klar zu kommunizieren, gut zuzuhören und sich rückzuversichern, alles richtig verstanden zu haben. Das kann z. B. in Form einer kurzen Zusammenfassung am Ende der Anamnese geschehen. Abschließend sollte man der Patientin erklären, wie es während der unmittelbaren Versorgung weitergeht: Neben der Wundinspektion sind dies ggf. die diagnostische Bildgebung zum Fraktur- und/oder Fremdkörperausschluss, die Art und der Umfang der Wundversorgung und eine eventuelle Medikamentengabe (ggf. Lokalanästhesie, Antibiotika, Impfungen).

1.7.3.1 Anamnese

Relevante Informationen

Der Anamnese (➤ Kap. 1.2) kommt auch bei Wunden eine entscheidende Rolle zu, denn die Informationen über Zeitpunkt, Art und Begleitumstände der Verletzung sind für die akute Wundbehandlung und die Nachbehandlung wichtig (➤ Tab. 1.37).

Tab. 1.37 Anamnese bei Wunden

Thema	Details
Zeitpunkt der Verletzung	Je länger die Wunde besteht, desto größer das Risiko einer Infektion (➤ Kap. 1.7.2.2). **Cave:** Patientin ggf. über erhöhtes Infektionsrisiko aufklären und diese Aufklärung dokumentieren.
Art der Verletzung	Wundart (➤ Kap. 1.7.1) beurteilen
Mögliche Kontamination	Infektionsrisiko, z. B. Bissverletzung, rostige Dose, Messer, mit dem zuvor roher Fisch/Fleisch geschnitten wurde
Bisherige Eigenmaßnahmen	Bisherige Versorgung (z. B. Desinfektion, Spülen, Verband)
Verletzungsmechanismus	Begleitverletzungen eruieren (z. B. muss nach einem Fahrradsturz auf den Kopf eine Commotio cerebri ausgeschlossen werden)
Medikamente	Die Wundheilung kann durch Medikamente beeinflusst werden: • Immunsuppressiva (unterdrücken die körpereigene Immunabwehr, hemmen Zellproliferation und -differenzierung) • Zytostatika (blockieren Zellteilung in proliferierenden Geweben) • Antiphlogistika (insbesondere Glukokortikoide haben entzündungshemmende Wirkung, Steroide beeinflussen Fibroblastenaktivität, NSAID hemmen Prostaglandinsynthese) • Antikoagulanzien (beeinflussen durch gerinnungshemmende Wirkung die Wundheilung)
Vor-/Begleiterkrankungen	Erkrankungen, die mit einer Gewebehypoxie einhergehen (z. B. Diabetes mellitus, Arteriosklerose, chronische Veneninsuffizienz), wirken sich negativ auf die Wundheilung aus. Daneben ist bei vielen chronischen Erkrankungen die zelluläre Immunantwort verzögert, was die allgemeinen Heilungsvorgänge und die lokale Infektabwehr beeinträchtigt. **Cave:** Bei Menschen mit Diabetes ist die Inzidenz einer Wundinfektion 5-mal höher als bei Stoffwechselgesunden.
Allergien	Insbesondere Lokalanästhetika, Antibiotika
Rauchen/Drogen	Die Wundheilung wird durch einen geschwächten Allgemeinzustand und durch eine Mangelernährung beeinträchtigt. Nikotinabusus und einige Drogen (Kokain) führen zur Vasokonstriktion und arteriosklerotischen Veränderungen mit Durchblutungsstörungen.
Impfungen	• Tetanusimpfstatus • Tollwut (bei Bissverletzungen durch Tiere)

Wundinfektion: Tetanus, Tollwut

Tetanus Der Erreger des Tetanus, *Clostridium tetani,* ist ein anaerobes, grampositives Stäbchenbakterium, das u. a. im Erdreich vorkommt. Typische klinische Symptome treten nach einigen Stunden auf und zeigen sich z. B. in einer kontrahierten Masseter-Muskulatur (Trismus), scharf angezogenen Mundwinkeln (Risus

sardonicus) und Krämpfen der Rumpfmuskeln (Opisthotonus). Bei schweren Verlaufsformen kann es zu kardialen und pulmonalen Komplikationen kommen.
Vorgehen je nach Impfstatus:

- Gemäß STIKO: Grundimmunisierung im Säuglingsalter, Auffrischungen im Vorschulalter und mit 9–17 Jahren; dann bei Erwachsenen nach vollständiger Grundimmunisierung alle 10 Jahre bzw. bei verschmutzten Wunden alle 5 Jahre
- Grundimmunisierung liegt anamnestisch vor, Zeitpunkt der Boosterung unklar: Auffrischdosis oder Abklärung z. B. durch die Hausärztin je nach Impfpass
- Grundimmunisierung fehlt oder unvollständig: Simultanimpfung mit Immunglobulinen parallel zur aktiven Grundimmunisierung
- Völlig unklarer Impfstatus und/oder keine Verständigung mit der Patientin: Vorgehen wie bei einer ungeimpften Person

MERKE Da jede Wunde tetanusgefährdet ist, muss die Wundanamnese die Frage nach Tetanusimpfschutz beinhalten!

MERKE

Tollwut Diese weltweit verbreitete Zoonose wird durch neurotrope Viren der Familie Rhabdoviren, Genus Lyssaviren verursacht. Die Übertragung erfolgt z. B. durch einen Biss durch Übertragung von infizierten Tieren und führt zu einer Erkrankung des ZNS. Die Erkrankung kann bei zeitnaher Impfung auch noch nach einer Infektion mit dem Virus verhindert werden (Postexpositionsprophylaxe), sonst verläuft sie in der Regel tödlich. Seit 2008 gelten Deutschland und die meisten Länder in Europa als frei von terrestrischer Tollwut.

Fledermäuse können in Deutschland Tollwut übertragen. Nach einem Tierkontakt, bei dem potenziell Tollwut übertragen wurde, gibt das RKI detaillierte Handlungsempfehlungen.

Deutschland gilt seit 2008 als tollwutfrei. Ohne Aktiv-/Passivimpfung verläuft eine Tollwutinfektion praktisch *immer tödlich!*
Frage also bei jedem Tierbiss genau nach: Wo wurde die Patientin gebissen? Was war es für ein Tier? Hatte das Tier Zeichen einer Tollwut?

1.7.3.2 Untersuchung und Wundbeurteilung

1.7.3.2 Untersuchung und Wundbeurteilung

KOMMUNIKATIONSKOMPETENZ Es ist wichtig, der Patientin das Vorgehen und die erhobenen Untersuchungsbefunde situationsangepasst zu erklären und sie nach Abschluss der Untersuchung über das weitere Vorgehen zu informieren.

Die erste (oberflächliche) Wundinspektion und Wundreinigung wird zusammen mit der klinischen Untersuchung nach hygienischer Händedesinfektion mit unsterilen Handschuhen durchgeführt.
Wundinspektion und -reinigung Beurteilt werden die Lokalisation und die Art der Wunde (➤ Kap. 1.7.1), ihre Ausdehnung und ihr Verschmutzungsgrad sowie die Beschaffenheit der Wundumgebung (z. B. Nekrose, Ödem oder Schorf). Fremdkörper in der Wunde werden je nach Verletzungsart durch Inspektion oder auch durch Bildgebung (z. B. Röntgen oder Sonografie) ausgeschlossen. Im Rahmen der Untersuchung wird die Wunde mit Kochsalzlösung gereinigt, ggf. bei stark kontaminierter Wunde auch desinfiziert.

Die erste Wundinspektion und Reinigung werden nur oberflächlich und nicht unter sterilen Kautelen durchgeführt. Bedenke: Manipulationen an und in der Wunde sind ohne Betäubung schmerzhaft!

CAVE Die Tiefe der Wunde kann in der 1. Wundinspektion manchmal nicht eindeutig eingeschätzt werden und wird dann in der sterilen 2. Wundinspektion im Rahmen der Wundversorgung abschließend beurteilt.

Begleitverletzungen Die periphere Durchblutung (z. B. über Puls oder Nagelbettprobe), die Motorik (z. B. Beugung und Streckung eines verletzten Fingers) und die Sensibilität (z. B. Berührungsempfindlichkeit eines verletzten Fingers) werden im Seitenvergleich untersucht, um Verletzungen von Sehnen, Nerven und Gefäßen beurteilen zu können.
Weiteres Vorgehen Je nach Befund der Untersuchung muss die Entscheidung getroffen werden, ob die Wundversorgung z. B. aufgrund von Verletzung von Nerven, Sehnen oder starker Kontamination im Operationssaal durchgeführt werden muss. Dies erfordert ggf. einige Vorbereitung (z. B. OP-Aufklärung, Narkosevorbereitung, OP-Anmeldung, s. a. ➤ Kap. 2.2).

Denke immer auch an pDMS.

Je nach Beschaffenheit: Wundversorgung sofort oder im Operationssaal (wenn etwa Nerven oder Sehnen verletzt sind)

CAVE Wiederholte Wundinspektionen erhöhen die Gefahr einer sekundären Kontamination!

CAVE

1.7.3.3 Lokalanästhesie

Lokalanästhetika können schwere *Nebenwirkungen* wie Herzrhythmusstörungen auslösen. Vorsicht vor intravasaler Injektion (immer aspirieren)!
Frage nach *Allergien!*
Manchmal wird *Adrenalin* hinzugefügt – das verlängert die Wirkung und wirkt gleichzeitig vasokonstriktiv/blutstillend (nicht in den Akren, da Nekrosegefahr besteht!).

Die Infiltration ist unangenehm. Die Injektionslösung ist sauer, daher hat sie in saurem/entzündetem Gewebe keine gute Wirkung!

CAVE

Lokalanästhetika können auch zur Leitungsanästhesie verwendet werden.
Lerntipp: Prüfungsrelevant sind die Leitungsanästhesie nach Oberst für Finger und Zehen und Plexusblockaden!

1.7.3.3 Lokalanästhesie

NKLC Kompetenzebene: **3a,** Durchführung einer Lokalanästhesie unter Berücksichtigung der geplanten Maßnahme

Im Anschluss an die Untersuchung und Wundreinigung erfolgt nach Desinfektion die Lokalanästhesie durch Infiltrations- oder Leitungsanästhesie. Im Gegensatz zur Allgemeinanästhesie wird bei der Lokalanästhesie die Fortleitung von Nervenaktionspotenzialen durch die Blockade von spannungsabhängigen Natriumkanälen vorübergehend unterbunden.

Lokalanästhetika Häufig verwendete Lokalanästhetika sind Mepivacain und Lidocain. Sie unterscheiden sich u. a. in ihrer Anschlagszeit und Wirkdauer. Bei der Wundversorgung werden häufig Vasokonstriktoren zugesetzt, um die Blutungsneigung zu verringern. Insbesondere in Endstromgebieten (Finger, Zehen) muss dabei auf die genaue Dosierung von Vasokonstriktoren und die passende Indikation geachtet werden, weil sonst Gewebeschäden (Nekrosen) auftreten können. Nebenwirkungen der Lokalanästhetika können allergische Reaktion bis zum anaphylaktischen Schock (**Cave:** gründliche Anamnese), schwere Arrhythmien (vor jeder Injektion Aspiration, um eine intravasale Injektion zu vermeiden) sowie zentralnervöse Komplikationen (Unruhe, Übelkeit, Krampfanfall) sein.

Infiltrationsanästhesie Man infiltriert ein Lokalanästhetikum in das Gewebe und unterbindet damit die Schmerzweiterleitung der lokalen sensiblen Nerven der Subkutis. Dabei kann man folgendermaßen vorgehen:

- Hautdesinfektion
- Einstechen der Kanüle ca. 1 cm vom Wundrand entfernt und subkutanes Vorschieben der Nadel parallel zum Wundrand; dabei den Einstichpunkt möglichst so wählen, dass eine große Strecke des Wundrandes infiltriert werden kann
- Aspirieren (um eine intravasale Lage auszuschließen)
- Injizieren einer kleinen Menge Lokalanästhetikum, sodass sich eine Quaddel subkutan bildet
- Zurückziehen der Nadel um einige Zentimeter und erneutes Injizieren (nach Aspiration) einer kleinen Menge Lokalanästhetikum
- Fortsetzen der Injektionen, bis der Wundrand ringsum infiltriert ist

CAVE Nicht durch die Wunde stechen, um eine Keimverschleppung vom potenziell infizierten Wundgewebe in das gesunde Gewebe zu vermeiden.

Leitungsanästhesie Man umspritzt gezielt einen bestimmten Nerv (bzw. bestimmte Nervenäste) mit einem Lokalanästhetikum und erreicht damit die Schmerzfreiheit in dem von diesem Nerv versorgten Gebiet. Bei der Wundversorgung wird insbesondere die **Leitungsanästhesie nach Oberst** für die Wundversorgung an den Fingern oder Zehen angewendet (➤ Abb. 1.21):

- Hautdesinfektion
- Vertikales Einstechen (1 in ➤ Abb. 1.21) und Infiltrieren des dorsalen Fingernervs dieser Seite (ca. 1 ml)
- Tiefergehen mit der gleichen Nadel und Infiltrieren des palmaren Fingernervs (ca. 1 ml) der gleichen Seite (2 in ➤ Abb. 1.21)
- Zurückziehen der Nadel und horizontales Einstechen bis zur Gegenseite zur Betäubung des zweiten Einstichs auf der Gegenseite (3 in ➤ Abb. 1.21)
- Vertikales Einstechen auf der Gegenseite (4 in ➤ Abb. 1.21) und Infiltrieren des dorsalen Fingernervs der Gegenseite (ca. 1 ml)
- Tiefergehen mit der gleichen Nadel und Infiltrieren des palmaren Fingernervs (ca. 1 ml) der Gegenseite (5 in ➤ Abb. 1.21)

Weitere Beispiele für eine Leitungsanästhesie sind die axilläre Plexusblockade oder die Epiduralanästhesie.

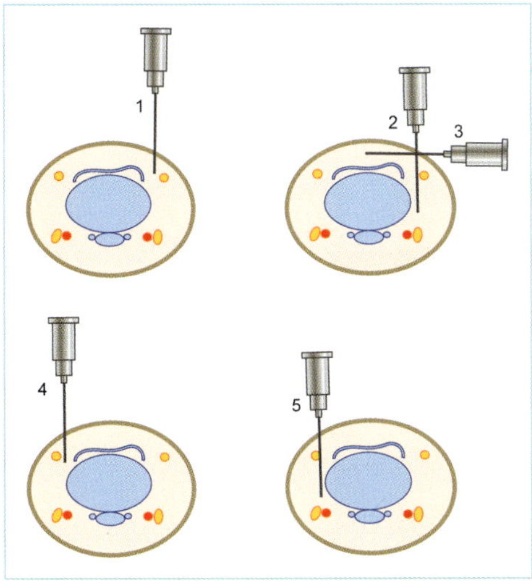

Abb. 1.21 Oberst-Leitungsanästhesie zur Blockade der beiden Nn. digitales dorsales und der Nn. digitales palmares proprii eines Fingers (Erläuterungen s. Text) [L255]

ABB. 1.21

1.7.3.4 Wundversorgung

MERKE Ziel der Wundbehandlung ist die Vermeidung einer Wundinfektion und die Schaffung guter Voraussetzungen für eine primäre Wundheilung unter Vermeidung von Infektion und Sekundärheilung. Für alle Wundversorgungen gelten daher streng aseptische Bedingungen.

Nach erneuter Desinfektion wird die Wunde steril abgedeckt und – nach Überprüfung der Schmerzausschaltung – mit 2 Pinzetten erneut nach Fremdkörpern untersucht (2. Wundinspektion). Verletzungen tiefer liegender Strukturen werden ausgeschlossen, wobei es u. a. wichtig ist, ob die Faszie intakt ist und ob ein Kulissenphänomen besteht, bei dem die verschiedenen anatomischen Strukturen übereinander gleiten und so die wirkliche Verletzungstiefe unterschätzt wird.

Sind keine tiefer liegenden Strukturen verletzt, wird die Wunde genäht und abschließend mit einem Verband und ggf. einer Schiene versorgt. Bei kleinen oder oberflächlichen sauberen Wunden – und insbesondere bei Kindern – eignet sich auch ein Gewebekleber oder Wundverschlussstreifen zum Wundverschluss.

1.7.3.4 Wundversorgung

Vergewissere dich, dass keine Fremdkörper in der Wunde sind, sondiere die gesamte Tiefe der Wunde und schließe Verletzungen wichtiger Strukturen aus!
Primärer Verschluss mit Naht/Klammernaht, Gewebekleber oder Wundverschlusstreifen, danach steriler Wundverband!

Nahtmaterial

Die chirurgische Naht soll die Wundränder und das verletzte Gewebe adaptieren, ohne durch übermäßige Spannung Ischämien zu verursachen. Dabei muss das Nahtmaterial in der Lage sein, das Gewebe bis zur vollständigen Heilung zusammenhalten zu können. Es wird zwischen resorbierbaren und nichtresorbierbaren Fäden unterschieden. Resorbierbare Fäden verlieren ihre Zugfestigkeit meist in weniger als 60 Tagen.

Nahtmaterial

Unterscheide zwischen resorbierbaren und nicht resorbierbaren Fäden.

MERKE Bei jedem Wundverschluss sollen die Wundränder locker und spannungsfrei adaptiert werden.

MERKE

Die Wahl des Nahtmaterials hängt von der Körperregion, der zu erwartenden Spannung im Gewebe bzw. der Wunde und dem Zustand des Gewebes selbst ab.

Je nach Indikation (Sehnennaht, Nervennaht, feine kosmetische Naht im Gesicht) bestehen unterschiedliche Anforderungen in Hinblick auf Zugfestigkeit, Knotenfestigkeit, Gewebereaktion oder Knotenfestigkeit.

Traumatisch vs. atraumatisches Material Die Unterscheidung zwischen traumatischem und atraumatischem Nahtmaterial bezieht sich auf die Nadel-Faden-Verbindung. Atraumatisches Nahtmaterial ist in der Nadel fixiert (durch Verklebung, Quetschung, o. Ä.). Traumatische Fäden hingegen sind nicht fest mit der Nadel verbunden und müssen jeweils in das Öhr der Nadel eingefädelt werden.

Monofil vs. polyfil Monofile Fäden bestehen aus einzelsträngigem Filamentmaterial. Ihre Oberfläche ist glatt, dadurch wird der Gewebedurchzug erleichtert und das Infektionsrisiko verringert. Jedoch halten die Knoten durch die glatte Oberfläche schlechter und es müssen mehr Knoten gelegt werden. Poly-/multifile Fäden bestehen aus verdrehten/geflochtenen/verzwirnten Einzelfäden, die eine höhere Rauigkeit und damit Knotenhaltekraft aufweisen. Durch diese Rauigkeit kommt es jedoch beim Fadendurchzug zu einer Sägewirkung im Gewebe. Zudem kann es durch die Kapillarität dieser Fäden zu einer Dochtwirkung (Transport von Keimen entlang des Fadens) kommen.

Monofiler = einzelsträngiger Faden (leichter Durchzug, aber schlechter Halt), polyfiler = geflochtener Faden (mehr „Flurschaden“ beim Durchzug, aber besserer Halt).

Klassische Fadenstärken nach USP (z. B. 4-0): 4-0 < 2-0 < 0 < 2.
Gut zu wissen: Für eine einfache Hautnaht eignet sich z. B. ein monofiler Faden der USP-Stärke 4-0.

Fadenstärke Die Fadenstärke wird in der Europäischen Pharmakopöe (Ph.Eur) metrisch angegeben, jedoch hat sich weltweit die Stärkeangabe des Fadens in USP (United States Pharmacopeia) durchgesetzt (➤ Abb. 1.22). Diese lässt an ihrer Zahl keinen direkten Rückschluss auf den Fadendurchmesser zu. Es gilt z. B., je größer die Zahl vor der Null, desto kleiner der Fadendurchmesser (Nahtmaterial der Stärke 7-0 ist kleiner als Nahtmaterial der Stärke 4-0).

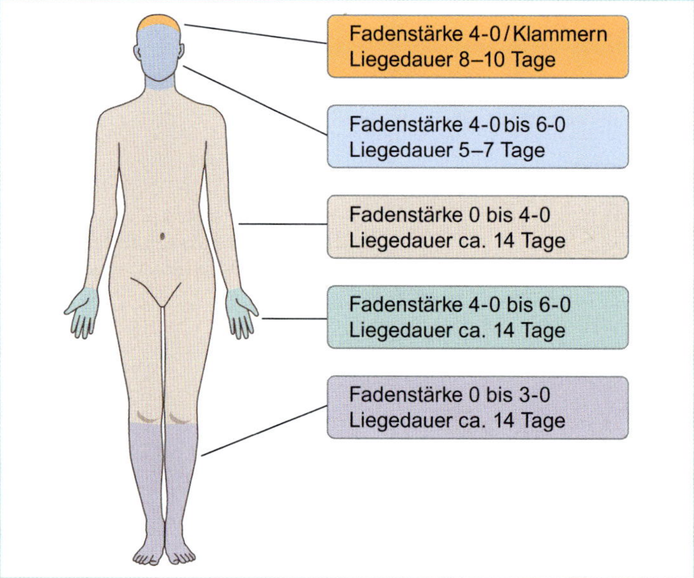

Abb. 1.22 Wahl der Fadenstärke und Liegedauer der Fäden [L157]

MERKE Es sollte immer die kleinstmögliche Fadenstärke gewählt werden, um das Gewebetrauma und die Fremdkörperreaktion so gering wie möglich zu halten.

Auch für Nadeln und ihre Form gibt es eine Nomenklatur.

Nadel An einer Nadel können verschiedene Charakteristika zur Beschreibung herangezogen werden. Jedoch verwenden unterschiedliche Hersteller vollkommen unterschiedliche Bezeichnungen. Die wichtigsten Charakteristika betreffen Nadelform (1/4-Kreis, 3/8-Kreis, 1/2-Kreis, 5/8-Kreis oder gerade und andere Nadelformen), Nadelspitze (stumpf, spitz, Spatel, Dreikanttrokar) und Querschnitt des Nadelkörpers.

Nahttechniken

Es gibt sehr viele verschiedene Nahttechniken. Oft sind verschiedene Techniken möglich. Übe zunächst die einfachen/häufigen Techniken und beginne mit der Einzelknopfnaht!

Nahttechniken

Je nach Lokalisation und Art der Wunde werden unterschiedliche Wundnahten durchgeführt. Hierbei ist auf die gute Adaptation der korrespondierenden Schichten („Stoß-auf-Stoß") und die ausgewogene Zugkraft („tight but not too tight") zu achten.

Nicht jede Nahttechnik ist für jede Stelle des Körpers geeignet (➤ Abb. 1.23, ➤ Tab. 1.38); so benutzt man eine einfach überwendliche Einzelknopfnaht am Kopf und an den Händen. Bei tiefen Wunden und an den Armen und Beinen macht man eher eine Donati-Rückstichnaht, da diese mehr Zug aushält und auch eine Feinadaptation einschließlich Niveauausgleich durch transkutanen Rückstich ermöglicht. Mit der fortlaufenden Naht wird die vernähte Struktur mehrfach mit einem Faden ohne Unterbrechung adaptiert. Wird nur eine Gewebeschicht vernäht, nennt man dies eine einschichtige Naht, z. B. bei der Intrakutannaht. Diese eignet sich insbesondere bei sauberen, glatten Wunden im sichtbaren Bereich, um ein kosmetisch gutes Ergebnis zu erzielen.

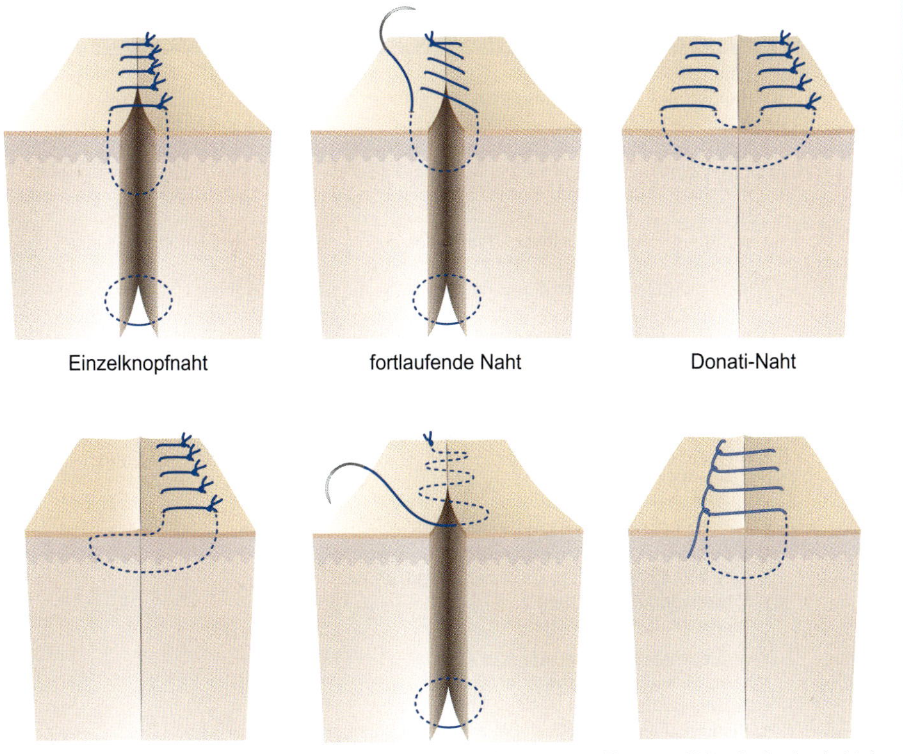

Abb. 1.23 Nahttechniken [L106, L275]

ABB. 1.23

Tab. 1.38 Anwendungsbeispiele für unterschiedliche Nahtmaterialien und Nahttechniken [R505]

Anwendungs beispiele	Nahtmaterial	Nahttechnik	Stärke (USP)
Hautnähte	Nicht resorbierbar, Klammern	Einzelknopf, fortlaufend	2-0 bis 6-0
	Resorbierbar, intrakutan	Einzelknopf/fortlaufend	4-0 bis 6-0
Hautstütznaht	Zwirn, Stahldraht (polyfil, beschichtet mit Polyethylen)	Allschichtstütznaht des Abdomens	2, 3
Subkutangewebe	Resorbierbar, polyfil	Wenige Einzelnähte	2-0, 3-0
Faszie	Verzögert resorbierbar oder nicht resorbierbar	Einzelknopf/fortlaufend	2-0 bis 1
Darmanastomosen	Resorbierbar, nicht resorbierbar, Klammern	Einzelknopf/fortlaufend	3-0 bis 4-0
Gallenwege	Resorbierbar	Einzelknopf/fortlaufend	5-0 bis 7-0
Gefäße	Nicht resorbierbar	Einzelknopf/fortlaufend	3-0 bis 10-0

Quelle: Berchtold. Chirurgie. 6. Auflage. München: Elsevier GmbH, 2008

Das Vorgehen bei der Wundversorgung ist in ➤ Tab. 1.39 zusammengefasst.

Tab. 1.39 Vorgehen bei der Wundversorgung

TAB. 1.39

Schritt	Details
Generell	• Begrüßung der Patientin, Vorstellung mit eigenem Namen, Funktion, Absicht • Sicheren und kompetenten Eindruck vermitteln, freundlich, höflich, respektvoll • Ablauf verständlich ohne Verwendung von unerklärten Fachwörtern erklären, Durchführung in einer sinnvollen Reihenfolge • Optimierung der Arbeitsbedingungen (Lagerung, ggf. entkleiden, Lichtverhältnisse)
Vorbereitung	• Kittel und Schmuck ausziehen • Material richten: sterile Tupfer und Kompressen, Pinzetten, Nadelhalter, Schere, sterile Handschuhe, Lochtuch, geeigneter Faden, Spritze und Lokalanästhesie, Kochsalz/Ringer für Wundreinigung, Desinfektionsmittel, Unterlage

Tab. 1.39 Vorgehen bei der Wundversorgung *(Forts.)*

Schritt	Details
Ablauf	• Händedesinfektion • Handschuhe (unsterile) anziehen • Unterlage unterlegen • Klinische Untersuchung (im Seitenvergleich): Bewegungseinschränkung (Fraktur, Sehnenverletzung?), pDMS – periphere Durchblutung (Puls, Rekapillarisierungszeit am Nagelbett), periphere Motorik und periphere Sensibilität (Hinweise auf Verletzungen Sehnen, Muskeln, Nerven) • Wundreinigung (mit Kochsalz-/Ringer-Lösung oder bei stark verschmutzten Wunden Desinfektion) • Erste oberflächliche Wundinspektion: Lokalisation, Art der Wunde, Ausdehnung (Fasziennaht, Einlage Drainage erforderlich?), Verschmutzungsgrad (ggf. Wundreinigung/Débridement im OP erforderlich?), Wundumgebung (z. B. Nekrose, Ödem, Schorf – ggf. Débridement/Exzision), Hinweise auf Fremdkörper? (ggf. Sono/Röntgen), Tiefe (nur erste Abschätzung möglich; ggf. bei Verdacht auf tiefe Wunde mit Verletzungen von Sehnen, Gefäßen, Nerven weitere Versorgung im OP) • Desinfektion • Lokalanästhesie: 5–10 ml je nach Größe der Wunde, Einspritzen unter Aspiration, parallel zu den Wundrändern • Desinfektion • Anziehen der sterilen Handschuhe • Abdecken der Wunde mit Lochtuch • Tiefe Wundinspektion mit 2 Pinzetten, ggf. erneute Reinigung • Wundversorgung mit Naht • Anlage Wundverband (steril)
Abschluss	• Verbrauchsmaterial entsorgen • Nadel sicher im Spitzabwurf entsorgen • Dokumentation • Ausführliches Gespräch mit Patientin über Nachbehandlung

Wundverband

Der Wundverband schützt die Wunde vor Verschmutzung und Infektion. Manchmal kann eine Schienung die Wundheilung unterstützen, indem die mechanische Belastung auf die Wunde verringert wird.

Wundverband

Der Wundverband dient der Infektionsvermeidung und Heilungsförderung. Hierbei ist wichtig, dass sterile Materialien verwendet werden und der Verband die richtige Druckstärke hat, um die Durchblutung nicht zu beeinträchtigen. Geschient werden sollte die verletzte Extremität nur, wenn eine eindeutige Indikation vorliegt (Fraktur, Luxation o. Ä.) oder die Vor- und Nachteile sorgfältig abgewogen wurden, um Bewegungseinschränkungen zu vermeiden.

Thromboseprophylaxe

Auch kleinere Verletzungen z. B. der Extremitäten können die Gefahr einer tiefen Venenthrombose erhöhen. Daher sollten ggf. die potenziellen Risikofaktoren abgefragt werden. Die verschiedenen Maßnahmen zur Thromboseprophylaxe sind in ➢ Kap. 2.2.4 und in ➢ Kap. 2.4.1.2 erläutert.

Nachbehandlung

Eine Wundkontrolle sollte nach 24–48 Stunden je nach Wunde *oder bei Symptomen* erfolgen! Hier suchst du vor allem nach Entzündungszeichen. Bei einer primär verschlossenen Wunde ist *bei Infektionszeichen* eine Revision zu diskutieren!

Nachbehandlung

Wundkontrolle Versorgte Wunden müssen vor allem in den ersten Tagen engmaschig ärztlich (je nach Wunde nach 24–48 h) kontrolliert werden. Dazu sollte sich die Patientin am nächsten Tag bei der Hausärztin vorstellen. Kommt es zu anhaltenden Schmerzen, „Pochen", motorischen, sensiblen oder Durchblutungsstörungen, ist die sofortige ärztliche Wundkontrolle erforderlich. Häufig bessern sich die Beschwerden spontan nach Abnahme eines zu eng gewickelten Verbandes. Treten lokalen Entzündungszeichen auf (Rubor, Calor, Tumor, Dolor, Functio laesa), ist zu entscheiden, ob die Wunde revidiert werden muss. Danach muss sie ggf. – wie bei einer sekundär heilenden Wunde – feucht und offen weiterbehandelt werden.

MERKE

MERKE Typische Symptome, auf die bei jeder Wundkontrolle geachtet werden sollten, sind die Kardinalsymptome der Entzündung (Rubor, Calor, Tumor, Dolor, Functio laesa), Sekretion, abnormer Geruch, Fieber und Lymphknotenschwellung. Vor Einleitung einer Therapie sollte ein Wundabstrich durchgeführt werden. Die Therapie richtet sich nach dem Lokalbefund und kann eine antibiotische Behandlung, Immobilisation, Drainageeinlage oder Eröffnen und sekundäre Wundheilung beinhalten.

Dokumentiere für die Nachbehandelnden und die Patientin, wann die Fäden gezogen werden sollten (➢ Abb. 1.22).

Wundbehandlung Bei einer ambulanten Weiterbehandlung muss die Patientin darüber aufgeklärt werden, dass die Fäden entfernt werden müssen (➢ Abb. 1.22). Dies sollte dokumentiert werden. Zudem sollte die Patientin darüber informiert werden, dass die Wunde trocken zu halten ist (kein Duschen, kein Baden) und zunächst kein Sport getrieben werden sollte. Je nach Wundgröße und Lokalisation muss an eine ausreichende Analgesie gedacht werden!

Arbeitsunfälle Bei Arbeitsunfällen muss die Patientin auf die Notwendigkeit einer Vorstellung bei einer D-Ärztin hingewiesen werden, sollte die Klinik, in der die Wunde versorgt wurde, keine D-Arzt-Zulassung haben (s. a. ➤ Kap. 1.10.3.3).

1.7.4 Chronische Wunde

1.7.4.1 Überblick

Bleibt eine Wundheilung nach mehreren Wochen unter konsequenter und korrekter Therapie aus, bezeichnet man die Wunde als chronische Wunde. Sie entsteht aus einer Mangelversorgung des Hautgewebes. Meist mündet diese Mangelversorgung in einer Nekrose. Hierbei können verschiedene **Ursachen** für diese trophischen Defekte zugrunde liegen:

- Vaskuläre Ursachen: arterielle Insuffizienz, venöse Insuffizienz (➤ Kap. 7.5.4), Lymphstau
- Physikalische Ursachen: Dekubitus (➤ Kap. 1.7.4.2), Strahlung, Verbrennung (➤ Kap. 5.9.3), Erfrierung (➤ Kap. 5.9.4)
- Infektionen: Bakterien, Pilze
- Sonstige: Vorerkrankungen wie Diabetes mellitus, Tumoren, Medikamente, Selbstschädigung

Die **Behandlung** chronischer Wunden erfordert eine ganzheitliche Herangehensweise. Einen wichtigen Stellenwert haben die Diagnose und die Therapie der Grunderkrankung. Des Weiteren müssen die Ausdehnung, die Lokalisation und die Ätiologie berücksichtigt werden, einschließlich eines Wunddébridements und der Applikation von Wundverbänden. Moderne Verbandsstoffe regulieren die Feuchtigkeit und fördern ein optimales Heilmilieu. Hydrogele und Hydrokolloide helfen bei feuchter Wundheilung, während Alginate bei exsudierenden Wunden absorbierend wirken. Silberauflagen haben antimikrobielle Eigenschaften, Schaumstoffverbände polstern die Wunde. Auch das Schmerzmanagement ist Teil der Therapie.

> **MERKE** Eine chronische Wunde wird nicht spontan (ohne Ursachenbehebung) heilen!

Das **ambulante Setting** spielt eine bedeutende Rolle in der Behandlung: Neben den regelmäßigen Wundkontrollen, Verbandswechseln und evtl. therapeutischen Interventionen ist die Schulung der Patientin ein wichtiger Aspekt der ambulanten Therapie. In einigen Fällen ist jedoch eine chirurgische Intervention notwendig.

> **CAVE** Chronische Wunden entstehen oft aus einer Mangelversorgung des Hautgewebes. Die – besonders anspruchsvolle – Behandlung sollte speziell geschultes Personal übernehmen.

Beispiele für chronische Wunden sind:

- *Gangrän:* Dieses findet man meist an der unteren Extremität bei arteriosklerotischer oder diabetischer Angiopathie. Es wird die trockene, nicht infizierte von der feuchten, infizierten Gangrän unterschieden.
- *Dekubitus:* Er entsteht an Aufliegestellen bettlägeriger Patientinnen (➤ Kap. 1.7.4.2).
- *Ulcus cruris venosum:* Es ist Folge einer chronisch venösen Insuffizienz (➤ Kap. 7.5.4).

1.7.4.2 Dekubitus

Udo Obertacke

Der Dekubitus (lat. decumbere = hinlegen) ist eine lokale Schädigung der Haut und ggf. des darunterliegenden Gewebes aufgrund von längerer Druckbelastung (bei einer krankheitsbedingt für längere Zeit liegenden/immobilen – oder gelähmten – Patientin). Klinisch spricht man auch vom Dekubitalgeschwür/-ulkus, Druckgeschwür/-ulkus (engl. „bedsore“).

Dekubitalulzera sind chronische Wunden, d. h. sie werden nur spontan heilen, wenn die Ursache ihrer Entstehung wegfällt oder kausal behandelt ist. Dekubitalulzera können zur Eintrittspforte für Erreger werden, die nicht nur lokale Infektionen verursachen. Damit werden sie – zusätzlich zu den lokalen, auch schmerzhaften Wundproblemen – zu einer besonderen Gefahr für die ohnehin schon sehr eingeschränkten Patientinnen.

Es gehört zu den ärztlichen und pflegerischen Kernaufgaben, insbesondere bei den besonders gefährdeten Patientinnen (s. o.) einen Dekubitus zu vermeiden (Prophylaxe). Auf der anderen Seite gibt es besondere Fälle (Grundkrankheit), in denen ein Dekubitus trotz bester Prophylaxe und Versorgung nicht zu verhindern ist. Das Risiko der Dekubitusentstehung ist jedoch immer zu beachten und prophylaktische Maßnahmen sind von ärztlicher und pflegerischer Seite geeignet zu dokumentieren (s. u.).

1.7.4 Chronische Wunde

1.7.4.1 Überblick

Mögliche *Ursachen* für Wundheilungsstörungen sind vaskuläre Schäden, Druckbelastung, Strahlenschäden, Infektionen, Diabetes mellitus und Medikamente.
Lerntipp: Diese Ursachen werden immer wieder gefragt.

Chronische Wunden erfordern einen multifaktoriellen *Therapieansatz* und ein langfristiges Therapiekonzept!

MERKE

1.7.4.2 Dekubitus

Dekubitalgeschwüre sind sehr häufig, vor allem bei immobilen Patientinnen.

Eine geeignete Prophylaxe sollte bei jeder gefährdeten Patientin etwa durch Lagerungsmaßnahmen erfolgen!

Entstehung eines Dekubitus

Dekubitalgeschwüre entstehen vor allem an Stellen mit hoher Druckbelastung und geringer Weichgewebsdeckung (Knochenvorsprünge).

Die Entstehung ist jedoch in der Regel multifaktoriell und wird durch Komorbiditäten wie einen Diabetes mellitus begünstigt.

MERKE

Dekubitusklassifikation

TAB. 1.41

Entstehung eines Dekubitus

Prädilektionsstellen Als besonders gefährdet gelten Körperpartien mit geringer Weichteildeckung („Prädilektionsstellen") bei konvexen knöchernen Widerlagern: die Kreuzbeinregion, die Dornfortsätze der Wirbelsäule, die Fersen, die Rollhügel der Oberschenkelknochen und die Knöchel (➤ Abb. 1.24).

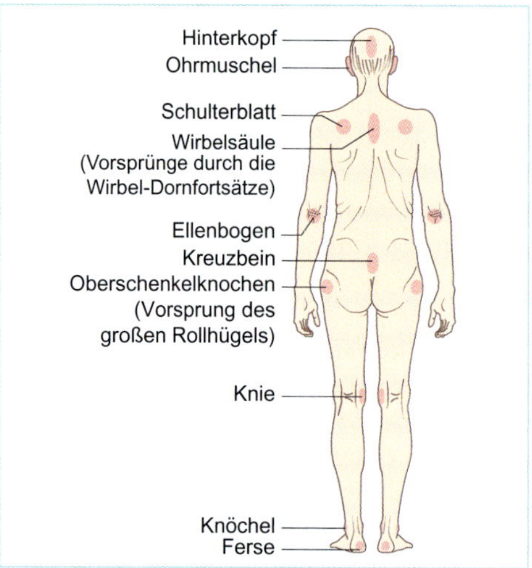

Abb. 1.24 Prädilektionsstellen für die Dekubitusentstehung bei immobiler Rückenlage eines Patienten [L234]

Risikofaktoren Die Entstehung eines Dekubitus wird als multifaktorielles Geschehen in Verbindung mit individuellen intrinsischen und extrinsischen Risikofaktoren gesehen (➤ Tab. 1.40). Solche Risikofaktoren werden in Skalen zur Dekubitusgefährdung verwendet. Beispielsweise verwendet die Braden-Skala die Parameter „sensorisches Empfindungsvermögen", „Feuchtigkeit", „Aktivität", „Mobilität", „Ernährung" und „Reibung und Scherkräfte", für die je nach Zustand der Patientin 1–4 Punkte vergeben werden (1 Punkt = günstig für Dekubitusentwicklung, 4 Punkte = normal).

Tab. 1.40 Intrinsische und extrinsische Risikofaktoren bei der Dekubitusentstehung

Intrinsische Faktoren	Extrinsische Faktoren
• Körpereigene Krankheiten und Syndrome, z. B.: Diabetes mellitus, Harn- bzw. Stuhlinkontinenz, Herzinsuffizienz, Knochenbrüche, Kontrakturen, neurologische Störungen • Psychische Einflüsse, z. B.: Depression • Verringerte oder nicht vorhandene Motilität, eingeschränkte Mobilität • Adipositas: mangelnde Bewegung, eingeschränkte Beweglichkeit, höherer Druck durch mehr Auflagegewicht, verzögerte Wundheilung bei schon bestehendem Dekubitus • Untergewicht: mangelnde Polsterung durch fehlendes Unterhautfettgewebe • Austrocknung: Elastizitätsverlust der Haut • Mangelnde Adhärenz	• Medikamente oder Verfahren zur Behandlung zugrunde liegender Erkrankungen, z. B.: Narkose/ICU, starke Schmerzmittel, Psychopharmaka, Beruhigungs- und Schlafmittel • Scherkräfte: Verdrillungen der Blutgefäße → trophische Störungen; bei älteren Menschen Trennung ganzer Hautschichten voneinander möglich • Reibung: Verletzungen an der Hautoberfläche • Temperatur, z. B.: Wärmflasche, Heizkissen, Kühlpackung → Veränderung der Durchblutung • Länger einwirkende Feuchtigkeit, z. B.: feuchtes Milieu in Schutzhosen → Mazeration, Anfälligkeit für Verletzungen

MERKE Kein Dekubitus ohne Druck!

Dekubitusklassifikation

Dekubitusgeschwüre werden nach J. D. Shea (1975) in 4 Grade unterteilt (➤ Tab. 1.41).

Tab. 1.41 Klassifikation der Dekubitusgeschwüre nach Shea

Grad	Kennzeichen	Klinisches Bild
1	Intakte, gerötete Haut	Nicht wegdrückbare, umschriebene Hautrötung, außerdem Ödembildung, Verhärtung und eine lokale Überwärmung möglich

Tab. 1.41 Klassifikation der Dekubitusgeschwüre nach Shea *(Forts.)*

Grad	Kennzeichen	Klinisches Bild
2	Teilverlust der Haut; die Epidermis und Anteile des Koriums sind geschädigt	Oberflächlicher Druckschaden, der sich als Blase, Hautabschürfung oder flaches Geschwür zeigen kann
3	Verlust aller Hautschichten einschließlich Schädigung oder Nekrose des subkutanen Gewebes, die bis auf – aber nicht unter – die darunterliegende Faszie reichen kann	Tiefes, offenes Geschwür bis zur Faszie
4	Verlust aller Hautschichten mit ausgedehnter Zerstörung, Gewebsnekrose oder Schädigung von Muskeln, Knochen oder stützenden Strukturen wie Sehnen oder Gelenkkapseln (➤ Abb. 1.25)	Tiefes, offenes Geschwür bis über die Faszie hinaus

CAVE Eine „kleine Läsion" (z. B. sakral) kann durch Umschneidung und Naht heilbar erscheinen, stellt sich dann aber nur zu oft als ein Grad-4-Geschwür heraus mit Nekrosen bis in den Knochen.

CAVE

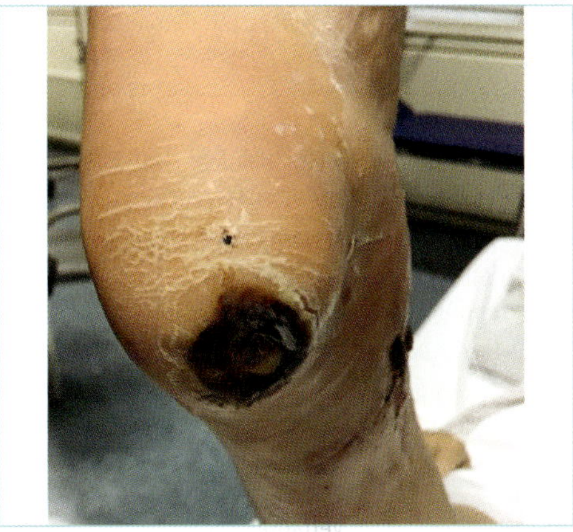

Abb. 1.25 Trockener Dekubitus an der Fersenauflagestelle, der wahrscheinlich bis zum Knochen reicht (Grad 4) [P1647]

Prophylaxe

Alle Maßnahmen zur Vorbeugung eines Druckgeschwürs werden als Dekubitusprophylaxe bezeichnet. Die entscheidende Maßnahme ist die Druckentlastung gefährdeter Körperstellen durch regelmäßiges Mobilisieren, Lageveränderungen bzw. Positionieren der bewegungseingeschränkten Patientin unter Vermeidung von Scherkräften und mit gezieltem Hilfsmitteleinsatz. Geeignete Hautpflege und angepasste Ernährungs- und Flüssigkeitszufuhr ergänzen eine wirkungsvolle Prophylaxe, können eine Druckentlastung aber nicht ersetzen.

Vermeidung von Druckstellen Dazu gehören z. B. die Förderung der Eigenbewegung, eine frühzeitige Mobilisation, die Freilagerung oder das Abpolstern von Prädilektionsstellen wie vorstehenden Knochenpunkten, das Glattstreichen von Falten in Kleidung oder Unterlagen, das Freihalten der Auflageflächen von Leitungen (Blasenkatheter, Infusionsleitungen) sowie Kleinteilen, die Vermeidung enger Kleidung und Schuhe und das Abpolstern von eng anliegenden Orthesen und Arm-/Beinprothesen.

Hilfsmittel Positionsunterstützende Hilfsmittel sind Wechseldruck- oder Weichlagerungsmatratzen und Mikro-Stimulationssysteme. Bewegungsunterstützende Hilfsmittel sind Gleitmatten und Rutschbretter; Antirutschmatten, Bettleitern, Drehscheiben und Rollbretter. Weitere Hilfsmittel sind synthetische Felle oder natürliche Schaffelle, des Weiteren Pflegebett, Rollstuhl, Lifter und Aufrichthilfen.

Hautpflege Ziel ist es, die Haut gefährdeter Körperregionen sauber, trocken und geschmeidig zu halten. Insbesondere bei harn- oder stuhlinkontinenten Patientinnen ist auf geeignete Inkontinenzhilfsmittel zu achten. Gefährdete Körperstellen müssen vor Nässe geschützt und Ausscheidungen sofort entfernt werden. Zur Reinigung wird ein pH-neutrales Hautreinigungsmittel empfohlen. Dabei sollte starkes Reiben vermieden werden; auch Massagen werden nicht empfohlen.

Ernährung Mangelernährung, Untergewicht und Dehydratation sind möglichst zu vermeiden.

Ausnahmen Bei lebensbedrohlichen Zuständen muss man evtl. auf prophylaktische Maßnahmen verzichten und Schäden in Kauf nehmen. So geht z. B. die Bauchlagerung beim akuten Lungenversagen häufig

Prophylaxe

Die – multifaktorielle – Prophylaxe ist eine interdisziplinäre Aufgabe:

- Physiotherapie zur Mobilisation
- Hilfsmittelversorgung zur Mobilisationsunterstützung und zur optimierten Lagerung
- Hautpflege
- Ernährungsoptimierung zur Vermeidung von Mangelzuständen

mit einem Dekubitus einher. Eine Patientin mit einer bereits kurzfristig infausten Prognose mag eher schmerzlindernde Medikamente als (u. U. schmerzhafte?) Lagerungen benötigen.

Therapie
Die *Druckentlastung* der betroffenen Stelle ist obligat!
Eine *Lappenplastik* ist oft technisch möglich, ihr Erfolg hängt aber von einer konsequenten Anschlussbehandlung und den individuellen Begleiterkrankungen ab.

Therapie

Die Behandlung besteht vor allem in der vollständigen Druckentlastung der betroffenen Körperstelle durch regelmäßige Positionsänderungen. Zusätzlich wird der Dekubitus nach den Prinzipien der Wundbehandlung versorgt: Ein Débridement kann z. B. bei schwerer Sepsis, akuten Arrosionsblutungen oder bei jauchigem Zerfall der Nekrose erforderlich sein. Ein chirurgischer Wundverschluss durch Naht oder Lappenplastik ist möglich, wenn der Dekubitus nicht infiziert und die Wundumgebung gut durchblutet ist. Der Erfolg hängt jedoch vor allem davon ab, ob im Anschluss eine konsequente Druckentlastung des Wundgebietes beibehalten werden kann. Ist eine Druckentlastung nicht oder nur unzureichend möglich, kann der Dekubitus nicht heilen. Eine chirurgische Nekrosektomie kann aber u. U. die lokale Pflegefähigkeit erst wieder ermöglichen (mit offener Wundbehandlung).

1.8 Primäre Versorgung von Frakturen und Luxationen

1.8 Primäre Versorgung von Frakturen und Luxationen

Julian Zabel, Miriam Rüsseler

NKLC Kompetenzebene: **3a,** Reposition, Ruhigstellung und Lagerung von verletzten Extremitäten und luxierten Gelenken

Bei jeder Fraktur oder Luxation solltest du dir 2 wesentliche Fragen stellen:
- Sofortige Reposition?
- Konservative oder operative Therapie?

Für Frakturen (➤ Kap. 5.6) und Luxationen (➤ Kap. 5.7) ist die Reposition (➤ Kap. 1.8.1 bzw. ➤ Kap. 1.8.3) gleichermaßen wichtig. Anschließend muss das erreichte Repositionsergebnis durch Ruhigstellung und Lagerung gehalten werden. Bereits in der Notaufnahme sind dabei die Entscheidungen zu treffen, wie eine Fraktur oder auch Luxation behandelt werden soll:

- Sollte die Fraktur/Luxation bereits in der Notaufnahme reponiert werden? Und wenn ja:
  - Sofort (also noch vor einer radiologischen Diagnostik)?
  - Erst nach der radiologischen Diagnostik?
- Sollte die in Röntgen und ggf. CT dargestellte Fraktur konservativ oder operativ versorgt werden?
  - Bei konservativer Therapie:
    - Wie erfolgt die Ruhigstellung (heute und hier)?
    - Wie erfolgt die Nachbehandlung?
    - Wann sind Kontrollen erforderlich?
  - Bei operativer Therapie:
    - Wann und wie wird operativ versorgt?
    - Wie und wo erfolgt bis dahin die Ruhigstellung und Lagerung der Fraktur?

Die spezifischen Versorgungsaspekte abhängig von Lokalisation und Frakturtyp werden in den krankheitsspezifischen Kapiteln beschrieben.

1.8.1 Reposition einer Fraktur

1.8.1 Reposition einer Fraktur

MERKE Der Begriff „Reposition" beschreibt die (endgültige) Wiederherstellung eines Organs oder einer anatomischen Struktur in seine physiologische Lage bei einer Hernie, einem Organprolaps, einer Fraktur oder Gelenkluxation.

Das Ergebnis einer Reposition sollte möglichst dem physiologischen Zustand in *Lage und Ausrichtung* entsprechen.

Bei Frakturen bedeutet Reposition die (möglichst) korrekte Wiederherstellung von Achse, Länge und Rotation. Dies ist für das funktionelle Ergebnis von großer Bedeutung.

Offene und geschlossene Reposition
Offene Reposition: während einer OP, Fixierung durch Osteosynthese
Geschlossene Reposition: bei geschlossenem Weichteilmantel, Fixierung z. B. durch Gips

Offene und geschlossene Reposition

Bei Frakturen wird zwischen offener und geschlossener Reposition unterschieden (s. a. ➤ Kap. 5.6.2):

- Bei einer **offenen Reposition** wird im Rahmen einer Operation mit eröffnetem Weichteilmantel die anatomisch korrekte Stellung wiederhergestellt und dann osteosynthetisch (z. B. Platte, Schrauben, Drähte, Fixateur externe) fixiert (z. B. Plattenosteosynthese bei Radiusfraktur, ➤ Kap. 5.6.7).
- Bei einer **geschlossenen Reposition** wird die möglichst korrekte Stellung bei geschlossenem Weichteilmantel durch Drücken und Ziehen wiederhergestellt und anschließend eine externe Ruhigstellung angelegt (Gips oder Fixateur).

Sofortige („präliminäre") Reposition

Im Gegensatz zur o. g. Definition ist das Ziel einer sofortigen (präliminären) Reposition in der Notaufnahme oder auch schon als Notärztin im Einsatz die Wiederherstellung einer Neutralstellung zur Entlastung der Weichteile und Leitungsbahnen, um weitere Schäden zu vermeiden (erhöhter Zug an Gefäßen und Nerven führt zu persistierenden neurologischen Defiziten und Wundheilungsstörungen durch zu lange Ischämiezeit des Gewebes).

MERKE Sofortige (präliminäre) Reposition bedeutet die Reposition direkt im Anschluss an eine orientierende symptombezogene körperliche Untersuchung ohne vorherige radiologische Diagnostik.

Indikationen Eine sofortige Reposition ist in den folgenden Fällen indiziert:

- Stark dislozierte Frakturen oder Gelenkluxationen mit erkennbarer Kompromittierung der Leitungsbahnen (Minderung/Verlust der Durchblutung oder Sensibilität im Seitenvergleich) und/oder der Weichteile (➤ Abb. 1.26)
- Offene Verletzungen mit erkennbaren Knochen, Sehnen, Gelenkanteilen (➤ Abb. 1.26)
- Äußerst schmerzhafte Situationen (nach Fraktur/Luxation), die ohne Reposition nicht lagerungsfähig sind

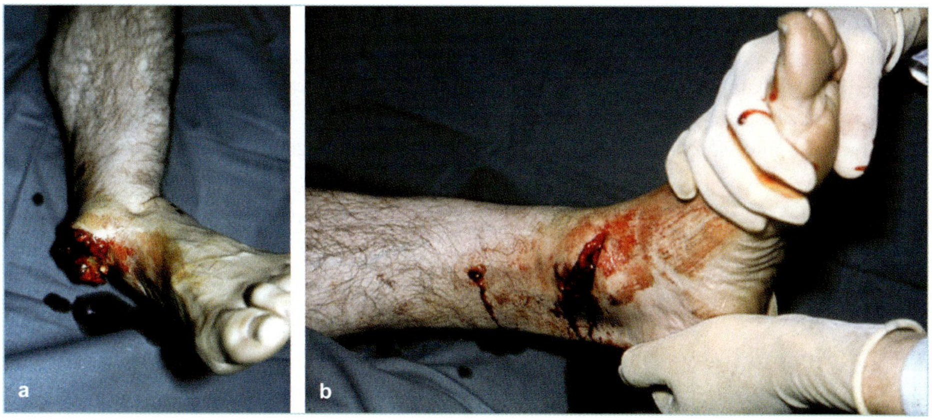

Abb. 1.26 Sofortige Reposition einer offenen, grob dislozierten Sprunggelenkfraktur [P1647]
a) Status bei Einlieferung des Patienten mit reduziertem Puls der A. dorsalis pedis und Sensibilitätsverlusten im Fuß
b) Status nach Erreichen der Neutralstellung. Der Fuß wird zur Sicherung des Repositionsergebnisses unter Zug gehalten, bis eine Schienung angelegt ist.

Vorgehen Das Vorgehen bei einer sofortigen Reposition ist in ➤ Tab. 1.42 dargestellt. Lässt sich eine Fraktur nicht reponieren oder zeigt sich auch nach Reposition grob instabil, ist die Indikation zur dringlichen operativen Reposition und Stabilisierung zu überdenken.

Tab. 1.42 Vorgehen bei sofortiger Reposition

Schritt	Details
Vorbereitung	• Situationsangebrachte Patientenaufklärung • Monitoring (Herzfrequenz, Blutdruck, Sauerstoffsättigung) • Gegebenenfalls Sauerstoffgabe • Handschuhe • i. v. Zugang • Adäquate Analgesie (ggf. + Sedierung) über i. v. Zugang • Team instruieren (ggf. Gegenzug, Vorbereitung und Anlage Schiene) • Passende Schienung bereitlegen • Gegebenenfalls Desinfektion durchführen und Verbandsmaterial vorbereiten • Erhebung des Befunds (insbesondere Wunde und periphere Durchblutung, Sensibilität, Motorik)

Sofortige („präliminäre") Reposition

Bei stark dislozierten Verletzungen sollte die Reposition schon am Unfallort oder in der Notaufnahme erfolgen.

MERKE

Die Reposition erfolgt durch Zug und Gegenzug am betroffenen Körperteil bei geeigneter Analgesie.

Tab. 1.42 Vorgehen bei sofortiger Reposition *(Forts.)*

Schritt	Details
Durchführung	• Kontinuierlicher, langsamer Zug nach distal (ggf. muss ein Teammitglied die Patientin/Extremität durch Gegenzug fixieren) • Gegebenenfalls vorsichtiger Druck zum Einrichten einzelner Fragmente oder Achsabweichungen • Sobald die Neutralstellung erreicht ist, wird unter Beibehaltung des Zugs die Schiene durch Helferin angelegt; erst wenn die Schiene komplett korrekt angelegt ist, darf der Zug langsam beendet werden • Gegebenenfalls Abdeckung der Wunde mit sterilen Kompressen (nicht vor der Reposition, weil die Kompresse bei der Reposition an Knochenfragmenten in die Wunde gezogen werden kann)
Nachbereitung	• Dokumentation des klinischen Befunds vor und nach Reposition (insbesondere Wunde und periphere Durchblutung, Sensibilität, Motorik) • Zügige radiologische Dokumentation des Repositionsergebnisses in 2 Ebenen

Reposition nach Röntgendiagnostik
Ist die Reposition nicht unverzüglich erforderlich, sollte zuerst eine Bildgebung durchgeführt werden.

Reposition nach Röntgendiagnostik

Vorgehen Besteht nach der klinischen Untersuchung keine Indikation zur sofortigen Reposition, kann die Patientin geröntgt werden. Auch hierfür sollte sie vorab eine ausreichende Analgesie erhalten (Zeit bis zum Wirkeintritt der Analgesie beachten) und die vermutete Fraktur stabil gelagert werden. Nach dem Röntgen wird dann entschieden, ob eine Gelenkluxation oder Fraktur in der Notaufnahme reponiert und anschließend ruhiggestellt wird und ggf. weitere Diagnostik und/oder Therapie folgt, oder ob die Fraktur operativ versorgt werden sollte. Auch bei klarer OP-Indikation ist die Fraktur bis zum Zeitpunkt der OP adäquat ruhigzustellen (Schienung). Auch als dringlich klassifizierte Operationen können sich relevant verzögern, eine Fraktur ohne Schienung oder unzureichende Wundabdeckung kann zu Schmerzen, Infektionen, Wundheilungsstörungen o. Ä. führen.

Indikationen zur Reposition sind Gelenkluxationen ohne ossäre Beteiligung und stabile extraartikuläre Frakturen.

Indikationen Eine Reposition in der Notaufnahme (nach Röntgendiagnostik) ist in den folgenden Fällen indiziert:

- Gelenkluxation nach Ausschluss ossärer Beteiligung (➤ Kap. 1.8.3)
- Stabile extraartikuläre Frakturen, z. B.
  - Distale extraartikuläre Radiusfraktur (➤ Kap. 5.6.7)
  - Femurschaftfrakturen des Kleinkindes (bis ca. 3. Lebensjahr)

1.8.2 Konservative oder operative Versorgung einer Fraktur

Entscheidungskriterien
Dislokation: Je stärker, desto eher operativ.
Weichteilstatus: Offene Fraktur = dringliche OP; geschlossene Fraktur mit Schwellung = ggf. verzögerte OP.
Versorgungszweck: Vermeidung von Immobilisationsfolgen (z. B. Gelenkversteifungen bei Femurfraktur).
Alter: Kinder können bei geschlossenen Frakturen häufig konservativ behandelt werden.

1.8.2 Konservative oder operative Versorgung einer Fraktur

Entscheidungskriterien

Kriterien für die Entscheidung zwischen konservativer und operativer Behandlung (weitere Kriterien sind in ➤ Kap. 5.6.2 beschrieben):

- Grad der Dislokation: je ausgeprägter die Dislokation, desto eher operativ
- Weichteilstatus: bei offenen Frakturen operativ (mit dringlicher Indikationsstellung), bei geschlossenem Weichteilmantel mit starker Schwellung kann eine Abschwellung bis zu einer sekundären, sogar elektiven operativen Frakturversorgung abgewartet werden
- Zweckmäßigkeit der Versorgung: Immobilisationszeit von Gelenken (eine Femurfraktur beim Erwachsenen führt bei konservativer Behandlung zu Gelenksteifen in Knie und Hüfte, die invalidisierend sind)
- Alter der Patientin: kindliche Fraktur vs. Fraktur bei Erwachsenen (bei Kindern gibt es kaum Gelenksteifen, auf der anderen Seite sind Frakturen im Heilungsverlauf früher belastbar [geringes Körpergewicht], sodass konservative Verfahren bei geschlossenen Frakturen favorisiert sind)

Zeitpunkt der Operation

Das Krankheitsbild und der Zustand der Patientin definieren die Dringlichkeit der Operation (Klassifizierung der OP-Dringlichkeit, ➤ Tab. 2.6).

Konservative Therapie
Sie beinhaltet im Wesentlichen eine Ruhigstellung mit einem Verband, einem Cast oder Gips.

Konservative Therapie

Ruhigstellung Die konservative Therapie wird meist durch eine externe Ruhigstellung umgesetzt, die in der Regel die angrenzenden Gelenke einschließt. Die Ruhigstellung dient der Schmerzreduktion sowie der Retention des Repositionsergebnisses und erleichtert damit auch das Abschwellen. Bei der Auswahl von Dauer und Art der Ruhigstellung muss das Risiko der Einsteifung beachtet werden. Die Ruhigstellung ist im Kunststoff- oder Gipsverband möglich. Kunststoffverbände sind besser röntgentransparent und leichter, jedoch auch teurer als Gipsverbände.

CAVE Bei einem frischen Trauma muss unbedingt die posttraumatische Schwellneigung berücksichtigt werden, die sehr ausgeprägt sein kann. Bis zum Zeitpunkt des (ärztlich gesicherten) Abschwellens dürfen keine zirkulären Schienen/Gipsverbände angelegt oder müssen nach Anlage vollständig gespalten werden. Jeder Gips muss nach 12–24 Stunden ärztlich kontrolliert werden. Bei Anlage jedes Verbandes muss auf eine ausreichende Polsterung geachtet werden, um Druckstellen und daraus resultierende Ulzera zu vermeiden. Treten Beschwerden auf, gilt: Die Patientin im Gips hat immer recht! Bei Ruhigstellung der unteren Extremität ist eine ausreichende Thromboseprophylaxe zu beachten (➤ Kap. 2.2.4).

CAVE

Einige Frakturen müssen nicht zwingend oder können nicht mit einer Kunststoff-/Gipsschiene ruhiggestellt werden, Alternativen sind hier z. B.:

- Gilchrist-Verband bei Humerus- oder Klavikulafraktur (➤ Kap. 5.6.4)
- Rucksackverband bei Klavikulafraktur (➤ Kap. 5.6.4)
- Buddysplints bei Fingerfraktur (Fingerschiene zur Fixierung des verletzten Fingers am nächstgelegenen Finger)
- Dachziegelverband bei Zehenfraktur (➤ Kap. 5.6.14)

Besondere Ruhigstellungen:

- Gilchrist
- Rucksackverband
- Buddysplints
- Dachziegelverband

MERKE Eine externe Ruhigstellung ist auch vor einer operativen Therapie erforderlich – und je nach Art der operativen Versorgung oft auch postoperativ.

MERKE

Lagerung Frakturen (verletzte Extremitäten) sollten zum Abschwellen nach Möglichkeit über Herzhöhe gelagert werden. Außerdem sollte darauf geachtet werden, dass der Abfluss, z. B. im Bereich der Kniekehle, nicht blockiert wird.

1.8.3 Reposition einer Gelenkluxation

Bei einer traumatischen Gelenkluxation handelt es sich meist um eine Situation mit hoher Dringlichkeit, weil unphysiologische Kräfte auf die umgebenden Weichteile wirken, die durch die Verrenkung einem Dauerzug ausgesetzt sind. Die zügige Reposition der Gelenkpartner (oft schon in der Notaufnahme) ist zur Schmerzbekämpfung und zur Verhinderung von Gefäßschäden und Nervenläsionen anzustreben, dennoch sollte zur sicheren Unterscheidung von Luxation und Fraktur bei erhaltener pDMS vor der Reposition ein Röntgenbild durchgeführt werden. Daran kann sich eine differenziertere Diagnostik von Gelenkschäden anschließen (z. B. CT), die wiederum eine (sekundäre) OP-Indikation begründen könnten.

Schulterluxation Zur Reposition der Schulter sind verschiedenste Methoden beschrieben. Es ist durchaus sinnvoll, sich verschiedene Methoden anzuschauen und die persönlich bestgeschätzte zu übernehmen. Die Patientin sollte eine ausreichende Analgesie erhalten und ggf. sediert werden. Nach Reposition ist die pDMS zu prüfen und zu dokumentieren und es sollte ein Gilchrist-Verband zur Retention des Repositionsergebnisses angelegt werden. Zuletzt ist die Reposition mit Röntgenbildern in 2 Ebenen zu dokumentieren.

Ellenbogenluxation Ellenbogenluxationen (➤ Kap. 5.7.3) können ebenfalls durch Zug und Gegenzug reponiert werden. Auch hier sind eine ausreichende Analgesie und ggf. Sedierung erforderlich. Bei ausgeprägter Instabilität ist häufig eine Flexion > 90° nach Reposition die stabilste Position. In dieser Position sollte der Arm anschließend in einer Oberarmschiene ruhiggestellt werden. Zuletzt ist die Reposition mit Röntgenbildern in 2 Ebenen zu dokumentieren mit der Fragestellung nach ossären Begleitverletzungen. Im Verlauf ist, falls initial nicht möglich, eine Stabilitätsprüfung sowie eine CT oder MRT zum Nachweis von Begleitverletzungen notwendig.

Chassaignac-Lähmung Sie ist eine Besonderheit bei Kindern und entsteht nach ruckartigem Zug am Unterarm (➤ Kap. 5.7.4), weil sich das Radiusköpfchen aus dem Lig. anulare löst. Die Kinder zeigen meist einen extendierten, pronierten Arm, der nicht benutzt wird. Radiografisch wird nichts zu erkennen sein, weshalb bei eindeutiger Anamnese auf eine Röntgenaufnahme verzichtet werden kann. Hier ist (bei klarer Anamnese: Eltern!) die Reposition (unter Ablenkung des Kindes) mittels Flexion, Supination sowie leichtem Druck auf das Radiusköpfchen möglich und kann meist durch ein Schnappen über dem Radiusköpfchen getastet werden. Nach sicherer Reposition (und wenn das Kind seinen Arm dann wieder spontan benutzt) ist keine Röntgenkontrolle oder Ruhigstellung notwendig. Bei unklarem Verletzungsmechanismus sollte der Ellenbogen in 2 Ebenen geröntgt werden, um eine suprakondyläre Fraktur auszuschließen.

Luxationen der Handwurzel Bei Luxationen der Handwurzel, insbesondere bei perilunärer Luxation ist ein Repositionsversuch unter Längszug indiziert. Ist dies nicht erfolgreich, ist die dringliche operative Versorgung anzustreben. Für die Ruhigstellung wird eine Unterarmschiene mit Daumeneinschluss verwendet.

1.8.3 Reposition einer Gelenkluxation

Für fast jedes Gelenk sind verschiedene Repositionstechniken beschrieben.
Prüfe vor und nach einer Reposition *pDMS* und dokumentiere die Ergebnisse!
Bei den meisten Luxationen ist nach Reposition eine *abschließende Bildgebung* (Röntgenkontrolle, Schnittbildgebung) erforderlich! Ausnahme ist z. B. die Chassaignac-Lähmung (➤ Kap. 5.7.4).

Schulterluxation: ➤ Kap. 5.7.2, vor und nach Reposition Bildgebung in 2 Ebenen, Retention in Gilchrist-Verband

Ellenbogenluxation: ➤ Kap. 5.7.3, Reposition durch Zug und Gegenzug, Retention in Oberarmgipsschiene

Chassaignac-Lähmung: ➤ Kap. 5.7.4, nach Reposition keine Ruhigstellung oder Bildgebung erforderlich

Luxation der Handwurzel: Reposition unter Längszug, ggf. dringliche OP, Retention in Unterarmschiene mit Daumeneinschluss

Fingerluxation: Reposition unter Längszug, ggf. Oberst-Leitungsanästhesie, Retention in Intrinsic-Plus-Schiene

Hüftluxation: ➤ Kap. 5.7.5, Reposition in Hüft- und Kniegelenksflexion und anschließender vorsichtiger Außenrotation (bei dorsaler) oder Innenrotation (bei ventraler Luxation); bei (Sub-)Luxation ggf. weitere operative Versorgung

Knieluxation: ➤ Kap. 5.7.6, Reposition unter Längszug, Retention in Tutorschiene

Sprunggelenksluxation: ➤ Kap. 5.6.13, Reposition unter Längszug, Retention in Unterschenkelschiene

1.8.4 Lagerung und Stabilisierung von Wirbelsäulenverletzungen

Setze bei (Verdacht auf) Wirbelsäulenverletzungen z. B. eine Vakuummatratze ein und achte bei jeder Bewegung der Patientin auf achsgerechte Lagerung!

1.9 TNM-System – Tumorbeurteilung

1.9.1 Tumorklassifikation und Staging

Die TNM-Klassifikation ist für jede einzelne Tumorentität definiert: T = Tumorgröße, N = Lymphknotenbefall, M = Metastasierung. Weitere mögliche Bezeichnungen sind z. B. V (Veneninvasion) oder Pn (perineurale Invasion). Je höhere die Zahl hinter den einzelnen Buchstaben, desto schlechter. Eine 0 bedeutet die Abwesenheit des Merkmals!
Lerntipp: Die TNM-Klassifikation wird häufig gefragt.

Fingerluxation Luxierte Fingergelenke können unter Längszug reponiert werden. Falls dies bei der Patientin schmerzbedingt nicht möglich ist, kann die Analgesie durch eine Oberst-Leitungsanästhesie erreicht werden (➤ Kap. 1.7.3.3). Vorher sind pDMS zu dokumentieren. Nach Reposition wird der Finger (inkl. Nachbarfinger) in einer Intrinsic-Plus-Schiene ruhiggestellt (Flexion des Grund- und Extension des Mittel- und Endgelenks – vermeidet Verkürzung der Seitenbänder). Zuletzt ist die Reposition mit Röntgenbildern in 2 Ebenen zu dokumentieren mit der Fragestellung nach ossären Begleitverletzungen. Im Verlauf kann man bei stabilen Bandverhältnissen und Abschwellen rasch (nach 1–3 Tagen) auf Buddysplints mit frühzeitiger funktioneller Beübung umstellen.
Hüftluxation Die Reposition einer Hüftluxation (➤ Kap. 5.7.5) ist – unter ausreichender Analgosedierung – an der liegenden Patientin in Hüft- und Kniegelenksflexion und anschließender vorsichtiger Außenrotation bei dorsaler oder Innenrotation bei ventraler Luxation möglich. Gelingt die Reposition unter Analgosedierung nicht, sollte eine erneute Reposition erst unter Allgemeinnarkose in Operationsbereitschaft versucht werden, um iatrogene Schäden zu vermeiden. Ziel ist bei konservativer Therapie die frühzeitige Mobilisation der Patientin unter Aufklärung und Anleitung zur Vermeidung von Bewegungen, die eine Reluxation provozieren können. Bei (Sub-)Luxationstendenz ist eine weiterführende Diagnostik und davon abhängig weitere operative Versorgung zu bedenken.
Knieluxation Sie können in ausreichender Analgosedierung unter Längszug reponiert werden (➤ Kap. 5.7.6). Aufgrund des engen Lagebezugs der Gefäße und Nerven in der Kniekehle liegt hier ein besonderes Augenmerk auf der pDMS- sowie auf der Kompartmentkontrolle nach Reposition. Die Retention ist anschließend in einer Tutorschiene möglich. Auch distale Femur- oder Tibiakopffrakturen können bis zur operativen Versorgung in einer Tutorschiene ruhiggestellt werden.
Sprunggelenksluxationen Sie können ebenfalls unter Längszug reponiert werden. Für die Retention verwendet man Unterschenkelschienen mit Einschluss des Fußes. Bei bi- oder trimalleolaren Luxationsfrakturen (➤ Kap. 5.6.13) ist manchmal keine sichere Retention zu erreichen, sodass die dringliche operative Versorgung, u. a. mit Fixateur externe, notwendig wird.

1.8.4 Lagerung und Stabilisierung von Wirbelsäulenverletzungen

NKLC Kompetenzebene: **3a,** Lagerung und Stabilisierung von Wirbelsäulenverletzten

Halswirbelsäule Verletzungen der Halswirbelsäule stellen spezielle Anforderungen an Lagerung und Stabilisierung, da bei instabilen Verletzungen die Gefahr des Querschnittssyndroms droht, das auf Höhe der oberen Halswirbelsäule auch tödliche Folgen haben kann. Dementsprechend ist die Halswirbelsäule bei jedem Verletzungsverdacht bis zum Ausschluss des Gegenteils zu immobilisieren; dies gilt speziell bei bewusstseinseingetrübten Patientinnen. Dies ist z. B. mit einer Zervikalstütze möglich. Bei Nachweis einer Halswirbelsäulenverletzung kann diese im Verlauf auf eine harte Krawatte (z. B. Philadelphia-Krawatte) umgestellt werden, die in der Regel etwas besser gepolstert ist und weniger Druckstellen verursacht. Bei Wechsel auf die harte Krawatte ist auf eine gerade Wirbelsäulenachse zu achten. Zusätzlich sollte der Kopf bzw. die HWS mit den Händen stabilisiert werden. Bei instabilen Verletzungen müssen die Patientinnen ausführlich darüber aufgeklärt werden, dass die harte Krawatte jederzeit zu tragen ist.
Präklinische Versorgung Auch in der präklinischen Versorgung kommen bei Verdacht auf Wirbelsäulenfrakturen spezielle Immobilisationsmethoden zum Einsatz (z. B. Vakuummatratzen, Head-Blocks). In diesen Fällen ist in der Notaufnahme diagnostisch der Beweis zu erbringen, dass keine Verletzung vorliegt.
Achsengerechte Lagerung Bis zur vollständigen Abklärung einer Wirbelsäulenverletzung ist auf eine streng achsengerechte Lagerung zu achten. Um diese gerade Achse kann die Patientin bei Bedarf („axial") gedreht werden. Dies gilt es auch bis zur definitiven operativen Versorgung bei instabilen Wirbelsäulenverletzungen fortzuführen.

1.9 TNM-System – Tumorbeurteilung

Udo Obertacke

1.9.1 Tumorklassifikation und Staging

Klassifikation In ärztlichen Berichten, Konferenzen und Dokumentationen über tumorkranke Patientinnen wird regelhaft die TNM-Klassifikation genutzt (Pierre Denoix, 1943). Sie ist mit den Angaben zur Größe des Primärtumors (T), dem Befall von Lymphknotenstationen (N) und vorliegenden Metastasen (M) zunächst einmal deskriptiv, erlaubt aber auch eine Einschätzung der Prognose. Die genauen Zuordnungen sind für jede einzelne Tumorentität definiert, ➤ Tab. 1.43 zeigt das Prinzip der Klassifikation.

Tab. 1.43 Beispielhafte Darstellung der TNM-Klassifikation. Das Stadium T1 N0 M0 beschreibt einen kleinen, begrenzten Tumor (der oft auch mit einer guten Behandlungsprognose verbunden ist). T4 N1 M1 beschreibt ein ausgedehntes Tumorleiden mit lokalem Einbruch ins Nachbargewebe und Fernmetastase (oft mit schlechter Prognose).

Tumorgröße (T)	Lymphknotenbefall (N)	Metastasen (M)
T0 = kein Primärtumor gefunden (s. a. CUP)	N0 = kein Befall nachgewiesen	M0 = keine Metastasen
T1–3 = maximale Größe in mm, auch bezogen auf histologische Grenzen	N1–3 = zunehmender Befall	M1 = Metastasen vorhanden
T4 = Einbruch in Nachbargewebe/Organe	N1	M1

Bei einem Tumor des Darms beschreibt die T-Klassifikation z. B. die zunehmende Überschreitung histologischer Grenzen: Ein T1-Tumor hat die unterhalb der Darmschleimhaut liegende Bindegewebsschicht erreicht, ein T2-Tumor die Muskularis propria, ein T3-Tumor die Subserosa oder das Fettgewebe und ein T4-Tumor dann das Bauchfell (T4a) oder andere Organe (T4b).

Die TNM-Angaben beschreiben einen Istzustand und sind mit einem Datum zu versehen. Vorangestellte kleine Buchstaben, z. B. c, p und u, geben Hinweise auf die Einteilung aufgrund von klinischen („clinical"), pathohistologischen (postoperativen/-bioptischen) oder sonografischen (u = Ultraschall) Untersuchungsverfahren. Ein nachgestelltes x bedeutet, dass eine Beurteilung des Tumors (Tx), der Lymphknoten (Nx) oder von Metastasen (Mx) nicht möglich ist.

Staging/Stadieneinteilung Das Staging beschreibt im Klinikalltag das (ggf. aktualisierte) Anfertigen einer TNM-Klassifikation durch entitätspezifische Suche und die meist bildgebende Bestimmung von Größe, Befall und Fernmetastasierung. Dies ist in ➤ Tab. 1.44 beispielhaft für den Enddarmkrebs dargestellt, wobei die UICC-Stadieneinteilung (UICC = Union for International Cancer Control) in diesem Fall auch verdeutlicht, wie differenziert eine TNM-Klassifikation sein kann und muss.

Zur Feststellung der Klassifikation erfolgt das **Staging.** Welche Untersuchungen zum Staging gehören, ist *tumorspezifisch.*
Anhand der Klassifikation kann ein Tumorstadium (z. B. *UICC-Stadium*) festgelegt werden. Dieses bestimmt *Therapie und Prognose.*

Tab. 1.44 Stadieneinteilung (nach UICC) beim Enddarmkrebs [G924]

Stadium	Primärtumor	Lymphknoten	Metastasen
0	Tis	N0	M0
I	T1, T2	N0	M0
IIA	T3 • T3a (< 1 mm) • T3b (1–5 mm) • T3c (5–15 mm) • T3d (> 15 mm)	N0	M0
IIB	T4a	N0	M0
IIC	T4b	N0	M0
IIIA	T1–2	N1 (1–3 betroffene LK)	M0
	T1	N2a (4–6 betroffene LK)	M0
IIIB	T3–4	N1 (1–3 betroffene LK)	M0
	T2–3	N2a (4–6 betroffene LK)	M0
	T1–2	N2b (≥ 7 betroffene LK)	M0
IIIC	T4a	N2a (4–6 betroffene LK)	M0
	T3–T4a	N2b (≥ 7 betroffene LK)	M0
	T4b	N1–2	M0
IVA	Alle T	Alle N	M1a (ein Organ oder eine Lokalisation befallen, kein Peritonealbefall)
IVB	Alle T	Alle N	M1b (2 oder mehr Organe oder Lokalisationen befallen, kein Peritonealbefall)
IVC	Alle T	Alle N	M1c (Peritonealbefall mit oder ohne sonstige Fernmetastasen)

LK = Lymphknoten, Tis = Tumor in situ (Krebszellen nur innerhalb der Darmschleimhaut)

1.9.2 Grading und Ausmaß der Resektion

Grading (G) bedeutet histologische Differenzierung.

Resektionsgüte (R) beschreibt die Resektionsränder hinsichtlich der Dignität.

Nach vollständiger Erhebung der Daten entwickelt eine interdisziplinäre Tumorkonferenz („Tumorboard") die Therapieplanung.

1.10 Dokumentation, Bescheinigungen und Mitteilungen

1.10.1 Dokumentation

Die Dokumentation ist zeitraubend, aber wichtig!
Denke immer daran: Deine Kolleginnen müssen immer nachvollziehen können, *was* du *warum* mit der Patientin gemacht hast! Also: Dokumentiere so, dass alle wichtigen Informationen enthalten sind!

1.10.1.1 Patientenakte
Diagnosen, Komplikationen, Befunde, Therapie, Interventionen und Operationen werden in der Patientenakte zusammengefasst.

1.9.2 Grading und Ausmaß der Resektion

Im Zusammenhang mit Tumoren und ihrer Behandlung sind sowohl das Grading und das Ausmaß der Resektion relevant.

Grading Das Grading ist eine pathohistologische Einteilung, die beschreibt, wie „differenziert" das Tumorgewebe ist:

- G1 = gut differenziert (das Tumorgewebe ist dem Ursprungsgewebe noch relativ ähnlich)
- G2 = mäßig differenziert
- G3 = schlecht differenziert
- G4 = undifferenziert (das Ursprungsgewebe ist nur noch über ultrastrukturelle oder immunhistochemische Untersuchungsmethoden differenzierbar)

Resektionsgüte Die Resektionsgüte beschreibt, in welchem Ausmaß die Resektion eines Tumors möglich war bzw. gelungen ist. Die Angaben R0, R1 und R2 stehen für den nach einer Therapie noch vorhandenen Tumor:

- R0 = kein Tumor mehr nachweisbar
- R1 = mikroskopischer Residualtumor z. B. an den OP-Schnitträndern
- R2 = makroskopisch Tumor belassen

Tumorboard Tumorkonferenzen („Tumorboard") entwickeln dann mithilfe von spezialisierten Fachärztinnen verschiedener Disziplinen (meist Chirurginnen, Radiologinnen, Onkologinnen, Strahlentherapeutinnen) einen individuellen „interdisziplinären" Behandlungsplan für eine Patientin in ihrem jeweiligen Tumorstadium. Tumorkonferenzen sind wissenschaftlich gesichert und für sog. Krebszentren bei deren Zertifizierung obligat nachzuweisen. Die Empfehlung eines Tumorboards sollte immer Eingang in einen Patientenbericht finden.

1.10 Dokumentation, Bescheinigungen und Mitteilungen

Vanessa Britz

1.10.1 Dokumentation

NKLC Kompetenzebene: **3b,** regelmäßige und rechtssichere tägliche Befunddokumentation

Die Dokumentation medizinischer Informationen und Ereignisse ist entscheidend, um eine qualitativ hochwertige medizinische Versorgung und deren Weiterführung an anderer Stelle sicherzustellen, rechtliche Anforderungen zu erfüllen und Forschungsmöglichkeiten zu schaffen. Eine genaue Dokumentation ermöglicht es, die medizinische Geschichte einer Patientin zu verstehen (einschließlich früherer Diagnosen, Medikamenten und Allergien). Sie erleichtert die Kommunikation und den Informationsaustausch im interprofessionellen Team und ist die Grundlage der Patientensicherheit. So können alle auf derselben Grundlage die Patientin versorgen und auch den Behandlungsverlauf und -fortschritt nachvollziehen. Zudem dient die Dokumentation als Nachweis für erbrachte Leistungen und kann im Fall von Rechtsstreitigkeiten oder Untersuchungen wichtig sein.

Die Genauigkeit in der Dokumentation verringert das Risiko von Fehlern. Daher sollte sie

- klar, präzise und verständlich geschrieben sein, um Missverständnisse zu vermeiden,
- objektive Fakten und Beobachtungen enthalten, aber keine persönlichen Meinungen und Wertungen,
- alle relevanten Informationen umfassen, aber kurz und erfassbar sein,
- die Identität und Verantwortlichkeit des Dokumentierenden zeigen und
- Änderungen des Gesundheitszustandes und neue Informationen wiedergeben.

1.10.1.1 Patientenakte

Ärztinnen sind dazu verpflichtet, eine Patientendokumentation für jede Patientin zu führen. Die Patientenakte (elektronisch oder analog-papiergestützt) enthält alle wesentlichen ärztlichen (und ggf. auch pflegerische und physiotherapeutische) Maßnahmen und deren Ergebnisse. Diese sind zeitnah und vollständig zu erfassen. Je nach Klinik/Praxis/Versorgungseinheit besteht eine Akte aus unterschiedlichen Kapiteln.

Folgende Informationen gehören mit Datum und Uhrzeit der Dokumentation und Name/Initialen der Ärztin in die Patientenakte:

- Alle inhaltlichen Punkte der Anamnese (➢ Kap. 1.2.2)
- Aufzeichnungen über Umstände und Verlauf von Behandlungen
- Untersuchungsergebnisse und Befunde (z. B. körperliche Untersuchung, Diagnostik, Histologien)
- Therapien und ihre Auswirkungen (z. B. verordnete Medikamente, Nebenwirkungen)
- Eingriffe (z. B. OP-Berichte, Narkoseprotokoll)
- Erfolgte Aufklärungen und Einwilligungen bzw. Ablehnungen der Patientin
- Mitteilungen an Kolleginnen (Kurzbrief, Entlassungsbrief, Verlegungsprotokoll) (➢ Kap. 2.5.1)
- Ergebnisse von wichtigen Gesprächen mit der Patientin oder den Angehörigen

Nachträgliche Änderungen oder Ergänzungen der Patientenakte müssen immer unter Angabe des Änderungsdatums/Uhrzeit und Angabe der „Autorin" gekennzeichnet werden. Der ursprüngliche Inhalt muss dabei weiterhin erkennbar bleiben.

1.10.1.2 Rechtliche Aspekte der Dokumentation

NKLC Kompetenzebene: **3b,** Umgang und rechtliche Aspekte elektronischer Patientendokumentationssysteme

Die Patientenakte ist verpflichtend entweder in Papierform oder als elektronisches Dokument zu führen. Patientenakten sind nach Abschluss der Behandlung für mindestens 10 Jahre aufzubewahren (§ 630 f. BGB). Jeder Patient/jede Patientin hat das Recht, Einsicht in die Patientenakte zu fordern, die nur in den folgenden Fällen ganz oder teilweise verweigert werden kann:

- Wenn die Ärztin befürchtet, dass dadurch ein erheblicher gesundheitlicher Schaden entstehen würde (z. B. bei Suizidalität)
- Wenn Persönlichkeitsrechte Dritter verletzt würden (z. B. Erwähnung von Angehörigen und deren Beziehung zur Patientin)
- Insoweit reine Gedanken/Mutmaßungen der Ärztinnen notiert sind, die den Verlauf von Diagnostik und Therapie noch nicht beeinflusst haben

Die Ablehnung der Einsicht muss immer begründet werden.

Wird die Patientenakte elektronisch geführt, muss eine manipulationssichere Software verwendet werden. Berichtigungen und Änderungen von Eintragungen in der Patientenakte sind nur zulässig, wenn neben dem ursprünglichen Inhalt erkennbar bleibt, wann und von wem sie vorgenommen worden sind.

CAVE Die arztgeführte Patientenakte ist nicht identisch mit der elektronischen Patientenakte (ePA), die in der Hoheit der Versicherten liegt und seit Januar 2021 von den gesetzlichen Krankenkassen angeboten werden muss. Damit können wichtige medizinische Daten, die bei verschiedenen Ärztinnen und Ärzten oder Krankenhäusern liegen, erstmals einrichtungsübergreifend gebündelt werden. Ob sie eine ePA nutzen wollen, welche Daten gespeichert oder auch wieder gelöscht werden und wer Zugriff erhält, entscheiden die Patientinnen dabei selbst.

1.10.1.2 Rechtliche Aspekte der Dokumentation

Die *Patientenakte* muss mindestens *10 Jahre aufbewahrt* werden!
Patientinnen haben ein *Recht auf Einsicht* in die Akte!

1.10.2 Rezeptausstellung

NKLC Kompetenzebene: **3b,** Ausstellen von Rezepten

Das Rezept ist eine schriftliche Verordnung der behandelnden Ärztin. Damit erhält die Patientin entweder eine Sachleistung in Form von Medikamenten oder Hilfsmitteln bzw. eine Dienstleistung, z. B. Physiotherapie, Ergotherapie oder Logopädie. Grundsätzlich darf jede approbierte Ärztin oder Zahnärztin verschreibungspflichtige Medikamente verordnen.

Rezepttypen

Es gibt 5 Rezepttypen, die zur Verordnung von Medizinprodukten, Arznei- und Hilfsmitteln verwendet werden (➢ Tab. 1.45).

1.10.2 Rezeptausstellung

Rezepte sind schriftliche Verordnungen. *Du verantwortest, was du unterschreibst!*

Rezepttypen

Lerntipp: Die 4 wichtigsten Rezepttypen sind: Kassen-, Privat-, BtM- und T-Rezept.

Tab. 1.45 Rezepttypen

Rezepttyp	Farbe	Nutzung	Gültigkeit
Kassenrezept „Muster 16"	Rosa	Verschreibungsfähige Arzneimittel, Medizinprodukte und Hilfsmittel, die von den gesetzlichen Krankenkassen erstattet werden	28–30 Tage gültig zur Erstattung (abhängig von Krankenkasse und Bundesland)
Privatrezept	Meist blau – keine spezifische Form verpflichtend	Rezeptpflichtige, nicht erstattungsfähige Positionen für gesetzlich Versicherte und die Verordnungen für Privatpatientinnen	• 3 Monate nach Ausstellung • Ausnahmen: im Basistarif ist das Rezept nur 30 Tage nach Ausstellung gültig, im Notlagentarif nur 10 Tage
OTC-Rezept	Grün	Nicht verschreibungspflichtige Arzneimittel bzw. Präparate, die regulär nicht von den gesetzlichen Krankenkassen erstattet werden (z. B. bestimmte Vitaminpräparate, pflanzliche oder homöopathische Arzneimittel)	• Unbegrenzt gültig (kann bei vielen gesetzlichen Krankenkassen zur Voll- oder Teilerstattung als Satzungsleistung eingereicht werden oder bei der Einkommensteuererklärung geltend gemacht werden) • Ausnahme: Hat die Ärztin ein verschreibungspflichtiges Arzneimittel verordnet, ist das Rezept maximal 3 Monate gültig
BtM-Rezept	Gelb	Verordnung von Substanzen, die dem Betäubungsmittelrecht unterliegen	7 Tage nach dem Ausstellungstag gültig
T-Rezept	Weiß	Ausschließlich zur Verordnung von Thalidomid, Pomalidomid, Lenalidomid	6 Tage nach dem Ausstellungstag gültig

OTC = „over the counter"

Kassenrezept

Nicht jeder kann Kassenrezepte ausstellen! Damit du ein Kassenrezept ausstellen kannst, muss eine *Kassenzulassung* vorliegen. In Gemeinschaftspraxen kann aber vertretend unterschrieben werden, so auch als Assistenzärztin.

Kassenrezept

Angaben auf dem Rezept Prinzipiell gilt, dass ein Rezept nur gültig ist, wenn es richtig ausgefüllt wurde und folgende Angaben enthält:

- Datum der Rezeptausstellung
- Vor- und Nachname der Patientin und ihre Adresse
- Name der verschreibenden Ärztin und deren Fachbezeichnung (z. B. Fachärztin für Allgemeinmedizin)
- Eigenhändige Unterschrift der Ärztin sowie ggf. Vertragsarztstempel
- Name und Wirkstoffmenge des Arzneimittels oder des Wirkstoffs

Weiterführende Informationen zu den Angaben auf dem Kassenrezept: https://www.kbv.de/html/27760.php (www.kbv.de > Service > Service für die Praxis > Verordnungen > Arzneimittel > Arzneimittel-Verordnung)

Besonderheiten beim Kassenrezept Für das „Kassenrezept" gibt es einige zusätzliche Regeln:

- Pro Rezeptblatt darf die behandelnde Ärztin maximal 3 unterschiedliche Arzneimittel verordnen.
- Wenn sie für das Alter des Kindes zugelassen sind, dürfen auch nicht verschreibungspflichtige Medikamente auf dem Kassenrezept verschrieben werden, vorausgesetzt, das erkrankte Kind ist unter 12 Jahre alt.
- Eine Rezeptur muss auf einem gesonderten Rezept stehen. Dabei darf nur die Vorderseite des Rezepts beschrieben werden.
- Bei der Verschreibung eines allgemeinen Hilfsmittels muss es auf einem gesonderten Rezept stehen und so eindeutig wie möglich beschrieben werden. Zusätzlich müssen die Diagnose und – wenn vorhanden – individuelle Angaben darauf verzeichnet sein.
- Ein Rezept für Retinoide zum Einnehmen bei Frauen im gebärfähigen Alter (z. B. Isotretinoin, Acitretin, Alitretinoin zur Aknetherapie) ist nur 6 Tage nach Ausstellungstag gültig.
- Hilfsmittel (z. B. Kompressionsstrümpfe, Lanzetten, Bandagen) sind in der Regel nur 28 Tage gültig zur Erstattung.

Noctu Benötigt eine Patientin ein Medikament außerhalb der regulären Öffnungszeiten der Apotheken, muss sie in der Regel eine Notdienstgebühr entrichten (§ 6 der Arzneimittelverordnung). Wenn jedoch auf dem Rezept „noctu" angekreuzt wird, macht man diese Verordnung als Notfall kenntlich und die Krankenkasse übernimmt die Notdienstgebühr, wenn das Rezept unverzüglich bei der Apotheke eingereicht wird.

Aut idem Vor jedem verordneten Medikament steht in einem kleinen Kästchen „aut idem", das mit „oder dasselbe" bzw. „Gleichwertiges" übersetzt werden kann:

- Bleibt dieses Feld unverändert, wird meist nicht das Originalmedikament abgegeben, sondern durch ein gleichwertiges, generisches Medikament eines anderen Herstellers ersetzt. Welches Medikament das ist, bestimmen die jeweilig gültigen Rabattverträge zwischen den Pharmafirmen und Krankenkassen.
- Wird das Aut-idem-Feld markiert, also durchgestrichen, besteht Anspruch auf das Originalmedikament. Die Mehrkosten müssen durch eine medizinische/therapeutische Indikation zu rechtfertigen sein.

Die Aut-idem-Regel gilt seit 2019 auch für Privatpatientinnen. Es ist möglich, auf die Abgabe des Originalmedikaments bzw. eines spezifischen Generikums zu bestehen. Das ist allerdings mit Mehrkosten und einem höheren Aufwand für die Patientin verbunden (§ 13 Absatz 2 SGB V).

Sonderformen Es bestehen zudem 2 Sonderformen des roten Rezeptes:

- Wiederholungsrezept: Seit März 2020 können Ärztinnen ein sog. Wiederholungsrezept ausstellen. Das bedeutet, Patientinnen, die eine Dauertherapie bekommen, können ein Rezept für eine bis zu dreimal wiederholte Abgabe des verschriebenen Arzneimittels nutzen.
- Entlassrezept: Der Vordruck des Entlassrezepts sieht genauso aus wie das Kassenrezept, mit dem Unterschied, dass zusätzlich „Entlassmanagement" darauf gedruckt ist. Wird eine Patientin aus dem Krankenhaus entlassen und benötigt bis zum nächsten Arztbesuch übergangsweise Arzneimittel, Medizinprodukte oder andere Hilfsmittel, werden diese auf dem Entlassrezept verordnet. Allerdings ist hier die Besonderheit zu beachten, dass nur die kleinstmögliche Packungsgröße verschrieben werden darf. Wenn schon bei der Entlassung absehbar ist, dass die verordnete Medikamentenmenge nicht über die nächsten Tage (z. B. Wochenende, Feiertage) ausreichen wird, dann sollte vorab die Hausärztin um die Ausstellung eines Rezepts zu den benötigten Medikamenten gebeten werden.

Privatrezept

Für das Privatrezept ist keine bestimmte Form oder Farbe vorgeschrieben, meist ist es jedoch ein blauer Vordruck. Ein Privatrezept kann aus mehreren Gründen verschrieben werden:

- Die Ärztin verschreibt einer Privatpatientin verschreibungspflichtige Arzneimittel oder allgemein Hilfsmittel zur Einreichung zur Kostenübernahme durch ihre private Krankenversicherung.
- Die Kosten für das verschreibungspflichtige Medikament werden von der gesetzlichen Krankenkasse nicht übernommen (z. B. Anti-Baby-Pille, Präparate bei erektiler Dysfunktion) bzw. es ist für die Behandlung der gesetzlich versicherten Patientin nicht erforderlich.
- Die verschreibende Ärztin hat keine Kassenzulassung und darf deswegen keine Kassenrezepte ausstellen.

Auch auf einem Privatrezept müssen bestimmte Informationen enthalten sein, damit die Apotheke das verschriebene Medikament ausgeben kann. Alle Informationen müssen klar und leserlich auf dem Privatrezept vermerkt sein:

- Ausstellungsdatum des Rezeptes
- Vollständiger Name und Anschrift der Patientin
- Vollständiger Name, Anschrift und Berufsbezeichnung der Ärztin
- Wirkstoff und Dosierung des Medikaments (genaue Bezeichnung und Dosierung)
- Menge des verschriebenen Medikaments (entweder Anzahl der Packungen oder Menge in Tabletten, Kapseln, …)
- Einnahmeempfehlung
- Unterschrift der Ärztin (erst hierdurch ist das Rezept rechtskräftig)

BtM-Rezept

Betäubungsmittelrezepte (BtM-Rezepte) sind spezielle, gelbe Rezeptvordrucke für Medikamente, die unter die Betäubungsmittelverordnung (BtMVV) fallen. BtM-Rezeptvordrucke werden nur von der Bundesopiumstelle personenbezogen und nur auf persönliche Anforderung der Ärztin ausgegeben. BtM-Rezepte entsprechen den Betäubungsmittelanforderungsscheinen im stationären Bereich.

Das Ausfüllen eines BtM-Rezeptes erfordert besondere Sorgfalt und genaue Angaben aufgrund der strengen Kontrollen und Regularien für die Verschreibung und Abgabe von Betäubungsmitteln. BtM-Rezepte müssen getrennt von anderen Rezepten aufbewahrt werden und unterliegen speziellen Archivierungsvorschriften.

Studentische Sicht

Merke Dir vor allem das Feld ***„aut idem"***: Kreuzt du es an, kann nur das exakte Produkt auf dem Rezept ausgegeben werden. Dies sollte auf *medizinisch notwendige Fälle* beschränkt werden, da es die Sozialversicherung teilweise erheblich zusätzlich belastet!

Im Krankenhaus wirst du womöglich *Rezepte des Entlassmanagements* unterschreiben müssen. Denke daran, dass hier *nur die kleinstmögliche Packungsgröße* verordnet werden darf!

Privatrezept

Ein Privatrezept kann jede approbierte Ärztin ausstellen und benötigt dafür auch *keinen Vordruck.*

BtM-Rezept

BtM-Rezepte müssen arztspezifisch bestellt und genutzt werden. Medikamente aus der BtMVV dürfen *nur auf einem entsprechenden Rezept* verordnet werden.

Achte beim Ausfüllen auf *besondere Sorgfalt,* da regelmäßig behördliche Prüfungen stattfinden!

Ein BtM-Rezept ist ein amtliches Formular in dreifacher Ausfertigung:
- Teil 1 wird in der Apotheke 3 Jahre lang archiviert.
- Teil 2 verwendet die Apothekerin für die Abrechnung mit der Krankenkasse.
- Teil 3 archiviert die Ärztin für 3 Jahre.

Bei der Ausstellung von BtM-Rezepten unterscheidet man folgende Formen:
- Standard-BtM-Rezepte
- A-Rezepte: Ausnahmerezept, wenn die Ärztin aus medizinischen Gründen bestimmte gesetzliche Vorgaben überschreiten muss
- N-Rezepte: Notfall-Verschreibung auf einem normalen Rezeptformular
- Kombinationsrezepte: Wenn eine Wirksubstanz in 2 unterschiedlichen Darreichungsformen (z. B. Tropfen und Pflaster) verschrieben wird
- Verschreibungen für den Praxisbedarf der Ärztin

Fachinformationen zu BtM-Rezepten gibt das Bundesinstitut für Arzneimittel und Medizinprodukte (BfArM) unter: www.bfarm.de/DE/Bundesopiumstelle/Betaeubungsmittel/Verschreibung/_node.html

1.10.3 Bescheinigungen, D-Arzt-Verfahren und besondere Berichte

1.10.3.1 AU-Bescheinigung

Wer aufgrund von Krankheit nicht arbeitsfähig ist, kann sich dies attestieren lassen. Bedenke immer: Deine AU-Bescheinigung ist das schriftliche Ergebnis eines Gutachtenprozesses. Gehe also gewissenhaft vor und halte dich an die gesetzliche Definition!

1.10.3 Bescheinigungen, D-Arzt-Verfahren und besondere Berichte

1.10.3.1 AU-Bescheinigung

Die bei Berufstätigen notwendige Attestierung von Arbeitsunfähigkeit erfolgt auf der Grundlage folgender Definition:

„Arbeitsunfähig ist, wer aufgrund von Krankheit seine bisher ausgeübte Tätigkeit nicht mehr oder nur unter der Gefahr einer Verschlimmerung der Krankheit ausüben kann". (§92, Absatz 1, Satz2, SGB V)

Auch Patientinnen, die arbeitslos gemeldet sind, benötigen eine AU-Bescheinigung, wenn sie krankheitsbedingt nicht mehr in der Lage sind, leichte Arbeiten in einem zeitlichen Umfang zu verrichten, für die sie sich bei der Agentur für Arbeit zur Verfügung gestellt haben. Dabei ist es unerheblich, welcher Tätigkeit die Versicherte vor der Arbeitslosigkeit nachging.

FALL

Daniel Großmann, Normalstation, 5/5

Herr Großmann ist nun schon einige Tage bei Ihnen auf Station. Bei der Visite bittet er um eine Bescheinigung, dass er sich aktuell in stationärer Behandlung befinde, da er an einer geplanten Maßnahme der Agentur für Arbeit nun nicht teilnehmen könne. Nachdem Sie das Patientenzimmer verlassen haben, schaut Ihre PJlerin Sie etwas ratlos an und fragt sie, warum Herr Großmann als Grundsicherungsempfänger überhaupt eine AU-Bescheinigung benötige und was der Unterschied zur Stationär-Bescheinigung sei.
Sie erklären Ihrer PJlerin, dass Patientinnen in stationärer Behandlung automatisch als arbeitsunfähig gelten, dies aber mit einer entsprechenden Bescheinigung belegen müssen und das auch arbeitslose Patientinnen im ambulanten Setting eine AU-Bescheinigung benötigen, wenn sie krank sind.

Nachweis der Arbeitsunfähigkeit

Es besteht eine unverzügliche Anzeigepflicht der Arbeitsunfähigkeit und eine Nachweispflicht der Arbeitsunfähigkeit, wenn die Erkrankung länger als 3 Tage dauert.

Nachweis der Arbeitsunfähigkeit

Jede Arbeitnehmerin ist verpflichtet, bei Erkrankung die Arbeitsunfähigkeit – und die voraussichtliche Dauer – unverzüglich am ersten Tag der Erkrankung, vor oder zu Arbeitsbeginn, der Arbeitgeberin anzuzeigen (Anzeigepflicht).

Zudem ist jede Arbeitnehmerin verpflichtet, die Arbeitsunfähigkeit durch eine AU-Bescheinigung nachzuweisen (Nachweispflicht). Dies gilt nach der gesetzlichen Regelung nur, wenn die Erkrankung länger als 3 Tage dauert. Die Arbeitgeberin ist berechtigt, auch zu einem früheren Zeitpunkt bereits eine AU-Bescheinigung bei Kurzerkrankungen zu verlangen.

Die Arbeitgeberin ruft elektronisch bei der Krankenkasse die AU-Bescheinigung ab (elektronische AU-Bescheinigung). Auch nach Ablauf des sechswöchigen Entgeltfortzahlungszeitraums besteht für die Arbeiternehmerin die Nachweispflicht zur Vorlage einer AU-Bescheinigung.

Ist die Arbeitnehmerin früher wieder genesen, als es die AU-Bescheinigung vorsieht, darf die Arbeit ohne erneute ärztliche Untersuchung wieder aufgenommen werden. Eine sog. „Gesundschreibung" gibt es nicht. Wird die Arbeit trotz Krankschreibung wieder aufgenommen, greift auch der übliche Versicherungsschutz, z. B. die gesetzliche Unfallversicherung, auf dem Weg zur Arbeit. Dies gilt übrigens auch bei einer kurzzeitigen Arbeitsaufnahme während der Krankschreibung.

MERKE Die sog. „Gesundschreibung" gibt es nicht. Mit Arbeitsaufnahme greift auch der Versicherungsschutz wieder. Im Einzelfall kann eine erneute Untersuchung vor Arbeitsantritt aber sinnvoll sein.

MERKE

Ausstellung der AU-Bescheinigung

Eine AU-Bescheinigung darf i. d. R. nur nach direktem Ärztinnen-Patientinnen-Kontakt durch die Ärztin ausgestellt werden. Einzig bei Erkrankungen, die keine schwere Symptomatik vorweisen, ist nach Ermessen der Ärztin die Feststellung der AU auch nach telefonischer Anamnese möglich. Bedingung ist, dass die Patientin in der Praxis bekannt ist. Die telefonische AU-Bescheinigung darf nur erstmalig und maximal für 5 Tage ausgestellt werden.

Rückdatierungen von AU-Bescheinigungen sind als Ausnahmen und bis zu maximal 3 Tagen erlaubt.

Die Ausstellung der AU-Bescheinigung erfolgt elektronisch (eAU) direkt an die Krankenkasse. Arbeitgeberinnen müssen nach Krankmeldung ihrer Mitarbeiterinnen die AU direkt bei den Krankenkassen abrufen. Da noch nicht alle Arbeitgeberinnen elektronisch abrufen können, benötigen Versicherte ggf. einen Ausdruck für die Arbeitgeberin.

Folgende Punkte müssen auf einer AU-Bescheinigung vermerkt sein:

- Diagnose
- Voraussichtliche Dauer der Arbeitsunfähigkeit
- Elektronische Signatur der ausstellenden Ärztin

Während die Arbeitgeberin in der Mitteilung aus Datenschutzgründen nur die Dauer der Arbeitsunfähigkeit ohne Krankheitsbezeichnung mitgeteilt bekommt, benötigt die Krankenkasse die medizinischen Daten, um die Dauer des Anspruchs auf Entgeltfortzahlung zu prüfen und ggf. den Anspruch auf Krankengeld festzustellen.

Ausstellung der AU-Bescheinigung

Eine AU darf i. d. R. nur nach direktem Kontakt durch die Ärztin ausgestellt werden.

Die Arbeitgeberin erhält keine Informationen über die Diagnose. Die Krankenkasse hat das Recht, die AU zu überprüfen.

1.10.3.2 OP-Bericht

Der OP-Bericht sollte noch am Operationstag erstellt werden, damit das weiterbehandelnde Team sich über die durchgeführten Maßnahmen, Besonderheiten und das postoperative Prozedere informieren kann.

MERKE Der OP-Bericht hat nicht nur für das weiterbehandelnde Team eine wichtige Bedeutung. Er dient der Therapiesicherung, Rechenschaftslegung und ordnungsgemäßen Abrechnung. Er kann u. a. als Beweismittel bei Haftungsfragen oder auch Schadenersatzansprüchen dienen. Daher muss der OP-Bericht ausführlich, sorgfältig und vollständig bestimmte Informationen enthalten (gesetzliche Vorgaben, u. a. Bundesdatenschutzgesetz, Landeskrankenhausgesetz, Bürgerliches Gesetzbuch sowie Anforderungen der Berufsordnungen der Ärztekammern sind zu beachten).

Folgende Informationen sollten im OP-Bericht enthalten sein:

- Name, Vorname und Geburtsdatum der Patientin
- Gegebenenfalls Vorerkrankungen/-operationen (ggf. vor der aktuellen OP relevante Aspekte wie damalige Schnittführung, Narben, Komplikationen)
- Diagnose und Indikation
- Operateurin und Assistentinnen
- Operationsdatum, Beginn und Ende der Operation
- Operationsverfahren und Lagerung, ggf. Tourniquet-Zeiten
- Operationsverlauf mit Beschreibung der einzelnen Arbeitsschritte
- Intraoperative Komplikationen, deren Behandlung und Folgen
- Besonderheiten wie Präparate/Abstriche (Pathologie, Mikrobiologie)
- Nahtmaterial und Implantate
- Operationsergebnis (Zustand der Patientin nach der Operation)
- Postoperatives Prozedere wie Drainagezug, Physiotherapie, Besonderheiten beim Verbandswechsel, Thromboseprophylaxe, Medikamententherapie
- Datum und Unterschrift der Operateurin

1.10.3.2 OP-Bericht

Erstelle den OP-Bericht sorgfältig und vollständig, um dich vor Haftungsansprüchen zu schützen!

Der OP-Bericht sollte alle wichtigen OP-Schritte und Ereignisse enthalten sowie ein postoperatives Prozedere festlegen.

1.10.3.3 Gesetzliche Unfallversicherung, D-Arzt-Verfahren

Die DGUV ist in SGB VII geregelt.

In der DGUV versichert sind alle abhängig Beschäftigten, Schülerinnen und Studierende sowie ehrenamtlich Tätige.
Arbeitsunfall: Unfall (plötzliches, von außen einwirkendes Ereignis mit resultierendem Gesundheitsschaden im Rahmen der versicherten Tätigkeiten, die mit der Arbeit in unmittelbarem Zusammenhang stehen (z. B. auch Dienstreise, Betriebssport))
Wegeunfall: Unfall auf dem Weg zur Arbeit bzw. auf dem Heimweg
Zu den Leistungen der DGUV gehören die Prävention, die Versicherung, die Rehabilitation und die Entschädigung (z. B. Verletztengeld, Rente)

Liegt eine Verletzung durch einen Arbeits-, Schul- oder Wegeunfall vor, muss ein *D-Arzt-Verfahren* eingeleitet werden. Hierfür braucht die behandelnde Ärztin eine entsprechende Zulassung.

Der **D-Arzt-Bericht** bildet den Grundstein für die Absicherung möglicher Folgen.

1.10.3.3 Gesetzliche Unfallversicherung, D-Arzt-Verfahren

Udo Obertacke

Die gesetzliche Unfallversicherung in Deutschland, beschrieben im Sozialgesetzbuch VII (SGB VII), ist weltweit einzigartig. Sie trat nach einer kaiserlichen Botschaft vom 17.11.1881 bereits 1885 in Kraft. Bis heute wird sie ausschließlich von den Arbeitgeberinnen finanziert, dafür sind diese von zivilrechtlichen Ansprüchen (individuellen Entschädigungen) befreit.

Versichert sind heute alle abhängig Beschäftigten (Arbeitnehmerinnen und Auszubildende), Schülerinnen, Studierende, Personen in der Rehabilitation (z. B. stationärem Krankenhausaufenthalt) u. a. sowohl im Rahmen ihrer Tätigkeit als auch auf dem Weg zur Arbeit. Dabei werden unterschieden:

- Arbeitsunfall: Unfall, also ein plötzliches, von außen einwirkendes Ereignis mit resultierendem Gesundheitsschaden im Rahmen der versicherten Tätigkeiten, die mit der Arbeit in unmittelbarem Zusammenhang stehen (z. B. auch Dienstreise, Betriebssport)
- Wegeunfall: Unfall auf dem Weg zur Arbeit bzw. auf dem Heimweg

Träger und Organisatoren sind die sog. Berufsgenossenschaften, die in der Deutschen Gesetzlichen Unfallversicherung (DGUV) zusammengefasst sind. *„Die Aufgabe der gesetzlichen Unfallversicherung ist es Arbeitsunfälle, Berufskrankheiten und arbeitsbedingte Gesundheitsgefahren zu verhüten und nach Eintritt von Arbeitsunfällen oder Berufskrankheiten die Gesundheit und die Leistungsfähigkeit der Versicherten mit allen geeigneten Mitteln wiederherzustellen.“*

Jede Arbeits-Unfallverletzte ist einer speziell ausgebildeten und von den Berufsgenossenschaften anerkannten Ärztin (Durchgangsärztin = D-Ärztin) im sog. **D-Arzt-Verfahren** vorzustellen. Dies sind Chirurginnen mit spezieller Weiterbildung in der Unfallchirurgie. Aufgaben der D-Ärztin sind insbesondere:

- Einleitung des berufsgenossenschaftlichen Heilverfahrens
- Medizinische Versorgung
- Rehabilitation
- Überwachung des Heilverfahrens (regelhafte Wiedervorstellungen, Untersuchungen, Berichte und Stellungnahmen bei Unklarheiten)
- Berichterstattung (sog. D-Arzt-Berichte)
- Gutachterliche Stellungnahme bei Unfallfolgen und notwendigen Entschädigungen (Renten)

Die **D-Arzt-Berichte** (Zwischenberichte) sind bei allen Änderungen im Heilverfahren anzufertigen (hierzu gibt es standardisierte Vorlagen für jeden Zeitpunkt in der Behandlung bei der DGUV [www.dguv.de]):

- Erstvorstellung
- Stationäre Aufnahme
- Entlassung
- Komplikationen (Tod!)
- Beginn und Ende von Rehabilitationsbehandlungen
- Wiedereintritt der Arbeitsfähigkeit

Die gesetzliche Unfallversicherung (nach SGB VII) steht parallel zur gesetzlichen Krankenversicherung (nach SGB V). In vielfacher Weise genießen die nach SGB VII Versicherten eine Besserstellung im „sozialen Netz“. Zum einen sind die Regularien zur medizinischen Versorgung, Rehabilitation, Rente und Berichterstattung vereinfacht und einheitlich, zum anderen sind auch die Vergütung und die Leistungen („Verletztengeld“ bei Arbeitsunfähigkeit = Nettolohn) höher.

KAPITEL

2 Arbeit auf der Station

Die Stationsarbeit bietet nicht nur rein medizinische Herausforderungen. Es gilt hier, die Patienten und die Tätigkeiten unterschiedlichster Disziplinen gemeinsam zu koordinieren. Dieses Kapitel verschafft dir einen Überblick und Basiswissen für den Ablauf der Patientenbehandlung von Aufnahme bis Entlassung.

Studentische Sicht

2.1 Patientenaufnahme

Jeder Patient hat seinem Alter, seinen Grunderkrankungen und seiner Behandlungssituation entsprechende individuelle Bedürfnisse.
An diese muss die Behandlung und die Gesprächsführung angepasst werden.
Interdisziplinäre Zusammenarbeit ist entscheidend!

2.1.1 Anamnese bei stationärer Aufnahme

Besonderheiten auf der Normalstation

Frühzeitig im Rahmen der Aufnahme-Anamnese klären:

- Patientenverfügung?
- Betreuungsverfügung?
- Angehörige (Telefonnummern)?
- Vorerkrankungen, die die Zusammenarbeit mit anderen Fachdisziplinen erfordern (z. B. Dialyse)
- Isolation nötig?
- Pflegegrad/häusliche Versorgung?
- Kostenträger

KOMMUNIKATIONSKOMPETENZ

2.1 Patientenaufnahme

Miriam Rüsseler, Jasmina Sterz

Auf der chirurgischen Normalstation werden Patienten aus der Notaufnahme, dem OP, der Intensivstation oder präoperativ aus dem ambulanten Setting heraus aufgenommen. Diese verschiedenen Zuführungsorte gehen mit unterschiedlichen Schwerpunkten bei der Patientenaufnahme einher und – stellen im Hinblick auf die Bedürfnisse und den Gemütszustand der Patienten – unterschiedliche Anforderungen an Kommunikationsfähigkeiten und Empathie.

Die Patienten auf Normalstation haben sehr verschiedene Gesundheitszustände und gehören ggf. sehr unterschiedlichen Altersgruppen an. Dies bringt eine breite Palette medizinischer Bedürfnisse mit sich und erfordert insbesondere Managementkompetenzen, um diese zeitgerecht zu identifizieren und koordiniert im interdisziplinären Team (z. B. Pflege, Ärzte, Physiotherapie, Sozialdienst) adäquat zu adressieren und so eine hochwertige Versorgung zu garantieren.

2.1.1 Anamnese bei stationärer Aufnahme

NKLC Kompetenzebene: **3b,** umfassende und zielgerichtete Anamneseerhebung in einer elektiven Situation im ambulanten, prästationären, stationären (und poststationären) Kontext einschließlich einer strukturierten Dokumentation

Prinzipiell gelten für die Anamnese bei der stationären Aufnahme dieselben Regeln wie bei der allgemeinen Anamnese (➤ Kap. 1.2). Je nachdem, von wo der Patient auf die Normalstation kommt, sind jedoch andere Schwerpunkte zu berücksichtigen (z. B. bisheriger Verlauf, bisherige Medikamente, bisherige Komplikationen und deren Management), und es liegen ggf. bereits Anamnesen aus anderen Bereichen vor.

Besonderheiten auf der Normalstation

Patientenverfügung Besonders bei der stationären Aufnahme älterer Patienten sollte man im Aufnahmegespräch nach einer Patientenverfügung oder Vorsorgevollmacht fragen und diese ggf. in der Patientenakte dokumentieren und im interdisziplinären Team kommunizieren. Diese Patienten können auch unabhängig von der Krankheit oder der Verletzung, die sie in die Klinik geführt hat, in einen Zustand kommen, in dem diese Verfügung greift (z. B. bei Herz-Kreislauf-Stillstand oder Delir).

Isolierung Mögliche Gründe für eine Isolierung während des stationären Aufenthaltes sind z. B. eine vorbekannte Besiedlung mit multiresistenten Keimen wie MRSA oder VRE oder eine stationäre Behandlung im Ausland. Im Hygieneplan sollte ausgewiesen sein, welche Patienten isoliert werden müssen.

Bettenbelegung Auf manchen Stationen gibt es Regeln für die Bettenbelegung. So ist es z. B. auf orthopädischen Stationen üblich, Patienten mit septischen Wunden nicht neben solche mit aseptischen Wunden zu legen.

Häusliche Versorgung und Angehörige Die Versorgung im häuslichen Umfeld kann während und nach der stationären Versorgung relevant werden, z. B.:

- Gibt es Angehörige, die im selben Haushalt leben oder bei alltäglichen Tätigkeiten wie dem Einkaufen oder der Haushaltsführung helfen?
- Wie ist die Wohnsituation der Patienten? Müssen diese beispielsweise viele Treppenstufen bewältigen, um in ihre Wohnung zu gelangen oder gibt es einen Aufzug?

Kostenträger Spätestens bei der stationären Aufnahme sollte nach einem weiteren Kostenträger gefragt werden. Hier kommen z. B. eine private Zusatzversicherung oder die Beihilfe bei Beamten infrage. Bei Arbeits- oder Wegeunfällen oder Berufskrankheiten ist der Kostenträger meist die zuständige Berufsgenossenschaft.

Interdisziplinäre Versorgung Andere Fachdisziplinen müssen z. B. bei dialysepflichtigen Patienten an der Versorgung beteiligt und bei der Planung von Terminen und Entlassung berücksichtigt werden.

KOMMUNIKATIONSKOMPETENZ Nur selbst gefragt ist selbst gehört! Wichtiges wie Allergien oder die Hausmedikation des Patienten sollten unbedingt erneut erfragt werden, auch wenn sie schon in der Akte dokumentiert sind, um Übertragungsfehler zu vermeiden.
Die Gründe für die erneuten Fragen sollten sowohl mit dem Patienten als auch im Team kommuniziert werden. Nur so wird im Team, aber auch beim Patienten deutlich, dass die Patientensicherheit im Vordergrund steht und nicht Misstrauen oder mangelnde Teamkommunikation der Hintergrund für das erneute Fragen sind.

Patientenübernahme von einer anderen Station

Wenn Patienten von anderen Stationen übernommen werden, müssen einige Fallstricke beachtet werden. Dabei ist eine schriftliche Übergabe niemals so genau wie ein kollegiales Gespräch, sodass eine mündliche Übergabe fast immer sinnvoll ist.

Anordnungen Häufig gibt es auf peripheren Stationen andere Patientenverwaltungssysteme als z. B. auf der Intensivstation. Entsprechend müssen die Anordnungen oft händisch zwischen den Systemen übertragen werden. Für die Medikation gilt dabei:

- Die Übertragung der Medikation am besten nach dem Vier-Augen-Prinzip prüfen. **Cave:** Einer der häufigsten Fehler ist die „Copy-paste-Übernahme" von Medikationen, die sich fundamental unterscheiden: Medikation Hausarzt – Medikation perioperativ (IMC) – Medikation postoperativ auf der Normalstation.
- Medikamente (z. B. Antikoagulanzien oder Antihypertensiva), die während des Intensivaufenthalts pausiert wurden, erscheinen möglicherweise nicht auf den Medikamentenübersichten, müssen aber im Verlauf wieder angesetzt und beachtet werden (Hausmedikation bei der Übernahme von Patienten kritisch prüfen!).

Unterlagen Bei der Übernahme der Patienten sollte geprüft werden, ob alle benötigten Unterlagen vorhanden sind. Dies gilt besonders für wichtige Dokumente wie die schriftliche OP-Aufklärung, Verfügungen, aber auch für die persönlichen Gegenstände des Patienten.

Patientenübernahme von einer anderen Station

Mündliche Übergaben sind zielgerichteter und Fragen können direkt geklärt werden (*SBAR-Schema*, ➤ Kap. 2.2.2). Dennoch ist eine *schriftliche Übergabedokumentation* obligat.
Unbedingt bei Übernahme prüfen:
- *Medikamente* (z. B. Antikoagulanzien, Antihypertensiva, Antidiabetika, Antibiotika)
- *Anordnungen* (z. B. Kostform, Mobilisierung, Diagnostik)
- *Unterlagen* (z. B. Aufklärungen)

➤ Kap. 2.4.11.2

2.1.2 Dokumentation

NKLC Kompetenzebene: **3b,** umfassende und zielgerichtete Anamneseerhebung in einer elektiven Situation im ambulanten, prästationären, stationären (und poststationären) Kontext einschließlich einer strukturierten Dokumentation

Generell gilt auch bei der Patientenaufnahme, dass alle Befunde und Maßnahmen in der Patientenakte dokumentiert werden müssen. Neben den allgemeinen Grundsätzen zur Dokumentation (➤ Kap. 1.10.1) gibt es bei der stationären Aufnahme weitere Besonderheiten:

Untersuchungsbefund Bei der Aufnahme ist der aktuelle Untersuchungsbefund sorgfältig zu dokumentieren (Datum, Uhrzeit). Bei postoperativen Notfällen werden die Patienten möglicherweise von Kollegen behandelt, die sie noch nie getroffen haben. Hier ist es wichtig, relevante Vorbefunde wie eine Demenz oder eine Pupillendifferenz auf einen Blick in der Akte erkennen zu können, um neue von alten Befunden zu unterscheiden.

2.1.2 Dokumentation

Tägliche *Visitendokumentation:*
- Pathologische und physiologische *Befunde dokumentieren,* damit Änderungen früh erkannt werden.
- Weiteres *Prozedere* schriftlich festlegen (z. B. Ziehen von Fäden/Drainagen, Mobilisierung, Kostaufbau).

FALL

Willow McAlister, Normalstation, 8/9

Frau McAlister hat eine bekannte Pupillendifferenz („Anisokorie"), wobei die rechte Pupille größer ist als die linke. Dank der Dokumentation der Befunde in der Notaufnahme und auf der Normalstation kann diese Pupillendifferenz niemanden auf eine falsche Fährte locken.

FALL

Behandlungsplan Der Behandlungsplan des Patienten muss sorgfältig dokumentiert werden: Sind weitere operative Versorgungen geplant und wenn ja, wann? Wie ist der Kostaufbau des Patienten geplant und wie weit ist dieser schon erfolgt? Darf der Patient mobilisiert werden und wenn ja, wie?

2.1.3 Schweigepflicht und Patientenrechte

NKLC Kompetenzebene: **3b,** Einhaltung der ärztlichen Schweigepflicht

Auch für Patienten, die stationär aufgenommen werden, gilt die ärztliche Schweigepflicht (➤ Kap. 1.2.1.1). Es ist deshalb ratsam, bereits bei der Aufnahme auf die Station abzufragen, mit welchen Angehörigen über den stationären Verlauf des Patienten gesprochen werden darf und sich für diese schriftlich von der Schweigepflicht entbinden zu lassen. Außerdem sollte geklärt werden, wer der Hausarzt des Patienten ist und ob dieser einen Arztbrief erhalten soll.

2.1.3 Schweigepflicht und Patientenrechte

Die *Schweigepflicht* gilt auch für stationäre Patienten. Kläre, welchen Angehörigen und Ärzten du Informationen geben darfst.
Es sollte eine schriftliche *Entbindung von der Schweigepflicht* vorliegen.

Häufig ist es während des stationären Aufenthaltes notwendig, medizinische Informationen wie die Vormedikation oder Vorbefunde einzuholen. Auch hier gilt die medizinische Schweigepflicht, das heißt, Patienten müssen dem Informationsaustausch zwischen den behandelnden Ärzten zustimmen. Wenn die Übermittlung von Behandlungsdaten allerdings im Rahmen der regulären medizinischen Behandlung stattfindet, darf das stillschweigende Einverständnis der Patienten vorausgesetzt werden (Quelle: https://www.aerzteblatt.de/archiv/160315/Empfehlungen-zur-aerztlichen-Schweigepflicht-Datenschutz-und-Datenverarbeitung-in-der-Arztpraxis-1).

2.1.4 Beratungsgespräch

2.1.4 Beratungsgespräch

NKLC Kompetenzebene: **3a,** Beratungsgespräch, z. B. Aufnahme- und Entlassgespräch, Beratung zu Diagnostik- und/oder Therapieplanung, Verhaltens- und Lebensstil

Diagnostik, Befunde und Therapieplan mit dem Patienten besprechen.
Schwerwiegende (Verdachts-)Diagnosen frühzeitig erläutern!
Lerntipp: Nutze z. B. das SPIKES-Modell oder BAD-Model (➤ Kap. 2.4.10)

Zwar gelten für Gespräche im stationären Setting dieselben grundlegenden Regeln wie für alle anderen Gespräche auch (➤ Kap. 1.2.1), es gibt aber auch hier einige Besonderheiten, z. B. für das Aufnahmegespräch:

- Patientenanamnese (➤ Kap. 2.1.1)
- Besprechung des weiteren Behandlungs- und Diagnostikplans mit dem Patienten
- Im Fall einer belastenden Verdachtsdiagnose vorsichtiges Herausfinden, ob diese bereits kommuniziert wurde
- Besprechung der Regeln auf der Station (z. B. Zeiten für die Visite und für Besuche)

FALL

FALL

Ralf Volker-Heinz, Sprechstunde, 4/8

Bei der Aufnahme von Herrn Volker-Heinz schauen Sie sich den Befund des extern durchgeführten CTs noch einmal genau an. Hier wird als Nebenbefund ein Rundherd im linken Lungenunterlappen beschrieben. Vorsichtig fragen Sie nach, ob dieser Befund Herrn Volker-Heinz bereits kommuniziert worden ist und sind erleichtert, als er ihnen berichtet, dass dieser Befund bereits seit Jahren bekannt sei und regelmäßig kontrolliert wird.

2.2 Operationsvorbereitung

2.2 Operationsvorbereitung

Jasmina Sterz, Miriam Rüsseler, Vanessa Britz, Isabel Taeuber

2.2.1 Routinevorbereitung und Diagnostik

2.2.1 Routinevorbereitung und Diagnostik

NKLC Kompetenzebene: **3a,** präoperative Vorbereitung und Risikoabklärung bei elektiven Eingriffen und Notfalleingriffen

Elektive Operationen müssen besonders sorgfältig vorbereitet werden.

Die präoperative Vorbereitung von Nicht-Notfall-Patienten ist eine komplexe Aufgabe, die interdisziplinär (und im OP-Management auch interprofessionell) ist. In Deutschland haben sich die beteiligten Fachgesellschaften (Chirurgie, Anästhesie, Innere Medizin) im Jahr 2024 auf gemeinsame Empfehlungen geeinigt, die auf internationalen Leitlinien beruhen (Präoperative Evaluation erwachsener Patientinnen und Patienten vor elektiven, nicht herz-thoraxchirurgischen Eingriffen).

MERKE

MERKE Je eher es sich bei der Operation um einen Notfall handelt, desto weniger Zeit bleibt für die Vorbereitungen. Im Notfall müssen einige Vorbereitungen direkt getroffen werden, während andere auch noch nach OP-Beginn möglich sind (z. B. das Kreuzen von Blutkonserven oder das Reservieren eines Intensivbettes).

Vorstellung in der Anästhesie Neben der chirurgischen Aufklärung (> Kap. 2.2.3) und OP-Vorbereitung müssen Patienten präoperativ auch in der Anästhesie vorgestellt werden (Aufklärung für das gewählte Anästhesieverfahren, Einschätzung des Narkoserisikos). Besonders bei älteren oder vorerkrankten Patienten sollte diese Vorstellung möglichst nicht erst am Tag vor der Operation veranlasst werden. Häufig sind im Vorfeld einer elektiven Operation noch weitere Konsile oder Untersuchungen notwendig, um das Narkoserisiko besser abschätzen oder verringern zu können. Um Zeit zu sparen und Verzögerungen zu vermeiden, kann es sinnvoll sein,

- eine kardiologische Diagnostik (z. B. EKG, Echokardiografie und konsiliarische Vorstellung mit der Frage nach Optimierung) bereits vor der anästhesiologischen Vorstellung zu organisieren, und/oder
- Vorbefunde, die für die Beurteilung des Narkoserisikos benötigt werden, vor der Vorstellung in der Anästhesie einzuholen (s. a. > Kap. 2.1.1).

Vor Operationen müssen Patienten in der Anästhesie vorgestellt werden. Hier werden sie u. a. für das gewählte Anästhesieverfahren aufgeklärt und das Narkoserisiko beurteilt.
Vor allem systemische *Vorerkrankungen* des Herz-Kreislauf-Systems und der Lunge sind hier relevant. Liegen diese vor, können bereits vor der Anästhesievorstellung weitere Diagnostik und Konsile sinnvoll sein.

FALL

Ralf Volker-Heinz, Sprechstunde, 3/8

Vor der operativen Versorgung von Herrn Volker-Heinz überlegen Sie, welche weiteren Untersuchungen Sie noch benötigen. Sie erinnern sich daran, dass Herr Volker-Heinz vor 2 Jahren einen Herzinfarkt hatte. Daher stellen Sie den Patienten bereits vor der anästhesiologischen Prämedikation in der Kardiologie vor und veranlassen ein EKG. So liegen alle Befunde bereits vor dem Prämedikationstermin vor.

FALL

Labordiagnostik Dazu gehören ein Blutbild (Immunsituation, Hb und Thrombozyten) und die Gerinnungswerte (Quick, pTT, INR). Zudem wird ein Serumröhrchen für die klinische Chemie abgenommen (Elektrolyte, Nieren- und Leberfunktion). In vielen Krankenhäusern ist zudem ein Bluttest auf HIV und Hepatitis C präoperativ Standard (HIV-Test nicht ohne Einwilligung des Patienten!).

Präoperatives Labor: Blutbild, Elektrolyte, Gerinnung, Nieren-/Leberfunktion

Vorbereitung von Blutkonserven Liegt eine Anämie vor oder ist ein großer Eingriff mit einem relevanten Blutungsrisiko geplant, müssen auch Blutproben für das Kreuzlabor abgenommen und versandt werden. In den meisten Krankenhäusern und Abteilungen gibt es eine Liste mit Eingriffen, für die Blutkonserven benötigt werden, oder die Kollegen oder Vorgesetzten helfen weiter. Bei der Abnahme dieser Röhrchen ist unbedingt daran zu denken, die Patientenidentität sorgfältig zu prüfen (> Kap. 2.2.5). Außerdem muss berücksichtigt werden, dass die Kreuzprobe in der Regel nach 3 Tagen abläuft und nach Ablauf dieser Frist eine neue Probe eingesandt werden muss.

Anämie/Blutungsrisiko? → Kreuzblut abnehmen und ggf. Blutkonserven bestellen.
Cave: Die Kreuzprobe ist üblicherweise nur 3 Tage gültig!

Radiologische Diagnostik Vor jeder Operation sollte sorgfältig geprüft werden, ob die radiologische Diagnostik, die zur OP-Planung notwendig ist, vollständig vorliegt. Radiologische Bilder aus einem anderen Krankenhaus oder einer anderen Praxis sollten ggf. in das klinikeigene Krankenhausinformationssystem übertragen werden (evtl. ist dazu ein Antrag in der Radiologie erforderlich).

Bildgebung: Prüfe, ob die nötige radiologische Diagnostik (z. B. Röntgen, CT, MRT) vorliegt.

Weitere Fachdisziplinen Je nach Vorerkrankungen des Patienten müssen evtl. weitere Fachdisziplinen in die perioperative Versorgung einbezogen werden, z. B. bei:

- Patienten mit vorbekannten Gerinnungsstörungen (Substitutionsplan beim betreuenden Gerinnungsmediziner erfragen, Bestellung benötigter Gerinnungspräparate, evtl. Verlegung des Patienten im Akutfall, sofern die richtigen Präparate fehlen)
- Patienten nach Organtransplantation (Anpassung der perioperativen Immunsuppression beim transplantierenden Zentrum oder in der Betreuung dieser Patienten erfahrenen Kollegen erfragen)
- Schwangeren (perioperative medikamentöse Therapie, intraoperativ mögliche Lagerung, radiologische Diagnostik u. a. in der Gynäkologie erfragen)

Weitere fachspezifische Aspekte können z. B. bei der Behandlung onkologischer Patienten relevant sein, wenn vor Beginn der operativen Therapie ein interdisziplinärer Beschluss des Tumorboards eingeholt werden muss.

Interdisziplinär zu betreuende Erkrankungen/Zustände:

- Gerinnungsstörungen
- Schwangerschaft
- Krebserkrankung
- Immunsuppression

2.2.2 Patientenvorstellung – SBAR-Schema

2.2.2 Patientenvorstellung – SBAR-Schema

NKLC Kompetenzebene: **3b,** strukturierte Patientenvorstellung, einschließlich der diagnostischen und therapeutischen Planung

Ziel der Patientenvorstellung (ebenso der Patientenübergabe) ist es, alle relevanten Informationen über den Patienten in einer strukturierten Art zu berichten, sodass es zu möglichst wenig Informationsverlust

Lerntipp: Lerne das SBAR-Schema und übe es bei jeder Gelegenheit, so vergisst du auch in stressigen Situationen nichts in der Patientenvorstellung.

Patientenübergabe nach SBAR-Schema:
- Situation
- Background
- Assessment
- Recommendation

kommen kann. Um diesem Ziel gerecht zu werden, ist es empfehlenswert, die Patientenvorstellungen/-Übergaben nach einem festen Schema zu gestalten.

Die WHO empfiehlt daher, für Patientenübergaben das sogenannte SBAR-Schema zu nutzen (https://cdn.who.int/media/docs/default-source/patient-safety/patient-safety-solutions/ps-solution3-communication-during-patient-handovers.pdf?sfvrsn=7a54c664_8). Hierbei steht jeder Buchstabe des Akronyms SBAR für eine der 4 elementaren Bereiche der Patientenübergabe:

- *S*ituation: Name, Alter und Geschlecht des Patienten, Leitsymptom und Verdachtsdiagnose
- *B*ackground: aktuelle Anamnese, Vorerkrankungen und Vormedikation, Allergien
- *A*ssessment: Befunde der körperlichen Untersuchung, Laborbefunde, Ergebnisse der apparativen Diagnostik; außerdem bisher erfolgte Therapie und Maßnahmen
- *R*ecommendation: weiterer Behandlungs- und Diagnostikplan für den Patienten

FALL

FALL

Willow McAlister, Notaufnahme, 5/9

Nachdem Sie das Röntgenbild gesehen haben, stellen Sie Frau McAlister ihrem Oberarzt zur Besprechung des weiteren Vorgehens vor:

S	Frau Willow McAllister, 68-jährige Patientin mit Dislokation und Schmerzen im rechten Handgelenk, Weichteile geschlossen
B	• Nach Stolpersturz ohne innere Ursache • Bekannter Diabetes mellitus mit Insulin eingestellt, sonst keine Vorerkrankungen, keine Allergien
A	• Klinisch imponiert eine Dislokation im Bereich des rechten Handgelenks. pDMS der Finger intakt. Keine weiteren Sturzfolgen. Schiene bereits durch Rettungsdienst angelegt. • Im Röntgen zeigt sich rechts eine Radiusfraktur C2 gemäß AO.
R	Bei der Fraktur würde ich eine Stabilisierung mittels Plattenosteosynthese empfehlen.

Ihr Oberarzt stimmt Ihrem Vorschlag zu, möchte jedoch zur besseren Frakturbeurteilung und präoperativen Planung noch eine CT des Handgelenks (s. a. ➤ Kap. 1.5.6.1, ➤ Kap. 5.6.7).

2.2.3 Aufklärung

2.2.3 Aufklärung

NKLC Kompetenzebene: **3a,** Aufklärungsgespräch zu diagnostischen und therapeutischen Prozeduren unter Berücksichtigung von Risiken, alternativen Vorgehensweisen und rechtlichen Vorgaben

Mit deiner Aufklärung möchtest du einen *„informed consent"* erreichen.

Jeder Patient soll in der Lage sein, für seine Gesundheit informiert entscheiden zu können. Ziel ärztlicher Aufklärungsgespräche ist daher die informierte Einwilligung (**„informed consent"**). Im medizinischen Kontext bezeichnet dies die nach Information und Aufklärung erfolgte Einwilligung des Patienten in z. B. geplante Eingriffe, diagnostische Maßnahmen oder Therapien.

MERKE

MERKE Es besteht Dokumentationspflicht in der Patientenakte über alle Inhalte des Aufklärungsgesprächs, da der Behandelnde im Fall einer Klage die Inhalte des Aufklärungsgespräches nachweisen muss.

2.2.3.1 Rechtliche Aspekte und Einwilligungsfähigkeit

Rechtliche Hintergründe

Vor jedem medizinischen Eingriff muss eine *vollständige Aufklärung* in verständlicher Sprache mit anschließender Einwilligung des Patienten durchgeführt werden.
Zur Schaffung von *Rechtssicherheit* sollten diese Patienteneinwilligung und die Inhalte der Aufklärung schriftlich dokumentiert vorliegen.

2.2.3.1 Rechtliche Aspekte und Einwilligungsfähigkeit

Rechtliche Hintergründe

Nach Artikel 2 Grundgesetz und § 630d BGB ist der Behandelnde verpflichtet, vor Durchführung einer medizinischen Maßnahme, insbesondere eines Eingriffs in den Körper oder die Gesundheit, die wirksame Einwilligung des Patienten einzuholen. Dies wird definiert durch das herrschende Persönlichkeits- und Selbstbestimmungsrecht des Patienten. Maßnahmen ohne Einwilligung können zu Ersatzansprüchen des Patienten gegen den Behandelnden führen.

Das vorherige Einholen der Einwilligung rechtfertigt im Strafrecht den Eingriff in die körperliche Unversehrtheit des Patienten. Die mit der Behandlung verbundene Körperverletzung führt dann weder zu einer strafrechtlichen noch deliktischen Haftung des Behandelnden (§§ 223 und 230 StGB).

Hierbei gilt die Einwilligung rechtlich nur dann als wirksam, wenn der Patient vor der Einwilligung und vor der medizinischen Intervention über sämtliche für die Einwilligung wesentlichen Umstände kompetent und in einer ihm verständlichen Sprache aufgeklärt worden ist (➢ Kap. 1.2.1.3).

Einwilligungsfähigkeit

Die Einwilligung setzt die Einwilligungsfähigkeit voraus, die – je nach vorhandener Einsichtsfähigkeit – auch bei Geschäftsunfähigen gegeben sein kann. Einwilligungsunfähigkeit kann z. B. im Rahmen von schweren psychischen Erkrankungen oder geistigen Behinderungen vorliegen. In diesem Fall ist die Einwilligung durch den oder die gesetzlichen Vertreter oder durch einen rechtlichen Betreuer zu erteilen und kann nicht vom Patienten selbst erfolgen. Die Befugnis zur Einwilligung kann, z. B. durch eine Vorsorgevollmacht, auch auf einen Bevollmächtigten übertragen werden. Es kann nach § 1904 BGB die Genehmigung des Betreuungsgerichts erforderlich sein.

Im Fall von Minderjährigen ist i. d. R. die Zustimmung beider sorgeberechtigten Elternteile erforderlich (mögliche Ausnahme: Notfall, leichte Behandlung) oder die des alleinsorgeberechtigten Elternteils. Wenn ein Jugendlicher nachweislich einwilligungsfähig ist (d. h. die Tragweite des Eingriffs verstehen und beurteilen kann), kann seine eigene Einwilligung den Elternwillen ersetzen.

Einwilligungsfähigkeit

Bei mangelnder Einwilligungsfähigkeit (z. B. schwerwiegende psychische Erkrankung, Demenz) muss ein gesetzlicher Vertreter (z. B. Betreuer) die Einwilligung erteilen.

2.2.3.2 Eingriffsaufklärung

Das Aufklärungsgespräch vor z. B. Operationen, die sog. Eingriffsaufklärung, muss durch den behandelnden Arzt oder einen ärztlichen Kollegen durchgeführt werden, der über die notwendige Fach- und Sachkenntnis verfügt. Das Aufklärungsgespräch erfolgt persönlich und mündlich und ist eine nicht delegierbare ärztliche Aufgabe. Dem Patienten sind im Rahmen der Eingriffsaufklärung die medizinischen Tatsachen für ihn verständlich an die Hand zu geben, damit er sich für oder gegen die vorgesehene Maßnahme entscheiden kann.

Die Aufklärung über die Narkose und die entsprechenden Risiken erfolgt separat durch den Anästhesisten.

2.2.3.2 Eingriffsaufklärung

Inhalt und Ablauf eines Aufklärungsgespräches solltest du für dich gut strukturieren, damit du nichts vergisst. *Standardisierte Aufklärungsbögen* können hier helfen.

MERKE Das Aufklärungsgespräch erfolgt persönlich und mündlich und stellt eine nicht delegierbare ärztliche Aufgabe dar.

MERKE

Inhalte Zur Eingriffsaufklärung gehören insbesondere die zugrunde liegende Diagnose, die Indikation des Eingriffs, Art, Umfang und Durchführung des Eingriffs, Notwendigkeit und Dringlichkeit des Eingriffs, Alternativen/konservative Therapie, Folgen bei Nichtdurchführung des Eingriffs, Risiken des Eingriffs sowie die Folgen nach OP (z. B. Narben, Medikation).

Der Patient muss die Möglichkeit für Fragen, Bedenkzeit und weitere Beratungsmöglichkeiten haben. Daher ist auch der Zeitpunkt der Aufklärung entsprechend geregelt (➢ Kap. 2.2.3.3).

Ablauf Ähnlich wie beim Anamnesegespräch gibt es auch beim Aufklärungsgespräch kein „richtig" oder „falsch", was die Reihenfolge des Ablaufs angeht. Dennoch empfiehlt sich auch hier eine gewisse Grundstruktur:

- Persönliche Vorstellung mit eigenem Namen und Funktion
- Sicherstellung Patientenidentität (Name und Geburtsdatum)
- Erläuterung der Diagnose
- Erläuterung der Indikation und der Notwendigkeit des Eingriffs
- Beschreibung des Eingriffs (Art/Umfang/Durchführung)
- Darstellung der Erfolgsaussichten
- Darstellung von Alternativen (operativ/konservativ, keine Therapie)
- Risiken des Eingriffs (allgemeine und spezielle Risiken)
- Verhalten Vor- und Nach-OP/Genesungszeitraum

In der Praxis hat sich die Stufenaufklärung nach Weissauer durchgesetzt, die dem Patienten möglichst früh Grundinformation zum geplanten Eingriff gibt, und es ihm ermöglicht, Fragen zu formulieren oder auf weitere Information zu verzichten. Dies geschieht meist in Form von vorgedruckten Aufklärungsbögen, die in mehreren Sprachen verfügbar sind. Bei ausländischen Patienten, die der deutschen Sprache nicht mächtig sind, stehen oft Familienangehörige als ausreichend sprachkundige Übersetzer zur Verfügung. Der aufklärende Arzt muss sich davon überzeugen, dass der übersetzende Angehörige ausreichende Sprachkenntnisse besitzt und die Informationen genau übersetzt. Wo dies nicht der Fall ist, muss ein sprachkundiger Übersetzer zugezogen werden (➢ Kap. 1.2.1.3).

Aufklärungsverzicht Ein Patient kann die Aufklärung auch verweigern (beispielsweise ein ärztlicher Kollege oder ein Patient, der sich immer wieder dem gleichen Eingriff unterziehen muss). Auch in diesem Fall muss sich der Behandelnde davon überzeugen, dass der Patient die notwendige Einsichtsfähigkeit besitzt. Außerdem muss der Aufklärungsverzicht durch den Arzt dokumentiert und vom Patienten unterschrieben werden.

Minderjährige:
- < 14 Jahre: i. d. R. beide sorgeberechtigten Elternteile (abhängig von Eingriffsschwere)
- 14–18 Jahre: ggf. selbstständig

Familiengericht bei Kindeswohlgefährdung durch Ablehnung der Eltern (Sorgerechtsentzug)

Kinder und Minderjährige Bei Kindern und Minderjährigen gilt:

- Bei Kindern bis 14 Jahren müssen i. d. R. beide Eltern aufgeklärt werden. Da dies in der Praxis nicht immer durchführbar ist, kann auch die Einwilligung eines Elternteils ausreichend sein, sollte der Eingriff nicht von erhöhtem Schwierigkeitsgrad oder mit einem erhöhten Risiko verbunden sein.
- Minderjährige zwischen 14 und 18 Jahren können selbstständig in die medizinische Behandlung einwilligen (bzw. diese ablehnen), wenn sich der Arzt davon überzeugt hat, dass sie einwilligungsfähig sind und die Tragweite des Eingriffs verstanden haben oder zeitnahes Handeln notwendig ist.
- Sollten medizinisch notwendige Eingriffe von den Eltern im Rahmen einer Kindeswohlgefährdung abgelehnt werden, kann der Arzt in gravierenden Einzelfällen das zuständige Familiengericht einschalten, um einen Sorgerechtsentzug zu erreichen.

Risikoaufklärung: Aufklärung über allgemeine und spezielle Risiken (➤ Tab. 2.1)

Risikoaufklärung Bei der Risikoaufklärung kann unterschieden werden zwischen allgemeinen Risiken, die bei jedem operativen Eingriff bestehen, und speziellen Risiken, also solchen, die spezifisch für den geplanten Eingriff sind (➤ Tab. 2.1).

TAB. 2.1

Tab. 2.1 Beispiele für allgemeine und spezielle Risiken

Allgemeine Risiken	Spezielle Risiken bei Eingriffen am Knochen	Spezielle Risiken bei Eingriffen im Bauchraum	Spezielle Risiken bei Eingriffen am Herzen
• Wundheilungsstörungen und Narbenbildung • Blutung, Nachblutung • Notwendigkeit von EK-Gaben (Infektionsrisiko mit HIV, Hepatitis und Transfusionszwischenfälle) • Verletzungen von Nerven • Verletzungen von Weichteilgewebe und benachbarten Strukturen • Infektionen (Weichteile, Wunde, Sepsis) • Thrombose/Embolie • Allergische Reaktion • Re-Operation und Beschwerdepersistenz (= Verfahrensversagen) • Einsatz kreislaufunterstützender Maßnahmen bzw. Medikamente • Reanimation, bis hin zum Exitus	• Osteitis • Osteomyelitis • Wachstumsstörungen (bei Kindern), ggf. Veränderung der Beinachse oder Beinlänge • Metallverbleib • Metallbruch • Re-Fraktur • Prothesenlockerung • Embolie (Knochenmark, Fett, Zement) • Kompartmentsyndrom	• Perforation • Peritonitis • Ileus • Fisteln • Verletzung von benachbarten Organen • CO_2-Reste bei laparoskopischen Eingriffen (durch Aufsteigen massive Schulter- und Nackenschmerzen) • Anastomoseninsuffizienz • Hernien • AP-Anlage	• Instabiles Sternum nach Sternotomie • Perikarderguss • Endokarditis • Herzrhythmusstörungen • Schrittmachertherapie • Paravalvuläres Leck • Schlaganfall • Hämatothorax • Pneumothorax

EK = Erythrozytenkonzentrat, HIV = humanes Immunodefizienzvirus, AP = Anus praeter

Lerntipp: Die *Top-5-Komplikationen* sind: Infektion (Sepsis)/Wundheilungsstörung, Blutung, Thrombose, allergische Reaktion, Verletzungen von Nachbarstrukturen (z. B. Schließmuskel, Nerven, Gefäße).
Außerdem die *eingriff- und patientenspezifischen Risikofaktoren* nennen.

Damit der Patient Schwere und Richtung des Risikospektrums erkennen kann, sind vor allem die für den Eingriff typischen Risiken zu beschreiben, auch wenn sie sehr selten sind, aber schwere Auswirkungen haben können. Die pauschale Aufzählung aller Risiken ist dabei nicht sinnvoll. Zudem sind auch hier lebensnotwendige und dringliche Eingriffe gegenüber diagnostischen oder kosmetischen Eingriffen zu unterscheiden. Bei einer kosmetischen Korrektur ist eine sehr detailreiche Aufklärung nötig, bei einer akuten, vital indizierten Behandlung genügen die Grundzüge.

Bei diagnostischen Eingriffen bedarf es einer ausführlicheren Diskussion, auch seltener Risiken, als vor dringenden Operationen. Ein ebenfalls gesteigertes Aufklärungsbedürfnis betrifft Eingriffe, deren Erfolgsaussichten fraglich sind.

2.2.3.3 Zeitpunkt der Aufklärung

Die Aufklärung sollte im Elektivfall spätestens einen Tag vor der Operation stattfinden. Notfälle bilden hier eine Ausnahme.

2.2.3.3 Zeitpunkt der Aufklärung

Der Zeitpunkt der Aufklärung muss so gewählt werden, dass der Patient genügend Zeit hat, die für und gegen die Maßnahme sprechenden Gründe abzuwägen und sich zu entscheiden. Bei elektiven Eingriffen sollte eine erste Aufklärung (s. o.) nach Möglichkeit schon bei Vereinbarung des Operationstermins stattfinden. Bei veränderter Situation muss erneut die informierte Einwilligung eingeholt und das Einverständnis bestätigt werden. Schwerwiegende Eingriffe sollten spätestens einen Tag vor der OP aufgeklärt werden.

Im Einzelfall kann die Aufklärungspflicht, beispielsweise in Notfallsituationen, entfallen. In einem solchen Fall ist der mutmaßliche Patientenwille, ggf. mithilfe einer Patientenverfügung und Gesprächen mit Angehörigen zu eruieren.

MERKE Insgesamt gilt: Je elektiver der Eingriff, desto früher sollte aufgeklärt werden. Die Rechtsprechung nennt dabei eine maximale Zeit von 6 Wochen.

MERKE

FALL

Ralf Volker-Heinz, Sprechstunde, 6/8

Einige Tage vor der geplanten Operation seines suprarenalen Aortenaneurysmas stellt sich Herr Volker-Heinz zur OP-Aufklärung in der Prämedikationssprechstunde vor. Seine Tochter begleitet ihn, da Herr Volker-Heinz besorgt ist, nicht alles richtig zu verstehen. Sie achten darauf, dem Patienten und seiner Tochter den Eingriff und die damit verbundenen Risiken und Folgen in einer verständlichen Sprache ohne unnötige Fachwörter zu erklären. Die wesentlichen Inhalte des Aufklärungsgesprächs dokumentieren sie auf dem dafür vorgesehenen Bogen, bevor dieser von Herrn Volker-Heinz und Ihnen unterschrieben wird. Eine Kopie wird dem Patienten ausgehändigt.

FALL

Bei Eingriffen am Gesunden ohne medizinische Indikation (z. B. Schönheitschirurgie, Knochenmarkspende) sollten mehrfache Aufklärungen mit einem längeren Zeitabstand vor dem Eingriff stattfinden.

Der Patient kann die Einwilligung in den medizinischen Eingriff *jederzeit* zurückziehen.

2.2.4 Gerinnungsmanagement

NKLC Kompetenzebene: **3a,** situationsadaptiertes Gerinnungsmanagement im Rahmen der perioperativen Antikoagulation, der Antikoagulation bei Immobilisierung, einer Thrombozytenaggregationshemmung sowie der Substitution von Gerinnungsfaktoren

2.2.4 Gerinnungsmanagement

Diagnostik/Exploration

Eine konventionelle Gerinnungsdiagnostik (aPTT, INR, Thrombozytenzahl) ist nicht in der Lage, die häufigsten Störungen der Blutgerinnung (angeborene und erworbene Störungen der Thrombozytenfunktion sowie des Von-Willebrand-Faktors) zu erfassen. Weil eine spezifische Gerinnungsdiagnostik nur bei entsprechender Medikamentenanamnese sowie bei anamnestischem Verdacht auf eine Gerinnungsstörung (positive Anamnese auf der Basis eines standardisierten Fragebogens) empfohlen wird, ist die präoperative Kenntnis von Gerinnungsstörungen (Neigung zu vermehrten Blutungen bzw. Anamnese von Thrombosen/Lungenembolie) unbedingt erforderlich.

Diagnostik/Exploration

Bei anamnestischen oder klinischen Gerinnungsstörungen muss die Diagnostik erweitert werden!

Die S3-Leitlinie zur Prophylaxe der venösen Thromboembolien empfiehlt, bei allen Patienten, die sich einer operativen Therapie unterziehen müssen oder an einer akuten Erkrankung oder Verletzung leiden, das individuelle Thromboserisiko zu ermitteln und basierend hierauf die Indikation für eine perioperative (medikamentöse) Thromboseprophylaxe zu stellen (➤ Kap. 2.4.1.2). Das individuelle Risiko setzt sich hierbei zusammen aus dispositionellen und expositionellen Faktoren. Dispositionelle Faktoren sind angeboren oder erworben, expositionelle Faktoren liegen in der Operation oder Immobilisation selbst begründet.

Folgende dispositionelle Faktoren erhöhen das Risiko einer tiefen Venenthrombose signifikant und sollten daher in der Anamnese gezielt abgefragt werden (in der S3-Leitlinie sind weitere Risikofaktoren genannt):

- Thrombose oder Lungenembolie in der Eigen- oder Familienanamnese
- Maligne Erkrankungen
- Thrombophilie
- Lebensalter über 60 Jahre
- Chronische Herzinsuffizienz
- Blockade von Sexualhormonen (z. B. Kontrazeptiva)

Werden Patienten bereits vor der operativen Versorgung stationär aufgenommen oder immobilisiert, kann bereits präoperativ (expositionelle Faktoren) eine (medikamentöse) Thromboseprophylaxe indiziert sein. Im Allgemeinen wird diese am OP-Tag pausiert, um ein unnötiges Blutungsrisiko zu vermeiden. Da die meisten Antikoagulanzien renal ausgeschieden werden, muss die Nierenfunktion bei der Antikoagulanziengabe und -dosierung berücksichtigt werden.

Studentische Sicht

Umgang mit Vormedikationen (orale Antikoagulanzien)

Bei hohem Thromboembolierisiko müssen elektive Eingriffe evtl. verschoben werden.
DOAK/Plättchenhemmer rechtzeitig und risikostratifiziert absetzen.
Gegebenenfalls Bridging mit unfraktioniertem Heparin oder niedermolekularen Heparinen unter Berücksichtigung der Nierenfunktion.

Umgang mit Vormedikationen (orale Antikoagulanzien)

Besonders Patienten mit kardialen oder gefäßmedizinischen Vorerkrankungen nehmen in ihrer Dauermedikation (orale) Antikoagulanzien (Vitamin-K-Antagonisten, direkte orale Antikoagulanzien [DOAK], duale Thrombozytenaggregationshemmer [DAPT]) ein. Diese können je nach Indikation nicht ohne Weiteres abgesetzt oder pausiert werden. Häufig müssen diese Therapien zur Verringerung des Blutungsrisikos perioperativ auf Heparine umgestellt werden („Bridging"). Bei elektiven Operationen und dringlicher Indikation für die Antikoagulation kann es sogar nötig sein, die Operation auf einen späteren Zeitraum zu verschieben. Im Zweifel sollte man immer frühzeitig, am besten bereits bei der OP-Planung, Rücksprache mit den Kollegen aus der zuständigen Fachabteilung halten, die die Indikation für die orale Antikoagulation gestellt haben.

2.2.5 Bluttransfusion

2.2.5 Bluttransfusion

Isabel Taeuber

NKLC Kompetenzebene: **3a,** Indikationsstellung, Vorbereitung und Durchführung einer Transfusion von Blutprodukten, einschließlich der Aufklärung, der Blutentnahme für die Blutgruppenbestimmung und Kreuzblutanforderung sowie der Durchführung des Bedside-Tests

2.2.5.1 Indikation Fremdblutgabe

Die Gabe von Blutprodukten ist *ärztliche Aufgabe!*
Es kann zu erheblichen Komplikationen kommen: So viel wie nötig, aber so wenig wie möglich!
Prävention: präoperatives Anämiemanagement (z. B. frühzeitige Eisensubstitution) sowie die Minimierung iatrogener Blutverluste (z. B. Vermeidung unnötiger Diagnostik)

2.2.5.1 Indikation Fremdblutgabe

Die Indikationsstellung für und die Gabe von Blutprodukten ist eine ärztliche, nicht delegierbare Aufgabe. Da dem Patienten beim unachtsamen Umgang mit Blutprodukten u. U. ein erheblicher gesundheitlicher Schaden zugefügt werden kann, sollte jeder Arzt über den Umgang mit Blutprodukten Bescheid wissen. Ebenso müssen grundsätzliche Kenntnisse über Indikationsstellung und mögliche Komplikationen vorliegen.

Blut und Blutbestandteile unterliegen dem Arzneimittelgesetz. Sie gelten als Arzneimittel, sind verschreibungspflichtig und dürfen nur auf ärztliche Anordnung abgegeben werden. Die Indikation ist streng zu stellen. Die Aufklärung des Patienten (schriftliche Dokumentation, dass die Aufklärung stattgefunden hat!) muss zum frühestmöglichen Zeitpunkt erfolgen, um eine ausreichende Bedenkzeit für eine Entscheidung zu gewährleisten.

Als Grundlage für die Transfusion von Erythrozytenkonzentraten (EK, ➤ Kap. 2.2.5.2) gilt es, eine anämische Hypoxie mit voraussichtlichem gesundheitlichen Schaden abzuwenden bzw. zu therapieren.

„Präventive Maßnahmen sollen zur Reduzierung vermeidbarer Anämien und Transfusionen grundsätzlich Vorrang erhalten."

Querschnittsleitlinie zur Therapie mit Blutkomponenten und Plasmaderivaten, Gesamtnovelle 2020

Zu den präventiven Maßnahmen zählen ein präoperatives Anämiemanagement (z. B. frühzeitige Eisensubstitution bei Eisenmangelanämie) sowie die Minimierung iatrogener Blutverluste (z. B. Vermeidung unnötiger Diagnostik, Verwendung volumenreduzierter Monovetten).

Beurteilung und Indikationsstellung

Transfusionsgrenzen:
- Hb < 7 g/dl: unabhängig von Kompensationsfähigkeit indiziert, ggf. Ausnahmen möglich
- Hb 7–8 g/dl: bei anämischer Hypoxie oder bei eingeschränkter Kompensationsfähigkeit indiziert
- Hb > 8 g/dl: nur im Einzelfall indiziert

Beurteilung und Indikationsstellung

Die Indikationsstellung zur Transfusion setzt sich zusammen aus dem Hb-Wert, dem akuten klinischen Zustand sowie physiologischen Transfusionstriggern (Zeichen einer anämischen Hypoxie).

Die **Hb-Grenzwerte** sind laut Querschnittsleitlinie zur Therapie mit Blutkomponenten und Plasmaderivaten (Gesamtnovelle 2020):

- Hb < 7 g/dl: Die Transfusion ist unabhängig von der Kompensationsfähigkeit indiziert. Individuelle Ausnahmen sind bei stabilen Kreislaufverhältnissen bei Patienten ohne Risikofaktoren möglich (z. B. gesunde Gebärende).
- Hb 7–8 g/dl: Eine Transfusion ist bei Hinweisen auf eine anämische Hypoxie oder bei eingeschränkter Kompensationsfähigkeit des Patienten (z. B. koronare Herzkrankheit) indiziert.
- Hb > 8 g/dl: Das Nutzen-Risiko-Verhältnis ist unklar. Die Indikation ist nur im Einzelfall zu begründen.

Diese Grenzwerte unterscheiden sich geringfügig je nach der verwendeten Leitlinie und den zugrunde liegenden Krankheitsbildern. In den Kliniken gibt es meist interne Richtlinien.

Hinweise auf eine **anämische Hypoxie** können sein: Tachykardie, Hypotension, Dyspnoe, Schwindel bei Mobilisation, Müdigkeit, Desorientiertheit (ältere Menschen), Laktatazidose, ischämietypische Veränderungen im EKG (HRST, ST-Hebung/-Senkung) oder neu aufgetretene Wandbewegungsstörungen in der Echokardiografie.

Eine **eingeschränkte Kompensationsfähigkeit** einer Anämie besteht u. a. bei Patienten mit KHK, Herzinsuffizienz oder zerebrovaskulärer Erkrankung.

Kontraindikationen

Bei korrekter Indikationsstellung und Beachtung der Transfusionstrigger sind keine absoluten Kontraindikationen (außer dezidiert Ablehnung durch den Patienten) bekannt, es wird jedoch auf die besonderen Formen der Erythrozytenkonzentrate und deren individuelle Indikation sowie daraus folgenden Kontraindikationen verwiesen.

2.2.5.2 Blutprodukte

Erythrozytenkonzentrat (EK)

Erythrozytenkonzentrate bestehen aus Erythrozyten eines Vollblutspenders. Dabei unterscheiden sie sich leicht hinsichtlich der neben den Erythrozyten noch vorhandenen Bestandteile (➤ Tab. 2.2).

Tab. 2.2 Verschiedene Erythrozytenkonzentrate (Quelle: Querschnittsleitlinie)

Präparatename	Besonderheit	Indikation
Leukozytendepletiertes EK	• Leukozyten werden im Herstellungsverfahren abgetrennt, was die Infektionsgefahr mit leukozytengebundenen Erregern (EBV, CMV u. a.) minimiert • Standardpräparat, Ausgangsform für alle anderen EK-Präparate	Alle normalen EK-Empfänger
Kryokonserviertes EK	• EK wird mit speziellem Konservierungsmittel tiefgefroren (< −80 °C) und kann so jahrelang gelagert werden • Muss vor Verwendung speziell behandelt werden	• Empfänger mit komplexen Antikörpergemischen oder Antikörpern gegen ubiquitäre Antigene • Aufgrund geringer Verfügbarkeit und hohem Kostenaufwand nur bei o. g. Patienten gerechtfertigt
Gewaschenes EK	EK wird mit Nährlösung aufgeschwemmt und erneut abzentrifugiert → Entfernung der restlichen Plasmareste des Spenderbluts	Vorangegangene Unverträglichkeiten gegen Spenderplasmaproteine
Bestrahltes EK	EK wird mit mindestens 25 Gy bestrahlt → Abtötung sämtlicher DNA-haltigen Zellen → Verhinderung der Übertragung immunkompetenter Zellen	Patienten mit angeborener Immundefizienz, Stammzelltransplantierte, Patienten unter Therapie mit Purinanaloga, Frühgeborene, Austauschtransfusionen

MERKE Ein Erythrozytenkonzentrat hebt den Hb-Wert im Durchschnitt um ca. 1 g/dl.

Bei der Transfusion muss die AB0-Kompatibilität beachtet werden (➤ Tab. 2.3), außerdem sollte rhesuskompatibel transfundiert werden, d. h., das Rh-Merkmal D sollte immer berücksichtigt werden, um eine Immunisierung zu vermeiden. In Notfallsituationen ist eine möglichst rhesusnegative Transfusion indiziert. Bei Rh-D-negativen Mädchen und gebärfähigen Frauen ist die Transfusion von Rh-D-positiven EK mit Ausnahme einer vitalen Indikation unbedingt zu vermeiden.

Tab. 2.3 AB0-Kompatibilität bei der Transfusion von Erythrozytenkonzentraten

Blutgruppe Empfänger	Kompatible EK
A	A oder 0
B	B oder 0
AB	AB, A, B oder 0
0	0

Kontraindikationen

Außer der Ablehnung durch den Patienten gibt es bei korrekter Indikationsstellung keine Kontraindikationen zur Transfusion.

2.2.5.2 Blutprodukte

Erythrozytenkonzentrat (EK)

EKs enthalten keine Plasmaproteine oder Leukozyten. Um eine suffiziente Blutgerinnung/Infektabwehr bei großem Blutverlust zu erhalten, müssen auch Thrombozyten und Plasma ersetzt werden!
Gerinnungsfaktoren und Proteine (Albumin) gibt es in separaten Konzentraten.

MERKE

Lerntipp: AB0-Kompatibilität (➤ Tab. 2.3) → Im Notfall ist die Transfusion von 0-negativ-EKs unabhängig von der Blutgruppe möglich.

TAB. 2.3

Thrombozytenkonzentrate (TK)
ABO-Kompatibilität und Rhesuskompatibilität wie bei EKs

Thrombozytenkonzentrate (TK)

Thrombozytenkonzentrate bestehen aus Thrombozyten von mehreren blutgruppengleichen Vollblutspendern („gepoolt"). Da TKs Resterythrozyten enthalten können, sollte die AB0-Kompatibilität beachtet (➤ Tab. 2.4) und rhesuskompatibel transfundiert werden.

Fresh Frozen Plasma (FFP)
FFP enthalten Plasmabestandteile wie Gerinnungsfaktoren, aber *keine Zellen*.
Cave: andere AB0-Kompatibilität (➤ Tab. 2.4)

Fresh Frozen Plasma (FFP)

FFPs bestehen aus flüssigen und gelösten Blutbestandteile (u. a. Gerinnungsfaktoren) und enthalten keine Zellen. Die AB0-Kompatibilität muss beachtet werden (➤ Tab. 2.4). Da Plasma keine Blutzellen enthält, muss die Rhesuskompatibilität nicht beachtet werden.

TAB. 2.4

Tab. 2.4 AB0-Kompatibilität bei Plasmatransfusion

Blutgruppe Empfänger	Kompatibles Plasma
A	A oder AB
B	B oder AB
AB	AB
0	0, A, B oder AB

2.2.5.3 Vorbereitung und Durchführung einer Transfusion

Aufklärung
Wenn möglich, muss der Patient über die Transfusion aufgeklärt werden. Nach Notfalltransfusionen muss die Aufklärung nachgeholt werden.
Risiken: Sofort- und/oder Spätreaktionen, Allergie, Infektion (Hepatitis/HIV), Bakteriämie, TRALI

2.2.5.3 Vorbereitung und Durchführung einer Transfusion

Aufklärung

Der Patient ist bereits zum Zeitpunkt der Planung einer Fremdblutgabe über diese mündlich aufzuklären. Hierfür können vorgefertigte Aufklärungsbögen zu Hilfe genommen werden. Inhalte der Aufklärung sind die Notwendigkeit der Transfusion, ihr Umfang, die Erfolgsaussichten sowie mögliche Risiken (die erfolgte mündliche Aufklärung in der Akte dokumentieren). Zu den unerwünschten Transfusionsreaktion zählen u. a. Transfusionsereignisse (Sofort- und Spätreaktion), allergische Reaktion, Infektion mit Hepatitis oder HIV, Bakteriämie (durch Kontamination) und transfusionsassoziierte akute Lungeninsuffizienz (TRALI).

Kann der Patient für eine unaufschiebbare Maßnahme, z. B. in einer Notfallsituation, nicht aufgeklärt werden, soll entsprechend seines mutmaßlichen Willens gehandelt werden. Dies macht eine lebensnotwendige Transfusion von Blutprodukten im Einzelfall auch ohne vorherige Aufklärung möglich. Die Aufklärung muss jedoch nachgeholt werden.

FALL

Ralf Volker-Heinz, Sprechstunde, 7/8

Da es sich bei der operativen Versorgung des Aortenaneurysmas von Herrn Volker-Heinz um einen Eingriff mit erheblichem Blutungsrisiko handelt, klären Sie ihn bereits gemeinsam mit der OP-Aufklärung darüber auf, dass ggf. intra- oder postoperativ Blutprodukte gegeben werden müssen. Nachdem Sie dem Patienten auch die damit verbundenen Vorteile und Risiken erläutert haben, willigt er mündlich und schriftlich ein. Sie lassen anschließend nach Bestimmung der Blutgruppe vorsorglich 2 passende Blutkonserven bereithalten.

Blutgruppenbestimmung und Anforderung der Kreuzprobe
Die Abnahme der Kreuzblutprobe darf delegiert werden.
Identitätsprüfung ist obligat!
Anforderungsschein und Röhrchen müssen immer *gemeinsam aufbewahrt und versendet* werden!
Die Kreuzprobe ist meist *3 Tage* gültig!

Blutgruppenbestimmung und Anforderung der Kreuzprobe

Die meisten schweren Transfusionsreaktionen entstehen durch Verwechslungen, daher ist die Identitätssicherung und -kontrolle bei *allen* Schritten in Vorbereitung und Durchführung der Transfusion unverzichtbar. Dies beginnt bereits bei der Blutentnahme für die Kreuzblutanforderung! Die Blutentnahme darf vom behandelnden Arzt delegiert werden, er ist aber trotzdem für die Identität der Blutprobe verantwortlich.

Bei **Abnahme des Blutes** für die Anforderung von Blutprodukten müssen Anforderungsschein und Röhrchen sorgfältig beschriftet werden. Vor der Blutentnahme muss der Patient nach seinem Namen, Vornamen und Geburtsdatum gefragt werden (aktive Nennung durch den Patienten) und diese Daten sind mit dem Blutröhrchen abzugleichen.

Zur Vorbereitung einer Fremdbluttransfusion muss zunächst Blut für die Bestimmung der Blutgruppe sowie für die **Kreuzprobe** gewonnen werden (EDTA-Monovette). Bei der Kreuzprobe wird Blut des Patienten in der Blutbank mit Blut aus der potenziell passenden Blutkonserve gemischt und auf Unverträglichkeit im Sinne einer Koagulation überprüft. Die Kreuzprobe ist meist für 3 Tage gültig.

Kontrolle der Blutkonserve und Bedside-Test

Kontrolle der Blutkonserve Die angeforderte Blutkonserve kommt gemeinsam mit dem Konservenbegleitschein und dem Ergebnis der Kreuzprobe auf die Station. Vor der Transfusion ist die Konserve auf Unversehrtheit, Verfallsdatum und Auffälligkeiten des Inhalts (Gerinnsel, Verfärbung) zu überprüfen. Die Konservennummern auf der Konserve selbst und auf deren Begleitschein sind auf Übereinstimmung zu prüfen. Die Identität des Patienten ist durch Erfragung von Name und Geburtsdatum unmittelbar vor der Transfusion ebenfalls zu kontrollieren.

Transfusionsbesteck Für die Transfusion aller Blutprodukte wird ein spezielles Transfusionsbesteck verwendet. Dieses ist heparinbeschichtet und enthält einen Filter im Bereich der Tropfkammer (➤ Abb. 2.1).

Kontrolle der Blutkonserve und Bedside-Test
Kontrollieren: Blutgruppe, Verfallsdatum, Schäden, Farbe/Konsistenz, Konservennummer, Begleitschein, Identifikation des Patienten

Transfusionsbesteck mit Filter verwenden.

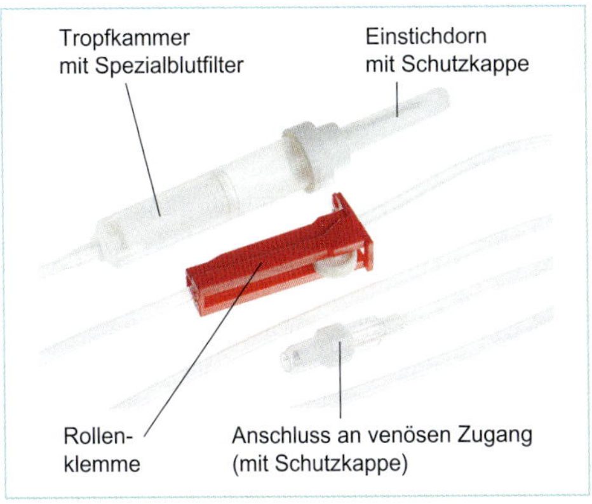

Abb. 2.1 Transfusionsbesteck mit Mikrofilter [K115]

Bedside-Test Unmittelbar vor der Transfusion muss der Bedside-Test (auf der Station) durchgeführt werden (➤ Abb. 2.2). Hierfür wird Patientenblut frisch in eine Spritze abgenommen. Mit *2 unterschiedlichen Kanülen* wird anschließend je ein Tropfen des Patientenbluts in die Testkammern gegeben. Das Klebeetikett der Bedside-Karte wird beschriftet (Namen und Geburtsdatum des Patienten, Datum, Ergebnis des Bedside-Tests und Unterschrift des Arztes). Das Ergebnis des Bedside-Tests ist in der Patientenakte zu dokumentieren.

Lerntipp: Bedside-Test mit *Empfängerblut:* Anti-A verklottet → A, Anti-B verklottet → B, beides verklottet → AB, nichts verklottet → 0 (➤ Tab. 2.3 zum Abgleich für EK-Transfusion)

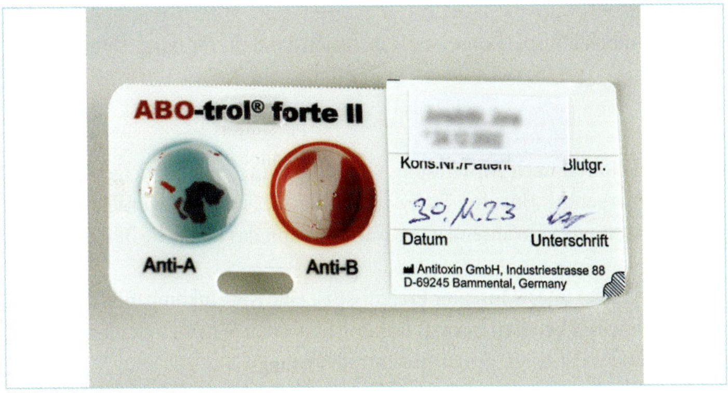

Abb. 2.2 Ergebnisse Bedside-Test [K115]

Durchführung der Transfusion

Durchführung der Transfusion

> **MERKE** Die Transfusion selbst muss von einem Arzt persönlich eingeleitet werden. Diese Aufgabe ist nicht delegierbar.

MERKE

Für die Transfusion sollte möglichst ein separater venöser Zugang genutzt werden. Die Blutkonserve sollte Raumtemperatur haben. Im Fall einer Massivtransfusion oder der Transfusion von Neugeborenen oder Patienten mit Kälteantikörpern ist die Blutkonserve im Vorfeld auf maximal 37 °C zu erwärmen.

Der Ablauf der Transfusion ist in ➤ Tab. 2.5 dargestellt.

TAB. 2.5

Tab. 2.5 Transfusion

Schritt	Details
Umgang mit dem Patienten	• Begrüßung und Vorstellung mit eigenem Namen, Funktion, Absicht • Erfragen des Namens des Patienten: „Wie ist Ihr Name?“ • Ablauf verständlich erklären, Fachwörter „übersetzen“ oder erläutern
Transfusion vorbereiten	• Patienten über Indikation der Transfusion und mögliche Risiken (allergische Reaktion, Transfusionsreaktion, Infektionsrisiko HIV, Hepatitis) aufklären (bei einem Notfall muss die Aufklärung später nachgeholt werden) • Arbeitsbedingungen optimieren (Lagerung, Lichtverhältnisse, Material in Reichweite) • Material bereitlegen: Bedside-Testkarte, 2-ml-Spritze, kleine Nadeln, Handschuhe, Hautdesinfektionsspray, Tupfer, EK mit Transfusionssystem • Bedside-Testkarte mit Patientennamen und Geburtsdatum beschriften
Bedside-Test	• Abgleich von Patientendaten auf Bedside-Testkarte und Patient (nach Namen und Geburtsdatum fragen), bei fehlender Übereinstimmung: Fehlersuche! • Händedesinfektion • (Unsterile) Schutzhandschuhe anziehen • Blut abnehmen • Mit einer Nadel in die erste Kammer der Testkarte einen Tropfen Blut geben • Nadel wechseln und in die zweite Kammer einen Tropfen Blut geben • Material entsorgen (Abwurfbehälter nutzen!) • Vorsichtiges Schwenken der Karte • Ergebnis ablesen und mit Datum und Unterschrift auf Testkarte festhalten
Erythrozytenkonzentrat geben	• Daten der Konserve mit Patientendaten vergleichen (insbesondere Bedside-Test), dabei auf Blutgruppengleichheit achten; bei Zweifel → Rücksprache mit Blutbank! • Haltbarkeitsdatum der Konserve überprüfen • Aussehen und Konsistenz der Konserve überprüfen • Anschluss eines Transfusionsbestecks • Entlüften des Transfusionsbestecks • Patienten über mögliche Probleme (Tachykardie, Fieber, allergische Reaktion, Transfusionsreaktion) während der Transfusion informieren • Konserve anschließen • Zunächst beim Patienten bleiben und beobachten
Abschluss	• Dokumentation in Patientenakte (EK-Gabe und Bedside-Test-Ergebnis)

Die Schritte *Bedside-Test* und *Erythrozytenkonzentrat geben* können auch in einem Arbeitsschritt durchgeführt werden, es empfiehlt sich aber am Anfang wegen der doppelten Kontrolle, zur eigenen Sicherheit, die Durchführung in 2 Arbeitsschritten

Nach der Transfusion müssen alle Blutbehältnisse (Konserve, Transfusionsbesteck) für mindestens 24 Stunden gekühlt aufbewahrt werden.

Transfusionsreaktionen

Bei Transfusionsreaktion (zeigt sich primär durch vegetative Symptomatik):
- Abbruch der Transfusion!
- Symptomatische Therapie
- Hämolyseparameter: LDH, Bili, Haptoglobin, freies Hb (Blut/Urin), Blutbild

Transfusionsreaktionen

Die **Zeichen von Transfusionsreaktionen** nach Anwendung von Blutprodukten sind vielgestaltig und häufig uncharakteristisch (z. B. Fiebergefühl, Unruhe, Tachykardie, Blässe, Flush, Schwindel, Dyspnoe, Schüttelfrost, Erbrechen, Oligurie, Blutungen). Während einer Narkose kann das klinische Bild insgesamt abgeschwächt sein.

Die häufigste **Ursache** schwerwiegender unerwünschter Ereignisse ist eine AB0-Inkompatibilität infolge von Verwechslungen, die auch die höchste Letalität besitzt. Daher ist bei allen Schritten der Transfusion streng darauf zu achten, die Identität des Patienten genau zu kontrollieren.

Besteht der Verdacht auf eine Transfusionsreaktion, sind folgende **Maßnahmen** erforderlich: Transfusion abbrechen, venösen Zugang belassen, Hilfe holen, symptomatische Therapie beginnen. Es wird eine Laborprobe entnommen (LDH, Bili, Haptoglobin, freies Hämoglobin in Plasma und Urin, Blutbild), die Blutkonserve wird mit dem Transfusionsbesteck ins Labor geschickt, des Weiteren sind eine Urinprobe und eine Blutkultur indiziert. Die Transfusionsreaktion ist ausführlich zu dokumentieren.

2.2.6 OP-Management

2.2.6 OP-Management

Geplante Operationen

Spätestens bei der Anmeldung einer Operation müssen noch einmal alle notwendigen Vorbereitungen überprüft werden. Dies gilt nicht nur für die Aufklärungen (OP und Anästhesie, ggf. Bluttransfusion), Laborwerte und ggf. Blutkonserven, sondern auch für alle benötigten Materialien, z. B. besondere OP-Instrumente, Sonderprothesen oder Netze. Bei Operationen, die an einem paarigen Organ oder einer Extremität durchgeführt werden, sollte außerdem spätestens jetzt die zu operierende Seite am Patienten markiert werden.

FALL

Ralf Volker-Heinz, Sprechstunde, 5/8

Nach einem langen Tag in der Prämedikationsambulanz gehen Sie abends alle Laborwerte der Patienten durch, die sie heute prämediziert haben und füllen die Vorbereitungscheckliste aus. Dabei sehen Sie, dass aufgrund einer unterfüllten Monovette keine Gerinnungswerte bestimmt werden konnten. Da Sie wissen, wie wichtig es für die Patientensicherheit ist, alle notwendigen Vorbereitungen vor der Narkoseeinleitung abgeschlossen zu haben, informieren Sie Herrn Volker-Heinz, dass er leider am nächsten Morgen noch einmal zur Blutabnahme erscheinen muss. Auch wenn er ungehalten über darüber ist, nochmals zusätzlich in die Klinik fahren zu müssen, versteht er doch die Notwendigkeit.

Notfalloperationen

Auch bei Notfalloperationen sollte die präoperative Checkliste sorgfältig ausgefüllt werden, um Fehler zu vermeiden. Je eher es sich allerdings um einen Notfall handelt, desto mehr Punkte können entfallen (z. B. die präoperative Aufklärung) oder nachgeholt werden, wenn der Patient bereits im OP-Saal ist. So können beispielsweise Blutprodukte im Notfall auch aus dem OP-Saal oder Notaufnahme nachbestellt und Laborwerte während der operativen Versorgung überprüft werden.

FALL

Susanna Montefoux, Schockraum, 4/5

Aufgrund der BWK-12-Berstungsfraktur wird Susanna Montefoux direkt aus dem Schockraum in den OP-Saal zur operativen Versorgung gebracht. Obwohl im Schockraum bereits Blut entnommen wurde (für Labor und Kreuzblut), warten Sie aufgrund der Notfall-OP-Indikation nicht auf die Resultate. Auch auf eine ausführliche OP-Aufklärung wird aufgrund der gestellten Notfallindikation verzichtet.

FALL

Operationszeitpunkt

Das Krankheitsbild und der Zustand des Patienten definieren die **Dringlichkeit der Operation** (Klassifizierung der OP-Dringlichkeit, ➤ Tab. 2.6).

Operationszeitpunkt
Dringlichkeit der OP: ➤ Tab. 2.6

TAB. 2.6

Tab. 2.6 OP-Dringlichkeit (nach Empfehlung von BDA, BDC, VOPM, VOPMÖ und SFOPM)

Stufe	Bedeutung	Empfehlung	Beispiele
N0	Höchste Dringlichkeit (sofort)	Operation sofort, ggf. unmittelbar am Aufenthaltsort des Patienten (z. B. Schockraum, Intensivstation, Kreißsaal)	• Proximaler Extremitätenabriss (leistennahe Oberschenkelamputation) • Rupturiertes Bauchaortenaneurysma
N1	Sehr hohe Dringlichkeit	Operation auf dem nächsten freien geeigneten Tisch unabhängig von der Fachdisziplin	Stabiler Patient mit aktiv blutender Beckenfraktur
N2	Hohe Dringlichkeit: OP-Beginn ≤ 6 h nach Meldung	Operation auf dem nächsten freien Tisch der eigenen Fachdisziplin; soweit möglich Abwarten der Nüchternheit, fehlende Nüchternheit hat aber keine aufschiebende Wirkung	• Verhakte Luxation eines großen Gelenks • Akute Appendizitis
N3	Dringliche OP am Ende des Elektivprogramms	Integration im Rahmen des Notfallmanagements	• Offene Fraktur • Stark dislozierte Fraktur mit schwerem Weichteilschaden, inkl. (teilweise) Gefäß-/Nervenschaden
N4	Dringliche OP innerhalb von 24 h	Einpflegen in das OP-Programm des Folgetages auch nach abgeschlossener OP-Planung, unter Wahrung der Stabilität des 1. Punktes	• Hüftkopfnahe Femurfraktur • Manche Wirbelsäulenfrakturen
N5	Elektiv	Zeitlicher Abstand zur Diagnose, der eine ausführliche Vorbereitung, Diagnostik und Planung erlaubt	Geschlossene Fraktur der oberen Extremität

BDA = Berufsverband Deutscher Anästhesisten, BDC = Berufsverband Deutscher Chirurgen, VOPM = Verband für OP-Management, VOPMÖ = Verband für OP-Management Österreich, SFOPM = Schweizerische Fachgesellschaft für OP-Management

Im Gegensatz hierzu wird die **elektive Operation** mit zeitlichem Abstand zur Diagnose geplant und erlaubt eine ausführliche Vorbereitung, Diagnostik und Planung. Hierbei kann noch unterschieden werden zwischen

- frühelektiv (OP-Zeitpunkt Tage nach Diagnosestellung, z. B. Cholezystolithiasis) und
- (spät-)elektiv (OP-Zeitpunkt Wochen bis Monate nach Diagnosestellung, z. B. Knie-TEP, asymptomatische Leistenhernie).

2.3 Multimodales perioperatives Management/ERAS®

2.3 Multimodales perioperatives Management/ERAS®

Maria A. Kröplin

Das perioperative Patientenmanagement spielt eine entscheidende Rolle für den Erfolg chirurgischer Eingriffe. Traditionelle Behandlungsansätze wie lange präoperative Nüchternheit, verlängerte Bettruhe und restriktive Ernährungskonzepte haben sich als unzureichend erwiesen, um optimale Ergebnisse zu erzielen. In den letzten Jahrzehnten wurden daher multimodale perioperative Behandlungskonzepte, auch als ERAS® („enhanced recovery after surgery") oder Fast Track bekannt, als neue Ansätze etabliert. Diese Programme kombinieren prä-, intra- und postoperative Maßnahmen, um das physiologische Gleichgewicht des Patienten zu erhalten und die postoperative Genesung zu beschleunigen.

2.3.1 Entwicklung der multimodalen perioperativen Medizin – Fast-Track-Konzepte/mPOM

Durch verschiedene prä-, intra- und postoperative Maßnahmen soll die physiologische Selbstregulation möglichst wenig aus dem Gleichgewicht gebracht und so eine rasche Genesung gefördert werden.

2.3.1 Entwicklung der multimodalen perioperativen Medizin – Fast-Track-Konzepte/mPOM

Der Begriff „Homöostase" beschreibt in der Medizin die Fähigkeit des Körpers, seine physiologischen Funktionen durch Selbstregulation im Gleichgewicht zu halten. Operationen stören dieses Gleichgewicht erheblich und belasten die Selbstregulationsfähigkeit des Körpers. Die Intensität dieser Stressreaktion variiert je nach individueller Ausgangssituation (Alter, Vorerkrankungen, Allgemeinzustand) und wird maßgeblich durch perioperative Maßnahmen, Operationsverfahren und Anästhesie beeinflusst. Es lassen sich sowohl Faktoren identifizieren, die die Stressreaktion erhöhen, als auch solche, die sie vermindern. Je geringer die Stressantwort ausfällt, desto rascher und komplikationsärmer verläuft die postoperative Erholung.

Einige physiologische Reaktionen, wie die Ausschüttung von Stresshormonen, sind als Schutzmechanismen sinnvoll und müssen nicht vollständig unterdrückt werden. Andere Faktoren wie Schmerzen, Immobilisierung, gastrointestinale Atonie, perioperatives Fasten und Hypothermie verstärken die Stressreaktion und sollten durch geeignete Maßnahmen minimiert werden, um die Genesung zu fördern.

Basierend auf diesen Überlegungen entwickelte der dänische Chirurg Henrik Kehlet 1995 ein Konzept für „stressfreie" Kolonresektionen. Durch 4 Maßnahmen – laparoskopische Chirurgie, thorakale Epiduralanalgesie, frühzeitige enterale Ernährung und rasche Mobilisierung – wurde der Krankenhausaufenthalt dabei wesentlich verkürzt. Diese Erkenntnisse führten zur Entwicklung des Fast-Track-Konzepts in der kolorektalen Chirurgie. In den folgenden Jahren wurde dieses Konzept auch in anderen chirurgischen Disziplinen übernommen und unter verschiedenen Bezeichnungen etabliert und in Leitlinien gestützt.

Die Vielzahl der existierenden Bezeichnungen für multimodale perioperative Behandlungskonzepte (z. B. ERAS®, Fast Track, mPOM [multimodale perioperative Medizin/multimodales perioperatives Management]) sind weitgehend synonym verwendbar und beschreiben ähnliche Ansätze mit demselben Ziel: eine standardisierte, multidisziplinäre und patientenzentrierte perioperative Versorgung, die darauf abzielt, das physiologische Gleichgewicht (Homöostase) des Patienten nach der Operation zu erhalten bzw. wiederherzustellen und damit die postoperative Erholung zu beschleunigen.

Aus Gründen der Einheitlichkeit wird im Folgenden der Begriff mPOM verwendet, der synonym für alle verwandten Konzepte wie ERAS® und Fast Track steht.

2.3.2 Grundprinzipien der multimodalen perioperativen Konzepte

Lerntipp: 3 Phasen des mPOM (➤ Tab. 2.7)

- Präoperativ
- Intraoperativ
- Postoperativ

2.3.2 Grundprinzipien der multimodalen perioperativen Konzepte

Alle Konzepte basieren auf einer interdisziplinären Zusammenarbeit, bei der Chirurgen, Anästhesisten, Pflegepersonal, Ernährungsberater und Physiotherapeuten miteinander kooperieren. Im Mittelpunkt stehen dabei evidenzbasierte Maßnahmen, die den gesamten Behandlungsprozess von der präoperativen Vorbereitung bis zur Entlassung optimieren. Diese Maßnahmen lassen sich in 3 Phasen unterteilen:

- **Präoperatives Management:** Optimierung des Ernährungsstatus, Verkürzung der präoperativen Nüchternzeit, umfassende Patientenedukation und Reduktion präoperativer Angstzustände
- **Intraoperatives Management:** Einsatz minimalinvasiver Operationstechniken, Vermeidung unnötiger Drainagen und Katheter, schonende Anästhesie, restriktives Flüssigkeitsmanagement, optimiertes Wärmemanagement und blutsparende Maßnahmen
- **Postoperatives Management:** frühe Mobilisation, rasche Wiederaufnahme der oralen Ernährung, effektive Schmerztherapie bei Minimierung des Opiatgebrauchs, frühzeitige Entfernung von Drainagen und Kathetern

Die Maßnahmen der perioperativen Betreuung (➤ Tab. 2.7) unterliegen jedoch einem ständigen Wandel, da neue Forschungsergebnisse zu einer kontinuierlichen Anpassung der perioperativen Therapien führen.

Tab. 2.7 Multimodales perioperatives Management (mPOM)

Zeitpunkt	Details
Präoperative Maßnahmen	• Patientenaufklärung über das mPOM-Konzept • Prähabilitation – Empfehlung zu Nikotinkarenz – Empfehlung zu Alkoholkarenz – Empfehlung zur Steigerung der körperlichen Aktivität – Optimierung der Nahrungsaufnahme/Vorbeugung von Mangelernährung – Anämie-Screening und Prävention im Sinne eines Patient-Blood-Managements • Reduktion von Angst: keine routinemäßige sedierende Prämedikation • Präoperative Nüchternheitsphase – Nahrungsaufnahme bis 6 Stunden vor OP-Beginn – Trinken klarer Flüssigkeiten bis 2 Stunden vor der OP
Intraoperative Maßnahmen	• Perioperatives Wärmemanagement – Präoperativ während der Narkoseeinleitung – Intraoperativ – Postoperativ im Aufwachraum • Narkoseführung – Totale intravenöse Anästhesie (TIVA) – Restriktives oder bedarfsadaptiertes Volumenmanagement – PONV-Prophylaxe (PONV = „postoperative nausea and vomiting“)
Postoperative Maßnahmen	• Frühzeitige Mobilisierung – Mobilisierung an die Bettkante im Aufwachraum – Mobilisierung auf Zimmer/Stationsebene ab dem 1. postoperativen Tag • Frühzeitiger Kostaufbau: Anbieten von kohlenhydrathaltigen Trinklösungen nach Rückkehr der Schutzreflexe • Prophylaxe und Therapie einer postoperativen Motilitätsstörung des Darms • Opioidsparende Analgesie – Periduralkatheter (vor allem bei offenen Operationen) – Andere regionalanästhetische Verfahren (z. B. Transversus-Abdominis-Plane-Block, d. h. mehrere Infiltrationen im Verlauf des M. transversus abdominis) und lokale Infiltration des Operationszugangs

TAB. 2.7

2.3.3 Ergebnisse und Herausforderungen

2.3.3 Ergebnisse und Herausforderungen

Einfluss der modernen perioperativen Medizin auf das Outcome

Durch multimodale perioperative Konzepte werden postoperative Komplikationen signifikant seltener. Gleichzeitig zeigen sich positive Effekte auf die psychische Verfassung der Patienten. Die aktive Einbindung des Patienten in den Genesungsprozess, eine effektive Schmerztherapie und eine frühzeitige Mobilisierung tragen zu einem gesteigerten Wohlbefinden und verbesserten klinischen Langzeitergebnissen bei.

Der Erfolg von mPOM-Konzepten korreliert mit der Einhaltung der empfohlenen Maßnahmen. Eine Adhärenzrate von über 70 % der mPOM-Maßnahmen ist mit einem geringeren Risiko für tumorassoziierte Todesfälle bei Patienten mit kolorektalem Karzinom assoziiert. Dies könnte u. a. darauf zurückzuführen sein, dass weniger Komplikationen einen schnelleren Beginn einer adjuvanten Therapie ermöglichen. Darüber hinaus führt die schnellere Genesung zu einer kürzeren Verweildauer im Krankenhaus, was nicht nur das Wohlbefinden der Patienten verbessert, sondern auch die Behandlungskosten senkt.

Signifikante Vorteile durch:
- Aktive Einbindung des Patienten
- Effektives Schmerzmanagement
- Frühzeitige Mobilisierung

Herausforderungen und Implementierung

Trotz der klaren Evidenz für die Vorteile der mPOM-Konzepte bleibt die vollständige Umsetzung in vielen Kliniken eine Herausforderung. Institutionelle Barrieren, eingeschliffene Praxisgewohnheiten und unzureichendes Training des medizinischen Personals erschweren häufig die Umsetzung. In bis zu 80 % der Fälle wird die vollständige Anwendung der mPOM-Maßnahmen nicht erreicht.

Die erfolgreiche Umsetzung und Weiterentwicklung von mPOM-Konzepten hängt daher stark von der interdisziplinären Zusammenarbeit und der Bereitschaft zur kontinuierlichen Evaluation und Anpassung der Behandlungsprotokolle ab.

2.4 Postoperative Versorgung auf Station

Vom Aufwachraum bis zur Genesung gilt es, den Heilungsprozess zu unterstützen und Komplikationen durch gewissenhaftes Arbeiten frühestmöglich zu erkennen und zu behandeln.

CAVE

2.4.1 Medikamentöse Therapie

Neben der Eigenmedikation sollte perioperativ an Folgendes gedacht werden: Thromboseprophylaxe/Antikoagulation, Schmerztherapie, Antiemetika, ggf. Antibiotika.

2.4.1.1 Grundlagen

5-R-Regel

Lerntipp: Die 5-R-Regel solltest du dir gut einprägen. Sie dient der Patientensicherheit und wird gerne abgefragt.

2.4 Postoperative Versorgung auf Station

Julian Zabel, Miriam Rüsseler, Vanessa Britz, Jasmina Sterz

Die postoperative Phase beginnt mit der Verlegung des Patienten vom OP-Saal in den Aufwachraum und dauert bis zur Genesung (Entlassung und anschließende Rehabilitation) des Patienten. Hierzu zählt eine sorgfältige Überwachung, die Sicherstellung der Erholung von der Operation und das Ergreifen aller erforderlichen Maßnahmen, um mögliche Komplikationen zu vermeiden.
Die postoperative Übernahme eines Patienten auf Normalstation beinhaltet:

- Sichtung der bisherigen Patientenakte (Anamnese, Vorerkrankungen, Medikamente, Allergien)
- Sichtung des OP-Berichts und ggf. des Nachbehandlungsbogens
- Sichtung des Anästhesieprotokolls (mögliche Narkosekomplikationen)
- Körperliche Untersuchung (insbesondere Verbände und Drainagen, Lunge, Abdomen, Bewusstsein, pDMS) und Dokumentation der Befunde in der Patientenakte
- Anordnung der Nachbehandlung (insbesondere Umsetzung der Anordnungen im OP-Bericht)
  - Lagerung
  - Ernährung (insbesondere bei Baucheingriffen)
  - Medikation: u. a. Analgesie, Gerinnungsmanagement, Antibiotika, Eigenmedikation (**Cave:** Vorerkrankungen und Allergien beachten)
  - Mobilisierung
  - Physiotherapie
  - Laborkontrollen
  - Gegebenenfalls Röntgenkontrolle
- Planung der poststationären Weiterbehandlung im interprofessionellen Team, ggf. mit Sozialdienst und Rehabilitationsplanung

CAVE Mögliche interventionsbedürftige Abweichungen vom normalen postoperativen Verlauf müssen frühzeitig erkannt werden. Mögliche Hinweise auf Komplikationen sind z. B. Änderungen in den Laborparametern (vor allem Entzündungswerte), Abweichungen in der Wundheilung, Fieber, ungewöhnlich starke Schmerzen, deutlich erhöhte Fördermengen der Drainagen und Änderung der pDMS.

Nachfolgend werden die Besonderheiten auf der chirurgischen Normalstation dargestellt. Die Besonderheiten auf der Intensivstation sind Thema in ➢ Kap. 3.

2.4.1 Medikamentöse Therapie

NKLC Kompetenzebene: **3a,** perioperative medikamentöse Therapie, z. B. Antibiotikaprophylaxe, Ulkusprophylaxe, Mukolyse und Spasmolyse, Antiemese, Stuhlregulation, Diurese, Sedierung

Bei der medikamentösen Therapie müssen die aktuelle Situation des Patienten, seine Vorerkrankungen, Vormedikationen und Allergien sowie spezielle postoperative Anforderungen der jeweiligen Operation berücksichtigt werden.

Die postoperative medikamentöse Therapie beinhaltet insbesondere die medikamentöse Schmerztherapie (➢ Kap. 2.4.1.5), die medikamentöse Thromboseprophylaxe (➢ Kap. 2.4.1.2) und ggf. das Gerinnungsmanagement, Antibiotika (➢ Kap. 2.4.1.3), die Wiedereinleitung der Eigenmedikation (➢ Kap. 2.4.1.4) und die Behandlung von postoperativer Übelkeit und Erbrechen (➢ Kap. 3.2.3).

2.4.1.1 Grundlagen

5-R-Regel

Um bei der Verabreichung von Arzneimitteln insbesondere in stressbehafteten Situationen keine Fehler zu machen und Komplikationen zu vermeiden, empfiehlt sich die 5-R-Regel:

- *Richtige* Person:
  - Medikamentenzuordnung mit Zimmernummer und Name, Vorname und Geburtsdatum; gerichtete Medikamente ohne Namenszuordnung kontrollieren und im Zweifelsfall verwerfen
  - Den Patienten nach Namen, Vornamen und Geburtsdatum fragen und dies mit der Beschriftung abgleichen; dabei am besten eine offene Frage stellen und eine aktive Antwort des Patienten erwarten

- *R*ichtiges Arzneimittel
  - Vorliegendes Arzneimittel mit entsprechender Anordnung in der Akte abgleichen; keine einfache Übernahme früherer Medikationsanordnungen
  - Bei gerichteten Medikamenten darauf achten, dass diese beschriftet sind → niemals einen unbekannten Spritzeninhalt verabreichen!
  - Möglichst keine Medikamente auf Zuruf richten oder verabreichen (insbesondere bei ähnlich lautenden Arzneimittelnamen kommt es immer wieder zu Verwechslungen)
- *R*ichtige Dosierung/Konzentration
  - Manche Medikamente müssen entsprechend verdünnt werden, dies steht oft auch im Beipackzettel (z. B. Antibiotikum, das in 100 ml Aqua dest. aufgelöst werden muss)
  - Auf die entsprechenden Dosierungen (i. E., ml, mg usw.) achten; bei unklaren oder nicht lesbaren Anordnungen immer nachfragen
- *R*ichtige Applikationsart
  - Hängt bei bestimmten Medikamenten vom gewünschten Wirkeintritt ab
  - Bei manchen Arzneimitteln verbietet eine entsprechende Galenik bestimmte Applikationsarten
  - Im Zweifelsfall empfiehlt sich eine Recherche in der Roten Liste
- *R*ichtiger Zeitpunkt
  - Um eine Kumulierung eines Arzneimittels im Körper zu vermeiden (Therapeutische Breite!) sollte ein fester Plan existieren, z. B. Metronidazol 500 mg i. v. 8 Uhr/16 Uhr/24 Uhr
  - Besonders bei Insulinen ist die Einhaltung des richtigen Applikationszeitpunkts wichtig

Applikationswege zur Medikamentengabe

Applikationswege zur Medikamentengabe

NKLC Kompetenzebene: **3b,** Verabreichung von Medikamenten über verschiedene Applikationswege, z. B. oral, subkutan, intramuskulär, intravenös; zentralvenöse Verabreichung von Medikamenten über verschiedene Kathetersysteme (z. B. ZVK, Port, Hickman-Katheter)

Als Applikationsweg oder auch -form wird die Art und Weise bezeichnet, in der ein Medikament verabreicht (appliziert) wird. Die Wahl des Applikationsweges hängt von der Indikation, der Darreichungsform und den Eigenschaften des Arzneimittels ab (➢ Tab. 2.8).
Grundsätzlich wird zwischen einer systemischen (Verteilung im gesamten Körper) und einer topischen Gabe (Verteilung nur in einer bestimmten Körperregion mit lokal begrenzter Wirkung) unterschieden.

Der Applikationsweg hat großen Einfluss auf die Wirkungsweise eines Medikaments (➢ Tab. 2.8) und muss auch je nach Indikation gewählt werden.

Tab. 2.8 Applikationswege

Bezeichnung	Bedeutung	Besonderheiten
Enteral	Über den Darm	
Inhalativ	Über die Atemwege	• Vorteile: lokale Therapie pulmonaler/tracheobronchialer Erkrankungen, maximale Dosierung am Wirkort, geringere systemische Wirkung, einfache Handhabung, selbstständig durch Laien durchführbar • **Cave:** Systemische Wirkung bei pulmonal gut resorbierbaren Substanzen
Intraartikulär	Über die Gelenkhöhle (Synovia)	
Intrakutan (i. c.)	In das Korium der Haut	
Intralumbal	In den Wirbelkanal	
Intramuskulär (i. m.)	In einen Muskel	• Nachteile: schmerzhaft, Gefahr der intramuskulären Einblutung, Gefäß-/Nervenverletzung • Injektionsstellen: M. deltoideus/Glutealregion
Intraossär (i. o.)	In den Knochen bzw. die Spongiosa	
Intravenös	In die Vene	• Vorteile: schneller Wirkungseintritt, die gesamte Dosis gelangt rasch und zuverlässig in die Blutbahn und an den Wirkort • Nachteile: intravenöser Zugang notwendig

TAB. 2.8

Tab. 2.8 Applikationswege *(Forts.)*

Bezeichnung	Bedeutung	Besonderheiten
Nasal/intranasal	Über die Nase/Nasenschleimhaut	
Oral/peroral	Über den Mund	Unzuverlässiger Wirkeintritt, Zeit bis zur Medikamentenresorption unsicher
Parenteral	Unter Umgehung des Darms	Beispiele: intravenös, subkutan, inhalativ, lokale Applikation, zentralvenös
Rektal	Über den Anus/Rektumschleimhaut	Lokale oder systemische Reaktion (z.B. Darmentleerung, Fiebersenkung)
Subkutan (s. c.)	In das Unterhautfettgewebe	• Vorteil: Reservoirfunktion • Injektionsstellen: Oberschenkel, Bauchregion
Sublingual	Unter die Zunge	• Voraussetzungen: gut über die Mukosa resorbierbare Medikamente • Einfache Handhabung, selbstständig durch Laien durchführbar
Transdermal	Durch die Haut	• Wirkstoff wird durch die Haut resorbiert und gelangt so in den Blutkreislauf • Applikationsweg häufig als transdermales Pflaster eingesetzt mit dem Vorteil, dass der Wirkstoff langsam und kontrolliert aus einem Wirkstoffdepot freigesetzt wird

2.4.1.2 Perioperative Thromboseprophylaxe

Thromboseprophylaxe mit medikamentösen und physikalischen Maßnahmen je nach Thromboembolie- und Blutungsrisiko – meist mit unfraktionierten oder niedermolekularen Heparinen.

Cave: Präoperative Antikoagulanzien weiterführen oder ersetzen!

2.4.1.2 Perioperative Thromboseprophylaxe

Die perioperative Thromboseprophylaxe besteht neben der medikamentösen Prophylaxe aus Basismaßnahmen wie Frühmobilisation, Anleitung von Bewegungsübungen oder Anwendung von Kompressionsstrümpfen. Wesentlich für den Umfang der Prophylaxe sind das spezielle operative und das individuell bedingte Risiko des Patienten (➤ Kap. 2.2.4) sowie dessen Leber- und Nierenfunktion.

Meist werden für eine perioperative medikamentöse Thromboseprophylaxe niedermolekulare („fraktionierte“) Heparine eingesetzt. Nur für wenige Indikationen sind aktuell direkte orale Antikoagulanzien (DOAK, Anti-Xa-Hemmer) zur Thromboseprophylaxe zugelassen.

Von der perioperativen Thromboseprophylaxe abzugrenzen ist die Weiterführung einer (präoperativ bestehenden, indizierten) dauerhaften Antikoagulanzientherapie, die oft als „Bridging“ perioperativ mit höheren Dosen an unfraktioniertem Heparin durchgeführt wird (➤ Kap. 2.2.4).

Heparininduzierte Thrombozytopenie (HIT)

Bei der Gabe von Heparinen muss ein Ausgangswert und regelmäßig die Thrombozytenzahl bestimmt werden.

Lerntipp:

- HIT Typ I: innerhalb von 5 Tagen, Abfall max. 30 % → engmaschige Kontrolle
- HIT Typ II: nach ca. 2 Wochen, Abfall mind. 50 % (meist < 100.000/µl) → sofortiges Absetzen!

Cave: Bei positiver HIT-Typ-II-Anamnese: erneutes Auftreten nach wenigen Tagen möglich!

Heparininduzierte Thrombozytopenie (HIT)

Vor allem bei Anwendung von unfraktioniertem Heparin kann sich (meist innerhalb einer Woche) eine Thrombozytopenie entwickeln (**Cave:** Thrombozytenbestimmung *vor* Beginn auch einer „einfachen“ Thromboseprophylaxe). Bei einer HIT kommt es zu einem Abfall der Thrombozytenzahl (Größenordnung 30–50 %) bei gleichzeitig erhöhter Thromboembolieneigung. Es werden 2 Formen unterschieden.

HIT Typ I Sie ist die häufigere, nichtimmunologische Frühform, entsteht durch direkte Wechselwirkung von Heparin mit den Thrombozyten (heparinbedingte Hemmung der Adenylatcyclase) und tritt innerhalb von 5 Tagen nach Beginn der Heparintherapie auf. Die Thrombozytenzahl fällt um i. d. R. max. 30 % des Ausgangswertes. Thrombosen entstehen dabei i. A. nicht. Die Heparintherapie kann unter engmaschiger Kontrolle fortgeführt werden.

HIT Typ II Diese seltenere, immunologisch bedingte Form ist potenziell lebensbedrohlich. Es bilden sich Antikörper gegen den Komplex aus Plättchenfaktor 4 und Heparin mit ausgeprägtem Abfall der Thrombozytenzahl um mindestens 50 % des Ausgangswertes (meist unter 100.000 Thrombozyten/µl). Blutungszeichen entstehen dabei – durch die Gerinnungsaktivierung – trotz der niedrigen Thrombozytenzahl nicht, jedoch besteht ein hohes Risiko für arterielle und venöse Thrombosen und Mikrozirkulationsstörungen. Bei erstmaliger Heparingabe beginnt diese Form der HIT nach ca. 2 Wochen, bei wiederholter Anwendung schon nach 2–4 Tagen. Heparin muss sofort abgesetzt und auf eine andere Form der Antikoagulation umgestiegen werden.

Wiederansetzen vorbestehender Antikoagulanzien

Der Zeitpunkt des Wiederansetzens einer präoperativ bestehenden Therapie mit Antikoagulanzien muss sich nach dem spezifischen operativen Blutungsrisiko richten. Unmittelbar postoperativ ist in der Regel eine Bridging-Therapie z. B. mit niedermolekularem Heparin indiziert. Hier sind die regelmäßige Kontrolle des Anti-Xa-Spiegels und eine eventuelle Dosisanpassung zu beachten. Bei Unklarheiten ist vor Wiederansetzen der Antikoagulanzientherapie die Rücksprache mit dem Operateur sinnvoll.

2.4.1.3 Antibiotika

In bestimmten Fällen ist eine präoperativ begonnene Antibiotikaprophylaxe auch postoperativ (nach Keimnachweis) noch indiziert. Beispiele dafür sind offene Frakturen, intraabdominelle Verletzungen, Darmperforationen, Transplantationen oder Liquor-Shunt-Operationen. Häufig werden Cephalosporine der 2. Generation eingesetzt, jedoch können die verwendeten Antibiotika je nach Keimspektrum variieren. Die Dauer der notwendigen Antibiotikatherapie ist oft evidenzbasiert in Leitlinien hinterlegt.

2.4.1.3 Antibiotika

Vor der Antibiotikagabe sollte nach Möglichkeit immer ein *Keimnachweis* durchgeführt werden (Abstrich/Blutkultur).
Welche Antibiotikaklasse gewählt wird, bestimmt das Keimspektrum des Fokus (Darm vs. Haut).

2.4.1.4 Dauermedikation

Postoperativ muss die präoperativ bestehende Dauermedikation des Patienten wieder angesetzt werden (soweit sie weiter erforderlich ist). Eine gute evidenzbasierte Übersicht über die perioperative Nutzung von Betablockern, Kalziumantagonisten, ACE-Hemmern, Angiotensin-II-Rezeptorblockern, Antidiabetika, Diuretika, Statinen, Antikoagulanzien, Psychopharmaka, Anti-Parkinsonmedikamenten (sollten möglichst durchgehend perioperativ gegeben werden) und Kortikosteroiden bietet der Beitrag „Präoperative Evaluation erwachsener Patientinnen und Patienten vor elektiven, nicht herz-thoraxchirurgischen Eingriffen" (Anaesthesiologie 2024; 73: 294–323; gemeinsame Empfehlung der Deutschen Gesellschaft für Anästhesiologie und Intensivmedizin, der Deutschen Gesellschaft für Chirurgie und der Deutschen Gesellschaft für Innere Medizin).

Psychopharmaka Eine eventuell vorbestehende Therapie mit Psychopharmaka sollte unmittelbar postoperativ fortgeführt werden – eine postoperativ ausreichend wiederhergestellte Vigilanz und stabile Kreislaufverhältnisse vorausgesetzt.

Orale Antidiabetika Nach Beginn der postoperativen Nahrungsaufnahme werden auch orale Antidiabetika wieder angesetzt. Bis zur ersten Nahrungsaufnahme sollte die Insulinapplikation und Blutzuckerkorrektur erfolgen. Nach problemlosem Kostaufbau kann auf den präoperativen Plan umgestellt werden.

Ulkusprophylaxe Gerade nach größeren operativen Eingriffen, Traumata oder regelmäßiger Einnahme von NSAID ist eine Ulkusprophylaxe, z. B. mit Pantoprazol, sinnvoll. Bei Leberinsuffizienz sollte die Dosis verringert werden.

Antiemetika Nach jeder Narkose, insbesondere bei größeren operativen Eingriffen, vor allem im Bereich des Abdomens, oder aufgrund von Medikamenteneinnahme (z. B. Opiate) können Übelkeit und Erbrechen auftreten. Dies sollte ernst genommen und therapiert werden, um daraus resultierende Komplikationen zu vermeiden und den postoperativen Kostaufbau nicht zu verzögern. Häufig eingesetzte Medikamente sind MCP, Dimenhydrinat oder Ondansetron (➤ Kap. 3.2.3).

Diurese Je nach operativem Eingriff (insbesondere bei großen abdominellen Eingriffen) hat das Flüssigkeitsmanagement (s. a. ➤ Kap. 2.4.2) nicht nur postoperativ, sondern bereits perioperativ einen deutlichen Einfluss auf postoperative Komplikationen und Morbidität.

Sobald der Patient wach genug und der Flüssigkeitsstatus ausgeglichen ist und keine chirurgischen Kontraindikationen bestehen, sollte die kontrollierte parenterale Flüssigkeitsgabe oralisiert werden.

Neben dem Risiko der Dehydratation müssen auch Hinweise einer Hyperhydratation (z. B. gestaute Halsvenen, Pleuraergüsse, Beinödeme) beachtet und die Nierenfunktion überwacht werden. Bei entsprechenden Hinweisen sollten

- der Volumenhaushalt via Trinkmengenrestriktion und Diuretikagabe reguliert,
- die Ursache der Hyperhydratation (z. B. Herz- oder Niereninsuffizienz) gesucht und therapiert und
- die Patienten täglich bilanziert und gewogen werden, um den Therapieerfolg zu kontrollieren.

2.4.1.4 Dauermedikation

Eine *gut eingestellte Dauermedikation* kann dir viel Kummer ersparen (z. B. Blutdruckentgleisungen oder psychische Ausnahmezustände). Es kann sein, dass du diese während des Aufenthalts anpassen musst, um Komplikationen zu vermeiden (z. B. Laktatazidose bei Nüchternheit und Metformingabe).

2.4.1.5 Schmerztherapie

> **NKLC** Kompetenzebene: **3a,** Planung eines interdisziplinären Schmerzmanagements und Durchführung einer Schmerztherapie nach dem WHO-Stufenschema

Postoperative (akute) Schmerzen müssen adäquat – u. a. mit Analgetika – behandelt werden. Dies wird umso wichtiger, wenn Schmerzen zur Beeinträchtigung von Mobilität, Nahrungsaufnahme oder Atmung (Husten) führen. Dementsprechend sollte auf eine regelmäßige Schmerzbeurteilung geachtet werden (➤ Abb. 2.3).

Schmerzskalen Die subjektive Schmerzstärke des Patienten wird mit einer Schmerzskala gemessen (➤ Abb. 2.3). Hierbei gibt der Patient an, wie stark er seine aktuellen Schmerzen empfindet. Dies ist z. B. mithilfe von Zahlen (0–10, 0 = kein Schmerz bis 10 = stärkster vorstellbarer Schmerz) als numerische Rating-Skala, mit einer Linie als visuelle Analogskala oder mit Smileys als Smiley-Analogskala möglich.

2.4.1.5 Schmerztherapie

Schmerzfreie Patienten haben weniger Komplikationen, weil sie sich bewegen (Thrombose ↓), essen (Wundheilung ↑) und tief atmen (Pneumonie ↓).

Prinzipiell gilt: Der Patient hat bei Schmerzen immer recht.
Die *Schmerzskala* von 0 bis 10 (NRS) solltest du dir als Standardwerkzeug zur Schmerzanamnese merkn (➤ Abb. 2.3)!

ABB. 2.3

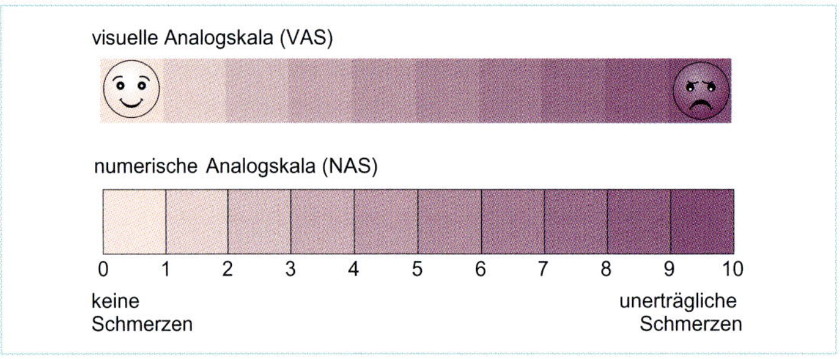

Abb. 2.3 Schmerzskalen [L190]

Lerntipp: Das WHO-Stufenschema erleichtert dir nicht nur die Arbeit, es wird auch gerne abgefragt! Aber merke dir: Es wurde für chronische Schmerzen entwickelt!

Empfehlungen zur Schmerztherapie Zur Schmerztherapie liegen eine S3-Leitlinie zur Behandlung akuter perioperativer und posttraumatischer Schmerzen vor sowie eine S1-Leitlinie zum chronischen, nicht tumorbedingten Schmerz. Darüber hinaus gibt es noch eine ganze Reihe von Empfehlungen, die spezielle bzw. seltene Besonderheiten abdecken. Die oft zitierte „WHO-Empfehlung" zur Nutzung von Analgetika (Stufe I = Nicht-Opioidanalgetika, Stufe II = niedrigpotente Opioide, Stufe III = hochpotente Opioide) ist für den chronischen Tumorschmerz erarbeitet worden und darf nicht als Leitschnur in der Behandlung von akuten bzw. postoperativen Schmerzen dienen. Denn die Akutschmerztherapie hat eine Deeskalation mit anfänglicher hochpotenter Schmerzmittelgabe zum Ziel, während in der Therapie chronischer Schmerzen oder Tumorschmerzen eine zurückhaltende stufenweise Eskalation mit langsamer Steigerung der Schmerzmittelgabe verfolgt wird.

Eine gut überlegte Einstellung der Schmerzmedikamente lässt nicht nur den Patienten, sondern auch dich nachts ruhiger schlafen.
Der Abruf der *Bedarfsmedikation* sollte täglich reevaluiert und die ggf. feste Basismedikation angepasst werden.

Schmerztherapie in der Praxis Es wird immer eine (kontinuierliche) Basis- und eine Bedarfsmedikation (Rescue-Medikation) verordnet. Dabei muss eine perioperative Schmerztherapie zur **individuellen Anpassung** folgende Aspekte berücksichtigen:

- Vorerkrankungen, die eine analgetische Dauertherapie benötigen,
- Operations-/Interventionsverfahren und zu erwartende Schmerzstärke bzw. Schmerzspitzen (Drainagen/Physiotherapie)
- Mögliche Kontraindikationen

Gemäß Leitlinie gelten die folgenden **Empfehlungen** (Empfehlungsstärke A):

- NOPA (Nicht-Opioidanalgetika) sollen zur Analgesie im Rahmen eines balancierten Analgesieregimes verabreicht werden.
- Bei starken und mittelstarken Schmerzen sollen Opioide in Kombination mit Nicht-Opioidanalgetika verabreicht werden, um Opioide einzusparen. Orale Opioide sollen bei allen Patienten, bei denen dies möglich ist, die bevorzugte Applikationsform darstellen.
- Eine patientenkontrollierte Analgesie (PCA) soll als bevorzugtes Analgesieverfahren gewählt werden, wenn Opioide parenteral verabreicht werden. Dabei kann sich der Patient selbstständig mit einer Pumpe intravenös einen Bolus eines Analgetikums verabreichen (innerhalb von zuvor festgelegten Zeitintervallen bis zu einer Dosishöchstgrenze).
- Bei Erwachsenen soll bei einigen bestimmten Eingriffen die intraoperative Wundrandinfiltration oder eine intraperitoneale Instillation mit lang wirkenden Lokalanästhetika (z. B. Bupivacain oder Ropivacain) durchgeführt werden.

Außerdem können regionalanästhesiologische Verfahren wie Schmerzkatheter den systemischen Analgetikabedarf deutlich verringern, sodass deren Anlage gerade bei größeren Eingriffen oder zu erwartenden stärkeren postoperativen Schmerzen im Rahmen der Operationsvorbereitung bedacht werden sollte.

MERKE

MERKE

- Unmittelbar postoperativ (wenn nicht bereits intraoperativ) sollte man mit einer ausreichenden analgetischen Therapie beginnen und nicht auf das Einsetzen stärkerer postoperativen Schmerzen warten.
- In der Regel empfiehlt man die Intensivierung der Schmerztherapie ab Werten von 3–4 auf der numerischen Rating-Skala.

Begleitende Maßnahmen Zu den Basismaßnahmen im Sinn einer additiven Therapie zählen u. a. die antiemetische Therapie, die Kältetherapie, die Hochlagerung betroffener Extremitäten, die Ruhigstellung von Frakturen, Akupunktur, Physiotherapie einschließlich Lymphdrainage, regionale Anästhesieformen, TENS (transkutane elektrische Nervenstimulation) und die strenge Indikation und frühzeitige Entfernung von Drainagen. Prä- und postoperativ sind in speziellen Fällen psychologische/psychotherapeutische Interventionen hilfreich.

2.4.2 Infusionstherapie

NKLC Kompetenzebene: **3a,** Volumenersatz- und Elektrolyttherapie, postoperative Infusionstherapie in Abhängigkeit vom operativen Eingriff

Bei nahezu jedem operativen Eingriff kommt es durch Blutung, präoperative Nüchternheit, Schwitzen etc. zum Verlust von Volumen, der peri- bzw. postoperativ ausgeglichen werden muss. Der Volumenverlust während der Operation wird in der Regel durch die Kollegen der Anästhesie antizipiert und therapiert, kann jedoch nicht immer vollständig im Operationszeitraum ausgeglichen werden. Zudem ist der Volumenhaushalt der Patienten dynamisch und kann auch postoperativ durch OP-Trauma oder postoperative Inflammation aus dem Gleichgewicht geraten.

Diagnostik Daher ist es im Rahmen des postoperativen Managements wichtig, einen Volumenmangel zu erkennen (➢ Tab. 2.9) und diesem frühzeitig entgegenzuwirken.

Substitution Bei einem Volumenmangel ist die Substitution mit balancierten Vollelektrolytlösungen indiziert. Dies sollte langsam geschehen, vor allem bei kardialen Vorerkrankungen oder niereninsuffizienten Patienten, um eine Übertherapie zu vermeiden. Zur kontinuierlichen Überwachung dieser Patientengruppen sollten diese täglich gewogen und konsequent bilanziert werden.

2.4.2 Infusionstherapie

Bei fast jedem Prozess im Körper spielt der *Flüssigkeits- und Elektrolythaushalt* eine große Rolle. Ein Mangel oder ein Überfluss kann schwere Symptome oder Komplikationen verursachen!

Lerntipp: Die Volumendiagnostik ist prüfungsrelevant (➢ Tab. 2.9). Bei Volumendefiziten sollte eine balancierte Vollelektrolytlösung appliziert werden – keine isotone Kochsalzlösung!

Tab. 2.9 Hinweise auf einen Volumenmangel oder Hyperhydratation

Volumenmangel	Hyperhydratation	Weitere Diagnostik
• Stehende Hautfalten • Veränderter Hautturgor • Verlängerte Rekapillarisierungszeit • Verminderte Venenfüllung • Passive Leg Raise (2. Person hebt die Beine des liegenden Patienten passiv über Herzhöhe an → Pulsverlangsamung oder Blutdruckanstieg sind Hinweise auf eine Hypovolämie)	• Gestaute Halsvenen • Pleuraergüsse • Aszites • Beinödeme • Anasarka	• Labor: Laktat, Base Excess, Hämatokrit • Transthorakale Echokardiografie (Durchmesser V. cava, rechtskardialer Füllungszustand) • Intensivmedizinisch: PiCCO (Pulse Contour Cardiac Output) zum transkardiopulmonalen hämodynamischen Monitoring, ZVD (zentraler Venendruck), der etwa dem Druck im rechten Vorhof entspricht (2–12 cm H_2O bzw. 1–9 mm Hg)

TAB. 2.9

2.4.3 Substitutionstherapie

NKLC Kompetenzebene: **3a,** Planung der postoperativen Substitutionstherapie, z. B. Pankreasenzyme, Vitamin B_{12}, Schilddrüsenhormone

Körpereigene Substanzen

Bei der postoperativen Substitutionstherapie werden Stoffe ersetzt oder supplementiert, die der Körper normalerweise produziert, aber aufgrund des operativen Traumas oder der Entfernung der produzierenden Gewebe nicht mehr in ausreichender Menge zur Verfügung stellen kann.

Ziel der Substitutionstherapie ist es, die natürlichen Körperfunktionen zu unterstützen oder zu ersetzen, um die postoperative Heilung zu fördern. Die spezifische Therapie richtet sich nach den individuellen Bedürfnissen des Patienten sowie nach der durchgeführten Operation.

So müssen nach einer (Hemi-)Thyreoidektomie Schilddrüsenhormone substituiert werden, nach einer Entfernung des exokrinen Pankreas die Pankreasenzyme zur Verdauung oder nach Gastrektomie oder Entfernung des terminalen Ileums Vitamin B_{12}.

2.4.3 Substitutionstherapie

Körpereigene Substanzen

Substituiert werden können Elektrolyte, Enzyme/Proteine, Vitamine, Hormone.
Indikation aufgrund von Verlust/Verbrauch oder zu geringer/fehlender Produktion/Aufnahme

Heroin, Alkohol
Frühzeitig an ein *Entzugsdelir* und *Mangelerkrankungen* (z. B. Thiamin) denken und ggf. eine Substitution beginnen!

Heroin, Alkohol

Eventuell ist im Rahmen eines stationären Aufenthalts auch die Fortführung der Substitution von Methadon nach langjähriger Heroinabhängigkeit notwendig. Für die individuelle Dosierung fragt man am besten beim Substitutionsarzt nach.

Auch bei alkoholabhängigen Patienten sollte während des stationären Aufenthalts an einen Entzug bzw. an die Behandlung der Folgen eines (ggf. ungewollten) Entzugs gedacht werden. Von einem undifferenzierten Anbieten von Alkohol auf der Station sollte abgesehen werden. Besser ist es, frühzeitig mit den Kollegen der Psychiatrie und Suchtmedizin Kontakt aufzunehmen und gemeinsam einen Behandlungsplan zu entwickeln.

2.4.4 Verbände und Drainagen

2.4.4.1 Postoperativer Verbandswechsel

2.4.4 Verbände und Drainagen

2.4.4.1 Postoperativer Verbandswechsel

NKLC Kompetenzebene: **3b,** Durchführung postoperativer Verbandswechsel

Wunden
Wunden werden in (bedingt) aseptische und septische Wunden eingeteilt.

Wunden

Prinzipiell ist zwischen aseptischen und septischen Wunden zu unterscheiden (s.a. ➢ Kap. 1.7.1)

- **Aseptische Wunden** sind alle Wunden, bei denen nicht von einer primären Keimbesiedlung ausgegangen werden muss. Dazu zählen nichttraumatische, nichtinfizierte Wunden, wie sie beispielsweise bei elektiven Operationen ohne Eröffnung des Respirations-, des Harnwegs-/Genital- oder des Gastrointestinaltrakts entstehen.
- Als nur **bedingt aseptische Wunden** bezeichnet man z. B. solche, die bei Operationen mit Eröffnung des nicht infizierten Respirations-, Harnwegs-/Genital- oder des oberen Gastrointestinaltrakts entstehen.
- **Septische Wunden** sind Wunden, die primär als bakteriell besiedelt anzusehen sind. Dazu zählen traumatische Wunden, Perforationen des Gastrointestinaltrakts, Bisswunden und auch Wunden, die mit kontaminierten Gegenständen beigebracht wurden (z. B. Schnitt mit einem Messer, mit dem zuvor Fleisch geschnitten wurde).

Wundbeurteilung
Dokumentiere alle Informationen, die für Verlaufseinschätzung und Therapie erforderlich sind.

Wundbeurteilung

Im Zuge jedes Verbandswechsels muss die Wunde beurteilt und auch dokumentiert werden. Da Verbandswechsel und Wundbeurteilung während eines stationären Aufenthalts nicht immer vom selben Arzt durchgeführt werden, ist besonderen Wert auf eine gute Dokumentation zu legen.
Beurteilt und dokumentiert werden müssen immer:

- Lokalisation
- Wundgröße und Ausdehnung
- Alter der Wunde
- Bisheriges Management
- Fremdmaterial
- Exsudation
- Vitalität/Nekrosen
- Primäre oder sekundäre Wundheilung
- Wundränder
- Wundumgebung, Hautzustand
- Besonderheiten
- Weiteres Management
- Nächste Kontrolle

Zudem muss besonders auf die **Kardinalsymptome der Entzündung** geachtet werden:

- Rubor (Rötung)
- Calor (Überwärmung)
- Tumor (Schwellung)
- Dolor (Schmerz)
- Functio laesa (eingeschränkte Funktion)

Bei Hinweisen auf eine Infektion sollten engmaschige Wund- sowie Laborkontrollen erfolgen sowie eine Antibiotikatherapie und eine operative Wundrevision in Betracht gezogen werden. Ist eine operative Wundrevision erforderlich, muss dies frühzeitig im Team kommuniziert werden (OP-Planung, Nüchternheit, …)

Lerntipp: Die 5 Kardinalsymptome einer Entzündung:

- Rubor (Rötung)
- Calor (Überwärmung)
- Tumor (Schwellung)
- Dolor (Schmerz)
- Functio laesa (eingeschränkte Funktion)

Erneuerung des Verbands

Frische Operationswunden sollten regelmäßig neu verbunden werden. Ziel des Verbandswechsels ist es, den durch Blut/Sekret verunreinigten Verband zu erneuern, ggf. eine Wundreinigung durchzuführen und den Heilungsverlauf der Wunde zu beurteilen.

Zeitpunkt Bereits am OP-Tag erfolgt die erste Sichtkontrolle des Verbandes, um eine mögliche Nachblutung frühzeitig zu erkennen. Das RKI empfiehlt, den ersten Verbandswechsel nach etwa 48 Stunden durchzuführen. „Ist danach die Wunde trocken und verschlossen, kann unter hygienischen Aspekten auf eine erneute sterile Wundabdeckung verzichtet werden." (Prävention postoperativer Wundinfektionen; Empfehlung der Kommission für Krankenhaushygiene und Infektionsprävention [KRINKO] beim Robert Koch-Institut Bundesgesundheitsbl 2018; 61: 448–473)

Bei sehr risikoreichen Wunden, z. B. nach Infektionen oder offenen Frakturen, kann bereits am 1. postoperativen Tag eine Kontrolle mit Verbandswechsel erfolgen.

Bei Hauttransplantationen findet der erste Verbandswechsel statt:

- An der Transplantationsstelle allerfrühestens nach 3 Tagen, besser erst am 5. postoperativen Tag unter äußerster Vorsicht, um nicht Scherkräfte auf das Transplantat auszuüben
- An der Entnahmestelle bestenfalls erst bei Abschluss der epithelialen Wundheilung, weil das frische Epithel sonst durch die Mechanik des Verbandswechsels wieder entfernt wird

Erneuerung des Verbands

Ein postoperativer Verbandswechsel sollte bei normalen Wundverhältnissen etwa *alle 2 Tage* erfolgen, bei Bedarf früher (Infektionen, durchsezerniert/-geblutet). Achtung bei Hauttransplantation!

CAVE Klinische Zeichen einer Infektion, ein (blutig) durchnässter, verschmutzter oder dislozierter Verband sind Indikationen für einen umgehenden Verbandswechsel

CAVE

Verbandswechsel Bei jedem Verbandswechsel (➤ Tab. 2.10) gelten grundsätzliche Regeln (zum Verbandswechsel bei Drainagen ➤ Kap. 2.4.4.2):

- Es ist stets auf hygienisches Handeln zu achten! Dazu gehört auch die hygienische Händedesinfektion (➤ Kap. 1.1.2) und das Tragen von keimarmen Handschuhen. Dazu zählt auch das Aufbringen von Verbandsmaterialien in No-Touch-Technik.

Tab. 2.10 Verbandswechsel

Schritt	Details
Vorbereitung	• Patientenakte lesen: Lokalisation und Art der Wunde sowie ggf. bereits stattgefundene Verbandswechsel • Material richten (Check Verbandswagen, ggf. spezielle Materialien bereitlegen) – Insbesondere: Desinfektionsmittel zur Wundreinigung – Kompressen – Gegebenenfalls Pinzette, Skalpell, Abwurf – Verbandsmaterial, Pflaster/Binden richten • Je nach Umfang und Lokalisation frühzeitig Pflege informieren zur Unterstützung und zum sterilen Anreichen der Materialien • Gegebenenfalls mindestens 30 min vor dem Verbandswechsel Analgesie verabreichen (bei schmerzhaften Verbandswechseln) • Gegebenenfalls Kamera zur Wund-/Verlaufsdokumentation • Gegebenenfalls Schutzkittel/Schutzbrille (z. B. bei infizierten Wunden, ausgedehnten Wundspülungen)
Verbandswechsel durchführen	• Begrüßung des Patienten mit eigenem Namen, Funktion und Absicht • Patientenidentifikation prüfen (Name und Geburtsdatum) und Einwilligung einholen • Intimsphäre des Patienten wahren • Händedesinfektion • Unsterile Handschuhe anziehen • Saugfähige, wasserdichte Unterlage unter das zu verbindende Körperteil legen • Entfernung des alten Verbandes (Abwurf im Zimmer) • Inspektion der Wunde (s. u.) • Handschuhwechsel • Wundreinigung, ggf. Débridement: – Material steril anreichen lassen – Wunde von innen nach außen reinigen (nicht mehr nach innen zurückwischen, um eine Kontamination zu vermeiden) – Tupfer/Kompresse verwerfen und ggf. eine neue verwenden • Handschuhwechsel • Verbandsanlage • Gegebenenfalls Beschriftung mit Datum und Name • Händedesinfektion
Nacharbeiten	• Material entsorgen • Dokumentation in der Akte (Wundbeschreibung, durchgeführte Maßnahmen, Besonderheiten beim Verbandswechsel, ggf. Füllmenge in der Drainage)

Studentische Sicht

- Der Verbandswechsel ist immer von 2 Personen durchzuführen, von denen eine am Patienten und die andere am Verbandswagen arbeitet.
- Während des Verbandswechsels haben alle anderen Aktionen im Raum zu unterbleiben.
- Nach Beendigung des Verbandswechsels ist die ausführliche Dokumentation des Verbandswechsels wesentlich: Wundbeschreibung (Lokalisation, Größe, Aussehen, Temperatur, Sekretion), Art des Verbandswechsels, weiterer Plan, Arzt/Ärztin

Bei mehreren Verbänden sind aseptische vor septischen Verbandswechseln durchzuführen, um eine Kontamination zu vermeiden.

2.4.4.2 Wund- und OP-Feld-Drainagen

2.4.4.2 Wund- und OP-Feld-Drainagen

NKLC Kompetenzebene: **3b,** Umgang mit verschiedenen Drainagesystemen (Pflege, Beurteilung und Entfernung)

Drainagen

Lerntipp: Die *Drainagetypen* werden gerne in Klausuren und im OP beim Festnähen abgefragt (➢ Tab. 2.11).
Merke dir grundsätzlich den Unterschied zwischen Drainagen, die unter Sog stehen (z. B. Redon) und jenen, die keinen Sog verwenden (z. B. Easy-Flow)!

Drainagen

Wunddrainagen werden am Ende größerer Operationen eingelegt und einige Zentimeter von der Wunde entfernt aus der Haut heraus geleitet. Sie sollen als Abflusssystem (Drainage) vorübergehend Blut und Wundsekret nach außen ableiten, Leckageflüssigkeiten ableiten, die initiale Wundheilung fördern sowie eine Serom-/Hämatombildung und damit auch Infektion (Sekret als Nährboden von Bakterien) vermeiden.

MERKE Intraoperativ gelegte Drainagen sollen (wenn möglich) durch eine separate Hautinzision ausgeleitet werden (KRINKO-Empfehlung).

Man unterscheidet verschiedene Typen von Drainagen (➢ Tab. 2.11).

TAB. 2.11

Tab. 2.11 Drainagetypen

Typ	Prinzip	Beispiele	Nachteile
Schwerkraft-Drainage	Ausleitung über die Schwerkraft; Einlage der Drainage am tiefsten Punkt des OP-Gebiets, Ableitung unterhalb des Wundbettniveaus durch die Haut nach außen	Robinson-Drainage, T-Drainage	Ableitung nicht gesichert, Gefahr des Sekretrückflusses, bei jeder Entleerung offen
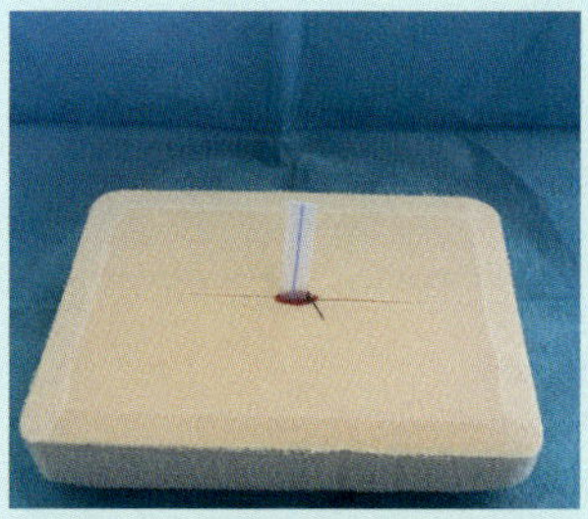 Kapillar-Drainage [P1645]	Ausleitung über die Kapillarkraft (Oberflächenspannung) der Drainage (kleines Innenlumen); Ableitung in den Verband oder in einen Drainagebeutel	Easy-Flow, Penrose-Drainage	
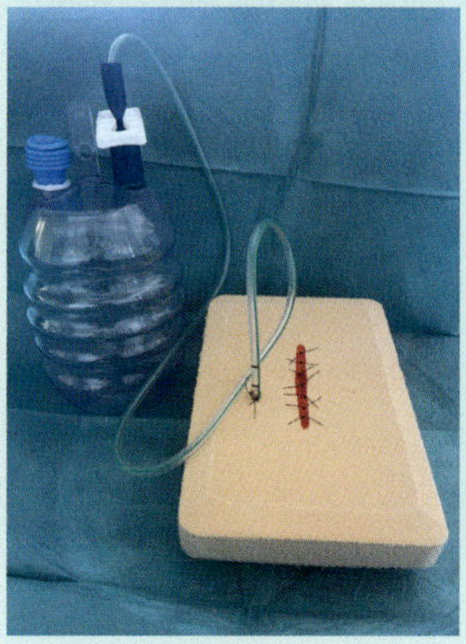 Saugdrainage [P1645]	Ausleitung durch Sog nach außen in eine luftdicht verschlossene Unterdruckflasche, z. B. mit Hochvakuum (Redon-Drainage, unkontrollierbarer Druck bis 900 mbar), Niedervakuum (Jackson-Pratt-Drainage, 10–150 mbar durch Kompression der Sekretflasche) oder kontrollierbarem Unterdruck (Thoraxdrainage)	Redon-Drainage, Jackson-Pratt-Drainage, Thoraxdrainage (➢ Kap. 2.4.4.3)	Diskonnektion bei jedem Flaschenwechsel, Komplikationsmöglichkeiten durch Unterdruck

Kontrolle von Drainagen

Drainagen sollten postoperativ so schnell wie möglich entfernt werden, um das Risiko einer Keimverschleppung entlang des Drainageschlauchs zu verhindern. Bis zu ihrer Entfernung müssen Drainagen regelmäßig kontrolliert werden im Hinblick auf das Sekret, das Ableitungssystem und die Ausleitungsstelle.

Sekret Grundsätzlich sollte das Sekret in der Drainage engmaschig in Hinblick auf Aussehen, Konsistenz und vor allem Menge kontrolliert werden (die Häufigkeit dieser Bilanzierung hängt von der Art der Drainage ab). Große Mengen Drainageflüssigkeit können Hinweise auf z. B. eine Nachblutung, eine Leckage oder einen Wundinfekt geben. Die Ergebnisse der Kontrolle sollten sorgsam dokumentiert werden.

Kontrolle von Drainagen

Die Kontrolle der Drainage gibt dir viele Informationen zum Heilungsverlauf und zum Auftreten von Komplikationen.
Den Umgang mit Drainagen und ihre Entfernung solltest du sicher beherrschen!

MERKE Die Sekretmenge kann leichter eingeschätzt werden, wenn die Füllmenge auf der Drainage mit einem wischfesten Stift mit Datum und Uhrzeit markiert wird.
Vorgehen je nach Drainagetyp:
- **Thoraxdrainage:** Sekretablass mindestens 1 × täglich und nach Bedarf
- **Jackson-Pratt-Drainage:** Sekretablass mindestens 1 × pro Schicht je nach Sekretionsmenge ggf. häufiger und regelmäßige Sogkontrolle
- **Redonflaschenwechsel:** bei Vakuumverlust bzw. bei einer über zwei Drittel gefüllten Flasche
- **Easy-Flow:** Systemwechsel mindestens alle 3–4 Tage und beim Ablösen der Platte

MERKE

Ableitungssystem Das Ableitungssystem darf nicht unter Zug stehen, durchhängen oder abgeknickt sein, um eine freie Passage des Sekretes nach außen zu gewährleisten. Der Auffangbehälter sollte immer unterhalb des Patientenniveaus befestigt werden, aber keinen Bodenkontakt haben.

Austrittsstelle Die Austrittsstelle der Drainage wird – in der Regel alle 2 Tage – unter sterilen Kautelen verbunden, dabei werden die Fixierung der Drainage und die Wundbeschaffenheit um die Drainageaustrittsstelle kontrolliert. Bei Veränderungen ist der Befund zu dokumentieren.

CAVE Um einer Infektion bei liegender Drainage vorzubeugen, gilt für alle Drainagen, dass Manipulationen am System nur unter aseptischen Bedingungen durchgeführt werden dürfen. Jede Diskonnektion birgt die Gefahr der Keimverschleppung.

CAVE

Verbands- und Drainagewechsel

Der Verbandswechsel für Redon- oder Robinson-Drainage ist in ➢ Tab. 2.12, der Systemwechsel bei Easy-Flow in ➢ Tab. 2.13 und der Wechsel einer Redonflasche in ➢ Tab. 2.14 dargestellt.

Verbands- und Drainagewechsel

➢ Tab. 2.12, ➢ Tab. 2.13, ➢ Tab. 2.14

Tab. 2.12 Verbandswechsel bei Redon- oder Robinson-Drainagen

Schritt	Details
Verbandswechsel vorbereiten	• Unsterile Handschuhe • Sprühdesinfektionsmittel • Sterile Pinzette, Tupfer • Sterile Schlitzkompressen • Fixiervlies elastisch, Schere • Gegebenenfalls Ringer-Lösung
Verbandswechsel durchführen	• Händedesinfektion • Handschuhe • Vorsichtiges Entfernen des alten Verbandes • Lagekontrolle • Handschuhwechsel • Desinfektion der Einstichstelle (Einwirkzeit beachten), evtl. reinigen mit Ringer-Lösung • Kontrolle der Einstichstelle • Verbandswechsel nach sterilen Kautelen und sichere Fixierung • Auf zugfreie, unbehinderte Ableitung achten

TAB. 2.12

TAB. 2.13

Tab. 2.13 Systemwechsel Easy-Flow

Schritt	Details
Systemwechsel vorbereiten	• Unsterile Handschuhe • Sprühdesinfektionsmittel • Sterile Schere, sterile Pinzette, Tupfer • Messbecher • Drainagebeutel mit integrierter Hautschutzplatte
Systemwechsel durchführen	• Händedesinfektion • Unsterile Handschuhe • Inhalt des Sekretbeutels in Messbecher entleeren • Drainagebeutel vorsichtig entfernen, wenn nötig mit Dermasol lösen • Hautumgebung mit steriler Pinzette und Tupfer reinigen • Gegebenenfalls Kontrolle der Annaht • Mit steriler Schere eine Öffnung in der Größe der Lasche in die Hautschutzplatte schneiden. • Platte aufkleben und leicht andrücken
Achtung	• Bei vermehrtem Sekretfluss kann ein Sekretbeutel an den Drainagebeutel angeschlossen werden • Bei Hautirritationen Barrierecreme (z. B. Chironcreme, Cavilonspray) benutzen • Ist die Drainage durch Annaht nicht mehr gesichert, mit steriler Sicherheitsnadel wundfern sichern

TAB. 2.14

Tab. 2.14 Wechsel einer Redonflasche

Schritt	Details
Wechsel vorbereiten	• Unsterile Handschuhe • Sprühdesinfektionsmittel • Steril verpackte Redonflasche (mit oder ohne Verbindungsschlauch) • Gegebenenfalls sterile Schere bei Verbindungsschlauchwechsel
Wechsel durchführen	• Händedesinfektion • Unsterile Handschuhe • Bereitstellen einer Redonflasche, sterile Umverpackung öffnen • „Abklemmen“: Redonflasche und Schlauch, mit vorhandenen Schlauchklemmen verschließen; **Cave:** zuerst patientennah abklemmen, dann die Redonflasche! • Lösen der Redonflasche vom Verbindungsschlauch • Verbindungsschlauch desinfizieren • Neue Redonflasche anschließen und Klemmen lösen; **Cave:** Zuerst Klemme der Redonflasche lösen, dann patientennahe Klemme! • Sollte der Verbindungsschlauch undicht sein, Redonflasche mit Schlauch wechseln, dabei mit einer sterilen Schere das Verbindungsstück zum Redon auf die richtige Größe zuschneiden; **Cave:** Größe der Drainage entspricht der abzuschneidenden Markierung • **Sogkontrolle!**

Entfernen der Drainage

Achte beim Entfernen der Drainage (➤ Tab. 2.15) auf keimarme Bedingungen und einen geeigneten Verband!

Entfernen der Drainage

Bei der Entfernung von Drainagen (➤ Tab. 2.15) sind streng aseptische Bedingungen einzuhalten. Nach dem Entfernen der Drainage ist die Einstichstelle zu inspizieren und zu verbinden. Oft ist es ratsam, einen Kompressionsverband anzulegen.

TAB. 2.15

Tab. 2.15 Entfernung einer Redonflasche

Schritt	Details
Entfernung vorbereiten	• Materialvorbereitung – Desinfektionsmittel zur Wundreinigung – Kompressen – Gegebenenfalls Pinzette, Skalpell, Abwurf – Verbandsmaterial (Binden, Pflaster) • Arztkittel ausziehen, Schmuck ablegen • Händedesinfektion • Anziehen unsteriler Handschuhe

Tab. 2.15 Entfernung einer Redonflasche *(Forts.)*

Schritt	Details
Entfernung durchführen	• Unterlage zum Schutz des Patientenbettes • Händedesinfektion • Unsterile Handschuhe • Entfernung des alten Verbandes • Inspektion • Handschuhwechsel • Wundreinigung, ggf. Débridement (Abwurf der Instrumente) • Handschuhwechsel • Gegebenenfalls Entfernung der Annaht • Gegebenenfalls Atemkommando („tief Luft holen“), dann zügiges Entfernen der Drainage (ohne Sog) • Kompression der Drainagestelle • Verbandsanlage • Beschriftung mit Datum und Name • Händedesinfektion
Nachbereitung	Dokumentation in der Patientenakte (Sekretmenge, Wundbeschreibung, Art des Verbandswechsels)

VAC-Verbände

Besonders bei **großen, sekundär heilenden Wunden** hat sich das VAC-System (VAC = „vacuum assisted closure“) im klinischen Alltag etabliert. Hierbei wird ein offenporiger Schwamm genau auf die Größe der Wunde zugeschnitten und mit einer Folie luft- und keimdicht verschlossen. Hieran wird ein Unterdruck angelegt (in der Regel 125 mm Hg kontinuierlicher Sog). Durch den Unterdruck wird zum einen die Wundfläche verkleinert, zum anderen wird die Granulation angeregt und die Wundheilung durch die Absaugung von überflüssiger Flüssigkeit gefördert. Mögliche Indikationen für einen VAC-Verband sind:

- Große Haut-/Weichteildefekte, aber auch nach frischer Hauttransplantation
- Infizierte Wunden nach chirurgischem Débridement
- Chronische Wunden
- Temporärer Verschluss eines offenen Abdomens

Wie für jedes Verfahren gibt es auch für den VAC-Verband **Kontraindikationen,** z. B. freiliegende Gefäßanastomosen, Blutgerinnungsstörungen oder ein nekrotischer Wundgrund. Komplikationen treten bei der Therapie mit VAC-Verbänden nur selten auf, sind aber möglich. Besonders erwähnenswert ist hier die Gefahr der Keimvermehrung bei Staphylokokkenbesiedlung, Elektrolytstörungen und Hypergranulation.

Die Entscheidung darüber, ob ein VAC-Verband steril im OP oder keimarm „bettseitig“ gewechselt werden muss, obliegt dem behandelnden Arzt. In der Regel wird ein VAC alle 48–72 Stunden gewechselt, bei Anzeichen einer Infektion so schnell wie möglich, bei Hauttransplantaten z. T. erst nach 4–5 Tagen.

VAC-Verbände

VAC-Verbände sind ein temporärer Wundverschluss und mit einem frei wählbaren Sog (meist *etwa 125 mm Hg*). Sie fördern:

- Flüssigkeitsableitung
- Granulation
- Wundverkleinerung

2.4.4.3 Thoraxdrainagen

> **NKLC** Kompetenzebene: **3a,** Anlage und Entfernung einer Thoraxdrainage sowie Umgang mit dem Drainagesystem

Die Thoraxdrainage (Pleuradrainage) dient dazu, Flüssigkeiten und/oder Luft aus dem Thorax bzw. der Pleurahöhle (Pleuradrainage), dem Mediastinalraum (Mediastinaldrainage) oder dem Herzbeutel (Perikarddrainage) abzuleiten, um die Ausdehnung der Lunge bei der Atmung zu erhalten. Mögliche Indikationen sind das Thoraxtrauma (➤ Kap. 5.5), der Pneumo- (➤ Kap. 8.1.1), Hämato-, Sero- bzw. Chylothorax (➤ Kap. 8.2.3), das Pleuraempyem (➤ Kap. 8.2.2), die Rippenserienfraktur, das Hautemphysem, die postoperative Situation nach Thorakotomie, Sternotomie oder die Medikamentenapplikation (Pleurodese).

2.4.4.3 Thoraxdrainagen

Drainagen

Bei den Pleuradrainagen wird anhand der Lokalisation des Zugangs unterschieden zwischen

- Bülau-Drainage (s.a. Abb. 5.20)
  - 4.–5. ICR (Interkostalraum) in der vorderen bis mittleren Axillarlinie
  - Standardzugang (von der Morbidität, der Komplikationsrate, dem Tragekomfort und der Pflegefähigkeit her der Monaldi-Drainage vorzuziehen)
- Monaldi-Drainage
  - 2. ICR Medioklavikularlinie
  - Nur wenige Indikationen (z. B. Notfallentlastung mit einer Nadel bei Spannungspneumothorax; rein ventraler Pneumothorax)

Drainagen

Lerntipp: Die Lagen von Bülau- und Monaldi-Drainagen sind prüfungsrelevant:

- Bülau: 4.–5. ICR mittlere Axillarlinie
- Monaldi: 2. ICR Medioklavikularlinie

MERKE

MERKE Merkhilfe: **M**onaldi – **M**itte

Anlegen einer Thoraxdrainage in Bülau-Position

TAB. 2.16

Anlegen einer Thoraxdrainage in Bülau-Position

Das Anlegen einer Thoraxdrainage ist in ➢ Tab. 2.16 dargestellt.

Tab. 2.16 Anlegen einer Thoraxdrainage in Bülau-Position

Schritt	Details
Anlage vorbereiten	• Aufklärung Patient (soweit möglich) • Assistenz zum sterilen Anreichen des Materials • Material: – Thoraxdrainage (24–32 Ch, Größe abhängig von der Indikation) – Wasserschloss (vorbereitet, aufgefüllt) – Lokalanästhetikum (ca. 20 ml) – Skalpell – Steriles Instrumentarium (chirurgische Pinzette, Schere, Kornzange, Nadelhalter, Klemme, Abdecktücher, Kompressen, Tupfer) – Sterile Handschuhe – Desinfektion – Nahtmaterial
Anlage durchführen	• Armlagerung und Lokalanästhesie – Entsprechende Stelle tasten und bei Bedarf markieren – Gegebenenfalls Rasur Axilla – Lagerung des Arms > 90° Abduktion, ggf. Fixierung des Arms – Unterlage (Feuchtigkeitsaufnahme) – Händedesinfektion – Unsterile Handschuhe – Hautdesinfektion (von Mamille bis hintere Axillarlinie, von Axilla bis unterer Rippenbogen) – Lokalanästhesie über 2 Interkostalräume, insbesondere im vorgesehenen Interkostalraum für die Drainage (Pleura parietalis) • Drainage legen – Händedesinfektion – Sterile Handschuhe – Erneute Hautdesinfektion am Patienten – Aufbringen Lochtuch – Hautinzision mit Skalpell ca. 3–5 cm im Verlauf der Rippen – Präparation stumpf mit der Metzenbaumschere getunnelt auf die Rippe und den darüberliegenden ICR, dann mit der geschlossenen Schere vorwärts präparieren und dann durch Spreizen der Schere die Interkostalmuskulatur auseinanderdrängen (es muss ausreichend Platz für den Drainageschlauch plus Finger zur Drainageführung geschaffen werden) – Stumpfe Perforation der Pleura parietalis – Palpation der korrekten Lokalisation mit dem Finger (Pleuraspalt mit glatter Serosa der Pleura parietalis, ggf. auch tastbare Lunge) – Über im Pleuraspalt liegenden Zeigefinger geführtes Vorschieben der Drainage bis zur geplanten Lokalisation (je nach Indikation nach ventral/dorsal, kranial/kaudal), dabei Flüssigkeiten ablaufen lassen • Naht und Wundverband – „Annaht" der Drainage und Anschließen des Wasserschlosses – Gegebenenfalls Hautnaht bei großem Zugangsweg, damit die Haut den Drainageschlauch dicht umschließt – Vorlage einer U-Naht (für den Wundverschluss bei Drainageentfernung) – Anlage eines sterilen Wundverbands
Abschluss	• Lagekontrolle und Kontrolle des Status von Restflüssigkeiten und Pneumothorax mit Röntgen-Thorax • Entsorgung Material • Dokumentation

MERKE

MERKE Die U-Naht dient dazu, die Wundränder des Drainagezugangs nach dem späteren Drainagezug zu adaptieren.

Eine liegende Pleuradrainage ist immer zu überwachen: Sekret- oder Blutfluss, Luftaustritt bis zur Erkennung einer Fistel, Leckage (oft durch Ansatzstücke am Ableitungsschlauch), Infekt an der Eintrittsstelle. Auf der anderen Seite ist die Pleuradrainage ein sicheres Verfahren mit bemerkenswert niedriger Morbidität auch bei schwersten Primärschäden (z. B. Schussverletzung) (➢ Kap. 5.5).

Ziehen einer Thoraxdrainage

Vor dem Drainagezug sollte ein zuvor vorhandener Pneumothorax resorbiert sein. Zur Kontrolle kann die Thoraxdrainage abgeklemmt werden und ein Röntgen-Thorax durchgeführt werden.

Prinzipiell ist es zu empfehlen, sich bei der Entfernung eine 2. Person zu Hilfe zu holen, um die Gefahr eines erneuten Pneumothorax zu minimieren. Das Ziehen der Drainage ist in ➢ Tab. 2.17 dargestellt.

Tab. 2.17 Ziehen einer Thoraxdrainage

Schritt	Details
Ziehen vorbereiten	• Lagerung: flach liegend • Material richten • Verbandsmaterial • Stitch Cutter • Gegebenenfalls Nahtmaterial und Lokalanästhesie
Ziehen durchführen	• Händedesinfektion • Unsterile Handschuhe • Entfernung Verband • Hautdesinfektion • Identifizierung der Fixationsnaht der Drainage und der vorgelegten U-Naht (s. Anlage einer Thoraxdrainage, ➢ Tab. 2.16); ggf. muss die U-Naht in Lokalanästhesie noch angelegt werden • Lösung der Fixationsnaht • Mit der U-Naht ersten Knoten vorlegen • Atemmanöver (Patient soll Luft anhalten und pressen = Valsalva-Manöver), hierbei Drainagezug durch Assistenz, direkt nach Drainagezug Festziehen des Knotens und Setzen weiterer Knoten • Anlage steriler Wundverband
Abschluss	• Material entsorgen • Dokumentation • Röntgenkontrolle

Ziehen einer Thoraxdrainage

Gegebenenfalls *vor dem Ziehen* einer Thoraxdrainage (➢ Tab. 2.17) Drainage abklemmen, Röntgenbild.
Das *Vasalva-Manöver* beim Ziehen der Thoraxdrainage mit direktem Verschluss der vorgelegten U-Naht minimiert das Risiko eines Pneumothorax.
Das geht nur zu zweit!

TAB. 2.17

2.4.4.4 Nahtmaterial und Klammernähte entfernen

Nahtmaterial

Nach Abschluss der Wundheilung sollte nichtresorbierbares Nahtmaterial entfernt werden (➢ Tab. 2.18). Je nach Lokalisation der Wunde (Körper[kern]temperatur) sollte dies nach 5 (Kopf/Gesicht/perianal) bis 14 Tagen (Abdomen, Extremitäten) geschehen. Bei speziellen Indikationen, z. B. einem eingenähten Hauttransplantat, ist grundsätzlich Zurückhaltung angesagt und im Zweifel die Rücksprache mit dem Operateur. Auch Reste resorbierbaren Nahtmaterials sollten im Verlauf entfernt oder kurz abgeschnitten werden, da diese auch Entzündungen provozieren können.

Tab. 2.18 Entfernung von Nahtmaterial

Schritt	Details
Entfernung durchführen	• Unterlage unterlegen • Händedesinfektion • Unsterile Handschuhe • Desinfektion der Wunde und Naht • Faden (eine Seite der Schlaufe) mit Stitch Cutter direkt oberhalb des Hautniveaus und unterhalb des Knotens durchtrennen (damit kein Faden von oberhalb der Haut durch die Haut gezogen wird) • Faden mit Pinzette entfernen • Wunddesinfektion • Anlage Pflaster
Nachbereitung	• Entsorgung Material • Dokumentation

2.4.4.4 Nahtmaterial und Klammernähte entfernen

Nahtmaterial

Der Fadenzug erfolgt je nach Wundregion nach ca. 1–2 Wochen.

Klammernähte

Die Klammern werden mit einem speziellen Klammerentferner (➢ Abb. 2.4) aufgebogen und dabei gleichzeitig entfernt. Das Gerät ist steril verpackt und wird nach Desinfektion der Naht unter die Klammer ge-

Klammernähte

Zur Entfernung von Klammern solltest du einen speziellen Klammerentferner verwenden.

schoben. Bei Schluss des Entferners unter Einhaltung des gleichen Abstands zur Haut (nicht abheben, bevor die Klammer nicht aus der Haut ist) wird die Klammer aufgebogen und kann dann abgeworfen werden.

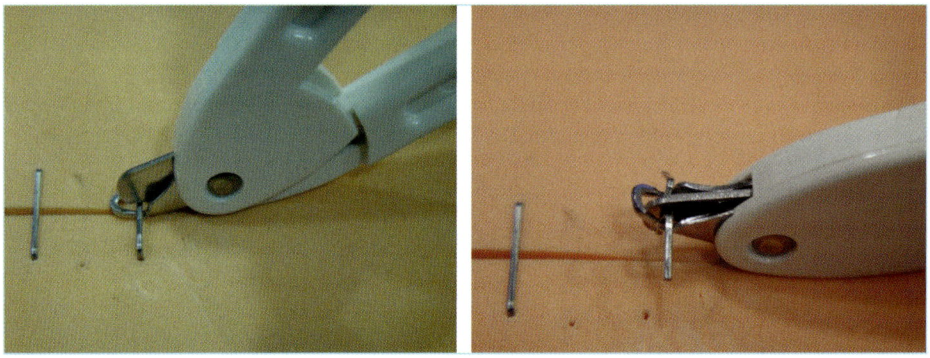

Abb. 2.4 Klammernahtentfernung [P1645]

2.4.5 Katheter und Sonden

2.4.5.1 Harnblasenkatheter

2.4.5 Katheter und Sonden

2.4.5.1 Harnblasenkatheter

NKLC Kompetenzebene: **3a,** Legen eines Harnblasenkatheters

Ein Blasenkatheter kann eine therapeutische Maßnahme (etwa bei Harnverhalt) sein oder zur Bilanzierung des Flüssigkeitshaushalts verwendet werden.
Ein Blasenkatheter sollte frühestmöglich entfernt werden, da er eine erhebliche Infektionsquelle darstellt!

Bei länger andauernden chirurgischen Eingriffen, zur Bilanzierung, bei Harnverhalt oder anderen urologischen Indikationen ist die Anlage eines Harnblasenkatheters notwendig. Dieser sollte nur so lange wie unbedingt notwendig belassen werden, um Komplikationen wie Harnwegsinfektionen zu vermeiden. Das Anlegen eines Harnblasenkatheters ist in ➤ Tab. 2.19 dargestellt.

TAB. 2.19

Tab. 2.19 Anlegen eines Harnblasenkatheters

<table>
<tr><th>Schritt</th><th colspan="2">Details</th></tr>
<tr><td>Vorbereitung</td><td colspan="2">• Material richten (Blasenkatheteranlageset enthält üblicherweise: mit Aqua gefüllte 10-ml-Spritze, Gleitmittel [Instillagel], das Lokalanästhetikum enthält, sterile Tupfer, sterile Handschuhe, steriles Schlitztuch, sterile Pinzette)
• Geschlossenes Urinableitungssystem
• Blasenkatheter (Männer 16–18 Ch, Frauen 14–16 Ch)
• Material steril richten</td></tr>
<tr><td rowspan="3">Katheter legen</td><td colspan="2">• Begrüßung des Patienten mit eigenem Namen, Funktion und Absicht
• Patientenidentifikation prüfen (Name und Geburtsdatum) und Einwilligung einholen
• Intimsphäre des Patienten soweit möglich wahren
• Lagerung in Rückenlage
• Händedesinfektion
• Unterlage unter das Gesäß legen
• Händedesinfektion
• Sterile Handschihe
• Genitalbereich mit einem sterilen Schlitztuch abdecken</td></tr>
<tr><td>Bei Männern
• Zurückstreifen der Vorhaut mit der linken Hand, Penis mit der linken Hand halten und bis zur Katheterplatzierung nicht mehr loslassen (linke Hand damit unsteril)
• Desinfektion der Eichel mindestens dreimal mit in Desinfektionslösung getränkten Tupfern</td><td>Bei Frauen
• Mit der linken Hand Genitalbereich zur Freilegung des Harnröhreneingangs spreizen (linke Hand damit unsteril)
• Desinfektion des Urethraleingangs sowie der Vulvalippen von innen nach außen mit in Desinfektionsmittel getränkten Tupfern (mindestens dreimal)</td></tr>
<tr><td colspan="2">• Applikation des Lokalanästhetikum enthaltenden Gleitmittels in die Harnröhre
• Mit der rechten Hand Katheter in die Harnröhre einführen; Cave: Der Katheter muss sich stets problemlos vollständig einführen lassen
• Blocken des Katheterballons mit der 10-ml-Aqua-Spritze
• Anschluss des geschlossenen Urinableitungssystems an den Katheter
– Es sollte sich Urin über den Katheter entleeren
– Der Katheter sollte stets zugfrei sein</td></tr>
</table>

CAVE Bei Männern sollte die Vorhaut nach Katheteranlage wieder zurückgezogen werden.

2.4.5.2 Magensonde

NKLC Kompetenzebene: **3b,** Legen einer Magensonde

Die Magensonde dient dazu, Magen-/Darmsekrete und Luft zu drainieren sowie Sondenkost zu verabreichen (➤ Tab. 2.20). Sie wird durch Mund oder Nase entlang des natürlichen oberen Verdauungstrakts zum Magen vorgeschoben (➤ Tab. 2.21).

Sonderformen von Sonden sind die

- Duodenalsonde (Sonde endet duodenal) und die
- Jejunalsonde (Anlage über ein Endoskop oder elektromagnetische Positionierungssysteme).

Tab. 2.20 Indikationen, Kontraindikationen und Komplikationen bei Magensonden

Indikationen	Kontraindikationen	Komplikationen
• Verabreichung von Sondenkost – Bei intensivmedizinischen Patienten – Bei Kau-/Schluckstörungen (z. B. nach Schlaganfall) – Nach kieferchirurgischen Eingriffen (Verdrahtung Ober- und Unterkiefer) – Bei Motilitätsstörungen oder Passagehindernissen im oberen Verdauungstrakt • Ableitung von Mageninhalt, vor allem Magensaft – Intra-/postoperativ – Pankreatitis, Ileus – Intoxikation (z. B. Alkohol, Tabletten, Verdünner, Säure) – Unklares Erbrechen • Ableitung von Luft (Meteorismus) • Gewinnung von Magensaft (diagnostisch) • Intraoperative Darstellung/Schienung der Speiseröhre • Zwangsernährung (z. B. bei Anorexie)	• Größere Verletzungen, Tumoren, Frakturen im Bereich des Mund-Rachen-Raums oder der Speiseröhre • Ösophagusvarizen • Verätzung der Speiseröhre • Schwere Gerinnungsstörung (nasale Sonde)	• Bei Anlage: – Erbrechen – Nasenbluten – Verletzung (Nasenschleimhaut, Rachen, Bronchien, Ösophagus) – Bradykardie (vagaler Reflex) – Perforation intrakraniell (sehr selten) • Bei Lage: – Dislokation und ggf. Relokation in Luftröhre – Aspiration – Pneumonie – Sinusitis – Druckulzera bei längerer Liegedauer

Tab. 2.21 Legen einer Magensonde

Schritt	Details
Material richten	• (Weiche) Magensonde • Sonden-/Blasen-/Magenspritze • Lokalanästhetikum (z. B. Lidocainspray) • Gleitgel • Wasserglas • Nierenschale • Unterlage • Handschuhe • Stethoskop • Pflaster zum Fixieren • Markierstift ggf. Indikatorpapier

CAVE

2.4.5.2 Magensonde

Eine Magensonde wird meist *nasal* gelegt und geht bis zum Magen. Die Anlage bis zum Duodenum oder Jejunum geschieht meist unter Sicht über ein Endoskop.
Indikationen ➤ Tab. 2.20, eine wichtige Notfallindikation ist die Anlage bei (vermutetem) Ileus!
Insbesondere nasale Sonden können Druckgeschwüre an der Nase verursachen!

TAB. 2.20

TAB. 2.21

Tab. 2.21 Legen einer Magensonde *(Forts.)*

Schritt	Details
Sonde legen	• Begrüßung des Patienten mit eigenem Namen, Funktion und Absicht • Patientenidentifikation prüfen (Name und Geburtsdatum) • Einwilligung einholen • Patient sitzend oder in erhöhter Kopfposition • Gegebenenfalls Zahnprothese entfernen • Längenbestimmung der Magensonde: – Schlauchende in Höhe der Nasenspitze festhalten, dann die Sonde Richtung Ohr führen und dann von dort aus in einem kleinen Bogen zur Magengrube (kurz unterhalb des Brustbeins) ziehen – Länge an Sonde markieren • Patienten nach dem Nasenloch fragen, durch das er aktuell besser Luft bekommt → Sonde dort legen (ggf. vorab ein abschwellendes Nasenspray verabreichen, wenn die Schleimhäute sehr geschwollen sein sollten) • Applikation Schleimhautanästhesie in das entsprechende Nasenloch • Magensonde mit Gleitgel besteichen • Sonde über Nase einführen (um Verletzungen zu vermeiden: Sondenspitze zeigt abwärts, nie gegen Widerstand nach vorne führen) • Schlauch unter Extension des Kopfes etwa 10–15 cm bis zum Pharynx vorschieben • Patienten bitten, zu schlucken (ggf. Zuhilfenahme eines Wasserglases), um die Sonde bei auf die Brust geneigtem Kopf am Larynxeingang vorbei in den Ösophagus zu schieben • Sonde schlucksynchron in den Magen vorschieben, bis die Markierung den Naseneingang erreicht • **Cave:** bei Atemproblemen oder Schmerzen Sonde sofort zurückziehen; auch auf eine evtl. Vagusreizung mit Bradykardie achten • Überprüfung der korrekten Sondenlage: – Inspektion des Rachens: bei falscher Lage häufig Schleifenbildung – Insufflation von Luft mit einer Spritze: bei gleichzeitiger Auskultation im Epigastrium hörbares „Blubbern" – Gegebenenfalls Aspiration von Sekret und Testung mit pH-Teststreifen (Magen-pH: 1–2) • Anschluss von Ablaufbeutel oder Verschluss der Magensonde • Fixierung der Sonde mit Pflaster an Nase, Wange und Ohr
Abschluss	• Entsorgung Material • Dokumentation Patientenakte

MERKE

MERKE Vor jeder Verabreichung von Flüssigkeit oder Nahrung Lage der Sonde kontrollieren. Nach Verabreichung Spülung mit klarem Wasser. Mindestens einmal täglich Nasenpflege.

2.4.5.3 PEG-Sonde

PEG-Anlage:
- Diaphanoskopie mit Endoskop
- Punktion durch die Bauchwand mit Faden
- Orale Ausführung des Fadens mit Endoskop
- Orales Einführen der Sonde mit Führungsfaden (Ziehen) und Endoskop (Schieben)
- Durchdringen der Bauchwand der Sonde von innen
- Fixierung innen und außen mit Halteplatte (es gibt auch alternative Systeme mit Ballon, ähnlich einem Katheter)

TAB. 2.22

Sonde über 2 Wochen lang beim VW mobilisieren (Vermeidung des Buried-Bumper-Syndroms!).

2.4.5.3 PEG-Sonde

Anlage der Sonde Im Gegensatz zur Magensonde (➤ Kap. 2.4.5.2) wird eine PEG-Sonde (➤ Tab. 2.22) über eine perkutane endoskopische Gastrostomie angelegt. Hierbei wird der Magen im Rahmen einer Endoskopie gebläht und mit der Lichtquelle des Endoskops eine außen gut darstellbare Stelle der Vorderwand des Magens angeleuchtet (Diaphanoskopie). Nach steriler Abdeckung der Bauchwand und Desinfektion werden an dieser Stelle unter Lokalanästhesie mit endoskopischer Sichtkontrolle die Bauchwand und der Magen mit einer großen Kanüle punktiert und ein Faden durchgeführt, der mit der Zange des Endoskops gefasst und aus dem Mund herausgeführt wird. Über diesen Faden als Führungsschnur wird die Ernährungssonde mit dem Endoskop in den Magen geführt. Die Fixierung erfolgt meist innen und außen mit einer Halteplatte. Abschließend wird die Dichtigkeit kontrolliert.

Tab. 2.22 Indikationen, Kontraindikationen und Komplikationen bei PEG-Sonden

Indikationen	Kontraindikationen	Komplikationen
Persistierende Dysphagie (> 3 Wochen), z. B. bei fortgeschrittenem Ösophaguskarzinom	• Lokale Infektion der Bauchhaut • Peritonitis • Gerinnungsstörung • Ausgeprägte Peritonealkarzinose • Massiver Aszites • Florides Ulcus ventriculi	• Verletzung intraabdomineller Organe • Wundinfektion • Peritonitis • Gastrokolische Fistel • Aspiration von Sondenkost • Burried-Bumper-Syndrom

Nachsorge In den ersten 10 Tagen ist ein täglicher, danach ein Verbandswechsel alle 2–3 Tage indiziert. In den ersten 2 Wochen sollte die Sonde bei jedem Verbandswechsel mobilisiert werden (2–3 cm hin- und herbewegen sowie links und rechts rotieren [keine 360° Rotation]), um ein Buried-Bumper-Syndrom zu vermeiden (Einwachsen der inneren Halteplatte in die Magenwand).

2.4.5.4 Stomaversorgung

NKLC Kompetenzebene: **3a,** Versorgung eines Stomas

Der Begriff Stoma stammt aus dem Griechischen und bedeutet „Mund" oder „Öffnung". In der Medizin wird damit eine operativ hergestellte Körperöffnung beschrieben. Je nach Lokalisation gibt es verschiedene Stomaarten:

- Enterostoma = künstlicher Darmausgang, entweder als Ileostoma (Stoma im Dünndarmbereich) oder als Kolostoma (im Dickdarmbereich)
- Urostoma = künstlicher Blasenausgang/Harnableitung
- Gastrostoma = künstlicher Magenausgang (s. a. PEG, ➤ Kap. 2.4.5.3)
- Tracheostoma = künstliche Öffnung an der Luftröhre

Enterostoma Ein neu angelegtes Enterostoma wird postoperativ im Operationssaal mit einem ein- oder zweiteiligen System mit Hautschutz und Ausstreifbeutel versorgt. Der Beutel sollte durchsichtig sein, sodass das Stoma einfach und oft kontrolliert werden kann. Jedes neu angelegte Stoma sollte innerhalb der ersten Woche postoperativ täglich kontrolliert werden, wobei auf ödematöse Schwellung, Blutung, Retraktion, livide Schleimhautverfärbungen, Nekrosen, Prolaps, Sekretion und Fördermenge zu achten ist. Beim Wechsel des Versorgungssystems sollten die Nahtstellen vorsichtig gereinigt werden. Die Stomaversorgung (Enterostoma/Urostoma) wird folgendermaßen gewechselt:

- Versorgungssystem vorsichtig von oben nach unten ablösen
- Die Haut mit lauwarmem Wasser vorsichtig zum Stoma hin reinigen, um die umgebende Haut vor Verschmutzung zu schützen
- Stomarand mit Kompressen reinigen
- Hautschutzplatte der Stomaform und -größe anpassen (die das Stoma umgebende Haut darf nicht mit Stuhl/Urin in Berührung kommen, da es sonst zur Hautschädigung kommen kann)
- Aufkleben des Beutels unter Vermeidung von Faltenbildung der Haut (evtl. vorher den Innenrand des Hautschutzes mit einer Hautschutzpaste bestreichen)

Tracheostoma Das Tracheostoma wird entweder chirurgisch oder über eine perkutane Dilatationstracheotomie angelegt. Letztere ist nur für kurze Behandlungen (im Krankenhaus) indiziert.

2.4.5.4 Stomaversorgung

Enterostoma:
- Erste Woche tägliche Kontrollen
- Hautschutz bei der Versorgung beachten!

2.4.5.5 Zugänge zum Kreislaufsystem

NKLC Kompetenzebene: **3a,** Umgang mit verschiedenen Zugängen zum Kreislaufsystem, z. B. zentralvenöser Katheter, arterieller Zugang, i. v. Portsystem, Dialysekatheter und Dialyseshunt

Zentralvenöser Katheter

Neben der peripheren Venenverweilkanüle (➤ Kap. 1.4.1.2) bietet ein zentralvenöser Katheter (ZVK) eine weitere Möglichkeit des Gefäßzugangs.

Punktionsorte Typische Punktionsorte sind die V. jugularis interna oder die V. subclavia.

Indikationen und Kontraindikationen Die Indikationen und Kontraindikationen eines ZVK sind in ➤ Tab. 2.23 dargestellt.

Tab. 2.23 Indikationen und Kontraindikationen eines ZVK

Indikationen	Kontraindikationen
• Längerfristige, intravenöse Gabe von Medikamenten • Infusion von stark venenreizenden Arzneistoffen • Infusion von kurzwirksamen herz- und kreislaufwirksamen Medikamenten, z. B. Katecholaminen • Fehlende Anlagemöglichkeit eines peripheren Zugangs (Schock, sehr schlechte periphere Venenverhältnisse), ggf. Sheldon-Katheter • Bestimmung des zentralen Venendrucks • Parenterale Ernährung (über größtlumigen Schenkel)	• Absolute Kontraindikationen – Entzündungen im Bereich der Punktionsstelle – Allergien gegen das Material • Relative Kontraindikationen – Blutgerinnungsstörungen (angeboren oder erworben) – Lungenerkrankungen, die die Entstehung eines Pneumothorax fördern

2.4.5.5 Zugänge zum Kreislaufsystem

Zentralvenöser Katheter

Der Umgang mit ZVKs muss immer *aseptisch* erfolgen.

Möglich ist die Anlage eines ZVKs mit bis zu 6 Lumina, wobei aber beachtet werden muss, dass die Infektionsrate mit der Zahl der Lumina steigt und somit die Indikation für einen viellumingen ZVK streng zu stellen ist. Insgesamt sind ZVKs für mehr als 90 % aller durch Gefäßzugänge verursachten Infektionen verantwortlich. Daher ist es notwendig, dass alle im Team den Umgang und die Handhabung mit diesen Systemen sicher erlernen.

Umgang mit dem ZVK

Kontrolle Die Katheter sollten täglich gepflegt, gereinigt und mit einem sterilen, trockenen Verband abgedeckt werden, um Katheterinfektionen vorzubeugen.

Blutentnahmen Prinzipiell sind Blutentnahmen aus dem ZVK möglich, sie sollten aber unter möglichst aseptischen Bedingungen erfolgen. Zudem ist es nötig, zuerst einige Milliliter Blut zu entnehmen und zu verwerfen, da im System des ZVKs oft noch Infusionsflüssigkeiten steht. Danach erst findet die eigentliche Blutentnahme statt. Ist diese beendet, muss der ZVK mit NaCl gespült werden, um ein Gerinnen des Blutes im System zu verhindern (> Abb. 2.5).

Dreiwegehähne Oft wird im klinischen Alltag mit Dreiwegehähnen gearbeitet, um auch bei einem einfachen ZVK mehrere Infusionen parallel verabreichen zu können. Hierbei kann man jeden Zustrom mit einem Ventil einzeln schließen oder öffnen. Bei einigen Modellen ist es auch möglich, beide zu- und den abführenden Schenkel durch Schrägstellung des Ventils zu verschließen. Ist an einen Schenkel keine Infusion angeschlossen, muss dieser immer mit einem neuen, steril verpackten Kombistopper verschlossen werden, um das Eindringen von Keimen oder Luft zu vermeiden. Außerdem sollte bei Nichtbenutzung das Ventil zum Patienten hin immer verschlossen sein (> Abb. 2.5).

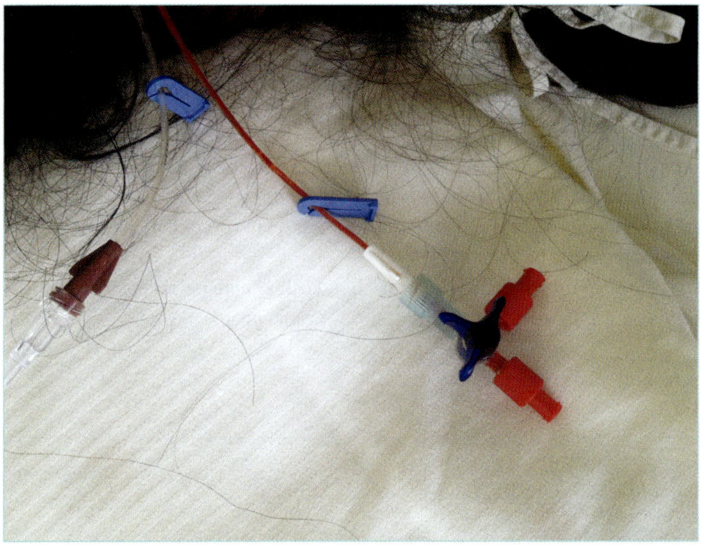

Abb. 2.5 Fehler im Umgang mit dem ZVK: Dreiwege-Hahn nicht zum Patienten hin verschlossen, Verschluss-Clip nicht verschlossen, ZVK-Schenkel nach Blutentnahme nicht gespült. [P1645]

Entfernen des ZVK (> Abb. 2.5)

Nicht nur das Legen eines ZVKs, sondern auch das Entfernen kann zu Komplikationen führen, die erkannt und möglichst verhindert werden sollten. Dazu gehören insbesondere die Luftembolie und die Blutung.

Luftembolie beim Ziehen des ZVK vermeiden:
- Kopftieflagerung
- 5–10 Minuten Kompression der Einstichstelle
- 30 Minuten Flachlagerung

Luftembolie Sie ist das wichtigste Risiko bei ZVK-Entfernung. Bei längerer Liegedauer bildet sich durch Fibrinablagerungen ein „Kanal“ zwischen Gefäßlumen und Körperoberfläche. Prophylaktische Maßnahmen sind:

- ZVK-Entfernung in Kopf-Tieflagerung bzw. zumindest Flachlagerung des Kopfes
- Flachlagerung für 30 min nach ZVK-Entfernung (soweit kardial möglich)
- Lange Kompression der Einstichstelle (5–10 min; **Cave:** Nicht an Patienten delegieren); erst danach mit luftdichtem Pflaster verschließen
- Ausreichend Hydratation vor der Entfernung (niedriger zentraler Venendruck kann Sogwirkung erhöhen)

Sollte eine Luftembolie entstehen, sind die folgenden Maßnahmen erforderlich:

- Weiteren Lufteintritt durch Kompression/Abdeckung der Einstichstelle stoppen
- Patient in flache Rückenlage bringen
- ZVD erhöhen, z. B. durch Valsalvamanöver oder Flüssigkeitszufuhr
- Weitere Behandlung der Embolie mit Sauerstoffgabe, Intensivüberwachung und evtl. Reanimation

Blutung Eine weitere wichtige Komplikation ist die Blutung oder Nachblutung. Besonders bei Patienten mit einer schlechten Blutgerinnung muss die Einstichstelle lange komprimiert und engmaschig kontrolliert werden.

Das Ziehen des ZVK ist in ➤ Tab. 2.24 dargestellt.

TAB. 2.24

Tab. 2.24 Ziehen eines Zentralvenenkatheters

Schritt	Details
Umgang mit dem Patienten	• Begrüßung des Patienten • Vorstellung mit eigenem Namen, Funktion, Absicht • Ablauf verständlich erklären, Fachwörter vermeiden oder erläutern • Durchführung in einer sinnvollen Reihenfolge • Sicheren und kompetenten Eindruck vermitteln • Freundliches, höfliches, respektvolles Auftreten
Vorbereitung	• Material bereitlegen: Desinfektion, Handschuhe, Fadenmesser, Kompressen, Pflaster, Unterlage • Optimieren der Arbeitsbedingungen (Lagerung: Bett flach stellen, Lichtverhältnisse, Material in Reichweite)
Entfernen durchführen	• Händedesinfektion • Handschuhe anziehen • Pflasterentfernung • Desinfektion der ZVK-Einstichstelle (Einwirkzeit des Desinfektionsmittels beachten) • Faden mit Fadenmesser entfernen • Atemkommandos geben • ZVK am Ende der Exspiration rasch entfernen • Kompression der Einstichstelle • Pflaster
Abschluss	• Verbrauchsmaterial entsorgen bzw. evtl. ZVK-Spitze in Mikrobiologie einsenden • Entfernung in Patientenakte dokumentieren

Portkatheter

Ein Port ist ein für mehrere Monate oder sogar Jahre unter der Haut fest implantierter zentralvenöser Zugang. Er besteht aus einer Portkammer sowie einem daran angeschlossenen flexiblen Schlauchsystem, das in einer Vene mündet.

Indikation Chemotherapie, längerfristige parenterale Ernährung über die Vene, Schmerztherapie bei chronischen Schmerzen, längerfristige Antibiotikatherapie, wiederholte Bluttransfusionen.

Vorteile Schonung der Venen, Schmerzreduktion im Vergleich zu häufigen Venenpunktionen, Komplikationsreduktion, langfristige Anwendung.

Kontraindikation Sepsis, Koagulopathien, Allergien, lokale, schwere Infektion im Bereich der Implantationsstelle, anatomische Anomalie im Bereich der Portanlage (z. B. Tumor, Narbenplatte).

Umgang mit dem Portkatheter

Spülung Die Portspülung ist eine wichtige Pflegemaßnahme, insbesondere, wenn das Portsystem längere Zeit nicht genutzt wurde. Dies erfolgt mit 10 ml steriler Kochsalzlösung unter sterilen Bedingungen, um Verstopfungen, z. B. durch Blutreste oder Medikamentenrückstände, oder Ablagerungen, die zu Infektionen führen können, zu vermeiden.

Die Spülung sollte vor und nach jeder Medikamentengabe oder Blutentnahme erfolgen. Vor und nach der Spülung sollte die Einstichstelle gründlich gereinigt und desinfiziert werden.

Aseptischer Umgang Der aseptische Umgang mit einem Port ist von besonderer Bedeutung, da eine Portinfektion gravierende Folgen haben kann und der Port dann operativ entfernt werden muss.

Punktion eines Ports

Der Port kann transkutan bei Bedarf punktiert werden (➤ Tab. 2.25). Dabei ist eine spezielle Nadel („Huber"-Nadel) erforderlich. Sie hat einen bestimmten Schliff, um zu verhindern, dass Hautpartikel oder Partikel der Portmembran ausgestanzt werden. Eine normale Injektionsnadel darf in keinem Fall verwendet werden.

Portkatheter

Tab. 2.25 Punktion eines Ports

Schritt	Details
Material vorbereiten	• Sterile Port-Punktionsnadel (Huber-Nadel) • 10 ml NaCl in 10-ml-Spritze zum Durchspülen der Portnadel • 10-ml-Spritze zur Aspiration • Sterile Handschuhe • Lochtuch • Desinfektionsspray • Steriles Portpflaster
Punktieren	• Port ertasten: Ober- und Unterkante müssen sicher erkannt werden, sodass klar ist, auf welcher Höhe punktiert werden muss • Mehrfache Desinfektion der Einstichstelle • Händedesinfektion und Anziehen steriler Handschuhe (das weitere Vorgehen sollte streng steril erfolgen; bei Bedarf 2. Person zum sterilen Anreichen der Materialien hinzuziehen) • Auflegen des Lochtuchs • Durchspülen der Portnadel mit NaCl und Klemme schließen • Port zwischen Daumen und Zeigefinger der linken Hand nehmen und fixieren • Portnadel mit der rechten Hand fassen und möglichst mittig und senkrecht durch die Haut stechen bis zum harten Widerstand (Boden der Portkammer) • 10-ml-Spritze anschließen, Klemme öffnen und 5–10 ml Blut aspirieren (dadurch wird die Blockung des Ports entfernt) • Port mit 10 ml NaCl spülen – Schwillt dabei die den Port umgebende Haut an, kann dies eine Fehlpunktion anzeigen → Portnadel entfernen und mit einer neuen Nadel erneut punktieren – Nach dem Spülen Klemme schließen und Zugang z. B. mit Kombistopper verschließen • Steriles Pflaster auf die Portnadel kleben

MERKE

MERKE Die Portnadel kann bis zu einer Woche belassen werden.

2.4.6 Ernährung

2.4.6.1 Enterale und parenterale Ernährung

2.4.6 Ernährung

2.4.6.1 Enterale und parenterale Ernährung

NKLC Kompetenzebene: **3a,** Planung der perioperativen enteralen und parenteralen Ernährung, insbesondere des postoperativen Kostaufbaus

Lerntipp: Der tägliche Energiebedarf *(25–30 kcal/kg KG/d)* ist prüfungsrelevant. Meist mit Infusionspumpe über ZVK.

Parenterale Ernährung Die Indikation zur parenteralen Ernährung besteht bei unzureichender oder unmöglicher peroraler oder enteraler Ernährung. Postoperativ kann sie kurzfristig zur Entlastung von Organen oder Anastomosen eingesetzt werden, wobei innerhalb der ersten 24 Stunden postoperativ keine hochkalorische parenterale Ernährung gegeben werden sollte. Für eine längerfristige parenterale Ernährung empfiehlt sich die Rücksprache mit den Kollegen der Gastroenterologie (z. B. Ambulanz für Ernährungsmedizin). Richtwerte für die parenterale Ernährung sind der Energiebedarf mit ca. 25–30 kcal/kg KG/d. Die übliche Zusammensetzung beinhaltet 50 % Kohlenhydrate, 25–30 % Fett, 20–25 % Aminosäuren, Vitamine, Elektrolyte, Spurenelemente und Wasser. Verabreicht wird die parenterale Ernährung in der Regel unter Verwendung von Infusionspumpen via ZVK. Vor allem zu Beginn der parenteralen Ernährung ist auf die Gewichts- und Flüssigkeitsbilanz, den Blutzuckerspiegel, die Elektrolyte, Kreatinin und Harnstoff sowie die Leberwerte zu achten.

Vor Befahren einer Sonde sollte immer ihre Lage überprüft werden.
Gefahr der Aspirationspneumonie!
Langfristig: PEG-Anlage

Enterale Sondenernährung Die enterale Sondenernährung ist im Vergleich zur parenteralen Ernährung die physiologischere Ernährungsform und hat einige Vorteile (z. B. geringere Komplikationsrate, niedrigere Kosten). Sie wird z. B. bei Schluckstörungen, Bewusstseinsstörung und mechanischer Passagestörung im Bereich des Ösophagus angewandt. Um Komplikationen zu vermeiden, sollte die Lage der Magensonde vor Beginn der Therapie und vor jeden neuen Applikation von Sondennahrung überprüft werden. Eine Fehlapplikation z. B. in die Lunge kann gravierende Folgen haben. Zur langfristigen enteralen Sondenernährung ist eine PEG-Sonde (➤ Kap. 2.4.5.3) ggf. besser geeignet.

2.4.6.2 Kostaufbau

NKLC Kompetenzebene: **3a,** Planung der perioperativen enteralen und parenteralen Ernährung, insbesondere des postoperativen Kostaufbaus

Postoperativ sollte, sofern möglich, die enterale der parenteralen Ernährung vorgezogen werden (> Kap. 2.4.2). Die orale Nahrungszufuhr muss bei unkomplizierten Operationen nicht unterbrochen werden und kann auch nach kolorektalen Eingriffen bereits nach einigen Stunden wieder begonnen werden. Ein früher oraler Kostaufbau ist mit weniger Komplikationen und verkürzter Krankenhausverweildauer vergesellschaftet. Jedoch sollte die orale Nahrungszufuhr an die gastrointestinale Funktion und die patientenindividuelle Toleranz angepasst werden. Dementsprechend ist es nach abdominalchirurgischen Eingriffen häufig notwendig, den Kostaufbau zunächst mit flüssiger Kost zu beginnen und nach und nach bei guter Toleranz zur normalen Kost zu steigern.

Der frühe enterale Kostaufbau am 1. oder 2. postoperativen Tag hat keinen negativen Einfluss auf die Anastomosenheilung im Gastrointestinaltrakt, sondern zeigt im Gegensatz dazu Vorteile bei der postoperativen Infektionsrate und der Rekonvaleszenz. Gerade bei laparoskopischen Operationen wird ein früher oraler Kostaufbau besser toleriert, da Peristaltik und Darmpassage tendenziell früher einsetzen.

2.4.6.2 Kostaufbau

Frühe enterale Ernährung bevorzugen!
Kostaufbau meist nach wenigen Stunden möglich. Häufig zunächst flüssige Kost.
Kostaufbau fördert Anastomosenheilung bei gastroenteralen Anastomosen!

2.4.6.3 Ernährungssonden

NKLC Kompetenzebene: **3a,** Umgang mit verschiedenen Ernährungssonden (Pflege, Bestückung)

Magensonden sind in > Kap. 2.4.5.2 dargestellt, PEG-Sonden in > Kap. 2.4.5.3.

2.4.6.3 Ernährungssonden

2.4.7 Komplikationen

Komplikationen sind in der Chirurgie nicht selten, jedoch nur selten deletär. Auch „geringere" Komplikationen sollten erfasst und keinesfalls außer Acht gelassen werden. Oft wird die Intensität der Komplikation (Stadium) nach Clavien-Dindo eingeteilt:

- I: eine unerwartete Änderung im postoperativen Verlauf, *ohne* dass ein diagnostisches oder therapeutisches Verfahren notwendig wird (Analgetika, Antipyretika, Antiallergika u. a. sind erlaubt, ferner Verbandswechsel und lokale Manipulationen)
- II: erweiterte pharmakologische Therapie (Antibiotika), parenterale Ernährung, Bluttransfusion erforderlich
- III: Revision erforderlich
- IV: intensivmedizinische Behandlung notwendig, inkl. bei Organversagen
- V: Tod des Patienten

Häufige postoperative Störungen und Komplikationen sind:

- Postoperative Übelkeit und Erbrechen (Antiemetika > Kap. 3.2.3)
- Passagestörung (> Kap. 2.4.7.1)
- Entzugssymptomatik (> Kap. 2.4.7.2)
- Delir (> Kap. 3.3.1)
- Eigen-/Fremdgefährdung (> Kap. 2.4.7.4)
- Nachblutung/postoperative Anämie (> Kap. 2.4.7.5)
- Thrombose (> Kap. 7.5.2, Thromboseprophylaxe > Kap. 2.4.1.2), Embolie (> Kap. 3.3.5)
- Postoperatives Fieber (> Kap. 2.4.7.6)
- Schmerzen (als Komplikationsmonitor) (Schmerztherapie > Kap. 2.4.1.5)
- Funktionsausfälle: Nerven, Organe
- Anaphylaxie (> Kap. 3.3.6)
- (Kardio-)vaskuläre Störungen: TIA, Stroke (> Kap. 10.1), kardiale Ischämie, Herzrhythmusstörungen (> Kap. 3.3.4), Niereninsuffizienz (Crush-Verletzung, > Kap. 3.3.7), Sturz
- Dekubitus (> Kap. 1.7.4.2)

2.4.7 Komplikationen

Lerntipp: Merk dir wieder vor allem die typischen Komplikationen, wie sie schon zuvor zusammengefasst wurden!

2.4.7.1 Passagestörung

NKLC Kompetenzebene: **3a,** Behandlung einer Passagestörung, durch z. B. physikalische und abführende Maßnahmen, Einlage einer Magensonde

2.4.7.1 Passagestörung

Abführende Maßnahmen spätestens ab dem 3.–4. postoperativen Tag bei ausbleibender Defäkation.
Denke aber immer auch an einen möglichen mechanischen Ileus!

Die Passagestörung/Stuhlverhalt ist eine häufige postoperative Störung, die z. B. durch Analgetika, Narkotika oder direkte intraoperative Manipulation am Darm ausgelöst werden kann. Sie sollte spätestens ab dem 3./4. postoperativen Tag behandelt werden.

Diagnostik

Symptome Typisch ist ein meteoristisches Abdomen mit spärlichen oder fehlenden Darmgeräuschen. Die Patienten leiden an Übelkeit, Erbrechen, Stuhl- und Windverhalt. In späteren Stadien kann es zur Elektrolytentgleisung und unbehandelt zu einem paralytischen Ileus kommen.

Differenzialdiagnosen Als Differenzialdiagnosen gilt es vor allem einen früh-postoperativen mechanischen Ileus (Torquierung, innere Hernie) oder einen septischen Ileus (Abszess, Peritonitis) auszuschließen.

MERKE

MERKE Die postoperative Passagestörung hat wichtige und gefährliche Differenzialdiagnosen wie die Mesenterialischämie oder den mechanischen Ileus. Bei Unsicherheiten ist ggf. eine rasche weitere Diagnostik sinnvoll.

Prophylaktisch gegen Stuhlverhalt: Trinken, Mobilisierung, wenige Opioide, Ballaststoffe

Prophylaxe und Therapie

Prophylaxe Zu den prophylaktischen Maßnahmen gehören der frühzeitige Kostaufbau und die Mobilisierung, eine ausreichende Trinkmenge, der Verzicht auf eine Magensonde und eine opioidsparende Schmerztherapie (COX-2-Inhibitoren, thorakaler Periduralkatheter). Diese Maßnahmen sind Teil des multimodalen perioperativen Managements (➤ Kap. 2.3). Außerdem können Ballaststoffe wie Flohsamen und Kaugummikauen (Evidenzlevel Ia, stimuliert den peristaltikfördernden und entzündungshemmenden zephalovagalen Reflex) die Darmtätigkeit fördern.

Therapie Sollte dennoch eine Passagestörung auftreten, kann der Darm mit Peristaltika stimuliert werden. Eine medikamentöse Therapie ist entweder mit Macrogol, Bisacodyl oder auch Zuckerstoffen wie Lactulose, auch in Kombination, möglich. Außerdem kommen Klysmen oder Suppositorien infrage. Bei ausgeprägter Symptomatik kann zudem eine Magensonde zur Entlastung indiziert sein (➤ Kap. 2.4.5.2).

2.4.7.2 Perioperative Entzugssymptomatik

2.4.7.2 Perioperative Entzugssymptomatik

NKLC Kompetenzebene: **3a,** Einschätzung und Behandlung der perioperativen Entzugssymptomatik

Bei Patienten, die an einer Medikamenten- oder Alkoholabhängigkeit leiden, kann es in der perioperativen Phase zum Entzug kommen. Auch Patienten mit chronischen Schmerzen, die Opioide als Dauermedikation einnehmen, sind davon betroffen.

Diagnostik

Die Symptomatik eines Entzugs kann sehr variabel sein und vom allgemeinen Unwohlsein bis hin zu einer schwerwiegenden Komplikation wie einem Krampfanfall oder einem Delir (➤ Kap. 3.3.1) reichen.

Prophylaktisch wirksam ist es, einen Abusus zu dokumentieren und *frühzeitig* die *Substitutionsmedikation* zu verabreichen, um einen Entzug zu vermeiden.

Prophylaxe und Therapie

Prophylaxe Der erste und wichtigste Schritt, um gefährdete Patienten in der perioperativen Phase nicht unbeabsichtigt einem Entzug auszusetzen, ist es, eine mögliche Substanzabhängigkeit bereits in der Anamnese sorgfältig zu erfragen und zu dokumentieren. Bereits zu diesem Zeitpunkt sollte man an eine ausreichende Substitution denken. Wenn möglich, sollte die Hausmedikation fortgesetzt werden. Opiatabhängige Patienten haben häufig zudem einen Substitutionsausweis und bei Patienten, die bereits mehrfach im Krankenhaus waren, kann die letzte verwendete Substitutionsmedikation in der Krankenakte nachgeschlagen und wiederverwendet werden. Diese Substitutionsmedikation ersetzt aber keine Analgesie!

Therapie Die Prinzipien der Substitutionstherapie sind in ➤ Kap. 2.4.3 beschrieben.

FALL

FALL

Daniel Großmann, Notaufnahme, 3/5

Sie möchten Herrn Großmann zur intravenösen Antibiotikatherapie stationär aufnehmen. Er ist sehr besorgt, während des stationären Aufenthalts „entzügig" zu werden. Sie dokumentieren daher genau im Aufnahmebogen den Substanzkonsum des Patienten. In der Akte des letzten Aufenthaltes von Herrn Großmann finden Sie, mit welchen Medikamenten damals ein Entzug verhindert wurde und setzen ihm diese wieder an.

2.4.7.3 Delir

Ein Delir ist ein komplexes hirnorganisches Syndrom. Je nach Ätiologie können die klinischen Symptome sehr variabel sein und sich auch überlappen (z. B. postoperatives Delir, Entzugsdelir, Fieberdelir). Ein Delir tritt bei stationär behandelten Patienten > 65 Jahre in ca. 30–40 % auf, bei intensivmedizinisch behandelten Patienten in bis zu 30 %. Das Delir wird ausführlich in ➢ Kap. 3.3.1 behandelt.

2.4.7.3 Delir

Patienten > *65 Jahre* oder Patienten auf *Intensivstation* erleiden sehr häufig ein Delir (30 %).

2.4.7.4 Eigen- und Fremdgefährdung (Desorientierung)

2.4.7.4 Eigen- und Fremdgefährdung (Desorientierung)

> **NKLC** Kompetenzebene: **3a,** angemessene Gesprächsführung bei Verdacht auf Suizidalität, Eigen- und Fremdgefährdung

Die postoperativ immer mögliche Desorientierung kann leicht zu Eigen- oder Fremdgefährdung führen. Dies kann eine flüchtige Episode sein, oder Stunden bis Tage anhalten und psychotische Züge annehmen, zu denen auch Gewaltideen gegen sich und andere gehören können.

Gesprächsführung

Ärzte werden während ihrer Arbeit häufig mit dem Verdacht auf eigen- oder fremdgefährdendes Verhalten oder Suizidalität konfrontiert. In diesen Situationen kommt einer souveränen Gesprächsführung eine besondere Bedeutung zu. Besonders für Explorationsgespräche, ob eine mögliche Eigen- und/oder Fremdgefährdung besteht, sollte ausreichend Zeit und Ruhe bestehen. Neben dem, was der Patient sagt, sind auch seine nonverbalen Signale und sein Verhalten von Bedeutung für die Beurteilung. Darüber hinaus muss man eruieren, inwieweit sich der Patient in seiner aktuellen Verfassung überhaupt auf ein Gespräch einlassen kann.

Gesprächsführung

Verwende in schwierigen Gesprächssituationen das NURSE-Modell (➢ Kap. 1.2.3.1). Es gilt: Je öfter du es machst, desto leichter fällt es dir! Nutze also Gelegenheiten zum Üben.

> **KOMMUNIKATIONSKOMPETENZ** Achten Sie darauf, Ihre Gesprächsführung an die individuellen Erfordernisse einer krisen- und ggf. auch erkrankungsbedingten Beeinträchtigung der Kommunikation und des Erlebens anzupassen. Versuchen Sie ein Setting zu schaffen, in dem sich der Betroffene mit seinen Sorgen angenommen, vorurteils- und angstfrei äußern kann. In der Notfallsituation fühlen sich die Betroffenen nur angenommen und verstanden, wenn sie ihre Sicht der Dinge und die damit verbundenen Beschwerden und Gefühle darstellen können. Eine zu direktive Gesprächsführung, die dem verständlichen Abfragen von wichtigen Symptomen dient, wird den Betroffenen subjektiv eher irritieren.

KOMMUNIKATIONSKOMPETENZ

Suizidalität

Beurteilung Zur Beurteilung der Suizidalität (oder ggf. vorliegender Risikofaktoren) sollte nach Möglichkeit auch eine Fremdanamnese eingeholt werden. Suizidalität in der Anamnese, z. B. ein Suizidversuch in der Biografie oder ein Suizid in der Familie, erhöht das Risiko für einen Suizidversuch. Die Beurteilung von akuter Suizidalität ist eine schwierige diagnostische Aufgabe, bei der immer eine gewisse Unsicherheit verbleibt. Wenn möglich sollte ein Facharzt für Psychiatrie diese Aufgabe übernehmen. Bei Unsicherheit oder Verdacht auf Suizidalität ist die Sicherheit des Patienten immer über seine Freiheitsrechte zu stellen.

Einschalten der Polizei Jede Suizidäußerung oder -ankündigung ist ernst zu nehmen. Wenn Sie den Verdacht oder die konkrete Äußerung eines Patienten bezüglich suizidaler Absichten haben, müssen Sie die Polizei einschalten. Die Aufgaben der Polizei umfassen:

- Anwendung körperlicher Gewalt bei eigen- oder fremdgefährdenden Patienten zum Abwenden einer daraus resultierenden Schädigung
- Polizeiliche Anordnung einer notwendigen medizinischen Versorgung
- Verbringen unter Zwang in eine geeignete Einrichtung zur weiteren Diagnostik und Therapie aufgrund ärztlicher Einweisung (im Notfall durch jeden Arzt)

Suizidalität

Hinweise auf Suizidalität *immer* ernst nehmen! *Fachärztliche Beurteilung* durch die Kollegen der Psychiatrie.

Im Akutfall der Eigen- oder Fremdgefährdung: Polizei einschalten.

> **CAVE** Im Zweifel die Polizei lieber einmal zu viel, als einmal zu wenig anrufen.

Gesprächsführung Wie bei den meisten ärztlichen Gesprächen ist Offenheit und das konkrete Ansprechen der Thematik von zentraler Bedeutung. Dieses Ansprechen löst Suizidalität nicht aus, sondern bewirkt eher das Gegenteil. Man sollte also keine Hemmungen haben, das Thema offen zu benennen. Je mehr ein Patient

Im Gespräch:

- Thema offen benennen
- Abklärung von Motiven und Plänen

Vorsicht bei Ablehnung/Bagatellisierung durch den Patienten!

das Gespräch ablehnt oder bagatellisiert, desto höher ist die Suizidalität einzuschätzen. Auch die fehlende Angabe von Motiven für suizidale Absichten muss die Alarmglocken läuten lassen.

Fragebögen Als Ergänzung zur Abschätzung der Schwere von Suizidalität werden Fragebögen oder Checklisten diskutiert. Sie können jedoch keinesfalls eine fachärztliche Untersuchung ersetzen und werden in ihrem Nutzen z. T. sehr kritisch beurteilt bzw. ihre Validität infrage gestellt. Folgende Fragebögen sind auf Deutsch validiert:

- Beck Hopelessness Scale (King, O'Mara, Hayward, & Cunningham, 2009) (verfügbar unter: http://www.testzentrale.de/programm/skalen-zur-erfassung-vonhoffnungslosigkeit.html [zuletzt abgerufen am 14.11.2016])
- Nurses' Global Assessment of Suicide Risk (NGASR) (Abderhalden, Grieser, Kozel, Seifritz, & Rieder, 2005)
- Suizidabsichtsskala zur rückwirkenden Beurteilung (nach bereits erfolgtem Suizidversuch) der Schwere eines Suizidversuchs (Pierce, 1981)

Das Ergebnis einer Beurteilung von Suizidalität ist sorgfältig und vollständig zu dokumentieren.

Fixierung
Eine Fixierung ist das letzte Mittel zur Abwendung einer akuten Selbst- oder Fremdgefährdung (rechtfertigender Notstand).

Fixierung

Als Patientenfixierung bezeichnet man die gezielte Einschränkung der Bewegungsfreiheit, um eine Selbst- und/oder Fremdgefährdung abzuwenden.
Dies ist u. a. möglich als

- Mechanische Fixierung (z. B. Anbringen von Bettgittern, Anziehen von Schutzhemden, Fesselung mittels Fixationsgurten an Bett oder Stuhl)
- Räumliche Fixierung (durch Abschließen von Räumen oder Türen)
- Chemische Fixierung (Sedierung)

Fixierungen im medizinischen Kontext stellen eine schwerwiegende Freiheitsberaubung dar. Sie dürfen nur bei klarer Indikation, in akuten Gefahrensituationen für den Patienten und/oder für Dritte (akute Selbst- und/oder Fremdgefährdung) und nur als letztes Mittel angewendet werden (z. B. bei suizidgefährdeten Patienten oder Patienten im akuten Delir) (§ 34 StGB rechtfertigender Notstand). Bei einer rechtswidrigen Fixierung drohen strafrechtliche Konsequenzen wie Freiheitsstrafen oder zivilrechtliche Haftungen.

Es sind eine ärztliche Anordnung und – bei einer Dauer über 30 Minuten – eine richterliche Genehmigung erforderlich.

Eine Fixierung muss ärztlich angeordnet werden und darf ohne richterlichen Beschluss nur für eine sehr kurze Zeit (max. 30 min) beibehalten werden, die Zeit, die nötig ist, um eine akute Gefahr abzuwenden. Bei einer Dauer von mehr als 30 Minuten ist eine richterliche Genehmigung erforderlich. Wenn aufgrund einer akuten Notsituation sofort gehandelt werden muss und keine Zeit für eine gerichtliche Anordnung bleibt, kann die Fixierung eingeleitet werden. Die betreuende Einrichtung muss sich jedoch unverzüglich nach Beginn der Fixierung an das zuständige Gericht wenden, um die gerichtliche Genehmigung einzuholen.

Die Notwendigkeit der Fixierung muss immer gut begründet und dokumentiert und die weitere Vorgehensweise klar festgelegt sein. Auch der Verlauf der Fixierung muss lückenlos dokumentiert werden. Die Fixierung ist unverzüglich aufzuheben, wenn die Voraussetzungen für ihre Anordnung weggefallen sind.

2.4.7.5 Nachblutung
Das Risiko einer Nachblutung hängt von *Operation, Vorerkrankungen und Antikoagulation* ab.

2.4.7.5 Nachblutung

Jeder chirurgische Eingriff birgt grundsätzlich das Risiko einer Nachblutung, die je nach Lokalisation und Stärke variable Symptome haben kann. Aber auch patienteneigene Faktoren wie Störungen der Blutgerinnung, eine therapeutische Antikoagulation oder Multimorbidität können das Risiko einer postoperativen Nachblutung erhöhen.

Diagnostik
Nachblutungssymptome können von unspezifisch bis zum hypovolämen Schock variieren. **Lerntipp:** Die Differenzialdiagnosen als Ursache eines Schocks (kardiogen, septisch, anaphylaktisch, neurogen) sind prüfungsrelevant!

Diagnostik

Symptome Allgemeine Symptome für eine Nachblutung können sein:

- Schwindel bei der Mobilisierung
- Vermehrte Schläfrigkeit und Schlappheitsgefühl, Bewusstseinstrübungen bis zur Bewusstlosigkeit
- Blässe und kalter Schweiß
- Tachykardie mit oder ohne Hypotonie
- Verminderte Harnausscheidung
- Starke Schmerzen im operierten Gebiert

Körperliche Untersuchung Neben den allgemeinen Symptomen ist die körperliche Untersuchung für den Nachweis von Nachblutungen sehr wichtig. Mögliche Hinweise sind:

- Starke Schwellung und Hämatombildung im OP-Gebiet
- Plötzlich erhöhte Fördermengen der intraoperativ eingebrachten Drainagen
- Farbumschlag des Drainagesekretes

Je nach der durchgeführten Operation sind auch spezielle Symptome möglich, z. B.:

- Atemwegsverlegung bei Nachblutungen im Hals, z. B. nach Thyreoidektomie oder ventraler Halswirbelsäulenoperation (**Cave:** ist bereits durch geringe Blutmengen möglich, die weder im Labor noch durch Kreislaufreaktionen auffallen)
- Hämatothorax im Bereich der Lunge
- Einklemmung des Gehirns nach intrakranieller OP (**Cave:** s. o., nur geringe Blutmengen erforderlich)

MERKE Je höher das Blutungsrisiko eines jeweiligen Eingriffs ist, desto engmaschigere Kontrollen sind im postoperativen Verlauf erforderlich.

MERKE

Prophylaxe und Therapie

Überwachung und Prävention Patienten nach Eingriffen mit sehr hohem Blutungsrisiko werden in der Regel postoperativ auf einer Intensiv- oder Intermediate Care Station überwacht, um zügig reagieren zu können. Außerdem sollten in den ersten postoperativen Tagen gekreuzte Erythrozytenkonzentrate zum Abruf bereitliegen oder zumindest gültige Kreuzproben in der Blutbank vorhanden sein. Bei Eingriffen mit dem Risiko versteckter Blutungen oder bei multimorbiden Patienten, die bereits kleinere Nachblutungen schlecht tolerieren, sollte zudem regelmäßig der Hämoglobinwert kontrolliert werden (bei neurochirurgischen Operationen: cCT). Bei Patienten, die im postoperativen Rahmen eine therapeutische Antikoagulation mit niedermolekularem Heparin erhalten, sollte der Anti-Xa-Spiegel regelmäßig bestimmt und die Dosis angepasst werden, sodass sie im therapeutischen Bereich liegt. Hier ist zu beachten, dass gerade Patienten mit postoperativer akuter Niereninsuffizienz niedermolekulares Heparin schlechter eliminieren und auch dadurch Nachblutungen ausgelöst oder verstärkt werden können.

Therapie Im Fall einer Nachblutung gibt es mehrere Möglichkeiten:

- Konservative Behandlung mit Druckverbänden (bei passender Lokalisation) sowie Gerinnungsoptimierung und Flüssigkeitssubstitution (zur Aufrechterhaltung der Kreislauffunktion)
- Indikation für eine Bluttransfusion (➢ Kap. 2.2.5) prüfen (bei blutungsbedingter Anämie)
- Coiling (falls die Blutung konservativ nicht zu kontrollieren ist)
- Operative Revision (falls diese Maßnahmen nicht zum Ziel führen oder aufgrund der Blutungslokalisation nicht möglich sind)

Prophylaxe und Therapie

Bei hohem Blutungsrisiko:

- Engmaschige Kontrollen (klinisch und labormedizinisch)
- Konserven in der Blutbank bereithalten
- Bei NMH-Therapie: Anti-Xa-Spiegel

Die Therapie ist *konservativ* (Druckverbände, Flüssigkeitsgabe, Transfusion) *interventionell* (Coiling) oder operativ möglich.

2.4.7.6 Postoperatives Fieber

Von postoperativem Fieber spricht man bei einer Erhöhung der Körpertemperatur auf mehr als 38,0 °C. Es ist häufig und kann u. a. auch nur auf Gewebetraumata (s. a. ➢ Kap. 3.3.3) zurückgeführt werden. Andererseits kann es auch ein hochsensitives, aber unspezifisches Anzeichen einer frühen Komplikation sein. Dementsprechend gilt es zügig herauszufinden, ob das Fieber bedrohliche Ursachen hat:

- Nosokomiale Infektionen (➢ Kap. 1.1.1)
- Intravenöse Zugänge (➢ Kap. 2.4.5.5)
- Harnwegsinfekt
- Atemwegsinfekt
- Wundheilungsstörung, lokale Nekrosen oder Abszesse (➢ Kap. 2.4.4.1)
- Anastomoseninsuffizienz
- Thrombose (➢ Kap. 7.5.2, Thromboseprophylaxe ➢ Kap. 2.4.1.2)
- Bluttransfusion (➢ Kap. 2.2.5)

2.4.7.6 Postoperatives Fieber

Eine *behandlungsbedürftige Genese* des Fiebers sollte immer ausgeschlossen werden.
Lerntipp: Denk an die *Top Five der nosokomialen Infektionen* (➢ Kap. 1.1.1)!

- Körperliche Untersuchung
- Laborkontrolle
- Blutkulturen
- Fokussuche

Denke außerdem z. B. an Transfusionsreaktionen, Medikamente, Embolien.

Diagnostik

Körperliche Untersuchung Sie steht an erster Stelle und enthält:

- Kontrolle aller Wunden und der Ein- und Austrittsstellen von Zu- und Ableitungen (z. B. venöse Zugänge, Sonden, Katheter)
- Beurteilung von Drainagesekreten und Urin
- Orientierende Untersuchung von Lunge und Abdomen
- Beurteilung der Kreislauffunktion

Diagnostik

➢ Tab. 2.26

Therapie
➢ Tab. 2.26
Antibiotikatherapie:
- Indikation kritisch prüfen!
- Zunächst kalkuliert
- Bei Erregernachweis anpassen
- Nach 3 Tagen Reevaluation

Gegebenenfalls operative Sanierung!

TAB. 2.26

Labor Verschiedene labormedizinische Marker können auf das Infektionsgeschehen hinweisen (Leukozyten, CRP, Prokalzitonin, IL-6). Bei Fieber über 38 °C sind Blutkulturen (➢ Kap. 1.4.1.3) zum Ausschluss einer Blutstrominfektion zu erwägen. Ist die Umgebung von zentralen Venenzugängen gerötet, sollten Blutkulturen (eine über den Katheter und eine peripher) abgenommen und der Katheter wenn möglich entfernt werden. Die Katheterspitze kann zur mikrobiologischen Untersuchung eingeschickt werden.

Weitere Diagnostik Weitere je nach klinischem Verdacht erforderliche Maßnahmen sind:
- Röntgen-Thorax bei auffälligem Untersuchungsbefind in der Lunge
- U-Stix und Anlage einer Urinkultur bei auffälligem Urinbefund

Ziehen sie auch andere Ursachen für Fieber in Betracht. Auch verschiedene Medikamente, Thrombosen oder Embolien, sowie Bluttransfusionen können zu Fieber führen. Auch Implantate, die bei dem Patienten bereits präoperativ vorhanden waren, könnten ein sekundärer Infektfokus sein.

Bleibt das Fieber unklar, muss weiter nach einer Ursache gesucht und ggf. Hilfe, beispielsweise bei den Kollegen der Infektiologie, geholt werden.

Therapie

Je nach Befund sind die folgenden Maßnahmen erforderlich:
- Liegenden Blasenkatheter bei einer Harnwegsinfektion, ggf. nach Einleitung einer Antibiotikatherapie, entfernen oder wechseln
- Entfernung liegender Gefäßzugänge, **Cave:** ggf. erst Neuanlage, dann Entfernung der alten Zugänge
- Antibiotika
  - Kalkulierter Beginn nach Probengewinnung bei erhöhten labormedizinischen Infektionsparametern
  - Art des ausgewählten Antibiotikums je nach Infektfokus und speziellen Vorgaben nach lokalem Resistenzspektrum
  - Anpassung der Antibiotikatherapie bei Erregernachweis
  - Erneute Beurteilung der Therapie, wenn nach spätestens 3 Tagen keine Besserung eintritt
  - Indikation und weitere Maßnahmen sorgfältig in der Patientenakte dokumentieren
- Operative Revision und Sanierung bei Wundinfekt

Das Vorgehen bei postoperativem Fieber ist in ➢ Tab. 2.26 dargestellt.

Tab. 2.26 Vorgehen bei postoperativem Fieber

Schritt	Details
Diagnostik	
Körperliche Untersuchung	• Wunden • Eintrittsstellen von Kathetern/Sonden/Zugängen • Drainagesekret • Abdomen • Thorax • Kreislauffunktion
Material gewinnen	• Labor mit Infektparametern (Blutbild, CRP, IL-6, Prokalzitonin) • Blutkulturen (mindestens 1 Paar, bei liegenden venösen Kathetern mindestens 1 × zentral und 1 × peripher) • Urinkultur • Gegebenenfalls Drainagesekret • Gegebenenfalls Sputum oder Trachealsekret
Radiologische Diagnostik	• Röntgen-Thorax bei Verdacht auf pulmonalem Fokus • CT-Thorax und Abdomen bei deutlich erhöhten Infektparametern, kritisch kranken Patienten und unklarem Infektfokus
Therapie	
Fremdmaterial wechseln/entfernen	• Entfernung und Neuanlage venöser Zugänge • Wechsel eines Dauerkatheters • Evaluation weiteres Fremdmaterial (z. B. einliegende Portkatheter, Prothesen ...)
Antibiotika	• Beginn nach Materialgewinnung bei erhöhten labormedizinischen Infektionsparametern • Anpassung je nach Resistenztest, erneute Beurteilung, wenn nach 3 Tagen kein Effekt

FALL

Willow McAlister, Normalstation, 9/9

In ihrem Nachtdienst erhalten Sie einen Anruf von der Station. Die Kollegin aus der Pflege informiert sie, dass Willow McAlister bei der abendlichen Kontrolle der Vitalparameter mit einer Körpertemperatur von 38,8 °C aufgefallen sei.
In der körperlichen Untersuchung zeigt sich Frau McAlister kardiopulmonal stabil, die Lunge und das Abdomen präsentieren sich unauffällig, jedoch besteht ein Klopfschmerz über dem rechten Nierenlager. Die OP-Wunde am Handgelenk der Patientin ist reizlos. Frau McAllister berichtet, sich wohlzufühlen, nur sei ihr aufgefallen, dass sie häufig wasserlassen müsse und dies auch schmerzhaft sei.
Sie nehmen der Patientin Blut und Blutkulturen ab und bitten die zuständige Pflegekraft, einen Urin-Stix und eine Urin-Kultur abzunehmen. Im Blut-Labor zeigt sich eine dezente Leukozytose sowie ein CRP von 6 mg/dl, der U-Stix zeigt einen nitritpositiven Harnwegsinfekt. Sie beginnen unter der Annahme einer unkomplizierten oberen Harnwegsinfektion (Pyelonephritis) eine kalkulierte Antibiotikatherapie mit Cefpodoxim (gemäß S3-Leitlinie) und dokumentieren dies in der Patientenakte.

FALL

2.4.8 Physikalische Therapie

NKLC Kompetenzebene: **3a,** Indikationsstellung und Verordnung von physikalischer Therapie, z. B. Mobilisation, Atemtherapie, frühfunktionelle aktive und passive Behandlung, Berücksichtigung von Übungs- und Belastungsstabilität

2.4.8 Physikalische Therapie

Die physikalische Therapie (Physiotherapie) ist ein wichtiger Baustein im postoperativen Heilungsprozess. Gezielte Maßnahmen können die Genesung beschleunigen und Komplikationen vermeiden. Die physikalische Therapie ist im klinischen Alltag das wichtigste nichtmedikamentöse Verfahren in der postoperativen Schmerztherapie.

Die Physiotherapie unterstützt multifaktoriell den Heilungsprozess und beugt Komplikationen vor.

Ziele der postoperativen Physiotherapie:

- Frühzeitige Aktivierung, Mobilisierung und Motivation
- Entstauung/Abschwellung
- Entspannung – Schmerzreduktion
- Muskeldetonisation und -stimulation
- Verbesserung der Gleitfähigkeit von Gewebestrukturen
- Verbesserung des Bewegungsumfangs
- Verbesserung der Kraft und Ausdauer
- Verbesserung der Koordination
- Unterstützung bei Alltags- und Gebrauchsbewegungen
- Umgang mit Hilfsmitteln (z. B. Gehstützen)

Behandlungsverfahren im Rahmen der postoperativen Physiotherapie:

- Allgemeine Mobilisierung, Kreislauf- und Bewegungstherapie, „continuous passive motion" (CPM)
- Weichteilbehandlung, Massage
- Manuelle Lymphdrainage
- Elektrotherapie
- Thermotherapie
- TENS
- Manuelle Medizin
- Medizinische Trainingstherapie

Gerade in der Unfallchirurgie werden verschiedene Verletzungsbilder auf unterschiedliche Art und Weise nachbehandelt. Bestimmte Frakturen können altersabhängig belastungsstabil oder nur übungsstabil versorgt werden. Daher sind die Anordnungen des Operateurs zu beachten.

MERKE Nach der Operation sind Frakturen unterschiedlich belastbar:

- „Übungsstabil" bedeutet, dass der Körperabschnitt in einem vorgegebenen Bewegungsausmaß bewegungsfähig ist. Diese Bewegung ist aktiv oder passiv (CPM) möglich.
- „Belastungsstabil" bedeutet, dass Bewegungen gegen Widerstand abgestuft innerhalb der Grenzen der physiologischen Belastbarkeit des Körperabschnitts durchgeführt werden können.

MERKE

2.4.9 Interprofessionelle Zusammenarbeit

2.4.9 Interprofessionelle Zusammenarbeit

INTERPROFESSIONELLE KOMPETENZ

INTRA-/INTERPROFESSIONELLE KOMPETENZ Eine interprofessionelle Zusammenarbeit ist die Grundvoraussetzung, um den Patienten optimal behandeln zu können. Kommunizieren Sie mit Pflege und Physiotherapie und binden Sie diese aktiv in die Nachbehandlung mit ein. Sie sind dafür verantwortlich, die Nachbehandlung zu koordinieren, dementsprechend sollte Sie die anderen mitbehandelnden Berufsgruppen aktiv über den Zustand und die individuellen Bedürfnisse der Patienten informieren. Denken Sie dabei auch an eventuelle Schichtwechsel, gerade, wenn wichtige Dinge wie die Lagerung bei instabilen Wirbelsäulenverletzungen, eine postoperative Dysphagie oder Ähnliches zu beachten sind. Achten Sie auf Vorschläge anderer Berufsgruppen.

Der engmaschige Austausch kann sehr hilfreich sein. Pflege und Physiotherapie arbeiten enger mit den Patienten zusammen, sodass bereits kleine Änderungen des Patientenzustandes schneller auffallen.

2.4.9.1 Kommunikation mit Vertretern anderer Berufsgruppen

2.4.9.1 Kommunikation mit Vertretern anderer Berufsgruppen

NKLC Kompetenzebene: **3a,** Kommunikation mit Vertreterinnen und Vertretern anderer Fachdisziplinen und Berufsgruppen im Rahmen der interdisziplinären und interprofessionellen Patientenversorgung, z. B. interdisziplinäres Schmerzmanagement, multimodale Tumortherapie etc.
Kompetenzebene: **3a,** mündliche und telefonische Übergabe im interdisziplinären und interprofessionellen Kontext an verschiedenen Schnittstellen (z. B. Aufnahme, Entlassung in ambulante hausärztliche Betreuung bzw. ambulante Pflege, Verlegung)
Kompetenzebene: **3b,** strukturierte Patientenvorstellung im interdisziplinären und interprofessionellen Kontext

Im Arbeitsalltag sind Gespräche mit anderen Berufsgruppen oder Fachdisziplinen über die Patienten häufig. Dazu sollte man in der Lage sein, die Patientengeschichte und die aktuelle Situation prägnant und strukturiert wiederzugeben. Hierbei ist es gerade in einem Arbeitsumfeld mit wenig Zeit und raschen Themenwechseln ratsam, sich an strukturierte Konzepte zu halten, um keine relevanten Informationen zu unterschlagen (z. B. SBAR-Schema, ➢ Kap. 2.2.2).

In wichtigen Situationen, z. B. bei Übergabe des Patienten an eine Intensivstation aufgrund von postoperativen Komplikationen, kann es hilfreich sein, sich die wichtigsten Punkte vorher schriftlich notiert zu haben.

MERKE

MERKE Vorrangig die für das jeweilige Gegenüber wichtigen Informationen herausstellen und sich nicht in unnötig viele Details verlieren.

2.4.9.2 Sozialdienst

Die postklinische Versorgung solltest du *frühzeitig* organisieren! Hier hilft dir oft der Sozialdienst.

2.4.9.2 Sozialdienst

Bei Bedarf muss der Sozialdienst frühzeitig eingeschaltet und informiert werden, da auch diese Kollegen eine gewisse Zeit benötigen, um die weitere postklinische Versorgung der Patienten sicherzustellen.
Bei jedem operierten Patienten sollte man sich fragen:

- Kann er sich im häuslichen Umfeld selbstständig versorgen? Gegebenenfalls ab wann?
- Möchte er überhaupt Unterstützung in Anspruch nehmen?
- Gibt es Angehörige, die unterstützen können?
- Müssen mehrere Stockwerke bis zur Wohnungstür überwunden werden?
- Kommen eine (stationäre) Anschlussheilbehandlung, akutgeriatrische Weiterbehandlung oder neurologische Rehabilitation für den Patienten in Betracht?
- Sind Hilfsmittel für die postoperative Phase im häuslichen Umfeld erforderlich?
- Muss ein ambulanter Pflegedienst eingeschalten werden?

Bei Arbeitsunfällen ist es auch geboten, ein Gespräch mit dem jeweiligen Berater des Patienten durch die verantwortliche Berufsgenossenschaft zu suchen. Hier können ggf. gesonderte Anschlussbehandlungen organisiert werden.

2.4.10 Überbringen schlechter Nachrichten

2.4.10 Überbringen schlechter Nachrichten

NKLC Kompetenzebene: **3a,** Überbringen schlechter Nachrichten, einschließlich der Risiko und Fehlerkommunikation
Kompetenzebene: **3a,** Aufklärungsgespräch mit einer Diagnosemitteilung

SPIKES-Modell

Die Mitteilung schlechter Nachrichten ist nicht nur für den Patienten, sondern auch für das ärztliche Personal eine emotional belastende Situation. Das bekannteste Lehr- und Lernmodell zum Überbringen schlechter Nachrichten ist SPIKES (➤ Tab. 2.27).

Tab. 2.27 SPIKES-Modell

Bedeutung	Details
S = Setting	Gesprächsrahmen herstellen (➤ Kap. 1.2.1, Störungen vermeiden, Bezugsperson mit einbestellen etc.)
P = Perception	Wahrnehmung/Informationsstand des Patienten einschätzen (Was weiß der Patient über seine Erkrankung?)
I = Invitation	Einschätzen der Bereitschaft, die „schlechte Nachricht" aufzunehmen
K = Knowledge	Ankündigung und Mitteilung der relevanten Informationen
E =Empathy	Emotionen des Patienten beachten und auf diese eingehen
S = Strategy and Summary	Zusammenfassen und weiteres Vorgehen besprechen

Sicherlich lässt sich dieses Modell nicht auf alle Situationen des klinischen Alltags übertragen. Darüber hinaus ist es sinnvoll, zu unterscheiden, ob eine chronische, aber nicht primär lebensbedrohliche Erkrankung zu überbringen ist oder z. B. eine palliative Behandlungssituation bei einer Krebserkrankung.

Es ist sinnvoll, die Erwartungen und Befürchtungen des Patienten zu Beginn des Gespräches zu erfassen, allerdings ohne ihn unnötig auf die Folter zu spannen. Prinzipiell ist es sinnvoll, schnell auf den Punkt zu kommen.

SPIKES-Modell

Das *SPIKES-Modell* hilft dir, dich auf die Überbringung einer schlechten Nachricht vorzubereiten (➤ Tab. 2.27).

TAB. 2.27

BAD-Modell

Näher an der klinischen Realität orientiert sich das Akronym BAD, das zudem die basalen Kommunikationstechniken im Bereich von Struktur, Vermitteln von Informationen und Aufgreifen von Emotionen integriert. Das B steht für „breaking bad news", A für „acknowledge patient's reactions" und D für „develop plans for the near future":

Breaking Bad News:

- Bevor Sie Information geben, müssen Sie sich selbst ausreichend informieren.
- In Situationen, in denen Sie erstmalig hinzugezogen werden, ist es ratsam, den Patienten zu fragen: „Können Sie mir kurz sagen, was Sie über Ihre Krankheit wissen", bevor die schlechte Nachricht überbracht wird. Nicht immer stimmt das, was Kollegen über das Wissen des Patienten erzählen, mit dem überein, was der Patient tatsächlich weiß.
- Kündigen Sie an, dass Sie schlechte Nachrichten haben. Die Ankündigung fokussiert die Aufmerksamkeit des Patienten auf das, was kommt.
- KISS: „keep it short and simple". Die meisten schlechten Nachrichten kann man kurz und einfach übermitteln.
- Warten: Essenziell nach der Überbringung der schlechten Nachrichten ist eine Pause. Nur so hat der Patient die Chance, seine ganz individuelle Reaktion und seine momentanen Bedürfnisse zu zeigen.

Acknowledge Patient's Reactions:

- Je nachdem, wie die Reaktion ausfällt, gehen Sie mehr auf die Emotionen oder das Informationsbedürfnis ein.
- Kein vorschneller Trost! Wenn er vorschnell gegeben wird, nimmt er Patienten die Zeit, um sich darüber klar zu werden, um was sie sich sorgen, wovor sie Angst haben und was sie im Moment noch wissen wollen.

Develop Plans for the near Future:

- Der Patient muss die nächsten Schritte kennen.
- Wenn Sie können, ergänzen Sie die schlechten Nachrichten mit guten, z. B. mit erfolgversprechenden Therapien (Beispiel: „Die Therapien, die ich Ihnen vorschlage, sind sehr eingreifend, aber unser Ziel ist es, Sie von der Krankheit zu heilen.").
- Unbedingt weitere Terminvereinbarung und Erreichbarkeit für Notfälle.

Weitere Informationen zum Überbringen schlechter Nachrichten finden Sie auf den Seiten der Ärztekammer, z. B.: https://www.aekno.de/wissenswertes/dokumentenarchiv/aerztekammer-nordrhein/kommunikation-im-medizinischen-alltag/3-heranfuehren-an-spezifische-gespraechssituationen

BAD-Modell

BAD-Modell:

- *B*reaking Bad News
- *A*cknowledge Reaction
- *D*evelope Plans

KISS: „keep it short and simple"

2.4.11 Visite und Kurvenvisite

2.4.11.1 Stationsvisite

2.4.11 Visite und Kurvenvisite

2.4.11.1 Stationsvisite

NKLC Kompetenzebene: **3b,** Gesprächsführung während einer Stationsvisite, Durchführung einer Stationsvisite und das Erkennen möglicher postoperativer Komplikationen

Die Visite ermöglicht im medizinischen Team gemeinsam mit dem Patienten die Kontrolle des Genesungsverlaufs, der medizinischen Maßnahmen und die weitere Planung der Therapie.

Die Visite spielt eine zentrale Rolle in der medizinischen Versorgung für das gesamte interprofessionelle Team (Ärzte, Pflegende, Physiotherapeuten, Case-Manager, Sozialdienst, …). Sie ermöglicht einen direkten, persönlichen Kontakt zwischen dem medizinischen Team und dem Patienten. Dies fördert nicht nur das Vertrauen zwischen Arzt und Patient, sondern ermöglicht die Bewertung des Gesundheitszustands im Verlauf. Hierbei wird insbesondere der Fortschritt der postoperativen Genesung möglichst durch das gesamte interprofessionelle Team gemeinsam beurteilt und diskutiert. Durch den gemeinsamen Kenntnisstand werden Missverständnisse vermieden, die Teamarbeit verbessert und die Patientenversorgung einfacher.

Die Visite ist ein wichtiges Planungs- und Kontrollinstrument (➢ Tab. 2.28). Veränderungen im Genesungsprozess können erkannt und mögliche Komplikationen können im Team antizipiert und der Therapieplan angepasst werden.

MERKE

MERKE **Visite** (lat. „visitare" = begutachten) ist der Besuch eines/mehrerer Ärzte bzw. eines interprofessionellen Teams beim Patienten. **Konsultation** ist dagegen der Besuch eines Patienten beim Arzt.

Tab. 2.28 Ziele und Aspekte der Visite

Ziele der Visite	Wichtige Aspekte der Visite
• Umfassende klinische Beurteilung des Gesundheitszustandes • Interprofessioneller Austausch zum Genesungsprozess • Identifikation möglicher Komplikationen • Anpassung des Behandlungsplans • Klären von Fragen seitens des Patienten • Patientenaufklärung und -beteiligung • Einbindung von Sozialdienst und anderen Unterstützungsdiensten • Anordnung von Medikamenten, Diäten, therapeutischen Maßnahmen, Untersuchungen	• Krankheitsbeschwerden aufnehmen • Klinische Verlaufskontrolle (Vitalwerte, Schmerzen, Ausscheidung, Wasserhaushalt, spezifische Probleme im Operationsgebiet, pDMS) • Zustand Wunde im Verbandwechsel (Hinweise Nachblutung, Infektion), ggf. Drainagemenge • Informationsaustausch im Team über den Patienten • Festlegung – Nächste postoperative Laborkontrolle – Zeitpunkt nächster Verbandswechsel, ggf. Drainagezug, ggf. Entfernung Nahtmaterial – Gegebenenfalls Anpassung der Medikamente – Art der weiteren physiotherapeutischen Mobilisation – Notwendigkeit Unterstützung durch Sozialdienst – Notwendigkeit weiterer postoperativer Diagnostik • Gespräch über Therapie und aktuellen Verlauf (ggf. zu separatem Zeitpunkt)

KOMMUNIKATIONSKOMPETENZ

KOMMUNIKATIONSKOMPETENZ Eine Visite dauert im Durchschnitt wenige Minuten, hierbei redet der Arzt doppelt so viel wie der Patient, stellt 3–4-mal so viele Fragen. Der Patient kann sich nach dem Gespräch nur an ca. 10–13 % des Inhalts erinnern.
Entsprechend könnten die eigentlichen Gesundheitsprobleme und Anliegen des Patienten weniger zur Sprache kommen. Es ist immer ärztlich zu reflektieren, dass es um *Vertrauen* in die Heilungsbemühungen geht, aber auch um *Klarheit* der Informationen. Dies gilt in besonderer Weise bei Visiten leitender Ärzte, denen i. A. mehr die Sicherung des Vertrauens des Patienten in die Behandlungen obliegt.

2.4.11.2 Kurvenvisite
Bei der Kurvenvisite wird kritisch beurteilt, was bislang erfolgt ist und ob weitere Maßnahmen nötig sind (➢ Tab. 2.29).
Insbesondere sollten auch die Medikamente überprüft werden!

2.4.11.2 Kurvenvisite

Im Gegensatz zur Stationsvisite wird bei der Kurvenvisite (➢ Tab. 2.29) die Akte (und weitere Befunde) und nicht der Patient selbst angesehen. Zudem findet die Kurvenvisite oft monoprofessionell statt. Die Kurvenvisite dient dazu, alle bisherigen Informationen/Befunde und Anordnungen aus der Stationsvisite, der Pflegedokumentation, dem Medikationsbogen, der Fieberkurve, den Laborbefunden, den bildgebenden Befunden usw. zu sichten und kritisch zu beurteilen, ob weitere Maßnahmen/Anordnungen erforderlich bzw. ob einzelne Maßnahmen, Medikamente nicht mehr erforderlich sind (z. B. Thromboseprophylaxe, Blasenkatheter, Drainage).

Im Gegensatz zur Stationsvisite, die meist vormittags stattfindet, um die Aufgaben und das Prozedere des Tages abzustimmen, findet die Kurvenvisite meist nachmittags statt, um die im Lauf des Tages gesammelten Informationen zu sichten und in den Therapieplan einzubringen.

Tab. 2.29 Kurvenvisite

Parameter	Details
Fragen	• Probleme/Besonderheiten? • Vermerke in Pflegedokumentation? • Neue Befunde (Labor, Röntgen, ...)? • Noch ausstehende Befunde? Warum? Wer kümmert sich? • Letztes Labor in Ordnung?
Kreislauf	• Blutdruck (ggf. Blutdruckmedikation indiziert bzw. verändern?) • Herzfrequenz/EKG
Pulmo	• Atemfrequenz • Dyspnoe? (ggf. Auskultation? Röntgen-Thorax? O_2-Gabe?)
Gastrointestinaltrakt	• Stuhlgang regelmäßig? Unterstützung (noch) erforderlich? • Magenschutz (noch) erforderlich? • Ernährungsmenge ausreichend? Kostform anpassen?
Gefäße	• Thromboseprophylaxe (noch) erforderlich? • Gegebenenfalls Therapieüberwachung Phenprocoumon, ...
Nephro	• Ausscheidung • Nierenfunktion? • **Cave:** Anpassung vieler Medikamente bei Nierenfunktionseinschränkung erforderlich
Trinkmenge, Flüssigkeitsbilanz	• Elektrolyte • Infusion (noch/Anpassung) erforderlich
Infektionszeichen	• Fieber, Wundinfekt, Harnwegsinfekt? • Status Verband und Wunde • Status Zugänge (ZVK, i. v., Dauerkatheter noch erforderlich?)
Medikamente	• Diagnose und Indikation für jedes Medikament (noch) vorhanden? • Dosierungen adäquat – entsprechend Gewicht, Niere, Zustand, Schmerzskala, ... ? • Spiegelkontrollen erforderlich? • Fehlt noch etwas (Hausmedikation, haben alle Diagnosen eine adäquate Therapie?)
Maßnahmen	• Physiotherapie angeordnet/ausreichend? • Hilfsmittel angeordnet/ausreichend? • Sozialdienst informiert? • AHB indiziert? Angemeldet? • Kurzzeitpflege indiziert? Angemeldet?
Nächste ToDos	• Zeitpunkt und Bestandteile nächste Laborkontrolle • Zeitpunkt nächster Verbandswechsel • Weitere Diagnostik (z. B. postoperative Röntgenkontrolle) erforderlich? • Patientengespräch planen – Gesundheitszustand/Wohlbefinden – Schmerzen (VAS) – Verlauf Genesung – Was ist noch geplant und warum (Untersuchungen, ...)? – Hilfe erforderlich (Hilfsmittel, Physiotherapie, Ergo, ...)? – Wünsche, Sorgen, Unklarheiten • Entlassung planen – Zeitpunkt – Ambulant? AHB? Kurzzeitpflege? – Wer muss informiert werden? – Hilfsmittel organisiert? – Sozialdienst informiert?

TAB. 2.29

2.4.11.3 Dokumentation

NKLC Kompetenzebene: **3b,** regelmäßige und rechtssichere tägliche Befunddokumentation, Umgang und rechtliche Aspekte mit elektronischen Patientendokumentationssystemen

Die Dokumentation und eventuelle Bescheinigungen werden in ➢ Kap. 1.10 behandelt.

2.4.11.3 Dokumentation

2.5 Entlassmanagement

Die Entlassung sollte *frühzeitig geplant* und *strukturiert umgesetzt* werden. Täglich sollte reevaluiert werden, wann der Patient entlassen werden kann – und was bis dahin noch geschehen muss.

Bei der Entlassung müssen folgende Aspekte organisiert sein:
- Postklinische Versorgung (z. B. Reha, Ärzte, Pflege, Physiotherapie)
- Verordnungen (z. B. Medikamente, Verband, Physio)
- Gegebenenfalls AU
- Gegebenenfalls Rehamaßnahmen

2.5.1 Patientenberichte an Dritte

2.5.1.1 Entlassbrief

Im Entlassbrief wird die Krankengeschichte des Aufenthaltes zusammengefasst.

Funktion

Es sollte der Istzustand des Patienten erfasst werden und der gesamte weitere Therapieplan klar formuliert sein.

2.5 Entlassmanagement

Vanessa Britz, Miriam Rüsseler, Jasmina Sterz

Viele Patienten benötigen im Anschluss an ihren Krankenhausaufenthalt noch weitere medizinische Unterstützung, z. B. pflegerische, häusliche Versorgung, Unterstützung bis zur Aufnahme in die Rehabilitationseinrichtung oder die Verschreibung rezeptpflichtiger Medikamente. Funktioniert hier nicht alles nahtlos, startet z. B. die häusliche Versorgung nicht oder fehlt eine suffiziente Übergabe an den nachbehandelnden Arzt, kann dies für den Patienten zu einer sehr kritischen Situation führen.

MERKE Die Krankenhäuser wurden im § 39 Abs. 1a SGB V (Fünftes Sozialgesetzbuch) verpflichtet, ein effektives Entlassmanagement zur Unterstützung des Übergangs in die Anschlussversorgung zu gewährleisten.

Das Entlassmanagement hat zum Ziel, den Übergang der Patienten in die Anschlussversorgung so nahtlos wie möglich zu gestalten. Das Entlassmanagement erfolgt patientenindividuell, ressourcen- und teilhabeorientiert. Es setzt die vorherige Information des Patienten und sein schriftliches Einverständnis, vor allem in die erforderliche Datenverarbeitung und -übermittlung voraus.

Im Rahmen des Entlassmanagements wird die Erforderlichkeit von Anschlussmedikation, fortdauernder Arbeitsunfähigkeit und anderer verordnungs- bzw. veranlassungsfähiger Leistungen (z. B. Kurzzeitpflege, Haushaltshilfe) geprüft. Es umfasst differenzierte Assessments und spezifische Standards, um z. B. bei Patienten mit Einschränkung von Mobilität und Selbstversorgung den komplexen Versorgungsbedarf zu erfassen.

Zum Entlassmanagement gehört u. a.
- die Vermittlung des Patienten an den weiterbehandelnden Vertragsarzt bzw. den weiterversorgenden Leistungserbringer inkl. der Berichterstellung (s. u.),
- die Initiierung einer häuslichen Krankenpflege, Haushaltshilfe, häuslichen Versorgung, Kurzzeitpflege, Rehabilitation, Hilfsmittelversorgung,
- Terminvereinbarungen mit Ärzten, Physiotherapeuten, Pflegediensten oder Selbsthilfegruppen,
- das Ausstellen von Verordnungen (z. B. Arznei-, Verband-, Heil- und Hilfsmittel, häusliche Krankenpflege, Soziotherapie für einen Übergang von bis zu 7 Tagen) und
- das Bescheinigen einer Arbeitsunfähigkeit in der Übergangszeit.

Das Krankenhaus hat gemeinsam mit der Kranken- und Pflegekasse rechtzeitig vor der Entlassung die für die Umsetzung des Entlassplans erforderliche Versorgung zu organisieren, etwa die notwendigen Leistungserbringer zu kontaktieren (z. B. Vertragsärzte, Reha-Einrichtungen, ambulante Pflegedienste, stationäre Pflegeeinrichtungen) und für deren zeitgerechten Einsatz zu sorgen.

2.5.1 Patientenberichte an Dritte

NKLC Kompetenzebene: **3b,** Verfassen von unterschiedlichen Formen von Patientenberichten, z. B. Aufnahmeprotokoll, Kurzbericht, Verlegungsbrief, Entlassbrief

2.5.1.1 Entlassbrief

Am Ende einer stationären Behandlung steht die Entlassung oder Verlegung des Patienten. Die Patienten erhalten zum Abschluss einen Entlassbrief mit allen relevanten Informationen, die möglichst allen weiterbehandelnden Personen und Institutionen zukommt.

Funktion

Funktionen des Entlassbriefs sind:
- Plan für Verhalten, weiteres Vorgehen, … für den Patienten selbst
- Dokumentation des Klinikaufenthalts (Was ist geschehen?)
- Informationsweitergabe an weiterbehandelnde Fachkollegen z. B. im ambulanten Bereich; unbedingt Medikationsplan!
- Übergabe einer laufenden Behandlung (Was ist zu beachten?)
- Dokumentation des Istzustandes
- Reflexion des Klinikaufenthaltes (Brainstorming – Haben wir an alles gedacht? Wie haben wir gearbeitet?)
- Grundlage für die Abrechnung

Das Verfassen eines Arztbriefes ist ein wichtiger Bestandteil der ärztlichen Tätigkeit und nimmt oft einen deutlichen Teil der täglichen Arbeitszeit ein. Es ist fester Bestandteil der Examensprüfung.

MERKE Eine klare, übersichtliche und immer wieder gleiche Struktur im Arztbrief hilft dem Arzt, rasch eine Routine zu entwickeln, und dem Leser, die für ihn relevanten Informationen rasch zu erfassen.
- „So viel wie nötig, so wenig wie möglich!"
- Vermeidung von nicht gängigen/mehrdeutigen Abkürzungen
- Vermeidung von Schachtelsätzen

MERKE

Gliederung

Der Entlassbrief wird folgendermaßen gegliedert:
- Aktuelles Datum
- Identifikation des Absenders und des Empfängers (Wer schreibt? An wen?)
- Identifikation des Patienten
- Aufenthaltszeitraum, behandelnde Klinik(en)
- (Vor)-Diagnosen
- Aktuelle Diagnosen (geschickt sortieren, soll dem Leser auf einem Blick ein Bild geben)
- Anamnese
- Körperlicher Untersuchungsbefund
- Laborbefunde
- Ergebnisse erweiterter Diagnostik (Röntgen, Ultraschall, Endoskopie, OP-Bericht…)
- Histologien
- Verlauf
- Zusammenfassung
- Entlassmedikation (Medikament, Wirkstoff, Applikationsform, Dosis, Einnahmeschema)
- Empfehlungen (kurz und stichwortartig, To-do-Liste)

MERKE Diagnose(n), Epikrise, Entlassmedikation und Empfehlungen sind die Abschnitte, die von den weiterbehandelnden Kollegen besonders intensiv gelesen werden. Auf diese Abschnitte sollte daher besonders geachtet werden.

MERKE

Teils liegen zum Zeitpunkt der Entlassung des Patienten noch nicht alle Befunde vor. In diesem Fall werden diese nachberichtet und später in den Entlassbrief eingepflegt (dies muss entsprechend mit Zeitpunkt des Nachtrags dokumentiert werden). Die Länge eines Entlassbriefs variiert stark und hängt von der Aufenthaltsdauer und Behandlungskomplexität ab. Er sollte immer alle für die weiterbehandelnden Kollegen notwendigen Informationen beinhalten. Daher ist sowohl auf Vollständigkeit als auch auf die nötige Präzision in der Formulierung zu achten.

2.5.1.2 Weitere Formen von Patientenberichten

Neben dem klassischen Entlassbrief gibt es z. B. noch das Aufnahmeprotokoll, Kurzberichte und Verlegungsbriefe.

Aufnahmeprotokoll Beim Aufnahmeprotokoll geht es vor allem darum, die Informationen, die der aufnehmende Arzt erhebt (Anamnese, körperliche Befunde …) an die Kollegen auf Station zu kommunizieren (s. a. ➤ Kap. 2.1). Auch werden hier meist schon erste Anordnungen für die Station in Form von Medikamentenanordnungen und Untersuchungsanforderungen (ggf. Algorithmen) vermerkt, bevor der Kollege auf Station übernimmt.

Kurzberichte Sie sind meist ähnlich aufgebaut wie vollständige Entlassbriefe, aber kürzer. Häufig werden sie bei Patienten verfasst, die nur kurze Aufenthalte z. B. in der Notaufnahme hatten und das Krankenhaus direkt wieder verlassen konnten, oder bei Kurzaufenthalten.

Verlegungsberichte Wird ein Patient in ein anderes Krankenhaus verlegt, entspricht der Verlegungsbericht häufig einem klassischen Entlassbrief. Er kommt aber auch zum Einsatz, wenn Patienten in eine andere Fachabteilung verlegt werden oder die Intensivstation verlassen, um auf Normalstation weiter behandelt zu werden.

2.5.1.2 Weitere Formen von Patientenberichten

Neben dem klassischen Entlassbrief gibt es vor allem auch Kurz- und Verlegungsberichte:
- Kurzbericht = Ein abgekürzter Bericht aus etwa einer Ambulanz
- Verlegungsbericht = Etwa bei Verlegung in eine andere Fachabteilung

FALL

FALL

Susanna Montefoux, Normalstation, 5/5

Als Frau Montefoux endlich die Intensivstation verlassen kann, freuen Sie sich, dass die Patientin auf Ihre Station verlegt wird. Sie studieren den Verlegungsbrief der Intensivstation und informieren sich über die bisherige Behandlung von Frau Montefoux. Anschließend lesen Sie die Empfehlungen der Kollegin zu weiterer Medikation und Vorgehen und ordnen diese im System an. Ein Punkt der Empfehlungen ist die Beantragung einer Rehabilitation für Frau Montefoux. Da Sie das bisher noch nicht gemacht haben, nehmen Sie Kontakt mit dem Sozialdienst auf und lassen sich die notwendigen Schritte erläutern.

2.5.2 Rehabilitation

2.5.2 Rehabilitation

NKLC Kompetenzebene: **3a,** Einschätzung der Rehabilitationsfähigkeit einschließlich der Vorbereitung der erforderlichen Unterlagen

Rehabilitation setzt voraus, dass ein Rehabilitationsziel erreicht werden kann!
Lerntipp: Prüfungsrelevant sind die Formen, die Phasen und die Kostenträger (Renten-, Unfall- und Krankenversicherung) der Reha.

Ziele Rehabilitationsmaßnahmen dienen verschiedenen Zielen, z. B.:

- Beseitigung oder Verringerung bestehender Funktionsstörungen
- Verhinderung einer Verschlechterung des Zustandes
- Erlernen eines besseren Umgangs mit Krankheit bzw. Behinderung
- Festigung eines Behandlungserfolgs im Anschluss an eine Krankenhausbehandlung

MERKE

MERKE Rehabilitation – Wiederherstellung der physischen und/oder psychischen Fähigkeiten eines Patienten im Anschluss an eine Erkrankung, ein Trauma oder eine Operation. Jede Rehabilitationsbemühung braucht ein (formulierbares) *Ziel*.

Die Reha:
- Meist 21 Tage lang
- Interdisziplinär
- Stationär/teilstationär/ambulant
- Beginnt bereits in der Klinik

Neben der Wiederherstellung der physischen und/oder psychischen Fähigkeiten dient die Rehabilitation auch der Schulung der Eigenversorgung (z. B. Ausprobieren medizinischer Hilfsmittel), Selbsthilfe und Selbstkontrolle und – insbesondere bei geriatrischen Patienten – dem Erhalt größtmöglicher Selbstständigkeit. Bei berufstätigen Patienten soll sie sozialmedizinisch die weitere Berufstätigkeit unterstützen.

Umsetzung Die Dauer einer Rehabilitationsmaßnahme beträgt grundlegend 21 Tage, kann aber entsprechend verlängert werden. Die Rehabilitation setzt eine enge Zusammenarbeit und Abstimmung im interprofessionellen Team voraus, insbesondere zwischen Ärzten, Physiotherapeuten, Ergotherapeuten, Psychologen, Logopäden und anderen Spezialisten.

Formen Unterschieden wird zwischen
- stationärer Rehabilitation (in Rehabilitationskliniken),
- teilstationärer Rehabilitation (in Tageskliniken) und
- ambulanter Rehabilitation.

MERKE Stationäre Rehabilitationsmaßnahmen kommen immer dann infrage, wenn die Möglichkeiten einer ambulanten Behandlung nicht ausreichend sind.

Phasen Die Rehabilitation wird in verschiedene Phasen eingeteilt:
- Akutbehandlung: Behandlung im Krankenhaus, um sofort und schnell eine Krankheit zu therapieren
- Frührehabilitation
- Anschlussheilbehandlung (AHB)
  - Muss spätestens 14 Tage nach Beendigung des Krankenhausaufenthaltes beginnen
  - Ist ambulant, teilstationär oder stationär möglich
  - Ist nur bei bestimmten Erkrankungen mit bestimmtem Ausmaß der Schädigung und damit verbundener Beeinträchtigung möglich (Liste nach ICF-Klassifikation von Rentenversicherungsträgern vorgegeben)
  - Kosten tragen die Deutsche Rentenversicherung, die gesetzliche bzw. die private Krankenversicherung oder die gesetzliche Unfallversicherung

- Nachsorge
  - In definierten Zeitintervallen durchgeführte weitere Diagnostik/Therapie/Sekundärprävention bei komplexen Erkrankungen bzw. Erkrankungen mit Rezidivgefahr (z. B. Tumorerkrankungen, chronische Erkrankungen, psychische Erkrankungen)
  - Ziele: rechtzeitiges Entdecken von Komplikationen, Rezidiven/Metastasen, Steuerung der Dauerbehandlung, Management möglicher Komplikationen, Alltagsunterstützung des Patienten
- Langzeitbehandlung/Langzeitpflege: Behandlung/Pflege über ein längeres Zeitintervall (ab 4–6 Monate)

Kostenträger ist für Personen im arbeitsfähigen Alter zumeist der Träger der gesetzlichen Rentenversicherung, Pflegeversicherung oder gesetzlichen Unfallversicherung. Die gesetzlichen bzw. privaten Krankenversicherungen sind vor allem für Kinder und Jugendliche, Erwerbslose und Rentner leistungspflichtig.

MERKE Voraussetzungen für eine Rehabilitationsmaßnahme sind:
- Die Erwerbsfähigkeit ist wegen Krankheit oder Behinderung erheblich gefährdet oder bereits gemindert und kann durch die Rehabilitationsleistung voraussichtlich gebessert oder wiederhergestellt werden.
- Auch wenn bereits eine Rente aufgrund einer Berufs- oder Erwerbsunfähigkeit besteht, ist eine Rehabilitationsmaßnahme möglich, wenn dadurch die Berufs- und Erwerbsfähigkeit wiederhergestellt bzw. der vorher bestehende Zustand stabilisiert werden kann. *Keine Reha ohne Ziel!*
- Voraussetzung für den Erhalt von Leistungen zur medizinischen Rehabilitation nach § 7 der Rehabilitationsrichtlinie ist das Vorliegen einer medizinischen Indikation.

Indikationen Medizinische Indikationen für eine Rehabilitation sind insbesondere:
- Erkrankungen des Bewegungsapparats (orthopädische Rehabilitation)
- Herzinfarkt (kardiologische Rehabilitation)
- Schädel-Hirn-Trauma (neurologische Rehabilitation)
- Wirbelsäulenverletzungen (neurologisch-sportmedizinische Rehabilitation)
- Polytrauma
- Krebserkrankungen (onkologische Rehabilitation)
- Psychische und psychosomatische Erkrankungen (psychiatrische/psychosomatische Rehabilitation)
- Hörschädigung (Rehabilitation für Hörgeschädigte)
- Sprach- und Schluckstörung (neurologische Rehabilitation)
- Sucht- und Drogentherapie

Patienten gelten als rehabilitationsfähig, wenn sie aufgrund ihrer somatischen und psychischen Verfassung die für die Durchführung und Mitwirkung bei der Leistung zur medizinischen Rehabilitation notwendige Belastbarkeit besitzen.

Um eine Rehabilitationsmaßnahme zu beantragen, muss ein Antragsvordruck vom jeweiligen Rehabilitationsträger und Leistungsträger mit ärztlichem Befundbericht unterschrieben eingereicht werden. Aus dem Bericht hervorgehen soll:
- Rehabilitationsbegründende und weitere Diagnose(n)
- Angaben zum Verlauf der Behandlung und Beschwerden
- Rehabilitationsrelevante Schädigungen und Befunde
- Bisherige ärztliche/psychotherapeutische Interventionen
- Nicht nur vorübergehende Beeinträchtigungen der Aktivitäten/Teilhabe
- Lebensumstände/Kontextfaktoren
- Angaben zur Rehabilitationsfähigkeit
- Rehabilitationsziele
- Rehabilitationsprognose

2.5.3 Rezeptausstellung

NKLC Kompetenzebene: **3b,** Ausstellen von Rezepten

Das Ausstellen von Rezepten wird in ➢ Kap. 1.10.2 dargestellt.

2.5.3 Rezeptausstellung

2.6 Risikomanagement: Fehler und Fehlerkommunikation

Dieser Abschnitt ist zentral für den klinischen Alltag!
Fehler passieren; man muss damit gut umgehen!

2.6 Risikomanagement: Fehler und Fehlerkommunikation

Miriam Rüsseler, Jasmina Sterz, Vanessa Britz

Wo gearbeitet wird, passieren Fehler. In anderen Branchen ist dies vor allem mit finanziellen Einbußen oder Imageverlust verbunden, im Krankenhausbereich geht es um die Gesundheit und das Leben von Patienten. Dessen müssen sich alle im Gesundheitsbereich Arbeitenden bewusst sein. Jeder muss bemüht sein, Fehler zu vermeiden und mit den Fehlern, die passieren, richtig umzugehen, d. h. aus ihnen im Team zu lernen und sie nicht zu wiederholen.

2.6.1 Unerwünschtes Ereignis und Fehler

2.6.1 Unerwünschtes Ereignis und Fehler

FALL

Version 1

Sie haben Dienst in der Notaufnahme. In den Schockraum wird per RTW ein 52-jähriger Patient gebracht, der mit seinem Fahrrad verunfallt ist. Durch die klinische Untersuchung und die weitere Schockraumdiagnostik wird eine Milzruptur diagnostiziert, die operiert wird. Als weitere Verletzungen hat der Patient an beiden Armen stark verunreinigte, oberflächliche Schürfwunden. Diese werden gereinigt, desinfiziert und versorgt. Postoperativ entwickelt der Patient trotz Einhaltung aller gültigen Hygienestandards eine postoperative Wundinfektion im Bereich der abdominellen Wunde mit positivem Wundabstrich (Bakteriologie).

Die Infektion beruht auf der Operation, also der Behandlung, und stellt ein **unerwünschtes Ereignis** und eine **Komplikation** mit eingetretenem **Schaden** dar. Ein **Fehler**, z. B. bei der Einhaltung der gültigen Hygienestandards konnte ausgeschlossen werden, entsprechend hätte das unerwünschte Ereignis nicht zuverlässig vermieden werden können.

MERKE

MERKE Ein **unerwünschtes Ereignis** (UE; engl. „unexpected event") beschreibt ein *„unbeabsichtigtes, negatives Ergebnis, dass auf die Behandlung zurückgeht und nicht der bestehenden Erkrankung geschuldet ist. Es kann vermeidbar oder unvermeidbar sein."* (Definition des Aktionsbündnis Patientensicherheit). Ein UE muss nicht zu einem Schaden führen (z. B. zeitliche Verlegung einer OP). Bei einem eingetretenen Schaden kann man eine Komplikation feststellen.

Da sind sie wieder, die Top-Five-Komplikationen, über die du immer aufklären musst (➤ Kap. 2.2.3.2).

Im oben beschriebenen Patientenfall handelt es sich bei der Infektion um ein unvermeidbares (schicksalhaftes) unerwünschtes Ergebnis. **Cave:** Mit einer gewissen Prävalenz zu beobachtende unvermeidbare UE müssen präoperativ aufgeklärt werden (z. B. perioperative Infektionen), ansonsten kann sich trotz schicksalhafter Verkettung ein Haftpflichtfall ergeben.

FALL

FALL

Version 2

Sie haben erneut Dienst in der Notaufnahme. In den Schockraum wird per RTW ein 52-jähriger Patient gebracht, der mit seinem Fahrrad verunfallt ist. Durch die klinische Untersuchung und die weitere Schockraumdiagnostik wird eine Milzruptur diagnostiziert. Als weitere Verletzungen hat der Patient an beiden Armen stark verunreinigte, oberflächliche Schürfwunden. Da der Patient durch die Milzruptur trotz Katecholamingabe und EK-Gabe kritisch kreislaufinstabil ist, steht die sofortige operative Versorgung der abdominellen Verletzung im Vordergrund. Die Wunden an den Armen werden im OP ohne Säuberung und Desinfektion durch einfachen Verband versorgt. Postoperativ wird der Patient auf die Intensivstation gebracht. Der Patient entwickelt eine Infektion der Wunden an den Armen.

Die Wundinfektion an den Armen ist ein „vermeidbares unerwünschtes Ereignis". Die nicht nach chirurgischen Prinzipien erfolgte Versorgung der Armwunden stellt einen **Fehler** dar, der im beschriebenen Patientenfall sogar einen **Schaden** auslöst (Wundinfektion), der als **behandlungsbedürftige Komplikation** zu werten ist.

Ein **Verstoß** liegt dann vor, wenn der Fehler zur Nichtbeachtung von explizit in Dienstanweisungen, Regeln, SOP's geregelten Vorgehensweisen führt (z. B. Verstoß gegen Hygienevorschriften des Krankenhauses). Ein solcher Verstoß wäre dienstrechtlich justiziabel.

MERKE Ein **vermeidbares unerwünschtes Ereignis** ist ein *„auf einen Fehler zurückzuführendes unerwünschtes Ereignis“* (Definition des Aktionsbündnis Patientensicherheit).
Ein **Fehler** ist definiert als Nichterreichen eines „geplanten“* Handlungszieles, bei dem die Verwendung eines falschen Plans (Irrtum) oder eine Abweichung vom Plan, ein Ausführungsfehler oder ein Wahrnehmungsfehler (Versehen) vorliegt.
*abstrakte Definition: Die „Planung“ beruht immer auf Wissen oder Regeln (z. B. chirurgische Wundversorgung nach anerkannten Prinzipien der wissenschaftlichen Medizin; nach dem Patientenrechtegesetz [BGB § 630 ff.] schulden Ärztin und Arzt die „fachgerechte Behandlung“). Der Fehler setzt Wissen/Regelkenntnis voraus, der Irrtum nicht.

MERKE

Die **Unterscheidung von Irrtum und Ausführungsfehler** (oder sogar Versehen) ist für die Arbeit im klinischen Alltag von Bedeutung:

- Bei einem Irrtum ist man sich – ggf. über einen langen Zeitraum – nicht bewusst, einen fehlerhaften Plan zu verfolgen. Da man sich (vermeintlich) sicher ist, das richtige Handlungsziel zu verfolgen, kann dies eine ganze Fehlerkette mit sich ziehen (z. B. bei einer Seitenverwechslung). Es kann lange dauern, bis ein Irrtum wahrgenommen und korrigiert wird.
- Bei einem Ausführungsfehler oder einem Versehen ist man sich jederzeit bewusst, was man tut/tun sollte. Entsprechend gelingen die Wahrnehmung und Korrektur i. d. R. schneller.

Ein Fehler kann in verschiedensten Bereichen der medizinischen Versorgung vorkommen und viele Formen annehmen, z. B.:

- **Diagnosefehler:** keine, verzögerte oder falsche Diagnosestellung
- **Untersuchungsfehler:** ungenaue oder unzureichende Untersuchung, Fehlinterpretation von Untersuchungsergebnissen oder Nichterfassen relevanter Informationen
- **Therapiefehler:** fehlerhafte Wahl oder Durchführung einer Therapie, z. B. ein chirurgischer Eingriff am falschen Ort oder eine unangemessene Therapie bzw. Nichtdurchführung einer notwendigen Therapie
- **Kommunikationsfehler:** inadäquate oder nicht erfolgte Kommunikation im interprofessionellen Team oder zwischen medizinischem Team und Patient/Angehörigen
- **Medikationsfehler:** fehlerhafte Verschreibung, Dosierung, Verabreichung (Verwechseln/Vertauschen) oder Überwachung von Medikamenten
- **Administrationsfehler:** falsche Patientenidentifikation (Name, Geburtsdatum, …), falsche Zuordnung von Patientenunterlagen, Laborergebnissen, …

Ein Fehler ist (wenn er wahrgenommen wird) immer ein „unerwünschtes Ereignis“ (in diesem Fall „vermeidbar“), er muss aber nicht zu einem Schaden führen. Meist wird im klinischen Alltag ein Fehler früh genug erkannt und so das Ergebnis nicht geschmälert (sog. **„Beinahe-Fehler/Schaden“**).

MERKE Bei einem **Behandlungsfehler** handelt es sich um einen juristischen Begriff. Dieser beschreibt ein gerichtlich oder außergerichtlich festgestelltes, vermeidbares unerwünschtes Ereignis. Der Fehler muss kausal nachweisbar zu einem feststellbaren Schaden geführt haben (und dem/den Beklagten zuzurechnen sein).

MERKE

2.6.2 Fehleranalyse

2.6.2 Fehleranalyse

NKLC Kompetenzebene: **3a,** systematische Analyse eigener Fehler und der Fehler anderer, einschließlich der Ableitung von Maßnahmen zu ihrer Vermeidung und der situationsgerechten Kommunikation innerhalb des medizinischen Teams und mit Patientinnen und Patienten und Angehörigen

Nicht jeder Fehler führt zwangsläufig zu Schäden für den Patienten (➢ Kap. 2.6.1). Jedoch hat jeder Fehler das Potenzial dafür. Daher ist es wichtig, Fehler nicht nur zu benennen, sondern sie zu analysieren, um so für die Zukunft aus diesen Fehlern zu lernen. Die Identifizierung, Analyse und Prävention von Fehlern ist ein zentraler Aspekt der **Patientensicherheit** in der Medizin.

Dir unterläuft ein Fehler? Das passiert. Wichtig ist, es sofort zu kommunizieren, damit reagiert werden kann.
Nutze außerdem das CIRS-System!

Inhalte der Analyse Eine systematische Fehleranalyse beinhaltet:

- Identifizierung des Vorfalls bzw. eines unerwünschten Ereignisses
- Sammlung von Informationen und relevanten Daten zum Ereignisablauf
- Analyse der Ursachen (z. B. mit der 5-Why-Methode)
- Entwicklung von Maßnahmen zur Fehlervermeidung (z. B. Implementierung von Checklisten, Leitlinien, Schulungen)

Critical Incident Reporting System Ein Instrument zur Erfassung und Analyse von kritischen Ereignissen in der medizinischen Versorgung ist das Critical Incident Reporting System (CIRS). Es ermöglicht allen Angehörigen der Gesundheitsberufe, (Beinahe-)Schäden oder vermeidbare unerwünschte Ereignisse anonym zu melden. Die eingegebenen Daten werden mit systematischer Analyse ausgewertet, um wiederkehrende Fehlermuster zu erkennen, daraus zu lernen und präventive Maßnahmen zu ergreifen. CIRS sollte von allen Mitgliedern des Gesundheitswesens genutzt werden, um aus entstandenen Fehlern zu lernen. Seit 2014 verpflichtet eine Richtlinie des Gemeinsamen Bundesausschuss alle Krankenhäuser in Deutschland, ein CIRS als Bestandteil des Risiko- und Qualitätsmanagements einzurichten. Dieser Umgang mit Fehlern erfordert eine offene und transparente betriebliche Kultur, in der Fehler als Lernchance betrachtet werden und Verbesserungsmaßnahmen kontinuierlich umgesetzt werden.

2.6.3 Risiko- und Fehlerkommunikation

Über 50 % der Schäden im Gesundheitswesen sind auf menschliche Fehler zurückzuführen. 25 % der Schäden könnten durch eine *gute Kommunikation* vermieden werden.

2.6.3 Risiko- und Fehlerkommunikation

Die WHO geht davon aus, dass weltweit mehr als die Hälfte der Schadensfälle im Gesundheitswesen auf menschliche Fehler zurückzuführen sind. Dies sind insbesondere Kommunikationsprobleme (z. B. unklare Anweisungen, mangelnde Teamkommunikation), Mangel an Ressourcen und Arbeitsüberlastung. Allein durch eine bessere Kommunikation könnte mindestens jeder 4. Schaden vermieden werden.

Effektive Kommunikation Eine effektive Kommunikation im Team und mit den Patienten ist entscheidend für die Sicherheit und Qualität der medizinischen Versorgung. Dies erfordert eine klare, präzise Kommunikation und situationsgerechte Kommunikationswege, offenes Zuhören und Diskussionen, das Teilen relevanter Informationen und die Bereitschaft, Bedenken und Vorschläge zu teilen. Die Kommunikation mit Patienten sollte einfühlsam, klar und verständlich sein, um die Bedürfnisse und Präferenzen in der Behandlung und im Entscheidungsprozess zu berücksichtigen und ihre Mitwirkung zu fördern.

KOMMUNIKATIONSKOMPETENZ

KOMMUNIKATIONSKOMPETENZ Der Begriff **SACCIA** steht für **S**ufficiency, **A**ccuracy, **C**larity, **C**ontextualization, **I**nterpersonal **A**daptation. Er beschreibt, wie eine sichere Kommunikation im Gesundheitswesen aufgebaut sein sollte: Es sollte sichergestellt werden, dass alle verfügbaren Informationen im Gespräch suffizient behandelt werden (Sufficiency). Zudem sollte die Kommunikation sicherstellen, dass die besprochenen Inhalte auch korrekt sind (Accuracy). Es ist wichtig, sich klar auszudrücken (Clarity), um eventuelle Unklarheiten und auch mehrdeutige Informationen korrekt zu transportieren. Der Kontext muss berücksichtigt werden (Contextualization). Wesentlich ist zudem, die Gesprächsführung, den Zeitpunkt, die verfügbare Zeit, die zwischenmenschliche Beziehung und die Umgebung auf kulturellen, sozialen (u. a. Barrieren), emotionalen und kognitiven Bedürfnisse des Gesprächspartners abzustimmen (Interpersonal Adaptation).

Unerwünschte Ereignisse *müssen* offen kommuniziert werden und es muss professionell darauf reagiert werden.
Beim Eintreten eines unerwünschten Ereignisses muss der Patient informiert werden.

Umgang mit unerwünschten Ereignissen Unerwünschte Ereignisse (vermeidbar und nicht vermeidbar) während der medizinischen Behandlung belasten Patienten, Angehörige und die professionellen Helfer mitunter gravierend. Ein unprofessioneller Umgang mit unerwarteten Ereignissen kann nicht nur Patienten zusätzlich zur körperlichen Beeinträchtigung psychisch traumatisieren, sondern auch das gesamte interprofessionelle Team und die Teamzusammenarbeit schädigen. Verschiedene Arbeiten konnten zeigen, dass Betroffenen die Aufklärung des Geschehens und der Verantwortlichen und insbesondere die Erkenntnis, dass aus dem Vorfall gelernt wird, wichtiger waren als der Wunsch nach materiellem Schadenersatz. Daher kommt dem Umgang mit unerwünschten Ereignissen und vor allem einer offenen, zeitgerechten und kontinuierlichen Kommunikation mit den Betroffenen eine entscheidende Bedeutung zu.

Ein Patient *muss* über ein unerwünschtes Ereignis informiert werden, wenn eine Folgebehandlung erforderlich ist und *kann/sollte* aufgeklärt werden bei einem unerwünschten Ereignis oder Beinahe-Schaden, wenn keine Folgebehandlung erforderlich ist (Patientenrechtegesetz).

Das Ausdrücken von Mitgefühl und/oder eine Entschuldigung ist angebracht, aber keine Anerkenntnis der Haftung.
Gerne „Es tut mir leid.", aber nicht „Ich bin schuld."

Diese Information sollte beinhalten, was geschehen ist (wahrheitsgemäße Erklärung über Tatsachen und Erläuterung des medizinischen Sachverhalts) und wie es geschehen konnte (wenn hierzu sichere Angaben gemacht werden können), sowie das Ausdrücken von Mitgefühl und Bedauern und ggf. einer Entschuldigung.

Was nicht ausgesprochen werden darf, ist eine sog. Anerkenntnis der Haftung. Diese kann und darf erst nach Abstimmung mit dem Versicherer ausgesprochen werden.

2.6.4 Reflexion eigener Verantwortlichkeit

NKLC Kompetenzebene: **3a,** Reflexion und Auseinandersetzung mit den eigenen Verantwortlichkeiten und Grenzen mit supervidierenden Ärztinnen und Ärzten und Lehrenden
Kompetenzebene: **3b,** Geben und Empfangen von konstruktivem Feedback einschließlich der Nutzung für die eigene professionelle Weiterentwicklung

Medizinische Fachkräfte tragen eine hohe Verantwortung für die Sicherheit und das Wohlergehen ihrer Patienten. Es ist wichtig, die eigenen Grenzen zu erkennen, um ggf. Hilfe bei Kollegen oder anderen Fachleuten zu suchen und sich kontinuierlich weiterzubilden, um die bestmögliche Versorgung zu gewährleisten.

Der offene, konstruktive Austausch im interdisziplinären und interprofessionellen Team kann die Reflexion und die Auseinandersetzung mit den eigenen Verantwortlichkeiten und Grenzen unterstützen: Feedback suchen und Feedback geben.

Konstruktives Feedback ist ein wichtiges Instrument zur Verbesserung der eigenen Leistung und der Teamdynamik. Es erfordert sowohl die Fähigkeit, Feedback konstruktiv zu geben als auch offen für Rückmeldungen zu sein und sie konstruktiv zu verarbeiten. Konstruktives Feedback sollte respektvoll, spezifisch und zielorientiert sein.

Das Feedback sollte einen konkreten Bezug haben und sich auf das Wesentliche beschränken. Feedback ist eine Beschreibung von dem, was der Feedbackgeber wahrgenommen hat und sollte keine Bewertung sein. Negative Beobachtungen sollten als umsetzbare konstruktive Verbesserungsvorschläge berichtet werden (nicht: „Das war schlecht!“, sondern: „Mache es beim nächsten Mal so …“).

MERKE Medizinstudierende und Fachkräfte sollten offen sein für Feedback, sowohl von Vorgesetzten als auch von Kollegen, und es als Chance zur Weiterentwicklung nutzen (Feedback kann ein „Geschenk“ sein).

2.6.4 Reflexion eigener Verantwortlichkeit

Gewöhne dir an, Feedback einzufordern und es zu geben – offen und konstruktiv.

Immer konstruktiv bleiben! Ziel ist nicht die Identifikation eines Schuldigen, sondern die Möglichkeit, aus dem Feedback zu lernen und dadurch besser zu werden.

MERKE

KAPITEL 3 Intensivstation/ Intermediate Care

Rebecca von Haken, Alina Reeg

Eine chirurgische Intermediate-Care-Station (IMC-Station) oder Intensivstation (ITS) ist für jede junge Medizinerin eine Herausforderung. Aus dieser Herausforderung kann aber eine unvergessliche Rotation werden, welche die junge Medizinerin am Ende mit der Gewissheit entlässt, Notfallsituationen beherrschen zu können.

Einige Angewohnheiten sollte sich die behandelnde Ärztin auf der IMC-Station bzw. ITS aneignen. Hierzu gehören:

- Jede Patientin einmal täglich selbst untersuchen
- Das Patientengespräch als beste Quelle für Informationen verstehen
- Befunde nach Interventionen/Operationen immer selbst lesen und sich nicht auf „Hörensagen" oder auch eine (eilige) Übergabe verlassen
- Bei Laborwerten den Verlauf als entscheidend ansehen, nicht den einzelnen Wert
- Scores und international gängige Klassifikationen in der Kommunikation als solide Argumentationsgrundlage bei der Visite verwenden
- Immer daran denken, ggf. eine zweite Kollegin zurate zu ziehen

Wenn du die Intensivstation meisterst, kannst du sicher sein, Notfälle gut zu beherrschen.
Tipps für die IMC/ITS:

- Täglich die Patientinnen selbst untersuchen
- Regelmäßige Anamnese erheben
- Laborwerte im Verlauf und nicht als Einzelwert betrachten
- Scores nutzen
- Im Zweifel: Hilfe holen!

3.1 Prinzipien der intensivmedizinischen Überwachung und Therapie

3.1.1 Arbeitsplatzausstattung, Monitoring

Arbeitsplätze

Die Ausstattung am Bettplatz umfasst zusätzliche Möglichkeiten wie:

- (Invasives) Monitoring
- Infusionstherapie über Perfusor

Darüber hinaus sind auf der Station mindestens verfügbar:

- Absaugung, Sauerstoff, Intubation
- BGA-Gerät

Monitoring

Dauer sowie Art und Weise des Monitorings hängt vom Krankheitsbild ab, z. B. Monitoring der Sauerstoffsättigung bei LAE.

3.1.2 Übergabe

Bei jedem Verantwortungswechsel in der Intensivmedizin erfolgt die Übergabe der Patientin z. B. nach dem *SBAR-Schema* (➤ Kap. 2.2.2). Hier findet auch die erste *Untersuchung der Patientin* auf der IMC/ITS statt.

3.1 Prinzipien der intensivmedizinischen Überwachung und Therapie

3.1.1 Arbeitsplatzausstattung, Monitoring

Arbeitsplätze

Die Arbeitsplätze auf IMC-Station bzw. ITS unterscheiden sich deutlich von denen auf der Normalstation. In der Regel ist der räumliche Platz pro Patientin deutlich größer, da eine Vielzahl an Ausstattungsgeräten in unmittelbarer Nähe vorhanden sein müssen bzw. bei Bedarf Platz für weitere Geräte benötigt wird (z. B. Dialysemaschine, Respirator, etc.). Zur Grundausstattung gehören u. a.:

- Bettplatz
- Sauerstoffanschluss
- Absaugung
- Halterung für Perfusoren
- Halterung für Infusionen
- Mehrere Stromanschlüsse, auch Notstrom (Anschlüsse aktiv prüfen)
- Beatmungsbeutel mit Reservoir
- Monitor mit entsprechenden Kabeln und Elektroden (EKG, invasive Blutdruckmessung, nichtinvasive Blutdruckmessung, Pulsoxymetrie), Patientenidentität sowie Übertragungsmöglichkeit des Einzelmonitors auf einen Gesamtmonitor am Pflegestützpunkt

Außerdem sollte im Bereich der IMC-Station mindestens ein Notfallwagen mit Equipment zur Intubation, Bronchoskopie, CPR inkl. Defibrillation etc. vorhanden sein. Zur typischen Ausstattung einer IMC-Station gehören außerdem ein Blutgasanalysegerät und ggf. weitere Laboranalysesysteme, ein Ultraschallgerät und mobiles Röntgen.

Monitoring

Je nach Erkrankung und Allgemeinzustand der Patientin ist die Art und Invasivität des Monitorings zu wählen. Viele postoperative Patientinnen sind aufgrund ihres Alters und der Eingriffsgröße vor allem zur engmaschigen Überwachung der Vitalparameter auf IMC-Station bzw. ITS. Daneben gibt es aber auch Patientinnen, bei denen postoperativ bereits Komplikationen aufgetreten sind, die ein dezidierteres Monitoring einzelner Werte (z. B. Sauerstoffsättigung und -partialdruck bei postoperativer Lungenarterienembolie) erfordern. Entsprechend müssen Umfang und Dauer des Monitorings immer auf die individuelle Patientin angepasst und im Verlauf reevaluiert werden.

3.1.2 Übergabe

NKLC Kompetenzebene: **3b,** strukturierte Patientenvorstellung, einschließlich der diagnostischen und therapeutischen Planung

SBAR-Schema Eine Übergabe für überwachungs- und somit IMC-pflichtige Patientinnen sollte immer interdisziplinär (Anästhesistin/Operateurin/Intensivärztin und Pflege, jeweils Übernehmende und Übergebende) erfolgen. Für die Übergabe empfiehlt sich ein strukturierter Kommunikationsprozess und ein festes Format, z. B. das SBAR-Schema (SBAR = „Situation, Background, Assessment, Recommendation", ➤ Kap. 2.2.2).

Setting Das Setting der Übergabe sollte neben den bekannten Modalitäten wie wertschätzendem Umgang insbesondere eine ruhige Umgebung gewährleisten. Das bedeutet auch, dass der Überwachungsplatz inklusive Monitoring bei angekündigten Patientinnen bereits vor dem Eintreffen der Patientin vorbereitet ist:

- Vorbereitung Monitoringplatz, ggf. Bereitstellen/Richten zusätzlicher Materialien, ggf. Einlesen zu Historie der Patientin, falls möglich
- Bei Eintreffen der Patientin:
  - Anschluss der Patientin ans Monitoring
  - Übergabe nach SBAR-Schema
- Orientierende körperliche Untersuchung mit Begutachtung der Verbände und Drainagen (Lage, Menge, Qualität)
- Weiteres Prozedere mit Intensiv/IMC Team festlegen und Aufgaben verteilen

MERKE Nach Übernahme instabiler Patientinnen gilt in potenziell lebensbedrohlichen Situationen: „Stabilisierende Maßnahmen" vor der Diagnostik. Und: Ruhe bewahren!

MERKE

3.1.3 Verlegung

Bei Verlegungen sollte insbesondere bei Langliegerinnen kritisch reflektiert werden, ob alle während der Liegezeit aufgetretenen Komplikationen und Interventionen schriftlich im Verlegungsbrief festgehalten sind und auf ggf. notwendige weitere (auch ambulante) Untersuchungen verwiesen wurde. Eine notfallmäßige Verlegung auf die Intensivstation wird meist mit kompletter Monitoringausstattung zur Überwachung während des Transports durchgeführt.

3.1.3 Verlegung

Bei Verlegung ist ein *Verlegungsbericht* obligat. Eine Verlegung auf die Intensivstation sollte i. d. R. *mit Monitoring* erfolgen.

3.2 Postoperative Versorgung auf der Intensivstation

3.2 Postoperative Versorgung auf der Intensivstation

NKLC Kompetenzebene: **3a,** perioperative medikamentöse Therapie, z. B. Antibiotikaprophylaxe, Ulkusprophylaxe, Mukolyse und Spasmolyse, Antiemese, Stuhlregulation, Diurese, Sedierung

3.2.1 Analgesie

3.2.1 Analgesie

NKLC Kompetenzebene: **3a,** Planung eines interdisziplinären Schmerzmanagements

Die Schmerztherapie ist in ➤ Kap. 2.4.1.5 dargestellt. Auch in der Intensivtherapie gilt der Grundsatz, dass die Schmerzen einer Patientin regelmäßig, mehrfach täglich, nach Qualität und Stärke geprüft und dokumentiert werden (Schmerzskalen, ➤ Kap. 2.4.1.5). Eine bestehende Analgesie wird in der klinischen Praxis i. d. R. bei einer VAS-Einschätzung „> 3" angepasst werden.

Schmerzen regelmäßig *erfassen* und *therapieren.*

MERKE Insbesondere auf ITS und IMC-Station kann sich die notwendige analgetische Therapie rasch ändern, z. B. durch Interventionen (z. B. bettseitige Drainageneinlage) oder akute klinische Verschlechterungen. Letztere hat immer einen warnenden Charakter und sollte ggf. eine weitere Diagnostik nach sich ziehen.

MERKE

3.2.2 Sedierung

Indikationen Im Setting einer ITS oder IMC-Station sind immer wieder Sedierungen und Analgosedierungen erforderlich, um möglichst schonend ohne Intubationsnarkose z. T. subjektiv aufregende, z. T. auch schmerzhafte Prozeduren durchführen zu können (z. B. Endoskopie). In der klinischen Praxis werden Sedativa bzw. Hypnotika mit Analgetika kombiniert, um die entsprechende Abschirmung herbeizuführen. Die Substanzen werden dabei je nach Prozedur und Patientin gewählt. Auch in diesem Fall kann eine gute Vorbereitung im Komplikationsfall oft entscheidend für das Outcome sein.

3.2.2 Sedierung

Indikationen: Prozeduren ohne Intubation; oft Kombination von Sedativa/Hypnotika mit Analgetika, gute Vorbereitung ist wichtig für Komplikationsmanagement

Allgemeine Maßnahmen Die wichtigsten Maßnahmen für Sedierungen im IMC-Bereich sind:

- Ausstattung Patientin: EKG, Sättigungston laut (**Cave:** nicht Herzton), Blutdruckmessung, gut laufender intravenöser Zugang
- Ausstattung Arbeitsplatz: Ambu-Beutel an O_2 anschließen, Absaugung und Ersatzsauger, Wendl-Tubus
- Assistenz durch die Pflege
- Verwendung kurzwirksamer Substanzen (Kreislauf/Sedierung)

Allgemeine Maßnahmen: Patientin überwachen mit EKG, SpO_2 (Ton laut stellen!), Blutdruck; Arbeitsplatz vorbereiten, Pflegeassistenz erforderlich, kurzwirksame Substanzen bevorzugen

Endoskopische Untersuchungen Insbesondere für endoskopische Untersuchungen gibt es dezidierte Empfehlungen der jeweiligen Fachgesellschaft:

- Propofol als Bolus: Therapie der ersten Wahl, je nach Bedarf der Patientin und Dauer der Intervention evtl. weitere kleinere Boli
- Midazolam: längere Halbwertszeit (1–3 Stunden), daher den Antagonisten Flumazenil verfügbar haben
- Esketamin: mit einem weiteren Medikament kombinieren, z. B. Propofol; niedrig dosieren (z. B. 10 mg i. v.)

Endoskopie: Propofol (Bolus, Mittel der Wahl, ggf. Wiederholung), Midazolam (längere Wirkung [1–3 h], Flumazenil bereithalten)

Wichtig ist in jedem Fall, patientenindividuelle relative und absolute Kontraindikationen zu beachten und die Therapie entsprechend auszuwählen.

Wichtig: Immer individuelle Kontraindikationen prüfen!

3.2.3 Antiemetika

Postoperative vs. nicht postoperative Übelkeit

Postoperative Übelkeit und Erbrechen

Frauen sind häufiger von *PONV* („postoperative nausea and vomiting") betroffen als Männer. Risiko z. B. bei:
- Volatilen Anästhetika
- Opiattherapie
- Langer Narkose

Nicht postoperative Übelkeit und Erbrechen

Mögliche Ursachen:
- Abdominell
- Kardial
- Neurogen
- Intoxikation
- Metabolisch

TAB. 3.1

Therapie

Therapiere die Ursache anstelle des Symptoms

TAB. 3.2

3.2.3 Antiemetika

Übelkeit und Erbrechen sind ein häufiges Problem auf IMC-Station. Es können verschiedene Ursachen zugrunde liegen. Entsprechend unterscheidet man zwischen postoperativer und nicht postoperativer Übelkeit und Erbrechen.

Postoperative Übelkeit und Erbrechen

Frauen sind von postoperativ auftretender Übelkeit und Erbrechen (PONV, „postoperative nausea and vomiting") mit etwa 30 % häufiger betroffen als Männer. Weitere Risikofaktoren sind
- Anamnestisch PONV
- Nichtraucherinnen
- Opiattherapie
- Volatile Anästhetika
- Narkosedauer
- Operationsgebiet

Zur präoperativen Einschätzung des PONV-Risikos werden einige dieser Risikofaktoren zum sog. Apfel-Score gebündelt (➤ Tab. 3.1).

Nicht postoperative Übelkeit und Erbrechen

Häufige Ursachen für Übelkeit und Erbrechen, das nicht im Rahmen einer Operation ausgelöst wurde, sind:

Tab. 3.1 Apfel-Score zur Einschätzung des Risikos von postoperativer Übelkeit und Erbrechen [W203-012]

Risikofaktor	Punktzahl
Anamnestisch PONV	1
Geschlecht weiblich	1
Nichtraucherin	1
Opiattherapie	1
1–2 Punkte → 2 Antiemetika, > 2 Punkte → 3–4 Antiemetika	

- Abdominell: Ileus, obere gastrointestinale Blutungen
- Kardial: Myokardischämie, Orthostaseprobleme
- Neurogen: Migräne, erhöhter Hirndruck, Erkrankungen mit Schwindelsymptomatik
- Intoxikationen: Auf IMC am ehesten im Sinne von Medikamentenunverträglichkeiten, Gastroenteritiden (infektiös)
- Metabolisch: Ketoazidose, Hypoglykämie, Hyperkalzämie, Urämie

Therapie

Da Übelkeit und Erbrechen in der Regel Symptome sind, besteht die Therapie aus der Beseitigung bzw. der Therapie der Ursache. Darüber hinaus kann das Symptom Übelkeit und Erbrechen medikamentös behandelt werden (➤ Tab. 3.2).

Tab. 3.2 Medikamentöse Therapie von Übelkeit und Erbrechen (Alter und Körpergewicht beachten!)

Medikament	Dosis	Wirkmechanismus	Cave
Metoclopramid	10 mg bis zu 3 × tgl. i.v.	D2-Rezeptor-Antagonist	Parkinson mit Dyskinesien, Restless Legs
Dimenhydrinat	62 mg bis zu 3 × tgl. i.v.	Antagonist an Histamin- und muskarinischen Azetylcholinrezeptoren	Dämpfend, potenziell halluzinogen und epileptogen
Odansetron Granisetron	4 mg 1–3 mg	Serotoninantagonisten	Kontraindiziert in der Frühschwangerschaft
Dexamethason	4 mg	Glukokortikoid	
Haloperidol	0,5–1 mg	Dopaminantagonist	QT-Zeit-Verlängerung

3.3 Übergreifende Komplikationen und Notfälle

3.3.1 Delir

MERKE Eine häufige Indikation zur Aufnahme auf eine IMC-Station ist ein Delir.

Als Delir wird eine akute Störung des Bewusstseins, der Aufmerksamkeit und des inhaltlichen Denkens bezeichnet, die als gemeinsame Endstrecke diverser enzephalopathologischer Vorgänge im Zuge einer akuten Erkrankung auftreten kann. Man unterscheidet hyperaktive Formen vom – häufig übersehenen – hypoaktiven Delir. Je nach Ätiologie können die klinischen Symptome sehr variabel sein und sich auch überlappen (z. B. postoperatives Delir, Entzugsdelir, Fieberdelir).

Pathophysiologie Die Pathophysiologie des Delirs ist noch nicht hinreichend verstanden. Es existieren mehrere Hypothesen, die sich gegenseitig einschließen:

- Das sensible Gleichgewicht der **Neurotransmitter** ist gestört. Ein Beispiel dafür wären Medikamente mit hoher anticholinerger Last, die damit für ein relatives Cholinesterasedefizit sorgen, oder Dopaminagonisten wie Metoclopramid, die zu einem funktionellen Dopaminüberschuss führen. Darüber hinaus ist eine gestörte Synthese oder ein gestörter Abbau der Neurotransmitter auf hepatischer oder zerebraler Ebene weitere mögliche Ursachen.
- Bei einer systemischen **Inflammation** (auch einer sterilen, z. B. bei einer großen OP) werden Zytokine und andere inflammatorische Mediatoren ausgeschüttet. Diese erreichen auch das Gehirn entweder über die Blut-Hirn-Schranke oder auf neuronalem Weg. Dort werden die Mikrogliazellen aktiviert, welche die zerebrale Immunantwort initiieren. Es wird vermutet, dass es bei überschießender Immunantwort zu einem Anfall neurotoxischer Substanzen wie NO und Glutamat kommt, die die Entstehung eines Delirs begünstigen.
- Das Gehirn ist sehr stark sauerstoffabhängig. Eine akute Erkrankung kann die **Sauerstoffzufuhr** auf mehreren Ebenen gefährden:
  - Bei einer Hypotonie (z. B. bei Sepsis oder Blutung) kann das Gehirn minderperfundiert sein und somit zu wenig Sauerstoff erhalten.
  - Bei hypoxischen Zuständen (z. B. bei Lungenembolie oder schwerem respiratorischem Versagen bei einer Pneumonie) ist die Minderoxygenierung führend.

Außerdem benötigt das Gehirn Glukose. Angebot und Bedarf können durch mehrere Mechanismen aus dem Gleichgewicht kommen. Auch zerebral kann sich während einer schweren Inflammation eine Insulinresistenz ausbilden oder die Aufnahme von Glukose durch Astrozyten und Endothelzellen gestört sein. Außerdem können verschiedene Transportsysteme so beeinträchtigt sein, dass sie für eine Minderversorgung von Glukose im Gehirn sorgen.

Ursachen Eine Vielzahl von Ursachen kann zum Delir führen. Sie lassen sich mit dem Merkwort DELIRIUM zusammenfassen:

- **Drugs:** Medikamente können alleine oder in Kombination über diverse Mechanismen ein Delir verursachen. Es gibt im Internet mehrere Listen, die Medikamente nach ihrem delirogenen Potenzial gewichten (z. B. „Priscus-Liste"). Außerdem sind Entzugssymptome von Schlafmitteln oder Benzodiazepinen auszuschließen. Die Bundesärztekammer schätzt, dass etwa 2 Millionen Menschen in Deutschland medikamentenabhängig sind.
- **Elektrolytstörungen:** Beispielsweise eine Hypo- oder Hypernatriämie sollten bereits mit der ersten Blutgasanalyse oder Laborabnahme ausgeschlossen und behoben werden. Allerdings erkennt man eine Dysregulation des Kalziumhaushalts häufig erst nach der Albuminkorrektur, die nur im Labor vorgenommen wird. Hierfür ist eine Blutgasanalyse nicht immer ausreichend.
- **Low:** Hypoxische Zustände im Sinne einer Minderoxygenierung oder Minderperfusion sind z. B. im Rahmen einer schweren Pneumonie, exazerbierten COPD oder bei einem kardialen Ereignis zu finden.
- **Infektionen:** Systemische Infektionen führen zu einer – vorausgehenden oder begleitenden – zerebralen Mitreaktion, die als Delir in Erscheinung treten kann.
- **Retention:** Harnverhalte, aber auch schwere Obstipationen können sich unter dem klinischen Bild eines hyperaktiven Delirs präsentieren.
- **Iktal:** Postiktale Zustände durch ein ggf. unbeobachtetes Krampfereignis müssen differenzialdiagnostisch ausgeschlossen werden. Häufig verkannt wird der nichtkonvulsive Status epilepticus (NKSE), der sich nur mit Wesensveränderungen oder abnormen Verhaltensmustern (z. B. Kauen, Schmatzen) präsentieren kann. Vor allem bei Kindern muss differenzialdiagnostisch auch an Absencen gedacht werden. In diesen Fällen ist zwingend eine Neurologin zu konsultieren.

3.3 Übergreifende Komplikationen und Notfälle

3.3.1 Delir

Delir = akute Störung von Bewusstsein, Aufmerksamkeit und Denken, gemeinsame Endstrecke verschiedener enzephalopathischer Prozesse.
Formen:
- Hyperaktives Delir (auffällig)
- Hypoaktives Delir (häufig übersehen)

Die **Pathophysiologie** ist multifaktoriell und noch nicht sicher verstanden. Diskutiert werden:
- Neurotransmitter-Dysbalance
- Neuroinflammation
- Energie-/Sauerstoffmangel im Gehirn

Lerntipp: DELIRIUM
- *D*rugs: Medikation, Entzug (z. B. Benzodiazepine)
- *E*lektrolytstörungen: z. B. Na^+, Ca^{2+} (Albuminkorrektur beachten)
- *L*ow: Hypoxie (z. B. Pneumonie), Hypoperfusion (z. B. HI)
- *I*nfektionen: zerebrale Reaktion bei systemischer Infektion
- *R*etention: Harnverhalt, Obstipation
- *I*ktal: Postiktale Zustände, Absencen
- *U*nder: Mangelernährung, Dehydratation
- *M*etabolisch: z. B. Hypo-/Hyperglykämie, Urämie, Hyperkalzämie

- **Under:** Mangelernährung und häufiger eine Dehydratation sind bei alten und sehr jungen Patientinnen mit gastrointestinalen Infekten oder hohem Fieber ein häufiger Grund für eine Krankenhauseinweisung, klinisch unter dem Bild einer Vigilanzminderung. Die entstehenden Stoffwechselfehllagen können mit einem Delir einhergehen.
- **Metabolisch:** Metabolische Entgleisungen im Sinne einer Hypo- oder Hyperglykämie, Urämie oder Hyperkalzämie präsentieren sich häufig primär durch Wesensveränderungen und Vigilanzminderung.

Inzidenz von 20–30 % mit hoher Dunkelziffer. Ein Delir ist ein *lebensbedrohliches Krankheitsbild!*

Häufigkeit und Relevanz Je nach Setting kann ein Delir sehr häufig sein. Im Mittel wird die Inzidenz für den nichtpädiatrischen Bereich zwischen 20 und 30 % angegeben. Es ist allerdings von einer hohen Dunkelziffer auszugehen, da die hypoaktiven Delirformen häufig übersehen werden. Ein hohes Delir-Risiko haben insbesondere Patientinnen mit Kardiotomien oder Hüftgelenkersatz.

Ein Delir birgt vielerlei Gefahren für die Patientinnen wie Katheterdislokation, Stürze, Selbstverletzung, Schlafmangel oder erschwerte Durchführung medizinisch notwendiger Maßnahmen. Daher haben Patientinnen, die ein Delir entwickeln, eine längere Krankenhausverweildauer, eine höhere Mortalität und eine deutlich höhere Rate an Institutionalisierung nach Entlassung. Die Wahrscheinlichkeit dauerhafter kognitiver Defizite steigt mit jedem Tag, den ein Delir dauert.

MERKE

MERKE Ein Delir ist in jedem Sinne relevant für das Outcome.

Klinik und Diagnostik

Exakte Eigen- und Fremdanamnese entscheidend, Fokus der Anamnese: Medikamenten-, Alkohol-, Drogenanamnese.

Symptome:
- *Hyperaktives Delir:* akute Bewusstseinsstörung, motorische Unruhe, Konzentrations-, Gedächtnis-, Wahrnehmungs- und Denkstörungen, Wahnvorstellungen, Halluzinationen (vor allem visuell), Selbst-/Fremdgefährdung, Behandlungsverweigerung möglich
- *Hypoaktives Delir:* motorische/kognitive Verlangsamung, reduzierte Aktivität, Antriebslosigkeit bis Apathie

Screening-Tests:
- *Nu-DeSC* (Nursing Delirium Screening Scale)
- *CAM-ICU* (Confusion Assessment Method for ICU)
- *ICDSC* (Intensive Care Delirium Screening Checklist)
- *4AT* (Alertness, Abbreviated Mental Test, Attention, Acute change)

Ergänzende apparative Diagnostik: Laboruntersuchungen, zerebrale Bildgebung

Klinik und Diagnostik

Anamnese Eine exakte Anamnese und Fremdanamnese (insbesondere Medikamenten-, Alkohol- und Drogenanamnese) ist ein wichtiger Bestandteil der Suche nach den Ursachen des Delirs.

Symptome Das Delir kann sich in 3 Ausdrucksformen zeigen:
- Hyperaktive Form (selten)
- Hypoaktive Form (häufig)
- Gemischte Form

Bewusstsein, Aufmerksamkeit und inhaltliches Denken sind im Zuge einer akuten Erkrankung gestört. Häufig beobachtet man außerdem eine veränderte Psychomotorik sowie einen gestörten Tag-Nacht-Rhythmus. Ein **hyperaktives Delir** zeichnet sich durch akute Bewusstseinsstörung, motorische Unruhe und Störung von Konzentration, Gedächtnis, Wahrnehmung, Denken oder Orientierung aus. Außerdem sind Wahnvorstellungen, selbst- oder fremdgefährdendes Verhalten oder Behandlungsverweigerung möglich. Einige Patientinnen zeigen außerdem produktive Symptome im Sinne von Halluzinationen (vor allem visuelle Halluzinationen). Beim **hypoaktiven Delir** stehen motorische und kognitive Verlangsamung, reduzierte Aktivität und Antriebslosigkeit bis Apathie im Vordergrund.

Untersuchung Neben der allgemeinen und neurologisch-psychiatrischen körperlichen Untersuchung haben sich verschiedene Tests etabliert, um auf das Vorhandensein eines Delirs zu screenen. Immer geht es dabei um Aufmerksamkeit, Bewusstsein, inhaltliches Denken und Orientierung. Am bekanntesten sind im nichtgeriatrischen Setting die Nursing Delirium Screening Scale (Nu-DeSC), die Confusion Assessment Method for ICU (CAM-ICU), die Intensive Care Delirium Screening Checklist (ICDSC) und seit ein paar Jahren zunehmend der 4-A-Test (4A = „alertness", „abbreviated mental test", „attention", „acute change or fluctuation course"). Die Diagnose selbst wird jedoch immer klinisch gestellt.

Apparative Diagnostik Dazu gehören die Laboruntersuchung und ggf. eine zerebrale Bildgebung. Beide dienen wie die Anamnese der Ursachensuche.

MERKE

MERKE Die Diagnose „Delir" wird anhand der klinischen Symptome gestellt.

Prävention und Therapie

Prävention hat eine sehr hohe Relevanz in der Delirbehandlung: Erhalt des natürlichen Schlaf-wach-Rhythmus, Nutzung von Hilfsmitteln (z. B. eine sichtbare Uhr)

Prävention und Therapie

Prävention Besonderer Bedeutung bei der Delirbehandlung kommt der Prävention zu. Der natürliche Schlaf-wach-Rhythmus der Patientin sollte möglichst eingehalten werden, z. B. durch Abdunkeln des Zimmers in der Nacht und eine möglichst ruhige Umgebung. Auch Hilfsmittel wie eine für die Patientin sichtbare Uhr oder konsequent genutzte Sehhilfen oder Hörgeräte können dazu beitragen.

Korrektur der Ursachen Die erste Maßnahme sollte es sein, die o. g. Ursachen zu korrigieren. Des Weiteren haben sich **multiprofessionelle „Bundles"** bewährt, welche die frühe Reorientierung, die Mobilisierung, den oralen Kostaufbau, ein kognitives Training sowie ein konsequentes „destripping" (also das tägliche Hinterfragen der Notwendigkeit der einliegenden Katheter) der Patientin beinhalten. Die **Medikamente** der Patientin sollten überprüft und reduziert werden. Insbesondere sollte man auf anticholinerge Medikamente verzichten und eine Over-the-Counter-Medikation sowie alkoholenthaltende Tonika prüfen.

Medikamente Medikamentöse Therapien sind symptombezogen und hängen in ihrer Wirksamkeit und ihrem Nebenwirkungsspektrum stark vom Alter der Patientin ab. Generell wird empfohlen, eine medikamentöse Therapie erst nach Ausschöpfen der konservativen Maßnahmen zu beginnen:

- Bei starker Agitation können Alpha-2-Agonisten eingesetzt werden. Darüber hinaus kann in bestimmten Situationen auch einmalig ein kurz wirksames Benzodiazepin verwendet werden, um akute Delirspitzen zu durchbrechen. Das gilt vor allem dann, wenn die Patientin auch Angst angibt.
- Produktive Symptome können unter Berücksichtigung ihrer Nebenwirkungen mit Neuroleptika (Antipsychotika) behandelt werden. Die Dosierung wird grundsätzlich niedrig gewählt. Für die ältere Patientin mit nächtlicher Unruhe wird abends Melperon oder Pipamperon empfohlen.

MERKE „Die" Antidelirpille gibt es nicht.

3.3.2 Hämorrhagie

Die Intensivmedizinerin wird im Allgemeinen mit 4 Arten von Blutungssituationen konfrontiert,

- der frühen postoperativen Nachblutung,
- der späten postoperativen Nachblutung/Arrosionsblutung,
- der gastrointestinalen Blutung und
- der traumatisch bedingten Blutung.

Während die **frühe postoperative Nachblutung** häufig aufgrund nicht ausreichender Blutstillung oder einer Koagulopathie intraoperativ auftritt, ist die **späte postoperative Nachblutung** eher mit weiteren postoperativen Komplikationen assoziiert (z. B. Abszessbildung mit konsekutiver Arrosionsblutung). Die **gastrointestinale Blutung** ist insbesondere bei längeren Intensivaufenthalten durch die Bildung von Stressulzera häufig. Sie tritt jedoch auch nach operativen Eingriffen am Magen-Darm-Trakt auf. Daher sollte nach solchen Eingriffen bei postoperativer gastrointestinaler Blutung der Darmabschnitt des ehemaligen Operationsgebietes kritisch untersucht werden. **Traumatisch bedingte Blutungen** sind häufig eine Operationsindikation und die ärztliche Herausforderung besteht meist darin, die betreffenden Patientinnen bis dahin zu stabilisieren.

Klinik und Diagnostik

Symptome Die Symptome einer Blutung werden vom Schweregrad und der Lokalisation (z. B. arterielles oder venöses System) bestimmt. Kreislaufrelevante Blutungen äußern sich üblicherweise durch Tachykardie, Hypotonie und Anämie. Die Patientinnen können asymptomatisch sein, aber auch kaltschweißig und avigilant. Bei einem hochakuten Geschehen kann die Zeitspanne bis zum Kreislaufversagen bei fehlender Therapie nur wenige Minuten betragen, während bei einer eher chronischen Blutung mehrere Tage vergehen können. Daher ist beim Auftreten oder dem Verdacht auf eine Blutung diese Einschätzung vorrangig.

Je nach Lokalisation der Blutung kann es zur mechanischen Kompression oder Verlegung einer benachbarten Struktur mit Schmerzen, Ausfällen und gestörter Organfunktion der verlegten Struktur kommen.

Diagnostische Maßnahmen Folgende diagnostische Maßnahmen sollten beim Auftreten einer Blutung umgehend eingeleitet werden:

- Anamnese
- Klinische Untersuchung
- Blutgasanalyse beziehungsweise Labor (inkl. Gerinnung; Thrombozyten nicht vergessen!), hier bietet es sich an, direkt Kreuzblut mit abzunehmen
- Sonografie
- Re-Operation, wenn initiale OP < 24 Stunden
- CT-Angiografie

Studentische Sicht

Multiprofessionelle „Bundles" hilfreich: frühzeitige Reorientierung, Frühmobilisierung, oraler Kostaufbau, kognitives Training, „Destripping": tägliche Prüfung der Katheterindikation
Medikamentenprüfung: Reduktion unnötiger Medikamente, Vermeidung anticholinerger Substanzen

Medikamentöse Therapie nur bei ausbleibendem Erfolg konservativer Maßnahmen, symptombezogen, altersabhängige Auswahl
Bei *Agitation* z. B. Alpha-2-Agonisten, kurzzeitig Benzodiazepine bei Angst und akuter Delirspitze
Bei *produktiven Symptomen* (z. B. Halluzinationen, Wahn): niedrigdosierte Antipsychotika

3.3.2 Hämorrhagie

Blutungssituationen (4 Hauptformen):
- Frühe postoperative Nachblutung
- Späte postoperative Nachblutung/Arrosionsblutung
- Gastrointestinale Blutung
- Traumatisch bedingte Blutung

Klinik und Diagnostik

Typische Symptome: hängen von Schweregrad und Lokalisation ab (arteriell vs. venös).
Zeichen kreislaufrelevanter Blutungen:
- Tachykardie
- Hypotonie
- Anämie

Diagnostik (sofort einleiten!): Anamnese, klinische Untersuchung, Blutgasanalyse/Labor (Hb, Gerinnung, Thrombozyten, Kreuzblut abnehmen!). Gegebenenfalls Sonografie, Re-Operation (insbesondere bei OP < 24 h zuvor) und CT-Angiografie.

Studentische Sicht

MERKE

MERKE Gerade bei akuten Blutungen ist zunächst die Einschätzung wichtig, wie die Ausgangslage der Patientin ist (Hb-Wert, Anzahl bereitstehender Erythrozytenkonzentrate) und wie ausgeprägt das Blutungsgeschehen ist (hochakut vs. langsam voranschreitend).

Therapie

Wenn möglich: *Blutung stoppen! Kompression!* Außerdem Gerinnung optimieren, Kreislauf stabilisieren, interdisziplinäre Versorgung (interventionell/operativ)

Therapie

Die Therapie richtet sich immer nach der vermuteten Ursache und der Dringlichkeit:

- Stoppen der Blutung z. B. primär durch Kompression (ggf. aufwendig, aber bei vielen Operationen postoperativ möglich)
- Korrektur der Gerinnung, Bereitstellung entsprechender Substitutionsprodukte nach Labor
- Stabilisierung des Kreislaufs (Volumengabe, Vasopressorengabe via großlumige Zugänge, Transfusion [ggf. 0])
- Operative Blutstillung
- Gegebenenfalls interventionelle Blutstillung durch Coiling (Radiologie), Clipping (Endoskopie)

MERKE

MERKE Die Therapie hängt von der Genese der Blutung ab. Die notwendige Diagnostik der Blutungsquelle (z. B. bei GI-Blutung) kann aber zeitraubend sein. Die unbedingt anzustrebende Blutstillung und die Stabilisierung des Kreislaufs finden parallel und nicht nacheinander statt.

Frühe postoperative Nachblutung: Die Revision steht im Vordergrund.

Frühe postoperative Nachblutung – Notfall

Operative Revision Patientinnen, die eine Operation an den großen Gefäßen (Viszeral oder Extremitäten) oder Viszeralorganen hatten, können direkt postoperativ nachbluten, wenn ein Gefäßast oder eine Naht nicht richtig verschlossen wurde. Da es zu diesem Zeitpunkt keine Verklebungen im OP-Gebiet gibt, müssen diese Patientinnen schnell operativ revidiert werden. Wenn eine Verbrauchskoagulopathie auftritt, dann hilft ein „Packing", bis die Gerinnungsparameter wieder stabilisiert sind.

Beispiel Die Nachblutung nach Karotis-Thrombendarteriektomie (➤ Kap. 7.3.1.1), Struma-OP (➤ Kap. 11.1.2) oder ventraler HWS-OP ist auch bei geringeren Blutverlusten immer ein Notfall, weil die Verlegung der Atemwege droht. Klassischerweise klagt die Patientin über Schluckbeschwerden und zeigt eine „kloßige" Sprache. Die Therapie besteht in der operativen Revision mit Blutstillung. Das OP- und das Anästhesie-Team sind zeitgleich und umgehend zu benachrichtigen, wobei die Anästhesistin den Hinweis auf einen potenziell schwierigen Atemweg erhalten sollte.

Späte postoperative Nachblutung: oft in Kombination mit weiteren postoperativen Komplikationen; Früherkennung ist entscheidend! „Sentinel bleed" kann ein frühes Anzeichen sein.

Späte postoperative Nachblutung

Späte postoperative Nachblutungen entstehen in der Regel gemeinsam mit weiteren postoperativen Komplikationen. Beispielsweise können nach Eingriffen am Pankreas Pankreasfisteln auftreten. Fügt sich eine infektiologische Komponente mit Abszessbildung hinzu, besteht die Gefahr einer Gefäßarrosion mit fulminanter Blutung. Daher ist der frühe Nachweis solcher Fisteln oder Anastomoseninsuffizienzen wichtig. Hierfür sind insbesondere die perioperativ eingelegten Drainagen und deren gefördertes Sekret wegweisend. Sowohl die Beurteilung der Drainagenqualität (trübe, flockig, blutig tingiert) mit konsequenter Enzymdiagnostik als auch regelmäßige Sonografien des Operationsgebiets können helfen, die potenziell zur Blutung führende Komplikation zu erkennen. Durch weiterführende Bildgebung können Flüssigkeitsverhalte entdeckt und drainiert werden. Häufig zeigen sich spätere Blutungen durch einen „sentinel bleed", also eine kleine selbstlimitierende Blutung, die dem Ereignis einige Tage vorausgeht. Bei der Ausbildung eines Pseudoaneurysmas kann eine Embolisation oder ein Stenting des betroffenen Gefäßes sinnvoll sein. Ein sicherer Volumenzugang und gekreuzte Erythrozytenkonzentrate erlauben in der Situation der Blutung schnelles Handeln.

FALL

FALL Frau S. liegt bereits seit einigen Tagen nach Pankreaskopfresektion bei Verdacht auf Pankreaskarzinom auf der IMC-Station. Die Operation verlief problemlos, postoperativ zeigte sich aber zunächst eine Magenentleerungsstörung und dann auch eine Pankreasfistel. Es liegen noch 2 Drainagen im OP-Gebiet, die vom IMC-Team beobachtet werden. Nach initial klarem Sekret zeigt sich ein Blutkoagel im Drainagebeutel. Die am 8. postoperativen Tag durchgeführte CT zeigt einen nicht abgekapselten Flüssigkeitsverhalt im OP-Gebiet, allerdings kein Pseudoaneurysma oder Wandunregelmäßigkeit der A. hepatica. Am Morgen des 10. postoperativen Tages ruft die Pflege das ärztliche Team der IMC notfallmäßig zu Frau S. Während der morgendlichen Waschroutine sei eine massive blutige Förderung mit Koageln über beide Drainagen aufgefallen, Frau S. wirkt zunehmend avigilant. Eine schnelle Blutgasanalyse ergibt einen Hb-Abfall von 2 Punkten zum Vorwert vor

einigen Stunden. Auch der Blutdruck fällt zunehmend ab, die Herzfrequenz steigt. Es besteht der hochgradige Verdacht auf eine postoperative Arrosionsblutung.
Zunächst werden alle verfügbaren Kräfte in den Fall involviert und Aufgaben im Team verteilt. Es wird sofort mit einer Volumengabe begonnen, im Verlauf wird auch Noradrenalin als Vasopressor bei Hypotonie hinzugenommen. Parallel wird Blut für ein umfangreiches Labor mit Gerinnung entnommen. Großlumige Zugänge werden zum bereits liegenden ZVK hinzugefügt, eine invasive Blutdruckmessung gibt es bereits. Da in den letzten Tagen ein Sentinel Bleeding Event bestand, sind bereits 4 Erythrozytenkonzentrate vorgehalten worden. Diese werden direkt abgerufen und um einige Gerinnungskonzentrate ergänzt. Außerdem werden neue Erythrozytenkonzentrate für das weitere Prozedere eingekreuzt. Sonografisch erscheint intraabdominell ein massives Hämatom, das aufgrund von Luftüberlagerungen nicht dezidierter dargestellt werden kann. Aufgrund des zwar geordneten, aber doch turbulenten Geschehens hält eine Pflegekraft den direkten Kontakt zu Frau S., um sie zu beruhigen und ihr zu erklären, was vor sich geht. Die Oberärztin der IMC hält im Hintergrund mit den behandelnden Operateuren Rücksprache. Als Therapiealternativen stehen ein interventionelles Verfahren mit CT-Angiografie und anschließender interventioneller Angiografie mit Stenting bzw. Coiling oder eine sofortige Operation zur Auswahl.

Gastrointestinale Blutung

Bei der gastrointestinalen Blutung lässt sich orientierend zwischen der oberen und der unteren gastrointestinalen Blutung unterscheiden. Zusätzlich ist in diesem Zusammenhang noch an Nachblutungen nach Eingriffen am Magen-Darm-Trakt zu denken, die sich als gastrointestinale Blutung äußern (z. B. bei Darmanastomosen).

Obere vs. untere GI-Blutung → primär endoskopisches Vorgehen mit thermischen Verfahren, Clips oder Vasokonstriktoren; ggf. ist eine operative Revision trotzdem erforderlich.

Endoskopie Die Endoskopie kann hier auf verschiedene Weisen zur Therapie beitragen. In der entsprechenden Leitlinie werden zur endoskopischen Stillung nichtvariköser Blutungen die Injektionstherapie, mechanische Verschlüsse mit Clips sowie thermische Verfahren verwendet:

- Zur Injektionstherapie wird typischerweise Epinephrin aufgrund seines vasokonstriktiven Effekts verwendet, es kann aber auch Fibrinkleber injiziert werden.
- Neben den konventionellen Metallclips können insbesondere bei der Behandlung von blutenden Ulzera auch sog. „over the scope clips" (OTSC) verwendet werden. Hierbei wird das blutende Areal zunächst angesaugt und der Clip dann krallenartig über das gesamte Gewebe gezogen.
- Die thermischen Verfahren beruhen auf den gleichen Prinzipien wie in der offenen und laparoskopischen Chirurgie.

Eine Kombination der Verfahren ist ebenfalls möglich.

Häufig lässt sich in der Anamnese und den Vorbefunden der Patientin schon ein Hinweis auf die Ursache finden. Im Zweifelsfall ist aber immer die Spiegelung von oral und rektal erforderlich. Zu bedenken ist hier die notwendige Sedierung der Patientin im Rahmen der Endoskopie, sodass sie bis zum Beginn der Endoskopie stabilisiert werden sollte.

Operative Revision Auch wenn heute die meisten gastrointestinalen Blutungen endoskopisch versorgt werden können, so ist auch eine operative Revision immer noch zu erwägen. Diese kann insbesondere bei postpylorischen Ulkusblutungen (Ligatur A. gastroduodenalis) notwendig sein. Auch sollte bei einer rezidivierenden Blutung interdisziplinär besprochen werden, wann der Zeitpunkt einer Operation gekommen ist.

MERKE Die diagnostische und therapeutische Intervention der ersten Wahl ist die Endoskopie.

MERKE

Traumatische Blutung

Im Rahmen von Traumata können diverse Blutungsformen auftreten, die sich in der kritischen Menge und in der Therapie der Ursache gänzlich unterscheiden, z. B. traumatische intrazerebrale Blutungen, Blutungen durch Schnitt-/Rissverletzungen der Körperoberfläche, intrathorakale Blutungen, intraabdominelle Blutungen. Meist können sie sowohl durch scharfe als auch stumpfe Traumata verursacht werden. In der Regel muss die Blutung chirurgisch oder seltener interventionell gestoppt werden.

Traumatische Blutung: stumpfe oder spitze Traumata, „innere" (in Körperhöhlen) oder äußere Blutungen. In der Regel ist eine chirurgische Intervention notwendig.

3.3.3 Sepsis

3.3.3 Sepsis

NKLC

Sepsis

Kompetenzebene: **2**, klin. Diagnostik, app. Diagnostik, Therapie, **Notfall, Management**

SIRS

Kompetenzebene: **2**, klin. Diagnostik, app. Diagnostik, Therapie, **Notfall, Management**

Bei einer Sepsis handelt es sich um eine lebensbedrohliche Organdysfunktion, ausgelöst durch eine Infektion, die mit einer Regulationsstörung beim Wirt einhergeht. Somit wird für die Diagnose einer Sepsis dezidiert das Vorliegen einer oder mehrerer Organdysfunktion(en) gefordert. Es gibt aber gegenwärtig keinen Goldstandard für die Diagnose einer Sepsis.

Gegenwärtig werden komplexe Modelle zur Vorhersage oder Diagnostik der Sepsis erforscht. Das Verständnis für eine Sepsis-Definition lässt sich am (diagnostisch aber überholten) Modell der SIRS (Systemic Inflammatory Response Syndrome) entwickeln:

SIRS Das SIRS ist eine völlig unspezifische systemische Reaktion des Körpers auf verschiedene Stresssituationen, wozu auch eine Verbrennung, ein Trauma, eine größere OP mit Gewebeschaden oder sterile Infektionen wie eine Pankreatitis im Anfangsstadium zählen. SIRS liegt vor, wenn 2 oder mehr der folgenden Kriterien vorliegen:

- Atemfrequenz (AF) ≥ 20/min
- Temperatur ≥ 38 °C oder ≤ 36 °C
- Herzfrequenz ≤ 90/min
- Leukozyten ≥ 12.000 oder ≤ 4.000 oder > 10 % Granulozyten im Differenzialblutbild

Sepsis Eine Sepsis wurde postuliert, wenn 2 der o. g. SIRS-Kriterien und der Verdacht auf eine Infektion vorliegen. Ein septischer Schock liegt vor, wenn trotz adäquater Volumentherapie eine arterielle Hypotension (MAP < 65 mm Hg) mit der Notwendigkeit der Vasopressortherapie persistiert und der Laktatwert im Serum > 2 mmol/l beträgt.

Heute soll für die Diagnose einer sepsisassoziierten Organdysfunktion ein Anstieg des SOFA-Score (SOFA = Sequential Organ Failure Assessment; s. u.) um ≥ 2 Punkte verwendet werden.

Klinik und Diagnostik

- Untersuche die Patientin
- Nimm Kulturen für die Mikrobiologie ab
- Lege großlumige Zugänge
- Substituiere Volumen
- Gib frühzeitig kalkulierte Antibiotika

Klinik und Diagnostik

Klassische Sepsisbilder, die zur Aufnahme auf die IMC führen, umfassen:

- Vorstellung einer Urosepsis über die Notaufnahme (Erstdiagnostik ist die Sonografie zum Ausschluss Nierenstau)
- Postoperative Sepsis: Diagnostik je nach Operationsgebiet, unbedingter Ausschluss einer Kathetersepsis (Blutkulturen aller liegenden Katheter, inklusive Venenverweilkanülen)

Folgende diagnostische/therapeutische Maßnahmen sind bei Aufnahme direkt durchzuführen (Infektsuche):

- Gründliche körperliche Untersuchung
- Sicheren, möglichst großlumigen Zugang legen
- Mindestens 2 Pärchen Blutkulturen abnehmen
- Kultivieren sämtlicher infrage kommender Foci (Urin, Trachealsekret oder provoziertes Sputum, ggf. liegende Drainagen/Wundsekrete, i. v. Zugänge)
- Bei Hypotonie: Volume Challenge (großzügige Volumensubstitution, solange Zeichen der Hypoperfusion bestehen, bis 30 ml/kg KG)
- Antibiotika je nach vermuteter Ursache (ggf. zunächst „kalkuliert" sehr breit: grampositiv und gramnegativ abdeckend mit konsequenter Deeskalation bei neuen Erkenntnissen)

MERKE

MERKE Die ersten Schritte bei der Aufnahme einer septischen Patientin müssen innerhalb einer Stunde ablaufen („golden hour of sepsis"): körperliche Untersuchung. Zugang, Blutkulturen, Foci sichern, ggf. Volume Challenge, Antibiotika.
Bei jeder Diagnostik gilt: so zielführend wie möglich und nur so invasiv wie nötig (z. B. Sonografie vor CT). Die zeitnahe Diagnostik ist allerdings unbedingt anzustreben, ebenso die zeitnahe interventionelle oder chirurgische Therapie, wenn solche möglich sind.

Lege ggf. einen ZVK oder einen arteriellen Zugang. Nutze Noradrenalin, wenn nötig (Ziel MAD > 65 mm Hg)!

Katheter, Volumentherapie Im weiteren Verlauf kann nach Abschluss der o. g. Maßnahmen eine Ausstattung mit weiteren invasiven Kathetern (zentralvenöser Katheter und Arterie) je nach klinischer Situation erfolgen. Sollte die Patientin mit Hypotonie (Ziel: MAD > 65 mm Hg) nur inadäquat auf Flüssigkeit reagieren, ist die Hinzunahme von Noradrenalin erforderlich. Eine weitere Volumentherapie kann sich dann am erweiterten Monitoring orientieren. Bei septischem Schock empfiehlt die aktuelle Leitlinie innerhalb der ersten 3 Stunden als Richtwert 30 ml/kg KG intravenöse kristalloide Lösung.

SOFA-Score: Aussage über Dysfunktion einzelner Organsysteme, Lunge (Horovitz-Quotient), Niere (Kreatinin), Leber (Bilirubin), Kreislauf (MAD), Blutbild (Thrombozyten), Neurologie (GCS)

SOFA-Score Zur Erfassung der Schwere der Sepsis werden typischerweise Scores herangezogen. Die gängigsten Scores im deutschsprachigen Raum sind der **SOFA-Score** (➤ Tab. 3.3) bzw. der **Quick-SOFA-Score** (qSOFA; SOFA = „sequential organ failure assessment"). Der Quick-SOFA-Score umfasst 3 Komponenten. Bei Überschreiten der jeweiligen Schwellenwerte (Atemfrequenz > 21/Minute, GCS < 15, systolischer Blutdruck < 100 mm Hg) wird jeweils ein Punkt erzielt. Bei mindestens 2 Punkten wird eine schlechte Prognose wahrscheinlicher.

Tab. 3.3 SOFA-Score [H017-001]

Organ	Wert	0	1	2	3	4
Lunge	p_aO_2/F_iO (mm Hg)	> 400	< 400	< 300	< 200	< 100
Niere	Kreatinin (mg/dl)	< 1,2	1,2–1,9	2,0–3,4	3,5–4,9	> 5 oder Dialyse
Leber	Bilirubin (mg/dl)	< 1,2	1,2–1,9	2,0–5,9	6–11,9	> 12
Kreislauf	Mittlerer arterieller Druck (mm Hg)	≥ 70	< 70	Dopamin < 5 µg/kg/min oder Dobutamin (dosisunabhängig)	Dopamin 5–15 µg/kg/min oder Noradrenalin < 0,1 µg/kg/min	Dopamin > 15 µg/kg/min oder Noradrenalin > 0,1 µg/kg/min
Blutbild	Thrombozyten (/nl)	≥ 150	< 150	< 100	< 50	< 20
Neurologie	Glasgow Coma Score	15	14–13	12–10	9–6	< 6

Ein SOFA-Score > 2 Punkte bei vermuteter Infektion geht mit einer Krankenhausletalität > 10 % einher. Deshalb ist schnelles Handeln gefragt.

CAVE Auch wenn Dopamin im SOFA-Score einen Surrogatparameter darstellt, wird es von der deutschen Sepsisgesellschaft nicht mehr empfohlen.

CAVE

Labor Die weitere Diagnostik umfasst ein Labor mit Entzündungsparametern (CRP, ggf. auch Prokalzitonin), kleinem Blutbild, außerdem mindestens Lebersynthese- und Nierenwerte (zum Ausschluss weiterer Organversagen, s. SOFA-Score).

Labor: CRP/PCT, kleines Blutbild, Leberparameter, Nierenparameter

Therapie

Neben der antibiotischen Therapie gilt weiterhin der Leitsatz: „ubi pus, ibi evacua". Das bedeutet im klinischen Kontext: Gibt es einen sanierbaren Focus? Welche Form der Sanierung ist sinnvoll (interventionelle Drainage, Operation, Katheterwechsel etc.)? Insbesondere eitrige Abszesse gehören drainiert bzw. operativ ausgeräumt.

Die antibiotische Therapie muss nach Identifizierung des Focus und entsprechenden mikrobiologischen Befunden deeskaliert werden. Die Dauer der Therapie hängt dabei sowohl vom Focus als auch vom Erreger ab und sollte im Verlauf mit den Mikrobiologen besprochen werden. Neben der Deeskalation im Sinn eines Präparatewechsels ist auch die Dauer der antibiotischen Therapie entscheidend.

Therapie

Wenn möglich, *Focus-Sanierung:* „ubi pus, ibi evacua"

Passe die Antibiotikatherapie den mikrobiologischen Befunden an!

3.3.4 Kardiale Komplikationen (Vorhofflimmern)

3.3.4 Kardiale Komplikationen (Vorhofflimmern)

NKLC

Herzrhythmusstörungen

Kompetenzebene: **1**, klin. Diagnostik, app. Diagnostik, Therapie, Notfall, Management

Während des Aufenthaltes auf IMC-Stationen kommt es aufgrund der Erkrankungsschwere der Patientinnen häufig zu diversen Komplikationen. Die häufigste kardiale Komplikation ist die Arrhythmie und insbesondere das Vorhofflimmern mit möglichem tachykard übergeleiteten Vorhofflimmern (Tachyarrhythmia absoluta).

Häufigkeit Postoperatives Vorhofflimmern kann sowohl bei kardialen als auch bei nichtkardialen operativen Eingriffen auftreten. Je nach Eingriff liegen die Inzidenzen zwischen 5 % (kolorektale Eingriffe) und 50 % (Herzchirurgie).

Ätiologie Vorhofflimmern kann ohne erkennbare Ursache oder sekundär (durch zugrunde liegende Erkrankungen/Risikofaktoren ausgelöst) vorliegen. Postoperativ neu auftretendes Vorhofflimmern ist häufig ein sekundäres Vorhofflimmern. Es gilt also, die auslösende Ursache zu identifizieren und wenn möglich zu beseitigen. Neben kardialen Auslösern (z. B. Klappenvitien, koronarer Herzkrankheit, chronischer Herzinsuffizienz) sind auf der IMC-Station auch nichtkardiale Auslöser in Betracht zu ziehen. Typische Auslöser sind Elektrolytstörungen, Volumenüberladung, Schmerzen und inotrope Pharmaka, z. B. Vasopressoren.

Vorhofflimmern ist die häufigste Herzrhythmusstörung – auch auf einer IMC-Station. Die postoperative Inzidenz beträgt 5–50 %.

Vorhofflimmern ist stets sekundär! Beseitige mögliche Ursachen wie Elektrolytstörung, Pharmaka, Schmerzen.

Klinik und Diagnostik

Anamnese Es wird gezielt nach einem vorbekannten Vorhofflimmern und Vorerkrankungen gefragt.

Symptome Vor allem ältere Patientinnen weisen oft keine Symptome auf. Häufig ist das Vorhofflimmern dann ein Zufallsbefund während der Monitorüberwachung. Typische Symptome sind:

- Schwindel, Kreislaufbeschwerden
- Palpitationen, Herzrasen
- Unregelmäßiger Puls

Mögliche Komplikationen sind insbesondere thromboembolische Ereignisse, wobei der ischämische Schlaganfall hier führend ist.

Apparative Diagnostik Die gezielte Anamnese wird durch eine allgemeine Labordiagnostik ergänzt (Elektrolyte, Infektwerte, TSH). Darüber hinaus ist das Zwölf-Kanal-EKG das wichtigste diagnostische Tool. Dabei ist zunächst zu prüfen, ob eine Bradykardie (Herzfrequenz < 60/min) oder Tachykardie (Herzfrequenz > 100/min) vorliegt. Anschließend werden bei den Tachykardien die Kammerkomplexe beurteilt (QRS) und zwischen Schmalkomplex- und Breitkomplextachykardien unterschieden (QRS >/< 120 ms). Darüber hinaus muss noch begutachtet werden, ob die Tachykardie regelmäßig oder unregelmäßig ist. Unregelmäßigen Tachykardien liegt meistens ein Vorhofflimmern zugrunde. Beim Vorhofflimmern gibt es folgende Formen:

- Paroxysmales Vorhofflimmern: konvertiert spontan oder iatrogen innerhalb von 7 Tagen
- Persistierendes Vorhofflimmern: dauert länger als 7 Tage, konvertiert spontan oder iatrogen
- Lang anhaltend persistierendes Vorhofflimmern: besteht länger als 12 Monate bei Entscheidung zur Rhythmuskontrolle
- Permanentes Vorhofflimmern: unmögliche Rhythmuskontrolle, wird von Medizinerin und Patientin akzeptiert

> **Studentische Sicht – Klinik und Diagnostik**
>
> **Anamnese:** Frage gezielt nach bekanntem Vorhofflimmern!
>
> **Symptome:** Schwindel, Palpitationen, unregelmäßiger Herzschlag
> Wichtigste Komplikation: embolische Ereignisse, z. B. Schlaganfall
>
> **Diagnostik:** Zwölf-Kanal-EKG, dabei Unterscheidung zwischen:
> - Paroxysmalem Vorhofflimmern
> - (Lang anhaltend) persistierendem Vorhofflimmern
> - Permanentem Vorhofflimmern

MERKE Breitkomplextachykardien stellen einen Notfall dar, weil sie rasch in ein Kammerflimmern übergehen können.

Es ist bei neu aufgetretenem postoperativen Vorhofflimmern, das trotz Ausschaltung etwaiger zugrunde liegender Ursachen (Elektrolytverschiebungen, Volumenüberladung) immer wieder auftritt, ratsam, eine Kardiologin einzubeziehen. Eine Echokardiografie kann weitere Hinweise zur Ursache liefern.

Therapie

Je nach Symptomatik kann entweder eine Rhythmus- oder eine Frequenzkontrolle durchgeführt werden.

Rhythmuskontrolle Die Rhythmuskontrolle beschreibt die gezielte Überführung in einen stabilen Sinusrhythmus. Zur Rhythmuskontrolle steht entweder die elektrische oder medikamentöse Kardioversion (Amiodaron als Kurzinfusion) zur Verfügung. Vor der Kardioversion sollten Thromben ausgeschlossen werden, falls der klinische Zustand der Patientin dies erlaubt, oder eine sichere Antikoagulation etabliert worden sein.

Frequenzkontrolle Die Frequenzkontrolle beschreibt die Herstellung einer normofrequenten Überleitung in die Herzkammern. Die Wirkstoffgruppe erster Wahl sind Betablocker. Häufig verwendet wird Metoprolol, dieses kann je nach Situation (akut oder Dauertherapie) intravenös oder oral verabreicht werden.

> **Studentische Sicht – Therapie**
>
> Rhythmuskontrolle vs. Frequenzkontrolle:
> - *Rhythmuskontrolle:* elektrische oder medikamentöse Kardioversion in einen Sinusrhythmus
> - *Frequenzkontrolle:* Schaffung einer normofrequenten Überleitung z. B. mit Betablocker

MERKE Therapie der Wahl ist
- bei hämodynamischer Instabilität die notfallmäßige elektrische Kardioversion und
- bei tachykard übergeleitetem Vorhofflimmern (Tachyarrhythmia absoluta) die Frequenzkontrolle.

Antikoagulation In der Akutsituation sollte die Therapie immer auch eine Antikoagulation umfassen. Für die Entscheidung zur langfristigen oralen Antikoagulation sollte das patientenindividuelle Schlaganfallrisiko gemeinsam mit einer Expertin (Kardiologin) bewertet werden.

Auch nach Verlegung oder Entlassung ist eine weitere kardiologische Anbindung, die ggf. eine weitere diagnostische Abklärung umfasst, sinnvoll.

> Eine Antikoagulation sollte dem Patientenrisiko angepasst etabliert werden (CHA_2DS_2-VA-Score)!

3.3.5 Lungenarterienembolie

Manuela Köck, Udo Obertacke

NKLC Kompetenzebene: **2**, klin. Diagnostik, app. Diagnostik, Therapie, **Notfall**, **Management**

Eine Lungenarterienembolie (LAE) ist eine Verlegung der arteriellen Strombahn des Lungenkreislaufs durch thrombotisches Material. Diese kann mit akuter Rechtsherzbelastung einhergehen und zeigt sich funktionell in erhöhter Totraumventilation der Lunge (Ventilation minderperfundierter Alveolen). Ätiologisch liegen oft eine Verletzung oder eine operative Versorgung zugrunde, die zunächst zu einer venösen Thrombose (zumeist in den Unterschenkeln) führen, deren Thromben (bei erhöhtem abdominellen Druck, z. B. bei angestrengtem Mobilisieren der Patientin) abgelöst und durch das rechte Herz in die Lungenstrombahn gespült werden. Die sofortigen objektiv feststellbaren Folgen sind die Rechtsherzbelastung (Tachykardie) und der arterielle Sauerstoffsättigungsabfall (Zyanose).

Die wichtigste Differenzialdiagnose ist der akute Herzinfarkt, ansonsten ist an die Aortendissektion und an den Pneumothorax zu denken.

CAVE Die Lungenarterienembolie ist – vor allem postoperativ – häufig und potenziell tödlich. Das Erkennen und Einordnen der Symptome und präventiv die Sicherung der (perioperativen) Thromboseprophylaxe sind daher hochrelevant!

Klinik und Diagnostik

Anamnese Erfragt werden die aktuellen Symptome und außerdem die Vorgeschichte im Hinblick auf frühere Thrombosen oder Lungenembolien, eine aktive Tumorerkrankung bzw. kürzliche Operationen oder Immobilisationen.

Symptome Leitsymptome sind der plötzliche thorakale Schmerz und die Dyspnoe (und Tachypnoe). Hinzu kommen ggf. Husten, Hämoptysen, Tachykardie, gestaute Halsvenen, Blutdruckabfall, Angst und Schock. Der Thoraxschmerz und die Dyspnoe erlauben eine erste Einschätzung, es sollte jedoch ein sofortiges Monitoring der Kreislauf- und Oxygenierungsparameter (S_aO_2-Monitoring) eingeleitet werden (s. u.).

Körperliche Untersuchung Der auskultatorische Befund an den Lungen ist typischerweise unauffällig, kann jedoch zum Ausschluss etwaiger Differenzialdiagnosen (wie dem Pneumothorax) herangezogen werden.

Aus der Anamnese und der körperlichen Untersuchung kann mithilfe des Wells-Scores die Wahrscheinlichkeit einer Lungenarterienembolie ermittelt werden (➤ Tab. 3.4).

Tab. 3.4 Vereinfachter Wells-Score für die klinische Wahrscheinlichkeit einer Lungenembolie [F993-001]

Klinische Charakteristik	Punkte
Klinische Zeichen für eine tiefe Beinvenenthrombose	1
Lungenembolie ist wahrscheinlicher als alternative Diagnose	1
Kürzlich zurückliegende OP (< 4 Wochen) oder Immobilisierung ≥ 3 Tage	1
Herzfrequenz > 100/min	1
Frühere Lungenembolie oder tiefe Beinvenenthrombose	1
Hämoptysen	1
Aktive Tumorerkrankung	1
≥ 2 Punkte: Lungenarterienembolie wahrscheinlich **0–1 Punkte:** Lungenarterienembolie unwahrscheinlich	

Bei Verdacht auf eine Lungenembolie wird eine initiale Risikostratifizierung empfohlen, um zwischen hämodynamisch stabilen und instabilen Patientinnen zu unterscheiden (➤ Tab. 3.5).
Als Dekompensationskriterien gelten:

- Kreislaufkollaps mit Reanimationspflicht
- Systolischer Blutdruckabfall auf < 90 mm Hg bzw. um mindestens 40 mm Hg über > 15 min, der von klinischen Zeichen einer verminderten Organperfusion (kalte Extremitäten, Urinausscheidung < 30 ml/h, Vigilanzstörung oder Verwirrung) begleitet wird
- Katecholaminbedarf, um einen systolischen Druck von > 90 mm Hg und eine adäquate Organperfusion aufrechtzuerhalten

3.3.5 Lungenarterienembolie

Die LAE ist die Verlegung der Lungenarterien durch Embolien, meist ausgelöst durch eine *venöse Thrombose.*
Folge: *Rechtsherzbelastung* und vergrößerter (funktioneller) Lungentotraum
Differenzialdiagnostisch denken an: Myokardinfarkt, Aortendissektion, Herzbeuteltamponade, Pneumothorax

CAVE

Klinik und Diagnostik

Anamnese: richtet sich nach den Inhalten des Wells-Scores (➤ Tab. 3.4)

Leitsymptome: plötzlicher thorakaler Schmerz, Dyspnoe, Tachypnoe, Tachykardie

Untersuchung: Meist unauffälliger Lungenbefund; er dient dem Ausschluss von Differenzialdiagnosen

TAB. 3.4

Initiale *Risikostratifizierung* anhand der Vitalparameter. Dekompensationskriterien sind:
- Kreislaufzusammenbruch
- Schock
- Katecholaminbedarf

Tab. 3.5 Risikoeinschätzung bei hämodynamisch stabilen Patientinnen mit Lungenembolie (sPESI = „simplified pulmonary embolism severity index") [H642-001]

Klinische Charakteristik	Punkte
Alter > 80 Jahre	1
Aktive Tumorerkrankung	1
Chronische Herz- oder Lungenerkrankung	1
Herzfrequenz > 100/min	1
Systolischer Blutdruck < 100 mm Hg	1
Arterielle Sauerstoffsättigung < 90 %	1
≥ 1 Punkt: intermediäres Risiko (30-Tage-Mortalität ca. 11 %) **0 Punkte:** niedriges Risiko (30-Tage-Mortalität ca. 1 %)	

Weitere Diagnostik:
- Rechtsherzbelastungszeichen (z. B. im EKG, Echo)
- D-Dimere nur bei geringer Prätestwahrscheinlichkeit bestimmen!
- CT-A zum sicheren Nachweis/Ausschluss

Apparative Diagnostik Die weitere Diagnostik umfasst:
- Sauerstoffsättigung, falls verfügbar Blutgasanalyse
- D-Dimere (nur als Ausschlusskriterium, d. h. nicht bei Patientinnen mit hoher Wahrscheinlichkeit einer Lungenembolie)
- EKG: Rechtsherzbelastung (z. B. Rechtstyp, Rechtsschenkelblock, SIQIII-Konfiguration)
- Echokardiografie: Rechtsherzbelastung (z. B. rechter Ventrikel > linker Ventrikel, verkleinerte TAPSE [„tricuspid annular plane systolic excursion"], D-Shape-Phänomen)
- CT-Angiografie: Thrombusnachweis

MERKE

MERKE Bei niedriger bzw. mittlerer klinischer Wahrscheinlichkeit und normwertigen D-Dimeren gilt eine Lungenembolie als ausgeschlossen; eine bildgebende Diagnostik ist in diesen Fällen nicht erforderlich.

Therapie und Management

Therapie und Management

MERKE Die Therapie hängt von der hämodynamischen Stabilität und dem Risikoprofil ab.

Monitoring, Kreislaufstabilisierung, Antikoagulation; bei Kreislaufinstabilität: *Lyse*

Die primären Therapiemaßnahmen umfassen:
- Sauerstoffgabe, ggf. auch nicht invasive-Beatmungsmodalitäten (CPAP, „high-flow")
- Monitoring Vitalparameter
- Kreislaufstabilisierung (falls notwendig)
- Einleitung einer therapeutischen Antikoagulation
- Bei hämodynamischer Instabilität: Reperfusionstherapie (interventionelle Thrombaspiration und Thrombolyse, ggf. auch im Verlauf)
- Nach Stabilisierung: Atemgymnastik

KOMPETENZBASIERTES VORGEHEN

KOMPETENZBASIERTES VORGEHEN (NKLC)

Notfall

Relativ häufige und potenziell tödliche Erkrankung! Die postoperative Phase ist besonders vulnerabel.

Management
- **Erstversorgung:** nach ABCDE-Schema (➤ Kap. 1.3.1.1), insbesondere:
  - B: Sauerstoff (Maske), S_aO_2-Monitoring
  - C: ggf. Kreislaufstabilisierung
  - E: sitzende Lagerung
  - Sowie Analgesie, (Anxiolyse), Heparin-Bolus
- **Entscheidungsfindung:**
  - Symptomatische LAE → therapeutische Antikoagulation
  - LAE mit hämodynamischer Instabilität (Dekompensation) → sofortige Reperfusionstherapie (interventionelle Thrombaspiration und Thrombolyse)
  - LAE mit hämodynamischer Stabilität (bei intermediärem Risiko) → Reperfusionstherapie, wenn sich im Verlauf Zeichen einer hämodynamischen Dekompensation einstellen
  - Patientinnen, die für eine Reperfusionstherapie infrage kommen → initiale Behandlung mit unfraktioniertem oder niedermolekularem Heparin

- **Prinzipien der Versorgung:** Antikoagulation, Reperfusionstherapie
- **Nachbehandlung:** Sekundärprophylaxe der TVT mit Antikoagulanzientherapie
- **Erfolgsparameter:** Strombahnbefreiung der A.-pulmonalis-Äste ohne Rechtsherzinsuffizienz
- **Komplikationen:** Rechtsherzinsuffizienz (pulmonale Hypertonie), Reanimation, Tod

3.3.6 Anaphylaxie

Anaphylaktische Reaktionen bis hin zum anaphylaktischen Schock sind keine Seltenheit. Häufig stellen sich Patientinnen mit Verdacht auf Anaphylaxie (z. B. Nahrungsmittel, Insektengifte) in der Notaufnahme vor, es kommt aber gerade auf Intensiv- oder IMC-Stationen auch immer wieder zu anaphylaktischen Reaktionen im Rahmen von Arzneimittelgaben, selten auch durch Bluttransfusionen. Etwa 20 % der schweren anaphylaktischen Reaktionen bei Erwachsenen werden durch Arzneimittel ausgelöst (Antibiotika), 50 % durch Insektengifte. Bei Kindern sind schwere anaphylaktische Reaktionen zu 60 % durch Nahrungsmittel ausgelöst.

Pathophysiologisch liegt der Anaphylaxie in den meisten Fällen eine IgE-vermittelte Mastzellaktivierung zugrunde. Die durch die Mastzellen freigesetzten Mediatoren wie z. B. Histamin verursachen die Symptomatik.

3.3.6 Anaphylaxie

Anaphylaxie ist die Maximalform der *IgE-vermittelten* allergischen Reaktion. Häufige Auslöser sind:

- Nahrungsmittel
- Insektengifte
- *Arzneimittel* (ca. 20 % der schweren Fälle)
- *Bluttransfusionen* (selten)

Klinik und Diagnostik

Symptome Die Symptomatik tritt akut auf und lässt sich zeitlich mit Kontakt zum auslösenden Allergen in Zusammenhang bringen. Im Verlauf können die Symptome rasch progredient sein und zu jedem Zeitpunkt spontan sistieren, um sich später langsam rückzubilden. Es können eine Reihe von Symptomen an unterschiedlichen Organsystemen auftreten:

- Haut und Schleimhautsymptome: Juckreiz, Erythem/Flush, Urtikaria, Angioödeme
- Abdomen: Übelkeit, Erbrechen, Bauchkrämpfe, unwillentliche Defäkation oder Miktion
- Respirationstrakt: Kribbeln/Brennen im Mund, Schwellung von Zunge/Gaumen mit kloßiger Sprache, Heiserkeit, Schluckbeschwerden, Dyspnoe, Stridor/Giemen, Zyanose, Atemstillstand
- Herz und Kreislauf: Schwindel, Schwäche, Schweißausbrüche, Tachykardie, Hypotension, Schock

Anhand der Symptome werden 4 Schweregrade unterschieden. Das schwerwiegendste Symptom ist dabei ausschlaggebend (➢ Tab. 3.6).

Klinik und Diagnostik

Akute **Symptomatik**, unterschiedlicher Schweregrad (➢ Tab. 3.6)

Tab. 3.6 Schweregradskala zur Klassifikation anaphylaktischer Reaktionen

Grad	Haut- und Allgemeinsymptome	Abdomen	Respirationstrakt	Herz und Kreislauf
I	Juckreiz, Flush, Urtikaria, Angioödem	–		–
II		Übelkeit, Krämpfe, Erbrechen	Rhinorrhö, Heiserkeit, Dyspnoe	Tachykardie, Hypotension
III		Erbrechen, Defäkation	Larynxödem, Bronchospasmus, Zyanose	Schock
IV		Erbrechen	Atemstillstand	Kreislaufstillstand

TAB. 3.6

Diagnostik Die charakteristischen Kriterien für Anaphylaxie sind:

- Plötzliches Auftreten von Hautsymptomen zusammen mit plötzlich auftretenden respiratorischen Symptomen oder Blutdruckabfall oder
- Plötzliches Auftreten von Symptomen an 2 oder mehr Organsystemen (Haut, Gastrointestinaltrakt, Respirationstrakt, Herz und Kreislauf) nach Kontakt mit wahrscheinlichem Allergen bzw. Anaphylaxietriggern oder
- Blutdruckabfall nach Kontakt mit einem für den Betroffenen/die Betroffene bekannten Allergen oder anderem Anaphylaxietrigger

Die **Diagnose** wird *klinisch gestellt! Charakteristisch* sind plötzliches Auftreten, Hautbeteiligung, Blutdruckabfall, gastrointestinale und respiratorische Symptome.

Studentische Sicht

Therapie

MERKE

Nach Schweregrad eskalierend:
- Volumen
- Sauerstoff
- Antihistaminika/Prednisolon
- Adrenalin i. m./inhalativ

3.3.7 Crush-Verletzung

Folge ausgedehnter Skelettmuskelnekrosen, führt zu Kreislaufschock, Herzversagen und akutem Nierenversagen.
Ursachen: klassisch nach Quetschungen, Explosionen, Verschüttungen, weitere: Rhabdomyolyse durch Statine (unerwünschte Arzneimittelwirkungen), massive körperliche Belastung, Intoxikationen, Infektionen

Pathophysiologie: akute Gewebeischämie → Nekrose von Muskelzellen → Freisetzung intrazellulärer Stoffe → Nierenschädigung durch Myoglobin und CK (Crush-Niere)
Komplikationen: Crush-Syndrom mit Schocksymptomatik, mögliches Reperfusionssyndrom mit DIC und Multiorganversagen

Klinik und Diagnostik

Symptome: Muskelschmerzen, Oligurie bis Anurie, rötliche Verfärbung des Urins

Labor: erhöhte LDH, CK, Myoglobin, Nierenretentionsparameter

Therapie
- Volumengabe (ggf. Schleifendiuretika)
- Gegebenenfalls Dialyse

MERKE

Therapie

MERKE Als erste Sofortmaßnahme ist die Allergenzufuhr zu stoppen!

Anschließend gilt es, den Schweregrad zu erkennen und die bedrohlichsten Symptome zu behandeln. Es sollten mindestens 2 großlumige Zugänge peripher oder ein zentralvenöser Katheter vorhanden sein. Je nach Schweregrad umfasst die anschließende Therapie:
- Volumengabe
- Sauerstoffgabe
- Antihistaminika (H_1-Rezeptor-Antagonisten), z. B. Clemastin (0,05 mg/kg KG i. v.) oder Dimetinden (0,1 mg/kg KG i. v.)
- Glukokortikoide (z. B. Prednisolon 250–1000 mg i. v.)
- Bei sehr schweren Reaktionen mit Schock: Adrenalingabe bis zu 0,6 mg in die Außenseite des Oberschenkels, bei Larynxödem auch inhalativ

3.3.7 Crush-Verletzung

NKLC Kompetenzebene: **1**, klin. Diagnostik, app. Diagnostik, Therapie, Notfall, Management

Historisch ist das Crush-Syndrom ein Krankheitsbild, das durch ausgedehnte Skelettmuskelnekrosen verursacht wird und mit Kreislaufschock, Herzversagen, akutem Nierenversagen und Sepsis aufgrund der Rhabdomyolyse einhergeht – oft nach Quetschungen, Explosionen und Verschüttungen.
Ursachen Mögliche Ursachen der Rhabdomyolyse sind Traumata (Quetschwunden, Liegetraumata), eine Ischämie der Muskulatur (akute Extremitätenischämie, Kompartmentsyndrom), aber auch unerwünschte Arzneimittelwirkungen (z. B. Statine), eine massive körperliche Überanstrengung, Intoxikationen und Infektionen.
Pathophysiologie Eine Rhabdomyolyse kann aufgrund einer akuten Ischämie des Gewebes mit konsekutivem Untergang von Muskelgewebe auftreten. Es werden Metaboliten, insbesondere Myoglobin und Kreatinkinase, im Gewebe freigesetzt, die bei Revaskularisation in den Kreislauf eingeschwemmt werden. Renal verursachen Myoglobin und Kreatinkinase aufgrund einer renotoxischen Wirkung auf die Tubulusepithelzellen sowie durch Bildung intratubulärer Zylinder mit tubulärer Obstruktion eine Oligo- oder Anurie („Crush-Niere"). Bei zusätzlichem Trauma oder Blutung kann der Prozess durch eine Hypovolämie und Azidose weiter verstärkt werden. In der Maximalvariante kann auch ein „Crush-Syndrom" mit Schocksymptomatik resultieren. Bei ausgeprägten Fällen kann ein Reperfusionssyndrom auch als disseminierte intravasale Gerinnung (DIC) mit Multiorganversagen auftreten.

Klinik und Diagnostik

Symptome Klinisch präsentieren sich die betreffenden Patientinnen ggf. mit Muskelschmerzen. Hinzukommt eine Oligo- bis Anurie und eine rötliche Verfärbung des Urins. Je nach Ätiologie treten weitere Symptome auf (z. B. Beinschmerzen bei akuter Extremitätenischämie).
Labor Labormedizinisch sind die Retentionsparameter und die Rhabdomyolysezeichen erhöht. Letztere umfassen eine Erhöhung von LDH, Kreatinkinase und Myoglobin. Myoglobin lässt sich auch im Urin nachweisen.

Therapie

Der Auslöser der Crush-Symptomatik sollte behandelt und sowohl die Retentionsparameter als auch die Elektrolyte engmaschig überwacht werden. Zusätzlich kann Volumen gegeben werden, jedoch ist hier darauf zu achten, dass keine Überladung provoziert wird. Schleifendiuretika können zur Vermeidung einer Volumenüberladung eingesetzt werden. Ebenfalls kann bei Patientinnen mit schwerer metabolischer Azidose als Initialtherapie eine Alkalisierung mit Natriumbikarbonat in Betracht gezogen werden.

MERKE Bei lebensbedrohlicher Crush-Symptomatik sollte eine Dialyse durchgeführt werden!

3.3.8 ARDS

NKLC Kompetenzebene: **1**, klin. Diagnostik, app. Diagnostik, Therapie, Notfall, Management

Das „acute respiratory distress syndrome" (ARDS) ist kein einheitliches Krankheitsbild, sondern eher eine gemeinsame Endstrecke verschiedener Erkrankungen. Durch verschiedene Auslöser kann eine massive Reaktion der Lunge ausgelöst werden, die mit Oxygenierungseinschränkungen einhergeht. In seiner ausgeprägtesten Form tritt ein Lungenödem mit hyperkapnischer respiratorischer Insuffizienz auf.

Berlin-Definition Die Berlin-Definition des ARDS (2012) bezieht folgende Aspekte mit ein:

- Zeitpunkt: Innerhalb einer Woche nach einem Ereignis oder Verschlechterung von respiratorischen Symptomen
- Bildgebung: beidseitige diffuse Infiltrate in einer Röntgen-Thoraxaufnahme, wobei diese nicht primär durch eine andere Genese erklärbar sind
- Respiratorisches Versagen: nicht allein erklärbar durch eine andere Genese wie Herzversagen
- Oxygenierungsparameter: Horovitz-Quotient (PaO_2/FiO_2) < 300, wobei dieser Parameter auch für die Schweregradeinteilung des ARDS herangezogen wird

Auslöser Es gibt sowohl direkte (pulmonale) aus auch indirekte (systemische) ARDS-Auslöser. Direkte Auslöser sind Lungenkontusionen, chemische Reizungen (Inhalation von Rauchgasen, Beatmung mit hohen Sauerstoffkonzentrationen, Aspiration von Magensaft) und Lungenembolien. Beispiele für indirekte Auslöser sind eine Sepsis ohne pulmonalen Fokus, SIRS, Schock, eine disseminierte intravasale Gerinnung, Medikamente, ein extrapulmonales (Multi-)Organversagen oder eine metabolische Entgleisung, z. B. durch Ketoazidose.

MERKE Der häufigste Auslöser für ARDS ist eine Pneumonie!

Pathophysiologie Das ARDS läuft vereinfacht in 3 Phasen ab, die sich überschneiden können:

- **Exsudative Phase** (Tag 1–7): Durch eine Störung der alveolokapillären Schranke bildet sich ein proteinreiches interstitielles und alveoläres Ödem. Durch das aktivierte Endothel wird die Migration von inflammatorischen Zellen in das interstitielle und alveoläre Kompartiment getriggert, wobei proinflammatorische Mediatoren freigesetzt werden. Diese und weitere Faktoren schädigen außerdem das alveoläre Epithel. Leukozyten und insbesondere aktivierte Neutrophile kumulieren so im Alveolarraum und tragen zur Destruktion des pulmonalen Gewebes bei. Insbesondere bei beatmeten Patientinnen kann eine invasive Beatmung über den Ventilator mit hohen Tidalvolumina zusätzlich mechanische Reize auf die Lunge ausüben („ventilator associated lung injury", VALI). Durch eine längere Diffusionsstrecke und eine kleinere Gasaustauschfläche ist die Oxygenierung gestört. Pulmonale Belüftungsstörungen induzieren die Bildung von Atelektasen und Konsolidierungen, das endexspiratorische Lungenvolumen nimmt ab.
- **Proliferationsphase** (ab Tag 3): Auf vaskulärer Ebene bilden sich Mikrothromben, die Gefäßmuskulatur hypertrophiert und eine Störung des Ventilations-Perfusions-Verhältnisses resultiert mit Bildung intrapulmonaler Shunts. Die Elimination von CO_2 ist hierunter stark beeinträchtigt, es besteht ebenso eine therapierefraktäre Hypoxie.
- **Fibrotische Phase** (ab Tag 7): Als Folge aller genannten Prozesse entstehen eine Verdickung der Basalmembran und eine generelle Fibrosierung der Lunge. Die pulmonale Compliance ist durch den fibrotischen Umbau vermindert, was mit einem Anstieg der Atemarbeit und ventilatorischer Insuffizienz einhergeht.

Klinik und Diagnostik

Stadien Klinisch zeichnet sich das ARDS durch 3 Stadien aus:

- Zunächst steht die – auch subjektive – Luftnot im Vordergrund, die häufig eher zu hypertonen Kreislaufverhältnissen, Tachykardie und Unruhe führt.
- Im Verlauf erschöpfen die Patientinnen sich insbesondere durch die vermehrt zu leistende Atemarbeit. Folgen sind eine Hypoxämie mit Zyanose und eine ausgeprägte Luftnot. Zudem können auskultatorisch feinblasige Rasselgeräusche erfasst werden.

3.3.8 ARDS

ARDS ist eine massive Lungenreaktion durch diverse Auslöser. Typisch sind eingeschränkte Oxygenierung, Lungenödem und hyperkapnische respiratorische Insuffizienz (in schwerer Ausprägung).

Berlin-Definition (2012):
- Auftreten innerhalb 1 Woche nach auslösendem Ereignis oder Symptomverschlechterung
- *Respiratorisches Versagen*, das nicht durch andere Ursachen erklärt werden kann
- In der Bildgebung: beidseitige diffuse Infiltrate im Röntgen-Thorax, nicht durch andere Ursachen (z. B. Pleuraerguss, Atelektase) erklärbar
- *Horovitz-Quotient* (PaO_2/FiO_2): < 300 mm Hg

Auslöser: direkt (pulmonal) vs. indirekt (systemisch)

MERKE

Drei überlappende Phasen:
- Exsudative Phase (Tag 1–7)
- Proliferationsphase (ab Tag 3)
- Fibrotische Phase (ab Tag 7)

Klinik und Diagnostik

Klassischer zeitlicher Verlauf:
- Frühstadium mit vegetativer Symptomatik und Luftnot
- Zunehmende Progredienz mit *Erschöpfung durch Atemarbeit*
- Dekompensation mit erhöhtem (funktionellem) Totraumvolumen

- Im letzten Stadium ist die Totraumventilation durch intrapulmonales Shunting erhöht, was gemeinsam mit einer verringerten Gasaustauschfläche häufig eine invasive Beatmung erfordert. Zudem müssen in diesem Stadium oft Katecholamine zur Kreislaufstabilisierung eingesetzt werden.

Diagnostik: Ursachensuche und körperliche Untersuchung:
- *Arterielle Blutgasanalyse* (BGA): zunehmende Hyperkapnie (↑ pCO_2) bei schlechter Oxygenierung (↓ pO_2)
- *Bildgebung:* Röntgen-Thorax (anfangs evtl. unauffällig, später bilaterale Verschattungen, ggf. „weiße Lunge" in der Spätphase), CT-Thorax (Milchglastrübungen)

Diagnostik Neben der Evaluation der Ursache sowie einer dezidierten körperlichen Untersuchung sollten die Patientinnen engmaschig beobachtet werden, um eine Erschöpfung aufgrund der vermehrten Atemarbeit frühzeitig zu erkennen. **Arterielle Blutgasanalysen** sind unerlässlich in der Diagnostik des ARDS. Hier ist im Verlauf der Erkrankung insbesondere ein Anstieg des pCO_2 als Ausdruck der hyperkapnischen respiratorischen Insuffizienz zu beobachten.

Bezüglich **bildgebender Modalitäten** ist zu beachten, dass ein Röntgen-Thorax initial unauffällig sein kann. Im Verlauf können unspezifische Befunde wie bilaterale Verschattungen auftreten, in der Spätphase auch eine „weiße Lunge" mit vollständiger Verschattung. In der CT-Thorax-Aufnahme können Milchglastrübungen auftreten, die suggestiv für das ARDS sind.

Therapie

Wenn möglich: **Kausaltherapie**
- *Nichtinvasive Beatmung* (NIV), bei mildem ARDS möglich
- *Invasive Beatmung,* häufig erforderlich: lungenprotektive Beatmung zur Vermeidung von VALI (ventilatorassoziierte Lungenschädigung)
- *Oberkörperhochlagerung* (zur Verbesserung der Ventilation)
- Intermittierende *Bauchlagerung („prone position")*
- Gegebenenfalls extrakorporale Membranoxygenierung *(ECMO)*

Therapie

Beatmungstherapie Falls möglich, sollte eine Kausaltherapie durchgeführt werden. Bei akuter respiratorischer Insuffizienz mit ausgeprägter Hypoxie oder Hyperkapnie ist eine Beatmungstherapie angezeigt. Diese gelingt in milden Fällen nichtinvasiv, muss jedoch oft invasiv durchgeführt werden. Es sollten die Grundprinzipien der lungenprotektiven Beatmung verfolgt werden, um ventilatorassoziierte Lungenschäden zu meiden.

Begleitende Maßnahmen Als begleitende Maßnahmen sind eine Oberkörperhochlagerung oder auch eine intermittierende Bauchlagerung („prone position") möglich. Zur Sicherung eines adäquaten Blutdrucks kann eine Katecholamintherapie notwendig werden. Das Volumenmanagement sollte restriktiv durchgeführt werden, ggf. unter Einsatz von Diuretika.

Extrakorporaler Kreislauf In sehr schweren therapierefraktären Fällen kann als letzte Option ein extrakorporaler Kreislauf, z. B. ECMO (extrakorporale Membranoxygenierung), etabliert werden.

3.4 Transplantation

3.4.1 Grundlagen

3.4 Transplantation

3.4.1 Grundlagen

Die erste solide Organtransplantation fand 1902 bei einem Hund statt (Emerich Ullmann, 1861–1937). Dabei wurde seine Niere in die Halsweichteile transplantiert, womit die technische Machbarkeit bewiesen war.

3.4.1.1 Kriterien der Spende, Hirntod

Organspende ist Voraussetzung der Organtransplantation. Möglich sind Lebend- oder Kadaverspende.
Eine Spende erfolgt *freiwillig* – sie setzt ein Einverständnis voraus.

3.4.1.1 Kriterien der Spende, Hirntod

Einer Organtransplantation geht immer eine Organspende voraus. Diese ist als Lebendspende (z. B. Niere, Teil der Leber) oder als Kadaverspende möglich. Bei der Kadaverspende handelt es sich entweder um einen „heart-beating donor" (Situation in Deutschland) oder um einen „non-heart-beating donor" (in einigen Ländern, vor allem England).

Voraussetzungen Die Voraussetzungen in Deutschland für eine Organspende sind zum einen das Einverständnis entweder der Patientin (z. B. als Organspendeausweis oder erklärter Wille), sonst der Familie, und zum anderen die abgeschlossene Diagnostik eines irreversiblen Hirnfunktionsausfalls (Hirntod, ➤ Kap. 10.5).

MERKE

MERKE Die Empfängerin darf keine Informationen über die Spenderin erhalten.

Konzept des Hirntods:
- *Komplexes Konzept:* Der Hirntod als individueller Tod ist kognitiv und kommunikativ herausfordernd.
- *Disjunktivität eingeschränkt anwendbar:* Tod ist eindeutig vom Leben trennbar, kein „tertium non datur" möglich
- *Diagnostik in Deutschland:* nur durch speziell qualifizierte, unabhängige Fachärztinnen

Näheres in ➤ Kap. 10.5

Konzept des Hirntods Das Konzept des Hirntods ist ausgesprochen komplex. Die Idee des Hirntods als individueller Tod ist eine kognitive und in der Folge auch kommunikative Herausforderung. Das Kriterium der Disjunktivität (Tod und Leben entsprechen 2 sich gegenseitig ausschließenden Zuständen), dem „tertium non datur" (ein dritter Zustand ist nicht möglich), welches wir für den Tod anwenden, ist nicht uneingeschränkt anwendbar für den Hirntod. In den Augen des Laien – und mancher Fachfrau – ist zu viel Leben möglich in einem hirntoten Körper, um vom Tod des Menschen sprechen zu können. Schwangerschaften, die in hirntoten Müttern bis zur Geburtsreife ausgetragen werden konnten, sind wahrscheinlich das drastischste Beispiel hierfür. Unabhängig davon, ob der Hirntod als Tod des Individuums oder als irreversibler Ausfall aller Hirnfunktionen verstanden wird, bedeutet dieser Zustand immer den unwiederbringlichen Verlust des Bewusstseins und damit der Persönlichkeit.

Die Hirntoddiagnostik erfolgt in Deutschland nur durch dafür qualifizierte, sehr erfahrene Fachärztinnen, die unabhängig von der ggf. transplantierenden Institution sind. Technisch sind (bei ausgeschlossener

Sedierung) klinische Kriterien (z. B. Kornealreflex) und apparative Untersuchungen (z. B. EEG, Angiografie) erforderlich.

3.4.1.2 Immunsuppression bei Transplantation

Die ersten chirurgisch-technisch erfolgreichen Transplantationsversuche scheiterten alle an der Unkenntnis der Immunabwehr, im Zuge derer die Organe nach wenigen Tagen verloren wurden. Diese „Abstoßungsreaktionen" sind bis heute, trotz hoch entwickelter Immunsuppressiva eine große Herausforderung und erfordern ein engmaschiges postoperatives Monitoring nach der Transplantation.

Bezüglich der **Immunsuppression** gilt das gleiche Grundprinzip für alle transplantierten Organe, wobei Nierentransplantate aufgrund der höheren Immunogenität ein größeres Abstoßungsrisiko haben.

Die **Basisimmunsuppressiva** sind Kortikosteroide, Kalzineurininhibitoren (Tacrolimus und Ciclosporin), mTor-Inhibitoren (Everolimus) und Proliferationshemmer (Mycophenolsäure und Azathioprin). Immunsuppression nach Organtransplantation besteht meistens aus einer Kombinationstherapie, um über synergistische Effekte die Einzeldosis der Medikamente mit schmaler therapeutischer Breite zu verringern. Bei einer Nierentransplantation wird außerdem aus o. g. Gründen sehr häufig eine Induktionstherapie eingesetzt mit ATG (polyklonales IgG gegen humane Thymozyten), Alemtuzumab (einem monoklonalen AK) oder Basiliximab (einem IL2-Rezeptorantikörper).

3.4.1.2 Immunsuppression bei Transplantation

Frühe Transplantationen scheiterten an Unkenntnis der Immunabwehr: schnelle Organabstoßung. *Abstoßungsreaktionen* bleiben trotz moderner Immunsuppressiva eine große Herausforderung.

Grundprinzip der Immunsuppression gilt für alle Organe – Nierentransplantate besonders gefährdet (hohe Immunogenität).

Basisimmunsuppressiva: Kortikosteroide, Kalzineurininhibitoren (Tacrolimus, Ciclosporin), mTOR-Inhibitoren (Everolimus), Proliferationshemmer (Mycophenolsäure, Azathioprin)
Therapie meist kombiniert, um synergistische Effekte zu nutzen und Einzeldosen zu senken.

INTERPROFESSIONELLE KOMPETENZ Kalzineurininhibitoren, die in der unmittelbaren postoperativen Phase zum Einsatz kommen, sind sog. „critical drugs". Das bedeutet, ihre Dosierung wird nach dem Talspiegel, also der niedrigsten Konzentration des Wirkstoffs im Blut, angesetzt. Idealerweise wird der Talspiegel morgens direkt vor der Gabe abgenommen. Wenn die Höhe des Spiegels am Nachmittag im Labor bekannt ist, wird die Abend- und die Morgendosis festgelegt. Um diesen Ablauf reibungslos und sicher zu gewährleisten, ist eine enge Abstimmung mit der Pflege und der Nephrologie notwendig.

INTERPROFESSIONELLE KOMPETENZ

3.4.2 Nierentransplantation

Die Nierentransplantation ist als Kadaver- oder Lebendspende möglich und kann auch als kombinierte Nieren/Pankreastransplantation durchgeführt werden.

Spezielle Vorbereitung

Neben den Vordiagnosen ist es sehr wichtig, die Restausscheidung und die Trinkmenge der Patientin vor der Transplantation in Erfahrung zu bringen, um die Funktion des Transplantats einschätzen zu können (da die „alten" insuffizienten Nieren ja in den meisten Fällen noch in situ sind). Bei deutlich eingeschränkten Trinkmengen vor der Transplantation muss die Patientin häufig ein neues Trinkverhalten erlernen, vor allem, wenn die transplantierte Niere gut ausscheidet. Es scheint ratsam, Alter und Komorbiditäten der Spenderin sowie die kalte Ischämiezeit des Transplantats zu kennen, um zum einen individualisierte Behandlungspläne zu erstellen und zum anderen eine möglichst genaue Einschätzung der Organfunktion zu erhalten.

Infektiologisch werden bei der Nierentransplantation präoperativ CMV, EBV und die Hepatitisserologie bei Spenderin und Empfängerin bestimmt. Je nach Konstellation ist eine medikamentöse Therapie oder Prophylaxe notwendig.

Die Nierentransplantation wird i. d. R. in die Fossa lumbalis mit Gefäßanschluss an die Iliakalgefäße und retroperitoneale Implantation des Ureters in die Harnblase vorgenommen. Das OP-Gebiet ist entsprechend vorzubereiten.

Immunsuppression

Im Gegensatz zur Leber ist eine Abstoßung häufig mit dem Verlust des Transplantats verbunden, deshalb sind das engmaschige Monitoring von Nieren- und Entzündungswerten sowie der Talspiegel essenziell.

Komplikationen

Mögliche Komplikationen der Nierentransplantation sind in ➤ Tab. 3.7 dargestellt.

3.4.2 Nierentransplantation

Möglich als Kadaver- oder Lebendspende, ggf. kombiniert mit Pankreastransplantation

Spezielle Vorbereitung

- Restausscheidung und *Trinkmenge* vor Transplantation erfragen; bei geringer Trinkmenge vor der OP: ggf. neues Trinkverhalten nötig nach der OP (bei guter Transplantatfunktion)
- *Spenderfaktoren:* Alter, Komorbiditäten und kalte Ischämiezeit
- *Infektiologische Diagnostik* präoperativ: Bestimmung von CMV, EBV und Hepatitisserologie bei Spenderin und Empfängerin
- *Chirurgische Technik:* Transplantat in Fossa lumbalis, Gefäßanschluss an Iliakalgefäße, retroperitoneale Ureterimplantation in die Harnblase; OP-Gebiet entsprechend vorbereiten

Immunsuppression

Monitoring von Nieren- und Entzündungswerten sowie der Talspiegel

Komplikationen

TAB. 3.7

Tab. 3.7 Mögliche Komplikationen der Nierentransplantation	
Komplikation	**Maßnahmen**
Chirurgisch	
Arterielles Kinking oder Verschluss und somit Minderperfusion	Diagnostik durch Doppler-Sonografie
Venöse Thrombose	Diagnostik durch Sonografie
Insuffizienz der Ureterozystostomie	Diagnostik durch Kreatininkonzentration in der Drainage
Delayed oder Primary non graft Function	
Ausschluss therapierbarer Ursachen wie Harnstau oder Hämatom	Doppler-Sonografie zur Evaluation der Perfusion
Akute Abstoßung	
Rückläufige Diurese und erneuter Anstieg der Retentionsparameter	Nierenbiopsie und Steroidtherapie

3.4.3 Lebertransplantation

Spezifische Vorbereitung

- *Allokation der Spenderorgane* überwiegend nach *MELD-Score* (Kreatinin, INR, Bilirubin); Erkrankungen wie Zystenleber oder Tumoren: zusätzlich durch Sonderparameter berücksichtigt („geMELD-matcht")
- Kein einheitlicher *Algorithmus* für postoperatives Management möglich
- *Mikrobiologische Befunde* entscheidend für Therapie und Immunsuppression
- *Kalte Ischämiezeit, Spenderalter, Kreislaufsituation* des Empfängers bei Reperfusion wichtig für Prognose
- *Monitoring* direkt nach der OP: Transaminasen und Syntheseleistung engmaschig kontrollieren

Immunsuppression

Prinzip vergleichbar wie bei der Nierentransplantation

Komplikationen

TAB. 3.8

3.4.3 Lebertransplantation

Spezifische Vorbereitung

Spenderorgane auf der Warteliste werden in der Regel nach dem *MELD-Score* vergeben, der sich aus dem Kreatinin, der INR und dem Bilirubinwert zusammensetzt. Ausnahmen gelten für perakute Vergiftungen mit Paracetamol oder z. B. dem Knollenblätterpilz. Andere Erkrankungen wie die Zystenleber oder bestimmte Tumoren, die keine nennenswerten Erhöhungen dieser Laborparameter zeigen, werden über zusätzliche Parameter „geMELD-matcht". Die Gruppe der Patientinnen ist also sehr heterogen, sodass kein Algorithmus erstellt werden kann für das postoperative Management.

Patientinnen mit fortschreitendem Leberversagen egal welcher Genese haben häufig bereits einen langen oder viele Krankenhausaufenthalte hinter sich. Nicht selten kommen darin auch septische Episoden vor (z. B. als sekundär bakterielle Peritonitis oder als Cholangiosepsis), sodass eine genaue Kenntnis der mikrobiologischen Situation wichtig ist, um sowohl die Notwendigkeit einer Antibiotikatherapie als auch die Immunsuppression festzulegen. Auch hier helfen Informationen über kalte Ischämiezeit, Spenderalter und Kreislaufsituation des Empfängers während der Reperfusion. Engmaschige Kontrolle der Transaminasen und der Syntheseleistung sind in den ersten Stunden wichtig, um frühe Gefäßverschlüsse zu erkennen.

Immunsuppression

Die Wahrscheinlichkeit einer akuten Abstoßung sinkt mit höherem Empfängeralter (> 60 Jahre), bei ethyltoxischer Ursache der Lebererkrankung sowie bei Patientinnen mit mäßig- bis schwergradiger Nierenfunktionsstörung. Patientinnen mit autoimmuner Lebererkrankung und normaler Nierenfunktion weisen dagegen eine deutlich höhere Inzidenz akuter Abstoßungsreaktionen auf. Das Prinzip der Immunsuppression ist dasselbe wie bei der Nierentransplantation.

Komplikationen

Mögliche Komplikationen der Lebertransplantation sind in ➤ Tab. 3.8 dargestellt.

Tab. 3.8 Mögliche Komplikationen der Lebertransplantation	
Gruppe	**Details**
Gefäßkomplikationen	• Thrombose der A. hepatica • Pfortaderthrombose • Thrombose der V. cava/der Lebervenen
Gallengangskomplikationen	• Durch Minderperfusion (Leberarterie) • Lange Ischämiezeit (nicht mehr beeinflussbar) • Gallengangsfistel
Primäres Transplantatversagen	• 5–10 % der Lebertransplantierten • Folge: erneute Listung im High Urgency Status bei „primary non function"
Abdominelle Infektionen	• Häufiges Problem • Vorbefunde vor allem bei Patientinnen mit primär sklerosierender Cholangitis → gezielte Antibiotikatherapie • Interventionelle Drainagenanlage, wo möglich

KAPITEL

4 Arbeiten im OP

Miriam Rüsseler, Udo Obertacke

Der Operationsbereich (abgekürzt OP), die dort durchgeführten Operationen und insbesondere die dort beobachteten „Rituale" sind gerade beim ersten Besuch verwirrend und spannend zugleich. Hier können junge Mediziner Eindrücke gewinnen, die nirgendwo sonst möglich sind. Für den Patienten jedoch stellt eine Operation eine Zerstörung der Integrität des eigenen Körpers, insbesondere der körpereigenen Schutzmechanismen dar.

Für die Mitarbeitenden aller Berufsgruppen im OP gelten sehr klar definierte Verhaltensregeln, Maßnahmen und Empfehlungen, die alle ein Ziel verfolgen: die Patientensicherheit im OP zu erhöhen und so Komplikationen, wie die sog. „surgical site infections" (SSI; Wundinfektionen) nach operativen Eingriffen, zu vermeiden bzw. so gering wie möglich zu halten (s. a. ➤ Kap. 1.1).

Die ersten Erfahrungen im OP sind immer aufregend. Aber nur keine Angst! Du wirst im Nu die verwirrenden *Rituale für die Patientensicherheit* beherrschen. Wichtig ist, dass du *klar kommunizierst,* wenn du unerfahren bist, *Fragen stellst* und von den erfahreneren Kollegen (z. B. OP-Pflege) lernst.

MERKE Die komplex erscheinenden Regeln im OP („Rituale") sollen die Patienten vor „surgical site infections" schützen.

Die Regeln im OP erfordern von jedem Anwesenden im OP-Trakt jederzeit höchste Aufmerksamkeit und Disziplin sich selbst und den Kollegen aller Berufsgruppen gegenüber. In diesem Kapitel wird auf die wichtigsten Regeln und Verhaltensweisen und ihre Hintergründe eingegangen. Grundlage für die Krankenhäuser und das dortige Personal sind die Empfehlungen des Robert Koch-Instituts (RKI).

Im OP-Bereich solltest du immer aufmerksam sein. Du darfst Spaß haben, aber sei immer achtsam, dass du nichts unsteril machst oder Abläufe störst, und biete immer deine Hilfe an.

4.1 Persönliche Hygiene

Miriam Rüsseler, Udo Obertacke

4.1 Persönliche Hygiene

Der Schutz vor SSI beginnt bei der persönlichen Hygiene (s. a. ➤ Kap. 1.1). Defizite in der Achtsamkeit auf persönliche Sauberkeit, Körperpflege (z. B. Nagellänge) sowie in der Eigenhygiene (z. B. Kleidungswechsel nach Toilettengang) können den Genesungsverlauf des Patienten negativ beeinflussen. Das RKI setzt hier deshalb enge Grenzen.

MERKE

MERKE Zu den Grundsätzen der persönlichen Hygiene gehören:
- Kurze, rund geschnittene Fingernägel, Verzicht auf Nagellack, Verzicht auf künstliche Nägel
- Verzicht auf Schmuck, Ringe, Uhren an Unterarmen und Händen

Deine Hände sind ein wichtiges Werkzeug, gerade in der Chirurgie. Pflege und schütze sie auch bei Freizeitaktivitäten vor Verletzungen.

Chronische Mikroverletzungen aus z. B. Haushalt, Garten oder Auto könnten die Möglichkeit der adäquaten chirurgischen Händedesinfektion verhindern. Daher sollten sich OP-Mitarbeitende auch in der Freizeit entsprechend pflegen und ggf. besonders schützen. Da die Mitarbeit im OP eine tägliche und ggf. stundenlange Tätigkeit mit Händedesinfektion, dem Tragen von steriler Kleidung inkl. Haar- und Mundschutz und ggf. zusätzlichen Schutzmaterials (Brillen, Folien, Strahlenschutzanzüge) beinhaltet, sollten sich chirurgische Mitarbeitende entsprechend pflegen und verhalten.

4.2 Verhalten im OP

4.2 Verhalten im OP

Miriam Rüsseler, Udo Obertacke

NKLC Kompetenzebene: **3b,** das angemessene Hygieneverhalten im OP, einschließlich des Umgangs mit Schutzkleidung, Schutzbrille, der chirurgischen Händedesinfektion, dem Anziehen steriler Kleidung und Handschuhe mit und ohne Assistenz
Kompetenzebene: **3a,** die erste oder zweite Assistenz bei operativen Eingriffen als erste oder zweite Assistenz je nach Komplexität der Operation

In Deutschland beschreibt das *RKI* die hygienischen Verhaltensregeln im OP.

Im OP sind verbindliche und verlässliche Verhaltensregeln in chirurgischen Disziplinen international meist sehr ähnlich in Gebrauch und werden von nationalen Referenzbehörden (in Deutschland vom Robert Koch-Institut) beschrieben.

4.2.1 Weg in den OP

Die Umkleide zum OP-Bereich bildet ein Schleusensystem. Hier legst du deine Kleidung ab und ziehst Bereichskleidung mit Schuhen, Kopfhaube und Mundschutz an (➢ Abb. 4.1).

4.2.1 Weg in den OP

Der Weg in den OP führt durch eine bauliche Abfolge von „unreinen" und danach „reinen" Räumen (getrennt meist durch farbige Markierungen oder Einbauten, z. B. einem roten Strich auf dem Boden) (➢ Abb. 4.1).

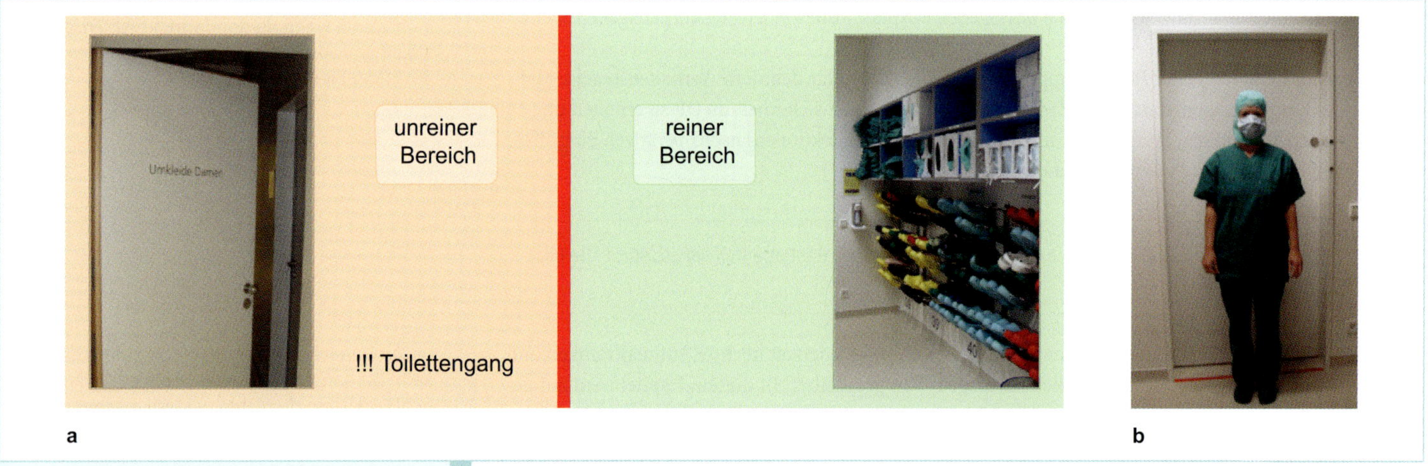

Abb. 4.1 Der Weg in den OP führt von einem unreinen Bereich in einen reinen (keimarmen) Bereich (gemäß Robert Koch-Institut). [P1645]
a) Die Oberbekleidung (Straßen- oder auch Stationskleidung und Schuhe) werden im unreinen Bereich abgelegt. Hier gibt es auch eine Toilette. Im reinen Bereich wird nach der Händedesinfektion die keimarme Bereichskleidung angelegt. Hier sollten auch flüssigkeitsdichte Schuhe (bei zu erwartender Durchfeuchtung) zur Verfügung stehen.
b) Die OP-Bereichskleidung im reinen Bereich besteht aus Haube, Mundschutz, Oberteil, Hose und flüssigkeitsdichten Schuhen.

4.2.2 Sterile Zonen im OP

Ein OP-Saal besteht meist aus 4 Bereichen: dem eigentlichen OP (mit sterilen Zonen), einem Waschraum sowie der OP-Ein- und -Ausleitung. Hier erfolgen die OP-Vorbereitung und Ein- bzw. Ausleitung der Narkose (➤ Abb. 4.2).

Die Terminologie im OP ist (schon aus Sicherheit) immer dichotom: steril oder unsteril. Zu den „sterilen" Zonen gehört insbesondere das OP-Feld, sobald es desinfiziert ist. Die übliche Wortwahl im OP unterscheidet hier nicht.

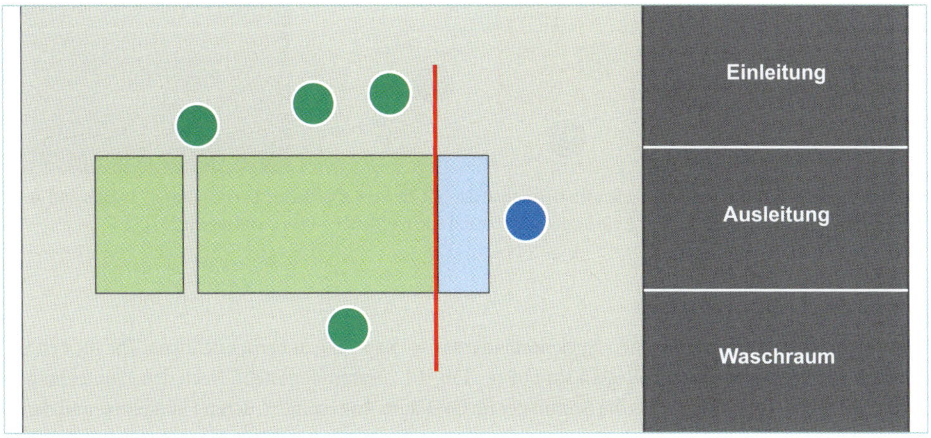

Abb. 4.2 Räume im OP-Saal [L157]

Der OP-Saal kann gerade für den Ungeübten mit seinen Steril- und Tabuzonen (➤ Kap. 4.2.5) verwirrend sein:

- Solange das OP-Gebiet noch nicht desinfiziert ist, begrenzen der Instrumentiertisch und die bereits steril angezogenen Personen mit jeweils mindestens einer Armlänge Abstand die sterilen Zonen und dürfen nur mit ausreichend Sicherheitsabstand passiert werden (➤ Abb. 4.3).
- Während einer laufenden Operation ist die sterile Zone der mit Tüchern abgedeckte Bereich des OP-Tisches und des Instrumentiertisches sowie ein Sicherheitsabstand von mindestens einer Armlänge (➤ Abb. 4.4).
- Sobald mit dem Abwaschen und Abdecken des OP-Gebietes begonnen wird, darf der Bereich zwischen sterilem Instrumentiertisch und steril abgedecktem OP-Tisch nicht mehr „unsteril" passiert werden.
- Wenn die instrumentierende OP-Pflege zusätzliche Materialien anfordert, die „steril an den Tisch" sollen, werden diese (industriell doppelverpackten) Materialien so angereicht („aufreißen"), dass der eigentliche Materialbereich in der Innenverpackung nur von (behandschuhten) Personen aus dem Sterilbereich berührt werden kann (s. a. ➤ Kap. 1.1.4).

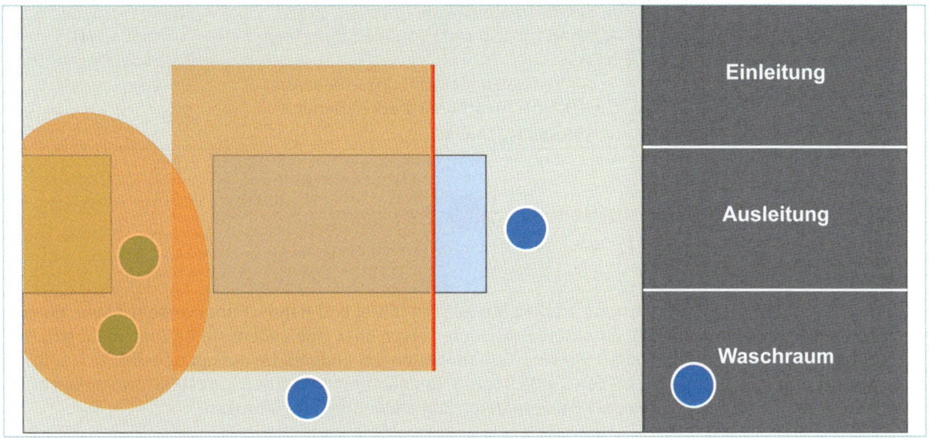

Abb. 4.3 Sterile Zone während laufenden Vorbereitungen: Instrumentiertisch und bereits steril angezogene Personen (rotes Areal) mit jeweils mindestens einer Armlänge Abstand [L157]

4.2.2 Sterile Zonen im OP

Vier Bereiche sind in den meisten OPs zu finden: *Ein- und Ausleitung* für Patienten, der *Waschraum* für Operateure und der *OP-Saal* (mit sterilen Zonen).

Mache dir beim Betreten des OP-Saals immer bewusst, wo aktuell die *sterilen Zonen* sind und frage im Zweifel nach. Halte zu diesen immer *eine Armeslänge Abstand.*

Wenn du dich im OP fortbewegen möchtest, frage die OP-Pflege, wie du am besten durch das Labyrinth kommst.

Wenn du Materialien von außen steril anreichen sollst, gehe achtsam vor und lass dir Zeit, damit nichts unsteril wird.

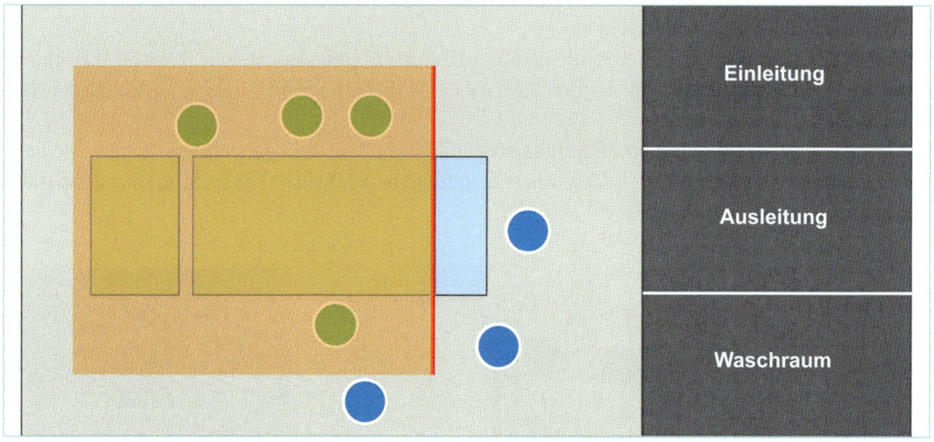

Abb. 4.4 Sterile Zone während einer laufenden Operation: der mit Tüchern abgedeckte Bereich des OP-Tisches und des Instrumentiertisches (rotes Areal) sowie ein Sicherheitsabstand von mindestens einer Armlänge [L157]

4.2.3 Regeln für den OP

Die Anzahl und Fluktuation von Personen im OP-Saal zu begrenzen, oder der Hinweis, dass nicht geredet werden soll, ist keine Gemeinheit dir gegenüber, sondern entspricht festgelegten Regeln durch das RKI.

4.2.3 Regeln für den OP

Ganz allgemein sind die allgemeinen Hygienestandards (➢ Kap. 1.1) zu berücksichtigen. Die für den OP empfohlenen und verbindlichen Regeln sind in ➢ Tab. 4.1 zusammengestellt. Nach den Empfehlungen des Robert Koch-Instituts gilt, dass die Anzahl der im OP-Raum Anwesenden, deren Fluktuation und deren Sprechen auf ein Mindestmaß zu begrenzen ist und dass die Türen des OP-Raums, soweit möglich, geschlossen zu halten sind.

TAB. 4.1

Tab. 4.1 Regeln im OP

Bekleidung	Verhalten allgemein	Verhalten speziell
• Bereichskleidung und für den OP vorgesehene Schuhe • Mund-Nasen-Schutz (Komplettbedeckung von Mund und Nase im OP obligat, Wechsel nach jeder OP, bei Verschmutzung, bei Durchfeuchtung) • Haarschutz (Haare müssen komplett verborgen sein, ggf. hochstecken) • Gegebenenfalls Schutzbrille/-schild (bei Sprüh-/Spritzgefahr) • Gegebenenfalls Röntgenschürze (vor dem Betreten des OPs klären, ob sie erforderlich ist)	• Immer bei allen mit Namen und Funktion vorstellen, im Zweifel mehrfach; nur so ist eine adäquate Integration in die OP möglich • Hygiene der Hände – Händewaschung (nur bei sichtbarer Verschmutzung bzw. nach Toilettenbesuch) – Hygienische Händedesinfektion (u. a. vor dem Anziehen der Bereichskleidung, nach Ausziehen von Handschuhen, sowie gemäß den 5 Indikationen zur Händedesinfektion (➢ Kap. 1.1.2)) • Platz anweisen lassen, um beim Abwaschen und Abdecken nichts unsteril zu machen • Auf die Sterilzonen achten, dazu – Langsame, keine hektischen Bewegungen ausführen – In der Horizontalen eine Unterarm-Länge Abstand (ca. „50 cm“) zu allen Sterilzonen halten – In der Vertikalen nicht mit unsterilem Arm/Kopf/Körper/Gerät über sterilen Bereich zeigen/lehnen/halten	• Zur Beobachtung einer Operation: – Platz vom Operateur, dem Anästhesisten oder der OP-Pflege anweisen lassen – Nach einer Stufe oder einem Tritt fragen • Zur OP-Assistenz – Händewaschung (nur bei sichtbarer Verschmutzung bzw. nach Toilettenbesuch) – Chirurgische Händedesinfektion (➢ Kap. 1.1.4) – Steriles Anziehen (➢ Kap. 4.2.4) – Platz vom Operateur anweisen lassen

CAVE

CAVE

„Unsteril“

Sollten Sie, solange Sie nicht selbst mit sterilen Materialien (Kittel und Handschuhe) versehen sind, einen sterilen Bereich (z. B. das OP-Feld), eine steril bekleidete Person oder eine andere sterile Zone berühren, ist dies eine sog. Kontamination. Sollten Sie eine Kontamination bei anderen bemerken oder bei sich selbst oder andere kontaminiert haben, melden Sie dies sofort. Der Alarmruf ist meistens „unsteril“, woraufhin alle Personen im OP-Bereich innehalten, um keine weiteren Kontaminationen zu bewirken.

Es gilt dann gemäß RKI: „Falls es zur Kontamination des Operationskittels, des Sterilfeldes oder der Operationshandschuhe kommt, (sind) Kittel bzw. Handschuhe zu wechseln bzw. das Operationsfeld neu abzudecken, (sowie) unsteril gewordene Instrumente zu wechseln. Der Wechsel von Operationskittel oder Operationshandschuhen (ist) abseits vom Operationsfeld vorzunehmen“.

4.2.4 Händedesinfektion und steriles Anziehen

Für eine direkte Mitwirkung beim Eingriff sind erforderlich:

- Händewaschung (nur bei sichtbarer Verschmutzung bzw. nach Toilettenbesuch)
- Chirurgische Händedesinfektion (➤ Kap. 1.1.4)
- Sterile Schutzkleidung inkl. steriler Handschuhe

Die chirurgische Händedesinfektion erfolgt im „Waschraum". Wie in ➤ Kap. 1.1.4 beschrieben, wird das Desinfektionsmittel aus einem Spender (Benutzung per Ellenbogen) in die geöffnete Hohlhand gegeben (➤ Abb. 4.5). Anschließend wird das Desinfektionsmittel über beide Unterarme und Hände verteilt.

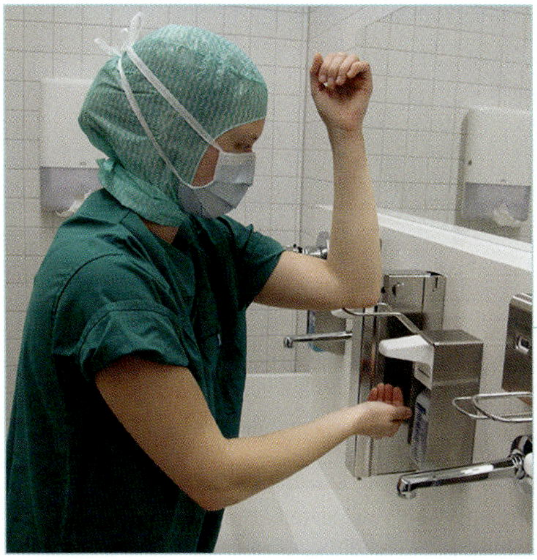

Abb. 4.5 Entnahme von Desinfektionsmittel im Waschraum des OPs. Die Ärmel der OP-Bereichskleidung sind hochgekrempelt, damit die desinfizierten Areale nicht mehr unsteril werden können. [P1645]

Es gibt viele Desinfektionsmittel, von denen im Waschraum meist einige zur Verfügung stehen. Damit ist die Auswahl des Mittels mit der besten Hautverträglichkeit möglich. Allerdings haben die unterschiedlichen Desinfektionsmittel z. T. unterschiedliche Einwirkzeiten (s. Etikett). Diese Zeit (meist 3–5 min) muss vollständig eingehalten werden.

Ab dem Zeitpunkt der chirurgischen Händedesinfektion darf nichts Unsteriles mehr mit Händen oder Unterarmen berührt werden, da die chirurgische Händedesinfektion sonst vollständig von vorn begonnen werden muss. Auch sind ab diesem Zeitpunkt die Ellenbogen die tiefsten Punkte der Unterarme, da sonst Desinfektionsmittel aus unsterilen Bereichen in sterile Bereiche (Richtung Hand) laufen kann (s. a. ➤ Kap. 1.1.4).

Die Hände werden etwa auf Brusthöhe mit den Fingerspitzen oder Handflächen aneinander gehalten. Hierbei sollte mindestens ein Fußball zwischen Händen und Brustkorb Platz haben, damit man sich nicht selbst am OP-Kasack unsteril macht (➤ Abb. 4.6).

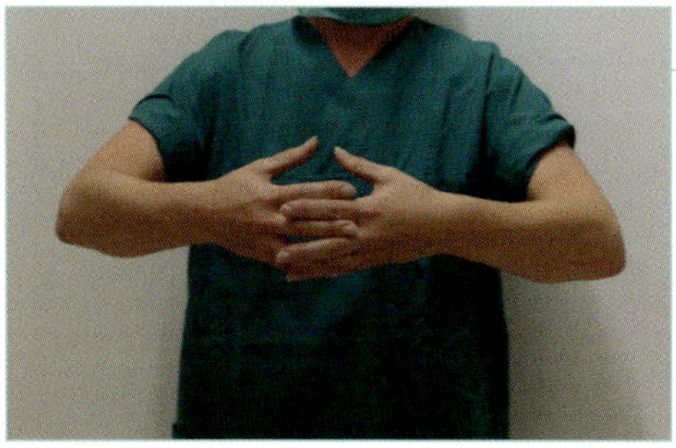

Abb. 4.6 Armhaltung nach Händedesinfektion [P1645]

Auf dem Weg vom Waschraum in den OP-Saal müssen Hände und Unterarme steril bleiben. Es darf nichts mehr angefasst werden, die OP-Tür wird durch einen Trittschalter oder eine Lichtschranke geöffnet. Das sterile Ankleiden ist in ➤ Abb. 4.7 dargestellt.

4.2.4 Händedesinfektion und steriles Anziehen

Wichtig:

- Ärmel hochkrempeln (➤ Abb. 4.5)
- Unterarme und Hände müssen die gesamte Einwirkzeit benetzt sein
- Ellenbogen sind die tiefsten Punkte
- Hände auf Brusthöhe mit mindestens 30 cm Abstand vom Körper halten (➤ Abb. 4.6)
- Türen mit Trittschalter oder Lichtschranke öffnen
- Solltest du etwas Unsteriles berühren, musst du von vorne beginnen

Die chirurgische Händedesinfektion und das Anziehen steriler Kleidung solltest du üben (➤ Abb. 4.7).

Manchmal musst du ein wenig warten, bis du angezogen werden kannst. Keine Sorge, dein Schultergürtel gewöhnt sich schnell daran, deine Arme oben zu halten.

ABB. 4.5

ABB. 4.6

Studentische Sicht

ABB. 4.7

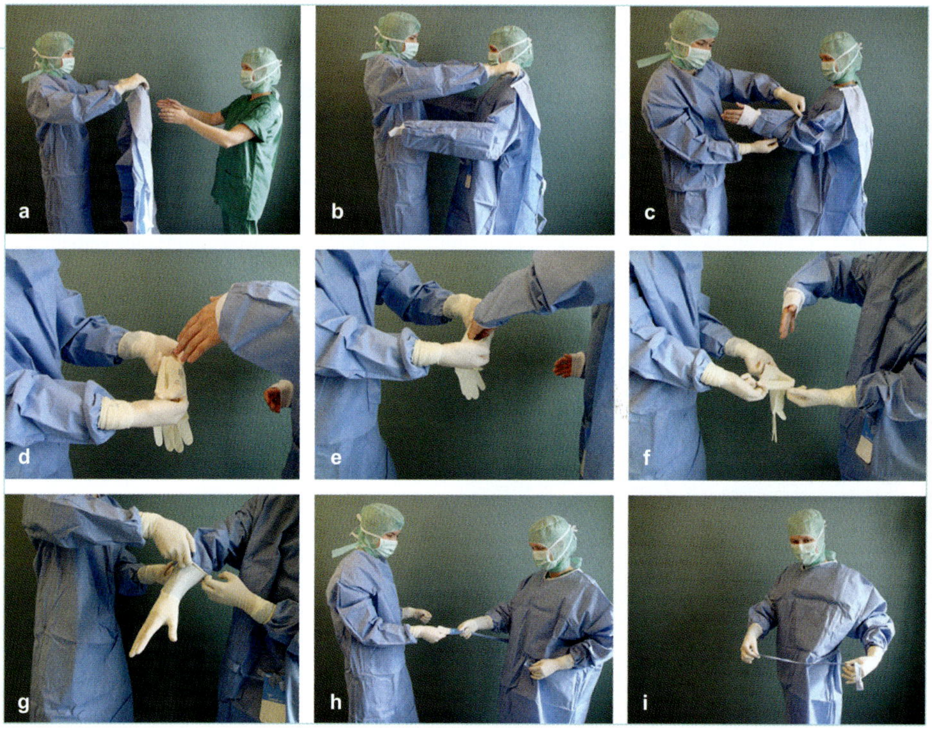

Abb. 4.7 Steriles Ankleiden. Als Anfänger empfiehlt es sich, während dieser Prozedur möglichst passiv zu bleiben und sich genau an die Anweisungen des Pflegepersonals zu halten. [P1645]
a) Der OP-Kittel wird aufgehalten, sodass man mit beiden Armen hineinschlüpfen kann.
b) Die Hände werden so weit wie möglich durch die Ärmel geschoben. Dabei darf man mit den Händen nur die Innenseite des Kittels berühren (Hände nicht nach unten oder oben schieben und darauf achten, auch die OP-Pflegekraft nicht unsteril zu machen).
c) Keinesfalls die Ärmel mit den Händen selbst nachziehen, solange die Handschuhe noch nicht angezogen sind. Das macht die OP-Pflege. Der Kittel wird von hinten durch eine nicht steril gekleidete OP-Pflegekraft am Hals und auf Beckenhöhe verschlossen. Hierbei sollte man sich möglichst wenig bewegen, um nicht den Kittel an der Pflegekraft unsteril zu machen.
d–g) Dann werden die sterilen Handschuhe angezogen. Hierbei darf man mit den „unverpackten" (desinfizierten) Händen nur die Handschuhinnenseite berühren. Anschließend wird evtl. ein zweites Paar Handschuhe drübergezogen.
h) Danach reicht man dem Instrumentierer den „Kittelgürtel". Es folgt eine langsame Drehung gegen den Uhrzeigersinn um die eigene Achse. Auch hier streng auf die Umgebung achten.
i) Seitlich wird der Kittel dann verknotet.

4.2.5 Verhalten am OP-Tisch

Warte, nachdem du steril angezogen wurdest, am besten am Instrumentiertisch. Halte die Hände dabei *zwischen Brust und Bauchnabel* (> Abb. 4.8).

4.2.5 Verhalten am OP-Tisch

Nach dem sterilen Anziehen tritt man an den OP-Tisch bzw. wartet, falls der noch nicht fertig abgedeckt ist, am Instrumentiertisch. Dabei ist auf genügend Sicherheitsabstand zu unsterilen Bereichen/Gegenständen zu achten. Außerdem dürfen die Hände nur im Bereich unterhalb der Brust und etwa in Höhe des Bauchnabels gehalten werden (> Abb. 4.8).

MERKE

MERKE

- Die Bereiche oberhalb der Brust (Schultern und Hals) und unterhalb des Gürtels gelten nicht als steril („Tabuzonen"), weshalb man darauf achten sollte, Hände und Arme nicht außerhalb des erlaubten Bereichs zu halten.
- Im Zweifel sofort melden, dann gibt es neue Handschuhe und ggf. Ärmelüberzieher.

ABB. 4.8

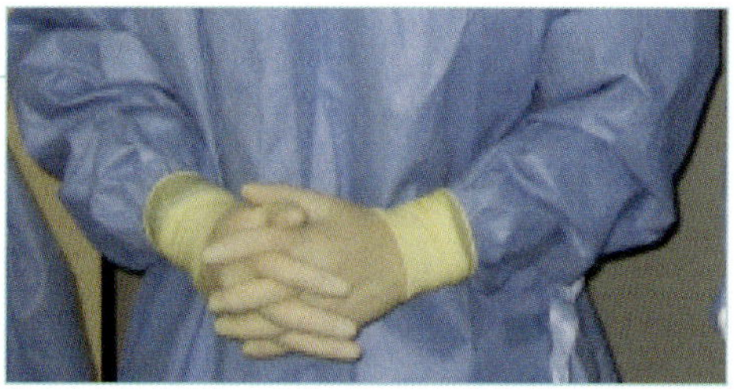

Abb. 4.8 Wartestellung nach dem Ankleiden [P1647]

Subjektive Unannehmlichkeiten (z. B. drückende Brille, Juckreiz, Müdigkeit, Enge, WC-Drang) müssen frühzeitig in einer passenden OP-Phase gemeldet werden. Empfehlungen für das Verhalten am OP-Tisch sind in ➢ Tab. 4.2 zusammengestellt.

Tab. 4.2 Verhalten am OP-Tisch

Generell	Kreislaufdysregulation vermeiden
• Platz durch Operateur anweisen lassen, ggf. Podest anfordern • Keine hektischen Bewegungen machen, Arme ruhig halten • Hände dürfen auf dem sterilen Tuch abgelegt werden (aber nicht zu fest abstützen, um nicht die Atmung des Patienten zu behindern und keine Druckstellen und oder Hämatome zu verursachen) • Fragen zur Operation stellen (ist der Zeitpunkt unpassend, später noch einmal nachfragen) • Bei Unsicherheiten bezüglich des eigenen Verhaltens besser einmal zu viel fragen • Subjektive Unannehmlichkeiten (z. B. drückende Brille, Juckreiz, Müdigkeit, Enge, WC-Drang) frühzeitig melden	• Auf die OP konzentrieren (gute Vorbereitung hilft) • Zehengymnastik, ggf. Stützstrümpfe • Nahrhaftes Frühstück, ausreichend Trinken vor der OP • Getränke und Kleinigkeit für zwischendurch mitnehmen

TAB. 4.2

Je besser man sich auf die Operation vorbereitet (wenn möglich), umso interessanter wird sie. Das betrifft z. B. die Diagnose, das Ziel der Operation, die Handlungsschritte, eventuelle Behandlungsalternativen, die Risiken der Operation und die Anatomie des OP-Situs.

CAVE Die ungewohnte Anspannung verbunden mit einer ungewohnten Einengung beim Atmen (Mundschutz), führt nicht selten insbesondere bei „OP-Anfängern" zu Kreislaufdysregulationen und ohnmachtsähnlichen Zuständen. Das hat fast jeder OP-Mitarbeiter schon erlebt – ein solcher Vorfall ist keinesfalls peinlich. Es ist aber wichtig, frühzeitig aktiv Bescheid zu geben und falls keine Besserung eintritt, vom OP-Tisch abzutreten, um ein „Umkippen" mit Verletzungsgefahr für den Betroffenen und ein „Unsteril-machen" des Operationssitus zu vermeiden. Warnzeichen sind z. B. ein flaues Gefühl, Flimmern vor Augen, Zittern der Beine.

CAVE

Nur bei guter Übersicht im Operationsfeld kann die Operation rasch und komplikationsfrei durchgeführt werden. Dementsprechend nimmt das „Haken halten" einen besonderen Stellenwert für den Fortlauf der Operation ein (➢ Abb. 4.9). Wichtig ist, dass übergebene Retraktoren („Haken") bzw. alle der Exposition des eigentlichen OP-Feldes („Situs") dienende Maßnahmen keinesfalls selbstständig verändert oder sogar beendet werden dürfen. Hier ist der anzunehmende Patientenschutz jeder eigenen Bequemlichkeit vorzuziehen.

Durch gutes „Hakenhalten", Absaugen und Assistieren ermöglichst du einen guten OP-Verlauf (➢ Abb. 4.9).
Wenn dir ein Haken übergeben wird, muss dieser in genau dieser Position verbleiben und darf nicht eigenmächtig umgesetzt werden.

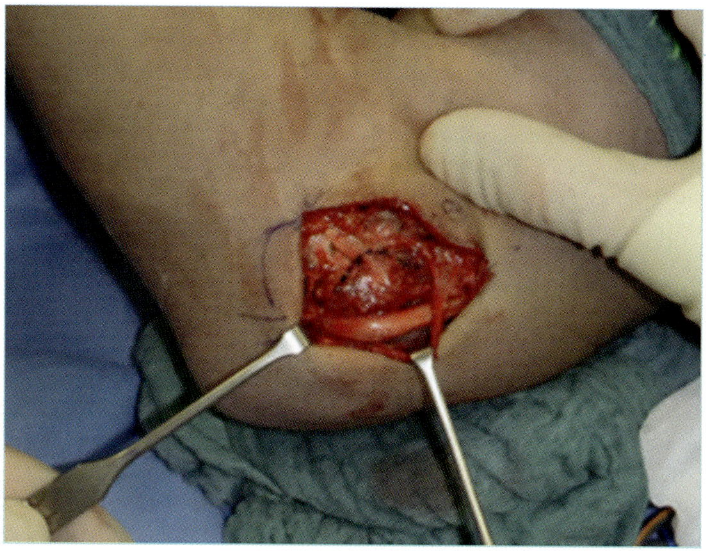

Abb. 4.9 Die Assistenz bei einer Operation ermöglicht dem Operateur den notwendigen Überblick. Dies betrifft z. B. das Halten von Haken oder das Absaugen von Blut. [M1373]

ABB. 4.9

4.3 Perioperative Abläufe nach Empfehlungen des Robert Koch-Instituts

Nach Empfehlung des RKI besonders relevant:
- *Dekolonisation* bei *Staph.-aureus-* Kolonisation mit Mupirocin (nasal) und Chlorhexidin (Haut)
- Perioperative Antibiotikagabe *am OP-Tag*
- *Keine Rasur,* Haare außerhalb des OP-Raums clippen
- *Alkoholhaltige Antiseptika* mit Remanenz-Zusätzen (z. B. Octenidin)
- *Sterile OP-Abdeckung* mit ggf. beschichteter Inzisionsfolie
- Effiziente und *möglichst schonende OP-Technik*
- Zwischenreinigung mit Flächendesinfektion

4.3 Perioperative Abläufe nach Empfehlungen des Robert Koch-Instituts

Miriam Rüsseler, Udo Obertacke

Das Wissen um die Empfehlungen des Robert Koch-Instituts für perioperative Abläufe ist für ein korrektes Verhalten im OP (inkl. dem Verständnis für die Abläufe) wichtig. Im Folgenden werden einige Empfehlungen genannt:

- **Präoperative Dekolonisation:** Bei nachgewiesener *Staphylococcus-aureus-*Kolonisation in der Nase des Patienten ist eine erhebliche SSI-Reduktion möglich. Positive Studien liegen vor bei prophylaktischer Dekolonisation mit Mupirocin (nasal) und Chlorhexidin (Haut) bei allen Patienten.
- **Perioperative Antibiotika:** WHO-Empfehlung (s. a. Team Time Out in ➤ Kap. 4.6) mit hoher Evidenz. *„Das Antibiotikum muss zum Zeitpunkt der Inzision bereits wirksame Spiegel im OP-Gebiet erreicht haben".* Aber es gilt auch: *„Eine über den Operationstag hinausgehende perioperative Antibiose ist nicht nur nicht nützlich, sie vergrößert zudem das Risiko von Resistenzentwicklungen".*
- **Raumlufttechnische Anlagen:** Diese sind als Laminar Air Flow/turbulenzarme Verdrängungsströmung üblich. Aber: *„Grundsätzlich kommt einem eventuellen Erregereintrag aus der Luft im Rahmen von Operationen eine nachrangige Bedeutung in der Manifestation einer SSI zu".*
- **Getrennte OP-Abteilungen/bauliche Bedingungen:** *„Für einen Großteil der Empfehlungen … bezüglich der baulichen Bedingungen einer OP-Abteilung … (liegen) keine belastbaren quantifizierbaren Nachweise … vor. Der Stellenwert baulicher Bedingungen … für die Vermeidung von SSI ergibt sich vielmehr … aus einem anderen Zusammenhang: Die medizinische, funktionale und organisatorische Komplexität, durch die Operationen vielfach und zunehmend gekennzeichnet sind, macht nicht nur aseptisches Arbeiten an sich schwer; sie erhöht zudem das Risiko anderer (nicht-hygienischer) Fehler mit der möglichen Folge einer SSI. Reduktion funktionaler Komplexität trägt somit auf unterschiedlichen Wegen zur SSI-Prävention bei – auch ohne dass sich dies in mikrobieller Belastung von Luft, Flächen oder Wunden nachweisen lässt".*
- **Haarentfernung (OP-Feld):** Rasieren ist mit einer erhöhten SSI-Rate verbunden. Ist eine Haarentfernung notwendig, dann nur mit Clippen oder Enthaarungscremes, in einem Raum *vor* dem OP-Bereich.
- **Antiseptik des OP-Feldes:** Dabei sind die Herstellerangaben zu beachten! Meist werden alkoholbasierte Präparate mit Zusätzen zur Remanenz (Wirksamkeitsverlängerung, z. B. mit Chlorhexidin, Octenidin) verwendet. Das RKI empfiehlt in diesem Zusammenhang aus diversen Gründen das Tragen von doppelten Handschuhen.
- **Abdeckung des OP-Feldes:** Das OP-Feld wird nach Desinfektion und Trocknung abgedeckt. Wird eine Inzisionsfolie verwendet, muss sie antiseptisch imprägniert sein, um das SSI-Risiko nicht signifikant zu steigern.
- **OP-Technik:** Die Rate an SSI kann durch atraumatische Gewebebehandlung, hohe technische Qualität des Instrumentariums, kurze OP-Dauer, Nutzung spezieller Implantate (Legierung/Knochenkontakt), beschichtete Nahtmaterialien, Verzicht auf Drainagen und primären Wundverschluss (mehrschichtig mit dünnem Fadenmaterial, Einzelknopfnähte) signifikant reduziert werden.
- **Flächendesinfektion:** *„Die Zwischendesinfektion aller patientennahen Flächen sowie von sichtbar kontaminierten Flächen und des begangenen Fußbodenbereichs im OP gelten als eingeführter Standard, wenngleich deren Stellenwerte für die Prävention von SSI … unklar sind".*

4.4 Technik und Voraussetzungen zur OP

Die **Lagerung** ist sorgsam und durchdacht durchzuführen. Zu bedenken sind:
- Desinfektion
- Schnittführung
- Erreichen der Strukturen
- Narkoseführung
- Schonung empfindlicher Bereiche

4.4 Technik und Voraussetzungen zur OP

Miriam Rüsseler, Udo Obertacke

Lagerung Die Auswahl eines geeigneten OP-Tisches und eine korrekte OP-Lagerung sind unverzichtbar für eine genügende Exposition der zu operierenden Körperregion (zur Erreichung der Antisepsis/Desinfektion, zur ausreichenden Abdeckung und zur Schnittführung), aber auch zum erleichterten intraoperativen Erreichen von tief liegenden Organen und Strukturen, für die Möglichkeit der Nutzung weiterer Maßnahmen (z. B. Röntgen), zur Vermeidung von Komplikationen (Kopf-hoch-/Kopf-tief-Lagerung, Schutz besonders druckempfindlicher Körperabschnitte [➤ Abb. 4.10] wie Nervenverläufe, Augen, Genitale) sowie der Möglichkeit einer Überwachung der Körperphysiologie (Narkoseführung).

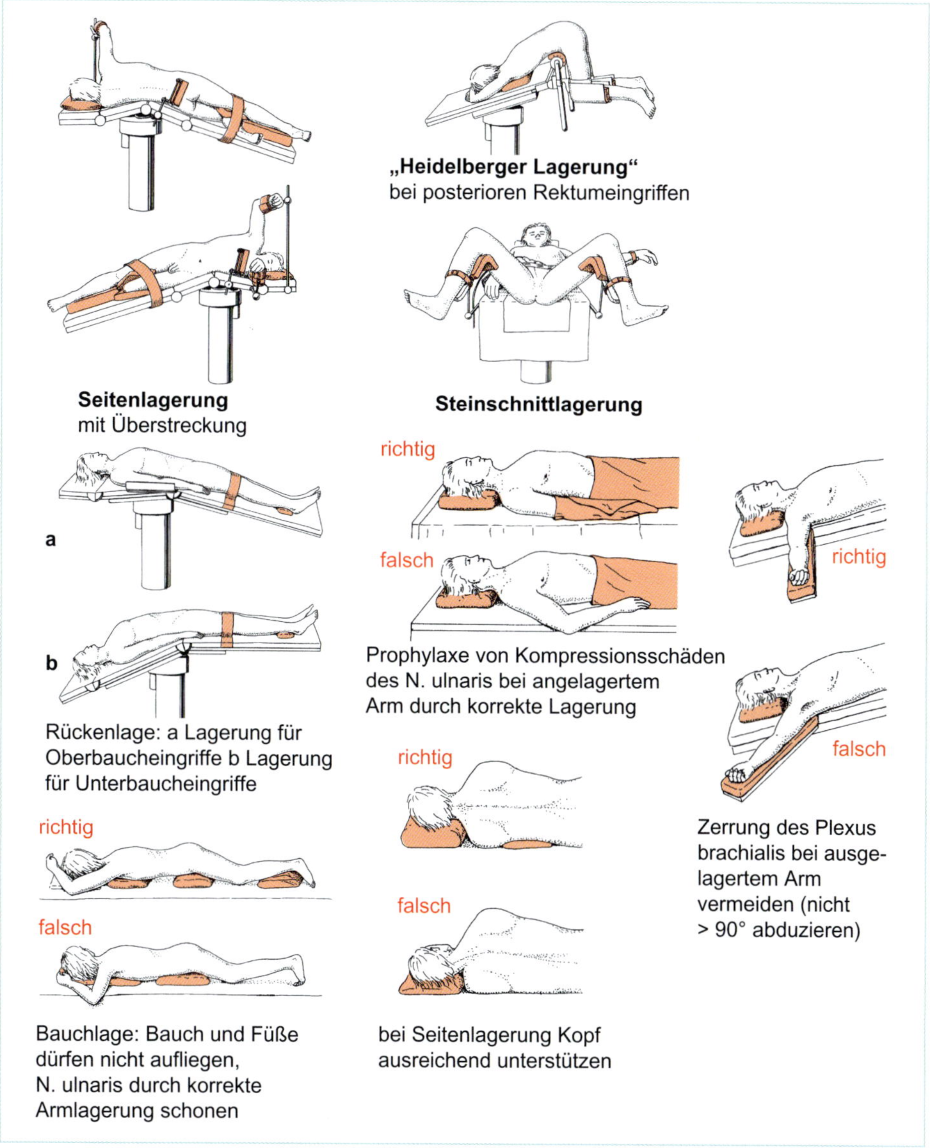

Abb. 4.10 Lagerungen und ihre Risiken bei verschiedenen Eingriffen [L138]

Normothermie Eine akzidentelle Hypothermie ist zu vermeiden (NICE-Guideline/WHO: bei Operationen von > 60 min), insbesondere bei kolorektalen Operationen.

Aufbereitung der OP-Instrumente (Umgang mit Sterilgut) Nach RKI dürfen ausschließlich sachgerecht aufbereitete Medizinprodukte („Instrumente“) im OP zur Anwendung kommen. Dies bedeutet nach dem Medizinproduktegesetz (MPG) und Medizinprodukt-Betreiber-Verordnung (MPBetreibV) konkret, dass für Materialien, die nicht als Medizinprodukte deklariert sind, der Prozess des Sterilisierens gesetzlich nicht zulässig ist und die Qualität „steril“ nicht erreichbar ist. Benutzte Instrumente aus dem OP werden nach der Vorbereitung in einem verschließbaren Gefäß für den Transport zum Ort der Aufbereitung verbracht (Zentrale Sterilgut-Versorgungs-Abteilungen [ZSVA], ➤ Abb. 4.11). Die Aufarbeitung in der ZSVA unterliegt exakten Regeln (§ 8.2 MPBetreibV, gemeinsame Empfehlung der Kommission für Krankenhaushygiene und Infektionsprävention [KRINKO] beim RKI und des Bundesinstitutes für Arzneimittel und Medizinprodukte [BfArM]), welche weder technisch noch in der Reihenfolge verändert werden dürfen und zudem schrittweise zu dokumentieren sind.

Eine akzidentielle **Hypothermie** sollte vermieden werden.

Die meisten **OP-Instrumente** sind Sterilgut, das unter strengen Regeln in einer zentralen Aufbereitungsstelle sterilisiert wird. Der Transport findet in speziellen Behältern oder „Sieben“ statt.

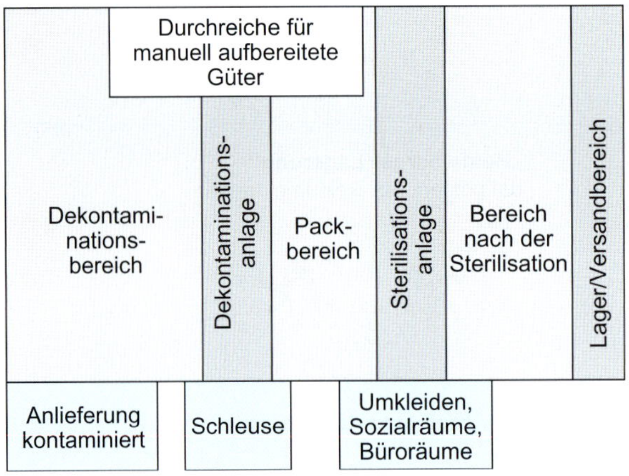

Abb. 4.11 Prinzip einer zentralen Sterilgut-Versorgungs-Abteilung (ZSVA) [L106]

Bei Gebrauch der **Diathermie** (➢ Abb. 4.12):

- Patient nicht im Nassen lagern (Verbrennungen) und Vorsicht bei Schrittmachern!
- Bipolar: meist Pinzette
- Monopolar: Nullelektrode auf den Patienten kleben!

Diathermie Medizingeräte zur Diathermie (zur Koagulation/Blutstillung oder Gewebedurchtrennung) unterliegen für ihren Gebrauch einer vorherigen Einweisung nach der Medizin-Geräte-Verordnung (MedGV). Der genutzte Strom wird entweder bipolar (meist Pinzette) oder monopolar (über eine am Patienten angebrachte Nullelektrode) geleitet (➢ Abb. 4.12). Bei unsachgemäßem Gebrauch sind schwere Verbrennungen oder auch Störungen von elektronischen Geräten am und im Patienten (Herzschrittmacher etc.) möglich.

ABB. 4.12

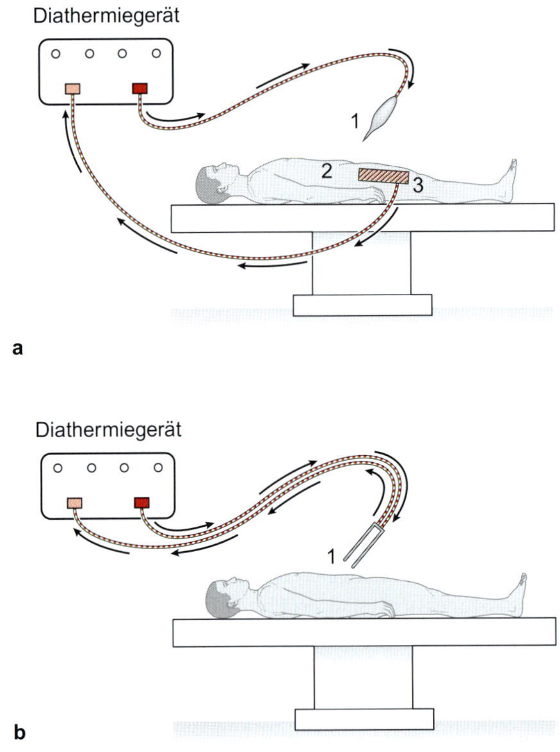

Abb. 4.12 Prinzip der Diathermie [E1465]
a) Monopolare Diathermie. Der Strom verläuft durch die Spitze der Pinzette (1), durch den Patienten (2) und über die große indifferente Elektrode zurück (3).
b) Bipolare Diathermie. Der Strom verläuft zwischen den Spitzen der Pinzette (1) und koaguliert das Gewebe, das zwischen den Spitzen der Pinzette liegt. Er verläuft nicht durch den Patienten.

Studentische Sicht

Sauger Ein am OP-Tisch steril verfügbarer Sauger ist ausschließlich zur Darstellung des Situs (Blickfeld des Operateurs) zu nutzen. Säubern im OP-Feld oder sogar an den Abdeckfolien ist unzweckmäßig, wenn nicht sogar sterilitätsgefährdend. Alles im Sauger Befindliche ist grundsätzlich „unsteril", bei Rücklauf ist der Sauger sofort vollständig vom OP-Tisch zu entfernen.

Blutsperre Eine Blutsperre/-leere an Extremitäten dient zur Übersicht im OP-Feld, nur selten ist aber ein verminderter Gesamtblutverlust erreichbar. Die Anlage der Blutsperre erfordert eine strenge Indikation und eine hohe Genauigkeit bei der Polsterung, eine genaue Tourniquet-Manschettenauswahl und eine exakte Dokumentation (max. 120 min Anlage/Ischämiedauer).

Strahlenschutz OP-Mitarbeiter dürfen sich nur dann im „Kontrollbereich" eines Geräts mit ionisierender Strahlung (üblicherweise Röntgen-Bildverstärker [„BV"]) aufhalten, wenn sie mit ausreichender, gesetzlich definierter Strahlenschutzbekleidung und persönlichem Dosimeter ausgestattet sind (➤ Kap. 1.5.6.2). Studierende dürfen sich im Kontrollbereich nur dann aufhalten, wenn ihre Anwesenheit auch den Zwecken der Lehre dient (z. B. Kontrolle eines OP-Ablaufs unter BV-Sicht). Wenn ansonsten zum „Verlassen des Kontrollbereichs" aufgefordert wird, ist dieser Aufforderung von Mitarbeitenden in steriler OP-Kleidung unter höchster Vorsicht und Aufsicht der instrumentierenden OP-Pflege nachzukommen.

Gewebeproben Probenentnahmen zur diagnostischen Aufarbeitung in der Mikrobiologie und/oder Pathologie kommen regelhaft intraoperativ vor. Die Gewebematerialien sind unter höchster Vorsicht und kontrolliert zu entnehmen, in geeigneten Gefäßen zu asservieren, zu beschriften und der Ablauf, Entnahmezeit und -ort zu dokumentieren. Gewebeprobenentnahmen sind kritische Punkte der Patientensicherheit: unklare Dokumentationen (z. B. fehlende Seitenbezeichnung rechts/links, fehlende Organbenennung oder Geweberand-Kennzeichnung zur Histologie) können sich diagnostisch fatal auswirken. Jeder OP-Mitarbeiter ist verpflichtet, bei Unklarheiten deutlich auf eine kritische Situation hinzuweisen. Jeder Operateur, der seine Aufmerksamkeit immer zwischen dem Situs und z. B. Abläufen der Gewebeproben-Dokumentation teilen muss, ist dankbar für Hinweise bei Ungenauigkeiten.

Gewebereste Menschliches Gewebe (Gewebereste/Amputate/Blut) muss nach gesetzlichen Vorschriften entsorgt werden. Hierzu werden in OP-Abteilungen, Praxen und Kliniken bestimmte Behälter bereitgehalten.

Isolationsmaßnahmen Nach dem Infektionsschutzgesetz und weiteren gesetzlichen Vorschriften können OP-Bereiche aus Gründen der Hygiene bei bestimmten Infektionen (z. B. Tuberkulose) „gesperrt" werden (ein Wechsel zwischen verschiedenen OP-Bereichen ist nur noch mit Wechsel der Bereichskleidung o. Ä. gestattet). Soweit eine persönliche Gefährdung durch Infektionserreger besteht (z. B. Tuberkulose, 4MRGN = multiresistente gramnegative Erreger mit Resistenz gegen alle 4 Antibiotikaklassen), sollen Studierende nur in diesen OP-Bereichen mitwirken, wenn es der Lehre dienlich ist.

Der **Sauger** dient dazu, das Blickfeld des Operateurs freizuhalten. Saugerinhalt ist unsteril!

Eine **Blutsperre/-leere** an den Extremitäten muss passgenau mit Polsterung angelegt werden.
Maximal *120 Minuten!*

Den Kontrollbereich eines Röntgen-Bildverstärkers (z. B. C-Bogen) nur mit entsprechendem **Strahlenschutz** betreten (Röntgen-Schürze).

Gewebeproben für diagnostische Zwecke werden in der Mikrobiologie oder Pathologie aufgearbeitet. *Klare Dokumentation* (Seite/Organ/Geweberand)!

Gewebeabfälle/Blut werden in speziellen Behältern entsorgt.

Für Patienten mit Infektionskrankheiten oder einer Besiedelung mit multiresistenten Keimen (MRSA/VRE/MRGN) sind in jedem Haus spezielle **Isolationsmaßnahmen** zu beachten.

4.5 Minimalinvasive Operationsmethoden

Als minimalinvasive Chirurgie (MIC) werden Operationsverfahren bezeichnet, die mit kleinstem Trauma sowohl beim Zugang als auch bei der Operation selbst arbeiten. Etwas enger gefasst sind damit insbesondere endoskopische Verfahren gemeint (s. a. ➤ Kap. 1.5.5).

4.5 Minimalinvasive Operationsmethoden

Die minimalinvasive Chirurgie verursacht weniger Trauma als die „offene" Chirurgie.

4.5.1 Laparoskopie

Miriam Rüsseler, Udo Obertacke

Die laparoskopische Chirurgie hat die operative Medizin in den letzten Jahrzehnten revolutioniert (erste laparoskopische Appendektomie 1980 in Kiel).

4.5.1 Laparoskopie

4.5.1.1 Grundlagen

Technik Im Gegensatz zur offenen Chirurgie gewährleisten bei der Laparoskopie mehrere kleine Inzisionen den Zugang zum Operationsgebiet, über die sog. Trokare eingeführt werden. Ein typischer laparoskopischer Eingriff beginnt mit der Platzierung einer Veress-Kanüle oder eines Optik-Trokars, um den Bauchraum mit CO_2-Gas zu insufflieren. Hierdurch wird ein Pneumoperitoneum geschaffen, das Platz – und damit eine bessere Übersicht und Arbeitsmöglichkeit – bietet, um sicher und präzise operieren zu können. Dann wird das Laparoskop eingeführt, ein schlankes, teleskopisches Instrument, das mit einer Kamera und einer Lichtquelle ausgestattet ist. Die Kamera überträgt ein vergrößertes Bild des Operationsfeldes auf einen Monitor, was eine präzise Steuerung der Instrumente und eine detaillierte Ansicht der anatomischen Strukturen ermöglicht. Über typischerweise 3–5 Trokare werden die Arbeitsinstrumente wie Greifer, Schere und Koagulationshaken je nach Lage der zu operierenden Struktur eingeführt (➤ Abb. 4.13). Die Wahl der Instrumente hängt vom geplanten Eingriff ab. Der Eingriff wird in der Regel unter Allgemeinanästhesie durchgeführt.

4.5.1.1 Grundlagen

In kleine Schnitte werden Führungshülsen (Trokare) eingelegt. Über diese werden Kameras und Instrumente in den Situs eingeführt (➤ Abb. 4.13). Der Bauch wird mit CO_2 aufgefüllt, um Platz zum Arbeiten zu schaffen (Pneumoperitoneum).

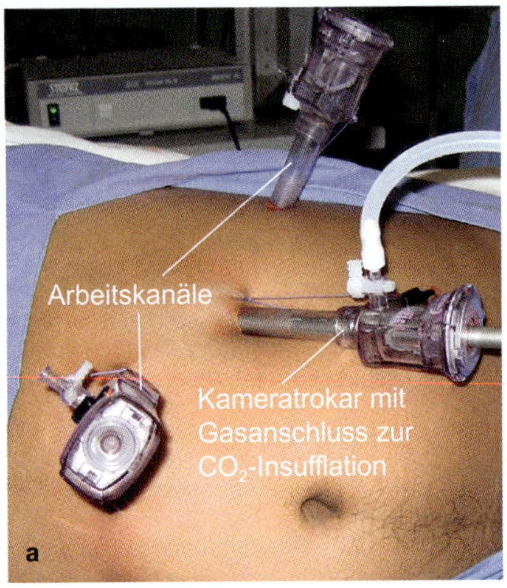

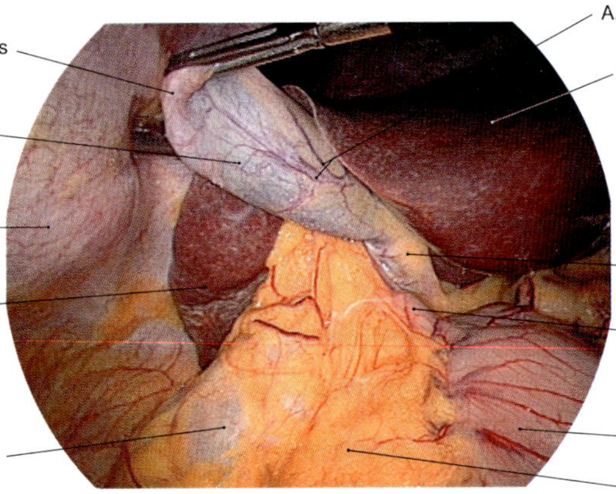

Abb. 4.13 Laparoskopie
a) Mögliche Anordnung der Trokare bei einer Laparoskopie [F467]
b) Laparoskopischer Blick auf Gallenblase und Leber [S700]

Anwendungsgebiete Die laparoskopische Technik kann in einer Vielzahl von chirurgischen Disziplinen angewendet werden, z. B.:
- Allgemeinchirurgie: Cholezystektomie (Gallenblasenentfernung), Appendektomie, Hernienchirurgie
- Viszeralchirurgie: laparoskopische Hemikolektomie, Fundoplikatio bei Reflux
- Gynäkologie: laparoskopische Hysterektomie oder Eingriffe zur Behandlung von Endometriose
- Thoraxchirurgie: videoassistierte Thorakoskopie (VATS)
- Urologie: laparoskopische Nephrektomie

MERKE

MERKE Mögliche **Kontraindikationen** für laparoskopische Eingriffe sind schwere Adhäsionen nach Voroperationen, eine diffuse Peritonitis oder eine hämodynamische Instabilität. In einigen Fällen muss man während der Operation auf ein offenes Verfahren (Laparotomie) wechseln, wenn technische Schwierigkeiten auftreten oder die Sichtverhältnisse unzureichend sind.

Vorteile:
- Geringere Schmerzen
- Verkürzung der Verweildauer
- Kleinere Narben
- Verringerung von Komplikationen

Vorteile Die laparoskopische Chirurgie bietet zahlreiche Vorteile gegenüber der offenen Chirurgie:
- **Geringere postoperative Schmerzen:** Durch die kleineren Hautschnitte und das geringere Trauma des Gewebes sind die Schmerzen nach der Operation oft deutlich geringer.
- **Schnellere Erholung und kürzere Hospitalisierung:** Patienten können in der Regel früher mobilisiert werden, was zu einer schnelleren Genesung und kürzeren Aufenthalten im Krankenhaus führt.
- **Kosmetischer Vorteil:** Die kleineren Narben sind ästhetisch ansprechender und führen zu einer höheren Patientenzufriedenheit.
- **Geringeres Risiko postoperativer Komplikationen:** Studien zeigen, dass das Risiko für Infektionen und Wundheilungsstörungen bei laparoskopischen Eingriffen geringer ist.

Herausforderungen:
- Hohes Maß an Hand-Augen-Koordination (2-D-Bild)
- Häufig invertierte Steuerung

Herausforderungen Ein wesentliches Merkmal der laparoskopischen Chirurgie ist das Arbeiten in einem zweidimensionalen Bild, während die operativen Handlungen in einem dreidimensionalen Raum stattfinden. Dies erfordert von den Chirurgen ein hohes Maß an Hand-Augen-Koordination und räumlichem Vorstellungsvermögen. Die Instrumente müssen mit großer Präzision geführt werden, da die Bewegungen an den Griffen der Instrumente sich oft in entgegengesetzter Richtung im Bauchraum fortsetzen (invertierte Steuerung). Das Erlernen der Instrumentenhandhabung und die Entwicklung von Bewegungsabläufen erfordern intensives Training. Die Kameraführung ist entscheidend für eine erfolgreiche laparoskopische Operation. Oft übernimmt ein Assistent diese Aufgabe, wobei die stabile Positionierung und Fokussierung auf das relevante Operationsgebiet essenziell ist. In neueren Systemen werden auch Roboter oder motorisierte Kamerasysteme eingesetzt (➤ Kap. 4.5.1.2), um eine ruhigere und präzisere Bildgebung zu gewährleisten.

Komplikationen Obwohl die laparoskopische Chirurgie zahlreiche Vorteile bietet, ist sie nicht ohne Risiken:

- **Verletzung von Organen:** Besonders die versehentliche Verletzung des Darms, der Gallenwege oder großer Blutgefäße kann schwerwiegende Folgen haben.
- **Gasembolien:** Bei unkontrollierter CO_2-Insufflation kann es zu Luftembolien kommen, die eine sofortige Notfallbehandlung erfordern.
- **Infektionen:** Obwohl die Rate von Wundinfektionen bei laparoskopischen Eingriffen geringer ist als bei der offenen Chirurgie, besteht dennoch ein Risiko für intraabdominelle Abszesse oder Infektionen an den Trokarstellen.
- **Konversion zur offenen Chirurgie:** In Fällen, in denen die Sicht oder der Zugang unzureichend ist (oder ein Organ verletzt wird), kann eine Umstellung auf eine Laparotomie notwendig werden.

Bei schwerwiegenden intraoperativen **Komplikationen** oder bei bestimmten Befunden muss auf einen offenen Eingriff umgestellt werden.

4.5.1.2 Robotergestützte Chirurgie

Die Entwicklung der laparoskopischen Chirurgie schreitet mit neuen Technologien stetig voran. Eine der bedeutendsten Innovationen in diesem Bereich ist die Einführung der robotergestützten Chirurgie. Robotergestützte Systeme (Telemanipulatoren) bestehen aus 3 Hauptkomponenten: der Konsole, dem Patientenwagen und den Roboterarmen. Der Chirurg sitzt an der Konsole und steuert die Roboterarme, die mit speziellen Instrumenten ausgestattet sind, welche die Bewegungen des Chirurgen mit hoher Präzision umsetzen. Durch eine dreidimensionale, hochauflösende Kamera erhält der Chirurg ein detailliertes Bild des Operationsfeldes, das eine hervorragende Visualisierung ermöglicht. Die Instrumente selbst sind in der Lage, komplexe Bewegungen auszuführen, die menschliche Hände nicht erreichen können, wie z. B. die Rotation um mehr als 360°.

4.5.1.2 Robotergestützte Chirurgie

Robotergestützte Systeme (Telemanipulatoren) bestehen aus 3 Komponenten:

- Konsole (Steuerung)
- Patientenwagen
- Roboterarme

Vor- und Nachteile

Vorteile Vorteile der robotergestützten Chirurgie sind:

- **Präzision und Feinmotorik:** Die Roboterarme eliminieren das natürliche Zittern der menschlichen Hand, wodurch die Präzision der chirurgischen Schnitte erhöht wird. Dies ist besonders bei mikroskopisch kleinen Strukturen wie Nerven und Gefäßen von Vorteil.
- **Bessere Visualisierung:** Die hochauflösenden 3-D-Bilder bieten eine tiefere Einsicht in das Operationsfeld, wodurch der Chirurg feinere Details erkennen kann. Diese verbesserte Sicht erleichtert komplexe Eingriffe und minimiert das Risiko von Komplikationen.
- **Ergonomie für den Chirurgen:** Die Arbeit an der Konsole ist ergonomischer als bei traditionellen Operationen. Der Chirurg kann in einer sitzenden Position operieren, was die körperliche Belastung verringert und eine längere Konzentrationsfähigkeit ermöglicht.
- **Minimale Invasivität:** Robotische Systeme erlauben es, komplexe Operationen mit kleineren Schnitten durchzuführen. Dies führt zu weniger postoperativen Schmerzen, einer kürzeren Hospitalisierung und schnelleren Erholungszeiten für die Patienten.

Nachteile Nachteile der robotergestützten Chirurgie sind:

- **Hohe Kosten:** Die Anschaffung und Wartung von Robotersystemen sind teuer. Dies führt zu höheren Operationskosten, was eine Hürde für die flächendeckende Einführung dieser Technologie darstellen kann.
- **Lange Lernkurve:** Die Bedienung der robotischen Systeme erfordert umfangreiches Training und Übung. Es bedarf einer signifikanten Anzahl von Eingriffen, bevor ein Chirurg das System sicher und effektiv beherrschen kann.
- **Abhängigkeit von der Technologie:** Eine starke Abhängigkeit von Technologie birgt das Risiko technischer Ausfälle. Es ist unerlässlich, dass das Operationsteam auf solche Eventualitäten vorbereitet ist und alternative Pläne bereit hat.
- **Begrenzte taktile Rückmeldung:** Trotz der hochentwickelten Visualisierung bleibt die taktile Rückmeldung – das „Gefühl" für Gewebe, das bei offenen Operationen wichtig ist – in der robotischen Chirurgie eingeschränkt.

Vor- und Nachteile

Vorteile: Neben einer Erhöhung von Präzision und Feinmotorik sind die Visualisierung (3-D-Bilder) und die Ergonomie für den Chirurgen verbessert. Der Eingriff wird durch kleinere Trokarschnitte noch weniger invasiv.

Nachteile: Die Anschaffungs- und Wartungskosten sind sehr hoch und die Lernkurve ist sehr lang. Eine Abhängigkeit von der Technologie sollte vermieden werden. In vielen Situationen benötigt der Operateur eine taktile Rückmeldung, die mit dem Roboter allenfalls nur simuliert werden kann.

Anwendungsgebiete

Die robotergestützte Chirurgie hat viele Anwendungsgebiete. Manche wurden auch wieder verlassen bzw. sind weiterhin als experimentell zu betrachten (z. B. Hüftprothetik).

Viszeralchirurgie In der Viszeralchirurgie, insbesondere bei onkologischen Eingriffen wie der laparoskopischen Rektumresektion oder Pankreaschirurgie, hat die robotische Chirurgie eine Schlüsselrolle übernommen. Der Vorteil liegt in der Möglichkeit, in anatomisch engen Strukturen wie dem kleinen Becken oder im Bereich der Leber mit maximaler Präzision zu operieren. Durch die 3-D-Visualisierung und die

Anwendungsgebiete

Regelmäßig angewandt wird die robotergestützte Chirurgie vor allem in der Viszeralchirurgie, der Urologie, der Gynäkologie, der Herzchirurgie und der Thoraxchirurgie.

verbesserte Beweglichkeit der Instrumente lassen sich feinere Präparationen und Gewebeunterscheidungen vornehmen, was insbesondere bei der Resektion von Tumoren essenziell ist.

Urologie Einer der am weitesten verbreiteten Anwendungsbereiche ist die radikale Prostatektomie bei Prostatakarzinomen. Die robotische Technik ermöglicht hier eine präzise Präparation und Schonung der Nervenstrukturen, die für die Kontinenz und Potenz des Patienten entscheidend sind. Auch komplexere Eingriffe wie die Teilresektion der Niere oder die Pyeloplastik bei Ureterabgangsstenosen profitieren von den Vorteilen der roboterassistierten Chirurgie.

Gynäkologie In der Gynäkologie hat die robotische Chirurgie ebenfalls Einzug gehalten, insbesondere bei der Behandlung der Endometriose oder bei hysterektomischen Eingriffen bei Zervix- und Endometriumkarzinomen. Hier ermöglichen die Vorteile der Technik eine präzisere Präparation und Schonung der umliegenden Strukturen, was zu einer Verbesserung der onkologischen und funktionellen Ergebnisse führt.

Herzchirurgie Auch die Herzchirurgie hat die robotische Technologie integriert, insbesondere bei klappenrekonstruktiven Verfahren (z. B. Mitralklappenrekonstruktion). Die robotischen Systeme bieten hier die Möglichkeit, minimalinvasive Zugänge zu verwenden, was die Traumatisierung des Brustkorbs minimiert und die Erholungszeit der Patienten verkürzt.

Thoraxchirurgie Die robotische Chirurgie hat ihren Platz in der Thoraxchirurgie bei Lungenresektionen und mediastinalen Tumorresektionen gefunden. Der präzise Zugang zu den anatomisch komplexen Strukturen des Brustkorbs, insbesondere bei Eingriffen in der Nähe großer Gefäße oder des Herzens, stellt hier einen wesentlichen Vorteil dar.

4.5.2 Arthroskopie

Die Arthroskopie (➤ Abb. 4.14) dient der minimalinvasiven Diagnostik und Therapie von Gelenkerkrankungen. Über Arbeitsportale werden Instrumente eingeführt, eine Ringer-Spülung verbessert die Sicht.

4.5.2 Arthroskopie

Arndt-Peter Schulz, Udo Obertacke

Die Arthroskopie ist ein wenig invasives chirurgisches Verfahren, das zur Diagnose und Behandlung von Erkrankungen und Verletzungen innerhalb von Gelenken eingesetzt wird. Bei dieser Technik wird ein kleines, lichtdurchlässiges Instrument, das Arthroskop, über ein Portal (Zugang zum Gelenk über einen kleinen Schnitt) in das Gelenk eingeführt. Das Arthroskop verfügt über eine Kamera, die Bilder des Gelenkinnenraums auf einen Monitor überträgt, wodurch der Chirurg eine präzise Einsicht in das Gelenk erhält. Die Sicht wird optimiert durch fortdauernde Ringer-Spülungen (meist mit Pumpensystemen) und durch Winkeloptiken (30°). Spül- und Arbeitsportale ergänzen die Möglichkeiten der Diagnostik, aber auch der Therapie (➤ Abb. 4.14).

ABB. 4.14

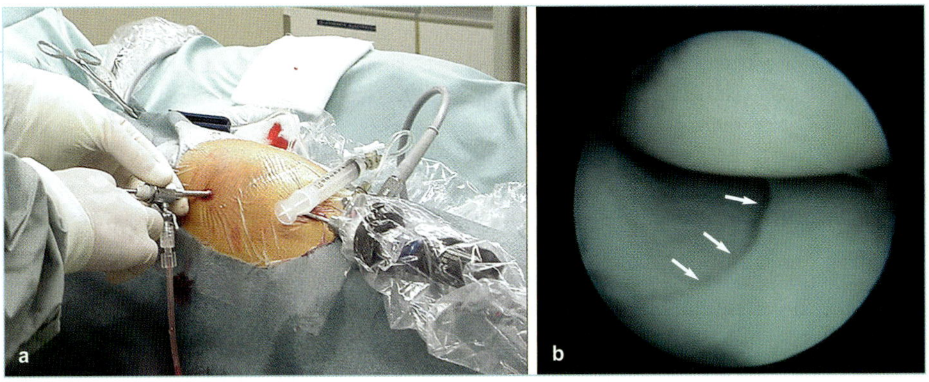

Abb. 4.14 Arthroskopie des Kniegelenks
a) Das Arthroskop ist von unterhalb des rechten Kniegelenks eingebracht worden (rechts im Bild), aktuell wird ein Trokar über einen anterolateralen Zugang unter Sichtkontrolle über das Arthroskop gesetzt. [G056]
b) Arthroskopischer Blick in das mediale Kniekompartiment mit Femurkondylus (oben) und Innenmeniskus. Der gesunde Meniskus ist auf seiner Oberfläche und an seinem freien Rand (Pfeile) glatt. [M614]

Anwendungsgebiete Die häufigsten Gelenke, die arthroskopisch untersucht werden, sind (mit den aktuell typischen Indikationen):

- Kniegelenk (akute Kniebinnenverletzungen, z. B. Kreuzbandrisse; degenerative Einrisse der Menisken bis zur Einklemmung, degenerative Knorpelschäden; akuter Kniegelenkinfekt)
- Schultergelenk (akute Verletzungen z. B. nach Schulterluxation; degenerative Läsionen der Rotatorenmanschette)
- Sprunggelenk (z. B. bei Osteochondrosis dissecans)

- Handgelenk (z. B. TFCC-Schäden)
- Hüftgelenk (z. B. Impingement)

Die arthroskopische Intervention kann auch „halboffen" (durch kleinere Schnitte oder perkutane Präparationen) unterstützt werden.

Materialien Grundlegende Instrumente sind das Arthroskop, ein Monitor (ggf. Video-Dokumentation) und eine Kameraeinheit (Winkeloptik), eine Kaltlichtquelle, Trokare und Kanülen (zum Einführen des Arthroskops und anderer Instrumente, s. u.) sowie ein Pumpensystem (zum Spülen des Gelenks mit steriler Flüssigkeit). Benötigte Hilfsmittel sind z. B.:

- Extremitätenhalter bzw. Distraktor, Tourniquet (Blutsperre)
- Chirurgische Instrumente (über gesonderte Portale eingebracht)
- Sonden, Greifzangen, Schere und Messer, Shaver (rotierendes oder oszillierendes Instrument zur Entfernung von beschädigtem Gewebe oder Knorpel), Diathermie
- Naht- und Verschlusssysteme
- Nahtanker, (resorbierbare) Schrauben, spezielle Nadeln und Fadensysteme mit Knoten

MERKE Vor der Arthroskopie *muss* eine gründliche Untersuchung, die bildgebende Verfahren wie Röntgenaufnahmen oder MRT-Scans einschließt, die Indikation gesichert haben. Signale in der MRT müssen keinen optisch erkennbaren Läsionen entsprechen.

MERKE

Vorteile Der wesentliche Vorteil der Arthroskopie gegenüber offenen chirurgischen Verfahren ist die geringere Gewebeschädigung. Die Patienten profitieren von einer schnelleren Genesungszeit, weniger postoperativen Schmerzen und einem geringeren Risiko für Komplikationen (s. u.). In der Regel kann ambulant operiert werden und die meisten Patienten sind nach wenigen Tagen wieder in der Lage, den täglichen Aktivitäten nachzugehen.

Vorteile: Das minimalinvasive Verfahren geht mit einer geringen Komplikationsrate und einer schnellen Genesungszeit einher.

Komplikationen Mögliche Komplikationen sind:

- Infektionen (ca. 0,1 %)
- Blutungen, Hämatome, Ödeme nach Pumpenanwendung
- Thrombose und Embolie
- Gelenksteifigkeit, Arthrofibrose
- Nervenschäden (selten, meist Folgen von Hämatomen oder Ödemen)

Komplikationen: Neben den Top-5-Komplikationen ist die Arthrofibrose besonders erwähnenswert.

4.6 Patientensicherheit

Miriam Rüsseler, Udo Obertacke

4.6 Patientensicherheit

Die Patientensicherheit ist oberstes Gebot (primum non nocere), insbesondere im OP. Eine ganze Reihe von Verhaltensprinzipien im OP dienen dazu, die Patientensicherheit (z. B. gefährdet durch Namens-/Seitenverwechselungen, falsche OP-Indikation u. a.) zu erhöhen. Einige Aspekte wurden bereits in den vorausgehenden Kapiteln besprochen.

OP-Plan Der Tagesplan der Operationen („OP-Plan") wird heute fast nur noch digital auf der Basis von Klinikinformationssystemen erstellt und ist damit online an diversen Stellen einsehbar und gilt als Dokument. Störungen, Änderungen, Verwechslungen und vieles mehr sind dennoch möglich. Schon die Erstellung des OP-Plans bedarf größter Sorgfalt. OP-Besprechungen am Vortag unter Berücksichtigung von Anamnese, vorhandenen Befunden und der Diskussion der geplanten Operation helfen die Patientensicherheit zu erhöhen. Bei erforderlichen – kurzfristigen – Änderungen sind jedoch wieder Missverständnisse programmiert (falscher Patient mit falscher Diagnose in falschem Saal). Alle ungeplanten Vorkommnisse sind als „critical incidences" zu begreifen und entsprechend im Critical Incident Reporting System (CIRS, ➤ Kap. 2.6.2) zu dokumentieren.

Der **OP-Plan** bringt die Operationen in eine passende Reihenfolge. Änderungen sollten gut kommuniziert werden.

Gerätebereitstellung Im OP-Plan sind z. B. die Planung des OP-Tisches oder die Nutzung des Bildverstärkers explizit zu definieren. Art und Umfang der OP bestimmen die Nutzung von Geräten wie Diathermie, Sauger, Instrumententische usw. Alle erkennbaren Störungen der Bereitstellung sind als „critical incidences" zu begreifen.

Es sollte möglichst frühzeitig und bereits vor der Operation geklärt sein, ob **zusätzliche Geräte** (Röntgen) und Materialien (Verbandsstoffe) benötigt werden.

Präoperative Planungsvoraussetzungen Viele Operationen bedürfen einer besonderen Planung, z. B. hinsichtlich einer Lagerung (z. B. Bauchlagerung, Seitenlagerung, Steinschnittlagerung, Armtisch), einer (oft digital gestützten) Prothesenplanung oder eines CT-Mappings. Zur Planung gehören auch die Bestimmung der Blutgruppe und die Bereitstellung von Blutkonserven bei bestimmten elektiven OPs, ohne die eine geplante OP nicht begonnen werden darf. Erkennbare oder aufgefallene Planungslücken sind als „critical incidences" zu begreifen.

Die **präoperative Vorbereitung** sollte abgeschlossen und vollständig sein (Prothesenplanung, Bereitstellung von EKs).

Als äußerst kritisch gelten kurzfristige Änderungen des OP-Teams, insbesondere des Operateurs: Die spektakulärsten Patientenschädigungen in den letzten Jahren beginnen mit einem solchen Ereignis. Im Fall einer Teamänderung sind eine Übergabe und eine Schritt-für-Schritt-Neuplanung für das neue Team erforderlich, um gravierende Missverständnisse zu verringern.

Team Time Out als interdisziplinäre Abstimmung vor der OP und vor Verlassen des OP-Saals mit spezifischen Checklisten.

Surgery Safety Checklist/Team Time Out Die WHO empfiehlt seit 2009 ein strukturiertes Vorgehen mit Checklisten-Abfrage, zunächst beim Einschleusen des Patienten in einen OP (im Wesentlichen dient das der Identifizierung), dann unmittelbar vor Beginn der OP („team time out") und zuletzt vor dem Verlassen des OPs. Ein solches Vorgehen ist weltweit in Studien überprüft worden und führt zu signifikanten und hochrelevanten Senkungen perioperativer Komplikationen insgesamt.

Bereits vor der Operation sollte der **postoperative Teil** organisiert sein (ggf. Intensivbett?).

Postoperative Konzepte und Kontrolle Zu den Punkten der Surgery Safety Checklist gehört die Ausformulierung eines postoperativen Konzepts unter den beteiligten Ärzten („wie geht es weiter"). Zur Frage der postoperativen Überwachung (Parameter, Zeitintervall, kritische Grenzen) gehört u. a. auch die Formulierung einer Indikation zu einer IMC/ICU-Überwachung bzw. postoperativen klinischen Kontrolle (Ausleitung, AWR, Station), z. B. unter Berücksichtigung von Kriterien wie Wachheit, Funktion, Drainagen, Blut oder Schmerz.

KOMMUNIKATIONSKOMPETENZ

KOMMUNIKATIONSKOMPETENZ Die Ablauforganisation in einem OP-Saal gehört zu den komplexesten interprofessionellen Kommunikationsformen. Zwischen den Berufsgruppen der Ärztinnen und Ärzte, der Pflege, der Logistik, des Transports, der Reinigung und der Technik sind vielfältige Abstimmungen prä-, intra- und postoperativ notwendig, die sich nicht selbstverständlich ergeben und sehr störungsanfällig sind. Viele Versuche wurden und werden unternommen, um Störungen der interprofessionellen Abläufe zu reduzieren. Berichte über „kritische Ereignisse" (CIRS) in diesem Spannungsfeld betreffen überwiegend die Kommunikation bzw. die fehlende reibungsfreie Zusammenarbeit. Eine der Säulen der notwendigen Kommunikation ist überdies die Dokumentation (s. u.) aller Abläufe im OP. Die mündliche Form der Kommunikation sollte deutlich, gezielt (WER ist angesprochen?), höflich und laut genug erfolgen. Üblicherweise wird in einer professionellen Kommunikation erwartet, dass eine Botschaft quittiert wird („verstanden") – dies unabhängig davon, ob der Empfänger der Nachricht mit dieser inhaltlich übereinstimmt. Die notwendige Konzentration aller Beteiligter auf die medizinischen Abläufe während der OP macht es gelegentlich notwendig, ein Thema nach Ende der OP oder in einer Pause noch einmal aufzugreifen.
Der OP-Neuling tut gut daran, zunächst die Kommunikation zu beobachten und seine eigene Rolle zu finden.

Dokumentation Unbedingt (teilweise gesetzlich oder durch ständige Rechtsprechung) gefordert sind

- ein OP-Bericht (mit Darstellung der OP-Indikation, den wichtigsten OP-Schritten, den die Entscheidungen intraoperativ tragenden Befunden, Röntgendarstellungen, Histologie- und Bakteriologie-Proben mit deren Benennung) und
- Kontrollen (z. B. Bewegungsausmaß, Dichtigkeit, Röntgen, Achsen, technische Qualitätssicherung sowie zuletzt das „Zählen" von Tüchern und Kompressen).

Zweckmäßig im OP-Bericht sind überdies Hinweise zur Vorgeschichte, wenn diese intraoperative Entscheidungen mit begründen, zur Lagerung und zu intraoperativen Besonderheiten (Ischämiezeiten/Tourniquet/Leckagen/Hindernisse bei der Präparation/Hinzuziehung weiterer Ärzte usw.)

Postoperative Kontrolle von pDMS, Drainagen, Schmerzen und Vitalzeichen; erster Verbandswechsel in den ersten 48 h und bei Auffälligkeiten (z. B. starker Schmerz), damit Komplikationen früh erkannt werden

Postoperative Kontrollen Der postoperative Verlauf wird zur Kontrolle des Wiedererreichens einer Funktion (z. B. Organ, Gliedmaße) durchgeführt und erstmals nach vollständigem Erwachen bzw. Rückgang einer regionalen Anästhesie mit Datum und Uhrzeit dokumentiert. Wichtige Parameter sind Durchblutung, Motorik und Sensibilität („DMS"), Drainagemengen, Schmerzen, Kreislaufparameter und Allgemeinzustand („AZ"). Ein Verbandswechsel ist nach RKI-Empfehlungen vor der 48. Stunde nach OP durchzuführen und soll allgemeinen hygienischen Anforderungen genügen:

„Die OP-Wunde (ist) am Ende der Operation mit einer sterilen Wundauflage abzudecken. Der erste Verbandwechsel (ist) nach etwa 48 Stunden durchzuführen, sofern nicht Hinweise auf eine Komplikation zu einem früheren Verbandwechsel Anlass geben. Ist danach die Wunde trocken und verschlossen, kann unter hygienischen Aspekten auf eine erneute sterile Wundabdeckung verzichtet werden. Die regelmäßige ärztliche Inspektion der Wunde ist Teil einer vollständigen und sachgerechten Nachsorge.
Postoperativ gilt es, eine sekundäre Besiedlung etwa noch offener (Operations-)Wunden … zu vermeiden. … (Der) Verbandwechsel oder die Entfernung von Nahtmaterial bzw. von Drainagen (ist) mit Verbandwagen oder mit Tablettsystem durchzuführen … Im Übrigen sind bei diesen Manipulationen die Regeln der Basishygiene einzuhalten".

II Management klinischer Krankheitsbilder

KAPITEL 5 Verletzung und Trauma

Studentische Sicht

5.1 Erstversorgung

Trauma = Verletzung
Sozioökonomische Kosten sind weit höher als primäre Krankheitskosten.

5.1 Erstversorgung

Kristine Baran, Udo Obertacke

Trauma (griech.) bezeichnet eine erlittene Verletzung, die körperlich (physisch), aber auch seelisch sein kann. Ein (physisches) Trauma ist in der westlichen Welt die häufigste Todesursache zwischen dem 1. dem 40. Lebensjahr. Die volkswirtschaftlichen Kosten von Traumata (verlorene Lebensjahre und ausbleibende Einzahlungen in die Sozialversicherungen) überschreiten die primären Krankheitskosten um ein Vielfaches. Das zivile Unfallgeschehen insgesamt ist nicht nur in der westlichen, industrialisierten und hochmobilen Welt von großer Bedeutung, sondern insbesondere auch in den sich entwickelnden Staaten in Asien und Afrika.

5.1.1 Unfallrettung (Erkennung und planvolle Versorgung)

Diagnostik bei schwerer Gewalteinwirkung („Blackbox-Patient"):
Unklare Schadenslage: Schwere Traumata verursachen potenziell lebensbedrohliche, nicht sofort erkennbare Verletzungen.
Leitsymptome beachten:
- Bewusstlosigkeit = Hinweis auf Schädel-Hirn-Trauma (SHT)
- Offene Blutung = sofortige Diagnostik/Therapie erforderlich
- Schmerzen = unspezifisch; können fehlen oder ablenken

Diagnostischer/therapeutischer Algorithmus:
- Einordnung des Unfallmechanismus: z. B. Sturzhöhe, Kollisionsgeschwindigkeit
- Systematische Leitsymptom-Suche
- Berücksichtigung der Rettungszeit
- Ressourcenlage vor Ort: Personal, Technik
- Kenntnis diagnostischer Verfahren: Sensitivität/Spezifität (z. B. CT, Sonografie)
- Priorisierung nach Organvulnerabilität
- Aufgabenverteilung im Team: strukturierte, geübte Zusammenarbeit (z. B. Chirurgie, Anästhesie, Radiologie, Pflege)

5.1.1 Unfallrettung (Erkennung und planvolle Versorgung)

Ein Mensch, der einer sehr schweren Gewalteinwirkung (Sturz, Anprall, Einklemmung, unkontrollierte Kollision mit hoher Geschwindigkeit) ausgesetzt war, ist eine diagnostische „blackbox". Welche Organe und Körperregionen direkt oder indirekt durch die einwirkende Kraft geschädigt wurden – und wie akut die Bedrohung aus diesen Verletzungen ist – ist unsicher und sollte „schnellstens" geklärt werden.

Oft liegen Leitsymptome vor, die diagnostisch wertvoll sein können: Ein akuter Bewusstseinsverlust ist ein starker Hinweis auf ein Schädel-Hirn-Trauma (SHT). Auch das Leitsymptom „offene Blutung" erfordert eine Diagnostik (und Therapie) an der Blutungsstelle. Beim Leitsymptom „Schmerz" relativiert sich die diagnostische Sicherheit bereits, da lebensgefährliche Verletzungen nicht unbedingt akut schmerzhaft sein müssen, und andererseits akute, subjektiv quälende Schmerzen (und sichtbares Blut) die Patientin (aber auch die Ärztin) von anderen, akut-lebensgefährlichen Verletzungen ablenken können.

Ein diagnostischer „Plan" für diese Patientinnen (Primärversorgung am Unfallort; Algorithmus des diagnostischen und therapeutischen Ablaufs in der Klinik) muss folgende Gesichtspunkte beinhalten (➤ Kap. 5.1.3):

- Abwägen bzw. rationale Hierarchisierung des Schadensereignisses (z. B. Sturz aus 10 m Höhe vs. angeschnallte PKW-Fahrerin mit einer Kollisionsgeschwindigkeit von 30 km/h)
- Suche nach bzw. Ausschluss von spezifischen Leitsymptomen (s. o.)
- Schnelligkeit der (zivilen) Rettungsmittel
- Verfügbarkeit von personellen und sachlichen Ressourcen am jeweiligen Ort
- Kenntnis der Sensitivität und Spezifität verschiedener diagnostischer Verfahren (z. B. CT, Sonografie)
- Priorisierung diagnostischer und therapeutischer Schritte nach der (bekannten) Vulnerabilität von Organen bzw. der Lebensbedrohung bestimmter Schädigungsmuster (z. B. Spannungspneumothorax)
- Verteilung der Aufgaben (und Verantwortungen) auf (institutionell handelnde) Personen bzw. Klinikstrukturen (Chirurgie, Anästhesie, Radiologie, Pflege usw.), zur schnellen, vorher geübten und störungsfrei parallelen Abarbeitung

5.1.2 Historische Aspekte

Militärischer Ursprung der modernen Chirurgie:
- Ziel: Überleben verwundeter Soldaten sichern
- Dominique Larrey: Einführung „fliegender Lazarette" (mobile Verwundetenversorgung)

5.1.2 Historische Aspekte

„He who would become a surgeon should join an army and follow it."

[Hippokrates]

Kriege prägten die Entwicklung der modernen Chirurgie, um das Leben der vielen Tausend verwundeten Soldaten für den Landesherrn zu erhalten. So führte z. B. Napoleons erfolgreicher Militärarzt Dominique Larrey die „fliegenden Lazarette" ein: mobile Karren, um Verwundete unmittelbar aus der Schlacht zu transportieren und danach versorgen zu können.

Das Rote Kreuz wurde 1876 auf Initiative von Henry Dunant unter dem Eindruck der Schlacht von Solferino (1859) und nach Verabschiedung der Genfer Konvention 1864 gegründet. Damit gab es die Basis für eine strukturierte (und geschützte) Verwundeten-Fürsorge. In die gleiche Zeit fällt die Initiative von Florence Nightingale, die nach dem Krimkrieg (1853–1856) die (moderne, westliche) Krankenpflege und das Sanitätswesen etablierte.

Größere operative Eingriffe waren vor der Ära der überall verfügbaren Anästhesie bei Verletzungen der Körperhöhlen kaum durchzuführen, Amputationen waren die häufigsten möglichen Operationen. Die erste Publikation über eine Laparotomie nach abdomineller Schussverletzung erschien 1881.

Nach den großen Kriegen von 1870 bis 1945 begann in Europa die Ära der zunehmenden „zivilen" Unfälle mit dem schnell wachsenden Straßenverkehr und Zehntausenden von Unfalltoten und -verletzten pro Jahr (➤ Abb. 5.1).

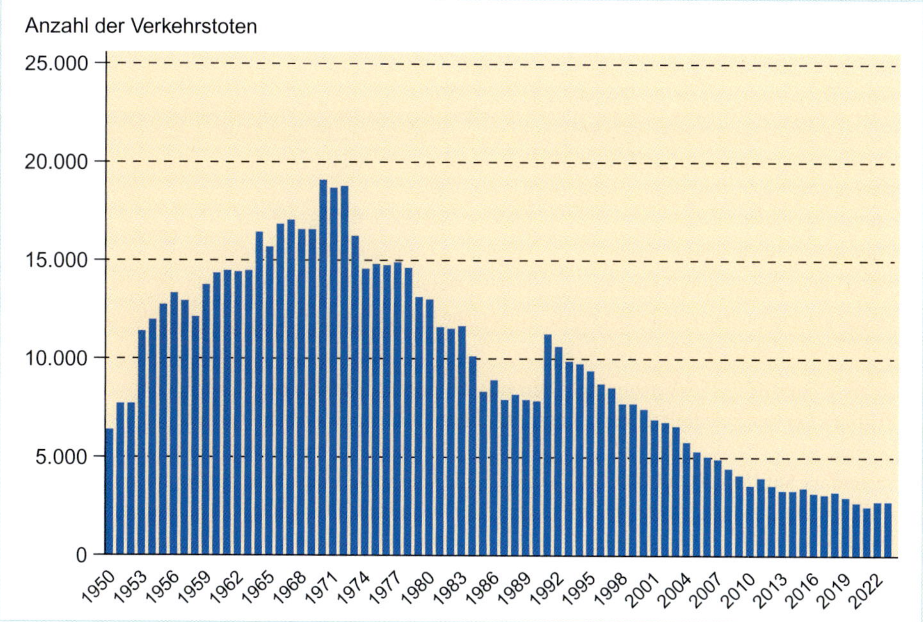

Abb. 5.1 Im Straßenverkehr getötete Personen in Deutschland nach dem II. Weltkrieg. Für jeden Toten sind ein Mehrfaches an Schwer- und Leicht-*Verletzten* zu rechnen, insbesondere mit dauerhaften Behinderungen und Arbeitsunfähigkeit [Statistisches Bundesamt]. [W193-027, L157]

Bis zu diesem Zeitpunkt hatten öffentliche/staatliche und mildtätige Organisationen durchaus eine Notfallrettung betrieben und auch Vorhaltungen bereitgestellt. Der Schwerpunkt der Rettung war aber der Transport des Verletzten zur Ärztin. Der Heidelberger Chirurg K. H. Bauer führte 1957 das „Clinomobil" ein, einen Bus mit OP-Einrichtung (➤ Abb. 5.2), um damit die Zahl der Verkehrstoten zu verringern. Damit

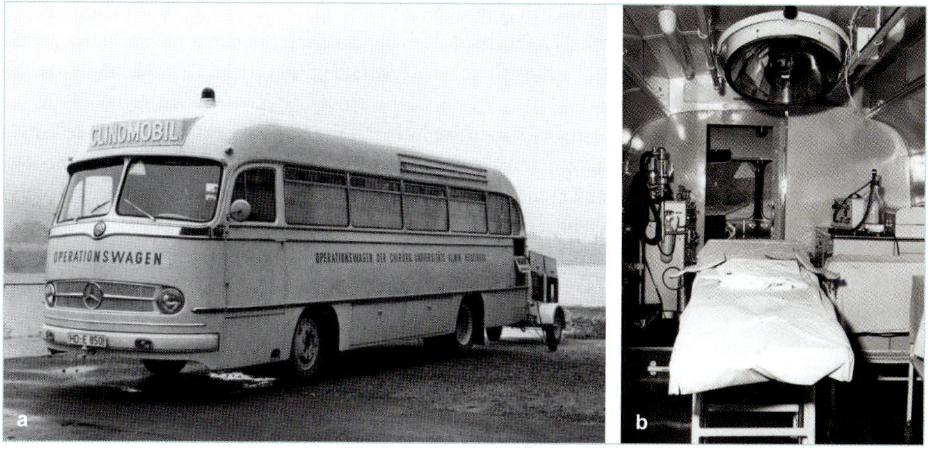

Abb. 5.2 Clinomobil, mobiler Operationswagen der Chirurgischen Universitätsklinik Heidelberg (1967) [W814-002]
a) Ansicht von außen
b) Ansicht von innen

Studentische Sicht

Meilensteine:
- Henry Dunant: Gründung des Roten Kreuzes (1876) nach der Schlacht von Solferino
- Genfer Konvention (1864): Schutz verwundeter Soldaten
- Florence Nightingale: Etablierung moderner Krankenpflege nach dem Krimkrieg (1853–1856)
- Erste Laparotomie bei Schussverletzung: 1881

Übergang zur zivilen Notfallversorgung:
- Zunahme ziviler Verkehrsunfälle
- Zunächst Fokus auf reinen Patiententransport
- K. H. Bauer (1957): „Clinomobil" (OP-Bus): Start der modernen präklinischen Notfallversorgung
- Von der Transportrettung zur frühestmöglichen ärztlichen Versorgung bereits am Unfallort

endete die reine „Transportrettung" zugunsten eines Konzepts der frühestmöglichen, planvollen ärztlichen diagnostischen und therapeutischen Versorgung.

5.1.3 ATLS (Advanced Trauma Life Support)

ATLS (Advanced Trauma Life Support, ➤ Tab. 5.1) ist ein Konzept zur Notfallversorgung von Traumapatienten:

- „treat first what kills first"
- „do no further harm"
- „re-assess"

5.1.3 ATLS (Advanced Trauma Life Support)

Am 17.02.1976 war der Orthopäde James Styner mit seiner Frau und 4 Kindern auf dem Rückflug von Kalifornien nach Nebraska. Das Flugzeug stürzte ab, seine Frau war sofort tot. James Styner und sein Sohn mussten sich schwerverletzt zu einem Krankenhaus „durchschlagen", um dann zu erkennen, dass weder das Krankenhaus noch die Ärztinnen für eine Unfallversorgung vorbereitet waren. In der Folge initiierte Styner ein Kursformat (ATLS) zur Unfallerstversorgung, das 1978 erstmalig durchgeführt wurde.

ATLS beinhaltet einen Algorithmus an diagnostischen und therapeutischen Maßnahmen, die „grundsätzlich" immer hintereinander und vollständig durchzuführen sind (➤ Tab. 5.1). Prinzipien der Versorgung sind: „treat first what kills first", „do no further harm", und „re-assess" (erfolgte Diagnostik/Therapie sofort wieder prüfen).

TAB. 5.1

Tab. 5.1 ATLS („advanced trauma life support") [F781-057]

Schritt	Bedeutung
A – **A**irway Maintenance with Cervical Spine Protection	Atemwege sichern und Halswirbelsäule schützen/stabilisieren
B – **B**reathing and Ventilation	Atmungstätigkeit und Oxygenierung sichern
C – **C**irculation with Bleeding Control	Kreislaufüberwachung und Blutungskontrolle
D – **D**isability/Neurologic Assessment	Pupillenmotorik und Glasgow Coma Scale (GCS) bestimmen
E – **E**xposure and Environmental Control	Äußerliche (vollständige) Untersuchung und Wärmeisolation

Primary Survey (erste Sichtung; ABCDE-Schema, ➤ Kap. 1.3.1.1)
Secondary Survey (vollständige Untersuchung)
Tertiary Survey (Reevaluation nach Abschluss der Notfalldiagnostik)

Die Maßnahmen der ATLS-Versorgung sollen zu 3 Zeitpunkten stattfinden:

- **Primary Survey** (präklinisch bzw. unmittelbar bei Aufnahme einer Patientin) mit den Schritten in ➤ Tab. 5.1
- **Secondary Survey** nach initialer Stabilisierung mit Anamnese, systematischer Kopf-bis-Zehen-Untersuchung („head-to-toe") und einer weitergehenden technischen Diagnostik (z. B. Röntgen)
- **Tertiary Survey** (s. u.), meist einige Stunden nach Abschluss der initialen Notfalldiagnostik

5.1.4 Entwicklung von CT und Sonografie

5.1.4 Entwicklung von CT und Sonografie

Die Entwicklung der planvollen Unfall-Erstdiagnostik hing unmittelbar von den technischen Durchbrüchen in der CT und in der Sonografie ab.

Computertomografie

Eine moderne CT-Datenakquise dauert weniger als 3 Minuten.

Computertomografie

Die CT wurde 1972 etabliert, eine kraniale CT dauerte seinerzeit ca. 1 Stunde. Heute dauert die „Datenakquise" für eine Ganzkörper-CT weniger als 3 Minuten, wobei Tausende von Einzelbildern gefertigt werden – die dann aber auch ausgewertet werden müssen. Auch dies kann eine Stunde dauern.

(e-FAST)-Sonografie

Orientierende Untersuchung auf:

- *Freie* abdominelle *Flüssigkeit*
- Pleura-/Perikarderguss
- Organverletzung
- Pneumothorax

(e-FAST)-Sonografie

Die Sonografie hatte in der breiten klinischen Anwendung in den 1980er Jahren ihren Durchbruch und wurde zur schnell verfügbaren und schnellen (hochsensiblen und hochspezifischen) Untersuchungsmethode, mit einer Versagensrate von nur 1–2 % hinsichtlich der Feststellung von „freier Flüssigkeit" als Marker einer schweren Verletzung.

Heute ist die FAST („Focussed assessment of sonography in trauma") bzw. die extended-FAST (e-FAST) mit strukturierter abdomineller und auch thorakaler sonografischer Untersuchung eine frühklinische Notfalluntersuchungsmethode, um freie abdominelle Flüssigkeit, parenchymatöse Organverletzungen, Pleura- und Perikardergüsse sowie (begrenzt) einen Pneumothorax nachzuweisen (➤ Kap. 1.5.6.3).

5.1.5 Traumaversorgung in Deutschland (Trauma-Netzwerk und Trauma-Register)

Zur Qualitätssicherung werden Daten über Traumapatienten in Registern der Traumanetzwerke gesammelt und analysiert.

5.1.5 Traumaversorgung in Deutschland (Trauma-Netzwerk und Trauma-Register)

Seit 1990 wurden Leitlinien und ein erstes Weißbuch (2006) zur Unfallrettung erstellt. In ganz Deutschland (und darüber hinaus) wurden sog. „Trauma-Netzwerke" (TNW) gegründet, die Aufgabenverteilungen, Kooperationen und einheitliche Ausbildungen zum Ziel hatten. Derzeit kooperieren in Deutschland mehr als 600 Traumazentren in 52 regionalen Trauma-Netzwerken.

Alle an einem Trauma-Netzwerk mitarbeitenden Kliniken müssen Minimaldaten über die von ihnen versorgten Schwerverletzten in ein Trauma-Register eingeben. Dabei handelt es sich jährlich um 30.000 neu dokumentierte Personen. Das Register ist auch zur zusammenfassenden Beschreibung von Abläufen und Realitäten nützlich: In den letzten 10 Jahren wurden in Deutschland in 77 % der Versorgungen von Schwerverletzten Ganzkörper-CTs durchgeführt, aktuell in 79,5 % der Fälle innerhalb von 25 Minuten nach der Aufnahme in den Schockraum.

Auch das Verletzungsspektrum innerhalb der Trauma-Netzwerke in Deutschland ist darstellbar (➤ Abb. 5.3).

	TR-DGU 2021-2023
Patienten aus dem Basiskollektiv	100 % (N = 91.889)
Kopf	45,9 % (n = 42.147)
Gesicht	10,8 % (n = 9.892)
Hals	1,9 % (n = 1.725)
Thorax	45,7 % (n = 41.996)
Abdomen	14,4 % (n = 13.192)
Wirbelsäule	29,9 % (n = 27.508)
Arme	28,8 % (n = 26.465)
Becken	15,6 % (n = 14.328)
Beine	22,7 % (n = 20.827)

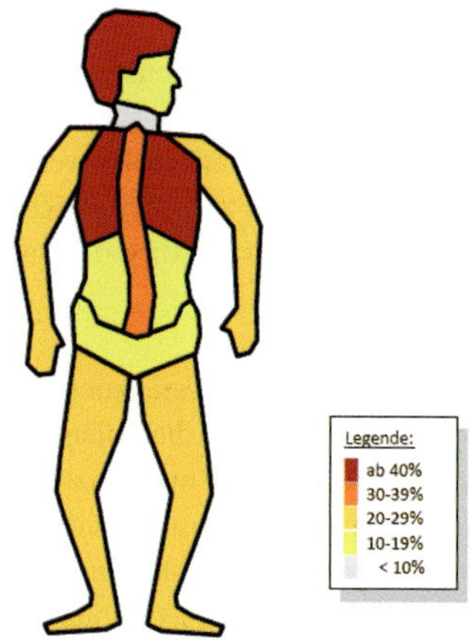

Abb. 5.3 Verletzungsspektrum 2021–2023 kumuliert für das „Basiskollektiv" im Trauma-Register. Erkennbar ist der Schwerpunkt der Einzelverletzungen auf Schädel (46 %) und Thorax (46 %), kumuliert sind die Extremitäten aber in über 51 % betroffen. Abdominelle Verletzungen sind in knapp 15 % (weniger als jeder 7. Patient) festzustellen. [W1120-005]

ABB. 5.3

5.2 Systematik der Verletzungen

Kristine Baran, Udo Obertacke

5.2.1 Grundlagen

Die folgenden kurzen Ausführungen dienen zur Klärung der Terminologie, aber auch zur Bewusstmachung von Zusammenhängen bei den Unfallverletzungen und deren notwendiger Diagnose und Therapie.

Kopf- und Halsverletzungen

Zu den **Kopfverletzungen** (➤ Kap. 5.3.1) gehören die häufigsten Wunden überhaupt: Kopfplatzwunden und Verletzungen der Galea. Des Weiteren zählen knöcherne Verletzungen des Schädels, des Mittelgesichts/Unterkiefers, Verletzungen des Gehirns („intrakraniell"), Gesichts-/Halsverletzungen und Verletzungen der Hirnnerven (vornehmlich N. olfactorius, N. opticus, N. oculomotorius, N. facialis und N. trigeminus) dazu. Immer zu kontrollieren sind die Glasgow Coma Scale (GCS, ➤ Kap. 1.3.1.1), Doppelbilder der Augen sowie der Zahnschluss und Blutungen aus Mund, Nase und Ohren. Die häufigste und schnellste Diagnostik nutzt die kraniale CT (cCT).

Halsverletzungen sind insgesamt relativ selten (0,1 % aller stationären Patienten), sie betreffen aber die Atemwege und die großen Gefäße. Ein subkutanes, kollares Hautemphysem ist ein wichtiges Zeichen eines Thoraxtraumas (s. u.). Kontrolliert werden die Atemwege und die zentralen Karotispulse.

Thoraxtrauma

Verletzungen der Thoraxwand sind zwar zu trennen von intrathorakalen Verletzungen (Lunge, Herz), interagieren mit diesen aber über die Atemmechanik (Rippenkäfig, Schultergürtel) in elementarer Weise (➤ Kap. 5.5). Die Atemmechanik kann zudem durch Schmerzen, selbst bei weniger auffälligen Verletzungen, gestört werden.

Wichtig ist die Unterscheidung von penetrierenden (Schuss/Stich) und stumpfen (Anprall/Explosion) Verletzungen. Beide können zu den gefürchteten Ansammlungen von Luft (Pneumothorax) und Blut (Hämatothorax) in der Pleurahöhle führen, die sofort kreislauf- und atemwirksam werden.

Ein Ventilmechanismus in einer verletzten Pleura kann über die Atemzyklen zum „Aufpumpen" eines Spannungspneumothorax (➤ Kap. 8.1.1) führen.

Akute diagnostische Schritte sind die Kontrolle der Kreislaufparameter, die Auskultation auf seitengleiche Lautstärke der Atemgeräusche und die Bestimmung der Sauerstoffsättigung (Pulsoxymetrie, ➤ Kap. 1.5.3).

5.2 Systematik der Verletzungen

5.2.1 Grundlagen

Kopf- und Halsverletzungen

Kopfplatzwunden gehören zu den häufigsten Wunden.
Ein besonderer Fokus liegt bei Kopfverletzungen auf Glasgow Coma Scale, *Doppelbildern* der Augen, *Zahnschluss* sowie *Blutungen* aus Mund, Nase und Ohren.
Halsverletzungen können die *Hirndurchblutung* und die *Atmung* kompromittieren.

Thoraxtrauma

Einfluss auf Atemmechanik: Schon „klein" erscheinende Verletzungen beeinträchtigen die Atmung durch Schmerzen.
Verletzungsarten sind penetrierend oder stumpf.
Gefährliche *Komplikationen:* (Spannungs-) Pneumo-/Hämatothorax → bedrohlich für Kreislauf und Atmung!
Akutdiagnostik:
- Kontrolle der Kreislaufparameter/Sauerstoffsättigung
- Auskultation auf seitengleiche Atemgeräusche

Abdominelles Trauma/Beckenverletzungen

Verletzungszeichen unterhalb der Mamillen bis zur Symphyse: Hinweis auf mögliche abdominelle/pelvine Verletzungen.
Bauchwandverletzungen sind oft schmerzhaft, aber meist nicht lebensbedrohlich.
Intraabdominelle Verletzungen parenchymatöser Organe führt oft zu lebensgefährlichen Blutungen (keine Eigentamponade). *Hohlorganverletzungen* sind oft initial diagnostisch unauffällig, können aber später zur lebensbedrohlichen Peritonitis führen.
Bei *Beckenverletzungen* sind Blutungen durch Beckenringverletzungen besonders bedrohlich.

Extremitätenverletzungen (Arme/Beine)

Weichteildeckung prognostisch entscheidend
pDMS-Untersuchung = obligat

Wirbelsäulenverletzungen

Wirbelkörperfrakturen (➤ Kap. 6.9.6) und/oder *Rückenmarksverletzungen* (➤ Kap. 6.9.7) gehen nicht selten einher mit Lähmungen oder Sensibilitätsverlust.
Akutdiagnostik: Können alle 4 Extremitäten aktiv bewegt werden?

5.2.2 Polytrauma

Ursprünglich rein anatomische Definition mit Verletzung verschiedener Körperregionen. Heute: zusätzlich Schwere der Verletzung relevant (Injury Severity Score), sowie die Reaktion des Körpers.

MERKE

5.2.2.1 Kriterien zur Unfallversorgung im Schockraum

Die Versorgung einer schwer verletzten Patientin erfolgt im „Schockraum" (➤ Tab. 5.2).

Abdominelles Trauma/Beckenverletzungen

Von potenziell abdominellen und pelvinen Verletzungen ist bei Verletzungszeichen unterhalb der Mamillen und bis zur Höhe der Symphyse auszugehen:

- Verletzungen der Bauchwand sind schmerzhaft, i. d. R. aber nicht bedrohlich.
- Intraabdominell sind („freie") Blutungen der parenchymatösen (Oberbauch-)Organe aufgrund der fehlenden Eigentamponade rasch lebensgefährlich.
- Hohlorganverletzungen (Darm) entziehen sich nicht selten der primären Diagnostik, bis sie im Verlauf peritoneale Reizungen verursachen.

Zur Akutdiagnostik gehören die Palpation des Abdomens und die Sonografie („freie Flüssigkeit").

Das (knöcherne) Becken ist die kaudale Begrenzung des Abdomens und statisch die Verbindung des Achsenorgans (Wirbelsäule) zu den unteren Extremitäten. Für Verletzungen des Beckenrings ist eine sehr große einwirkende Kraft erforderlich (die nur selten zu isolierten Schäden am Körper führt). Intrapelvine Verletzungen (Blase/Prostata) sind seltener und meist als Mitverletzung eines zerrissenen Beckenrings aufzufassen.

Extremitätenverletzungen (Arme/Beine)

An den Extremitäten finden sich die häufigsten Verletzungen (➤ Abb. 5.3), wobei die langen Abschnitte der Knochen (Diaphysen), aber auch die Gelenke betroffen sein können. Wichtige Verletzungen sind Blutungen, Quetschungen, Frakturen (➤ Kap. 5.6) und Luxationen (➤ Kap. 5.7), wobei die Weichteilbedeckung (offen/geschlossen/Quetschungen) prognostisch entscheidend ist.

Geprüft wird die Achsenstabilität, die Beweglichkeit und die Gelenkstabilität (klinische Frakturzeichen, ➤ Kap. 1.3.1.2). An der Peripherie der jeweiligen Extremität müssen obligat die Durchblutung, die (aktive) Motorik und die (differenzierte) Sensibilität untersucht werden („pDMS").

Wirbelsäulenverletzungen

Das sog. „Achsenorgan" Wirbelsäule besteht aus den doppel-S-förmig geschwungenen Bewegungssegmenten (Wirbelkörper/Bandscheiben) und dem Rückenmark im Spinalkanal. Mögliche Verletzungen sind Wirbelkörperfrakturen (➤ Kap. 6.9.6), wobei der Spinalkanal eingeengt werden kann. Neben den Schmerzen sind feststellbare Lähmungen und ein Sensibilitätsverlust als Hinweis auf eine Verletzung des Rückenmarks (➤ Kap. 6.9.7) diagnostisch entscheidend. Wichtig ist die akute diagnostische Feststellung, ob „aktiv alle 4 Extremitäten" bewegt werden können.

5.2.2 Polytrauma

Die (deutsche) **Definition** eines Polytraumas geht auf Harald Tscherne zurück und ist zunächst überwiegend „anatomisch": gleichzeitig entstandene Verletzungen verschiedener Körperregionen, von denen eine Verletzung oder deren Kombination lebensbedrohlich ist. Otmar Trentz erweiterte die Definition um die Komponente der immunologischen Folgen des Traumas für den ganzen Körper: „*syndrome of multiple injuries exceeding a defined severity with sequential systemic traumatic reactions that may lead to dysfunction or failure of remote organs and vital systems, which had not themselves been directly injured*".

In den USA wurde die analoge Verletzungskombination lange nur durch die vom sog. **ISS (Injury Severity Score)** beschriebene anatomische Schädigung definiert: ein AIS-Wert (Abbreviated Injury Scale 1–5 Punkte) wird für jede Verletzung aus Katalogen bestimmt. Die 3 schwersten Verletzungen werden mit ihren Punktewerten quadriert und die Werte anschließend summiert:

$$ISS = [AIS-1]^2 + [AIS-2]^2 + [AIS-3]^2$$

Die Grenze zum „Polytrauma" wird mit 16 ISS-Punkten angenommen.

MERKE Die aktuelle **„Berlin-Definition"** des Polytraumas ist das Ergebnis einer internationalen Konsensuskonferenz und fordert: relevante Verletzungen an mindestens 2 Körperregionen mit einem AIS ≥ 3 und zusätzlich mindestens einen pathologischen Wert bei einem der 5 folgenden Parameter:

- Alter (> 70)
- Hypotension (RRsyst < 90 mm Hg)
- Bewusstlosigkeit (GCS am Unfallort ≤ 8)
- Azidose (BE ≤ –6)
- Koagulopathie (PTT ≥ 40, INR ≥ 1,4)

5.2.2.1 Kriterien zur Unfallversorgung im Schockraum

Ein Polytrauma, oder eine potenziell schwer verletzte Patientin wird – nach AWMF-Leitlinie – in vorbereiteten Räumlichkeiten und von einem vorbereiteten und trainierten Team versorgt (➤ Tab. 5.2). In Deutschland hat sich dafür die Bezeichnung „Schockraum" (sowohl für den Raum als auch für die Versorgung insgesamt) etabliert.

Tab. 5.2 Schockraumversorgungs-Indikationskriterien nach der S3-Leitlinie „Polytrauma – Schwerverletzten-behandlung" AWMF-Register 187-023.

Kriterien	GOR*
a) Störung der Vitalparameter • Systolischer Blutdruck unter 90 mm Hg nach Trauma • GCS unter 9 nach Trauma • Atemstörungen/Intubationspflicht nach Trauma	GOR A („soll")
b) Festgestellte Verletzungen • Penetrierende Verletzungen der Rumpf-/Hals-Region • Schussverletzungen der Rumpf-/Hals-Region • Frakturen von mehr als 2 proximalen Knochen • Instabiler Thorax • Instabile Beckenfraktur • Amputationsverletzung proximal der Hände/Füße • Verletzungen mit neurologischer Querschnittssymptomatik • Offene Schädelverletzung • Verbrennung > 20 % von Grad ≥ 2b	GOR A („soll")
c) Unfallmechanismus bzw. -konstellation • Sturz aus über 3 Metern Höhe • Verkehrsunfall mit: – Frontalaufprall und Intrusion von mehr als 50–75 cm – Geschwindigkeitsveränderung von Delta > 30 km/h – Fußgänger-/Zweirad-Kollision – Tod eines Insassen – Ejektion eines Insassen	GOR B („sollte")
Falls kein Kriterium aus (a) und (b) vorliegt, sind die Kriterien des Unfallmechanismus (c) für die Indikationsstellung einer Schockraumversorgung heranzuziehen. Häufig sind diese Kriterien am Unfallort nicht eindeutig abzuleiten. Auch andere, hier nicht genannte Umstände können eine Schockraumversorgung sinnvoll machen. Im Zweifel soll eine höhere Verletzungsschwere angenommen werden.	

* Die Empfehlungsstärke (Grade of Recommendation = GOR) zur sog. Schockraumversorgung leitet sich aus der Analyse und methodischen Stärke der zugrunde liegenden Studien ab: GOR A = „soll", GOR B = „sollte", GOR C = „kann" im Schockraum versorgt werden. Die Leitlinie fordert auch, dass leicht „übertriagiert" werden sollte (d. h. eher mehr Patientinnen einschließen, als einige zu viel ausschließen).

5.2.2.2 Aktuelle Akutversorgung („whole body CT")

Die Prinzipien der Akutversorgung und Diagnostik haben sich in den letzten 20 Jahren fast weltweit durchgesetzt; Leitschnur sind die ATLS-Schritte (➤ Kap. 5.1.3), wobei eine ganze Reihe weiterentwickelter Algorithmen beschrieben wurden, die aber auf dem ABCDE-Schema (➤ Kap. 1.3.1.1) aufsetzen:

- Schnelligkeit
- Planvolles Vorgehen eines definierten (und trainierten) interprofessionellen Teams
- Schockraum: definierte Ausstattung, Ganzkörper-CT und Sonografie (e-FAST, ➤ Kap. 5.1.4)
- Erneute Beurteilung und Tertiary Survey

Indirekt kann über die Jahresberichte des Traumaregisters (➤ Kap. 5.1.5) die „Einhaltung" der o. g. Empfehlungen abgelesen werden: Zeiten (min) der Schockraumversorgung insgesamt, Zeitpunkt der durchgeführten Sonografie, Zeitpunkt und Dauer der CT-Untersuchungen, Beginn der ersten Notfall-OP, Eintreffen auf Intensivstation.

Den tatsächlichen lebensrettenden Effekt der frühen, schnellen und topografisch Schädel bis Becken umfassenden Ganzkörper-CT-Untersuchung („whole body CT") konnten dann Huber-Wagner et al. 2009 nachweisen: Nach den Daten des Traumaregisters führt eine „whole body CT" zu einer relativen Risikoreduktion (Versterben) von 25 %, die „number needed to scan", um eine Traumatote zu verhindern, wurde mit 17 errechnet.

5.2.2.3 Verpasste Diagnosen und Restrisiko

Auch bei einem planvollen Vorgehen gibt es „missed injuries" und „delayed diagnosis". Damit sind erkennbare Verletzungen gemeint, die jedoch erst nach Abschluss der Algorithmen festgestellt werden. Risikofaktoren für „missed injuries" sind:

- Hohe Verletzungsschwere (ISS)
- Verminderte Vigilanz der Patientin
- Notwendigkeit einer Behandlung auf einer Intensivstation bzw. dringliche frühe Operationen

Die **Häufigkeit** von solchen übersehenen Verletzungen ist mit ca. 10 % anzunehmen. Diese Zahl variiert von 1,3 % bis 39 %, je nach untersuchter Population und je nach Definition von als „relevant" angesehenen Verletzungen. Mit Einführung eines Tertiary Survey (➤ Kap. 5.1.3) konnte in Studien eine Senkung der Inzidenz von „missed injuries" nachgewiesen werden.

Das **Restrisiko,** trotz des korrekt durchgeführten Schockraum-Algorithmus, eine lebensgefährliche Verletzung nicht zu erkennen (meist Hohlorganverletzungen) beträgt ca. 3 ‰ („number needed to fail": 385).

Studentische Sicht

TAB. 5.2

5.2.2.2 Aktuelle Akutversorgung ("whole body CT")

Grundprinzipien:
- Schnelles, strukturiertes Vorgehen (ABCDE-Schema, ➤ Kap. 1.3.1.1)
- Standardisierte Algorithmen der Traumaversorgung (z. B. ATLS)

Schockraummanagement:
- Standardisierte Ausstattung
- Einsatz von Ganzkörper-CT („whole body CT") zur schnellen Diagnostik
- Durchführung der e-FAST-Sonografie (extended Focused Assessment with Sonography in Trauma)

5.2.2.3 Verpasste Diagnosen und Restrisiko

Dies sind Verletzungen, die trotz strukturierter Erstversorgung *nicht sofort erkannt* werden, d. h. Diagnosestellung erst nach Abschluss der initialen Versorgungsalgorithmen:
Risikofaktoren für „missed injuries":
- Hoher ISS (Injury Severity Score) hohe Verletzungsschwere
- Verminderte Vigilanz des Patienten (z. B. durch Intoxikation, Schädel-Hirn-Trauma)
- Früh notwendige Notfall-OP oder intensivmedizinische Behandlung = Zeitdruck

Häufigkeit etwa 10 %
Restrisiko, eine lebensgefährliche Verletzung trotz korrektem Schockraum-Algorithmus zu übersehen = 3 ‰

Studentische Sicht

5.3 Verletzungen und chirurgische Erkrankungen des Kopfes

5.3 Verletzungen und chirurgische Erkrankungen des Kopfes

Intrakranielle Verletzungen (Schädel-Hirn-Trauma) sind in ➤ Kap. 5.4 dargestellt, die Therapie der Frakturen des Gehirnschädels (Kalotte, Frontobasis und Felsenbein) wird ebenfalls in ➤ Kap. 5.4 beschrieben.

5.3.1 Kopfverletzungen

Häufig *Sturzfolge,* Einteilung in:
- Weichteilverletzung
- Knöcherne Verletzung

Besonderheit: Intraorale Verletzungen

5.3.1 Kopfverletzungen

Samer G. Hakim

Kopfverletzungen entstehen häufig durch Stürze unterschiedlicher Natur, Rohheitsdelikte sowie Freizeit- und Sportunfälle. Grundsätzlich werden Kopfverletzungen in Weichteilverletzungen und knöcherne Verletzungen (Frakturen) unterteilt.

In jedem Fall muss bei Kopfverletzungen mit Infektionen gerechnet werden. Dabei sind koagulasenegative Staphylokokken und *Staphylococcus aureus* die häufigsten Erreger, die bei frakturbegleitenden Infektionen vorliegen. Bei intraoralen Verletzungen oder Zugängen müssen Keime der Mund- und Rachenflora berücksichtigt werden.

5.3.1.1 Weichteilverletzung des Gesichts

5.3.1.1 Weichteilverletzung des Gesichts

NKLC

Weichteilverletzung des Gesichts

Kompetenzebene: **3a**, **klin. Diagnostik**, app. Diagnostik, Therapie, **Notfall**, **Management**

Verletzungen in der Mundhöhle

Kompetenzebene: **3a**, **klin. Diagnostik**, app. Diagnostik, Therapie, **Notfall**, **Management**

Häufig Pfählungsverletzungen im Kindesalter oder Begleitverletzung im Erwachsenenalter; ggf. interdisziplinäre Versorgung erforderlich.

Weichteilverletzungen der Mundhöhle und Hautverletzungen im Gesicht (➤ Abb. 5.4) sind häufig Pfählungsverletzungen durch Einspießung von scharfen Gegenständen (Kindesalter). Sonst treten sie oft in Zusammenhang mit begleitenden Frakturen auf.

Besonderheiten sind Verletzungen peripherer Nervenäste des N. trigeminus (N. V) und der Ausführungsgänge der Glandulae parotis und submandibularis. Schädigungen der Endäste des N. facialis (N. VII) sind bei tiefen Verletzungen sicher zu identifizieren und dringend zu versorgen. Kritische Strukturen um die Orbita (Augenlider, Tränenwege) oder an der Ohrmuschel sollten ebenfalls unmittelbar, ggf. interdisziplinär versorgt werden.

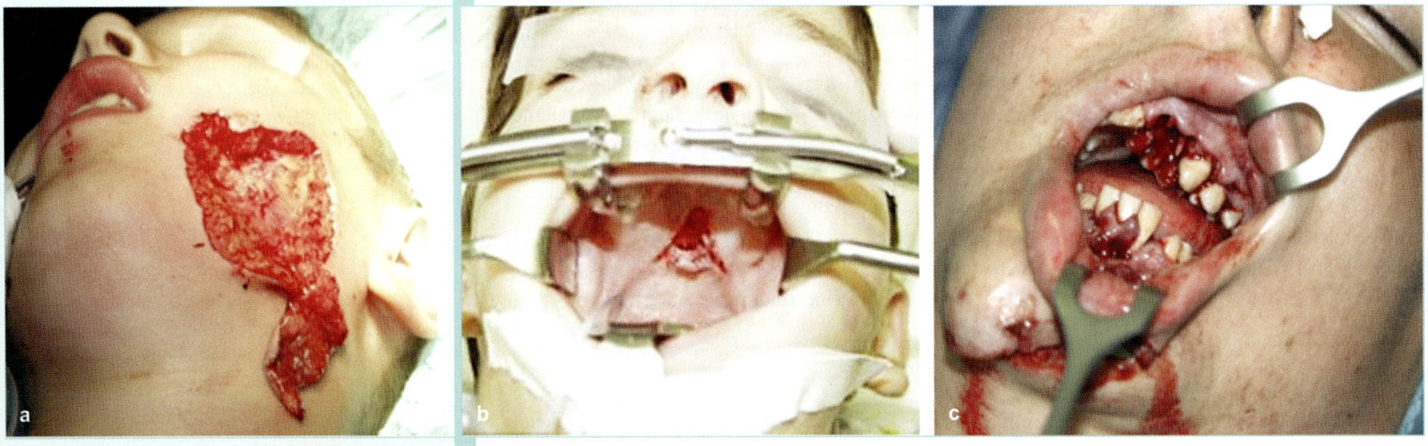

Abb. 5.4 Weichteilverletzung des Gesichts [P1648, T387-002]
a) Ablederung nach Hundebissverletzung der Wangenhaut
b) Pfählungsverletzung des Gaumens bei einem Kind
c) Intraorale Verletzung bei einer traumatischen Luxation der Zähne im Rahmen einer Unterkieferfraktur

Klinik und Diagnostik
Fremdanamnese bei Kindern.
Mundhöhle bei der Untersuchung nicht vergessen!

Klinik und Diagnostik

Anamnese Gefragt wird nach dem Unfallmechanismus und dem Tetanus-Schutz. Bei Kindern ist dabei die Fremdanamnese wichtig.

Klinische Untersuchung Sie umfasst die Inspektion der Haut bzw. Mundhöhle (auch der kritischen Strukturen) und die Erhebung des sensiblen und motorischen Status.

Apparative Diagnostik Eine apparative Diagnostik ist nur bei Verdacht auf begleitende knöcherne Verletzungen sinnvoll.

Therapie und Management

Reine Schleimhautverletzungen der Mundhöhle können nach einer gründlichen Inspektion und Reinigung direkt verschlossen werden (**Cave:** Fremdkörpereinschluss und gedeckte Gefäßverletzungen bei Kindern). Verletzungen der Trigeminus-Äste und der Speichelausführungsgänge müssen unter optischer Vergrößerung möglichst primär rekonstruiert werden.

Hautverschmutzungen müssen gründlich desinfiziert und gereinigt werden. Auch hier können Fremdkörper im Wundgebiet übersehen werden. Kleine Verschmutzungen bei Schürfwunden der Gesichtshaut können dauerhafte ästhetisch störende Eintätowierungen hinterlassen.

Therapie und Management
Schleimhautverletzungen können direkt verschlossen werden (primäre Rekonstruktion funktioneller Strukturen).
Gründliche Wundreinigung, um ästhetisch störende Fremdkörpereinschlüsse zu vermeiden (alkoholfreies Schleimhaut-Desinfektionsmittel!).

KOMPETENZBASIERTES VORGEHEN (NKLC)

Notfall

Starke Blutungen vor allem bei Kindern, Einschlüsse von Fremdkörpern in der Mundhöhle. **Cave:** Atemwegsverlegung durch Blut

Management

- **Erstversorgung:** nach ABCDE-Schema (➤ Kap. 1.3.1.1), insbesondere:
  - A: Atemwege sichern
  - B: Sauerstoff (Maske)
  - C: ggf. Kreislaufstabilisierung
  - E: sitzende Lagerung
  - Sowie: Analgesie, Blutstillung (ggf. digital), Kontrolle der Nervenfunktionen, Tetanusimmunisierung/Impfung als dringende Maßnahme, ggf. Antibiotika
- **Entscheidungsfindung:** Umfang der OP je nach Verschmutzung oder betroffenen Strukturen
- **Prinzipien der Versorgung:** Desinfektion, Reinigung, Verschluss von (Schleim-)Hautverletzungen, keine Wundausschneidung im Gesicht, möglichst mehrschichtige Naht mit adaptierter Stärke des Nahtmaterials (4–0 bis 6–0), Rekonstruktion von Nervenverletzungen
- **Nachbehandlung:** regelmäßige Wundkontrollen (Infektneigung)
- **Erfolgsparameter:** Entfernung aller Verschmutzungen und Fremdkörper, vollständige Rekonstruktion der verletzten Strukturen, Ästhetik, Mimik, Kaufunktion
- **Komplikationen:** Narbenbildung, bleibende Einschränkung von Sensibilität und Motorik, Speichelfistel, Eintätowierungen durch Verschmutzungen

KOMPETENZBASIERTES VORGEHEN

5.3.1.2 Einteilung der Frakturen des Gesichtsschädels

Frakturen des Gesichtsschädels werden eingeteilt in:

- **Frakturen des oberen Gesichtsdrittels:**
  - Stirn- und Siebbeinfrakturen (➤ Kap. 5.3.1.3)
  - Begleitende Nasenskelettfrakturen
- **Mittelgesichtsfrakturen:**
  - **Zentrale** Mittelgesichtsfrakturen: Nasenbein- (➤ Kap. 5.3.1.6), naso-orbito-ethmoidale sowie Mittelgesichtsfrakturen vom LeFort-I- und LeFort-II-Typ (➤ Kap. 5.3.1.4)
  - **Laterale** Mittelgesichtsfrakturen: Orbitawand-, Jochbein- und Jochbogenfrakturen (➤ Kap. 5.3.1.5)
  - **Zentrolaterale** Mittelgesichtsfrakturen: LeFort-III-Frakturen (➤ Kap. 5.3.1.4)
- **Frakturen des unteren Gesichtsdrittels:** Unterkieferfrakturen (➤ Kap. 5.3.1.7)

5.3.1.2 Einteilung der Frakturen des Gesichtsschädels
- Frakturen des oberen Gesichtsdrittels
- Mittelgesichtsfrakturen
- Frakturen des unteren Gesichtsdrittels/Unterkiefer

MERKE Kombinationen verschiedener Frakturtypen im Rahmen von Gesichtsschädeltrauma, Mittelgesicht sowie Verletzungen des **Neurocraniums** sind häufig → interdisziplinäre Versorgung mit der **Neurochirurgie**

MERKE

5.3.1.3 Fraktur des Stirnbeins/Siebbeins

Frakturen des Stirnbeins/Siebbeins gehören zu den Frakturen des oberen Gesichtsdrittels (➤ Kap. 5.3.1.2). Handelt es sich dabei um nicht- oder leicht dislozierte Frakturen der Stirnhöhlenvorderwand ohne Abflussstörung, müssen sie nicht versorgt werden. Starke Dislokationen beeinflussen die Ästhetik und sollten daher reponiert werden. Bei Verletzungen der Stirnhöhlenhinterwand/Schädelbasis und Abflussstörung der Stirnhöhle ist eine operative Versorgung indiziert.

5.3.1.3 Fraktur des Stirnbeins/Siebbeins
Können teilweise konservativ versorgt werden.

Klinik und Diagnostik

Symptome Typische Symptome sind Nasenblutung (aus der Stirnhöhle), Rhinoliquorrhö, Schwellung, Hämatombildung und eine Impression der Stirnhöhlenvorderwand.

Apparative Diagnostik Standard ist eine cCT und/oder eine CT des Mittelgesichts (➤ Abb. 5.5a).

Klinik und Diagnostik
Besonders zu beachten: *Rhinoliquorrhö*

Therapie

Therapie

Eine Operation wird meist über einen koronaren Zugang (➢ Abb. 5.5) durchgeführt und bedeutet, dass Duradefekte verschlossen werden, die Stirnhöhle über die Nase drainiert und die Stirnhöhlenvorderwand reponiert und fixiert wird (Mikro-Plattenosteosynthese). Mögliche Komplikationen sind eine Formveränderung der Stirn und rezidivierende Stirnhöhleninfektionen.

MERKE

MERKE Isolierte Stirnhöhlenvorderwandfrakturen ohne Abflussstörung (Impression der Vorderwand) können konservativ behandelt werden (antibiotische Abdeckung und abschwellende Nasensprays). Die Indikation für eine operative Versorgung orientiert sich in diesen Fällen nach ästhetischen Gesichtspunkten.

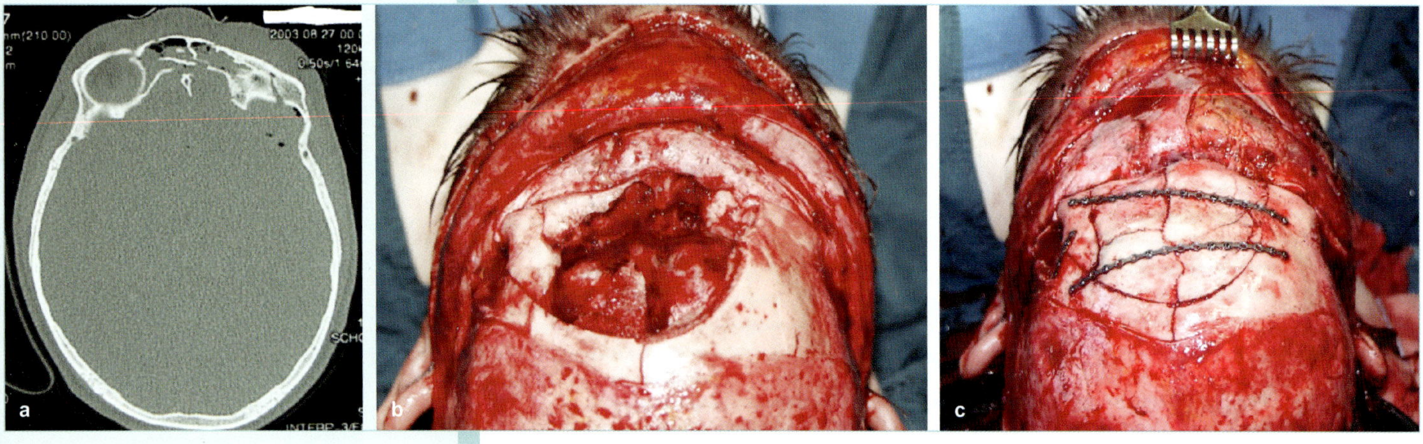

Abb. 5.5 Stirnhöhlenvorder- und -hinterwandfraktur [P1648, T387-002]
a) Axiale CT-Aufnahme mit Darstellung der Fraktur und intrakranieller Lufteinschlüsse
b) Intraoperative Situation
c) Intraoperative Situation nach Revision und osteosynthetischer Versorgung über einen koronaren Zugang

5.3.1.4 LeFort-Mittelgesichtsfrakturen

5.3.1.4 LeFort-Mittelgesichtsfrakturen

NKLC

Frakturen des Mittelgesichts

Kompetenzebene: **2**, klin. Diagnostik, app. Diagnostik, Therapie, **Notfall**, **Management**

Die nach LeFort benannten und eingeteilten Frakturen sind zentrale (LeFort I und II) bzw. zentrolaterale (LeFort III) Mittelgesichtsfrakturen (➢ Kap. 5.3.1.2) und i. d. R. Folge eines frontalen Traumas. Je nach Schweregrad der Kraftübertragung können die 3 Typen – auch kombiniert – auftreten (➢ Abb. 5.6):

- LeFort I: **Basale** Absprengung der Maxilla und des harten Gaumens
- Lefort II: **Pyramidale** Absprengung der Maxilla und des Nasenskeletts
- LeFort III: Absprengung des **gesamten Gesichtsskeletts** vom Neurocranium

Lerntipp:
- LeFort I: Absprengung der Maxilla
- LeFort II: Absprengung der Maxilla und des Nasenskeletts
- LeFort III: Absprengung des gesamten Gesichtsskeletts

ABB. 5.6

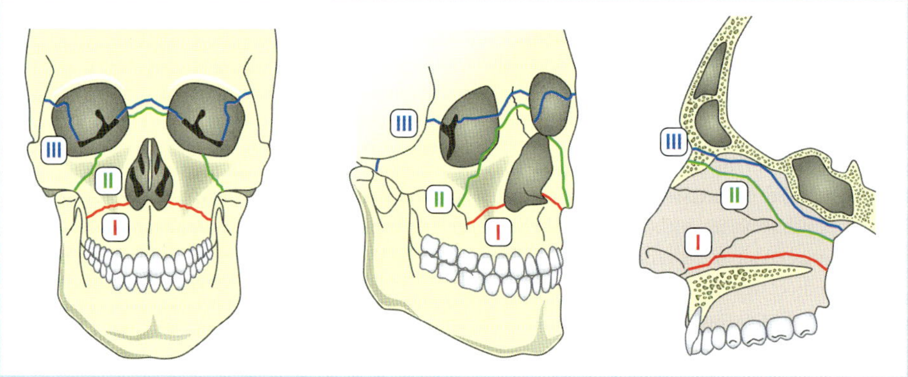

Abb. 5.6 LeFort-Mittelgesichtsfrakturen. Beim Typ I handelt es sich um eine basale Absprengung des zahntragenden Teils der Maxilla und des harten Gaumens (rot markiert), beim Typ II um eine pyramidale Absprengung der Maxilla und des Nasenbeins (grün markiert) und beim Typ III um eine Absprengung des gesamten Gesichtsskeletts vom Neurocranium (blau markiert). [L157]

Klinik und Diagnostik

Symptome Neben Blutungen aller Schweregrade sind Okklusionsstörungen der Zähne und eine Mobilität des Oberkiefers und des Mittelgesichts auf der Lefort-I-, -II- und -III-Ebene möglich.

Körperliche Untersuchung Bei der Untersuchung steht die Überprüfung der Mobilität von Oberkiefer und Mittelgesicht im Vordergrund (➤ Abb. 5.7).

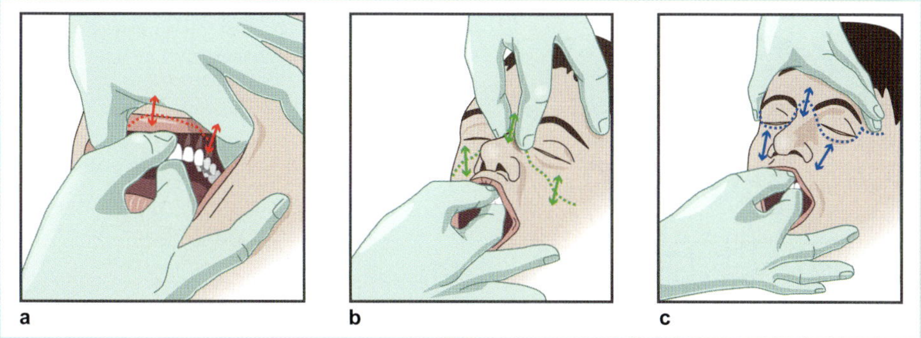

Abb. 5.7 Manuelle Untersuchung bei LeFort-Fraktur. Die linke Hand fixiert den Gesichtsschädel auf der jeweils stabilen Ebene, während die rechte Hand die Oberkieferfront festhält und die Mobilität überprüft. Die Pfeile zeigen die Richtung der Mobilität beim jeweiligen Frakturtyp. [G1500, L157]
a) LeFort-I-Fraktur
b) LeFort-II-Fraktur
c) LeFort-III-Fraktur

Apparative Diagnostik Standard ist eine cCT und/oder eine CT des Mittelgesichts (➤ Abb. 5.8).

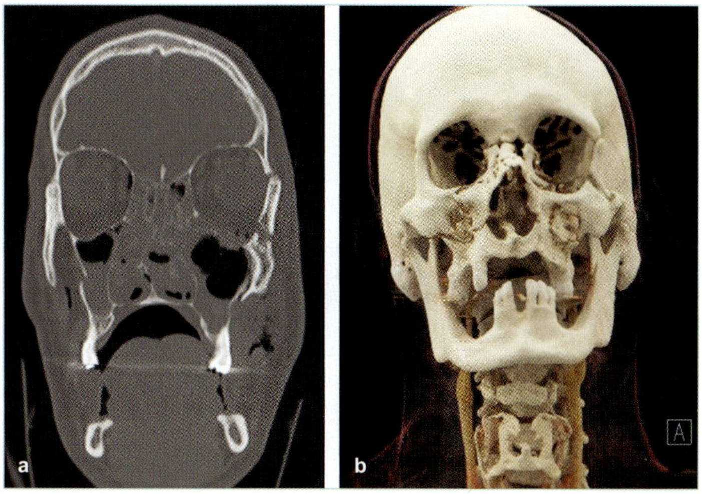

Abb. 5.8 LeFort-Frakturen in einer frontalen CT-Aufnahme (a) und einer 3-D-Rekonstruktion (b) [P1648, T387-002]
a) LeFort-I- und -II-Fraktur beidseits, LeFort-III-Fraktur links. Man sieht eine starke Dislokation und den typischen Hämatosinus.
b) Der Verlauf der Frakturlinien ist in der 3-D-Darstellung besser zu erkennen.

Therapie und Management

Nach der primären Blutstillung ist es das Ziel der operativen Therapie von Mittelgesichtsfrakturen, die Okklusion, die Funktion und die Ästhetik im Gesicht wiederherzustellen. Die korrekte Okklusion wird durch Ober- und Unterkieferschienenverbände und mandibulomaxilläre Fixation (MMF) gesichert. Über intraorale, periorbitale und koronare Zugänge wird die anatomisch korrekte Reposition und Fixation von kranial nach kaudal vorgenommen (➤ Abb. 5.9).

Studentische Sicht

Klinik und Diagnostik

Symptome: Bei *Schlussstörungen* des Mundes an eine Fraktur denken!

Untersuchung: Mobilität von Oberkiefer und Mittelgesicht (➤ Abb. 5.7)

ABB. 5.7

Diagnostik der Wahl: CT

Therapie und Management

Ziel: Funktionswiederherstellung und Erhalt der Ästhetik häufig mit Miniplattenosteosynthesen

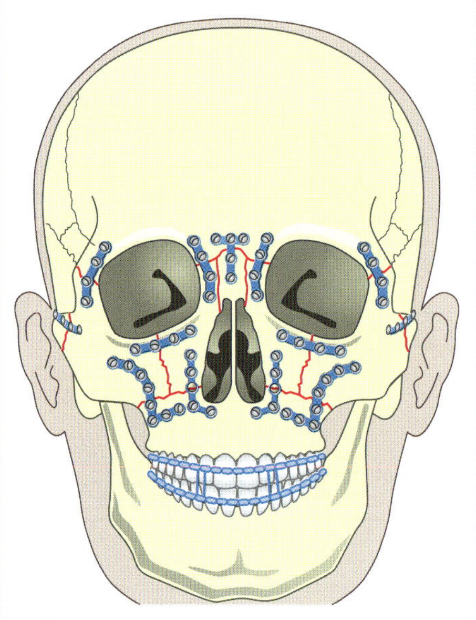

Abb. 5.9 Versorgung von Mittelgesichtsfrakturen mit Miniplattenosteosynthese (Schema). Die Platten werden möglichst im Verlauf der Stützzonen (Trajektorien) und senkrecht auf die Frakturlinie platziert. [L157]

KOMPETENZBASIERTES VORGEHEN

KOMPETENZBASIERTES VORGEHEN (NKLC)

Notfall

- Offene Frakturen → Schmerztherapie, i. v. Zugang, Blutstillung, Antibiotika, dringliche OP-Indikation
- Mehrfachverletzung und/oder paralleles Schädel-Hirn-Trauma (➤ Kap. 5.4)

Management

- **Erstversorgung:** nach ABCDE-Schema (➤ Kap. 1.3.1.1), insbesondere:
  - A: Atemwege freihalten
  - B: Sauerstoff (Maske)
  - C: ggf. Kreislaufstabilisierung
  - E: sitzende Lagerung
  - Sowie: Analgesie, Blutstillung, Tamponade
- **Entscheidungsfindung:** Okklusion? Doppelbilder? Vorgehen nach cCT-Befund
- **Prinzipien der Versorgung:** Wiederherstellung von Okklusion, Funktion und Ästhetik
- **Nachbehandlung:** Schmerztherapie, Kühlung, bei offenen Frakturen Antibiotikagabe
- **Erfolgsparameter:** korrekte Wiederherstellung der Okklusion, ggf. Orbitaboden (Schielen)
- **Komplikationen:** Formveränderung der Orbita und des Mittelgesichts, Okklusionsstörungen, Notwendigkeit der kieferorthopädischen oder prothetischen Korrektur/Rehabilitation; verbleibende Sensibilitätsstörung im Versorgungsgebiet des N. maxillaris (N. V/2)

5.3.1.5 Jochbein-/Orbitafraktur

5.3.1.5 Jochbein-/Orbitafraktur

NKLC

Frakturen des Mittelgesichts

Kompetenzebene: **2**, klin. Diagnostik, app. Diagnostik, Therapie, **Notfall**, **Management**

Am häufigsten *laterokaudale* Dislokation. *Sonderform:* Blow-out Fracture des Orbitabodens nach Gewalteinwirkung.

Jochbeinfrakturen sind laterale Mittelgesichtsfrakturen (➤ Kap. 5.3.1.2) und ziehen sich durch die Sutura zygomatofrontalis, die Fissura orbitalis inferior und den Infraorbitalrand. Die laterokaudale Dislokation ist am häufigsten (➤ Abb. 5.10).

Eine Sonderform ist die isolierte Orbitabodenfraktur (Blow-Out Fracture). Diese tritt bei Gewalteinwirkung auf den Orbitainhalt auf. Durch den intraorbitalen Druckanstieg bricht der papierdünne Orbitaboden aus.

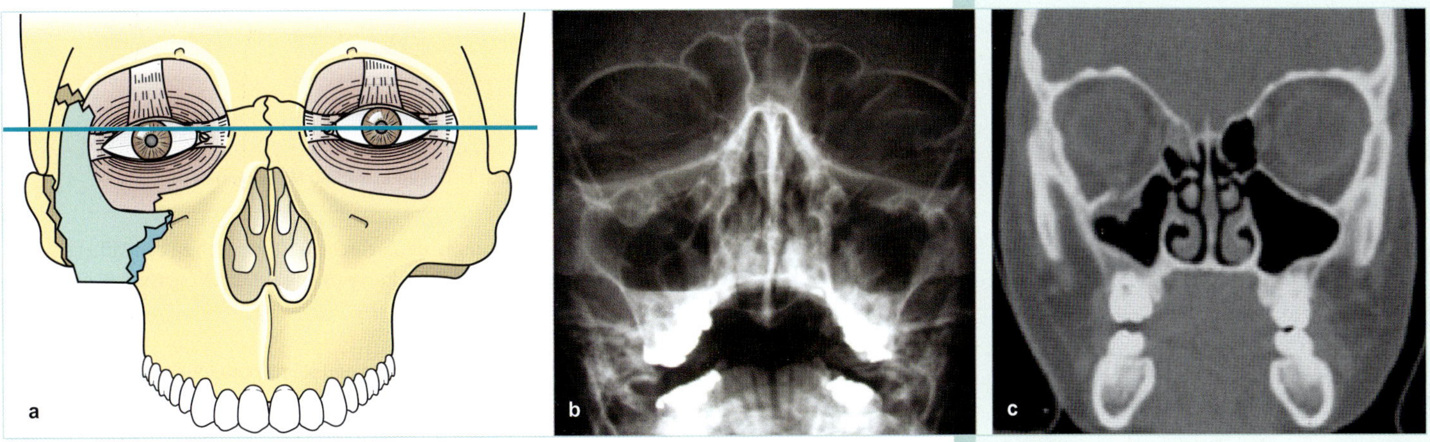

Abb. 5.10 Jochbeinfraktur
a) Typische laterokaudale Dislokation einer rechtsseitigen Jochbeinfraktur [R467]
b) Konventionelle Aufnahme der Nasennebenhöhle mit einer rechtsseitigen Jochbeinfraktur (hängender Tropfen/basale Spiegelbildung in der Kieferhöhle) [P1648, T387-002]
c) Jochbeinfraktur rechts in einer koronaren CT-Aufnahme [P1648, T387-002]

Klinik und Diagnostik

Symptome Typisch sind eine Monokel-(Brillen-)Hämatombildung, ein Luftemphysem periorbital, eine Stufenbildung am Infraorbitalrand, eine Hypästhesie im Ausbreitungsgebiet des N. infraorbitalis (Endast N. V/2), eine Abflachung der Jochbeinprominenz, Schwellung und eine Diplopie (Doppelbildsehen) bei starker Verlagerung des Bulbus oculi oder bei Einklemmung des Orbitainhalts in den frakturierten Orbitaboden (Inkarzeration von Fettgewebe und äußeren Augenmuskeln).
Isolierte Jochbogenfrakturen äußern sich in einer Abflachung der Jochbeinregion und je nach Dislokationsgrad in einer Einschränkung der Mundöffnung, da der benötigte Raum für den Processus muscularis bei der maximalen Mundöffnung durch die Jochbogenimpression eingeengt wird.

Apparative Diagnostik Die früher üblichen Röntgenaufnahmen der Nasennebenhöhlen sind mittlerweile durch eine CT-Untersuchung abgelöst.

Klinik und Diagnostik
Symptome: Monokelhämatom, Funktionsstörung des N. infraorbitalis, Diplopie

Diagnostik der Wahl: CT

Therapie und Management

Ziele sind die regelrechte Reposition des Jochbeins und die anatomische Rekonstruktion des Orbitabodens. Zur Fixierung werden Mini- und/oder Mikroplattenosteosynthesen verwendet. Die Orbitawände/Boden werden mit langsam resorbierbaren Folien (z. B. PDS-Folien) und/oder Titan-Mesh wiederhergestellt.

Therapie und Management
Reposition und Rekonstruktion z. B. mit resorbierbaren Folien am Orbitaboden

MERKE Die Wiederherstellung des Gesichtsskeletts gelingt besser bei der primären (zeitnahen) Versorgung als bei einer späteren sekundären Korrektur.

MERKE

KOMPETENZBASIERTES VORGEHEN (NKLC)

Notfall

- Einklemmung der äußeren Augenmuskeln (Schielen, Doppelbilder) → zeitnahe Revision des Orbitabodens
- Primär vernachlässigte Begleitverletzung (häufig)

Management

- **Erstversorgung:** nach ABCDE-Schema (➤ Kap. 1.3.1.1); ggf. Blutstillung, Analgesie
- **Entscheidungsfindung:** Doppelbilder? Vorgehen nach cCT-Befund
- **Prinzipien der Versorgung:** Reposition des Jochbeins und anatomische Rekonstruktion des Orbitabodens
- **Nachbehandlung:** Schmerztherapie, Kühlung, bei offenen Frakturen Antibiotikagabe
- **Erfolgsparameter:** korrekte Rekonstruktion, Ästhetik
- **Komplikationen:** bleibende Abflachung der Jochbeinprominenz (Gesichtsasymmetrie), Enophthalmus und Epiphora als Folge der Volumenzunahme der Orbita, persistierende Diplopie, bleibende Hypästhesie/Anästhesie im Ausbreitungsgebiet des N. infraorbitalis; selten: retrobulbäres Hämatom und N.-opticus-Kompression

KOMPETENZBASIERTES VORGEHEN

5.3.1.6 Nasenbeinfraktur

NKLC
Frakturen des Mittelgesichts
Kompetenzebene: **2**, klin. Diagnostik, app. Diagnostik, Therapie, **Notfall, Management**

(Isolierte) Nasenbeinfrakturen sind häufige Verletzungen des Menschen. Sie gehören zu den Mittelgesichtsfrakturen (➤ Kap. 5.3.1.2) und treten als Folge direkter Krafteinwirkung auf das Nasenskelett auf.

Klinik und Diagnostik

Symptome Typisch ist Nasenbluten (Epistaxis), eine Schwellung und Hämatombildung. Die Nasenatmung ist eingeschränkt.

Klinische Untersuchung Meist fällt die Fehlstellung (Deviation) der Nase auf. Eine aktive Untersuchung der Beweglichkeit/Krepitation der Nase ist primär sehr schmerzhaft.

MERKE Die aktive Untersuchung der Beweglichkeit/Krepitation der Nase ist primär sehr schmerzhaft.

Apparative Diagnostik Die Fraktur kann durch eine CT nachgewiesen und bewertet werden (➤ Abb. 5.11).

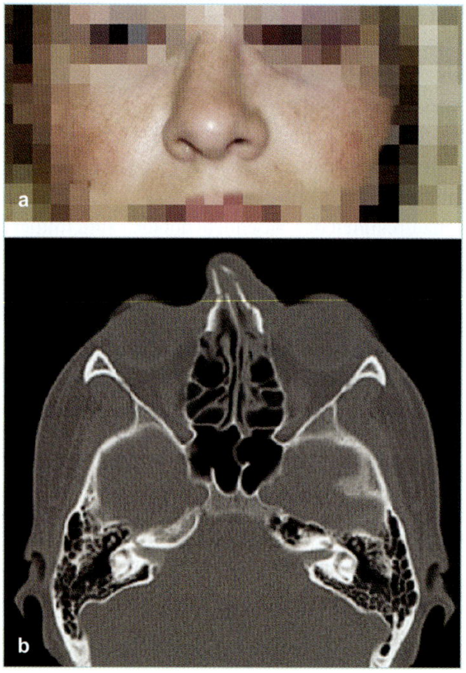

Abb. 5.11 Nasenbeinfraktur [P1648, T387-002]
a) Klinischer Aspekt mit Deviation der Nase nach rechts
b) CT des Mittelgesichts mit entsprechender knöcherner Verletzung am Nasenbein

Therapie und Management

Nasenbeinfrakturen können unter Lokal- oder Allgemeinanästhesie reponiert und fixiert werden. Der Eingriff besteht aus der Reposition mit einem Elevatorium und einer Repositionszange sowie Stabilisierung mit Nasentamponaden und Nasengips/Cast.

Studentische Sicht

5.3.1.6 Nasenbeinfraktur

Häufige Verletzung nach direkter Gewalteinwirkung oder Sturz

Klinik und Diagnostik
Symptome: oft Epistaxis, Hämatom und/oder Einschränkung der Nasenatmung

MERKE

Diagnostik der Wahl: CT

Therapie und Management
Reposition in Lokal- oder Allgemeinanästhesie, *Stabilisierung* Nasentamponade und Gips/Cast

KOMPETENZBASIERTES VORGEHEN (NKLC)

Notfall

- Starke Blutung
- Verengung/Verlegung der Atemwege (Kinder!)

Management

- **Erstversorgung:** Tamponade, abschwellende Maßnahmen
- **Entscheidungsfindung:** bei isolierter Nasenbeinfraktur meist verzögerte operative Versorgung nach Abschwellen der Nase und besserer Sichtbarkeit der Formänderung
- **Prinzipien der Versorgung:** Reposition und Fixation
- **Nachbehandlung:** Stabilisierung mit Nasentamponaden und Nasengips
- **Erfolgsparameter:** Wiederherstellung der regelrechten Form (Ästhetik) und Funktion (Nasenatmung) der Nase
- **Komplikationen:** Formveränderung der Nase, Nasenseptumdeviation, Behinderung der Nasenatmung

KOMPETENZBASIERTES VORGEHEN

5.3.1.7 Unterkieferfraktur

NKLC

Frakturen des Unterkiefers

Kompetenzebene: **2**, klin. Diagnostik, app. Diagnostik, Therapie, **Notfall**, **Management**

Unterkieferfrakturen sind Frakturen des unteren Gesichtsdrittels (➤ Kap. 5.3.1.2) und lassen sich nach ihrer Entstehung in direkte und indirekte Frakturen einteilen:

- **Direkte Frakturen** entstehen durch eine direkte Kraftübertragung der äußeren Gewalteinwirkung auf die betroffene Stelle. Typischerweise treten sie an der Symphyse, im Corpus mandibulae und im Kieferwinkel auf und sind mit Verletzung der bedeckenden Weichteile vergesellschaftet.
- **Indirekte Frakturen** kommen durch Kraftübertragung als Hebelwirkung auf eine entfernte Stelle zustande und sind am häufigsten im Ramus und Collum mandibulae zu finden.

5.3.1.7 Unterkieferfraktur

- *Direkte Frakturen:* direkte Krafteinwirkung
- *Indirekte Frakturen:* über indirekte Krafteinwirkungen wie Hebelwirkungen auf das Collum mandibulae

Klinik und Diagnostik

Symptome Zu den häufigen Symptomen gehören:

- Schwellung durch Hämatombildung im Bereich der Fraktur
- Okklusionsstörung (Frühkontakt der Zähne bzw. ein offener Biss), Stufenbildung im zahntragenden Segment (➤ Abb. 5.12)
- Schmerzbedingte Bewegungseinschränkung
- Sensibilitätsstörungen durch die Schädigung des N. alveolaris inferior (N. V/3) bei starker Dislokation im Corpus mandibulae (macht sich jedoch fast nur durch eine Hypästhesie/Anästhesie im Endversorgungsgebiet des N. mentalis bemerkbar [Unterlippe])
- Verletzung von Endästen des N. facialis (N. VII) sowie des Ausführungsgangs der Glandula parotis durch Zerreißung der bedeckenden Weichteile (seltener)

Klinik und Diagnostik

Symptome:

- Schwellung/Hämatom
- Okklusionsstörungen
- Funktionsstörungen der Hirnnerven (insbesondere V/3 und VII)

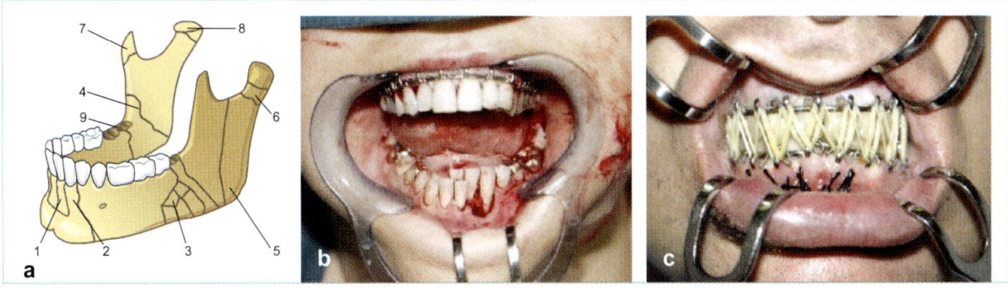

Abb. 5.12 Unterkieferfraktur

a) Häufigkeitsverteilung von Unterkieferfrakturen in Prozent: 1 = Frakturen der Symphysenregion 15–20 %; 2 = Frakturen der Eckzahnregion 5–10 %; 3 = Frakturen des Corpus mandibulae ca. 2–4 %; 4/5 = Frakturen des Angulus bzw. Ramus mandibulae 20–25 %; 6 = Gelenkfortsatzfrakturen in verschiedenen Höhen 25–30 %; 7 = Frakturen des Processus coronoideus ca. 1 %; 8 = Frakturen des Caput mandibulae; 9 = Frakturen der Molarenregion ca. 7–9 % [L255]

b) Typische Manifestation einer Unterkieferfraktur mit Dislokation und Stufenbildung in der Unterkieferfront [P1648, T387-002]

c) Schienenverbände zur Okklusionssicherung mit mandibulomaxillärer Fixation (MMF) [P1648, T387-002]

ABB. 5.12

Diagnostik der Wahl: CT oder DVT, bei Zahnbeteiligung ggf. OPG

Apparative Diagnostik Goldstandard ist die Schichtbildgebung (CT) oder die digitale Volumentomografie (DVT). Die Panorama-Schichtaufnahme (Orthopantomogramm, OPG) dient in erster Linie der allgemeinen Orientierung und der Zahndiagnostik, da diese in der CT-Bildgebung nur schwer zu diagnostizieren sind.

Therapie und Management

Mandibulomaxilläre Fixation, ggf. Reposition und Osteosynthese

Therapie und Management

Die Erstversorgung erfolgt nach Anamneseerhebung und klinischer Diagnostik je nach Lokalisation und Dislokationsgrad durch Ruhigstellung allein (mandibulomaxilläre Fixation [MMF]) oder zusätzlich offen durch eine chirurgische Reposition und Osteosynthese. In der Regel kommt eine bewegungsstabile monokortikale Miniplatten-Osteosynthese zum Einsatz.

Eine intraoperative Kontrolle über die regelrechte Reposition der Fragmente kann anhand der Zahnokklusion zuverlässig vorgenommen werden. Postoperative Röntgenkontrollen bei der wachen Patientin sind regelhaft indiziert.

KOMPETENZBASIERTES VORGEHEN

KOMPETENZBASIERTES VORGEHEN (NKLC)

Notfall

- Offene Frakturen in der kontaminierten Mundhöhle
- Nervenverletzungen (N. trigeminus und N. facialis: sensibel und motorisch)
- Verlegung der Atemwege durch Blutung und/oder dorsale Verlagerung der Zunge bei doppelter Corpus-mandibulae-Fraktur

Management

- **Erstversorgung:** nach ABCDE-Schema (➤ Kap. 1.3.1.1), insbesondere:
  - A: Atemwege sichern (s. o.), Überwachung (Atemwege!)
  - C: i. v. Zugang
  - D: Ausschluss/Nachweis SHT
  - Sowie: ggf. temporäre Ruhigstellung durch Zahnligaturen, Analgesie
- **Entscheidungsfindung:**
  - Corpus-mandibulae- und Kieferwinkelfrakturen bei OP-fähigen Patientinnen → Osteosynthese
  - Nichtdislozierte Collum-Frakturen → konservativ
  - Bei starker Dislokation und ausgedehnter Weichteilverletzung → rechtzeitige OP
- **Prinzipien der Versorgung:** anatomische Reposition der Knochenfragmente anhand der Okklusion
- **Nachbehandlung:** mandibulomaxilläre Fixation für 1–2 Wochen, funktionelle Mundöffnungsübung für weitere 2 Wochen
- **Erfolgsparameter:** regelrechte habituelle Okklusion, ausreichende Mundöffnung, Wiederherstellung der Kaufunktion; regelrechte Sensibilität und Motorik im Versorgungsgebiet des N. alveolaris inferior
- **Komplikationen:** Okklusionsstörung, Notwendigkeit der kieferorthopädischen oder zahnärztlichen Korrektur; verbleibende Sensibilitätsstörung im Versorgungsgebiet des N. alveolaris inferior (N. V)

MERKE Eine Ruhigstellung über die mandibulomaxilläre Fixation dient auch als intraoperative Repositionshilfe – vor allem bei mehrfragmentären Frakturen.

5.3.2 Iatrogen induzierte Kieferentzündungen und -nekrosen

5.3.2 Iatrogen induzierte Kieferentzündungen und -nekrosen

Samer G. Hakim

NKLC Kompetenzebene: **1**, klin. Diagnostik, app. Diagnostik, Therapie, Notfall, Management

- *Osteoradionekrose:* Nekrose durch Strahlung
- *Medikamenteninduzierte Nekrose:* häufig durch Bisphosphonate oder RANKL-Inhibitoren

Die 2 häufigsten iatrogenen entzündlichen Erkrankungen des Kiefers sind die Osteoradionekrose und die medikamenteninduzierte Nekrose:

- **Osteoradionekrose:** Diese Knochennekrose ist fast nur im Unterkiefer anzutreffen und entsteht infolge einer Strahlentherapie im Rahmen der Therapie von Kopf-Hals-Tumoren.
- **Medikamenteninduzierte Nekrose:** Sie ist mit der regelmäßigen Anwendung der antiresorptiven Therapie zur Behandlung von ossären Metastasen (z. B. Bisphosphonate, RANKL-Inhibitoren) bekannt geworden.

Klinik und Diagnostik

Symptome: Schmerzen, lockere Zähne, Foetor und Eiter

Klinik und Diagnostik

Symptome Typisch sind Schmerzen, Zahnlockerungen, freiliegende Kieferknochen, Eiteraustritt und anhaltender Mundgeruch (Foetor ex ore).

Apparative Diagnostik Meist werden eine Röntgenuntersuchung des Kiefers als Übersichtsaufnahme (Orthopantomogramm), eine CT (➤ Abb. 5.13) oder eine DVT durchgeführt.

Diagnostik: OPG, CT (➤ Abb. 5.13) oder DVT

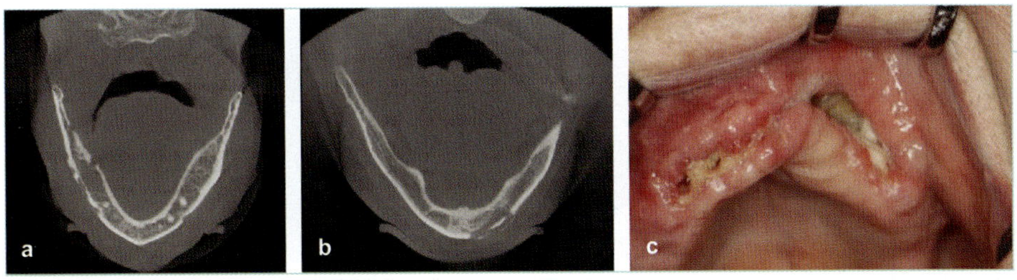

Abb. 5.13 Osteonekrose [P1648, T387-002]
a) Axiale Schichtaufnahmen einer Osteoradionekrose im Unterkiefer rechts
b) Bisphosphonat-induzierte Kiefernekrose mit Sequesterbildung
c) Typisches klinisches Bild einer Kiefernekrose im Oberkiefer mit freiliegenden nekrotischen Knochen

ABB. 5.13

Therapie

Symptomatisch werden ggf. Analgetika gegeben. Ein ggf. bereits nekrotischer Knochen wird entfernt (Dekortikation, Resektion) und der Kiefer ggf. osteosynthetisch stabilisiert. Freiliegender Knochen wird plastisch gedeckt. Erfolgsparameter der OP sind der Wundverschluss, eine entzündungsfreie Haut bzw. Schleimhaut und die Konsolidierung des Knochens. Gegebenenfalls ist eine nasogastrale Sonde erforderlich.

Eine mögliche Komplikation ist das Rezidiv mit erneutem Auftreten von freiliegenden Knochenanteilen.

Therapie
- Analgesie
- Gegebenenfalls Resektion/Osteosynthese
- Gegebenenfalls plastische Deckung

5.3.3 Odontogene Entzündungen und Infektionen

Samer G. Hakim

5.3.3 Odontogene Entzündungen und Infektionen

NKLC Kompetenzebene: **1**, klin. Diagnostik, app. Diagnostik, Therapie, Notfall, Management

Unter odontogener Entzündung versteht man eine Infektion, die vom Zahn und seinem Zahnhalteapparat ausgeht. Nach der Schwere der Erkrankung unterscheidet man:

- Pulpitis, Parodontitis
- Lokale Parodontalabszesse
- Logenabszesse
- Odontogene Sinusitis maxillaris
- Osteomyelitis des Kieferknochens

Entzündung ausgehend vom Zahnapparat

Klinik und Diagnostik

Symptome Die Symptome und Hinweise zur Untersuchung sind für die verschiedenen Formen in ➤ Tab. 5.3 zusammengestellt.

Klinik und Diagnostik
Symptome: ➤ Tab. 5.3

Tab. 5.3 Symptome odontogener Entzündungen und Infektionen

Typ	Symptome	Untersuchung/Anmerkung
Pulpitis, Parodontitis	Zahnschmerzen	• Inspektion auf eine tiefe Kariesläsion • Perkussionsschmerz
Lokaler Parodontalabszess	• Schmerzen • Schwellung apikal des betroffenen Zahns (Mundvorhof)	
Logenabszess	Je nach Lokalisation • Einschränkung der Mundöffnung • Schluckbeschwerden • Verlegung der oberen Atemwege	
Sinusitis	• Abgeschlagenheit • Starke lokale bzw. Kopfschmerzen • Wangen- und Gesichtsschwellung	Schmerzen und Druckgefühl über der betroffenen Kieferhöhle provozierbar, die bei tiefer Kopflage verstärkt werden
Chronische Osteomyelitis	• Schmerzen • Schwellung der Weichteile, Zahnlockerung • Vincent-Symptom (Hypästhesie/Anästhesie des N. alveolaris inferior)	Überwiegend im Unterkiefer, vor allem bei abgeschwächter Immunlage (z. B. Diabetes mellitus, chronischer Alkohol- und Nikotinabusus)

TAB. 5.3

Studentische Sicht

Diagnostik: OPG, DVT, Sonografie oder CT

Apparative Diagnostik Dazu gehören die Röntgenuntersuchung (dentale Aufnahmen, OPG, DVT, CT, ➤ Abb. 5.14) und die Sonografie.

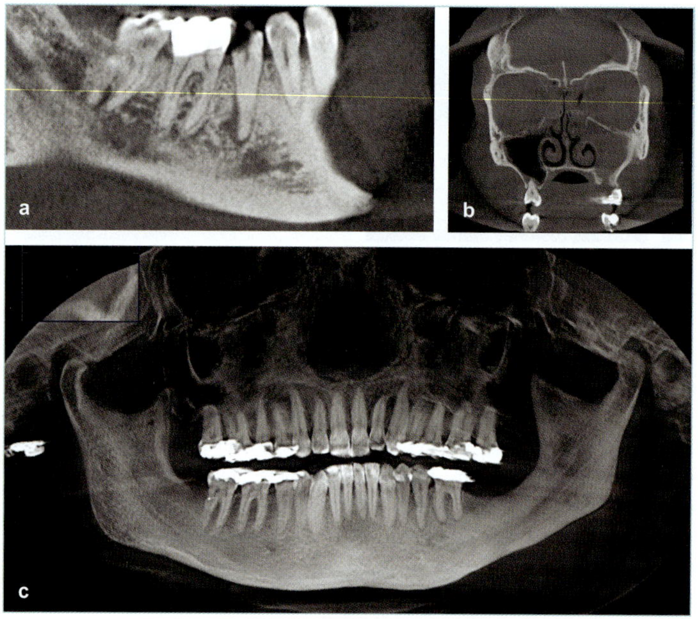

Abb. 5.14 Röntgenaufnahmen odontogener Entzündungen [P1648, T387-002]
a) Parodontalabszess
b) Dentogene Sinusitis maxillaris und ethmoidales
c) Chronische Osteomyelitis des Unterkiefers linksseitig

Therapie

- *Abszesse:* müssen dringlich operiert werden! „ubi pus, ibi evacua"
- *Odontogene Sinusitis:* Trepanation, Drainage, antiphlogistische und antibiotische Therapie
- *Chronische Osteomyelitis:* Resektion, Dekortikation, lokale sowie langfristige systemische Antibiotikatherapie

Therapie

Logenabszesse im der Kopf- und Halsregion sind **dringende OP-Indikationen** und müssen baldmöglichst drainiert werden.

Bei **odontogenen Entzündungen** wird immer die Ursache behandelt. Wie bei allen Abszessen gilt: „ubi pus, ibi evacua", d. h., die Drainage (intraoral und/oder zervikal) steht im Vordergrund. Je nach Situation kommen Antibiotika, Analgetika und Antiphlogistika zum Einsatz. Der Zahn, von dem die Entzündung ausgeht, wird saniert oder entfernt.

Die odontogene **Sinusitis** wird im akuten Stadium mit einer Trepanation und Drainage der Kieferhöhle (von intraoral oder nasal) behandelt. Antibiotika, Antiphlogistika und abschwellende Nasensprays sind wesentliche Bestandteile der medikamentösen Therapie.

Die initiale Therapie der **chronischen Osteomyelitis** besteht aus der chirurgischen Intervention (Dekortikation, Resektion, lokale Antibiotika-Träger) und einer längerfristigen antibiotischen Therapie über 3–6 Monate postoperativ.

Erfolgsparameter sind jeweils die langfristige Entzündungs- und Schmerzfreiheit und die Wiederherstellung der regelrechten Funktion. Mögliche Komplikationen sind die phlegmonöse Ausbreitung der Infektion in die Orbita und die Halsweichteile, die nekrotisierende Fasziitis und pathologische Frakturen.

5.3.4 Schmerzerkrankungen des Kiefer- und Gesichtsbereichs

Unterschieden werden:
- Entzündliche Schmerzen
- Neurogene Schmerzen
- Myogene Schmerzen

5.3.4 Schmerzerkrankungen des Kiefer- und Gesichtsbereichs

Samer G. Hakim

NKLC Kompetenzebene: **1**, klin. Diagnostik, app. Diagnostik, Therapie, Notfall, Management

Schmerzen im Kiefer- und Gesichtsbereich sind entzündlichen, neurogenen oder myogenen Ursprungs:

- Entzündliche Schmerzen:
  - Pulpitis, Parodontitis, lokale und Logenabszesse, Sinusitiden (➤ Kap. 5.3.3)
  - Herpes Zoster (während und nach der Infektion)
- Neurogene Schmerzen: Trigeminusneuralgie, atypischer Gesichtsschmerz
- Myogene Schmerzen: kraniomandibuläre Dysfunktion (CMD; syn. Myoarthropathie des Kiefergelenks)

Klinik und Diagnostik

Symptome Eine Infektion mit **Herpes Zoster** (Varizella) lässt sich durch die typische dermatomabhängige Effloreszenzen und labormedizinische Parameter (PCR, Immunglobulinwerte) diagnostizieren. Bei der **Trigeminusneuralgie** lässt sich ein elektrisierender Schmerz durch einen Trigger-Punkt provozieren. **Atypische Gesichtsschmerzen** sind dumpfe drückende Schmerzen meistens im Bereich der Orbita und des Unterkiefers. Eine **CMD** verursacht häufig eine schmerzhaft eingeschränkte Mundöffnung und bewegungsabhängige Gelenkgeräusche. Dentogene Schmerzen werden in ➢ Kap. 5.3.3 behandelt.

Apparative Diagnostik Bei dentogenen Schmerzen kommen vor allem die Röntgenuntersuchung (dentale Aufnahmen, OPG, DVT, CT) und die Sonografie infrage. Die MRT ist besonders bei der Kiefergelenkdiagnostik und für die Fokussuche bei der Trigeminusneuralgie sinnvoll.

Klinik und Diagnostik

Symptome: richten sich nach Ursache des Schmerzes und der Grunderkrankung

Diagnostik: OPG, DVT, Sonografie, CT

Therapie

Entzündlich bedingte Schmerzen werden ursächlich und symptomatisch behandelt (Analgesie, Antibiotika, Antiphlogistika, Drainage, antivirale Therapie). Erfolgsparameter ist die Beseitigung der entzündlichen Ursachen.

Neurogene Schmerzen werden interdisziplinär (Neurologinnen und Schmerztherapeutinnen) mit Antikonvulsiva (Carbamazepin), Muskelrelaxanzien (Baclofen) und trizyklischen Antidepressiva (Amitriptylin) therapiert. Bei einer akuten Manifestation einer bekannten Trigeminusneuralgie kann ein lang anhaltendes Lokalanästhetikum (z. B. Bupivacain 0,25–0,5 %) als Lokal- oder als Leitungsanästhesie injiziert werden. Erfolgsparameter ist die langfristige Schmerzfreiheit.

Eine CMD wird durch mechanische Entlastung (Schienentherapie) und Muskelrelaxanzien, selten durch Lavage und eine offene Kiefergelenkrevision behandelt. Hier kommt es vor allem auf die Wiederherstellung der regelrechten Kiefergelenkfunktion an.

Mögliche Komplikationen sind die Chronifizierung der Schmerzsymptomatik, eine anhaltende psychische Belastung und die Minderung der Erwerbsfähigkeit.

Therapie

- *Entzündlich bedingte Schmerzen:* Beseitigung der Ursache
- *Neurogene Schmerzen:* interdisziplinäre Behandlung
- *Wichtige Komplikation:* chronisches Schmerzsyndrom

5.4 Schädel-Hirn-Trauma

Nicola Willett, Nima Etminan

5.4 Schädel-Hirn-Trauma

NKLC Kompetenzebene: **3a, klin. Diagnostik**, app. Diagnostik, Therapie, **Notfall, Management**

Frakturen des Gesichtsschädels sind in ➢ Kap. 5.3.1 dargestellt.

Grundlagen

Ein *Schädel-Hirn-Trauma* (SHT) ist Folge einer Gewalteinwirkung auf den Schädel mit konsekutiver funktioneller oder struktureller Schädigung des Gehirns (bei Kopfverletzungen ohne Funktionsstörung oder strukturelle Gehirnschädigung spricht man von einer *Schädelprellung*).

SHT können entweder anatomisch anhand des Zustands der Dura mater in offene SHT (Dura beschädigt, Verbindung des intraduralen Raums mit der Außenwelt) und geschlossene SHT (Dura intakt) oder funktionell anhand der Glasgow Coma Scale (GCS) eingeteilt werden (➢ Kap. 1.3.1.1).

Grundlagen

Gewalteinwirkung mit konsekutiver Schädigung des Gehirns. Einteilung anhand der *Anatomie* (Dura-Mater-Schädigung) oder der *Funktion* (Glasgow Coma Scale).

Ätiologie und Epidemiologie

Ursachen von SHT sind in etwa 53 % der Fälle Stürze, während etwa 26 % auf Verkehrsunfälle und 14 % auf körperliche Gewalt zurückzuführen sind. In Deutschland kommt es bei etwa 332/100.000 Einwohnern pro Jahr zu einem SHT, wobei 91 % als leicht, 4 % als mittelschwer und 5 % als schwer einzustufen sind. Bis ins junge Erwachsenenalter ist das SHT die häufigste Todesursache.

Ätiologie und Epidemiologie: Meist sind Stürze die Ursache; häufigste Todesursache bis ins junge Erwachsenenalter.

Traumafolgen

Hirnschaden Beim SHT unterscheidet man einen primären und einen sekundären Hirnschaden:

- Die primäre Läsion entsteht im Moment der Gewalteinwirkung und umfasst die irreversible Schädigung von Zellen und die funktionelle, jedoch durch adäquate Therapie evtl. reversible Schädigung von Neuronen.
- Sekundäre Läsionen entstehen ausgehend von der Primärläsion durch eine Kaskade von Reaktionen (s. u.), die insbesondere durch Blutung, Hypoxie und Hirndruck (Ödementstehung) gekennzeichnet sind.

Traumafolgen: Man unterscheidet *primäre* (durch direkte Gewalteinwirkung verursachte) Läsionen und *sekundäre* (etwa durch Hypoxie oder Hirndruck) Läsionen.

Studentische Sicht

MERKE

MERKE Ziel der Therapie des SHT ist die Verminderung der sekundären Schädigung.

Weitere Verletzungen:
- Frakturen
- Intrakranielle Blutungen (➤ Tab. 5.4)
- Verletzungen der Blutversorgung

Weitere spezielle Verletzungen Durch direkte Gewalt, aber auch durch Scherkräfte, die bei einer direkten Gewalteinwirkung oder im Rahmen von Akzelerations- oder Dezelerationstraumata entstehen, sind weitere Verletzungen möglich:
- Frakturen des Gehirnschädels: Kalotte, Frontobasis und Felsenbein (Therapie s. u.)
- Intrakranielle Blutung (➤ Tab. 5.4):
  - Intrazerebrale Blutung
  - Extrazerebrale Blutung: epidurale (➤ Abb. 5.15), subdurale (➤ Abb. 5.16) und subarachnoidale Blutung (➤ Abb. 5.17)
- Verletzung der hirnversorgenden Gefäße: Dissektion, traumatisches Aneurysma, Karotis-Cavernosus-Fistel (insbesondere bei Schädelbasisfraktur)

Als mögliche Spätfolge nach SHT kann eine Hypophyseninsuffizienz auftreten.

TAB. 5.4

Tab. 5.4 Charakteristika intrakranieller Blutungen

Ursache	Lokalisation	Klinik	Diagnostik	Therapie
Epidurale Blutung (M*: 20–55 %)				
Verletzung der A. meningea media durch temporoparietale Schädelfraktur	Zwischen Schädelknochen und Dura mater	Meist junge Männer; initiale Bewusstseinstrübung → symptomfreies „luzides" Intervall → plötzliche, rapide neurologische Verschlechterung	Linsenförmige, hyperdense Raumforderung in der CT (➤ Abb. 5.15)	Meist Kraniotomie → Entfernung von Blut und Koageln
Subdurale Blutung				
Verletzung der Brückenvenen (drainieren das Blut aus den oberflächlichen Hirnvenen in die Sinus der Dura mater) durch schwereres SHT (akut) oder Bagatelltraumen (chronisch)	Subduraler Raum zwischen Dura mater und Arachnoidea	Meist alte oder alkoholisierte Menschen (Sturzneigung ↑, Hirnvolumen ↓ mit konsekutiv vermehrtem Zug auf die Brückenvenen); Antikoagulanzien und Thrombozytenaggregationshemmern erhöhen das Risiko für das Auftreten und schwerere Verläufe • Akut: rasche Vigilanzminderung und neurologische Verschlechterung • Chronisch: asymptomatisch oder mit milder Klinik	• Akut: hyperdense, die Suturen überschreitende Raumforderung in der CT (➤ Abb. 5.16) • Chronisch: hypodense Raumforderung	• Konservativ oder operativ je nach neurologischem Zustand der Patientin und radiologischen Aspekten • Akut (Koagel): meist Kraniotomie und operative Hämatomevakuation • Chronisch (flüssig): Entfernung über ein Bohrloch im Schädelknochen
Subarachnoidale Blutung				
Nichttraumatisch oder traumatisch	Liquorgefüllter subarachnoidaler Raum		Schmale, streifenförmige Hyperdensitäten in den Furchen der Großhirnrinde (➤ Abb. 5.17), möglicherweise auch Blut in den Liquorzisternen	Konservativ, manchmal invasive Hirndruckmessung erforderlich

Tab. 5.4 Charakteristika intrakranieller Blutungen *(Forts.)*

Ursache	Lokalisation	Klinik	Diagnostik	Therapie
Intrazerebrale Blutung				
Nichttraumatisch oder traumatisch	• Hypertensiv bedingt: meist „loco typico" tief subkortikal im Bereich von Stammganglien und Thalamus oder auch infratentoriell • Traumatisch bedingt: eher in oberflächlicherer „atypischer" Lokalisation kortikal oder lobär; entweder nah an der Stelle der Gewalteinwirkung (Coup-Mechanismus) oder auf der gegenüberliegenden Seite des Schädels (Coup-Contrecoup-Mechanismus); bei Ventrikeleinbruch Übertritt von Blut in die inneren Liquorräume		Rundliche, intrazerebrale raumfordernde Hyperdensität in der CT (➢ Abb. 5.18; evtl. umliegendes Ödem als hypodenser Saum)	• Konservativ oder operativ mittels Hämatomevakuation je nach Lokalisation und Größe der Blutung, Vorliegen eines Ventrikeleinbruchs, Vigilanz und neurologischem Status, Alter und Begleiterkrankungen • Externe Ventrikeldrainage → Hirndrucküberwachung und ggf. Liquordrainage zur Drucksenkung • Implantation eines Ventrikelshunts → dauerhafte Liquorableitung (wenn es nach intraventrikulärer Blutung im Verlauf zu Liquorresorptionsstörungen mit konsekutivem hydrocephalen Aufstau kommt)

* Mortalität

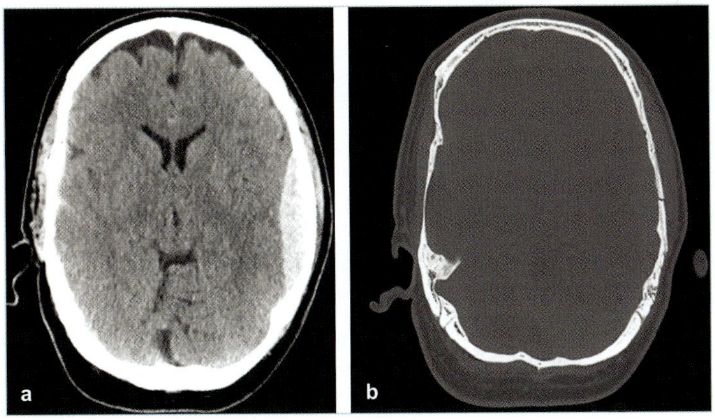

Abb. 5.15 Schädel-Hirn-Trauma in der nativen CT bei einem 55-jährigen Patienten nach Fahrradsturz (ohne Helm) [P1655]
a) Epidurales Hämatom links temporoparietal
b) Kalottenfraktur links temporoparietal

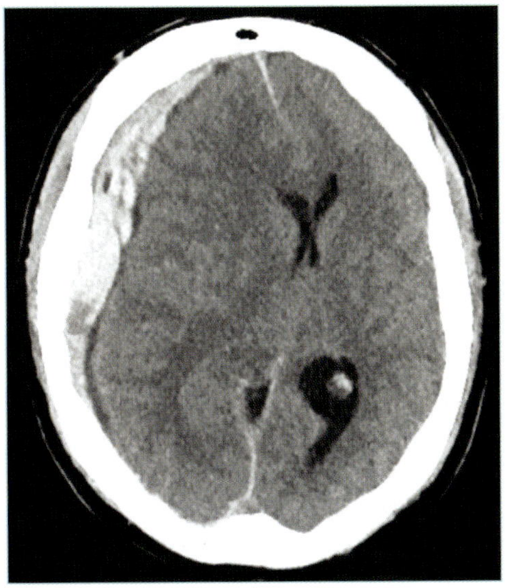

Abb. 5.16 Subdurales Hämatom in der nativen CT eines 37-jährigen alkoholisierten Patienten nach Sturz auf der Straße mit Kopfanprall [P1655]

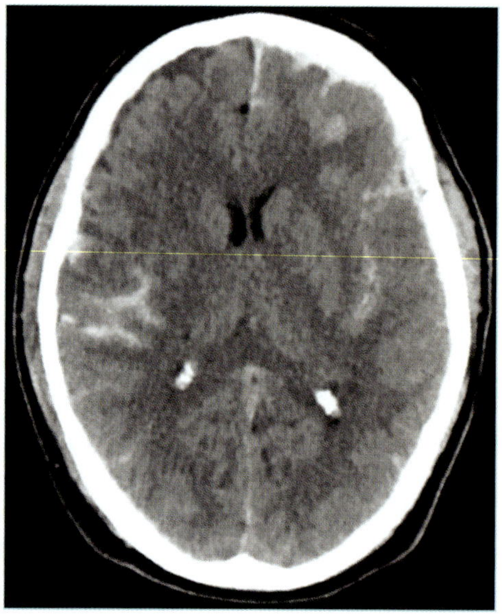

Abb. 5.17 Diffuse traumatische subarachnoidale Blutung in der nativen CT bei einem 65-jährigen alkoholisierten Patienten nach Treppensturz. Die punktförmigen Hyperdensitäten im Bereich beider Seitenventrikel stellen Verkalkungen im Bereich der Plexus choroidei dar, die bei älteren Patienten häufig vorliegen und keinen Krankheitswert besitzen. [P1655]

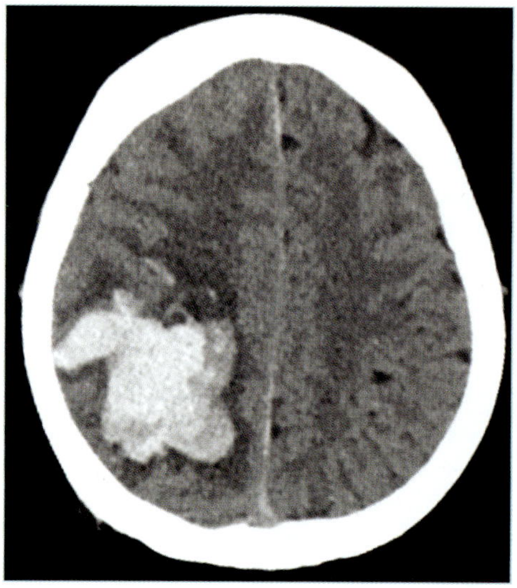

Abb. 5.18 Intrazerebrale Blutung rechts parietal mit Umgebungsödem in der nativen CT bei einer 66-jährigen Patientin nach Sturz [P1655]

Klinik und Diagnostik

Anamnese: Vor allem der Unfallmechanismus und Antikoagulanzien sind wichtig!

Symptome: Subjektive Beschwerden, objektive Verletzungen, Hinweise auf Nervensystemschädigungen

CAVE

Klinik und Diagnostik

Anamnese

In der Eigen- oder Fremdanamnese sollten u. a. Informationen über das Ausmaß der Gewalteinwirkung (z. B. Sturzhöhe, Fahrzeugbeschädigung) und über die Medikamentenanamnese (Einnahme von Antikoagulanzien oder Thrombozytenaggregationshemmern) erhoben werden.

Symptome

Bei den Symptomen (➤ Tab. 5.4) unterscheidet man:

- Subjektive Beschwerden: Kopfschmerzen, Übelkeit, Erbrechen, Benommenheitsgefühl, Schwindel, Doppelbilder, Schwerhörigkeit
- Objektive äußere Verletzungszeichen: Wunden, Prellmarken, Blutungen, Schädeldeformitäten, Austritt von Blut oder Liquor aus Nase, Mund, Ohr oder Wunden
- Hinweise auf eine Schädigung des Nervensystems: fokal-neurologische Defizite, ausgeprägte Vigilanzminderung und Orientierungsstörungen, vegetative Dysregulation, Amnesie und Krampfanfälle

CAVE Zusätzlich sollte bedacht werden, dass bei bewusstlosen Patientinnen mit SHT, insbesondere wenn der Unfallhergang nicht genau bekannt ist, weitere lebensbedrohliche Verletzungen anderer Körperregionen vorliegen können.

Neurologische Untersuchung

In der neurologischen Untersuchung liegt der Schwerpunkt auf der Erfassung
- der Glasgow Coma Scale (➤ Kap. 1.3.1.1) und des Bewusstseinszustandes (und einer eventuellen Dynamik),
- der Orientierung,
- der Pupillen- und der motorischen Funktionen und
- dem Vorliegen von Pyramidenbahnzeichen, Streck- oder Beugesynergismen.

Falls keine Willkürmotorik möglich ist, wird die Reaktion auf Schmerzreiz untersucht. Wichtig ist außerdem, die neurologische Untersuchung nach kurzen zeitlichen Abständen zu wiederholen und die Befunde mit Uhrzeit zu dokumentieren, da es zu einer plötzlichen und rapiden neurologischen Verschlechterung kommen kann.

Neurologische Untersuchung: Glasgow Coma Scale! Pupillenmotorik, Pyramidenbahnzeichen

CAVE Zeichen eines lebensbedrohlichen Zustands bei der bewusstseinsgestörten Patientin sind Pupillenerweiterung, gestörte Pupillenreaktion auf Licht, Abwesenheit des Kornealreflexes, Hemiparese, Beuge- und Strecksynergismen und Kreislaufdysregulation.

CAVE

Differenzialdiagnosen

Bei bewusstseinsgetrübten Patientinnen nach unbeobachtetem oder unklarem Trauma müssen differenzialdiagnostisch andere Ursachen in Betracht gezogen werden, die evtl. primär eine Vigilanzminderung und konsekutiv z. B. ein Sturzereignis oder einen Verkehrsunfall ausgelöst haben. Hierzu zählen Hypoglykämie, endokrinologische oder metabolische Entgleisungen, Intoxikation, kardiovaskuläre oder (zerebro)vaskuläre Erkrankungen (Herzinfarkt, Lungenarterienembolie, Schlaganfall, Subarachnoidalblutung).

DD: Bewusstseinstrübung auch möglich durch z. B. vaskuläre Ereignisse, metabolische Erkrankungen oder Intoxikationen.

Bildgebung

Die **kranielle CT (cCT)** gilt als Goldstandard in der Initialdiagnostik des SHT und sollte schnellstmöglich nach Sicherstellung der Vitalfunktionen durchgeführt werden. Absolute Indikationen hierfür sind Vigilanzminderung, Amnesie, neurologische Defizite, mehrfaches Erbrechen in engem zeitlichen Zusammenhang mit dem Trauma, Krampfanfälle, Hinweise auf eine Schädelfraktur oder Liquorfistel, penetrierende Verletzungen oder Gerinnungsstörungen. Erwogen werden sollte die Bildgebung bei unklarem Unfallmechanismus, hohem Alter (Demenz), starken Kopfschmerzen, Alkohol- oder Drogenintoxikationen und Hochrasanztraumata. Zur Diagnostik von Verletzungsfolgen im Bereich der Hals- und Kopfgefäße wird die CT-Angiografie genutzt. Bei Verzicht auf eine kranielle Bildgebung bei fakultativer Indikation kann alternativ eine engmaschige neurologische Überwachung erwogen werden. Sollte sich hierbei eine klinische Verschlechterung zeigen, ist sofort eine cCT durchzuführen. Auch nach initialer CT ist im Fall von kleineren, nicht operationsbedürftigen intrakraniellen Blutungen oder bei fehlender Aufwachreaktion bewusstloser Patientinnen eine erneute Bildgebung zur Verlaufskontrolle indiziert.

Die **MRT** spielt in der Akutdiagnostik keine relevante Rolle, kann jedoch im Verlauf bei Patientinnen mit neurologischen Auffälligkeiten ohne pathologischen CT-Befund zur etwaigen Diagnostik eines diffusen axonalen Hirnschadens eingesetzt werden.

Falls sich anhand des Unfallhergangs oder des klinischen Zustandes der Patientin der Verdacht auf über das SHT hinausgehende schwere Verletzungen ergibt, soll die primäre klinische Versorgung in einem interdisziplinär betriebenen Schockraum stattfinden (➤ Kap. 5.2.2.1). In diesem Rahmen werden durch **Notfallsonografie** und **Ganzkörper-CT** eventuelle weitere Verletzungsfolgen diagnostiziert. Bei Polytraumata sind die lebensbedrohlichsten Verletzungen zuerst zu versorgen („treat first what kills first“) unter Beachtung der Aufrechterhaltung einer ausreichenden Hirnperfusion.

Bildgebung:
- cCT (ggf. mit CT-Angiografie) als Mittel der Wahl in der Akutdiagnostik
- MRT ggf. als Verlaufsbildgebung
- Notfallsonografie und erweiterte CT zur Beurteilung von Begleitverletzungen

Therapie und Management

In der **präklinischen Akuttherapie** bei mittelschweren und schweren SHT steht die Kreislaufstabilisierung im Vordergrund, da Hypoxie und arterielle Hypotension zu einem signifikant schlechteren Outcome der Patientinnen führen. Bei Bedarf sind vorbeugende Maßnahmen zur Sicherstellung der Sauerstoffversorgung des Gehirns zu treffen, da bei Hirnverletzungen jederzeit mit einer raschen Verschlechterung des Zustands gerechnet werden muss. Bewusstlose Patientinnen mit einem GCS ≤ 8 sollten intubiert werden, Normoxie, Normokapnie, Normotonie, Normoglykämie und Normothermie sollen eingehalten werden.

Nach SHT ist eine **stationäre Einweisung** in den folgenden Fällen unabdingbar:
- Bewusstseinstrübung
- Amnesie
- Neurologische Defizite

Therapie und Management

Präklinisch:
- Kreislaufstabilisierung
- GCS ≤ 8 = Intubation

Einweisung bei:
- Bewusstseinstrübung
- Amnesie
- Neurologischen Defiziten
- Krampfanfällen
- Hinweisen auf eine Schädelfraktur
- Nasaler/otogener Liquorfistel
- Antikoagulation/Gerinnungsstörung
- Erbrechen

- Krampfanfälle
- Hinweise auf eine Schädelfraktur
- Nasale/otogene Liquorfistel

Empfohlen wird die Einweisung bei Erbrechen, Hinweisen auf eine Gerinnungsstörung oder Einnahme von Antikoagulanzien/Thrombozytenaggregationshemmern. Für den Transport in die Klinik sollten evtl. vorhandene perforierende Gegenstände im Situs belassen werden. Bewusstlose Patientinnen sollten bis zum CT-morphologischen Ausschluss von Wirbelsäulenverletzungen immobilisiert werden (Stiff Neck, Vakuummatratze), da in etwa 15 % der Fälle mit schwerem SHT zusätzliche Verletzungen der Wirbelsäule oder des kraniozervikalen Übergangs vorliegen. Bei der Entscheidung über Analgosedierung und Relaxierung für den Transport ins Krankenhaus sollte zwischen Vorteilen (bessere kardiopulmonale Versorgung und Analgesie) und Nachteilen (schlechtere neurologische Beurteilbarkeit) abgewogen werden.

Eine **stationäre Aufnahme** zur operativen Therapie oder zumindest neurologischen Überwachung ist in jedem Fall bei CT-morphologischen Verletzungszeichen, Bewusstseinsstörungen, neurologischen Störungen, Liquoraustritt aus Nase, Mund, Ohren oder bei offenen Verletzungen indiziert. Sie wird außerdem empfohlen, sobald Zweifel an der sicheren Entlassbarkeit bestehen, z. B. bei schmerzhaften Mehrfachverletzungen, Beeinträchtigungen an den Atemwegen, starken Kopfschmerzen, Erbrechen oder Alkohol- oder Drogenintoxikation. Bei Entlassung sollte sichergestellt sein, dass zumindest für die ersten 24 Stunden eine engmaschige Überwachung durch Angehörige möglich ist.

KOMPETENZBASIERTES VORGEHEN

KOMPETENZBASIERTES VORGEHEN (NKLC)

Notfall

Häufig, Leitsymptom Bewusstseinstrübung. GCS nutzen. Bei erhöhtem Hirndruck oder Einklemmungszeichen → Senkung des intrakraniellen Drucks; dringliche OP bei raumfordernden intrakraniellen Verletzungen, Schockraum nutzen

Management

- **Erstversorgung:** nach ABCDE-Schema (➤ Kap. 1.3.1.1), insbesondere:
  - A: Atemwege freihalten und sichern
  - B: Sauerstoff (Maske)
  - C: ggf. Kreislaufstabilisierung
  - D: GCS bestimmen und Pupillen beurteilen
  - E: ggf. Lagerung (Oberkörper hoch)
- **Entscheidungsfindung:** dringliche OP bei raumfordernden intrakraniellen Verletzungen, aufgeschobene Dringlichkeit bei Impressionsfrakturen, penetrierenden Verletzungen oder Schädelbasisfrakturen mit Liquorrhö ohne raumfordernde Wirkung
- **Prinzipien der Versorgung:** Kraniotomie, dekompressive (Hemi-)Kraniektomie
- **Nachbehandlung:** weitere neurologische Überwachung
- **Erfolgsparameter:** effektive Hirndrucksenkung, fehlende Störung des Intellekts und der Persönlichkeit
- **Komplikationen:** erneuter oder weiterer Anstieg des Hirndrucks, Einklemmung, Krampfanfälle, bleibende neurologische Schäden

Bei Hirndruckverdacht:
- Oberkörperhochlagerung auf 30°
- Optimierung der metabolischen und respiratorischen Situation
- Analgosedierung
- Temporäre Hyperventilation
- Hyperosmolare Therapie mit z. B. Mannitol
- Barbiturate (Ultima Ratio)
- Glukokortikoide werden nicht empfohlen
- Gerinnung optimieren

Gegebenenfalls dekompressive (Hemi-)Kraniektomie als operative Methode
Invasive Druckmessung z. B. über ICP-Sonde

Bei klinischem Verdacht auf einen erhöhten Hirndruck oder Vorliegen von Einklemmungszeichen sollten schnellstmöglich, möglicherweise auch bereits vor Ankunft im Krankenhaus und vor Bildgebung, Maßnahmen zur **Senkung des intrakraniellen Drucks** ergriffen werden. Hierzu gehören:

- Oberkörperhochlagerung auf 30°
- Optimierung der metabolischen und respiratorischen Situation
- Analgosedierung
- Temporäre Hyperventilation (Ziel-paCO_2 30–32 mm Hg)
- Hyperosmolare Therapie mit Mannitol oder hypertoner Kochsalzlösung
- Barbiturate (wenn die Hirndruckkrise sonst nicht beherrschbar ist) → **Cave:** negativ inotrope Wirkung, Blutdruckabfälle
- Glukokortikoide werden nicht empfohlen

Durch prophylaktische Gabe von Antikonvulsiva scheint das frühe Auftreten von Krampfanfällen bei Patientinnen mit hohem Risiko für Krampfanfälle nach SHT verringert zu werden, das langfristige Outcome wird jedoch nicht beeinflusst. Pathologische Gerinnungssituationen sind zu beachten und ggf. auszugleichen.

Je nach klinischem Zustand der Patientin und CT-Befund verläuft die **Therapie im Krankenhaus** operativ oder konservativ. Raumfordernde intrakranielle Verletzungen stellen eine dringliche Operationsindikation dar. Dies gilt für intrakranielle Blutungen, die meist über eine Kraniotomie entlastet werden.

Frakturen des Gehirnschädels werden operativ versorgt, wenn es raumfordernde Impressionsfrakturen sind. Offene oder geschlossene Impressionsfrakturen, penetrierende Verletzungen oder Schädelbasisfrakturen mit Liquorrhö ohne raumfordernde Wirkung, für die eine operative Indikation besteht, können ggf. mit aufgeschobener Dringlichkeit operativ versorgt werden.

Die effektivste operative Methode zur **Senkung des intrakraniellen Drucks** ist die dekompressive (Hemi-) Kraniektomie, bei der ein großer Teil des Schädelknochens vorübergehend entfernt und im postakuten Verlauf wieder eingesetzt wird. Dieser Eingriff kann entweder notfallmäßig schnellstmöglich nach Trauma oder mit mehrtägiger Latenz aufgrund eines progredienten Hirnödems notwendig sein.

Bei Patientinnen, die aufgrund einer ausgeprägten Vigilanzminderung neurologisch nicht zuverlässig beurteilbar sind, kann eine **invasive Hirndruckmessung** durchgeführt werden, um den etwaigen Anstieg des intrakraniellen Drucks schnell zu bemerken und entsprechend zu behandeln. Der Hirndruck wird entweder über eine ICP-Sonde (ICP = „intra-cranial pressure") gemessen, die durch ein kleines Bohrloch wenige Zentimeter ins Hirnparenchym eingeführt wird, oder durch eine EVD (externe Ventrikeldrainage). Letztere endet mit dem proximalen Katheterende direkt im Ventrikelsystem und bietet somit den Vorteil, dass zusätzlich zur Hirndruckmessung eine Liquordrainage bei erhöhtem Hirndruck und zur Liquordiagnostik durchgeführt werden kann.

5.5 Thoraxtrauma

Manuela Köck, Udo Obertacke

5.5 Thoraxtrauma

NKLC

Stumpfes und penetrierendes Thoraxtrauma
Kompetenzebene: **3a, klin. Diagnostik, app. Diagnostik,** Therapie, **Notfall, Management**

Hämatothorax
Kompetenzebene: **3a, klin. Diagnostik, app. Diagnostik, Therapie, Notfall,** Management

Pneumothorax, Spannungspneumothorax
Kompetenzebene: **3a, klin. Diagnostik, app. Diagnostik, Therapie, Notfall,** Management

Das Thoraxtrauma ist sowohl als kombinierte als auch als isolierte Verletzung (oft „banal": Sturz des alten Menschen im Bad auf den Wannenrand) sehr häufig. Es ist sehr schmerzhaft, subjektiv durch Luftnot stark beeinträchtigend und aufgrund der Störung der thorakalen Ventilations- und Kreislauforgane akut bzw. subakut potenziell lebensgefährlich.

Gedanklich zu trennen sind **Verletzungen der Thoraxwand** (Rippen, Sternum, Klavikula, Skapula, Brustwirbelsäule; inkl. der anhängenden Muskulatur und der Pleura parietalis) von **intrathorakalen Verletzungen** (Pneumothorax, Hämatothorax, Lungenkontusion, Verletzungen des Herzens und der Lunge). Beim Pneumothorax sammelt sich Luft, beim Hämatothorax Blut zwischen viszeraler und parietaler Pleura, beim Spannungspneumothorax gelangt durch einen Ventilmechanismus (meist) in der viszeralen Pleura nach und nach so viel Luft in den Pleuraspalt, dass der Überdruck die Lunge, den venösen Rückstrom zum Herzen und – durch eine Mediastinalverschiebung – auch die gesunde Lunge auf der Gegenseite komprimiert (➤ Kap. 8.1.1).

Das Thoraxtrauma entsteht in Europa zumeist durch stumpfe Krafteinwirkung (Fall, Anprall, PKW-Insasse). Das penetrierende Thoraxtrauma ist im Zivilleben selten, es kommt vor allem bei Gewaltanwendung und kriegerischen Auseinandersetzungen vor (große Angriffs-/Zielfläche des Körperstamms).

Unterscheide zwischen:
- Verletzungen der Thoraxwand und
- Intrathorakalen Verletzungen

In Europa meist durch stumpfe Gewalt; penetrierende Thoraxverletzungen durch z. B. Schuss- oder Stichwunden sind seltener.

Klinik und Diagnostik

Symptome Typisch für ein Thoraxtrauma sind lokalisierte und ggf. atemabhängige Schmerzen und Atemnot. Die Patientinnen lagern sich spontan und unwillkürlich zur Schmerzreduktion und Atemunterstützung, z. B. mit Nutzung des Schultergürtels als Atemhilfsmuskulatur (Aufstützen, Festhalten). Durch Blutverlust und/oder erhöhten intrapleuralen Druck kann eine Kreislaufdepression entstehen.

Körperliche Untersuchung Bei der Inspektion fallen ggf. Prellmarken auf. Eine inverse oder Schaukelatmung (Einziehung der verletzten Thoraxseite bei Inspiration) kann beobachtet werden, wenn multiple Rippenfrakturen dazu führen, dass die Thoraxwand instabil wird. Bei einer Lungenparenchymverletzung kann über einen (Spannungs-/Ventil-)Pneumothorax ein tastbares Hautemphysem entstehen (➤ Abb. 5.19). Der Puls der verletzten Patientinnen ist meist tachykard (> 100/min).

Klinik und Diagnostik

Symptome: Typisch sind atemabhängiger Schmerz und Dyspnoe.

Untersuchung: Prellmarken, Schaukelatmung, Hautemphysem (➤ Abb. 5.19)

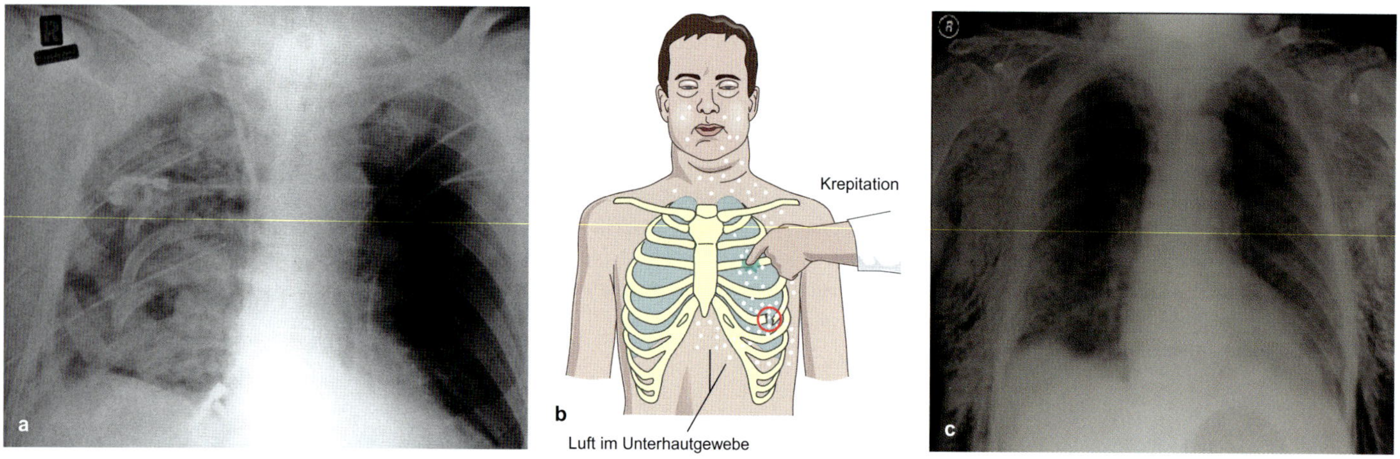

Abb. 5.19 Klinik und Radiologie eines Thoraxtraumas
a) Hämato-/Pneumothorax beidseits und multiple Rippenimpressionsfrakturen [P1647]
b) Wird das Lungenparenchym z. B. durch eine Rippenfraktur verletzt, kann Luft aus der Lunge entweichen und sich unter der Haut von Thorax, Hals und Gesicht verteilen (Hautemphysem). Die betroffenen Partien können dadurch anschwellen, und ein Knistern bei der Palpation (Krepitation) kann auf das Emphysem hinweisen. [L157]
c) Röntgen-Thorax mit ausgebreitetem Hautemphysem [P1647]

Diagnostik: Röntgen, CT, BGA

Apparative Diagnostik Ein Thoraxtrauma wird mit **Röntgenaufnahmen** (Thorax a.-p. als Notfalldiagnostik) und **CT-Untersuchungen** diagnostisch gesichert:

- Die sehr schnell verfügbaren Thorax-Übersichtsaufnahmen zeigen Rippen-, Klavikula- und Skapulafrakturen, einen Hämatothorax und oft einen bestehenden Pneumothorax (mit und ohne Hautemphysem). Allerdings eignet sich die Röntgenuntersuchung *nicht,* um Rippenfrakturen auszuschließen.
- Nur in der CT sind alle Frakturen zu erkennen (am ventralen und dorsalen „Rippenkäfig", und auch an BWS und Sternum), sodass mit der CT auch Rippenfrakturen ausgeschlossen werden können. Auch kleinere Pneumothoraces und insbesondere eine Lungenkontusion (= intraparenchymatöse Quetschung und Einblutung, mit Ausbildung eines zunehmenden perifokalen Ödems) sind in der CT nachzuweisen.

Die **Blutgasanalyse (BGA)** objektiviert die Schwere des Thoraxtraumas: Eine alveoläre Hypoventilation (aufgrund von Schmerzen, behinderter Atemmechanik oder Lungenkontusion) lässt den $paCO_2$ ansteigen. Der paO_2-Abfall entsteht durch eine erhöhte Shunt-Fraktion (geringere alveoläre Austauschfläche, höhere Beimischung venösen Blutes) und/oder eine Ausbildung eines nichtkardialen Lungenödems nach Lungenkontusion mit nachfolgender alveolokapillärer Diffusionsstörung.

Therapie und Management

Thoraxdrainage: Bei Herz-Kreislauf-Stillstand nach Trauma: sofort und beidseits Pleuradrainage in Bülau- (➤ Abb. 5.20) oder Monaldi-Position

Therapie und Management

Thoraxdrainage

Aus den Erfahrungen der Kriegschirurgie stammt die Empfehlung zur „großzügigen" Nutzung einer Pleuradrainage bei stumpfem und penetrierendem Thoraxtrauma. Diese Drainage ist als isolierte Maßnahme in 80–95 % die einzig notwendige und lebensrettende Therapie. Im Fall eines Herz-Kreislauf-Stillstands nach Trauma ist nach der S3-Leitlinienempfehlung eine Pleuradrainage unbedingt sofort und beidseitig anzulegen, da der Spannungspneumothorax eine sehr häufige – und fast die einzige unmittelbar behandlungsfähige – Ursache des akuten Versterbens am Unfallort ist.

Bei einem Thoraxtrauma soll die chirurgische Dekompression der Pleura durch eine **Minithorakotomie** (ohne Verwendung eines Trokars) erfolgen. Empfohlen werden der 4.–6. Interkostalraum in der vorderen bis mittleren Axillarlinie (sog. Bülau-Position, ➤ Abb. 5.20) als auch der 2.–3. Interkostalraum in der mittleren Klavikularlinie (sog. Monaldi-Position). Es sollen bei Erwachsenen Drainagen von 24–32 Ch genutzt werden.

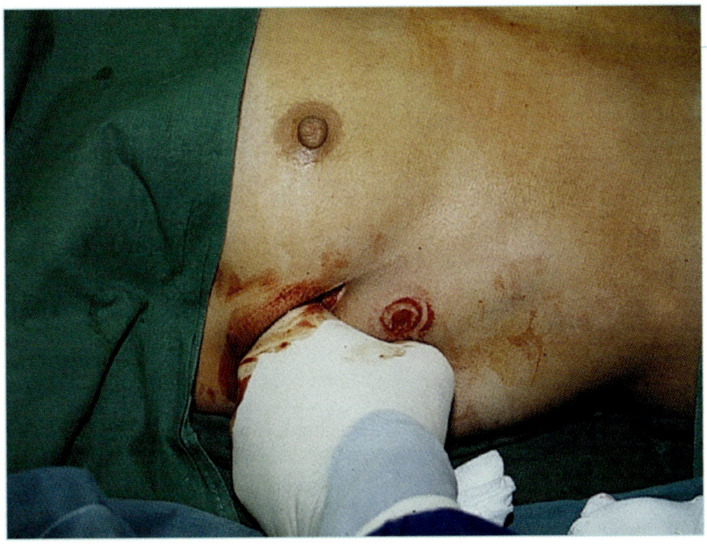

Abb. 5.20 Anlage einer Thoraxdrainage in der mittleren Axillarlinie (Bülau-Position). Der Eingriff beginnt als „Mini-Thorakotomie" mit einem ca. 4 cm langen Hautschnitt, gefolgt von einer Präparation bis zu den Rippen und einer dann stumpf ausgeführten Durchtrennung des Interkostalspaltes am Oberrand der ausgewählten Rippe. Die Pleura wird digital ausgetastet (Abbildung) und über den Finger dann die Drainage eingelegt (und diese dann mit einem Ventilsystem verbunden). [P1647]

ABB. 5.20

Eine erweiterte **Thorakotomie** (über die Drainage hinaus) ist nur indiziert bei extremem Luft-Fistel-Volumen (zentrale Bronchusverletzungen) oder protrahierten, unstillbaren Blutungen (Hämatothorax). Hier gelten ein initialer Blutverlust von 1500 ml aus der Pleuradrainage und Drainagemengen von 250 ml/h über mehr als 4 Stunden als Indikationskriterien.

Erweiterte **Thorakotomie** nur bei großer Luftleckage oder unbeherrschbarem Blutverlust

Kausale Therapie

Die kausale Therapie muss lungenunterstützend und protektiv sein: Es gilt, die funktionelle Residualkapazität in der Lunge zu erhalten bzw. zu erweitern. Dem dienen

- sowohl einfache Geräte zum **„Atemtraining"** (SMI = „sustained maximal inspiration"), z. B. NIV-Verfahren (NIV = „non-invasive ventilation"),
- als auch invasive Verfahren nach endotrachealer Intubation (CPAP = „continuous positive airway pressure") bis hin zur kontrollierten **Beatmung.**

Grundlage jeder Atemunterstützung ist eine ausreichende **Analgesie**, meist i. v., aber wenn möglich auch über eine peridurale Katheteranalgesie. Die Unterstützung bei der Expektoration (Bronchialtoilette) ist unabdingbar zur Pneumonieprophylaxe.

Diese Unterstützungen und Behandlungen müssen Stunden bis viele Tage anhalten.

In seltenen Fällen mit ausgeprägter – und mit einer Eigenatmung nicht vereinbarer – inverser Atmung bei Thoraxwandinstabilität ist eine **Osteosynthese** der Rippen bzw. eine operative Stabilisierung der Thoraxwand indiziert.

Kausale Therapie: Ziel ist der Erhalt der funktionellen Residualkapazität z. B. mit Beatmung oder Atemtraining und Analgesie.

In seltenen Fällen: Osteosynthese der Rippen

> **CAVE**
>
> **Progressives Lungenversagen (ARDS) – nicht kardiales Lungenödem**
>
> Die verletzte Lunge ist – analog zum Gehirn – bei Mehrfachverletzung grundsätzlich von einem sekundären progredienten Ödem bedroht; dieses kann auch iatrogen durch „Trigger" (Operationen, z. B. Marknagelstabilisierungen, Markraumaufbohrungen) zweizeitig in Gang gesetzt werden.

> **KOMPETENZBASIERTES VORGEHEN (NKLC)**
>
> **Notfall**
>
> Jeder Thoraxanprall, insbesondere bei älteren Menschen, kann lebensbedrohlich sein → Folgen bzw. Ausprägungen der erlittenen Verletzungen schnell abschätzen → Indikation zur Pleuradrainage oder – nach schnellstmöglicher Objektivierung einer schwerwiegenden Ventilations- und Oxygenierungsstörung – zur endotrachealen Intubation (mit künstlicher Beatmung) vordringlich stellen.

KOMPETENZBASIERTES VORGEHEN

Management

- **Erstversorgung:** nach ABCDE-Schema (➤ Kap. 1.3.1.1), insbesondere:
  - A: Atemwege kontrollieren/freihalten
  - B: Sauerstoff (Maske)
  - C: i.v. Zugang, ggf. Kreislaufstabilisierung
  - E: (sitzende) Lagerung
  - Sowie Analgesie
- **Entscheidungsfindung:**
  - Pleuradrainage bei (zunehmendem) Hautemphysem, nachgewiesenem Pneumo-/Hämatothorax
  - Erweiterte Thorakotomie nur bei extremem Luft-Fistel-Volumen, initialem Blutverlust von 1500 ml oder im Verlauf > 250 ml/h über > 4 Stunden
- **Prinzipien der Versorgung:**
  - Sicherung der Diagnostik, Röntgen/CT, Mehrfachverletzung? BGA-Kontrolle
  - Analgesie, Sauerstoffgabe
  - Aufnahme auf Intensivstation, Unterstützung bei der Atmung, kontrollierte Beatmung
  - Pneumonieprophylaxe, Atemtraining
- **Nachbehandlung:** Atemgymnastik, regelmäßige Kontrollen (Atemfrequenz, Sättigung)
- **Erfolgsparameter:** Monitoring des Verlaufs: BGA-Kontrollen, bei wachen Patientinnen Schmerzstärke, Dyspnoe, Nachtschlaf
- **Komplikationen:**
  - Übersehene Verletzungen: Aortenruptur; Sternum-/BWS-Frakturen
  - Pneumonie
  - Progressives Lungenversagen (ARDS) – nicht-kardiales Lungenödem

5.6 Frakturen und Bandverletzungen

5.6.1 Grundlagen

Udo Obertacke, Wolf Mutschler

5.6.1.1 Frakturen und Frakturheilung

Studentische Sicht

Häufigkeit: Frakturen sind häufiger mit steigendem Lebensalter und bei Frauen. Am häufigsten sind proximale Femurfrakturen und distale Radiusfrakturen.
Unterscheide traumatische und pathologische Frakturen.

Kriterien und Klassifikationen: Frakturen können nach Mechanismus, Morphologie, Komplexität und Dislokationsgrad eingeteilt werden. Eine häufig genutzte Klassifikation ist die AO-Klassifikation.

Frakturen

Häufigkeit

Frakturen haben (in Deutschland) eine Lebenszeitprävalenz von 44 % bei Erwachsenen im Alter von ≥ 55 Jahren, wobei die Frakturwahrscheinlichkeit aufgrund von Osteoporose (➤ Kap. 6.2.4) mit dem Alter stark zunimmt. Frauen sind häufiger betroffen als Männer (ca. 3:2 bis 3:1). Die häufigsten Frakturen in Deutschland (2019) sind (Tendenzen: +/–):

- Femur: Schenkelhals (+) und pertrochantär (+)
- Distaler Radius
- Proximaler Humerus
- Lendenwirbel und Brustwirbel
- Beckenring (+)
- Malleolus lateralis (–)
- Rippen(serie)
- Klavikula (+)

Man unterscheidet grundsätzlich traumatische Frakturen von Überlastungsfrakturen (z. B. Marschfrakturen) und pathologischen Frakturen (ohne adäquates Trauma, bei Knochenerkrankungen oder -tumoren); s. a. klinische Frakturzeichen, ➤ Kap. 1.3.1.2.

Kriterien und Klassifikationen

Kriterien Frakturen können auf die unterschiedlichste Art und Weise entstehen und verschieden eingeteilt werden. Zu diesen Kriterien gehören z. B.:

- Mechanismus: Biegungs-, Torsions-, Kompressions-, Abscher-, Abrissfrakturen
- Morphologie: Schräg-, Quer-, Längs-, Defektfraktur
- Komplexität: Mehrfragmentfraktur (> 2 Fragmente), mit oder ohne Gelenkbeteiligung, offene oder geschlossene Fraktur (offen = historisch „komplizierte“ Fraktur)
- Dislokation: Seitverschiebung (Dislocatio ad latus), Längsverschiebung (Dislocatio ad longitudinem), Achsenknick (Dislocatio ad axim), Drehfehler (Dislocatio ad peripheriam)

Klassifikationen Frakturklassifikationen dienen einer systematischen Einteilung zu unterschiedlichen Zwecken:

- Gruppenbildungen zu wissenschaftlichen Auswertungen: Die Arbeitsgemeinschaft für Osteosynthesefragen (AO) hat eine Klassifikation für Frakturen aller Knochen herausgegeben, mit der die Lokalisation und die Morphologie der jeweiligen Fraktur im Wesentlichen mit 4 Ziffern bzw. Buchstaben codiert werden können:
  - 1. Code = Ziffer für die Körperregion: 1 = Oberarm usw.
  - 2. Code = Ziffer für die Position in der Region: 1 = proximal usw.
  - 3. Code = Buchstabe für die Komplexität der Fraktur:
    - Schaftfrakturen: A = einfache Fraktur, B = Keilfraktur, C= komplexe Fraktur
    - Gelenkfrakturen: A = extraartikulär, B= partielle Gelenkfraktur, C = vollständige Gelenkfraktur
- Prognostische Einteilungen (z. B. die Klassifikation der Schenkelhalsfrakturen nach Garden, ➤ Kap. 5.6.9)
- Therapeutische Implikationen (z. B. die Klassifikation der Schenkelhalsfrakturen nach Pauwels, ➤ Kap. 5.6.9 bzw. Behandlungspfade)

Frakturheilung

Der Knochen ist ein sehr gut vaskularisiertes Gewebe und unterliegt physiologischerweise kontinuierlichen Umbauprozessen („turnaround" ca. 120 Tage, 2–10 % des Skeletts/Jahr). Die spontane Frakturheilung macht sich diesen kontinuierlichen Umbauprozess zunutze. Knochenbrüche heilen deshalb spontan und regelhaft innerhalb von 3–4 Monaten. Bei Kindern und Jugendlichen geht es etwas schneller, bei sehr alten Menschen dauert es etwas länger (Knochenbrüche im spongiösen Bereich rekonstruiert der Körper über eine Mikrokallusbildung, die aufgrund der besseren Blutversorgung nur 6–8 Wochen benötigt).

Histologisch entwickelt sich zunächst, ausgehend vom Frakturhämatom, ein gut durchblutetes Granulationsgewebe (Kapillaren und Fibroblasten), das sich zu einem „Kallus" ausformen und zusammenziehen(!) kann. Periost, Endost und die Fragmente wirken in dieser Knochenheilung zusammen. Letztlich kommt es durch den o. g. physiologischen, aber bei Frakturen biologisch beschleunigten Umbauprozess, mit Zusammenwirken von Osteozyten, Osteoklasten und Osteoblasten, zu einer „Verzapfung" unter den Einzelfragmenten und somit zum „knöchernen Durchbau" (➤ Abb. 5.21, untere Bildreihe). Der nicht mehr benötigte Kallus wird abgebaut. Diese Form der Frakturheilung (über eine Kallusbildung) wird **sekundäre Frakturheilung** genannt. Sie findet bei der Spontanheilung, der konservativen Behandlung (mit externen Schienen, Gips o. Ä.), aber auch bei den meisten Osteosynthesen (Marknägel, Fixateur interne und externe) statt.

Bei manchen Frakturausprägungen ist es vorteilhaft, durch eine bestimmte Form der Osteosynthese (Verwendung von Platten, Zugschrauben und Zuggurtungen) eine **primäre Frakturheilung** durch interfragmentäre Kompression anzustreben. Dabei werden die Frakturenden ohne erkennbaren Zwischenraum operativ zusammengefügt. Gelingt dies so, dass die Fragmente auch mikroskopisch direkten Kontakt (und durch das Osteosyntheseverfahren genügend Ruhe) haben, kommt es zur Kontaktheilung, d. h., die Fragmente werden direkt durch vorwachsende Osteone verzahnt (➤ Abb. 5.21, obere Bildreihe). Verbleiben dagegen Spalten, werden diese zunächst mit Geflechtknochen aufgefüllt, der dann funktionell umgebaut wird (Spaltheilung, ➤ Abb. 5.21, mittlere Bildreihe).

Frakturheilung

Unterscheide zwischen (➤ Abb. 5.21):

- *Primäre* Frakturheilung (Sonderform!): interfragmentäre Kompression mit Osteosynthese
- *Sekundäre* spontane Frakturheilung: über eine Kallusbildung

Frakturbehandlung Eine erfolgreiche Frakturbehandlung unterstützt die physiologische Frakturheilung durch 3 lange bekannte Maßnahmen (Lorenz Böhler, österreichischer Chirurg, 1885–1973):

- Einrichten („Reponieren")
- Festhalten („Retinieren")
- Schmerzfreier Gebrauch der verletzten – und auch der benachbarten – Gliedmaßen („Rehabilitation")

Diese Maßnahmen oder Prinzipien sind bis heute gültig: Der Knochen heilt unter dem Schutz der Retention, sei es ein Gips-/Kunststoffverband, eine Orthese oder eine Osteosynthese. Eine Osteosynthese ist dabei nichts anderes als eine offene *Reposition* der Fraktur mit anschließender *Retention* der Fragmente mit Implantaten. Ihr wesentlicher Vorteil ist, dass der *schmerzfreie Gebrauch* früher und oft komfortabler (ohne Gipsverbände etc.) erreichbar ist. Spezielle Osteosynthesen (z. B. Marknägel) können den Zeitpunkt der schmerzfreien Vollbelastung durch sehr gute Retention erheblich nach vorne verlagern.

Außerdem ist eine Operation heute immer dann indiziert, wenn eine

- Rekonstruktion (von Defekten an Knochen- oder Weichteildefekten) oder ein
- Replacement (von betroffenen Gelenk- und Skelettabschnitten) erforderlich ist, z. B. durch Endoprothesen.

Die Indikation zum konservativen oder operativen Vorgehen richtet sich generell nach der Patientin und ihren Lebensumständen, aber auch nach der Art der Fraktur (z. B. offene oder pathologische Frakturen).

Eine **Frakturbehandlung** erfordert „klassisch" 3 Maßnahmen:

- Reposition
- Retention
- Rehabilitation

Heute kann dieser RRR-Algorithmus „didaktisch" erweitert werden um:

- Rekonstruktion (Weichteile) und ggf.
- Replacement (von Skelettabschnitten)

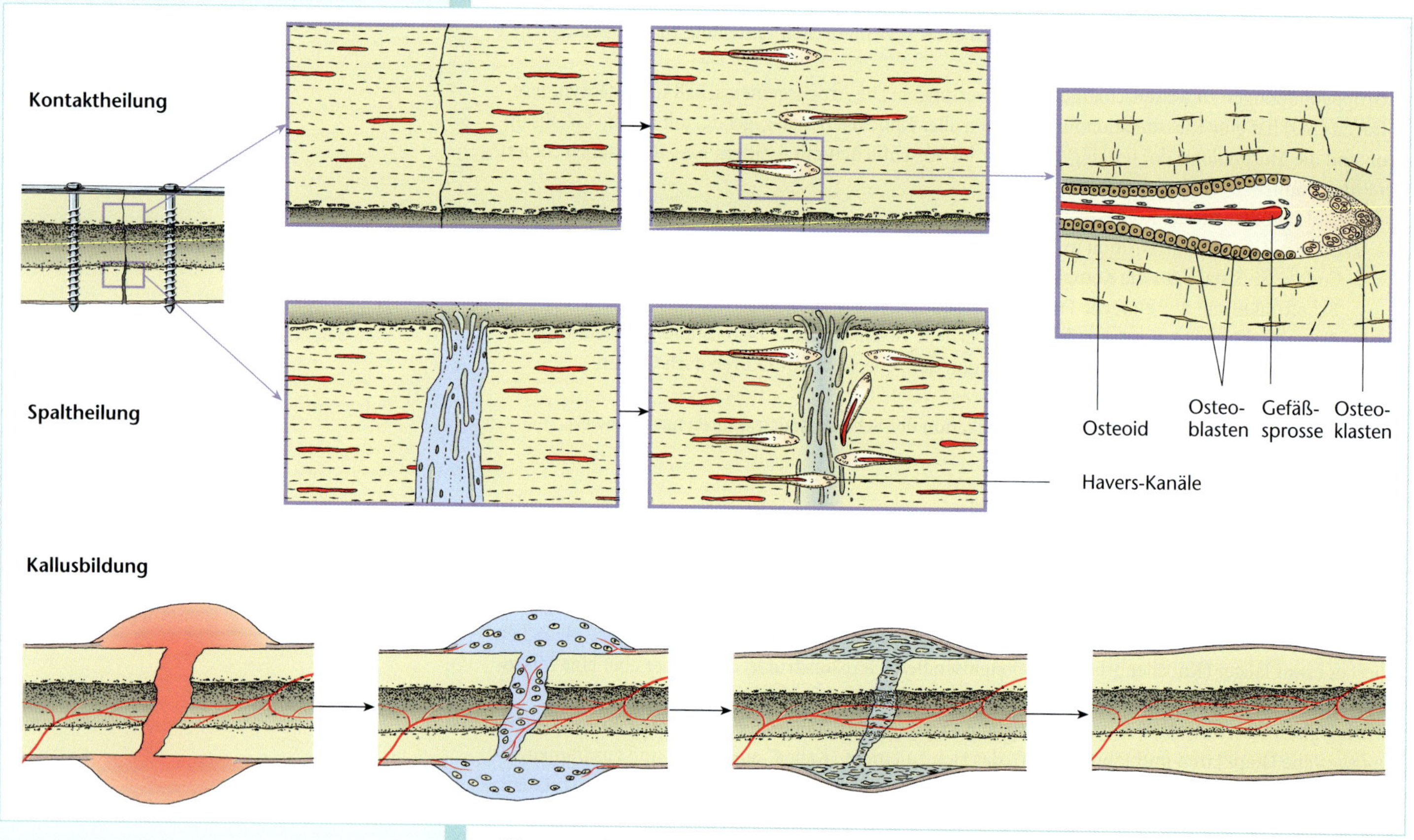

Abb. 5.21 Frakturheilung. Bei Kontaktheilung (oben) und bei Spaltheilung (Mitte), bei einem Frakturspalt kleiner als 0,5 mm spricht man von primärer Frakturheilung. Die sekundäre Frakturheilung (unten) geht mit Bildung von Kallus einher. Bei der Kontaktheilung wird die Fraktur durch direkt vorwachsende Osteone verzahnt, bei der Spaltheilung sprossen zunächst Kapillaren ein und es entsteht Geflechtknochen im Spalt, der später durch einwachsende Osteone in den endgültigen Knochen umgebaut wird.

Bei der sekundären Frakturheilung entsteht zunächst ein Hämatom (untere Reihe, 1. Bild), das über mehrere Tage hinweg durch einwachsende Fibroblasten organisiert wird (untere Reihe, 2. Bild). Dann dauert es Wochen, bis die Frakturenden durch Osteoklasten abgebaut werden und der (zunächst noch weiche) Kallus entsteht (untere Reihe, 3. Bild, Einwanderung von Knorpelzellen und Bildung von Geflechtknochen durch Osteoblasten). Der Kallus wird durch zunehmende Mineralisierung der Grundsubstanz härter und der Knochen wird schließlich in funktionell angepassten lamellären Knochen umgewandelt (untere Reihe, 4. Bild). [L190]

CAVE

CAVE Implantate (➤ Kap. 5.6.1.2) können (durch Achsausrichtung und Zusammenpressen der Fragmente) hilfreich wirken, sie können aber (durch Periostschädigung und Ausspülen des Frakturhämatoms) prinzipiell auch biologisch störend sein.

Das **Monitoring der Frakturheilung** erfolgt via Röntgenbildgebung. Die Kalzium-Mineralisation ist etwa in der 6. Woche zu erwarten. Etwa in der 16. Woche ist die Fraktur konsolidiert und voll belastbar

Monitoring der Knochenheilung Im Verlauf der Frakturbehandlung sind Röntgenuntersuchungen entweder aufgrund von *mechanischen Fragestellungen* (Verschiebung der Fragmente? Festigkeit der Osteosynthese?) oder zum biologischen *Monitoring der Heilung* indiziert: Der erste radiografische Nachweis der Mineralisation im Frakturspalt (bei Schaftfrakturen des Erwachsenen) ist um die 6. Woche zu erwarten, der „Überbau" des Frakturspaltes in 2 Röntgenebenen zur 10. Woche, und zuletzt um die 16. Woche ist der Nachweis der „Konsolidierung" der Fraktur, mit noch erkennbaren Fragmenten, jedoch strukturiertem Überbau und Zeichen einer Re-Modellierung des Knochens zu erhoffen. Dann kann der Knochen wieder physiologischen Belastungen standhalten. Das „Remodeling" bei kortikalem Knochen kann mehr als 1 Jahr in Anspruch nehmen.

Weichteilschaden

Weichteilschaden *entscheidend für Heilung:*
- Ohne Beachtung/Versorgung des Weichteilschadens = keine störungsfreie Frakturheilung
- Hauptgefahr: Infektion = langwierige Behandlung, ggf. Amputation, Funktionsverlust

Weichteilschaden

Knochen sind einerseits „knochenhart", andererseits durch den Kollagenanteil elastisch und nicht spröde. Ein Knochenbruch „erfordert" – im gesunden Organismus – eine sehr hohe mechanisch einwirkende Kraft, sei es durch Sturz, Verkehrsunfälle oder durch besondere Hebelwirkungen (Umknicken). Die schädigende Kraft muss dabei durch die „Weichteile" hindurch (spitz oder stumpf) wirksam werden, der brechende

Knochen selbst kann wiederum die Weichteile zerreißen, überdehnen und durchspießen. Jede Fraktur muss also biologisch als **„Weichteilschaden mit begleitendem Knochenbruch"** angesehen werden.

Ohne Beachtung des Weichteilschadens, ggf. auch mit operativem Verschluss einer Haut-/Weichteilzerreißung, wird eine störungsfreie Frakturversorgung bzw. Knochenheilung nicht gelingen. Die damit drohende Katastrophe in der Frakturversorgung ist die eintretende Infektion, die langwierige Behandlungen – und auch heute noch Amputationen – erfordert oder gebrauchsunfähige Extremitäten zurücklässt.

Aus pragmatischen Gründen wurden die Weichteilschäden in **Klassen** eingeteilt, die für die *offenen Frakturen* auf Gustilo und Anderson 1976 zurückgehen:

- Klasse o-I: „kleine und saubere" Haut-Weichteil-Verletzung über einer Fraktur
- Klasse o-II: größere Verletzung, aber ohne Zerreißungen oder Defekte
- Klasse o-III: bei Schussbrüchen, Verletzungen von Gefäßen/Nerven, umfangreiche Weichteilzerreißungen und multiple Fragmente

Auch *geschlossene Frakturen* werden nach ihren Weichteilschäden eingeteilt. Der Sinn einer solchen Einteilung erschließt sich allein durch die Möglichkeit einer gedeckten Gefäßdurchtrennung, die eine Extremität trotz unverletzter Haut dennoch dem Untergang preisgibt (g-III). Auch ein Kompartmentsyndrom (➤ Kap. 5.9.1) in der frakturierten Extremität wäre genauso bedrohlich.

MERKE Der Zustand der Weichteile definiert in jedem Fall sowohl den Zeitpunkt als auch das Verfahren einer operativen Knochenbruchbehandlung.

Die Therapie bei Frakturen mit schwerem Weichteilschaden ist oft mehrschrittig, wobei ein Fixateur externe oft primär die Frakturretention übernimmt. Damit sind dann auch aufwendigere und schrittweise rekonstruktive Operationen möglich (z. B. Lappenplastik, Spalthaut), nach deren Erfolg dann eine – bis dahin aufzuschiebende – interne Osteosynthese stattfinden kann.

5.6.1.2 Implantate

Osteointegration und Stabilität

Bei Operationen an Knochen und Gelenken werden oft Implantate dauerhaft eingesetzt. Dabei überschreitet die „Standzeit" von Implantaten in der *Endoprothetik* heute oft 20 Jahre. Die Implantate, die osteointegriert, also stabil im Knochen verankert werden sollen, bestehen überwiegend aus Edelstahl- oder Titanlegierungen. Je nach den biologischen Faktoren, technisch insbesondere der Oberflächenbeschaffenheit (Rauigkeit, Beschichtung, Porosität), kommt es zur Knochen-Implantat-Verbindung.

Als *„primäre Stabilität"* bezeichnet man die mechanisch stabile Situation direkt nach der Implantation (eines Implantates bzw. einer Endoprothese). Sie muss so lange gewährleistet sein, bis sich die *„sekundäre Stabilität"* eingestellt hat, also die Osteointegration (bzw. Frakturheilung) abgeschlossen ist. Dies dauert u. U. mehrere Monate (s. o.). Das Knochen-Implantat-„Interface" zeigt eine gewisse biologische Aktivität und ist für die langfristige Prognose der Implantatfestigkeit (z. B. bei Endoprothesen) entscheidend.

Implantatoberflächen sind biologisch gesehen ein „Totraum", da die alloplastischen Materialien, aus denen sie gefertigt sind, i. d. R. keine immunologische Kompetenz besitzen. Auch wenige darauf haftende Bakterien können einen sog. „Biofilm" bilden, der weder von der Immunabwehr noch von Antibiotika erreicht werden kann.

Implantatentfernung

Indikationen Eine „Metallentfernung" (ME) nach Osteosynthesen ist aus rein biologischen Gründen nicht indiziert. Sie kann zweckmäßig sein bei mechanischen Irritationen von Haut, Nerven und Gefäßen, Störungen wie eine durch das Implantat geschaffene Gelenkblockade, Verschleiß von Funktionsoberflächen (z. B. Artikulationsflächen) oder Bruch des Implantates. Weitere Indikationen zur Entfernung eines Implantates sind ein periimplantärer Infekt oder ein Infektverdacht.

Zeitpunkt Der Zeitpunkt der Metallentfernung richtet sich nach der sicher abgeschlossenen Frakturheilung. Daraus ergeben sich Zeitspannen zwischen 4 (z. B. K-Drähte gelenknah bei Kindern) und > 24 Monaten (diaphysäre Frakturen).

Temporäre Fixierungen (z. B. Fixateur interne an Wirbelsäulensegmenten) sind keine Osteosynthesen und von diesen Überlegungen ausgenommen.

Klassifikation offener Frakturen (Gustilo und Anderson, 1976):

- o-I: kleine, saubere Haut-/Weichteilverletzung über Fraktur
- o-II: größere Verletzung, ohne Zerreißung/Gewebsverlust
- o-III: Schussverletzungen, Gefäß-/Nervenschäden, große Weichteildefekte, multiple Fragmente

Auch für *geschlossene Frakturen* sind Schweregrade sinnvoll, z. B. bei:

- gedeckter Gefäßdurchtrennung trotz intakter Haut = Gewebsuntergang
- Kompartmentsyndrom in frakturierter Extremität

Häufig *Fixateur externe* bis zur definitiven Versorgung mit interner Osteosynthese notwendig.

MERKE

5.6.1.2 Implantate

Osteointegration und Stabilität

Arten von Implantaten in Knochen und Gelenken:

- Dauerhafte Implantate vor allem in der Endoprothetik
- Meist Edelstahl- oder Titanlegierungen
- Ziel: Osteointegration (stabile Verankerung im Knochen)

Einflussfaktoren auf Implantatverankerung:

- Biologische Faktoren + technische Merkmale (Oberflächenrauigkeit, Porosität, Beschichtung)
- *Primäre Stabilität* (sofort)
- *Sekundäre Stabilität:* nach Frakturheilung (ggf. Monate)

Implantatoberfläche = biologischer Totraum (keine Immunabwehr; **Cave:** Biofilm-Bildung; Infektionsgefahr immer vorhanden)

Implantatentfernung

Grundsätzlich *nur in Ausnahmefällen* indiziert: Dysfunktion, Infekt(verdacht), Irritation der Umgebung

5.6.2 Prinzipien der Frakturbehandlung

Nico Hinz, Arndt-Peter Schulz

Ziel Das Ziel der Frakturbehandlung ist die Wiederherstellung der Funktionsfähigkeit des verletzten Körperabschnitts. Erreicht wird dies meist, indem die Fraktur ohne Verkürzung, Verdrehung oder Achsabweichung heilt und die Beweglichkeit betroffener oder angrenzender Gelenke erhalten bleibt.

Therapieprinzipien Die Knochenbruchbehandlung beinhaltet immer die Reposition, die Retention und die Rehabilitation (➤ Kap. 5.6.1.1, s.a. ➤ Kap. 1.8). Grundsätzlich sind diese Prinzipien durch konservative Therapieverfahren, mit geschlossener Reposition und Ruhigstellung z. B. im Gips, aber auch durch operative Therapieverfahren, wie operativ-chirurgische Reposition und interner/externer Fixierung mit Osteosyntheseverfahren, zu erreichen. Ob eine Fraktur konservativ oder operativ versorgt wird, hängt davon ab, wie sich die o. g. Prinzipien in der Besonderheit der Lokalisation der Fraktur, der Frakturmorphologie und bei begleitenden Verletzungen optimal verwirklichen lassen:

- Offene Frakturen sind operativ zu behandeln, um das Infektionsrisiko durch die Verbindung zur Außenwelt operativ zu beherrschen.
- Frakturen langer Röhrenknochen, insbesondere der unteren Extremität (Femur, Tibia), und Gelenkfrakturen sind meist nur bei operativer Behandlung ausreichend zu retinieren und früh genug zu rehabilitieren, um ein günstiges Ergebnis erzielen zu können.
- Auch das Alter der Patientin (Immobilisationszeiten führen zu Sekundärschäden, z. B. Pneumonien, Thrombosen, Dekubitalgeschwüre), Grunderkrankungen, Operabilität und der Wunsch der Patientin sind in der Abwägung zu beachten.

5.6.2.1 Indikationen

Vor- und Nachteile konservativer Frakturbehandlung

Sowohl die konservative als auch die operative Frakturbehandlung haben jeweils Vor- und Nachteile.

Konservative Therapie Vorteile sind das fehlende Narkose- und Operationsrisiko (vor allem Infektionsrisiko und Verletzung von Nerven und Gefäßen), die Behandlung ist oft ambulant möglich. Nachteile sind die meist länger andauernde externe Ruhigstellung mit der Gefahr von Gelenkeinsteifung, Muskelatrophie und Druckstellen oder Nervenschäden durch die externe Schienung. Zudem sind bei der konservativen Therapie die Risiken einer sekundären Dislokation und Heilung in anatomischer Abweichung höher.

Operative Therapie Vorteile sind die exakte anatomische Reposition und die meist früher mögliche Mobilisation (Rehabilitation) durch übungsstabile Fixation (z. B. osteosynthetisch). Im Rahmen der Operation am Knochenbruch können auch biologische Nachteile (z. B. Periostschäden, Infektionen) entstehen, zudem sind Narben unvermeidlich.

Typische Indikationen einer konservativen Therapie

Indikation für eine konservative Therapie sind im Allgemeinen stabile, nicht wesentlich dislozierte und nicht gelenkbeteiligende Frakturen bestimmter Lokalisationen, z. B. an der Wirbelsäule, am Becken, an der Klavikula, am Humeruskopf, am proximalen und distalen Radius, am Hand- und Fußskelett. Grundsätzlich ist an der unteren Extremität eine konservative Therapie aufgrund der hier wirkenden hohen Lasten und Kräfte (Verlust der Retention, Behinderung der Rehabilitation) seltener möglich als an der oberen Extremität.

> **CAVE** Auch bei der konservativen Frakturbehandlung ist auf eine ausreichende Analgetikatherapie und Thromboseprophylaxe zu achten.

Typische Indikationen einer operativen Therapie

Eine operative Therapie kommt allgemein bei dislozierten und nicht stabilen Frakturen infrage, da in diesen Fällen eine operative Retention die Heilung zeitgerecht und ohne anatomische Abweichungen ermöglicht. Gelenkbeteiligende Frakturen, insbesondere mit intraartikulärer Stufenbildung, profitieren von einer operativen exakten Wiederherstellung der Gelenkfläche, mit Senkung des Risikos einer gebrauchsmindernden Arthrose (distaler Radius, Ellenbogen, hüftgelenknahe Frakturen, Tibiakopffrakturen, Sprunggelenkfrakturen). Weitere Indikationen sind begleitende Gefäß- und/oder Nervenverletzungen und ein Kompartmentsyndrom (➤ Kap. 5.9.1).

Studentische Sicht

5.6.2 Prinzipien der Frakturbehandlung

Ziel: Heilung unter Erhaltung der Funktion und Form (ohne Verkürzung, Verdrehung oder Achsabweichung); konservativ/operativ möglich

Spezielle **Therapieprinzipien:**

- *Offene Frakturen:* immer operativ zur Infektionsprophylaxe
- *Lange Röhrenknochen und Gelenkfrakturen* bei Erwachsenen: meist operativ für stabile Retention und frühe Rehabilitation

5.6.2.1 Indikationen

Vor- und Nachteile konservativer Frakturbehandlung

Konservative Therapie: kein Interventionsrisiko vs. erhöhtes Komplikationsrisiko durch lange Ruhigstellung oder Heilung in Fehlstellung

Operative Therapie: OP-Risiken vs. Chance einer exakten Reposition und frühen Mobilisation

Typische Indikationen einer konservativen Therapie

Denkbar bei stabilen, nicht wesentlich dislozierten und nicht gelenkbeteiligenden Frakturen, z. B. an Wirbelsäule, Humeruskopf, Klavikula

CAVE

Typische Indikationen einer operativen Therapie

Vor allem bei dislozierten und nicht stabilen Frakturen sowie bei Gelenkbeteiligung. Grundsätzlich *OP-Risiko abwägen* und *modifizierbare Faktoren* wie eine schlechte Durchblutung oder Weichteilschäden beachten.

Vor der Indikationsstellung zur Operation müssen allgemeine und lokale Kontraindikationen für eine Operation beachtet werden. Hierzu zählen schwerwiegende Begleiterkrankungen, z. B. kardiale Dekompensationen, und lokale Gegebenheiten, welche die Wundheilung deutlich kompromittieren und das Infektionsrisiko deutlich steigern können. Hier ist beispielsweise auf Weichteilschädigungen, auf eine ausgeprägte, nicht therapierbare pAVK oder auf eine Mykose im Operationsgebiet zu achten.

5.6.2.2 Konservative Frakturbehandlung

Geschlossene Reposition

Bei nicht oder gering dislozierten Frakturen ist für die konservative Frakturbehandlung keine Reposition notwendig. Liegt aber eine Dislokation der Frakturfragmente außerhalb eines tolerierbaren Rahmens vor, ist vor Einleitung der Ruhigstellung die geschlossene Reposition erforderlich.

Analgesie Vor Beginn der Reposition ist die suffiziente Analgesie oder Analgosedierung durchzuführen, um eine Gegenspannung der Patientin zu verhindern und das Risiko für ein komplexes regionales Schmerzsyndrom (CRPS, ➤ Kap. 5.9.2) zu verringern. Hierfür kommen orale und intravenöse Analgetika, die Bruchspaltanästhesie, die Leitungsanästhesie oder die Kurznarkose zum Einsatz.

Reposition Die anschließende geschlossene Reposition arbeitet mit Zug und Gegenzug, Druck und Rotation der Fragmente („peripher auf zentral"). Meist ist die Reposition über einen kontinuierlichen, dosierten Zug über eine längere Zeit angenehmer, risikoärmer und erfolgreicher als eine Reposition in einem (brüsken, kraftbetonten) Manöver. Das Repositionsergebnis sollte radiologisch nach Reposition und Retention (z. B. Gipsanlage) überprüft werden.

Beispiel distale Radiusfraktur Ein klassisches Beispiel für die geschlossene Reposition im Rahmen der konservativen Frakturbehandlung ist die nach dorsal dislozierte distale Radiusfraktur ohne Gelenkbeteiligung. Hier wird – nach suffizienter Analgesie oder Analgosedierung – die Fraktur über einen kontinuierlichen Zug mit „Mädchenfängern" ausgehängt und dann durch Druck von dorsal auf das distale Fragment reponiert (➤ Abb. 5.22).

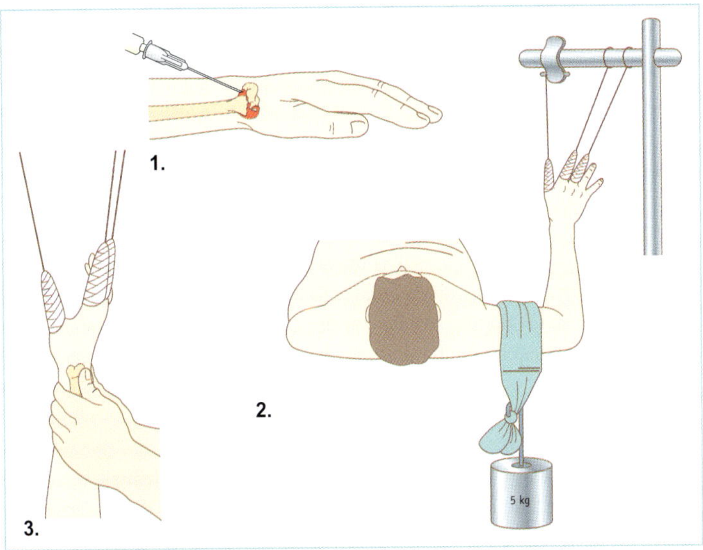

Abb. 5.22 Reposition einer distalen Radiusfraktur. Nach Bruchspaltanästhesie (1) wird die Fraktur mit „Mädchenfängern" ausgehängt (2) und dann geschlossen reponiert (3). [R144]

Retention

Für die Retention der (reponierten) Fraktur werden in der konservativen Therapie Gipsverbände (s. a. ➤ Abb. 5.49), Schienen (z. B. Cast) oder (Vakuum-)Orthesen eingesetzt. Je nach Lokalisation der Fraktur stehen konfektionierte Systeme zur Verfügung. Typische Retentionshilfen für die obere Extremität sind Unterarmgips(-schienen), Oberarmgips(-schienen) und der Gilchrist-Verband. An der unteren Extremität kommen häufig ein Unterschenkelgips oder Vakuumorthesen des Unterschenkels (sog. „Walker") zum Einsatz.

Gelenke Werden Gelenke in die Ruhigstellung einbezogen, sind diese möglichst in Funktionsstellung bzw. in der Stellung der maximalen Spannung der Gelenkkapsel und Bänder ruhigzustellen. Gelenke außerhalb der Ruhigstellung, insbesondere die angrenzenden Gelenke, sind immer aktiv im schmerzfreien Bereich zu bewegen. Bei Gelenken, die zur Einsteifung neigen, z. B. Schulter- und Ellenbogengelenk, ist, um dies zu verhindern, die Immobilisation (Retention) so kurz wie möglich zu halten. Konservative Me-

5.6.2.2 Konservative Frakturbehandlung

Geschlossene Reposition

- Unter Analgesie – mit Zug und Gegenzug – vor Einleitung einer Ruhigstellung
- Anschließende radiologische Kontrolle

Retention

Mit Gips, Schiene, (Vakuum-)Orthese

Gelenke:

- Ruhigstellung in *Funktionsstellung*
- Angrenzende Gelenke möglichst aktiv, schmerzfrei bewegen
- Schulter/Ellenbogen: Immobilisation kurz halten; passive oder aktive Bewegung (z. B. Pendeln des Arms) sinnvoll

thoden können hier geführte Bewegungen (passiv, unter Wegnahme des Gewichts) oder spezifische Übungen (z. B. Pendeln des Arms nach Poelchen) sein.

Wichtige **Regeln** bei externer Immobilisation:
- Immer gut *polstern*
- *Kontrolle am Folgetag* zwingend („Patientin im Gips hat immer recht")
- Gips *anfangs nie zirkulär:* Gips spalten
- Bei Abschwellen Gips neu anlegen (< 14 Tage)
- Retention ca. 6 Wochen bis stabile Heilung

Regeln Bei jeder Retention sind die folgenden Regeln zu beachten, um der Patientin nicht zu schaden:
- Es ist auf eine ausreichende Polsterung zu achten, um Druckstellen der Haut und Nervenschäden zu verhindern.
- Um die richtige Passform eines starren Gipsverbandes zu verifizieren, ist die Kontrolle am nächsten Tag notwendig (und medikolegal zwingend). Bestehen Beschwerden, so ist der Gips anzupassen oder neu anzulegen („die Patientin im Gips hat immer recht").
- Aufgrund der physiologisch zunehmenden Schwellung in den ersten Tagen nach einer Fraktur darf der primäre Gips nie zirkulär sein, sondern muss gespalten werden, und die Weichteile müssen regelmäßig kontrolliert werden.
- Im Verlauf kann es durch Abschwellen der Frakturregion zu einer zu lockeren Passform des Retentions-Gipses kommen, sodass die Neuanlage des Gipses oft einzuplanen ist.
- Die Ruhigstellung muss bis zur fortgeschrittenen Frakturheilung mit stabiler Verbindung der Frakturfragmente (meist 6 Wochen) erfolgen.

Kontrollen:
- Regelmäßige ärztliche Vorstellung
- Regelmäßige Röntgenkontrollen notwendig (Dislokation und Konsolidierung?)

Kontrollen Während der konservativen Therapie sind regelmäßige Vorstellungen bei der Ärztin notwendig, um die korrekt durchgeführte Retention und die Weichteile zu kontrollieren. In diesem Rahmen sollten regelmäßige Röntgenkontrollen der Fraktur angefertigt werden, einerseits zur Kontrolle der Kallusbildung und zunehmenden Frakturkonsolidierung (nach 6 Wochen) und andererseits zum Erkennen einer möglichen sekundären Dislokation.

Funktionelle Übungsbehandlung:
- Bei eingestauchten/übungsstabilen Frakturen
- Sofortige aktive Übung, schmerzfrei, ohne Belastung
- Nachts evtl. einfache Retentionshilfe

Funktionelle Übungsbehandlung In besonderen Fällen von „eingestauchten" und „übungsstabilen" Frakturen kann ohne Reposition und Retention direkt eine funktionelle Übungsbehandlung begonnen werden. Hierunter ist die – meist aktive – Übungsbehandlung im schmerzfreien Ausmaß ohne Belastung der entsprechenden Region zu verstehen. Zur Nacht kann ein einfaches Hilfsmittel zur Retention rezeptiert werden.

5.6.2.3 Operative Frakturbehandlung

5.6.2.3 Operative Frakturbehandlung

Die Klassifizierung der OP-Dringlichkeit ist in ➤ Kap. 2.2.6 dargestellt.

Geschlossene und offene Reposition
- *Geschlossen:* keine offene Manipulation der Fraktur
- *Offen:* Freilegung der Fraktur, Reposition unter direkter Manipulation der Fragmente und visueller Kontrolle

Geschlossene und offene Reposition

Auch für die operative Therapie von Frakturen stehen geschlossene und offene Repositionsverfahren zur Verfügung.
- Die operative, aber **geschlossene Reposition** findet im Operationssaal mit verschiedenen Hilfsmitteln statt, z. B. dem Extensionstisch. Nachfolgend wird das Osteosynthesematerial ohne weitere offene Manipulation an der Frakturregion eingebracht und fixiert. Die Reposition und Materiallage (= Retention) werden dabei mit intraoperativer Röntgendiagnostik (Bildverstärker) kontrolliert. Ein typisches Beispiel hierfür ist die Versorgung einer pertrochantären Fraktur mit einem proximalen Femurnagel.
- Bei der **offenen Reposition** und internen Fixierung von Frakturen („ORIF" = „open reduction and internal fixation") wird die Fraktur freigelegt und unter direkter visueller Kontrolle und direkter Manipulation reponiert.

(Interne) Osteosyntheseverfahren
Ziel: dauerhafte Frakturretention mit frühzeitiger Übungs- und teils Belastungsstabilität

(Interne) Osteosyntheseverfahren

Die Osteosynthese dient der dauerhaften Retention der Fraktur und damit der möglichst frühen Aufnahme der Übungsfunktion (= Rehabilitation). Die Stabilität der Osteosynthese wird dabei u. a. durch das Osteosynthesematerial, die Fraktur und die Knochenqualität beeinflusst. Das Ziel einer Osteosynthese muss die Übungsstabilität und möglichst früh auch die Belastungsstabilität sein.

Marknagelosteosynthese:
- Schienung im Markraum
- Verklemmung in Diaphyse und Verriegelung (proximal/distal)

Intramedulläre Marknagelosteosynthese Intramedulläre Osteosyntheseverfahren schienen den Knochen durch ihren Sitz im Markraum. Die intramedulläre Marknagelosteosynthese (➤ Abb. 5.23) beruht auf einer Verklemmung des Marknagels in der Diaphyse und einer bolzengestützten „Verriegelung" des Marknagels proximal und distal. Marknagelosteosynthesen werden z. B. bei Tibiaschaftfrakturen verwendet.

Interfragmentäre Zugschraube:
- Kompression durch gezielte Schraubenplatzierung
- Gewinde greift nur im schraubenkopffernen Fragment

Interfragmentäre Zugschraube Sie erzeugt eine Kompression im Bruchspalt, indem sie den Bruchspalt möglichst senkrecht quert und ihr Gewinde nur im schraubenkopffernen Fragment greift, während sie im schraubenkopfnahen Fragment entweder durch ein (größeres) Gleitloch läuft oder in diesem Fragment keinen Gewindeteil hat. So wird die schraubenkopfferne Kortikalis beim Eindrehen der Zugschraube „herangezogen". Verwendet werden dabei Spongiosaschrauben (greifen im spongiösen Knochen) meist im epiphysären Bereich und Kortikalisschrauben (Verankerung in der Kortikalis) meist im diaphysären Bereich. Ein typisches Beispiel für Zugschrauben ist die initial eingebrachte Zugschraube bei Außenknöchelfrakturen (➤ Abb. 5.23).

Plattenosteosynthese Dabei wird die Fraktur geschient, indem eine Platte auf den Knochen aufgebracht und mit Spongiosa- und/oder Kortikalisschrauben am Knochen fixiert wird (➤ Abb. 5.23). Es gibt dabei je nach Einsatzgebiet der Plattenosteosynthese industriell an die anatomischen Besonderheiten der Region angepasste „anatomische" Platten. Moderne Platten haben die Möglichkeit, Schraubenköpfe in der Platte über ein kleines Gewinde am Schraubenkopf winkelstabil zu verankern. Über eine damit vermehrte Neutralisation der Hebel- und Ausrisskräfte kommt es zu einer höheren Gesamtstabilität der Osteosynthese. Mit einer Plattenosteosynthese können verschiedene biomechanische Funktionen erreicht werden:

- Eine reine *Neutralisationsplatte* dient der erweiterten Festigung bei zuvor über eine interfragmentäre Zugschraube komprimierter Fraktur.
- Dagegen kann eine Platte durch Vorbiegen, durch Plattenspanner oder durch Nutzung einer sog. dynamischen Kompression (Schrauben mit abgeschrägten Köpfen werden am äußeren Rand von ovalären, ebenfalls abgeschrägten Plattenlöchern eingebracht) selbst eine interfragmentär komprimierende Wirkung auf den Frakturspalt ausüben.
- *Überbrückungsplatten* dienen der Schienung/Neutralisation von Trümmerzonen.
- Eine *Abstützplatte* sichert eine rekonstruierte Gelenkfläche vor einer sekundären Dislokation.

Typische Beispiele für den Einsatz von Plattenosteosynthesen sind distale Radiusfrakturen, Außenknöchelfrakturen und diaphysäre Frakturen des Unterarms.

Drahtosteosynthese Dabei werden meist Kirschner-Drähte (K-Drähte) zur Stabilisierung in den Knochen eingebracht, z. B. bei Frakturen der Zehen oder Mittelfußknochen. Größer dimensionierte Drähte können auch für eine intramedulläre Schienung von kleinen Knochen (z. B. Klavikula) als sog. elastisch stabile intramedulläre Nagelung (ESIN) im Kindesalter genutzt werden. Eine Drahtosteosynthese ist nur eingeschränkt zur Neutralisation größerer Hebelkräfte geeignet und muss dann z. B. durch Orthesen ergänzt werden.

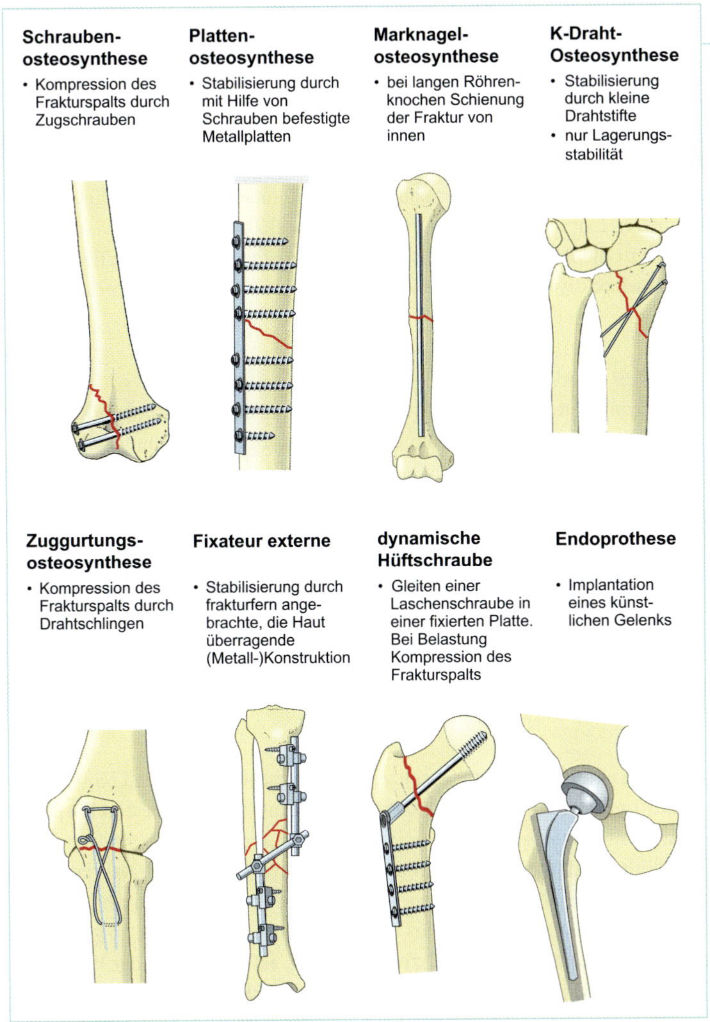

Abb. 5.23 Osteosynthese- und Stabilisierungsverfahren von Frakturen allgemein [L190]

Studentische Sicht

Plattenosteosynthese:
- Platte und Schrauben fixieren Fraktur
- Anatomisch vorgeformte Platten möglich
- Winkelstabile Schraubenverankerung = hohe Neutralisation von Hebel- und Ausrisskräften

Drahtosteosynthese:
- K-Drähte bei kleinen Knochen (z. B. Zehen, Mittelfuß)
- ESIN (z. B. bei Klavikula im Kindesalter)
- Geringe Stabilität → ggf. Ergänzung durch Orthese

ABB. 5.23

Cerclage: Drahtschlinge um Knochen zur Fragmentfixierung; meist als Zusatzverfahren, z. B. bei Marknagelosteosynthese

Zuggurtungsosteosynthese: Umwandlung muskulärer Zugkräfte in Kompression

Fixateur externe:
- Pins perkutan über ein externes Stangensystem
- Keine Implantate im Frakturbereich = Infektionsschutz
- Indikation: offene Frakturen, Weichteilschäden/-schwellung, Polytrauma
- Oft temporär, ggf. spätere Umstellung auf interne Versorgung

Weitere Operationsverfahren bei Frakturen

Fixateur interne: z. B. über Pedikelschrauben und Längsstangen an der Wirbelsäule

Alloplastischer Gelenkersatz: Endoprothese statt Rekonstruktion

Spongiosaplastik: Einfügen von Spongiosa in Knochendefekte

Postoperative Behandlung

Überwachung der *pDMS,* Prophylaxe und Früherkennung einer *Infektion, einer Thrombose und eines Kompartmentsyndroms; Physiotherapie*

Rehabilitation/Physiotherapie
- *Frühzeitige Übungsbehandlung* ist entscheidend
- Abhängig von der erreichten Stabilität erweitern
- Bedarfsgerechte *Analgesie*

Cerclage Als Cerclage bezeichnet man eine von außen um den Knochen geführte Drahtschlinge, welche die Frakturfragmente zusammenhält. Sie kommen meist in Kombination mit anderen Osteosyntheseverfahren zum Einsatz, z. B. bei der Marknagelosteosynthese des proximalen Femurs.

Zuggurtungsosteosynthese Dabei werden muskuläre Zugkräfte durch eine Drahtschlinge in Kompressionskräfte für die Fraktur umgewandelt (➤ Abb. 5.23). Ein Beispiel ist die Zuggurtungsosteosynthese von einfachen Olekranonfrakturen (➤ Abb. 5.41).

Fixateur externe Dabei werden perkutan eingebrachte Pins (Schanz-Schrauben und ggf. Steinmann-Nägel) distal und proximal der Fraktur über ein mit Backen verbundenes, externes Rohrstangensystem stabilisiert (➤ Abb. 5.23). Hierdurch wird im direkten Frakturbereich kein Fremdmaterial eingebracht, das eine Infektion begünstigen könnte. Mit diesem Verfahren können daher offene Frakturen oder Frakturen mit Weichteilschäden bzw. ausgeprägter Schwellung temporär fixiert oder Frakturen bei polytraumatisierten Patientinnen rasch stabilisiert werden. Häufig ist im Verlauf eine Konversion auf ein internes Osteosyntheseverfahren erforderlich. Frakturen können aber auch im Fixateur externe ausbehandelt werden.

Weitere Operationsverfahren bei Frakturen

Fixateur interne Dabei werden typischerweise „Pedikelschrauben" (analog der o. g. Schanz-Schrauben) von dorsal transpedikulär in Wirbelkörper eingebracht und über eine interne Fixateurstange verbunden. So ist eine Aufrichtung und dorsale Schienung (Retention) mehrerer Wirbel möglich.

Alloplastischer Gelenkersatz Bei nicht erfolgreich rekonstruierbaren Gelenkfrakturen oder kompromittierter Blutversorgung der gelenktragenden Fragmente mit Gefahr der Nekrose ist eine primäre Versorgung mit einem alloplastischen Gelenkersatz möglich (➤ Abb. 5.23). Beispiele hierfür sind Oberschenkelhalsfrakturen (Duokopf- oder Totalendoprothese) und Humeruskopffrakturen (Schulterprothesen).

Spongiosaplastik Besteht bei der internen Osteosynthese von Frakturen ein Knochendefekt, kann dieser mit eigenem Knochen (autogen) oder Fremdknochen (allogen) aufgefüllt werden. Dieses Verfahren wird als Spongiosaplastik bezeichnet, wobei die Spongiosa autogen meist vom Beckenkamm gewonnen wird.

Postoperative Behandlung

Auch operativ versorgte Frakturen müssen regelmäßig überwacht werden, um Wundheilungsstörungen, Infektionen, sekundäre Störungen der peripheren Durchblutung, Motorik und/oder Sensibilität („pDMS"), eine Thrombose oder ein Kompartmentsyndrom frühzeitig zu entdecken. Eine ausreichende medikamentöse Analgesie ist obligat. Leitliniengerecht muss bei Immobilisationen und/oder Teil-Ruhigstellungen oder Belastungsrücknahmen der unteren Extremität eine (u. a. medikamentöse) Thromboseprophylaxe durchgeführt werden. Frühestmöglich ist die Bewegung/Mobilisierung/Teilbelastung (= Rehabilitation) zu beginnen, an manchen Regionen auch passiv (z. B. „continuous passive motion" [CPM] bei kniegelenknahen Osteosynthesen).

Operative Behandlung offener Frakturen

Eine offene Fraktur bedarf der dringlichen operativen Behandlung, da sie mit einem hohen Risiko für Infektionen und Wundheilungsstörungen einhergeht. Die am Unfallort steril abgedeckte Wunde sollte erst im Operationssaal unter sterilen Bedingungen genau inspiziert werden. Die nächsten Schritte sind dann – unter frühestmöglichem Beginn einer Antibiotikatherapie [nach Leitlinie] – das chirurgische Débridement und die Wundspülung. Die Fraktur wird meist temporär mit Fixateur externe stabilisiert. Der Weichteildefekt muss oft temporär mit Kunsthaut oder V. A. C. (Vacuum assisted Closure) gedeckt werden. Es können mehrere geplante Folgeeingriffe mit wiederholten Wunddebridements notwendig werden. Sekundär wird die Fraktur dann definitiv versorgt mit der Konversion vom Fixateur externe auf ein internes Osteosyntheseverfahren, genauso wie ggf. ein sekundärer Weichteilverschluss oder die plastische Deckung notwendig sind. Dabei ist ein adäquater Weichteilverschluss vor Einbringen einer internen Osteosynthese notwendig.

Rehabilitation/Physiotherapie

Nach der Reposition und Retention einer Fraktur ist die frühzeitige Übungsbehandlung und Mobilisation (= Rehabilitation) aller verletzter und aller angrenzender (aber auch entfernterer) Gelenke und Körperabschnitte – in schmerzfreiem Ausmaß – essenziell.

Die physiotherapeutische Nachbehandlung von operativ und konservativ versorgten Frakturen richtet sich nach der erreichten Primärstabilität und wird im Zeitverlauf – mit dem erreichten Grad der sekundären Stabilität (Knochenheilung) – angepasst. Übungsstabile Osteosynthesen können bereits ab gesicherter Wundheilung aktiv ohne Last und physiotherapeutisch (aktive Bewegung, aktiv-assistiv unter Wegnahme von Eigengewichten, sowie passiv [CPM] im Bereich großer Gelenke [Knie/Schulter]) beübt werden.

Chronische Schwellungen werden mit Hochlagerung, Lymphdrainage und mittelfristig mit Kompressionsbandagen/-strümpfen versorgt. Dies wirkt schmerzlindernd, heilungsfördernd und verbessert die Funktion von Gelenken.

Schmerzfreiheit bzw. -armut ist ein wesentliches Prinzip der Rehabilitation. Auch nicht betroffene Körperabschnitte müssen aktiviert werden.

Komplikationen der Frakturbehandlung

Nach jeder operativen Versorgung bestehen die Risiken einer Wundheilungsstörung, einer Wundinfektion oder einer periimplantären Infektion bis hin zur Infektion des Knochens (Osteitis). Intraoperativ können umliegende Strukturen, wie z. B. Nerven und Gefäße, verletzt werden und zu bleibenden Schäden führen. Spezifische Komplikationen einzelner Verletzungen sind im jeweiligen Kapitel aufgelistet.

Frakturen an der unteren Extremität haben durch die Immobilisation, die Ruhigstellung und eine mögliche Operation ein erhöhtes Risiko für eine tiefe **Beinvenenthrombose** (ggf. mit lebensbedrohlicher Lungenarterienembolie [➢ Kap. 3.3.5]).

Durch das Weichteiltrauma, sekundäre Blutungen, postischämische Gewebeschwellung, aber auch durch zu eng angelegte Gipse/Schienen kann ein **Kompartmentsyndrom** entstehen (➢ Kap. 5.9.1).

Eine Frakturheilung kann sowohl bei konservativer als auch bei operativer Versorgung verzögert ablaufen (> 16 Wochen). Eine ausbleibende radiografisch kontrollierte Frakturausheilung 6 Monate nach Trauma wird als **Pseudarthrose** bezeichnet und kann einen operativen Revisionseingriff erfordern.

Nach einer Fraktur kann eine Bewegungseinschränkung zurückbleiben und es kann ein **komplex regionales Schmerzsyndrom** (CRPS, ➢ Kap. 5.9.2) entstehen.

Stellungsabweichungen im Skelettsystem mit Funktionsstörungen oder persistierenden Beschwerden sowie eine **posttraumatische Arthrose** können bei konservativer und operativer Versorgung im Langzeitverlauf auftreten. Eine möglichst anatomische Reposition der Gelenkfläche senkt das Risiko einer posttraumatischen Arthrose.

Eingebrachtes Osteosynthesematerial kann versagen, ausbrechen oder der Knochen um die Osteosynthese kann erneut brechen.

5.6.3 Schaftfrakturen

Nico Hinz, Arndt-Peter Schulz

NKLC Kompetenzebene: **2**, klin. Diagnostik, app. Diagnostik, Therapie, **Notfall**, **Management**

Schaftfrakturen betreffen den diaphysären Bereich der Röhrenknochen des Oberarms, Unterarms, Oberschenkels oder Unterschenkels. Diese können völlig unterschiedlich in der Entstehung sein (Sport [Humerus, Unterarm, Tibia], Verkehrsunfall [Unterschenkel], Hochgeschwindigkeit [Femur]), sollen aber hier aus Gründen der Systematik von Frakturen und zur Darstellung von Therapieprinzipien gemeinsam – **am Beispiel der Unterschenkelfraktur** – besprochen werden.

Unterschenkelschaftfrakturen (per definitionem Tibia- plus Fibulafraktur) sind ein typischer und häufiger Vertreter der Schaftfrakturen. Sie entstehen entweder durch ein direktes Trauma (z. B. Anprall der Stoßstange eines Autos gegen den Unterschenkel) oder durch indirekte Kräfte (z. B. Verdrehtrauma beim Fußball oder Skifahren), insbesondere bei jüngeren Patientinnen. Ein direktes Anpralltrauma führt dabei eher zu einer Schräg- oder Biegungsfraktur mit Keil, ein Torsionstrauma eher zu einer Spiralfraktur. Unterschenkelschaftfrakturen gehen aufgrund der anatomischen Lage der Knochen und aufgrund der o. g. Verletzungsätiologien häufig mit einer schweren Kontusion der umgebenden Weichteile einher. Offene Frakturen und ein Kompartmentsyndrom sind häufige Komplikationen und bestimmen maßgeblich die Prognose und Therapie der Verletzung.

Klinik und Diagnostik

Symptome Klinisch imponieren Schaftfrakturen mit den allgemeinen Frakturzeichen wie Schmerzen mit Belastungsunfähigkeit der Extremität, Hämatom und Schwellung, Fehlstellung und Krepitationen (➢ Kap. 1.3.1.2).

Körperliche Untersuchung Es ist besonders auf offene Frakturen bzw. höhergradige Weichteilschäden zu achten. Entsprechende Wunden sollten dabei nur unter sterilen Bedingungen und wenn möglich im Operationssaal oder ähnlichen Bedingungen genauer inspiziert werden. Auf die Spannung der Weichteile und die typischen Symptome eines Kompartmentsyndroms ist zu achten (➢ Kap. 5.9.1). Die angrenzenden Gelenke müssen immer mituntersucht werden, um eine mögliche Begleitverletzung nicht zu übersehen:

- Am Unterschenkel kommt es in bis zu > 20 % der Fälle zu begleitenden Sprunggelenkverletzungen und zu 20–30 % der Fälle zu ligamentären Begleitverletzungen des Kniegelenks.
- Am Unterarm sind die Monteggia-Fraktur (proximale Ulnafraktur und Luxation des Radiusköpfchens) und die Galeazzi-Fraktur (distale Radiusschaftfraktur und [Sub-]Luxation der Ulna im distalen Radioulnargelenk) häufig (➢ Abb. 5.24).

Studentische Sicht

Komplikationen der Frakturbehandlung
- Infektion
- Nervenschäden
- Venenthrombose
- Kompartmentsyndrom
- Pseudarthrose
- CRPS
- Posttraumatische Arthrose

5.6.3 Schaftfrakturen
- Häufig *Unterschenkelschaftfrakturen* durch direkte oder indirekte Krafteinwirkung
- Häufig *ausgeprägte Weichgewebsläsionen*

Klinik und Diagnostik

Symptome: Schmerz, Schwellung, Fehlstellung, Krepitationen, Funktionsverlust

Untersuchung:
- Bei offenen Frakturen und Weichteilschäden Wundinspektion möglichst im OP/steril
- Immer *angrenzende Gelenke mituntersuchen*

Am Unterarm häufige Kombinationsverletzungen: *Monteggia-/Galeazzi-Fraktur*

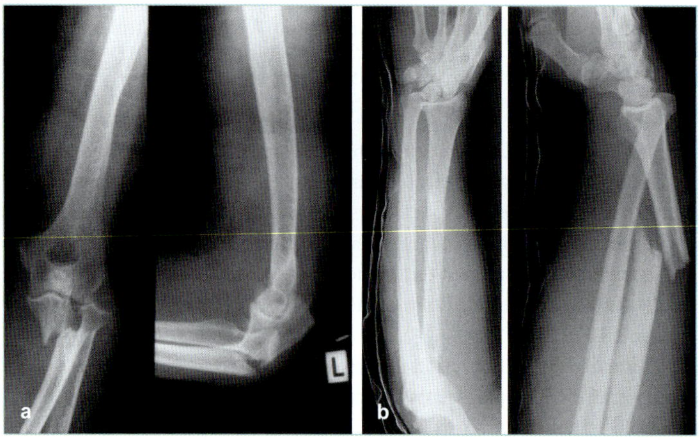

Abb. 5.24 Monteggia- und Galeazzi-Fraktur [P1647]
a) Bei der Monteggia-Fraktur ist die Ulna proximal frakturiert und der Radius im Ellenbogengelenk luxiert.
b) Bei der Galeazzi-Fraktur kommt es zur distalen Radiusfraktur und zur Luxation der Ulna aus dem Radioulnargelenk.

Bildgebung:
- *Gesamter Knochen mit angrenzenden Gelenken* in 2 Ebenen
- Fraktureinteilung nach AO-Klassifikation
- Bei Verdacht auf intraartikuläre Fraktur: gezielte Röntgenaufnahme und CT
- Gegebenenfalls CT-Angiografie/Doppler-Sonografie

Apparative Diagnostik Die Standarddiagnostik bei Verdacht auf eine Unterschenkelschaftfraktur besteht aus der Röntgenuntersuchung des Unterschenkels in 2 Ebenen mit Abbildung des Sprung- und Kniegelenks (➤ Abb. 5.25). Damit kann die Diagnose der Fraktur z. B. nach der sog. AO-Klassifikation gestellt werden (➤ Abb. 5.25, s. a. ➤ Kap. 5.6.1.1). Bei Verdacht auf eine Verletzung der angrenzenden Gelenke können eine gezielte Röntgenaufnahme und/oder eine CT ergänzt werden. Bei nicht sicher einschätzbarer peripherer Durchblutung oder Verdacht auf eine Gefäßverletzung ist die Doppler-Sonografie der Gefäße, und bei nicht eindeutigem Doppler-Befund die CT-Angiografie indiziert.

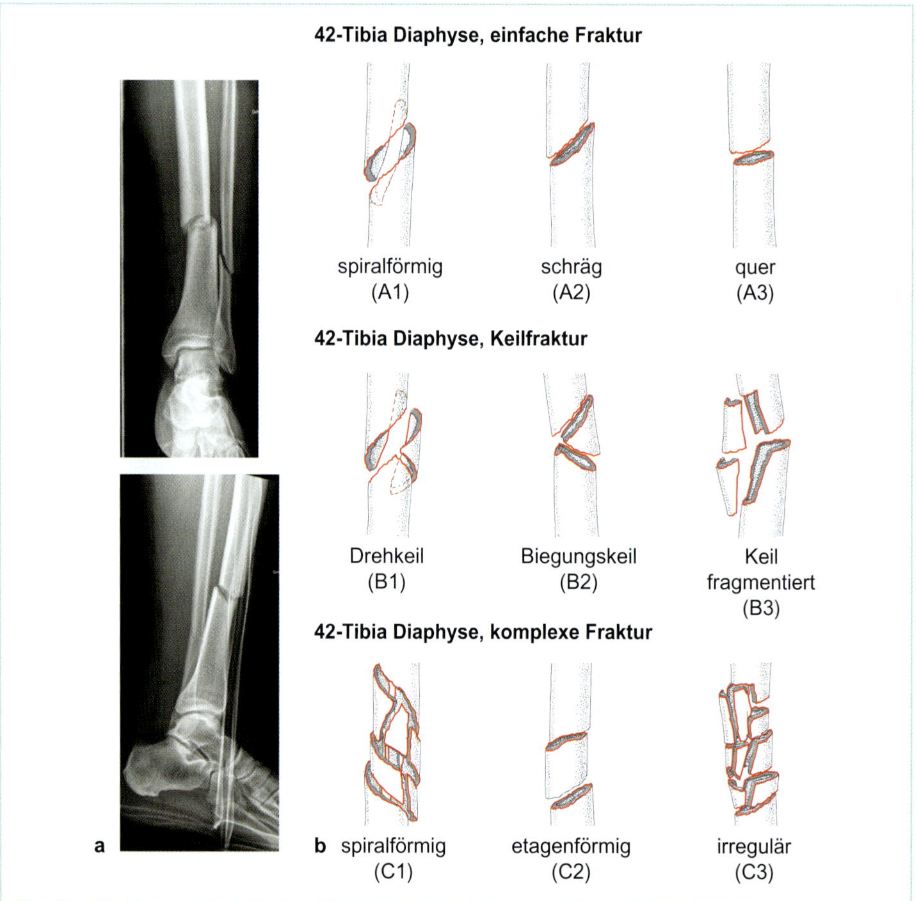

Abb. 5.25 Unterschenkelschaftfraktur
a) Unterschenkelspiralfraktur im Röntgen des Unterschenkels in 2 Ebenen [P1656]
b) Prinzip der AO-Klassifikation der Schaftfrakturen [L190]

MERKE Bei einer vermuteten Schaftfraktur ist der betroffene Abschnitt mit den angrenzenden Gelenken auf Röntgenaufnahmen in 2 Ebenen zu untersuchen.

MERKE

Therapie und Management

Konservative Therapie Eine konservative Therapie von Schaftfrakturen ist grundsätzlich möglich und sogar die „klassische" historische Frakturbehandlung. Durch die notwendige Ruhigstellung der angrenzenden Gelenke und aufgrund der langen Ruhigstellungszeiten (4–8 Wochen, je nach Körperabschnitt) sind die Ergebnisse aber funktionell nicht zufriedenstellend und die Patientinnen bedürfen einer langen stationären Therapie und einer monatelangen Nachbehandlung (allein aufgrund der Gelenksteifen). So sind konservative Frakturbehandlungen seit den 1950er Jahren vielfach verlassen worden und eine operative Therapie ist aus Gründen der frühfunktionellen Behandlung meist indiziert.

Operative Therapie Für die operative Therapie stehen sog. intramedulläre und extramedulläre **Osteosyntheseverfahren** zur Retention der Fraktur zur Verfügung (➢ Kap. 5.6.2.3). Ihr besonderer Vorteil ist die frühestmögliche Wiederaufnahme der aktiven Bewegung der angrenzenden Gelenke. Ein höhergradiger Weichteilschaden und/oder eine Weichteilschwellung, eine offene Fraktur und ein Kompartmentsyndrom können die Therapie erschweren und zunächst die temporäre Anlage eines Fixateur externe erfordern. Im Verlauf ist dann die Konversion auf eine interne Frakturstabilisierung, meist mittels intramedullärer Marknagelosteosynthese (➢ Abb. 5.26), möglich. Plattenosteosynthesen (extramedullär) sind insbesondere bei begleitenden Gelenkschäden notwendig.

Bei **Monteggia- und Galeazzi-Verletzungen** werden die Frakturkomponenten operativ meist mit einer internen Plattenosteosynthese versorgt. Durch die Stabilisierung und Reposition des meist stark verschobenen Schaftes stellt sich der luxierte Knochenanteil in der Regel von selbst ein, muss aber ggf. zusätzlich stabilisiert werden (z. B. Transfixation des distalen Radioulnargelenks).

Therapie und Management

Konservative Therapie: heute eher *selten* wegen langer Dauer und eher schlechtem Outcome

Operative Therapie: *intra- und extramedulläre* Osteosyntheseverfahren mit *frühfunktioneller Beübung*

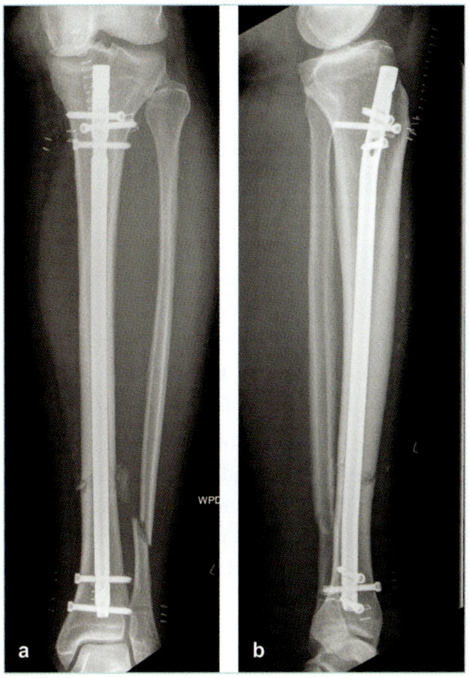

Abb. 5.26 Mit Marknagelosteosynthese der Tibia versorgte Unterschenkelschaftfraktur [P1656]
a) Röntgenbild a.-p.
b) Röntgenbild seitlich

KOMPETENZBASIERTES VORGEHEN

KOMPETENZBASIERTES VORGEHEN (NKLC)

Notfall

Zügige und zielgerichtete Diagnostik/Therapie vor allem bei:
- Offenen Frakturen
- Blutungen
- Störungen der peripheren DMS
- Begleit- bzw. Mehrfachverletzungen (z. B. Schädel-Hirn-Trauma, Körperstamm)

Management

- **Erstversorgung:** nach ABCDE-Schema (➤ Kap. 1.3.1.1), insbesondere:
  - C: i. v. Zugang
  - E: Schienung/Ruhigstellung (grobe Reposition in die optische Achse und Retention), Ausschluss Begleitverletzungen
  - Sowie: medikamentöse Analgesie, offene Fraktur → steriler Wundverband, Abstrichentnahme, Einleitung einer Antibiotikatherapie und evtl. Tetanusimpfung; Prophylaxe eines möglichen Kompartmentsyndroms → Niveaulagerung und Kühlung der betroffenen Extremität, regelmäßige Kontrollen (alle 3 Stunden); Röntgendiagnostik und Planung der Therapie
- **Entscheidungsfindung:**
  - Konservative Therapie selten, aber grundsätzlich möglich, vor allem überwiegend an oberer Extremität, bei stabilen Frakturen ohne wesentliche Weichteilverletzung, bei Kontraindikationen für eine OP
  - OP in der Regel notwendig, vor allem bei Frakturen der an der unteren Extremität, dislozierten Frakturen, offenen Frakturen, Gefäßverletzungen, Kompartmentsyndrom, höhergradigem Weichteilschaden, Mehretagenfrakturen, Beteiligung angrenzender Gelenke und pathologischen Frakturen; auch bei sekundär dislozierten Frakturen
- **Prinzipien der Versorgung:**
  - Konservative Therapie: Ruhigstellung mit Schiene/gespaltenem Gips bis zur Abschwellung, dann ggf. Ausbehandlung in Gips/Orthese; Mobilisieren aller Gelenke; ggf. Thromboseprophylaxe, radiologische Kontrollen
  - OP: offene Fraktur, kritischer Weichteilschaden oder Polytrauma → Fixateur externe, Débridement mit ggf. temporärem Wundverschluss; im Verlauf → sekundäre definitive interne Stabilisierung mit Osteosynthese, meist intramedulläre Marknagelosteosynthese (➤ Abb. 5.26)
- **Nachbehandlung:** möglichst aktive Bewegung aller angrenzenden Gelenke bei suffizienter Analgesie, schmerzadaptierte Belastung oder Belastungsrücknahme (z. B. an Gehstützen); Röntgenkontrollen zur Darstellung der korrekten Materiallage und korrekten Achsstellung sowie zum Monitoring der regelrechten knöchernen Konsolidierung
- **Erfolgsparameter:** achsgerechte Reposition, störungsfreie Heilung mit knöcherner Konsolidierung, volle Belastungsfähigkeit und Beweglichkeit der angrenzenden Gelenke
- **Komplikationen:**
  - Bei Frakturen an der unteren Extremität: Thrombosen, verzögerte Knochenbruchheilung (Unterschenkel > 10 %), Pseudarthrosen und sekundäre Dislokationen
  - Kompartmentsyndrom, Infektionen/Osteitis bei offenen Frakturen, veränderte Beinlänge, Beinachse und/oder Rotation

5.6.4 Klavikulafraktur

5.6.4 Klavikulafraktur

Jasper Frese, Arndt-Peter Schulz

NKLC Kompetenzebene: **3a, klin. Diagnostik, app. Diagnostik**, Therapie, Notfall, **Management**

Häufig durch *indirektes Trauma* (etwa durch Sturz auf Arm) und im mittleren Drittel (➤ Abb. 5.27).
Dislokationsgefahr bei Frakturen im lateralen Drittel.

Die Klavikulafraktur entsteht meist durch ein indirektes Trauma, z. B. einen Sturz auf den Arm oder die Schulter. Bei der Weiterleitung der Kraft über die Klavikula als einzigem Verbindungsstück zwischen Arm und Körperstamm bricht sie als schwächstes Glied in der Kette. Frakturen durch direkten Anprall sind selten und können nach Verkehrsunfällen z. B. als Gurtverletzung auftreten. In den meisten Fällen bricht die Klavikula im mittleren Drittel, bei Frakturen im lateralen Drittel hängt eine eventuelle Dislokation von der Lage der Fraktur zum korakoklavikulären Bandkomplex ab (➤ Abb. 5.27).

Klinik und Diagnostik

Symptome: lokale *Schmerzen* und *Bewegungseinschränkungen*

Untersuchung: *Frakturzeichen* lassen Rückschluss auf Lokalisation und Ausprägung der Fraktur zu.

Klinik und Diagnostik

Symptome Die Patientinnen beklagen häufig eine schmerzhafte Bewegungseinschränkung des Arms und lokale Schmerzen über dem Schlüsselbein.

Körperliche Untersuchung Inspektorisch lassen sich, je nach der Lokalisation der Fraktur und der damit verbundenen Dislokation der Fragmente (durch die ansetzende Muskulatur und die Schwerkraft) sowie durch die Ausprägung des Frakturhämatoms, im Seitenvergleich Konturverwerfungen sowie Verkürzungen der Klavikula ausmachen (s. a. Frakturzeichen, ➤ Kap. 1.3.1.2). Palpatorisch kann, abhängig von der Ausprägung des Weichteilmantels, eine Stufe tastbar sein. Im Rahmen der Untersuchung ist auf Begleitverletzungen zu achten, die in der Kraftachse des Traumas liegen. Dazu gehört auch eine Untersuchung distal der Fraktur und eine großzügige Indikation zur Bildgebung (**Cave:** der Schmerz der Klavikulafraktur kann den Schmerz im Ellenbogengelenk oder der Handwurzel überschatten und milder erscheinen lassen!). Ein Hämato-/Pneumothorax in Verbindung mit Frakturen im Bereich des Brustkorbs sind immer diagnostisch

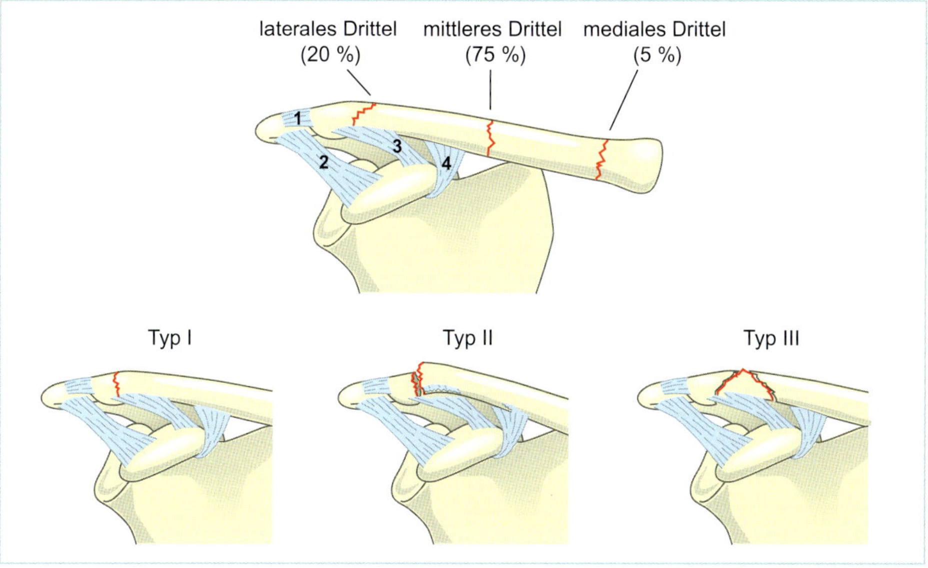

Abb. 5.27 Klavikulafrakturen. Die meisten Frakturen sind im mittleren Drittel lokalisiert; 1 = Lig. acromioclaviculare, 2 = Lig. coracoacromiale, 3/4 = Lig. coracoclaviculare mit Lig. trapezoideum (3) und Lig. conoideum (4). Die Frakturen des lateralen Drittels werden nach Neer hinsichtlich ihrer Lage zum korakoklavikulären Bandkomplex eingeteilt, womit die Dislokationstendenz beschrieben werden soll. Beim Typ I ist das Lig. coracoclaviculare stabil, die Fraktur ist wenig gefährdet zu dislozieren. Bei Typ II wird das mediale Fragment nicht mehr durch das Lig. coracoclaviculare stabilisiert, womit die Gefahr der Dislokation besteht. Kennzeichnend für Typ III ist die Ausdehnung der Fraktur ins Akromioklavikulargelenk. [L157]

Tab. 5.5 Mögliche Nerven- und Gefäßschäden bei Klavikulafraktur

Verletzte Struktur	Klinische Zeichen
Plexus brachialis	Schmerzunabhängige motorische Funktions- oder Sensibilitätseinschränkung des Arms, der Hand und der Schulter im Seitenvergleich
A. subclavia/axillaris	• Unterschied der Pulse der A. brachialis oder der A. radialis im Seitenvergleich • Expandierendes Hämatom der Supraklavikulargrube • Kreislaufinstabilität

abzuklären. Am gleichseitigen Arm sind unbedingt die Durchblutung, Motorik und Sensibilität zu kontrollieren (➤ Tab. 5.5).

Apparative Diagnostik Zur Diagnostik der Fraktur müssen Röntgenaufnahmen der Klavikula in 2 Ebenen angefertigt werden (a.-p., ➤ Abb. 5.28, und schräg von kaudal).

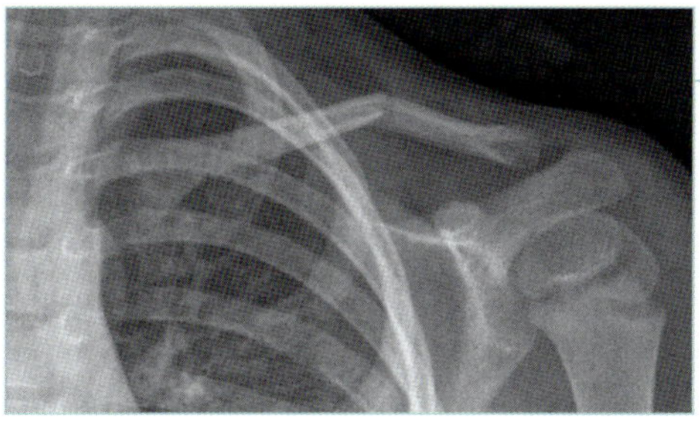

Abb. 5.28 Klavikulafraktur im mittleren Drittel im a.-p. Röntgenbild [M1113]

Therapie und Management

Konservative Therapie Die konservative Therapie beginnt mit einer Ruhigstellung des Schultergelenks in der Schultergelenkorthese (früher viel genutzte „Rucksackverbände" sind allgemein verlassen worden). Nach wenigen Tagen (schmerzadaptiert) kann eine aktive Bewegung im Schultergelenk gestartet werden, passiv ist die Schulter bis 90° zu führen. Nach 2–3 Wochen kontrolliert man die Stellung der Fraktur im Röntgen. Je nach Druckdolenz über dem Kallus wird das aktive Bewegungsausmaß in der Schulter nach 4–6 Wochen bis maximal 90° Abduktion gesteigert. Mit Abschluss der 6. Woche sollten die Patientinnen den Arm über die Horizontalebene bewegen.

Operative Therapie Eine operative Therapie ist in den folgenden Fällen indiziert:

- Fraktur im lateralen Drittel (abhängig von der Neer-Klassifikation, die Instabilitätsgrade beschreiben kann, ➤ Abb. 5.27)

Studentische Sicht

ABB. 5.27

Diagnostik: Eine *Röntgenuntersuchung* (➤ Abb. 5.28) ist obligat!

ABB. 5.28

Therapie und Management

Meist **konservativ** mit Ruhigstellung via Schultergelenkorthese und passiver Beübung für 6 Wochen.

OP-Indikationen:

- Fraktur im lateralen Drittel
- Gefahr der Durchspießung der Haut
- Starke Dislokation
- Gescheiterte konservative Maßnahmen

- Gefahr der Durchspießung der Haut durch Fragmente
- Dislokation um mehr als eine Schaftbreite, Achsabweichungen, mit resultierender starker Verkürzung der Klavikula
- Gescheiterter konservativer Behandlungsversuch mit Pseudarthrosenbildung oder grober sekundärer Dislokation

Technisch wird entweder eine offene Reposition und interne Stabilisierung (ORIF) mit Plattenosteosynthese (➢ Abb. 5.29) oder, besonders bei Kindern, eine intramedulläre Stabilisierung mit elastischen Drähten (ESIN) vorgenommen.

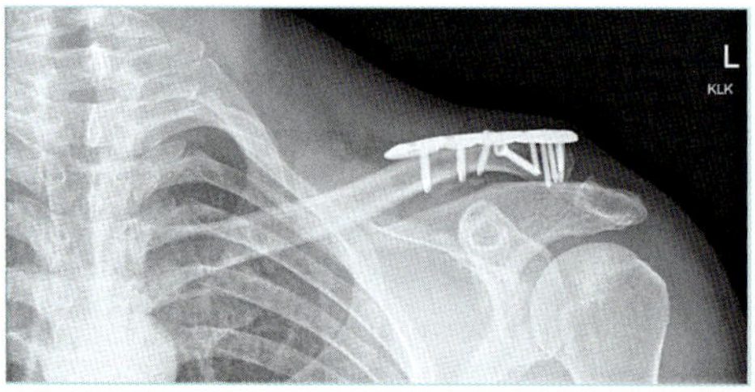

Abb. 5.29 Mit ORIF (winkelstabile Plattenosteosynthese und interfragmentäre Zugschraube) versorgte Klavikulafraktur im a.-p. Röntgenbild [T801]

KOMPETENZBASIERTES VORGEHEN

KOMPETENZBASIERTES VORGEHEN (NKLC)

Notfall

- Offene Fraktur
- Durchblutungs- oder Plexusschäden
- Atemnot bei begleitenden Rippenfrakturen

Management

- **Erstversorgung:** Schultergelenkorthese (klassisch: Gilchrist/Desault) → fixiert den Arm am Rumpf und dient der Ruhigstellung und Analgesie
- **Entscheidungsfindung:** prinzipiell konservativ-frühfunktionell möglich; OP bei offenen Frakturen, Durchspießungsgefahr der Haut, Rippenfrakturen (Atemhilfsmuskulatur), lokalen Begleitverletzungen (Plexus)
- **Prinzipien der Versorgung:** konservative Therapie mit Ruhigstellung in der Schultergelenkorthese und zunehmender aktiver Bewegung (Beginn nach wenigen Tagen, nach 4–6 Wochen sollten 90° Abduktion und Anteversion erreicht sein); operative Therapie mit ORIF (Plattenosteosynthese) oder, besonders bei Kindern, ESIN (Markraumschienung)
- **Nachbehandlung:** frühe passive Bewegung im Schultergelenk in schmerzfreiem Ausmaß: eigenständige Pendelübungen, aktive Steigerung des Bewegungsausmaßes; Last und Kraft auf den Arm sollten bis zum Abschluss der 6. postoperativen Woche vermieden werden
- **Erfolgsparameter:** störungsfreie Heilung mit knöcherner Konsolidierung (> 6 Wochen)
- **Komplikationen:** Pseudarthrosen, meist im lateralen Drittel; seltener Refrakturen

5.6.5 Proximale Humerusfraktur

5.6.5 Proximale Humerusfraktur

Jasper Frese, Arndt-Peter Schulz

NKLC

Gelenkbeteiligende und gelenknahe Frakturen

Kompetenzebene: **2**, klin. Diagnostik, app. Diagnostik, Therapie, **Notfall, Management**

Eine der *4 häufigsten* osteoporoseassoziierten Frakturen!

Die proximale Humerusfraktur ist heute insbesondere bei älteren Menschen nach einem einfachen Sturz und seltener im Rahmen von Verkehrs- und Sportunfällen zu diagnostizieren. Sie gehört mit der distalen Radiusfraktur (➢ Kap. 5.6.7), der Wirbelkörperfraktur (➢ Kap. 6.9.6) und der hüftgelenknahen Femurfraktur (➢ Kap. 5.6.9) zu den 4 häufigsten Frakturen, die mit einer Osteoporose assoziiert sind. Ihre Versorgung beim älteren Menschen muss in der Indikationsfindung vorbestehende Bewegungseinschränkungen im humeroskapulären Gelenk, aber auch die Notwendigkeit eines festen Halts durch die Arme berücksichtigen.

Klinik und Diagnostik

Symptome: immobilisierende Schmerzen

Klinik und Diagnostik

Symptome Typisch sind immobilisierende Schmerzen im Bereich der Schulter und sich nach distal den Oberarm hinabziehende Hämatome.

Apparative Diagnostik Standard sind Röntgenbilder der Schulter in 2 Ebenen, wobei in der Regel eine a.-p. Aufnahme und eine sog. tangentiale Aufnahme angefertigt werden (➤ Abb. 5.30). Bei mehrfragmentären und gelenkbeteiligenden Frakturen ist eine CT-Untersuchung hilfreich, um die Behandlungsindikation stellen zu können (➤ Abb. 5.31). Dabei orientiert man sich – auf Neer (1917–2011) zurückgehend – an grundsätzlich 4 Fragmenten („parts"): Tuberculum majus und minus, Schaft und Kalotte. Neer-I-Frakturen sind unverschoben, Neer-IV-Frakturen werden nach dem Tuberculum-majus-Fragment weiter eingeteilt.

Diagnostik: Röntgenbilder in 2 Ebenen (a.-p. und tangential), ggf. CT; Klassifikation nach Neer

CAVE Zur Röntgendiagnostik sollte man bei vermuteten schultergelenknahen Frakturen/Luxationen nicht den Arm im humeroskapulären Gelenk zu drehen versuchen, sondern die Patientin bzw. die Röntgenröhre zur 2. Ebene drehen.

CAVE

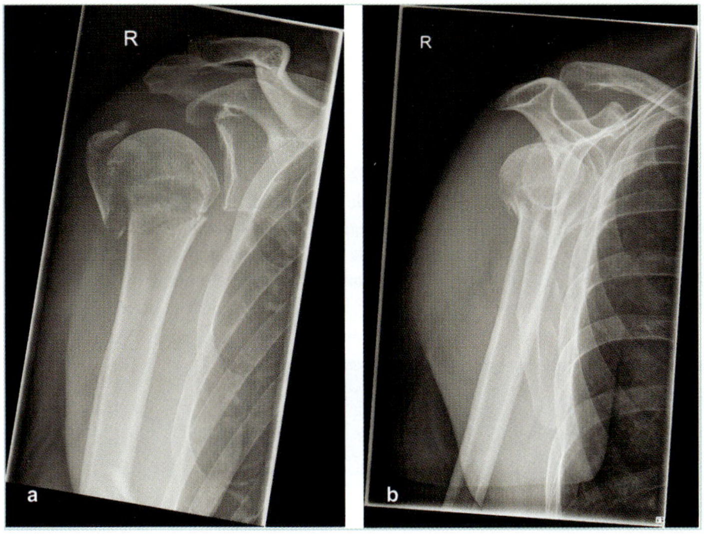

Abb. 5.30 Proximale Humerusfraktur im Röntgenbild in 2 Ebenen [P1656]
a) Die (technisch gut ausgeführte) a.-p. Projektion zeigt die varisch verkippte Kalotte und das dislozierte Tuberculum-majus-Fragment. Nach Neer handelt es sich um einen Typ IV/3.
b) In der tangentialen Aufnahme ist das Glenoid gut abgebildet, der Humeruskopf (die Fragmente) projizieren sich auf die Kalotte (sind damit nicht luxiert) und zeigen keine weitere Dislokation in der Achse zum Schaft.

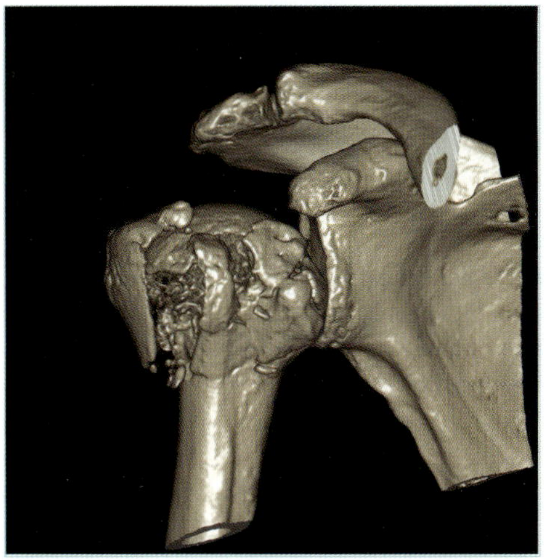

Abb. 5.31 Proximale Humerusfraktur in einer 3-D-Rekonstruktion einer CT-Untersuchung. Zu erkennen ist nicht nur die Fraktur des Tuberculum majus, sondern auch die des Tuberculum minus (die oft in der nativen Röntgenuntersuchung nicht zu sehen ist). Nach Neer handelt es sich um einen Typ IV/4. [P1656]

Therapie und Management

Grundsätzlich sind proximale Humerusfrakturen eine Domäne der **konservativen Therapie,** gerade im Alter jenseits des 70. Lebensjahrs. Einfache Frakturen und solche mit geringer Dislokation der Einzelfragmente werden mit temporärer Ruhigstellung und frühfunktioneller Beübung (aktives Pendeln nach wenigen Tagen und passive Bewegungen nach 1–2 Wochen) behandelt. Regelmäßige klinische und radiologische

Therapie und Management

- Grundsätzlich am ehesten konservativ vor allem bei älteren Patientinnen ≥ 70 Jahre
- Bei Luxationsfrakturen oder nicht wiederherstellbarer Gelenkfläche: Endoprothese
- Inverse Prothese bei z. B. degenerierter Rotatorenmanschette

Verlaufskontrollen sowie ein Konzept für die physiotherapeutische Beübung der betroffenen Schulter stehen dabei im Vordergrund.

Wenn eine **Osteosynthese** geplant ist, stehen eine winkelstabile Plattenosteosynthese (➢ Abb. 5.32) sowie eine Nagelosteosynthese (➢ Abb. 5.33) zur Verfügung. Die Wahl der Modalität hängt maßgeblich von der Präferenz der Operateurin ab und hat insbesondere die frühe aktive Beweglichkeit des Schultergelenks zum Ziel. Die Plattenosteosynthese kann vor allem bei Frakturen mit erheblichen Dislokationen eingesetzt werden.

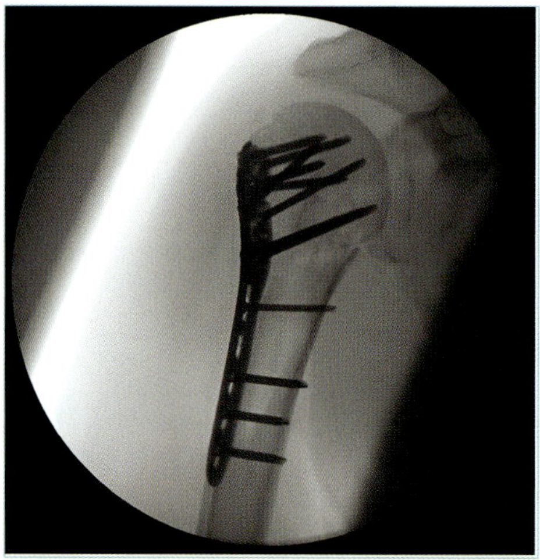

Abb. 5.32 Mit einer Plattenosteosynthese versorgte proximale Humerusfraktur im intraoperativen Durchleuchtungsbild. Man erkennt die wiederhergestellte Anatomie mit ausgerichteter Kalotte und fixiertem Tuberculum majus, wodurch eine aktive Führung im humeroskapulären Gelenk gelingt. [P1656]

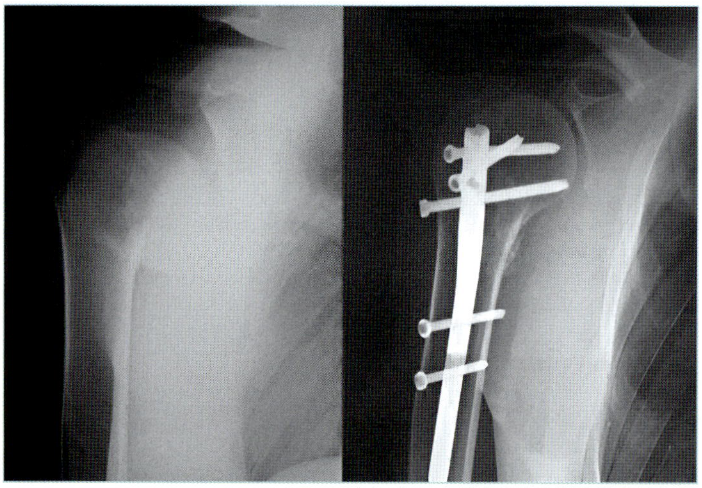

Abb. 5.33 Nagelosteosynthese am proximalen Humerus. Die „innere Schienung" der Fraktur muss durch die Bolzen zusätzlich gegen den Schaft und hinsichtlich Kalotte und Tubercula gesichert werden. [P1656]

Bei Luxationsfrakturen, bei erheblichem Dislokationsgrad der Fragmente, bei einer nicht wiederherstellbaren Gelenkfläche sowie gescheiterten Osteosynthesen mit sekundärer Dislokation oder einer Nekrose des Humeruskopfes kann das Gelenk durch eine **Endoprothese** ersetzt werden (➢ Abb. 5.34). Bei den häufig älteren Patientinnen fehlt oft auch eine stabilisierende Rotatorenmanschette. Um die Stabilität im Gelenk nach prothetischer Versorgung zu erhalten, wird häufig eine sog. „inverse" Prothese eingesetzt, bei der auf das Glenoid eine Halbkugel oder „Glenosphäre" aufgesetzt wird und der Humeruskopf einen pfannenartigen Aufsatz bekommt. Für Stabilität und Bewegung im Schultergelenk ist nun der M. deltoideus maßgeblich zuständig.

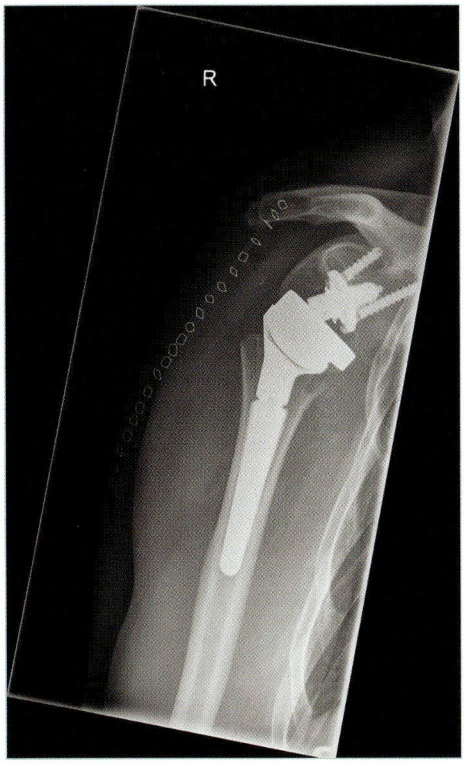

Abb. 5.34 Inverse Schultergelenkendoprothese nach proximaler Humerusfraktur [P1656]

MERKE Die Patientinnen müssen darauf hingewiesen werden, dass die Nachbehandlung bis zu einer im Alltag zufriedenstellenden Funktion (Innenrotation zum Gesäß, Elevation/Abduktion für den Griff zum Mund und zu den Haaren) ein ganzes Jahr (und länger) dauern kann.

MERKE

KOMPETENZBASIERTES VORGEHEN (NKLC)

Notfall

Selten:
- Begleitendes Thoraxtrauma
- Plexusschäden

Management

- **Erstversorgung:** adäquate Schmerztherapie und Schultergelenkorthese oder Gilchrist-Verband zur Ruhigstellung, DMS-Kontrolle
- **Entscheidungsfindung:** Domäne der konservativ-funktionellen Therapie, vor allem > 70. Lj.; Osteosynthese bei jüngeren Patientinnen und stärkerer Dislokation; Endoprothese bei Luxationsfrakturen, nicht wiederherstellbarer Gelenkfläche, gescheiterter Osteosynthese oder Nekrose des Humeruskopfes (Spätkomplikation)
- **Prinzipien der Versorgung:** konservativ-funktionell (Pendelübungen nach Poelchen), winkelstabile Plattenosteosynthese oder innere Schienung bzw. Gelenkersatz (Endoprothese)
- **Nachbehandlung:** langfristige Physiotherapie zur Wiederherstellung der Schulterfunktion: schmerzfreie, zunächst *passive* Mobilisation des Arms bis zur Horizontale, aktive Übungen (außer Pendeln nach Poelchen) erst nach 3–4 Wochen
- **Erfolgsparameter:** störungsfreie Heilung mit knöcherner Konsolidierung, Wiederherstellung der Schulterfunktion
- **Komplikationen:** intraoperativ Verletzung des N. axillaris (Innervation des M. deltoideus und M. teres minor sowie der darüber liegenden Hautareale)

KOMPETENZBASIERTES VORGEHEN

5.6.6 Ellenbogennahe Frakturen

Das Ellenbogengelenk besteht aus *3 Teilgelenken*.
Etwa 4 % aller Frakturen bei Erwachsenen betreffen den Ellenbogen.

5.6.6.1 Distale Humerusfraktur

Unterscheide:
- Extraartikuläre Frakturen
- Partielle Gelenkfrakturen (monokondylär)
- Komplette Gelenkfrakturen

Klinik und Diagnostik

Symptome:
- Schmerz, Schonhaltung, Bewegungseinschränkungen
- Hueter-Dreieck deformiert (➤ Abb. 5.35)

Diagnostik: Röntgen; CT bei artikulären Frakturen

5.6.6 Ellenbogennahe Frakturen

Stefan Piatek

Drei Gelenke bilden den Ellenbogen:
- Humeroulnargelenk (= Scharniergelenk)
- Humeroradialgelenk (= Kugelgelenk)
- Proximales Radioulnargelenk (= Radgelenk)

Es bestehen 2 Freiheitsgrade (Angaben nach Neutral-Null-Methode, ➤ Kap. 1.3.3.9): Extension/Flexion (ca. 10°/0°/150°) und Pronation/Supination (ca. 80°/0°/80°). 90 % der Alltagsaktivitäten finden im Bereich von 30° Beugung bis 130° Beugung (sog. funktioneller Bogen) sowie 50° Supination bis 50° Pronation statt.

4 % aller Frakturen entfallen bei Erwachsenen auf den Ellenbogen (distaler Humerus 1 %, proximaler Radius 1,2 %, proximale Ulna 1,5 %).

5.6.6.1 Distale Humerusfraktur

NKLC
Gelenkbeteiligende und gelenknahe Frakturen
Kompetenzebene: **2**, klin. Diagnostik, app. Diagnostik, Therapie, **Notfall, Management**

Betroffen ist das distale Sechstel des Humerus mit gelenktragendem Block (Condylus humeri mit den Gelenkkörpern Trochlea und Capitulum) sowie den Epikondylen (Ursprung von Unterarmflexoren medial = ulnar und -extensoren lateral = radial). Frakturen entstehen häufig durch direkte Gewalteinwirkung nach Sturz auf das gebeugte Gelenk, aber auch indirekt durch Sturz auf die ausgestreckte Hand oder Muskelzug (Epikondylenausrisse).

Zu unterscheiden sind extraartikuläre, partielle und komplette Gelenkfrakturen:
- Extraartikuläre Frakturen liegen außerhalb der knorpeltragenden Gelenkfläche: Epicondylus-Ausrisse, suprakondyläre metaphysäre einfache bzw. mehrfragmentäre Frakturen. Isolierte Epikondylen-Abrisse sind ulnar häufiger, da die Beuger die stärkere Muskelgruppe sind.
- Partielle Gelenkfrakturen sind monokondyläre Frakturen. Ein knorpeltragender Gelenkanteil ist vom Schaft abgesprengt, ein weiterer Gelenkanteil aber noch fest mit dem Schaft verbunden. Hierzu zählen Condylus-radialis-, Condylus-ulnaris- und Capitulum-humeri-Frakturen (➤ Abb. 5.36, ➤ Abb. 5.37).
- Bei kompletten Gelenkfrakturen sind sämtliche Gelenkfragmente vom Schaft abgetrennt. Es sind bikondyläre Frakturen mit Y-förmiger Grundform.

Klinik und Diagnostik

Symptome Typisch sind Schmerzen im Ellenbogengelenk und eine Schonhaltung mit Ellenbogenbeugung.
Körperliche Untersuchung Typisch sind die Bewegungseinschränkung, ggf. eine Schwellung und ein deformiertes Hueter-Dreieck (➤ Abb. 5.35). Potenziell verletzungsgefährdet sind durch Anspießung oder Kompression der N. ulnaris (Fingerspitze D5, Fingerabspreizung, Froment-Zeichen), der N. medianus (Fingerspitze D2, Beugung D1–3) und die A. brachialis.
Apparative Diagnostik Die Bildgebung umfasst:
- Röntgen des Ellenbogengelenks a.-p. und seitlich (➤ Abb. 5.36, ➤ Abb. 5.37)
- CT bei artikulären Frakturen

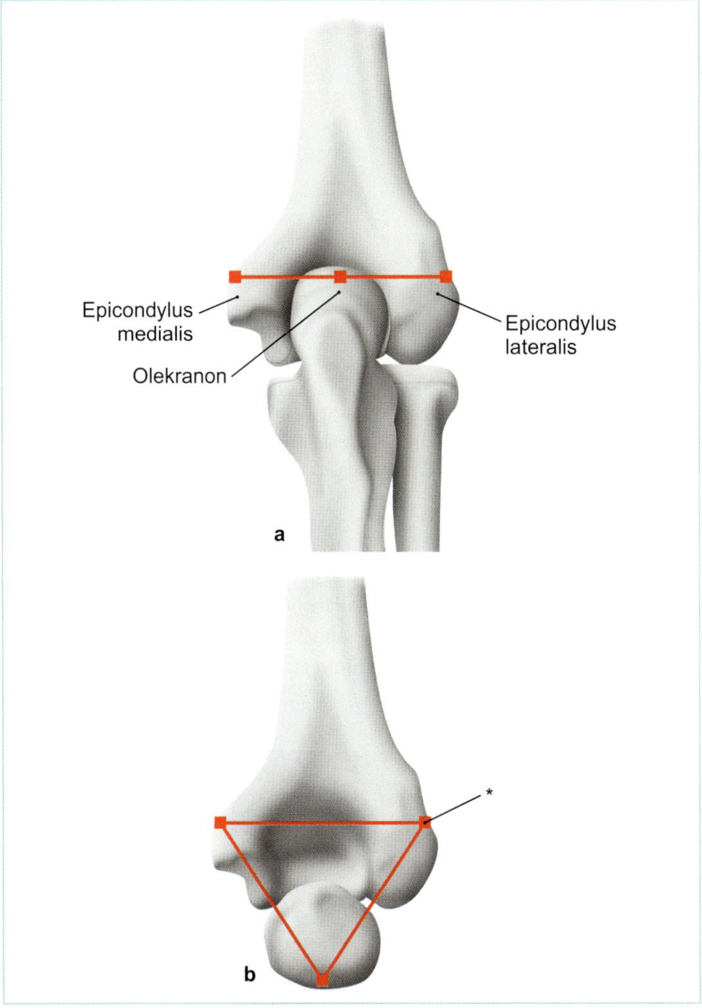

Abb. 5.35 Hueter-Linie bzw. Hueter-Dreieck bei Inspektion und Palpation. An der Dorsalseite des Arms bilden die beiden Epikondylen und das Olekranon eine Linie bzw. ein Dreieck. [L127]
a) Bei gestrecktem Arm bilden die Punkte normalerweise eine Linie.
b) Bei gebeugtem Arm bilden die Punkte ein gleichschenkliges Dreieck (*).

ABB. 5.35

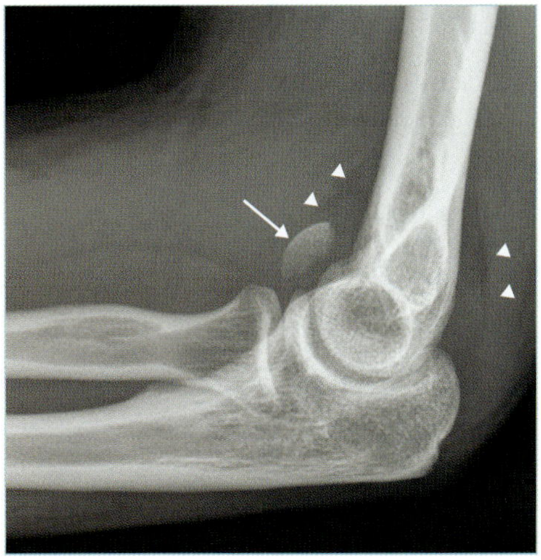

Abb. 5.36 Capitulum-humeri-Fraktur mit Halbmondzeichen (Pfeil) im seitlichen Röntgenbild. Das abgesprengte Fragment projiziert sich beugeseitig kranial der Trochleakurvatur. Ebenso positives Fettpolsterzeichen (Pfeilspitzen, s. a. ➢ Kap. 5.6.6.3). [P1649]

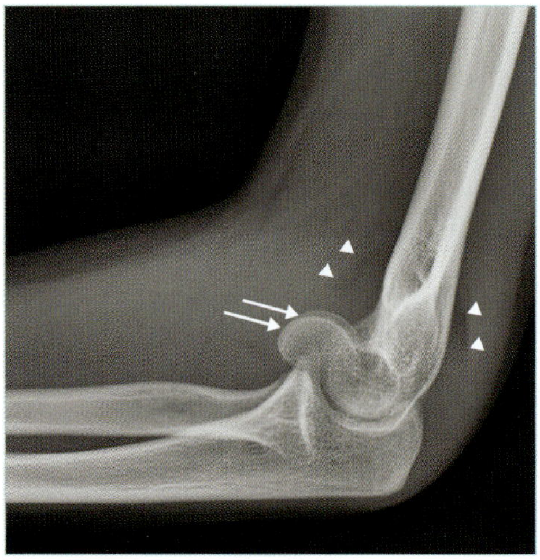

Abb. 5.37 Abscherfraktur von Capitulum und einem Teil der Trochlea mit Double Arc Sign (Pfeile) im seitlichen Röntgenbild; ebenso positives Fettpolsterzeichen (Pfeilspitzen, s. a. ➤ Kap. 5.6.6.3) [P1649]

Therapie und Management

- Meist klassische Osteosyntheseverfahren
- Auch im Ellenbogen ist eine Endoprothese möglich

Therapie und Management

Abrissfrakturen der Epikondylen und unikondyläre Frakturen werden in der Regel über einen radialen oder ulnaren Zugang mit Schrauben versorgt (➤ Abb. 5.38), extraartikuläre Frakturen sowie bikondyläre Frakturen über einen dorsalen Zugang mit Plattenosteosynthesen (➤ Abb. 5.39). Bei älteren Patientinnen mit osteoporotischem Knochenstock und nicht rekonstruierbarer Trümmerfraktur ist ein endoprothetischer Ersatz möglich.

ABB. 5.38

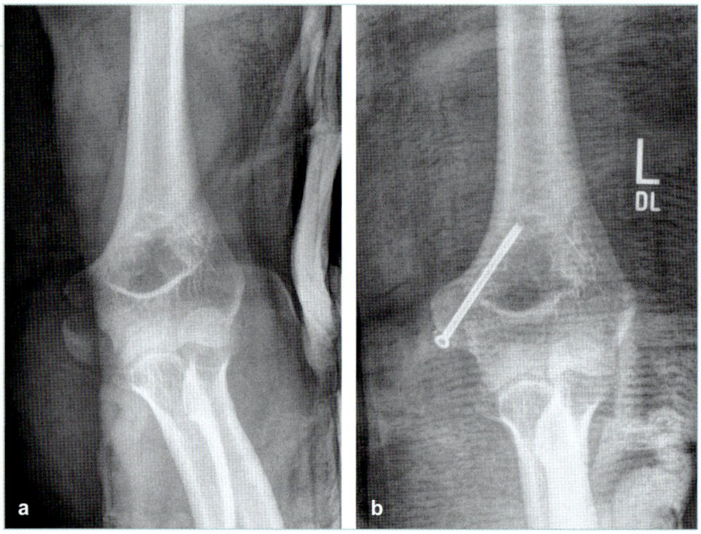

Abb. 5.38 Versorgung einer Epicondylus-ulnaris-Fraktur (AO 13A1) mit Schraubenosteosynthese einschließlich Zackenkranzunterlegscheibe über medialen Zugang [P1649]
a) Präoperatives Röntgenbild a.-p.
b) Postoperatives Röntgenbild a.-p.

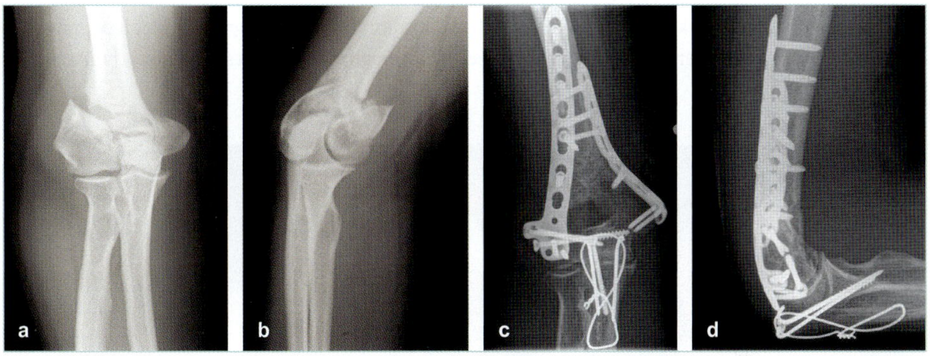

Abb. 5.39 Versorgung einer bikondylären distalen Humerusfraktur über einen dorsalen Zugang mit Olekranon-Osteotomie. Die Olekranon-Osteotomie wurde hier mit Zugschraube und zusätzlicher Zuggurtung rekonstruiert. [P1649]
a) Präoperatives Röntgenbild a.-p.
b) Präoperatives Röntgenbild seitlich
c) Postoperatives Röntgenbild a.-p.
d) Postoperatives Röntgenbild seitlich

KOMPETENZBASIERTES VORGEHEN (NKLC)

Notfall

- Offene Frakturen
- Gefäß- oder Nervenschäden
- (Drohendes) Kompartmentsyndrom

Management

- **Erstversorgung:** Anlage einer dorsalen Oberarmgipsschiene in 90° Beugestellung
- **Entscheidungsfindung:** in der Regel OP, konservative Therapie nur bei nicht dislozierten und stabilen Frakturen
- **Prinzipien der Versorgung:** Schrauben (z. B. Abrissfrakturen der Epikondylen), Platten (z. B. bikondyläre Frakturen) oder Endoprothese (z. B. bei Trümmerfrakturen)
- **Nachbehandlung:** physiotherapeutische Beübung zur Wiederherstellung des Bewegungsumfangs (minimal 90° im Ellenbogengelenk)
- **Erfolgsparameter:** störungsfreie Heilung mit knöcherner Konsolidierung, Wiederherstellung der Ellenbogengelenkfunktion
- **Komplikationen:** Gefäß- und Nervenverletzung, Kompartmentsyndrom, verbleibende Bewegungseinschränkungen (bis zu 20° Streckhemmung sind keine Komplikation)

KOMPETENZBASIERTES VORGEHEN

5.6.6.2 Olekranonfraktur

NKLC

Gelenkbeteiligende und gelenknahe Frakturen

Kompetenzebene: **2**, klin. Diagnostik, app. Diagnostik, Therapie, **Notfall**, **Management**

Ursache ist der direkte Fall auf den gebeugten Ellenbogen. Selten sind indirekte Traumen. Für die Einteilung der Olekranonfrakturen sind die Mayo- und die Schatzker-Klassifikation gebräuchlich:

- Schatzker-Klassifikation: A = einfache transversale Fraktur, B = transversale Fraktur mit Eindrückung des zentralen Olekranon-Teils, C = einfache schräge Fraktur, D = Mehrfragmentfraktur, E = schräge Fraktur distal zur Mitte der Trochlea, F = Kombination mit einer Radiuskopffraktur
- Mayo-Klassifikation: Es werden 3 Typen mit jeweils der Untergruppe A oder B unterschieden. Beim Typ I handelt es sich um stabile und kaum dislozierte, beim Typ II um stabile, aber dislozierte und beim Typ III um instabile Frakturen. Der Subtyp A bezeichnet jeweils einfachere, der Subtyp B Trümmerfrakturen.

5.6.6.2 Olekranonfraktur

- Meist ausgelöst durch *direkte Krafteinwirkung*
- Klassifiziert nach *Schatzker* oder *Mayo*

Klinik und Diagnostik

Symptome Typisch sind Schmerzen im Ellenbogengelenk und eine Schonhaltung mit Ellenbogenbeugung.

Körperliche Untersuchung Bei der Inspektion fallen in der Regel ein Hämatom und eine mehr oder weniger deutliche Schwellung auf (➤ Abb. 5.40a). Offene Fraktursituationen sind selten (➤ Abb. 5.40b). Palpatorisch ist oft eine deutliche Fragmentdiastase (Trizepszug) nachweisbar. Die Streckung des Arms ist

Klinik und Diagnostik

Symptome: Schmerzen und Schonhaltung

Untersuchung: Häufig ist ein Fragment zu tasten, das vom M. triceps nach kranial gezogen wird: Die aktive *Streckung ist eingeschränkt!*

eingeschränkt (Arm kann aktiv nicht gegen Widerstand gestreckt werden). Aufgrund seiner topografischen Nähe kann insbesondere der N. ulnaris geschädigt sein (Fingerspitze D5, Fingerabspreizung, Froment-Zeichen).

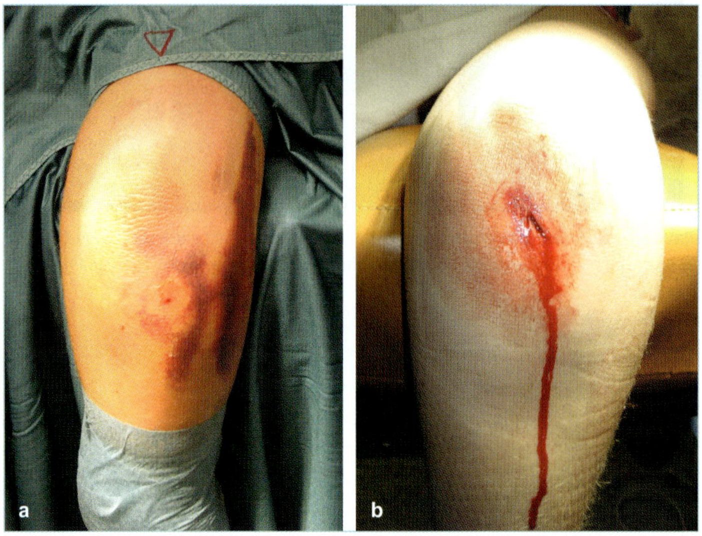

Abb. 5.40 Klinischer Befund bei Olekranonfraktur [P1649]
a) Prellmarke, Hämatom und Schwellung bei geschlossener Fraktur; Patient in Bauchlage mit ausgelagertem linken Arm
b) Schwellung und Hautverletzung bei einer offenen Olekranonfraktur (Grad I nach Gustilo-Anderson); Patient in Bauchlage mit ausgelagertem rechten Arm

Diagnostik: Röntgen; CT zur OP-Planung

Apparative Diagnostik Die apparative Diagnostik umfasst:
- Röntgen des Ellenbogengelenks a.-p. und seitlich
- CT zur OP-Planung (insbesondere bei Mehrfragmentfrakturen)

Therapie und Management

Konservative Therapie: selten, nur bei ≤ 2 mm Dislokation (max. 14 Tage Gips)

Meist **OP** (bis dahin Oberarm-Gips): *Frühfunktionelle Nachbehandlung* nach *Zuggurtung* (mehrfragmentäre Fraktur: Plattenosteosynthese)

Therapie und Management

Konservative Therapie Eine konservative Therapie ist selten indiziert (ältere multimorbide Patientinnen und/oder Fragmentdislokation ≤ 2 mm) und wird dann mit einem Oberarmgips für maximal 14 Tage und anschließender Mobilisation durchgeführt.

Operative Therapie Eine operative Versorgung ist notfallmäßig bei offener Fraktur, massivem Weichteilschaden oder begleitenden Gefäß- oder Nervenverletzungen indiziert. Bei elektiv geplanter Operation wird zunächst eine Oberarmgipsschiene bis zum OP-Zeitpunkt angelegt. Bei Querfrakturen ist dann die Zuggurtung Verfahren der Wahl (➤ Abb. 5.41). Damit wird die Zugkraft des M. triceps brachii in eine Kompression auf den Frakturspalt umgewandelt. Schwerpunkt der gipsfreien Nachbehandlung ist die „frühfunktionelle" Behandlung, d. h. der zeitnahe Beginn mit Physiotherapie. Bei Mehrfragmentfrakturen kommen in erster Linie winkelstabile Plattenosteosynthesen zur Anwendung (➤ Abb. 5.42). Wichtig ist auch hier die frühfunktionelle Nachbehandlung, um einer Bewegungseinschränkung oder Einsteifung vorzubeugen.

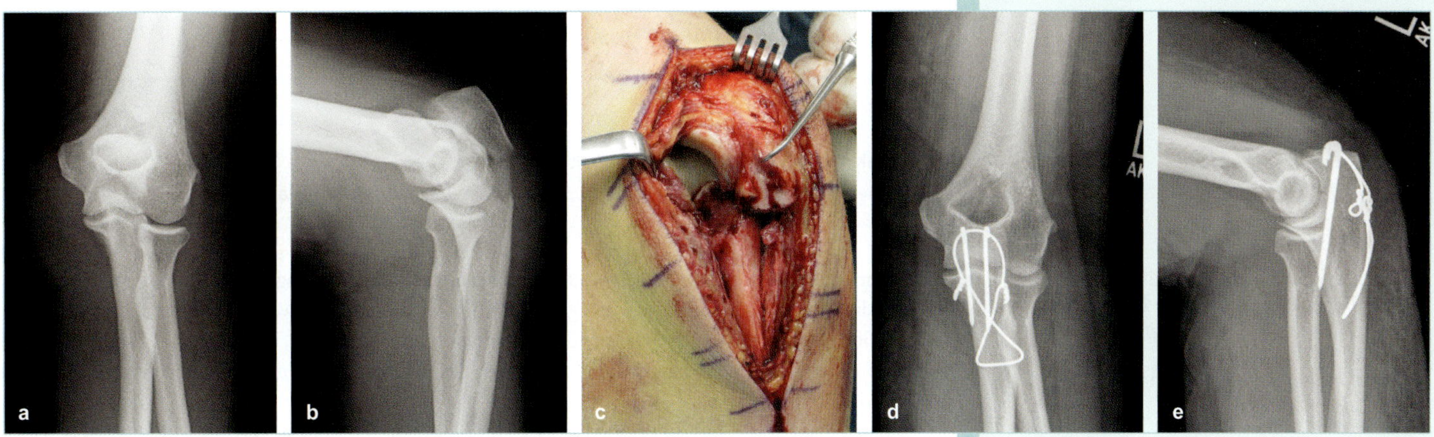

Abb. 5.41 Versorgung einer Olekranonfraktur mit Zuggurtungsosteosynthese (parallele Kirschner-Draht-Platzierung knapp unter der Gelenklinie und 8er-tourenförmige Cerclage) [P1649]
a) Präoperative Röntgenaufnahme a.-p.
b) Präoperative Röntgenaufnahme seitlich
c) Intraoperativer Situs mit Olekranonfraktur
d) Postoperative Röntgenaufnahme a.-p.
e) Postoperative Röntgenaufnahme seitlich

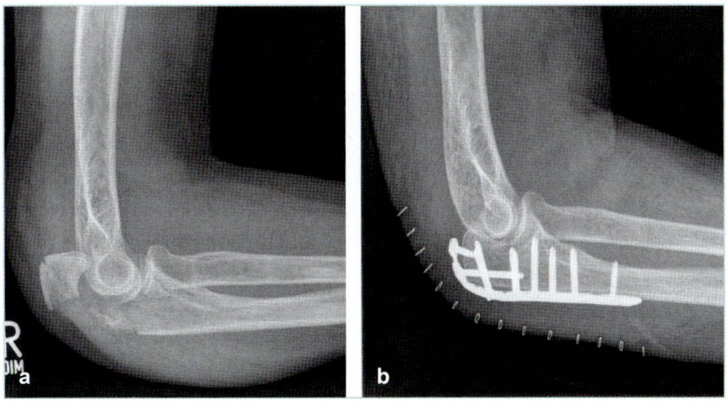

Abb. 5.42 Mehrfragmentäre Olekranonfraktur nach direktem Sturz auf den Ellenbogen [P183]
a) Präoperative Röntgenaufnahme seitlich. Durch Zug des M. triceps brachii wird das Frakturfragment nach kranial gezogen.
b) Postoperative Röntgenaufnahme seitlich nach Versorgung mit einer winkelstabilen Plattenosteosynthese

KOMPETENZBASIERTES VORGEHEN (NKLC)

Notfall

- Offene Fraktur
- Massiver Weichteilschaden
- Selten: begleitende Gefäß- oder Nervenverletzungen

Management

- **Erstversorgung:** Anlage einer dorsalen Oberarmgipsschiene, Analgesie
- **Entscheidungsfindung:** funktionell bei ausschließlich knöchernem Trizepsabriss, in der Regel OP, konservative Therapie nur bei älteren multimorbiden Patientinnen und/oder Fragmentdislokation ≤ 2 mm
- **Prinzipien der Versorgung:** Zuggurtung (bei Querfrakturen), winkelstabile Plattenosteosynthese (bei Mehrfragmentfrakturen)
- **Nachbehandlung:** gipsfrei und frühfunktionell
- **Erfolgsparameter:** störungsfreie Heilung mit knöcherner Konsolidierung, Wiederherstellung der Gelenkfunktion
- **Komplikationen:** Pseudarthrose, Bewegungseinschränkungen

KOMPETENZBASIERTES VORGEHEN

5.6.6.3 Radiuskopffraktur

Ätiologie: meist durch Sturz auf die *ausgestreckte Hand bei gestrecktem Ellenbogen*
Einteilung: nach *Mason-Klassifikation* (➤ Abb. 5.43)
Sonderformen: Monteggia Verletzung und Essex-Lopresti-Läsion

5.6.6.3 Radiuskopffraktur

NKLC

Gelenkbeteiligende und gelenknahe Frakturen
Kompetenzebene: **2**, klin. Diagnostik, app. Diagnostik, Therapie, **Notfall**, **Management**

Ursache ist der Sturz auf die ausgestreckte Hand bei gestrecktem Ellenbogen. Der Radiuskopf prallt dabei gegen das Capitulum humeri und es hängt von der Unterarmrotation ab, welche Fraktur dabei entsteht. Bei Pronation werden medial gelegene Anteile des Radiuskopfes abgesprengt, bei Supination kommt es häufig zu Impressions- und Mehrfragmentfrakturen wegen des zentralen Stoßes des Capitulum gegen die Gelenkfläche des Radiuskopfes.

Eingeteilt wird die Radiuskopffraktur nach der modifizierten Mason-Klassifikation (➤ Abb. 5.43). Sonderformen sind die Essex-Lopresti-Läsion (Radiuskopffraktur, meist Mason-Typ III, mit Ruptur der Membrana interossea sowie Sprengung des distalen Radioulnargelenks) sowie die Monteggia-Äquivalent-Verletzung (Fraktur von proximaler Ulna und Radiuskopfluxation).

ABB. 5.43

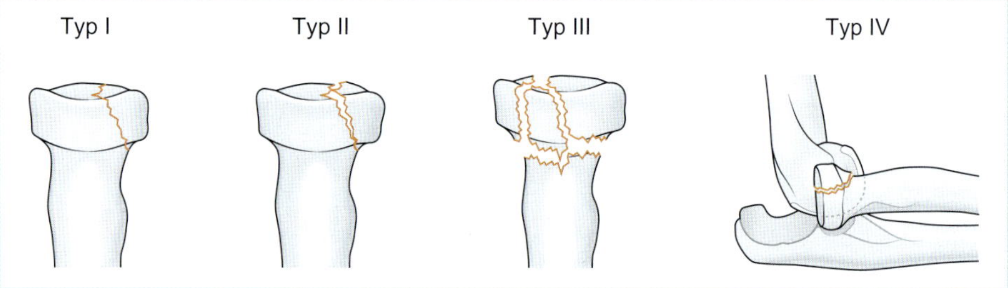

Abb. 5.43 Mason-Klassifikation der Radiuskopffrakturen (modifiziert nach Johnston). Typ I bezeichnet nicht dislozierte Frakturen, Typ II dislozierte Frakturen (> 2 mm), Typ III Trümmerfrakturen und Typ IV Luxationsfrakturen. [G1380]

Klinik und Diagnostik

Symptome: *Schmerzen* am Unterarm bei *Drehbewegung*

Untersuchung: Druckschmerz über dem Radiuskopf

Bildgebung: Röntgen in 2 Ebenen und Radiuskopfzielaufnahme; *Fettpolsterzeichen* als Hinweis auf Fraktur (➤ Abb. 5.44)

Klinik und Diagnostik

Symptome Typisch sind Schmerzen unterhalb des Ellenbogengelenks, vor allem bei Pronation und Supination des Unterarms.

Körperliche Untersuchung Typisch ist der Druckschmerz über dem Radiuskopf und die schmerzbedingt eingeschränkte Supination und Pronation.

Apparative Diagnostik Zur apparativen Diagnostik gehören:

- Röntgen des Ellenbogengelenks a.-p. und seitlich
- Gegebenenfalls als „Suchaufnahme" Radiuskopfzielaufnahme (45°-Schrägaufnahme von lateral nach medial)
- Gegebenenfalls CT zur OP-Planung

Im Röntgenbild kann ein sog. **Fettpolsterzeichen** auf eine Fraktur hinweisen (➤ Abb. 5.44): Innerhalb der Gelenkkapsel liegen ventral wie dorsal kleine Fettpolster. Die ventralen sind normalerweise als Aufhellungslinie eng dem Knochen anliegend sichtbar, während sich das dorsale Polster in der Fossa olecrani befindet und nicht sichtbar ist. Bei Überdehnung oder Ruptur der Gelenkkapsel (z. B. bei Fraktur) bzw. bei einem Hämarthros (blutiger Gelenkerguss) hebt sich das vordere Fettpolster vom Knochen ab. Das hintere kommt auch zur Darstellung und kann ebenfalls abgehoben imponieren.

ABB. 5.44

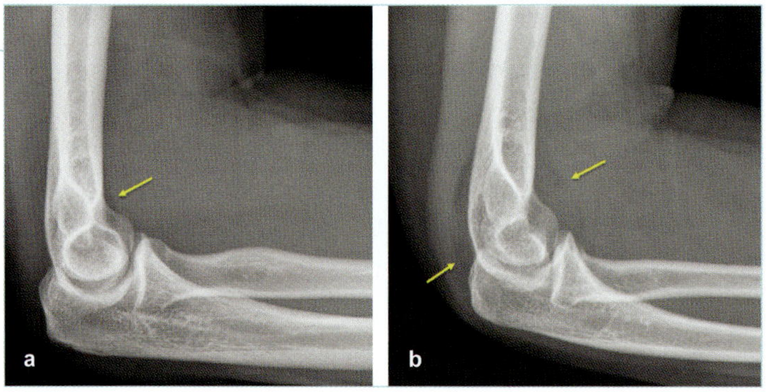

Abb. 5.44 Fettpolsterzeichen (Pfeile) im seitlichen Röntgenbild als Hinweis auf eine Radiuskopffraktur [P1649]
a) Normalbefund
b) Fettpolsterzeichen (Fat Pad Sign)

Therapie und Management

Bei geplanter konservativer Therapie (Mason I) bewirkt eine fakultativ durchzuführende Entlastung des Hämarthros (oft ca. 2–5 ml) und ggf. Injektion von 1–2 ml Lokalanästhetikum sofortige Schmerzlinderung und gute Beweglichkeit. Eine Ruhigstellung in einer Oberarmgipsschiene ist gar nicht oder – bei starken Schmerzen – ggf. kurzzeitig (2–7 Tage) sinnvoll. Bei gegebener OP-Indikation ist eine Oberarmgipsschiene bis zur Operation empfehlenswert.

Die Behandlung orientiert sich an der Mason-Klassifikation:

- Die konservative Therapie ist eine „frühfunktionelle" Behandlung. Damit wird einer Kapsel-Band-Schrumpfung entgegengewirkt.
- Bei operativer Therapie wird der Radiuskopf über einen posterolateralen Zugang erreicht. Um eine freie Unterarmdrehung zu gewährleisten, werden Schraubenköpfe versenkt (➤ Abb. 5.45). Bei einer Plattenosteosynthese ist darauf zu achten, dass die artikulierende Gelenkfläche zur Ulna ausgespart bleibt, sodass eine freie Unterarmdrehung möglich ist (sog. „safe zone", ➤ Abb. 5.46). Bei ausgedehnten Frakturen ist die Implantation einer Radiuskopfprothese möglich.

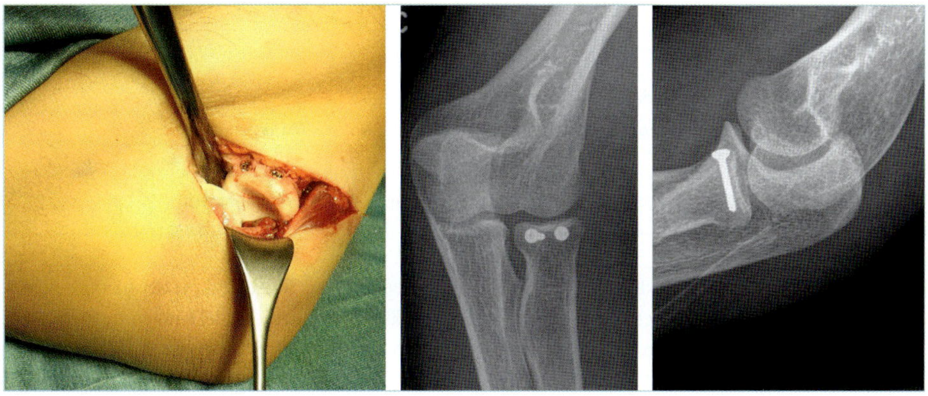

Abb. 5.45 Operative Versorgung einer Radiuskopffraktur Typ Mason II mit 2 Kortikalisschrauben [P1649]
a) Intraoperatives Bild
b) Postoperatives Röntgenbild a.-p.
c) Postoperatives Röntgenbild seitlich

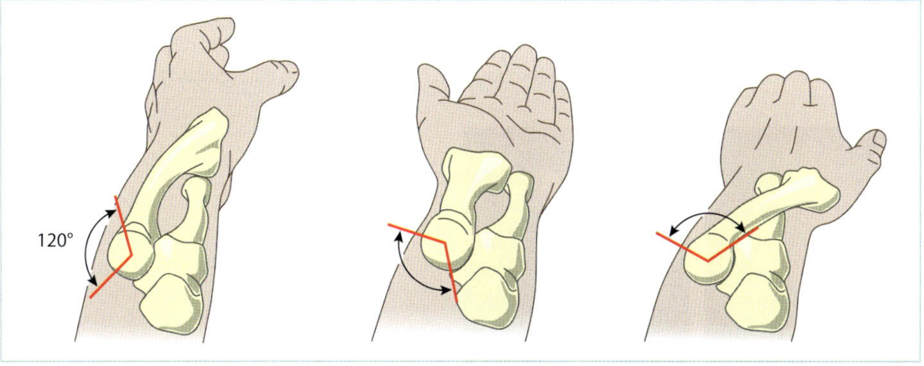

Abb. 5.46 Safe Zone, in der der Radiuskopf keinen Kontakt zum proximalen Radioulnargelenk hat (etwa 120° des Radiuskopfes) [E1466]

Therapie und Management

- *Konservative* Therapie (Mason I): Entlastung und Lokalanästhesie des Gelenkspalts, nur kurze oder keine Ruhigstellung
- Ab Mason II *operativ* (Osteosynthese)
- *Frühfunktionelle Behandlung* zur Vermeidung einer Kapsel-Band-Schrumpfung!

KOMPETENZBASIERTES VORGEHEN (NKLC)

Notfall

- Offene Fraktur
- **Cave:** Luxationsfraktur
- Massiver Weichteilschaden
- Begleitende Gefäß- oder Nervenverletzungen

KOMPETENZBASIERTES VORGEHEN

Management

- **Erstversorgung:** bei konservativer Therapie → ggf. Gelenkpunktion und Ruhigstellung in Oberarmgipsschiene bei starken Schmerzen (2–7 Tage); bei OP-Indikation → Oberarmgipsschiene bis zur OP; Röntgendiagnostik
- **Entscheidungsfindung:** Mason I → konservative Behandlung zu empfehlen
- **Prinzipien der Versorgung:** Schrauben- oder Plattenosteosynthese, bei ausgedehnten Frakturen evtl. Radiuskopfprothese
- **Nachbehandlung:** frühfunktionell, möglichst ohne Schienen
- **Erfolgsparameter:** störungsfreie Heilung mit knöcherner Konsolidierung, Wiederherstellung der Gelenkfunktion
- **Komplikationen:** Gefäß- und Nervenverletzung, Re-Dislokation, Pseudarthrose, Bewegungseinschränkungen Ellenbogengelenk und Unterarmdrehung

5.6.7 Distale Radiusfraktur

5.6.7 Distale Radiusfraktur

Manuela Köck, Jasper Frese, Udo Obertacke

NKLC

Gelenkbeteiligende und gelenknahe Frakturen

Kompetenzebene: **2**, klin. Diagnostik, app. Diagnostik, Therapie, **Notfall**, **Management**

Distale Radiusfraktur

Kompetenzebene: **3a**, **klin. Diagnostik**, **app. Diagnostik**, Therapie, **Notfall**, **Management**

- Eine der *häufigsten Frakturen*
- Häufig Folge eines *Hochrasanztraumas* bei jungen Männern oder eines *Niederrasanztraumas* bei alten Frauen
- Meistens sog. *Colles-Fraktur*

Nach den hüftgelenknahen Frakturen ist die distale (meta-/epiphysäre) Radiusfraktur der häufigste Knochenbruch in Deutschland mit einer Inzidenz von 106/100.000 Einwohnern. Dabei sind zum einen junge Männer nach einem Hochrasanztrauma betroffen und zum anderen ältere Frauen nach einem Niederrasanztrauma mit erhöhtem Frakturrisiko durch osteoporotische Knochensubstanz.

Die metaphysäre („distale") Fraktur des Radius mit der „typischen" Dislokation des distalen Fragmentes nach dorsal ist zuerst von Abraham Colles (1814) beschrieben worden.

Klinik und Diagnostik

Symptome: Schmerzen, Funktionsverlust
Untersuchung: Bajonett-/Fourchettefehlstellung (➤ Abb. 5.47); N.-medianus-Ausfälle: Notfall-OP-Indikation

Klinik und Diagnostik

Symptome Typisch sind Schmerzen, Schwellung und der Funktionsverlust.

Körperliche Untersuchung Bei der Inspektion fällt die Stellungsabweichung der Hand zum Unterarm auf, meist als sog. Bajonettstellung (➤ Abb. 5.47). Bei schwererer Schädigung sind offene Wunden (meist ulnar!) und Nervus-medianus-Dysästhesien festzustellen. Hier besteht dann eine operative Notfallindikation.

ABB. 5.47

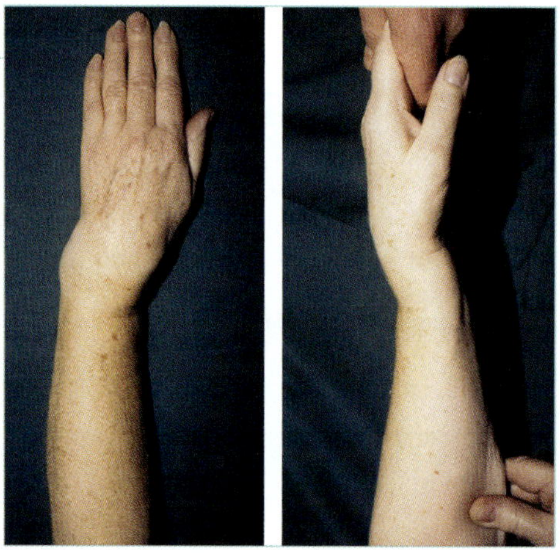

Abb. 5.47 Klinisches Zeichen einer distalen Radiusfraktur. In der a.-p. Ansicht weicht die Hand nach radial ab, sog. Bajonettstellung. [P1647]

Bildgebung: *Röntgen* in 2 Ebenen (➤ Abb. 5.48); *CT* bei OP-Indikation bzw. Gelenkflächenbeteiligung

Apparative Diagnostik Bei der Röntgenuntersuchung des Handgelenks in 2 senkrecht aufeinander stehenden Bildebenen (➤ Abb. 5.48) achtet man vor allem auf die Verkippung der Fraktur und eine Gelenkflächenbeteiligung, aber auch auf Begleitverletzungen (ulnar, karpal, skapholunäre Dissoziation). Sollte eine OP-Indikation gestellt werden, ist eine CT, ggf. auch eine MRT, zur Analyse der Frakturmorphologie, ligamentärer Begleitläsionen und Planung der operativen Versorgung in speziellen Fällen sinnvoll.

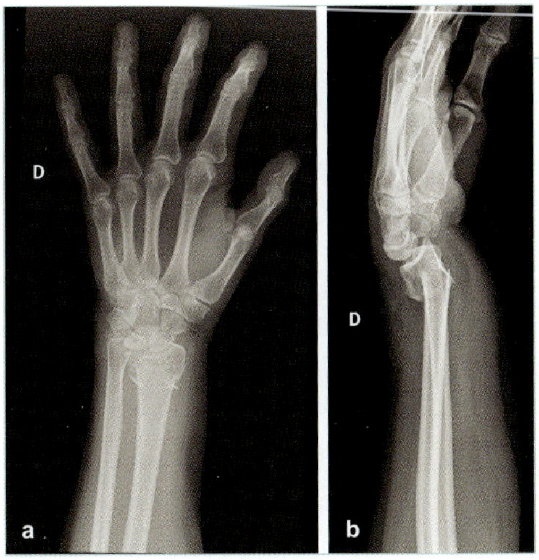

Abb. 5.48 Distale Radiusfraktur in der Röntgendiagnostik [P1656]
a) Röntgenbild a.-p. mit Verlust der Radiuslänge zur Ulna und Abflachung des a.-p. Winkels („Böhler")
b) Röntgenbild seitlich mit dorsaler Verkippung der radiokarpalen Gelenkfläche („Colles")

ABB. 5.48

Therapie und Management

Erstversorgung Nach Analgesie, klinischer Diagnostik, dem Ausschluss eines Notfalls und der apparativen Diagnostik beinhaltet die Erstversorgung die Schienung mit Gipsschiene oder Cast, meist nach Längszug (➢ Abb. 5.49, s. a. ➢ Abb. 5.22). Die weiterführende Therapie ist sowohl konservativ als auch operativ (nahezu obligat im Notfall) möglich.

Therapie und Management
Erstversorgung: *Analgesie* und *Ruhigstellung*

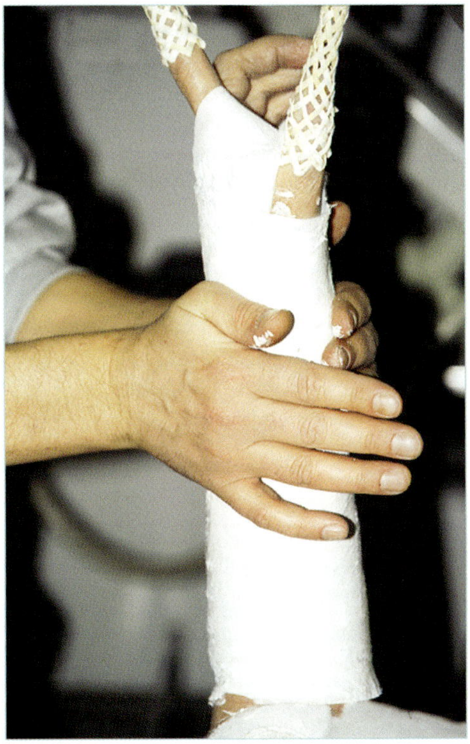

Abb. 5.49 Gips zur Ruhigstellung der Fraktur. Im Gips müssen Faustschluss, Fingerspiel und Ellenbogen-/Schulterfunktion zu üben sein. [P1647]

Konservative Therapie Eine konservative Behandlung bedeutet, dass die Fragmente eingerichtet werden (oft im Aushang, unter Analgesie) und ein Cast/Gipsverband zur dauerhaften Retention für ca. 6 Wochen angelegt wird. Dabei ist es wichtig, die nicht ruhiggestellten Gelenke möglichst aktiv zu bewegen (➢ Abb. 5.50). Retentionsverbände müssen programmiert gewechselt werden, da sie sich lockern.

Operative Therapie Eine operative Versorgung wird meist als Plattenosteosynthese über einen palmaren Zugang umgesetzt (➢ Abb. 5.50a, b). Der Fixateur externe (vor allem bei offenen Frakturen oder bei Mehrfachverletzungen) und die K-Draht-Osteosynthese (insbesondere bei Kindern) sind ebenfalls probate Mittel.

Konservativ: Fragmentausrichtung (z. B. durch Aushängen), dann *Cast/Gips für 6 Wochen*

Operativ: klassischerweise *Plattenosteosynthese von palmar*

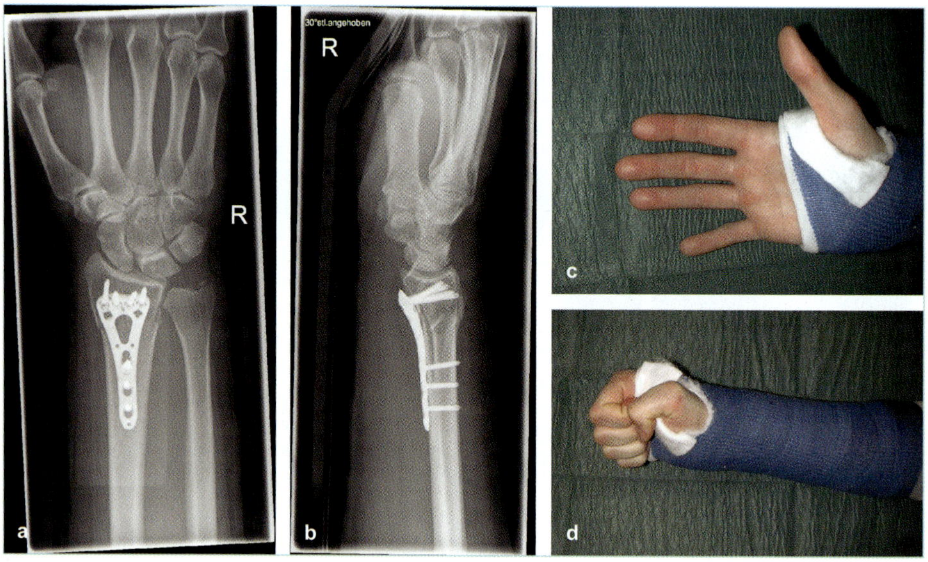

Abb. 5.50 Mit Plattenosteosynthese im Rahmen der ORIF versorgte distale Radiusfraktur
a) Röntgenbild a.-p.
b) Seitliches Röntgenbild. Der Abriss des Processus styloideus ulnae bleibt unversorgt. [P1656]
c, d) Kunststoffschiene (distal bis zur proximalen Hohlhandfurche), mit der (bei konservativer oder nach operativer Behandlung) ein Faustschluss, Fingerspiel und die Unterarmumwendung immer möglich sein muss. [P1647]

Nachbehandlung: Auch nach OP radiokarpale Ruhigstellung in der *Schiene für 6 Wochen;* in dieser Zeit: kurzzeitige Handgelenksübungen, *aktive und passive Beübung der angrenzenden Gelenke*

Nachbehandlung In der Nachbehandlung wird (auch nach OP) das radiokarpale Gelenk für 6 Wochen mit einer Kunststoffschiene ruhiggestellt (➤ Abb. 5.50c–d). Last und Kraft dürfen erst danach wieder auf das Gelenk ausgeübt werden. Nach OP kann aus konfektionierten (abnehmbaren) Schienen heraus für kurze Zeit das Handgelenk bewegt werden. Immer ist ein schmerzfreies aktives oder assistiertes Bewegen der Finger, des Ellenbogens und der Schulter, der Faustschluss und die Unterarmumwendung täglich zu üben, um Gelenksteifen zu verhindern: „Die Mitella (Armhaltetuch nach Radiusfraktur) ist das Leichentuch der Schulter" (Oscar Vulpius, 1867–1936, zugeschrieben).

KOMPETENZBASIERTES VORGEHEN

KOMPETENZBASIERTES VORGEHEN (NKLC)

Notfall

- Offene Fraktur
- Massiver Weichteilschaden
- Nervenaffektion (N. medianus) durch direktes Trauma oder sekundären Fragmentdruck
- Kompartmentsyndrom

Management

- **Erstversorgung:** Analgesie und Schiene
- **Entscheidungsfindung:** konservative Therapie bei > 65.–70. Lj; OP-Indikation bei offenen Frakturen, zu erwägen je nach Gelenkbeteiligung, Dislokationsgrad der Fragmente, Re-Dislokation bei konservativer Therapie
- **Prinzipien der Versorgung:** konservativ → Reposition (oft im Aushang) und Ruhigstellung im Gips/Cast; operativ → Plattenosteosynthese, Fixateur externe (offene Frakturen) oder K-Draht-Osteosynthese (insbesondere bei Kindern)
- **Nachbehandlung:** konservativ → regelmäßige Röntgenkontrollen („4711", d. h. 4, 7 und 11 Tage nach Einrichtung); 6 Wochen Kunststoffschiene bei konservativem und operativem Vorgehen, nach OP aus der Schiene heraus aktiv die Handgelenkfunktionen üben
- **Erfolgsparameter:** subjektive Zufriedenheit, Schmerzfreiheit, kraftvoller Faustschluss, rasche Fingeropposition von D1 auf D2–5, Bewegungsausmaß (ROM) Extension/Flexion
- **Komplikationen:** 5 % der Fälle: Revisionen, (schmerzhafte) Bewegungseinschränkung, komplexes regionales Schmerzsyndrom (CRPS, ➤ Kap. 5.9.2), Ruptur der Sehne des M. extensor pollicis longus (EPL-Sehne) bei konservativer und operativer Therapie; Spätkomplikation Arthrose

5.6.8 Beckenfrakturen

Sandra Schwebler, Kristine Baran, Udo Obertacke

NKLC

Beckentrauma und begleitende Organverletzungen

Kompetenzebene: **2**, klin. Diagnostik, app. Diagnostik, Therapie, **Notfall**, **Management**

Um den evolutionär erworbenen aufrechten Gang auszuführen, spielt das knöcherne Becken eine Schlüsselrolle in der Kraftübertragung zwischen Oberkörper, Wirbelsäule und den unteren Extremitäten sowie in der Stabilisierung des Körperstamms während des Laufens. Die hohen biomechanischen Anforderungen an den Beckenring werden durch das Zusammenspiel aus (festen) Knochenanteilen, Gelenken (Hüftgelenk mit Azetabulum und Hüftkopf), gelenkartigen Verbindungen (Symphyse und Iliosakralgelenke) sowie kräftigen ligamentären und muskulären Strukturen der angreifenden Rumpfwand, aber insbesondere des Beckenbodens (➤ Abb. 5.51) sichergestellt. Nur sehr große Krafteinleitungen sind in der Lage, substanzielle Schäden zu verursachen. Man unterteilt die Verletzungen des knöchernen Beckens in die des Beckenrings und die des Azetabulums.

Studentische Sicht – 5.6.8 Beckenfrakturen: Sehr *große Krafteinwirkung* für substanzielle Schäden erforderlich!

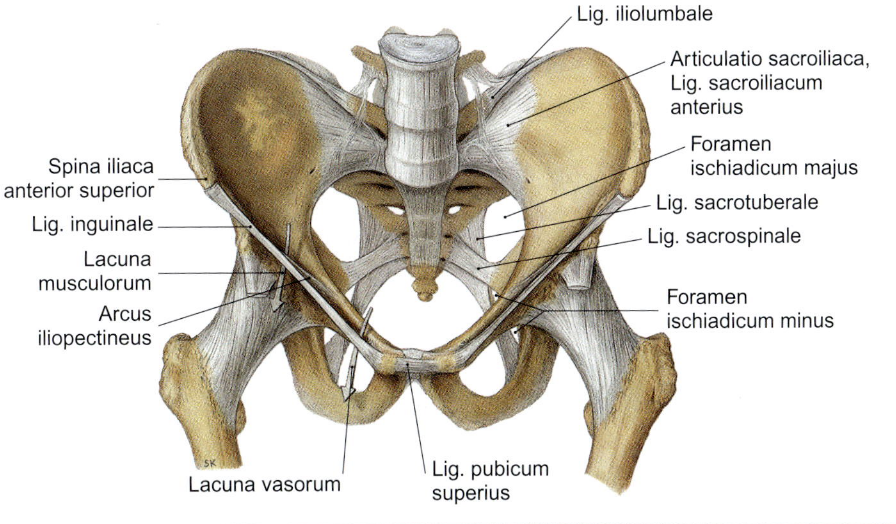

Abb. 5.51 Knöcherner Beckenring mit den erkennbaren ligamentären Strukturen des Beckenbodens, den kräftigen Bandverbindungen am hinteren Beckenring und lumbopelvin sowie über die Symphyse. Der Beckenring besteht aus den „hinteren" Anteilen (Sakrum/Promontorium – Iliosakralgelenk – Ileum) und dem „vorderen" Beckenring (Scham- und Sitzbein unterhalb des azetabulären Gelenks sowie der Symphyse). [S700]

5.6.8.1 Beckenringfrakturen

Aufgrund der hohen Stabilität (s. o.) entsteht eine Verletzung des Beckenrings i. d. R. nur durch eine sehr große Krafteinwirkung (Hochrasanz, Überrollung). Anders ist es bei sog. Osteoporose-assoziierten Fragilitätsfrakturen des Beckenrings – die vornehmlich geriatrische Patientinnen betreffen. Eine Fragilitätsfraktur entsteht definitionsgemäß aufgrund eines inadäquaten Traumas, mit einer Krafteinleitung, die bei normaler Knochensubstanz nicht zu einer knöchernen Verletzung führen kann.

AO/OTA-Klassifikation Bei der traumatischen Beckenringfraktur ist die AO/OTA-Klassifikation am gebräuchlichsten. Diese ist zunächst deskriptiv, aber auch zur Therapieentscheidung nutzbar (➤ Abb. 5.52):

- **Typ-A-Verletzungen** sind stabil (vertikale und horizontale Stabilität). Die Kontinuität des Beckenrings ist nicht unterbrochen. Grundsätzlich ist eine konservativ-analgetisch-funktionelle Therapie möglich.
- **Typ-B-Verletzungen** sind gekennzeichnet durch eine inkomplette Unterbrechung des hinteren Beckenrings (bei unterschiedlicher Ausprägung von Verletzungen des vorderen Beckenrings). Die Verletzungen gelten als partiell instabil (Rotationsinstabilität der Beckenschaufeln bei erhaltener vertikaler Stabilität). Konservativ-funktionelle Therapien sind nur in Einzelfällen möglich. Lang dauernde Schmerzen an den verletzten dorsalen Strukturen gehören zu den Komplikationen.

Studentische Sicht – 5.6.8.1 Beckenringfrakturen: Ausnahme bezüglich der hohen Krafteinwirkung: *Osteoporose-assoziierte Fragilitätsfrakturen* des Beckenrings

Klassifikation via AO-Klassifikation nach Stabilität (➤ Abb. 5.52):

- Typ-A: stabil (vertikal und horizontal)
- Typ B: partiell instabil, inkomplette Unterbrechung des hinteren Beckenrings
- Typ C: instabil (vertikal und Rotation)

ABB. 5.52

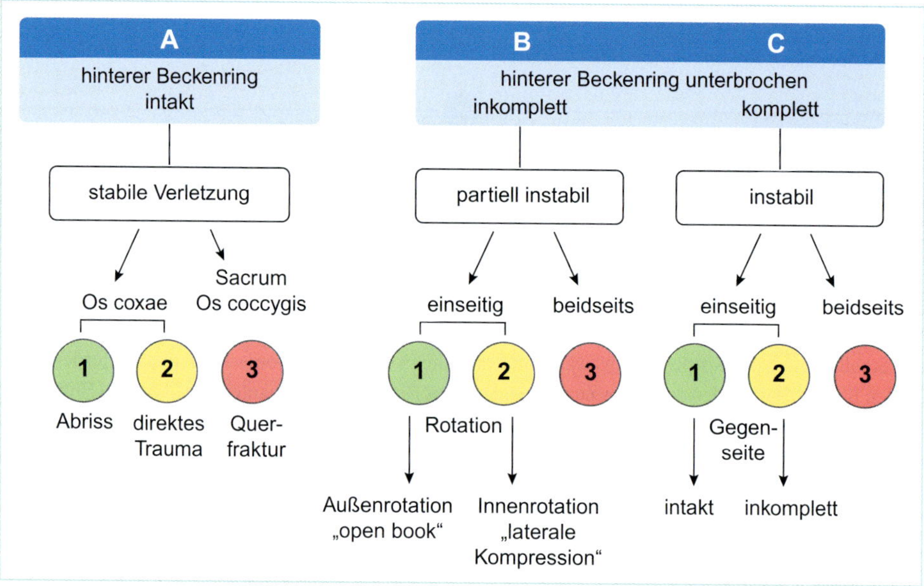

Abb. 5.52 AO-Klassifikation der Beckenringfrakturen. Nur die Betrachtung der Verletzung des hinteren Beckenrings ist für die Einteilung relevant (die Klassifikation beschreibt nur den knöchern-ligamentären Ring). Nicht berücksichtigt werden Weichteilschäden (offene Frakturen, Morell-Lavallée-Decollements, Mitverletzungen von Gefäßen bzw. Organen [Prostata/Urethra, Blase] im kleinen Becken). Open-Book-Verletzungen sind typisch, wenn bei einer Verletzung mit anteroposteriorer Kompression eine Beckenhälfte außenrotiert wird. Dadurch reißen am hinteren Beckenring z.B. die Iliosakralgelenke auf, während gleichzeitig vorne eine Symphysensprengung auftritt und die Bänder des Beckenbodens verletzt werden. Die Beckenschaufeln klappen dann wie ein geöffnetes Buch auseinander (➢ Abb. 5.54a). [L157]

- Bei **Typ-C-Verletzungen** („Vertical-Shear“-Verletzungen) ist eine Beckenhälfte vollständig dissoziiert. Es besteht eine Instabilität für Rotation sowie in vertikaler Richtung. Die vorderen und hinteren sakroiliakalen Bänder sind zerrissen (nativradiologisch sind diese Verletzungen häufig anhand von Ligament-Abrissfrakturen des Querfortsatzes L5 zu erkennen, ➢ Abb. 5.53).

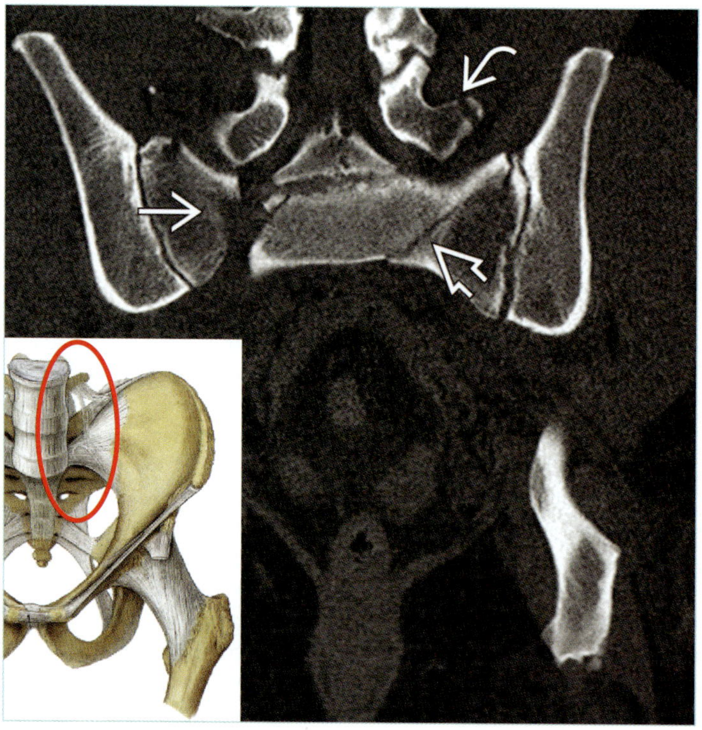

Abb. 5.53 Osteoligamentäre Abrisse des Querfortsatzes L5 links (gebogener einfacher Pfeil) bei gleichzeitiger komplexer Sakrumfraktur (offener Pfeil, gerader einfacher Pfeil) in der CT. In Kenntnis der ossären und ligamentären Anatomie wird die erforderliche Kraft/Gewalt für die Verletzung deutlich. [E1470]

Bei Typ-B- und Typ-C-Verletzungen sind (aufgrund der ligamentären Schäden bei den Dislokationen) schwerste Begleitverletzungen (Gefäße, Nerven, Weichteile, Organe des kleinen Beckens) zu befürchten und diagnostisch zu beachten (➤ Abb. 5.54). Spätestens die nativradiologische Sicherung einer Typ-B- oder Typ-C-Fraktur macht eine weitere CT-Untersuchung obligat. Ein größerer Blutverlust (>> 5 Liter) muss erwartet werden und bestimmt ggf. die Taktik der Versorgung inkl. der frühen Notfallverlegung.

Bei *instabilen Frakturen* ist mit *schweren Begleitverletzungen* und *erheblichem Blutverlust* zu rechnen.

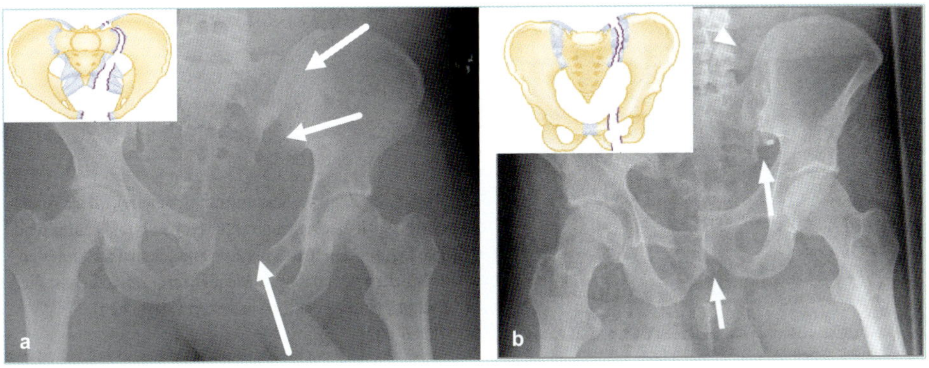

Abb. 5.54 Beckenringfraktur [E606-006]
a) B-klassifizierte Beckenringfraktur im Röntgenbild. Dabei ist die Metapher des „open book" zu erkennen. Damit diese Dislokation entstehen kann, müssen diverse den Beckenboden stabilisierende Bänder (➤ Abb. 5.51) zerrissen sein, was auch die pelvinen Begleitverletzungen (Urethra, Blase, Rektum) zur Folge hat.
b) C-klassifizierte Beckenringfraktur im Röntgenbild: Dabei ist die Situation der vertikalen Verschiebung („vertical shear") dargestellt: Zusätzlich zu den ligamentären Strukturen des Beckenbodens müssen für die vertikale Verschiebung die Bänder des hinteren Beckenrings vollständig zerrissen sein; damit verbunden sind u. a. Begleitverletzungen der großen Gefäße.

Denis-Klassifikation Der in der o. g. Klassifikation genannte „hintere Beckenring" besteht aus dem Ilium (Beckenschaufel), den (vorderen und hinteren) iliosakralen Bändern und dem Sakrum als „Schlussstein" eines Gewölberings. Die Sakrumfrakturen selbst werden nach Denis klassifiziert (➤ Abb. 5.55). Eine besondere Stellung nehmen die sog. „H-und-U"-Frakturen des Sakrums ein (CT-Morphologie). Diese sind anatomisch und funktionell eine vollständige Dissoziation der Beckenhälften (und damit der unteren Extremitäten) vom unteren Anteil der Lendenwirbelsäule.

Sakrumfrakturen werden nach *Denis* klassifiziert (➤ Abb. 5.55).

ABB. 5.55

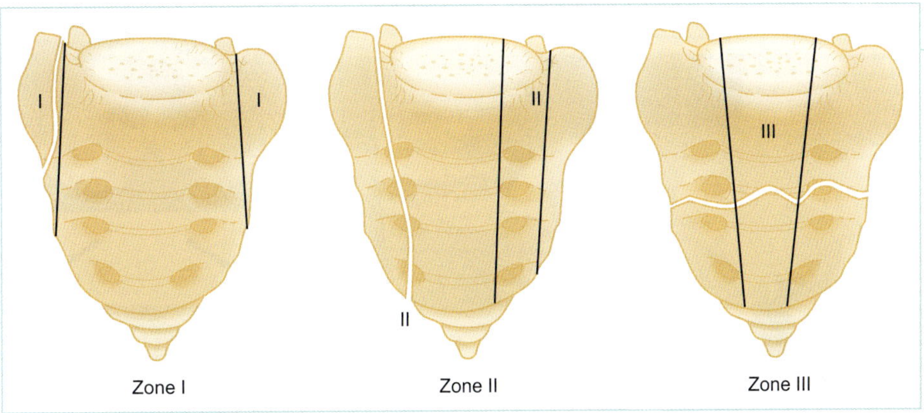

Abb. 5.55 Einteilung der Sakrum(längs)frakturen nach Denis. Die Typ-I-Fraktur ist eine transalare Sakrumfraktur, d. h. Längsfraktur durch die Massa lateralis ossis sacralis ohne Einstrahlung in die Foramina oder in den sakralen Spinalkanal. Die Typ-II-Fraktur ist eine transforaminale Sakrumfraktur, d. h. Längsfraktur durch die sakralen Neuroforamina unter Mitschädigung des Plexus lumbosacralis. Die Typ-III-Fraktur ist eine zentrale Sakrumfraktur, die den sakralen Spinalkanal mit einbezieht (➤ Abb. 5.56). [E1467]

Klinik und Diagnostik

Hochrasanztraumen jüngerer Patientinnen

Untersuchung der Stabilität Wichtig ist die Differenzierung, ob Schmerzen im vorderen (Palpation Symphyse sowie Schambeinäste) und/oder im hinteren (Palpation Sakrum/ISG) Beckenring bestehen. Dabei sollte auch die Stabilität des Beckenrings geprüft werden, indem man die Beckenschaufel (über die Cristae iliacae beidseits) vorsichtig(!) komprimiert und versucht, das Becken durch vorsichtigen(!) kontrollierten Druck auf beide Beckenkämme „aufzuklappen" (➤ Abb. 5.57).

Klinik und Diagnostik

Hochrasanztraumen: Untersuche die Stabilität vorsichtig(!) über eine *Kompression der Beckenschaufeln* von ventral und von lateral (➤ Abb. 5.57).

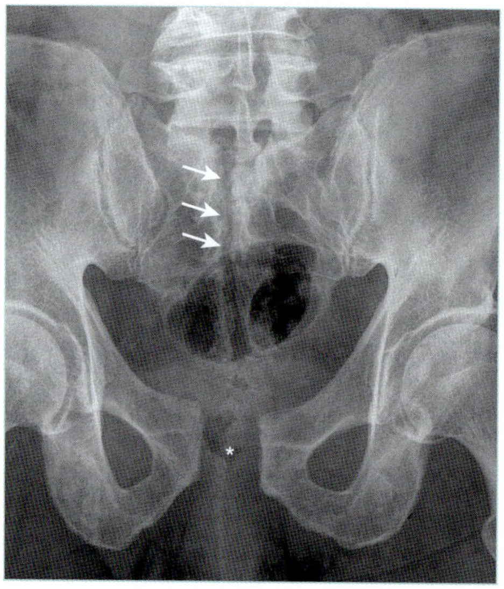

Abb. 5.56 Zentrale Sakrumfraktur (Pfeile), oft als Anteil einer Typ-B-Beckenringfraktur („open book") auftretend. Die Fraktur dehnt sich bis zum Spinalkanal aus (mit den möglichen denkbaren Konsequenzen). Zusätzlich ist die Symphysenfuge deutlich erweitert (Sternchen). [E986-002]

ABB. 5.57

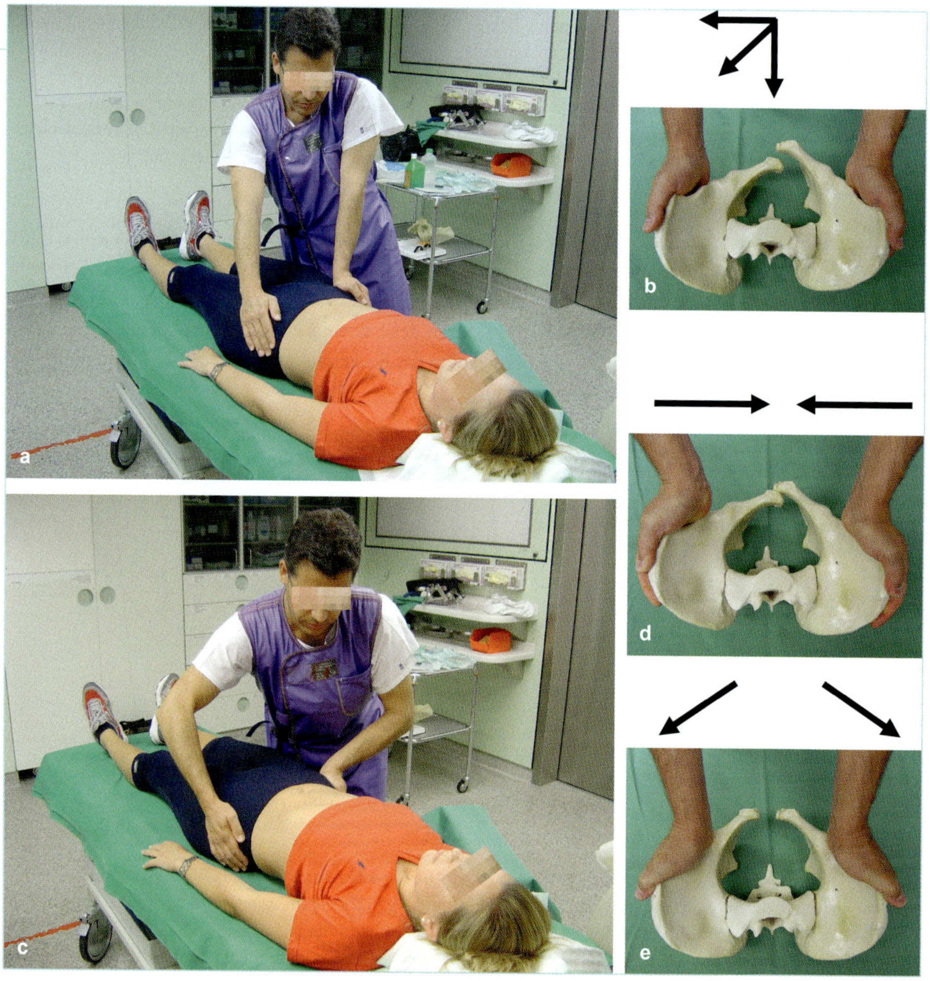

Abb. 5.57 Klinische Untersuchung der Beckenstabilität. Die Untersuchung ist wichtig für die Einschätzung der Verletzung (s. Text) und damit für die frühen Therapieentscheidungen, muss aber konzentriert und vorsichtig durchgeführt werden. [R505]

a, b) a.-p. Kompression zur Diagnose einer Außenrotationsverletzung

c, d) Seitliche Kompression zur Diagnose einer Innenrotationsverletzung

e) Vollständig mobile Beckenhälfte bei Translationsverletzung vom Typ C

Inspektion der Weichteile Eine Inspektion der Weichteile ist obligat. Ein klassisches Beispiel einer schweren Verletzung des Weichteilmantels durch ein Überrolltrauma des Beckens ist die sog. Morell-Lavallée-Verletzung (großflächiges Décollement des Unterhautfettgewebes von der Faszie, ➤ Abb. 5.58). Damit sind ein großvolumiger Gewebeuntergang und eine diffuse Blutung verbunden.

Schwere Verletzungen der Weichteile (➤ Abb. 5.58) treten z. B. bei *Überrolltraumata* auf.

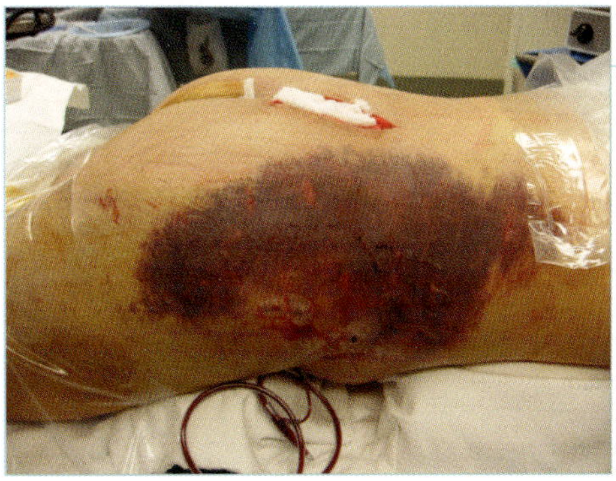

Abb. 5.58 Klinisches Bild einer Morell-Lavallée-Verletzung. Mit einem solchen Verletzungszeichen verbunden ist eine weite Dissektion der Weichteile unter der Haut, zusammen mit einer diffusen Einblutung in den neu geschaffenen Raum (die bildgebend nicht immer einfach nachweisbar ist). [G1499]

ABB. 5.58

Untersuchung des Urogenitaltrakts Begleitende Verletzungen des Urogenitaltrakts treten insbesondere bei knöchernen Dislokationen am vorderen Beckenring auf. Eine Sonografie und eine rektale Untersuchung können erste Hinweise liefern. Falls die (vorsichtige, transurethrale) Katheterisierung der Blase misslingt, sollte umgehend ein suprapubischer Katheter angelegt werden, im Anschluss ist eine Urethrografie durchzuführen.

Bedenke mögliche *Begleitverletzungen des Urogenitaltrakts.*

CAVE Eine **hämodynamische Instabilität** muss so früh wie möglich festgestellt werden. Beckenverletzungen können zu einem massiven retroperitonealen Blutverlust führen, der mit der steigenden Verletzungsschwere naturgemäß wahrscheinlicher wird. Bereits beim Verdacht auf eine entsprechend schwere Verletzung sollte eine Beckenschlinge angelegt werden (s. u.).

CAVE

Apparative Diagnostik Aufgrund des Unfallmechanismus werden Patientinnen mit vermuteten Beckenringverletzungen i. d. R. nach einem diagnostischen Schockraumalgorithmus diagnostiziert und erstversorgt (Ganzkörper-CT, s. a. ➤ Kap. 5.2.2.2). Die CT ist mit Kontrastmittel durchzuführen. Ein Kontrastmittelaustritt weist auf eine Gefäßverletzung bzw. eine schwere Blutung in Weichteile hin.

Kontrastmittel-CT zur weiteren Diagnostik

Fragilitätsfrakturen

Die Frakturen älterer, meist hochbetagter Patientinnen unterscheiden sich wesentlich von den Beckenringfrakturen jüngerer Patientinnen. Die Ursache ist meist ein Bagatelltrauma, i. d. R. sind ligamentäre Zerreißungen, eine hämodynamische Instabilität und begleitende intrapelvine Verletzungen *nicht* zu erwarten (wohl aber heftige Schmerzen).

Apparative Diagnostik Zuerst sollte eine Röntgenaufnahme (Beckenübersicht a.-p.) angefertigt werden, die bei entsprechenden Beschwerden durch weitere Aufnahmen (Inlet- und Outletaufnahme, Hüftgelenk axial nach Lauenstein) ergänzt werden kann. Nur die CT führt jedoch zur adäquaten Diagnosestellung, da (z. B.) nicht dislozierte Kompressionsfrakturen im Beckenring, insbesondere des Sakrums, nur unzureichend mithilfe konventioneller Röntgenuntersuchungen diagnostiziert werden können. Auch die Diagnostik mithilfe der MRT ist indiziert bei lang persistierenden Schmerzen im Bereich des (hinteren) Beckenrings, mit oder ohne vorangegangenes Trauma ohne Korrelat im Röntgenbild/CT. So lassen sich Sakrum-(Insuffizienz-) Frakturen deutlich früher diagnostizieren.

Fragilitätsfrakturen:
- In der Regel alte Menschen
- Begleitverletzungen sind selten
- Diagnostik: CT

Therapie und Management

Hochrasanztraumen jüngerer Patientinnen

Beim Verdacht auf eine schwere Verletzung mit dem Risiko eines größeren Blutverlusts sollte eine **Beckenschlinge** angelegt werden (➤ Abb. 5.59).

Therapie und Management

Hochrasanztraumen: Bei schwerer Verletzung Beckenschlinge anlegen

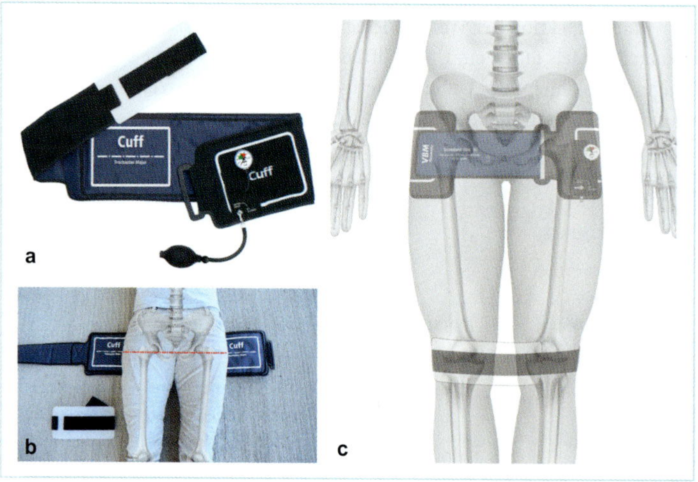

Abb. 5.59 Beckenschlinge [V348]
a) Über die Cuffs ist eine Kompression von außen möglich, durch die der Raum u. a. im kleinen Becken verkleinert wird, was etwaige venöse Gefäßverletzungen komprimiert und die Blutung aus den Frakturflächen verringert.
b) Die Beckenschlinge wird auf Höhe der Trochanter majores positioniert.
c) Korrekt angelegte Beckenschlinge mit zusätzlicher Fixierung der Beine auf Höhe der Kniegelenke

Konservative Therapie nur bei *stabilen Frakturen*

Für eine **konservative Therapie** kommen prinzipiell Typ-A- und wenig dislozierte, im hinteren Beckenring eingestauchte und damit klinisch stabile Typ-B-Frakturen infrage. Zur Therapie gehören:

- Schmerzadaptierte Mobilisation unter bedarfsgerechter Analgesie, z. B. durch Entlastung der verletzten Seite (an Unterarmgehstützen oder Rollator)
- Teilbelastung für 4–8 Wochen, bei ausbleibender sekundärer Frakturdislokation zügigerer Belastungsaufbau
- Klinisches und radiologisches Follow-up
- Bei Beschwerdepersistenz zuerst Erweiterung der Diagnostik (Ausschluss sekundärer Dislokationen, zweizeitige Frakturen insbesondere im Bereich des hinteren Beckenrings)

CAVE

CAVE Funktionelle Rumpfwandausrisse an den Beckenkämmen, Abrisse von Muskelansätzen mit Funktionsverlust, offene Frakturen, schwere Weichteilzerreißungen u. a. können operative Therapien begründen.

Operative Therapie zur *Blutstillung* und anatomischen *Reposition* mit Fixateur externe und Osteosynthese

Ziel der **operativen Therapie** ist es, wie bei der initialen Versorgung mit z. B. einer Beckenschlinge, das Beckenvolumen zu verkleinern (Blutstillung), eine anatomische Reposition zu erreichen und die Stabilität für die Mobilisation/Lagerung wiederherzustellen. Bei den als instabil geltenden Frakturen der Typen B (horizontale Instabilität) und C (vertikale Instabilität) genügt in der Regel die Stabilisierung des hinteren Beckenrings, sodass zusätzliche Frakturen des vorderen Beckenrings ohne große Dislokationen (transpubische, Ramus-ossis-pubis-Frakturen) unversorgt bleiben können. Anders ist es bei Symphysensprengungen („open book"), die in der Regel einer operativen Versorgung bedürfen (➤ Abb. 5.60). Bei der Versorgung des biomechanisch wichtigen hinteren Beckenrings kommen die Plattenosteosynthese, eine iliosakrale Verschraubung oder auch ein (supraazetabulärer) Fixateur externe als Versorgungsmöglichkeiten infrage. Nach der operativen Versorgung ist die möglichst frühzeitige Mobilisation anzustreben.

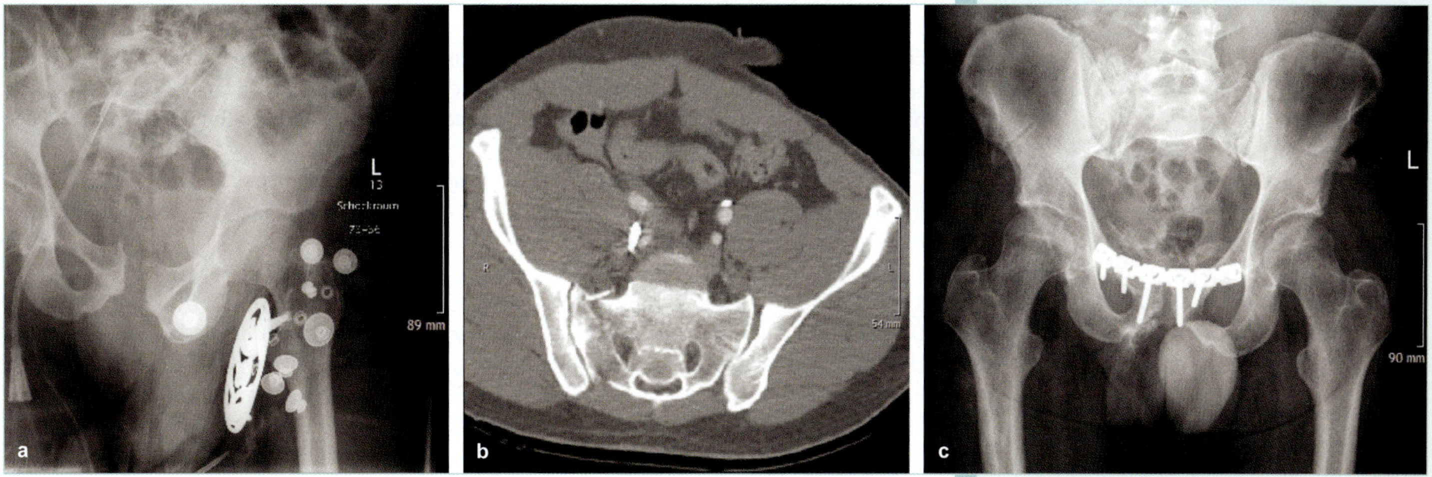

Abb. 5.60 Operative Versorgung einer B-klassifizierten Beckenringfraktur ohne vertikale Verschiebung (die dorsalen iliosakralen Bänder sind unverletzt) [P1647]

a) Röntgenbild mit „open book" (Symphysenspaltverbreiterung)

b) CT mit Iliosakralfugensprengung links und transforaminaler Sakrumfraktur rechts

c) Röntgenbild a.-p. postoperativ. Das „Buch" kann durch einen ventralen Zugang und eine Plattenosteosynthese geschlossen und stabilisiert werden.

KOMPETENZBASIERTES VORGEHEN (NKLC)

Notfall

- Offene Frakturen
- Massiver Weichteilschaden, massive Blutung, Organverletzung
- Polytrauma

Management

- **Erstversorgung:** nach ABCDE-Schema (➤ Kap. 1.3.1.1), insbesondere:
  - B: Sauerstoff (Maske)
  - C: i. v. Zugang
  - E: ggf. Beckenschlinge
  - Sowie: Analgesie, ggf. Blutstillung; Schockraumversorgung
- **Entscheidungsfindung:** konservative Therapie bei Typ-A- und wenig dislozierten, im hinteren Beckenring eingestauchten und damit klinisch stabilen Typ-B-Frakturen; sonst operative Stabilisierung des hinteren Beckenrings, ggf. auch des vorderen Beckenrings, z. B. bei Open-Book-Verletzungen; Blasenkatheter: Urethraabriss?
- **Prinzipien der Versorgung:** Notfall/primär (supraazetabulärer) Fixateur externe; Plattenosteosynthese, iliosakrale Verschraubung zur Stabilisierung des hinteren Beckenrings
- **Nachbehandlung:** möglichst frühzeitige schmerzadaptierte Mobilisation
- **Erfolgsparameter:** Wiederherstellung der Beckenstabilität, schmerzfreie Gehfähigkeit
- **Komplikationen:** Blutungen, Sexualstörungen (beide Geschlechter), Urethrastenosen

KOMPETENZBASIERTES VORGEHEN

Fragilitätsfrakturen

Fragilitätsfrakturen sind häufig wenig dislozierte oder eingestauchte Typ-B-Frakturen. Bei ihnen steht die zeitnahe Mobilisation im Vordergrund (schmerzadaptierte Vollbelastung) unter adäquater Schmerzbehandlung. Diagnostik und Therapie der Osteoporose sollten nicht vergessen werden. Falls eine Mobilisation innerhalb einer Woche (unter suffizienter Analgesie!) erfolglos bleibt, sollte die Operationsindikation erneut geprüft werden.

Fragilitätsfrakturen: in der Regel initial konservativ, erfordern frühe Mobilisation

Nicht selten kommt es zu einer sog. zweizeitigen Fraktur. Ein typisches Beispiel ist die primär diagnostizierte Fraktur des vorderen Beckenrings, bei der es zu einer Schmerzentwicklung im hinteren Beckenring kommt. Findet man dann eine Sakrumfraktur, wäre die OP-Indikation bei tendenziell zunehmender Mobilisation weiterhin nicht gegeben. Bei schmerzhafter deutlicher ein- oder beidseitiger Instabilität des hinteren Beckenrings ist die OP dagegen Methode der Wahl, wobei perkutane Verfahren vorzuziehen sind. Generell sollte ein multidisziplinäres Team den Patientenzustand optimieren (geriatrisches Assessment), auch im Hinblick auf die OP-Vorbereitung.

5.6.8.2 Azetabulumfrakturen
Häufig Folge großer *Krafteinwirkung*. Klassifikation nach *Letournel* oder *AO*

Klinik und Diagnostik
Diagnostik: CT

Therapie und Management
Operative Therapie bei dislozierter Fraktur; (> 2 mm); **Cave:** dorsal: N. ischiadicus, ventral: N. femoralis

5.6.8.2 Azetabulumfrakturen

Eine Beckenfraktur durch das Azetabulum (Hüftgelenkpfanne) braucht eine sehr hohe Krafteinwirkung. Sie kommt isoliert vor, kann aber auch Teil einer Beckenringverletzung(!) oder eines Polytraumas sein. Nicht selten ist sie nur gering verschoben, aber oft auch mehrfragmentär und (im Hüftgelenk) stark disloziert.

Klassifikationen sind nach Letournel oder AO angegeben. Sie orientieren sich an der verbliebenen Integrität eines vorderen und hinteren „Pfeilers", über die der physiologische Kraftfluss über die Hüftgelenke zum Achsenorgan Wirbelsäule stattfindet.

Klinik und Diagnostik

Der Verdacht auf die Fraktur kann anhand der Röntgenübersichtsaufnahme des Beckens gestellt werden. „Klassisch" sind dann seitliche Schrägaufnahmen (sog. „Ala"- und „Obturator"-Projektionen) indiziert, die moderne Bildgebung nutzt jedoch ausschließlich die CT mit 3-D-Darstellung, ggf. mit virtueller Oberflächendarstellung (➤ Abb. 5.61).

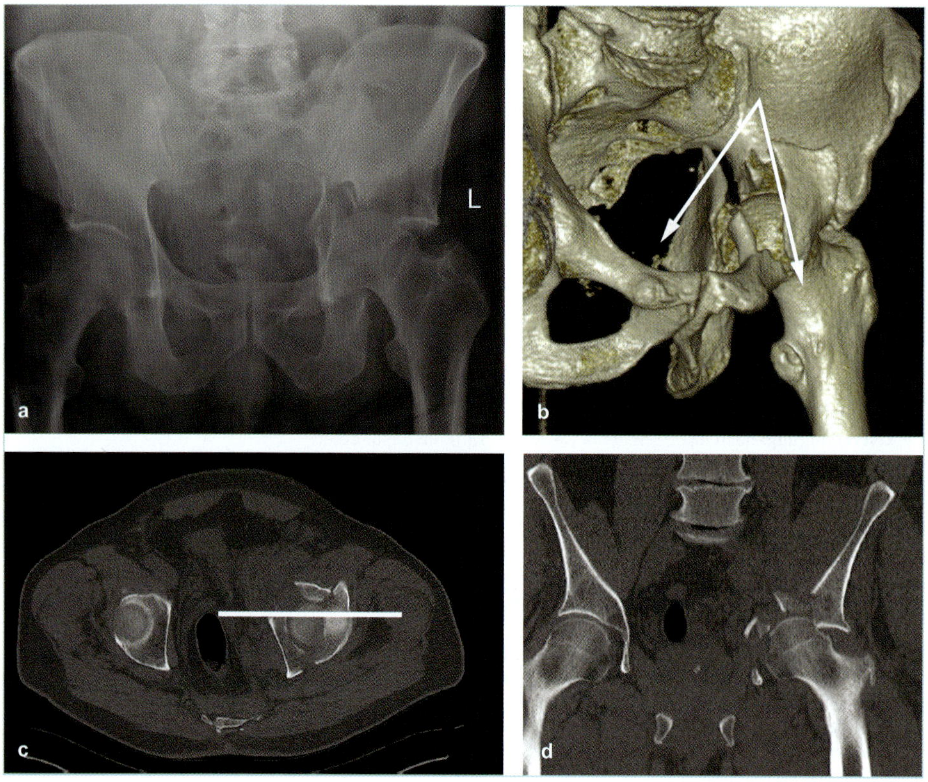

Abb. 5.61 Azetabulumfraktur links [P1647]
a) Beckenübersicht a.-p. mit Dislokation des Hüftkopfs ins kleine Becken
b) 3-D-Rekonstruktion mit Darstellung der frakturierten „Pfeiler" (Pfeile) und des ins kleine Becken dislozierten Hüftkopfs
c) Axiale CT mit Darstellung der Frakturen beider Pfeiler
d) Frontale CT mit im Vergleich zur rechten Seite deutlicher Dislokation des Hüftkopfs

Therapie und Management

Die Therapie einer dislozierten Azetabulumfraktur ist operativ (➤ Abb. 5.62), wobei sich je nach Ziel der Rekonstruktion vordere und hintere OP-Zugänge anbieten. Die Verletzung an sich, aber auch die operative Freilegung ist mit der Gefahr begleitender Nervenschäden (dorsal: N. ischiadicus, ventral: N. femoralis, bei erweiterter Präparation im kleinen Becken auch N. obturatorius) verbunden.

Die 10-Jahres-Prognose ist durch eine radiografische Arthrose gekennzeichnet, deren klinische Ausprägung (Schmerzen, Bewegungseinschränkung) jedoch nicht mit der Bildgebung korrelieren muss. Die klinische Funktionalität und Gebrauchsfähigkeit des Hüftgelenks ist das Ziel aller beteiligten Therapeutinnen (➤ Abb. 5.62).

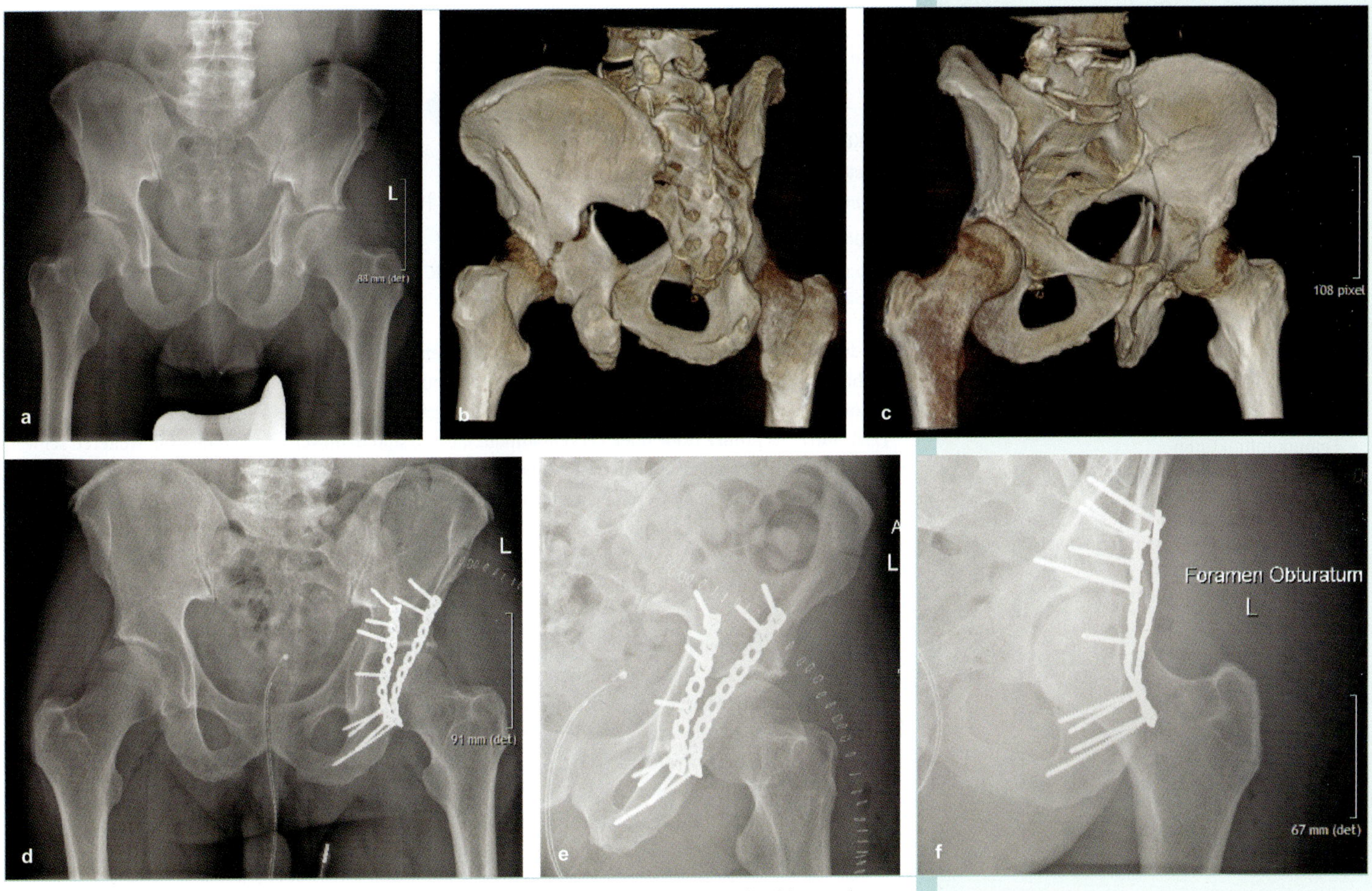

Abb. 5.62 Operative Versorgung einer Azetabulumfraktur links bei einem 55-jährigen, der über 10 Jahre (ohne Funktionseinschränkung) nachverfolgt werden konnte. Die Auswertung der 3-D-Oberflächendarstellung führte zur Entscheidung einer rein dorsalen Reposition und Stabilisierung, die zur Wiederherstellung der Anatomie (siehe Gelenklinien und Knochengrenzlinien) führte. [P1647]
a–c) Aufnahmen direkt nach dem Unfall im Röntgenbild (a) und als 3-D-CT (b, c)
d–f) Operative Versorgung auf der Röntgenübersichtsaufnahme (a) und auf Detailbildern (e, f)

KOMPETENZBASIERTES VORGEHEN (NKLC)

Notfall

- Offene Frakturen
- Massiver Weichteilschaden, massive Blutung, Organverletzung
- Polytrauma

Management

- **Erstversorgung:** i. v. Zugang, Analgesie, ggf. Blutstillung
- **Entscheidungsfindung:** operative Therapie mit Stabilisierung der knöchernen Pfeiler über vorderen oder hinteren Zugang
- **Prinzipien der Versorgung:** Plattenosteosynthese
- **Nachbehandlung:** Physiotherapie, Gehschulung, schrittweise Aufbelastung
- **Erfolgsparameter:** Wiederherstellung der Gelenkkontinuität und Gelenkfunktion; Erhalt der Gehfähigkeit
- **Komplikationen:** Nervenschäden, Re-Dislokation, Thrombose, periartikuläre Ossifikationen, frühe schmerzhafte Bewegungseinschränkungen durch Arthrose

KOMPETENZBASIERTES VORGEHEN

5.6.9 Hüftgelenknahe Femurfrakturen

Hüftgelenknahe Femurfrakturen (➢ Abb. 5.63):
- Schenkelhalsfraktur
- Pertrochantäre Fraktur
- Subtrochantäre Fraktur
- Femurkopffrakturen

Häufig eine Folge von *Osteoporose mit Sturz* oder *Hochenergietrauma.*
Die Einteilung erfolgt anatomisch. Die erhaltene oder gestörte *Blutversorgung des Hüftkopfs* ist entscheidend.

ABB. 5.63

Klinik und Diagnostik
Anamnese: Wichtig ist die Abklärung möglicher *Sturzursachen.*

5.6.9 Hüftgelenknahe Femurfrakturen

Nico Hinz, Arndt-Peter Schulz

NKLC
Gelenkbeteiligende und gelenknahe Frakturen
Kompetenzebene: **2**, klin. Diagnostik, app. Diagnostik, Therapie, **Notfall, Management**
Hüftgelenknahe Femurfrakturen
Kompetenzebene: **3a, klin. Diagnostik, app. Diagnostik**, Therapie, **Notfall, Management**

Zu den hüftgelenknahen Frakturen des Femurs gehören die Schenkelhals- und pertrochantären Frakturen (sehr häufig), die subtrochantären Femurfrakturen und die Femurkopffrakturen (selten).
Ätiologie Bei jungen Menschen sind diese Verletzungen selten und meist Folge eines Hochenergietraumas (z. B. Sturz aus großer Höhe oder Verkehrsunfälle). Diese sind dann vergesellschaftet mit weiteren schwerwiegenden Verletzungen. Bei älteren Menschen sind sie (in Deutschland) eine der häufigsten Frakturen überhaupt, das weibliche Geschlecht überwiegt hierbei. Prädisponierende Faktoren für diese Frakturen sind eine vorbestehende Osteoporose, Muskelschwund sowie eine Gangunsicherheit und fehlende Sturzabwehrreflexe. Ein typischer Unfallmechanismus ist ein Niedrigrasanztrauma mit Stolpersturz oder Sturz aus dem Bett. Seltenere Ursachen für Schenkelhalsfrakturen und pertrochantäre Frakturen sind pathologische Frakturen, z. B. durch Tumormetastasen.
Einteilung Bei den hüftgelenknahen Frakturen des Femurs sind unter Berücksichtigung der anatomischen Verhältnisse (➢ Abb. 5.63) 3 große Gruppen zu berücksichtigen:
- **Schenkelhalsfrakturen** liegen häufig medial mit intrakapsulärem Frakturverlauf, wodurch das Risiko einer Minderperfusion des Femurkopfs besteht (was einen Gelenkerhalt nur in jungem Alter und bei guten mechanischen Voraussetzungen und Frakturmorphologien sinnvoll macht [s. u., Einteilung nach Garden und Pauwels]).
- **Pertrochantäre Femurfrakturen** werden vor allem wegen der unterschiedlichen chirurgischen Behandlung von den medialen Schenkelhalsfrakturen abgegrenzt. Durch die erhaltene Blutversorgung des Hüftkopfes ist eine gelenkerhaltene Therapie mit einer Osteosynthese möglich.
- **Subtrochantäre Femurfrakturen** treten eher bei jüngeren und schwerverletzten Patientinnen als Folge von hoher Gewalteinwirkung auf. Als subtrochantär werden Frakturen mit Verlauf unterhalb des Trochanter minor gewertet (➢ Abb. 5.63).

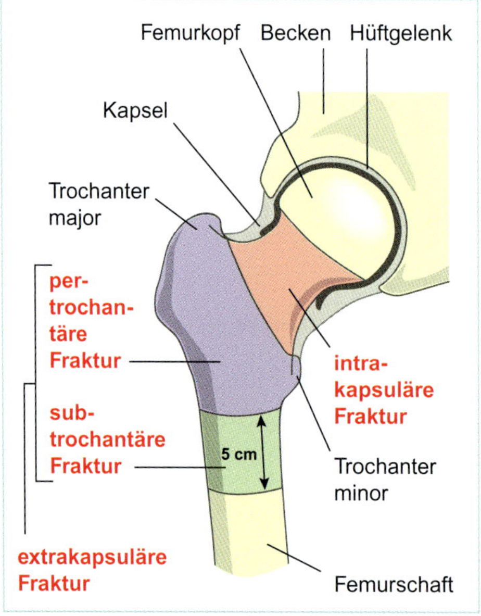

Abb. 5.63 Anatomische Unterteilung des proximalen Femurs (Schema) [L157]

Klinik und Diagnostik

Anamnese Weil Begleiterkrankungen (oder ihre medikamentöse Therapien) die Sturzursache sein können, ist eine sorgfältige Anamnese wichtig. Im Hinblick auf eine eventuelle Operation ist auch zu klären, welche Vormedikation besteht und wie die Patientin zu Hause versorgt ist. Auch die Mobilität vor dem Unfall und eine etwaig vorbestehende Arthrose sind wichtige Faktoren für die Therapieentscheidung.

Symptome Die Patientinnen beklagen Schmerzen im Hüft- oder Beckenbereich und eine Gehunfähigkeit sowie Bewegungsunfähigkeit des Hüftgelenks.

CAVE Bei nicht dislozierten und eingestauchten Schenkelhalsfrakturen kann noch Gehfähigkeit bestehen!

CAVE

Körperliche Untersuchung Das „typische klinische Bild" einer Fraktur im Hüftbereich eines alten Menschen ist durch eine schmerzhafte Beinlängenverkürzung und zumeist Außenrotationsstellung des betroffenen Beins gekennzeichnet (➤ Abb. 5.64). Dies ist ein sicheres Frakturzeichen (➤ Kap. 1.3.1.2). Zusätzlich lassen sich häufig eine Druck-/Klopfdolenz über dem Trochanter major, ein Leistendruckschmerz und ein axialer Stauchungsschmerz des Beins feststellen.

Untersuchung: häufig *Außenrotation* des Beins (➤ Abb. 5.64), *Beinlängenverkürzung* und *Druckdolenz* über dem Trochanter major oder der Leiste

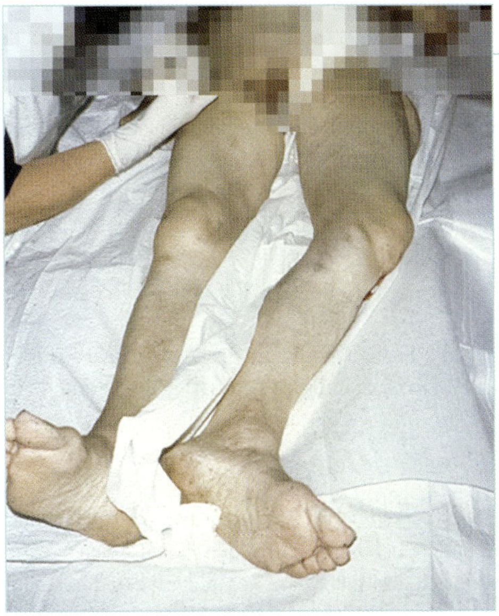

Abb. 5.64 Klinischer Aspekt einer hüftgelenknahen Femurfraktur mit Verkürzung und Außenrotation des Beins infolge des physiologischen Muskelzugs der pelvitrochantären Muskulatur am Tuberculum major und minor [P1647]

ABB. 5.64

Die Situation der meist geriatrischen Patientinnen zwingt dazu, dass der Ernährungsstatus, die Hydratation sowie der mentale Status bei Aufnahme unbedingt überprüft und ggf. mitbehandelt werden.

Apparative Diagnostik Die apparative Basisdiagnostik bei Verdacht auf eine hüftgelenknahe Femurfraktur besteht aus einer nativradiologischen tiefen Beckenübersichtsaufnahme und einer axialen Darstellung des Hüftgelenks (sog. Lauenstein-Aufnahme) als 2. Ebene. Die weitere Diagnostik sollte bei den o. g. klaren Frakturzeichen auch bereits pragmatisch auf eine OP-Vorbereitung hinzielen und bei den in der Regel geriatrischen Patientinnen relevante Begleitbefunde (Labor, Medikation, Status von Begleiterkrankungen) einschließen.

Röntgen: Aufnahme in 2 Ebenen

Schenkelhalsfraktur

In der nativradiologischen Untersuchung zeigen sich typischerweise eine Stufenbildung im Schenkelhalsbereich und eine Abkippung des proximalen Fragments mit verändertem Schenkelhalsneigungswinkel (CCD-Winkel, Normwert bei Erwachsenen ca. 125°). Eine ergänzende CT-Untersuchung ist sehr selten bei eingeschränkter Beurteilbarkeit, aber klinischem Verdacht auf Fraktur notwendig.

Garden-Klassifikation Die medialen Schenkelhalsfrakturen können anhand des Röntgenbildes nach Garden klassifiziert werden. Die Einteilung richtet sich nach dem Dislokationsgrad und soll die Prognose der Hüftkopfdurchblutung und damit das Risiko einer Hüftkopfnekrose abbilden (➤ Abb. 5.65):

- *Garden I* beschreibt eine eingestauchte und nicht dislozierte Abduktionsfraktur mit eingestauchter Valgusstellung. Es besteht meist eine akzeptable Hüftkopfdurchblutung.
- Bei *Garden II* liegt eine nicht dislozierte Adduktionsfraktur vor.
- Kommt es bei einer Adduktionsfraktur zur Dislokation mit noch erhaltener medialer Kontaktfläche, handelt es sich um *Garden III.*
- Bei einer *Garden-IV-Fraktur* mit kompletter Dislokation der Frakturfragmente gelten die den Femurkopf versorgenden Gefäße als gesichert durchtrennt, und das Risiko für eine Hüftkopfnekrose ist hoch.

Schenkelhalsfraktur:

- Klassifikation nach *Garden* (➤ Abb. 5.65) und *Pauwels*
- Erkennbar ist zudem eine Veränderung des *Collum-Corpus-Diaphysen-Winkels* (CCD-Winkel) bei der Diagnosestellung

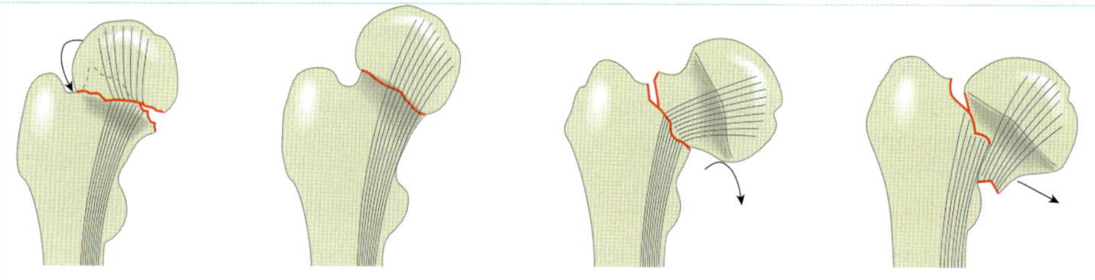

Abb. 5.65 Klassifikation der medialen Schenkelhalsfraktur nach Garden. Der Typ I beschreibt eine eingestauchte, nicht dislozierte Abduktionsfraktur (gute Prognose), der Typ II eine Adduktionsfraktur ohne Dislokation, der Typ III eine dislozierte Adduktionsfraktur ohne Zertrümmerung der dorsalen Kortikalis und der Typ IV eine komplette Dislokation mit Unterbrechung der Gefäßversorgung (hohe Nekroserate des Hüftkopfs). [L138]

Pauwels-Klassifikation Eine weitere (mechanische) Klassifikation nach Pauwels richtet sich nach der Steilheit des Frakturverlaufs. Sehr flach verlaufende Frakturen sind mechanisch stabiler als sehr steil verlaufende Frakturen.

Studentische Sicht

Pertrochantäre Femurfraktur:
- Eine zusätzliche mediale Fragmentbildung (z. B. *Abriss des Trochanter minor*) ist mit hoher Instabilität verbunden.
- Eine Nativröntgenuntersuchung ist i. d. R. ausreichend.

Pertrochantäre Femurfraktur

Bei einer pertrochantären Femurfraktur zeigt sich eine Frakturlinie und eine Stufenbildung im Bereich der Trochanteren. Entscheidend für die Einschätzung des Instabilitätsgrades ist die Fragmentbildung im medialen Bereich, z. B. durch einen Abriss des Trochanter minor, aufgrund der dann möglichen varischen Abkippung. Auch bei pertrochantären Femurfrakturen ist eine ergänzende CT-Untersuchung nur bei eingeschränkter Beurteilbarkeit im nativradiologischen Bild indiziert.

Subtrochantäre Femurfraktur: Eine Nativröntgenuntersuchung ist i. d. R. ausreichend.

Subtrochantäre Femurfraktur

Eine nativradiologische Untersuchung des Hüftgelenks in 2 Ebenen (meist als Beckenübersicht tief und Lauenstein-Aufnahme) reicht bei der subtrochantären Fraktur aus, um die Frakturzone direkt unterhalb der Trochanterregion darzustellen.

Therapie und Management

Ziel: zügige *Wiederherstellung der Belastbarkeit und Mobilität*

Konservative Therapie: Risiken durch lange Immobilisation überwiegen i. d. R. das OP-Risiko.

Operative Therapie: Grundsätzlich unterscheidet man *hüftkopferhaltende* und *gelenkersetzende* Verfahren.
Eine *Totalendoprothese* ist der Hemiprothese (z. B. Duokopfprothese) funktionell im Outcome überlegen.

Therapie und Management

Ziel Ziel der Therapie ist die Wiederherstellung der Belastbarkeit der Hüfte unter Erhalt der regelrechten Biomechanik der gesamten unteren Extremität. Insbesondere bei den geriatrischen Patientinnen ist eine schnellstmögliche Wiederherstellung der Mobilität essenziell, um sekundäre Komplikationen durch eine längere Immobilisierung zu verhindern. Nicht nur die Wiederherstellung der Gehfähigkeit, sondern nach Möglichkeit eine Rückkehr zum bisherigen sozialen Versorgungsstatus und zur Teilhabe der alten Menschen sind anzustreben.

Konservative Therapie Eine konservative Therapie ist nur in Ausnahmefällen möglich. Die dafür häufig notwendige, länger andauernde Immobilisation erhöht das Risiko für Pneumonien, Thromboembolien und Dekubiti, insbesondere im geriatrischen Patientenkollektiv.

Operative Therapie Daher ist die Operation meist die Therapie der Wahl, um eine schnellstmögliche Mobilisation der Patientinnen zu ermöglichen. Grundsätzlich stehen dabei 2 verschiedene Verfahren zur Verfügung: die hüftkopferhaltende Operation (Osteosynthese) und die gelenkersetzende Operation (Endoprothese):

- *Schenkelhalsfraktur:* Eine operative kopferhaltende Therapie ist mit einer gering invasiven Schraubenosteosynthese (nach dem Prinzip der 3-Punkt-Verschraubung) oder mit einer dynamischen Hüftschraube möglich (➤ Abb. 5.66a). Die Nachbehandlung ist langwierig und eine initiale Teilbelastung ist in der Regel notwendig. Bei Frakturen mit höherem Klassifikationsgrad und damit höherem Risiko für eine Hüftkopfnekrose und bei sehr alten Menschen mit fehlender Fähigkeit zur Teilbelastung ist ein Hüftkopferhalt unpragmatisch und wurde zugunsten einer gelenkersetzenden Therapie (mit rascher Schmerzarmut und Vollbelastung) verlassen. Für den Gelenkersatz kommt entweder eine Hemiprothese (Duokopfprothese) oder eine Totalendoprothese infrage (➤ Abb. 5.66c). Die Duokopfprothese hat den Vorteil einer kürzeren Operationsdauer und einer geringeren Morbidität, zeigt aber bezüglich funktioneller Langzeitergebnisse ein schlechteres Outcome und eine kürzere Standzeit als eine Totalendoprothese. Die Duokopfprothese ist daher bei kürzerer voraussichtlicher Überlebenszeit indiziert, die Hüfttotalendoprothese eher bei gesünderen und jüngeren Patientinnen.
- *Pertrochantäre Femurfraktur:* Es stehen extramedulläre Verfahren (dynamische Hüftschraube, nur bei bestimmten, stabilen Frakturen) und intramedulläre Verfahren (proximaler Femurnagel und Gammanagel, ➤ Abb. 5.66b) zur Verfügung. Die sog. Kopf-/Halskomponenten dieser Kraftträger sorgen für

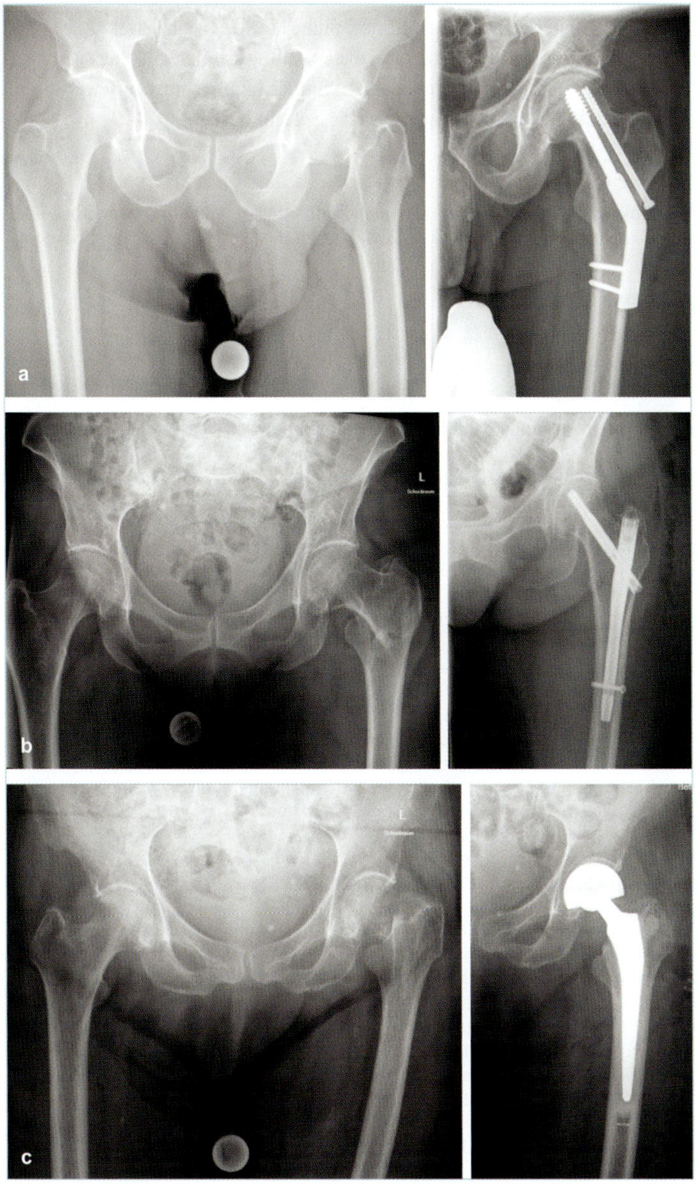

Abb. 5.66 Operative Versorgung hüftgelenknaher Femurfrakturen (jeweils präoperatives Übersichtsbild und Aufnahme nach operativer Versorgung) [P1656]
a) Dynamische Hüftschraube
b) Nagelosteosynthese
c) Duokopfprothese

eine interfragmentäre „dynamische" Kompression in der funktionellen Nachbehandlung. Die anatomische Reposition wird dabei intraoperativ zum Großteil geschlossen über eine Extensionslagerung des Beins erreicht.

- *Subtrochantäre Femurfraktur:* Intramedulläre Verfahren sind das Verfahren der 1. Wahl, ggf. in Kombination mit Cerclagen.

Die postoperativ durchzuführenden Röntgenkontrollen dienen der Verifizierung der regelrechten Materiallage und Stellung.

Nachbehandlung Allgemein ist in der Nachbehandlung auf eine ausreichende Analgesie und eine Thromboseprophylaxe (nach Operationen an der Hüfte für mindestens 28–35 Tage postoperativ und bis zum Erreichen der Vollbelastung empfohlen) zu achten. Die physiotherapeutische Mobilisation sollte frühzeitig beginnen, um Komplikationen durch eine längere Immobilisation, z. B. Pneumonien, Thromboembolien und Dekubiti, zu vermeiden. Bei gegebener Belastungsstabilität einer osteosynthetisch versorgten hüftgelenknahen Femurfraktur (vor allem Nagelosteosynthese bei pertrochantärer Fraktur) sowie nach operativer Versorgung mit einer Duokopfprothese oder Totalendoprothese ist die schmerzabhängige Mobilisation unter Vollbelastung im Dreipunktegang ab dem 1. postoperativen Tag anzustreben. Bei nicht

Nachbehandlung: *Analgesie, Thromboseprophylaxe* und *Mobilisation*

belastungsstabiler Osteosynthese, z. B. einer dynamischen Hüftschraube bei Schenkelhalsfraktur, ist meist für 6 Wochen eine Teilbelastung einzuhalten. Im Verlauf kann die Belastung schmerzadaptiert gesteigert werden. Im Rahmen einer Endoprothesenimplantation muss an die initiale Limitierung der Bewegung auf 0-0-90° und der Innenrotation/Adduktion zur Luxationsprophylaxe gedacht werden.

MERKE

MERKE Bei Verdacht auf eine osteoporotische Fraktur ist immer an die Abklärung einer Osteoporose und ggf. die Einleitung einer entsprechenden Therapie zu denken. Eine geriatrische Mitbehandlung ist notwendig.

KOMPETENZBASIERTES VORGEHEN

KOMPETENZBASIERTES VORGEHEN (NKLC)

Notfall

- Offene Frakturen, Hüftgelenkluxation, begleitende, instabile Beckenfrakturen oder andere wertige Verletzungen
- Schädigungen von proximalen Nervenstämmen und Gefäßen

Management

- **Erstversorgung:** i. v. Zugang, Analgesie, Management von Kreislauf- und Elektrolytstörungen, Lagerung des Beins mit leicht flektiertem Hüftgelenk und OP-Vorbereitung mit Klärung der Blutgerinnung (Vormedikation!) und Prämedikation
- **Entscheidungsfindung:** in der Regel operative Versorgung zur raschen Wiederherstellung der Mobilität der geriatrischen Patientinnen und damit Vermeiden immobilitätsbedingter Komplikationen
  - *Schenkelhalsfraktur:* individuelle Entscheidung, aber kopferhaltende Osteosynthese eher bei jüngeren Patientinnen mit Fähigkeit zur Teilbelastung, hohem Aktivitätsgrad, guter Knochenqualität, fehlender fortgeschrittener Arthrose, geringer Dislokation und damit geringem Hüftkopfnekroserisiko (bis Garden II und ggf. III) oder aber (nur zur Schmerzreduktion und Lagerungsfähigkeit) bei bettlägerigen, dementen oder gebrechlichen Patientinnen mit reduziertem Allgemeinzustand und hohem perioperativen Risiko; Gelenkersatz eher bei höherem Alter mit reduziertem Aktivitätsgrad, deutlicher Osteoporose, fortgeschrittener Coxarthrose und Frakturen mit ausgeprägter Dislokation
  - *Pertrochantäre Fraktur:* in der Regel Marknagelosteosynthese
  - *Subtrochantäre Fraktur:* Marknagelosteosynthese
- **Prinzipien der Versorgung:** OP < 24 Stunden, weil die Komplikationsraten danach aufgrund der Immobilisierung nachweisbar steigen
  - *Schenkelhalsfraktur:* kopferhaltende Therapie mit gering invasiver Schraubenosteosynthese oder dynamischer Hüftschraube; endoprothetischer Ersatz mit Duokopfprothese (kürzere OP-Dauer, geringere Morbidität) oder Totalendoprothese (bessere funktionelle Langzeitergebnisse und längere Standzeit)
  - *Pertrochantäre Femurfraktur:* extramedulläre (dynamische Hüftschraube, nur bei bestimmten, stabilen Frakturen) oder intramedulläre Verfahren (proximaler Femur- und Gammanagel)
  - *Subtrochantäre Femurfraktur:* intramedulläre Verfahren
- **Nachbehandlung:** Analgesie, Thromboseprophylaxe, frühe schmerzabhängige Mobilisierung unter Vollbelastung im Dreipunktegang ab dem 1. postoperativen Tag, wenn möglich, bei Endoprothesen Luxationsprophylaxe
- **Erfolgsparameter:** Belastbarkeit der Hüfte, regelrechte Biomechanik der gesamten unteren Extremität, Wiederherstellung der Gehfähigkeit, Rückkehr zum bisherigen sozialen Versorgungsstatus
- **Komplikationen:**
  - Allgemein: Thrombosen, Lungenarterienembolien, Pneumonien, Harnwegsinfektionen
  - Konservative Therapie: sekundäre Dislokation/Abkippung (OP erforderlich)
  - Operative Therapie: Beinlängendifferenz, persistierende Bewegungseinschränkung, Infektion, im Verlauf heterotope Ossifikationen; speziell bei Osteosynthese Implantatlockerung und Frakturdislokation, Pseudarthrose oder Perforation der Schrauben durch den Femurkopf (sog. Cut out, OP erforderlich), bei Schenkelhalsfraktur Femurkopfnekrose (bis 40 % bei älteren Menschen), posttraumatische Arthrose, bei Endoprothese Prothesenluxation oder -lockerung

5.6.10 Tibiakopffrakturen

5.6.10 Tibiakopffrakturen

Nico Hinz, Arndt-Peter Schulz

NKLC

Gelenkbeteiligende und gelenknahe Frakturen

Kompetenzebene: **2**, klin. Diagnostik, app. Diagnostik, Therapie, **Notfall**, **Management**

Traumatische und degenerative Kniebinnenschäden

Kompetenzebene: **3a**, **klin. Diagnostik**, app. Diagnostik, Therapie, Notfall, **Management**

Tibiakopffrakturen entstehen meist durch starke axiale Stauchungen, forcierten Valgus- oder Varusstress im Bereich des Kniegelenks oder direktes Anpralltrauma. Sie können in Impressions-, Spalt-, Mehrfragment- und Luxationsfrakturen eingeteilt werden. Frakturen des lateralen Tibiaplateaus sind dabei deutlich häufiger als bikondyläre Frakturen oder Frakturen des medialen Tibiaplateaus. Bei einem Großteil der Tibiakopffrakturen treten Begleitverletzungen der Ligamente und/oder Menisken des Kniegelenks auf (➤ Kap. 5.6.11).

Tibiakopffrakturen sind meist Folge starker *axialer Stauchungen oder Distorsionstraumata.*

Klinik und Diagnostik

Symptome Die typischen Frakturzeichen (➤ Kap. 1.3.1.2) sind oft mit einem Kniegelenkerguss kombiniert.

Körperliche Untersuchung Die Bewegungs- und Funktionsprüfung des Kniegelenks sollte bei Frakturverdacht vorsichtig erfolgen. An die Untersuchung auf offene Wunden und mögliche Zeichen eines Kompartmentsyndroms ist zu achten. Die periphere Durchblutung überprüft man über die Palpation der Pulse der A. dorsalis pedis am Fußrücken und der A. tibialis posterior hinter dem Innenknöchel. Bei der Überprüfung der peripheren Sensibilität und Motorik ist insbesondere auf Ausfälle des N. fibularis mit Fuß- und Zehenheberparese und Sensibilitätsausfall am lateralen Unterschenkel und Fußrücken zu achten.

Apparative Diagnostik Die initiale Bildgebung bei Verdacht auf Tibiakopffraktur besteht aus der Röntgenuntersuchung des Kniegelenks in 2 Ebenen (➤ Abb. 5.67a). Im Anschluss ist oft eine CT zur genauen Darstellung der Frakturmorphologie und zur präoperativen Planung indiziert (➤ Abb. 5.67b). Eine MRT kann mögliche Begleitverletzungen der Ligamente und Menisken nachweisen. Bei Verdacht auf Gefäßverletzungen, insbesondere bei bikondylären Frakturen und Luxationsfrakturen, ist die Doppler-Sonografie – und weiterführend die CT-Angiografie – indiziert.

Klinik und Diagnostik

Symptome: Häufig findet sich neben typischen Frakturzeichen ein *Kniegelenkerguss.*

Untersuchung: *pDMS* nicht vergessen!

Bildgebung: Initial erfolgt eine Röntgenuntersuchung – diese wird durch eine CT/MRT ergänzt.

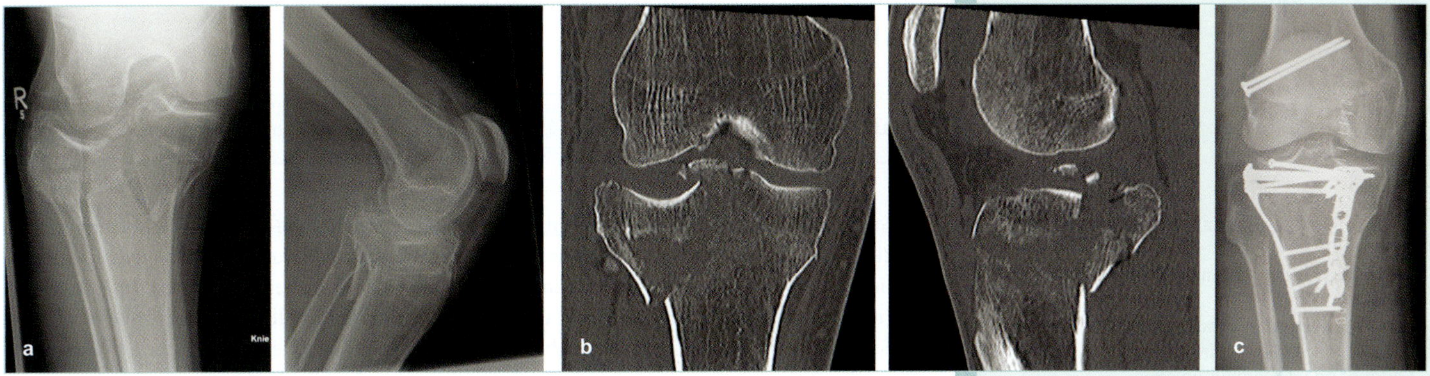

Abb. 5.67 Bikondyläre Tibiakopffraktur rechts [P1656]
a) Röntgenbilder a.-p. (links) und seitlich (rechts)
b) Koronare (links) und sagittale CT-Bilder (rechts)
c) Postoperatives a.-p. Röntgenbild nach Schrauben- und Plattenosteosynthese mit zusätzlicher Schraubenosteosynthese nach Osteotomie der femoralen Epikondyle

Therapie und Management

Das primäre Ziel der Therapie von Tibiakopffrakturen ist der Erhalt oder die Wiederherstellung einer anatomischen Gelenkfläche bei bandstabilem und achsgerechtem Kniegelenk. In Fällen mit geringer Dislokation ist hierfür die konservativ-funktionelle Therapie ausreichend, meist ist aber eine operative Therapie notwendig. Eine operative Therapie ist insbesondere bei intraartikulärer Stufenbildung von 2 mm oder mehr und bei Gelenkflächeninkongruenz indiziert. Methode der Wahl ist die offene Reposition und direkte Visualisierung der Gelenkfläche und die interne Stabilisierung mittels Schrauben- und/oder Plattenosteosynthese. Bei bikondylären Frakturen und Luxationsfrakturen ist in der Regel die temporäre Stabilisierung im Fixateur externe notwendig.

Therapie und Management

Primärziel ist die anatomische *Wiederherstellung der Gelenkflächen* und der Achsen, bei erhaltener ligamentärer Stabilität.

CAVE Es sollte auf die operative Versorgung begleitender, instabilitätsbedingender Verletzungen der Bänder und Menisken geachtet werden.

CAVE

KOMPETENZBASIERTES VORGEHEN

KOMPETENZBASIERTES VORGEHEN (NKLC)

Notfall

- Offene Frakturen, Luxationsfrakturen
- Kompartmentsyndrom
- Störungen der peripheren DMS; bei Kniegelenkluxationen sind Gefäß- und Nervenschäden möglich

Management

- **Erstversorgung:** i. v. Zugang, Analgesie, Schienung (insbesondere bei Luxationsverletzungen), Hochlagerung der Extremität, Röntgendiagnostik
- **Entscheidungsfindung:** konservativ nur bei gering dislozierten und bandstabilen Brüchen, OP insbesondere bei offenen, dislozierten, bandinstabilen Frakturen, tiefen Impressionen/Gelenkstufen
- **Prinzipien der Versorgung:**
  - Konservative Therapie mit initialer Ruhigstellung, dann passive Mobilisierung z. B. mit Motorschiene (CPM) und nachfolgend physiotherapeutisch begleitete Aufbelastung und Mobilisation; medikamentöse Thromboseprophylaxe bis zur Vollbelastung, Analgesie
  - Operative Therapie mit definitiver Versorgung durch interne Fixation (ggf. nach temporärem Fixateur externe) mit Schrauben- und/oder Plattenosteosynthese, ggf. Defektauffüllung mit Eigen- oder Fremdknochen
- **Nachbehandlung:** frühfunktionelle passive Mobilisierung des Kniegelenks z. B. mit Motorschiene (CPM); je nach Frakturmorphologie, Osteosynthesestabilität und Weichteilverletzungen initiale Teilbelastung, ggf. mit Orthese; postoperative Röntgenkontrollen, Thromboseprophylaxe bis zur Vollbelastung, Analgesie
- **Erfolgsparameter:** Wiederherstellung der Gelenkfläche, ligamentäre Stabilität des achsgerechten Kniegelenks, Vermeidung einer (Früh-)Arthrose.
- **Komplikationen:** Thrombosen, Abweichungen der Beinachse, Bandinstabilitäten, Infektionen, Nervenverletzungen (vor allem N. fibularis), sekundäre Dislokationen, Pseudarthrose, posttraumatische Arthrose, Bewegungseinschränkungen

5.6.11 Traumatische und degenerative Kniebinnenschäden

5.6.11 Traumatische und degenerative Kniebinnenschäden

Nico Hinz, Arndt-Peter Schulz

NKLC Kompetenzebene: **3a**, klin. Diagnostik, app. Diagnostik, Therapie, Notfall, **Management**

Verletzungen des Bandapparats sind meist Folge einer *Distorsion.*
Meniskusschäden treten sehr häufig auch *degenerativ* auf.
Lerntipp: *„Unhappy triad"* = Kombinationsverletzung von vorderem Kreuzband, medialem Seitenband und Innenmeniskus

Die Stabilität des Kniegelenks basiert neben der dynamischen Stabilisation durch die Muskulatur (und den Streckapparat) hauptsächlich auf statischen Stabilisatoren: Gelenkkapsel, vorderes und hinteres Kreuzband, mediales und laterales Seitenband sowie Innen- und Außenmeniskus. Bei Distorsionen des Kniegelenks (vor allem bei Rotationen im Kniegelenk) und seltener bei direkten Krafteinwirkungen kann es zu Kniebinnenschäden mit Verletzung der o. g. stabilisierenden Ligamente und Menisken kommen. Bei besonders starker Ausprägung kommt es zu einer Kniegelenkluxation (➤ Kap. 5.7.6), die einen Notfall darstellt.

Meniskusläsionen können aber nicht nur akut bei einem adäquaten Trauma entstehen, sondern auch auf degenerativen Veränderungen und/oder belastungsinduzierten Mikrotraumata basieren. Bei den traumatischen Meniskusläsionen ist eine Verletzung des unbeweglicheren Innenmeniskus häufiger als die des Außenmeniskus.

Als „unhappy triad" wird die traumatische Kombinationsverletzung von vorderem Kreuzband, medialem Seitenband und Innenmeniskus bezeichnet.

Klinik und Diagnostik

Anamnese: typisches Rotationstrauma in Flexion mit Varus-/Valgusstress

Klinik und Diagnostik

Anamnese Der anamnestisch angegebene Unfallmechanismus mit Art und Richtung der einwirkenden Kraft kann bereits Aufschluss über mögliche Kniebinnenverletzungen geben. So geht eine vordere Kreuzbandruptur „klassisch" auf ein Rotationstrauma in Flexion mit gleichzeitigem Valgus- oder Varusstress zurück, wohingegen eine Ruptur des hinteren Kreuzbandes z. B. durch eine direkte Gewalteinwirkung auf die proximale Tibia von ventral entstehen kann.

Symptome: *Schmerzen, Gelenkerguss, Instabilität und Bewegungseinschränkungen*

Symptome Bei Kniebinnenschäden stehen meist (belastungsabhängige) Schmerzen im Kniegelenk und ein Kniegelenkerguss im Vordergrund. Es kann zudem ein Instabilitätsgefühl und eine Gangunsicherheit (sog. „Giving-Way-Phänomen") sowie eine Bewegungseinschränkung und Blockierungsphänomene (z. B. eine Streckhemmung bei eingeklemmtem Meniskusriss) auftreten.

Untersuchung: klinische Testung der Bandstabilität (➤ Abb. 5.68); bei Kniegelenkerguss: *tanzende Patella*

Körperliche Untersuchung Häufig kann ein Druckschmerz über den verletzten Strukturen bzw. dem entsprechenden Gelenkspalt palpiert werden. Bei einem Erguss tritt das Phänomen der tanzenden Patella auf. Weiterführend ist der aktive und passive Bewegungsumfang im Kniegelenk zu untersuchen. Besonders wichtig ist die Stabilitätsprüfung der Bänder mit speziellen klinischen Tests. Auch für die Prüfung von Meniskusläsionen sind klinische Tests beschrieben (➤ Abb. 5.68), die jedoch keine hohe Spezifität aufweisen und deren positive oder negative prädiktive Sicherheit demzufolge begrenzt ist.

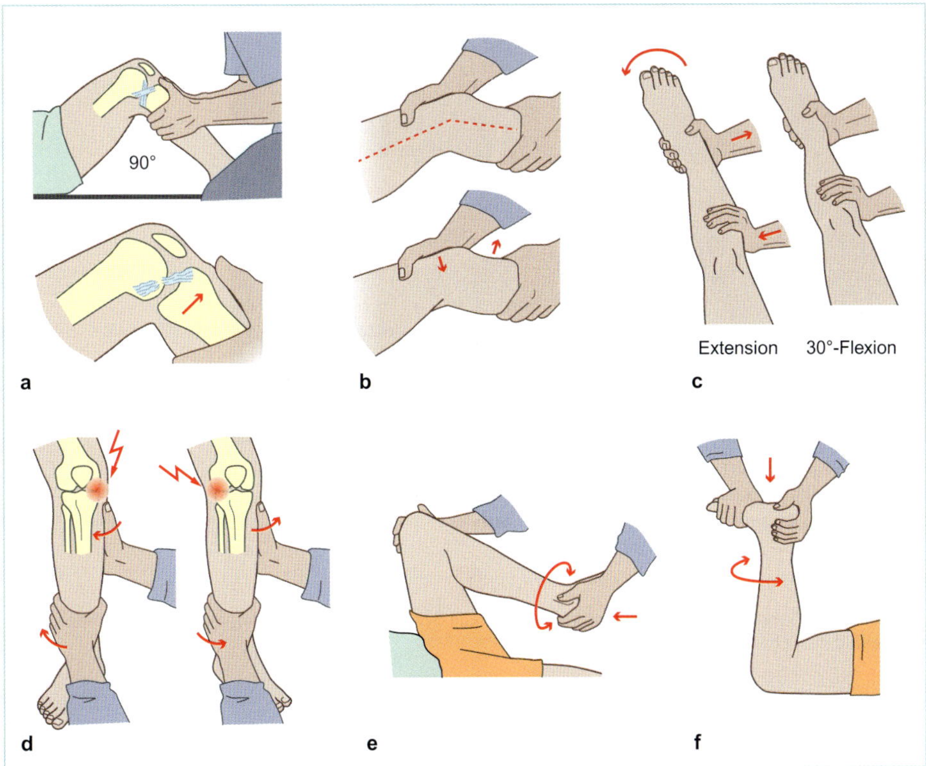

Abb. 5.68 Klinische Untersuchung des Kniegelenks. Bei allen Untersuchungen sollte die zu untersuchende Person möglichst entspannt sein und möglichst keine aktive Bewegung ausführen. [L157]
a) Schubladen-Test zur Prüfung der Stabilität des vorderen Kreuzbands. Die zu untersuchende Person liegt auf dem Rücken, das zu untersuchende Kniegelenk ist 90° gebeugt. Die Untersucherin fixiert den Fuß der zu untersuchenden Person mit dem eigenen Oberschenkel und zieht den proximalen Unterschenkel der zu untersuchenden Person nach vorne. Normalerweise ist dabei ein fester Anschlag zu spüren, der bei einer Verletzung des vorderen Kreuzbands fehlt oder „weich" ist.
b) Lachman-Test zur Prüfung der Stabilität des vorderen Kreuzbands. Die zu untersuchende Person liegt auf dem Rücken, die Untersucherin fixiert den Oberschenkel der zu untersuchenden Person mit der einen Hand und zieht den proximalen Unterschenkel mit der anderen Hand bei leichter Flexion des Kniegelenks nach vorne. Normalerweise ist dabei ein fester Anschlag zu spüren, der bei einer Verletzung des vorderen Kreuzbands fehlt oder „weich" ist.
c) Pivot-Shift-Test zur Prüfung der Stabilität des vorderen Kreuzbands. Die zu untersuchende Person liegt auf dem Rücken, die Untersucherin hebt das zu untersuchende Bein mit der einen Hand an der Ferse hoch und dreht es etwas nach innen, während die andere Hand an der proximalen Tibia einen Valgusdruck ausübt. Vorwiegend mit der Hand an der Ferse wird das Bein jetzt unter axialem Druck und bei weiter ausgeübter Innenrotation gebeugt. Bei verletztem vorderen Kreuzband ist das laterale Tibiaplateau durch die Rotation in Streckung subluxiert. Bei mehr als 20–30° Beugung kommt es zum Zurückspringen der subluxierten Tibia, was durch ein „Ruckeln" spürbar wird.
d) Steinmann-I-Test (Meniskuszeichen). Die zu untersuchende Person liegt auf dem Rücken, das zu untersuchende Kniegelenk ist 90° gebeugt. Die Untersucherin fixiert das Bein mit der einen Hand an der Ferse und dreht es abwechselnd nach innen und außen. Gibt die zu untersuchende Person bei der Außenrotation einen Schmerz auf der Innenseite des Kniegelenks an, spricht das für eine Innenmeniskusläsion, wird umgekehrt bei der Innenrotation ein Schmerz auf der Außenseite des Kniegelenks ausgelöst, spricht das für eine Außenmeniskusläsion.
e) McMurray-Test (Meniskuszeichen). Die zu untersuchende Person liegt auf dem Rücken, das zu untersuchende Kniegelenk ist vollständig gebeugt. Die Untersucherin fixiert das Bein mit der einen Hand am Kniegelenk und palpiert dort den Gelenkspalt. Mit der anderen Hand außenrotiert sie das Bein und streckt es langsam. Wird dabei auf der Innenseite ein Schnappen palpiert und/oder gibt die zu untersuchende Person Schmerzen an, spricht das für eine Innenmeniskusläsion.
f) Apley-Grinding-Test (Meniskuszeichen). Die zu untersuchende Persion liegt auf dem Bauch, das zu untersuchende Kniegelenk ist 90° gebeugt. Die Untersucherin übt einerseits einen axialen Druck auf den Unterschenkel aus und dreht den Fuß andererseits abwechselnd nach innen und außen. Gibt die zu untersuchende Person bei der Außenrotation einen Schmerz auf der Innenseite des Kniegelenks an, spricht das für eine Innenmeniskusläsion, wird umgekehrt bei der Innenrotation ein Schmerz auf der Außenseite des Kniegelenks ausgelöst, spricht das für eine Außenmeniskusläsion.

ABB. 5.68

Apparative Diagnostik Die initiale radiologische Bildgebung besteht aus einer Röntgenaufnahme des Kniegelenks in 2 Ebenen, um mögliche knöcherne Ausrisse der Kreuzbänder oder Seitenbänder festzustellen und kniegelenksnahe Frakturen auszuschließen. Der Goldstandard zur Diagnostik von Kniebinnenschäden ist die MRT-Untersuchung (➤ Abb. 5.69). Diese ist insbesondere bei einem Gelenkerguss indiziert. Bandverletzungen und Meniskusrisse können dargestellt werden.

Bildgebung: Röntgenbilder; MRT als Goldstandard

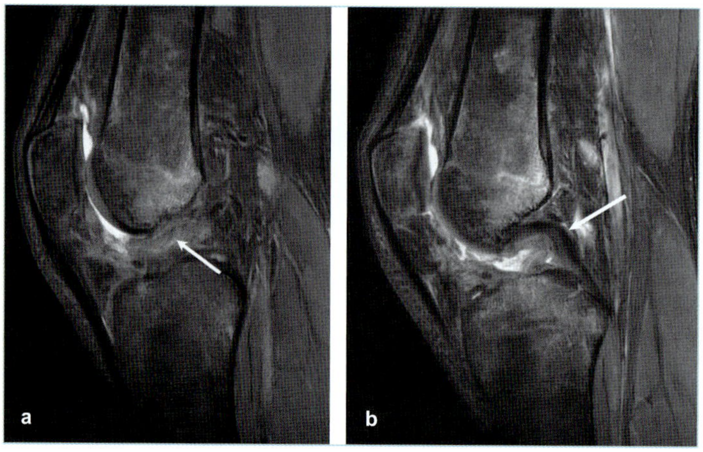

Abb. 5.69 Parallele seitliche Schichten der MRT eines Kniegelenks [P1656]
a) Kontinuitätsunterbrechung des vorderen Kreuzbandes (vordere Kreuzbandruptur)
b) Keine Kontinuitätsunterbrechung des hinteren Kreuzbandes

CAVE In der Schnittbilddiagnostik müssen immer alle Schnittbilder (Schichten) ausgewertet werden, ein Einzelbild ist nicht beweisend.

Therapie und Management

- Ziel ist die *Wiederherstellung der Funktion, Stabilität* und *Schmerzreduktion.*
- *Luxationen, Gefäß-/Nervenverletzungen, begleitende Weichteilverletzungen und Kompartmentsyndrome sind Notfälle!*

Therapie und Management

Ziel der Therapie von Kniebinnenschäden ist der Erhalt oder die Wiederherstellung einer regelrechten Kniebeweglichkeit ohne Instabilität und unter Schmerzreduktion. Hierfür stehen konservative und operative Therapiemöglichkeiten zur Verfügung. Operativ kann beispielsweise die Ersatzplastik des vorderen Kreuzbandes mit einer körpereigenen Sehne und die Naht des Meniskus erfolgen. Die Therapieentscheidung ist dabei komplex und richtet sich neben dem Verletzungsmuster auch insbesondere nach dem funktionellen Anspruch der Patientinnen. Als Notfälle sind Kniegelenkluxationen, Verletzungen von Gefäßen und/oder Nerven, begleitende Haut-/Weichteilverletzungen oder ein Kompartmentsyndrom anzusehen.

KOMPETENZBASIERTES VORGEHEN

KOMPETENZBASIERTES VORGEHEN (NKLC)

Management

- **Erstversorgung:** Analgesie, abschwellende Maßnahmen (z. B. Hochlagerung, Kühlen), symptomatische Schienung, Entlastung der Extremität
- **Entscheidungsfindung:**
  - *Kreuzbandverletzungen:* eher operativ bei (biologisch) jüngerem Alter, fehlender Arthrose, hohem Anspruch, Laxizität mit subjektivem Instabilitätsgefühl (Giving-way-Phänomen) und/oder persistierendem Instabilitätsgefühl nach konsequenter konservativer Therapie mit Muskelaufbautraining; ebenso bei begleitenden Verletzungen weiterer Kniebinnenstrukturen (z. B. „unhappy triad")
  - *Seitenbandverletzungen:* konservative Therapie möglich, eher operativ bei kombinierten Bandverletzungen, ansatznahen Rupturen, knöchernen Ausrissen oder retrahierten Bandstümpfen, höhergradiger Instabilität/Aufklappbarkeit und bei persistierender Instabilität unter konservativer Therapie
  - *Meniskusläsionen:* akut traumatische Läsionen → eher OP (kann bei kombinierten Verletzungen [Kreuz- und Seitenbänder] sehr komplex sein); zeitnahe Operation bei eingeklemmten Korbhenkelrissen; degenerative Läsionen und asymptomatische Meniskusrisse → primär konservativ (außer bei Gelenkblockade und bei persistierenden Beschwerden unter konservativer Therapie)
- **Prinzipien der Versorgung:** ➤ Tab. 5.6; außerdem Analgesie und bei Immobilisation/Entlastung → medikamentöse Thromboseprophylaxe
- **Nachbehandlung:**
  - Kreuzbandersatz: unterschiedliche Nachbehandlungskonzepte, meist kurze Teilbelastung bei freier ROM, sofern keine wesentlichen Begleitverletzungen vorliegen
  - Seitenband-OP: meist initiale Teilbelastung in einer gelenkführenden Orthese
- Nach Meniskusteilresektion beschwerdeadaptierte Vollbelastung, nach Meniskusrefixation Teilbelastung bis zu 6 Wochen und Limitierung der Flexion auf 60–90° durch Orthese
- **Erfolgsparameter:** Wiederherstellung einer physiologischen Kniebeweglichkeit ohne Instabilität
- **Komplikationen:** Thrombose, posttraumatische Arthrose, Bewegungseinschränkungen, Reruptur, Rezidivinstabilität, Infektion, Wundheilungsstörung, Arthrofibrose, Zyklopssyndrom

Tab. 5.6 Prinzipien der Versorgung von Kniebinnenschäden

Verletzung	Konservative Therapie	Operative Therapie
Ruptur des vorderen Kreuzbandes	Frühfunktionell, schmerzadaptierte Vollbelastung und muskelkräftigende Physiotherapie	• Arthroskopische Ersatzplastik mit autologem Sehnenmaterial (Semitendinosus-, Gracilis-, Quadrizepssehne oder Anteile des Lig. patellae) • Operation in der Regel erst nach Abklingen der inflammatorischen Phase und Erreichen einer freien Beweglichkeit zum Vermeiden einer Arthrofibrose
Knöcherner Ausriss des vorderen Kreuzbandes	–	Operative Refixation
Seitenbandverletzung	• Kurzfristige Schienung in einer Orthese, nachfolgend frühfunktionell, schmerzadaptierte Vollbelastung mit physiotherapeutischer Behandlung • Gegebenenfalls Vermeidung von Valgus- oder Varusstress durch eine Orthese mit freier Beweglichkeit	• Primäre Bandnaht • Bei ansatznahen Rupturen transossäre Refixation • Bei persistierender/chronischer Instabilität Bandersatzplastik mit autologem Sehnenmaterial
Meniskusläsion	Frühfunktionell, schmerzadaptierte Vollbelastung und muskelkräftigende Physiotherapie	• Arthroskopische Meniskusteilresektion • Arthroskopische Meniskusnaht bzw. -refixation

TAB. 5.6

5.6.12 Patellafraktur

Nico Hinz, Arndt-Peter Schulz

NKLC Kompetenzebene: **1,** klin. Diagnostik, app. Diagnostik, Therapie, Notfall, Management

Eine Patellafraktur entsteht in der Regel durch einen Sturz auf das Knie oder eine Dashboard-Verletzung (Anprall des Kniegelenks am Armaturenbrett im Rahmen eines Autounfalls). Es werden Quer-, Längs-, Schräg-, Mehrfragment- und Abrissfrakturen unterschieden. Aufgrund der geringen präpatellaren Weichteildeckung kann eine offene Patellafraktur – oder eine analoge Weichteilschädigung – auftreten.

Klinik und Diagnostik

Symptome Klinisch präsentiert sich eine Patellafraktur mit den typischen Frakturzeichen wie Schwellung, Hämatom und Schmerzen (s. a. ➤ Kap. 1.3.1.2).

Körperliche Untersuchung Oft sind eine Krepitation und eine Stufe oder Lücke im Bereich der Patella zu palpieren. Häufig ist die aktive Streckung des Kniegelenks aufgrund der Schmerzen und der Unterbrechung der Patellakontinuität (Sesambein für die Umlenkung im Streckapparat!) aufgehoben. Es ist darüber hinaus insbesondere auf das Vorliegen einer Wunde bzw. Quetschung (offene Fraktur) und auf Störungen der peripheren DMS zu achten. Soweit es die Schmerzen zulassen, sollte die Kniebandstabilität untersucht werden, um Begleitverletzungen festzustellen.

Apparative Diagnostik Das Kniegelenk wird in 2 Ebenen geröntgt, zusätzlich wird – falls schmerzbedingt möglich – eine Patella-Tangentialaufnahme angefertigt (dazu muss das Kniegelenk gebeugt werden). **Cave:** Eine anlagebedingte Patella bipartita/multipartita ist im Röntgenbild teils nur schwer von Frakturen zu unterscheiden. In diesen Fällen und bei Mehrfragmentfrakturen kann eine ergänzende CT sinnvoll sein.

Therapie

Das Ziel der Therapie bei Patellafrakturen ist die Wiederherstellung oder der Erhalt der Streckfunktion im Kniegelenk sowie einer möglichst anatomischen Wiederherstellung der retropatellaren Gelenkfläche. Die Therapie ist je nach Frakturmorphologie konservativ oder operativ möglich. Als **Notfall** sind offene Frakturen, Störungen der DMS und höhergradige Begleitverletzungen (z. B. Kniegelenkluxationen) anzusehen.

Erste Schritte sind die Röntgendiagnostik, die Ruhigstellung in einer Schiene, eine suffiziente Analgesie und ggf. die Behandlung einer offenen Verletzung (sterile Wundabdeckung, Abstrichentnahme, Antibiotikatherapie und ggf. Auffrischung des Tetanusschutzes). Die weitere Therapie ist in ➤ Tab. 5.7 dargestellt.

5.6.12 Patellafraktur

Meist Folge eines Sturzes auf das Knie. Man unterscheidet *Quer-, Längs-, Schräg-, Mehrfragment-* und *Abrissfrakturen.*

Klinik und Diagnostik

Symptome: typische *Frakturzeichen*

Untersuchung: *tastbare Stufe/Lücke, gestörte aktive Streckung.* Offene Fraktur (Wunde, Quetschung)? *pDMS, Bandprüfung* (bei erträglichem Schmerz)

Bildgebung: Röntgen in 2 Ebenen und Tangentialaufnahme, CT bei unklarer oder Mehrfragmentfraktur

Therapie

- Hauptziel ist die Wiederherstellung/Erhalt der *Streckfunktion* und der Gelenkfläche.
- *Offene Frakturen, höhergradige Begleitverletzungen oder pDMS-Störungen sind ein Notfall!*

TAB. 5.7

Tab. 5.7 Therapie von Patellafrakturen

Therapieform	Indikation	Durchführung
Konservative Therapie	• Kontraindikationen für eine Operation • Erhaltene aktive Streckfähigkeit • Undislozierte Längsfrakturen ohne höhergradige Gelenkstufe • Gering dislozierte Polabrisse	• Funktionelle Behandlung, Ruhigstellung in Extension mit Sperrorthese oder Oberschenkeltutor • Sukzessive Steigerung der Flexion • Begleitende medikamentöse Thromboseprophylaxe, Analgesie • Regelmäßige Röntgenkontrollen
Operative Therapie	• Offene Fraktur • Höhergradige Dislokation oder Gelenkstufe (≥ 2 mm) • Fehlende Streckfähigkeit im Kniegelenk	• Schrauben- oder anteriore Plattenosteosynthese (➤ Abb. 5.70); eine Zuggurtungsosteosynthese ist möglich, aber aufgrund der limitierten Stabilität zugunsten der Plattenosteosynthese zunehmend verlassen worden. **Cave:** durch den Unfall kontusionierte Weichteile limitieren oft die Re-Fixierung der Fragmente • Nachbehandlung – Meist Limitierung der ROM auf 0-0-30°, dann meist Teilbelastung in flexionslimitierender Orthese und sukzessive Steigerung der Flexion – Begleitende medikamentöse Thromboseprophylaxe, Analgesie – Regelmäßige Röntgenkontrollen (Stellungskontrolle, Monitoring der Knochenheilung)

CPM = „continuous passive motion“, passive Motorschienen-Beübung, ROM = „range of movement“

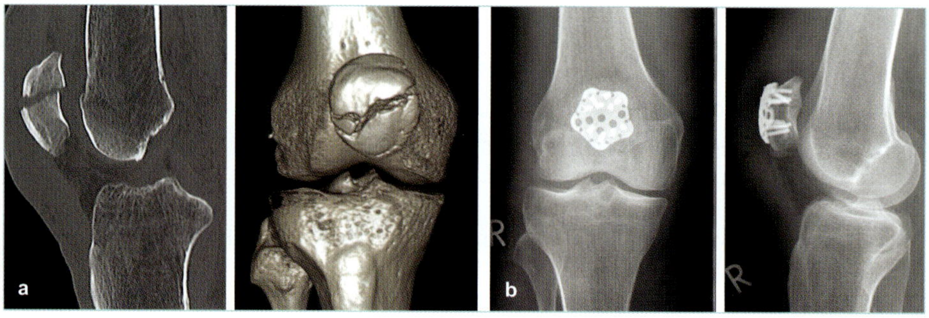

Abb. 5.70 Operative Versorgung einer Patellafraktur [P1656]
a) CT-Bild und 3-D-Rekonstruktion einer Patellaquerfraktur
b) Postoperatives Röntgenbild a.-p. und seitlich nach Plattenosteosynthese

Komplikationen: durch Ruhigstellung (z. B. Thrombose), *Weichteilirritationen* durch Fremdmaterial

Mögliche **Komplikationen** nach Patellafraktur sind Thrombose, Pseudarthrose, Wundheilungsstörung, Infektionen, sekundäre Dislokation bei konservativer Behandlung oder bei Osteosyntheseversagen, Weichteilirritationen durch das Osteosynthesematerial und posttraumatischer Knorpelschaden mit Entwicklung einer retropatellaren Arthrose.

5.6.13 Frakturen und Bandverletzungen des Sprunggelenks

5.6.13 Frakturen und Bandverletzungen des Sprunggelenks

Nico Hinz, Arndt-Peter Schulz

NKLC

Gelenkbeteiligende und gelenknahe Frakturen

Kompetenzebene: **2**, klin. Diagnostik, app. Diagnostik, Therapie, **Notfall**, **Management**

Frakturen und Bandverletzungen des OSG

Kompetenzebene: **3a**, **klin. Diagnostik**, **app. Diagnostik**, Therapie, **Notfall**, **Management**

Häufig sind *Bandverletzungen* des Sprunggelenks.

Zu den häufigen behandlungsbedürftigen Verletzungen am oberen Sprunggelenk (OSG) zählen (nach Häufigkeit) die akuten Bandverletzungen, die Frakturen der Malleolen (Außenknöchelfraktur, Innenknöchelfraktur) und (selten) die Pilon-tibiale-Fraktur.

5.6.13.1 Akute Bandverletzungen des oberen Sprunggelenks

Die akute Bandverletzung am oberen Sprunggelenk zählt zu den häufigsten Sportverletzungen und reicht von einer Zerrung bis zur Komplettruptur diverser exponierter Gelenkbänder. Durch ein „klassisches" Supinationstrauma kommt es zur Verletzung der Außenbänder (➤ Abb. 5.71). Hierbei rupturiert am häufigsten das Lig. fibulotalare anterius (85 % der Außenbandverletzungen). Nicht seltene Begleitverletzungen einer akuten Bandverletzung am Sprunggelenk sind Risse der Gelenkkapsel, Knorpelabscherungen, Verletzungen der Syndesmose, osteochondrale Frakturen (Talusschulter!) und Avulsionsfrakturen (= knöcherne Bandausrisse).

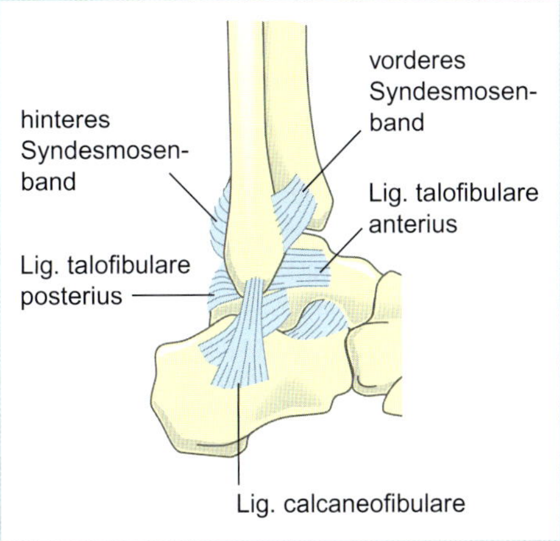

Abb. 5.71 Lateraler Bandapparat des oberen Sprunggelenks [L157]

5.6.13.1 Akute Bandverletzungen des oberen Sprunggelenks

- *Häufige Verletzung* insbesondere beim Sport
- Klassischerweise Folge eines *Supinationstraumas*
- Meist Lig. fibulotalare anterius betroffen

Klinik und Diagnostik

Symptome Das typische klinische Bild einer akuten Bandverletzung besteht aus unmittelbar nach OSG-Distorsion einsetzenden Schmerzen mit Schwellung, Hämatom und Druckschmerz im Verlauf der entsprechenden Ligamente (meist unterhalb des Außenknöchels).

Körperliche Untersuchung Zum Nachweis möglicher Begleitverletzungen sollten die knöchernen Strukturen (Außen- und Innenknöchel, hohe Fibula sowie Basis des V. Mittelfußknochens) und die Syndesmose palpiert werden (vgl. Ottawa Ankle Rules). Zur Stabilitätsprüfung dienen die laterale Aufklappbarkeit und der Talusvorschub im Seitenvergleich. Die Tests können durch den akuten Schmerzzustand nur eingeschränkt durchführbar und beurteilbar sein.

Die **Ottawa Ankle Rules** stützen die Annahme einer rein ligamentären Schädigung und berechtigen zum Verzicht auf eine Röntgendiagnostik. Dazu dürfen die folgenden Punkte *nicht* erfüllt sein:

- Druckschmerz an der Hinterkante oder der Spitze des Malleolus medialis
- Druckschmerz an der Hinterkante oder der Spitze des Malleolus lateralis
- Druckschmerz über Os metatarsale V oder Os naviculare
- 4 Schritte unter Belastung nicht möglich

Apparative Diagnostik Die Diagnose einer akuten Bandverletzung wird klinisch gestellt. Nur bei positiven Ottawa Ankle Rules wird das OSG zunächst in 2 Ebenen geröntgt. Eine MRT kann zur Sicherung behandlungsbedürftiger Begleitpathologien, wie z. B. einer Syndesmosenverletzung, indiziert sein.

Klinik und Diagnostik

Symptome: vor allem *Schmerzen* und *Schwellung*

Untersuchung: Prüfung auf Stabilität und *Ottawa Ankle Rules*

Bildgebung: Röntgen in 2 Ebenen (wenn die Ottawa Ankle Rules positiv sind)

Therapie und Management

Ziel der Therapie bei akuten Bandverletzungen ist die stabile Ausheilung des Kapsel-Band-Apparats. Liegen keine höhergradigen Begleitverletzungen vor, so ist die konservative, funktionelle Behandlung mit Orthese das Verfahren der Wahl.

Therapie und Management

Ohne höhergradige Begleitverletzungen: *konservative* Therapie

KOMPETENZBASIERTES VORGEHEN (NKLC)

Management

- **Erstversorgung:** Analgesie, abschwellende Maßnahmen (z. B. Hochlagerung, Kühlen)
- **Entscheidungsfindung:** konservativ mit einer auf 4–6 Wochen befristeten Protektion mit Orthesen unter Vollbelastung, operativ nur bei höhergradigen Begleitverletzungen (MRT)
- **Prinzipien der Versorgung:** supinationshemmende Orthese; bei chronischer Instabilität evtl. sekundäre operative Bandplastik
- **Nachbehandlung:** bei Immobilisation medikamentöse Thromboseprophylaxe erwägen
- **Erfolgsparameter:** Wiederherstellung einer regelrechten OSG-Funktion ohne Instabilität
- **Komplikationen:** chronische Instabilität des OSG

KOMPETENZBASIERTES VORGEHEN

5.6.13.2 Frakturen am Sprunggelenk

- Häufig Folge eines *Supinations-/Pronationstraumas*
- *Pilon-tibiale-Fraktur* als seltene Fraktur der tibialen Gelenkfläche

5.6.13.2 Frakturen am Sprunggelenk

Sprunggelenkfrakturen zählen zu den häufigen Frakturen des Erwachsenen und entstehen oft durch ein Supinations- oder Pronationstrauma („Umknicken"). Dabei handelt es sich meist um Verdrehungen bei fixiertem Fuß und Wirkung der Hebelkraft des ganzen Körpergewichts. Ist der Talus aus der Malleolengabel luxiert, spricht man von einer Sprunggelenkluxationsfraktur. Je nach Frakturmorphologie sind Ligamente und/oder die Syndesmose mit verletzt (Einteilung nach Weber, s. u.). Die (seltene) Pilon-tibiale-Fraktur entsteht durch sehr hohe Krafteinwirkung im Rahmen von Verkehrsunfällen oder Stürzen aus großer Höhe. Die tibiale Gelenkfläche (= Pilon) des Sprunggelenks ist frakturiert. Aufgrund der geringen Weichteildeckung entstehen in diesem Fall meist schwere Weichteilschäden und offene Frakturen.

Klinik und Diagnostik

Symptome: typische *Frakturzeichen*

Untersuchung: achte auf *offene Verletzungen, Fehlstellung, pDMS* und *Druckschmerz über der hohen Fibula oder der MT-V-Basis*

Bildgebung: Röntgen in 2 Ebenen
Klassifikation: nach Weber (➢ Abb. 5.72):
- Weber A: Frakturlinie distal der Syndesmose (Syndesmose intakt)
- Weber B: Frakturlinie auf Höhe der Syndesmose (mögliche Verletzung der Syndesmose)
- Weber C: Frakturlinie proximal der Syndesmose (Syndesmose verletzt)

Beachte im Röntgenbild auch die *Tibiahinterkante!*

Klinik und Diagnostik

Symptome Bei Sprunggelenkfrakturen bestehen zusätzlich zu den auch bei Bandverletzungen typischen Schmerzen mit Schwellung und Hämatom die typischen Frakturzeichen (➢ Kap. 1.3.1.2) mit schmerzhafter Bewegungseinschränkung und Belastungsinsuffizienz (vgl. Ottawa Ankle Rules, ➢ Kap. 5.6.13.1).

Körperliche Untersuchung Zunächst ist auf Weichteilschäden, eine offene Fraktur oder auf Zeichen eines Kompartmentsyndroms zu achten. Bei Luxationsfrakturen imponiert eine Fehlstellung des Fußes. Die Untersuchung der peripheren DMS ist zwingend durchzuführen. Ein Druckschmerz über dem Außenknöchel (und ggf. Innenknöchel) sowie Krepitationen können auf eine Fraktur hinweisen. Es sollten insbesondere die Ottawa Ankle Rules (➢ Kap. 5.6.13.1) zur weiteren Planung einer apparativen Diagnostik überprüft werden. Zur Diagnostik einer Maisonneuve-Fraktur (s. u.) sollte die hohe Fibula auf Druckdolenz untersucht werden. Auch ein Druckschmerz über der Basis des Metatarsale V und über dem Os naviculare sollte überprüft werden.

Apparative Diagnostik Die Röntgenaufnahme des OSG in 2 Ebenen beinhaltet eine a.-p. Aufnahme in 15–20° Innenrotation (sog. „mortise view") und seitlich. In der Mortise View sind die Abstände in der Malleolengabel und am fibulotibialen Gelenk (Syndesmose) beim intakten OSG identisch. Erkennbare Frakturen werden nach Weber (B. G. Weber, 1927–2002) eingeteilt (➢ Abb. 5.72), wobei sich diese Einteilung auf den Verlauf der Frakturlinie an der Fibula bezieht:

- Weber-A-Fraktur → Frakturlinie distal der Syndesmose (Syndesmose intakt)
- Weber-B-Fraktur → Frakturlinie auf Höhe der Syndesmose (mögliche Verletzung der Syndesmose)
- Weber-C-Fraktur → Frakturlinie proximal der Syndesmose (Syndesmose verletzt)

In den Röntgenaufnahmen ist zudem auf Frakturen des Innenknöchels (= „bimalleoläre Fraktur"), der Tibiahinterkante (sog. Volkmann-Dreieck, in Kombination mit einer Fraktur des Außen- und Innenknöchels als „trimalleoläre Fraktur" bezeichnet), des Pilon tibiale und des Talus zu achten (➢ Abb. 5.72). Beim Verdacht auf eine hohe Fibulafraktur als Sonderform der Weber-C-Fraktur („Maisonneuve") und/oder einer Verletzung des Fußskeletts können die Röntgendiagnostik des Unterschenkels in 2 Ebenen und/oder des Fußes in 3 Ebenen ergänzt werden. Eine CT ist ggf. zur genaueren Darstellung der Tibiahinterkante oder der tibialen Gelenkfläche und präoperativen Planung indiziert.

ABB. 5.72

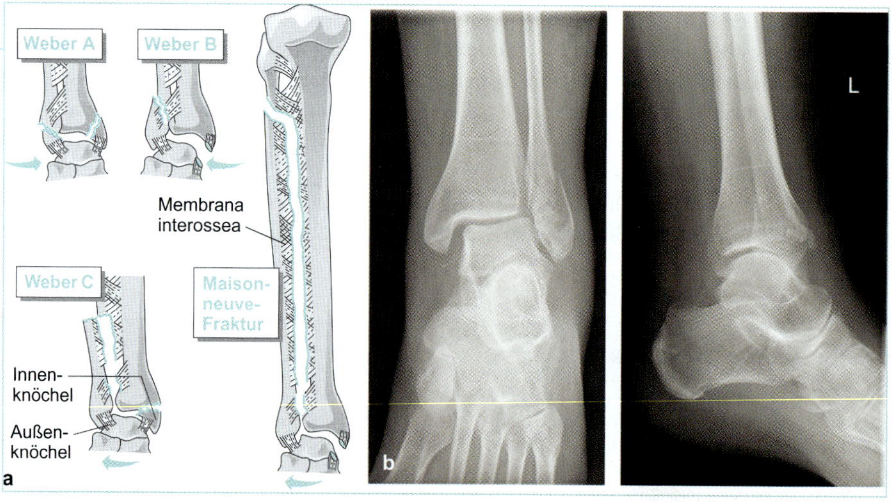

Abb. 5.72 Sprunggelenkfrakturen
a) Weber-Frakturen (Schema). Die Einteilung nach Weber berücksichtigt die Höhe der Frakturlinie an der Fibula, nicht aber, ob es auch Frakturen am Innenknöchel oder der Tibiahinterkante gibt. [L106]
b) Weber-B-Fraktur im a.-p. und seitlichen Röntgenbild [P1656]

Therapie und Management

Therapieziel bei **Sprunggelenkfrakturen** ist die Wiederherstellung oder der Erhalt einer stabilen Malleolengabel und damit der Gelenkflächen des OSG. Verschobene OSG-Frakturen und insbesondere Weber-B- und -C-Frakturen werden in der Regel als OP-Indikationen gesehen, da selbst kleine Verschiebungen der Malleolengabel die Kongruenz der Gelenkflächen erheblich stören. Weber-A-Frakturen dagegen können in der Regel konservativ therapiert werden. Bei **Sprunggelenkluxationsfrakturen** ist die sofortige Reposition und meist die temporäre Stabilisierung im Fixateur externe mit erst im Verlauf definitiver Versorgung der Frakturen notwendig. Auch **bimalleoläre und trimalleoläre Frakturen** stellen häufig eine instabile Situation mit schwellungsbedingter Kompromittierung der Weichteile dar und bedürfen daher häufig einer temporären Stabilisierung im Fixateur externe vor definitiver Versorgung. Bei der **Pilon-tibiale-Fraktur** ist initial das Management der Weichteilverletzungen und erst sekundär die anatomische Reposition der Gelenkfläche das Ziel. Daher ist oft eine mehrschrittige operative Therapie mit initialer Anlage eines Fixateur externe notwendig.

Die Therapie der Sprunggelenk- und Pilon-tibiale-Frakturen ist in ➤ Tab. 5.8 dargestellt.

Therapie und Management

- Ziel ist die *Wiederherstellung einer stabilen Malleolengabel*
- *Pilon-tibiale-Frakturen* erfordern oft ein *mehrzeitiges Vorgehen*

Tab. 5.8 Therapie der Sprunggelenk- und Pilon-tibiale-Frakturen

TAB. 5.8

Frakturtyp	Konservative Therapie	Operative Therapie
Sprunggelenkfraktur	• Ruhigstellung im Unterschenkelgehgips oder Kunststoff-„Walker" für 6 Wochen • Meist initiale Teilbelastung und nachfolgende Aufbelastung; bei Weber-A-Frakturen ist die Vollbelastung möglich • Medikamentöse Thromboseprophylaxe (S3-Leitlinie: bis 20° Beweglichkeit im OSG *und* 20 kg Belastung) Analgesie • Physiotherapie (nach der Protektionszeit)	• Anatomische Reposition der Knöchelgabel (Außen- und Innenknöchel) sowie ggf. der Tibiahinterkante (sog. Volkmann-Dreieck) und Fixation der Fragmente mit Schrauben- und Plattenosteosynthese (➤ Abb. 5.73) • Intraoperative Überprüfung der Syndesmosenstabilität (z. B. Haken-Test) → bei Instabilität Protektion mit fibulotibialer Stellschraube (➤ Abb. 5.73) • Maisonneuve-Fraktur → Reposition der Fibula in der Inzisur und Einbringen einer fibulotibialen Stellschraube, Plattenosteosynthese der hohen Fibulafraktur in der Regel nicht erforderlich • Instabile Luxationsfraktur, offene Fraktur oder Fraktur mit höhergradigem Weichteilschaden und höhergradiger Instabilität mit schwellungsbedingter Kompromittierung der Weichteile (vor allem bi-/trimalleoläre Frakturen) → ggf. primäre Versorgung mit Fixateur externe (und sekundäre operative Versorgung mit interner Fixierung nach Abheilung der Weichteile)
Pilon-tibiale-Fraktur	Wie bei Sprunggelenkfraktur, aber selten möglich, da meist intraartikuläre Stufenbildung der Tibia	• Meist initial Anlage eines Fixateur externe notwendig • Operative und konservative Versorgung der Weichteile • Offene Reposition und interne Fixierung mit Osteosynthesen, wobei die Rekonstruktion sowohl von Länge und Achse als auch der tibialen Gelenkfläche gleichermaßen wichtig ist (➤ Abb. 5.74)

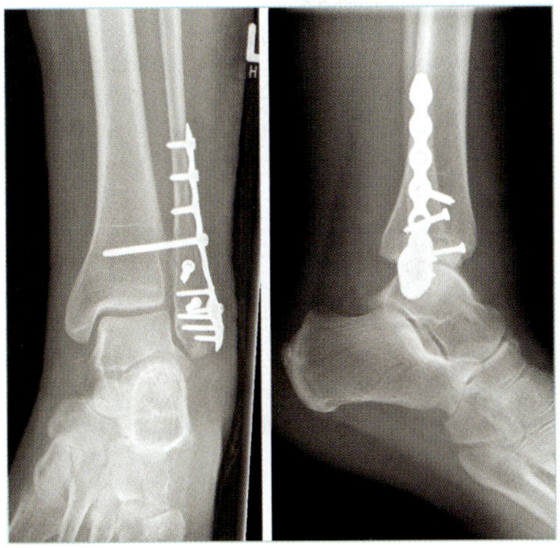

Abb. 5.73 Platten- und Schraubenosteosynthese einer Sprunggelenkfraktur Typ Weber B mit zusätzlich eingebrachter fibulotibialer Stellschraube bei Syndesmosenverletzung im a.-p. (links) und seitlichen (rechts) Röntgenbild [P1656]

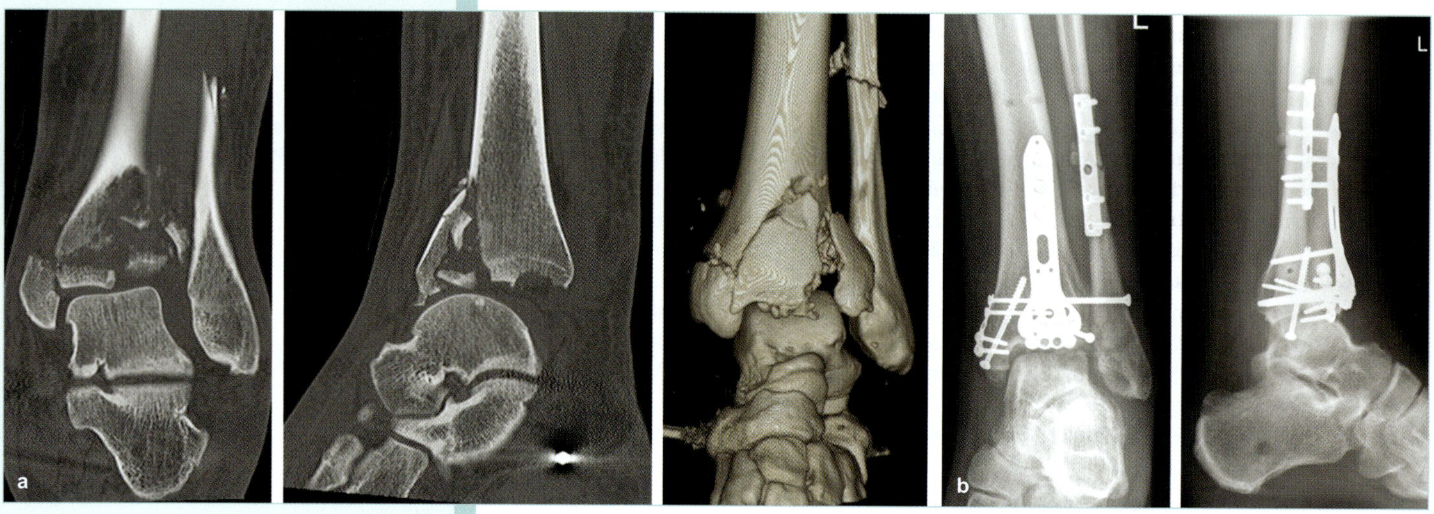

Abb. 5.74 Pilon-tibiale-Fraktur mit Gelenkbeteiligung und begleitender Fibulafraktur [P1656]
a) CT-Bilder und 3-D-Rekonstruktion
b) Postoperative Röntgenaufnahmen a.-p. und seitlich der mit Platten- und Schraubenosteosynthese versorgten Pilon-tibiale-Fraktur sowie der mit Plattenosteosynthese und Stellschraube versorgten Fibulafraktur

KOMPETENZBASIERTES VORGEHEN

KOMPETENZBASIERTES VORGEHEN (NKLC)

Notfall

- Offene Fraktur, Luxationsfraktur
- Kompartmentsyndrom oder höhergradige Begleitverletzung → dringliche operative Versorgungsindikation

Management

- **Erstversorgung:** Analgesie (i. v. Zugang); Schienung; Röntgendiagnostik; bei Luxationsfraktur → sofortige Reposition durch Längszug zur Vermeidung von Hautnekrosen und/oder Gefäß-/Nervenschäden und anschließende Ruhigstellung im *gespaltenen* Unterschenkelgips
- **Entscheidungsfindung:**
  - *Sprunggelenkfrakturen:* konservativ bei nicht oder gering dislozierten Weber-A-Frakturen und bei allgemeinen/lokalen Kontraindikationen für eine Operation, auch bei undislozierten und stabilen Weber-B-Frakturen, insbesondere bei erhöhtem perioperativen Risiko (z. B. höhergradige pAVK, Diabetes, hohes Alter) ist eine konservative Therapie möglich; operativ bei dislozierten und (sub-)luxierten Weber-B- und Weber-C-Frakturen, offenen Frakturen, Maisonneuve-Frakturen und isolierten Syndesmosenverletzungen mit nachgewiesener Instabilität; bei Sprunggelenkluxationsfrakturen und instabilen bi-/trimalleolären Frakturen temporäre Stabilisierung im Fixateur externe und im Verlauf definitive Versorgung
  - *Pilon-tibiale-Fraktur:* meist operativ, konservativ nur in seltenen Fällen bei lokalen oder allgemeinen Kontraindikationen für eine Operation und bei undislozierten, stabilen Frakturen ohne höhergradige Weichteilverletzungen
- **Prinzipien der Versorgung:** ➢ Tab. 5.8
- **Nachbehandlung:**
  - Postoperative Röntgenkontrolle, Überwachung auf Kompartmentsyndrom
  - Protektion der Malleolengabel durch eine (Kunststoff-)Orthese für 6 Wochen und in der Regel Teilbelastung für 6 Wochen
  - Physiotherapie; medikamentöse Thromboseprophylaxe, Analgesie
- **Erfolgsparameter:** Wiederherstellung einer regelrechten OSG-Funktion ohne Instabilität
- **Komplikationen:** chronische Instabilität des OSG, Thrombosen, Infektionen, Wundheilungsstörungen und Nervenverletzungen (N. suralis, N. fibularis superficialis), Gelenksteifen, frühe gebrauchsmindernde Arthrosen

5.6.14 Frakturen im Bereich des Fußes

Fußfrakturen sind vor allem *Kalkaneus-, Talus- und Mittelfußfrakturen* sowie *Frakturen der distalen Phalangen.*
Basisfrakturen des V. Mittelfußknochens nehmen aufgrund des *Ansatzes der Fibularissehne* und der *Durchblutungssituation* eine Sonderstellung ein (Einteilung nach Lawrence und Botte; ➢ Abb. 5.75).

5.6.14 Frakturen im Bereich des Fußes

Nico Hinz, Arndt-Peter Schulz

NKLC Kompetenzebene: **1**, klin. Diagnostik, app. Diagnostik, Therapie, Notfall, Management

Zu den Frakturen im Bereich des Fußes (außerhalb des OSG) gehören Kalkaneus- und Talusfrakturen sowie Frakturen der Mittelfußknochen und der Phalangen. Kalkaneus- und Talusfrakturen entstehen meist durch ein axiales Stauchungstrauma (z. B. Sturz aus großer Höhe auf den Fuß und Verkehrsunfälle) oder seltener durch ein Umknicktrauma. Frakturen der Mittelfußknochen und Phalangen dagegen entstehen häufig im Rahmen eines direkten Anpralltraumas (z. B. Quetschungen) oder seltener durch eine Rotation oder Abscherung bei fixiertem (eingeklemmten) Fuß (s. u.).

Kalkaneusfrakturen gehen häufig mit Verletzungen der Weichteile einher. Sie können je nach Beteiligung der Gelenkflächen in intraartikuläre und extraartikuläre Frakturen unterschieden werden.

Bei den selteneren **Talusfrakturen** werden zentrale Frakturen (Frakturen von Taluskorpus und -hals) von peripheren Frakturen (Frakturen des Taluskopf und -fortsätze) unterschieden.

Frakturen der Mittelfußknochen können die Diaphyse, die Mittelfußköpfchen oder die Basis der Mittelfußknochen betreffen. Basisnahe Frakturen bzw. auch Luxationen von Mittelfußknochen im Tarsometatarsalgelenk sind von Lisfranc (1790–1847) beschrieben worden und werden daher als Lisfranc-Luxation bezeichnet (Lisfranc war ein Chirurg von Napoleon. Er beschrieb diese Verletzungen bei Reitersoldaten, die vom Pferd stürzten, wobei der Fuß in den Steigbügeln hängen blieb).

Basisnahe Frakturen des **V. Mittelfußknochens** nehmen aufgrund des Ansatzes der Fibularissehne und variierenden Heilungschancen aufgrund unterschiedlicher Durchblutungssituation eine Sonderstellung ein und werden nach Lawrence und Botte je nach Frakturverlauf zur Gelenkfläche zwischen dem IV. und V. Mittelfußknochen therapieleitend eingeteilt (➢ Abb. 5.75).
Die Mittelfußknochen sind zudem ein häufiger Manifestationsort von Stressfrakturen („Marschfrakturen") infolge repetitiver Mikrotraumata z. B. als Marschverletzung bei Soldaten oder bei Leistungssportlern.

ABB. 5.75

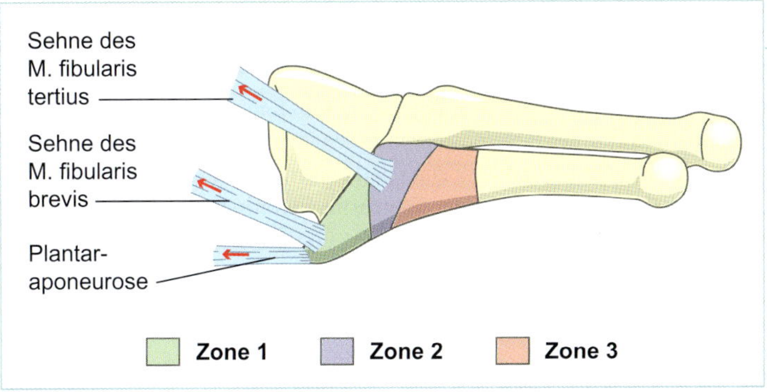

Abb. 5.75 Einteilung der basisnahen Frakturen des V. Mittelfußknochens nach Lawrence und Botte. Frakturen des metadiaphysären Übergangs (Zone 2) werden auch als Jones-Frakturen bezeichnet; Zone 1 = Tuberositas, Zone 3 = proximaler Schaft. [L157]

Frakturen der Phalangen sind am häufigsten für den 1. und 5. Zeh beschrieben.

Klinik und Diagnostik

Symptome Meist finden sich bei Frakturen im Bereich des Fußes die typischen Frakturzeichen (s. a. ➢ Kap. 1.3.1.2) wie Schwellung, Hämatom, Fehlstellung, schmerzhafte Bewegungseinschränkung und Belastungsinsuffizienz des Fußes.

Körperliche Untersuchung Je nach Frakturlokalisation zeigen sich die Beschwerden sowie ein Druckschmerz über dem Rück-, Mittel- oder Vorfuß. Schmerzen über der Chopart-Gelenklinie (Articulatio tarsi transversa) oder der Lisfranc-Gelenkreihe (Articulationes tarsometatarsales) können auf eine mögliche Luxation hinweisen (**Cave:** extrem schmerzhaft). Auf offene Verletzungen und Zeichen eines sich entwickelnden Kompartmentsyndroms ist zu achten. Die Untersuchung der peripheren DMS ist zwingend notwendig.

Apparative Diagnostik Die nativradiologische Standarduntersuchung bei Verdacht auf **Kalkaneusfraktur** besteht aus einer seitlichen und einer axialen Röntgenaufnahme des Kalkaneus. Zur Abklärung des Verdachts auf eine **Talusfraktur** dient ein Röntgen des Sprunggelenks in 20° Innenrotation und seitlich. Bei unsicherem Frakturausschluss im Nativröntgen oder zur genaueren Darstellung der Frakturmorphologie sowie zur präoperativen Planung ist eine CT-Untersuchung des Kalkaneus oder Talus notwendig (➢ Abb. 5.76).

Besteht der Verdacht auf eine **Fraktur der Mittelfußknochen oder der Zehen,** so ist die Röntgenaufnahme des Fußes oder des Vorfußes in 3 Ebenen indiziert (➢ Abb. 5.77). Auch hier kann die CT-Diagnostik zur genaueren Beurteilung ergänzt werden. Stressfrakturen der Mittelfußknochen können im initialen Röntgenbild ggf. erst verzögert (bei Kallusnachweis) dargestellt werden und erfordern daher meist eine MRT des Fußes, die zudem zum Nachweis begleitender Bandverletzungen bei Luxation durchgeführt werden kann. Eine Doppler-Sonografie ist bei Verdacht auf Perfusionsstörungen indiziert.

Klinik und Diagnostik

Symptome: typische Frakturzeichen

Untersuchung: Schmerzen über der Chopart- und Lisfranc-Gelenklinie prüfen

Bildgebung: Röntgenbilder und ggf. CT-Untersuchungen; bei Mittelfußfrakturen sind Röntgenuntersuchungen in 3 Ebenen angezeigt.

Studentische Sicht

Therapie

Ziel ist die *Wiederherstellung der Anatomie* und der Belastungsfähigkeit.
Offene Frakturen, Luxationen, ein Kompartmentsyndrom, Störungen der pDMS sowie traumatische (Sub-)Amputationen sind Notfälle!

Therapie

Bei Frakturen im Bereich des Fußes stehen je nach Frakturlokalisation und -morphologie konservative und operative Therapiemöglichkeiten zur Verfügung. Das übergeordnete Ziel ist der Erhalt oder die Wiederherstellung der Anatomie (Fußgewölbe) sowie der Bewegungs- und Belastungsfähigkeit des Fußes. Als Notfall sind offene Frakturen, Luxationen (Lisfranc- und Chopart-Luxationen), ein Kompartmentsyndrom, Störungen der peripheren DMS sowie traumatische (Sub-)Amputationen anzusehen.

Die Erstversorgung von Frakturen des Fußes enthält die (i. v.) Analgesie, die Ruhigstellung in einer Schiene, das Hochlagern und Kühlen zur Prophylaxe eines Kompartmentsyndroms, die Behandlung offener Wunden (Abstrichentnahme, steriler Verband, Antibiotikagabe und ggf. Auffrischung des Tetanusschutzes) und bei Luxationen die notfallmäßige Reposition.

Bei der Therapie der Frakturen ist immer an eine medikamentöse Analgesie, eine Thromboseprophylaxe während einer Ruhigstellung und regelmäßige Röntgenkontrollen zu denken. Nach einer operativen Versorgung ist oft eine physiotherapeutische Behandlung indiziert.

Kalkaneus- und Talusfrakturen:
- *Konservative Therapie* (lange Teilbelastung für 6–12 Wochen): bei allgemeinen Kontraindikationen für OP
- *Operative Therapie:* Osteosynthese

Kalkaneus- und Talusfrakturen

Eine konservative Therapie ist bei lokalen (z. B. nicht therapierbare, hochgradige pAVK) oder allgemeinen Kontraindikationen für eine Operation indiziert. Bei nicht dislozierten extraartikulären Kalkaneusfrakturen und bei nicht dislozierten Frakturen des Talus kann eine konservative Therapie erwogen werden. Offene Frakturen, dislozierte extraartikuläre Kalkaneusfrakturen, intraartikuläre Kalkaneusfrakturen und dislozierte Talusfrakturen sollten operativ versorgt werden. Talusfrakturen sind aufgrund des Risikos einer Talusnekrose zeitnah zu operieren.

Konservative Therapie Kalkaneus- und Talusfrakturen benötigen in der Regel eine längere Ruhigstellung mit Teilbelastung für 6–12 Wochen.

Operative Therapie Zur Verfügung stehen die offene Reposition und Retention (insbesondere der USG-Gelenkflächen) mit Schrauben- und/oder Plattenosteosynthesen (➤ Abb. 5.76). Alternativ kann eine Kalkaneusfraktur auch geschlossen reponiert und mit einer perkutanen Schraubenosteosynthese versorgt werden. Bei ausgedehnten Weichteilverletzungen oder Kompartmentsyndrom kann eine temporäre Fixierung im Fixateur externe mit Wechsel auf eine interne Fixierung im Verlauf notwendig sein. Für die Nachbehandlung kommen je nach Frakturmorphologie und Osteosynthesestabilität eine (rückfußentlastende) Orthese oder ein Gips mit schrittweiser Aufbelastung im Verlauf infrage.

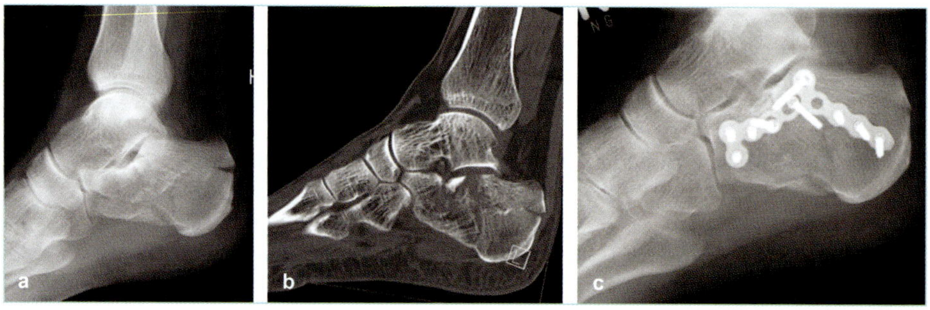

Abb. 5.76 Intraartikuläre Kalkaneusfraktur. Erkennbar ist die in das USG einziehende Fraktur, die auch zu einer Abflachung des Tuber-Gelenk-Winkels und zum Verlust des Längsgewölbes führt. [P1656]
a) Röntgenbild seitlich
b) CT-Bild seitlich
c) Postoperatives Röntgenbild nach Plattenosteosynthese. Das USG erscheint exakt wiederhergestellt, der Tuber-Gelenk-Winkel ist rekonstruiert.

Frakturen der Mittelfußknochen:
- Gering dislozierte Frakturen können *konservativ therapiert* werden – Ausnahme: Metatarsale-V-Basisfraktur in Zone 3 nach Lawrence/Botte aufgrund limitierter Durchblutung
- *Operative Therapie:* Osteosynthese (➤ Abb. 5.77)

Frakturen der Mittelfußknochen

Generell können nicht oder nur gering dislozierte Frakturen ohne Gelenkbeteiligung konservativ behandelt werden. Eine Ausnahme ist die Metatarsale-V-Basisfraktur in der Zone 3 nach Lawrence und Botte (➤ Abb. 5.75), die aufgrund hoher Pseudarthroseraten bei kritischer Blutversorgung operativ versorgt werden sollte. Frakturen der Metatarsale-V-Basis in der Zone 1 und 2 können dagegen konservativ behandelt werden. Insbesondere bei Längen- und Achsenabweichungen der Metatarsale I und V ist aufgrund der biomechanisch zentralen Bedeutung der skelettalen Fußstatik für die Lastverteilung eine operative Indikation großzügiger zu stellen. Luxationen in der Lisfranc-Gelenkreihe stellen ebenfalls eine Indikation für die zeitnahe operative Stabilisierung dar.

Konservative Therapie Schaftfrakturen der Metatarsalia werden für 4–6 Wochen in einer Kunststofforthese behandelt. Metatarsale-V-Basisfrakturen in der Zone 1 und 2 können mit einer Vollbelastung mit starrer Sohle behandelt werden.

Operative Therapie Operativ zu versorgende Frakturen der Metatarsalia und der Zehen können mit K-Draht-, Schrauben- oder Plattenosteosynthese behandelt werden (➤ Abb. 5.77). Bei Lisfranc-Luxationen ist in der Regel die temporäre Arthrodese der betroffenen Tarsometatarsalgelenke notwendig. Danach ist in der Regel eine Protektion mit Teilbelastung indiziert.

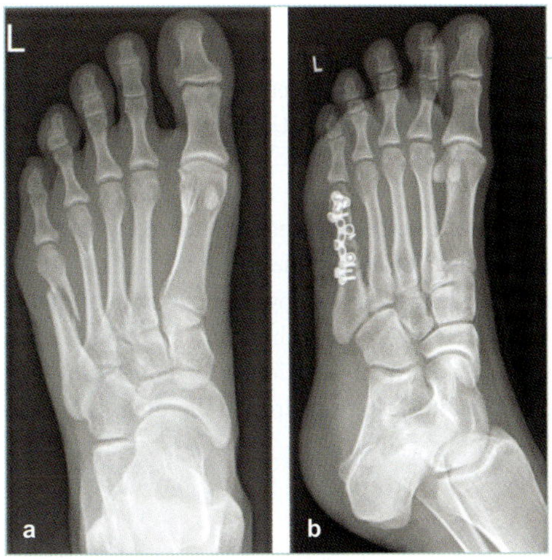

Abb. 5.77 Dislozierte Schaftfraktur des linken V. Mittelfußknochens [P1656]
a) Röntgenbild a.-p.
b) Postoperatives Röntgenbild nach Plattenosteosynthese

ABB. 5.77

Zehenfrakturen

Frakturen der Zehen können generell konservativ (Vollbelastung im Dachziegelverband oder flachem Schuh mit starrer Sohle) behandelt werden. Ausnahmen sind offene Frakturen, höhergradige Achsabweichungen und eine intraartikuläre Stufenbildung (insbesondere des 1. Zehs), die operativ versorgt werden können.

Zehenfrakturen:
- Generell konservatives Prozedere
- Ausnahmen: offene Frakturen, höhergradige Achsabweichungen, intraartikuläre Stufenbildung am 1. Zeh

Komplikationen

Operative Therapie Ein CRPS (➤ Kap. 5.9.2) kann bereits nach kleineren Verletzungen im Fußbereich auftreten. Allgemeine Komplikationen nach operativer Therapie von Frakturen im Bereich des Fußes sind (häufige) Wundheilungsstörungen und Infektionen im Fußbereich, Thrombosen, Nerven- oder Gefäßverletzungen, Irritationen der Weichteile durch Osteosynthesematerial, Pseudarthrosen, Osteosyntheseversagen mit sekundärer Dislokation und bleibende Achsenabweichungen an Fußknochen mit belastungsabhängigen Schmerzen.

Konservative Therapie Im Rahmen einer konservativen Therapie kann es zu sekundären Dislokationen, Pseudarthrosen, posttraumatischen Arthrosen und bleibenden Abweichungen des Fußes kommen (dislozierte Fragmente – Dekubitus – Schuhversorgung). Eine spezifische Komplikationen nach Kalkaneus- und Talusfrakturen ist die posttraumatische Arthrose im USG und/oder OSG, die bei persistierenden Beschwerden im Verlauf eine Arthrodese erfordern kann. Eine gefürchtete Komplikation bei Talusfrakturen ist die Talusnekrose durch eine traumatisch kompromittierte Blutversorgung.

Komplikationen: CRPS, Wundheilungsstörungen, Thrombosen, sekundäre Dislokationen, Achsabweichungen, persistierende Schmerzen
Bei der *Talusfraktur* ist die *Talusnekrose* eine gefürchtete Komplikation!

5.7 Luxationen

Eine Luxation ist die vollständige Ausrenkung von Gelenkpartnern. Dazu ist meist eine indirekte Krafteinwirkung mit hoher Gewalt auf das Gelenk erforderlich: Stürze (oder „Hängenbleiben"), Verkehrsunfälle oder Kontaktsportarten sind häufige Auslöser, aber auch epileptische Anfälle können zu Luxationen führen. Entweder bleiben Luxationen verhakt oder sie lösen sich (nicht selten aufgrund eines begleitenden Knochenbruchs) wieder, was dann zu einer spontanen Reposition noch während des Verletzungsablaufs führt – und diagnostisch herausfordernd sein kann.

Luxationen ohne besondere Krafteinwirkung sind möglich („habituell") und haben ihre Ursache in anlagebedingten Gelenkkonfigurationen (Schulter, Patella) oder einer Schwäche des Stütz- und Bindegewebes (z. B. Marfan-Syndrom). Sie können auch entwicklungsbedingt sein (Hüftluxation) oder bei (spastischen) Syndromen sekundär entstehen.

5.7 Luxationen

- Luxation = vollständige Ausrenkung von Gelenkpartnern
- Häufig Folge hoher indirekter Krafteinwirkung, aber auch habituell möglich!
- Häufig *spontan reponiert:* Diagnostik somit erschwert
- Eine *zügige Reposition* ist besonders bei traumatischen Luxationen anzustreben, da eine Gefahr von Nerven- und Gefäßschäden besteht!

Bei einer traumatischen Gelenkluxation handelt es sich meist um eine Situation mit hoher Dringlichkeit, weil unphysiologische Kräfte auf die umgebenden Weichteile wirken, die durch die Verrenkung einem Dauerzug ausgesetzt sind. Die zügige Reposition der Gelenkpartner (oft schon in der Notaufnahme; ➤ Kap. 1.8.3) ist zur Schmerzbekämpfung und zur Verhinderung von Gefäßschäden und Nervenläsionen anzustreben. Daran kann sich eine subtilere Diagnostik auf differenzierte Gelenkschäden anschließen, die wiederum eine (sekundäre) OP-Indikation begründen könnten.

5.7.1 Luxation des Akromioklavikulargelenks

- Meist Folge eines Sturzes bei sportlicher Aktivität
- Manuelle Reposition meist nicht sinnvoll

5.7.1 Luxation des Akromioklavikulargelenks

Jasper Frese, Arndt-Peter Schulz

NKLC Kompetenzebene: **3a**, **klin. Diagnostik**, app. Diagnostik, Therapie, Notfall, **Management**

Luxationen des Akromioklavikulargelenks (ACG), auch Schulter*eck*gelenk genannt, sind meist Folge von Stürzen bei sportlichen Aktivitäten (Fahrradsturz, Anprall eines Eishockeyspielers). Entscheidend ist die Hebelwirkung des Arms am Schultergürtel (im Gegensatz zu der pathophysiologisch verwandten Klavikulafraktur, ➤ Kap. 5.6.4). Bei beiden Verletzungen kommt es zur Unterbrechung der (beim Menschen einzigen) Verbindung zwischen Arm und Achsenskelett. Bei der ACG-Luxation (oder „Sprengung“) ist eine manuelle Reposition/Retention nicht sinnhaft. Durch die Verletzung drohen allerdings i. A. auch keine Schäden von Nerven oder Gefäßen.

CAVE

CAVE Äußerst selten kann eine ACG-Luxation das einzige radiografische Zeichen einer skapulothorakalen Dissoziation sein, also einer schwersten, amputationsnahen Verletzung.

Klinik und Diagnostik

Symptome: schmerzhafte Bewegungseinschränkung der Schulter

Untersuchung: *Klaviertastenphänomen*

Bildgebung: *Röntgenbild in 2 Ebenen* (Frakturausschluss) und *Belastungsaufnahme* mit Gewicht an beiden Armen (➤ Abb. 5.78)

Klinik und Diagnostik

Symptome Es besteht eine schmerzhafte Bewegungseinschränkung der Schulter mit lokalem Schmerz sowie Schwellung. Der Arm sinkt ab, die laterale Klavikula wird prominent.

Körperliche Untersuchung Im Seitenvergleich kann das „Klaviertastenphänomen“ wegweisend sein: Das laterale Ende der Klavikula lässt sich flexibel (und schmerzarm) wie eine Klaviertaste herunterdrücken.

Apparative Diagnostik Zunächst wird durch ein Röntgenbild der Schulter auf der betroffenen Seite in 2 Ebenen eine Fraktur ausgeschlossen. Dann wird die Luxation des ACG mithilfe von Belastungsaufnahmen diagnostiziert. Dabei werden der Patientin Gewichte (5 kg) in beide Hände gegeben und die AC-Gelenke beidseits unter Belastung geröntgt. Im Fall einer Luxation ist im Seitenvergleich ein Hochstand der Klavikula im ACG sichtbar (➤ Abb. 5.78).

ABB. 5.78

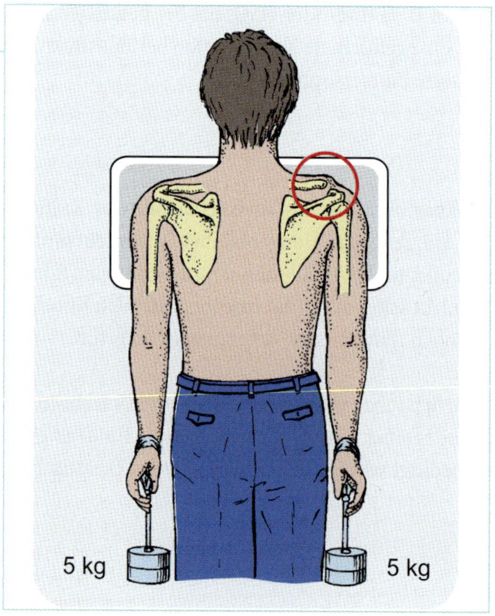

Abb. 5.78 Belastungsaufnahme des Akromioklavikulargelenks (Schema) [L190]

Therapie und Management

Zur Differenzierung und Hilfe bei der Therapieplanung wird die Verletzung mithilfe der Klassifikation nach Rockwood eingeteilt (➤ Abb. 5.79):

- Typ-I- und -II-Verletzungen werden grundsätzlich konservativ behandelt.
- Bei Typ III kann die Verbindung zwischen Klavikula und Skapula entweder konservativ durch Ruhigstellung in einer Schultergelenkorthese oder operativ durch temporäre Arthrodese (➤ Abb. 5.80) sowie mithilfe von Bandaugmentationen (➤ Abb. 5.81) narbig wiederhergestellt werden. Dabei spielen der Dislokationsgrad und der kosmetische, aber auch der funktionelle Anspruch entscheidende Rollen.
- Typ IV/V beschreiben erweiterte Dislokationen der lateralen Klavikula durch zunehmende Weichteilabrisse um das ACG.
- Bei der sehr seltenen Typ-VI-Verletzung kann das verhakte Schlüsselbein nur durch operative Maßnahmen gelöst werden.

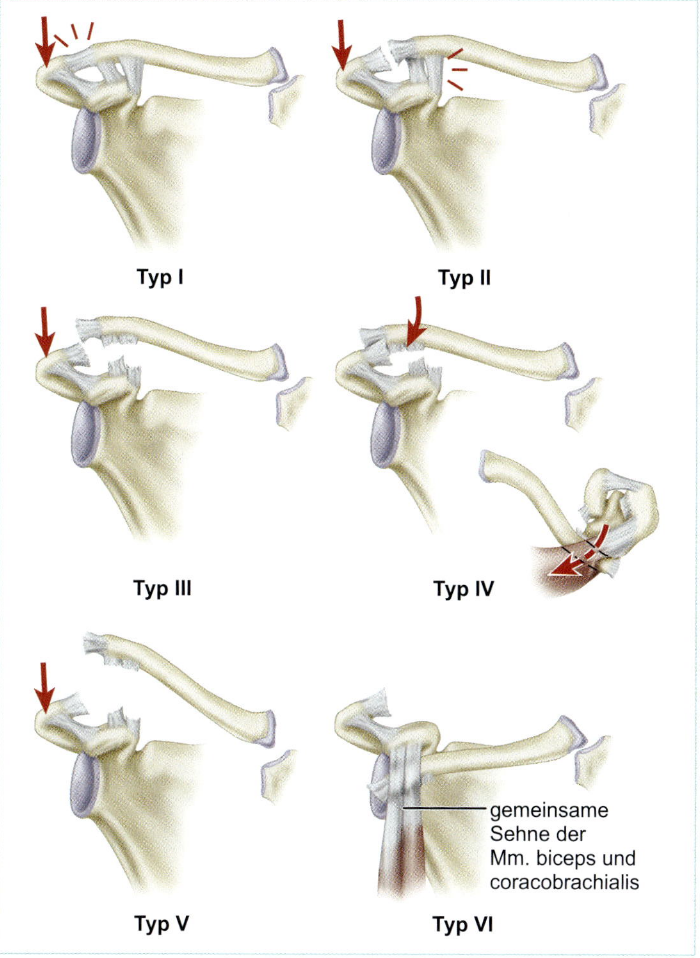

Abb. 5.79 Radiografische Rockwood-Klassifikation. Die Einteilung folgt einer Systematik der Bandverletzungen akromioklavikular und korakoklavikular. Typ I und II sind inkomplette Luxationen, insbesondere die korakoklavikulären Bänder sind noch (teil-)erhalten. [E1468]

Therapie und Management

Therapie (konservativ vs. operativ) richtet sich nach der *Klassifikation nach Rockwood* (➤ Abb. 5.79)

ABB. 5.79

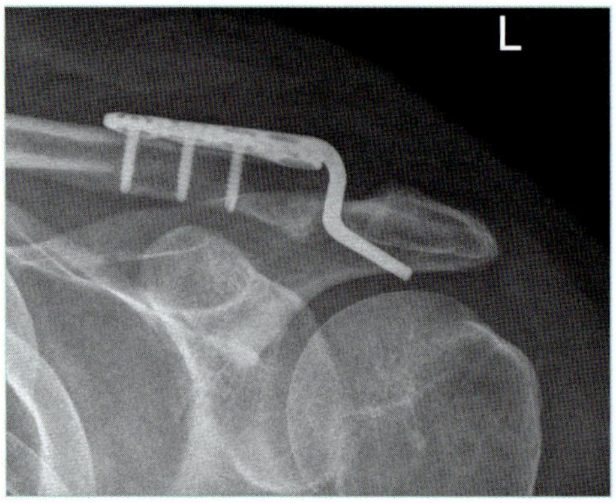

Abb. 5.80 Temporäre Arthrodese mit Hakenplatte [P1656]

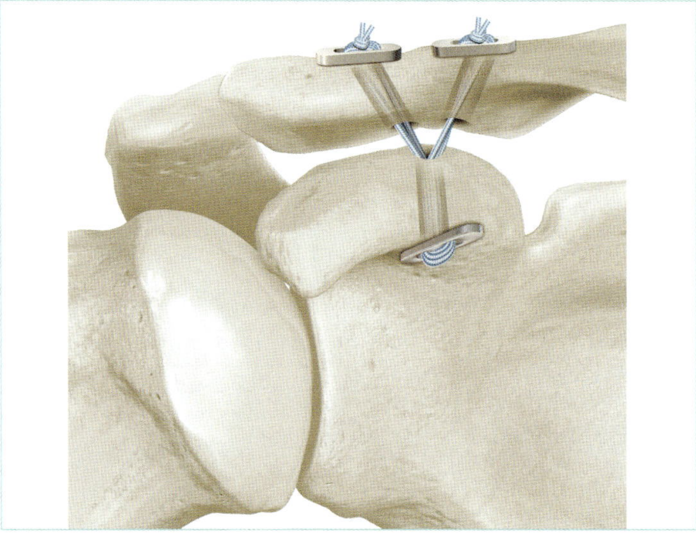

Abb. 5.81 ACG-Stabilisierung mit Bandaugmentation durch korakoklavikuläre Fäden [V397]

KOMPETENZBASIERTES VORGEHEN

KOMPETENZBASIERTES VORGEHEN (NKLC)

Management

- **Erstversorgung:** Immobilisation der Schulter (z. B. im Gilchrist-Verband)
- **Entscheidungsfindung:** konservativ vs. operativ nach Rockwood-Klassifikation (s. Text)
- **Prinzipien der Versorgung:** Heilung durch Ruhigstellung, temporäre Arthrodese oder Bandaugmentation
- **Nachbehandlung:** Bewegungslimitation des Arms bis zur Horizontalebene für 6 Wochen
- **Erfolgsparameter:** schmerzfreie ACG-Funktion; ggf. Ästhetik
- **Komplikationen:** Klavikulahochstand, Infekt nach OP

5.7.2 Schulterluxation

5.7.2 Schulterluxation

Manuela Köck, Jasper Frese, Udo Obertacke

NKLC Kompetenzebene: **2**, klin. Diagnostik, app. Diagnostik, Therapie, **Notfall**, **Management**

- *Häufigste Luxation* beim Menschen
- Zu 90 % nach anterior-inferior

Die Schulterluxation ist die häufigste Luxation eines großen Gelenks beim Menschen. Das Schultergelenk mit seiner weiten Bewegungsfähigkeit von > 90° in allen Freiheitsgraden ist anatomisch mit dem flachen Glenoid, der großen Knorpelfläche des Humeruskopfes, der physiologisch weiten Kapsel und der umfassenden Muskel- und Sehnenführung (s. a. Degeneration der Rotatorenmanschette, ➤ Kap. 6.5.1) grundsätzlich vulnerabel. Der Pathomechanismus der Luxation beinhaltet zumeist den gestoppten/fixierten Arm bei Sturz des Körpers, die Richtung der Luxation des Humeruskopfes ist zu 90 % nach anterior-inferior (s. u.). Nicht selten sind auch epileptische Anfälle die Ursache. Sehr selten – aber diagnostisch herausfordernd

– sind dorsale Schulterluxationen (**Cave:** Die übersehene dorsale Schulterluxation wird als vermeidbarer diagnostischer Behandlungsfehler [Befunderhebungsfehler] gewertet). „Habituelle“ Schulterluxationen sind ebenfalls selten und beruhen auf vorbestehenden Dysmorphien oder Bandlaxizitäten.

Klinik und Diagnostik

Symptome Typisch sind massive Schmerzen und eine federnd-fixierte Haltung des Arms.

Körperliche Untersuchung Bei der Inspektion ist die veränderte Schulterkontur zu erkennen (➢ Abb. 5.82). Unbedingt müssen die periphere Durchblutung und die Funktion des Nervenplexus überprüft werden.

Klinik und Diagnostik

Symptome: *massive Schmerzen* und *fixierte Haltung des Arms*

Untersuchung: achte auf eine veränderte Schulterkontur (➢ Abb. 5.82) und überprüfe pDMS in der Untersuchung

ABB. 5.82

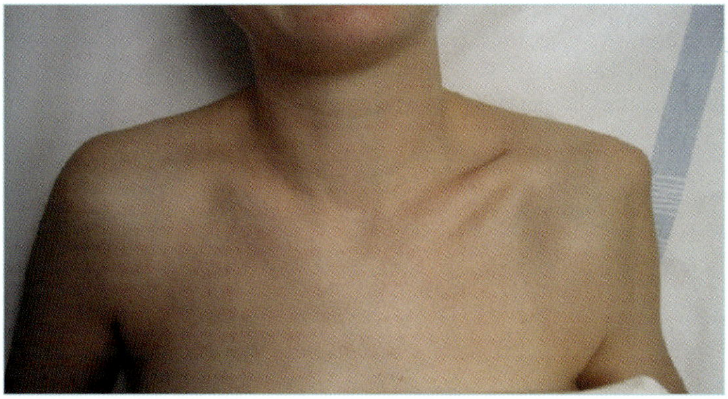

Abb. 5.82 Klinisches Bild einer anterioren Schulterluxation links. Die Silhouette der Schulterkontur ist abgeflacht, die Pfanne erscheint flach, der Humeruskopf ist prominent vor der Schulter zu erkennen. [P1647]

Apparative Diagnostik Die Schulter wird (nativ) im a.-p. Strahlengang (➢ Abb. 5.83) und tangential geröntgt. Eine CT-Untersuchung (➢ Abb. 5.84) ist meist schmerzarm anzufertigen und offenbart die Luxationsrichtung und die sehr häufigen knöchernen Begleitverletzungen (dorsokranialer Defekt am Humeruskopf [„Hill-Sachs“], Abriss am ventralen Glenoidrand [„Bankart“], Tuberculum-majus-Abriss). Eine MRT dient der Beurteilung von Schäden am vorderen Labrum (ggf. relevant zur OP-Indikation).

Bildgebung: *Röntgen in 2 Ebenen* zur Initialdiagnostik und *CT/MRT* zur Darstellung (häufiger) Begleitverletzungen

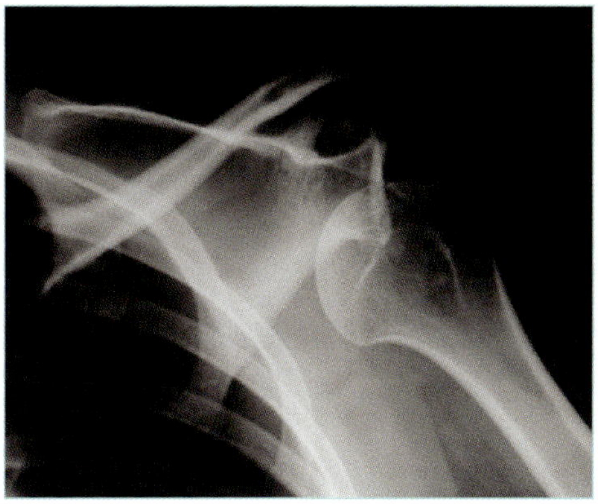

Abb. 5.83 Röntgenbild a.-p. einer (mutmaßlich) anterioren Schulterluxation links. Der Humeruskopf projiziert sich nicht mehr neben das Glenoid, er ist nach unten aus dem Gelenk gehebelt. Begleitende Frakturen sind nicht zu erkennen. [P1647]

ABB. 5.84

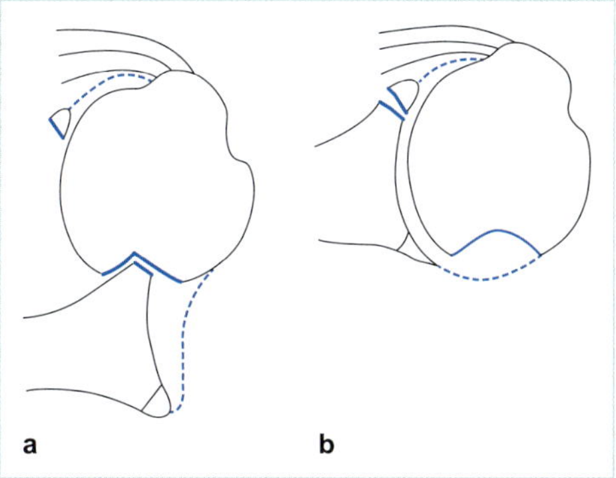

Abb. 5.84 Charakteristisches Verletzungsmuster bei einer Schulterluxation [L231]
a) Abriss des Labrum glenoidale (Bankart-Läsion) und Impression im dorsolateralen Humeruskopfanteil (Hill-Sachs-Läsion)
b) Lage der Läsionen nach Reposition

CAVE

CAVE Oft wird bei der Röntgenuntersuchung versucht, den Arm zu „drehen", was naturgemäß heftige Schmerzen auslöst. Daher sind alle Manipulationen am verletzten Arm zu unterlassen, die Röntgenaufnahmen können in der angelegten Immobilisation (s. u.) angefertigt werden.

Therapie und Management

- Ziel ist die Reposition in anatomische Verhältnisse
- Kontrolliere das Ergebnis radiologisch
- Plane bei jungen Menschen eine MRT zur Beurteilung des vorderen Labrums

Therapie und Management

Prinzip der Therapie ist die Reposition, die zumeist geschlossen in Analgesie/Analgosedierung durchgeführt wird (➤ Abb. 5.85). Nach der Reposition *muss* diese radiografisch dokumentiert werden. Bei jungen Menschen (< 40. Lj.) wird zeitnah eine MRT zur Beurteilung von Schäden am vorderen Labrum (s. o., OP-Indikation) angefertigt. Bei < 20-Jährigen sollte das Gelenk regelhaft operativ rekonstruiert werden (Re-Fixation des vorderen Labrums), weil es sonst regelmäßig zur posttraumatisch-rezidivierenden Schulterluxation mit Luxation schon bei geringen Bewegungsausschlägen (sogar im Schlaf) kommt. Die OP ist (halb-)offen und mit den gleichen Ergebnissen (Re-Luxationsrate) auch arthroskopisch möglich.

ABB. 5.85

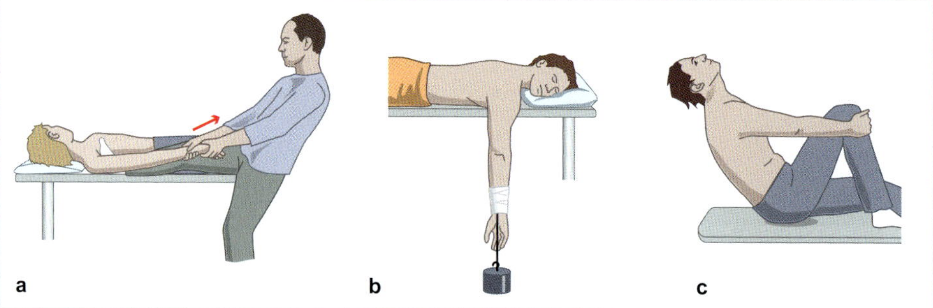

Abb. 5.85 Beispiele einer Reposition einer Schulterluxation. Das verwendete Verfahren hängt vom Training und von der Übung in der behandelnden Institution ab. [L157]
a) Reposition nach Hippokrates unter axialem Zug durch den Behandler mit dem Fuß als Hypomochlion
b) Reposition nach Stimson durch passiven axialen Zug durch Gewichte
c) Reposition nach Boss-Holzach durch selbstständigen axialen Zug durch die Patientin

KOMPETENZBASIERTES VORGEHEN

KOMPETENZBASIERTES VORGEHEN (NKLC)

Notfall

- Starke Schmerzen
- Nervenplexusschaden
- Arterienverschluss (sehr selten)

Management

- **Erstversorgung:** Analgesie (i. v. Zugang), Immobilisation der Schulter (Gilchrist-Verband mit Anlage und Fixierung des Arms an den Rumpf)
- **Entscheidungsfindung:** Reposition bei der zumeist anterior-inferioren Luxation durch Enthakung des Humeruskopfes (verschiedene Verfahren) (➤ Abb. 5.85)
- **Prinzipien der Versorgung:** nach Reposition konservativ bei Patientinnen > 40. Lj. und Ausschluss limitierender knöcherner Begleitverletzungen, sicher operativ bei < 20-Jährigen, optional bei MRT-Nachweis von Schäden der vorderen Kapsel
- **Nachbehandlung:** Protektion im Gilchrist für 2 Wochen, dann aktive Übungen, Vermeidung von Außenrotation/Abduktion („Tennisschlag") für Monate
- **Erfolgsparameter:** subjektive Zufriedenheit, Reluxationsfreiheit
- **Komplikationen:** Reluxation, chronische Schulterinstabilität

5.7.3 Ellenbogenluxation

- Die Ellenbogenluxation ist die *zweithäufigste Luxation.*
- Meist Folge eines Sturzes auf den *gestreckten Arm*

5.7.3 Ellenbogenluxation

Stefan Piatek

Nach der Schulterluxation ist die Ellenbogenluxation die zweithäufigste Luxation. In endgradiger Streckung und Beugung wird der Ellenbogen knöchern durch das Humeroulnargelenk geführt („Ulnazange"), zwischen 20° und 120° Flexion zusätzlich ligamentär durch den radialen und ulnaren Seitenbandkomplex. Das proximale Radioulnargelenk wird durch das Lig. anulare um den Radiuskopf herum gesichert. Kommt es zu einer Verletzung dieser Primärstabilisatoren, erlangen die Sekundärstabilisatoren (Beugersehen, Streckersehnen, Radiuskopf) Bedeutung, die jedoch ebenfalls verletzt werden können.

Ursache der Luxation ist der Sturz auf den ausgestreckten Arm mit Rotation des Körpers. Meist reißt der Kapsel-Band-Apparat von radial nach ulnar auf. Die Richtung der Luxation ist zu 90 % die dorsale bzw. dorsoradiale (➤ Abb. 5.86).

Klinik und Diagnostik

Symptome Die Funktion im Ellenbogen ist eingeschränkt, es bestehen eine federnd fixierte Beugehaltung und Schmerzen.

Körperliche Untersuchung Das Hueter-Dreieck bzw. die Hueter-Linie ist deformiert (➤ Abb. 5.35). Die Kontrolle von Motorik, Sensibilität und Durchblutung peripher ist obligat. Gefährdet sind die Nn. ulnaris und medianus (meist Neurapraxie durch Traktion) sowie die A. brachialis (selten, meist indirekt durch Überdehnung, bei fraglichen Befunden Gefäßdarstellung!).

Apparative Diagnostik Die bildgebende Diagnostik umfasst:

- Röntgen Ellenbogengelenk a.-p. und seitlich (➤ Abb. 5.86)
- CT bei knöchernen Begleitverletzungen
- Gegebenenfalls MRT bei Luxationen ohne knöcherne Begleitverletzungen

Man unterscheidet die einfache (keine knöchernen Begleitverletzungen) von der komplexen Luxation (mit knöchernen Begleitverletzungen). Häufig sind begleitende Frakturen des Proc. coronoideus ulnae und des Radiuskopfes. Mitunter kommt es in der Unfallsekunde zur (Sub-)Luxation mit spontaner Reposition. Deshalb ist auf Verletzungsfolgen zu achten, die auf einen stattgehabten Luxationsmechanismus hinweisen (z. B. Koronoideus-Fraktur).

> **Klinik und Diagnostik**
> **Symptome:** *eingeschränkte Funktion, Schmerzen* und *fixierte Beugehaltung*
> **Untersuchung:** deformiertes Hueter-Dreieck sowie pDMS
> **Bildgebung:**
> - *Röntgen* (➤ Abb. 5.86), *CT* und ggf. *MRT*
> - Unterscheidung zwischen *einfacher* (ohne knöcherne Begleitverletzung) und *komplexer* (mit knöcherner Begleitverletzung) Luxation

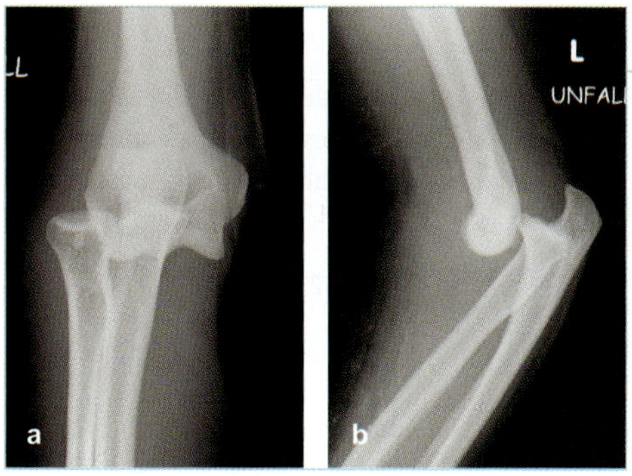

Abb. 5.86 Dorsoradiale Ellenbogenluxation [P1649]
a) Röntgen a.-p.
b) Röntgen seitlich

ABB. 5.86

Therapie

Zentraler Bestandteil der Therapie ist die **Reposition** in Ein- oder Zweihelfertechnik unter Analgosedierung und ggf. Relaxierung:

- Die Zweihelfertechnik ist in ➤ Abb. 5.87 dargestellt.
- Bei der sog. Einhelfertechnik kann man ggf. seinen eigenen Ellenbogen als Hypomochlion in der Ellenbeuge einsetzen.

Anschließend wird unter Durchleuchtung auf sagittale Stabilität überprüft, eine dorsale Oberarm-Gipsschiene in 100 bis 110° Beugung angelegt und post repositionem geröntgt.

Bei einer **einfachen Ellenbogenluxation** hängt das weitere Vorgehen von der klinisch sagittalen Stabilität und der Gelenkstellung ab:

- Sagittale Stabilität und korrekte Gelenkstellung in der Bildgebung (Verletzung von Primärstabilisatoren, Sekundärstabilisatoren halten das Gelenk) → konservative Therapie (1 Woche Gips-Immobilisation, dann Bewegungsorthese für 5 Wochen)
- Sagittale Instabilität und/oder persistierende Subluxationsstellung im Gelenk (Verletzung von Primär- und Sekundärstabilisatoren) → operative Versorgung mit Refixation der Seitenbandkomplexe sowie der Extensoren und Flexoren mit speziellen Knochen-Faden-Ankern; ggf. Anlage eines sog. Bewegungsfixateurs

Bei einer **komplexen Ellenbogenluxation** werden die knöchernen (Osteosynthese) und die muskuloligamentären Verletzungen (Knochenanker) operativ versorgt. Gegebenenfalls wird additiv ein Bewegungsfixateur zur sicheren Gelenkstabilisierung angelegt. Die konservative Behandlung ist die Ausnahme (Spitzenfraktur des Koronoids bei gegebener sagittaler Stabilität und ohne Subluxationszeichen klinisch sowie in der Bildgebung).

Mögliche **Komplikationen** sind eine verbleibende schwerwiegende Instabilität mit hohem Reluxationsrisiko und eine posttraumatische Arthrose.

> **Therapie**
> - *Reposition* in Analgosedierung in Zweihelfer- (➤ Abb. 5.87) oder Einhelfertechnik
> - Dann Anlage einer dorsalen Oberarm-Gipsschiene in 100 bis 110°
> - Denke an eine *Röntgenkontrolle!*
>
> - *Einfache Luxationen* werden entweder konservativ oder bei Instabilität operativ versorgt.
> - *Komplexe Luxationen* werden operativ versorgt.
>
> **Komplikationen:** vor allem bleibende Instabilität und Arthrose

ABB. 5.87

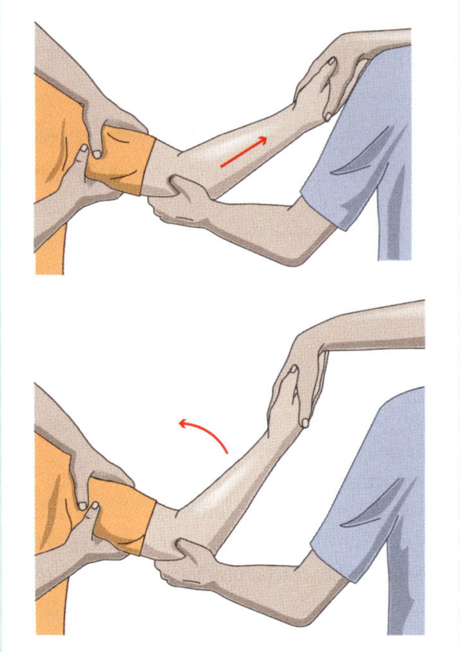

Abb. 5.87 Reposition einer Ellenbogenluxation in Zweihelfertechnik. Ein Helfer fixiert den Oberarm, während der zweite mit einer Hand von dorsal den Ellenbogen umfasst und mit der anderen Hand am Unterarm der Patientin in strecknaher Stellung einen sanften Längszug ausübt. Gegebenenfalls ist ein Gegendruck entsprechend einer medialen oder lateralen Luxationsrichtung erforderlich. Zur Reposition eines Seitversatzes können Pronations-Supinations-Bewegungen hilfreich sein, um die mediale oder laterale Dislokation zu beheben. Abschließend wird eine leichte Flexionsbewegung ausgeführt. [F748-001/L157]

Sonderformen der Ellenbogengelenkluxation sind (neben isolierten Luxationen des Caput radii) ellenbogennahe (Ulna-)Frakturen mit Luxationszeichen des Radius (sog. Monteggia-like lesions). Hier können (nach MRT-Diagnostik, s. o.) sehr aufwendige operative Rekonstruktionen und Nachbehandlungen notwendig werden.

5.7.4 (Kindliche) Radiuskopfluxation

- Sog. *Chassaignac-Lähmung*
- Folge einer lockeren Führung des Caput radii im Kindesalter

Klinik und Diagnostik

Typischerweise Folge eines *abrupten Zugs* am Arm des Kindes (1.–4. Lj.) → *„Pronatio dolorosa“*
Die Diagnose wird klinisch gestellt!

5.7.4 (Kindliche) Radiuskopfluxation

Jasper Frese, Arndt-Peter Schulz

Eine Sonderform der Luxation des Caput radii ist die „Chassaignac-Lähmung“ des Radiuskopfes bei kleinen Kindern. Es handelt sich um eine Subluxation des Köpfchens in Längsrichtung aus der Schlinge des Lig. anulare. Grundlage ist die im Kindesalter lockere Führung des Caput radii im Lig. anulare.

Klinik und Diagnostik

Anamnese Typisch ist das abrupte Hochreißen oder Hochheben des Kindes an der Hand oder dem Arm (durch die Eltern), meist im 1.–4. Lebensjahr.

Symptome Das Kind präsentiert sich mit einem in schmerzhafter Pronation fixierten Ellenbogengelenk (➤ Abb. 5.88). Die Verletzung wird daher auch als Pseudoparese, Pronatio dolorosa („pronation doloreuse“) oder Chassaignac-Lähmung beschrieben.

Apparative Diagnostik Eine Röntgendiagnostik der Luxation wird keine pathologischen Veränderungen zeigen, die Diagnose ist daher klinisch zu stellen. Nur zum Ausschluss von Frakturen kann ein Röntgenbild in 2 Ebenen angefertigt werden.

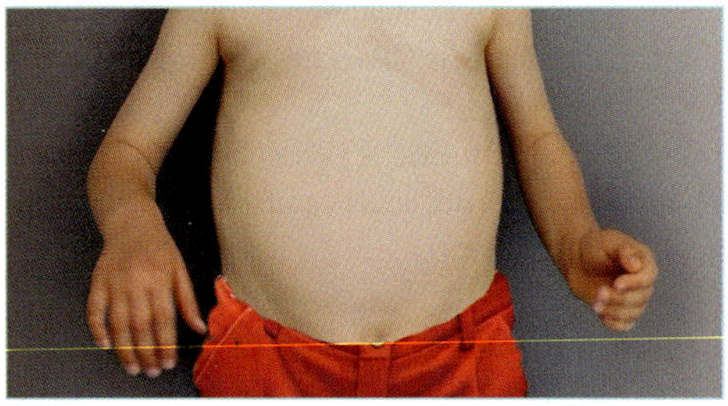

Abb. 5.88 Klinisches Bild bei einer kindlichen Radiuskopfluxation rechts [P1656]

Therapie

Die Reposition (➤ Abb. 5.89) erfolgt oft auch spontan bei spielerischer Nutzung des Arms, sonst unter axialem Zug am Unterarm bei leichter Streckung, gefolgt von einer schnellen Supinationsbewegung in Kombination mit einer Beugung im Ellenbogengelenk. Nach Reposition fangen die Kinder wieder an, den Arm zu bewegen. Eine weitere Diagnostik oder Ruhigstellung ist nicht notwendig.

Therapie
- Spontanrepositionen sind häufig
- Mögliches Repositionsmanöver ➤ Abb. 5.89

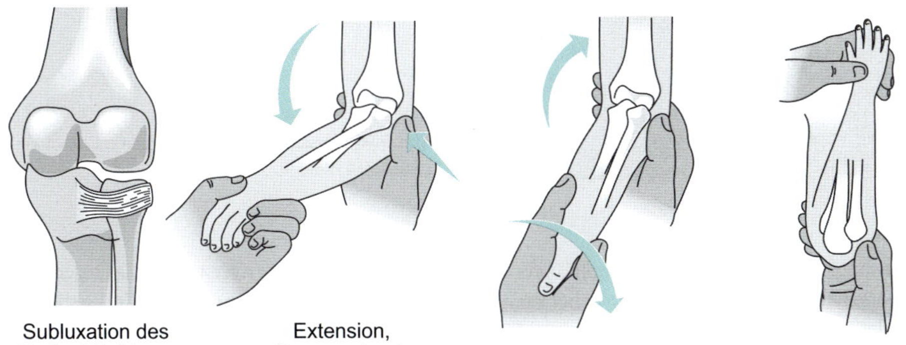

Abb. 5.89 Kindliche Radiuskopfluxation und Vorgehen bei der Reposition [L106]

ABB. 5.89

5.7.5 Hüftgelenkluxation

Nico Hinz, Arndt-Peter Schulz

5.7.5 Hüftgelenkluxation

NKLC Kompetenzebene: **1**, klin. Diagnostik, app. Diagnostik, Therapie, Notfall, Management

Die traumatische Hüftgelenkluxation ist eine seltene Verletzung. Meist entsteht sie durch ein Hochrasanztrauma mit Sturz aus großer Höhe oder bei einem Verkehrsunfall. Typisch ist z. B. eine Dashboard-Verletzung mit Knie-Anprall des in der Hüfte flektierten Femurs gegen das Armaturenbrett. In 90 % der Fälle luxiert der Femurkopf nach dorsal. Häufig treten begleitend Frakturen des hinteren Azetabulumwalls oder Femurkopffrakturen auf.

- Traumatische Hüftgelenkluxationen sind selten und noch seltener isoliert.
- In 90 % der Fälle luxiert der Femurkopf nach dorsal.

Klinik und Diagnostik

Symptome Typisch ist die sehr schmerzhafte federnde Fixierung des Hüftgelenks.

Körperliche Untersuchung Bei der Luxation nach dorsal steht das Bein meist adduziert und innenrotiert und ist im Vergleich zur Gegenseite verkürzt. Die Untersuchung der pDMS, insbesondere des N. ischiadicus, ist unbedingt erforderlich und muss vor und nach der Reposition dokumentiert werden. Auf weitere Verletzungen muss geachtet werden, da isolierte Hüftgelenkluxationen die Ausnahme sind.

Klinik und Diagnostik

Symptome: *schmerzhafte, federnde* Fixierung
Untersuchung (dorsale Luxation): Bein ist meist *verkürzt, innenrotiert* und *adduziert*
Denke an *pDMS!*

MERKE Hüftgelenkluxationen sind aufgrund der hohen Kongruenz zwischen Hüftkopf und Hüftpfanne häufig mit weiteren Verletzungen vergesellschaftet, z. B. Femurkopffraktur oder Azetabulumfraktur.

MERKE

Apparative Diagnostik Die nativradiologische Beckenübersichtsaufnahme ist das Diagnostikum der Wahl. Hier kann die Lage des Femurkopfes außerhalb des Azetabulums dargestellt werden (➤ Abb. 5.90). Nach Reposition ist ebenfalls eine nativradiologische Beckenübersichtsaufnahme anzufertigen, um die korrekte Reposition des Femurkopfes zu verifizieren. Hier können ggf. weitere Hinweise auf knöcherne Begleitverletzungen erfasst werden. Im Anschluss ist eine CT-Untersuchung des Hüftgelenks indiziert, um Begleitverletzungen, wie z. B. Femurkopffrakturen (➤ Kap. 5.6.9) oder Azetabulumfrakturen (➤ Kap. 5.6.8.2), zu diagnostizieren.

ABB. 5.90

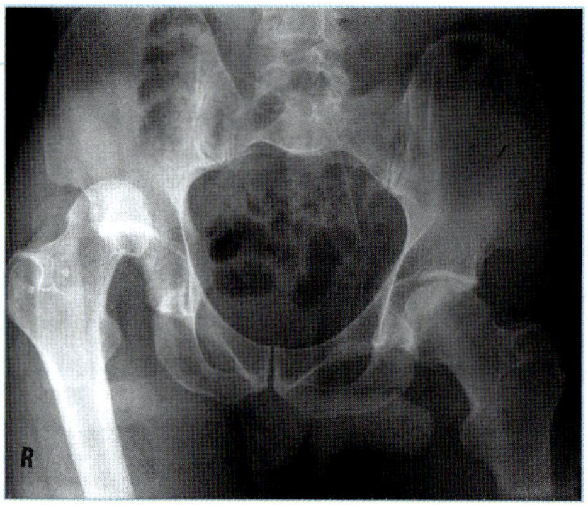

Abb. 5.90 Dorsale Hüftgelenkluxation rechts nach Verkehrsunfall [R505]

Therapie
- Ziel ist die *umgehende Reposition.*
- Reposition in *Analgosedierung* oder *Kurznarkose*

Therapie

Die umgehende Reposition des Femurkopfes steht im Vordergrund der Erstversorgung. Je länger die Reposition hinausgezögert wird, desto höher kann das Risiko einer Nervenschädigung, einer Gefäßschädigung und einer späteren Femurkopfnekrose sein. Eine Analgosedierung oder eine Kurznarkose mit Relaxation sind allerdings vor der Reposition erforderlich:
- Für die **geschlossene Reposition** einer Luxation des Femurkopfes nach dorsal erfolgt die Reposition z. B. nach Böhler durch einen axialen Zug am Femur mit jeweils 90° flektiertem Hüft- und Kniegelenk. Ein Assistent sollte dabei das Becken auf der Patientenliege fixieren.
- Bei frustranem geschlossenen Repositionsversuch ist die **offene chirurgische Reposition** – möglichst in gleicher Narkose – indiziert.

Komplikationen
- *Begleitverletzungen* können übersehen oder unterschätzt werden!
- *Femurkopfnekrose* und *Arthrose*

Komplikationen

Begleitverletzungen oder Mehrfachverletzungen werden nicht selten übersehen oder unterschätzt. Bedingt durch die zeitweise bestehende Minderperfusion des luxierten Hüftkopfs kann im Verlauf eine Femurkopfnekrose auftreten. Diese, sowie eine Schädigung des Gelenkknorpels durch die Luxation, erhöhen das Risiko einer Coxarthrose. Sonstige Komplikationen können insbesondere Nervenschäden des N. ischiadicus oder Gefäßverletzungen sein.

5.7.6 Kniegelenkluxation

- Folge *hochgradiger Krafteinwirkung*
- *Gefäß- und Nervenverletzungen* möglich

5.7.6 Kniegelenkluxation

Nico Hinz, Arndt-Peter Schulz

Bei hochgradiger Krafteinwirkung kann es zu einer Kniegelenkluxation (femorotibial) mit komplexen Kapsel-Band-Verletzungen und ggf. Gefäß- und Nervenverletzungen kommen. Kniegelenkluxationen können im Rahmen von Hochrasanztraumata, aber auch im Rahmen von Niedrigrasanztraumata, z. B. in Verbindung mit einer ausgeprägten Adipositas, auftreten.

Klinik und Diagnostik
- Die Überprüfung von Gefäß- und Nervenstrukturen steht im Vordergrund.
- Bildgebung mit Röntgen und im Verlauf MRT

Klinik und Diagnostik

Symptome und körperliche Untersuchung Bei einer Kniegelenkluxation kommt es häufig bereits zu einer Spontanreposition vor Präsentation in der Notaufnahme. Bei noch bestehender Luxation ist eine deutliche Fehlstellung mit Aufhebung der Bewegungs- und Belastungsfähigkeit zu sehen. Bei bereits erfolgter Spontanreposition kann die Untersuchung der Bandstabilität des Kniegelenks Hinweise auf die stattgehabte Luxation geben. Wichtig ist die Überprüfung der Gefäß- und Nervenstrukturen des Unterschenkels.

Apparative Diagnostik Die Diagnose wird durch Röntgenaufnahmen des Kniegelenks in 2 Ebenen bestätigt. Bei diagnostizierter Kniegelenkluxation muss die Durchblutung (z. B. mittels CT-Angiografie) kontrolliert werden. Nach Primärbehandlung mit Reposition ist eine zeitnahe MRT sinnvoll, um die Kniebinnenschäden darzustellen.

Therapie
Ziel: umgehende *Reposition* und *Ruhigstellung*

Therapie

Wichtig sind die schnellstmögliche **Reposition** und Ruhigstellung in einer Orthese. Bei Weichteilschäden und/oder Nerven-/Gefäßverletzungen kann in der Initialphase die temporäre Stabilisierung mit gelenkübergreifendem Fixateur externe notwendig sein. Die weitere Behandlung richtet sich dann nach dem Ausmaß der Knochen- und Weichteilverletzungen des Kniegelenks. Die komplexe **sekundäre operative Therapie** einer Kniegelenkluxation richtet sich nach den verletzten Strukturen und besteht aus der einzeitigen oder zweizeitigen Operation mit Naht/Rekonstruktion der Seitenbänder und ggf. Bandplastik der Kreuzbänder.

CAVE Eine Notfallindikation für die Operation besteht bei nicht geschlossen zu reponierendem oder retinierbarem Gelenk, bei Gefäß- und/oder Nervenverletzungen, bei Kompartmentsyndrom und bei offenen Verletzungen.

CAVE

Die **Nachbehandlung** operativ versorgter Kniegelenkluxationen richtet sich nach den rekonstruierten Strukturen und beinhaltet meist eine Teilbelastung für mehrere Wochen und eine Bewegungseinschränkung durch Orthese. Eine physiotherapeutische Behandlung (Muskelaufbau) ist ergänzend sinnvoll.

Nachbehandlung: *Teilbelastung* und *Physiotherapie*

Komplikationen

Kurzfristig können ein Kompartmentsyndrom (➤ Kap. 5.9.1) und eine Thrombose (➤ Kap. 7.5.2) auftreten. Die Ausheilung kann mit Defiziten in Belastungsfähigkeit und Funktion einhergehen. Sonstige mögliche Komplikationen richten sich nach den betroffenen und ggf. rekonstruierten Bandstrukturen (➤ Kap. 5.6.11).

Komplikationen
- Kurzfristig: Kompartmentsyndrom und Thrombose
- Langfristig: je nach betroffenen Kniegelenkstrukturen, Nerven, Gefäßen

5.7.7 Patellaluxation

Nico Hinz, Arndt-Peter Schulz

5.7.7 Patellaluxation

NKLC Kompetenzebene: **1**, klin. Diagnostik, app. Diagnostik, Therapie, Notfall, Management

Die Patella luxiert fast immer nach lateral. Betroffen sind insbesondere junge Patientinnen zwischen dem 10. und 20. Lebensjahr. Es gibt verschiedene, ätiologisch unterscheidbare Luxationsformen:

- Eine akut traumatische Patellaluxation entsteht meist durch ein Verdrehtrauma des Kniegelenks in leichter Flexion oder in seltenen Fällen durch eine direkte Gewalteinwirkung.
- Bei einer chronisch rezidivierenden Patellaluxation oder einer habituellen Patellaluxation kommt es bereits durch ein inadäquates Trauma (Alltagsbewegungen) bzw. aufgrund prädisponierender Faktoren (Dysmorphien im femoropatellaren Gelenk oder Vorschäden) zu einer Luxation.

- Fast immer *Luxation nach lateral*
- *Traumatisch* nach Distorsionstrauma oder *habituell* bei Alltagsbewegungen

Klinik und Diagnostik

Symptome Nur selten liegt bei einer Patellaluxation zum Zeitpunkt der ärztlichen Vorstellung noch das typische Bild mit sichtbarer Dislokation der Patella und schmerzbedingter Schonhaltung des Kniegelenks in Flexion vor. In der Regel kommt es zur spontanen Reposition der Patella. Nach Reposition besteht meist eine Schwellung. Die Symptome können bei chronisch rezidivierender oder habitueller Luxation milder ausgeprägt sein.

Körperliche Untersuchung Bei der Inspektion ist – bei noch bestehender Luxation – die Dislokation der Patella sichtbar. Über dem Verlauf des medialen patellofemoralen Ligaments (MPFL), der medialen Patellafacette sowie der lateralen Femurkondyle ist ein Druckschmerz nachweisbar, meist findet sich ein Kniegelenkerguss. In der weiteren klinischen Untersuchung kann ein positiver Patella-Apprehension Test als Ausdruck einer Luxationsneigung festgestellt werden. Es ist auf die Untersuchung der peripheren DMS und der Kniebandstabilität zum Nachweis von Begleitverletzungen zu achten.

Apparative Diagnostik Nach Reposition der Patella werden eine nativradiologische Untersuchung des Kniegelenks in 2 Ebenen und Patella-Tangentialaufnahme erstellt. Hier sollte insbesondere auf osteochondrale Fragmente geachtet werden. Im Verlauf ist die Durchführung einer MRT des Kniegelenks indiziert, die neben chondralen Fragmenten weitere typische Begleitverletzungen wie z. B. eine Verletzung des MPFL, Knorpelschäden oder ein Knochenmarködem nachweisen kann. Die MRT-Untersuchung dient zudem der Beurteilung prädisponierender Faktoren, wie z. B. einer Trochleadysplasie. Bei klinischen Zeichen einer Achsabweichung des Beins kann eine nativradiologische Ganzbeinstandaufnahme sinnvoll sein.

Klinik und Diagnostik

Symptome: Meist spontane Reposition, sonst sichtbare Dislokation; *Gelenkschwellung*

Untersuchung: achte auf *pDMS* und *Bandstabilität* zum Nachweis von Begleitverletzungen!

Bildgebung: *Röntgen in 2 Ebenen* und *MRT* im Verlauf

Therapie

Handelt es sich um eine Erstluxation ohne osteochondrales Fragment und bei geringer individueller Wahrscheinlichkeit einer Reluxation, ist eine konservative Therapie möglich. Das Vorliegen eines osteochondralen Fragments, eine begleitende Patellafraktur und eine nicht geschlossen reponierbare Luxation sind meist Operationsindikationen. Eine operative Therapie ist zudem bei den folgenden Kriterien empfohlen: Erstluxation mit hohem individuellen Reluxationsrisiko (in Abhängigkeit von prädisponierenden Faktoren,

Therapie

Konservative Therapie: bei niedrigem Reluxationsrisiko

Operative Therapie: bei Begleitverletzungen und hohem Reluxationsrisiko

z. B. Beinachsendeformität, Patelladysplasie), freie Gelenkkörper, rezidivierende Luxationen und Versagen der konservativen Therapie.

- Die **konservative Therapie** beinhaltet neben der suffizienten Analgesie die physiotherapeutische Behandlung.
- Für die **operative Therapie** der Patellaluxation stehen je nach vorliegenden Begleitverletzungen und prädisponierenden Faktoren verschiedene Verfahren zur Verfügung. Osteochondrale Fragmente sollten möglichst frühzeitig refixiert werden. Liegt eine Ruptur des MPFL und des Retinakulums vor, so sind die Retinakulumnaht und die MPFL-Plastik mit autologem Sehnentransplantat indiziert. Weitere Verfahren dienen dem Realignment des patellofemoralen Lagers, z. B. mit Trochleaplastik.

Komplikationen

Typische OP-Komplikationen, Arthrose, chronische Instabilität und nach MPFL-Plastik das Hyperkompressionssyndrom der Patella

Komplikationen

Im Langzeitverlauf sind neben den typischen postoperativen Komplikationen die posttraumatische retropatellare Arthrose, die Rezidivluxation und chronische Instabilität sowie nach MPFL-Plastik das Hyperkompressionssyndrom der Patella als mögliche Komplikationen beschrieben.

5.8 Kindliche Frakturen

5.8 Kindliche Frakturen

Christina Polan, Myriam Preuß, Marcel Dudda

NKLC Kompetenzebene: **2**, klin. Diagnostik, app. Diagnostik, Therapie, Notfall, **Management**

Typische kindliche Frakturen:
- Komplette Fraktur
- Grünholzfraktur
- Bowingfraktur/Biegungsbruch
- Wulstfraktur/Torusfraktur/Stauchungsfraktur
- Apophysenabriss
- Übergangsfraktur
- Toddler-Fraktur
- Epiphysenfugenverletzung

Kindliche Frakturen treten während des Wachstums auf und unterscheiden sich von Frakturen des Erwachsenen durch eine schnellere Frakturheilung, eine ausgeprägte Kallusbildung, einen stärkeren Periostschlauch und ein lokalitäts- und altersabhängiges Korrekturpotenzial (durch Ausrichtung der Wachstumsfuge in der Senkrechten zur Belastungsebene). Bei Kindern vorkommende Frakturformen sind:

- **Komplette Fraktur:** vollständige Durchtrennung des Knochens mit oder ohne Dislokation
- **Grünholzfraktur:** Fraktur in der Dia- oder Metaphyse, die durch den vollständigen Bruch einer Kortikalis – bei intakter oder angebrochener Gegenkortikalis – gekennzeichnet ist
- **Bowingfraktur/Biegungsbruch:** Verbiegung des Knochens ohne offensichtliche Unterbrechung der Kortikalis
- **Torusfraktur/Stauchungsfraktur/Wulstfraktur:** unvollständiger Knochenbruch bei langen Röhrenknochen mit intaktem Periost, wodurch die Kortikalis im Röntgenbild zu einem Wulst verdickt ist
- **Apophysenabriss:** Abriss eines prominenten Knochenpunktes mit Sehneninsertion, häufig nach kräftigem Muskelzug (z. B. Tuberositas-tibiae-Abriss).
- **Übergangsfraktur:** typischerweise beim Adoleszenten bei sich schließenden Wachstumsfugen auftretende Fraktur, häufig in der distalen Tibia
- **Toddler-Fraktur:** fissurale Fraktur im Kleinkindalter, die im Röntgen häufig schwer nachzuweisen ist, meist in der Tibia, klinisch auffällig durch Bewegungseinschränkung und Schonung des Beins
- **Epiphysenfugenverletzung:** Fraktur unter Beteiligung der Wachstumsfuge (zwischen Epi- und Metaphyse)

MERKE

MERKE Durch stimulierende und hemmende Wachstumsprozesse können nach der Frakturkonsolidierung noch Längendifferenzen und Achsabweichungen entstehen oder auch korrigiert werden. Rotationsfehler werden selten ausgeglichen. Regelmäßige klinische Verlaufskontrollen werden über den Zeitraum von 2 Jahren empfohlen.

Epiphysenfugenverletzungen (= Wachstumsfugenverletzungen) werden nach *Aitken* und *Salter-Harris* klassifiziert (➤ Abb. 5.91).

Epiphysenfugenverletzungen werden nach Aitken und Salter-Harris klassifiziert (➤ Abb. 5.91):

- Bei der Salter-Harris-I-Fraktur handelt es sich um eine **Epiphyseolyse,** eine traumatische Lösung der Epiphyse von der Metaphyse in der Wachstumsfuge.
- Eine Salter-Harris-II-Fraktur (Aitken I) ist eine partielle Epiphyseolyse mit begleitendem Abriss eines metaphysären Fragments.
- Eine Salter-Harris-III-Fraktur (Aitken II) ist eine Epiphysenfugenverletzung, bei der eine partielle Epiphyseolyse mit einer in das Gelenk einstrahlenden Fraktur besteht.

- Salter-Harris-IV-Frakturen (Aitken III) verlaufen durch die Meta- und Epiphyse in das Gelenk. Dabei wird die Epiphysenfuge gekreuzt.
- Salter-Harris-V-Frakturen sind axiale Stauchungsverletzungen der Epiphysenfuge.

Epiphysenfugenverletzungen (insbesondere Salter-Harris-V-Frakturen) haben ein hohes Risiko für vorzeitige Wachstumsfugenverschlüsse mit daraus resultierenden hemmenden Wachstumsstörungen.

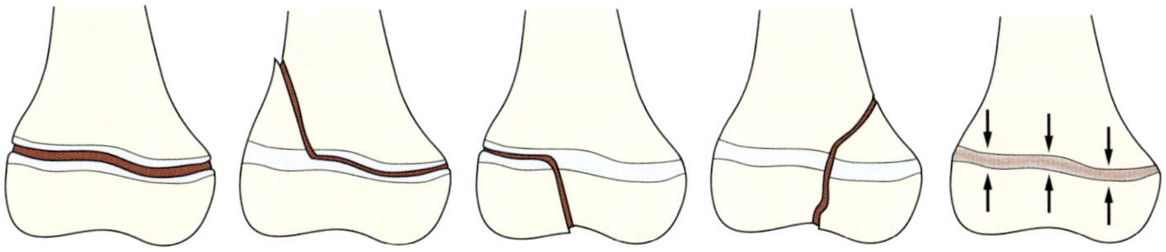

Abb. 5.91 Morphologische Einteilungen von Epiphysenfugenverletzungen nach Salter-Harris und Aitken. Die ursprüngliche Aitken-Klassifikation mit den Typen I bis III wurde später um die Typen Aitken 0 und Aitken IV erweitert. [G1498]

ABB. 5.91

Klinik und Diagnostik

Anamnese Erfragt werden der Unfallmechanismus und die dabei entstandenen Schmerzen, sodass die Verletzung lokalisiert werden kann und auch ein Rückschluss auf Begleitverletzungen möglich ist. Bei frühkindlichen Frakturen kommen auch Geburtstraumata als seltene Differenzialdiagnose infrage.

Bei auffälligen Verletzungsmustern ist auf widersprüchliche Aussagen der Eltern zu achten. Vorerkrankungen, vorherige Verletzungen, Voroperationen, begleitende Medikamenteneinnahme, Allergien und Besonderheiten in der Vorgeschichte des Kindes sind zu erfragen.

Körperliche Untersuchung Bei der **Inspektion** wird ein Gesamteindruck des Kindes gewonnen. Es beginnt (wenn möglich) mit der Beobachtung des Gangbildes beim Betreten des Raums. Laufmuster, Schonhinken, Schonhaltung oder Entlastung sowie die Mimik des Kindes als Hinweis auf Schmerzen sind zu beachten. Die Untersuchung erfolgt am entkleideten Kind und im Seitenvergleich der Extremitäten. Hämatome, Schwellungen, Prellmarken und Fehlstellungen sind Hinweise auf eine Fraktur. Hautdefekte und Weichteilschäden sind zu klassifizieren, offensichtliche Wundkontamination zu erkennen. Narben dienen als Hinweis für Vorerkrankungen und Voroperationen.

Tastbare Knochenpunkte sind schonend zu **palpieren,** um die Frakturlokalisation einzugrenzen (frakturfern beginnen und das Schmerzmaximum definieren). Gelenkergüsse (Hämarthros), tastbare Schwellungen, Überwärmung und Krepitation (sicheres Frakturzeichen, ➤ Kap. 1.3.1.2) sind zu beachten.

Bei dringlichem Frakturverdacht wird die Untersuchung des Bewegungsausmaßes der angrenzenden Gelenke nach der **Neutral-Null-Methode** nur eingeschränkt durchgeführt, da dies vom Kind meist schmerzbedingt nicht toleriert wird.

Die Prüfung der **pDMS** muss zum Ausschluss von Verletzungen der Leitungsbahnen durchgeführt und dokumentiert werden, insbesondere auch vor und nach Interventionen.

Je nach Verletzungsmuster folgen die **Spezialtests** der angrenzenden Gelenke.

Klinik und Diagnostik

Anamnese: genaue Beschreibung des *Unfallmechanismus;* achte auf *widersprüchliche Aussagen der Eltern!*

Untersuchung:
- Vor allem *Inspektion* und *Palpation*
- *pDMS-Prüfung* obligat, *Spezialtests* der Gelenke können zusätzliche Informationen liefern
- Kindgerechte Untersuchung, Schmerzprovokation vermeiden

CAVE Wenn die Kinder das Laufalter noch nicht erreicht haben oder mehrere Frakturen unterschiedlichen Alters vorliegen, kann eine **Kindeswohlgefährdung (Battered-Child-Syndrom)** vermutet werden (➤ Kap. 5.9.7). Alte, sichtbare Hämatome, Rippen-, Klavikula-, Sternum-, Becken-, Wirbelsäulen- und komplexe Schädelfrakturen sind auffällig und ein Hinweis auf ein nicht akzidentelles Trauma („non-accidental injury"). Außerdem sind metaphysäre Frakturen wie die Eckkantenfraktur („corner fracture") oder die Korbhenkelfraktur („bucket handle fracture") pathognomonisch für eine Kindesmisshandlung, da sie in der Regel durch Torsion und Zug entstehen.

CAVE

Apparative Diagnostik Eingesetzt werden Sonografie, Röntgen, CT und MRT:
- **Sonografisch** können Frakturen durch eine Kortikalisstufe, Wulstbildung oder Knochenfragmente nachgewiesen werden. Die noch knorpeligen Knochenanteile sind sonografisch häufig gut darstellbar, ebenso wie Blutergüsse und Sehnenverletzungen.
- **Röntgenbilder** stellen die Fraktur und ggf. ihre Dislokation dar und dienen der Frakturklassifikation. Ursachen möglicher Fehldiagnosen sind altersspezifisch auftretende Knochenkerne, Wachstumsfugen (Fehldeutung als Fraktur), Übergangsfrakturen und ein Frakturverlauf im bei Kindern reichlich

Bildgebung:
- *Fraktursonografie!*
- *Röntgenstrahlen:* Strahlenschutz!

vorhandenen Knorpel (z. B. Condylus radialis humeri). **Cave:** Röntgenstahlen sollten (insbesondere unter Schonung der Gonaden) durch Verwendung von Streustrahlenrastern, Blenden, Speicherfoliensystemen, geeignete Röhrenspannung und -filterung sowie eine optimierte Lagerung und Fixierung des Kindes eingespart werden.

- Eine **CT** kann Übergangsfrakturen, komplexe Verletzungen im Rahmen eines Polytraumas, Gelenkluxationen, Gefäßverletzungen und okkulte Frakturen (z. B. bei Kindern mit Osteoporose durch internistische oder neurologische Vorerkrankungen) darstellen.
- Die **MRT** wird zur Darstellung von Weichteil- und Bandverletzungen, Knochenödem („bone bruise"), Knochennekrosen, Osteomyelitis sowie pathologischen Frakturen verwendet.

Therapie und Management

Therapie und Management

Die Therapie richtet sich nach dem Alter des Kindes (Wachstumserwartung, s. a. ➤ Abb. 6.1), dem Ausmaß der Dislokation (klinisch und im Röntgenbild), Verletzungen von Wachstumsfugen, Blutgefäßen oder Nerven, ggf. offenen Frakturen, Instabilitäten und Begleitverletzungen.

KOMMUNIKATIONSKOMPETENZ

KOMMUNIKATIONSKOMPETENZ Grundsätzlich sollten sowohl das Kind (wenn möglich) als auch die Erziehungsberechtigten in die Entscheidungsfindung einbezogen werden. Vor jeder Maßnahme ist eine ausführliche, umfassende Aufklärung elementar! Inhalte der Aufklärung sind vor allem Störungen des Längenwachstums, Achsabweichungen, Rotationsfehler und Re-Frakturrisiko. In der Nachbehandlung ist frühzeitig die Entlastungsdauer, der Belastungsaufbau, die Sportkarenz und das Bewegungsausmaß zu besprechen. Dies hängt von der Komplexität der Fraktur und der Art der Versorgung ab.

Konservative Therapie: Ruhigstellung – nach Abwägung von Alter, Stellungsabweichungen und Nebenerkrankungen

Konservative Therapie Eine konservative Therapie kommt bei undislozierten Epiphyseolysen und dislozierten Frakturen innerhalb der alters- und lokalitätsspezifischen Korrekturgrenzen infrage. Sie werden mit einer Ruhigstellung im Gips, Cast oder Orthese (Compliance beachten) behandelt. Eine Achskorrektur ist bei der Verlaufskontrolle durch Gipskeilung möglich. Schwere Nebenerkrankungen und Knochenstoffwechselstörungen begünstigen die Entscheidung für eine konservative Behandlung.

MERKE

MERKE Bei jüngeren Kindern besteht auch bei Achsabweichungen oder Seitverschiebungen ein Korrekturpotenzial. Rotationsabweichungen werden dagegen im Wachstum kaum bis gar nicht korrigiert.

Operative Therapie: unter Schonung der Wachstumsfugen

Operative Therapie Eine operative Therapie ist bei intraartikulären, offenen, mehrfragmentären und dislozierten Frakturen außerhalb der Korrekturgrenzen indiziert. Ziel ist die Wiederherstellung der knöchernen Anatomie und die Re-Adaptation dislozierter Wachstumsfugen:

- *Kirschner-Drähte (K-Drähte):* bei epi- und metaphysären Frakturen
- *Prevot-Nägel*/elastische stabile intramedulläre Nagelosteosynthese (ESIN): bei diaphysären Frakturen
- *Schraubenosteosynthese:* bei apophysären Frakturen
- *Plattenosteosynthese:* bei Jugendlichen und bei seltenen Indikationen (z. B. proximale Femurfrakturen)
- *Fixateur externe:* bei komplexen Frakturen, Frakturen mit Weichteilschäden und offenen Frakturen (bei Polytraumata als „damage control"); kann aber auch zur definitiven Therapie eingesetzt werden

Das Risiko von Wachstumsstörungen wird durch die intraoperative Schonung der Wachstumsfugen verringert. Brüske Repositionsmanöver sollten vermieden werden.

Als **Notfall** anzusehen sind Frakturen mit schweren oder lebensgefährlichen Begleitverletzungen oder Weichteilschäden, Verletzungen der Gefäß-Nerven-Strukturen, Kompartmentsyndrom oder offene Frakturen. In diesen Fällen ist eine sofortige operative Versorgung indiziert.

Schwere Begleitverletzungen, Weichteilschäden, Verletzungen von Gefäßen und Nerven, Kompartmentsyndrom oder offene Frakturen stellen einen Notfall dar!

KOMPETENZBASIERTES VORGEHEN

KOMPETENZBASIERTES VORGEHEN (NKLC)

Management

- **Erstversorgung:** auch bei kindlichem Trauma nach ABCDE-Schema (➤ Kap. 1.3.1.1); Analgesie (Körpergewicht beachten), Reposition in optischer Achse, Ruhigstellung
- **Entscheidungsfindung:**
  - Konservativ bei geschlossenen, stabilen und nicht dislozierten Frakturen
  - Operativ bei offenen oder dislozierten Frakturen, Instabilität und nicht tolerierbaren Rotationsabweichungen sowie evtl. bei sekundären Dislokationen
  - Notfallindikation bei lebensgefährlichen Begleitverletzungen, schwerem Weichteilschaden, Gefäß-Nerven-Verletzungen oder Kompartmentsyndrom

- **Prinzipien der Versorgung:** generell frühe Versorgung (außer wenn durch Grunderkrankungen oder Begleitverletzungen kontraindiziert)
  - Kindgerechte Behandlung: analgetische Versorgung, kurze Wartezeiten, schmerzarme Diagnostik, stationäre Aufnahme eines Erziehungsberechtigten bei jüngeren Kindern
  - Verlegung: bei komplexen Frakturen oder Begleitverletzungen evtl. Verlegung in ein kindertraumatologisches Zentrum
  - Operative Therapie: möglichst geschlossene Reposition, kurze Schnittführungen, Schonung der Wachstumsfugen
  - Konservative Therapie: regelmäßige Gipskontrolle und ggf. Korrektur bei Schmerzen, Schwellung oder Verfärbung der Haut („Patientin im Gips hat immer Recht"); ggf. Gipskeilung (als Therapieschritt) bei Achsabweichungen von Schaftfrakturen
- **Nachbehandlung:**
  - Ruhigstellung (kürzer als bei Erwachsenen), frühzeitige Planung der Metallentfernung (Schulferien); optische Kontrollen der Beinachse und Beinlänge sowie der vollständigen Umwendbewegungen der Unterarme halbjährlich über mindestens 2 Jahre
  - Bei optisch und funktionell unproblematischem Verlauf keine Röntgenkontrollen und keine Physiotherapie erforderlich
- **Erfolgsparameter:** Schmerzfreiheit, volle Belastbarkeit, volles Bewegungsausmaß aller angrenzenden Gelenke, regelhafte Extremitätenlänge, gerade Achsverhältnisse
- **Komplikationen:**
  - Frühkomplikationen: Nachblutungen, Infektionen, Wundheilungsstörungen, Materialfehllage, bei Epiphyseolysen Knochen(teil-)nekrosen durch die gestörte Blutversorgung
  - Spätkomplikationen: Achsabweichungen und Längenunterschiede durch Stimulation oder Hemmung der Wachstumsfugen (ggf. operative Korrektur durch temporäre Epiphyseodese/Hemiepiphyseodese oder Umstellungsosteotomien), Rotationsabweichungen, Synostosen bei paarigen Röhrenknochen (mit Einschränkung in der Umwendbewegung und Fehlwachstum); selten: Pseudarthrosen, Knochennekrosen

5.9 Spezielle Verletzungen und Verletzungsfolgen

5.9.1 Kompartmentsyndrom der Extremitäten

Nico Hinz, Arndt-Peter Schulz

NKLC Kompetenzebene: **3a**, **klin. Diagnostik**, app. Diagnostik, Therapie, **Notfall**, **Management**

Ein Kompartmentsyndrom ist gekennzeichnet durch die Erhöhung des Gewebedrucks in einem nicht ausdehnungsfähigen Raum (Muskellogen der Extremitäten). Die Druckerhöhung im Gewebe führt zu einer Ischämie und einer mikrovaskulären Durchblutungsstörung und Gewebenekrose.

Das Kompartmentsyndrom kann als Komplikation einer Fraktur, durch Blutungen, durch ein Ödem nach Weichteilkontusion, bei zu eng angelegten Schienen oder im Rahmen eines Reperfusionsödems nach Tourniquet-Behandlung oder passagerem Gefäßverschluss entstehen. Die häufigste Lokalisation an den Extremitäten ist der Unterschenkel.

Klinik und Diagnostik

MERKE Die Diagnose eines Kompartmentsyndroms und die Indikation zur operativen Behandlung wird nach klinischer Diagnostik gestellt!

Symptome Frühsymptome sind eine Schwellung und ein Druckschmerz der Muskellogen. Typische Symptome des manifesten Kompartmentsyndroms sind ein starker, therapieresistenter Schmerz, eine stark gespannte Muskulatur sowie eine glänzende Haut. Bei einer höhergradigen und/oder länger anhaltenden Druckerhöhung kommt es zu Nervenausfällen mit Störungen der peripheren Sensibilität und der Motorik, danach dann zur Gewebenekrose.

5.9 Spezielle Verletzungen und Verletzungsfolgen

5.9.1 Kompartmentsyndrom der Extremitäten

- Ein Kompartmentsyndrom entsteht durch Erhöhung des Gewebedrucks bei Erreichen der Ausdehnungsgrenze des entsprechenden Raums.
- Kann nach Frakturen, Blutungen, Ödemen oder im Speziellen nach einem Reperfusionsödem entstehen

Klinik und Diagnostik

MERKE

Symptome: *Schwellung* und *starker, therapierefraktärer Schmerz* und *glänzend gespannte Haut* mit ggf. Blasenbildung. Später auch motorische Einschränkungen und *Sensibilitätsstörungen*.
Es drohen *Gewebenekrosen*.

Untersuchung und Diagnostik:
- Beachte, dass Pulse i. d. R. erhalten sind
- Eine intrakompartimentelle Druckmessung ist möglich (> 30 mm Hg pathologisch).

Körperliche Untersuchung Bei der klinischen Diagnostik ist auf die typischen Symptome zu achten. Ein vorhandener Puls schließt ein Kompartmentsyndrom nicht aus, da primär eine Störung der Mikrozirkulation vorliegt.

Apparative Diagnostik Bei klinischem Verdacht auf ein Kompartmentsyndrom sollte keine Zeit mit weiterführender Diagnostik verbracht werden, sondern die schnelle Therapie eingeleitet werden (s. u.). Die intrakompartimentelle Druckmessung dient allenfalls der Absicherung der klinischen Diagnosestellung. Hierfür wird eine Druckmesssonde in die entsprechende Loge subfaszial eingeführt. Der physiologische intrakompartimentelle Gewebedruck beträgt < 10 mm Hg. Druckwerte von 30 mm Hg oder mehr sind sicher pathologisch.

Therapie und Management
- *Das Kompartmentsyndrom ist ein Notfall!*
- Die Therapie besteht aus einer *Dekompression durch Spaltung aller Kompartimente*

Therapie und Management

Ein drohendes Kompartmentsyndrom (und erst recht ein manifestes Kompartmentsyndrom) ist ein chirurgischer Notfall. Die schnellstmögliche Therapie ist die operative Dekompression durch Spaltung aller Kompartimente. Dies bedeutet z. B. beim Kompartmentsyndrom am Unterschenkel die Spaltung aller 4 Muskellogen (➤ Abb. 5.92)! **Cave:** Die (operative) Behandlung von Frakturen bei einem Kompartmentsyndrom der Extremitäten kann – durch den Weichteilschaden – besonders herausfordernd sein.

ABB. 5.92

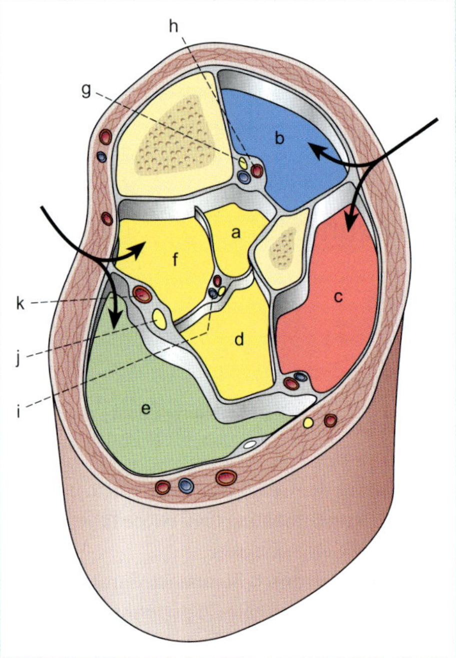

Abb. 5.92 Muskellogen des Unterschenkels. Bei einem Kompartmentsyndrom müssen alle Logen notfallmäßig gespalten werden. Die Pfeile zeigen die Zugangsmöglichkeiten zur Fasziensspaltung. a, d, f = tiefe Beugerloge, b = Extensorenloge, c = Fibularisloge, e = oberflächliche Beugerloge, g = N. fibularis profundus, h = A. tibialis anterior, i = A. und Vv. fibulares, j = N. tibialis, k = A. tibialis posterior. [L106]

KOMPETENZBASIERTES VORGEHEN

KOMPETENZBASIERTES VORGEHEN (NKLC)

Notfall

Jedes Kompartmentsyndrom

Management

- **Erstversorgung:** komprimierende Verbände und/oder Schienen entfernen, Extremität leicht hochlagern und kühlen (**Cave:** Eine zu starke Hochlagerung und/oder Kühlung kann die Durchblutung weiter beeinträchtigen), suffiziente Analgesie, OP (Kompartmentspaltung) zügig einleiten
- **Entscheidungsfindung:** Das Kompartmentsyndrom ist eine Notfallindikation für die operative Versorgung.
- **Prinzipien der Versorgung:** Längsinzision aller Faszien (Dermatofasziotomie); beim Kompartmentsyndrom des Unterschenkels ist die Spaltung aller 4 Faszienlogen notwendig (➤ Abb. 5.92)
- **Nachbehandlung:** postoperative Wundbehandlung z. B. mit temporärer Kunsthautdeckung; im Verlauf sekundärer Wundverschluss z. B. mit sekundärer (dynamischer) Hautnaht oder einer plastischen Deckung
- **Erfolgsparameter:** Normalisierung des Drucks in den Muskellogen, Vermeidung dauerhafter Nervenschäden und Muskelnekrosen bzw. des (funktionellen) Extremitätenverlusts
- **Komplikationen:** irreversible Nervenschäden mit motorischen und/oder sensiblen Defiziten, Gewebeschädigungen, insbesondere Muskelnekrosen mit sekundär narbigen Kontrakturen; bei ausgeprägter Muskelnekrose mit Rhabdomyolyse → akutes Nierenversagen durch Myoglobinämie

5.9.2 Komplexes regionales Schmerzsyndrom (CRPS)

Nico Hinz, Arndt-Peter Schulz

NKLC Kompetenzebene: **1**, klin. Diagnostik, app. Diagnostik, Therapie, Notfall, Management

Das komplexe regionale Schmerzsyndrom (kurz: CRPS) ist ein regional und posttraumatisch auftretendes Schmerzsyndrom, dessen Symptome nicht mehr auf das direkte Trauma bzw. den initialen Gewebeschaden zurückzuführen sind. Das CRPS ist gekennzeichnet durch Schmerzen (dem Heilungsverlauf unangemessen) mit Störungen des vegetativen Nervensystems, der Gewebetrophik sowie der Sensorik und Motorik, die sich nicht auf Innervationsgebiete bestimmter Nerven beschränken. Es werden 2 Untergruppen des CRPS unterschieden: Beim CRPS I liegt kein nachweisbarer Nervenschaden vor, während beim CRPS II eine Nervenläsion nachweisbar ist. Häufige Auslöser sind z. B. Frakturen, Repositionsversuche mit Schmerzen, Operationen und stark komprimierende Verbände.

Das Ende eines CRPS kann (unbehandelt) eine atrophische, schmerzhafte und funktionslose Extremität sein. Die Pathophysiologie ist noch unklar.

Klinik und Diagnostik

Diagnosekriterien Die Diagnose eines CRPS kann klinisch bei Vorliegen der 4 folgenden Diagnosekriterien gestellt werden, die das Spektrum der typischen Klinik abdecken **(Budapest-Kriterien):**

- Persistierender, durch das Trauma nicht mehr erklärbarer, regionaler Schmerz
- Mindestens ein regional auftretendes Symptom aus 3 der folgenden Kategorien *(in der Anamnese):*
  - Hyperalgesie, Hypästhesie
  - Veränderte Hauttemperatur, verändertes Hautkolorit
  - Verändertes Schwitzen, Ödembildung
  - Eingeschränkte Beweglichkeit, Dystonie, Tremor, Bewegungsschwäche, verändertes Wachstum von Haaren oder Nägeln
- Mindestens ein Symptom aus 2 der folgenden Kategorien *(in der klinischen Untersuchung):*
  - Hyperalgesie auf spitze Reize, Allodynie, Druckschmerz im Bereich der Gelenke/Knochen/Muskeln
  - Veränderte Hauttemperatur, verändertes Hautkolorit
  - Verändertes Schwitzen, Ödembildung
  - Eingeschränkte Beweglichkeit, Dystonie, Tremor, Bewegungsschwäche, verändertes Wachstum von Haaren oder Nägeln
- Differenzialdiagnostisch infrage kommende Erkrankungen (z. B. rheumatologische Erkrankungen, Entzündungen, Thrombose, Kompartmentsyndrom) erklären die Symptomatik nicht hinreichend

Apparative Diagnostik Das CRPS ist eine klinische Diagnose. Die apparative Diagnostik kann die Diagnose unterstützen:

- Gelenknahe Mehranreicherung in der 3-Phasen-Knochenszintigrafie
- Wiederholte Messung oder Langzeitmessung eines regionalen Temperaturunterschieds von > 1–2 °C
- Kleinfleckige, entkalkende, gelenknahe Veränderungen der Knochenstruktur in der nativradiografischen Untersuchung nach mehreren Wochen (insbesondere die Röntgenaufnahme im Seitenvergleich kann hilfreich sein)

Therapie

Basistherapie Das Ziel der Therapie eines CRPS ist die Linderung der Schmerzen sowie der Erhalt und die Verbesserung der Funktion der betroffenen Extremität. Hierfür ist eine frühzeitige und oft multimodale Therapie notwendig. Wichtigste Säulen der Basistherapie sind die Analgesie und die Physio-/Ergotherapie (auch Lymphdrainage). Die medikamentöse Analgesie inklusive Gabapentin und anderer Coanalgetika (trizyklische Antidepressiva, Antikonvulsiva) zur Therapie der neuropathischen Schmerzen ist essenziell. Weitere medikamentöse Ansatzpunkte sind eine Hemmung der Osteoklastenaktivität mit Bisphosphonaten, eine antiinflammatorische Steroidtherapie bei stark entzündlicher Komponente des CRPS und N-Acetylcystein bei kalter Haut. Topisch kann eine Therapie mit Dimethylsulfoxid-Creme versucht werden.

Weitere Maßnahmen Bei Versagen der Basismaßnahmen ist die Evaluation und Therapie psychischer Komorbiditäten empfohlen. Falls hierdurch weiterhin keine zufriedenstellende Besserung eintritt, kommen die einmalige Dauerinfusion von Ketamin über wenige Tage und die Sympathikusblockade durch Injektion von Lokalanästhetika in den Grenzstrang infrage. Weitere Reserveverfahren sind die rückenmarknahe Elektrostimulation („spinal cord stimulation"), die elektrische Stimulation von Spinalganglien (DRG-Stimulation), die transkranielle Magnetstimulation und die intrathekale Applikation von Baclofen.

5.9.2 Komplexes regionales Schmerzsyndrom (CRPS)

CRPS ist ein regionales Schmerzsyndrom, das als Komplikation von Traumata auftreten kann.
- *CRPS I* (kein nachweisbarer Nervenschaden)
- *CRPS II* (Nervenläsion nachweisbar)

Die Pathophysiologie ist weitgehend unbekannt.

Klinik und Diagnostik

Diagnosestellung: nach *Budapest-Kriterien*

Apparative Diagnostik (kann die klinische Diagnose unterstützen): Szintigrafie, Röntgenübersichtsaufnahmen und Temperaturmessungen

Therapie

- Primär multimodal symptomatisch
- Reservemaßnahmen: z. B. Ketamininfusionen, Sympathikusblockaden und intrathekale Baclofengaben

5.9.3 Verbrennung, Verbrühung

5.9.3 Verbrennung, Verbrühung

Yannick Rau, Arndt-Peter Schulz

NKLC Kompetenzebene: **3a, klin. Diagnostik**, app. Diagnostik, Therapie, **Notfall, Management**

Häufige Verletzung in allen Altersklassen

Die Verbrennung oder Verbrühung ist eine häufige physikalische Verletzung aller Altersklassen. Sie kann je nach Ausmaß lebensbedrohlich verlaufen. Der Umgang mit derartigen Verletzungen im akuten Geschehen und die Indikationsstellung zur weiteren Behandlung muss jede Ärztin in der unmittelbaren Patientenversorgung beherrschen.

Klinik und Diagnostik

Anamnese: Verletzungsmechanismus so gut wie möglich erfassen!

Untersuchung: Rasur und Reinigung, Abrasio von Brandblasen zur Wundgrundbeurteilung (➤ Abb. 5.93)!

Klinik und Diagnostik

Anamnese In der Eigenanamnese (wenn sie möglich ist) sollten der Verletzungsmechanismus einschließlich auslösendem Agens, die Dauer der Einwirkung und die Unfallursache abgeklärt werden. Auch nach relevanten Vorerkrankungen, die den Heilungsprozess beeinträchtigen könnten, sollte gefragt werden.
Körperliche Untersuchung Die Beurteilung des Verletzungsmechanismus und das Verletzungsausmaß findet per Inspektion und Palpation an der entkleideten Patientin statt. Im klinischen Setting werden in der Wundreinigung alle Blasen und Hautreste unter aseptischen Bedingungen abgetragen, um den Wundgrund sichtbar zu machen und Infektionen zu vermeiden. Hierbei kann die Verbrennungstiefe beurteilt werden (➤ Abb. 5.93).

ABB. 5.93

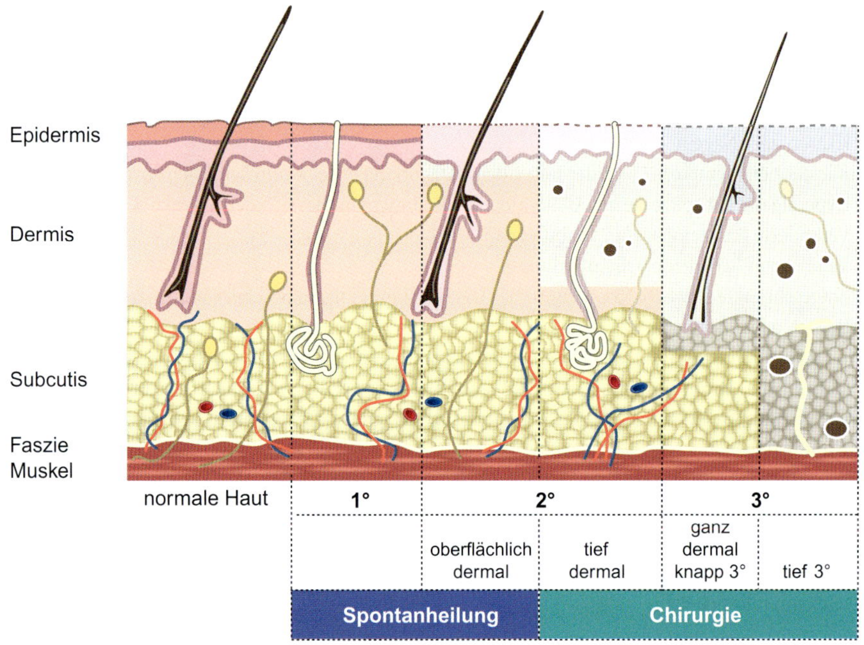

Abb. 5.93 Verbrennungsgrade nach histologischer Eindringtiefe (Schema). Tief drittgradig kann bei Verkohlungszeichen auch als viertgradig beschrieben werden. [E1483, L157]

Unterscheide vor allem *Grad 2a und 2b,* da dies *prognostisch relevant* ist!
Außerdem solltest du die *prozentuale Verbrennungsfläche* abschätzen (Handfläche = 1% KOF; ➤ Abb. 5.94)! Berücksichtige alle Areale ab Verbrennungsgrad 2a.

Wichtig ist die Unterscheidung von Grad-2a- und -2b-Verletzungen, die beide mit einer Blasenbildung einhergehen können:

- Ist die Dermis nur teilweise zerstört, spricht man vom **Grad 2a.** Der Wundgrund ist feucht und gerötet. Die Wunde ist sehr schmerzhaft. Eine vollständige narbenfreie Abheilung ist auch unter konservativer Therapie innerhalb von etwa 2 Wochen möglich. Pigmentveränderungen an den betroffenen Arealen können jedoch auftreten.
- Ist die Dermis vollständig zerstört, spricht man vom **Grad 2b.** Der Wundgrund ist in der Regel trocken und weißlich. Die Rekapillarisierungszeit ist verlängert. Durch die Zerstörung der Dermis ist auch die Sensibilität beeinträchtigt und die Patientin gibt nur geringe Schmerzen an. (**Cave:** Eine isolierte Grad-2b-Verbrennung ist selten. Häufiger kommt es zu einer umgebenden geringergradigen Verbrennung, die mit starken Schmerzen assoziiert ist. Die Verbrennung sollte deshalb nicht unterschätzt werden.)

Neben der Gradeinteilung wird die Verbrennungsoberfläche orientierend entweder gemäß der 9er-Regel nach Wallace (➤ Abb. 5.94) beurteilt oder aber anhand der Handfläche der Patientin als Vergleich abgeschätzt, die etwa 1 % ihrer Körperoberfläche ausmacht. Erstgradige Verbrennungen bzw. Erytheme werden dabei nicht berücksichtigt.

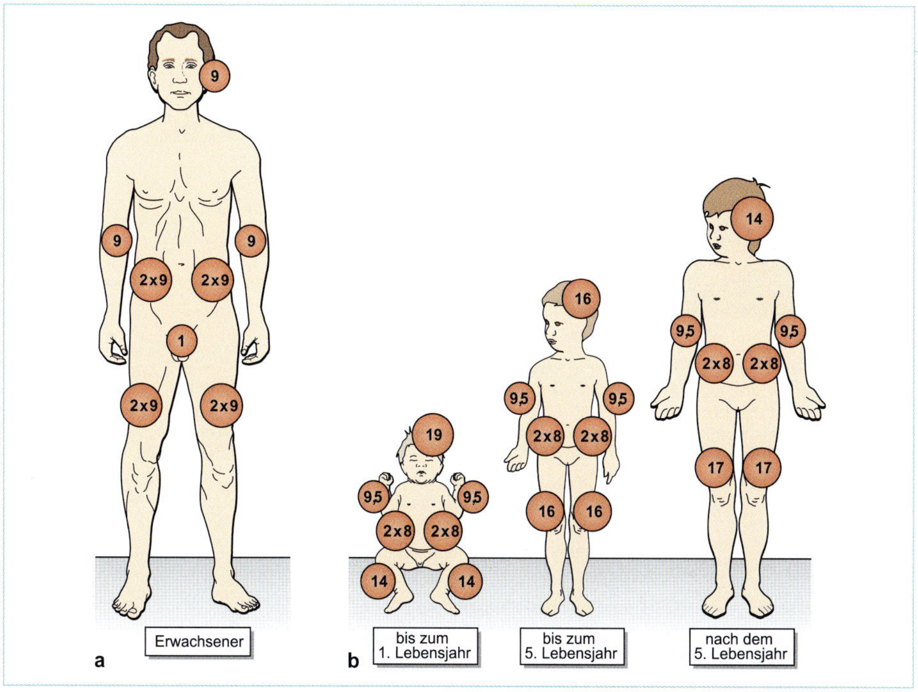

Abb. 5.94 9er-Regel nach Wallace [A300–157]
a) Berechnung bei Erwachsenen
b) Berechnung bei Kindern adaptiert an das Alter

ABB. 5.94

Apparative Diagnostik Apparative Verfahren, die insbesondere zur Beurteilung der Gewebeperfusion geeignet sind, wie die Doppler-Sonografie, können ergänzend eingesetzt werden. Begleitende Inhalationsverletzungen (Inhalationstrauma) können bronchoskopisch beurteilt werden.

Apparative Untersuchung: z. B. Doppler-Sonografie oder Bronchoskopie (bei Inhalationstrauma)

Therapie und Management

Die Therapie richtet sich nach dem Ausmaß der Verletzung. Bei niedriggradigen bzw. kleinen Verbrennungen können nach der Wundreinigung und ggf. dem Débridement antiseptische Verbände angelegt werden. Bei höhergradigen Verletzungen muss eine chirurgische Nekrosektomie und plastische Deckung bzw. Rekonstruktion geplant werden. Überschreitet die Versorgung die Fähigkeiten des Hauses, werden die Wunden versorgt und die Patientin anschließend in ein spezialisiertes Zentrum verlegt.

Therapie und Management

Die Therapie richtet sich nach Ausmaß und Tiefe der Verletzung.

Erstversorgung Auslösende Agenzien sind schnellstmöglich zu entfernen oder zu neutralisieren (z. B. nasse Kleidung nach Verbrühung mit heißem Wasser). Neben dem Basismonitoring und adäquater Analgesie stehen die Kreislaufsicherung und die Stabilisierung der Patientin durch systemische Flüssigkeitsgabe und Wärmeerhaltungsmaßnahmen im Vordergrund. Hier können in 24 Stunden deutlich mehr als 10 l Infusionen notwendig werden:

- Kolloidale Lösungen wie Fresh Frozen Plasma sind in der Primärphase außer zur Sicherstellung einer ausreichenden Blutgerinnung etwa vor Nekrosektomie nicht indiziert.
- Künstliche kolloidale Lösungen wie Hydroxyethylstärke sollten gar nicht angewendet werden.
- Der Einsatz von Humanalbumin kann erwogen werden, um eine Verschlechterung des durch Kapillarlecks entstehenden Ödems zu verhindern.

Erstversorgung:
- Kreislaufsicherung und Wärmeerhalt
- Entferne auslösende Agenzien!
- Wende keine kolloidalen Lösungen an!

Die Patientin befindet sich in einer aktivierten Stoffwechsellage bei potenzieller Minderversorgung des Gewebes mit Sauerstoff und Eiweiß. Eine (künstliche) Ernährung muss frühzeitig begonnen werden. Blutgasanalysen sollten durchgeführt werden und ggf. Puffersubstanzen zur Kompensation metabolischer Azidosen eingesetzt werden. Tetanusschutz nicht vergessen!

Wunden werden antiseptisch versorgt. Eine Kühlung größerer Brandverletzungen wird nicht empfohlen. Dies würde zur weiteren Auskühlung der Patientin führen. **Cave:** Es sind von Beginn an Maßnahmen zum Wärmeerhalt zu treffen.

Kühle größere Brandverletzungen nicht!

Bei zirkulären Verbrennungen der Grade 2b–3 müssen die oberen Hautschichten zur Entlastung gespalten werden (Escharotomie), da sonst eine Kompromittierung von Perfusion bzw. Atmung droht (➤ Abb. 5.95).

Bereits bei Ersteinschätzung sollte die Verlegung in ein Brandverletztenzentrum eruiert werden (➤ Tab. 5.9; **Cave:** Bei der Verlegung sind Maßnahmen zum Wärmeerhalt zu treffen).

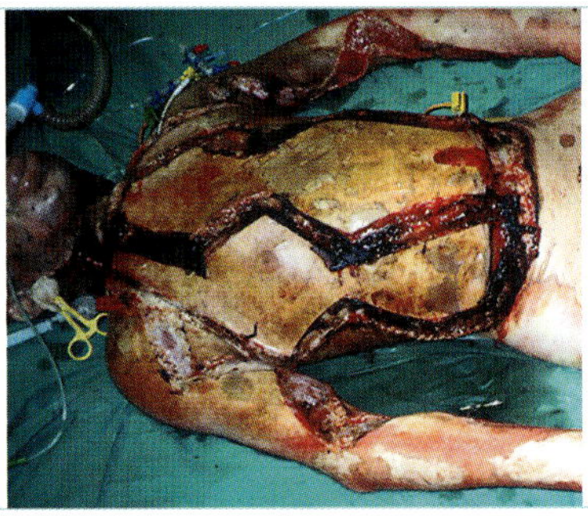

Abb. 5.95 Brandverletzter Patient nach thorakaler Escharotomie [R505]

TAB. 5.9

Tab. 5.9 Indikationen zur notfallmäßigen Therapie und/oder Verlegung oder Einweisung in ein spezialisiertes Brandverletztenzentrum

Typ	Details
Art der Schädigung	• Grad-3-Verbrennungen oder Verkohlungen • Verbrennungen ab Grad 2 von mehr als 10 % Körperoberfläche • Verbrennungen am Gesicht, den Händen oder Genitalien • Verbrennungen unter Stromeinwirkung • Verätzungen
Begleitverletzung	• Begleitendes Inhalationstrauma • Relevante Begleitverletzungen, welche die Behandlung und den Heilungsverlauf beeinträchtigen
Sonstige	Bei Indikation einer speziellen interdisziplinären Betreuung (z. B. psychiatrisch)

Grad 1 und 2a: heilen bei *konservativer Therapie* i. d. R. narbenlos aus.
Höhergradige Verbrennungen: müssen debridiert und ggf. plastisch gedeckt und rekonstruiert werden!

Konservative Therapie Grad-1- und -2a-Verbrennungen heilen i. d. R. ohne Narbenbildung und können konservativ behandelt werden. Da es bei Grad-2a-Verbrennungen bereits zur Blasenbildung und offenen Wunden kommt, ist ein antiseptischer Verband mit regelmäßigen Verbandswechseln einzusetzen. Bei kleineren Befunden ist auch die Versorgung mit einem Okklusivverband möglich. Kommt es zu Verzögerungen in der Wundheilung, ist der Verbrennungsgrad zu reevaluieren.

Eine Konditionierung des Wundgrundes nach enzymatischem Débridement mit Fischhaut, Spenderhaut oder hydrolytischen Membranen kann bei Grad-2b-Verletzungen versucht und so teilweise eine Spontanheilung erreicht werden.

Operative Therapie Höhergradige Verbrennungen können i. d. R. nicht narbenfrei abheilen. Sie werden mit Débridement und Nekrosektomie behandelt und anschließend plastisch gedeckt oder rekonstruiert. Hier kann je nach Ausmaß Spalthaut oder eine Lappenplastik eingesetzt werden.

CAVE

CAVE Insbesondere schmerzlose Verbrennungen sollten aufgrund der möglichen tiefen Verletzung eine genauere Abklärung nach sich ziehen.

KOMPETENZBASIERTES VORGEHEN

KOMPETENZBASIERTES VORGEHEN (NKLC)

Notfall

- Hypovolämischer Schock (durch Flüssigkeitsverlust, Ödembildung); **Cave:** kann zeitverzögert auftreten
- Kriterien der Notfallversorgung (➤ Tab. 5.9)

Management

- **Erstversorgung:** nach ABCDE-Schema (➤ Kap. 1.3.1.1), insbesondere:
  - A: Atemwege freihalten ggf. Schutzintubation bei Inhalationstrauma
  - B: Sauerstoff (Maske)
  - C: i. v. Zugang, Kreislaufsicherung mit Infusionen
  - E: Hypothermie (durch Verlust der thermischen Barriere)

- Sowie: ggf. Ausgleich einer metabolischen Azidose, Tetanusschutz, ggf. Escharotomie (➤ Abb. 5.95) bei fortgeschrittenem Ödem
- **Entscheidungsfindung:** konservativ bis zu Grad 2a, operativ bei höhergradigen Läsionen
- **Prinzipien der Versorgung:** antiseptischer Verband bei konservativer Therapie, Débridement und Nekrosektomie mit anschließender plastischer Deckung oder Rekonstruktion bei operativer Therapie
- **Nachbehandlung:** stationäre Behandlung stets im spezialisierten Zentrum (spezielle intensivmedizinische Überwachung und Versorgung)
- **Erfolgsparameter:** Heilung unter Vermeidung einer Wundinfektion/Sepsis; Funktion der Extremitäten/Gelenke; Ästhetik
- **Komplikationen:** Wundinfektionen mit ggf. Sepsis, akutes Nierenversagen (durch Crush-Niere oder Hypovolämie), bei Inhalationstraumata Pneumonie und Acute-Respiratory-Distress-Syndrome, Tod

5.9.4 Unterkühlung, Erfrierung

Yannick Rau, Arndt-Peter Schulz

NKLC Kompetenzebene: **1**, klin. Diagnostik, app. Diagnostik, Therapie, Notfall, Management

Eine Verletzung durch niedrige Temperaturen ist in Deutschland selten. Sie kommt jedoch im Rahmen von Wohnungslosigkeit, Bergsteigen sowie Intoxikationen oder (lokal) bei selbstverletzendem Verhalten mit (z. B.) Deodorant-Flaschen vor. Auch ist bei Unfallopfern mit komplexer Rettung nicht selten eine Unterkühlung bei Eintreffen im Krankenhaus feststellbar.

5.9.4.1 Unterkühlung

Die Körperkerntemperatur beträgt unter normalen Bedingungen etwa 36,5 °C. Von einer Unterkühlung oder Hypothermie spricht man ab einer Kerntemperatur von unter 35 °C. Mögliche Ursachen einer Unterkühlung sind:

- Niedrige Außentemperatur: Der Körper reagiert mit einer Zentralisierung des Kreislaufs und Muskelzittern zur Erwärmung des Körpers.
- Traumabedingtes Koma mit gestörter Gegenregulation des Körpers: Es findet ein schneller Wärmeverlust statt, die peripheren Blutgefäße werden enggestellt, um einen Wärmeverlust über die Extremitäten zu verringern und die Versorgung der lebenswichtigen Organe des Rumpfes und Kopfes sicherzustellen.

Klinik und Diagnostik

Eine sichere Diagnostik der Körperkerntemperatur ist z. B. durch einen Blasenkatheter mit Temperatursonde möglich. Eine periphere Messung könnte verfälscht sein. Beim Auffinden unterkühlter Personen kann die Unterkühlung also die sichere Feststellung von Lebenszeichen erschweren und ein Scheintod ist in Erwägung zu ziehen. Auch unterkühlte Patientinnen, die nach über einer Stunde aus kaltem Wasser geborgen wurden, konnten ohne bleibende Hirnschäden rehabilitiert werden, sodass eine Prognoseabgabe auch bei scheinbar infaustem Befund stark erschwert ist.

MERKE Niemand ist tot, der nicht auch warm und tot ist.

Therapie

Die Wiedererwärmung ist je nach Schweregrad passiv oder aktiv möglich:

- Passive Wiedererwärmung: Bei leichter Hypothermie (> 32,2 °C) und erhaltener Thermoregulation behandelt man die Betroffenen mit der Ingestion warmer Flüssigkeiten und mit Heizdecken. Bei mäßiger Hypothermie mit Temperaturen über 28 °C können noch Warmluftdecken zur Erwärmung eingesetzt werden, eine direkte Erhöhung der Kerntemperatur sollte jedoch ebenfalls erwogen werden.
- Aktive Wiedererwärmung: Bei schweren Hypothermien mit Kerntemperaturen unter 28 °C ist eine aktive Erwärmung des Körperkerns durch die Inhalation von erhitztem und befeuchtetem Sauerstoff, die intravenöse Infusion erwärmter Lösungen, eine Lavage mit erwärmten Lösungen oder durch extrakorporale Kerntemperatur-Wiedererwärmung möglich. Dabei wird eine Temperaturerhöhung von 1–2 °C pro Stunde angestrebt.

5.9.4 Unterkühlung, Erfrierung

Unterkühlungen und Erfrierungen sind in Deutschland *selten.*

5.9.4.1 Unterkühlung

- Hypothermie = Temperatur unter 35 °C
- Ursachen: entweder *exogen* bei niedriger Außentemperatur oder *endogen* bei fehlender Regulation

Klinik und Diagnostik

Verlasse dich nicht auf periphere Temperaturmessungen und *hinterfrage Prognosen* und *Befunde* bei unterkühlten Patienten!

MERKE

Therapie

Eine *Wiedererwärmung* ist *passiv* (z. B. mit Decken oder warmen Getränken) oder *aktiv* (z. B. mit extrakorporaler Erwärmung des Blutes) möglich.

Studentische Sicht

5.9.4.2 Erfrierung

Klinik und Diagnostik

Erfrierungen laufen in 4 Phasen ab (➢ Abb. 5.96, ➢ Tab. 5.10). Stationäre Versorgung ab Erfrierung 2. Grades!

ABB. 5.96

TAB. 5.10

Therapie

Erwärme die betroffenen Areale passiv und vermeide mechanische Reizung!

Eine *definitive Therapie* ist erst nach *Wiederherstellung der Blutversorgung* möglich.

5.9.4.2 Erfrierung

Klinik und Diagnostik

Eine Erfrierung verläuft in 4 Phasen (➢ Abb. 5.96, ➢ Tab. 5.10). **Cave:** Bereits ab zweitgradigen Erfrierungen ist eine stationäre Versorgung indiziert.

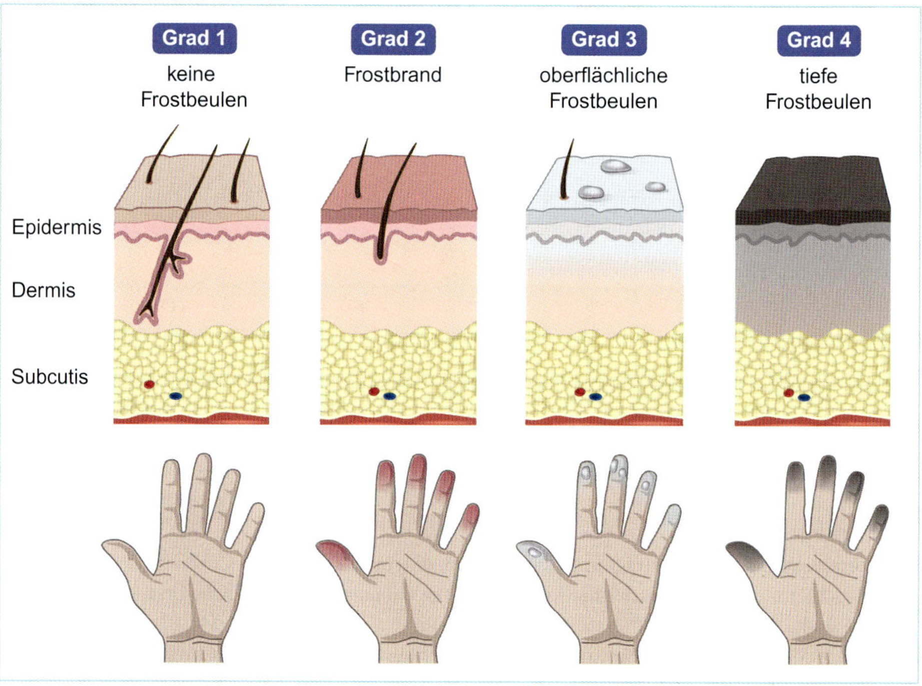

Abb. 5.96 Erfrierungsgrade (Schema) [L157]

Tab. 5.10 Phasen einer Erfrierung

Phase	Beschreibung/Merkmale
1	• Gefäßkonstriktion und marmorierte Haut • Rückbildung ohne Folgeschäden ist möglich
2	• Blasenbildung (teilweise mit Hautschäden) • Geht mit starken Schmerzen und einer Rötung der betroffenen Areale einher • Hautbarriere ist beeinträchtigt
3	• Hämorrhagien der Haut • Nekrosen sind möglich
4	Vollständige Gewebedestruktion und Vereisung betroffener Areale

Die Befundung einer (lokalen) Erfrierung in der Akutsituation ist durch die vergesellschaftete Beeinträchtigung des Organismus erschwert. Eine Beurteilung im Verlauf ist erforderlich.

Therapie

Die betroffenen Areale werden passiv erwärmt, d. h. durch die Erhöhung der Raumtemperatur oder die systemische Gabe erwärmter Flüssigkeiten. Eine Erwärmung durch Reibung, wie bei einer Massage, ist streng kontraindiziert, da eine weitere Gewebeschädigung induziert würde.

Erst nach Wiederherstellung stabiler Kreislaufverhältnisse und der Blutversorgung in den betroffenen Arealen kann eine definitive chirurgische Versorgung nicht regenerierender Areale stattfinden.

5.9.5 Säure- und Laugenverätzungen

Yannick Rau, Arndt-Peter Schulz

NKLC Kompetenzebene: **2**, klin. Diagnostik, app. Diagnostik, Therapie, **Notfall**, **Management**

Eine Verletzung durch Säuren oder Laugen weist Parallelen zur Verbrennung oder Verbrühung (➤ Kap. 5.9.3) auf. Auch hier kommt es zu einer Schädigung der Haut oder anderer Organe durch Gewebedestruktion. Auslöser sind häufig Unfälle im Umgang mit chemischen Substanzen, beispielsweise im Arbeitsumfeld.

Klinik und Diagnostik

Anamnese Neben der allgemeinen Anamnese ist es in diesen Fällen von besonderer Bedeutung, die verantwortliche Stoffgruppe eingrenzen zu können. Bestimmte ätzende Substanzen, wie Blausäure, weisen neben ihrer lokal ätzenden auch eine giftige Komponente auf und erfordern ein an den Stoff angepasstes Management. Rückfragen hierzu können an die Giftnotrufzentralen und Giftinformationszentren gestellt werden.

Symptome Die betroffenen Hautareale imponieren in der Regel mit flächigen Rötungen und Erosionen. Gegebenenfalls treten Nekrosen oder schorfige Beläge („Ätzschorf") auf. Die Bildung von trockenem Schorf ist bei einer Koagulationsnekrose, die durch Säuren ausgelöst wird, besonders häufig (➤ Abb. 5.97). Bei Laugenverätzungen hingegen kommt es zu einer Gewebeverflüssigung als Zeichen einer Kolliquationsnekrose. Dies erschwert die Einschätzung der Verletzung und birgt das Risiko einer fortschreitenden Läsion. Ein Hinweis auf Ingestion einer ätzenden Substanz können Speichelfluss, Schmerz entlang des Ingestionswegs, Blutungen und Erbrechen sein.

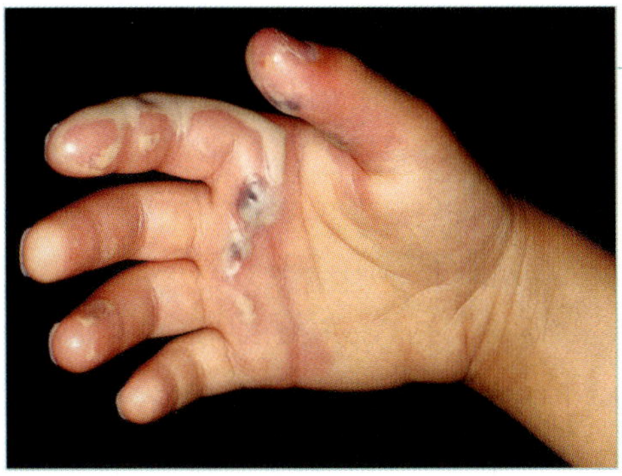

Abb. 5.97 Verätzung durch Salzsäure mit Entwicklung von Erythemen, Ödemen und (teils hämorrhagischen) Blasen [E434-005]

Körperliche Untersuchung Bei der Untersuchung spielt der Eigenschutz eine besondere Rolle, da verbliebene Rückstände der auslösenden Chemikalie auch für die Untersucherin eine Gefahr darstellen. Zur vollständigen Inspektion muss die Patientin vollständig entkleidet und die Kleidung ggf. entsorgt werden.

Apparative Diagnostik Apparative Verfahren, die insbesondere zur Beurteilung der Gewebeperfusion geeignet sind, wie die Doppler-Sonografie, können ergänzend eingesetzt werden. Bei Ingestion ist zusätzlich eine Ösophagogastroskopie indiziert.

Therapie und Management

Erstversorgung In der Akutversorgung der Verätzung steht die Verdünnung der auslösenden Substanz im Vordergrund. Der pH-Wert der Substanz hängt von ihrer Konzentration ab und kann entsprechend näher an den Neutralpunkt gebracht werden, wenn die Konzentration verringert wird. Dies kann durch konstantes Spülen mit wässriger Flüssigkeit erreicht werden (**Cave:** Bei Chemieunglücken kann eine Verbrennung durch Chemikalien als Verätzung verkannt werden. Sollte es zu Kontakt mit wasserreaktiven Stoffen wie Natrium gekommen sein, kann das Spülen mit wässriger Lösung kontraindiziert sein). Es wird eine vollständige Entfernung oder Neutralisierung der ätzenden Substanz angestrebt.

Die Störung der Hautbarriere bei äußeren Verätzungen führt ähnlich wie bei der Verbrennung zu Infektionsrisiken, Thermoregulationsstörungen oder hypovolämischem Schockgeschehen. Auch hier steht die Anlage großlumiger Zugänge, eine adäquate Analgesie, das Basismonitoring und die Überwachung der Kerntemperatur und ggf. eine Schutzintubation im Vordergrund (➤ Kap. 5.9.3).

5.9.5 Säure- und Laugenverätzungen

Häufig Folge von *Unfällen* mit *chemischen Substanzen*

Klinik und Diagnostik

Anamnese: erfrage insbesondere die *auslösende Substanz!*
Bedenke eine mögliche *begleitende Vergiftung!*

Symptome: Unterscheide zwischen *Koagulationsnekrosen* (durch Säuren) und *Kolliquationsnekrosen* (durch Laugen)
Bedenke eine mögliche Ingestion (z. B. Schmerzen im Hals, Speichelfluss, Erbrechen)!

ABB. 5.97

Untersuchung: Patientin vollständig entkleiden; an Eigenschutz denken!

Apparative Diagnostik: Doppler-Sonografie und ggf. bei Ingestion eine ÖGD

Therapie und Management

Erstversorgung:
- *Neutralisation* der auslösenden Substanz
- Bedenke einen *Flüssigkeitsverlust* durch die gestörte Hautbarriere!
- *Magenspülungen* oder Entleerungen durch forciertes Erbrechen *sind kontraindiziert!*
- Keine Ingestion von Puffersubstanzen oder Aktivkohle!

Bei Ingestion ist eine Verdünnung durch wässrige Lösung nur in den ersten Minuten nach Aufnahme der Substanz indiziert und sollte vermieden werden, wenn dadurch eine bestehende Übelkeit verstärkt werden könnte. Eine Entleerung des Magens oder eine Magenspülung sind kontraindiziert, da es hierdurch erneut zum Kontakt mit ätzenden Flüssigkeiten im oberen Gastrointestinaltrakt kommen kann. Auch der Einsatz von Aktivkohle oder Puffersubstanzen ist kontraindiziert, da Aktivkohle die endoskopische Diagnostik stört und Puffersubstanzen zu chemischen Reaktionen unter relevanter Energiefreisetzung führen können. Dies kann insbesondere im Inneren des Körpers zu weiteren Schäden führen, während entstehende Wärme an Körperoberflächen schnell an die Umgebung abgegeben wird.

MERKE

MERKE Die Ingestion einer ätzenden Substanz ist immer ein Notfall.

Äußere Verätzungen werden analog zu Verbrennungen behandelt.

Weitere Behandlung Die weitere Behandlung richtet sich nach dem Ausmaß der Verletzung. Äußere Verätzungen lassen je nach Ausmaß analog zu Verbrennungen Kreislaufinstabilitäten erwarten und erfordern entsprechend ihrer Lokalisation, Tiefe und Größe der Schädigung notfallmäßige Behandlungen und stationäre Aufnahme (➤ Kap. 5.9.3). Bei Beteiligung der Augen ist eine Mitbetreuung durch die Ophthalmologie obligat und ggf. eine Verlegung in ein Klinikum mit entsprechender Fachabteilung einzuleiten.

KOMPETENZBASIERTES VORGEHEN

KOMPETENZBASIERTES VORGEHEN (NKLC)

Notfall

- Ingestion einer ätzenden Substanz
- Kreislaufinstabilität
- Je nach Lokalisation, Tiefe und Größe der Schädigung wie bei Verbrennungen (➤ Kap. 5.9.3)

Management

- **Erstversorgung:** Verdünnung der auslösenden Substanz bei äußeren Verätzungen (außer bei Natrium); bei Ingestion keine Magenspülung, keine Aktivkohle, keine Puffersubstanzen und Verdünnung nur in den ersten Minuten
- **Entscheidungsfindung:** konservativ bei niedriggradigen Verätzungen an der Körperoberfläche, operativ bei höhergradigen Verätzungen (analog Verbrennungen, ➤ Kap. 5.9.3)
- **Prinzipien der Versorgung:** Wundreinigung und antiseptischer Verband bei konservativer Therapie, Débridement und Nekrosektomie mit anschließender plastischer Deckung oder Rekonstruktion bei operativer Therapie
- **Nachbehandlung:** stationäre Behandlung häufig im spezialisierten Zentrum (spezielle intensivmedizinische Überwachung und Versorgung)
- **Erfolgsparameter:** Heilung unter Vermeidung einer Wundinfektion oder weiteren Komplikationen (wie Verbrennungen, ➤ Kap. 5.9.3)
- **Komplikationen:** Wundinfektionen mit ggf. Sepsis, außerdem akutes Nierenversagen (durch Crush-Niere oder als Konsequenz des Flüssigkeitsmangels), des Weiteren Wundheilungsstörungen, operationsinhärente Risiken

5.9.6 Bissverletzungen

5.9.6 Bissverletzungen

Yannick Rau, Arndt-Peter Schulz

NKLC Kompetenzebene: **3a**, **klin. Diagnostik**, app. Diagnostik, Therapie, **Notfall**, **Management**

Bissverletzungen sind häufig.

Bissverletzungen, insbesondere durch Haustiere, sind häufig in der chirurgischen Ambulanz. Katzen- und Hundebisse sind dabei am häufigsten anzutreffen. Es kommt jedoch auch relativ häufig vor, dass Menschenbisse eine medizinische Behandlung erfordern.

Klinik und Diagnostik

Anamnese: Erfrage immer genau, was für ein Tier oder Mensch die Bisswunde verursacht hat!
Überprüfe den Impfstatus!

Klinik und Diagnostik

Anamnese Es sollte stets bedacht werden, dass auch potenziell giftige Reptilien oder Arachnoiden regelmäßig in Privathaushalten anzutreffen sind. Eine kurze, aber genaue Anamnese über das verantwortliche Tier ist daher erforderlich, um die Notwendigkeit etwaiger Sofortmaßnahmen einschätzen zu können. Bei bewusstlosen Patientinnen kann die Fremdanamnese der auffindenden Personen weitere Erkenntnisse liefern. Kommt es dennoch zu Unklarheiten oder ist eine Behandlungsoption einer Vergiftung unbekannt, können die Giftinformationszentren oder Giftnotrufe konsultiert werden. Grundsätzlich sollte der Impfstatus der Patientin überprüft und ggf. aufgefrischt werden. Tetanus im Allgemeinen, Tollwut bei Fledermäusen oder Hepatitis B bei Menschen sind hier beispielhaft zu bedenken.

Symptome Bissverletzungen sind äußerst polymorph und hängen in ihrem Schweregrad stark vom Verursacher ab. Während Katzen durch ihre langen, aber dünnen Eckzähne häufig tiefe, aber diametral kleine Verletzungen verursachen, nutzen Hunde ihre Kraft aus, um sich mit ihrem vergleichsweise stumpfen Gebiss in ihrem Opfer festzubeißen und zu reißen. Hierbei können große Gewebeabrisse und Quetschungen entstehen (➤ Abb. 5.98). Während also bei Hundebissen die Weichteilzerstörung ein Grundproblem ist, ist es bei Katzenbissen das tiefe Eindringen von Krankheitserregern.

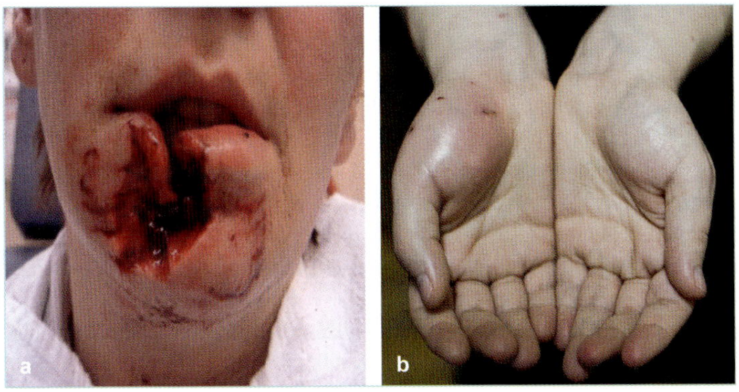

Abb. 5.98 Bissverletzungen
a) Bissverletzung durch einen Hund [E1236]
b) Infizierte Bissverletzung durch eine Katze am rechten Daumenballen [E1481]

Körperliche Untersuchung Die Wunde wird beurteilt, nachdem verdeckende Kleidung und angelegte Verbände entfernt wurden. Während der Untersuchung muss neben der Wunde selbst auch die periphere Durchblutung, Motorik und Sensibilität beurteilt werden, um relevante Gefäß- oder Nervenschäden zu entdecken, die eine Rekonstruktion vor einem etwaigen Wundverschluss erfordern. Dies sollte mit besonderer Sorgfalt geschehen, da eine nachträgliche Rekonstruktion in einem Revisionseingriff nach stattgehabter Wundheilung oft erschwert oder unmöglich ist. Von Wundabstrichen kann abgesehen werden, da sie keinen therapierelevanten Informationsgewinn bieten.

Bei der Wundinspektion sollten die 5 Kardinalsymptome der Entzündung beachtet werden (Rötung, Schmerz, Schwellung, Wärme und eingeschränkte Funktion). Bei bereits infizierten Wunden sollte zusätzlich das Sepsisrisiko über den qSOFA-Score evaluiert werden (➤ Kap. 3.3.3, GCS < 15, systolischer Blutdruck < 100 mm Hg, Atemfrequenz > 21 – Sepsisrisiko bei mindestens 2 erfüllten Kriterien).

MERKE Ein besonderes Risiko besteht in der Unterschätzung des Wundausmaßes aufgrund kleiner Hautdefekte, die jedoch nicht unerheblich in die Tiefe reichen können. Dies ist insbesondere bei Katzenbissen anzutreffen.

Apparative Diagnostik Je nach Verletzungsausmaß kann eine Kontrolle der peripheren Durchblutung durch Doppler-Sonografie oder weitere radiologische Verfahren zur Abklärung von Frakturen oder Inkorporationen von z. B. Zähnen erforderlich sein.

Therapie und Management

Erstversorgung In der Erstversorgung ist ein Vorgehen nach ABCDE-Schema (➤ Kap. 1.3.1.1) geboten und die durch die Bisse ausgelöste Kreislaufgefährdung zu beurteilen:

- Kritische Blutungen: Druckverbände oder geeignete Alternativen; bei starkem Blutverlust Kreuzblut abnehmen und Transfusionsbereitschaft herstellen
- Bei großen Verletzungen des Halses ggf. Schutzintubation auch bei suffizienter Atmung
- Basismonitoring und Blutgasanalyse
- Impfschutz prüfen: ggf. Tetanusschutz auffrischen, aktive und passive Immunisierung gegen Tollwut insbesondere bei Bissen durch unbekannte und potenziell erkrankte Tiere (bei Verdacht auf Tollwut besteht namentliche Meldepflicht)

Die klinische Erstversorgung eines Bisses beginnt mit einer Wundreinigung mit geeigneten antiseptischen Lösungen oder steriler Kochsalzlösung. Eine Spülung unter Druck ist aufgrund der möglichen Erregeraussaat in tiefere Gewebsschichten obsolet.

Studentische Sicht

Symptome: Bissverletzungen präsentieren sich sehr *polymorph*.

Untersuchung:
- Beurteile das *Ausmaß der Verletzung* und *pDMS*
- Achte außerdem auf *Entzündungszeichen!*

MERKE

Bildgebung: evtl. Doppler-Sonografie und Röntgen

Therapie und Management

Erstversorgung: nach ABCDE-Schema (➤ Kap. 1.3.1.1); *treat first, what kills first*

Reinige die Wunde!

Konservative Therapie: bei sicher oberflächlichen Wunden; insbesondere bei Katzenbissen: Aminopeniciline + Betalaktamasehemmer

Operative Therapie: *Débridement* als *allschichtige Bisskanalexzision;* je nach Infektionsschwere ggf. offenes/halboffenes Prozedere

Konservative Therapie Sind die Bisswunden oberflächlich, eine vollständige Wundreinigung möglich, keine Entzündungszeichen vorhanden und kein primärer Wundverschluss indiziert, können Bisswunden konservativ therapiert werden. Im Vordergrund stehen regelmäßige Verbandswechsel unter Anlage antiseptischer Verbände und Wundkontrollen. Gegebenenfalls können Antibiotika (Aminopenicillin + Betalaktamaseinhibitor) gegeben werden (keine aktuelle Evidenz). Wunden mit tiefen Keimeintragungen wie nach Katzenbissen sollten allgemein nicht primär verschlossen werden. Auch durch Menschen verursachte Bisswunden sollten konservativ behandelt werden. Bei Katzenbissen besteht ein erhöhtes Risiko schwerster, phlegmonöser Wundinfektionen mit *Pasteurella spp.*, die jedoch oft gut auf Aminopenicilline + Betalaktamaseinhibitor ansprechen, sodass hier eine Therapie erwogen werden sollte.

Operative Therapie Im Vordergrund der chirurgischen Weiterbehandlung steht ein Débridement bzw. eine Nekrosektomie, an der Hand ggf. eine Spülung der Sehnenscheiden. Ein primärer Wundverschluss ist je nach Lokalisation umstritten:

- Gesicht: primärer Verschluss oder Replantationsversuch, auch wenn die allgemein verwendete Zeitgrenze von 6 Stunden nach Verletzung weit überschritten wurde
- Extremitäten: Primärnaht bis zu 12 Stunden nach Verletzungseintritt
- Gelenke (bei intaktem Knorpel): Antiseptische Spülung, ausgiebiges Débridement und Ruhigstellung; außerdem Drainageeinlage

Der Vorbereitung eines primären Verschlusses kleinerer Wunden kann beispielsweise eine Wundausschneidung nach Friedrich dienen (➤ Abb. 5.99).

ABB. 5.99

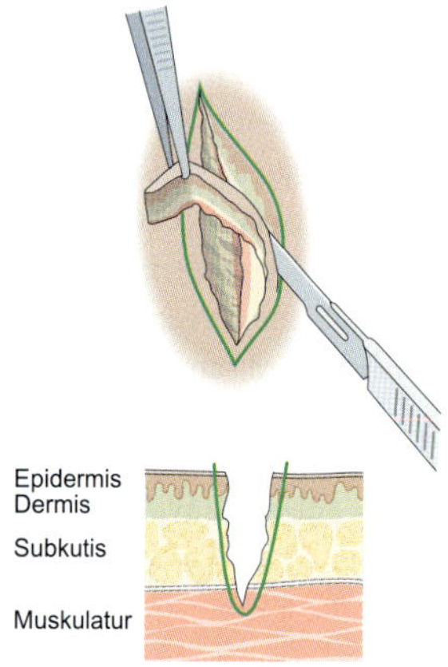

Abb. 5.99 Wundausschneidung en bloc nach Friedrich [L190]

KOMPETENZBASIERTES VORGEHEN

KOMPETENZBASIERTES VORGEHEN (NKLC)

Notfall

- Jede Bissverletzung (aufgrund der großen Infektionsgefahr und Sekundärkomplikationen), insbesondere bei Verletzungen der Gefäße mit Blutungen oder Durchblutungsstörungen
- Bei schwersten, pochenden Schmerzen, sich rasch entwickelnden Phlegmonen und Fieber

Management

- **Erstversorgung:** nach ABCDE-Schema (➤ Kap. 1.3.1.1), insbesondere:
  - C: ggf. Blutgasanalyse
  - Sowie: Blutungen stillen, Basismonitoring, Impfschutz (Tetanus, Tollwut), Wundreinigung
- **Entscheidungsfindung:** konservativ nur bei oberflächlichen Wunden, die vollständig gereinigt werden können und nicht entzündet sind (**Cave:** keine ungezielten Spülungen von vermeintlichen Bisskanälen); operativ in Zweifelsfällen bei o. g. Symptomen, Progredienz und Fieber/Funktionsverlust (Hände)
- **Prinzipien der Versorgung:**
  - Konservative Therapie: antiseptische Verbände, regelmäßige Wundkontrollen, ggf. Antibiotika (keine Evidenz)
  - Operative Therapie: Débridement bzw. Nekrosektomie, an der Hand ggf. Spülung der Sehnenscheiden; primärer Wundverschluss bei Wunden im Gesicht (auch > 6 h) und bei Wunden an den Extremitäten (< 12 h), vorher ggf. Wundausschneidung nach Friedrich; bei Gelenkbeteiligung Spülung, Débridement, Ruhigstellung, Drainage
- **Nachbehandlung:** regelmäßige Wundkontrollen, Physiotherapie (Hand)
- **Erfolgsparameter:** störungsfreie Wundheilung, Funktion (Hand)
- **Komplikationen:** Wundinfektion, Sepsis, Funktionsverlust Extremität

5.9.7 Battered-Child-Syndrom

Yannick Rau, Arndt-Peter Schulz

Das Thema Kindeswohlgefährdung wird in ➤ Kap. 1.2.3.2 behandelt.

Unter dem Battered-Child-Syndrom wird ein Symptomkomplex bei einem Kind verstanden, der die Konsequenz von Misshandlung oder unterlassener Hilfe ist. Das Syndrom kann sich dabei in psychischen oder physischen Symptomen manifestieren.

Klinik und Diagnostik

Anamnese

Häufig ist eine eindeutige Diagnose durch reine Untersuchung nicht möglich. Eine ausführliche und einfühlsame Anamnese liefert entscheidende Zusatzinformationen. Die Hemmungen der Patientinnen, ehrlich und vollständig über ihre Verletzungen zu sprechen, sind oft groß. Deshalb gilt es zu beachten, dass bei Misshandlungen oder dem Verdacht auf Misshandlungen ausdrücklich keine Anzeigepflicht besteht – weder für die Patientin noch für die Ärztin. Eine Behandlung und Dokumentation sollte in jedem Fall angeboten und ggf. ein rechtsmedizinisches Konsil angefordert werden. Hieraus ergeben sich für die Patientin keine juristischen Konsequenzen. Die Dokumentation kann aber relevant werden, sollte die Entscheidung zu einer späteren Anzeige führen und ein Gerichtsverfahren folgen. Der Wunsch der Patientin sollte in jedem Fall respektiert und ggf. die Schweigepflicht auch gegenüber Vollzugsbehörden gewahrt werden.

Eine besondere Situation stellt die fehlende Anamnestizierbarkeit entweder bei Bewusstlosigkeit oder bei kleinen Kindern dar. Gerade bei Kindern muss ggf. eine Fremdanamnese erhoben werden, auch von jenen, die möglicherweise verantwortlich sind. Eine kooperative Herangehensweise ist hier zielführender als ein beschuldigendes, paternalistisches Vorgehen (s. a. ➤ Kap. 1.2.3.2). Als Entscheidungshilfe dient die zu diesem Zweck erstellte S3-Kinderschutzleitlinie. Diese legt bei Vorstellungen von Kindern und Jugendlichen in der Notaufnahme klar fest, dass kein generelles Screening auf Kindesmisshandlung durchgeführt werden soll. Bei misshandlungsverdächtigen Verletzungsmustern wird jedoch eine gezielte Überprüfung auf der Basis der folgenden Fragestellungen empfohlen (mit Eltern sind im Folgenden potenziell misshandelnde, vernachlässigende oder missbrauchende Personensorgeberechtigte oder Bezugspersonen gemeint):

- Ist die Verletzung mit der Entwicklung und dem Alter des Kindes, bezogen auf die Anamnese, plausibel?
- Hat eine verspätete Vorstellung eine zufriedenstellende Erklärung?
- Ist die Anamnese bei Wiederholung ohne Widerspruch?
- Liegt eine angemessene Interaktion bei Eltern und Kind vor?
- Haben die Eltern adäquate Maßnahmen ergriffen?

MERKE Misshandlungsverdächtige Verletzung + eine mit „nein" zu beantwortende Frage → Abklärung!

Diagnostik

Zur Beurteilung möglicher Misshandlungen sollten typische Misshandlungsverletzungen und -schäden gekannt werden. Hämatome bei Kindern sind häufig, eine evidenzbasierte Abgrenzungshilfe in Form einer Kitteltaschen-Karte (➤ Abb. 5.100) wurde von den betreffenden Fachgesellschaften erarbeitet. Insbesondere Verletzungen an den Beugeseiten und im Genitalbereich sind allgemein suspekt. Lokal begrenzte Brandverletzungen im Sinne von Immersionsverbrühungen oder in Zigarettenkopfgröße sind ebenfalls weiter abzuklären. Auch Unterernährung oder selbstverletzendes Verhalten können Warnzeichen einer Misshandlung sein. Die weiterführende Diagnostik richtet sich nach dem Ausmaß und der Qualität der Verletzungen.

Studentische Sicht

5.9.7 Battered-Child-Syndrom

Psychische/physische Symptome eines Kindes durch Misshandlung oder unterlassene Hilfe

Klinik und Diagnostik

Anamnese:

- Eine Diagnose erfordert i. d. R. eine ausführliche (Fremd-)Anamnese.
- Eine *kooperative Herangehensweise* ist hier am ehesten zielführend.
- Halte dich bei einer Abklärung an die Empfehlungen der *S3-Kinderschutzleitlinie!*
- Denke ggf. an ein *rechtsmedizinisches Konsil* zur forensischen Dokumentation.

MERKE

Diagnostik: kenne typische Verletzungen (➤ Abb. 5.100)

ABB. 5.100

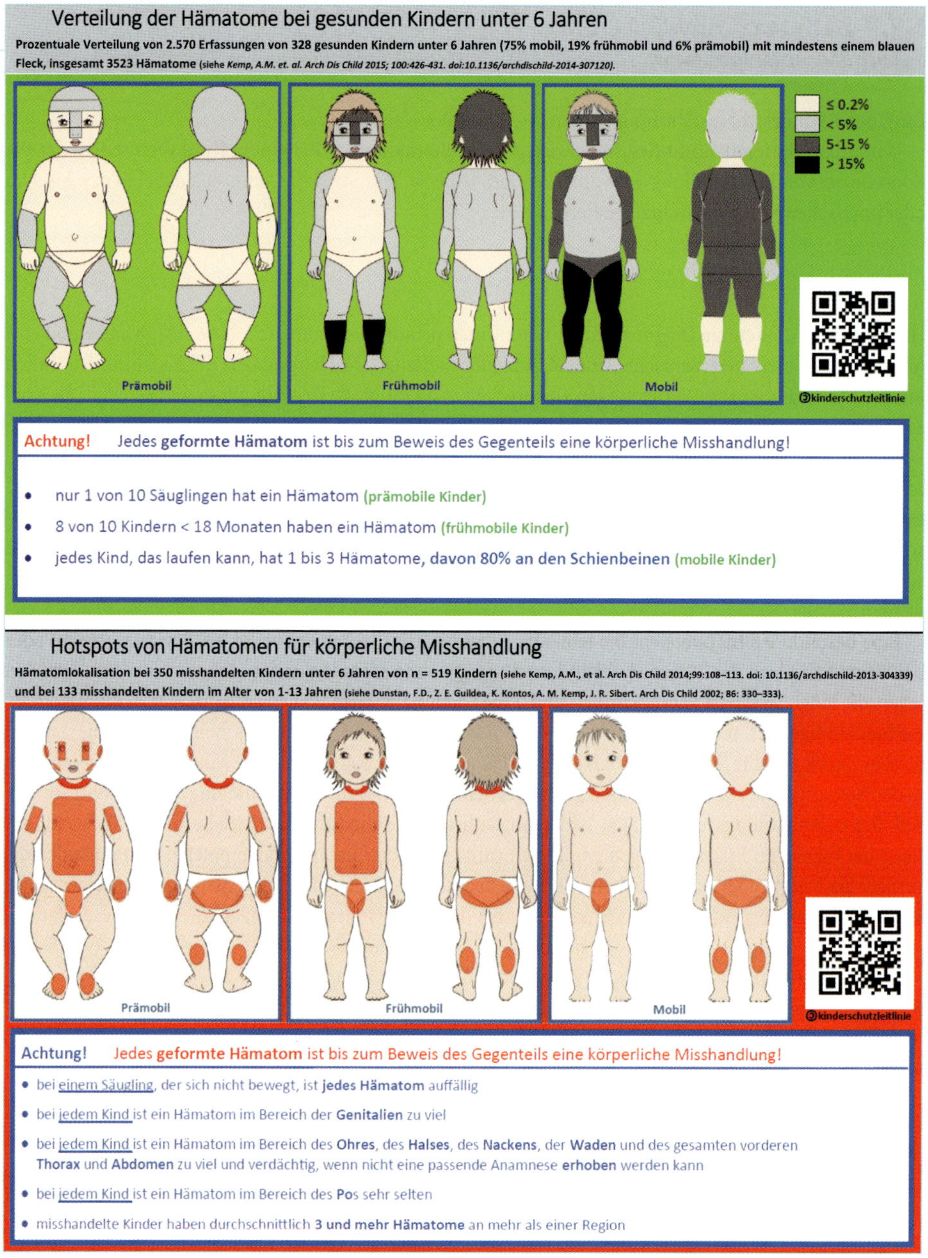

Abb. 5.100 Evidenzbasierte Abgrenzungshilfe von Misshandlungsverletzungen und -schäden. Die grüne Seite benennt häufig vorkommende Hämatomverfärbungen bei gesunden Kindern in verschiedenen Altersgruppen bis 6 Jahre. Die rote Kartenseite benennt Hämatomlokalisationen, die bei einer körperlichen Misshandlung vornehmlich vorgefunden werden. [W1103-001]

Vorgehen

Der Verdacht auf Misshandlung bringt Ärztinnen zwangsläufig in Entscheidungsnöte. Hier ist es sinnvoll, Entscheidungen nach dem Vier-Augen-Prinzip gemeinsam zu überprüfen und dann zu treffen. Ein mögliches Vorgehen ist in ➤ Kap. 1.2.3.2 dargestellt.

Vorgehen
Prüfe dein Vorgehen und stimme dich ggf. mit einer Kollegin ab.

Notfall

Häufig sind die Misshandlungsverletzungen selbst nicht akut lebensbedrohlich und werden gemäß ihrem Ausmaß zum Teil interdisziplinär therapiert. Allerdings muss im Säuglingsalter das **Shaken-Baby-Syndrom** oder auch Schütteltrauma als Notfall sicher identifiziert werden:

- Fremdanamnese: typischerweise initiale Übelkeit und Bewusstseinseintrübung, die sich über Stunden eingestellt hat

Notfall
- Eine Sonderform ist das *Shaken-Baby-Syndrom*, das als Notfall zu bewerten ist!
- *cMRT* oder *cCT* zum Ausschluss einer Brückenvenenblutung
- Außerdem *Bildgebung von Thorax und Abdomen* zum Ausschluss von Begleitverletzungen

- Inspektion: bilaterale Hämatome am Thorax und Abdomen ventral und dorsal → intensivmedizinische Behandlung und notfallmäßige Schnittbildgebung
- cMRT oder cCT: Ausschluss eines durch Brückenvenenruptur ausgelösten, akuten Subduralhämatoms, das meist letal verläuft
- Bildgebung des Abdomens oder des Thorax: Ausschluss von Rippenfrakturen mit Lungenperforation oder Milzrupturen

Die empfohlenen Bildgebungsalgorithmen bei Verdacht auf Kindesmisshandlung wurde von den Fachgesellschaften in Form einer Kitteltaschen-Karte veröffentlicht (S3-Kinderschutzleitlinie).

Ärztliche Rechtskunde

Insbesondere im Zusammenhang mit Kindesmissbrauch hat der Gesetzgeber Rahmenbedingungen geschaffen, die u. a. Angehörigen der Heilberufe Möglichkeiten bieten, Hilfe beim Umgang mit Misshandlungen zu erhalten. Das Gesetz zur Kooperation und Information im Kinderschutz (KKG) in seiner Fassung vom 03. Juni 2021 räumt einige Freiheiten im Umgang mit sensiblen Informationen ein. Ärztinnen haben einerseits in jedem Fall Anspruch auf Beratung durch die öffentliche Jugendhilfe und sind dazu berechtigt, sensible Daten an das Jugendamt weiterzuleiten, ohne sich wegen eines Verstoßes gegen die Schweigepflicht verantworten zu müssen, sollte eine Gefährdung nicht durch andere Maßnahmen, wie einem klärenden Gespräch, abgewendet werden können. Eine Verpflichtung zur Offenbarung besteht jedoch nicht und die Entscheidung liegt weitestgehend im Ermessen der Behandelnden. Eine Kitteltaschenkarte „Vorgehen bei Verdacht auf Kindeswohlgefährdung" wurde im Rahmen der Kinderschutzleitlinie von der Deutschen Gesellschaft für Kinderschutz in der Medizin gemeinsam mit vielen weiteren Fachgesellschaften erarbeitet (S3-Kinderschutzleitlinie).

Ärztliche Rechtskunde

Du darfst dir gefahrlos Hilfe vom Jugendamt holen – du musst es aber nicht!

KAPITEL

6 Muskuloskelettales System und Weichteile

Studentische Sicht

6.1 Skelettwachstum

Susanne Fröhlich

6.1.1 Grundlagen

Wachstum und Entwicklung des kindlichen Skeletts

Die kindliche Entwicklung ist durch 3 Wachstumsphasen (➤ Abb. 6.1) gekennzeichnet, welche sich in Schnelligkeit, Dauer und Ausrichtung unterscheiden. Die Unkenntnis dessen birgt die Gefahr in sich, dass Erscheinungsbilder in der körperlichen Entwicklung gelegentlich „pathologisiert“ werden, obwohl es sich um Normalbefunde handelt, die altersbezogen zugeordnet werden müssen.

6.1 Skelettwachstum

6.1.1 Grundlagen

Wachstum und Entwicklung des kindlichen Skeletts

Die postnatalen Wachstumsphasen weisen hinsichtlich ihrer *Schnelligkeit, Dauer* und *Ausrichtung* eine große Bandbreite auf.

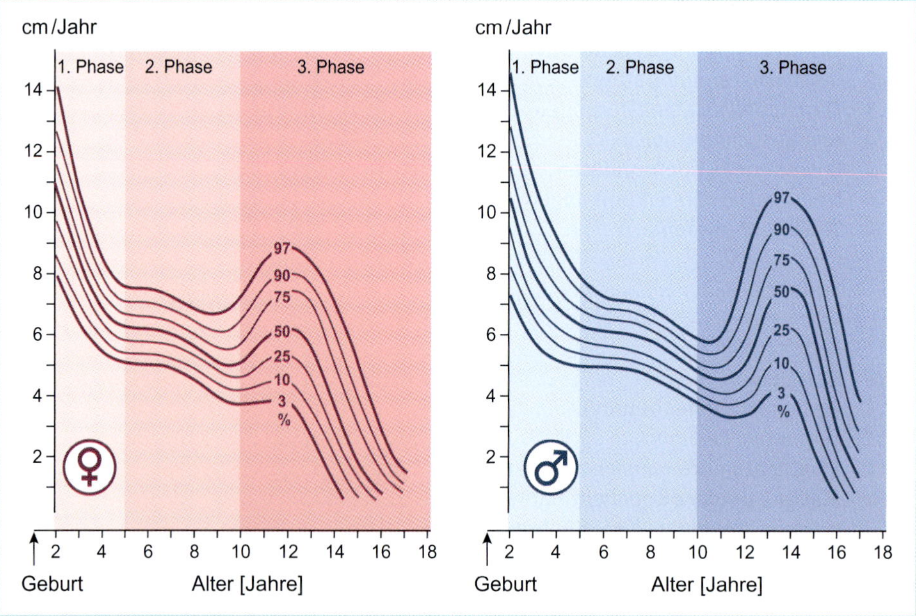

Abb. 6.1 Wachstumsphasen bis zum 18. Lebensjahr [L157]

Postnatale Wachstumsphasen

Die erste Phase reicht bis zum 5. Lebensjahr, die zweite bis zur Pubertät und die dritte umfasst den pubertären Wachstumsschub.

Die **1. Wachstumsphase** (bis zum 5. Lj.) ist *genetisch* gesteuert:

- Ausgeprägtes Längenwachstum
- Zunahme der Körperlänge um 100 %, die Hälfte davon im 1. Lj.
- Zunahme des Körpergewichts um mehr als 300 %
- Wachstum der unteren Extremitäten stärker als der Rumpf
- Relatives Zurückbleiben des Kopfes in den Körperproportionen

In dieser Phase ist eine X-Bein-Stellung das Resultat der Längen- und Gewichtsentwicklung – und damit physiologisch (maximale Ausprägung meist im *4. Lebensjahr*). Auch der kindliche Knick-Senk-Fuß ist typisch für diese Phase und muss nur zu einem geringen Prozentsatz mit Einlagen versorgt werden (➤ Abb. 6.2a).

Postnatale Wachstumsphasen

3 postnatale Wachstumsphasen

1. Wachstumsphase (bis 5. Lj.):

- Stärkstes Wachstum
- Länge: +100 %, vor allem untere Extremitäten
- Gewicht: +300 %

Meist physiologisch in dieser Phase: X-Bein-Stellung, kindlicher Knick-Senk-Fuß

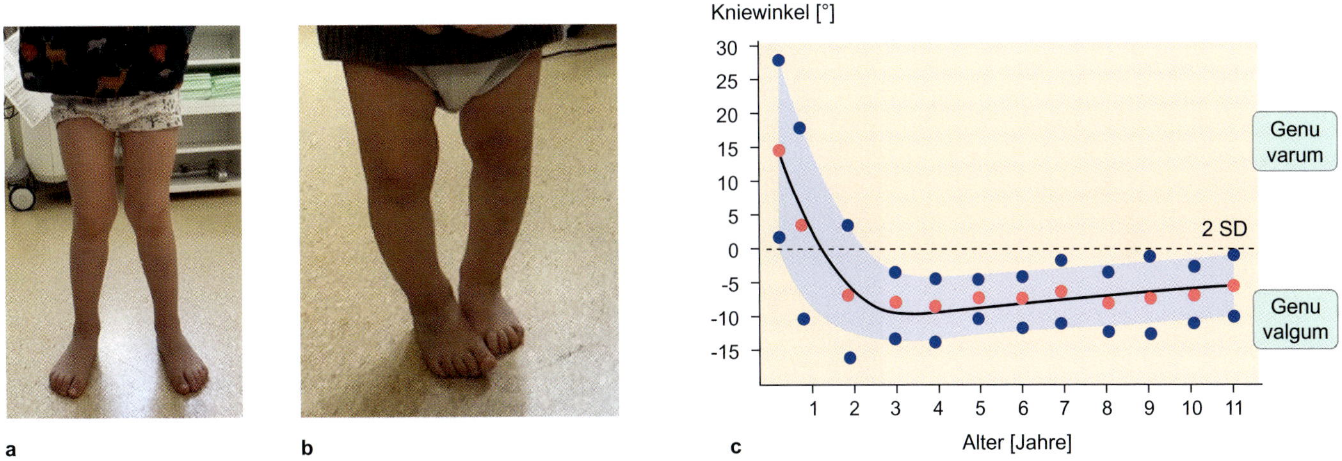

Abb. 6.2 Altersphysiologische Entwicklung

a) Genua valga und reflektorischer Knick-Senk-Fuß bei einem 3-jährigen Kind. Eine Einlagenversorgung ist nicht indiziert, da sich die physiologische Beinachse bis zum 10. Lebensjahr reguliert. [P1650]

b) Genua vara bei einem 2-jährigen Jungen. Der Junge läuft seit dem 10. Monat, durch die frühzeitige Achsbelastung persistiert die zunächst normale postnatale O-Bein-Stellung. Zunächst abwarten, kein Einsatz von Hilfsmitteln. [P1650]

c) Entwicklung der Beinachse von Genua vara zu Genua valga in Abhängigkeit vom Lebensalter; SD = Standardabweichung [E1482]

FALL

Was ist physiologisch?

Eine Mutter stellt ihren 24 Monate alten Jungen in der Sprechstunde vor. Der Junge läuft seit dem 10. Lebensmonat frei. Die Mutter ist sehr besorgt wegen der O-Beine und wird vom Kinderarzt zu Ihnen geschickt.

Sie untersuchen den kleinen Jungen, der sich nach Auskunft der Mutter normal entwickelt hat, systemische Erkrankungen sind nicht bekannt. Das Kind ist altersgerecht aktiv und spielt. Der Befund der Genua vara geht offensichtlich nicht mit Schmerzen einher, es besteht keine Belastungsinsuffizienz. In der körperlichen Untersuchung sind keine weiteren Auffälligkeiten offenbar.

Diagnose: Genua vara (noch *altersphysiologisch,* ➤ Abb. 6.2b)

Therapie: Keine, Abwarten der weiteren Entwicklung. Keine Hilfsmittel (Orthesen, Einlagen, Quengelschienen o. Ä.)! Sie besprechen mit der Mutter, dass die bei Geburt normale O-Bein-Stellung länger vorhanden sein kann, wenn die Kinder früh mit dem Laufen anfangen. Eine klinische Kontrolle ist in 6 Monaten sinnvoll. Nur wenn sich die Achse verschlechtert, ist eine weitere Diagnostik (Ganzbeinaufnahme) notwendig.

Differenzialdiagnosen:

- Rachitis (systemische Erkrankung)
- Skelettdysplasie (nicht nur Fehlstellung der Tibia, auffällige Epiphysenfugen an den oberen und unteren Extremitäten)
- Morbus Blount (in der röntgenologischen Kontrollaufnahme ist eine Wachstumsstörung an der proximalen medialen Tibiametaphyse zu sehen)
- Tibiapseudarthrose (meist einseitig, bereits zur Geburt aufgrund der deutlichen Fehlstellung offensichtlich)

FALL

2. Wachstumsphase (bis Pubertät):
- Geschwindigkeit ca. 6 cm/Jahr
- Länge: +26 %

Wachstumslenkende Operationen gut möglich

Die **2. Wachstumsphase** (5. Lj. bis Pubertät) ist die Phase des *Wachstumshormons (STH):*
- Konstantes Wachstum von ca. 6 cm/Jahr
- Zunahme der Körperlänge um 26 %, wovon ein Drittel auf den Rumpf und zwei Drittel auf die Länge der unteren Extremitäten entfallen
- Wachstumsstörungen (idiopathisch, postinfektiös z. B. aufgrund einer Osteomyelitis, posttraumatisch) mit Beinlängendifferenzen oder anhaltenden Achsfehlstellungen (meist Genau valga) werden auffällig

Diese Phase eignet sich gut für die wachstumslenkende operative Korrektur von Beinlängendifferenzen und/oder residuellen Achsfehlstellungen an den unteren Extremitäten. Dazu bedarf es aber eben eines kontinuierlichen Wachstums (> Abb. 6.3).

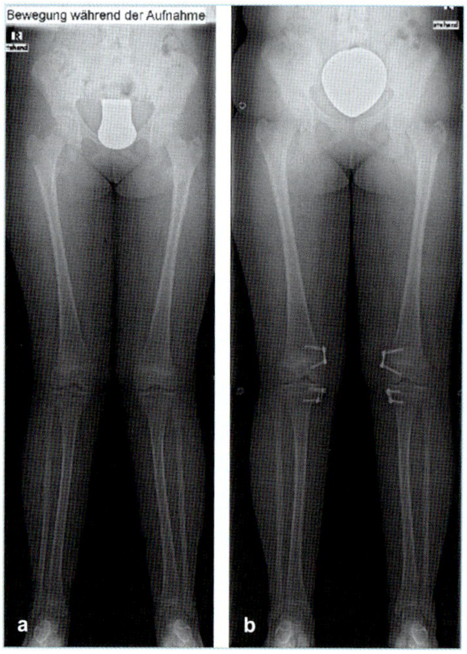

Abb. 6.3 Röntgenaufnahmen a.-p. eines 11-jährigen Kindes mit Genua valga [T1272-01]
a) Aufnahme vor Therapie
b) Aufnahme 6 Monate nach Korrektur der Achse über eine temporäre Epiphyseodese

MERKE

MERKE Wachstum lässt sich nur beeinflussen, wenn es vorhanden ist.
Eine Fraktur im Bereich der langen Röhrenknochen kann zu einer Längendifferenz infolge einer ausgeprägten Kallusbildung führen. Beispielsweise kann das Femur nach einer ausgeheilten Schaftfraktur länger sein als auf der Gegenseite.
Die Infektion aber an einer Wachstumsfuge, welche das Längenwachstum erheblich beeinflusst (z. B. die distale Femurepiphyse), kann zu einer Verkürzung des betroffenen Knochens führen.

FALL

Was ist physiologisch?

Die Mutter der 6-jährigen Friederike ist besorgt. Sie berichtet, dass ihre Tochter beim schnellen Laufen immer wieder über die eigenen „nach innen" gedrehten Füße stolpere. Außerdem habe sie einen „Plattfuß". Ansonsten sei Friederike sehr agil, klettere überall „rauf" und sei insgesamt sehr bewegungsfreudig. Sie ermahne ihre Tochter immer wieder, die Füße doch nach außen zu drehen. Dies setze Friederike aber nur für wenige Minuten um. Die Mutter möchte Einlagen für ihre Tochter haben, um „Spätfolgen" zu vermeiden.
Sie untersuchen Friederike und erheben die folgenden Befunde:
- X-Bein mit reflektorischem Knick-Senk-Fuß
- Deutlich innenrotiertes Gangbild
- Gute Aufrichtung des Fußgewölbes im Zehenspitzenstand und im Sitzen ohne Achslast, Rückfuß unter Achslast valgisch, im Zehenspitzenstand reguläre varische Einstellung
- Keine Beinlängendifferenz
- Im Sitzen (Kniescheiben schauen nach vorn) keine Innenrotationsstellung der Füße, kein Sichelfuß
- Rotationsprüfung der Antetorsion der Hüftgelenke in Bauchlage (die Hüftgelenke sind in Bauchlage gestreckt): Innenrotation/Außenrotation 85/0/15°

Diagnose: *altersphysiologische* Coxa valga et antetorta, *altersphysiologische* X-Beine, reflektorischer Knick-Senk-Fuß

Therapie: Keine, Abwarten der weiteren Entwicklung. Keine Hilfsmittel (Orthesen, Einlagen, Derotationsschienen)! Sie erläutern der Mutter, dass es sich bei Friederikes „Fußproblem" um eine steilgestellte und nach vorne gedrehte Hüfte (Coxa valga et antetorta) und damit um einen regulären wachstumsphysiologischen Zustand handelt, der sich ohne Hilfsmittel zurückbilden wird. Als die Mutter Sie etwas ungläubig ansieht, demonstrieren Sie ihr, dass Friederikes Fuß nur im Stehen nach innen abkippt, während sich das Fußgewölbe im Sitzen (also ohne Achslast) aufrichtet.

Hintergrundwissen für altersphysiologische Befunde:

- 1. Derotationsschub der Hüfte im Alter von 6–8 Jahren, 2. Schub im Alter von 11–14 Jahren
- Die Beinachse reguliert sich ungefähr im 10. Lebensjahr (von allein-ohne jegliche Hilfsmittelversorgung) auf die reguläre Valgusstellung von 5–8° (➤ Abb. 6.2c). **Cave:** Bei übergewichtigen Kindern und Kindern mit Stoffwechselerkrankungen (z. B. Phosphatdiabetes) kann die X-Beinachse verbleiben.
- Der Knick-Senk-Fuß ist bis zum 6. Lebensjahr physiologisch (97 % der Kinder) und nicht versorgungsbedürftig. Er reguliert sich mit der Beinachsenentwicklung und ist als reflektorisch zu betrachten. Mit „reflektorisch" ist gemeint, dass sich das Fußgewölbe (Längs- und Quergewölbe) ohne Achslast (z. B. im Sitzen) konfiguriert. Im Zehenspitzenstand begibt sich der Rückfuß aus der im Stehen vorhandenen valgischen Position in den sog. Rückfußvarus. Bleiben Fußgewölbe und Rückfuß im Rahmen dieser Überprüfung unbeeinflusst, so liegt eine Pathologie vor.

Die **3. Wachstumsphase** (pubertärer Wachstumsschub) ist *androgen* gesteuert:

- Beginn bei Mädchen im Skelettalter von 10 Jahren, bei Jungen mit 12 Jahren
- Gipfel bei Mädchen mit 12 Jahren (Menarche), bei Jungen mit 14 Jahren
- Zwei Drittel entfällt auf die Sitzgröße, ein Drittel auf die unteren Extremitäten
- Femur und Tibia sistieren im Wachstum zwischen dem 13. und 15. Lebensjahr
- Restwachstum dann nur noch in der Wirbelsäule
- Thoraxwachstum mit Volumenverdopplung
- Rascher Zuwachs an Knorpelgewebe

In dieser Phase entwickeln sich die idiopathischen Skoliosen (➤ Abb. 6.4).

3. Wachstumsphase (ab Pubertät):
- Vor allem Sitzgröße (Wirbelsäule)
- Volumenverdopplung im Thorax

Idiopathische Skoliosen werden apparent.

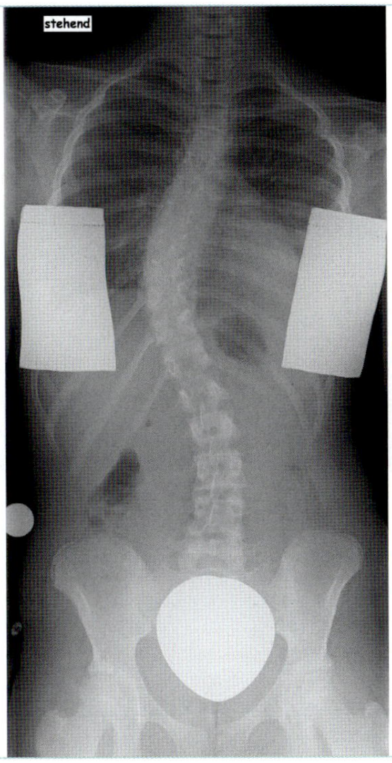

Abb. 6.4 Wirbelsäulenganzaufnahme a.-p. eines 13-jährigen Mädchens im Stehen mit rechtskonvexer thorakaler Skoliose. Die Verkrümmung der Wirbelsäule war das erste Mal 4 Monate zuvor aufgefallen. [T1272-01]

MERKE Jeder Wachstumsphase sind typische Entwicklungsmerkmale zuzuordnen – aber auch deren Störungen.

MERKE

6.1.2 Hüftdysplasie/Hüftluxation

NKLC

Hüftgelenksdysplasie

Kompetenzebene: **2**, klin. Diagnostik, app. Diagnostik, Therapie, Notfall, **Management**

Hüftluxation

Kompetenzebene: **1**, klin. Diagnostik, app. Diagnostik, Therapie, Notfall, Management

Die ungenügende (angeborene) Ausbildung des Hüftgelenks mit Störung der Verknöcherung der Pfanne wird als Hüftdysplasie (engl.: Developmental Dysplasia of the Hip, DDH) bezeichnet.

Die Hüftdysplasie ist die häufigste angeborene skelettale Fehlbildung, die Dysplasierate in Mitteleuropa liegt bei 2–4 %.

Klinik und Diagnostik

Symptome Die folgenden **„sicheren" klinischen Zeichen** können auf ein dezentriertes Hüftgelenk hinweisen:

- Unterschiedlicher Kniestand: relative Oberschenkelverkürzung als Ausdruck des höher getretenen Hüftkopfes (➤ Abb. 6.5a)
- Abspreizhemmung: reguläre Abspreizung 80–90° möglich, nicht aber, wenn der hochgetretene Hüftkopf die Abspreizung blockiert (➤ Abb. 6.5b)
- Ortolani-Zeichen: palpables und hörbares „Klicken" beim Zurückgleiten der zunächst subluxierten Femurköpfe in die Pfanne

MERKE Eine reine Faltenasymmetrie an den Oberschenkeln und/oder den Gesäßhälften gilt als „unsicheres" klinisches Zeichen, weil diese Asymmetrie bei bis zu 30 % der Säuglinge vorkommt, ohne dass eine Hüftdysplasie vorliegt.

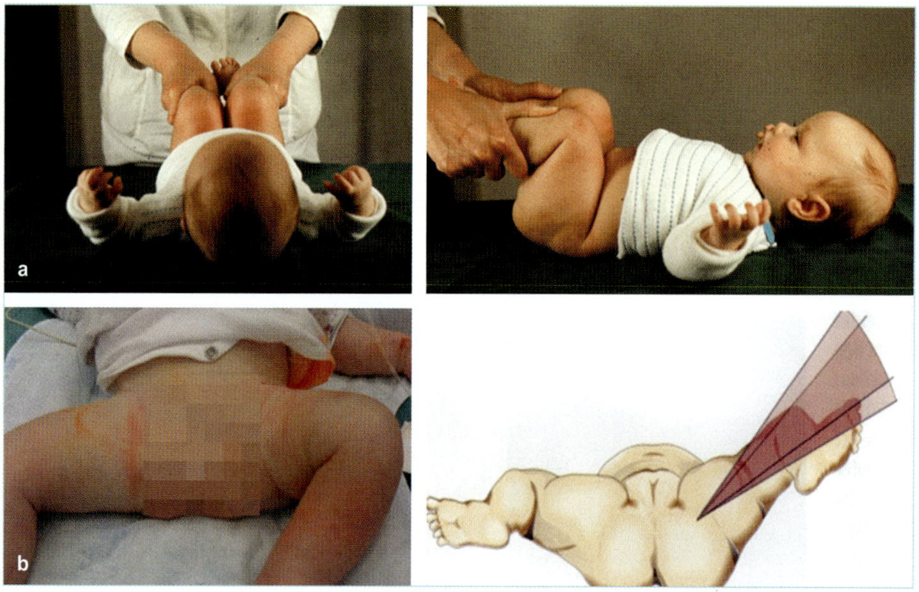

Abb. 6.5 Klinische Untersuchung bei Hüftdysplasie
a) Knietiefstand aufgrund einer dezentrierten Hüfte [T1272-02]
b) Abspreizhemmung links aufgrund einer dezentrierten Hüfte [P1650, E1482]

Studentische Sicht

6.1.2 Hüftdysplasie/Hüftluxation

Angeborene Fehlbildung mit Beeinträchtigung der Hüftpfannenausbildung

Klinik und Diagnostik

Symptome:

- Klinische Zeichen sind ein unterschiedlicher Kniestand und Abspreizhemmung.
- Das Ortolani-Zeichen (Zurückgleiten der Subluxation bei Axialdruck mit Außenbewegung) ist mittlerweile obsolet.

MERKE

Apparative Diagnostik Mittel der Wahl zur Diagnostik ist die **Hüftsonografie nach Graf** (1980) (➤ Abb. 6.6). Diese standardisierte Untersuchung, bei der auch eine dynamische Untersuchung möglich ist, ist seit 1996 in Deutschland als Screening gesetzlich zur U3 vorgesehen.

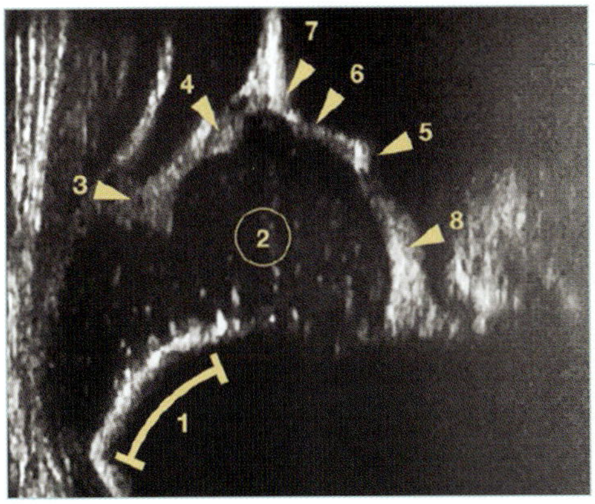

Abb. 6.6 Sonografische Darstellung einer Säuglingshüfte vom Typ I; 1 = Knorpel-Knochen-Grenze femoral, 2 = Hüftkopf (hyaliner Knorpel), 3 = Umschlagfalte, 4 = Labrum acetabulare, 5 = Unterrand des Os ilium, 6 = Umschlagpunkt Konkavität-Konvexität, 7 = knöcherner Pfannenerker, 8 = Lig. capitis femoris [E1482]

Nach Graf unterscheidet man **4 Hüfttypen** (➤ Abb. 6.7). Dabei beginnt die „kritische" behandlungsbedürftige Hüfte mit dem Nachweis des Typs „IIc" (unter axialem Druck instabil).

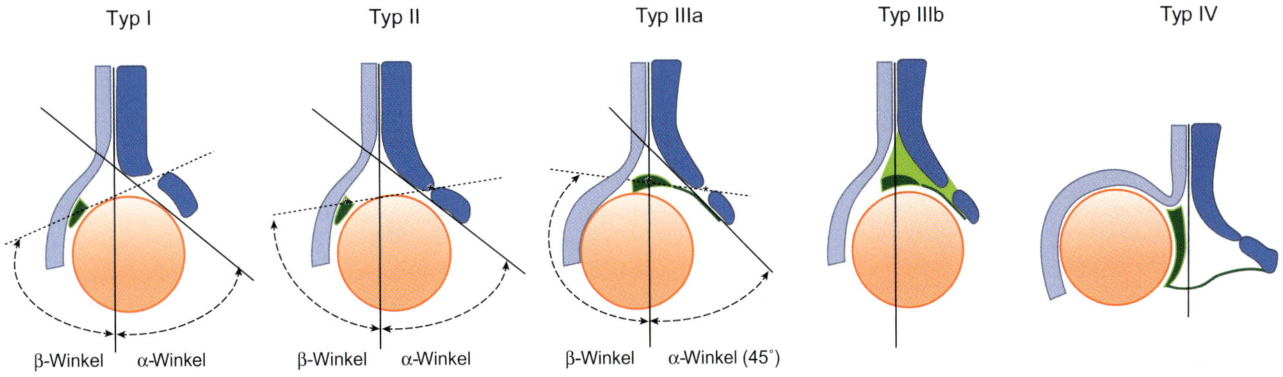

Abb. 6.7 Hüfttypen nach Graf (schematische Zeichnung der Hüftgelenke). Bei den Typen I bis II handelt es sich um zentrierte Hüftgelenke, der Typ IIc wird als „critical" bezeichnet, weshalb sich eine therapeutische Konsequenz ableitet. Als dezentriert gelten Gelenke vom Typ III bis IV. Die senkrechte durchgezogene Linie wird als Grundlinie, die zweite durchgezogene Linie als Pfannendachlinie und die gepunktete Linie als Ausstellungslinie bezeichnet. [L255]

Therapie und Management

KOMPETENZBASIERTES VORGEHEN (NKLC)

Management

- **Erstversorgung:** niemals Notfall, Eltern aufklären, ggf. Anbindung an Spezialisten
- **Entscheidungsfindung:** je nach Verlauf und Typ (➤ Tab. 6.1)
- **Prinzipien der Versorgung:**
  - Rückführung der pathologischen Veränderungen an der betroffenen Hüfte in den altersentsprechenden anatomischen Normalzustand des Gelenks; dabei Nutzung des Ossifikationspotenzials, rasche Therapieeinleitung
  - Operative Therapie (altersabhängig!): inkomplette Osteotomien am Becken im Kleinkindalter, komplette Einfachosteotomie im Vorschul- und Schulalter und Dreifachosteotomie nach Beendigung des Längenwachstums; während der OP wird das Gelenk offen reponiert, und es finden korrigierende Eingriffe am Ort der Fehlstellung (Becken, Oberschenkel) statt
- **Nachbehandlung:** ggf. Beuge-Spreiz-Orthesen (➤ Tab. 6.1)
- **Erfolgsparameter:** Vermeidung von frühen Arthrosen (präarthrotische Deformität)
- **Komplikationen:** Arthrose, Hüftkopfnekrose, Gelenkersatz

Studentische Sicht

Diagnostik: Die *Hüftsonografie nach Graf* stellt den apparativen Goldstandard in der Diagnostik dar (*Teil der U3* als Screening). (➤ Abb. 6.6)

ABB. 6.6

KOMPETENZBASIERTES VORGEHEN

TAB. 6.1

Tab. 6.1 Übersicht über die hüfttypbezogenen therapeutischen Konsequenzen.

Phase	Typen	Behandlung	Bemerkung
1) Reposition	III–IV	• Overhead-Extension (luxierte Gelenke) • Geschlossene Reposition mit nachfolgender Gipstherapie (luxierte Gelenke) • (Fettweis-Gips mind. 4 Wochen) • Repositionsorthesen, z. B. Pavlik	Sonografie-Kontrolle nach Gipsabnahme, dann Nachreifung über Orthesen (s. u.)
2) Retention	• III • Instabile IIc	Fettweis-Gips mind. 4 Wochen Oder • Repositionsbandage (Pavlik) • Tübinger Schiene	
3) Nachreifung	• IIa–IIb • Stabile IIc	Beuge-Spreiz-Orthesen	• Regelmäßige Orthesenkontrollen • Sonografie bis zur 12. Lebenswoche im Abstand von 6 Wochen, danach im Abstand von 8 Wochen

6.1.3 Coxitis fugax

Abakterielle Arthritis, 2–4 Wochen nach viralem Infekt; im *3.–10. Lebensjahr*

Klinik und Diagnostik

Symptome: Infekt in der Anamnese, aber aktuell kein Fieber; Schonhinken, Streckdefizit, Knieschmerzen

CAVE

Diagnostik: Goldstandard ist die Sonografie (➤ Abb. 6.8).

ABB. 6.8

CAVE

6.1.3 Coxitis fugax

Die Coxitis fugax (Syn.: „Hüftschnupfen") ist eine abakterielle Begleitarthritis, die i. d. R. 2–4 Wochen nach einem viralen Infekt auftritt. Sie kommt im 3.–10. Lebensjahr vor, bevorzugt ist die Gruppe der Kleinkinder.

Klinik und Diagnostik

Typisch ist der Infekt in der Anamnese, nach dem explizit gefragt werden muss. Die Kinder haben kein Fieber.

Symptome Typische Symptome sind:

- Schonhinken oder Belastungsinsuffizienz des betroffenen Beins
- Streckdefizit der betroffenen Seite 30–40°
- Knieschmerzen in 30 % der Fälle

CAVE Kinder haben im Kleinkindalter infolge der vermehrten ventralen Beckenkippung ein „normales" Streckdefizit der Hüftgelenke von ca. 15–20°!

Apparative Diagnostik Diagnostische Methode der Wahl ist die **Sonografie** der Hüftgelenke mit Ergussnachweis auf der betroffenen Seite (➤ Abb. 6.8). Eine zusätzliche **Beckenübersichtsaufnahme** ist primär nicht notwendig.

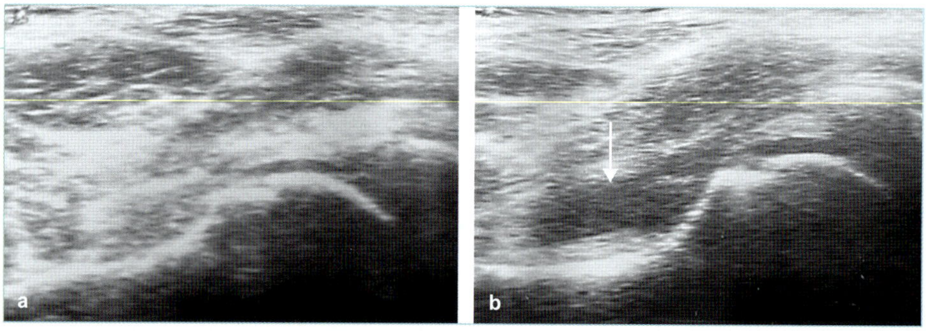

Abb. 6.8 Sonografie bei Coxitis fugax [P1650]
a) Beim gesunden Hüftgelenk ist kein Erguss nachweisbar, die Gelenkkapsel liegt eng an.
b) Bei einem Erguss im Hüftgelenk ist die Gelenkkapsel abgehoben (Pfeil).

CAVE Wichtige Differenzialdiagnose ist die bakterielle Coxitis! Die Kinder haben typischerweise Fieber, die Diagnose sollte durch eine Punktion bestätigt werden. Eine Antibiotikatherapie ist dann wichtig, um eine Hüftkopfnekrose zu vermeiden.

Therapie

Die Coxitis fugax wird konservativ behandelt. Nach 1–2 Wochen sollten sich die Befunde bessern. NSAID können nach Bedarf gegeben werden. Gegebenenfalls ist eine Sonografiekontrolle sinnvoll.

Bei Persistenz der Beschwerden sind Röntgenaufnahmen und ggf. eine MRT zur Abgrenzung eines Morbus Perthes (➤ Kap. 6.1.4), einer Epiphyseolysis capitis femoris (➤ Kap. 6.1.5), einer juvenilen idiopathischen Arthritis oder einer Hüftdysplasie (➤ Kap. 6.1.2) erforderlich.

6.1.4 Morbus Perthes

NKLC Kompetenzebene: **2**, klin. Diagnostik, app. Diagnostik, Therapie, Notfall, **Management**

Der Morbus Perthes (Syn.: Morbus Legg-Calve-Perthes) ist eine Wachstumsstörung und aseptische Nekrose des Hüftkopfes. Für die letztlich vorhandene Durchblutungsstörung gibt es unterschiedliche Theorien ihrer Entstehung (Gerinnungsstörungen, Mikrotraumata).

Vorwiegend sind Menschen mit heller Hautfarbe betroffen, der Altersgipfel liegt im 5.–7. Lebensjahr, die Häufigkeit bei 1:1.200 Kindern. Das Verhältnis Jungen : Mädchen beträgt 4 : 1. In 15 % der Fälle liegt ein beidseitiger Befall vor.

CAVE Ein Morbus Perthes unterscheidet sich zu Beginn nicht von einer Coxitis fugax (➤ Kap. 6.1.3). Beide Erkrankungsbilder manifestieren sich auch in Form eines Gelenkergusses (s. a. ➤ Abb. 6.8).

Klinik und Diagnostik

Symptome Typisch ist ein Hinken (Schonhinken). Die Kinder geben belastungs- und bewegungsabhängige Schmerzen an, die in 75 % der Fälle gelenknah auftreten (davon 25 % Kniegelenk und Oberschenkel). Im späten Verlauf treten Adduktions- und Beugekontrakturen zusammen mit einem Verkürzungs-/Schon-/Trendelenburghinken auf.

Bei der Untersuchung fällt eine Bewegungseinschränkung auf, das sog. Viererzeichen ist positiv (eingeschränkte Abduktion und Außenrotation, ➤ Abb. 6.9).

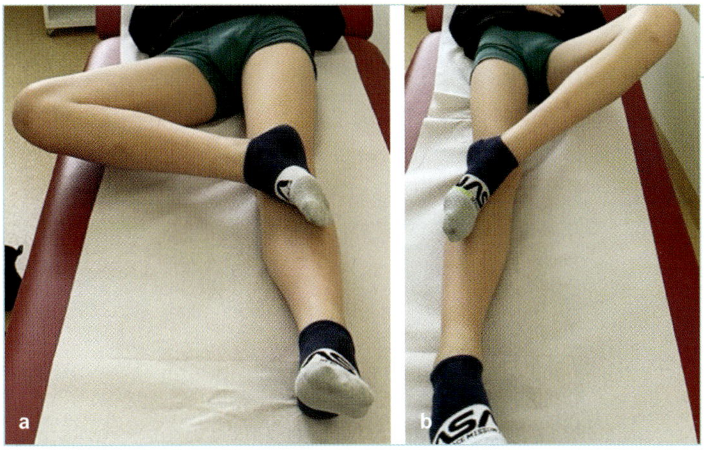

Abb. 6.9 Klinischer Befund bei Morbus Perthes [P1650]
a) Gesundes Hüftgelenk zum Vergleich mit nur geringem Abstand von der Außenseite des Kniegelenks zur Unterlage, beide Beine bilden eine „4"
b) Morbus Perthes des linken Hüftgelenks mit positivem Viererzeichen (eingeschränkte Abduktion und Außenrotation)

Apparative Diagnostik Zur **Röntgenuntersuchung** gehören eine Beckenübersichtsaufnahme/Hüftgelenk a.-p. und eine Aufnahme nach Lauenstein. Je nach Verlauf und Schweregrad sind unterschiedliche Einteilungen möglich (➤ Tab. 6.2, ➤ Abb. 6.10). Eine **MRT** kann im Frühstadium der Erkrankung hinsichtlich der Differenzialdiagnose unterstützen.

Studentische Sicht

Therapie

Konservativ, ggf. NSAID; bei Beschwerdepersistenz Ausschluss Morbus Perthes, ECF, Hüftdysplasie oder juvenile idiopathische Arthritis

6.1.4 Morbus Perthes

- Ab dem *5.–7. Lebensjahr* vor allem bei Jungen
- Symptome durch *aseptische Hüftkopfnekrose*
- Genese nicht abschließend geklärt

CAVE

Klinik und Diagnostik

Symptome: Schonhinken, belastungs-/bewegungsabhängige Schmerzen, Adduktions- und Beugekontraktur, Vierer-Zeichen (➤ Abb. 6.9)

ABB. 6.9

Diagnostik: Goldstandard ist die Röntgenuntersuchung (Beckenübersicht mit *Lauenstein-Aufnahme,* ➤ Abb. 6.10).

MERKE

MERKE Eine alleinige Beckenübersicht zur Beurteilung reicht nicht aus, da die Einteilung nach Catterall nur anhand der Lauenstein-Aufnahme vorgenommen werden kann!

TAB. 6.2

Tab. 6.2 Klassifikationen und Zeichen beim Morbus Perthes

Einteilung	Schweregrade/Bedeutung
Waldenström (Verlauf)	• Stadium 0: Initialstadium (Verbreiterung Gelenkspalt infolge eines Ergusses) • Stadium 1: Kondensation • Stadium 2: Fragmentation • Stadium 3: Reparation • Stadium 4: Ausheilung (Coxa magna)
Catterall (prozentuale Zerstörung des Hüftkopfes)	• Catterall 1: 25 % • Catterall 2: 50 % • Catterall 3: 75 % • Catterall 4: 100 %
Herring (Beteiligung des seitlichen Anteils der Femurkopfepiphyse = abstützender Pfeiler für Epiphyse)	• Herring A: lateraler Pfeiler nicht höhengemindert • Herring B: lateraler Pfeiler um 50 % höhengemindert • Herring C: lateraler Pfeiler um mehr als 50 % höhengemindert
Kopfrisikozeichen („head at risk signs")	• Horizontale Epiphysenfuge • Laterale Subluxation der Epiphyse • Laterale Kalzifikationen („hinge abduction") • Beteiligung der Metaphyse

ABB. 6.10

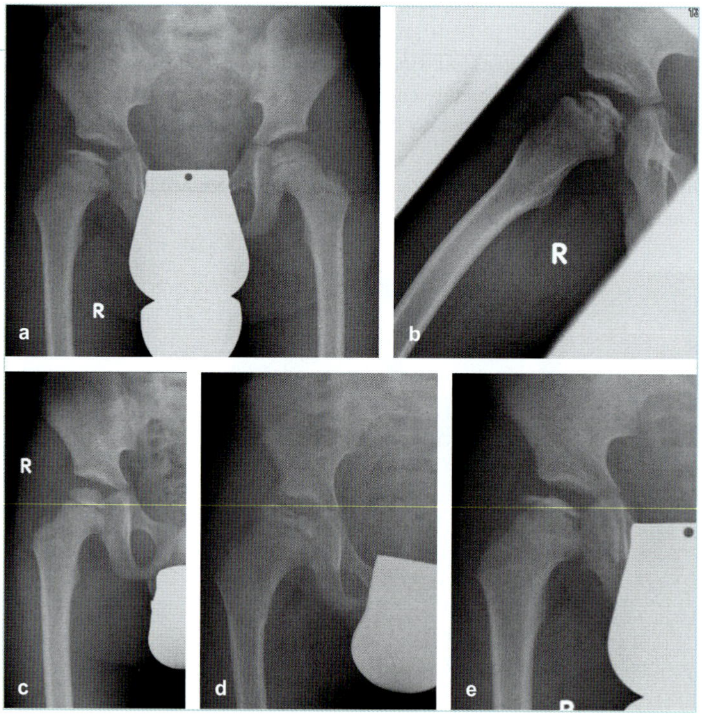

Abb. 6.10 Röntgenologische Befunde bei Morbus Perthes (rechtes Hüftgelenk) [T1272-01]
a) Fragmentation in einer Beckenübersichtsaufnahme
b) Stadium Catterall 4 in einer Lauenstein-Aufnahme
c) Stadium Herring A ohne Höhenminderung des lateralen Pfeilers
d) Stadium Herring B mit um 50 % höhengemindertem lateralen Pfeiler
e) Stadium Herring C mit einem um mehr als 50 % höhengeminderten lateralen Pfeiler und Kopfrisikozeichen (laterale Kalzifikation und metaphysäre Beteiligung)

Therapie und Management

Ziel der Behandlung ist der Erhalt bzw. Wiederherstellung der Hüftkopfzentrierung **(Containment).** Der Morbus Perthes wird je nach Stadium konservativ oder operativ behandelt (➤ Abb. 6.11). Bei Bedarf können Analgetika gegeben werden. Im Verlauf sind regelmäßige klinische und radiologische Kontrollen in definierten Zeitabständen erforderlich.

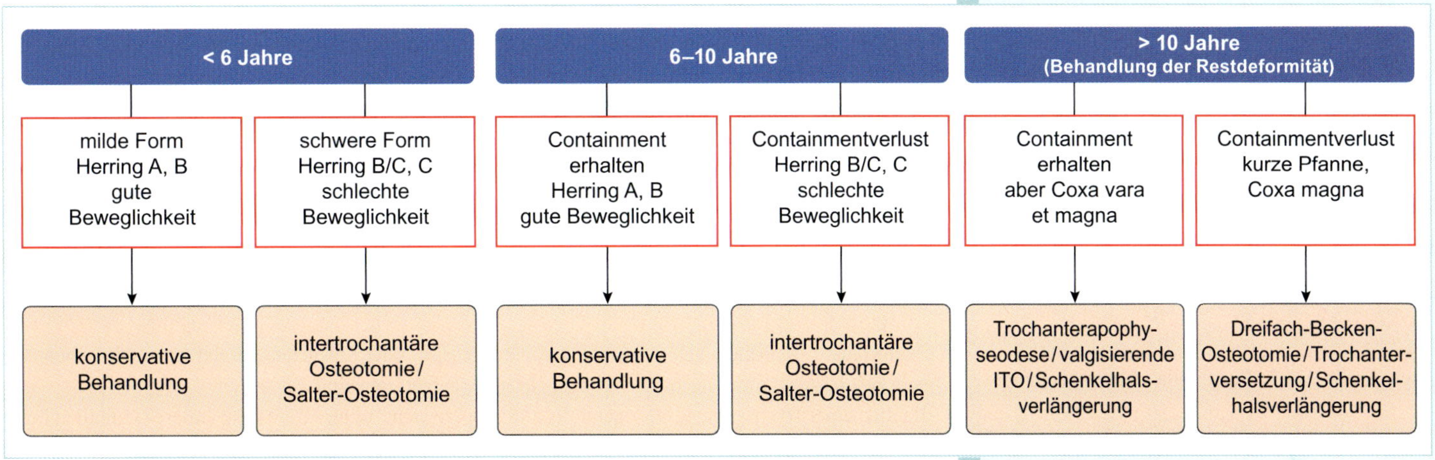

Abb. 6.11 Therapeutisches Vorgehen bei Morbus Perthes in Abhängigkeit von Lebensalter und Risikofaktoren; ITO = intertrochantäre Osteotomie [L157]

MERKE Eine Operation verändert nicht den Krankheitsverlauf!
Jede Erkrankung durchläuft alle Stadien, aber der zeitliche Verlauf kann altersabhängig variieren.

KOMPETENZBASIERTES VORGEHEN (NKLC)

Management

- **Erstversorgung:** ggf. Analgesie; beim kindlichen Hüftschmerz daran denken und diagnostizieren
- **Entscheidungsfindung:** konservativ oder operativ ➤ Abb. 6.11; bei konservativem Vorgehen:
  - Belastungsinsuffizienz (aufgrund von Schmerzen) des betroffenen Beins → Entlastung an Unterarmgehstützen oder (bei kleinen Kindern) im Rollstuhl
  - Ohne Belastungsinsuffizienz → Sportkarenz für Sprung- und Kontaktsportarten, leichte sportliche Betätigung (Schwimmen, Radfahren) ist möglich
- **Prinzipien der Versorgung:** Wiederherstellung des Containments (Hüftkopfüberdachung)
  - Konservativ: Physiotherapie zur Vermeidung von Kontrakturen
  - Operativ: mit Umstellungsosteotomie
- **Nachbehandlung:** nach OP 6-wöchige Entlastung der versorgten Seite, Physiotherapie, Gangschule
- **Erfolgsparameter:** Wiederherstellung bzw. Erhalt der Femurkopfform und Kongruenz zur Pfanne (Klassifikation nach Stuhlberg)
- **Komplikationen:** präarthrotische Deformität mit konsekutiver Beinlängendifferenzen durch Veränderung des CCD-Winkels, Beckeninstabilität (Trendelenburg-Hinken)

Spätfolgen

Mögliche Spätfolgen des Morbus Perthes sind:

- Präarthrotische Deformität (erfordern ggf. eine endoprothetische Versorgung als Folgeeingriff)
- Einschränkungen bei sportlichen Aktivitäten und beruflichen Tätigkeiten

Studentische Sicht

Therapie und Management

Operativ oder *konservativ* je nach Catterall-/Herring-Stadium (➤ Abb. 6.11)

MERKE

KOMPETENZBASIERTES VORGEHEN

Studentische Sicht

6.1.5 Epiphyseolysis capitis femoris

- Abgleiten des Hüftkopfes im Bereich der Wachstumsfuge durch *Epiphysenlösung* im Rahmen der frühen Pubertät
- Meist *beide Hüften* betroffen.
- Acuta- (plötzlich) vs. Lenta-Form (Wochen bis Monate)

Klinik und Diagnostik

Symptome: belastungsabhängige Knie-/Hüftschmerzen, häufig Dystrophia adiposogenitalis

CAVE

Untersuchung:
- Fehlstellungen
- Fehlbewegungen (u. a. Trendelenburg-Hinken)
- Drehmann-Zeichen (➤ Abb. 6.12)

ABB. 6.12

6.1.5 Epiphyseolysis capitis femoris

NKLC Kompetenzebene: **2**, klin. Diagnostik, app. Diagnostik, Therapie, **Notfall**, **Management**

Die Epiphyseolysis capitis femoris (ECF; Syn.: Hüftkopfepiphysenlösung, Slipped capital femoral Epiphysis, SCF) ist eine Erkrankung im Präpubertäts- bis frühen Pubertätsalter, die infolge einer Epiphysenlösung ein Abgleiten des Hüftkopfes über der Wachstumsfuge zur Folge hat. In 80 % der Fälle sind beide Hüften betroffen.

Bei Mädchen tritt die ECF etwa um das 12. Lebensjahr, bei Jungen um das 14. Lebensjahr auf. Jungen sind im Verhältnis 2–3:1 häufiger betroffen als Mädchen.

Man unterscheidet
- die Epiphyseolysis capitis femoris lenta, bei der die Hüft-und/oder Knieschmerzen über Wochen und Monate auftreten, von
- der Epiphyseolysis capitis femoris acuta mit einem plötzlich einsetzenden Schmerz.

Klinik und Diagnostik

Symptome Die Kinder geben belastungsabhängige Hüft- oder Kniegelenkschmerzen an, die schon längere Zeit bestehen oder nach einem Bagatelltrauma aufgetreten sind. Sie weisen häufig den klassischen Habitus einer Dystrophia adiposogenitalis auf (Übergewicht, unterentwickelte äußere Genitalien beim männlichen Geschlecht).

CAVE In 25 % der Fälle treten *zuerst* Knieschmerzen der betroffenen Seite auf!

Untersuchung Bei der klinischen Untersuchung fallen die folgenden Befunde auf:
- Beinfehlstellung (➤ Abb. 6.12a)
- Verkürzungs-/Schonhinken
- Trendelenburg-Hinken, d. h. Abkippen des Beckens zur gesunden Seite beim Stand auf der betroffenen Seite (durch veränderte Hebelwirkung des M. gluteus medius der betroffenen Seite, der Trochanter major wandert höher, die Muskelspannung nimmt ab)
- Veränderter Habitus (Übergewicht, s. o.)
- Positives „Drehmann-Zeichen" (das betroffene Bein wird bei der Beugung spontan außenrotiert, ➤ Abb. 6.12b)
- Streckdefizit des betroffenen Hüftgelenks

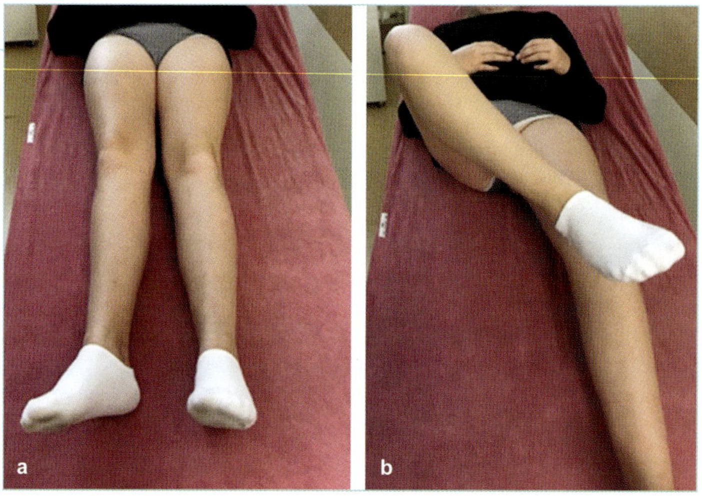

Abb. 6.12 Klinischer Befund bei Epiphyseolysis capitis femoris rechts [P1650]
a) Das rechte Bein ist verkürzt und außenrotiert.
b) Bei passiver oder aktiver Beugung kommt es zur spontanen Abduktion und Beugung, die Außenrotation ist verstärkt („Drehmann-Zeichen").

Apparative Diagnostik Die **Röntgenuntersuchung** umfasst sowohl eine Beckenübersichtsaufnahme als auch die sog. Lauenstein-Aufnahme des betroffenen Hüftgelenks (➤ Abb. 6.13). Dabei zeigen sich die „Auflockerung" der Epiphysenfuge und eine scheinbare Verschmälerung der Kopfkalotte. Der therapeutisch relevante Abrutschwinkel wird in der Lauenstein-Aufnahme bestimmt.

Diagnostik: Goldstandard ist die Röntgenuntersuchung (Beckenübersicht mit *Lauenstein-Aufnahme*, ➤ Abb. 6.13).

CAVE Eine alleinige Beckenübersicht reicht zur Beurteilung nicht aus, da die Kopfkontur erhalten sein kann und das Abrutschen in „leichten" Fällen nicht ersichtlich sein muss. Zur vollständigen Diagnostik gehört *immer* eine (axiale) Lauenstein-Aufnahme!

CAVE

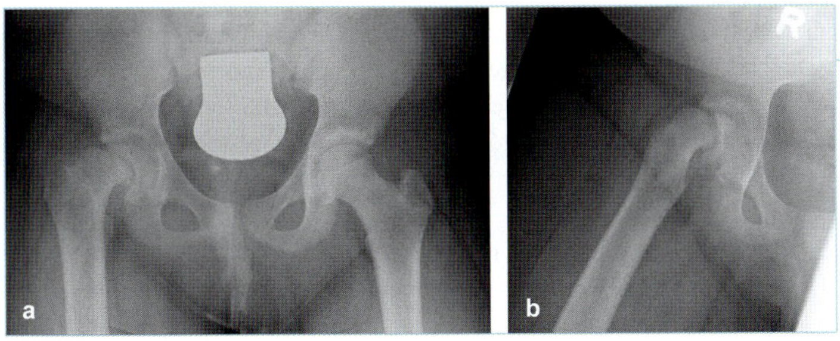

Abb. 6.13 Epiphyseolysis capitis femoris rechts [T1272-01]
a) Beckenübersichtsaufnahme: Der rechte Hüftkopf ist nach innen und unten „gerutscht", das koxale Femur bewegt sich nach kranial.
b) Rechtes Hüftgelenk in der Lauenstein-Aufnahme: Abgleiten des rechten Hüftkopfes nach innen und unten

ABB. 6.13

Therapie und Management

Die ECF erfordert eine operative Versorgung. Die OP-Methode wird in Abhängigkeit vom Abrutschwinkel festgelegt.

Therapie und Management
Die Therapie erfolgt *operativ* je nach *Abrutschwinkel* des Hüftkopfes.

KOMPETENZBASIERTES VORGEHEN (NKLC)

Notfall

- Akute Form → operative Versorgung innerhalb von 24 bis 48 Stunden
- Lenta-Form → operative Versorgung innerhalb einer Woche

Management

- **OP-Methoden:** akute ECF → sofortige Klinikeinweisung, Entlastung, geschlossene Reposition, Fixation, Korrekturosteotomie (s. Lenta-Form)
  Lenta-Form → Abrutschwinkel beachten:
  - Abrutschwinkel a. p. < 30°, axial 30° → Fixation mit K-Drähten, Gleitschraube
  - Abrutschwinkel a. p. > 30°, axial 30–50°: Korrekturosteotomie (valgisierend, flektierend, derotierend [Imhäuser])
  - Abrutschwinkel axial > 50°: Schenkelhalsresektion, offene Reposition
- **Entscheidungsfindung:** Die simultane Versorgung der Gegenseite wird unterschiedlich gesehen (präventive Fixation der Gegenseite); engmaschige Kontrollen in Kombination mit einer ausführlichen Risikoaufklärung
- **Nachbehandlung:** 6 Wochen Entlastung postop.; regelmäßige klinische und radiologische Verlaufskontrollen; Implantatentfernung nach vollständigem Verschluss der Epiphyse
- **Erfolgsparameter:** Beschwerdefreiheit, muskuläre Beckenstabilität
- **Komplikationen:** Migration der Implantate (ggf. Wechsel bei Implantatversagen oder großer Wachstumspotenz mit nachfolgender unzureichender Stabilisierung der Wachstumsfuge), Beinlängendifferenzen durch Veränderung des CCD-Winkels, Beckeninstabilität (Trendelenburg-Hinken), Hüftkopfnekrose

KOMPETENZBASIERTES VORGEHEN

Spätfolgen

Mögliche Spätfolgen der Epiphyseolysis capitis femoris sind:

- Präarthrotische Deformität (erfordert ggf. eine endoprothetische Versorgung als Folgeeingriff)
- Einschränkung bei sportlichen Aktivitäten und beruflichen Tätigkeiten

Studentische Sicht

6.1.6 Kongenitaler Klumpfuß/Sichelfuß

6.1.6.1 Klumpfuß
- Sehr häufige angeborene Deformität (0,1–0,2 %)
- Ätiologie ungeklärt
- Assoziiert: Hüftdysplasie und Arthrogryposis multiplex congenita

Einteilung

Primärer vs. sekundärer Klumpfuß (Folge anderer Erkrankungen); *Gradeinteilung nach Dimeglio und Pirani*

Klinik und Diagnostik

Symptome: Spitzfuß, mediale und dorsale Hautfalte, Rückfußvarus, Vorfußadduktion, Supination und Hohlfuß (➤ Abb. 6.14), schmale Wade *(„Storchenwade“)*

ABB. 6.14

Diagnostik: Goldstandard ist die Röntgenuntersuchung (nach Erreichen des freien Laufens, nicht vor dem 3. Lebensmonat):
- Talokalkanealer Winkel < 30° (➤ Abb. 6.15)
- Talus und Kalkaneus parallel

MERKE

6.1.6 Kongenitaler Klumpfuß/Sichelfuß

NKLC Kompetenzebene: **1**, klin. Diagnostik, app. Diagnostik, Therapie, Notfall, Management

6.1.6.1 Klumpfuß

Der kongenitale Klumpfuß (Syn.: Pes equinovarus, Clubfoot) ist mit die häufigste angeborene Deformität. Bei Menschen mit heller Hautfarbe liegt die Inzidenz zwischen 1 und 2 auf 1.000 Geburten, Jungen sind dreimal häufiger betroffen als Mädchen. In China und Japan ist die Erkrankung selten (0,5/1000), bei Menschen mit dunkler Hautfarbe liegt die Inzidenz bei 3,5/1.000, in Polynesien bei 6,5/1.000.

Die Ätiologie des kongenitalen Klumpfußes ist nicht abschließend geklärt! Von einer multifaktoriellen Entstehung ist auszugehen. Diesbezüglich spielen Störungen der Bindegewebs-, Knochen- und Gelenkentwicklung sowie -differenzierung (bedingt durch exogene/endogene Faktoren) eine Rolle. Assoziierte Anomalien sind beispielsweise die Hüftdysplasie (➤ Kap. 6.1.2) und die Arthrogryposis multiplex congenita.

Einteilung

In Abgrenzung zum kongenitalen (primären Klumpfuß) tritt ein sekundärer Klumpfuß im Rahmen von anderen Erkrankungen auf (neuromuskuläre Erkrankungen, Verbrennungen, Dysmelie, Stoffwechselstörungen).

Der Schweregrad des Klumpfußes wird nach Dimeglio und Pirani eingeteilt.

Klinik und Diagnostik

Symptome Das typische Bild eines Klumpfußes ergibt sich aus einem Spitzfuß (Kalkaneushochstand, „leeres“ Fersenpolster), einer medialen und dorsalen Hautfalte, einem Rückfußvarus, einer Vorfußadduktion, einer Supination und einem Hohlfuß (➤ Abb. 6.14). Hinzu kommt eine schmale Wade der betroffenen Seite („Storchenwade“).

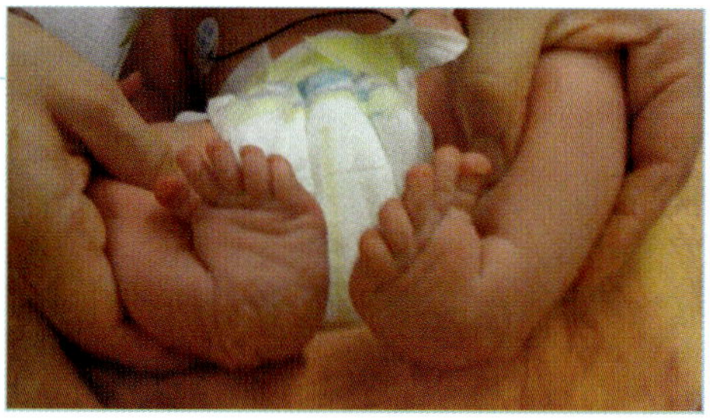

Abb. 6.14 Typisches Bild eines Klumpfußes beidseits [P1650]

Apparative Diagnostik Methode der Wahl ist die **Röntgenuntersuchung** des Fußes, die erst durchgeführt werden sollte, wenn die Betroffenen frei laufen können. Eine frühere Untersuchung ist nur indiziert, wenn operative Maßnahmen geplant sind (zur Dokumentation des Ausgangsbefundes), aber wegen der dann begrenzten Aussagekraft, wenn möglich, nicht vor dem 3. Lebensmonat. Die Aufnahmen werden unter Belastung und maximaler Korrekturstellung in 2 Ebenen angefertigt. Prinzipiell sind Verlaufskontrollen in ein- bis zweijährlichem Abstand – und dann in größeren Abständen – sinnvoll. Die Einstelltechnik sollte nach Simons standardisiert sein.

Röntgenologische Parameter der pathologischen Veränderung sind die Verkleinerung des talokalkanealen Winkels < 30° bzw. die Parallelstellung von Talus und Kalkaneus (➤ Abb. 6.15).

MERKE Der reguläre Winkel zwischen Talus und Kalkaneus beträgt ca. 30°!

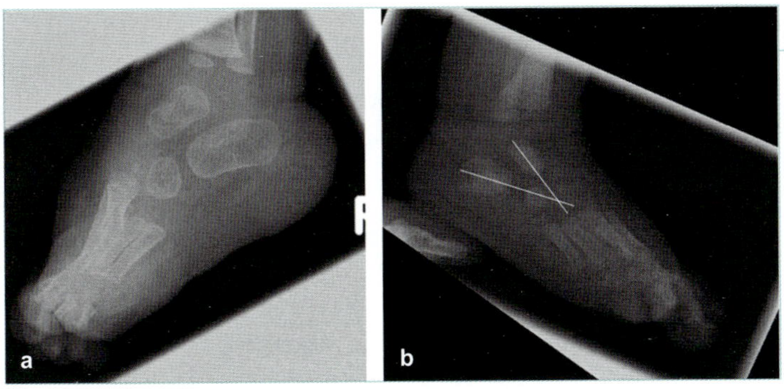

Abb. 6.15 Kongenitaler Klumpfuß in seitlichen Röntgenaufnahmen [T1272-01]
a) Kongenitaler Klumpfuß mit pathologischem talokalkanealen Winkel
b) Normales Füßchen rechts mit regulärem talokalkanealen Winkel

ABB. 6.15

Therapie

Goldstandard der Therapie ist die Redression nach Ponseti. Nach Abschluss der Gipsredression sollten eine Dorsalextension > 15° und eine Außenrotation > 50° möglich sein.

In 90 % der behandelten Fälle wird eine perkutane Achillotenotomie durchgeführt. Postoperativ ist dann eine Abduktionsorthese (z. B. Denis-Brown) mit Schuhen in 70° Außenrotation und 15° Dorsalextension für 3 Monate ganztags, dann bis zum Abschluss des 6. Lebensjahres nachts erforderlich.

Bei guter Compliance sind nur wenige Residuen zu erwarten. Ausnahmen sind sog. „rebellische“ Klumpfüße.

Therapie
- *Redression nach Ponseti*
- Meist perkutane *Achillotenotomie mit postoperativer Abduktionsorthese* bis zum Abschluss des 6. Lebensjahres

Spätfolgen

Ausgeprägte residuelle Fehlstellungen (Spitzhohlfuß, Vorfußadduktion, Schaukelfuß nach Operation) sind möglich.

Spätfolgen
Selten Spitzhohlfuß oder Vorfußadduktion

6.1.6.2 Sichelfuß

Beim Sichelfuß (Syn.: Pes adductus, Metatarsus varus, Z-Fuß, Serpentinenfuß) handelt es sich um eine reine Vorfußadduktion – der Kalkaneus ist normal bis valgisch.

6.1.6.2 Sichelfuß
Reine Vorfußadduktion, *Kalkaneus normal*

Klinik und Diagnostik

Der Sichelfuß ist eine „Blickdiagnose“ mit den Merkmalen: keine Wadenhypotrophie, Kalkaneus steht unten, keine pathologische Hautfältelung (> Abb. 6.16).

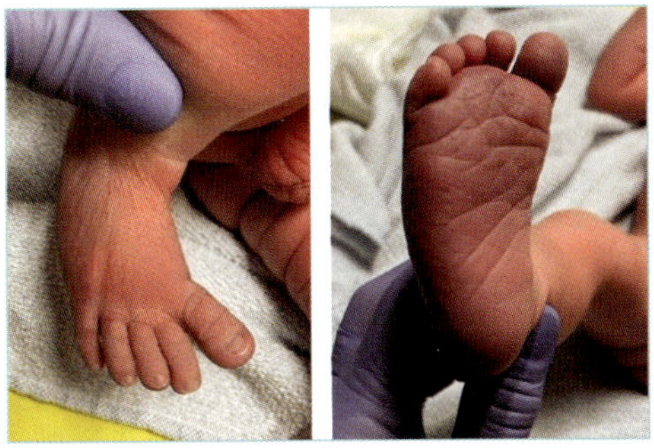

Abb. 6.16 Neugeborenes mit einem Sichelfuß [P1650]

Therapie

Die konservative Therapie umfasst die Stimulation über den Fußaußenrand, eine vorsichtige Aufdehnung der Plantarfaszie und ggf. eine kurzzeitige Gipsredression (1–2 Unterschenkelgipse). Fußorthesen sind ab einer gewissen Fußgröße möglich. Im Laufalter reichen Einlagen mit vorgezogenem Innenrand aus, ggf. Antivarusschuhe.

Therapie
Konservativ mit *Aufdehnung der Plantarfaszie* mit Fußorthesen

6.2 Systemerkrankungen

6.2.1 Erkrankungen des rheumatischen Formenkreises; rheumatoide Arthritis (RA)

6.2 Systemerkrankungen

6.2.1 Erkrankungen des rheumatischen Formenkreises; rheumatoide Arthritis (RA)

Richard Heckel, Stephanie Herbstreit

NKLC

Erkrankungen des rheumatischen Formenkreises

Kompetenzebene: **1**, klin. Diagnostik, app. Diagnostik, Therapie, Notfall, Management

Rheumatoide Arthritis

Kompetenzebene: **1**, klin. Diagnostik, app. Diagnostik, Therapie, Notfall, Management

„Rheuma": Gelenkdestruierende Prozesse, die auch das Weichgewebe betreffen können; in allen Altersstufen möglich.
Unterscheide:
- Degenerative Rheumaformen
- Entzündliche Rheumaformen

Der Begriff „Rheuma" (altgriechisch: Strömung [Metapher der Schmerzwahrnehmung]) wird oft als wenig präziser Sammelbegriff für eine Vielzahl meist gelenkdestruierender Prozesse (aber auch von Weichteilprozessen) genutzt. Korrekt spricht man von Erkrankungen des rheumatischen Formenkreises. Grundsätzlich unterscheidet man

- degenerative (z. B. Arthrosen, ➤ Kap. 6.3) von
- entzündlichen Rheumaformen (z. B. rheumatoide Arthritis [RA], Spondylarthritiden [➤ Kap. 6.9.5.1], Vaskulitiden, Kollagenosen).

Gelegentlich werden auch Stoffwechselstörungen (Gicht) subsumiert. Die Krankheit kann grundsätzlich in allen Altersstufen auftreten.

Rheumatoide Arthritis (RA):
- Entzündliche Autoimmunerkrankung
- Polyarthritis, aber auch extraartikulär
- Verlauf progressiv in Schüben

Die **rheumatoide Arthritis** (RA; früheres Synonym: chronische Polyarthritis) ist ein Hauptvertreter der Erkrankungen des rheumatischen Formenkreises und als eine chronisch verlaufende Autoimmunerkrankung (u. a. der Synovia) entzündlicher Genese definiert. Der Pathomechanismus der Erkrankung ist ungeklärt, diskutiert wird u. a. eine Immunreaktion auf eine unbekannte Infektion bei vorhandener genetischer Disposition.

Die Ausprägung ist variabel, betroffen sind hauptsächlich Gelenke in Form einer Polyarthritis, aber auch Bursen und Sehnenscheiden. Extraartikulär können innere Organe (Lunge, Herz, Vaskulitiden) oder der Urogenitaltrakt betroffen sein. Die RA weist meist einen progressiven, intermittierenden, sich in Schüben manifestierenden Verlauf auf.

Die Prävalenz nimmt vor allem mit fortschreitendem Alter zu, etwa 1 % der Bevölkerung ist betroffen, darunter tendenziell mehr Frauen.

Klinik und Diagnostik

Klassifikation nach folgenden Kriterien:
- Gelenkbefall, Serologie und Akute-Phase-Proteine
- RA bei *6 von 10 Punkten* (➤ Tab. 6.3)

Klinik und Diagnostik

Klassifikation Angelehnt an die ACR/EULAR-Klassifikationskriterien der chronischen Polyarthritis werden Punkte für zutreffende Diagnostikmerkmale vergeben (➤ Tab. 6.3). Bei einer Anzahl von 6 aus 10 Punkten liegt per Definition eine RA vor:

- Befall mittlerer/großer oder einer Anzahl kleiner Gelenke (Symmetrie, Synovitis)
- Entsprechende Serologie (z. B. Rheumafaktoren/ACPA)
- Akute-Phase-Proteine (CRP, BSG)

Symptome:
- Allgemeine und gelenkspezifische Symptome
- *Rheumaknoten*
- *Ruheschmerz* und *Morgensteifigkeit*
- Typische Gelenkveränderungen an Händen und Füßen (Gaenslen-Zeichen)
- Lymphadenopathie
- Nervenkompressionssyndrome
- Serositis/Konjunktivitis

Symptome Bei der körperlichen Untersuchung zeigt sich z. B. bei der RA häufig ein Mischbild aus Allgemein- (z. B. nächtliches Schwitzen, Myalgien) und gelenkspezifischen Symptomen (z. B. Polyarthritis, Tendovaginitis, Bursitis, Karpaltunnelsyndrom). Typisch sind „Rheumaknoten" als indolente Knoten des Subkutangewebes, zudem symmetrische Gelenkschwellungen und eine Schmerzhaftigkeit in Ruhe bzw. eine Morgensteifigkeit (> 30 min anhaltend). Im Rahmen eines akuten Schubes der RA ist eine starke Schmerzexazerbation möglich.

Folgende Organsysteme und Strukturen können typische Veränderungen aufweisen:

- Hände und Finger: klassische „Rheuma-Hand" mit positivem Gaenslen-Zeichen (Kompressionsschmerz der Hand), eingesunkene Interossealräume insbesondere am Handrücken, (symmetrische) Schwellung der Metakarpophalangeal- und proximalen Interphalangealgelenke, Ulna-Deviation der Hand und Finger, Knopfloch- und Schwanenhals-Deformität etc.
- Fuß- und Zehengelenke: „rheumatischer Fuß"
- Wirbelsäule: selten → ggf. atlantoaxiale Instabilität bis Dens-Luxation (muss bei Schmerzen an der HWS immer ausgeschlossen werden)
- Baker-Zysten, Insertionstendinopathien u. a.

Tab. 6.3 ACR/EULAR-Klassifikationskriterien zur Diagnosestellung der rheumatoiden Arthritis; die Diagnose einer RA wird bei mind. 6 Punkten gestellt. [F723-030]

Kriterium	Punktzahl
Mittlere bzw. große Gelenke	
1 (großes) Gelenk betroffen	0
2–10 mittlere/große Gelenke betroffen	1
1–3 kleine Gelenke betroffen	2
4–10 kleine Gelenke betroffen	3
> 10 Gelenke (inkl. kleine) betroffen	5
< 6 Wochen Synovitis	0
≥ 6 Wochen Synovitis	1
Serologie	
Weder Rheumafaktoren noch CCP-Antikörper	0
Mindestens 1 Test niedrig positiv	2
Mindestens 1 Test hoch positiv	3
Akute-Phase-Proteine	
Weder CRP noch BSG abnormal	0
Sowohl CRP als auch BSG abnormal	1
CCP = zyklisches citrulliniertes Peptid, CRP = C-reaktives Protein, BSG = Blutkörperchensenkungsgeschwindigkeit	

TAB. 6.3

- Nervenkompressionssyndrome, Polyneuropathien
- Lymphadenopathie, Splenomegalie
- Serositis: an Pleura, Perikard
- Osteoporose
- Auge: Keratokonjunktivitis, Skleritis, Sicca-Syndrom
- Amyloidose, Nephritis

Labordiagnostik Die Entzündungsparameter können erhöht sein (z. B. CRP, BSG, Ferritin, evtl. Leukozytose), ggf. sind die Anti-CCP-Antikörper (ACPA – hohe Spezifität mit bis zu 90 %! CCP = zyklisches citrulliniertes Peptid), die Rheumafaktoren (RF) und die antinukleären Antikörper (ANA – weniger spezifisch, eher bei Vaskulitiden) nachweisbar.

Labor: *Anti-CCP-Antikörper* (Spezifität 90 %)

Eine ungünstige Prognose der Erkrankung ist mit einzelnen Faktoren assoziiert (z. B. starke CRP-Erhöhung, Rheumaknoten, HLA-DR4-Status).

CAVE Rheumafaktoren sind häufig erst im Krankheitsverlauf erhöht. Sie können – i. d. R. durch Infekte – falsch positiv sein oder ggf. auch bei Gesunden vorkommen!

CAVE

Apparative Diagnostik Häufig werden die Gelenksonografie und Röntgenaufnahmen beider Hände und Füße in 2 Ebenen eingesetzt:

- **Sonografie:** Nachweis einer Synovialitis (Entzündung der Gelenkschleimhaut), ggf. Power-Doppler-Sonografie zur Aktivitätsbeurteilung
- **Röntgenaufnahmen:** Nachweis fortgeschrittener Veränderungen, typischerweise: Weichteilschwellung, gelenknahe Osteoporose, Erosionen/Usuren seitlich an den Gelenken, Luxationen und sekundäre Arthrose wie Gelenkspaltverschmälerung, große Geröllzysten; im Endstadium sind fibröse Ankylosen und Weichteilverkalkungen möglich

Gegebenenfalls kann zusätzlich eine **MRT**-Aufnahme zum Ausschluss begleitender Knochennekrosen durchgeführt werden.

MERKE Im Vergleich zur Polyarthrose sind für die RA im Röntgen vor allem eine gelenknahe Osteopenie, eine symmetrische Beteiligung sowie Erosionen/Usuren typisch. Bei der Polyarthrose überwiegen i. d. R. hingegen eine Sklerose und Osteophyten!

MERKE

Therapie

Erstversorgung:

- Symptomatische Akuttherapie zur Entzündungshemmung
- DMARDs („disease modifying antirheumatic drugs“)
- Physiotherapie

Nachbehandlung: *rheumatologische Anbindung,* regelmäßige Reevaluation der medikamentösen Therapie (alle 3 Monate)

Erfolgsparameter: *ACR-Remissionskriterien:* Morgensteifigkeit < 15 Minuten, fehlende Müdigkeit, keine Gelenkschmerzhaftigkeit; kein Druck- oder Bewegungsschmerz, keine Schwellungen im Bereich der Weichteile, Gelenke oder Sehnenscheiden

Komplikationen: Fehlstellungen (Schwanenhals-Deformität Finger), atlantoaxiale Subluxation, Nebenwirkungen von Medikamenten

Therapie

Erstversorgung Generell wird eine überbrückende symptomatische Akuttherapie zur Entzündungshemmung (Kühlung, Schonung, NSAID und/oder Glukokortikoide) notwendig. Frühestmöglich nach Diagnosestellung sollten *DMARDs* („disease modifying antirheumatic drugs“) wie Methotrexat, Sulfasalazin oder Chloroquin gegeben werden, ggf. sind begleitend auch Glukokortikoide indiziert. Bleibt eine Remission aus, sind ggf. eine Eskalation auf *Biologicals* wie Adalimumab oder Infliximab und eine intraartikuläre Glukokortikoidtherapie zu überlegen. Kontrollen erfolgen zunächst im 3-monatigen Rhythmus.

Zusätzlich sind konservative Maßnahmen wie Physio-/Ergo- und Bewegungstherapie indiziert. Unterstützt wird die Behandlung durch Schienen und Hilfsmittel für den Alltag.

Bei schlechtem Ansprechen auf medikamentöse Therapie ist ggf. die Radiosynoviorthese einzelner Gelenke sinnvoll. Chirurgisch kommen Verfahren wie die Synovektomie (arthroskopisch oder per Arthrotomie) zum Einsatz, vor allem bei frühzeitigem oder starkem Befall. Bei fortgeschrittener Gelenkdestruktion werden Arthrodesen, Gelenkersatzverfahren oder rekonstruktive Verfahren notwendig.

MERKE „Hit hard and early!“

KOMMUNIKATIONSKOMPETENZ Entscheidend für die Prognose und den weiteren Verlauf dieser chronischen Erkrankung ist eine Aufklärung der Patientinnen und Patienten zur Herstellung einer guten Compliance. Diese Aufklärung umfasst u. a. die Notwendigkeit regelmäßiger labor- und bildgebender Kontrollen und die Sensibilisierung für potenzielle Nebenwirkungen der Therapie (z. B. Magenulzerationen, Analgetikanephropathie, Osteoporose).

Nachbehandlung Eine regelmäßige labor- und bildgebende Kontrolle sowie die unbedingte Anbindung an die rheumatologische Fachdisziplin sind obligat. Der Fokus sollte darauf liegen, potenzielle Nebenwirkungen der DMARD-Therapie zu erkennen und Sekundärschäden zu verhindern. Die medikamentöse Therapie sollte regelmäßig neu beurteilt und ggf. angepasst oder ergänzt werden.

Erfolgsparameter Allgemeine Parameter sind rückläufige Entzündungsparameter (BSG) und eine klinische Symptomverbesserung. Ziel der Behandlung ist die Remission – also die Symptomfreiheit, die sich anhand der ACR-Remissionskriterien beurteilen lässt:

- Morgensteifigkeit < 15 Minuten
- Fehlende Müdigkeit
- Keine Gelenkschmerzhaftigkeit; kein Druck- oder Bewegungsschmerz
- Keine Schwellungen im Bereich der Weichteile, Gelenke oder Sehnenscheiden

Komplikationen An den Gelenken kann es bei fortschreitender Erkrankung zum Verlust der Funktion sowie zu Fehlstellungen kommen. Beispiele dafür sind die „Schwanenhals-Deformitäten“ an den Fingern, aber auch die atlantoaxiale Subluxation (**Cave:** Gefahr bei Intubation!). Die multimodale medikamentöse Therapie geht u. U. mit Nebenwirkungen einher (z. B. Magenulzerationen, Analgetikanephropathie, Osteoporose). Seltene Komplikationen sind eine sekundäre Amyloidose mit nephrotischem Syndrom sowie ein T-Gamma-lymphoproliferatives Syndrom.

CAVE Das individuelle **kardiovaskuläre Risiko** muss bei Diagnosestellung unbedingt analysiert werden, weil das Risiko für eine Arteriosklerose und KHK bis zu dreifach erhöht ist!

Ausblick

Wie eine chronische Polyarthritis entsteht, ist weiter ungeklärt. Diskutiert werden ein Zusammenspiel aus u. a. exogenen (z. B. virale oder bakterielle Infekte) und endogenen Faktoren (immunologisch-endokrinologische Komponenten) sowie eine bestehende genetische Disposition.

6.2.2 Metabolische Osteopathien

Maximilian Wolf, Stephanie Herbstreit

NKLC Kompetenzebene: **1**, klin. Diagnostik, app. Diagnostik, Therapie, Notfall, Management

6.2.2.1 Überblick

Metabolische Osteopathien sind krankhafte Knochenveränderungen, die bei zahlreichen endokrinologischen Erkrankungen auftreten und deren Ursachen in verschiedenen Störungen des Hormon- und Stoffwechselsystems liegen (z. B. Hyper- und Hypoparathyreoidismus [➤ Kap. 11.1.4], Osteomalazie, Osteoporose [➤ Kap. 6.2.4]).

Ein Beispiel bei Kindern ist die **Rachitis,** eine meist mit Vitamin-D-Mangel (und zu geringer Lichtexposition) verbundene Erkrankung des wachsenden Knochens mit gestörter Mineralisation und Desorganisation der Wachstumsfugen. Das entsprechende Krankheitsbild im Erwachsenenalter ist die Osteomalazie. Die Rachitis ist auch heute noch in vielen Ländern häufig, in Mitteleuropa aber historisch.

6.2.2.2 Osteodystrophia deformans (Morbus Paget)

Die Osteodystrophia deformans (Morbus Paget) ist die zweithäufigste Skeletterkrankung nach der Osteoporose (➤ Kap. 6.2.4). Sie ist eine lokale Knochenerkrankung des Erwachsenen, bei der normaler Knochen in einen strukturell schwächeren Knochen umgebaut wird, wodurch seine Stabilität abnimmt und Deformitäten entstehen.

Die Erkrankung betrifft meist Personen > 40 Jahre. Die genaue Ursache ist bislang nicht geklärt. Die am häufigsten betroffenen Knochen sind in absteigender Reihenfolge: Becken, Femur, Tibia, Schädel und Lendenwirbelsäule. Etwa 33 % der Betroffenen weisen keine Symptome auf, und die Diagnose wird als Zufallsbefund gestellt.

Klinik und Diagnostik

Anamnese In der Anamnese fragt man nach dem Alter (meist > 40 Jahre), den Vorerkrankungen (virale Erkrankung wie Masern), einer genetischen Prädisposition (Mutation im *SQSTM1*-Gen), Schmerzen (lokalisierter, ziehender Knochenschmerz), Schwerhörigkeit und einer Zunahme des Kopfumfangs.

Körperliche Untersuchung Gezielt sucht man nach Knochendeformierungen (z. B. der Tibia), lokalisierter Überwärmung über dem betroffenen Knochenabschnitt und Druckschmerzen.

Apparative Diagnostik Sie umfasst eine Untersuchung von Blut (↑ alkalische Phosphatase) und Urin (↑ Hydroxypyrolin), konventionelles **Röntgen** in 2 Ebenen (deformierter Knochen) und eine **Knochenszintigrafie** (Darstellung der Lokalisationen des vermehrten Knochenumbaus).

Therapie und Management

Die Therapie (nach gesicherter Diagnostik) zielt auf die symptomatische und unterstützende Behandlung von bestehenden Defiziten, vor allem Deformierungen, erhöhte Frakturgefahr durch geschwächten Knochen, sekundäre Arthrose, Nervenkompression, Hörsturz, Schwerhörigkeit und maligne Entartung. Sobald Defizite bestehen, kann die Krankheit nicht mehr geheilt, sondern nur in ihrem Fortschreiten verzögert werden.

CAVE Um einen Notfall handelt es sich bei Frakturen, bei starker Blutung aus Knochenbrüchen, bei Bewegungseinschränkungen, bei Frakturen der Wirbelsäule mit Instabilitätskriterien und Verletzung des Rückenmarks mit neurologischen Ausfällen sowie bei Kompression von Nerven (Spinalstenose).

Therapeutische Optionen sind
- die Schmerztherapie mit NSAID,
- die Hemmung des Knochenabbaus mit Bisphosphonaten für 3–6 Monate,
- die Substitution von Vitamin D_3 und Kalzium aufgrund des erhöhten Knochenumsatzes,
- orthopädische Hilfsmittel zum Ausgleich von Gangabnormitäten,
- Gewichtsreduktion,
- Mobilisierung und Vermeidung von Bettruhe sowie
- die operative Versorgung.

6.2.2 Metabolische Osteopathien

6.2.2.1 Überblick

Störungen des Hormonsystems, z. B. Erkrankungen der Nebenschilddrüsen, oder *metabolische Störungen,* z. B. Vitamin-Mangelerkrankungen (Vitamin D: Rachitis), können *Osteopathien* verursachen.

6.2.2.2 Osteodystrophia deformans (Morbus Paget)

- Lokale Knochenerkrankung, bei der der Knochen in einen *strukturell schwächeren Knochen* umgebaut wird
- Meist ein *Zufallsbefund* in Becken, Femur, Tibia, Schädel und LWS bei Personen > 40 Jahren

Klinik und Diagnostik

Anamnese: Schmerzen, *Schwerhörigkeit,* Zunahme des Kopfumfangs und genetische Prädisposition
Untersuchung: *Deformierung der Knochen*

Diagnostik: *Röntgen und Knochenszintigrafie*

Therapie und Management

CAVE

Die Therapie beschränkt sich auf die *Symptomkontrolle:* Analgesie (NSAID), Bisphosphonate (3–6 Monate), Ca^{2+} und Vitamin D_3, Physiotherapie, orthopädische Versorgung (Gelenkersatz/Osteosynthese/Dekompression)

Studentische Sicht

Spätfolgen
Gelenkschäden, Herzinsuffizienz, *Nierensteine*, Spinalstenose, Immobilität, *Schwerhörigkeit*

6.2.3 Stoffwechselarthropathien

6.2.3.1 Überblick
Zu den Stoffwechselarthropathien zählen vor allem die Gicht, aber auch die Chondrokalzinose und die Hämochromatose.

6.2.3.2 Gicht
Bei *Harnsäurespiegeln von › 6,5 mg/dl* fallen *Natriumuratkristalle* vor allem in den Gelenken aus und generieren Entzündungen und Schmerzen.
Unterscheide:
- *Primäre Gicht* (90 %): genetisch bedingt
- *Sekundäre Gicht:* im Rahmen einer Grunderkrankung

Chronische Form: meist mit Gichttophi und Nierenbeteiligung

Klinik und Diagnostik
Symptome: beim akuten Anfall stark schmerzhafte Monoarthritis mit Entzündungszeichen; meist Hände/Füße betroffen (60 % Großzehengrundgelenk); nächtliches Auftreten für einige Tage

MERKE

Labor: Harnsäurebestimmung, *Nierenfunktion!* Synovialanalyse (Urat) zum Ausschluss einer bakteriellen Arthritis

Erstversorgung Sie umfasst je nach akuter Symptomatik und ihren Ursachen eine Ruhigstellung, Schienung, intravenöse Zugänge, Analgesie, Röntgendiagnostik und ggf. CT, die operative Stabilisierung von Frakturen, ggf. einen Gelenkersatz und die Dekompression von Stenosen.
Entscheidungsfindung Die operative Versorgung (Osteosynthese, Endoprothetik) ist indiziert bei pathologischen Frakturen mit starken Schmerzen und Immobilität sowie Kompression von Nerven und bei Knochendeformitäten und damit einhergehendem Gelenkverschleiß durch Überbelastung.

Spätfolgen

Mögliche Folgen des Morbus Paget sind Frakturen, eine Osteoarthrose als Folge der Fehlstellung von Gelenken, eine Herzinsuffizienz, ein hoher Kalziumspiegel im Blut, Nierensteine, ein Wurzelkompressionssyndrom im Bereich der Lendenwirbelsäule (Spinalstenose), Immobilität, Gangabnormitäten, eine Hörminderung bei Befall des Felsenbeins und ein Osteosarkom.

6.2.3 Stoffwechselarthropathien

Richard Heckel, Stephanie Herbstreit

NKLC Kompetenzebene: **1**, klin. Diagnostik, app. Diagnostik, Therapie, Notfall, Management

6.2.3.1 Überblick

Die Gicht als typische Stoffwechselarthropathie ist Ausdruck einer Hyperurikämie. Ihre Prävalenz steigt mit zunehmendem Alter, wobei durchschnittlich mehr Männer als Frauen betroffen sind. Ein weiterer Vertreter einer Stoffwechselarthropathie ist die Chondrokalzinose (mit einer Kalziumpyrophosphatkristall-Ablagerung), die auch als „Pseudogicht" bekannt ist. Auch die Hämochromatose (Eisenspeicherkrankheit) zählt zu diesen Arthropathien.

6.2.3.2 Gicht

Die Hyperurikämie bei der Gicht (Harnsäurespiegel > 6,5 mg/dl oder 390 µmol/l) verursacht durch die Ablagerung von Natriumuratkristallen vor allem in den Gelenken Entzündungs- und Schmerzreaktionen. Man unterscheidet eine primäre (90 %) und eine sekundäre Form (10 %): Die primäre Hyperurikämie ist genetisch bestimmt, die sekundäre Hyperurikämie kann im Rahmen anderer Grunderkrankungen (z. B. im Rahmen einer medikamentösen Therapie, Erkrankungen der Niere) auftreten.

Neben dem akuten „Gichtanfall" (s. u.) gibt es auch die chronische Form der Gicht, die sich vor allem bei einem inadäquaten Therapieregime zeigt und heute deshalb selten ist. Neben der chronischen Gichtarthropathie und einer potenziell möglichen Nierenbeteiligung finden sich hier „Gichttophi", hauptsächlich in Form von Weichteil- und Knochentophi als indolente, harte Knötchen.

Klinik und Diagnostik

Symptome Der akute Gichtanfall ist in der Regel durch eine oft ruheschmerzhafte Monoarthritis mit Entzündungsreaktion (lokal und ggf. systemisch) gekennzeichnet, wobei diese meist die Großzehengrundgelenke (ca. 60 %) betrifft, gefolgt von Sprunggelenk und Fußwurzel (ca. 15 %), sowie seltener Hand-, Finger-, Zehen- und Ellenbogengelenke. Typischerweise tritt die Symptomatik plötzlich in der Nacht auf und hält wenige Tage an.

MERKE Der Gichtanfall ist eine klinische Diagnose mit zumeist eindeutiger Anamnese (vermehrte Aufnahme purinhaltiger Lebensmittel wie Innereien, aber auch gesteigerter Alkoholkonsum – auch alkoholfreies Bier – oder Extremzustände wie Fastenperiode, körperliche Überbelastung oder starke Unterkühlung) und Symptomatik (z. B. Monoarthritis eines kleinen peripheren Gelenks, Ausschluss eines Traumas, ggf. positive Familienanamnese).

Labordiagnostik Der Harnsäurespiegel kann labormedizinisch bestimmt werden, muss für die Diagnose allerdings nicht zwingend erhöht sein. Zusätzlich können die Harnsäureausscheidung im 24-Stunden-Sammelurin sowie die Harnsäure-Clearance herangezogen werden. Auch die Nierenfunktion sollte kontrolliert werden.

Durch eine Gelenkpunktion mit Synovialanalyse kann eine bakterielle Arthritis ausgeschlossen werden (ggf. Uratkristalle). Dies ist allerdings keine Standarddiagnostik.

CAVE Klinisch lässt sich der akute Gichtanfall nur schwer vom Bild einer bakteriellen Arthritis unterscheiden → Synovialanalyse!

CAVE

Apparative Diagnostik Eine **Röntgenaufnahme** des betroffenen Gelenks kann – vor allem bei einer chronischen Gicht – zum Ausschluss anderer Ursachen, einer Gelenkzerstörung oder aber zum Nachweis gelenknaher Usuren oder Osteophyten herangezogen werden.

Zum weiteren, spezifischeren Nachweis eines Ergusses eignet sich zudem die **Arthrosonografie**. Hier können Uratablagerungen über dem jeweiligen Gelenkknorpel in Form einer Doppelkonturzeichnung sowie Tophi imponieren.

Diagnostik: Röntgen (Usuren/Osteophyten), Arthrosonografie (*Doppelkonturzeichnung*/Tophi)

Therapie

Anhand der Symptomatik unterscheidet man ein akutes von einem chronischen Geschehen und leitet dementsprechend die Akuttherapie oder langfristige Maßnahmen ein:

- Die Therapie des **akuten Gichtanfalls** sollte zügig beginnen und noch einige Tage nach Symptomfreiheit fortgesetzt werden. Neben der lokalen Kryotherapie eigenen sich hier vor allem NSAID (**Cave:** keine Salizylate!) wie Indometacin und Diclofenac oder Glukokortikoide, in besonders schweren Fällen auch als Kombination. Bei Progredienz oder Kontraindikation für diese Präparate kann zudem Colchicin zum Einsatz kommen. Langfristig sollte die Harnsäurekonzentration gesenkt werden (s. u.).
- Bei **chronischer Gicht** besteht die Gefahr einer chronischen Gelenk- und Nierenschädigung, sodass ggf. eine weitere medikamentöse Therapie (Nephroprotektion → z. B. Umstellung auf ACE-Hemmer) oder operative Maßnahmen (Gelenksanierungen) notwendig sein können.

Nachbehandlung Die Hyperurikämie muss durch medikamentöse Harnsäuresenkung langfristig therapiert werden. Bei mindestens einem Gichtanfall in der Anamnese, einer chronischen Gichtarthritis sowie eingeschränkter Nierenfunktion gilt dies für mindestens 5 Jahre. Präparate der 1. Wahl für die Anfallsprophylaxe sind Urikostatika wie Allopurinol oder Febuxostat, als 2. Wahl eignen sich Urikosurika.

Erfolgsparameter Langfristig sollten die Harnsäurewerte auf unter 6 mg/dl gesenkt bzw. eine klinische Remission ohne weitere Anfälle angestrebt werden.

Therapie

- Akut: lokale Kryotherapie, NSAID *(keine Salizylate!)*, Glukokortikoide; bei Progredienz: Colchicin
- Chronisch: Nephroprotektion, ggf. Gelenksanierungen; Harnsäuresenkung (z. B. Allopurinol)
- Ziel: klinische Remission/Harnsäurespiegel < 6 mg/dl

Spätfolgen

Als Folgen einer Hyperurikämie sind langfristig möglich:

- **Renal**: Nephrolithiasis (Urat-Steine), chronische Uratnephropathie mit klinischer Hypertonie und möglicher Niereninsuffizienz, akute Uratnephropathie mit akuter Niereninsuffizienz
- **Stoffwechsel**: Risikoerhöhung für Komplikationen wie metabolisches Syndrom oder Diabetes mellitus
- **Gelenke**: chronisch deformierende Arthritis der Gelenke mit konsekutiven Versteifungen und Deformierungen (bevorzugt an den Händen und Füßen)
- **Haut**: Ulzerationen, Wundheilungsstörungen

Spätfolgen

Mögliche Manifestation renal, dermal, metabolisch und in den Gelenken

6.2.4 Osteoporose

Maximilian Wolf, Stephanie Herbstreit

6.2.4 Osteoporose

NKLC Kompetenzebene: **2**, klin. Diagnostik, app. Diagnostik, Therapie, Notfall, **Management**

Bei der Osteoporose ist die Knochenmasse vermindert und die Knochenstruktur verändert. Dadurch ist die Frakturgefahr erhöht – osteoporotische Knochen brechen etwa zwei- bis dreimal schneller als gesunde Knochen (bei gegebener Krafteinleitung).

Unterschieden werden die primäre und die sekundäre Osteoporose:

- **Primäre Osteoporose** (ca. 90–95 % der Fälle)
  - Typ I: postmenopausale Osteoporose
  - Typ II: senile Osteoporose
  - Idiopathische Osteoporose: juvenile Osteoporose und (transiente) Osteoporose des jungen Erwachsenen

Ein osteoporotischer Knochen besitzt weniger Knochenmasse, eine veränderte Knochenstruktur und damit ein erhöhtes Frakturrisiko.

- *Primäre Form* 90–95 % (Typ 1: postmenopausal, Typ 2: senil, idiopathisch)
- *Sekundäre Form* 5–10 %: basierend auf einer Grunderkrankung (z. B. endokrinologisch, medikamentös, Malabsorption, Toxine, Immobilisation, Neoplasien)

- **Sekundäre Osteoporose** (ca. 5–10 % der Fälle)
  - Endokrinologisch: Hyperthyreose, Hyperkortisolismus, Diabetes mellitus
  - Medikamentös: systemische Glukokortikoide, Protonenpumpeninhibitoren, Antiepileptika u. v. m.
  - Immobilisation nach Operationen, Frakturen oder Bettlägerigkeit
  - Malabsorptionssyndrom nach Gastrektomie, Morbus Crohn
  - Toxine: Cadmium, Phosphor
  - Neoplasien: z. B. Plasmozytom

Unterscheidung zwischen High- und Low-Turnover-Osteoporosen möglich

Bei einer weiteren Einteilung unterscheidet man nach der Geschwindigkeit des Knochenumbaus in **High-Turnover**- und **Low-Turnover**-Osteoporosen.

Klinik und Diagnostik

Anamnese: Fragen nach Leistungsabnahme, Erschöpfung und Spontanfrakturen

Klinik und Diagnostik

Anamnese Dabei spielen das Alter, Vorerkrankungen (Malignom), Medikation (!), Mobilität, Körpergröße (> Abb. 6.17) und die Schmerzen (Bestimmung von Risikofaktoren) eine Rolle. Gezielt fragen sollte man nach einer schnellen Leistungsabnahme und Erschöpfung sowie nach Spontanfrakturen oder Frakturen nach Bagatelltraumen.

ABB. 6.17

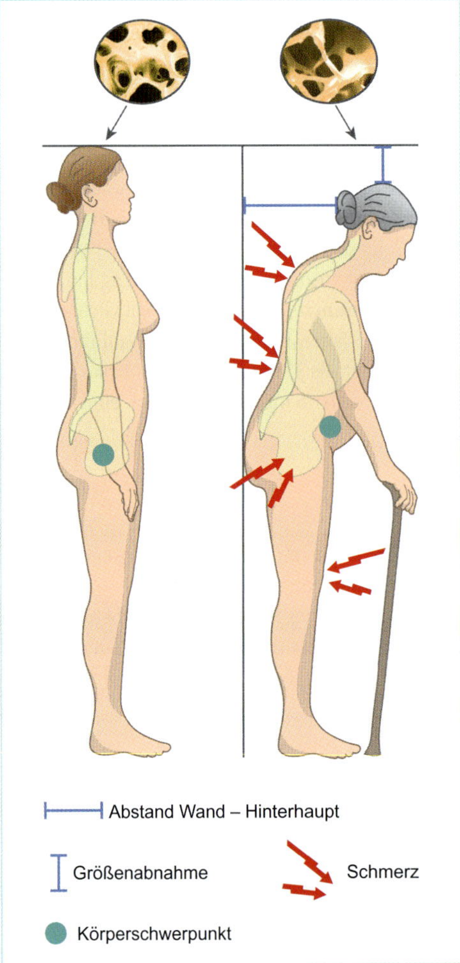

Abb. 6.17 Osteoporose (mit Kyphosebildung und Körperlängenverlust) [L138], Foto: [T406]

Körperliche Untersuchung Charakteristisch sind eine thorakale Kyphose und lumbale Hyperlordose („Rundrücken- und Buckelbildung", ➢ Abb. 6.18) sowie Hautfalten am Rücken („Tannenbaumphänomen", ➢ Abb. 6.19).

Untersuchung: *thorakale Kyphose, lumbale Hyperlordose,* Hautfalten am Rücken (➢ Abb. 6.19)

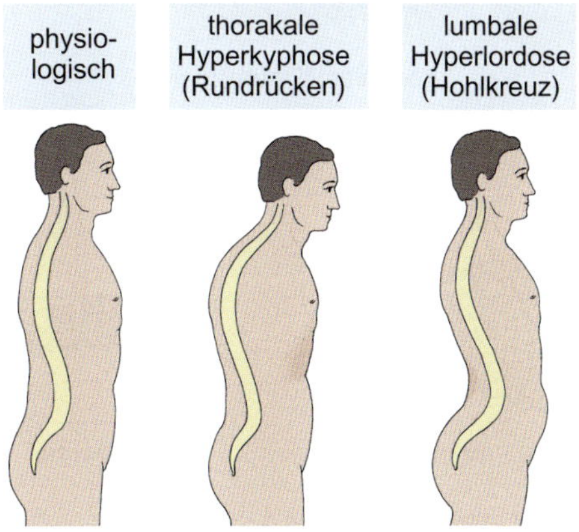

Abb. 6.18 Wirbelsäule mit thorakaler Kyphose (Mitte) und lumbaler Hyperlordose (rechts) im Vergleich zu einer normalen Wirbelsäule (links) [L190]

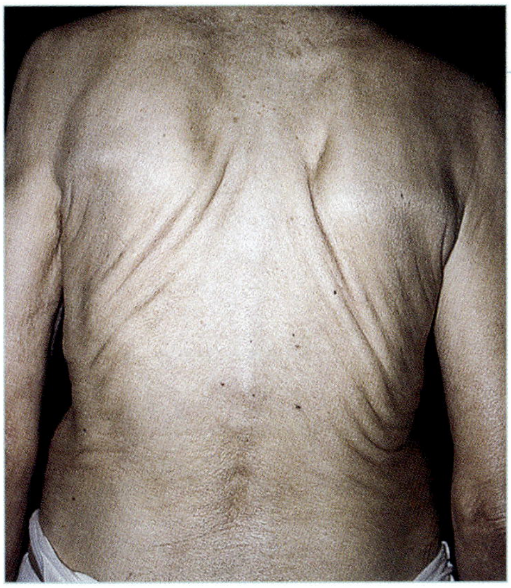

Abb. 6.19 Tannenbaumphänomen bei einer Patientin mit Osteoporose [R246]

ABB. 6.19

Apparative Diagnostik Mit der **Osteodensitometrie** mittels DXA (Dual Energy X-Ray Absorptiometry) der LWS und der Hüfte beurteilt man die Knochendichte im Vergleich zu der eines gesunden Erwachsenen (T-Wert) und zur Indikationsstellung einer medikamentösen Therapie. Konventionelle **Röntgenbilder** in 2 Ebenen werden vor allem von der Wirbelsäule erstellt, wobei oft die typischen Veränderungen osteoporotischer Knochen zu erkennen sind (➢ Abb. 6.20). Eine **CT** ist ggf. bei Frakturverdacht indiziert.

Diagnostik: Knochendichtebestimmung *(T-Wert)* mit Osteodensitometrie mittels DXA von LWS und Hüfte, Röntgen (➢ Abb. 6.20), ggf. CT

ABB. 6.20

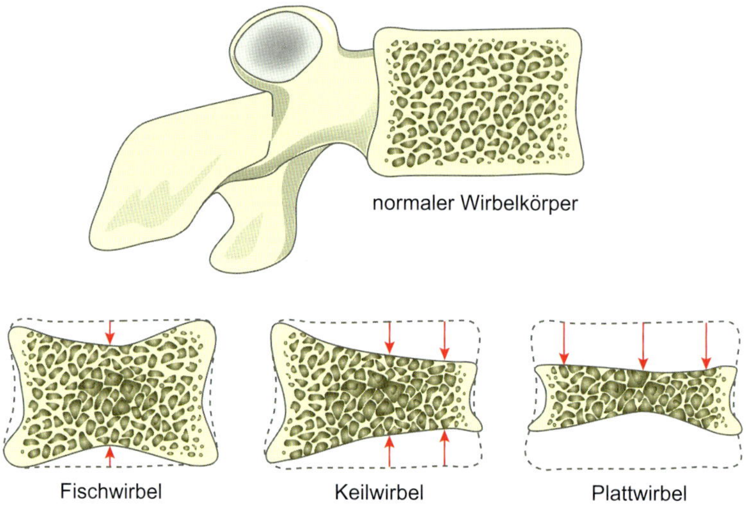

Abb. 6.20 Typische Veränderungen osteoporotischer Knochen im Vergleich zu einem normalen, gesunden Wirbelkörper (Schema) [L157]

Labor: Ausschluss einer *sekundären Osteoporose*

Labordiagnostik Sie schließt Blutbild, Entzündungsparameter, Serumkalzium, Serumphosphat, 25-Hydroxycholekalziferol, TSH und Testosteron u. a. ein, um eine sekundäre Osteoporose sowie andere Differenzialdiagnosen (weitere Osteopathien) auszuschließen.

Therapie und Management
- *Prävention/Basistherapie:* normale Ernährung, Bewegung, Sonnenlicht, Rauchverzicht
- *Medikamentös:* Vitamin D und Kalzium, NSAID, Bisphosphonate, Kalzitonin, Raloxifen
- *Operativ:* Frakturstabilisierung (Notfall), u. a. mit Kyphoplastie/Spondylodese

Therapie und Management

Zur Prävention bzw. zur **Basistherapie** gehören eine vitamin- und kalziumreiche Ernährung, Bewegung – inkl. einer schnellstmöglichen Mobilisation nach niedrigenergetischen Wirbelkörperfrakturen –, Sonnenexposition, Physiotherapie und ggf. Orthesenversorgung. Auf Alkohol und Nikotin sollten die Patienten verzichten.

Die **medikamentöse Therapie** hängt u. a. von Risikofaktoren ab:
- Vitamin D 800–1.000 IE/d und Kalzium 1.000 mg/d
- Schmerztherapie mit NSAID
- Weitere Medikamente: Antiresorptiva (Bisphosphonate), Östrogenrezeptormodulatoren (Raloxifen), Kalzitonin

Bei der **operativen Versorgung** geht es häufig um die Stabilisierung von Frakturen (u. a. Kyphoplastie, Spondylodese).

Notfälle sind osteoporotische Frakturen (Wirbelkörper, Schenkelhals, Femur, Radius, Humeruskopf) bzw. Wirbelkörperfrakturen mit Instabilitätskriterien.

KOMPETENZBASIERTES VORGEHEN

KOMPETENZBASIERTES VORGEHEN (NKLC)

Management
- **Erstversorgung:**
  - Bei nachgewiesener Osteoporose, aber Symptomfreiheit (Rückenschmerzen, Frakturen): Behandlungsbedürftigkeit erst nach erweiterter Exploration
  - Bei Frakturen: Ruhigstellung, intravenöser Zugang, Schmerztherapie, schonender Transport, Röntgendiagnostik und ggf. CT
- **Entscheidungsfindung** (osteoporotische Frakturen):
  - Eher konservativ bei hohem Alter und Vorerkrankungen, geringen Beschwerden unter Analgesie, erhaltener Mobilität und Frakturen mit geringen Instabilitätskriterien
  - Eher operativ bei starken Schmerzen und Immobilität trotz konservativer Behandlung sowie bei immobilisierenden Frakturen der Extremitäten (immer bei Schenkelhals- und pertrochantären Femurfrakturen)
- **Prinzipien der Versorgung:** Schmerztherapie, Orthesenbehandlung (Korsett), Physiotherapie, Mobilisation, Prävention, operative Versorgung mit Stabilisierung von Wirbelkörper- und anderen Frakturen
- **Nachbehandlung:** Fortführung der medikamentösen Basistherapie, ggf. Antiresorptiva; Physiotherapie mit Rückenschule, jährliche Kontrolluntersuchungen mit Blutbildkontrollen, Reduktion der Risikofaktoren
- **Erfolgsparameter:** Verringerung der Schmerzen bis zur Beschwerdefreiheit, erhaltene Mobilisation, knöcherne Stabilität, Verhinderung weiterer Frakturen
- **Komplikationen:** Bettlägerigkeit und Abhängigkeit von Pflege nach Frakturen, chronische Schmerzen, Kyphose mit Atembeschwerden und Lungenerkrankungen, Pneumonie, Mobilisationseinschränkungen, soziale Isolation, Schlafstörungen, Depressionen

6.3 Arthrosen

Sascha Gravius, Anna-Kathrin Harms

NKLC Kompetenzebene: **2**, klin. Diagnostik, app. Diagnostik, Therapie, Notfall, **Management**

6.3.1 Grundlagen

Unter Arthrose versteht man alle degenerativen Erkrankungen der Gelenke. Dabei kommt es zur zunehmenden Destruktion des Gelenkknorpels, der fibrösen und synovialen Gelenkkapsel und folglich des Knochens, der Bänder und der periartikulären Muskulatur.

Bei Patienten über 65 Jahren ist die Arthrose die dritthäufigste Erkrankung des muskuloskelettalen Systems und gleichzeitig der häufigste Grund einer Operation in dieser Patientengruppe. Am häufigsten sind das Kniegelenk (➢ Kap. 6.3.3), das Hüftgelenk (➢ Kap. 6.3.2) und die Fingergelenke (Rhizarthrose, ➢ Kap. 6.8.7) betroffen. Als Prädispositionsfaktoren für die Entstehung einer Arthrose zählen das weibliche Geschlecht, ein BMI ≥ 25 und ein höheres Lebensalter.

Pathophysiologisch ist primär der Wassergehalt des hyalinen Knorpels verändert, d. h., der Knorpel verliert an Elastizität und das Kollagengerüst lockert sich. Die Knorpeloberfläche ist dadurch nicht mehr glatt und das Gelenk wird mechanisch instabil. Darauf reagieren die knöchernen Gelenkanteile (z. B. mit Osteophyten) und die Synovia (z. B. mit Synovitis), die Gelenkkapsel verdickt sich. Parallel führt die Apoptose der Chondrozyten zu einem irreversiblen Verlust des Knorpels.

Die Arthrose ist ein multifaktorielles Geschehen, das in der ersten Phase mit einer entzündlichen Reaktion einhergeht und in der zweiten, nicht entzündlichen Phase zum Umbau der Gelenkstrukturen und schließlich zum schmerzhaften Funktionsverlust führt. Die Patienten sind bereits in der entzündlichen Phase durch die entstehenden Schmerzen stark eingeschränkt, wobei das (radiologische) Ausmaß der Arthrose zu keiner Zeit mit der Klinik und dem Beschwerdeausmaß des Patienten übereinstimmen muss.

Klinik und Diagnostik

Die Diagnose wird durch die Anamnese, den klinischen und den radiologischen Befund gestellt.

Anamnese Bei der *allgemeinen Anamnese* sind außer dem Alter, dem Gewicht und der Sozial-/Berufs- und Familienanamnese nach früheren Verletzungen oder Erkrankungen des Gelenks und nach der körperlichen Belastung durch Sport oder Beruf zu fragen. Des Weiteren sind Voroperationen und Medikation, Stoffwechselstörungen und Nikotin-/Alkoholabusus wichtig. Andere Gelenkerkrankungen, insbesondere chronisch entzündliche Systemerkrankungen mit Gelenkbeteiligung, wie die rheumatoide Arthritis (➢ Kap. 6.2.1), Psoriasis-Arthritis oder die Spondylarthritis sind zu erfragen und stets differenzialdiagnostisch abzuwägen. In der *speziellen Anamnese* sollten Schmerzen, auch nachts und/oder in Ruhe im betroffenen Gelenk, eine Morgensteifigkeit > 30 und < 60 Minuten und Bewegungseinschränkungen erfragt werden.

Körperliche Untersuchung Bei der Inspektion ist auf lokale Entzündungszeichen (Schwellung, Rötung, Überwärmung), die Durchblutung sowie den orientierenden neurologischen Befund, Motorik und Sensorik, zu achten. Bei der Palpation ertastet man Schmerzlokalisationen, die für das betroffene Gelenk typisch sind. Schließlich bestimmt man das Bewegungsausmaß, die Muskelumfänge und beurteilt die angrenzenden Gelenke.

Bildgebende Diagnostik Im konventionellen **Röntgenbild** kann das Ausmaß der Arthrose bestimmt werden. Die Stadieneinteilung wird i. A. nach Kellgren und Lawrence (1957) vorgenommen (➢ Tab. 6.4, ➢ Abb. 6.21). Sie dient der Beurteilung von Verlaufskontrollen, ist aber nicht für eine Therapieentscheidung geeignet.

Tab. 6.4 Schweregrad einer Arthrose nach Kellgren und Lawrence

Grad	Veränderung
0	Normalbefund
1	Gelenkspaltverschmälerung und/oder Osteophyten möglich
2	Gelenkspaltverschmälerung möglich, Osteophyten vorhanden
3	Gelenkspaltverschmälerung, ausgeprägte Osteophyten, Sklerosierung gering bis mäßig
4	Gelenkspaltverschmälerung ausgeprägt bis vollständige Destruktion/Deformität, große Osteophyten, schwere Sklerosierung

6.3 Arthrosen

6.3.1 Grundlagen

Arthrose ist die degenerative Destruktion der Gelenkbestandteile; meist sind Knie, Hüfte oder Finger betroffen.
Prädispositionierend: weibliches Geschlecht, BMI ≥ 25 und ein höheres Lebensalter.

Durch Knorpeldegeneration kommt es zur mechanischen Instabilität des Gelenks und dann zu reaktiven Osteophyten und Synovitis.

1. Phase: entzündliche Reaktion, 2. Phase: nicht entzündlicher Umbau mit schmerzhaften Funktionsverlust.
Radiologisches Ausmaß und Klinik stimmen oft nicht überein.

Klinik und Diagnostik

Diagnosestellung durch Anamnese, Klinik und Röntgen

Anamnese: *Verletzungen und Erkrankungen* der Gelenke oder zurückliegende Belastung durch *Sport oder Beruf;* Schmerzen auch nachts/in Ruhe? Morgensteifigkeit? Bewegungseinschränkungen?

Untersuchung: Typische Schmerzlokalisationen, Muskelumfänge und Bewegungsausmaß erfassen

Bildgebung: Stadieneinteilung nach *Kellgren und Lawrence* (1957) im Röntgenbild (➢ Tab. 6.4, ➢ Abb. 6.21)

TAB. 6.4

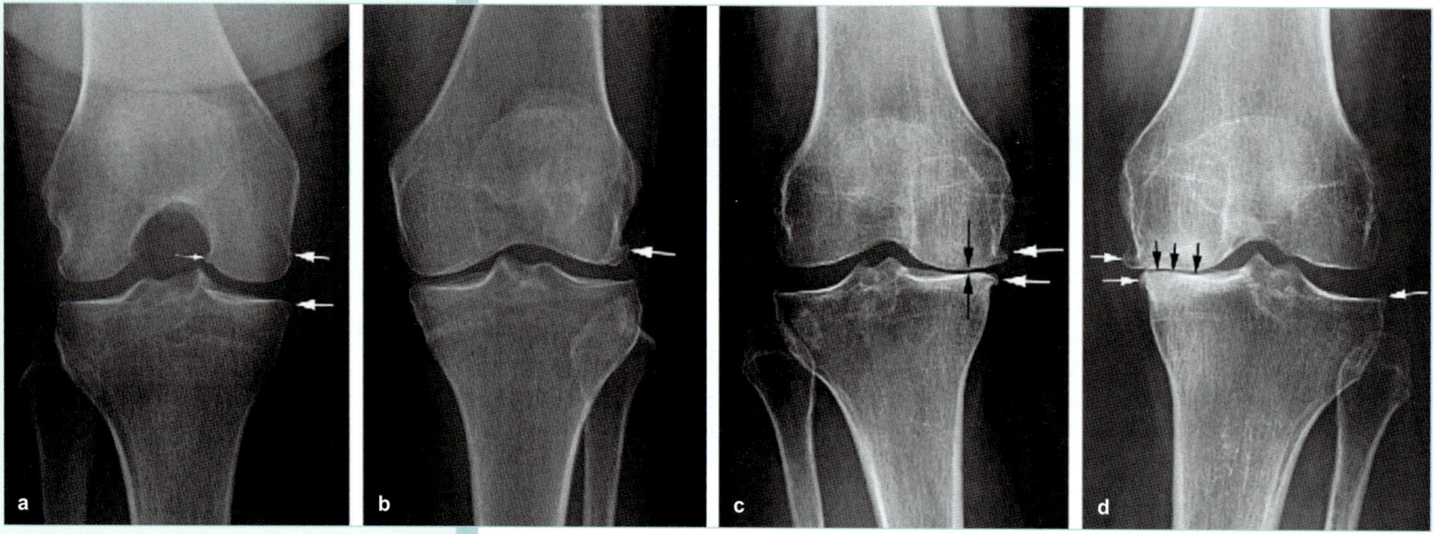

Abb. 6.21 Radiologisch nachweisbare Veränderungen bei einer Arthrose (am Beispiel des Kniegelenks) mit von a bis d zunehmenden Osteophyten (weiße Pfeile), Aufhebung des (medialen) Gelenkspaltes (schwarze Pfeile in c) und Zunahme der subchondralen Sklerosierung (schwarze Pfeile in d) [H648-001]

In der *Sonografie* lassen sich Ergüsse, Kapseldistensionen und Weichteile beurteilen. Gegebenenfalls MRT/CT/Szintigrafie ergänzend.

Labor: keine Primärdiagnostik

Gelenkpunktion: nur bei Verdacht auf entzündliche (infektiöse) Genese

Sonografisch lassen sich Kapseldistensionen, ein intraartikulärer Erguss und die periartikulären Weichteile beurteilen. Eine **MRT** kann ergänzend zum Ausschluss von Osteonekrosen und zur Beurteilung des Weichgewebes genutzt werden. Die **CT** erlaubt eine präzisere Beurteilung der knöchernen Strukturen bei verbliebener Unklarheit. Eine **Szintigrafie** sollte nicht primär, aber bei Verdacht auf eine Entzündung oder einen Tumor eingesetzt werden, wenn eine MRT kontraindiziert ist.

Labordiagnostik Eine labormedizinische Untersuchung ist nur bei Verdacht auf eine entzündliche oder tumoröse Entität erforderlich.

Gelenkpunktion Die Gelenkpunktion gehört ebenfalls nicht zur Primärdiagnostik. Bei Verdacht auf eine entzündliche Genese muss sie differenzialdiagnostisch durchgeführt werden. Sie erfordert eine risikospezifische Aufklärung, die Einwilligung des Patienten und sterile Kautelen bei der Durchführung. Im Punktat werden die Leukozytenzahl und der Anteil der neutrophilen Granulozyten bestimmt und eine Langzeit-Bakterienkultur angelegt. Ebenso kann der makroskopische Befund des Punktats Rückschlüsse auf die Genese geben: Zeigt sich ein zellreiches, trübes oder putrides Punktat, ist dies hochgradig verdächtig oder gar beweisend für eine Infektion, wohingegen Uratkristalle den Nachweis einer Gichtarthropathie darstellen.

Therapie und Management

Zunächst **konservativ**, um Kontrakturen zu vermeiden, mit Lebensstilanpassung, gelenkschonendem Sport, Physiotherapie und physikalischer Therapie

Medikamentös mit NSAID, Opioiden (nur temporär) und ggf. trizyklischen Antidepressiva

Operativ bei erfolgloser konservativer Therapie für 3–6 Monate; Gelenkersatz ab Grad 3 und 4

Therapie und Management

Die Therapie ist konservativ und operativ möglich. Der operativen Therapie sollte immer eine konservative Therapie vorangegangen sein.

Nichtmedikamentöse Therapie Ein ausgewogener Lebensstil mit normalem Körpergewicht und ausreichender Bewegung ist förderlich, beim Sport sind gelenkschonende Sportarten mit Verzicht auf Stoßbelastungen zu empfehlen. Physiotherapeutisch kommen eine Bewegungstherapie (je nach Alter, Komorbiditäten, Schmerzintensität und Bewegungseinschränkungen), Techniken zum Schmerzmanagement, die Verhinderung sekundärer Gelenkkontrakturen und ggf. eine manuelle Therapie infrage. Die physikalische Therapie bietet eine Linderung der Beschwerden durch Elektro-/Ultraschalltherapie, Massagen oder Wärme- und Kälteanwendungen.

Medikamentöse Therapie Analgetika werden nach dem WHO-Stufenschema eingesetzt:

- NSAID und Coxibe so kurz wie möglich, ausschließlich in der entzündlichen Phase, und niedrig dosiert, um die Nebenwirkungen zu vermeiden (**Cave:** NSAID können eine Niereninsuffizienz verstärken)
- Opioide (z. B. Tramadol) temporär
- Trizyklische Antidepressiva (aufgrund einer zentralen Sensibilisierung bei fortgeschrittener Arthrose)

Des Weiteren kommen Slow Acting Drugs in Osteoarthritis (SADOA) (u. a. Glucosamin und Chondroitinsulfat) und eine intraartikuläre Injektion von Hyaluronsäure infrage.

Operative Therapie Die Entscheidung zur Operation sollten Arzt und Patient gemeinsam treffen. Die Erwartungen des Patienten an eine Operation müssen vorher erfragt werden. Präoperativ sollte eine konservative Therapie über mindestens 3–6 Monate erfolglos geblieben sein. Eine aktive Infektion, ein BMI > 40 und ein schlecht eingestellter Diabetes mellitus stellen Kontraindikationen dar. Man unterscheidet gelenkerhaltende von gelenkersetzenden Operationsverfahren. Der Gelenkerhalt kommt bei fortgeschrittener Arthrose nicht infrage, der Gelenkersatz sollte nicht allein vom Röntgenbild abhängig gemacht werden und erst ab Kellgren und Lawrence Grad 3 und 4 erwogen werden.

Komplikationen der OP Häufigste Frühkomplikationen (< 5 Jahre) sind die periprothetische Infektion, die Luxation (Hüfte) bzw. die ligamentäre Instabilität (Knie), die häufigsten Spätkomplikationen die aseptische Lockerung, die ligamentäre Instabilität, die periprothetische Infektion und das Malalignement. Als wesentliche Versagensursache moderner Endoprothesen gilt die *aseptische Lockerung:* Freigesetzte Abriebpartikel („Partikelerkrankung") aus den Gleitpaarungen (Polyethylen, Metall und Keramik) oder der Verankerung (Zementzerrüttung) verursachen dabei eine Fremdkörperreaktion im Gelenkbinnenraum und im periprothetischen Gewebe. Über das Monozyten-Makrophagen-System werden dann Osteoklasten aktiviert, was zur Lockerung der Prothesen führt. Eine *„septische Lockerung"* ist durch eine periprothetische Infektion möglich. Ausgangspunkt ist die Besiedlung der Implantatoberfläche durch Bakterien, die sich in sog. Biofilmen formieren (sessile Bakterien). Werden diese Bakterien aus dem Biofilm (planktonische Bakterien) freigesetzt, führt dies über Mechanismen, ähnlich wie bei der aseptischen Lockerung, zur Prothesenlockerung.

Komplikationen:
- *Frühkomplikationen:* periprothetische Infektion, Luxation (Hüfte)
- Häufigste *Spätkomplikation* ist die aseptische Lockerung als Fremdkörperreaktion mit Osteoklastenaktivierung

KOMPETENZBASIERTES VORGEHEN (NKLC)

Management
- **Erstversorgung:** Ausschluss einer entzündlichen Genese, Optimierung des Lebensstils, ggf. Gewichtsreduktion, konservative Therapie, Analgetika
- **Entscheidungsfindung:** konservativ bei geringen Beschwerden, eher operativ bei starken Schmerzen und Immobilität trotz konservativer Behandlung, Kellgren-Lawrence-Score 3–4 (aber nicht nach dem Röntgenbefund alleine)
- **Prinzipien der Versorgung:** Schmerztherapie, Physiotherapie, Bewegung, ggf. OP (gelenkerhaltend vs. gelenkersetzend)
- **Nachbehandlung:** Physiotherapie, Mobilisierung
- **Erfolgsparameter:** Verringerung der Schmerzen, erhaltene Mobilisation
- **Komplikationen** (nach Gelenkersatz): periprothetische Infektion, Luxation (z. B. Hüfte), Bandinstabilität (z. B. Knie), aseptische Lockerung

KOMPETENZBASIERTES VORGEHEN

6.3.2 Coxarthrose

6.3.2 Coxarthrose

NKLC Kompetenzebene: **2**, klin. Diagnostik, app. Diagnostik, Therapie, Notfall, **Management**

Ist das Hüftgelenk von einer Arthrose betroffen, spricht man von einer Coxarthrose. 15–20 % der über 60-jährigen Bevölkerung sind betroffen. Man unterscheidet primäre und sekundäre Coxarthrosen:
- Die *primäre Arthrose* ist idiopathisch und hat keine eindeutigen Ursachen (multifaktorielle Genese). Die Balance zwischen Synthese und Destruktion der Knorpelmatrix ist zugunsten der Destruktion verschoben.
- Die *sekundäre Arthrose* entsteht oft aus präarthrotischen Deformitäten. Diese bewirken durch Subluxation und Inkongruenz einen erhöhten Druck auf das Gelenk bei reduzierter Fläche. Zu den präarthrotischen Deformitäten zählen: Hüftdysplasie, epiphysäre Dysplasie, femoroazetabuläres Impingement (FAI), Morbus Perthes, Osteochondrosis dissecans (OCD), Epiphyseolysis capitis femoris (ECF), posttraumatische Gelenkdeformitäten und Arthritiden des rheumatoiden Formenkreises; des Weiteren die bakterielle Infektion, die Hüftkopfnekrose und die Fraktur.

Unterscheide:
- *Primäre Coxarthrose:* keine eindeutigen Ursachen
- *Sekundäre Coxarthrose:* Ursprung in präarthrotischen Deformitäten (z. B. Hüftdysplasie, ECF, Infekt oder Fraktur)

Klinik und Diagnostik

Anamnese Die Allgemeinanamnese ist in ➤ Kap. 6.3.1 behandelt. Neben den präarthrotischen Deformitäten zählen bei der Coxarthrose die Hyperurikämie oder ein Diabetes mellitus zu den negativen Prädiktoren. Bei der speziellen Anamnese sind die maximale Gehstrecke und eine Schmerzhaftigkeit der Innenrotation zu erfragen. Ebenso das Punctum maximum des Schmerzes. Typische Lokalisation ist ein Leistenschmerz und/oder Druckschmerz über dem Trochanter major durch eine Bursitis.

Körperliche Untersuchung Bei der körperlichen Untersuchung (➤ Kap. 6.3.1) ist auch auf die Körperhaltung, das Gangbild, den Beckenstand, die Beinlänge und -achse sowie die Trophik und Funktion der Bein- und Glutealmuskulatur zu achten. Besonders relevant sind ein Hinken bei Verkürzung, Schmerz oder Muskelinsuffizienz sowie das Trendelenburgzeichen mit Duchenne-Hinken. Neben dem Bewegungsausmaß sollten die Wirbelsäule, der Thomas-Handgriff und das Drehmann-Zeichen untersucht werden. Um die wahre Schmerzursache herauszufinden, kann eine Infiltration des Hüftgelenks mit einem Lokalanästhetikum erforderlich sein.

Klinik und Diagnostik

Anamnese: maximale Gehstrecke, Schmerz in Innenrotation, typischer Schmerz (Leistenschmerz und Druckschmerz über Trochanter major), Diabetes mellitus, Hyperurikämie

Untersuchung: Körperhaltung, Morphologie des Beins und Gangbild; Thomas-Handgriff und Drehmann-Zeichen; ggf. diagnostische Infiltration mit Lokalanästhetikum (**Cave:** Risiko einer tiefen Infektion)

Studentische Sicht

Bildgebung: betroffene Hüfte a.-p. und axial in Lauenstein-Projektion

Bildgebung In der **Röntgendiagnostik** wird eine Beckenübersicht a.-p. oder Hüftübersicht a.-p. zur Differenzialdiagnostik, Beurteilung der Symmetrie und dem Vergleich mit der Gegenseite angefertigt. Auch sollte die betroffene Hüfte axial in Lauenstein-Projektion geröntgt werden. Gegebenenfalls lassen sich hier Ursachen, die zu präarthrotischen Deformitäten führen, erkennen.

Scores Neben den radiologischen Stadien (➢ Abb. 6.21) werden klinisch verschiedene Scores verwendet. Prä- und postoperativ dienen vor allem
- der Western Ontario Mac Master Arthritis Center (WOMAC) und
- der Harris Hip Score (HHS) (1986)

mit einer hohen Reliabilität und Validität zur klinischen Beurteilung von Funktion und Schmerzen des Hüftgelenks. Der Trend geht maßgeblich zu den PROM-Versionen (PROM = „patient reported outcome measures") dieser Scores. Hier berichten die Patienten, wie sie sich mit ihrer Gelenkfunktion oder nach einer Therapie fühlen, ohne dass parallel eine Interpretation durch medizinisches Fachpersonal stattfindet.

Ausschluss von Differenzialdiagnosen intra- und extraartikulär

Differenzialdiagnostik Differenzialdiagnosen sind:
- Intraartikulär: bakterielle Infektionen, Frakturen, Hüftdysplasien, Hüftkopfnekrosen, entzündlich-rheumatoide Gelenkerkrankungen oder das femoroazetabuläre Impingement
- Extraartikulär: Leisten-, Obturatorius-, Schenkelhernien, intraabdominelle Erkrankungen, vertebragene Ursachen bzw. lumbogener Schmerz, pseudoradikuläre Syndrome, Piriformis-Syndrom, Bursitiden, Beschwerden im Iliosakralgelenk, extraartikuläre proximale Femurfrakturen, Osteomyelitiden, Tumore, Metastasen und Coxa saltans

Therapie und Management

Therapie und Management

Konservative Therapie

Die konservative Therapie steht an erster Stelle und umfasst Gewichtsabnahme, ausreichende körperliche Aktivität mit gelenkschonenden Sportarten, eine physikalische und eine medikamentöse Therapie (➢ Kap. 6.3.1).

Operative Therapie

Prinzipiell sind gelenkerhaltende und gelenkersetzende Verfahren zu unterscheiden. Einer OP sollte eine konservative Therapie vorausgegangen sein.

Gelenkerhaltende OP:
- Arthroskopische Verfahren (z. B. CAM-Abtragung) oder offene gelenkerhaltende Verfahren (z. B. inter- und subtrochantäre femorale Osteotomie)
- Gelenkerhaltende Operationen können im Frühstadium hilfreich sein, aber sich später negativ auf gelenkersetzende Verfahren auswirken!

Gelenkerhaltende OP Ziel ist es, in einem noch frühen Stadium der Arthrose die präarthrotische Deformitäten zu korrigieren und das Fortschreiten der Arthrose zu minimieren, um die Schmerzen zu verringern, die Gelenkfunktion zu verbessern und das Gelenk langfristig zu erhalten. Die biomechanische Krafteinleitung des Hüftgelenks soll verbessert und die Kongruenz der Gelenkpartner wiederhergestellt werden. Angeboten werden sollten diese Verfahren vor allem Patienten mit Deformitäten wie dem femoroazetabulären Impingement, der Hüftdysplasie oder weiteren erworbenen, (posttraumatischen) Fehlstellungen, sowie freien Gelenkkörpern. Bei bereits ausgeprägter Arthrose ist das Risiko für ein Versagen solcher Therapieansätze erhöht. Auch können sich eine Umstellungsosteotomie oder andere gelenkerhaltende Therapien negativ auf ein späteres gelenkersetzendes Verfahren auswirken:
- Arthroskopische Verfahren: CAM-Abtragung (arthroskopisch oder offen-arthroskopisch unterstützt) und Pincer-Abtragung mit oder ohne Labrumchirurgie
- Offene gelenkerhaltende Verfahren: periazetabuläre Beckenosteotomie nach Ganz (PAO), dreifache Beckenosteotomie nach Tönnis und Kalchschmidt (Triple-Osteotomie), inter- und subtrochantäre femorale Osteotomie, chirurgische Hüftluxation (genutzt bei der Labrumchirurgie mit Retaillierung des Schenkelhalses sowie einer Pincer-Korrektur), sowie Acetabuloplastiken bei Kindern

Gelenkersatz: Für die Totalendoprothese wird sowohl der Schaft als auch die Pfanne ersetzt:
- *Zementfrei* (Osseointegration bei guter Knochenqualität) oder alternativ
- *Zementiert* (> 75 Jahre, bei schlechter Knochenqualität)

Gelenkersatz Die Totalendoprothese (TEP) des Hüftgelenks wurde in der Lancet 2007 als die (erfolgreichste) „operation of the century" bezeichnet.

Die **Indikation** zur Hüft-TEP setzt sich laut S3-Leitlinie zusammen aus: Diagnosesicherung, subjektivem Leidensdruck des Patienten, Prüfung alternativer Therapiemaßnahmen, Prüfung der Kontraindikationen, Optimierung von modifizierbaren Risikofaktoren und einer partizipativen Entscheidungsfindung.

Moderne **Prothesen** bestehen aus einer Schaftkomponente mit modularem Prothesenkopf und einer Pfannenkomponente, jeweils in verschiedenen Größen, um eine individuell auf den Patienten angepasste Implantation zu gewährleisten. Je nach Knochenqualität, Femuranatomie, Alter des Patienten (und dessen Wunsch/Anspruch) kann die TEP zementfrei oder zementiert verankert werden:
- Die zementfreie Verankerung der Prothese folgt dem „PressFit-Prinzip" (Druckknopfprinzip), d. h., das Implantatbett wird mit einem Untermaß präpariert und die Prothese schließlich mit Übermaß implantiert. Dieses Verklemmen im Implantatbett wird als „Primärstabilität" bezeichnet. Die zementfreien Prothesenkomponenten sind zudem knochenseitig beschichtet, sodass es zum sekundären Einwachsen, der Osseointegration und damit einer Sekundär- und Langzeitstabilität kommt.

- Das zementierte Verankerungsprinzip kommt u. a. zum Einsatz, wenn die Knochenqualität keine zementfreie Verankerung zulässt oder standardisiert ab einem Lebensalter von > 75 Lebensjahren. Sie bietet die initial höchste Primärstabilität.

Beim Design des Hüftschafts wird zwischen dem Grad-/Langschaft (zementfrei und zementiert) und dem Kurzschaft (zementfrei) unterschieden. Bei der zementfreien Grad-/Langschaftprothese wird außerdem die Verankerung entweder in der Meta- und/oder Diaphyse des proximalen Femurs (meta- und/oder diaphysärer Verankerungsmechanismus) angestrebt.

Die **Pfanne** kann ebenfalls zementfrei oder zementiert verankert werden. Eine Sonderform der zementfreien Verankerung ist die Schraubpfanne, die in das Becken „hineingeschraubt" wird. Vorteil ist die hohe Primärstabilität, Nachteil der Knochenverlust im Fall einer Lockerung.

Die **Gleitpaarung** beschreibt die Materialien der beiden Oberflächen an Schaft und Pfanne, die sich bei einem Gelenkersatz gegeneinander bewegen. Bei der Auswahl der Materialien ist der mechanische Verschleiß (Abrieb) der beiden Komponenten zu beachten:

- Keramik-Keramik-Gleitpaarungen weisen die höchste Biokompatibilität und den geringsten Abrieb auf, gehen jedoch trotz dieser Vorteile mit dem – insgesamt sehr seltenen – Risiko von Keramikbrüchen einher (ca. 1 % revisionspflichtig nach 10 Jahren; bei modernen 4.-Generations-Keramiken [BIOLOX delta] Kopfbruchraten im Promillebereich [ca. 0,001–0,01 %], Linerbrüche [ca. 0,1–0,3 %]).
- Bestehen Kopf und Inlay aus verschiedenen Materialien, nimmt das Ausmaß des Abriebs zu (Keramik/Keramik < Keramik/Polyethylen < Metall/Polyethylen). In der Hüftendoprothetik ist die Gleitpaarung aus Keramik/Polyethylen die meistverwendete Kombination.

Ausmaß des Abriebs bei den möglichen Gleitpaarungen (Materialien, die gegeneinander reiben: Keramik/Keramik < Keramik/Polyethylen < Metall/Polyethylen)

Der **Zugangsweg** zur Implantation einer Hüft-TEP ist nicht einheitlich, minimalinvasive Zugänge werden zunehmend ausgeführt. In der klinischen Praxis werden der anteriore, anterolaterale, (direkt) laterale (transgluteale) und posterolaterale Zugang eingesetzt (> Abb. 6.22, > Tab. 6.5).

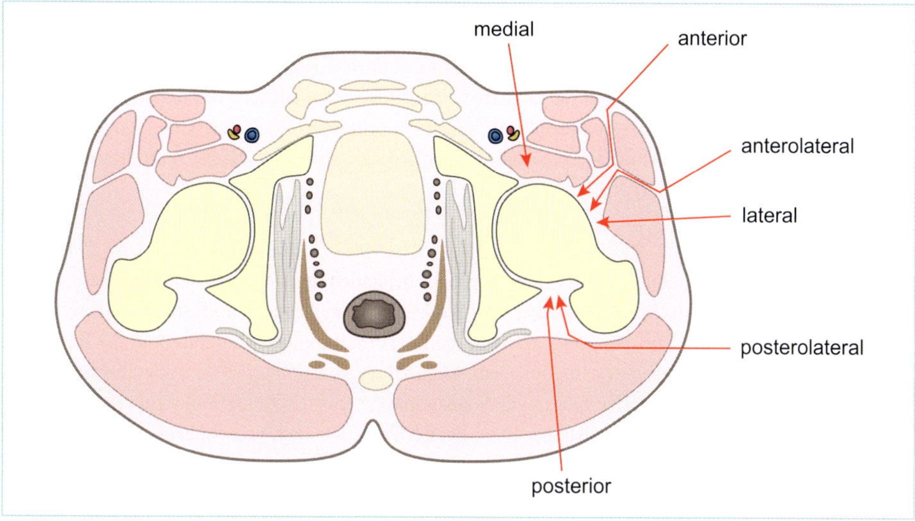

Abb. 6.22 Zugangswege zur Hüft-TEP-Implantation [L157]

Tab. 6.5 Beschreibung der Zugangswege zur Hüft-TEP-Implantation

Zugang	Anatomische Lage	Lagerung	Besonderheiten
Anterior	Zugang zwischen M. sartorius/M. rectus femoris (medial) und M. tensor fasciae latae/Abduktoren (lateral)	Rückenlage	Nutzt Muskelintervall; geringste Luxationsrate
Anterolateral	Zugang zwischen M. tensor fasciae latae (anterior) und Mm. glutei medius et minimus (posterior)	Rückenlage	Nutzt Muskelintervall
Lateral	Längsspaltung des gemeinsamen Sehnenansatzes des M. gluteus medius und des M. vastus lateralis am Trochanter major	Rücken- und Seitenlage	Häufigster, konventioneller Zugang
Posterolateral	Posterior des Trochanter major mit Durchtrennung des M. gluteus maximus, Ablösen der Außenrotatoren und Inzision der dorsalen Kapsel	Seitenlage	Höchste Luxationsrate

TAB. 6.5

KOMPETENZBASIERTES VORGEHEN

KOMPETENZBASIERTES VORGEHEN (NKLC)

Management

- **Erstversorgung:** Optimierung des Lebensstils, ggf. Gewichtsreduktion, konservative Therapie, Analgetika
- **Entscheidungsfindung:** konservativ bei geringen Beschwerden, eher operativ bei starken Schmerzen und Immobilität trotz konservativer Behandlung, gelenkerhaltend vor allem bei präarthrotischen Deformitäten, gelenkersetzend vor allem bei fortgeschrittener Arthrose
- **Prinzipien der Versorgung:** Schmerztherapie, Physiotherapie, Bewegung, ggf. OP (gelenkerhaltend vs. gelenkersetzend)
- **Nachbehandlung:** Physiotherapie, Mobilisierung
- **Erfolgsparameter:** Verringerung der Schmerzen, erhaltene Mobilisation
- **Komplikationen** (nach Gelenkersatz): periprothetische Infektion, Luxation, aseptische Lockerung

Prognose: Eine Hüft-TEP hält bei etwa 58 % der Patienten über mehr als *25 Jahre*.

Prognose Eine Endoprothese ist in ihrer Standzeit nach Implantation limitiert. Die Standzeit der elektiven Hüft-TEP liegt bei 58 % nach 25 Jahren. Die Standzeit kann durch Auswahl der Komponenten und der Verankerung beeinflusst werden. So zeigt ein größerer Kopf ein generell niedrigeres Risiko für Luxationen und luxationsbedingte Folgeeingriffe. Bei den Einflussfaktoren, die sich nicht auf das Implantat beziehen, zeigt sich, dass Patienten über 75 Jahre von einer Versorgung mit zementiertem Schaft profitieren.

6.3.3 Gonarthrose

6.3.3 Gonarthrose

NKLC Kompetenzebene: **2**, klin. Diagnostik, app. Diagnostik, Therapie, Notfall, **Management**

Gonarthrose in *3 Kompartimenten* möglich: medial, lateral und femoropatellar. Bei der Pangonarthrose sind alle Kompartimente betroffen.

Unterscheide zwischen primärer und sekundärer Gonarthrose (sekundär durch z. B. Varus-/Valgus-Abweichung, Osteochondrosis dissecans, Infekt oder Trauma)

Bei der degenerativen Erkrankung des Kniegelenks sind das mediale femorotibiale, das laterale femorotibiale und das femoropatellare Kompartiment zu unterscheiden. Demnach spricht man von uni-, bi- oder trikompartimenteller Gonarthrose. Bei der Pangonarthrose sind alle Kompartimente betroffen.

Ähnlich wie bei der Coxarthrose ist die primäre Gonarthrose (idiopathisch) von der sekundären Gonarthrose zu unterscheiden. Letztere beruht auf präarthrotischen Deformitäten: Genu valgum/varum, Kniebinnenschäden, Morbus Ahlbäck, Osteochondrosis dissecans, posttraumatische Veränderungen sowie Infektionen und rheumatoide Arthritis.

Klinik und Diagnostik

Anamnese: Schmerzen bei Kniebeugung und Kniestreckung

Untersuchung: Erguss *(tanzende Patella)?* Beugekontraktur? Schmerz im Gelenkspalt? Stabilität der Bänder?

Klinik und Diagnostik

Anamnese Die Allgemeinanamnese ist in ➤ Kap. 6.3.1 behandelt. Bei der speziellen Anamnese sind die maximale Gehstrecke und die Schmerzhaftigkeit bei Wechsel von Kniebeugung und -streckung zu erfragen.

Klinische Untersuchung Primär sollte man auf die Körperhaltung, das Gangbild und die Beinachse achten, insbesondere auf ein Genu varum und Genu valgum (➤ Abb. 6.23), weil sie Rückschlüsse auf eine höhere Beanspruchung des lateralen bzw. medialen Kompartiments des Kniegelenks zulassen. Auch auf eine vorbestehende Beugekontraktur ist zu achten. Bei der Palpation zeigt sich ein Erguss – als Ausdruck der entzündlichen Phase – als tanzende Patella. Typische Schmerzlokalisationen sind der laterale und/oder mediale Gelenkspalt. Differenzialdiagnosen wie Kniebinnenschäden sind auszuschließen und durch Untersuchung der Kreuzbänder und Menisken zu prüfen. Auch sind die Untersuchung der mediolateralen Stabilität der Kollateralbänder sowie der anterioposterioren Stabilität durch die vordere/hintere Schublade zu überprüfen. Die Kniegelenksbänder sind entscheidend für die Stabilität und werden auch bei der Auswahl der Prothese berücksichtigt.

Bildgebung: Röntgen als Goldstandard im Stand mit *axialer Patellaaufnahme*

Bildgebung Die konventionelle **Röntgenuntersuchung** besteht aus einer Kniegelenksaufnahme in 2 Ebenen im Stand unter Belastung und einer axialen Patellaaufnahme. Zur Beurteilung der Beinachse ist eine Ganzbein-Standaufnahme empfohlen, insbesondere bei Vorliegen eines Genu varum oder Genu valgum. Ergänzend sollte bei der präoperativen Indikationsstellung für eine Schlittenprothese eine Varus-/Valgus-Stressaufnahme durchgeführt werden, um die Integrität des nicht betroffenen Kompartiments zu überprüfen. Die Stadien der Arthrose werden klinisch anhand des WOMAC-Scores (WOMAC = Western Ontario Mac Master Arthritis Center), des Oxford-Scores 1998 oder des Knee-Society-Scores klassifiziert.

Differenzialdiagnostik Bei Beschwerden am Kniegelenk kommen außer der Arthrose häufig in Betracht: rheumatoide Arthritis, isolierter Meniskusschaden, Baker-Zyste, Erkrankungen des Hüftgelenks, Osteochondrosis dissecans, Morbus Ahlbäck, Tumore und Metastasen sowie Infektionen und Bursitiden.

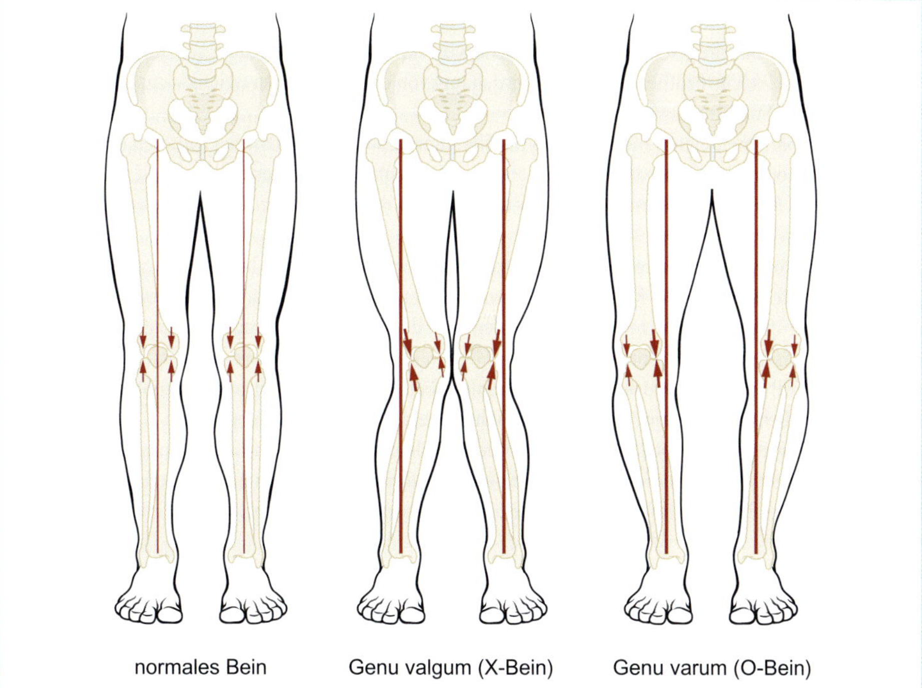

Abb. 6.23 Normalbefund und Achsabweichungen anhand der Mikulicz-Linie (Schema). Die vom deutsch-polnischen Chirurgen Johann von Mikulicz (1850–1905) bestimmte radiografische Linie verbindet den Mittelpunkt des Hüftkopfes mit der Mitte des Talus im Sprunggelenk. [S700-L126, G1067]

Therapie und Management

Konservative Therapie

Die konservative Therapie steht an erster Stelle und umfasst Gewichtsabnahme, ausreichende körperliche Aktivität mit gelenkschonenden Sportarten, eine physikalische und eine medikamentöse Therapie (➤ Kap. 6.3.1). Hinzu kommen Einlagen bzw. Schuhzurichtungen mit Innenranderhöhung für die lateral betonte Gonarthrose und Außenranderhöhung für die medial betonte Gonarthrose. Bandagen können einen positiven Effekt durch Kompression auf die Weichteile haben. Bei der medikamentösen Therapie kommen zusätzlich infrage:

- Topische NSAID mit analgetischer Wirkung und somit Verbesserung der Funktion
- Intraartikuläre Injektionen von Kortikosteroiden oder Hyaluronsäure nach ausgiebiger Nutzen-/Risikoabschätzung
- Radiosynoviorthese (RSO) mit intraartikulärer Injektion radioaktiver Substanzen (lokale Strahlentherapie zur Hemmung der Entzündung in der entzündlichen Phase)

Operative Therapie

Eine operative Versorgung ist bei erhöhtem Leidensdruck und frustraner konservativer Therapie indiziert. Zusammen mit dem Patienten sollte zwischen gelenkerhaltender und gelenkersetzender Operation abgewogen werden.

Gelenkerhaltende OP Bei Genu varum und Genu valgum kommen Umstellungsosteotomien infrage. Beim Genu varum wird am Tibiakopf valgisierend (medial aufklappend), beim Genu valgum meist suprakondylär varisierend (lateral aufklappend oder medial zuklappend) operiert. Ziel ist die Korrektur der Lasteinwirkungsachse (Mikulicz-Linie). Bei freien Gelenkkörpern kann sich das arthroskopische Vorgehen als positiv erweisen.

Gelenkersatz Nach S2k-Leitlinie ist der Gelenkersatz bei Knieschmerz, Nachweis eines Strukturschadens (Arthrose oder Osteonekrose), Versagen konservativer Therapiemaßnahmen, Einschränkung der Lebensqualität und subjektivem Leidensdruck indiziert.

Moderne **Knieprothesen** bestehen aus einer femoralen und einer tibialen Komponente. An der tibialen Komponente ist das sog. Inlay aus Polyethylen modular befestigt. Über die Gleitpaarung zwischen Inlay und Femurkomponente findet die Bewegung des Kniegelenks statt, hier kommt es daher auch zum Abrieb. Femorale und tibiale Komponente können durch einen Zapfen fest verbunden sein (gekoppelte Prothese), oder ein Zapfen des Inlays wird in einer Aussparung der femoralen Komponente geführt (teilgekoppelte

Therapie und Management

Gelenkerhaltende OP: Arthroskopisch oder Umstellungsosteotomie bei Genu varum/valgum mit Korrektur der Lasteinwirkungsachse

Gelenkersatz: Knieprothesen aus femoraler und tibialer Komponente, angepasst an die betroffenen Kompartimente *(uni-/bikondylär mit/ohne Retropatellarersatz)*.
Unterscheide zwischen teil-/un-/vollgekoppelter Prothese bzw. zementierter/nicht zementierter oder Hybridprothese (tibiale Komponente i. d. R. zementiert).

Prothese). Knie-TEPs lassen sich zementfrei, zementiert und in einer Hybridtechnik einbringen (nur eine Komponente oder nur die gelenkseitige Unterfläche wird zementiert), wobei die tibiale Komponente i. d. R. zementiert wird. Welche Prothese eingesetzt wird, hängt von den betroffenen Gelenkkompartimenten und der verbliebenen Stabilität des Kniegelenks ab:

- Gelenkkompartimente: unikondyläre und patellofemorale sowie bikondyläre Prothesen (Oberflächenersatz) ohne oder mit Retropatellarersatz (trikompartimenteller Gelenkersatz)
- Stabilität des Kniegelenks in mediolateraler und anterioposteriorer Richtung: un-, teil- und vollgekoppelte Prothesen

Beispielsweise kommt eine unikondyläre Prothese bei isoliert medialer oder lateraler Gonarthrose infrage. Bei fortgeschrittener Arthrose, Kellgren und Lawrence Grad 3 und 4 (➤ Kap. 6.3.1), sollte eine TEP mit oder ohne Retropatellarersatz implantiert werden, mit der Achsabweichungen ausgeglichen und auch Beinlängen verändert werden können.

Für Knieendoprothesen werden Standzeiten von 95 % nach 10 Jahren und 90–93 % nach 15 Jahren berichtet.

Arthrodese bei insuffizientem Streckapparat mit großen Knochen-Weichteil-Schäden

Eine Knie-TEP weist laut Registerstudien eine Haltbarkeit von 10–15 Jahren auf. Unikondyläre Prothesen haben eine ähnliche Haltbarkeit, jedoch eine erhöhte Anzahl von Revisionseingriffen.

Sollte ein ausgeprägter Knochen- und/oder Weichteilschaden vorliegen und der Streckapparat des Kniegelenks insuffizient sein, stellt die **Arthrodese** eine Option dar. Hierbei kommen verschiedene Systeme zum Einsatz, u. a. modulare Systeme, die individuell an die Knochendefektsituation des Patienten angepasst werden können.

KOMPETENZBASIERTES VORGEHEN

KOMPETENZBASIERTES VORGEHEN (NKLC)

Management

- **Erstversorgung:** Optimierung des Lebensstils, ggf. Gewichtsreduktion, konservative Therapie, Analgetika
- **Entscheidungsfindung:** konservativ bei geringen Beschwerden, eher operativ bei starken Schmerzen und Immobilität trotz konservativer Behandlung, gelenkerhaltend vor allem bei präarthrotischen Deformitäten, gelenkersetzend vor allem bei fortgeschrittener Arthrose
- **Prinzipien der Versorgung:** Schmerztherapie, Physiotherapie, Bewegung, ggf. OP (gelenkerhaltend vs. gelenkersetzend)
- **Nachbehandlung:** Physiotherapie, Mobilisierung
- **Erfolgsparameter:** Verringerung der Schmerzen, erhaltene Mobilität
- **Komplikationen** (bei Gelenkersatz): periprothetische Infektion, aseptische Lockerung

6.4 Infektionen

6.4 Infektionen

6.4.1 Knochen und Gelenke

6.4.1 Knochen und Gelenke

Katharina Henze, Anastasija Grimm, Marcel Dudda

NKLC

Infektion von Knochen und Gelenken

Kompetenzebene: **2**, klin. Diagnostik, app. Diagnostik, Therapie, **Notfall, Management**

Coxitis

Kompetenzebene: **2**, klin. Diagnostik, app. Diagnostik, Therapie, **Notfall, Management**

Definition und Einteilung

Infektionen von Knochen und Gelenken sind meist *bakteriell.*

Definition und Einteilung

Knochen- und Gelenkinfektionen sind in der Regel bakterielle Infektionen der Knochen oder Gelenke mit unterschiedlichen Erregern und Verlaufsformen.

Knocheninfektionen:

- *Osteitis:* meist durch Traumata oder OPs durch Mischinfektionen (Staphylokokken, Streptokokken, Enterobakterien)
- *Osteomyelitis* (Markraum betroffen): durch Traumata, hämatogene Aussaat (Staphylokokken, *Haemophilus influenzae,* Enterobakterien)
  - Akut vs. chronisch (> 4 Wochen)
  - Sonderform: *Brodie-Abszess* (abgekapselter Erregerherd)

Knocheninfektionen

An den Knochen unterscheidet man die lokal begrenzte Osteitis (Knochen) und die Osteomyelitis (Knochenmarkraum).

Osteitis Die Osteitis tritt häufig nach Traumata oder Operationen auf. Meist handelt es sich um Mischinfektionen, die häufigsten Erreger sind Staphylokokken, Streptokokken und Enterobakterien.

Osteomyelitis Die Osteomyelitis ist eine primär auf den Markraum begrenzte (nekrotisierende) Infektion, häufig posttraumatisch (exogen) oder nach hämatogener Aussaat (endogen). Man unterscheidet die *chronische Osteomyelitis* mit milderen klinischen Verläufen (mit Beschwerden häufig > 4 Wochen) von der (hoch)*akuten Osteomyelitis*, die mit einem septischen Krankheitsbild einhergehen kann. Hierfür entscheidend sind die Virulenz des Erregers und die Abwehrlage des Patienten. Eine Sonderform ist der *Brodie-Abszess*, ein abgekapselter Erregerherd bei gering virulenten Keimen und guter Immunabwehr des Patienten.

Bei der *hämatogenen Osteomyelitis* ist die Ausbreitung durch die Gefäßversorgung vorgegeben. Im Säuglings- (oft!) und Erwachsenenalter kann sich die Infektion über die metaphysären Gefäße der Epiphyse ausbreiten und somit auch zum Gelenkeinbruch und damit Gelenkinfekt führen. Im Kindesalter besteht eine natürliche Barriere zum Gelenk, da die Epiphyse avaskulär ist (Ausnahme: z. B. das Hüftgelenk, hier ist eine Fortleitung per continuitatem möglich, bei metaphysärer Kapselinsertion). Typische Erreger der Osteomyelitis sind Staphylokokken, Haemophilus influenzae und Enterobakterien (grundsätzlich sind aber alle Erreger, auch Salmonellen, möglich).

CAVE „Implantatinfektionen" (PJI = „prosthetic joint infection", FRI = „fracture related infection") und Spondylodiszitiden sind wie eine Osteomyelitis aufzufassen.

CAVE

Gelenkinfektionen

Reine Gelenkinfektionen können ebenfalls durch hämatogene Aussaat, lokale Ausbreitung z. B. einer Bursitis oder durch eine direkte Inokulation (Trauma, Punktion, Infiltration) entstehen. Bakterielle Infektionen führen im Verlauf rasch zu einer Synovialitis mit Destruktion des Knorpels und später des Knochens. Erregerspektrum der Gelenkinfektionen: *Staphylococcus aureus*, Streptokokken, *E. coli, Pseudomonas aeruginosa, Neisseria gonorrhoeae,* Borrelien.

Gelenkinfekte bei fernem Fokus mit starker Gelenkdestruktion möglich (*Staph. aureus, E. coli, Pseudomonas aeruginosa, Neisseria gonorrhoeae*)

Klinik und Diagnostik

Anamnese Trauma/Verletzung? Iatrogene Ursachen? Vorausgegangene Infektion, OP? Immundefizit (chronische Erkrankungen, z. B. Diabetes mellitus, Tumorerkrankungen u. a.)?

Klinischer Befund Typisch sind die Kardinalzeichen der Entzündung (Schmerzen, Schwellung, Rötung, Überwärmung, eingeschränkte Funktion). Eventuell ist eine Fistel zu erkennen. Allgemeine Krankheitssymptome sind Fieber, Schüttelfrost und Abgeschlagenheit.

Labordiagnostik Dazu gehören Blutbild (Leukozyten), CRP und Prokalzitonin (bei septischem Verlauf). Blutkulturen werden zum Erregernachweis angelegt.

Gelenkpunktion Im Punktat wird die Zellzahl bestimmt. Die Direktmikroskopie ermöglicht ggf. den Nachweis von Bakterien (Kokken, Stäbchen) oder auch Harnsäurekristallen (als Hinweis auf die Gicht als Differenzialdiagnose, ➤ Kap. 6.2.3.2). Zum Erregernachweis werden Blutkulturen angelegt.

Bildgebung Zur bildgebenden Diagnostik gehören:

- **Röntgen** in 2 Ebenen: Osteolysen, knöcherne Destruktion? Sequester? Fremdkörper?
- **MRT:** (frühe) Markraumprozesse und begleitende Weichteilinfekte
- **CT** mit Kontrastmittel bei kontraindizierter MRT: (Weichteildiagnostik), Abszedierungen abgrenzbar, Sequesternachweis („Totenlade")
- **(PET/CT)** FDG-PET: Differenzierung zwischen Weichteilinfekt, chronischer Osteomyelitis und „fracture non-union" bei unklaren Befunden
- Drei-Phasen-**Skelettszintigrafie:** bei Verdacht auf weitere osteomyelitische Herde

Klinik und Diagnostik

Bei der Diagnostik und Differenzialdiagnostik spielen die *Gelenkpunktion* mit Zellzahl (ggf. Uratkristallen) und Erregersuche, sowie die *Röntgenaufnahme/CT* eine zentrale Rolle. Eine *MRT* kann Frühstadien aufdecken. Eine PET/CT differenziert zwischen Weichteilinfekt und chronischer Osteomyelitis.

Therapie und Management

Osteitis, Osteomyelitis Grundlegende Maßnahme ist die operative Sanierung mit einem radikalen Débridement von Knochen und Weichteilen mit paralleler Erregergewinnung (inkl. histopathologischer Proben). Zur Verbesserung der immunologischen Kompetenz ist eine ausreichende Weichteildeckung notwendig, und ggf. ist eine lappenplastische Deckung vorzunehmen. Zum Erreichen hoher lokaler Antibiotikakonzentrationen werden lokale Antibiotikaträger (PMMA-Ketten, Gentamicin-Schwämme) verwendet. Diese setzen über einen Zeitraum von 4–6 Wochen hohe lokale Antibiotikadosen frei. Zum Funktionserhalt der Extremität ist häufig eine knöcherne Defektrekonstruktion und (ggf. externe) Stabilisierung notwendig.

Gelenkinfektion Die operative Therapie bei einer Gelenkinfektion orientiert sich oft an der arthroskopischen Stadieneinteilung nach Gächter (➤ Tab. 6.6).

Eine (möglichst) resistogrammgerechte Antibiotikatherapie ist obligat begleitend zur operativen Infektsanierung, sowohl bei Osteitis/Osteomyelitis als auch bei Gelenkinfektion. Die Dauer der Antibiotikatherapie richtet sich nach Resistenzlage der Erreger und Immunkompetenz des Patienten, ist jedoch i. A. mindestens für 4–6 Wochen durchzuführen.

Therapie und Management

Osteitis, Osteomyelitis: Therapeutisch steht das chirurgische Débridement mit Weichteildeckung im Zentrum; ggf. werden lokale Antibiotikaträger verwendet.

Gelenkinfekte werden meist arthroskopisch saniert (➤ Tab. 6.6).

TAB. 6.6

Tab. 6.6 Arthroskopische Stadieneinteilung einer Gelenkinfektion und empfohlenes therapeutisches Vorgehen nach Gächter (1994).

Stadieneinteilung nach Gächter		Therapeutisches Vorgehen
I	• Serös-trüber Erguss • Synovialitis	• Arthroskopische Spülung • Synovektomie bei ausgeprägter Synovitis
II	• Eitriger Erguss • Verdickte Synovialis, Fibrinablagerungen	
III	• Panarthritis • Erhebliche Synovialisverdickung, Kapselphlegmone	• Synovektomie, Débridement; arthroskopisch/offen • Débridement z. B. voroperierter Areale, Entfernung Fremdmaterial
IV	• Destruierende Arthroosteitis • Knorpeldestruktionen, subchondrale Osteolysen	• Resektion Gelenkknorpel/-knochen • Nach Infektsanierung: TEP, Arthrodese, Resektionsarthroplastik

KOMPETENZBASIERTES VORGEHEN

KOMPETENZBASIERTES VORGEHEN (NKLC)

Notfall

- Septisches Krankheitsbild, septischer Schock bei akuten Osteomyelitiden oder Gelenkempyemen
- Beginnende Sepsis → sofortige operative Sanierung des Infekts, Beginn einer kalkulierten Antibiotikatherapie

Management

- **Erstversorgung:** klinische Untersuchung, Labordiagnostik, Blutkulturen für den Erregernachweis (ggf. Punktion), bildgebende Diagnostik, bei akutem Krankheitsbild Beginn mit einer kalkulierten Antibiotikatherapie, operative Vorbereitung
- **Entscheidungsfindung:** bei Osteitis, Osteomyelitis und Gelenkempyem → operative Sanierung; Ausnahme ist die frühe akute hämatogene Osteomyelitis im Kindesalter (gezielte Antibiotikatherapie und Ruhigstellung); bei Gelenkinfekt → Vorgehen nach der Gächter-Klassifikation (➤ Tab. 6.6)
- **Prinzipien der Versorgung:** operative und antibiotische Infektsanierung (ggf. Infekteingrenzung); im Anschluss rekonstruktive Verfahren, ggf. Endoprothetik zum Funktionserhalt; Weichteildeckung beachten
- **Nachbehandlung:** klinische, labormedizinische und radiologische Verlaufskontrollen (ggf. MRT), ggf. programmierte Second-Look-Revisionen
- **Erfolgsparameter:** klinische Befundverbesserung (Schmerzen ↓, Lokalbefund ↓, Infektparameter ↓; Infektsanierung unter Funktions- und Extremitätenerhalt)
- **Komplikationen:** fortschreitende Infektion mit Befundverschlechterung, Funktionsverlust der Extremität, Extremitätenverlust, septischer Krankheitsverlauf bis hin zum septischen Schock mit Todesfolge, chronisch rezidivierende Osteomyelitis (→ Malignomentstehung); prädisponierend für einen komplikationshaften Verlauf (patientenimmanent): chronische Krankheit, i. v. Drogenabusus, Fremdkörper

Spätfolgen

Der Verlauf ist langwierig und mündet nicht selten sogar in einer *Amputation*.

Spätfolgen

Knochen- und Gelenkinfekte führen häufig zu langwierigen und komplikationsbehafteten Verläufen. Nicht selten steht am Ende einer langjährigen Behandlung die Amputation der betroffenen Extremität.

6.4.2 Haut und Hautanhangsgebilde

6.4.2 Haut und Hautanhangsgebilde

Anastasija Grimm, Marcel Dudda

NKLC

Entzündungen der Haut und Hautanhangsgebilde

Kompetenzebene: **3a, klin. Diagnostik**, app. Diagnostik, **Therapie, Notfall, Management**

Paronychie und Panaritium

Kompetenzebene: **3a, klin. Diagnostik**, app. Diagnostik, **Therapie, Notfall, Management**

- Häufigste Infektionen weltweit
- Erysipel: nicht eitrige Entzündung (Streptokokken), spricht meist auf Penicillin an
- Phlegmone/Fasziitis: bei Übergreifen des Infekts auf tiefere Gewebeschichten

Infektionen der Haut/Hautanhangsgebilde (und Weichteilen) gehören zu den häufigsten Infektionen weltweit. Dazu zählen z. B. das Erysipel, aber auch von den Haarfollikeln ausgehende Follikulitiden, Karbunkel und Furunkel – zudem Abszesse sowie **Paronychie** (Nagelrandentzündung) und das **Panaritium** (eitrige Entzündung) an Finger- und Zehennägeln. Das **Erysipel** als klassischer Vertreter ist eine nichteitrige Infektion der Haut, verursacht durch Streptokokken, mit gutem Ansprechen auf Penicillin. Bei Übergreifen des Infekts auf Subkutis und tiefere Gewebeschichten spricht man von einer Phlegmone/Fasziitis (➤ Kap. 6.8.11, ➤ Kap. 6.4.3).

Klinik und Diagnostik

Die Diagnose wird i. d. R. klinisch gestellt:

- Infektion am Nagelwall
  - Rötung/Schwellung des Nagelwalls (durch eindringende Erreger) → **Paronychie**
  - Eitrige Infektion → **Panaritium;** bei ausgeprägtem Befund labormedizinisch Anstieg der Infektwerte möglich
- Infektion der Haut und der tiefer liegenden Schichten:
  - Flächige Rötung (durch über kleine Wunden in die Haut eindringende *Streptococcus pyogenes*) → **Erysipel**
  - Übergreifen des Infekts auf Subkutis und tiefere Gewebeschichten → **Phlegmone/Fasziitis** (z. B. Handphlegmone, ➢ Kap. 6.8.11)
- Infektion an Haarfollikeln
  - Pusteln (in Haarfollikel eindringende Infektion), begleitend Inflammation → **(Peri-)Follikulitis**
  - Gesamter Haarfollikel entzündet, zentrale Einschmelzung → **Furunkel**
  - Konfluierender Furunkel → **Karbunkel**

Therapie und Management

Die konservative Therapie umfasst Schonung, ggf. Ruhigstellung, Kühlung, Hochlagern und ggf. topische oder orale Antibiotika. Bei der operativen Therapie kommen Abszessspaltung, Spülung, Nekrosektomie und eine systemische Antibiotikatherapie infrage.

KOMPETENZBASIERTES VORGEHEN (NKLC)

Notfall

Unmittelbare operative Sanierung und Antibiotikatherapie bei
- Schweren, tiefgreifenden Befunden (Hohlhandphlegmone, Fasziitis)
- Systemischen Infektzeichen (Fieber, beginnende Sepsis)

Management

- **Erstversorgung:** ggf. Schienung, ggf. Antibiotika, ggf. OP-Vorbereitung, Tetanusschutz
- **Entscheidungsfindung:** konservativ bei fehlender Abszedierung und fehlenden systemischen Infektzeichen, operativ bei Abszedierung, lokaler Ausdehnung und/oder systemischen Infektzeichen (➢ Abb. 6.24)
- **Prinzipien der Versorgung:** Verhinderung der Infektionsausbreitung (Phlegmone, Sepsis), Entlastung des Lokalbefundes (Schmerzen), Antibiotika, Verhinderung von Funktionsverlusten
- **Nachbehandlung:** regelmäßige Befundkontrollen, ggf. verlängerte Antibiotikagabe, Ruhigstellung bis Wundheilung, bei Chronifizierung ggf. erweiterte OP-Verfahren (z. B. Emmet-Plastik)
- **Erfolgsparameter:** Kontinuitätswiederherstellung Weichteile/Haut, Infektfreiheit
- **Komplikationen:** lokal tiefgreifende Ausbreitung bis hin zum Funktionsverlust, Amputation; systemische Ausbreitung mit Sepsis, Multiorganversagen, Tod

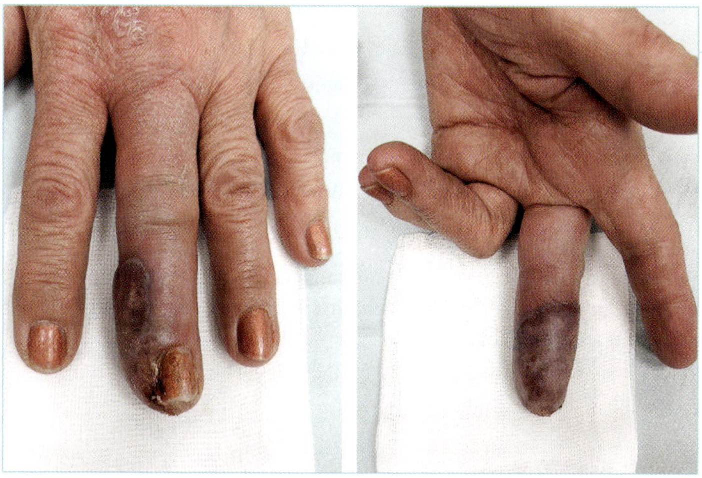

Abb. 6.24 Bei einem rasch progredienten Panaritium wie hier am Mittelfinger der linken Hand besteht die OP-Indikation bei Infektausbreitung bis zum Handrücken. [P1666]

Studentische Sicht

Klinik und Diagnostik

- Paronychie: Entzündung des Nagelwalls
- Panaritium: tiefergehender, eitriger Infekt mit Beteiligung von Nagelbett und (tiefem) umliegendem Gewebe
- Follikulitis (Pusteln) → Furunkel (gesamter Follikel betroffen) → Karbunkel (konfluierende Furunkel)

Therapie und Management

- *Konservativ:* Schonung, ggf. Ruhigstellung, Kühlung, Antibiotika
- *Operativ:* Abszessspaltung, Spülung, Nekrosektomie, Antibiotika

KOMPETENZBASIERTES VORGEHEN

ABB. 6.24

Studentische Sicht

6.4.3 Weichteile

Weichteilinfektionen haben ein breites Erreger- und Verlaufsspektrum und werden häufig durch Bagatelltraumata verursacht. Sie können schnell eine vitale Bedrohung darstellen.

Klinik und Diagnostik

Symptome: lokale und ggf. systemische Entzündungszeichen; ggf. Krepitation bei Emphysem

Labor: LRINEC-Score (➤ Tab. 6.7), Blutkulturen nicht vergessen!

TAB. 6.7

Bildgebung: ggf. Sonografie/MRT/CT

Therapie und Management

Operative Fokussanierung mit Spülung und antiinfektiver Therapie. *Second-Look-Revisionen* bei ggf. offener/halboffener Wundbehandlung.

6.4.3 Weichteile

Anastasija Grimm, Katharina Henze, Marcel Dudda

NKLC Kompetenzebene: **3a, klin. Diagnostik**, app. Diagnostik, Therapie, **Notfall, Management**

Weichteilinfektionen sind eine heterogene Gruppe durch bakterielle Erreger hervorgerufener Krankheitsbilder, von teilweise harmlosen lokal begrenzten Befunden bis hin zu schwereren (Empyem, Phlegmone) und fulminanten, letalen Verläufen (nekrotisierende Infekte). Oft besteht eine große Diskrepanz zwischen der ursächlichen Eintrittspforte, dem entstehenden Infekt und dem resultierenden Verlauf. Das Erregerspektrum variiert stark nach Lokalisation und Ursache der Weichteilinfektion (meist Staphylokokken, Anaerobier, Streptokokken, Mischinfektionen).

Klinik und Diagnostik

Symptome Lokal typische Entzündungszeichen sind Schwellung, Rötung, Überwärmung, Schmerzen und Funktionseinschränkung. Bei schweren Formen kommt es zur Krepitation (durch Gasbildung) und zu Nekrosen. Bei systemischer Auswirkung treten Fieber, Schüttelfrost und die Zeichen einer Sepsis hinzu.

Labor Bei den Laborwerten sind insbesondere Leukozyten, CRP, ggf. auch PCT relevant. Die Abgrenzung früher Stadien lebensbedrohlicher, nekrotisierender Fasziitiden von anderen schweren Weichteilinfektionen wird durch die Beurteilung anhand des Bewertungsindex LRINEC (➤ Tab. 6.7) ermöglicht. Gegebenenfalls werden Blutkulturen angelegt und Wundabstriche bzw. Gewebeproben analysiert.

Tab. 6.7 LRINEC-Score für die Beurteilung einer frühen nekrotisierenden Fasziitis (Quelle: Laboratory risk indicator for necrotising fasciitis [LRINEC] score for the assessment of early necrotising fasciitis: a systematic review of the literature. Ann R Coll Surg Engl 2017; 99: 341–346. doi: 10.1308/rcsann.2017.0053) [H647-001]

Variable	Wert	Punktzahl
CRP	150 mg/l	4
Hämoglobin	> 13,5 mg/dl	0
	11–13,5 mg/dl	1
	< 11 mg/dl	2
Leukozyten	> 15.000/µl	0
	15.000–25.000/µl	1
	> 25.000/µl	2
Natrium im Serum	> 135 mmol/l	2
Kreatinin im Serum	< 1,4 mmol/l	0
	≥ 1,4 mmol/l	2
Blutglukosespiegel	< 100 mg/dl	0
	≥ 100 mg/dl	1

Wahrscheinlichkeit einer nekrotisierenden Fasziitis:
- 50–75 % bei einem Score von 6 bis 7
- > 75 % bei einem Score ≥ 8

LRINEC = „laboratory risk indicator for necrotising fasciitis"

Bildgebung Bildgebende Methoden sind die Sonografie, die CT mit Kontrastmittel und die MRT.

Therapie und Management

Außer bei oberflächlichen Infekten ist eine operative Fokussanierung indiziert: Débridement, Spülung, Drainageneinlage. Die begleitende Antibiotikatherapie wird zunächst intravenös, dann oral gegeben. Zur Therapie gehören auch programmierte Second-Look-Revisionen.

KOMPETENZBASIERTES VORGEHEN (NKLC)

Notfall

Sofortige OP-Indikation wegen des foudroyanten Verlaufs mit hoher Letalität bei:
- Nekrotisierender Fasziitis (meist Mischinfektionen)
- Gasbrand (*Clostridium perfringens*)

Management

- **Erstversorgung:** Probengewinnung (Blut, Gewebe), OP-Vorbereitung, sofortige kalkulierte Antibiotikatherapie
- **Entscheidungsfindung:** konservativ (Antibiotika, „watchful waiting") bei oberflächlichem Infekt ohne Gewebeuntergang; operativ (Débridement, Spülung, Drainageeinlage, begleitende Antibiotika i. v./oral) bei ausgeprägtem Lokalbefund und systemischen Infektzeichen bzw. Beurteilung gemäß LRINC (➢ Tab. 6.7)
- **Prinzipien der Versorgung:** Sanierung des Infekts (Nekrosektomie) unter bestmöglichem Erhalt der Funktion
- **Nachbehandlung:** regelmäßige Kontrollen mit klinischem, labormedizinischem Befund und ggf. Verlaufsbildgebung bzw. Second-Look-OP
- **Erfolgsparameter:** Rückgang des Lokalbefunds bzw. der systemischen Reaktionen und der Labor-Entzündungsparameter
- **Komplikationen:** fortschreitende Infekte und Nekrosen, Funktionsverlust von Extremitäten, Sepsis, Tod

KOMPETENZBASIERTES VORGEHEN

Ausblick

Im klinischen Alltag ist die Behandlung komplizierter Verläufe bei speziellen Patientengruppen (i. v. Drogenabusus, Immunsupprimierte, HIV-Erkrankte) immer noch eine Herausforderung, da nur wenige validierte Prinzipien vorliegen. Alleine die Dauer der Antibiotikatherapie ist häufig anhand von Leitlinien im Rahmen des ABS (Antibiotic Stewardship) festzumachen und basiert zusätzlich auf verschiedenen Faktoren (z. B. Infektverlauf, Erregerspektrum, Patientenfaktoren). Zukünftig kann es sein, dass die zunehmenden Antibiotikaresistenzen die Therapie weiter erschweren und ein Rückgreifen auf Reservepräparate mit entsprechenden Nebenwirkungen erfordern werden.

6.5 Weichteile und Sehnen

6.5 Weichteile und Sehnen

Infektionen der Weichteile sind in ➢ Kap. 6.4.3 dargestellt.

6.5.1 Verletzungen und degenerative Veränderungen der Rotatorenmanschette

Bastian Mester, Stephanie Herbstreit

6.5.1 Verletzungen und degenerative Veränderungen der Rotatorenmanschette

NKLC Kompetenzebene: **3a, klin. Diagnostik,** app. Diagnostik, Therapie, Notfall, **Management**

Rotatorenmanschettenrupturen sind eine der häufigsten Pathologien an der Schulter. In der Altersgruppe der über 70-Jährigen finden sich Rotatorenmanschettenrupturen bei 45 % der Bevölkerung.

Rupturen der Rotatorenmanschetten sind sehr häufig (45 % aller über 70-Jährigen).

MERKE Die Prävalenz der Rotatorenmanschettenruptur ist stark altersabhängig.

MERKE

Zumeist resultiert eine erhebliche Funktionseinschränkung, die Entität erlangt in einer alternden Gesellschaft dadurch eine hohe sozioökonomische Bedeutung.

Die Ätiologie ist multifaktoriell: Sehnendegeneration, Impingement, Trauma (inkl. Schulterluxation im Alter), körperliche Belastung, Genetik, hoher BMI, Nikotinabusus. Ein Notfall ergibt sich nicht durch die Rotatorenmanschettenruptur, sondern ggf. durch Begleitpathologien bei traumatischer Genese (z. B. Frakturen, Schulterluxation [➢ Kap. 5.7.2]).

Klinik und Diagnostik

Anamnese Wichtig sind Fragen nach einem Trauma (inkl. Mechanismus), der Beschwerdedauer, eventuellen Risikofaktoren und nach einer Vorbehandlung.

Klinik und Diagnostik

Häufig Einschränkung des Bewegungsausmaßes (z. B. beim Nacken-/Schürzengriff, aktives Anheben des Arms); passive und aktive *ROM* (Range of Movement) seitenunterschiedlich

Klinische Untersuchung Die Funktion wird im Seitenvergleich von dorsal unter Fixierung der Skapula („Codman-Handgriff") geprüft. Mögliche pathologische Befunde sind:

- Einschränkung des Range of Movement (ROM)
- Eingeschränkter Nacken-/Schürzengriff
- Diskrepanz zwischen passiver und aktiver ROM
- Kein aktives Anheben des Arms mehr möglich („Pseudoparalyse") bei großen Rupturen mehrerer Sehnen

In spezifischen Tests können Schmerzen ausgelöst bzw. ein Kraftdefizit nachgewiesen werden (z. B. Painful-Arc, Neer, s. a. ➤ Kap. 1.3.3.9).

MERKE

MERKE Die Rissgröße korreliert mit dem Ausmaß der Funktionseinschränkung. Traumatische Rupturen zeigen einen akut einsetzenden, oft gravierenden Funktionsverlust.

Bildgebung: Die Basisdiagnostik erfolgt röntgenologisch. Goldstandard ist die MRT (➤ Abb. 6.25). Typische Zeichen im Röntgenbild möglich. Die Sonografie ist anwenderabhängig.

Bildgebung Das Basisdiagnostikum zum Nachweis/Ausschluss von Arthrose, subakromialer Spornbildung, Humeruskopfhochstand, -dezentrierung und Kalkablagerungen sind **Röntgenaufnahmen. Sonografisch** können Rotatorenmanschettenrupturen in geübter Hand sicher nachgewiesen werden. Die Untersuchung ist aber stark untersucherabhängig und nur eingeschränkt dokumentationsfähig. Die **MRT** ist der Goldstandard für den hochsensitiven Nachweis von Rupturen (➤ Abb. 6.25). Es sind Aussagen zur Risslokalisation und -ausdehnung, Sehnenretraktion, Gewebequalität sowie zu Begleitpathologien möglich (z. B. in den Bereichen lange Bizepssehne, Labrum, Bursa subacromialis, knöcherner Sporn, Os acromiale).

ABB. 6.25

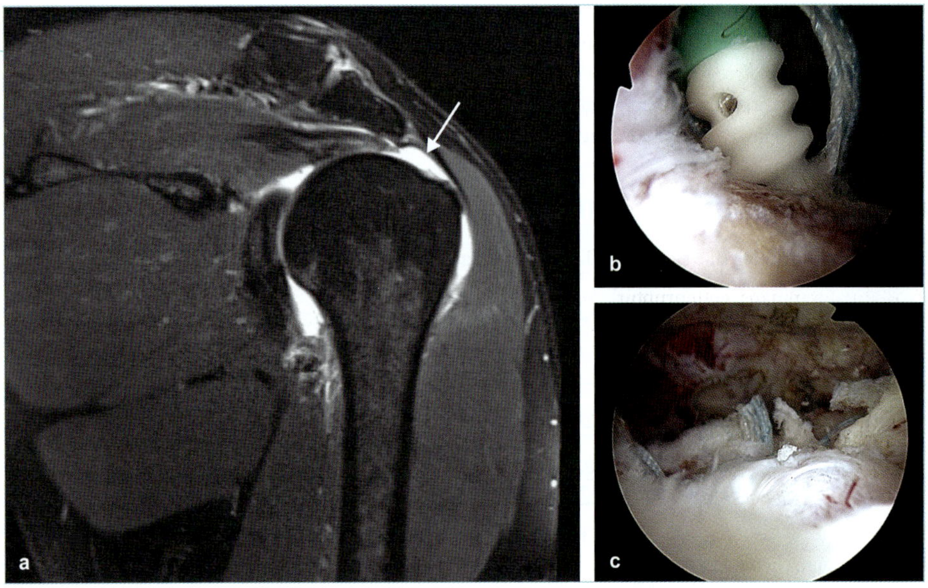

Abb. 6.25 Rotatorenmanschettenruptur links [P1667]
a) MRT der linken Schulter (Supraspinatussehne, Pfeil)
b) Arthroskopische Ankerplatzierung
c) Nahtergebnis

MERKE Die MRT ist der Goldstandard in der Diagnostik von Rotatorenmanschettenrupturen.

Therapie und Management
Abhängig vom Gesamtbefund: *Spontanverlauf* abwarten/*konservative* Behandlung oder operative *(arthroskopische)* Refixation; keine OP bei asymptomatischen Rotatorenmanschettenläsionen

Therapie und Management

Je nach Beschwerdebild, Alter und Anspruch des Patienten, den Nebenerkrankungen sowie der Rissmorphologie (MRT) kann der Spontanverlauf abgewartet oder eine konservative bzw. operative Therapie begonnen werden. Die finale Therapieentscheidung bleibt individuell:

- Konservative Therapie: Aufklärung über Pathologie und Prognose, strukturierte Physiotherapie, symptomatische Schmerzbehandlung, ggf. Injektionsbehandlung; Verlaufskontrollen!

- OP: arthroskopische Rotatorenmanschettenrekonstruktion (alternativ „mini-open“)
  - Diagnostische Arthroskopie, Adressierung von Begleitpathologien (Tenotomie/-dese der langen Bizepssehne, Labrum-Refixation, Bursektomie, subakromiale Dekompression)
  - Mobilisation der Sehnenstümpfe, Anfrischen des Insertionspunktes („Footprint“)
  - Anatomische Refixation mit Nahtankern (➤ Abb. 6.25)

MERKE Bei symptomatischen Rupturen ist die Operation der konservativen Therapie überlegen.

MERKE

KOMPETENZBASIERTES VORGEHEN (NKLC)

Management

- **Erstversorgung:** Analgesie, Ruhigstellung, Ausschluss relevanter Begleitverletzungen, ggf. Sonografie; MRT im Intervall
- **Entscheidungsfindung:** konservativ bei geringen Beschwerden, Partialrupturen, degenerativen Massenrupturen, hohem Alter mit geringem Anspruch, Nebenerkrankungen, fortgeschrittener Arthrose; operativ bei Trauma, Funktionsverlust, körperlicher Aktivität, Beteiligung der Mm. infraspinatus/subscapularis, Befundverschlechterung bei Abwarten/konservativer Therapie
- **Prinzipien der Versorgung:** konservativ: Schmerzbehandlung, Physiotherapie, ggf. Injektionen, operativ: Arthroskopie mit Sehnennaht
- **Nachbehandlung:** nach OP → „Balance-Akt“ zwischen Immobilisierung und Bewegung: 6 Wochen fixierender Verband (Abduktionskissen), früher Beginn der Beübung zunächst passiv mit Limitierung der ROM, Motorschiene, sukzessive Freigabe und Übergang zur aktiven Bewegung, Muskelaufbautraining nach 3 Monaten
- **Erfolgsparameter:** Schmerzreduktion, aktive ROM, Kraft, subjektive Zufriedenheit; validierte Outcome-Scores
- **Komplikationen:** bei konservativer Therapie → Beschwerdezunahme und Rissprogredienz (bis 50 % bei initial symptomatischen Patienten), nicht zufriedenstellendes funktionelles Ergebnis; bei OP → Schultersteife, Re-Ruptur (MRT) in 8–45 % (nicht immer klinisch relevant!)

KOMPETENZBASIERTES VORGEHEN

Ausblick

Bei „nicht rekonstruktionsfähigen“ Rupturen sollte eine Partialrekonstruktion angestrebt werden (AWMF S2k_Rotatorenmanschettenruptur_2025-07). Die Indikationsgrenze zur inversen Endoprothetik ist eine Einzelfallentscheidung.

6.5.2 Insertionstendinopathien

Roman Müller-Heck, Stephanie Herbstreit

6.5.2 Insertionstendinopathien

NKLC Kompetenzebene: **1**, klin. Diagnostik, app. Diagnostik, Therapie, Notfall, Management

Die Insertionstendinopathien (Ansatztendinopathien) treten mit zunehmendem Alter bevorzugt bei Männern und bei mechanischer Belastung auf. Sie entstehen durch inflammatorische oder degenerative Veränderungen am Ansatz oder Ursprung einer Sehne. Stark belastete Sehnen des Körpers sind bevorzugt betroffen: Sehnen des Schulter- und Ellenbogengelenks (z. B. Epicondylitis humeri radialis = Tennisarm, Epicondylitis humeri ulnaris = Golferarm), aber auch Patella- (Patellaspitzensyndrom), Bizeps-, Achillessehne (Achillodynie), Schambein (Osteitis pubis).

Insertionstendinopathien treten nach *mechanischer Belastung* auf (Alter, männlich), vor allem an Schulter, Ellenbogen (Golfer-/Tennisarm), Patella und Achillessehne.

Klinik und Diagnostik

Symptome Typisch sind ein Belastungsschmerz, ein diffuser lokaler Druckschmerz und eine lokale Schwellung. Selten werden Dysästhesien angegeben.

Körperliche Untersuchung An den Sehnen finden sich knotenförmige Verdickungen, der Spannungszustand der betroffenen Sehne ist erhöht. Positiver Thomsen- oder Cozen-Test sowie positiver Maudsley-Test bei Epicondylitis humeri radialis (➤ Abb. 6.26).

Bildgebung Sehnenverdickungen oder eine Neovaskularisierung bei chronischen Verläufen (> 6 Monate) können **sonografisch** nachgewiesen werden. Auf **Röntgenaufnahmen** werden knöcherne Veränderungen ausgeschlossen und Kalkeinlagerungen nachgewiesen und in der **MRT** zeigen sich pathologische Sehnenveränderungen und -rupturen bzw. gelingt der Ausschluss von Differenzialdiagnosen/Gelenkbinnenschäden.

Klinik und Diagnostik

Symptome: Belastungsschmerz, diffuser lokaler Druckschmerz, selten Dysästhesien

Untersuchung: *knotenförmige Verdickung* und erhöhte *Spannung* der Sehne

Bildgebung: sonografisch Verdickung und ggf. Neovaskularisierung; ggf. Röntgen und MRT zur Differenzialdiagnostik

ABB. 6.26

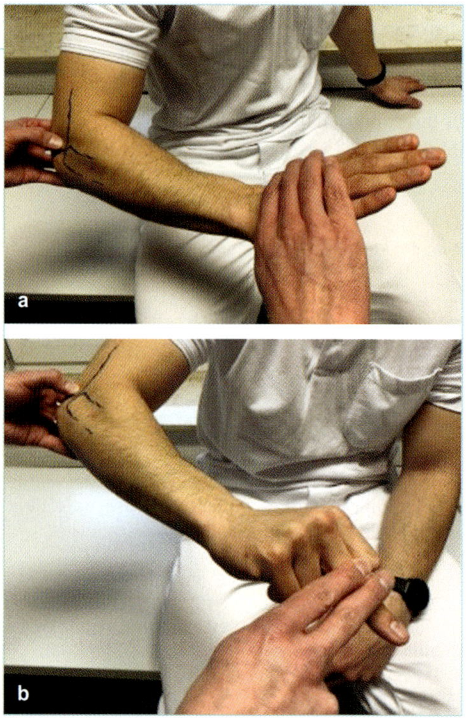

Abb. 6.26 Klinische Überprüfung einer Epicondylitis humeri radialis [P1668]
a) Cozen-Test: isometrische Handgelenksextension bei proniertem Vorderarm
b) Maudsley-Test: isometrische Prüfung der Mittelfinger-extension

Therapie
Konservativer Therapiebeginn, meist Beschwerderegredienz nach 12 Monaten
Operativ nach frustranem konservativen Versuch frühestens nach 18 Monaten (Denervierung, Sehnenresektion)

Therapie

Zur **Erstversorgung** gehören Anamnese, klinische Untersuchung, Analgesie und apparative Diagnostik.

Prinzipiell beginnt man mit einer **konservativen Therapie.** Möglichkeiten dazu sind Entlastung (Verzicht auf belastende sportliche Aktivitäten), Kühlung, NSAID, Physiotherapie, extrakorporale Stoßwellentherapie, Akupunktur, Epikondylitisbandagen und ggf. Injektionen (Kortikosteroide; autologes Blut mit Growth Factors). In 80 % der Fälle kommt es so zur Beschwerderegredienz nach 12 Monaten.

Eine **operative Therapie** kommt nach Ausreizung der konservativen Therapie (meist erst nach 18 Monaten) infrage. Operationen sind offen oder arthroskopisch möglich (Kalkexzision, Sehnenrekonstruktion, Lösung des M. supinator vom M. extensor carpi radialis brevis, Durchtrennung der Sehne und Denervierung). Postoperativ sind eine Ruhigstellung bis zur Wundheilung und eine Physiotherapie sinnvoll.

Erfolgsparameter sind die Schmerzfreiheit bei intakter „pDMS", mögliche Komplikationen sind die ausbleibende Besserung unter konservativer Therapie, das Rezidiv und die Sehnenruptur.

CAVE

CAVE Sehnenrupturen des M. extensor carpi radialis brevis und des M. extensor communis sind dringlich zu versorgen.

6.5.3 Funktionelle Gelenkstörungen

6.5.3 Funktionelle Gelenkstörungen

Richard Heckel, Stephanie Herbstreit

NKLC Kompetenzebene: **1**, klin. Diagnostik, app. Diagnostik, Therapie, Notfall, Management

Gelenkfunktion funktionell gestört, z. B. durch Veränderung der *physiologischen Mittelstellung* oder der *Druckbelastung.*

Funktionelle Gelenkstörungen können entstehen, wenn die physiologische Mittelstellung eines Gelenks beeinträchtigt wird oder sich die Druckbelastung auf die unterschiedlichen Gelenkanteile verändert, sodass es zu einer ebenfalls veränderten Spannung auf den Kapsel-Band-Apparat und die nachfolgenden muskulären Strukturen kommt.

Gründe hierfür können sowohl angeborene als auch erworbene Veränderungen sein, wie z. B. eine veränderte Gelenkflächenstruktur, eine muskuläre Dysbalance, Pathologien im Bereich der Gelenkkapsel oder aber (chronische) Schmerzreizungen jenseits des betroffenen Gelenks.

Ein häufig in der Klinik präsentes Krankheitsbild, das einer funktionellen Gelenkstörung entspricht, ist die **„Blockade" des Iliosakralgelenks** (auch *Iliosakralgelenk-Syndrom).* Dabei handelt es sich um eine hypomobile Störung des physiologischen Bewegungsablaufs im ISG-Gelenk. Gründe dafür können muskuläre Fehlsteuerungen, „Verrenkungen", degenerative Veränderungen, aber auch ein früheres „Trauma" oder eine endoprothetische Versorgung des Hüftgelenks mit nachfolgender Veränderung des Bewegungsablaufs sein.

Eine bekannte *hypomobile* funktionelle Störung ist das *Iliosakralgelenk-Syndrom.*

Klinik und Diagnostik

Symptome Generell präsentieren sich Anzeichen einer Gelenkfunktionsbeeinträchtigung klinisch mit begleitender Schmerzsymptomatik und ggf. muskulärer Verspannung. Zusätzlich können pathologische Veränderungen wie Einschränkungen der Sensibilität oder Parästhesien auftreten.

Typische Symptomkonstellation des **ISG-Syndroms** sind anfallsartig auftretende Schmerzen (vornehmlich im S1-Segment → tiefe Gesäßregion) mit daraus resultierender eingeschränkter Gangfunktion auf der betroffenen Seite und Kreuzschmerzen mit (pseudoradikulärer) Ausstrahlung, auch in die Trochanterregion, aber auch in die Rückenpartie. Teilweise zeigt sich eine verspannungsbedingte Beteiligung des M. iliopsoas, die zu konsekutiven Schmerzen in der Leiste und/oder im Unterbauch führen kann.

Klinische Untersuchung In der klinischen Untersuchung lässt sich die Blockierung durch verschiedene Methoden (z. B. Federtest oder Hyperabduktionstest nach Patrick, Vorlaufphänomen) verifizieren.

Klinik und Diagnostik

Symptome: Funktionsbeeinträchtigung, meist begleitet durch Schmerz, muskuläre Verspannung und ggf. Stellungsabweichung oder Parästhesien (pseudoradikuläre Ausstrahlung).

MERKE Das ISG-Syndrom wird klinisch diagnostiziert.

CAVE Folgende Befunde sollten beim Leitsymptom Kreuzschmerz differenzialdiagnostisch beachtet werden (➤ Kap. 6.9.1):
- Reflexabschwächungen, z. B. Reithosen-Phänomen bei Cauda-equina-Syndrom
- Besserung bei gebeugter Haltung oder im Sitzen → DD Spinalkanalstenose
- B-Symptomatik (Fieber, Gewichtsverlust, Nachtschweiß), Tumoranamnese → DD Metastase/Rezidiv
- Begleitende Morgensteifigkeit → DD rheumatischer Formenkreis
- Psychosoziale Belastungsfaktoren

CAVE

Bildgebung In der **Röntgenaufnahme** präsentieren sich zumeist keine kausalen Pathologien. Gegebenenfalls kann eine ISG-Ziel-Aufnahme (Bársony-Aufnahme, liegend, Anhebung durch Unterpolsterung der betroffenen Seite) nützlich sein, oder nach Trauma/Luxation eine **CT-Aufnahme** zum Ausschluss von Differenzialdiagnosen wie Verletzungen. Auch entzündliche oder maligne Prozesse müssen in Betracht gezogen werden.

Bildgebung: Da es sich um eine *klinische Diagnose* einer funktionellen Störung handelt, Bildgebung nur zum Ausschluss anamnestisch relevanter Differenzialdiagnosen

Therapie und Management

Bei der **Erstversorgung** steht – nach Ausschluss relevanter Differenzialdiagnosen (z. B. Trauma, Spinalkanalstenose) – bei bestehender Schmerzsymptomatik zunächst die Analgesie (z. B. NSAID) im Vordergrund. Zusätzlich können akut – nach ausreichender Aufklärung – auch Muskelrelaxanzien zum Einsatz kommen.

Für die weitere Therapie ist die genauere Ursachenabklärung wichtig, die dann entsprechende therapeutische Maßnahmen je nach Genese ermöglicht. Prinzipiell steht bei den meisten funktionellen Gelenkstörungen ein manualtherapeutisches Regime im Vordergrund.

Beim **ISG-Syndrom** beginnt man mit einer konservativen Therapie, bei der ein Fokus auf der Unterstützung der Patienten zum therapeutischen Selbstmanagement liegt. Die multimodale Therapie kann sich aus folgenden Komponenten zusammensetzen:
- Aufklärung über das Krankheitsbild
- Körperliche Aktivität
- Lokale Anwendungen wie Wärmeapplikation
- Physiotherapie mit Edukationsintention und Selbstanleitung
- Manuelle Therapie, Chirotherapie
- Progressive Muskelrelaxation
- Vibrationstraktion zur ISG-Mobilisierung

Erfolgsparameter sind die klinische Besserung der Schmerzen und der Gangeinschränkung. Mögliche Komplikation ist die Schmerzchronifizierung.

Therapie und Management

Ausschließlich *konservativer* Therapieansatz mit angepasster Analgesie; nur im Ausnahmefall Muskelrelaxanzien

6.5.4 Achillessehnenruptur

- Über ein Drittel aller Sehnenrupturen
- Teilweise oder vollständige Ruptur
- Meist 2–6 cm proximal des Ansatzes am Kalkaneus; Ausrisse am knöchernen Ansatz oder im muskulotendinösen Übergang sind auch möglich
- Begünstigende Faktoren: Alter, Entzündung und Einnahme bestimmter Medikamente

Klinik und Diagnostik

Anamnese: Traumamechanismus (meist plötzliche starke Zugspannung auf der Sehne und/oder Vorpathologie)

Untersuchung: Oft ist eine Unterbrechung der Sehnenstruktur zu tasten *(Gap-Sign)*.

CAVE

6.5.4 Achillessehnenruptur

Luisa Winkler, Marcel Dudda

NKLC Kompetenzebene: **3a, klin. Diagnostik**, app. Diagnostik, Therapie, Notfall, **Management**

Die Achillessehnenruptur beschreibt die vollständige oder partielle Zerreißung der Achillessehne im Bereich ihres knöchernen Ansatzes, im Verlauf der Sehne oder am Muskel-Sehnen-Übergang. Am häufigsten liegt die Ruptur 2–6 cm proximal des Ansatzes am Kalkaneus. Sie macht ca. 35 % aller Sehnenrupturen aus. Pathophysiologisch spielt eine extrinsische Kontraktion eine Rolle. Bei einer plötzlichen Dehnung des Muskel-Sehnen-Komplexes und gleichzeitiger Kontraktion der Wadenmuskulatur (Sprunglandung) übersteigt dies die Reißfähigkeit der Sehne und es kommt zur Ruptur. Begünstigt wird dies durch eine Veränderung der Sehnenstruktur im Alter mit abnehmender Flexibilität durch Degeneration. Auch die Einnahme von Kortison oder Fluorochinolonen oder aber inflammatorische Prozesse können die Sehnenstruktur verändern und Rupturen begünstigen. Andere Einflussfaktoren sind Überlastung, Trainingsmangel oder Selbstüberschätzung.

Klinik und Diagnostik

Anamnese Mit der Anamnese lässt sich oft der Verletzungsmechanismus und ggf. eine zugrunde liegende Vorpathologie als Ursache erheben (auslösendes Ereignis, peitschendes Geräusch, Funktionseinschränkungen, vorangegangene Beschwerden oder Behandlungen).

Klinische Untersuchung In der klinischen Untersuchung ist auf folgende Phänomene zu achten: Hämatom, Schmerz, tastbare Delle mit Unterbrechung der Sehnenstruktur (Gap-Sign), positiver Thompson-Test/Matles-Test (➤ Abb. 6.27).

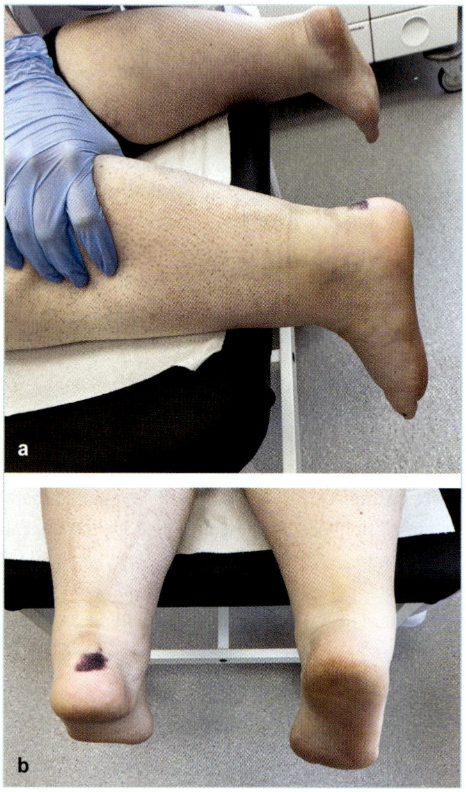

Abb. 6.27 Klinische Untersuchung bei Achillessehnenruptur [P1669]
a) Beim Thompson-Test wird die Wade des auf dem Bauch liegenden Patienten komprimiert. Bei intakter Achillessehne führt dies zur Plantarflexion des Fußes.
b) Die Plantarflexion bleibt am linken Fuß aus als Zeichen der Achillessehnenruptur.

CAVE Die Verletzung ist gerade bei adipösen Patienten leicht zu übersehen.

Bildgebung Mit **Röntgenaufnahmen** (Ferse seitlich) können ein knöcherner Ausriss und ggf. Unregelmäßigkeiten im „Kager-Dreieck" (dreieckige Struktur im seitlichen Röntgenbild der Ferse, die u. a. von der Achillessehne begrenzt wird und normalerweise dunkel dargestellt wird, weil sie nur einen Fettkörper enthält) nachgewiesen werden. **Sonografisch** lässt sich die unterbrochene Sehnenkontinuität (und Lokalisation) sowie eine Flüssigkeitsansammlung durch ein Hämatom darstellen. Eine **MRT** ist ggf. bei Unsicherheiten (z. B. Adipositas, chronische Ruptur) notwendig.

Bildgebung: Aufhellung im *Kager-Dreieck* in der Röntgen-Seitenaufnahme, Unterbrechung der Sehne in der Sonografie; ggf. MRT

Therapie und Management

Die konservative Therapie bedeutet die Ruhigstellung in einer Orthese, die operative Behandlung umfasst verschiedene operative Verfahren (offen/perkutan).

Therapie und Management

CAVE Bei offenen Verletzungen ist eine sofortige operative Therapie indiziert!

CAVE

KOMPETENZBASIERTES VORGEHEN (NKLC)

Management

- **Erstversorgung:** Ruhigstellung in 30° Extension (Spitzfuß), Analgesie, Unterarmgehstützen, Thromboembolieprophylaxe
- **Entscheidungsfindung:** konservativ, wenn sich die Sehnenenden sonografisch adaptieren, bei Partialrupturen und geringem körperlichen Anspruch des Patienten (Alter); operativ bei starker Distraktion der Sehnenenden, bei offenen Rupturen, Rezidiven oder fehlgeschlagener konservativer Therapie
- **Prinzipien der Versorgung:** Adaptation der Sehnenenden (konservativ wie operativ)
- **Nachbehandlung:** Ruhigstellung des oberen Sprunggelenks in einer Orthese in Plantarflexion für 6 Wochen unter regelmäßiger Verringerung des Winkels (konservativ wie operativ); schrittweise Aufbelastung in Orthese; Nachbehandlung bis zu 12 Wochen
- **Erfolgsparameter:** (kraftvolle) Plantarflexion des Fußes, volles Bewegungsausmaß (ROM), physiologisches Abrollverhalten des Fußes und hinkfreies Gangbild
- **Komplikationen:** Versagen konservativer Therapie, (schmerzhafte) Bewegungseinschränkung; OP: Verletzung des N. suralis, Re-Ruptur

KOMPETENZBASIERTES VORGEHEN

6.5.5 Erworbene Fußdeformitäten

Roman Müller-Heck, Stephanie Herbstreit

6.5.5 Erworbene Fußdeformitäten

NKLC

Hallux valgus

Kompetenzebene: **3a, klin. Diagnostik**, app. Diagnostik, Therapie, Notfall, **Management**

Erworbene Fußdeformitäten können sowohl kongenitaler als auch degenerativer Genese (Arthrose, Sehnendegeneration) sein und im Rück-, Mittel- und Vorfuß auftreten. Die wohl bekannteste Mittel-/Vorfußdeformität ist der bei Frauen häufiger anzutreffende **Hallux valgus.** Er ist definiert durch eine klinische Adduktion der Großzehe Richtung 2. Zehe im Metatarsophalangealgelenk (MTP-Gelenk) mit oft einhergehender Abduktion des Metatarsale I im Tarsometatarsal-I-Gelenk (TMT-I-Gelenk) und kann bei genetischer Prädisposition, ungeeignetem Schuhwerk und strukturellen Abnormitäten entstehen. Häufig ist ein Senk- und Spreizfuß vergesellschaftet.

- Erworbene Fußdeformitäten sind kongenital oder degenerativ möglich.
- *Hallux valgus:* Adduktion der Großzehe im MTP-(Grund-)Gelenk

Klinik und Diagnostik

Anamnese Zu erfragen sind eine eventuelle familiäre Disposition, Rheuma, enges Schuhwerk, der bisherige Verlauf und die bisherige Therapie (Einlagen, Orthesen).

Symptome Typisch ist die Metatarsalgie, also ein belastungsabhängiger Schmerz am Vorfuß.

Klinische Untersuchung Beim Hallux valgus ist die sichtbare Varusdeviation des MTP-Gelenks I („Pseudoexostose") und die Valgusdeviation der Großzehe typisch. Der Fußballen ist prominent, die Patienten geben einen Druckschmerz am bewegungseingeschränkten medialen MTP-Gelenk I an. Eine mögliche Instabilität des TMT-I-Gelenks ist zu erfassen. Mögliche zusätzliche Zeichen sind eine Beschwielung, Bursitis und Clavusbildung. Typische Begleitpathologien sind Kleinzehendeformitäten; auf die Rückfußstellung und einen eventuellen Senk-, Spreizfuß (dynamisch ausgleichbar?) ist zu achten.

Klinik und Diagnostik

Anamnese: familiäre Disposition

Symptome: belastungsabhängige Schmerzen im Vorfuß

Untersuchung: Varusdeviation des MTP-Gelenks mit Valgusdeviation der Großzehe; dynamische Ausgleichbarkeit von Senk-, Spreizfuß?

Bildgebung: radiologische Schweregradeinteilung (➤ Tab. 6.8)

Bildgebung Um die Stellungsabweichungen unter Belastung vollständig darstellen zu können, wird der Fuß in mindestens 2 Ebenen (a.-p. und seitlich im Stehen, ggf. schräg) **geröntgt.** Damit kann der Schweregrad des Hallux valgus abgeschätzt werden (➤ Tab. 6.8) und es gelingt der Ausschluss einer schon bestehenden Arthrose im MTP-Gelenk I.

TAB. 6.8

Tab. 6.8 Radiologische Schweregradeinteilung des Hallux valgus (Expertenmeinung der Leitlinienkommission der D. A. F.).

HV-Schweregrad	HV-Winkel (normal < 15°)	IM-I-II-Winkel (normal < 9°)
1. mild	21–30°	11–15°
2. moderat	31–40°	16–20°
3. schwer	> 40°	> 20°

HV = Hallux valgus, der HV-Winkel liegt zwischen Metatarsaleköpfchen I und Phalanx der Großzehe; IM = intermetatarsal (zwischen Metatarsaleköpfchen), der IM-Winkel I–II liegt zwischen den Metatarsaleköpfchen I und II

Therapie und Management

Konservativ bis Schweregrad 1, *operativ* ab Schweregrad 2 in Abhängigkeit von den Begleitpathologien

Therapie und Management

Im Fokus der konservativen Therapie (Frühstadium, HV-Schweregrad 1) stehen sowohl die Belastungsveränderung als auch eine Druckentlastung im Schuh durch eine orthopädische Schuhversorgung (Einlagen, Zehenspreizer, Zehenpolster) und Physiotherapie mit angepasster Schmerztherapie. Die Operation kommt bei Beschwerden ohne Besserung unter konservativer Therapie ab einem Schweregrad 2 infrage. Dabei gibt es über 150 verschiedene OP-Techniken (abhängig von Begleitpathologien): Resektion der Pseudoexostose, Kapselraffung, Weichteilkorrekturen mit lateralem Release, distale/diaphysäre/basisnahe Osteotomien des Metatarsale I, (Korrektur-)Arthrodesen im MTP-Gelenk I oder im Tarsometatarsalgelenk.

KOMPETENZBASIERTES VORGEHEN

KOMPETENZBASIERTES VORGEHEN (NKLC)

Management (Hallux valgus)

- **Erstversorgung:** klinische Untersuchung, Bildgebung, fachärztliche Aufklärung zum Krankheitsbild, Beratung und ggf. Indikationsstellung
- **Entscheidungsfindung:** OP-Indikation in der Regel ab Schweregrad 2 und bei entsprechenden Beschwerden (hoher Leidensdruck, rezidivierende Ulzerationen über der Pseudoexostose, Funktionseinschränkungen); Kontraindikationen bestehen ggf. bei nachgewiesenen Durchblutungsstörungen, Wundheilungsstörungen, Diabetes mellitus, Fußpilzerkrankungen oder neurogenen Erkrankungen
- **Prinzipien der Versorgung:** Belastungsveränderung, Druckentlastung, Korrektur der Stellung des Metatarsale-I-Knochens
- **Nachbehandlung:** nach gelenkerhaltenden Umstellungsosteotomien passive und aktive Beübung des Großzehengrundgelenks, Vollbelastung im Verbandsschuh ohne Abrollen für 6 Wochen, Redressionsverband bis zum Abschluss der Wundheilung, ggf. Hallux-valgus-Korrekturschiene für 3–6 Monate postoperativ
- **Erfolgsparameter:** konservativ Rückgang der Schmerzen und der Entzündung, operativ Rückgang der Schmerzen, Verbesserung des HV- und IM-I-II-Winkels zur Stabilisierung des 1. Strahls und Verbesserung des Abrollverhaltens
- **Komplikationen:** Versagen konservativer Therapie, operative Komplikationen: Rezidiv, Überkorrektur, Wundheilungsstörung/-infektion, Knochenbruch, Pseudarthrose, avaskuläre Nekrose, Metallbruch/-entfernung, Schwellneigung, Gelenkverschleiß, schmerzhafte Bewegungseinschränkung, Nervenverletzung, CRPS (➤ Kap. 5.9.2)

6.5.6 Neuromuskuläre Erkrankungen

6.5.6 Neuromuskuläre Erkrankungen

Luisa Winkler, Stephanie Herbstreit

NKLC

Neuromuskuläre Erkrankungen

Kompetenzebene: **1**, klin. Diagnostik, app. Diagnostik, Therapie, Notfall, Management

Diabetisches Fußsyndrom

Kompetenzebene: **3a**, **klin. Diagnostik**, app. Diagnostik, Therapie, Notfall, **Management**

Der **„Charcot-Fuß"** ist eine relativ häufige Neuroosteoarthropathie:

- Meist im Rahmen eines Diabetes mellitus
- Über mehrere Phasen wird aus einem inflammatorischen Prozess eine manifeste Degeneration der Gelenk- und Knochenstruktur
- Fehlstellungen und atraumatische Frakturen möglich

Der **„Charcot-Fuß"** ist eine inflammatorische Erkrankung des Fußes mit nachfolgender Zerstörung des Fußskeletts am häufigsten zwischen Fußwurzel und Mittelfußknochen. Er entsteht meist bei einer Polyneuropathie und gilt als schwere Komplikation bei Diabetes mellitus. Aber auch ein Alkoholabusus oder eine Mangelernährung können eine solche Neuroosteoarthropathie (Synonym: diabetische neuropathische

Osteoarthropathie [DNOAP]) bedingen. 35 % aller Diabetiker sind von einem Charcot-Fuß betroffen (➢ Kap. 7.3.3.4). Die Erkrankung verläuft in mehreren Phasen und führt über einen inflammatorischen Prozess mit Rötung und Schwellung über eine Veränderung der Knochenstruktur mit Osteopenie und atraumatischen Frakturen, schließlich bis hin zu Fehlstellungen aufgrund von destruierenden Prozessen. Sekundäre Weichteilinfekte (Ulzera) sind häufig.

CAVE Eine Abszedierung mit (Gefahr der) Sepsis darf nicht übersehen werden.

CAVE

Klinik und Diagnostik

Anamnese Wichtig ist das Profil von Vorerkrankungen, wobei speziell nach einer Polyneuropathie bzw. nach entsprechenden Grunderkrankungen (z. B. Diabetes) zu fragen ist. Ein früheres Trauma sollte anamnestisch ausgeschlossen werden.

Symptome, klinische Untersuchung Der Fuß ist gerötet, geschwollen und überwärmt. Auch eine Fehlstellung ist nachzuweisen. Zu Beginn der Erkrankung geben die Patienten oft keine oder nur wenig Schmerzen an. Eine klinische Einteilung der Befunde ist in ➢ Tab. 6.9 wiedergegeben.

Bildgebung Die **Röntgendiagnostik** (Fuß in 3 Ebenen) ist zu Beginn oft unauffällig! Mit der **MRT** ist ein „Osteoödem" bereits früh darstellbar, mit der **CT** können höhergradige Destruktionen nachgewiesen werden.

Klinik und Diagnostik

Anamnese: Polyneuropathie? Diabetes?

Symptome, Untersuchung: Zu Beginn der Erkrankung wenig oder keine Schmerzen. Rötung, Schwellung und Fehlstellung stehen im Vordergrund; Einteilung ➢ Tab. 6.9.

Bildgebung: Röntgen (zu Beginn meist unauffällig), MRT (früher Nachweis eines „Knochenödems")

Tab. 6.9 Stadieneinteilung beim Charcot-Fuß

Stadium	Bezeichnung	Befunde
0		Rötung, Schwellung, Überwärmung
1	Destruktion/Fragmentation	Progrediente Schwellung, Rötung, Überwärmung, zusätzlich beginnende Zeichen einer Deformität/Fehlstellung/Instabilität
2	Sinterung	Rückläufige Rötung, Schwellung, Überwärmung, Zunahme Fehlstellung und Instabilität
3	Konsolidierung	Keine Rötung, Schwellung, Ödem, fixierte Fehlstellung

TAB. 6.9

MERKE Auf die frühe Diagnose kommt es an!

Therapie und Management

Die konservative Therapie umfasst Ruhigstellung, Entlastung und regelmäßige Weichteilkontrolle. Eine operative Therapie kommt bei tief reichenden Entzündungsprozessen, rezidivierenden Ulzerationen, Instabilitäten oder Deformitäten, welche die Mobilität einschränken, infrage.

Therapie und Management

KOMPETENZBASIERTES VORGEHEN (NKLC)

Management

- **Erstversorgung:** lokale Maßnahmen mit Ruhigstellung, Teilbelastung für 6–12 Wochen, ggf. mit chirurgischer und antibiotischer Therapie bei Wundinfekt oder Abszedierung, Optimierung der Diabeteseinstellung, Thromboembolieprophylaxe
- **Entscheidungsfindung:** in Abhängigkeit vom klinischen Stadium (➢ Tab. 6.9); grundsätzlich eher konservativ, bei tiefen Infektionen (= Abszessausräumung) oder stark einschränkenden Deformitäten Indikation zur Operation (= komplexe Fußkorrektur durch Arthrodese, ggf. Ringfixateur)
- **Prinzipien der Versorgung:** Konsolidierung der Osteoarthropathie unter Vermeidung von Fehlstellungen und Destruktion; Infekt-Vermeidung
- **Nachbehandlung:** regelmäßige Weichteilkontrolle, gut eingestellter Diabetes, orthopädisches Schuhwerk
- **Erfolgsparameter:** langfristig belastbarer Fuß ohne sekundäre Fehlstellungen, chronische Wunden oder Ulzerationen
- **Komplikationen:** schwere Deformitäten und ggf. Verlauf mit Infektion bis zur Sepsis, Notwendigkeit zur Amputation bei aufsteigenden Infektionen

KOMPETENZBASIERTES VORGEHEN

Ausblick

Relevant ist eine (weitere) Sensibilisierung von Risikogruppen hinsichtlich der Notwendigkeit regelmäßiger Kontrollen von Veränderungen im Bereich des Fußes auch in einem frühen Stadium.

6.5.7 Weichteiltumoren

6.5.7 Weichteiltumoren

Nina Myline Engel, Jendrik Hardes

NKLC

Benigne Weichteiltumoren

Kompetenzebene: **3a, klin. Diagnostik**, app. Diagnostik, Therapie, Notfall, **Management**

Maligne Weichteiltumoren

Kompetenzebene: **1**, klin. Diagnostik, app. Diagnostik, Therapie, Notfall, Management

Weichteiltumoren sind meist benigne (häufig Lipom) und Zufallsbefunde. Die *Differenzierung zu malignen Prozessen* ist wichtig!

Benigne (gutartige) und maligne (bösartige) Weichteiltumoren können an jeder Stelle des Körpers auftreten mit Dominanz an den Extremitäten. Während benigne Weichteiltumoren – insbesondere das Lipom – relativ häufig sind, machen maligne Weichteiltumoren (Weichteil*sarkome*, s. a. ➤ Kap. 6.6) nur etwa 1–2 % aller Krebsneuerkrankungen aus und sind damit eine Rarität (z. B. Liposarkome). In der Praxis ist also ein benigner Prozess – meist als Zufallsbefund – viel häufiger als ein maligner Prozess. Umso mehr gilt es, sowohl eine Untertherapie therapiebedürftiger Tumoren als auch eine Übertherapie benigner Tumoren zu vermeiden.

Klinik und Diagnostik

Symptome: schmerzlose Schwellung

Klinik und Diagnostik

Symptome und Untersuchung Häufig besteht eine schmerzlose Schwellung sowohl bei benignen als auch bei malignen Weichteiltumoren. Kleine Tumoren sind häufig gut verschieblich (meist benigne), größere, tiefsitzende Tumoren oft schlechter verschieblich (häufiger maligne). Maligne Tumoren wachsen in der Regel schneller. Eine Umfangvermehrung der Extremitäten kann auf eine Kompression der Gefäß-Nerven-Straße hinweisen. Die Palpation der regionalen Lymphknotenstationen ergibt evtl. Hinweise auf eine lymphogene Streuung.

CAVE

CAVE Weichteilsarkome werden von Patienten häufig aufgrund ihrer Schmerzlosigkeit lange als nicht besorgniserregend eingestuft und aufgrund eines Kausalitätsbedürfnisses von Patient (und teilweise Arzt) z. B. einem banalen traumatischen Ereignis zugeschrieben.
Ein Weichteiltumor ist bis zum Beweis des Gegenteils malignitätsverdächtig, wenn er größenprogredient ist, sein Durchmesser > 5 cm beträgt und er unterhalb der Faszie liegt. Auch eine initial als Hämatom eingestufte Raumforderung, die sich über Wochen größenprogredient zeigt, ist damit sarkomverdächtig und abklärungsbedürftig.
Notfälle sind (meist in spät diagnostizierten Stadien) ggf. stark blutende exulzerierte oder superinfizierte Tumoren, komplizierende Frakturen oder auch akute Nervenkompressionssyndrome.

Bildgebung: Goldstandard: MRT mit Kontrastmittel; ggf. Staging-CT

Bildgebung Bei klinischem Verdacht auf einen Weichteiltumor ist die **MRT** mit Kontrastmittel die Methode der Wahl. Eine eindeutige Gewebediagnose ist in der MRT jedoch meist nicht möglich. Beim Nachweis eines Sarkoms ist eine Ausbreitungsdiagnostik u. a. mit einer **CT** von Thorax und Abdomen zur Metastasensuche nötig (sog. „Staging“).

Biopsie: Bei der OP besteht die Gefahr der Streuung von Tumorzellen (**Cave:** Austrittspunkt der Redon-Drainage und keine Präparation funktioneller Strukturen!)

Biopsie Bei unklarer Dignität besteht die Indikation zur Biopsie. Dabei ist eine „Exzisionsbiopsie“ (= komplette Tumorentfernung im Rahmen der Diagnostik) nur bei oberflächlichen Tumoren bis zu 3 cm Durchmesser vertretbar. Bei Nachweis eines Weichteilsarkoms muss sämtliches bei der Biopsie kontaminiertes Gewebe später reseziert werden, weshalb der Biopsiezugang immer im Hinblick auf eine spätere Resektion gewählt werden sollte. Deshalb sind Hämatome (**Cave:** Einlage einer Redon-Drainage) und eine Präparation von Gefäßen oder Nerven bei der Biopsie zu vermeiden, um eine Streuung von Tumorzellen und eine Kontamination von gesundem Gewebe zu verhindern. Die Redon-Drainage sollte mit ihrem Austrittspunkt in Verlängerung und nah an der Wunde liegen, da dieser Bereich ebenfalls mit reseziert wird.

Therapie und Management

Resektionsabstand (➤ Tab. 6.10) nach Histologie

Therapie und Management

Resektion Bei der Entfernung des Tumors hängt der Abstand der Resektion vom Tumor vom histologisch spezifizierten Malignitätsgrad ab. Nach Enneking (1980) werden dabei intraläsionale, marginale, weite oder radikale Resektionen unterschieden (➤ Tab. 6.10; s. a. ➤ Tab. 6.14). Benigne Weichteiltumoren – zumeist das Lipom – können in der Regel durch eine marginale, aber komplette Resektion therapiert werden.

Tab. 6.10 Chirurgische Resektionsabstände nach Enneking (s. a. ➤ Kap. 1.9.2)

Resektion	Beschreibung	Erläuterung/Beispiel
Intraläsional	Resektion im Tumorgewebe, der Tumor wird makroskopisch während der OP eröffnet („R2“)	• Gegebenenfalls bei benignen Prozessen • Rezidivgefahr
Marginal	En-bloc-Resektion des Tumors um die Tumorkapsel, mikroskopische Tumorreste möglich („R1“)	• Bei malignen Low-Grade- und bei benignen Prozessen • Geringe Rezidivgefahr
Weit	En-bloc-Resektion des Tumors mit umgebendem gesunden Gewebe als Sicherheitsabstand zum Tumor („R0“)	Onkologisches Ziel bei Sarkomen
Radikal	Resektion des gesamten betroffenen Kompartiments oder mehrerer Kompartimente	• Beispielsweise externe Hemipelvektomie bei Weichteilsarkom des Oberschenkels • Heute ohne Stellenwert

TAB. 6.10

Individuelle multimodale Therapie Patienten mit einem Weichteilsarkom müssen vor der Therapie in einem Tumorboard vorgestellt werden. Hier wird über die individuelle – oft multimodale – Therapie in Abhängigkeit von der Entität, den Komorbiditäten des Patienten und dem Krankheitsstadium entschieden. Neben der Chirurgie des Primärtumors im Sinne einer Resektion mit ausreichendem Sicherheitsabstand spielen bei hochbösartigen Sarkomen die (neo-)adjuvante Strahlentherapie und/oder die (neo-)adjuvante Chemotherapie eine entscheidende Rolle (➤ Kap. 6.6). Nach der Tumorentfernung ist eine ausreichende und funktionell nutzbare muskuläre und Haut- bzw. Defektdeckung (z. B. von Knochen und Gelenken) obligat.

Für die histopathologische Aufarbeitung wird bei malignen Sarkomen in der Regel eine komplette mikroskopische und makroskopische Tumorentfernung („R0-Resektion“) angestrebt.

Die Therapie maligner Sarkome ist nach angestrebter *R0-Resektion individuell* und *multimodal* anzupassen.

KOMPETENZBASIERTES VORGEHEN (NKLC)

Management (benigne Weichteiltumoren)

- **Erstversorgung:** Diagnostik, (bildgebender/histologischer) Ausschluss maligner Tumoren
- **Entscheidungsfindung:** grundsätzlich eher keine OP erforderlich, Indikation zur OP evtl. bei funktioneller Beeinträchtigung oder aus kosmetischen Gründen
- **Prinzipien der Versorgung:** marginale, aber vollständige Resektion
- **Nachbehandlung:** Wundkontrolle
- **Erfolgsparameter:** vollständige Resektion, histologisch Ausschluss einer Malignität
- **Komplikationen:** Wundinfektion, Rezidiv

KOMPETENZBASIERTES VORGEHEN

Komplikationen Vor allem bei ausgedehnten malignen Tumoren ist aufgrund der Resektionsgröße häufiger mit Wundheilungsstörungen oder Infektionen (häufiger nach neoadjuvanter Bestrahlung) zu rechnen. Bei weiter Tumorentfernung verbleiben häufig große Defektsituationen (z. B. Muskelverlust, Nervenschaden, Durchblutungsstörung), die zu Bewegungs- und sonstigen Einschränkungen führen können. Bei inkompletter Sarkomentfernung besteht ein höheres Risiko für ein Tumorrezidiv und eine frühzeitige Metastasierung.

Ausblick

Zukünftig wird es um weitere Verbesserungen in der medikamentösen Therapie (z. B. personalisierte Therapien, Immuntherapien) gehen. Außerdem ist die Rolle der neoadjuvanten Chemo-/Strahlentherapie noch zu definieren. Eine offene Frage ist, wie der „ideale“ Resektionsrand aussehen soll.

ABB. 6.28

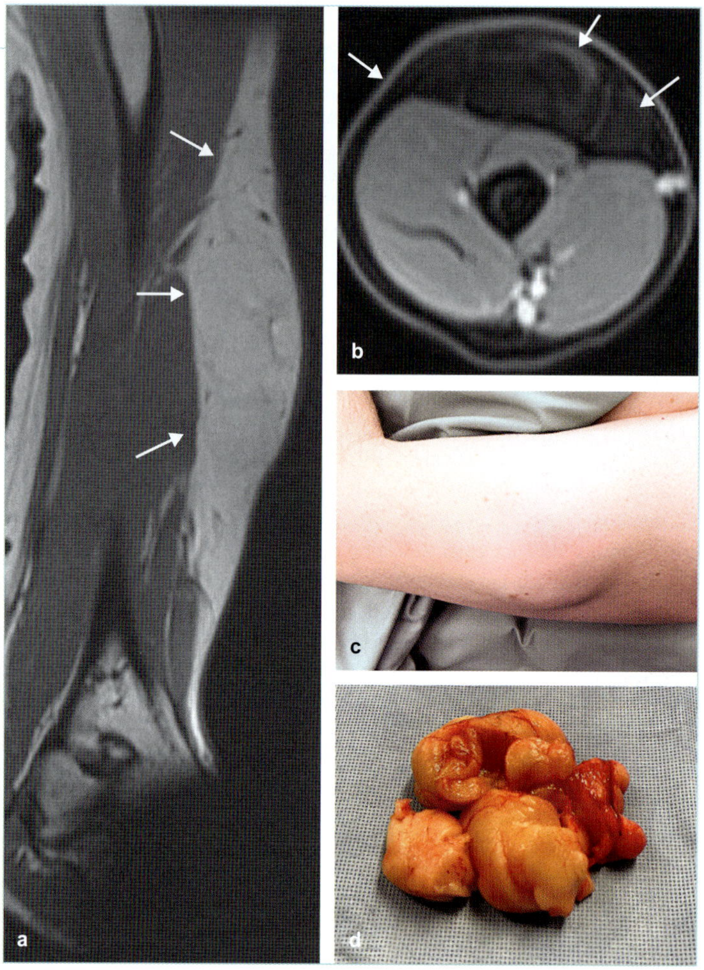

Abb. 6.28 Lipom am linken Oberarm bei einem 60-jährigen Mann [P1670]
a) Koronare T1-gewichtete Turbo-Spin-Echo-Sequenz der MRT mit hyperintenser Darstellung der Raumforderung
b) Axiale T1-gewichtete fettunterdrückte VIBE-Sequenz mit hypointenser Darstellung der Raumforderung
c) Präoperativer klinischer Eindruck der gut verschieblichen, oberflächlichen Raumforderung am linken Oberarm
d) Präparat des fettig-homogenen Tumors

FALL

FALL

60-jähriger Mann mit epifaszialer Raumforderung am Oberarm

Bei einem 60-jährigen Mann besteht seit mehreren Jahren unverändert eine epifasziale Raumforderung am linken Oberarm.
Bei der klinischen Untersuchung ist der Tumor gut verschieblich und es besteht kein Anhalt für eine Gefäß-Nerven-Kompression. In der MRT (➤ Abb. 6.28) stellt sich die Raumforderung wie ein Lipom dar.
Dieser Verdacht wird bei der Entfernung des Tumors bestätigt (➤ Abb. 6.28).

FALL

FALL

53-jährige Frau mit Raumforderung am rechten Oberschenkel

Eine 53 Jahre alte Frau wird mit einer seit 3 Monaten größer werdenden Raumforderung am rechten Oberschenkel im Tumorzentrum vorgestellt. Klinisch sind Parästhesien am Fuß festgestellt worden, und es wurde der Verdacht auf eine Tumorinfiltration in der A. und V. poplitea und der V. femoralis superficialis geäußert.
In der MRT (➤ Abb. 6.29) zeigt der Tumor Zeichen der Malignität. Durch eine Biopsie wird ein Weichteilsarkom festgestellt.
Nach Beschluss der Tumorkonferenz wird eine neoadjuvante Chemotherapie durchgeführt und der Tumor anschließend entfernt (R0-Resektion). Weil der Tumor bereits Gefäße infiltriert hat, werden diese entfernt und rekonstruiert. Für die weitere Behandlung wird eine adjuvante Strahlentherapie zur Verringerung des Rezidivrisikos empfohlen (➤ Abb. 6.29).

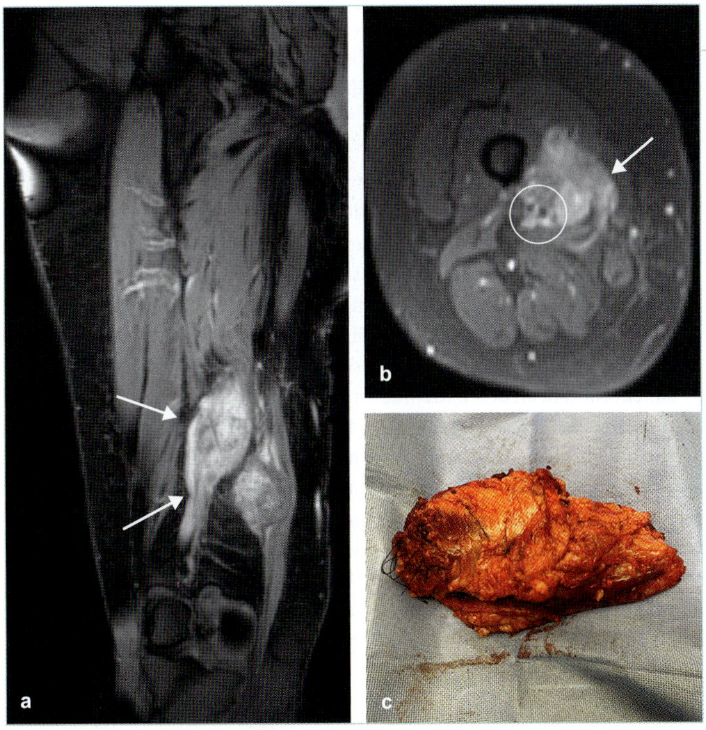

Abb. 6.29 Weichteilsarkom bei einer 53-jährigen Frau [P1670]
a) Koronare T1-gewichtete fettunterdrückte Kontrastmittelsequenz der MRT des rechten Oberschenkels mit hyperintenser, kräftig kontrastmittelaffiner Darstellung der Raumforderung, die das umliegende Gewebe nicht respektiert. Das infiltrative Wachstum und die starke Kontrastmittelaufnahme sind Zeichen für die Malignität des Tumors.
b) Axiale T1-gewichtete fettunterdrückte Kontrastmittelsequenz der MRT des rechten Oberschenkels mit hyperintenser, kräftig kontrastmittelaffiner Darstellung der Raumforderung und Gefäßinfiltration (Kreis)
c) Präparat des Tumors mit aufliegendem gesunden Gewebe im Sinne der angestrebten weiten Tumorresektion (R0). Der Tumor wurde nach histopathologischem Befund vollständig entfernt (R0) und zeigte wie in der präoperativen MRT sichtbar auch histopathologisch Gefäßeinbrüche.

ABB. 6.29

6.6 Sarkome

Franka Menge

NKLC

Maligne Weichteiltumoren

Kompetenzebene: **1**, klin. Diagnostik, app. Diagnostik, Therapie, Notfall, Management

Maligne Knochentumoren

Kompetenzebene: **2**, klin. Diagnostik, app. Diagnostik, Therapie, Notfall, **Management**

Gastrointestinaler Stromatumor

Kompetenzebene: **1**, klin. Diagnostik, app. Diagnostik, Therapie, **Notfall, Management**

6.6 Sarkome

Sarkome sind maligne mesenchymale Tumoren. Sie haben ihren Ursprung im Binde-, Muskel- oder Stützgewebe und können praktisch an jeder anatomischen Lokalisation auftreten. Etwa 80 % der Sarkome sind Weichgewebesarkome („soft tissue sarcoma", s. a. ➤ Kap. 6.5.7), die restlichen 20 % sind Knochensarkome (➤ Kap. 6.7.5).

Der Anteil der Sarkome an den Krebserkrankungen beträgt bei Kindern ca. 7 %, bei Erwachsenen ca. 1 % aller Malignome. Die weltweite Inzidenz wird zwischen 1,8 und 5,0 per 100.000 Personen pro Jahr berichtet.

Sarkome entstammen den *mesenchymalen* Geweben (*80 % Weichgewebe,* 20 % Knochen) und treten eher *sporadisch* auf.

Sarkome entstehen mehrheitlich sporadisch. Sekundäre Sarkome können z. B. nach einer Bestrahlung als Zweittumor – häufig erst nach vielen Jahren – im Bestrahlungsgebiet auftreten, auch Keimbahnmutationen sind für ein erhöhtes Sarkomrisiko bekannt (z. B. Li-Fraumeni oder Neurofibromatose Typ 1).

Klinik und Diagnostik

Klinik und Diagnostik

Symptome: Funktionsstörungen oder Schmerzen treten *erst spät* auf. Das Hauptsymptom ist die *Raumforderung*. Nur selten B-Symptomatik. Meist hämatogene pulmonale Streuung.

Symptome Häufigstes Symptom eines Sarkoms ist die Raumforderung an sich. Das Größenwachstum ist ein weiteres wichtiges klinisches Diagnosekriterium. Die Funktion des betroffenen Körperabschnitts ist selten eingeschränkt. Funktionsstörungen und Schmerzen treten erst spät auf. In den seltensten Fällen findet man sog. B-Symptome (Fieber, Nachtschweiß, Gewichtsverlust). Bei fortgeschrittenen Tumoren können Komplikationen durch Verdrängung oder Kompression benachbarter Strukturen, Blutungen oder z. B. eine Fraktur auftreten. Die meisten Sarkome metastasieren hämatogen, am häufigsten pulmonal. Auch eine hepatische, ossäre, peritoneale und selten zerebrale Metastasierung ist möglich.

Bildgebung: Goldstandard bei Tumoren der Extremitäten ist die MRT. Bei abdominalen, pulmonalen oder ossären Tumoren meist CT. CT-Thorax-Becken zum Staging.

Bildgebung Bei Verdacht auf ein Sarkom an den Extremitäten ist die **MRT** der Tumorregion Methode der Wahl der primären Diagnostik. Ist eine MRT kontraindiziert, kommt eine **CT** infrage. Für Tumoren in abdomineller oder pulmonaler sowie ossärer Lokalisation wird in der Regel eine CT durchgeführt, gelegentlich ergänzt durch ein konventionelles Röntgenbild oder eine Sonografie. Zur Komplettierung der Ausbreitungsdiagnostik sollte bei gesicherter Sarkomdiagnose eine CT des Thorax/Abdomen-Beckens ergänzt werden. Der Stellenwert der **PET** ist in der Sarkomdiagnostik bisher nicht abschließend geklärt.

Biopsie Nach adäquater Bildgebung ist, vor der Planung jeder Therapie, die histologische Sicherung entscheidend. Bei oberflächlichen Tumoren < 3 cm und geeigneter Lokalisation kann eine Exzisionsbiopsie erwogen werden, wobei die Exzision im Gesunden gesichert sein muss. Sonst kommt eine CT- oder sonografisch gesteuerte Stanzbiopsie infrage. Der Zugangsweg, insbesondere bei Inzisionsbiopsien, sollte so gewählt sein, dass der Biopsiekanal bei der späteren Tumorresektion entfernt wird.

Histologie: Mehr als 100 Subtypen werden differenziert. Die genaue Differenzierung ist *therapie- und prognoserelevant.*

Histologie Die WHO-Klassifikation unterscheidet inzwischen mehr als 100 verschiedene Subtypen. Sie unterscheiden sich nach Ursprungsgewebe, biologischem Verhalten, morphologisch und molekularpathologisch. Die genaue Differenzierung ist das Ergebnis einer histopathologischen, immunhistochemischen und molekularpathologischen Diagnostik – und therapie- und prognoserelevant. Die Häufigkeit der einzelnen Subtypen hängt von der Lokalisation ab:

- Im Retroperitoneum sind die häufigsten Subtypen dedifferenzierte Liposarkome und Leiomyosarkome.
- An den Extremitäten sind Myxofibrosarkome, gut differenzierte Liposarkome, aber auch undifferenzierte pleomorphe Sarkome typische Histologien.
- Die gastrointestinalen Stromatumoren (GIST) sind die häufigsten mesenchymalen Tumoren des Gastrointestinaltrakts und machen ca. 20–25 % aller Sarkome aus.

Für das Grading wird das Klassifikationsschema *FNCLCC* verwendet (Grad 1–3).

Das histopathologische Grading erfolgt in der Regel durch das von Coindre et al. entwickelte dreigradige Klassifikationsschema (FNCLCC): Grad 1 = niedriggradig, Grad 2 und 3 = hochgradig. Das Risiko für Lokalrezidive und der Fernmetastasierung hängt u. a. von diesem Grading ab.

Die **Stadieneinteilung** verwendet die Kriterien Tumorgröße, Grading und Lokalisation.

Stadieneinteilung Die Stadieneinteilung berücksichtigt meist das Grading, die Tumorgröße und die Tumorlokalisation (oberflächliche vs. tiefsitzende Tumoren); diese 3 prognostisch relevanten Faktoren bilden die Grundlage der Stadieneinteilung der UICC bzw. AJCC.

Therapie

Therapie

- Interdisziplinär und vom Subtyp abhängig
- Ziel: lokale Tumorkontrolle und Verhinderung/Therapie der Fernmetastasierung

Weil die Erkrankung selten ist, sollten die Patienten prinzipiell in einem spezialisierten Zentrum und interdisziplinär betreut werden. Dies ist eindeutig prognoserelevant. Dabei sollten die Grundprinzipien der guten klinischen Praxis bzw. der Leitlinie eingehalten werden. Ziel der Therapie ist die lokale Tumorkontrolle und das Verhindern/die Therapie einer Fernmetastasierung. Dabei berücksichtigt die Therapie den jeweiligen histologischen Subtyp; insbesondere die Therapie der klein-blau-rundzelligen Tumoren (z. B. Ewing-Sarkom, ➤ Kap. 6.7.5.3) findet im Kontext laufender Studien/Leitlinien statt.

Ziel ist die R0-Resektion. Ist diese nicht primär zu erreichen, ist eine neoadjuvante Strahlen/Chemotherapie indiziert.

Resektion Bei der Resektion eines primären Weichgewebesarkoms der Extremitäten ist das Ziel die R0-Resektion (➤ Tab. 6.10, s. a. ➤ Kap. 1.9.2, evidenzbasierte Empfehlung der S3-Leitlinie). Die Frage des Sicherheitsabstandes ist nicht in prospektiven Studien beantwortet und wird kontrovers diskutiert. Dies gilt auch für andere Lokalisationen wie z. B. das Retroperitoneum. Bei retroperitonealen Liposarkomen scheint eine Multiviszeralresektion, d. h. die Mitresektion benachbarter Organe vorteilhaft zu sein. Dies gilt auch, wenn präoperativ keine eindeutige Infiltration nachzuweisen war. Gesichert ist, dass eine geplante Sarkomresektion an Zentren durch spezialisierte Operateure die Prognose verbessert. Ungeplante Resektionen dagegen sind eine zusätzliche Belastung für die Patienten und verschlechtern die Prognose. Ist das

Ziel der R0-Resektion nicht primär oder nur mit Mutilation zu erreichen, sollte eine vorgeschaltete Therapie (systemische Therapie/Strahlentherapie) erwogen werden.

Chemotherapie Je nach Histologie, Grading und Lokalisation ist eine (neo-)adjuvante Chemotherapie indiziert. Zur besseren Risikoabschätzung kann die Verwendung eines Nomogramms hilfreich sein. Verschiedene Substanzen werden in der Therapie eingesetzt, zugelassen in Deutschland sind in der ersten Therapielinie Anthrazykline, häufig in Kombination mit Ifosfamid oder Dacarbacin (jeweils in ausreichender Dosierung), in der Zweitlinie Trabectedin oder der Tyrosinkinasinhibitor Pazopanib. Daneben gibt es subtypspezifische Therapiezulassungen.

Je nach Histologie *adjuvante Chemo- und Strahlentherapie*

Eine Sonderstellung in der Therapie nehmen die **GIST** ein. Als häufigste mesenchymale Tumoren des Gastrointestinaltrakts (insbesondere des Magens) sind sie resistent gegen herkömmliche Chemotherapeutika. GIST wurden als erste Tumoren mutationsgesteuert mit Tyrosinkinaseinhibitoren therapiert. Es stehen inzwischen mit Imatinib, Sunitinib, Regorafenib und Ripretinib 4 in Deutschland zugelassene Therapielinien zur Verfügung (als 5. zugelassenes Medikament nimmt Avapritinib durch die Zulassung nur für die PDGFRA-D842V-Mutation eine Sonderstellung ein).

GIST-Tumoren werden mutationsgesteuert mit *Tyrosinkinaseinhibitoren* therapiert.

Strahlentherapie Sie hat im multimodalen Therapiekonzept einen wesentlichen Stellenwert und kann prä- oder postoperativ, ggf. im palliativen Stadium auch definitiv und auch zur Schmerztherapie eingesetzt werden.

Weitere Therapiemöglichkeiten Zu ihnen gehören – bei besonderen Indikationen – z. B. die isolierte Extremitätenperfusion oder die regionale Hyperthermie in Kombination mit einer Standardchemotherapie.

Nachsorge Zur optimalen Nachsorge liegen bei Sarkomen nur wenige Daten vor. In der Regel werden insbesondere High-Grade-Sarkome mit einer regelmäßigen Schnittbildgebung der Tumorregion in den ersten 2 Jahren alle 3 Monate und einer CT des Thorax alle 6 Monate nachuntersucht. Im Jahr 3–5 werden die Nachsorgeintervalle auf halbjährlich und nach 5 Jahren auf eine jährliche Bildgebung ausgeweitet.

Nachsorge: In den ersten 2 Jahren MRT oder CT der Tumorregion alle 3, CT-Thorax alle 6 Monate. In den Jahren 3–5 halbjährliche, nach dem 5. Jahr jährliche bildgebende Nachsorgediagnostik.

Metastasierung Außer bei oligometastasierten Patienten ist die Therapie im metastasierten Stadium meist palliativ. Im oligometastasierten Stadium (z. B. pulmonale Metastasen < 5 und Abstand zur Primärtherapie > 2 Jahre) sollte die Therapie der kurativ intendierten Therapie entsprechen. Im palliativen Stadium führt eine systemische Therapie zu einer relevanten Verlängerung des Überlebens.

6.7 Knochentumoren

Sandra Schwebler

6.7 Knochentumoren

NKLC

Benigne Knochentumoren

Kompetenzebene: **1**, klin. Diagnostik, app. Diagnostik, Therapie, Notfall, Management

Maligne Knochentumoren

Kompetenzebene: **2**, klin. Diagnostik, app. Diagnostik, Therapie, Notfall, **Management**

Pathologische Frakturen

Kompetenzebene: **2**, klin. Diagnostik, app. Diagnostik, Therapie, Notfall, **Management**

6.7.1 Grundlagen

Primäre Knochentumoren sind selten, sie entwickeln sich aus den im Knochen vorkommenden Zellen (Knochen, Knorpel, Knochenmark, Gefäß-, Nerven- und Fettgewebe). Bei Kindern und Jugendlichen unter 18 Jahren sind etwa 5 % aller Tumorerkrankungen maligne Knochentumoren. Primäre Knochentumoren bei Erwachsenen machen nur 1 % aller bösartigen Tumorerkrankungen aus.

6.7.1 Grundlagen

Metastasen treten als *sekundäre* Knochentumoren deutlich häufiger auf als *primäre* Knochentumoren.
CUP-Syndrom („cancer of unknown primary"): Krebserkrankung wird durch Knochenmetastase entdeckt

Sekundäre Knochentumoren (Skelettmetastasen, Absiedelung anderweitiger Neoplasien) manifestieren sich wesentlich häufiger als primäre Knochentumoren und treten vornehmlich jenseits des 40. Lebensjahres auf. Wird eine maligne Erkrankung erst durch eine symptomatische Knochenmetastase als solche bekannt, spricht man formal vom CUP-Syndrom („cancer of unknown primary").

Knochentumoren sind eine polymorphe Gruppe der Knochenläsionen, die von radiologischen Zufallsbefunden (sog. „leave me alone lesions"/„no-touch lesions", z. B. nichtossifizierende Fibrome [NOF], Enchondrom) über aktive oder aggressive gutartige Knochentumoren (z. B. Osteidosteom, aneurysmatische Knochenzysten, Riesenzelltumor) bis hin zu hochmalignen Erkrankungen (z. B. Osteosarkom, Chondrosarkom, Ewing-Sarkom) reichen.

Klinik und Diagnostik
Welcher Knochen ist *wo* betroffen? Tumormatrix? *Destruktionsmuster?*

Klinik und Diagnostik

Zu den Beschwerden des Patienten werden in der Diagnosefindung folgende Aspekte herangezogen:

- Demografische Daten des Patienten, Alter und Geschlecht (s. u.)
- Betroffener Knochen (s. u.)
- Lokalisation im Knochen (s. u.)
- Muster der Knochendestruktion (osteolytisch, osteoblastisch, gemischt)
- Tumormatrix (s. u.)

Anamnese: *Patientenalter und Geschlecht* sind ein wichtiger anamnestischer Hinweis.

Anamnese

Das **Alter** kann wichtige Anhaltspunkte geben. Primäre Knochentumoren folgen meist einer typischen Alters- und Geschlechtsverteilung und kommen vermehrt während der ersten 3 Lebensdekaden vor (➢ Abb. 6.30). Mit Ausnahme des Riesenzelltumors ist das männliche Geschlecht bei gut- und bösartigen Tumoren bevorzugt betroffen.

ABB. 6.30

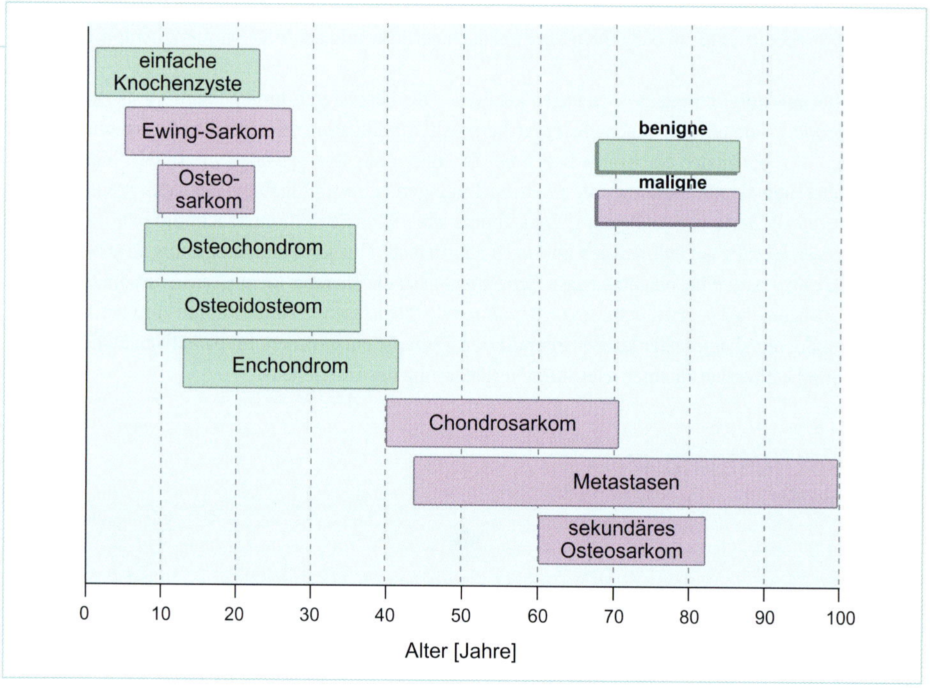

Abb. 6.30 Vorkommen von Knochentumoren in Abhängigkeit vom Lebensalter [L157]

Syndromale Erkrankungen in der Familienanamnese?

In der **Familienanamnese** sollten Hinweise auf syndromale Erkrankungen erfragt werden, wie z. B. Exostosenerkrankung (folgt einem autosomal-dominanten Erbgang).

Klinisches Bild:
- *Unspezifische Klinik*
- *Unsymmetrische Raumforderung* im Bewegungsapparat, Funktionseinschränkungen, *pathologische Frakturen*
- Rasche Größenprogredienz und B-Symptomatik: meist maligne

Klinisches Bild

Das klinische Bild bei Knochentumoren ist meist unspezifisch. Suspekte Indikatoren sind:

- Schmerzen am Bewegungsapparat, meist einseitig, insbesondere Ruhe- und Nachtschmerzen
- Funktionseinschränkungen unklarer Ursache, bei Kleinkindern z. B. als Gehverweigerung
- Lokale Schwellungen mit oder ohne Druckdolenz: Ausbreitung, Lokalisation, Größe, Verschieblichkeit sowie Integrität des darüber liegenden Weichteilmantels beachten
- Rasche Größenprogredienz der Geschwulst spricht für ein Malignom
- Systemische Allgemeinsymptome (B-Symptomatik, d. h. Fieber, Nachtschweiß und Gewichtsverlust) fehlen meist und deuten, falls vorhanden, auf eine bereits fortgeschrittene Erkrankung hin (wie bei Lymphom und Osteosarkom).
- „Pathologische Fraktur" (nicht selten erstes Symptom), d. h. ein geringfügiges Trauma führt zu ungewöhnlicher Lokalisation oder Erscheinungsform der Fraktur

Studentische Sicht

CAVE Verkennung der Symptome und Diagnoseverschleppung (nicht selten über Monate!) durch:
- Bagatellisierung der Schmerzen als Wachstumsschmerzen (die meist beidseitig auftreten)
- Interpretation als Verletzungs- oder Überlastungssymptome

CAVE

Laboruntersuchung

Die Labordiagnostik ist bei primären muskuloskelettalen Tumoren weitgehend unspezifisch. BSG, CRP und alkalische Phosphatase können erhöht sein. Die Laboruntersuchung hat eher ihren Stellenwert bei der Abklärung eines CUP-Syndroms: Elektrophorese bei Verdacht auf ein multiples Myelom oder PSA-Wert bei Verdacht auf Metastasen eines Prostatakarzinoms.

Labor: ggf. bei CUP-Syndrom

Röntgen

Der Knochen ist in der allgemeinen Röntgendiagnostik so oft und so weit exponiert, dass es unzählige „akzidentelle" Abbildungen von radiografischen Besonderheiten in der Knochenstruktur gibt, die in den allermeisten Fällen weder pathologisch noch behandlungsbedürftig sind, aber gelegentlich zur Beunruhigung der Betroffenen führen. Anhand des Röntgenbildes können essenzielle Informationen zur Dignitätsbeurteilung erhoben werden.

Röntgen: oft Zufallsbefund

MERKE Das konventionelle Röntgenbild in 2 Ebenen stellt den Goldstandard in der Diagnostik von Knochentumoren dar.

MERKE

Lokalisation Die Informationen, welcher Knochen betroffen ist und wo im Knochen sich die Läsion befindet (➤ Abb. 6.31, ➤ Abb. 6.32), sind relevant, weil ein Großteil der Knochentumoren typische Prädilektionsstellen besitzt und innerhalb des jeweiligen Skelettabschnitts typisch verteilt ist.

Lokalisation: Die verschiedenen Tumorarten haben *typische Prädilektionsstellen* im Skelett (➤ Abb. 6.31, ➤ Abb. 6.32).

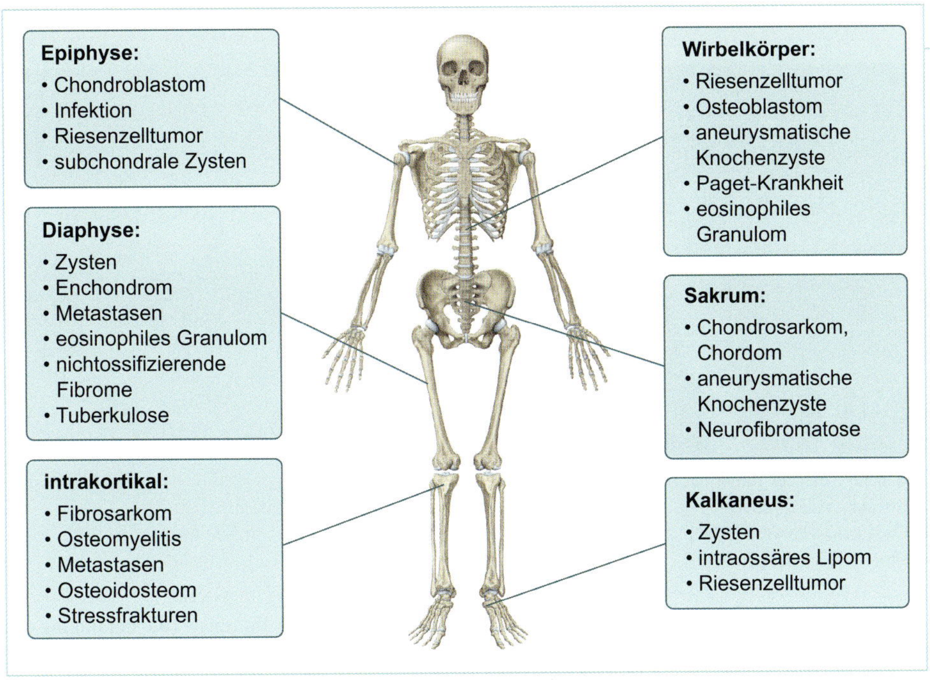

Abb. 6.31 Bevorzugte Lokalisation einiger Knochentumoren innerhalb des Knochens sowie im Skelett [S700, L157]

ABB. 6.31

ABB. 6.32

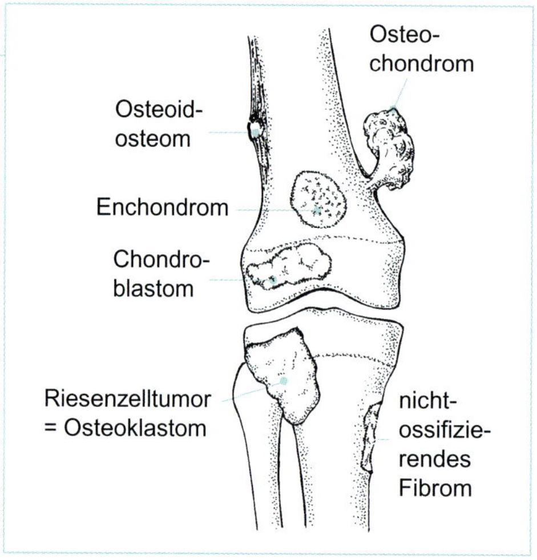

Abb. 6.32 Typische Lokalisationsverteilung von Knochentumoren innerhalb eines Knochens [L190]

CAVE

CAVE Benigne Tumoren überschreiten i. d. R. nicht die (ehemalige) Wachstumszone. Falls die Epiphyse überschritten wird, muss an Infektionen und maligne Tumoren gedacht werden!

Destruktionsmuster (osteoklastisch, osteoblastisch oder gemischt) und Knochenmatrix sind spezifisch für die Tumorart (➤ Abb. 6.33).

Muster der Knochendestruktion Die Destruktion kann sich „osteolytisch" (d. h. die Läsion stellt sich im Röntgen „weniger dicht" als Knochengewebe dar), „osteoblastisch" (d. h. die Läsion stellt sich im Röntgen dichter als Knochengewebe dar) oder „mixed" (sowohl osteolytische als auch osteoblastische Anteile) darstellen.

Tumormatrix Anhand der vom Tumor gebildeten Matrix (➤ Abb. 6.33) kann der Ursprung des Tumors eingeschätzt werden.

ABB. 6.33

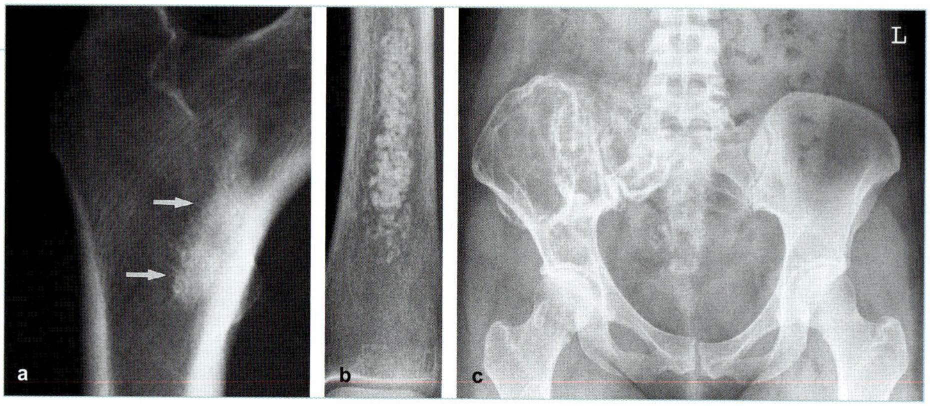

Abb. 6.33 Arten der Tumormatrix in Röntgenbildern
a) Osteoid – wolkig [R390]
b) Chondroid – Popcorn [R390]
c) Fibrös – Milchglas [P1671]

Wachstumsmuster: Die *Lodwick-Klassifikation* (➤ Tab. 6.11) differenziert anhand von *Transitionszonen* und *Periostreaktion* die wahrscheinliche Dignität.

Wachstumsmuster Eine diagnostische Hilfe zur Beschreibung der Transitionszone (die Berandung der Läsion, als Zeichen für die Wachstumsgeschwindigkeit des Tumors) und der Periostreaktion (zur Einschätzung der Dignität der Läsion) bietet die Lodwick-Klassifikation (1971) (➤ Tab. 6.11).

Tab. 6.11 Lodwick-Klassifikation [F1018-005]

Klasse	Merkmale	Beispiele	Bildbeispiel
1A	• Meist auf die Spongiosa begrenzt mit deutlicher Randsklerosierung und scharfer Begrenzung, was auf langsames oder fehlendes Tumorwachstum schließen lässt • Histologische Sicherung nicht notwendig	Enchondrom, Osteoidosteom, nichtossifizierendes Fibrom (NOF)	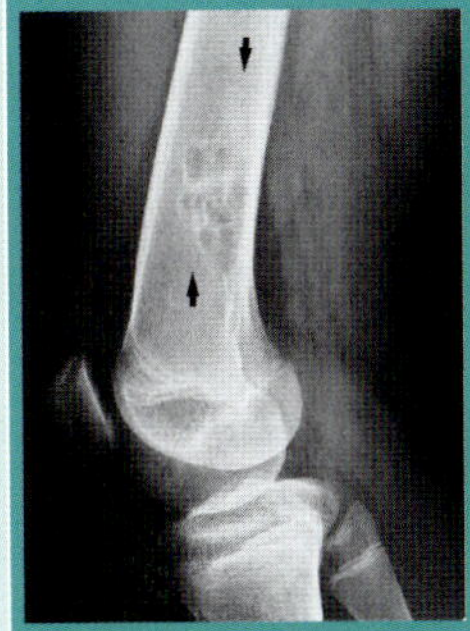 Nichtossifizierendes Fibrom [R390]
1B	• Wenig bis gar kein Sklerosesaum • Kontur ist unregelmäßig mit Ausbuchtungen • Kortikalis kann betroffen sein • Solide Periostreaktion möglich	Riesenzelltumor, Chondroblastom, Chondromyxoidfibrom, Osteoblastom, juvenile Knochenzyste	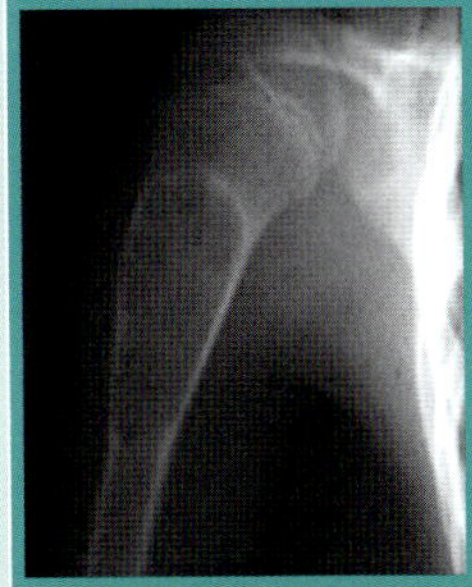 Juvenile Knochenzyste [M332]
1C	• Teilweise infiltrative Läsion • Größtenteils eine „verwaschene" unscharfe Kontur • Reaktive Sklerose ist noch möglich • Kortikalis ist meist arrodiert • Solide Periostreaktion möglich	Niedrig-malignes Chondrosarkom, aneurysmatische Knochenzyste	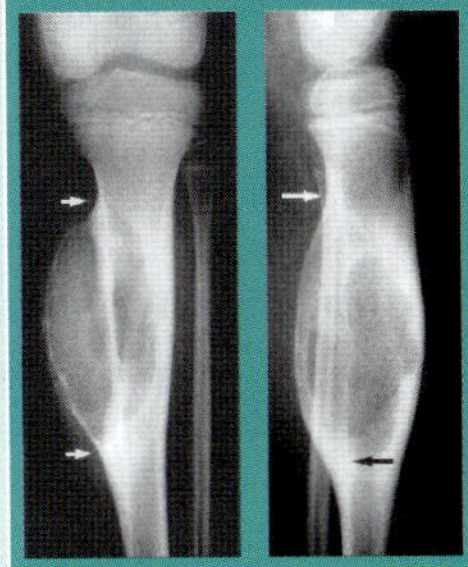 Aneurysmatische Knochenzyste [R390]
2	• Nicht mehr geografisch abgrenzbar • Mottenfraß-ähnliche Destruktion • Unscharfe Begrenzung • Keine reaktive Sklerosierung • Kortikalis destruiert • Periost hebt sich schalenförmig ab	Malignes Chondrosarkom, niedrigmalignes Osteosarkom, Fibrosarkom	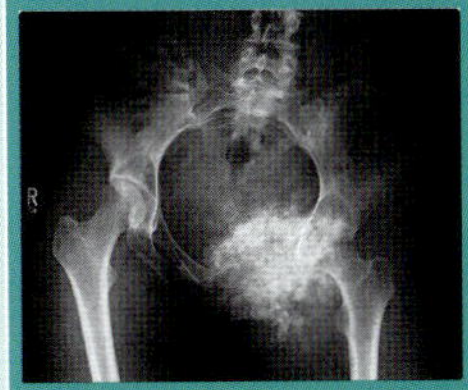 Chondrosarkom [M332]
3	• Destruierend ohne Respektierung anatomischer Grenzen („permeativ") • Kaum reaktive Sklerosierungen • Begrenzung nicht mehr erkennbar • Zwiebelschalenartige Periostreaktion • Codman-Dreieck (beim Durchbruch durch das Periost entstehende Periostabhebung, die im Röntgenbild wie ein Dreieck erscheinen kann) • Weichgewebsausdehnung • Spikulae (feine strahlenförmige Ausläufer), lassen auf ein rasantes Tumorwachstum schließen	Hochmaligne Osteosarkome, Ewing-Sarkome	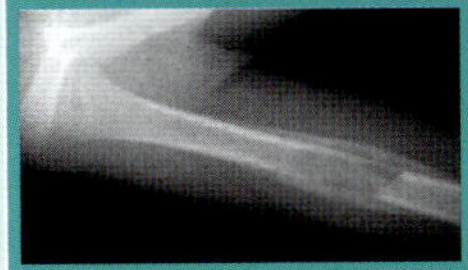 Ewing-Sarkom [E284]

TAB. 6.11

Der *Mirels-Score* (➤ Tab. 6.12, ➤ Tab. 6.13) schätzt bei Skelettmetastasen die **Frakturgefahr** ein und gibt eine prophylaktische(!) Therapieempfehlung.

Frakturgefahr Ein auf der konventionellen Röntgendiagnostik basierendes Werkzeug zur Einschätzung des Frakturrisikos bei einer Knochenläsion (gilt nur bei Skelettmetastasen, ➤ Kap. 6.7.6.2) ist der **Mirels-Score** (➤ Tab. 6.12). Anhand des Röntgenbildes kann ein Frakturrisiko abgeschätzt werden und abhängig davon eine Therapieempfehlung ausgesprochen werden (➤ Tab. 6.13).

TAB. 6.12

Tab. 6.12 Mirels-Score [F837-005]

Kriterien	1 Punkt	2 Punkte	3 Punkte
Lokalisation	Obere Extremität	Untere Extremität	Pertrochantär
Schmerz	Leichte Schmerzen	Mittlere Schmerzen	Einschränkung der Funktion
Art der Läsion	Osteoblastisch	Gemischt	Osteolytisch
Ausdehnung	< 1/3 des Knochendurchmessers	1/3–2/3 des Knochendurchmessers	> 2/3 des Knochendurchmessers

TAB. 6.13

Tab. 6.13 Auswertung des Mirels-Scores (➤ Tab. 6.12)

Punktzahl	Frakturrisiko in den nächsten 6 Monaten (%)	Empfehlung
≥ 9	33–100	Prophylaktische Stabilisierung
8	15	Individualentscheidung
≤ 7	< 4	Konservatives Vorgehen

MRT zur Differenzierung des Tumortyps, Nachweis von „skip lesions" bei Malignomverdacht, Abklärung von Lagebeziehungen und Weichteilkomponenten

MRT

Ein MRT ist zur weiteren Abklärung der aktiven und aggressiven gutartigen Tumoren und auch von malignen Knochentumoren unabdingbar. Bei Malignomverdacht ist zur Suche nach „skip lesions" (Absiedelung der Tumorzellen innerhalb des gleichen Knochensegments, aber in räumlicher Distanz) eine MRT des gesamten skelettalen Abschnitts indiziert. Die MRT liefert Informationen über Weichteilkomponenten des Tumors wie Fett, Knorpel, Flüssigkeit, Nekrosen sowie der Lagebeziehung zu den benachbarten Gefäßen und Nerven. Zudem ist sie eine wichtige differenzialdiagnostische Hilfe.

CT

Eine CT wird für die überlagerungsfreie Darstellung der knöchernen Strukturen verwendet (z. B. das Stammskelett kann in der Röntgendiagnostik durch Überlagerungen nur bedingt differenziert abgebildet werden). Nicht selten ist ein Nidus eines Osteoidosteoms erst in der CT sichtbar und beweist dann die Diagnose.

Eine **Biopsie** sollte bei unklarer Dignität und therapeutischer Konsequenz tumorabhängig als *CT-gesteuerte Stanze* oder *offene Inzisionsbiopsie* durchgeführt werden.

Gewebeentnahme (Biopsie)

Die Entnahme von Tumorgewebe bzw. eine histologische Sicherung ist erforderlich, wenn

- in Zusammenschau von Klinik und radiologischen Befunden nicht eindeutig die Dignität des Tumors eingeordnet werden kann, und
- zur Diskussion stehende Differenzialdiagnosen unterschiedliche Therapieoptionen nach sich ziehen würden, oder
- eine indizierte Therapie erhebliche Folgen für den Patienten hätte.

Die Gewebeentnahme am Skelett ist prinzipiell möglich durch:

- CT-gesteuerte Stanzbiopsie
  - Vorteile: geringe Invasivität, schwer zugängliche Lokalisationen können erreicht werden
  - Nachteile: geringe Entnahmemenge und damit verbundenes Risiko einer Fehldiagnose oder nicht auswertbarer Proben
- Offene Inzisionsbiopsie
  - Vorteile: Entnahme von repräsentativem Material ist wahrscheinlicher
  - Nachteile: Eingriff mit Narkose/Regionalanästhesie; Wundinfekte, mögliche Verschleppung von Tumorzellen (auch am Stanzkanal), Nachblutung

Staging bei malignen Tumoren:

- CT der Lunge
- Skelettszintigrafie
- Ganzkörper-MRT mit Kontrastmittel
- Selten PET-CT/PET-MRT

Ausbreitungsdiagnostik (Staging)

Nach Abschluss der Primärdiagnostik und pathoanatomischer Diagnosestellung folgt bei malignen Tumoren das sog. Tumorstaging. Unter dem Begriff „Staging" versteht man eine bildgebende Gesamtdiagnostik und damit die Möglichkeit, das Ausmaß der Tumorerkrankung zu erkennen und die Ausbreitung zu graduieren (TNM-Klassifikation, ➤ Kap. 1.9.1). Hier kommen folgende bildgebende Verfahren zum Einsatz:

- CT der Lunge (eine pulmonale Metastasierung bei Knochentumoren ist am häufigsten)

- Skelettszintigrafie – gibt Auskunft über die Stoffwechselaktivität und kann weitere knöcherne Absiedelungen zeigen
- Ganzkörper-MRT mit Kontrastmittel
- PET-CT oder PET-MRT – wird aufgrund der geringen Verfügbarkeit nur in speziellen Fällen eingesetzt

Therapie und Management

Die Therapie der Knochentumoren ist zu einer vielschichtigen interdisziplinären Aufgabe geworden.

Gutartige Knochentumoren Ob ein gutartiger Knochentumor behandelt werden sollte, hängt von Symptomatik, Stabilitätsgefährdung und Entität des Tumors ab. Eine chirurgische Therapie ist in diesen Fällen Mittel der Wahl.

Maligne Knochentumoren Bei malignen Knochentumoren kommt neben dem chirurgischen Ansatz auch noch eine Chemo- und Strahlentherapie infrage. Abhängig von Tumorentität, Ausdehnung und Staging wird in der Regel im Rahmen von Studienprotokollen therapiert. Bei der chirurgischen Resektion sind die Resektionsgrenzen nach Enneking relevant (➤ Tab. 6.14; s. a. ➤ Tab. 6.10).

Therapie und Management

Benigne Tumoren: *chirurgische* Therapie je nach *Symptomatik, Stabilitätsgefährdung* und *Entität*

Maligne Tumoren: Resektion (➤ Tab. 6.14; auch Chemo- und Strahlentherapie)

Tab. 6.14 Chirurgische Resektionsabstände nach Enneking in Bezug auf Knochentumoren (s. a. ➤ Kap. 1.9.2)

Resektion	Beschreibung	Erläuterung/Beispiel
Intraläsional	Resektion im Tumorgewebe, der Tumor wird makroskopisch während der OP eröffnet („R2“)	• Kurativ ausschließlich bei gutartigen Tumoren möglich, z. B. Riesenzelltumor oder Knochenzysten • Defekt kann mit verschiedenen Substanzen (PMMA, allogene/autologe Spongiosa, synthetischer Knochenersatz) aufgefüllt werden
Marginal	En-bloc-Resektion des Tumors um die Tumorkapsel, mikroskopische Tumorreste möglich („R1“)	• Resektionsebene verläuft durch die reaktive Zone • Beispielsweise bei schmerzhaften Osteochondromen (Exostosen), die symptomatische Gefäß- und Nervenkompression verursachen oder zu einem Low-Grade-Chondrosarkom entarten können
Weit	En-bloc-Resektion des Tumors mit umgebendem gesunden Gewebe als Sicherheitsabstand zum Tumor („R0“)	• Resektionsebene verläuft im gesunden Gewebe • Bei malignen Tumoren oder rezidivierenden gutartigen Tumoren (mit hohen Transformationsrisiko in ein Malignom)
Radikal	Resektion des gesamten betroffenen Kompartiments oder mehrerer Kompartimente	• Bleibende funktionelle Defekte (Muskelverlust, Nervenschaden) sind häufig • Nur bei Malignomen gerechtfertigt

TAB. 6.14

Pathologische Frakturen Falls die Erstpräsentation eines Knochentumors eine pathologische Fraktur ist, sollte der Tumor vor der Stabilisierung histopathologisch gesichert und seine Ausdehnung festgestellt werden (Staging, s. o.), da durch eine Tumorzellenverschleppung durch die stabilisierende Operation ein katastrophaler Schaden am Patienten im Fall eines therapierbaren (Primär-)Tumors angerichtet würde. Letztere Situation ist aber sehr selten.

Bei pathologischen Frakturen durch Metastasen bzw. bei palliativem Therapiekonzept ist die Osteosynthese Mittel der Wahl. Hierbei wird die knöcherne Heilung innerhalb des Tumorgewebes nicht mehr erwartet und somit stellt das Implantat den alleinigen Kraftträger dar. Der durch den Tumor entstandene knöcherne Defekt wird meist durch PMMA-Zement aufgefüllt, der auch das Implantat umhüllt. Diese Art von Osteosynthese wird „Verbundosteosynthese“ genannt. Meist ist eine postoperative Radiatio des Implantatbettes indiziert.

Ein größerer Knochen- oder Gelenkersatz durch einheilungsfähige Implantate ist nur bei resezierbaren primären Knochentumoren oder in Sonderfällen bei sehr gut beherrschbaren Primärtumoren gerechtfertigt.

Vor Stabilisierung einer **pathologischen Fraktur** unbedingt eine *Histopathologie* und *Ausdehnung* des Tumors bestimmen.
Meist „Verbundosteosynthese“ und ggf. Bestrahlung.

KOMPETENZBASIERTES VORGEHEN (NKLC)

Management bei malignen Knochentumoren

- **Erstversorgung:** Diagnostik: Bestimmung von Tumorentität, Tumorausdehnung, Staging
- **Entscheidungsfindung:** kurative oder palliative Therapie; OP, Chemo- oder Strahlentherapie, Festlegung eines Behandlungsprotokolls (Tumorkonferenz)
- **Prinzipien der Versorgung:** (möglichst) vollständige Resektion (R0); bei pathologischen Frakturen (Metastasen) ggf. (prophylaktische) Stabilisierung, bei Metastasen Therapie des Primärtumors
- **Nachbehandlung:** adjuvante Strahlen- und/oder Chemotherapie, Verlaufskontrollen
- **Erfolgsparameter:** vollständige Tumorentfernung
- **Komplikationen:** Fortschreiten der Erkrankung, Metastasenbildung

KOMPETENZBASIERTES VORGEHEN

Studentische Sicht

6.7.2 Benigne Knochentumoren

Knochenbildende oder *knorpelbildende* benigne Tumoren wachsen meist *scharf begrenzt* und gelegentlich *verdrängend.*

6.7.2.1 Osteochondrom

Osteochondrome wachsen meist im 10.–20. Lebensjahr. Ein *Progress nach abgeschlossenem Skelettwachstum* ist Hinweis auf eine *maligne Entartung!*

Klinik und Diagnostik

Symptome: asymptomatisch, *verdrängend*

Bildgebung: oft *Röntgenzufallsbefund* (➤ Abb. 6.34); MRT (Dignitätsbestimmung über *Knorpelkappe*, > 2 cm ggf. Chondrosarkom)

ABB. 6.34

Therapie

Bei *Kompression;* sonst Größenkontrollen

6.7.2.2 Enchondrom

Im Markraum, hyaliner Knorpel, vor allem Röhrenknochen der Hand

6.7.2 Benigne Knochentumoren

Die heterogene Gruppe der benignen Knochentumoren wird unterteilt in knochenbildende (z. B. Osteoidosteom) und knorpelbildende (z. B. Enchondrom) Tumoren. Sie wachsen meist langsam und stellen sich radiologisch scharf begrenzt ohne Weichteilbeteiligung dar.

6.7.2.1 Osteochondrom

Osteochondrome (kartilaginäre Exostosen) machen 48 % aller benigner Knochentumoren aus. Sie kommen im 10.–20. Lebensjahr vor und sind typischerweise an der Metaphyse langer Röhrenknochen lokalisiert (häufig kniegelenksnah). Eine Störung der enchondralen Ossifikation führt zum Auswuchs an der Knochenoberfläche (wachsen von der Metaphyse weg) mit oberflächlicher Knorpelkappe. Nach dem Abschluss des Knochenwachstums wachsen Osteochondrome nicht mehr, sodass ein plötzliches Wachstum im Erwachsenenalter auf eine maligne Entartung hinweist.

Klinik und Diagnostik

Symptome Der Tumor ist asymptomatisch, wobei Kompressionserscheinungen neurovaskulärer Strukturen oder die Deformierung benachbarter Knochen möglich ist.

Bildgebung Auf **Röntgenaufnahmen** (Zufallsbefund oder bei tastbarer Schwellung) sind Osteochondrome scharf begrenzt (➤ Abb. 6.34). Eine **MRT** wird zur Bestimmung der Dicke der Knorpelkappe angefertigt: < 1 cm normal, 1–2 cm indifferent, > 2 cm Hinweis auf maligne Entartung (Chondrosarkom).

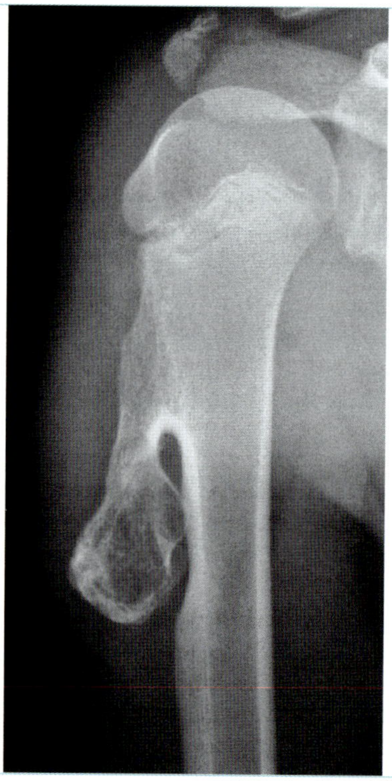

Abb. 6.34 Osteochondrom am Oberarm [R390]

Therapie

Der Tumor wird entfernt, wenn er symptomatisch ist. Sonst ist eine Überwachung der Größenprogredienz während des Wachstums indiziert.

6.7.2.2 Enchondrom

Das (stammferne, solitäre) Enchondrom ist eine mit hyalinem Knorpel gefüllte Läsion im Markraum und macht 23 % aller benigner Knochentumoren aus. Es kommt vor allem zwischen dem 10. und 40. Lebensjahr vor und betrifft vor allem die kleinen Röhrenknochen von Mittelhand und Fingern.

Klinik und Diagnostik

Symptome Bei Erwachsenen ist der Tumor meist asymptomatisch, bei jüngeren Patienten kommt es häufig zur Schwellung und zur pathologischen Fraktur.

Bildgebung Typischerweise ist der Tumor im **Röntgenbild** strahlendurchlässiger als der Knochen (➢ Abb. 6.35).

Klinik und Diagnostik

Gegebenenfalls Schwellung oder pathologische Fraktur

ABB. 6.35

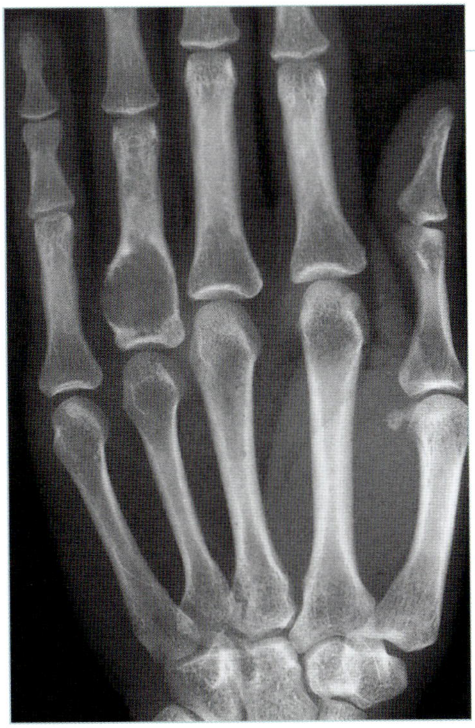

Abb. 6.35 Enchondrom an der Mittelphalanx des Ringfingers [R390]

Therapie

Es handelt sich um eine „Leave-me-alone"-Läsion, sodass keine Therapie erforderlich ist. Eine einmalige radiologische Kontrolle sollte nach 6 Monaten durchgeführt werden. Bei einer pathologischen Fraktur sind eine intraläsionale Kürettage und die Auffüllung mit Spongiosa indiziert.

Therapie

„Leave-me-alone"-Läsion, einmalige Größenkontrolle nach 6 Monaten; Spongiosaauffüllung bei Fraktur

6.7.2.3 Osteoidosteom

Das Osteoidosteom macht 10 % aller benignen Knochentumoren aus und hat seinen Altersgipfel zwischen dem 10. und 20. Lebensjahr. Es handelt sich um einen Nidus (lat. für Nest) aus hochvaskularisiertem Gewebe (Osteoid), der von reifem Knochengewebe umgeben ist, und findet sich meist intrakortikal. Typischerweise sind Osteoidosteome an der Diaphyse langer Röhrenknochen (proximale Tibia) und in den Wirbelkörpern lokalisiert.

6.7.2.3 Osteoidosteom

Hochvaskularisiertes, intrakortikales Osteoid. Meist proximale *Tibia* oder *Wirbelkörper.*

Klinik und Diagnostik

Symptome Starke, lokalisierte nächtliche Schmerzen, die gut auf Azetylsalizylsäure ansprechen, kennzeichnen den Tumor.

Bildgebung Typisch ist eine **röntgendichte** Raumforderung mit zentraler Aufhellung (Nidus), wobei der Nidus manchmal erst in der **CT** sichtbar ist (➢ Abb. 6.36).

Klinik und Diagnostik

Starke *nächtliche, ASS-sensible Schmerzen;* röntgendichte Raumforderung mit *zentraler Aufhellung* (➢ Abb. 6.36); ggf. CT

ABB. 6.36

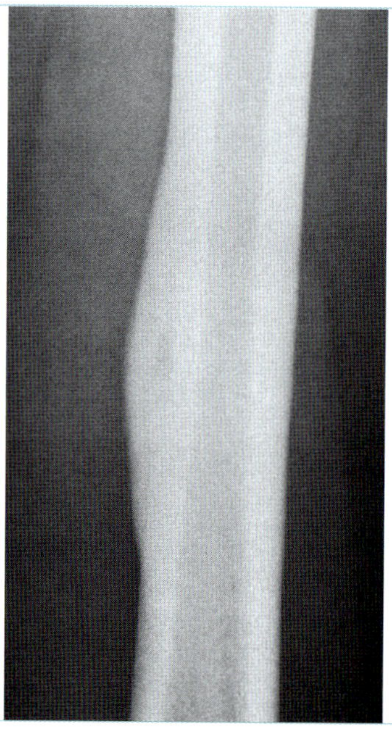

Abb. 6.36 Osteoidosteom [R390]

CAVE

CAVE Ein Osteoidosteom ist selten größer als 1 cm im Durchmesser. Bei einer Größe über 1,5 cm sollte an ein Osteoblastom gedacht werden.

Therapie

Radiofrequenzablation

Therapie

Bei Beschwerden kommt eine CT-gesteuerte Radiofrequenzablation infrage.

6.7.3 Tumor-like Lesions

Keine Neoplasien, ähneln ihnen nur morphologisch im Röntgenbild. Am häufigsten im 10.–20. Lebensjahr.

6.7.3 Tumor-like Lesions

Bei den sog. „tumor-like lesions" handelt es sich um eine heterogene Gruppe knöcherner Veränderungen, die im Röntgenbild einem Tumor ähneln. Es handelt sich hierbei jedoch nicht um Neoplasien. Da sie radiologsch in der Regel ebenfalls scharf begrenzt und die Weichteile nicht beteiligt sind, werden sie häufig parallel zu den benignen Knochentumoren aufgeführt. Die nachfolgenden Tumor-like Lesions finden sich alle am häufigsten zwischen dem 10. und 20. Lebensjahr.

6.7.3.1 Aneurysmatische Knochenzyste

Multiple, blutgefüllte, septierte Zysten in der Wirbelsäule und den Metaphysen der langen Röhrenknochen

6.7.3.1 Aneurysmatische Knochenzyste

Die Zysten sind multiple, blutgefüllte, septierte Räume, die von solidem Gewebe umgeben sind. Sie finden sich in der Wirbelsäule und den Metaphysen der langen Röhrenknochen. Bei ihnen wird eine reaktive Genese nach Trauma diskutiert.

Klinik und Diagnostik

Symptome Aneurysmatische Knochenzysten sind meist asymptomatisch. Sie können aber – nicht selten – in Form pathologischer Frakturen symptomatisch werden.

Bildgebung Auf **Röntgenaufnahmen** (➤ Abb. 6.37) sind die Knochenzysten scharf begrenzt und osteolytisch (Lodwick-Klasse 1C, ➤ Tab. 6.11). In der **MRT** sind sie gekammerte Läsionen („Fluid-Fluid-Level").

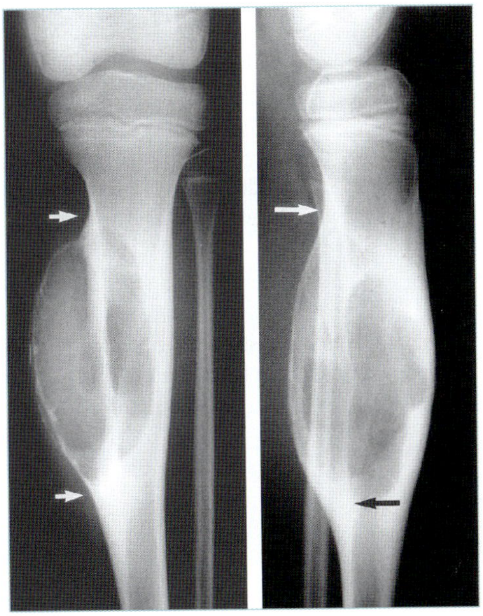

Abb. 6.37 Aneurysmatische Knochenzyste auf Röntgenaufnahmen der Tibia in 2 Ebenen [R390]

Therapie

Es wird eine intraläsionale Kürettage durchgeführt, und der Defekt dann mit PMMA-Zement aufgefüllt.

6.7.3.2 Juvenile Knochenzyste

Juvenile Knochenzysten sind solitäre, flüssigkeitsgefüllte Zysten, die von einer Membran umgeben sind. Nach Wachstumsabschluss – im Fall einer pathologischen Fraktur auch früher – zeigt sich meist eine zunehmende Ossifikation. Sie finden sich in der Metaphyse, häufig von proximalem Femur und Humerus.

Klinik und Diagnostik

Symptome Die juvenilen Knochenzysten sind schmerzfrei.

Bildgebung Das typische **Röntgenbild** (➤ Abb. 6.38) zeigt eine strahlentransparente Läsion mit scharfem Rand und ausgedünnter Kortikalis (Lodwick-Klasse 1B, ➤ Tab. 6.11).

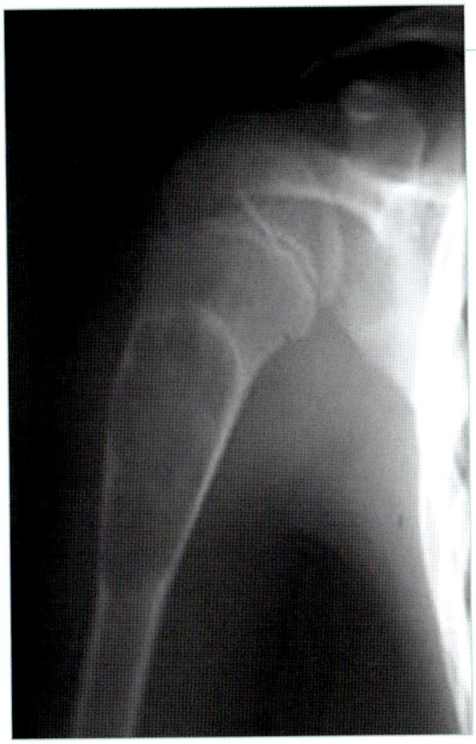

Abb. 6.38 Juvenile Knochenzyste im proximalen Humerus [M332]

6.7.3.2 Juvenile Knochenzyste

Solitäre, flüssigkeitsgefüllte Zysten (zunehmende Ossifikation) im proximalen Femur und Humerus.

Klinik und Diagnostik

Schmerzfreie, strahlentransparente Läsion im Röntgenbild (➤ Abb. 6.38)

ABB. 6.38

Therapie

„Leave-me-alone"-Läsion

Therapie

Es handelt sich um eine „Leave-me-alone"-Läsion, sodass keine Therapie erforderlich ist. Pathologische Frakturen können i. d. R. konservativ behandelt werden.

6.7.3.3 Nichtossifizierendes Fibrom

Exzentrischer fibröser Knochendefekt in der Metaphyse des distalen Femurs/der Tibia

6.7.3.3 Nichtossifizierendes Fibrom

Das nichtossifizierende Fibrom (NOF) ist ein exzentrischer fibröser Knochendefekt, der die Kortikalis und die Spongiosa betreffen kann. Es findet sich häufig in der Metaphyse von distalem Femur und distaler Tibia.

Klinik und Diagnostik

Asymptomatisch, girlandenförmige Sklerose im Röntgenbild

Klinik und Diagnostik

Symptome NOF sind meist asymptomatisch.

Bildgebung Auf **Röntgenaufnahmen** (➤ Abb. 6.39) findet sich eine randständige „girlandenförmige" Sklerose und eine lobulierte Binnenstruktur mit Aufhellung (Lodwick-Klasse 1A, ➤ Tab. 6.11).

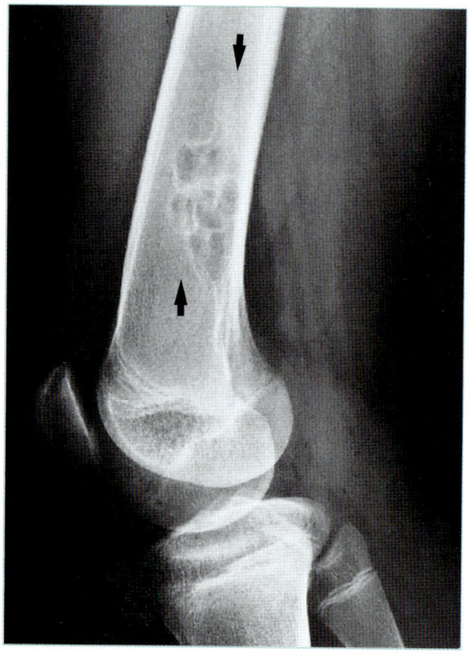

Abb. 6.39 Nichtossifizierendes Fibrom im distalen Femur [R390]

Therapie

„Leave-me-alone"-Läsion, intraläsionale Kürettage und Spongiosaauffüllung bei Befall von > 50 % des Knochendurchmessers

Therapie

Das NOF ist eine „Leave-me-alone"-Läsion, bei größeren Befunden (> 50 % des Knochendurchmessers) kommt jedoch eine intraläsionale Kürettage und Spongiosaauffüllung infrage.

6.7.4 Knochentumoren unsicheren Verhaltens

Lokal aggressives und *destruierendes* Wachstum

6.7.4 Knochentumoren unsicheren Verhaltens

Als „semimaligne Tumoren" bezeichnet man Läsionen, die zwar nicht metastasieren, jedoch lokal aggressiv und destruierend wachsen. Ein Beispiel ist der Riesenzelltumor.

6.7.4.1 Riesenzelltumor (Osteoklastom)

Risiko der malignen Entartung mit zunehmendem Alter, mehrkernige Riesenzellen (Metaphyse langer Röhrenknochen); am häufigsten 20.–40. Lj.

6.7.4.1 Riesenzelltumor (Osteoklastom)

Der Riesenzelltumor macht 9 % aller Knochentumoren aus und ist zwischen dem 20. und 40. Lebensjahr am häufigsten. Mit zunehmendem Alter nimmt bei diesem Tumor auch das Risiko einer malignen Entartung zu. Der Tumor führt zur Destruktion der Kortikalis und breitet sich dann im Weichgewebe aus. Histologisch findet man typische mehrkernige Riesenzellen (vom Knochenmark ausgehend). Der Riesenzelltumor findet sich am häufigsten in den Metaphysen der großen langen Röhrenknochen (kniegelenksnah) und wächst in Richtung Epiphyse.

Klinik und Diagnostik

Schmerzhafte Schwellung; landkartenartige Osteolyse im Röntgen (➤ Abb. 6.40); MRT: Weichteile? Szintigrafie: multilokulärer Befall und „skip lesions"?

Klinik und Diagnostik

Symptome Häufig sind ein (Belastungs-)Schmerz und eine Schwellung. Die Bewegung des angrenzenden Gelenks kann eingeschränkt sein. Pathologische Frakturen sind möglich.

Bildgebung Auf **Röntgenaufnahmen** ist der Riesenzelltumor eine landkartenartige, osteolytische Läsion mit scharfem Rand ohne Sklerose (➤ Abb. 6.40). In der CT ist der Kortikalisdefekt, in der **MRT** sind die Weichteilkomponenten nachweisbar. Mit der Szintigrafie zeigt sich ein multilokulärer Befall und „skip lesions".

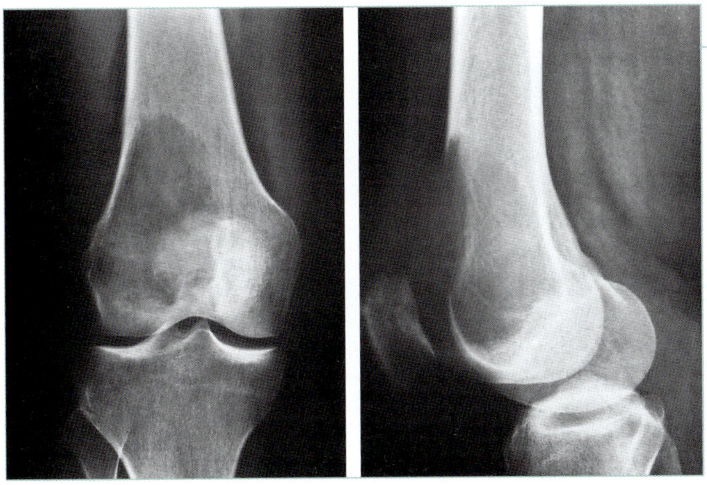

Abb. 6.40 Riesenzelltumor auf Röntgenaufnahmen des distalen Femurs in 2 Ebenen [R390]

ABB. 6.40

Therapie

Riesenzelltumoren werden intraläsional oder en bloc reseziert. Der Defekt wird mit PMMA-Zement gefüllt. Präoperativ findet evtl. ein „Downstaging" durch Gefäßembolisation oder RANKL-Inhibitoren (Denosumab) statt. Die Rezidivrate ist hoch.

Therapie

Intraläsionale En-bloc-*Resektion* mit Zementfüllung; *hohe Rezidivrate*

6.7.5 Maligne primäre Knochentumoren

Maligne primäre Knochentumoren sind Neoplasien, welche die Kriterien malignen Wachstums erfüllen und Fernmetastasen bilden.

6.7.5 Maligne primäre Knochentumoren

Malignes Wachstum und Fernmetastasen

6.7.5.1 Osteosarkom

Osteosarkome sind osteoidbildende, mesenchymale Tumoren, die 40 % aller malignen Knochentumoren ausmachen. Bei einer Biopsie enthalten sie Osteoblasten, Chondroblasten, Fibroblasten und netzartige Osteoidtrabekel sowie atypische polymorphe Zellen. Sie sind mit einer Mutation des RB-Proteins und einer TP53-Inaktivierung assoziiert und treten zwischen dem 16. und dem 25. Lebensjahr und dann wieder ab dem 65. Lebensjahr auf. Ihre typische Lokalisation sind die Metaphysen (kniegelenksnah). Sie metastasieren hämatogen in die Lunge und den Knochen.

6.7.5.1 Osteosarkom

- 40 % aller malignen Knochentumoren
- 2 Altersgipfel: 16.–25. Lj. und ab dem 65. Lj.
- Kniegelenksnah, Streuung hämatogen (Lunge, Knochen)

Klinik und Diagnostik

Symptome Die Symptomatik ist unspezifisch und lokalisationsbezogen, vor allem treten keine Frühsymptome auf.

Bildgebung Auf **Röntgenaufnahmen** sind die Grenzen des Tumors unscharf (➤ Abb. 6.41), am Periost können Sunburst-Phänomene (rechtwinklig von der Kortexoberfläche abstehende feine Ausziehungen) und Codman-Dreiecke (beim Durchbruch durch das Periost entstehende Periostabhebung, die im Röntgenbild wie ein Dreieck erscheinen kann) auftreten. Mit der **MRT** wird das Staging durchgeführt.

Klinik und Diagnostik

Keine Frühsymptome! Unscharf begrenzt im Röntgen (Sunburst-Phänomen, Codman-Dreieck, ➤ Abb. 6.41); Staging mit MRT

Therapie

Die Behandlung besteht aus einer neoadjuvanten Chemotherapie, der weiten Resektion und einer nochmaligen (adjuvanten) Chemotherapie (EURAMOS-1-Protokoll). Osteosarkome sind nur wenig strahlensensibel, daher kommt eine Bestrahlung nur infrage, wenn nur eine intraläsionale Resektion möglich ist oder es sich um einen inoperablen Tumor handelt.

Therapie

Neoadjuvante Chemotherapie, Resektion und adjuvante Chemotherapie; wenig strahlensensibel

ABB. 6.41

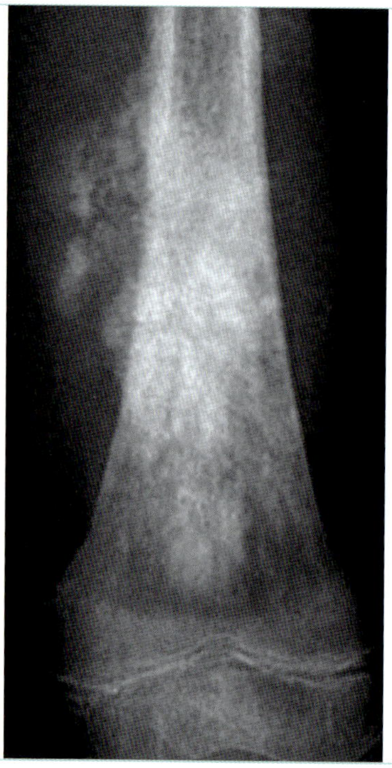

Abb. 6.41 Osteosarkom im distalen Femur [M332]

6.7.5.2 Chondrosarkom

- Altersgipfel: 60 Jahre
- Primäre/sekundäre Chondrosarkome (aus Chondromen)
- Stammnah (Becken/Rippen)
- Hämatogene Streuung (Lunge)

Klinik und Diagnostik

Keine Frühsymptome! „Mottenfraß“ im Röntgen (➤ Abb. 6.42), kontrastmittelanreichernd in der MRT

ABB. 6.42

6.7.5.2 Chondrosarkom

Chondrosarkome machen etwa 20 % aller malignen Knochentumoren aus und sind bei etwa 60 Jahre alten Patienten am häufigsten. Unterschieden werden primäre Chondrosarkome (unklarer Genese) und sekundäre Chondrosarkome (Entartung von Osteochondromen/Enchondromen). Chondrosarkome sind Tumoren, die eine chondroide Matrix produzieren, langsam infiltrierend wachsen und bei der Biopsie neben der chondroiden Matrix eine lobuläre Struktur mit ggf. fibrösen Septen sowie Tumorzellen unterschiedlicher Differenzierung zeigen. Ihre typischen Lokalisationen sind das Becken, die stammnahen Extremitäten und die Rippen. Sie metastasieren hämatogen in die Lunge.

Klinik und Diagnostik

Symptome Wie auch bei den Osteosarkomen sind die Symptome unspezifisch und lokalisationsbezogen. Auch bei Chondrosarkomen gibt es keine Frühsymptome.

Bildgebung Im **Röntgenbild** (➤ Abb. 6.42) zeigen sich Verkalkungen, Osteolysen und „Mottenfraß“ (Ausdünnen oder Durchbrechen der Kortikalis). In der **MRT** reichern die Tumoren Kontrastmittel an. Mit der MRT wird auch das Staging durchgeführt.

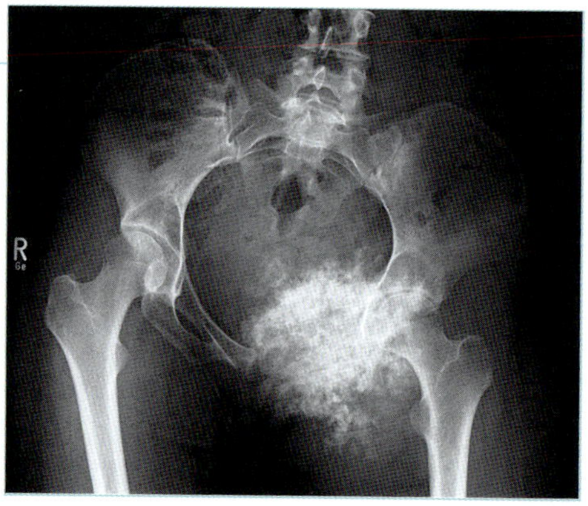

Abb. 6.42 Chondrosarkom des Beckens [M332]

Therapie
Bei Tumoren im Stadium G1 und G2 ist eine R0-Resektion (➤ Kap. 1.9.2) indiziert, bei Tumoren im Stadium G3 wird eine Chemotherapie nach dem EURO-B. O. S. S.-Protokoll und dann eine weite Resektion durchgeführt. Generell sind Chondrosarkome wenig sensibel für Chemo- oder Strahlentherapie.

6.7.5.3 Ewing-Sarkom
Der Altersgipfel für Ewing-Sarkome liegt zwischen dem 10. und 20. Lebensjahr. Sie machen 7,5 % aller malignen Knochentumoren aus und kommen vorwiegend in der Diaphyse langer Röhrenknochen (untere Extremität) und im Becken vor. Ewing-Sarkome sind mesenchymale Tumoren des Knochens und des Weichgewebes und zeigen in der Biopsie ein undifferenziertes, klein-rund-blauzelliges Bild. Sie metastasieren hämatogen in Lunge, Knochen und Knochenmatrix. Das Fusionsgen *EWSR1-FLI1* ist in > 85 % nachweisbar.

Klinik und Diagnostik
Symptome Die Symptomatik ist unspezifisch und lokalisationsbezogen, vor allem treten keine Frühsymptome auf.

Bildgebung Auf **Röntgenaufnahmen** zeigt sich eine zwiebelschalenartige Abhebung des Periosts, eine Osteolyse und eine Weichgewebsinfiltration (➤ Abb. 6.43). Mit der **MRT** wird das Staging durchgeführt.

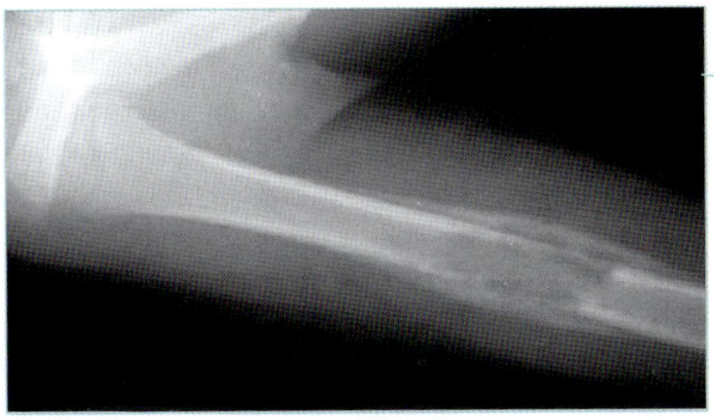

Abb. 6.43 Ewing-Sarkom [E284]

Therapie
Wie beim Osteosarkom besteht die Therapie aus einer neoadjuvanten Chemotherapie, einer Lokaltherapie und einer nochmaligen (adjuvanten) Chemotherapie (EURO-E. W. I. N. G.-2008-Protokoll). Die Lokaltherapie kann eine Operation und/oder eine Strahlentherapie sein. Eventuelle Metastasen werden reseziert.

6.7.6 Maligne sekundäre Knochentumoren
Als maligne sekundäre Knochentumoren bezeichnet man Fernmetastasen knochenferner Malignome. Ausgehend vom Knochenmark nimmt hier das Plasmozytom/Multiple Myelom eine Sonderstellung ein (ausgehend von nicht ossären Strukturen).

6.7.6.1 Plasmozytom/Multiples Myelom
Das Plasmozytom, das vorwiegend zwischen dem 70. und 80. Lebensjahr auftritt, entsteht durch die monoklonale Vermehrung von Plasmazellen im Knochenmark und führt sekundär zur Zerstörung eigentlich ossären Gewebes, vor allem in den Wirbelkörpern und im Schädelknochen.

Klinik und Diagnostik
Symptome Bei Diagnosestellung sind 25 % der Patienten beschwerdefrei, bei den anderen ist die Symptomatik unspezifisch. Es können Knochenschmerzen auftreten, eine Anämie, eine Infektneigung und ein ungewollter Gewichtsverlust. Eine B-Symptomatik (Fieber, Gewichtsverlust, Nachtschweiß) tritt i. d. R. erst im fortgeschrittenen Stadium auf.

Labor Wegweisend sind die Eiweißelektrophorese mit Nachweis von Paraprotein und die Knochenmarkpunktion.

Bildgebung Typisch für das **Röntgenbild** sind multiple Osteolysen (➤ Abb. 6.44a), die auch als Mottenfraß bezeichnet werden. Bei Osteolysen im Schädelknochen wird auch das Bild eines Schrotschussschädels verwendet.

Therapie
G1/G2 → R0-Resektion, G3 → Chemo + Resektion; wenig chemo-/strahlensensibel

6.7.5.3 Ewing-Sarkom
- Altersgipfel: 10.–20. Lj.
- Diaphyse langer Röhrenknochen und Becken
- Streuung *hämatogen* (Lunge, Knochen, Knochenmatrix)
- EWSR1-FLI1-positiv (> 85 %)

Klinik und Diagnostik
Keine Frühsymptome! Röntgen: *zwiebelschalenartige* Abhebung des Periosts (➤ Abb. 6.43); Staging mit MRT

ABB. 6.43

Therapie
Analog zum Osteosarkom (➤ Kap. 6.7.5.1)

6.7.6 Maligne sekundäre Knochentumoren
Fernmetastasen knochenferner Malignome

6.7.6.1 Plasmozytom/Multiples Myelom
Ausgehend vom Knochenmark, vor allem in den Wirbelkörpern und im Schädel; Altersgipfel: 70.–80. Lj.

Klinik und Diagnostik
- 25 % symptomfrei, sonst Knochenschmerzen, Anämie, Infektneigung, Gewichtsverlust
- Knochenmarkspunktion, Eiweißelektrophorese: Paraprotein
- Multiple Osteolysen im Röntgen (Schrotschussschädel)

Studentische Sicht

Therapie
Chemotherapie, autologe Stammzelltherapie und lokale Strahlentherapie, bei (drohenden) Frakturen OP

Therapie

Es kommen eine Chemotherapie, eine autologe Stammzelltherapie, eine lokale Strahlentherapie und ggf. eine (prophylaktische) operative Stabilisierung infrage.

6.7.6.2 Metastasen
Absiedelungen eines Primärtumors (Karzinom der Mamma, Prostata, Bronchien, Nierenzellen, Schilddrüse)

6.7.6.2 Metastasen

Knochenmetastasen sind Absiedelungen eines Primärtumors im Knochengewebe (wobei das Gewebe dem des Primärtumors ähnelt; s. a. ➤ Kap. 6.7.1). Häufig sind Metastasen von Mamma-, Prostata-, Bronchial-, Nierenzell- und Schilddrüsenkarzinomen. Der Altersgipfel liegt über dem 40. Lebensjahr.

Klinik und Diagnostik
Pathologische Frakturen; Röntgen, *KM-Aufnahme* in der MRT

Klinik und Diagnostik

Symptome Die Symptomatik setzt sich aus Schmerzen, pathologischen Frakturen, neuromuskulären Defiziten und einer B-Symptomatik (Fieber, Gewichtsverlust, Nachtschweiß) zusammen. Diese Symptome können, müssen aber nicht alle vorkommen.

Bildgebung Im **Röntgenbild** handelt es sich um osteoblastische, osteolytische oder gemischt osteoblastisch-osteolytische Raumforderungen (➤ Abb. 6.44b). In der **MRT** kommt es typischerweise zur Kontrastmittelaufnahme. Hier kann die Lagebeziehung zu neurovaskulären Strukturen geklärt werden. Mit der **CT** kann (neben dem Mirels-Score, ➤ Tab. 6.12, ➤ Tab. 6.13) die Frakturgefährdung beurteilt werden.

Therapie
Abhängig vom Primärtumor

Therapie

Die Therapie hängt vom Primärtumor und vom Stadium ab. Bei solitären Metastasen ist eine Resektion als kurativer Ansatz möglich. Palliativ besteht die Möglichkeit des Tumordebulkings (Verkleinerung der Tumormasse), einer Bestrahlung oder einer Chemotherapie. Eine (prophylaktische operative) Stabilisierung (mit und ohne Resektion) kommt bei einer Frakturgefährdung infrage.

ABB. 6.44

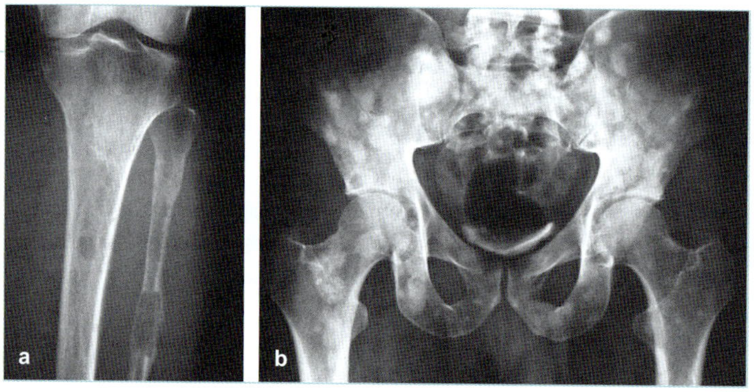

Abb. 6.44 Maligne sekundäre Knochentumoren [R390]
a) Plasmozytom mit Osteolysen in Tibia und Fibula
b) Multiple osteoblastische Knochenmetastasen im Becken und in beiden Oberschenkeln bei einem Prostatakarzinom

6.8 Handchirurgie

6.8 Handchirurgie

Marcel Dudda, Paula Beck, Heinz-Lothar Meyer, Kim Melanie Lange

Die Hand ist ein *hochfunktioneller Körperabschnitt.* Verletzungen (meist Schnitt-/Quetschverletzungen) führen häufig zu Funktionsstörungen.

Die differenzierte Funktionsfähigkeit der menschlichen Hand ist ein wesentlicher Bestandteil unserer Evolution. Sowohl beim motorischen als auch beim sensiblen Homunkulus im Gehirn nimmt die Hand proportional sehr viel Raum ein. Entsprechend wirken Verletzungen der Hand für Patienten sehr bedrohlich und sind häufig angstbesetzt. Sie gehören jedoch zu den täglichen Aufgaben in einer chirurgischen Notaufnahme. 35 % der Arbeitsunfälle sind Handverletzungen. Meist handelt sich um unbedachte Schnitt- oder Quetschverletzungen.

6.8.1 Grundlagen

Paula Beck, Marcel Dudda

Klinik und Diagnostik

Bei Anamnese und Untersuchung sollte besonnen vorgegangen werden. Wichtig ist eine klinische Untersuchung mit differenzierter Prüfung

- der Sensibilität inkl. Zwei-Punkt-Diskrimination (vor evtl. Applikation der Lokal-/Regionalanästhesie),
- der Motorik (Sehnenfunktionstest) und
- der Durchblutung (Rekapillarisierungszeit der Finger).

MERKE Wichtig ist die pDMS-Untersuchung und Dokumentation: **p**eriphere **D**urchblutung, **M**otorik, **S**ensibilität jedes einzelnen Fingers.

Wunden der Hand und des Handgelenks sollten im angemessenen Rahmen exploriert werden, um die Verletzung tiefer liegender Strukturen sicher auszuschließen.

Therapie

Ein Großteil der operativen Eingriffe an der Hand kann in Lokalanästhesie oder Oberst-Leitungsanästhesie durchgeführt werden (➤ Kap. 1.7.3.3). Die WALANT-Technik (Wide Awake Local Anaesthesia No Tourniquet) ermöglicht auch längere Operationen, weil ein Adrenalinzusatz zum lokalen Betäubungsmittel (meist 1:200.000) eine lokale Vasokonstriktion bewirkt, sodass keine schmerzhafte Blutsperre am Oberarm nötig ist.

Im Rahmen der Nachsorge muss eine notwendige Ruhigstellung gegen den möglichen Verlust der Beweglichkeit durch zu lange Immobilisierung sorgfältig abgewogen werden. Eine enge Zusammenarbeit mit handtherapeutisch versierter Ergotherapie ist für den langfristigen Erfolg essenziell.

6.8.2 Knöcherne Verletzungen der Hand

Paula Beck, Marcel Dudda

NKLC Kompetenzebene: **1**, klin. Diagnostik, app. Diagnostik, Therapie, Notfall, Management

Frakturen der Finger (und der Mittelhandknochen) sind häufige Verletzungen. Bei den ebenfalls häufigen Frakturen der Handwurzelknochen ist die Skaphoidfraktur (➤ Kap. 6.8.5) mit Abstand am häufigsten.

Klinik und Diagnostik

Anamnese Wichtig ist das Unfallereignis (z. B. typische „Boxerfraktur" am Köpfchen des Mittelhandknochens V oder eine Quetschverletzung).

Klinische Untersuchung Typisch sind Schwellung, Druckschmerz und Bewegungseinschränkung. Die Fraktur kann am betroffenen Finger zur Rotationsabweichung führen. An die pDMS-Dokumentation denken!

Bildgebung Die Hand wird in 3, die Finger in 2 Ebenen zum Frakturnachweis **geröntgt.** Eine **CT** ist bei Fraktur(verdacht) im Bereich der Handwurzel, zur Klassifikation und OP-Planung indiziert.

Therapie und Management

Die therapeutische Abwägung zwischen Vorteilen (exakte Reposition, frühere Mobilisierung) und Nachteilen (Zugangsmorbidität, postoperative Vernarbungen) sind essenziell.

Konservative Therapie Nur der betroffene Bereich wird ruhiggestellt. Bei „Chipfrakturen" der Handwurzel (z. B. dorsale Kortikalis des Os triquetrum) genügt meist eine zweiwöchige Ruhigstellung bis zur Schmerzfreiheit. Frakturen der Mittelhandknochen werden im Mittelhand-Cast mit Ausleger für den betroffenen Finger für 6 Wochen ruhiggestellt.

Operative Therapie Nach der (geschlossenen oder offenen) Reposition folgt die Osteosynthese mit Kirschner-Drähten, Minischrauben oder Miniplatten. Erfolgsparameter sind die Wiedererlangung der

---

Studentische Sicht

6.8.1 Grundlagen

Klinik und Diagnostik
Anamnese (mit Unfallmechanismus) und Untersuchung (pDMS): Rekapillarisierungszeit, spezifische Sehnenfunktion, *Zwei-Punkt-Diskrimination*

MERKE

Therapie
Viele handchirurgische Eingriffe lassen sich in Lokalanästhesie ausführen *(WALANT-Technik)*. Die *früh funktionelle Nachsorge* ist obligat für den Therapieerfolg *(Ergotherapie)!*

6.8.2 Knöcherne Verletzungen der Hand

Häufige Verletzungen

Klinik und Diagnostik
Anamnese: Unfallmechanismus
Untersuchung: Rotationsabweichung Finger?

Bildgebung: Röntgen der Mittelhand in 3 und der Finger in 2 Ebenen; CT-bei Frakturen der Handwurzel

Therapie und Management

Konservativ: nur betroffene Bereiche ruhigstellen, früh funktionelle Beübung!

Operativ: CRIF (K-Drähte) vs. ORIF (Schrauben/Platten)

schmerzfreien Handfunktion ohne Einschränkung der Beweglichkeit und die radiologisch vollständige Durchbauung. Zu unterscheiden sind:

- **CRIF** („closed reduction and internal fixation"): geschlossene Reposition, danach Osteosynthese, meist über K-Drähte; intramedulläre Schienung bei MHK-Frakturen; Sonderform: Ishiguro → blockierende K-Draht-Arthrodese bei knöchernen Strecksehnenausrissen des Endgliedes; perkutane Schraubenosteosynthesen z. B. bei nicht dislozierten Skaphoidfrakturen
- **ORIF** („open reduction and internal fixation"): Platten- oder Schraubenosteosynthesen bei Frakturen vor allem der MHK

Frakturen mit hohem *Dislokationsrisiko durch Muskelzug* (z. B. MHK1-Basis) → häufig OP nötig

Bei den Basisfrakturen des ersten Mittelhandknochens (➤ Tab. 6.15) ist häufiger eine OP zur Aufrechterhaltung der Oppositionsbewegung des Daumens indiziert.

TAB. 6.15

Tab. 6.15 Basisfrakturen des Os metacarpale I

Fraktur	Gelenkbeteiligung	Beschreibung
Bennett-Fraktur	Ja	Luxationsfraktur mit dorsokranialer Dislokation
Rolando-Fraktur	Ja	T- oder Y-förmige Basisfraktur
Winterstein-Fraktur	Nein	Außerhalb des Gelenks verlaufende Basisfraktur

Entscheidungsfindung Die Abwägung zwischen dem operativ und dem konservativen Vorgehen hängt von der Frakturlokalisation und -morphologie ab, wobei die Compliance und der Anspruch der Patienten beachtet werden müssen.

CAVE

CAVE Als Notfälle gelten offene Frakturen und Luxationen (z. B. perilunäre Luxationsfrakturen der Handwurzel).

MERKE

MERKE Eine perfekte radiologische Adaptation sollte nicht um jeden Preis erzwungen werden, nur das funktionelle Outcome zählt!

Nachbehandlung: K-Drähte werden nach 6 Wochen entfernt.

Nachbehandlung Der Zeitraum der Ruhigstellung sollte so kurz wie möglich sein, alle nicht betroffenen Teile der Hand sollten früh beübt werden. Die Metallentfernung von K-Drähten findet nach 6 Wochen statt, Platten können häufig belassen werden. Gegebenenfalls ist eine Tenolyse bei Metallentfernung möglich.

Komplikationen Möglich sind sekundäre Dislokation, fehlende knöcherne Konsolidierung, postoperative Bewegungseinschränkungen, Wundheilungsstörungen und CRPS.

6.8.3 Subunguales Hämatom

6.8.3 Subunguales Hämatom

Paula Beck, Marcel Dudda

NKLC Kompetenzebene: **3a**, **klin. Diagnostik**, app. Diagnostik, **Therapie**, Notfall, Management

Meist stark schmerzhaftes Hämatom unter dem Nagel nach stumpfer Gewalteinwirkung

Das oft sehr schmerzhafte subunguale Hämatom kann in der Folge einer stumpfen Gewalteinwirkung (Schlag oder Quetschung) gegen das Fingerendglied auftreten. Häufig ist es mit Nagelkranzfrakturen vergesellschaftet, selten liegen begleitend Nagelbettverletzungen vor.

Klinik und Diagnostik
Bei Quetschverletzungen der Hand immer ein Röntgenbild zum Frakturausschluss durchführen!

Klinik und Diagnostik

Anamnese Die klassische Anamnese enthält auch die Schilderung des Unfalls und des weiteren Verlaufs.

Klinische Untersuchung Das typische Bild ist eine blau-schwarze Verfärbung unterhalb des Nagels.

CAVE

CAVE Maligne Melanome unter dem Nagel können als Hämatome fehlinterpretiert werden. Anamnese beachten!

Bildgebung Die konventionelle **Röntgendiagnostik** dient dem Ausschluss knöcherner Begleitverletzungen.

Therapie und Management

Die primäre Therapie besteht aus Hochlegen, Kühlen und Analgesie. Bei starken Schmerzen oder raumforderndem Effekt ist die Trepanation des Nagels zur Hämatomentlastung indiziert. Sie wird durch rotierende Bewegungen mit einer sterilen Kanüle, distal der Lunula, erreicht, ggf. in Oberst-Leitungsanästhesie, ➤ Kap. 1.7.3.3.

Bei größeren Hämatomen, Weichteilverletzungen oder Nagelluxationen muss der Nagel für die Exploration des Nagelbetts angehoben oder entfernt werden. Dies beinhaltet eine Leitungsanästhesie, Spülung, Débridement sowie ggf. die Nagelbett- und Weichteilrekonstruktion und das Wiederaufbringen des Nagels (ggf. eines Kunstnagels) und einen Verband. Bei einer knöchernen Begleitverletzung ist eine entsprechende Ruhigstellung/Versorgung erforderlich.

Therapie und Management
- Hochlagerung, Kühlen und Analgesie; ggf. *Nageltrepanation (distal der Lunula)!* Gegebenenfalls in Oberst-LA
- Bei Weichteil-/Nagelbettverletzung: Luxation des Nagels zur Versorgung, dann Anlage des Nagels oder eines Kunstnagels

MERKE Notfälle sind das komplette Abheben oder die Luxation des Nagels, ausgeprägte Quetschwunden mit Weichteildefekt oder Nagelbettverletzung und eine offene Fraktur.

MERKE

Bei Weichteilrekonstruktionen sind regelmäßige klinische Verlaufskontrollen erforderlich. Nagelkranzfrakturen sollten 2–3 Wochen in einer Schiene mit Immobilisation des Endglieds im DIP (bei erhaltener Beweglichkeit im PIP) ruhiggestellt werden. Aufgebrachte Kunstnägel können bis zum Nachwachsen des eigenen Nagels belassen werden.

Mögliche Komplikationen sind Infektionen und ein Nagelfehlwachstum bei Verletzung der Keimmatrix/des Paronychiums.

- Verlaufskontrollen bei Weichteilrekonstruktionen!
- Nagelkranzfraktur: 2–3 Wochen Ruhigstellung im DIP-Gelenk
- Nagelfehlwachstum/Infektionen möglich!

6.8.4 Sehnenverletzung der Hand

Paula Beck, Marcel Dudda

6.8.4 Sehnenverletzung der Hand

NKLC Kompetenzebene: **2**, klin. Diagnostik, app. Diagnostik, Therapie, Notfall, **Management**

Sehnenverletzungen der Hand sind häufig Folgen von Schnitt- oder Stichverletzungen. Fast immer ist eine Operation notwendig. Eine adäquate postoperative Nachsorge und Ergotherapie entscheiden besonders bei Beugesehnenverletzungen über den Therapieerfolg.

Abzugrenzen von traumatischen Sehnenverletzungen sind degenerative Sehnenrupturen (meist des M. extensor pollicis longus).

- Bei Sehnenverletzungen ist meist eine Operation nötig. Nachsorge ist entscheidend!
- Unterscheide degenerative Rupturen von Verletzungen

CAVE Beugesehnenverletzungen der Finger sind häufig vergesellschaftet mit Verletzungen der Gefäß-/Nervenbündel → klinische Untersuchung (Sensibilität Fingerkuppe)!

CAVE

Klinik und Diagnostik

Inspektion Der natürliche Spannungsbogen der Hand (➤ Abb. 6.45) nimmt durch die unterschiedliche Beugesehnenspannung harmonisch vom Zeigefinger zum Kleinfinger zu. Ist diese Zunahme der Spannung nicht nachweisbar, ist eine Verletzung der tiefen Beugesehnen wahrscheinlich.

Klinik und Diagnostik

Inspektion: physiologischen Spannungsbogen prüfen (zunehmende Spannung der tiefen Beugesehnen vom Zeige- bis zum Kleinfinger, ➤ Abb. 6.45)

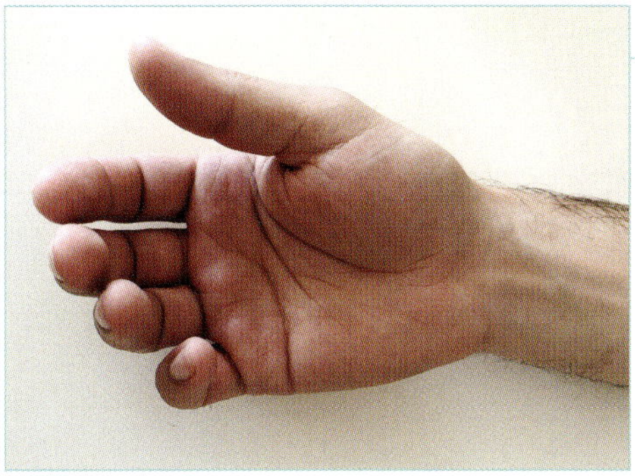

Abb. 6.45 Physiologische Haltung der Hand. Die entspannte Lage der Hand führt zum physiologischen Spannungsbogen mit zunehmender Beugung vom Zeigefinger zum Kleinfinger. [P1672]

ABB. 6.45

Studentische Sicht

Untersuchung:
- Langfinger: FDS beugt im PIP- und Grundgelenk (Fixierung der anderen Finger!), FDP beugt alle Finger im DIP-Gelenk!
- Exploration *immer in OP-Versorgungsbereitschaft!*
- Vor allem Beugesehnenstümpfe sind *oft weit proximal* der Hautverletzung
- Zoneneinteilung für OP-Planung (➤ Abb. 6.46)

Klinische Untersuchung Die distale Durchblutung und Sensibilität (Fingerkuppe radial/ulnar) müssen getestet werden, motorisch werden die Beugung und Streckung der Finger einzeln überprüft. An den Langfingern prüft man dezidiert
- die tiefe Beugesehne (Sehne des M. flexor digitorum profundus, beugt das Endglied im DIP) und
- die oberflächliche Beugesehne (Sehne des M. flexor digitorum superficialis, beugt im PIP-Gelenk, wenn die anderen Langfinger in Streckung fixiert werden).

Im Zweifel muss die Wunde in OP-Versorgungsbereitschaft exploriert werden. Vor allem Beugesehnenstümpfe können, je nach Hand-/Fingerhaltung im Augenblick der Verletzung, weit proximal von der Hautverletzung liegen und so schwer zu finden sein.

Zur Beschreibung und OP-Planung werden die Sehnen im Hand- und Fingerbereich in Zonen eingeteilt (➤ Abb. 6.46). Die Zonen des Daumens werden üblicherweise mit dem Kürzel TH („thumb") von denen der Langfinger abgegrenzt.

ABB. 6.46

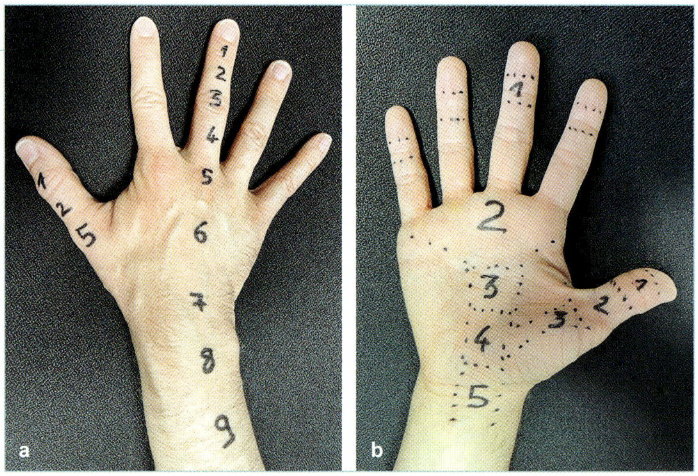

Abb. 6.46 Zonen der Verletzungshöhe der Streck- und Beugesehnen von Fingern und Daumen [P1672]
a) Ansicht von dorsal
b) Ansicht von palmar

Bildgebung: ggf. Röntgen; *keine Schnittbilddiagnostik* bei akuten Verletzungen

Bildgebung Eine konventionelle **Röntgendiagnostik** ist ggf. zum Ausschluss von Fremdkörpern oder knöchernen Begleitverletzungen je nach Trauma-Mechanismus indiziert. Eine **Schnittbilddiagnostik** ist bei akuten Sehnenverletzungen nicht indiziert.

Therapie und Management

Meist *operative Rekonstruktion* (Begleitverletzungen!)

Therapie und Management

Zur Wiederherstellung der Funktion ist in den meisten Fällen ein operativer Eingriff notwendig. Bei Begleitverletzungen der Gefäße mit resultierender Ischämie von Hand oder Fingern und bei großen Defekten mit freiliegenden Sehnen ist eine sofortige OP indiziert. Isolierte Strecksehnenabrisse im DIP können konservativ mit Stack-Schiene behandelt werden.

MERKE

MERKE Sehnenverletzungen an der Hand und den Fingern gehen meist mit einem relevanten Verlust der Handfunktion einher und sollten operativ versorgt werden.

KOMPETENZBASIERTES VORGEHEN

KOMPETENZBASIERTES VORGEHEN (NKLC)

Management

- **Erstversorgung:** differenzierte klinische Untersuchung und Dokumentation:
  - Kontrolle der peripheren Sensibilität und ggf. des Sehnenlaufs (intrinsische Funktion/Spannungsbogen), dann
  - Regionalanästhesie (z. B. Oberst), dann
  - Testung der Motorik aller Finger, dann
  - Wundreinigung, -exploration (immer in OP-Versorgungsbereitschaft!)
  - Idealerweise bei gegebener Expertise primäre Versorgung, alternativ Hautverschluss nach Säuberung/Spülung, Antibiotika/Schienung und postprimäre Versorgung (Iselin)

- **Entscheidungsfindung:** meist operative Versorgung *außer* bei isolierter Durchtrennung der Sehne des M. palmaris longus (muss nicht rekonstruiert werden) und bei geschlossenem Strecksehnenausriss am Endglied der Langfinger (konservative Therapie mit 6–8 Wochen in leicht überstreckender Stack'scher Schiene)
- **Prinzipien der Versorgung:**
  - Bei den *Strecksehnen* End-zu-End-Naht mit U-Nähten, solange die Sehne flach ist; bei rundem Durchmesser und weiter proximal gelegenen Verletzungen → Naht analog zur Beugesehnenversorgung
  - Bei den *Beugesehnen* Aufsuchen der proximalen und distalen Sehnenstümpfe (häufig Erweiterung der Verletzung mit der Bruner'schen Schnittführung notwendig); Naht so stabil wie möglich, ohne die Heilung zu beeinträchtigen (die „ideale" Naht gibt es nicht); erfolgreiche Techniken haben gemeinsam, dass eine gute Balance zwischen Stabilität (mindestens 4 Kernnaht-Stränge, additive zirkumferenzielle Naht, ➤ Abb. 6.47) und möglichst wenig Irritation des Sehnengewebes und der Umgebung (Ringbänder) besteht
- **Nachbehandlung:** Eine gute Nachbehandlung ist ein wichtiger Erfolgsfaktor vor allem in der Beugesehnenchirurgie! Bei stabiler (>) 4-Strang-Naht ist eine frühe aktive (möglichst ergotherapeutisch angeleitete) Nachbehandlung in limitiertem Bewegungsumfang möglich. Alternativ passive dynamische Nachbehandlung in Kleinert-Schiene (Beugesehnen) oder Reversed-Kleinert-Schiene (Strecksehnen) zur Schonung der frischen Naht unter Erhalt der Beweglichkeit → maximale Stabilität der Naht nach 12 Wochen.
- **Erfolgsparameter:** Wiederherstellung der differenzierten Hand/Finger-Funktion, Schmerzfreiheit
- **Komplikationen:** verbleibende Bewegungseinschränkungen, funktionell wirksame Vernarbungen, Nervenschäden, Re-Rupturen, Wundheilungsstörungen, CRPS

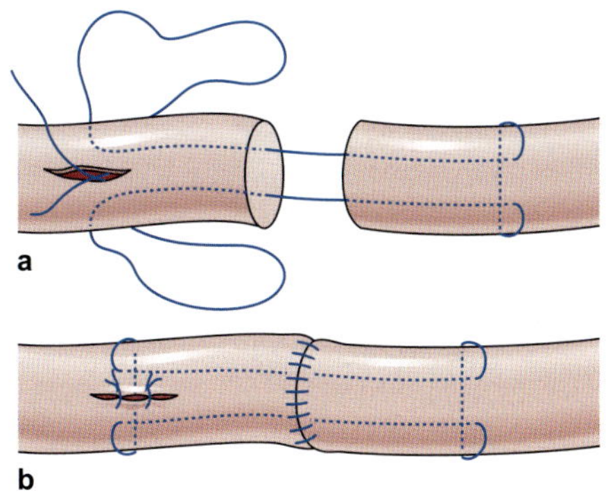

Abb. 6.47 Sehnennaht nach dem Prinzip einer Kernnaht (a) mit 4 Fadensträngen durch die Ruptur und zirkumferenziellen Nähten (b) [L106]

ABB. 6.47

Ausblick

Die perfekte Beugesehnennaht und das perfekte Nachsorgeregime sind noch nicht gefunden.

6.8.5 Skaphoidfraktur

Heinz-Lothar Meyer, Paula Beck, Marcel Dudda

6.8.5 Skaphoidfraktur

NKLC Kompetenzebene: **2**, klin. Diagnostik, app. Diagnostik, Therapie, Notfall, **Management**

Die Skaphoidfraktur ist die häufigste Fraktur der Handwurzelknochen. Männer sind ca. 6-mal häufiger betroffen als Frauen. Der Häufigkeitsgipfel liegt zwischen dem 20. und 30. Lebensjahr. Ein indirektes Trauma beim Sturz auf die ausgestreckte Hand ist ein typischer Unfallmechanismus. In abnehmender Reihenfolge ist das mittlere Drittel (60–80 %), das proximale Drittel (20–30 %) und selten das distale Drittel des Os scaphoideum betroffen.

Häufigste Fraktur der Handwurzelknochen (Sturz auf die ausgestreckte Hand)

CAVE Die Skaphoidfraktur ist oft Begleitverletzung einer distalen Radiusfraktur!

CAVE

Klinik und Diagnostik

Untersuchung: radialseitige Schwellung, Schmerz bei Radialduktion und in der Tabatière; Stauchungsschmerz im Daumenstrahl.

MERKE

Bildgebung: Röntgen des Handgelenks in 2 Ebenen mit Funktionsaufnahme (Stecher), ggf. Dünnschicht-CT *(1 mm)*

TAB. 6.16

CAVE

Therapie und Management

Konservativ 6 Wochen Skaphoid-Cast, *operativ* (Herbert-Schraube)

Klinik und Diagnostik

Anamnese Erfragt werden der Unfallhergang und die Lokalisation der Schmerzen.

Klinische Untersuchung Bei der Inspektion kann eine radialseitige Schwellung auffallen. Immer müssen die periphere Durchblutung, Motorik und Sensibilität geprüft werden. Neben den allgemeinen Frakturzeichen (➤ Kap. 1.3.1.2) können bei der Radialduktion radialseitige Schmerzen auftreten, ein Druckschmerz ist insbesondere in der Tabatière auslösbar, ein Stauchungsschmerz ist entlang des Daumenstrahls möglich.

MERKE Schmerzen in der Tabatière nach Trauma: Skaphoidfraktur bis zum Beweis des Gegenteils.

Bildgebung Standard sind **Röntgenaufnahmen** (➤ Abb. 6.48a) des Handgelenks in 3 Ebenen (a.-p., lateral und in Stecher-Projektion, ggf. Skaphoidquartett). Zur Klassifikation (➤ Tab. 6.16) oder bei negativem Befund in der nativradiologischen Diagnostik und persistierendem klinischen Verdacht wird eine **Dünnschicht-CT** des Handgelenks angefertigt (➤ Abb. 6.48b).

Tab. 6.16 CT-basierte Klassifikation der Skaphoidfrakturen nach Herbert und Krimmer

Typ	Beschreibung	Stabilität	Therapie
A1	Undislozierte Tuberkelfraktur	Stabil	Konservativ
A2	Undislozierte Fraktur im mittleren oder distalen Drittel	Stabil	Konservativ oder operativ
B1	Lange Schrägfraktur	Instabil	Operativ
B2	Dislozierte Fraktur	Instabil	Operativ
B3	Proximale Fraktur	Instabil	Operativ
B4	Transskaphoidale perilunäre Luxationsfraktur	Instabil	Operativ als Notfall

CAVE Bis zu 30 % der frischen, nicht dislozierten Skaphoidfrakturen erscheinen im konventionellen Röntgen zunächst unauffällig! Bei persistierenden Schmerzen Diagnostik ggf. bis zur CT erweitern.

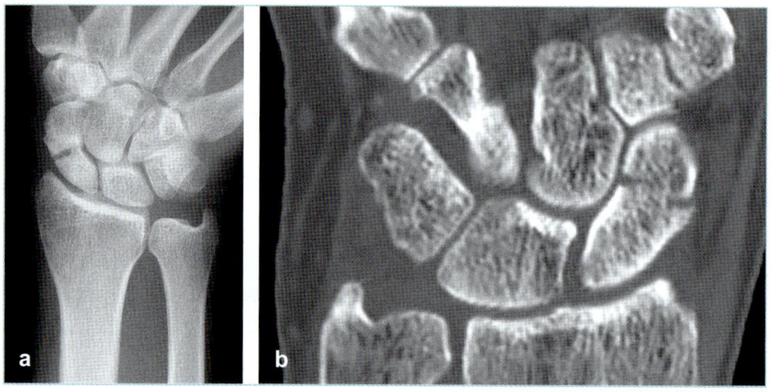

Abb. 6.48 Skaphoidfraktur
a) Röntgenbild a.-p. [T621]
b) CT-Bild in koronarer Ebene [M1400]

Therapie und Management

Nach einer Schienung von Handgelenk/Unterarm und Analgesie wird je nach Frakturklassifikation konservativ (gespaltener Skaphoidgips, d. h. Unterarm mit Daumeneinschluss, nach Abschwellen zirkuliert, Ruhigstellung mindestens 6 Wochen) oder operativ therapiert. Mögliche Notfälle sind eine neurologische Symptomatik (N. radialis) und eine Luxationsfraktur (transskaphoidale perilunäre Luxationsfraktur de Quervain).

KOMPETENZBASIERTES VORGEHEN (NKLC)

Management

- **Erstversorgung:** Schienung, i. v. Zugang, Analgesie, radiologische Diagnostik (Röntgen, CT)
- **Entscheidungsfindung:** A1 konservative Therapie, A2 konservativ oder OP, je nach Anspruch des Patienten (Alter, Sportler, Aktivität), B operativ, B4 Notfall, da Luxation!
- **Prinzipien der Versorgung:** konservativ = Ruhigstellung für 6–12 Wochen; OP = perkutane Verschraubung mit (versenkbarer, kopfloser, kanülierter) Doppelgewindeschraube
- **Nachbehandlung:** bei stabiler Versorgung früh-funktionelle Beübung möglich
- **Erfolgsparameter:** Schmerzfreiheit und erhaltene Funktion: kraftvoller Faustschluss, Daumenopposition, freie Bewegung im Handgelenk, Röntgen: knöcherne Durchbauung, ggf. CT
- **Komplikationen:** verzögerte Frakturheilung (bis zu 10 %), ggf. Verfahrenswechsel nötig mit Pseudarthrosenresektion, Spongiosaplastik, Re-Osteosynthese (Matti-Russe); Kahnbeinnekrose, sekundäre Arthrose, Spätfolge der Pseudarthrose „SNAC Wrist" (SNAC = „scaphoid nonunion advanced collaps", karpaler Kollaps)

KOMPETENZBASIERTES VORGEHEN

MERKE Frakturen im distalen Drittel heilen aufgrund der Blutversorgung von distal am besten!

MERKE

Ausblick

Eine CT-Kontrolle nach 6 Wochen konservativer und/oder operativer Therapie zum früheren Monitoring von knöchernen Heilungsstörungen wird diskutiert.

6.8.6 Amputationsverletzung der Hand

Julia Reick, Paula Beck, Marcel Dudda

6.8.6 Amputationsverletzung der Hand

NKLC Kompetenzebene: **2**, klin. Diagnostik, app. Diagnostik, Therapie, **Notfall**, Management

An der Hand sind die Langfinger am häufigsten von Amputationsverletzungen betroffen. Auslöser sind meist Riss-Quetsch- (häufig im arbeitsbezogenen Umfeld), Kreissägen-, glatte Schnitt- oder sog. Degloving-Verletzungen (klassisch: Hängenbleiben eines getragenen Rings z. B. am Zaun) mit Zerreißen und Abziehen des Weichteilmantels vom knöchernen Finger.

Bei Amputationen unterscheidet man zwischen totaler und subtotaler Amputation sowie nach Höhe und räumlicher Ausrichtung des Defekts (meist bezogen auf die Gelenkhöhe). Relevant für die Einschätzung der Schädigung ist die Verletzungsursache (z. B. glattrandig, lokalisierte oder diffuse Quetschverletzung, Mehretagenverletzung).

- Subtotale/totale Amputation (Finger)
- *Verletzungsursache* relevant für das Schädigungsausmaß

Klinik und Diagnostik

Anamnese Wichtig sind die Verletzungsursache (Messer, Kreissäge, rotierende Werkzeuge, Quetschung), Vorerkrankungen (Diabetes, pAVK, KHK, zerebrovaskuläre Insuffizienz), die Berufsanamnese und der Tetanusschutz.

Klinische Untersuchung Untersucht werden die Vitalparameter, die Amputation selbst (mit Festlegung der Amputationszone, ➢ Abb. 6.49, und Wundinspektion: Verschmutzungsgrad von Amputat und Stumpf, Abschätzung von Weichteilverletzung und -quetschung) und Begleitverletzungen, insbesondere, ob eine aktive Blutung vorliegt. Bei subtotaler Amputation werden pDMS geprüft.

Bildgebung Mit **Röntgenbildern** der Hand und des Amputats in mindestens 2 Ebenen sind knöcherne Verletzungen und ggf. Fremdkörper zu erkennen.

Klinik und Diagnostik

Anamnese: Berufsanamnese!

Untersuchung: Weichteilschaden? Begleitverletzung? Aktive Blutung? Amputationshöhe?

Therapie und Management

Erstversorgung

Es wird ein steriler (Druck-)Verband angelegt, die Wunde aber nicht gereinigt oder desinfiziert. Ein Tourniquet ist nur bei unstillbarer lebensbedrohlicher Blutung erforderlich. Das Amputat wird in einem doppelwandigen Replantationsbeutel gesichert, sodass ein trockener, aber gekühlter Transport möglich ist.

Therapie und Management

Erstversorgung: Anlage steriler (Druck-)Verband, Amputat trocken und gekühlt transportieren

ABB. 6.49

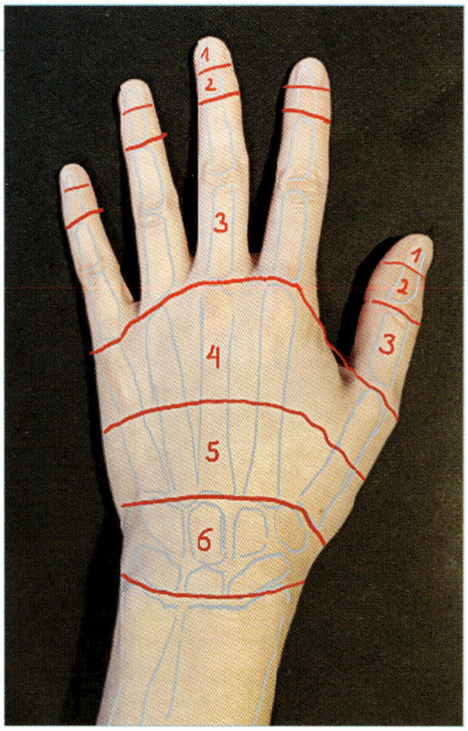

Abb. 6.49 Amputationszonen an der Hand [P1673]

Entscheidungsfindung: Replantationsindikation bei Amputation von Hand oder Mittelhand, bei Kindern, mehrere Langfinger/Daumen

Entscheidungsfindung

Das Vorgehen hängt von der Höhe der Amputation, der Defektgröße und -schwere sowie der funktionellen Relevanz des geschädigten Fingers ab:

- Konservativ: bei Zone-1-Amputation → z. B. Semiokklusiv-Verband
- Replantation: bei Amputation von Hand oder Mittelhand, Amputationen bei Kindern, Amputationen mehrerer Langfinger, Amputation des Daumens

Prinzipien der Versorgung: *Folienverband* bei Zone-1-Amputationen: Reepithelisierung nach 1–7 Wochen *(Foetor!)*

Replantation nicht bei starker Verschmutzung, geringer Amputationshöhe, starker Zerquetschung
„Life before limb"!
Reihenfolge der Strukturversorgung (i. A.): Wundreinigung, Fraktur, Beugesehnen, Arterien, Nerven, Strecksehnen, Venen, Haut

Stumpfbildung durch lokale Lappenplastiken möglich (z. B. V-Y-Plastik)

Prinzipien der Versorgung

Semiokklusiv-Verband Bei diesem Folienverband werden wöchentliche Verbandswechsel bis zur Reepithelialisierung durchgeführt. Das entstehende Wundsekret innerhalb der Folie ist reich an verschiedenen Wachstumsfaktoren (ähnlich wie in der Embryonalzeit). Die Kolonisation von Wunde und Sekret mit einer Mischkultur an Bakterien führt im Lauf der Therapie zu einem unangenehmen Foetor, der jedoch normal ist. Haut und Unterhaut der Fingerkuppe kann dadurch narbenfrei regenerieren (1–7 Wochen).

Replantation Kontraindikationen sind starke Verschmutzung, geringe Amputationshöhen, Verlust des Amputates oder starke Zerquetschungen. Außerdem gilt das Prinzip „life before limb", sodass bei diversen Begleitschäden, Vorerkrankungen, Polytraumatisierung etc. die Stabilisierung des Gesamtorganismus vor dem Erhalt von Fingern steht. Die Replantation schließt die folgenden Schritte ein:

- Wundreinigung, Desinfektion und Débridement
- Frakturversorgung durch Osteosynthese
- Rekonstruktion der Beugesehnen
- Mikrochirurgische Wiederherstellung der Arterienkontinuität und Nervennaht
- Rekonstruktion der Strecksehne
- Mikrochirurgische Wiederherstellung der venösen Abflusswege
- Wundverschluss und Ruhigstellung der Extremität

Mögliche Revisionen sind bei Thrombose oder großflächigen Demarkierungen des Replantats erforderlich. Eine Aufklärung über mögliche sekundäre Amputationen ist immer notwendig.

Stumpfbildung Ist eine Replantation nicht möglich, kommen lappenplastische Deckungen der Defekte z. B. mit V-Y-Plastik infrage.

Erfolgsparameter

Erfolgsparameter sind die Vitalität des Replantats, Schmerzfreiheit und ein funktionell und ästhetisch zufriedenstellendes Ergebnis.

Komplikationen

Mögliche Komplikationen sind venöse und arterielle Thrombosen postoperativ, eine Totalnekrose des Replantates, Infektion, (Phantom-)Schmerzen, bleibende Bewegungseinschränkungen, störende Replantate bei Schmerzen und/oder Gefühllosigkeit.

Komplikationen: Totalnekrose des Replantats, Schmerzen, bleibende Funktionseinschränkungen

Nachbehandlung

Prinzipiell sind engmaschige Kontrollen der Durchblutung postoperativ erforderlich, ggf. sind eine Heparinisierung und i. v. Antibiotika notwendig. Im weiteren Verlauf sollte die Wunde regelmäßig kontrolliert werden, um notwendige Folgeoperationen abschätzen zu können. Nach einer Sehnennaht ist eine zeitnahe Physiotherapie und ggf. eine Behandlung mit einer Kleinert-Schiene indiziert. Bei einer Stumpfbildung werden Hand- und Fingerprothesen angepasst.

Nachbehandlung: ggf. Heparinisierung und i. v. Antibiotika

KOMPETENZBASIERTES VORGEHEN (NKLC)

Notfall

- Jede Amputation im Handbereich ab Zone 4 (Karpus) und immer am Daumen (➤ Abb. 6.49): Wegen der Ischämiezeit des Amputats ist eine unmittelbare handchirurgische Vorstellung erforderlich.
- Amputationen in Zone 1 und bei einzelnen Langfingern: kritisch hinsichtlich der Replantation
- **Erfolgsparameter:** differenzierte Handfunktion (Grob-, Spitz-, Schlüssel- und Hakengriff erhalten)

KOMPETENZBASIERTES VORGEHEN

Ausblick

Ein Sonderfall sind Degloving- und sog. Avulsionsverletzungen, d. h. Ausrissverletzung der Weichteilstrukturen vom Finger, sodass die Verletzungen bis tief in Hand und Unterarm reichen können. Eine Replantationsmöglichkeit lässt sich erst intraoperativ abschätzen.

Ausblick: Avulsionsverletzungen haben häufig eine schlechte Prognose. Eine Replantationsmöglichkeit lässt sich meist nur intraoperativ abschätzen.

6.8.7 Rhizarthrose

Kim Melanie Lange, Paula Beck, Marcel Dudda

6.8.7 Rhizarthrose

NKLC Kompetenzebene: **1,** klin. Diagnostik, app. Diagnostik, Therapie, Notfall, Management

Die Rhizarthrose ist eine schmerzhafte Verschleißerscheinung des Daumensattelgelenks (CMC) zwischen Os metacarpale I (MC I) und Os trapezium. Häufig tritt sie beidseits auf, vorwiegend bei Frauen.

Degeneration des Daumensattelgelenks

Klinik und Diagnostik

Symptome Die Patienten beschreiben Schmerzen bei festem Zugreifen, bei Drehbewegungen (z. B. Deckel aufschrauben) oder bei kraftvoller Opposition.

Klinische Untersuchung Inspektorisch kann die Daumenbasis durch Subluxationsstellung verplumpt erscheinen. Lokal ist eine Schwellung sichtbar und ein Druckschmerz nachzuweisen. Bei der passiven Durchbewegung ist eine Krepitation möglich. Beim *Dreipunktegriff* (kraftvolle Opposition mit den Fingerspitzen 1 bis 3) zeigt sich ein Kraftverlust. Beim *Grinding-Test* fixiert der Untersucher das Handgelenk, greift das MC I und komprimiert das Daumensattelgelenk in kreisenden Bewegungen. Der Test ist positiv, wenn dabei Schmerzen ausgelöst werden.

Bildgebung Auf den **Röntgenaufnahmen** des Daumensattelgelenks in 2 Ebenen finden sich typische Arthrosezeichen mit Gelenkspaltverschmälerung, subchondraler Sklerosierung und Osteophyten. Nach Eaton und Littler wird die folgende Stadieneinteilung vorgenommen:

- Stadium 1: geringe Erweiterung des Gelenkspalts (Synovitis)
- Stadium 2: Subluxation des MC I; Osteophyten < 2 mm, initiale Gelenkspaltverschmälerung
- Stadium 3: deutliche Subluxation des MC I; Osteophyten > 2 mm, subchondrale Sklerose; deutliche Gelenkspaltverschmälerung (➤ Abb. 6.50)
- Stadium 4: arthrotische Veränderungen im ersten Karpometakarpalgelenk (CMC) und im Gelenk zwischen Os scaphoideum und Os trapezoideum (ST-Gelenk)

Klinik und Diagnostik

Symptome: vor allem *kraftvolle Opposition* und *Adduktion* schmerzhaft

Klinische Untersuchung: *Grinding*-Test positiv, ggf. Subluxation, Kraftverlust bei *Dreipunktegriff*

Bildgebung: Röntgen des Daumensattelgelenks in 2 Ebenen (*CMC-Gelenk* muss einsehbar sein!)

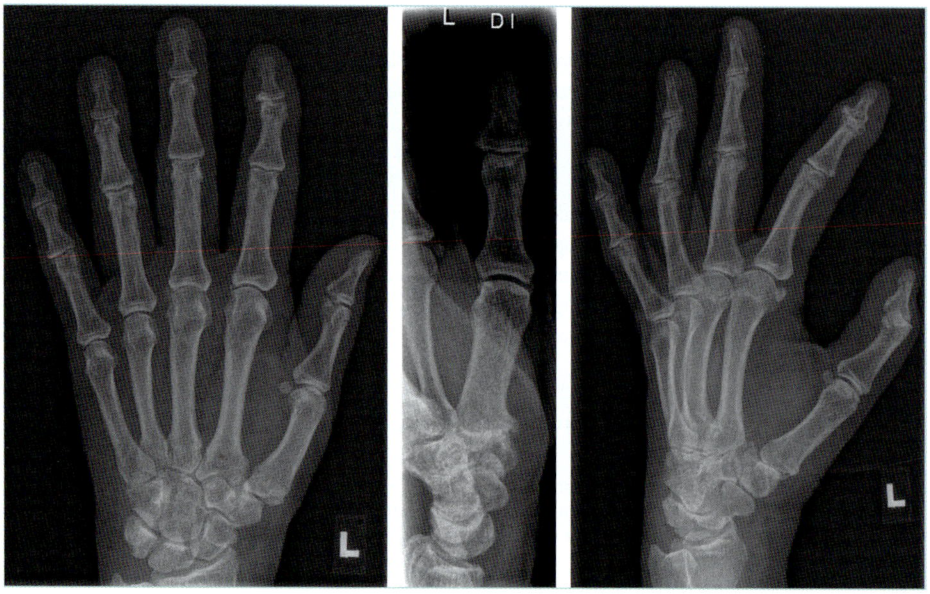

Abb. 6.50 Röntgen des Daumensattelgelenks bei Rhizarthrose Stadium 3 nach Eaton und Littler [P1674]

Therapie und Management
Zunächst *konservativ* mit NSAID, *Orthese* und/oder intraartikulärer Injektion
Operativ: Resektions-(Interpositions)-Arthroplastik; Endoprothese in Stadium 1–2

Therapie und Management

Konservative Therapiemöglichkeiten sind NSAID, eine Rhizarthrosen-Orthese und/oder intraartikuläre Injektionen.

Operativ kommen eine Resektions-(Interpositions)-Arthroplastik oder eine primäre Endoprothese des ersten Karpometakarpalgelenks infrage. Bei der Resektions-Arthroplastik wird das Os trapezoideum reseziert und eine Kapselraffung durchgeführt. Bei der Resektions-Interpositions-Arthroplastik wird z. B. ein aufgerollter Teil der Sehne des M. flexor carpi radialis interponiert, bei der Resektions-Suspensions-Interpositions-Arthroplastik kommt eine Aufhängung hinzu. Die primäre Endoprothese wird in Stadium 1–2 durchgeführt. Sie geht mit hohen Kosten und einer relativ hohen Komplikationsrate einher, hat aber den Vorteil, dass ein Rückzug auf eine Resektions-Interpositions-Arthroplastik möglich ist.

KOMPETENZBASIERTES VORGEHEN

KOMPETENZBASIERTES VORGEHEN (NKLC)

Management

- **Erstversorgung:** (Röntgen-)Diagnostik und konservativer Therapieversuch
- **Entscheidungsfindung und Prinzipien der Versorgung:** *konservativ* durch intraartikuläre Applikation von Kortison mit Lokalanästhetika zur Bestätigung der Diagnose und vorübergehenden Linderung (bis zu mehreren Monaten); *operativ* bei persistierenden Schmerzen mit relevanter Alltagsbeeinträchtigung
- **Nachbehandlung:** Skaphoid-Cast postoperativ mit Einschluss des Daumengrundgelenks für 3–6 Wochen; nach einer Endoprothese beginnt man mit der Beübung ab der 3. Woche; zusätzlich Hand/Ergotherapie
- **Erfolgsparameter:** Schmerzfreiheit und volle Gebrauchsfähigkeit
- **Komplikationen:** CRPS (➤ Kap. 5.9.2), Subluxation im ersten Karpometakarpalgelenk

Ausblick

Minimalinvasiv sind im Frühstadium eine Arthroskopie und die Denervierung des Daumensattelgelenks möglich.

6.8.8 Sehnenscheidenentzündung

6.8.8 Sehnenscheidenentzündung

Kim Melanie Lange, Paula Beck, Marcel Dudda

NKLC

Sehnenscheidenentzündung

Kompetenzebene: **3a, klin. Diagnostik**, app. Diagnostik, **Therapie**, Notfall, **Management**

Tendovaginitis stenosans

Kompetenzebene: **1**, klin. Diagnostik, app. Diagnostik, Therapie, Notfall, Management

Die **Sehnenscheidenentzündung (Tendovaginitis)** ist ein Reizzustand des Sehnengleitgewebes und entsteht durch mechanische Reizung in Bereichen, an denen die Sehnen unter fibrösen Bändern oder in Knochenrinnen verlaufen. Dies kann durch eine Überlastung (monotone Tätigkeiten wie PC-Arbeit), Abnahme der Elastizität der Strukturen oder degenerative Erkrankungen ausgelöst werden.

Bei der **Tendovaginitis stenosans (TS)** oder Ringbandstenose ist das Verhältnis der Dicke der Beugesehne und die Dicke des Ringbandes krankhaft verändert, was mit einem „Hängenbleiben" der Sehne am Ringband (typisch: A1, d. h. proximales Band etwa auf Höhe des Metakarpophalangealgelenks) einhergeht. Bei vermehrter Kraftanstrengung wird dieses Hängenbleiben überwunden und es kommt zum typischen Vorschnellen des Fingers (schnellender Finger oder Schnappfinger), was gelegentlich als sehr unangenehm empfunden wird.

Die **Tendovaginitis de Quervain (TdQ)** ist die funktionelle Enge des ersten Strecksehnenfachs.

Klinik und Diagnostik

Klinische Untersuchung

Bei der **Tendovaginitis stenosans** kommt es zu Druckschmerz und Schwellung über dem palmaren Metakarpophalangealgelenk (s. o.). Sporadisch oder ständig schnappt der betroffene Finger bei der Streckung, teils ist er in Beugestellung fixiert, eine knotige Verdickung ist oft tastbar. Bei Kindern kommt (angeboren) am Daumen ein **Pollex flexus congenitus** mit Streckunfähigkeit des Daumens vor.

Bei der **Tendovaginitis de Quervain** ist das erste Strecksehnenfach verdickt. Dort ist ein lokaler Druckschmerz nachweisbar, Schmerzen treten bei Ulnarabduktion auf, der *Finkelstein-Test* ist positiv, d. h. es entsteht ein ziehender Schmerz über dem ersten Strecksehnenfach, wenn der Daumen in der Faust eingeschlossen ist und dann eine Ulnarabduktion ausgeführt wird.

Bildgebung

In der Sonografie ist die Schwellung nachweisbar.

Therapie und Management

Konservativ ist bei der Tendovaginitis de Quervain ein Therapieversuch mit Nachtlagerungsschiene indiziert, ggf. können auch eine Infiltration (auch bei TS) und Ergotherapie erfolgreich sein.

CAVE Bei Symptomen länger als 10 Monate ist die Prognose schlechter.

Operativ (bei Persistenz der Beschwerden trotz konservativer Therapie) wird bei der Tendovaginitis stenosans das Ringband (➤ Abb. 6.51) und bei der Tendovaginitis de Quervain das erste Strecksehnenfach gespalten. Bereits intraoperativ ist dann ein freies Gleiten der Sehnen demonstrierbar.

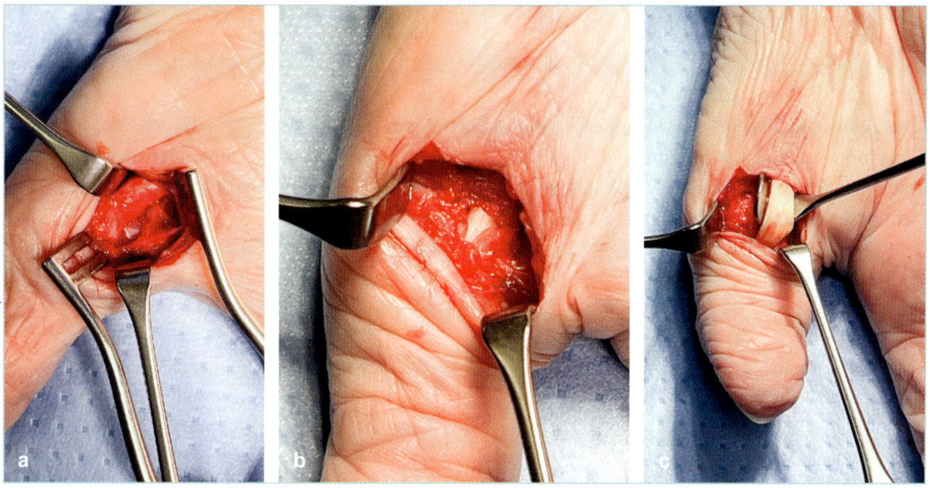

Abb. 6.51 Operation bei Tendovaginitis stenosans [P1674]
a) OP-Situs
b) Situation nach Spaltung des A1-Ringbandes
c) Demonstration der Funktion der nun frei gleitenden Beugesehne

Studentische Sicht

Tendovaginitis vor allem in Bereichen von fibrösen Bändern/Knochenrinnen

Tendovaginitis stenosans (TS) = Ringbandstenose (meist A1) mit *Schnappfinger*

Tendovaginitis de Quervain (TdQ) = Stenose des ersten Strecksehnenfachs

Klinik und Diagnostik

Untersuchung:
- *TS:* neben Schnappfinger, Druckschmerz/Sehnenverdickung auf Höhe MP-Gelenk, ggf. Fixierung in Beugestellung
- *TdQ:* Druckschmerz, *Finkelstein-Test* positiv

Bildgebung: klinische Diagnose, ggf. Sono

Therapie und Management

TdQ *konservativ* mit Nachtlagerungsschiene

CAVE

Operativ bei TS (Ringbandspaltung) und bei TdQ (Strecksehnenfachspaltung)

KOMPETENZBASIERTES VORGEHEN

KOMPETENZBASIERTES VORGEHEN (NKLC)

Management

- **Erstversorgung:** Diagnostik, Nachtlagerungsschiene, ggf. Infiltration und Ergotherapie
- **Entscheidungsfindung:** bei neu aufgetretener Symptomatik kurzfristig „wait and see" (vor allem bei TdQ); nur bei Persistenz operative Therapie indiziert
- **Prinzipien der Versorgung:** ambulante Operation in WALANT-Technik (WALANT = „wide awake local anesthesia no tourniquet") mit offener Spaltung des betroffenen Ringbandes oder des 1. Strecksehnenfachs
- **Nachbehandlung:** keine Ruhigstellung. Wundkontrollen, ggf. Ergotherapie
- **Erfolgsparameter:** bereits intraoperativ freies Gleiten der Sehnen demonstrierbar, postoperativ sofortige Besserung; bei Symptomen länger als 10 Monate → schlechtere Prognose
- **Komplikationen:** Wundinfektionen; bei der Tendovaginitis de Quervain Verletzung des R. superficialis des N. radialis

6.8.9 Ulnare Seitenbandruptur am Daumen

6.8.9 Ulnare Seitenbandruptur am Daumen

Manuela Köck, Udo Obertacke

NKLC Kompetenzebene: **1**, klin. Diagnostik, app. Diagnostik, Therapie, Notfall, Management

Ruptur des ulnaren Seitenbandes im Grundgelenk des Daumens (MCP) durch starken Zug nach radial: *Skidaumen* (➤ Abb. 6.52). Häufig!

Der sog. **Skidaumen** ist einer der häufigsten Verletzungen der Hand. Die Ruptur der kollateralen Bänder des metakarpophalangealen (Grund-)Gelenks des Daumens entsteht durch ein kraftvolles Wegreißen des Daumens von der Hand, oft beim Sport (➤ Abb. 6.52).

ABB. 6.52

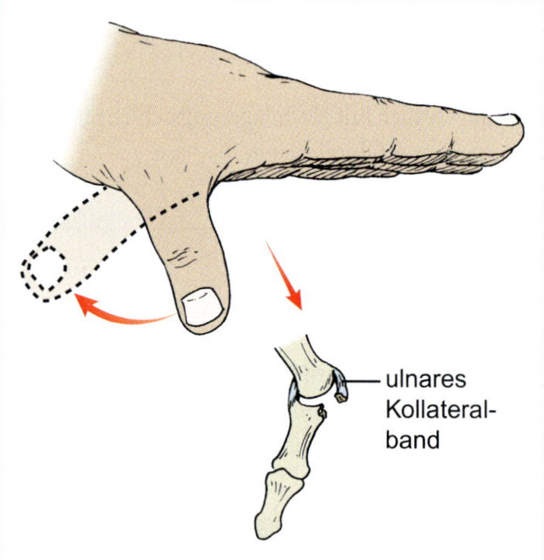

Abb. 6.52 Skidaumen [E842]

Klinik und Diagnostik

Anamnese: meist typischer Unfallmechanismus
Symptome: Verlust der kraftvollen Fingeropposition D1 auf D2 (➤ Abb. 6.53)

Klinik und Diagnostik

Anamnese Richtungsweisend ist der Schadenshergang (s. o.)

Symptome Leitsymptome sind der plötzliche (lokalisierte) Schmerz und insbesondere der Verlust der kraftvollen Fingeropposition D1 auf D2 (➤ Abb. 6.53). Dieser Funktionsverlust wird von den Patienten nicht selten als dramatisch empfunden („ich kann nicht mehr schreiben").

ABB. 6.53

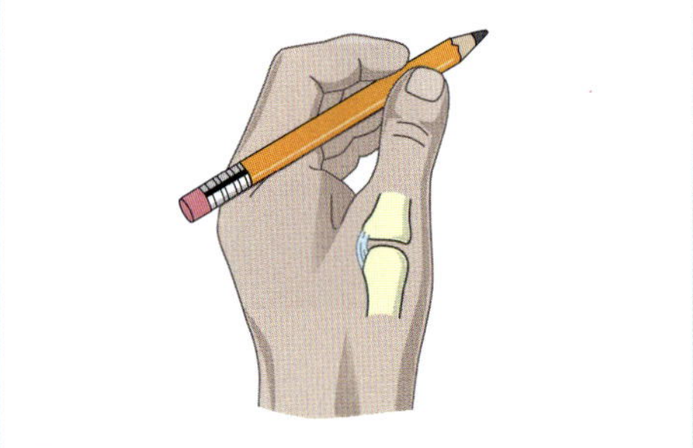

Abb. 6.53 Verlust der kraftvollen Fingeropposition D1 auf D2 [L157]

Klinische Untersuchung In Oberst-Leitungsanästhesie (> Kap. 1.7.3.3) ist die Instabilität klinisch demonstrierbar (> Abb. 6.54).

Untersuchung: ulnare Aufklappbarkeit im Grundgelenk (> Abb. 6.54) in Oberst-LA

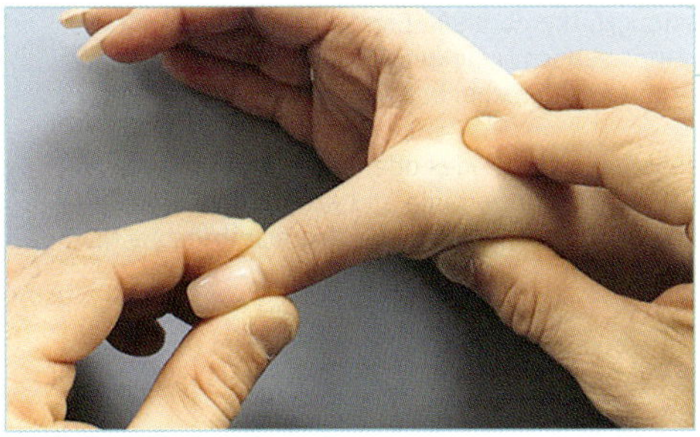

Abb. 6.54 Untersuchung des ulnaren Seitenbandes am metakarpophalangealen Gelenk des Daumens in Oberst-Leitungsanästhesie. Mit einer Hand wird das Os metacarpale I fixiert, mit der anderen Hand der Daumen abduziert und damit die Aufklappbarkeit am Gelenk demonstriert. [P1647]

ABB. 6.54

Bildgebung Um knöcherne Ausrisse der Bänder oder gelenknahe Frakturen (MHK I oder Grundphalanx) zu entdecken, sind **Röntgenuntersuchungen** sinnvoll. Eine **MRT** wird in den letzten Jahren zunehmend zur bildgebenden Dokumentation des (meist bereits diagnostizierten) Schadens genutzt.

Bildgebung: Frakturausschluss im Röntgen

Therapie

Die Erstversorgung besteht aus einer Ruhigstellung (Schienung) und Analgesie. Weil die konservative Therapie langwierig und wenig erfolgreich ist, ist die operative Refixation des Bandes die Therapie der Wahl. Mögliche Komplikationen sind dabei ein postoperativer Infekt und ein postoperativer Nervenschaden (ulnare Daumenkuppe).

Therapie
Meist *operativ* mit Refixation des ulnaren Seitenbandes

6.8.10 Ganglion

Paula Beck, Marcel Dudda

6.8.10 Ganglion

NKLC Kompetenzebene: **3a, klin. Diagnostik,** app. Diagnostik, Therapie, Notfall, **Management**

Ganglien sind mit Abstand die häufigsten gutartigen Tumoren der Hand. Sie gehen von Gelenken oder Sehnenscheiden aus und sind zystische, meist mit Kollagen ausgekleidete, flüssigkeitsgefüllte Raumforderungen, die klassischerweise über einen Stiel mit ihrem Ursprungsort verbunden sind. Häufigste Lokalisation an der Hand ist das dorsalseitige Handgelenk. Intraossäre Ganglien sind entweder Zufallsbefunde oder fallen durch Belastungsschmerzen auf.

Gutartige prallelastische *Raumforderung* an der Hand, ausgehend von Gelenken oder Sehnenscheiden.

Klinik und Diagnostik

Anamnese Gefragt wird nach der Dauer, einer fluktuierenden Schwellung und der Zunahme der Schwellung bei Belastung.

Klinische Untersuchung Typisch ist eine prallelastische Raumforderung, die mehrere Millimeter bis Zentimeter groß ist.

Bildgebung In der **Sonografie** sind Ganglien homogene, flüssigkeitsgefüllte Strukturen. Auf **Röntgenaufnahmen** zeigen sich ggf. arthrotische Veränderungen als Ursache für vor allem Endgelenksganglien. Außerdem lassen sich intraossäre Ganglien nachweisen. Mit der **MRT** ist die Abgrenzung gegenüber anderen Weichteilraumforderungen möglich.

Klinik und Diagnostik
In der Sonografie homogen und flüssigkeitsgefüllt; ggf. MRT

Therapie und Management

Nicht jedes Ganglion muss operativ versorgt werden! Immer ist eine (aufgeklärte) Absprache mit den Patienten anzustreben. Eine spontane Rückbildung ist möglich, Rezidive jedoch häufig. Goldstandard ist die Exzision.

Therapie und Management
Exzision bei starken Symptomen (Kompression von Leitungsbahnen). Hohe Rezidivrate!

KOMPETENZBASIERTES VORGEHEN

KOMPETENZBASIERTES VORGEHEN (NKLC)

Management

- **Erstversorgung:** bei Schmerzen bedarfsweise Analgesie, ggf. temporäre Ruhigstellung, ggf. Punktion
- **Entscheidungsfindung:** bei Beschwerden oder Operationswunsch → elektive OP als ambulanter Eingriff, bei Kompression von Leitungsstrukturen (vor allem N. und A. ulnaris bei beugeseitigen Handgelenksganglien) → OP
- **Prinzipien der Versorgung:** lokale Exzision (in Lokalanästhesie mit Blutleere oder WALANT-Anästhesie) unter Mitnahme des Ganglionstiels; bei intraossären Ganglien Ausräumung und ggf. Auffüllung möglich
- **Nachbehandlung:** nach OP Schonung der Hand bis zur Weichteilkonsolidierung, keine spezifische Nachbehandlung notwendig
- **Erfolgsparameter:** Schmerz- und Rezidivfreiheit, subjektive Zufriedenheit
- **Komplikationen:** durch das Ganglion: Kompression umgebender Strukturen, Fehlwachstum (Rillenbildung) des Fingernagels bei Endgelenksganglien, oft im Rahmen einer Heberden-Arthrose; nach OP: Rezidivrate 10–20 %, Infektion, CRPS

6.8.11 Handphlegmone

6.8.11 Handphlegmone

Julia Reick, Paula Beck, Marcel Dudda

NKLC Kompetenzebene: **2**, klin. Diagnostik, app. Diagnostik, Therapie, **Notfall**, **Management**

Wenn sich Infektionen durch *Bissverletzungen* oder *Bagatelltraumata* über die *Sehnenscheiden/Faszie* ausbreiten, entsteht unbehandelt schnell eine Handphlegmone.
Diese geht oft mit *irreparablen funktionellen Schäden* einher und kann sogar lebensbedrohlich werden.

Die (Hohl-)Handphlegmone ist ein häufiges Krankheitsbild in der chirurgischen Notaufnahme und erfordert ein rasches chirurgisches Eingreifen, da sie sich im teilweise bradytrophen Handgewebe (auch anatomisch begünstigt) rasch ausbreitet und irreparable Schäden der Hand- und Fingerfunktionen drohen.

Die häufigsten Auslöser sind **Bissverletzungen** (➤ Kap. 5.9.6) sowie Bagatelltraumata, die z. B. über Panaritien (s. a. ➤ Kap. 6.4.2) entlang der Sehnenstrukturen zur Hohlhandphlegmone führen können. Bis zu einem Drittel der (klinisch vorgestellten) Bissverletzungen infizieren sich. Katzenbisse haben eine Infektionsrate von 30–50 % (Negativselektion bei Krankenhausvorstellung!), weil die spitzen und schmalen Katzenzähne zur tiefen Inokulation eines Mischkeimspektrum aus aerob-aneroben Keimen führen, obwohl die Verletzungen äußerlich oft unscheinbar sind. Das bradytrophe Sehnen- und Bändergewebe der Hand bietet ein optimales Nährmedium und führt zur raschen Ausbreitung einer eitrigen Entzündung im Hohlhandbereich, aber auch im Streckapparat.

Klinik und Diagnostik

Anamnese: Welche Verletzung? Immunsuppression?

Symptome: Fieber/Schüttelfrost

Untersuchung: Infektionszeichen? Eiter? Fortgeleiteter Schmerz entlang der Beugesehnen? Auf V-Phlegmone achten!

Bildgebung: *Klinische Diagnose!* Röntgen (Fremdkörper? Osteomyelitis?)

Labor: Entzündungswerte müssen nicht erhöht sein! Intraoperative Probe zur Keimgewinnung!

Klinik und Diagnostik

Anamnese Erfragt werden die Art der Verletzung (Tier- oder Menschenbiss, Dorn, Nagelwallverletzung) und die Aktualität des Impfschutzes (Tetanus, Tollwut). Des Weiteren sind Vorerkrankungen, eine eventuelle Immunsuppression und (Medikamenten-)Allergien relevant.

Symptome Allgemeinsymptome (Fieber, Schüttelfrost) sind Hinweise auf eine Bakteriämie.

Klinische Untersuchung Geprüft werden die Entzündungszeichen (Schwellung, Rötung, Überwärmung, Schmerzen), die primäre Verletzungsschwere und -tiefe sowie der Austritt von Eiter aus der Wunde. Dabei untersucht man den aktiven Bewegungsumfang von Hand und Fingern und ob Druck-/Klopfschmerzen entlang der Streck-, insbesondere aber der Beugesehnen einschließlich des Unterarms vorliegen. Auch ein passiver Dehnungsschmerz der Sehne ist möglich. Relevant ist außerdem, ob Begleitverletzungen (Sehnen, Nerven, Gefäße) bestehen (pDMS). Zu achten ist auf eine V-Phlegmone (im anatomisch präformierten Sehnenscheidenraum schnelle Infektausbreitung vom Daumen zum Handgelenk und zum Kleinfinger).

Bildgebung Auf **Röntgenaufnahmen** sind Fremdkörper (abgebrochener Zahn?), Begleitfrakturen und eine eventuelle Osteomyelitis zu erkennen. **Sonografisch** sind röntgendurchlässige Fremdkörper, eine Tendovaginitis und ein eventueller Abszess nachweisbar.

Labor Eine Leukozytose und erhöhte CRP-Werte sind möglich, normwertige Parameter schließen eine pyogene Infektion jedoch nicht aus. Die OP-Indikation wird daher unabhängig von den Infektparametern gestellt. Intraoperativ wird eine Probe zur Keimgewinnung entnommen.

Therapie und Management

- Wie bei allen Weichteilinfektionen gilt: „hit hard and early". Wundreinigung, Spülung, ggf. Antibiotikagabe und Débridement/Nekrosektomie sind obligat.
- Großzügige OP-Indikation.
- Meist mehrzeitiges (halb-)offenes Vorgehen

Therapie und Management

Nicht abszedierende Entzündungen werden mit Ruhigstellung, Hochlagerung und Kühlung behandelt.

Bei einem **Panaritium** wird ein Abszess ausgeräumt, gespült und temporär ruhiggestellt.

Bei der **Phlegmone** sind ein operatives Débridement, eine ausgiebige Spülung., i. v. Antibiotika, eine temporäre Ruhigstellung und ggf. Second-Look-Operationen indiziert. Intraoperativ findet sich häufig

– trotz nur kleiner Verletzungen – eine ausgeprägte Eiteransammlung im Bereich der Hohlhand (Beugesehnenscheiden), die – zusammen mit der aufgequollenen Synovia – ausgeräumt werden muss. Die Hand wird postoperativ bis zur Wundheilung ruhiggestellt, die Fäden werden nach etwa 10 Tagen und Wundkonsolidierung gezogen. In der Nachbehandlung sind die physio- und ergotherapeutische Beübung langfristig essenziell zur Wiedererlangung der Handfunktion.

MERKE Therapieprinzipien eitriger Entzündungen
- Ubi pus, ibi evacua – wo Eiter ist, da lasse ihn ab
- The solution for pollution is dilution – ausgiebige Spülung → Verdünnung der Keimlast trägt wesentlich zur erfolgreichen Heilung bei

MERKE

KOMPETENZBASIERTES VORGEHEN (NKLC)

Notfall
- (Hohl-)Handphlegmone: ist ohne operative Intervention rasch progredient und führt zum irreversiblen Verlust der Handfunktion
- Systemische Infektion und Sepsis: entstehen insbesondere bei verzögerter ärztlicher Vorstellung und bei Immunsuppression

Management
- **Erstversorgung:** Ruhigstellung, stationäre Aufnahme, OP-Vorbereitung per Notfallindikation, i. v. Antibiotika (kalkuliert); bei einer frischen (Biss-)Verletzung Nekrosektomie, Inspektion des Wundkanals, Spülung (Beugesehnenscheiden), tägliche klinische Verlaufskontrollen
- **Entscheidungsfindung:** Abszess → chirurgische Entlastung (Nekrosektomie); ohne Verhalt → regelmäßige Kontrollen (wenn möglich immer durch den gleichen Arzt oder Fotodokumentation); bei einer Handphlegmone → operatives Débridement
- **Prinzipien der Versorgung:** operative Sanierung, Nekrosektomie, Spülung, primär kalkulierte antimikrobielle Therapie
- **Nachbehandlung:** weitere antimikrobielle Therapie (nach Resistogramm) für 7–10 Tage je nach Lokalbefund; ggf. programmierte Second-Look-Revisionen; Physio- und Ergotherapie
- **Erfolgsparameter:** Regredienz des Infekts, Rückgang der Ruheschmerzen und Klopfschmerzhaftigkeit, Wiederherstellung der Hand- und Fingerbeweglichkeit
- **Komplikationen:** unzureichende Infektsanierung, nekrotisierende Infektionen mit Weichteildefekten, Sepsis, bleibende Bewegungseinschränkung, CRPS

KOMPETENZBASIERTES VORGEHEN

6.8.12 Karpaltunnelsyndrom

Kim Melanie Lange, Paula Beck, Marcel Dudda

6.8.12 Karpaltunnelsyndrom

NKLC

Nervenengpassyndrome (CTS)

Kompetenzebene: **1**, klin. Diagnostik, app. Diagnostik, Therapie, Notfall, Management

Karpaltunnelsyndrom

Kompetenzebene: **3a**, **klin. Diagnostik**, app. Diagnostik, Therapie, Notfall, **Management**

Das Karpaltunnelsyndrom (KTS) ist das häufigste periphere Nervenkompressionssyndrom. Der N. medianus wird im Karpaltunnel (Handwurzelknochen mit darüber gespanntem Retinaculum flexorum) komprimiert. Überwiegend betroffen sind Frauen ab der 5. Dekade. Meist idiopathisch bedingt kann es auch durch Ödeme (z. B. bei Schwangeren), Frakturen/Luxationen im Bereich des Handgelenks, durch Raumforderungen wie bei Ganglien sowie bei Rheuma oder Amyloidose auftreten.

Häufigstes Nervenkompressionssyndrom, Einengung des N. medianus unter dem *Retinaculum flexorum*

MERKE Kompressionssyndrome der Armnerven:
- N. medianus → Karpaltunnelsyndrom (am häufigsten)
- N. ulnaris → Loge de Guyon oder weiter proximal im Cubitaltunnel am Ellenbogen (Sulcus nervi ulnaris)
- N. radialis → am Handgelenk (Wartenberg-Syndrom) oder Unterarm (Supinator-Syndrom)

MERKE

Klinik und Diagnostik

Symptome CTS: Kribbelparästhesie Finger 1–4, *nächtliche Armschmerzen, Besserung durch Ausschütteln* der Hand; spät: Thenaratrophie

Untersuchung: *Hofmann-Tinel-Zeichen* und *Phalen-Test* positiv

Diagnostik: Nervenleitgeschwindigkeit mit verzögerter distaler Latenz, ggf. Röntgen

Klinik und Diagnostik

Symptome Typisch sind Kribbelparästhesien des 1.–4. Fingers (4. radial), das „Einschlafen" der ersten 3 Finger und das nächtliche Erwachen mit Schmerzen. Durch Ausschütteln der Hand bessern sich die Beschwerden, ggf. (spät!) kommt es zur Atrophie der Thenarmuskulatur.

Untersuchung Beim Beklopfen des Nervs über dem Karpaltunnel entsteht ein elektrisierender Impuls bis in die innervierten Finger. Er wird oft mit einem Blitzschlag verglichen (Hofmann-Tinel-Zeichen). Der Phalen-Test beschreibt die bei forcierter Flexion im Handgelenk zunehmend auftretenden Parästhesien im Medianusinnervationsgebiet.

Apparative Diagnostik Die Messung der **Nervenleitgeschwindigkeit** (NLG) ergibt eine verzögerte distale Latenz, die **Röntgenuntersuchung** des Handgelenks ist bei einem Trauma oder vermuteter anatomischer Abweichung indiziert.

Therapie und Management

Konservativ: Analgesie, Nachtlagerungsschiene
Operativ: Spaltung des Karpaltunneldachs nur nach NLG oder bei akuter Traumaversorgung simultan

Therapie und Management

Als konservative Therapiemöglichkeiten kommen eine Nachtlagerungsschiene, Analgesie und ggf. eine manuelle Therapie infrage. Operativ kann das Retinaculum flexorum (offen oder endoskopisch) gespalten werden, was aus forensischen Gründen nur bei entsprechenden Befunden in der NLG indiziert ist.

Wird das KTS akut durch handgelenknahe Frakturen/Luxationen ausgelöst, ist eine notfallmäßige Reposition und Frakturversorgung indiziert, bei der simultan das Retinaculum flexorum gespalten wird.

KOMPETENZBASIERTES VORGEHEN

KOMPETENZBASIERTES VORGEHEN (NKLC)

Management CTS

- **Erstversorgung:** konservative Therapie (Orthese); NLG-Messung, Ausschluss anderer Ursachen (HWS)
- **Entscheidungsfindung:** bei persistierenden Beschwerden unter konservativer Therapie (ca. 3 Monate) und pathologischer distaler motorischer Latenz in der NLG → operative Dekompression
- **Prinzipien der Versorgung:** ambulante OP in Lokalanästhesie (WALANT), (offene) Spaltung des Retinaculum flexorum, ggf. endoskopisch
- **Nachbehandlung:** Wundkontrollen, ggf. Physiotherapie/Ergotherapie
- **Erfolgsparameter:** bei jungen Patienten oder Schwangeren häufig komplette Remission durch konservative Therapie; bei Atrophie der Thenarmuskulatur als Hinweis auf einen prolongierten Verlauf und relevante Nervenkompression → schlechtere Prognose
- **Komplikationen:** operativ Verletzung des Hohlhandbogens oder des motorischen Thenarasts des N. medianus, Rezidiv bei unvollständiger Spaltung, CRPS

6.8.13 Morbus Dupuytren

6.8.13 Morbus Dupuytren

Heinz-Lothar Meyer, Paula Beck, Marcel Dudda

NKLC Kompetenzebene: **1**, klin. Diagnostik, app. Diagnostik, Therapie, Notfall, Management

Verdickung der Fasern (Myofibroblasten) der *Palmaraponeurose* der Hand (genetische Prädisposition neben C2-Abusus, Typ-2-DM, Rauchen); *nicht heilbar!*

Der Morbus Dupuytren (MD) ist eine idiopathische knotige Verdickung der Fasern (Myofibroblasten) der Palmaraponeurose der Hand mit Beteiligung der Langfinger. Meist beginnt der MD – nach dem 40. Lebensjahr – am 5. Finger. Männer sind drei- bis viermal häufiger betroffen als Frauen. In Asien und Afrika ist der MD kaum verbreitet. Er ist eine chronische Erkrankung und nicht heilbar. Mittlerweile ist bekannt, dass der MD durch ein Zusammenspiel multipler Gene verursacht wird. Als weitere Risikofaktoren gelten: Rauchen, Typ-2-Diabetes, Epilepsie, Alkoholabusus, Leberschäden und das langjährige Arbeiten mit vibrierenden Werkzeugen.

Klinik und Diagnostik

Symptome: *schmerzlose knotige* Verdickungen und *Beugekontrakturen*, vor allem D4 und D5

Klinische Diagnose!

Klinik und Diagnostik

Anamnese Erfragt werden der Krankheitsbeginn und -verlauf sowie die Einschränkungen im Alltag.

Symptome Typisch sind schmerzlose knotige Verdickungen und Beugekontrakturen beginnend in der Hohlhand und der Langfinger, meist von D4 oder D5. Knöchelpolster können an den proximalen Interphalangealgelenken auftreten.

Klinische Untersuchung Die Diagnose wird klinisch gestellt (➤ Abb. 6.55). Das Streckdefizit der Finger wird gemessen, nach der Ausprägung der Beugekontraktur kann ein Erkrankungsstadium angegeben werden (nach Tubiana und Michon, ➤ Abb. 6.56): N = Knoten ohne Kontraktur, Stadium 1 = 0–45°, Stadium 2 = 45–90°, Stadium 3 = 90–135°, Stadium 4 = über 135°.

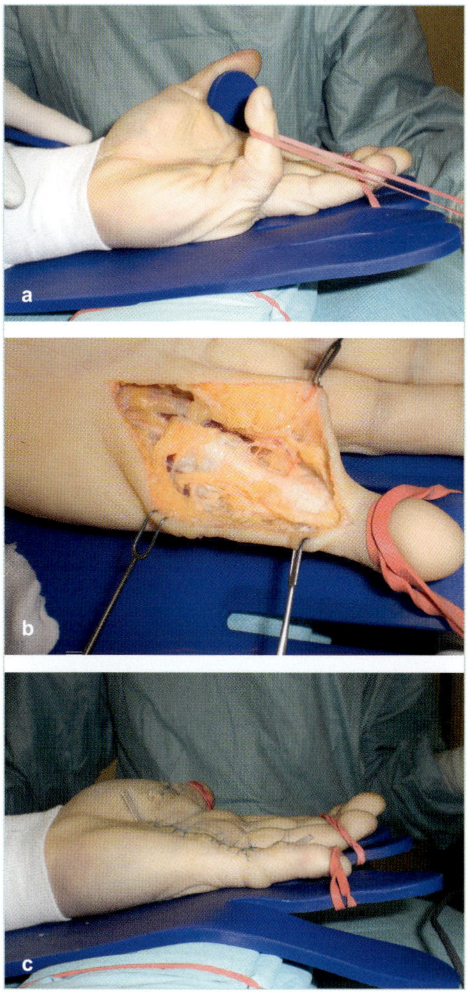

Abb. 6.55 Klinisches Bild bei einer Kontraktur des 5. Fingers (a), intraoperatives Bild bei einer limitierten Fasziektomie (b) und wieder freie Beweglichkeit postoperativ (c). [P1300]

Bildgebung Das **Röntgen** der Hand in 2 Ebenen oder die **MRT** der Hand dient dem Ausschluss von Differenzialdiagnosen (Arthrose, Rheumaknoten, Tenosynovialitis, Narbenkontraktur, Tumor/Ganglien, Krallenhand bei N.-ulnaris-Schädigung).

Bildgebung: Ausschluss von Differenzialdiagnosen

Therapie und Management

Die Art der Therapie entscheidet sich nach dem Stadium der Erkrankung (s. u.) und dem Leidensdruck der Patienten (Handfunktion). Die konservative Therapie umfasst eine Ergotherapie der betroffenen Region mit Aufdehnen der Haut an der Handinnenfläche und der Finger. Zusätzlich kann eine Strahlentherapie der betroffenen Region durchgeführt werden. Die Beweglichkeit der Hand und der Finger soll dadurch so lange wie möglich erhalten bleiben und die Progredienz verlangsamt werden. Operativ gilt eine partielle oder radikale Fasziektomie als Goldstandard, alternativ sind eine perkutane Nadelfasziotomie oder eine offene Strangdurchtrennung möglich.

Therapie und Management
Konservativ: Strahlentherapie
Operativ: offene partielle/totale Fasziektomie/Nadelfasziotomie/Strangdurchtrennung

CAVE Verschiedene Operationsmethoden können kombiniert eingesetzt werden und müssen in mikrochirurgischer Technik oder mit einer Lupenbrille operiert werden!

CAVE

Erstversorgung Der sehr variable und individuelle Verlauf erfordert den Ausschluss von Differenzialdiagnosen. Am Anfang steht meist eine konservative Therapie.
Entscheidungsfindung Grundsätzlich sind der Zeitpunkt und die Art der Therapie je nach Stadium, Leidensdruck und Anspruch der Patienten zu wählen. Häufig wird die OP-Indikation ab einer Beugekontraktur von 45° (Stadium 2 nach Tubiana, ➤ Abb. 6.56) estellt, da hier Einschränkungen im täglichen Leben (Greifen, Hygiene) beginnen.

Therapie an das Stadium und den Leidensdruck angepasst.
Meist ab Stadium 2 operativ.

ABB. 6.56

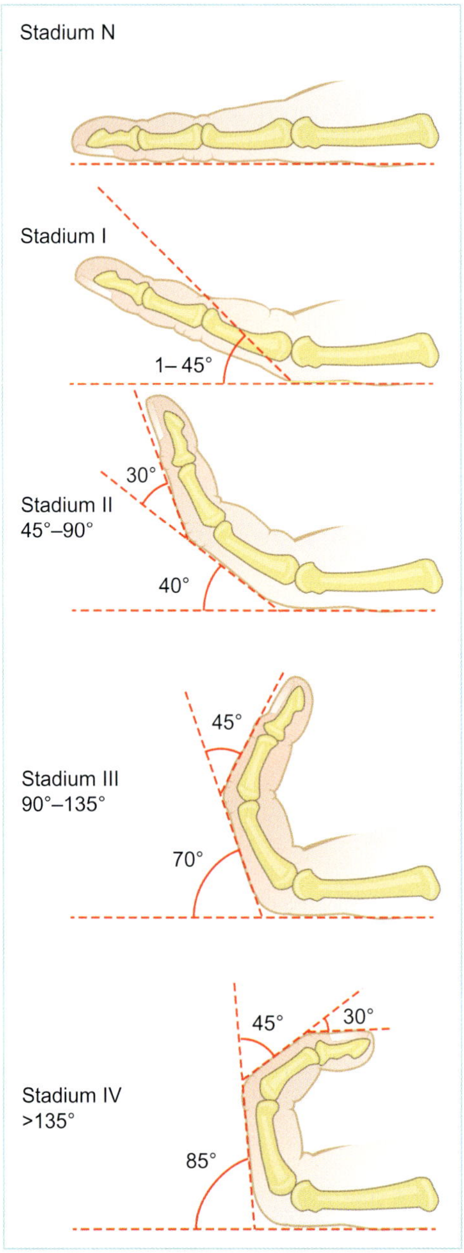

Abb. 6.56 Klassifikation nach Tubiana und Michon. Hierbei werden die Kontrakturen aller Langfinger addiert. [L255]

Prinzipien der Versorgung Die fibrosierte Faszie wird mit dem Ziel entfernt, die Beweglichkeit zu verbessern, die Funktion der Finger zu erhalten und das Voranschreitens der Krankheit zu verlangsamen.

Nachbehandlung Der offenen partiellen Fasziektomie folgt eine kurzzeitige Ruhigstellung in einer dorsalen Unterarmfingergipsschiene. Aus der Schiene heraus beginnt dann eine freie funktionelle Beübung mit langsamer Steigerung je nach Wundheilung. Eine nächtliche Schienung als Rezidivprophylaxe wird für 6 Wochen beibehalten. Der perkutanen Nadelfasziotomie folgt keine Ruhigstellung. Die Hand kann, je nach Wundheilung, frei funktionell beübt werden. Die nächtliche Schiene wird als Rezidivprophylaxe für 2–3 Monate beibehalten.

Nachbehandlung: nächtliche *Streckschiene für 6 Wochen* (bei Nadelfasziotomie 2–3 Monate); *Ziel:* Verbesserung der Beweglichkeit und Funktion der Finger

Erfolgsparameter Wichtig ist der Erhalt/die Verbesserung der Beweglichkeit und der Funktion der Finger bei erhaltener DMS und regulärer Wundheilung.

Komplikationen Die Rezidivrate nach 5 Jahren beträgt 12–75 % nach operativer Behandlung. Die perkutane Nadelfasziotomie birgt ein höheres Rezidivrisiko, ist jedoch weniger invasiv und hat eine schnellere Genesung als die partielle Fasziektomie. Narbenkontrakturen, ein anhaltendes Taubheitsgefühl (Fingernerven) oder eine Kälteempfindlichkeit im Operationsgebiet sind ebenfalls möglich. Außerdem kann ein CRPS Typ 1 oder 2 (➤ Kap. 5.9.2) auftreten. Bei starken Kontrakturen muss an eine plastische (Haut-) Deckung nach Fasziektomie gedacht werden. Bei Rezidivoperationen muss über die Amputation als Folge von Wundheilungsstörungen, vaskulären Schäden etc. aufgeklärt werden.

Komplikationen: hohe Rezidivrate, ggf. plastische Hautdefektdeckung nötig, funktionelle Strukturen bedroht (Fingernerven, Arterien) bis zur Totalnekrose betroffener Finger

Ausblick

Die genaue Ätiologie sowie die Prävalenz und Pathophysiologie von Rezidiven bleiben unklar und sollten Gegenstand zukünftiger Forschung sein.

6.8.14 Angeborene Handfehlbildungen

Daniel Svoboda

6.8.14 Angeborene Handfehlbildungen

NKLC

Fehlbildungen und angeborene Entwicklungsstörungen von Skelett- und Bindegewebe

Kompetenzebene: **1**, klin. Diagnostik, app. Diagnostik, Therapie, Notfall, Management

Es handelt sich um jeweils seltene Erkrankungen mit Prävalenzen unter 5:10.000 Einwohnern. Typische Fehlbildungen sind Syndaktylien und Polydaktylien (insbesondere Doppeldaumen und Kleinfingerdopplungen), seltener sind die Reduktionsdefekte (Unterentwicklungen), angeborene Beugekontrakturen (Kamptodaktylien, Arthrogrypose), Schnürringerkrankungen, Spaltbildungen und Makrodaktylien (Großwuchs).

Selten; am häufigsten *Syn-/Polydaktylien*

Syndaktylie

Bei der Syndaktylie bleibt die Trennung der Finger aus, typischerweise sind Mittel- und Ringfinger (bzw. 2. und 3. Zehe) betroffen. In zwei Drittel der Fälle ist die Syndaktylie nicht syndromal, aber autosomal-dominant vererbt. Die restlichen Fälle treten sporadisch auf und betreffen dann nur eine Hand (bzw. einen Fuß). Eine knöcherne Syndaktylie ist selten (= komplex).

An den Händen werden die Finger aus funktionellen Gründen operativ getrennt, an den Füßen ist meist keine OP indiziert. Bei der Syndaktylietrennung wird eine interdigitale Defektdeckung durch Vollhauttransplantation durchgeführt, wobei es zahlreiche Lappentechniken zur Reduktion der Transplantatgröße gibt.

Syndaktylie

Nicht syndromal, aber *autosomal-dominant* vererbt

Syndaktylietrennung mit interdigitaler Vollhauttransplantation

Polydaktylie

Man unterscheidet eine radiale und eine ulnare Form:

- Radial (präaxial): Doppeldaumen, Großzehendopplung; in ein Drittel der Fälle sporadisch, in zwei Drittel der Fälle genetisch. Diese Form wird nach Wassel und Wood eingeteilt (➢ Abb. 6.57).
- Ulnar (postaxial): Kleinfinger-, Kleinzehendopplung; in zwei Drittel der Fälle genetisch, in ein Drittel der Fälle sporadisch

Polydaktylie

- Radial (Daumen-/Großzehendopplung)
- Ulnar (Kleinfinger-/Kleinzehendopplung)

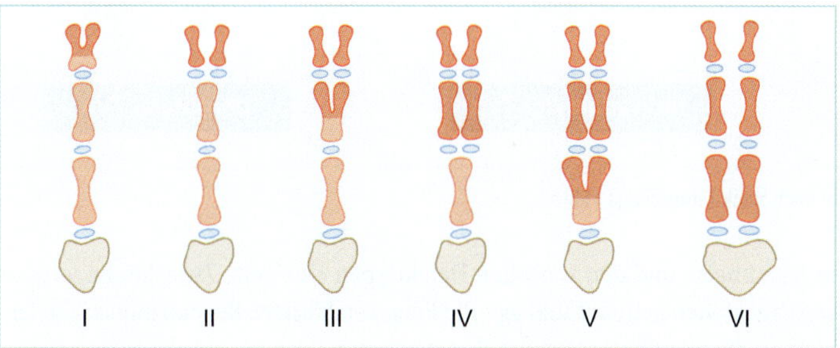

Abb. 6.57 Typen der radialen Polydaktylie (Klassifikation nach Wassel und Wood): Typ I = bifides Endglied, Typ II = gedoppeltes Endglied, Typ III = bifides Grundglied, Typ IV = gedoppeltes Grundglied, Typ V = bifides Metacarpale, Typ VI = gedoppeltes Metacarpale [L126]

Therapeutisch wird die hypoplastische Doppelung entfernt (an den Füßen mit adäquater Mittelfußverschmälerung zur Vermeidung von Schuhkonflikten), bei den Doppeldaumen wird (selten) eine Fusionsoperation nach Bilhaut und Cloquet durchgeführt (➢ Abb. 6.58).

Entfernung der hypoplastischen Doppelung als Therapie; selten Fusionsoperation (➢ Abb. 6.58)

ABB. 6.58

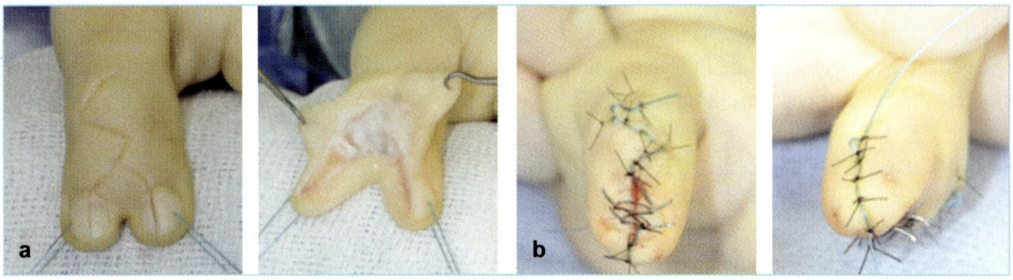

Abb. 6.58 Fusionsoperation [G1497]
a) Schnittführung von dorsal (linkes Bild) und Zustand nach Resektion gedoppelter Anteile vor Fusion (rechtes Bild)
b Postoperative Situation von dorsal (linkes Bild) und palmar (rechtes Bild)

Transversaler Reduktionsdefekt (Symbrachydaktylie)

Die Symbrachydaktylie ist der häufigste Reduktionsdefekt (➢ Abb. 6.59). Er tritt sporadisch auf und ist in der Regel nicht mit anderen Fehlbildungen kombiniert. Ausnahme ist das Poland-Syndrom (gleichseitige Hypo- oder Aplasie des M. pectoralis major).

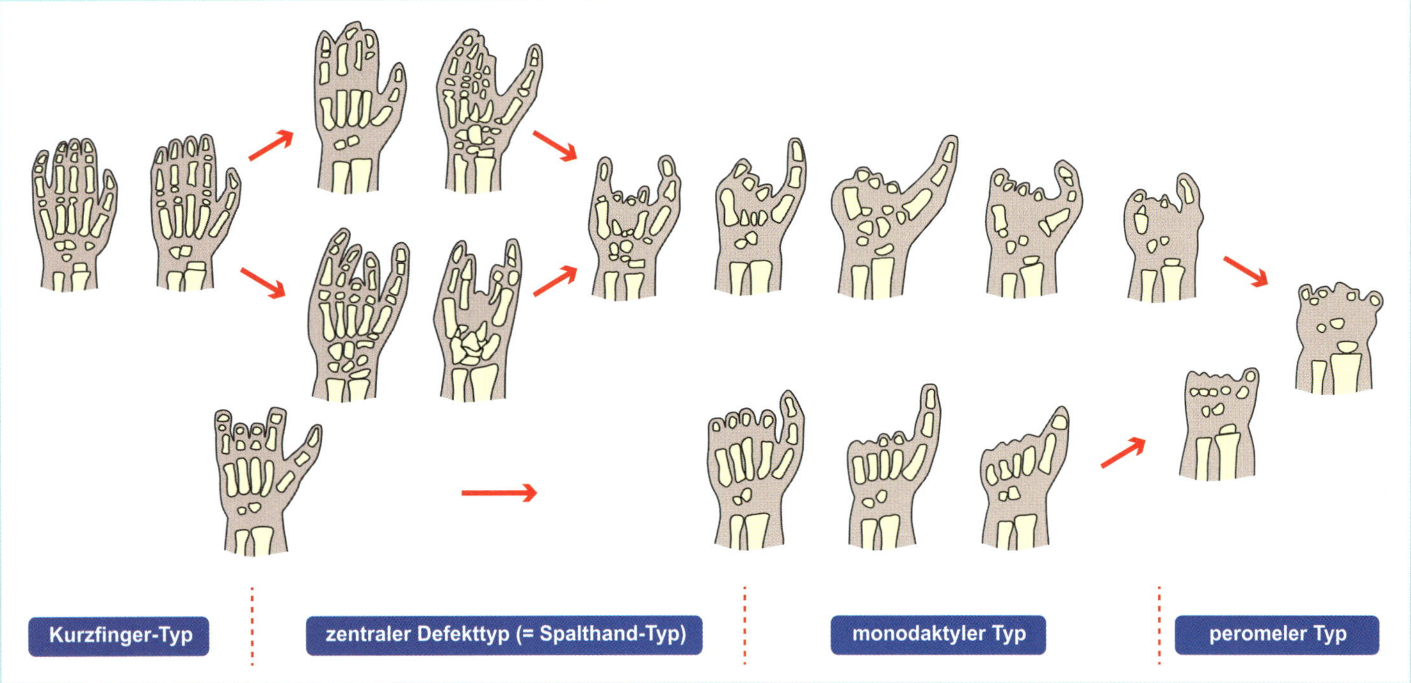

Abb. 6.59 Teratologische Reihe nach Buck-Gramcko [L157]

Therapeutisch wird bei den Kurzfinger- und den zentralen Defekttypen eine erste Zwischenfingerfalte geschaffen, dann werden die Syndaktylien getrennt und ggf. die Finger stabilisiert. Bei den monodaktylen und peromelen Typen erfolgt ein Strahlaufbau entweder durch einen einfachen bzw. doppelten freien Zehentransfer oder ein Funktionsersatz durch eine myoelektrische Prothese.

6.9 Wirbelsäule

6.9.1 Rückenschmerz

6.9 Wirbelsäule

6.9.1 Rückenschmerz

Franz Dally, Johannes Vogel, Frederic Bludau

NKLC Kompetenzebene: **3a, klin. Diagnostik**, app. Diagnostik, Therapie, Notfall, **Management**

Rückenschmerz ist ein häufiges Leitsymptom, mit dem Ärzte in Notaufnahmen und Praxen tagtäglich konfrontiert werden. Etwa 85 % der deutschen Bevölkerung haben bereits mindestens einmal schwere Rückenschmerzen gehabt. Risikofaktoren für das Auftreten von Rückenschmerzen sind u. a. das Alter, die Bildung und eine besondere berufliche Tätigkeit. Zudem spielen, insbesondere für den Grad der Beeinträchtigung, individuelle Coping-Strategien (Umgang mit Stress oder Erkrankungen) eine Rolle.

Sozioökonomisch spielt Rückenschmerz eine große Rolle, er ist in Deutschland der häufigste Grund für Arbeitsunfähigkeit und medizinische Rehabilitation. Bei vorzeitigen Berentungen wegen verminderter Erwerbsfähigkeit stehen Erkrankungen des muskuloskelettalen Systems an zweiter Stelle hinter den psychischen Erkrankungen.

Man unterscheidet terminologisch zwischen nichtspezifischem und spezifischem Rückenschmerz.

Rückenschmerzen sind in Deutschland der häufigste Grund einer Arbeitsunfähigkeit und Rehabilitation. Die Ätiologie ist mannigfaltig. Vom harmlosen Begleitsymptom bis zur Erstmanifestation schwerwiegender Erkrankungen befindet sich alles im Spektrum der spezifischen und nichtspezifischen Rückenschmerzen.

6.9.1.1 Nichtspezifischer Rückenschmerz

In rund 50–75 % der Fälle liegt ein nichtspezifischer Rückenschmerz vor und damit ein Schmerzsyndrom, für das sich trotz intensiver Diagnostik kein organisches Korrelat finden lässt. Es ist eines der häufigsten Diagnosen unseres Gesundheitssystems, wobei die Lokalisation im unteren Bereich der Lendenwirbelsäule („Kreuzschmerz“) häufig ist.

Von einem akuten Ereignis spricht man bei Schmerzen, die nicht länger als 6 Wochen anhalten. Bei einer Schmerzdauer von 6 Wochen bis 3 Monate spricht man hingegen von subakuten Rückenschmerzen und bei einer Dauer der Beschwerden über 3 Monate von chronischen Rückenschmerzen.

Bei den meisten Patienten mit Rückenschmerzen handelt es sich um kurze Episoden. Bei rund einem Viertel der Patienten kann es aber zu einem chronischen Schmerz kommen. Diese Chronifizierung der Beschwerden gilt es beim nichtspezifischen Rückenschmerz zu verhindern.

6.9.1.1 Nichtspezifischer Rückenschmerz
Meist im unteren Rücken ohne organisches Korrelat („Kreuzschmerz“)

- Akut: < 6 Wochen
- Subakut: < 3 Monate
- Chronisch: > 3 Monate'

Chronifizierung (> 1 Jahr) in einem Viertel aller Fälle

Risikofaktoren

Bewiesene Risikofaktoren für die Chronifizierung sind:

- Vor allem psychosoziale Faktoren **(Yellow Flags):** Depressivität, Distress (negativer Stress, vor allem arbeitsplatzbezogen), passives Schmerzverhalten mit Schon- und Angst-Vermeidungsverhalten sowie schmerzbezogene Kognitionen wie Katastrophisieren, Hilf- und Hoffnungslosigkeit
- Arbeitsplatzbezogene Faktoren **(Blue Flags):** körperliche Schwerarbeit, monotone Tätigkeiten, fixierte Körperhaltungen, Vibrationsexposition, negative Erwartung hinsichtlich einer Rückkehr an den Arbeitsplatz
- Lebensstil-Faktoren: Nikotin-Abusus, Adipositas, chronischer Alkoholgenuss
- Iatrogene Faktoren: Überbewertung von radiografischen Befunden, Förderung passiver Therapiekonzepte und häufiger und wiederholter Einsatz von diagnostischen oder „pseudo-therapeutischen“ (z. B. „Quaddeln“, subkutane Injektionen) Maßnahmen

Risikofaktoren
Risikofaktoren für die Chronifizierung:
- Yellow-Flags: psychosoziale Faktoren
- Blue Flags: Arbeitsplatzbezogene Belastungen
- Lebensstil
- Wiederholte Diagnostik

Diagnostik

Der Anamnese und der körperlichen Untersuchung kommen als Basismaßnahmen entscheidende Bedeutung zu.

Anamnese Erfragt werden Lokalisation und Ausstrahlung sowie Qualität (stechend, pochend, drückend, brennend, elektrisierend usw.), aktuelle Schmerzstärke (z. B. auf der visuellen Analogskala), Beginn der Schmerzen, auslösende oder verstärkende Mechanismen, der tageszeitliche Verlauf, Schmerzen bei Alltagsaktivität und frühere Episoden. Hinzu kommen die Vorerkrankungs-, die Berufs- und die Sozialanamnese. Da es sich beim nichtspezifischen Rückenschmerz um eine Ausschlussdiagnose handelt, müssen insbesondere in der Anamnese Red Flags ausgeschlossen werden (s. u.).

Diagnostik

Anamnese: ausführliche *Schmerzanamnese*

> **MERKE** Die **Red Flags** in Anamnese und Untersuchung sind: Trauma-Anamnese, Tumor-Vorgeschichte, Infekt als Ursache (**Cave:** vorangegangene Infiltrationen oder zahnärztliche Behandlungen), Radikulopathie mit sensiblem oder motorischem Defizit, Harnblasen- oder Mastdarmstörung oder Reithosenanästhesie.

MERKE

Körperliche Untersuchung Sie findet am (teil-)entkleideten Patienten statt und hilft zusätzlich zum Ausschluss von **Red Flags:** Klopf- oder Druckschmerz, Zehenspitzen-, Haken- und Einbeinstand, Lasègue-Zeichen; Kraftgrade der Kennmuskulatur (s. a. ➤ Tab. 1.14), sorgfältige Bestimmung der pDMS. Ein Zehenspitzen-Fersen-Fallschmerz (Zeichen der Wirbelkörper-Instabilität bei axialer Stauchung) und ein Druckschmerz über den Dornfortsätzen können Zeichen der Mikroinstabilität bei Metastasen, Trauma und Spondylodiszitis sein. Eine digital-rektale Untersuchung ist zur Beurteilung des Sphinkter-Tonus bei Hinweis auf Störungen der Blasen-Mastdarm-Funktion obligat.

Untersuchung: Fokus auf dem Ausschluss von Red-Flags als Zeichen einer schwerwiegenden organischen Erkrankung

Studentische Sicht

Diagnostik: Bei fehlenden Red Flags keine weiterführende Diagnostik in den ersten 4–6 Wochen

Apparative Diagnostik Eine labormedizinische oder radiografische Untersuchung ist bei negativer Anamnese und körperlicher Untersuchung in den ersten 4–6 Wochen nicht vorgesehen, da dies eher zu einer Chronifizierung des Leidens führt. Wird über eine Miktionsstörung geklagt (Red Flag), so ist ein Post-Miktions-Ultraschall zur Bestimmung des Restharn-Volumens zwingend notwendig.

Therapie
Analgesie und aktivitätserhaltende und -steigernde Maßnahmen

Therapie

Die Therapie des unspezifischen Rückenschmerzes umfasst neben ggf. lindernder Analgesie aktivitätserhaltende und -steigernde Maßnahmen wie die Motivation zur Aufrechterhaltung sozialer Kontakte, zur Teilnahme an Sport und Krankengymnastik und zum Ausprobieren neuer Sportarten. Ziel der Motivationssteigerung ist nicht die Verringerung der Schmerzen, sondern eine Steigerung der Aktivität, die dann in der Folge die Schmerzen lindert oder ertragen lässt.

6.9.1.2 Spezifischer Rückenschmerz
Organisches Korrelat

6.9.1.2 Spezifischer Rückenschmerz

Beim spezifischen Rückenschmerz kann eine klare (morphologische) Pathogenese zugeordnet werden. Hierbei unterscheidet man extravertebragene von vertebragenen Ursachen.

Extravertebragene Rückenschmerzen
- Seltener als vertebragene Schmerzen
- Zum Teil *lebensbedrohliche Erkrankungen* wie Myokardinfarkt oder Aneurysmata
- Meist *Organsysteme des Körperstamms* betroffen

Extravertebragene Rückenschmerzen

Extravertebragene Rückenschmerzen sind seltener als die vertebragenen Ursachen, aber meist gefährlicher. Zu ihnen zählen sowohl chronische als auch akute Pathologien, die teilweise unmittelbar therapiert werden müssen, um Lebensgefahr für den Patienten abzuwenden:

- Abdominelle und retroperitoneale Prozesse (entzündlich oder tumorös)
- Gefäßveränderungen (Aneurysmata oder auch Thrombosen der iliakalen Strombahn)
- Urologische Erkrankungen (Urolithiasis, Nierentumoren, perinephritische Abszesse)
- Kardiale Ursachen (Myokardinfarkt, Lungenembolie, Aortendissektion)
- Pulmonale Erkrankungen (Pneumonie, begleitende Pleuritis und Tumoren)
- Neurologische Erkrankungen (Polyneuropathien, aber auch akute entzündliche oder Autoimmunprozesse wie Neuritis, Guillain-Barré-Syndrom)
- Gynäkologische Ursachen (Endometriose, Extrauteringravidität, Tumoren)

CAVE

CAVE Insbesondere retroperitoneale Prozesse (Pankreatitis, Rezidive von Rektum-/Uteruskarzinomen) zeigen häufig nur einen isolierten Rückenschmerz als alleiniges Symptom!

MERKE

MERKE Bei jedem als spezifisch eingeschätzten thorakalen Rückenschmerz gehören eine D-Dimer-Bestimmung als sensitive, aber wenig-spezifische Laboruntersuchung auf eine Gerinnungsaktivierung (Lungenembolie, Dissektion) und ein orientierendes EKG sowie eine Troponin-T-Bestimmung zur Untersuchung dazu.

Auch bei diesen Erkrankungsbildern bietet die Anamnese meist schon einen ersten Anhaltspunkt: allgemeine anamnestisch eruierbare Symptome wie Ermüdbarkeit, Fieber und Schüttelfrost, Appetitlosigkeit, (i. v.) Drogen-Abusus, Immunsuppression, bekannte Autoimmunerkrankungen wie Psoriasis und entzündliche Darmerkrankungen, Morgensteifigkeit, periphere Arthritis und Enthesitis, insbesondere nächtlicher Schmerz, oder Schmerz im Liegen, konsumierende Grunderkrankung, Tumorleiden in der Vorgeschichte.

Grundsätzlich bieten eine Trauma-Anamnese (Verkehrsunfall, Sturz) oder andererseits ein Bagatelltrauma (Hustenstoß, Sturz auf das Gesäß, schwereres Heben) als Schmerzauslöser Hinweise auf eine spezifische Ursache. Ein Bagatelltrauma sollte insbesondere bei älteren Patienten und bei Patienten mit dauerhafter Steroidtherapie erfragt werden (pathologische Fraktur bei primärer und sekundärer Osteoporose).

Bei einer kürzlich erfolgten Infiltrationsbehandlung an der Wirbelsäule muss an eine spezifische Ursache und an eine Entzündung/Tumorerkrankung an der Wirbelsäule gedacht werden.

Vertebragene Rückenschmerzen
Die vertebragenen Ursachen sind *Erkrankungen der Wirbelsäule.*

Vertebragene Rückenschmerzen

Im Folgenden werden die vertebragenen Ursachen im Detail dargestellt. Zu ihnen zählen Bandscheibenpathologien, degenerative Erkrankungen (z. B. die Spinalkanalstenose, die Osteochondrose, die Spondylarthrose) oder das große Feld der verschiedenen Skoliosen und akute Pathologien (z. B. Infektionen oder Frakturen der Wirbelsäule).

6.9.2 Bandscheibenpathologien

Franz Dally, Johannes Vogel, Frederic Bludau

NKLC Kompetenzebene: **3a, klin. Diagnostik,** app. Diagnostik, Therapie, **Notfall, Management**

Die degenerativen Bandscheibenpathologien und ihre Folgen (u. a. Bandscheibenvorfälle, s. u.) sind sehr häufig Ursachen von Rückenschmerzen. Am häufigsten sind die Bandscheiben LWK5/S1 und LWK4/5 betroffen, gefolgt von den zervikalen Bandscheiben (C4–Th1). Bandscheibenvorfälle der BWS sind selten. Häufig treten Bandscheibenvorfälle ohne klinische Symptomatik auf: Bei etwa 30 % der Bevölkerung in Deutschland bestehen Bandscheibenvorfälle ohne klinisches Korrelat.

Risikofaktoren Eine Degeneration der Bandscheiben wird begünstigt durch Alter und Gewicht, genetische Faktoren, Rauchen, Atherosklerose und mechanische Faktoren (insbesondere alltägliche Belastung; untergeordnet Freizeitaktivitäten und Sport). Die Degeneration der Bandscheibe ist nicht reversibel und auch therapeutisch nicht umkehrbar.

Folgen der Degeneration Je mehr die Bandscheiben degenerieren, desto weniger tragen sie zur Druckentlastung der Wirbelsäule bei. Folge ist eine Druckmehrbelastung des Knochens und damit eine Osteochondrose (langfristige Sklerosierung) der angrenzenden Grund- und Deckplatten der Wirbelkörper. Auch die kleinen Wirbelgelenke werden mehrbelastet und arthrotisch (➤ Abb. 6.60, ➤ Kap. 6.9.3).

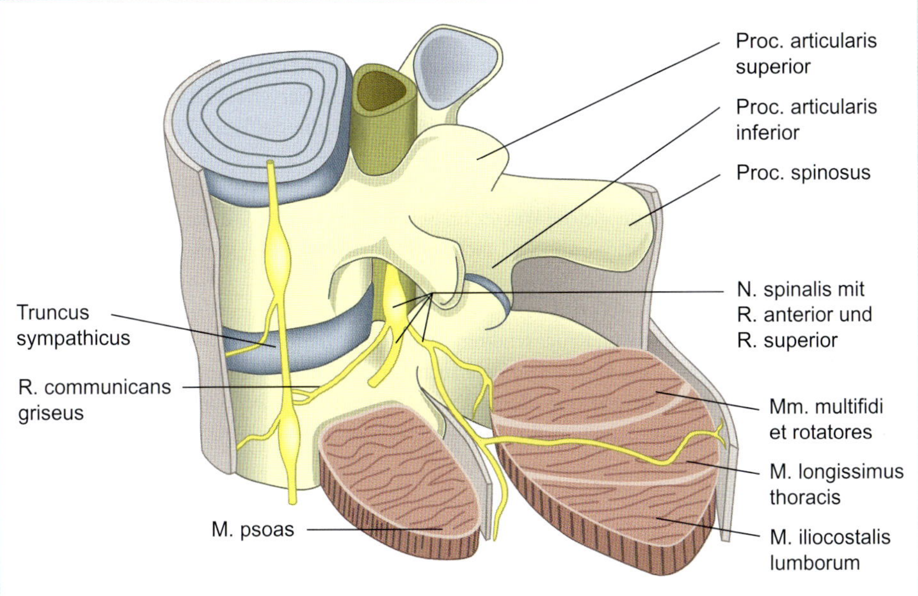

Abb. 6.60 Anatomische „funktionelle Einheit" (2 Wirbelkörper thorakolumbal). Mögliche Ursachen von Schmerzen sind Bandscheibendegenerationen (mit Hervortreten von Bandscheibenmaterial in Richtung Spinalkanal mit zentralem Druck auf das Myelon oder seitlichen Druck auf einen im Foramen austretenden Spinalnerv), Arthrosen der kleinen Wirbelgelenke (Wirbelbogengelenke, Facettengelenke) – die Hypertrophie der arthrotischen Gelenke und des Lig. flavum kann auch eine Kompression im Foramen verursachen – und reflektorische Verkrampfungen (Verspannungen) der autochthonen und tiefen Rückenmuskulatur. [L157]

Bandscheibenvorfall Eine Symptomatik, z. B. Schmerz und Lähmung, kann durch den Druck bzw. den Austritt degenerierten Bandscheibenmaterials ausgelöst werden. Ein Bandscheibenvorfall, die lokale Verschiebung von Bandscheibenmaterial, zeigt sich zum einen in verschiedenen **Formen:**

- „bulging disc": „Vergrößerung" ohne Herniation
- Bandscheibenprotrusion: „Vorwölbung" mit intaktem Anulus und Nucleus
- Bandscheibenprolaps, der „klassische" Bandscheibenvorfall: über den Anulus hinaus ausgetretenes Nucleusmaterial mit erhaltener Verbindung zur Bandscheibe
- Bandscheibensequester: Teil der Bandscheibe (meist Nucleus), der durch einen Riss im hinteren Längsband in den Spinalkanal ausgetreten ist und die Verbindung zur ursprünglichen Bandscheibe verloren hat

Bandscheibenmaterial, das in Richtung Spinalkanal austritt, kann zentral auf das Myelon oder seitlich auf einen im Neuroforamen austretenden Spinalnerv Druck ausüben und damit zu („radikulären") Schmerzen

6.9.2 Bandscheibenpathologien

Bei *degenerativen* Bandscheibenpathologien sind meist die Segmente *L5/S1* und *L4/5* oder zervikale Anteile (C4–Th1) betroffen. 30 % der Bandscheibenvorfälle sind symptomfrei.

Risikofaktoren: neben dem Lebensstil auch genetische und organische Faktoren; die Degeneration ist *irreversibel.*

Folgen der Degeneration: Durch den *Funktionsverlust der Bandscheibe* werden die Knochen und Gelenke der Wirbelsäule vermehrt beansprucht. Es kommt sekundär zur Osteochondrose und Spondylarthrose.

Es kommt zu einer Verschiebung von Bandscheibenmaterial. Die Morphologie bestimmt die Symptomatik (➤ Abb. 6.61)

und Lähmungserscheinungen führen. Für die genaue **Lokalisation,** an der das Bandscheibenmaterial austritt und/oder zu liegen kommt, sind verschiedene Bezeichnungen gebräuchlich, die aber nicht ganz einheitlich verwendet werden:

- Medial/median/zentral: Der Vorfall liegt in der Mitte des Spinalkanals. Weil das Lig. flavum posterius hier am dicksten ist, sind Bandscheibenvorfälle an dieser Stelle nicht so häufig wie weiter lateral im Spinalkanal.
- Mediolateral: Der Vorfall liegt etwas weiter lateral im Spinalkanal, wo das Lig. flavum dünner wird.
- Lateral: Der Vorfall liegt lateral im Spinalkanal. Dabei ist oft auch vom Rezessus die Rede, der dabei verlegt wird. Mit lateral werden manchmal aber auch alle Bandscheibenvorfälle zusammengefasst, die nicht medial liegen, also z. B. auch foraminale und extraforaminale Vorfälle.
- Foraminal/intraforaminal: Der Vorfall liegt noch weiter lateral im Foramen intervertebrale.
- Extraforaminal/extraspinal: Der Vorfall liegt noch außerhalb des Foramen intervertebrale und damit außerhalb des Spinalkanals.

Je nach genauer Lage und Größe des Vorfalls entscheidet sich, welche Nervenwurzeln betroffen sind. Dabei ist es für die häufigen lumbalen Bandscheibenvorfälle wichtig, dass das Rückenmark des Erwachsenen bereits auf Höhe von Th12 endet, sodass der Spinalkanal ab dort „nur" noch die Cauda equina enthält. Ein lumbaler Bandscheibenvorfall führt also zu (Poly-)Radikulopathie, aber nicht zu einer Querschnittssymptomatik.

Klinik und Diagnostik

Anamnese: Ausschluss gefährlicher Differenzialdiagnosen (Red Flags, ➤ Kap. 6.9.1.1)

Symptome: meist *(Mono-)Radikulopathie bei posterolateralem Vorfall* in den Spinalkanal l (➤ Abb. 6.61)

Untersuchung: Analyse der *vertebragenen Höhe* (➤ Tab. 6.17, ➤ Abb. 6.62)

Klinik und Diagnostik

Anamnese Wie bei jedem Patienten spielt die Anamnese auch bei Patienten mit Verdacht auf eine Bandscheibenpathologie eine wichtige Rolle. Zur schnellen Selektion der Patienten können die Red Flags und Yellow Flags (➤ Kap. 6.9.1.1) herangezogen werden.

Symptome Klinisch äußern sich Bandscheibenvorfälle im Akutstadium mit einer „Radikulopathie". Je nach Lage und Größe des Vorfalls entscheidet sich, welche Nervenwurzeln betroffen sind:

- Am häufigsten findet sich ein lateraler Vorfall, der die absteigende Nervenwurzel komprimiert. Ein Vorfall im Bewegungssegment L4/5 würde dabei eine Radikulopathie der Wurzel L5 verursachen (3 in ➤ Abb. 6.61).
- Ein medialer Vorfall (1 in ➤ Abb. 6.61) oder intraforaminaler Vorfall ein Segment tiefer (2 in ➤ Abb. 6.61) beeinträchtigt die gleiche Wurzel, im Beispiel der ➤ Abb. 6.61 die Wurzel L4.
- Ein extraforaminaler Vorfall (in ➤ Abb. 6.61 nicht abgebildet) würde die gleiche Symptomatik wie ein intraforaminaler Vorfall verursachen.
- Ein sog. Massenvorfall (in ➤ Abb. 6.61 nicht abgebildet) würde alle Nervenwurzeln unterhalb des Segments komprimieren und zum Kaudasyndrom (Cauda-equina-Syndrom, ➤ Kap. 6.9.4) führen.

Körperliche Untersuchung Die körperliche Untersuchung ist nach der Anamnese der zweite entscheidende Schritt zur Diagnose. Dabei ist ein am Beschwerdebild orientierter vollständiger Untersuchungsgang durchzuführen (Feststellung der Symptomatik, Annahme der vertebragenen Höhe, aber auch Hüftgelenks-

ABB. 6.61

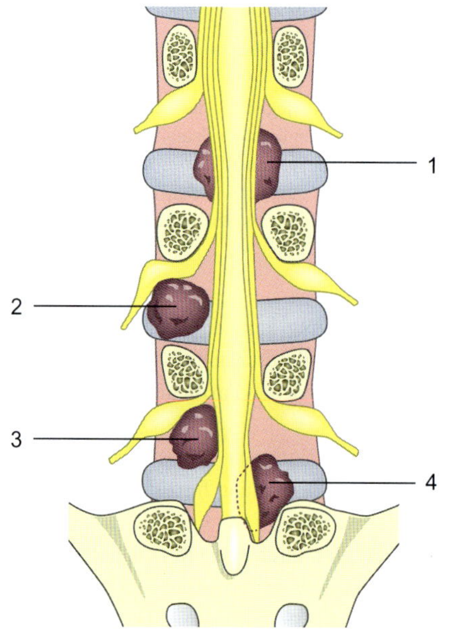

Abb. 6.61 Nervenkompression je nach Lage des Bandscheibenvorfalls am Beispiel der Segmente L3/L4, L4/L5 und L5/S1. Zwischen L3/L4 tritt die Wurzel L4 aus, zwischen L4/L5 die Wurzel L5 und zwischen L5/S1 die Wurzel S1. Ein medialer Vorfall (1) kann entweder die im Segment darunter austretende Wurzel (im Beispiel also L4) komprimieren oder, wenn es ein massiver Vorfall ist, zu einem Cauda-equina-Syndrom oder einer Spinalkanalstenose führen. Ein intraforaminaler Vorfall (2) kann die im Segment austretende Wurzel (hier L4) komprimieren, ein lateraler Vorfall (3) entweder die austretende Wurzel (hier L5), vor allem, wenn er nach kranial umgeschlagen ist, oder, wenn er entsprechend groß ist, sowohl die austretende als auch die Wurzel des Segments darunter. Ein mediolateraler Vorfall (4) komprimiert oft nur die Wurzel des nächstunteren Segments (hier S1), kann aber ebenfalls bei entsprechender Größe ein Kaudasyndrom hervorrufen. [L157]

untersuchung bei Symptomen einer Lumboischialgie, Prüfung des Dermatombezugs neurologischer Defizite; ASIA-Score s. u.).

Zur Lokalisierung des Bandscheibenvorfalls ist die Kenntnis der sensiblen Versorgungsgebiete, der Dermatome, und der Kennmuskeln (Myotome) unerlässlich (➤ Tab. 6.17; ➤ Abb. 6.62).

TAB. 6.17

Tab. 6.17 Kennmuskeln und Hautareale klinisch relevanter spinaler Segmente.

Segment	Kennmuskel	Hautareal	Reflex
C4	Diaphragma	Laterale Schulter	
C5	M. deltoideus		Bizepssehnenreflex
C6	M. brachioradialis	Digitus I	Radiusperiostreflex
C7	M. triceps brachii	Digitus III	Trizepssehnenreflex
C8/Th1	Intrinsische Handmuskeln	Digitus V	Trömner-Reflex
Th5	–	Mamille	
Th10	–	Bauchnabel	
L1	–	Leiste	
L2–L4	M. quadriceps femoris	Patella (L4)	Patellarsehnenreflex (L4)
L5	M. extensor hallucis longus	Großzehe	Tibialis-posterior-Reflex
S1	M. gastrocnemius	Kleine Zehe	Achillessehnenreflex
S3–S5	–	Perianal	

ABB. 6.62

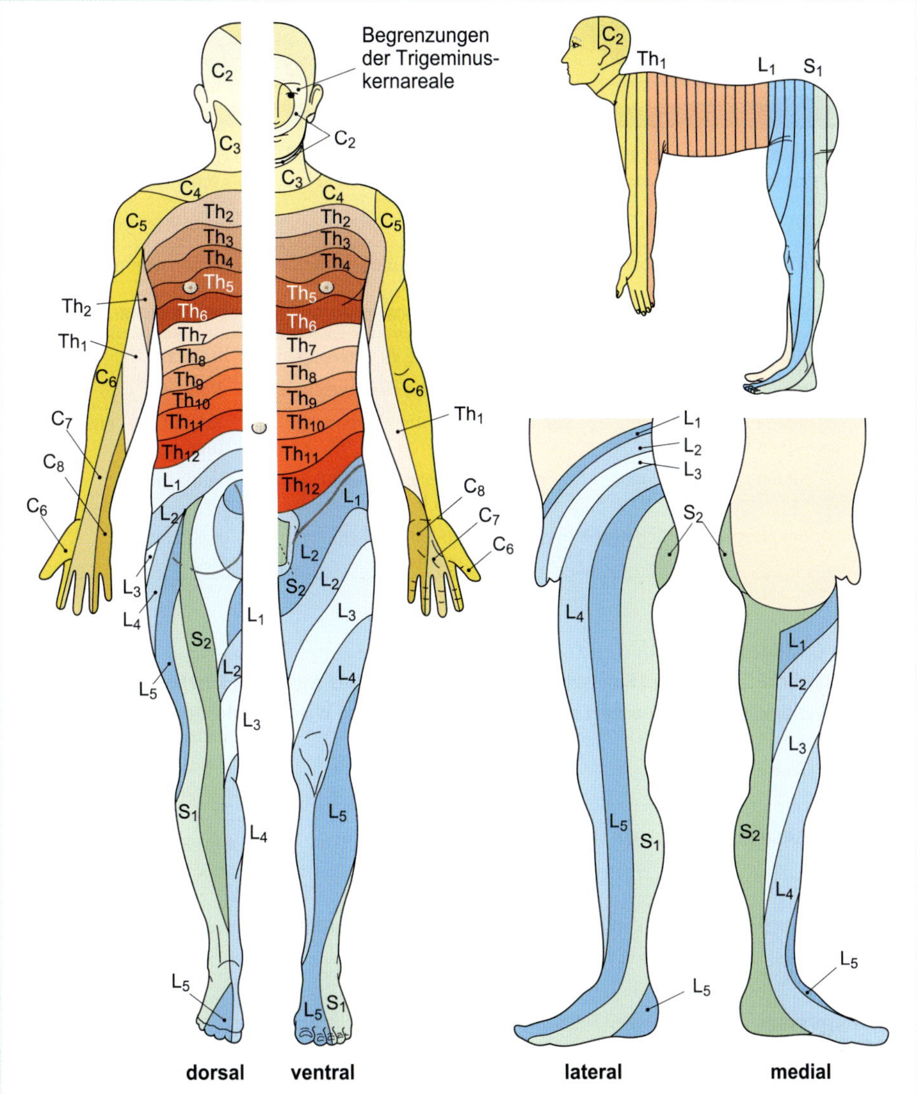

Abb. 6.62 Dermatome der Haut. Klinisch wichtige Landmarken sind die Brustwarze (Th4/5), der Bauchnabel (Th10) und das Leistenband (Grenze zwischen Th12 und L1). [L141]

Studentische Sicht

CAVE

CAVE In rund 10 % der Fälle stimmen die Myotome nicht mit dem Ausfallbild der Schnittbilddiagnostik überein. Gründe sind abnorme Wurzelabgänge und Abweichungen in der Plexus-lumbalis-Anatomie.

Diagnostik: Traumafolgen, Tumoren und Infekte sind meist im *Röntgen* erkennbar. Eine *MRT* ist Goldstandard und präoperativ immer notwendig (➤ Abb. 6.63, ➤ Tab. 6.18). *Labor* mit Frage nach Entzündungsparametern

Apparative Diagnostik Aus den o. g. erhobenen positiven Befunden leitet sich die apparative Diagnostik ab. Liegt ein Red-Flag-Symptom vor, ist neben der sofortigen Differenzialdiagnostik (z. B. EKG, D-Dimere) hinsichtlich der Wirbelsäule zuerst ein natives **Röntgenbild** in 2 Ebenen (möglichst) im Stehen mit der Fragestellung nach Traumafolgen, Tumor oder Infektzeichen indiziert. Die **MRT** ist der Goldstandard bei klinisch vermuteten und behandlungsbedüftigen Bandscheibenvorfällen (Bestätigung [➤ Abb. 6.63], Lokalisation, Klassifikation [➤ Tab. 6.18]), sowie zum Ausschluss einer Spondylodiszitis (Infekt, s. o.).

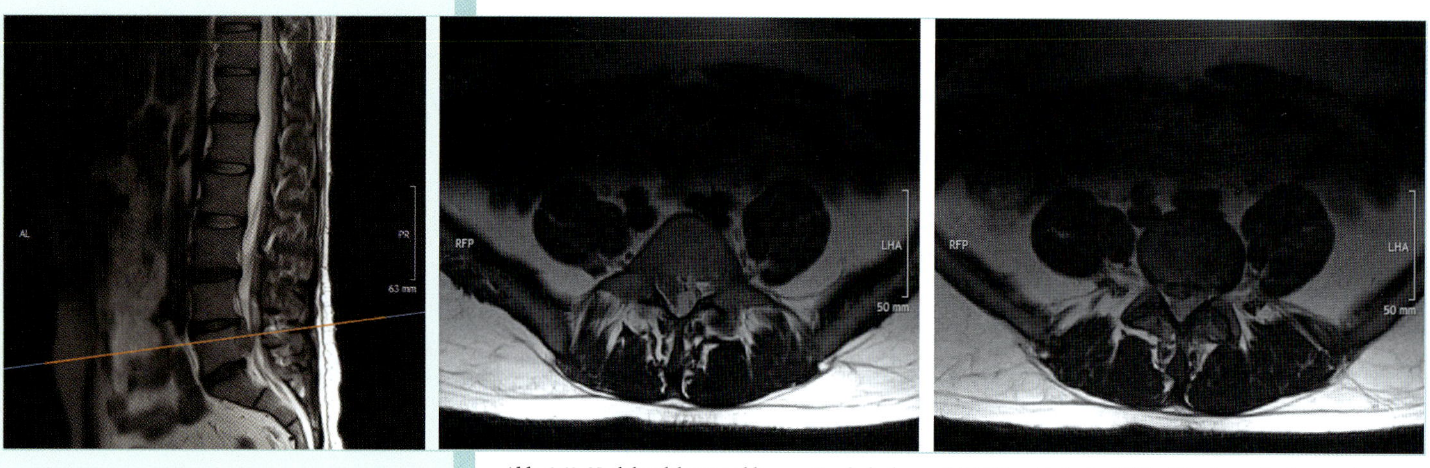

Abb. 6.63 Nach kaudal umgeschlagener Bandscheibenvorfall L4/5 rechts in der MRT mit beginnender Sequestrierung. Der Vorfall verlegt den Rezessus, sodass die Nervenwurzel L5 und die Wurzel S1 nach rechts verlagert werden. [P1647]

TAB. 6.18

Tab. 6.18 Pfirrmann-Klassifikation der Bandscheibendegeneration anhand von T2-Sequenzen in der MRT [F550-002]

Grad	Bandscheibe	Nucleus und Anulus	Höhe der Bandscheibe
I	Homogen, hyperintens	Eindeutig zu unterscheiden	Normal
II	Inhomogen, hyperintens	Eindeutig zu unterscheiden	Normal
III	Inhomogen, unregelmäßige Signalintensität	Unscharfe Abgrenzung	Normal oder etwas verringert
IV	Inhomogen, hypointens	Keine Unterscheidung möglich	Verringert
V	Inhomogen, deutlich hypointens	Keine Unterscheidung möglich	Kollabiert

Therapie und Management
Ziel: Vermeidung dauerhafter neurologischer Defizite

Therapie und Management

Die grundsätzliche Therapie bei Bandscheibenvorfällen besteht aus Analgesie, kurzfristiger körperlicher Schonung, Vermeidung lang dauernder neurologischer Defizite und Wiederherstellung der neurologischen Funktionalität.

KOMPETENZBASIERTES VORGEHEN

KOMPETENZBASIERTES VORGEHEN (NKLC)

Notfall

- Cauda-equina- bzw. Conus-medullaris-Syndrom (➤ Kap. 6.9.4)
- Massive, nicht beherrschbare Radikulopathie und neurologische Ausfälle (z. B. neu aufgetretener Kraftgrad ≤ 3/5)

Management

- **Erstversorgung:** Abklärung der Red Flags, Analgesie, ggf. körperliche Schonung
- **Entscheidungsfindung:** konservative Therapie ist 1. Wahl, OP-Indikation bei Notfällen (s. o.), relative OP-Indikation bei chronisch rezidivierendem Schmerzsyndrom mit erfolgloser adäquater (!) konservativer Therapie für 6–8 Wochen und bei Radikulopathie mit Parästhesie und/oder geringer Hypästhesie

- **Prinzipien der Versorgung:** konservativ: Analgesie, Mobilisation; operativ: Resektion des Sequesters, Entlastung der neuralen Strukturen
- **Nachbehandlung:** frühzeitige Mobilisierung, Physiotherapie
- **Erfolgsparameter:** Schmerz- und Rezidivfreiheit
- **Komplikationen:** operative Verletzungen der Dura oder der Spinalnerven, Rezidiv, Beschwerdepersistenz/-verstärkung, Infektion

Ungefähr zwischen 70 % und 90 % aller symptomatischen Bandscheibenvorfälle können durch **konservative Maßnahmen** adäquat behandelt werden, weshalb die konservative Therapie die 1. Wahl darstellt. Es gibt diverse Therapiemöglichkeiten wie z. B. entlastende Lagerungen, Wärmetherapie, Elektrotherapie, manuelle Therapie, Physiotherapie, Massage, Akupunktur und lokale Infiltrationstherapie (segmentnah und segmentfern). Generell führt eine Operation im Vergleich zu einer konservativen Therapie zu einer rascheren Besserung der Symptomatik (insbesondere in den ersten 12 Wochen), allerdings ist das Outcome gegenüber einer konservativen Therapie nach 12 Monaten nicht mehr signifikant besser und nach 60 Monaten gleich.

Häufig ist ein *konservatives Vorgehen* möglich. Dieses ist langwieriger als das operative Vorgehen, unterscheidet sich allerdings nicht signifikant im Outcome nach einem bzw. nach 2 Jahren.

Die **operative Therapie** kann mikroskopisch assistiert oder endoskopisch durchgeführt werden. Vorteile sind die sofortige Druckentlastung des Nervs. Neben den allgemeinen operativen und anästhesiologischen Risiken ist insbesondere das Bandscheiben-Vorfall-Rezidiv, der Reprolaps, mit rund 12 % Wahrscheinlichkeit insbesondere bei jungen Menschen zu nennen.

6.9.3 Degenerative Wirbelsäulenerkrankungen mit Spinalkanalstenose

Franz Dally, Johannes Vogel, Frederic Bludau

6.9.3 Degenerative Wirbelsäulenerkrankungen mit Spinalkanalstenose

NKLC

Degenerative Erkrankungen der Wirbelsäule, Beispiel: Bandscheibendegeneration, Spinalkanalstenose

Kompetenzebene: **2**, klin. Diagnostik, app. Diagnostik, Therapie, Notfall, **Management**

Die Wirbelsäule des Menschen ist durch den aufrechten Gang einer erheblichen Mehrbelastung ausgesetzt. Die biomechanische Anpassung des Skeletts an diese Belastung besteht in den nach kaudal zunehmenden Durchmessern der Wirbelkörper und Bandscheiben sowie in einer modifizierten Ausrichtung der Facettengelenke. Damit verfügt der Mensch bis zu seinem Fortpflanzungsalter über eine meist uneingeschränkt gute Funktion der Wirbelsäule bzw. der einzelnen Bewegungssegmente. Über dieses Alter hinaus greifen jedoch klassische evolutionäre Mechanismen nicht mehr.

Durch den aufrechten Gang werden die Bewegungselemente der Wirbelsäule mechanisch stark belastet.

6.9.3.1 Lendenwirbelsäule

Die in den 30er Lebensjahren beginnende **Degeneration** betrifft sowohl die Bandscheiben (➤ Kap. 6.9.2) als auch die Facettengelenke (kleinen Wirbelgelenke, Wirbelbogengelenke). Durch eine zunehmende Dehydrierung der Bandscheiben verringert sich die Höhe des Bewegungssegmentes, wodurch (u. a.) die Belastung der Facettengelenke zunimmt. In der Regel tragen diese Wirbelbogengelenke bis maximal 20 % der eintreffenden Last. Mit zunehmender Höhenminderung der Bandscheiben werden aber bis zu 80 % der Last über die Facettengelenke geleitet und eine Spondylarthrose, ein Verschleiß der Facettengelenke, entsteht (➤ Abb. 6.64). Hierbei kommt es zu einer Vergrößerung des Gelenks (= osteophytäre Anbauten), um den eintreffenden Druck (= Kraft/Fläche) zu verringern. Diese **osteophytären Anbauten,** die bei der Arthrose aller Gelenke des Körpers zu finden sind, führen bei ihrer Entwicklung nach ventral, kranial oder kaudal zu Einengungen des Spinalkanals und/oder des Recessus. Die weitere Entwicklung führt zu einer Verkleinerung des freien Durchmessers des Neuroforamens (Wurzel und Abgang Spinalnerv).

6.9.3.1 Lendenwirbelsäule

Vor allem die *Facettengelenke* degenerieren ab den 30er Lebensjahren, da die Höhe des Bewegungssegmentes durch Dehydrierung der Bandscheiben abnimmt. Es folgt eine *Spondylarthrose.* Durch osteophytäre Anbauten kann es zur *Einengung des Spinalkanals oder des Recessus* kommen (➤ Abb. 6.64).

Die fortschreitende Degeneration der Bandscheibe führt zu einer **Instabilität des Bewegungssegmentes,** da die Vorspannung auf das vordere und hintere Längsband nachlässt. Es kommt zu einem Bulging, also Auswölben, der Bandscheibe in den Spinalkanal (➤ Kap. 6.9.2). Die Instabilität führt aber auch zu einer chronischen Überlastung der stabilisierenden autochthonen Rückenmuskulatur, die eine chronische Inflammation mit fibrösen Umbauprozessen in der Muskulatur und eine Hypertrophie des Lig. flavum nach sich zieht. Letzteres führt zu einer „weichen“ Stenosierung des Spinalkanals, die aber bei chronischer Inflammation im weiteren Verlauf zunehmend verkalkt.

Die Instabilität des Bewegungssegmentes führt zu:

- *Überlastung der autochthonen Rückenmuskulatur* mit Fibrose und Schmerzen
- *Hypertrophie des Lig. flavum* mit Stenosierung des Spinalkanals
- *Osteochondrose* des Wirbelkörpers
- *Pseudolisthese* (➤ Abb. 6.65)

Parallel führt der fortschreitende Verlust der Pufferfunktion zu einer **Osteochondrose des Wirbelkörpers** mit entsprechenden Abflachungen und Randanbauten (Spondylophyten).

Dazu kommt eine pathologische Beweglichkeit des Segmentes in a.-p. Richtung auch durch die oben beschriebene vermehrte Beweglichkeit der Facettengelenke (sog. **Pseudolisthese,** ➤ Abb. 6.65). Mit zu-

ABB. 6.64

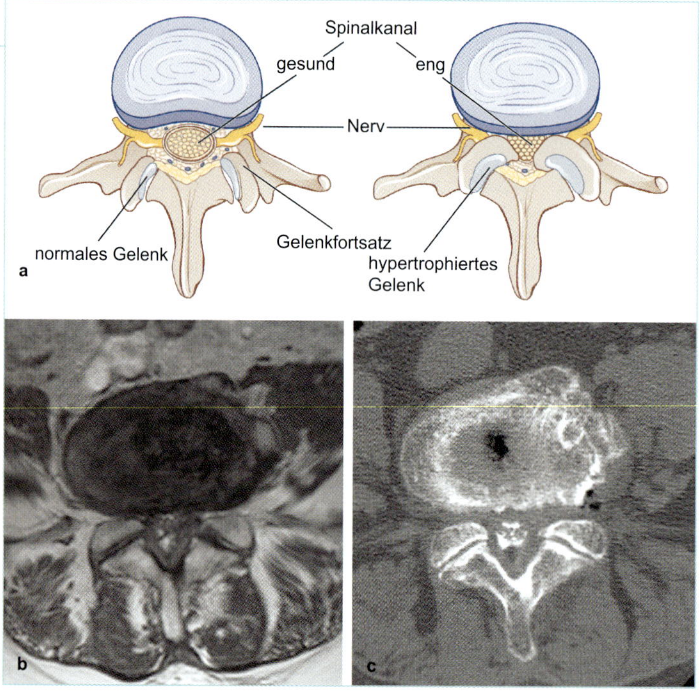

Abb. 6.64 Lumbale Spinalkanalstenose LWK4 [R261]
a) Links ist der Normalbefund, rechts die Spinalkanalstenose schematisch gezeigt. Durch die hypertrophen Wirbelbogengelenke, den hypertrophen Bandapparat und die begleitende Bandscheibenvorwölbung ist der Spinalkanal T-förmig oder dreieckig eingeengt.
b, c) Spinalkanalstenose in der T2-gewichteten MRT (b) und in der CT (c). Ein Liquorsaum um die Nervenwurzeln ist nicht mehr abzugrenzen.

ABB. 6.65

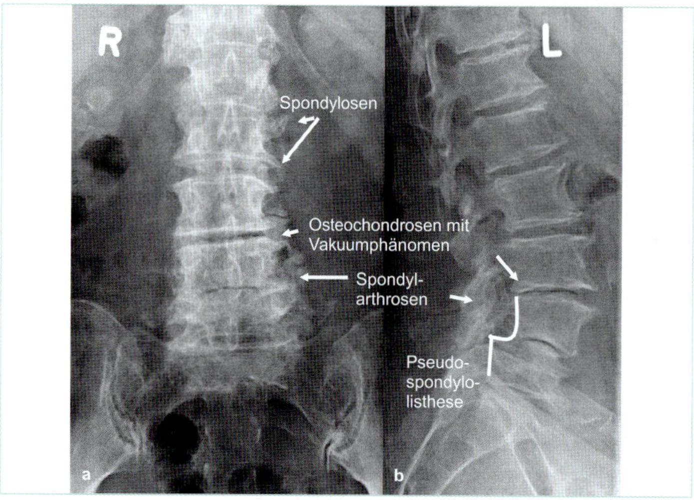

Abb. 6.65 Pseudolisthese; Röntgen der LWS a.-p. (a) und seitlich (b) mit Zeichen der Spondylose, Osteochondrose, Spondylarthrose und Pseudospondylolisthese [P482]

nehmender Lastübertragung dorsal passt sich der Wirbelkörper weiter an, was zur Verdickung der knöchernen Lamina führt, die ebenfalls den Spinalkanal verengt. Konstitutionell kann eine angeborene Verengung des Spinalkanals (z. B. durch angeboren verkürzte Pedikel) vorliegen.

MERKE

MERKE Die **klassische Spinalkanalstenose** ist meist eine Kombination aus der Vorwölbung der degenerierten Bandscheibe, einer Ligamentum-flavum-Hypertrophie sowie den osteophytären Anbauten der Facettengelenke.

Klinik und Diagnostik

Symptome Je nach „führender" Pathologie unterscheidet sich die Symptomatik: Patienten mit einer ausgedehnteren **Spondylarthrose** leiden typischerweise unter einem massiven Reklinationsschmerz. Ihre Haltung ist daher leicht vorgebeugt, um zum einen den Druck auf die Gelenke zu verringern und zum anderen die Neuroforamen und den Spinalkanal zu weiten („Bedarfs-Kyphose"). Die **Osteochondrose** äußert sich in einem dumpfen, lastabhängigen Rückenschmerz. Bei der ausgebildeten **Spinalkanalstenose** fangen die Symptome (Bein- und Rückenschmerzen) meist mit einer Gehstrecken-Verkürzung (Claudicatio spinalis, auch hier wird wie bei der pAVK der Begriff der „Schaufensterkrankheit" genutzt) an. Diese Symptome bessern sich rasch in Ruhe, weil sich die Patienten hinsetzen und nach vorne beugen. Bei einer dekompensierten Spinalkanalstenose sind die Symptome ähnlich wie bei einem Cauda-equina-Syndrom (➤ Kap. 6.9.4).

Differenzialdiagnosen Die Abgrenzung zur Claudicatio intermittens (vascularis) gelingt z. B. durch die (Fahrrad-)Ergometrie, bei der die Patienten mit einer Spinalkanalstenose zumeist durch die Streckhaltung der LWS nicht wesentlich beeinträchtigt sind. Die Unterscheidung zum Bandscheibenvorfall ist oft dadurch möglich, dass meist mehrere Nervenwurzeln unterhalb der Stenose betroffen sind und ein gemischtes Bild von Muskelausfällen ohne klare Myotom-Zuordnung entsteht.

Apparative Diagnostik Verfahren der Wahl ist die **MRT** (➤ Abb. 6.66, s. a. ➤ Abb. 6.64), bei der u. a. die Weite des Spinalkanals (LWS normal ≥ 15 mm) bestimmt werden und fehlendes epidurales Fett auf die Stenose hinweisen kann.

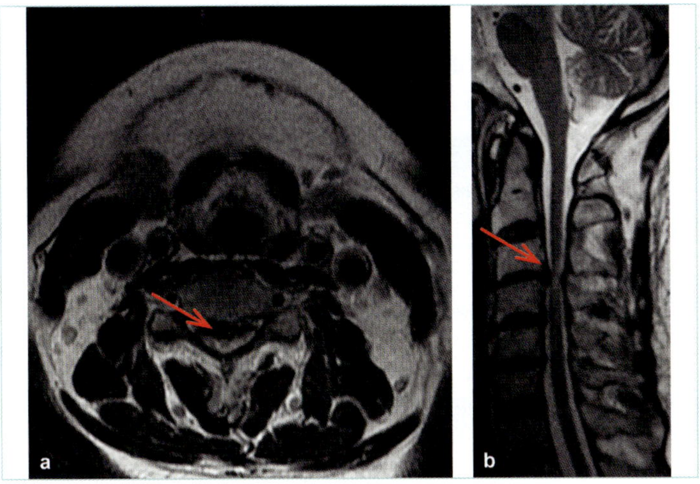

Abb. 6.66 Spinalkanalstenose (Pfeile) auf Höhe HWK 3/4 mit zervikaler Myelopathie (T2-hyperintens) infolge der Kompression des Rückenmarks in axialer (a) und sagittaler (b) MR-Bildgebung [T422]

Therapie und Management

Die konservative Therapie ist bei der Claudicatio spinalis die Therapie der Wahl, dies auch vor dem Hintergrund, dass relevante neurologische Defizite, die eine Indikation zu raschen operativen Maßnahmen darstellen, bei der Claudicatio selten sind. Das häufigste OP-Verfahren wäre die operative Dekompression mit Erhalt des Bewegungssegments. Individuell muss dabei das Ausmaß der Instabilität und der mechanisch bedingten Beschwerden berücksichtigt werden, da diese sich durch die knöcherne Dekompression eher verschlechtern kann. Skandinavische Register-Studien lassen den Schluss zu, dass auch bei milden Pseudolisthesen noch eine Dekompression ohne Versteifung sinnvoll ist.

KOMPETENZBASIERTES VORGEHEN (NKLC)

Management

- **Erstversorgung:** Lagerung, Analgesie
- **Entscheidungsfindung:** 1. Wahl ist ein konservativer Therapieversuch, bei Scheitern die operative Dekompression
- **Prinzipien der Versorgung:** Dekompression der Engstelle
- **Nachbehandlung:** funktionell
- **Erfolgsparameter:** Symptomarmut/-freiheit
- **Komplikationen:** vermehrte Segmentinstabilität → ggf. Spondylodese

Klinik und Diagnostik

Symptome:

- *Spondylarthrose:* Bedarfskyphose durch Reklinationsschmerz
- *Osteochondrose:* dumpfer, lastabhängiger Rückenschmerz
- *Spinalkanalstenose:* Claudicatio intermittens spinalis (Gehstrecken-Verkürzung), jedoch nicht bei Ergometrie (anders als bei der Claudicatio intermittens [vascularis])

DD: Abgrenzend zum Bandscheibenvorfall meist keine klare Dermatom-/Myotomzuordnung

Diagnostik: MRT als Goldstandard (➤ Abb. 6.66)

ABB. 6.66

Therapie und Management

Konservative Therapie ist erste Wahl; bei relevanter Einschränkung der Gehstrecke oder neurologischen Defiziten besteht die OP-Indikation (meist operative Dekompression)

KOMPETENZBASIERTES VORGEHEN

6.9.3.2 Halswirbelsäule

Bei Spinalkanalstenose der HWS kommt es zum Ausfall der langen Bahnen mit *spinaler Ataxie* bei *herabgesetzter Propriozeption.*

Konservative Therapie vor allem in hohem Alter. Operative Therapie bei schwerwiegenden Symptomen wie Ataxie (meist Dekompression mit Versteifung), bei *Querschnitt innerhalb von 8–24 h.*

6.9.3.2 Halswirbelsäule

Zervikal führen ähnliche degenerative Prozesse wie lumbal zur Spinalkanalstenose (➤ Kap. 6.9.3.1). Mit zunehmender Kompression des Rückenmarks kommt es zur Myelopathie mit einem Ausfall der sog. langen Bahnen.

Das **klinische Bild** ist hier die spinale Ataxie. Frühe Formen der Ataxie lassen sich durch aktives Schließen der Augen bei Bewegung feststellen. Es resultiert eine Gangunsicherheit aufgrund verminderter Propriozeption. Im weiteren Verlauf kommt es auch zum Verlust der Greiffähigkeit der oberen Extremität.

Die **Therapie der Wahl** der akuten bis subakuten zervikalen Spinalkanalstenose, z. B. aufgrund eines Bandscheibenvorfalls, stellt hier ebenfalls die Dekompression zusammen mit der (segmentalen) Versteifung dar. In Abhängigkeit vom größten Druck auf das zervikale Myelon erfolgt hier die Dekompression meist von ventral, seltener von dorsal.

Die Therapie der altersbedingten zervikalen Myelopathie wurde lange Zeit in der Wirbelsäulenchirurgie kontrovers diskutiert, mittlerweile ist aber weitgehend anerkannt, dass die konservative Therapie, auch aufgrund der im hohen Alter mitunter hohen OP-Morbidität, einen hohen Stellenwert hat. Bei Ataxie, relevanten Lähmungserscheinungen (Muskelkraftgrad von kleiner als 3) oder (beginnenden) Querschnittssyndromen sollte allerdings im Prinzip wie bei jeder Rückenmarksverletzung (➤ Kap. 6.9.7) gehandelt werden und eine operative Dekompression, meist mit Versteifung, innerhalb von maximal 24 Stunden (besser 8 Stunden) angestrebt werden. Zur Verlaufskontrolle und Quantifizierung eignet sich der JOA-Score (Score der Japanese Orthopaedic Association für die Einstufung der Beeinträchtigung bei zervikaler Myelopathie mit den Kriterien motorische Dysfunktion obere/untere Extremität, sensorisches Defizit obere/untere Extremität bzw. Rumpf sowie Sphinkterdysfunktion).

6.9.4 Cauda-equina- und Conus-medullaris-Syndrom

6.9.4 Cauda-equina- und Conus-medullaris-Syndrom

Franz Dally, Johannes Vogel, Frederic Bludau

NKLC Kompetenzebene: **2**, klin. Diagnostik, app. Diagnostik, Therapie, **Notfall**, **Management**

6.9.4.1 Cauda-equina-Syndrom

- Kompression der lumbosakralen Nervenwurzeln unterhalb des Conus medullaris
- Unterscheide akut/chronisch
- Meist Prolaps als Ursache

6.9.4.1 Cauda-equina-Syndrom

Das Cauda-equina-Syndrom wurde 1934 erstmalig von Mixter und Barr beschrieben. Eine Kompression der lumbosakralen Nervenwurzeln unterhalb des Conus medullaris kann

- akut (z. B. durch Trauma oder Bandscheibenvorfall [➤ Kap. 6.9.2]) oder
- chronisch schleichend auftreten (z. B. bei der dekompensierten Spinalkanalstenose [➤ Kap. 6.9.3] oder bei Tumorwachstum).

Am häufigsten (rund zwei Drittel der Fälle) ist ein Bandscheibenvorfall die Ursache. Umgekehrt sind nur ca. 0,1 % aller behandlungsbedürftigen Bandscheibenvorfälle derart ausgeprägt, dass ein Cauda-equina-Syndrom entsteht.

Klinik und Diagnostik

Symptome: Ausfall der betroffenen Nervenwurzeln, *Miktions- und Defäkationsstörungen; Reithosenanästhesie*

Untersuchung: *Sphinktertonus* in der DRU!

Diagnostik: *MRT* und *Post-Miktions-Sonografie* (Restharn > 80 ml ist pathologisch)

Klinik und Diagnostik

Symptome Zu den Symptomen gehören ein Ausfallmuster der betroffenen Nervenwurzeln (von Paresen bis hin zur Paraplegie), Blasenentleerungsstörungen, Stuhlinkontinenz und Sensibilitätsstörungen:

- Blasenentleerungsstörung: Sowohl das Zusammenspiel der Sphinkteren als auch die muskuläre Innervation des M. detrusor vesicae ist nicht mehr hinreichend gegeben. Unbehandelt entwickelt sich eine Überlaufblase mit Überdehnung von Blasenhals und Sphinkteren, sodass dauerhaft eine Harninkontinenz, auch nach Beseitigung der neurogenen Ursache, entsteht. Erektions- und Ejakulationsstörungen gehen damit einher.
- Stuhlinkontinenz: Die Innervation des M. sphincter ani ist unterbrochen.
- Sensibilitätsstörung: Betroffen sind die Nervenwurzeln S2–4, sodass von einer Reithosen- oder Sattelanästhesie gesprochen wird.

Körperliche Untersuchung Eine digital-rektale Untersuchung (DRU) mit Erhebung und Dokumentation des Sphinktertonus ist obligat.

Apparative Diagnostik Beim Verdacht auf ein Cauda-equina-Syndrom ist eine **MRT** dringlich indiziert. Die Blasenentleerungsstörung wird meist mit einer **Post-Miktions-Sonografie** diagnostiziert. Sollte diese Möglichkeit nicht gegeben sein, besteht auch die Option einer **Einmalkatheterisierung** nach erfolgter willentlicher Blasenentleerung. Ein Restharnvolumen von weniger als 50–80 ml nach Miktion gilt hierbei als nicht pathologisch.

Therapie und Management

KOMPETENZBASIERTES VORGEHEN (NKLC)

Notfall

Cauda-equina-Syndrom → sofortige MRT und operative Entlastung

Management

- **Erstversorgung:** Abklärung der Red Flags, MRT, Entlastungs-OP
- **Entscheidungsfindung:** bei Nachweis der typischen Symptome → OP
- **Prinzipien der Versorgung:** Entlastung der Cauda equina
- **Nachbehandlung:** funktionell
- **Erfolgsparameter:** Rückbildung der sensomotorischen Ausfälle
- **Komplikationen:** Verletzungen der Nervenfasern, Infektion

In retrospektiven Studien führte ein Intervall < 24 Stunden zwischen Auftreten der Blasendysfunktion und operativer Therapie in 50 % zu einer Wiederherstellung einer Blasenautonomie nach 3 Monaten. Bei einem Intervall > 24 Stunden betrug die Rate einer Restitution nur noch ca. ein Drittel. Als günstig erwies sich eine Restfunktion der Blasenaktivität bzw. des M. sphincter ani zum Zeitpunkt der Operation.

6.9.4.2 Conus-medullaris-Syndrom

Während das Cauda-equina-Syndrom durch die Kompression von Nervenwurzeln entsteht, handelt es sich beim Conus-(medullaris-)Syndrom um eine Schädigung des kaudalen Rückenmarks selbst. Weil das Cauda-equina-Syndrom die bessere Prognose hat, sollten die beiden Syndrome, trotz aller Ähnlichkeit in ihrem klinischen Erscheinungsbild, nicht vermischt werden!

Der Conus medullaris, also der kaudale Abschluss des Myelons, endet beim Erwachsenen kegelförmig in der Regel zwischen LWK 1 und LWK 2. Unterhalb Th12 werden die sakralen Wurzeln S1–S5 verschaltet, während die weiter kranialen Wurzeln bereits aus dem Myelon ausgetreten sind.

Klinik und Diagnostik

Symptome Die Symptomatik gleicht der eines Cauda-equina-Syndroms (➤ Kap. 6.9.4.1), wobei die lumbalen Nervenwurzeln seltener betroffen sind.

Apparative Diagnostik Die Diagnose wird mit der MRT gestellt.

Therapie

Die Therapie und die Wahrscheinlichkeit einer kompletten Erholung sind identisch mit denen bei anderen Rückenmarksschädigungen (➤ Kap. 6.9.7).

6.9.5 Entzündliche Erkrankungen der Wirbelsäule

Franz Dally, Johannes Vogel, Frederic Bludau

NKLC Kompetenzebene: **2**, klin. Diagnostik, app. Diagnostik, Therapie, **Notfall, Management**

6.9.5.1 Abakterielle/rheumatische Erkrankungen

Außerhalb von akuten und chronischen bakteriellen Infekten sind unter die entzündlichen Erkrankungen der Wirbelsäule einzuordnen:

- Die autoimmun begünstigten Erkrankungen, die als axiale Spondyloarthritis (Morbus Bechterew) beschrieben werden
- Die paraautoimmunen Erkrankungen wie Psoriasis-Arthritis oder bei Morbus Crohn (Spondyloarthritiden [SpA], eine heterogene Gruppe entzündlich-rheumatischer Krankheitsbilder)

Bei der **axialen Spondyloarthritis** (Morbus Bechterew, international „ankylosierende Spondylitis", aSA) handelt es sich um eine meist HLA-B27-positive Enthesiopathie, von der Männer doppelt so häufig betroffen sind wie Frauen. Die Prävalenz liegt in Deutschland bei ca. 0,3–0,5 %, die weltweite Prävalenz zwischen 0,1 und 1,5 % (je nach Verbreitung des HLA-B27-Gens in der Bevölkerung). Die ersten Symptome treten in der Regel im 3. Lebensjahrzent auf. Ein Frühsymptom ist die Arthritis des Iliosakralgelenks (ISG), bei der sich häufig ein „buntes Bild" aus aktiven und bereits abgeheilten Entzündungen zeigt.

Studentische Sicht

Therapie und Management

KOMPETENZBASIERTES VORGEHEN

6.9.4.2 Conus-medullaris-Syndrom

Schädigung des Rückenmarks auf Höhe des Conus medullaris; ähnlich wie das Cauda-equina-Syndrom mit jedoch *deutlich schlechterer Prognose*

Klinik und Diagnostik

Symptome: sakrale Wurzeln führend

Diagnostik: MRT als Goldstandard

Therapie

➤ Kap. 6.9.7

6.9.5 Entzündliche Erkrankungen der Wirbelsäule

6.9.5.1 Abakterielle/rheumatische Erkrankungen

Abakterielle entzündliche Erkrankungen der Wirbelsäule treten autoimmun, paraautoimmun oder rheumatisch bedingt auf.

Die ankylosierende Spondylitis (axiale Spondyloarthritis, aSA) tritt im 3. Lebensjahrzehnt auf. Frühsymptom: *Arthritis des ISG;* HLA-B27-positiv

Studentische Sicht

Klinik und Diagnostik

Symptome: axiale Rückenschmerzen, später „Bambusstabwirbelsäule“

MERKE

Diagnostik: *MRT* (Osteitis der Deck- und grundplattennahen Vorderkanten), *Röntgen* (Ossifikation des Anulus fibrosus bis hin zu Syndesmophyten)

ABB. 6.67

MERKE

DD: Kalzifizierung des vorderen Längsbandes bei der *DISH* („lifestyle-assoziiert“)

Therapie

- *Keine kausale Therapie* möglich, *konservativ* nach Symptomatik
- Analgesie mit NSAID, ggf. DMARDs bei aSA

Klinik und Diagnostik

Symptome Im Vordergrund stehen axiale Rückenschmerzen. Da Deformitäten und erkennbare Umbauprozesse („Bambusstabwirbelsäule“) und auch aktive Entzündungsprozesse des ISG erst bei fortgeschrittenem Krankheitsverlauf auftreten, wird ein Teil der Patienten unter der Ausschlussdiagnose „nichtspezifischer Kreuzschmerz“ (s. a. ➤ Kap. 6.9.1.1) fehltherapiert. Eine Diagnoseverzögerung von 5–10 Jahren ist auch im deutschen Gesundheitssystem keine Ausnahme.

MERKE Ein bei jungen Männern vorwiegend nachts auftretender einseitiger ISG-Schmerz ohne vorhergehendes Trauma sollte an eine ankylosierende Spondylitis denken lassen und weiter abgeklärt werden.

Apparative Diagnostik **Radiologische** Hinweise sind sog. Romanus-Läsionen, eine (abakterielle) Osteitis der deck- und grundplattennahen Vorderkanten der Wirbelsäule, erkennbar in der **MRT** als Zeichen der akuten Enthesiopathie. Eine eher spät auftretende Veränderung, die der Bambusstabwirbelsäule (➤ Abb. 6.67) vorangeht, ist die entzündliche Veränderung des diskovertebralen Übergangs, bei der es schließlich zu einer Ossifikation des Anulus fibrosus sowie des vorderen und hinteren Längsbandes kommt. Die Bandscheibe degeneriert und es entstehen Syndesmophyten.

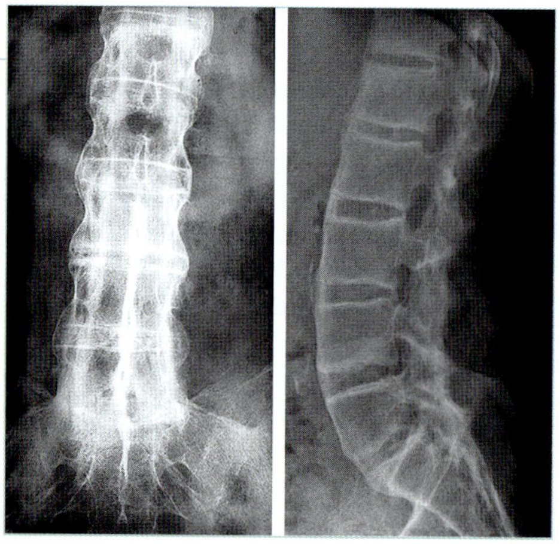

Abb. 6.67 Röntgenbefund bei fortgeschrittener axialer Spondyloarthritis (Morbus Bechterew) mit vollständiger Verknöcherung von Wirbelsäule (Bambusstabwirbelsäule) und Iliosakralgelenken [M614, F605–001]

MERKE Mit 4 Kriterien für eine ankylosierende Spondylitis (Alter < 40 Jahre, Symptomdauer > 3 Monate, schleichender Beginn, nächtliche Schmerzen, Morgensteifigkeit > 30 min, Besserung durch Bewegung) beträgt die diagnostische Sensitivität 80 % und die Spezifität 72 %.

Differenzialdiagnosen Von den rheumatischen Erkrankungen ist die DISH, die diffuse skelettale idiopathische Hyperostose (Morbus Forrestier), abzugrenzen. Hierbei kommt es durch allgemeine Entzündungsprozesse zu einer Kalzifizierung vor allem des vorderen Längsbandes. Bekannte Ursachen hierfür sind neben dem männlichen Geschlecht überwiegend „lifestyle-assoziiert“: Nikotin, Fleischkonsum und Adipositas.

Therapie

Die Therapie hängt von der zugrunde liegenden Pathologie ab:

- Eine axiale Spondyloarthritis (Morbus Bechterew) wird konservativ und systemisch therapiert. Durch eine frühe Diagnosestellung lassen sich Spätfolgen mit Verknöcherung weiter Abschnitte der Wirbelsäule meist verhindern. Die physiotherapeutisch unterstützte und gesteuerte Bewegungserhaltung, gepaart mit der Patientenedukation, steht im Vordergrund. Analgetisch können Basistherapeutika der WHO-Stufe I, z. B. NSAID, eingesetzt werden. Modulatorisch sollte der Einsatz von DMARDs („disease-modifying anti-rheumatic drugs“) und Biologika erwogen werden.
- Im Unfallgeschehen, bei fortgeschrittener Erkrankung mit langstreckig verknöchertem vorderen Längsband, kann es im Rahmen eines Wirbelsäulentraumas, zu aufklappenden, zerreißenden Frakturen kommen. Aufgrund der langen Hebelwirkungen (verknöchertes Längsband) sollten solche Frakturen über langstreckige Schrauben-Stab-Konstrukte versorgt werden.

- Bei der DISH (Morbus Forrestier) ist die Therapie analog – mit Ausnahme der Möglichkeit des Einsatzes von DMARDs.
- Andere Spondylarthritiden wie Psoriasis-Arthritis, Morbus Crohn und andere CED (chronisch entzündliche Darmerkrankungen, ➤ Kap. 9.4.4) bedürfen oft einer individuellen Therapie und sollten in speziellen Zentren therapiert werden. Diese Erkrankungen können mit der Zeit in eine ankylosierende Spondylitis übergehen.

6.9.5.2 Pyogene Entzündung der Wirbelsäule

Ursache ist meist die hämatogene Ausbreitung von Bakterien. Im relativ langsam fließenden Blut innerhalb der Spongiosa des Wirbelkörpers sowie in dem bei Erwachsenen fast avaskulären Nucleus pulposus findet sich ein Medium für bakterielles Wachstum. Eine zunehmende Immuninkompetenz der älteren Bevölkerung verstärkt das Risiko. Ausgehend von der Bandscheibe breitet sich der Abszess in die angrenzende Grund- und Deckplatte aus und führt über die Aktivierung der Osteoklasten zu einer zunehmenden Destruktion und (im Verlauf) Deformität. In rund 50 % der Fälle ist der infizierte Bereich dabei auf die Bandscheibe und die angrenzenden Wirbelkörper begrenzt. In rund 20–30 % der Fälle findet sich ein epidurales Empyem, also ein Einbruch in den Spinalkanal. In rund 30 % der Fälle entsteht ein paravertebraler Abszess, der sich durch Ausbreitung im M. psoas klinisch als Senkungsabszess manifestieren und bis zum Trochanter minor ausdehnen kann. Primär extraartikulär kann sich dieser Abszess in schweren Fällen sogar durch die Hüftgelenk-Kapsel bis in das eigentliche Hüftgelenk entwickeln (**Cave:** ablenkende [„Früh"-]Symptome bzw. Differenzialdiagnostik).

> **6.9.5.2 Pyogene Entzündung der Wirbelsäule**
> Meist *hämatogene Ausbreitung* von Bakterien. Der *bradytrophe* Nucleus pulposus ist optimales Nährmedium.
> Gegebenenfalls Einbruch in den Spinalkanal *(epidurales Empyem)*, paravertebraler Abszess (30 % der Fälle), *Senkungsabszess* durch Ausbreitung im M. psoas

CAVE In bis zu 20 % der Fälle ist die Spondylodiszitis nicht nur auf 1 oder 2 Bewegungssegmente beschränkt, sondern es findet sich eine zweite Lokalisation in einem weiteren Wirbelsäulenabschnitt. Am häufigsten ist die LWS betroffen, da die mechanische Belastung hier am größten und die Perfusion aufgrund des klappenfreien Venenplexus besonders langsam ist.

> **CAVE**

Der **Primärfokus** ist meist eine von oral, vom Harntrakt oder von der Lunge ausgehende Bakteriämie. Infektionen per continuitatem, z. B. ausgehend von einem Pleuraempyem, einer Pyelonephritis oder einem Dekubitus, kommen in rund 5–10 % der Fälle vor. In 20 % der Fälle handelt es sich um eine direkte Inokulation nach Trauma, Operation oder Infiltration. In ca. 25 % der Fälle bleibt die Ursache ungeklärt.

> *Primärfokus* ist meist oral, urogen, pneumogen, oder von einer Wunde (akut/chronisch)

In einem ebenso großen Ausmaß (25 %) bleibt der **ursächliche Keim** unbekannt. Am häufigsten lässt sich *Staphylococcus aureus* (40 %) nachweisen, koagulasenegative Staphylokokken, Streptokokken und Enterobacteriacae finden sich in jeweils etwa 15 % der Fälle. In 10 % der Fälle liegt eine polymikrobielle Besiedlung vor. Candidosen finden sich selten und eigentlich nur bei immunsupprimierten Patienten. Mit wieder zunehmender Häufigkeit finden sich spezifische Keime, vor allem die Erreger der Tuberkulose, seltener der Brucellose als Ursache für die Spondylodiszitis. Gerade bei der Tuberkulose ist das Ausbreitungsmuster typisch, sodass hier bereits nach der Bildgebung der Verdacht gestellt werden kann: „Spondylitis ohne Diszitis" ist das klassische Bild, der Infekt scheint die intakten Bandscheiben zu überspringen.

> Häufigste *Keime* sind *Staph. aureus* (40 %), koagulasenegative Staphylokokken, Streptokokken und Enterobacteriacae (je 15 %).

Das männliche Geschlecht ist dreimal häufiger vertreten. Einerseits sind junge immunkompromittierte Patienten (i. v. Drogenabusus, AIDS, Diabetes u. v. m.), andererseits alte, häufig multimorbide Patienten betroffen. Bei Kindern in der 1. Lebensdekade findet sich aufgrund der Vaskularisierung des Nucleus pulposus häufiger eine isolierte Diszitis.

> Vor allem junge immunkompromittierte oder alte, multimorbide Patienten.

Die Gesamtmortalität liegt in Deutschland bei rund 5 %, je nach Studie schwankend zwischen 0 und 20 %. Die Inzidenz lag 2016 bei 14,5 Fällen/100.000 Einwohnern/Jahr.

Klinik und Diagnostik

Symptome Die Symptome sind allgemeine Zustandsverschlechterung, Fieber, Gewichtsverlust und Schmerzen. In 40 % der Fälle präsentieren sich die Patienten mit einem bestehenden neurologischen Defizit (epidurales Empyem und Wurzelkompression).

> **Klinik und Diagnostik**
> **Symptome:** Schmerzen, AZ-Reduzierung, ggf. neurologische Defizite

MERKE Der Symptomkomplex aus Fieber, Rückenschmerz und neurologischen Ausfällen sollte sofort an eine Spondylodiszitis mit intraspinalem Empyem denken lassen.

> **MERKE**

Apparative Diagnostik Das Frühstadium einer Spondylodiszitis ist nur in der MRT nachweisbar (➤ Abb. 6.68). Die MRT-Untersuchung sollte die gesamte Wirbelsäule abbilden, weil die Möglichkeit einer multifokalen Spondylodiszitis besteht (s. o.). Labormedizinische Untersuchungen und das konventionelle Röntgen im Stehen ergänzen die notwendigen Untersuchungen. Eine Echokardiografie ist bei positiver Blutkultur oder auch bei dringlichem Verdacht auf eine Spondylodiszitis notwendig.

> **Diagnostik:** MRT und Fokussuche (Röntgen-Thorax, Urinuntersuchung, Blutkulturen, Echokardiografie)

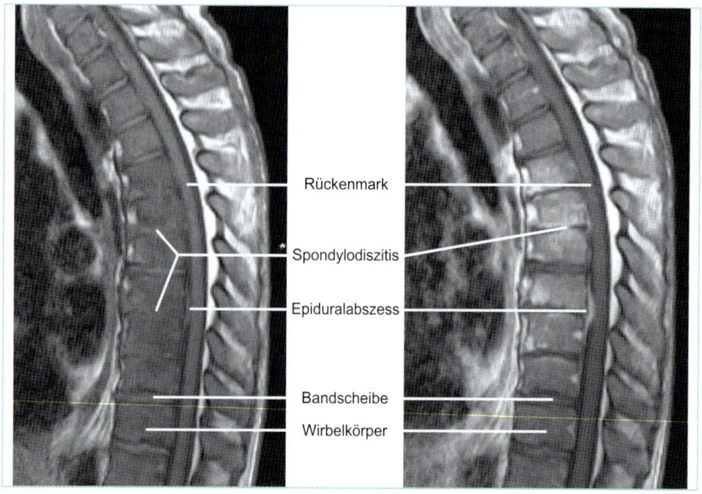

Abb. 6.68 Epidurale Kompression durch einen epiduralen Abszess bei Spondylodiszitis. MRT ohne (linkes Bild) und mit (rechtes Bild) Kontrastmittel. [T682]

Keimgewinnung Der Keimgewinnung muss höchste Priorität eingeräumt werden. Die Blutkultur ist in rund zwei Drittel der Fälle positiv. Eine CT-gesteuerte Biopsie kann in 70 % einen Keimnachweis erbringen, die offene Biopsie in über 90 % der Fälle.

CAVE

CAVE Antibiotika sollten erst nach der Keimasservation gegeben werden. Sie werden zunächst empirisch und breit gewählt.

Therapie und Management
Meist *operative Therapie nötig*

Therapie und Management

Eine „einfache" Spondylodiszitis, also ohne epidurales Empyem, ohne paravertebrale Ausbreitung und ohne Destruktion des Wirbelkörpers, kann konservativ (antibiotisch) therapiert werden. Die operative Therapie ist in rund drei Viertel der Fälle notwendig. Die antibiotische Therapie wird für 8 Wochen, bzw. 12 Wochen (bei Vorerkrankungen), fortgeführt. Mit diesem Regime beträgt das Rezidiv innerhalb eines Jahres rund 10 %.

MERKE

MERKE Immer ist die antibiotische Therapie eine Grundvoraussetzung, um eine Ausheilung zu erzielen.

KOMPETENZBASIERTES VORGEHEN

KOMPETENZBASIERTES VORGEHEN (NKLC)

Notfall

Sepsis (vitale Gefährdung)

- Blutkulturen abnehmen (Keimgewinnung), dann sofortige (zunächst kalkulierte) Antibiotikatherapie
- Eine MRT muss beim Verdacht auf eine Spondylodiszitis noch am selben Tag stattfinden (um die Mortalität gering zu halten), die CT-gesteuerte Biopsie dann innerhalb der nächsten 24 Stunden

Management

- **Erstversorgung:** Fokussuche: Abnahme von Blutkulturen, MRT, CT-Biopsie, kalkulierte Antibiotikagabe, Echokardiografie
- **Entscheidungsfindung:** konservative Therapie nur bei „nicht komplizierter" Spondylodiszitis
- **Prinzipien der Versorgung:** Antibiotika (zunächst kalkuliert, dann Anpassung auf den nachgewiesenen Keim); bei der OP Ruhigstellung des Wirbelsäulenabschnitts (Spondylodese/Instrumentierung), Entfernung von inflammatorischem Gewebe (Diskektomie, Entlastung epiduraler oder paravertebraler Abszesse) und mechanische Verringerung der Keimlast durch Spülen
- **Nachbehandlung:** Fortführung der Antibiotikatherapie über insgesamt mindestens 8 Wochen, bei Risikofaktoren wie Diabetes, Immunsuppression, konsumierender Erkrankung etc. ggf. über weitere 12 Wochen
- **Erfolgsparameter:** Rückgang des Infekts, ggf. neurologische Verbesserung
- **Komplikationen:** chronische Schmerzen auch nach ausgeheilter Spondylodiszitis (20 % der Fälle), erneutes Aufflammen des Infekts (30 % der Fälle innerhalb von 2 Jahren)

6.9.6 Frakturen der Wirbelsäule

Franz Dally, Frederic Bludau

NKLC Kompetenzebene: **2**, klin. Diagnostik, app. Diagnostik, Therapie, **Notfall**, **Management**

Verletzungen oder Frakturen der Wirbelsäule kommen bei jüngeren Patienten im Rahmen von Sportunfällen, Stürzen oder Hochrasanztraumata (traumatische Wirbelkörperfrakturen) vor. Bei älteren Patienten können Wirbelkörperfrakturen im Rahmen von Bagatelltraumata (Husten, Niesen, Hinsetzen), aber auch spontan z. B. bei einer Tumorerkrankung oder einer Osteoporose auftreten (pathologische Frakturen). In Deutschland steigen die Inzidenzen von Wirbelkörperfrakturen stetig an. Ursache hierfür sind vor allem pathologische, osteoporotische Frakturen (➤ Kap. 6.2.4).

Klinik und Diagnostik

Anamnese Insbesondere wird nach dem eventuellen Unfallmechanismus (Sturz, Hyperflexion/-extension) und nach Vorerkrankungen gefragt.

Körperliche Untersuchung Dazu gehören die Inspektion, die neurologische Untersuchung, der axiale Stauchungsschmerz, die Palpation der Wirbelsäule und die Untersuchung auf Begleitverletzungen:

- Inspektion: Hämatome, Prellmarken, Schwellungen, Fehl- und Schonhaltungen, Narben und Rötungen sind bei der Inspektion zu erkennen und zu dokumentieren.
- Neurologische Untersuchung: Erhebung der Kraftgrade an allen 4 Extremitäten (s. a. ➤ Tab. 1.14), Untersuchen der Dermatome, der Kennmuskeln (Myotome) und der Blasen-Mastdarm-Funktion; bei klinischen Auffälligkeiten schließen sich eine digital-rektale Untersuchung (DRU) und eine Restharnbestimmung an
- Axialer Stauchungsschmerz: Er kann auf eine frische oder frischere (< 6 Wochen) Wirbelkörperfraktur hinweisen. Der Patient soll auf den Zehenspitzen stehen und sich auf die Ferse fallen lassen. Ein spitzer, messerartiger Schmerz weist auf eine mechanische Instabilität hin.
- Palpation: Alle Wirbelsäulenabschnitte werden abgetastet und abgeklopft. Bemerkt werden sollten Stufenbildungen und Bereiche mit sehr starken Schmerzen, evtl. kann ein frakturierter Wirbelkörper über seinen dazugehörigen, schmerzhaften Processus spinosus identifiziert werden. Am häufigsten sind Frakturen im thorakolumbalen Übergang und im Lendenwirbelsäulenbereich.
- Begleitverletzungen: Gezielt zu untersuchen sind Frakturen von Sternum und Rippen, des Weiteren thorakale/abdominelle Organverletzungen (in der CT!) bzw. Verletzungen des Fersenbeins bei (suizidalem) Sprung aus größerer Höhe.

Apparative Diagnostik Sie beinhaltet die Röntgen-, die CT und ggf. die MRT-Untersuchung:

- **Röntgen:** Der Wirbelsäulenabschnitt, der am schmerzhaftesten ist, wird stets in 2 Ebenen geröntgt, bestenfalls im Stehen, um eine mögliche Kyphose in den betroffenen Segmenten auszuwerten. Etwaige Zusatzaufnahmen wie seitliche Röntgen-Aufnahmen in Reklination oder eine transorale Aufnahme zur Darstellung des Dens axis können notwendig sein.
- **CT:** Im Rahmen einer Mehrfachverletzung (Polytrauma) ist stets mit einer Wirbelsäulenverletzung zu rechnen, hier wird eine Ganzkörper-CT (Notfall-Algorithmus, ➤ Kap. 5.2.2.2) durchgeführt. Beim Verdacht auf eine Sakrumfraktur ist ebenfalls eine CT indiziert (die Sakrumfraktur ist aufgrund der Dreidimensionalität des Beckens, der Darmgas-Überlagerung und der feinen Frakturverläufe und Frakturlinien im nativen Röntgen schwer bis gar nicht zu erkennen).
- **MRT:** Eine pathologische Fraktur (nichttraumatischer Ätiologie) bedarf oft einer Untersuchung per MRT, da hier z. B. bei einer Tumorerkrankung die Ausdehnung in die Weichteile (insbesondere in Richtung des Spinalkanals) bestimmt und bei einer osteoporotischen Sinterungsfraktur das Alter oder weitere betroffene Wirbelkörper identifiziert werden können. Eine MRT ist auch nach einer traumatischen Fraktur eines oder mehrerer Wirbelkörper zur Klärung einer Verletzung der intraspinalen Bänder oder einer Zerreißung der Bandscheibe indiziert, da hier folgeträchtige segmentale Instabilitäten vorliegen können.

MERKE Für die weitere Therapie sind immer folgende Fragen durch die apparative Diagnostik zu beantworten:

- Lokalisation und Anzahl der frakturierten Wirbelkörper
- Ausmaß der segmentalen oder bisegmentalen, frakturbedingten Kyphose
- Ausmaß der Frakturschwere (Wirbelkörperhöhe und -form)
- Stabilität des Bewegungssegmentes (Kriterien s. u.)
- Begleitverletzungen der Ligamente und Bandscheiben

6.9.6 Frakturen der Wirbelsäule

Bei jüngeren Patienten oft traumatische, bei älteren pathologische Frakturen

Klinik und Diagnostik

Anamnese: Unfallmechanismus

Untersuchung: Prellmarken, Bestimmung der Kraftgrade, Dermatome und Kennmuskeln, ggf. axialer Stauchungsschmerz

Diagnostik: *Röntgen* zum Frakturnachweis, *CT* vor allem bei Polytrauma, *MRT* vor allem bei pathologischen Frakturen

MERKE

Studentische Sicht

Stabilitätsbestimmung: nach Denis, Magerl und Aebi, bzw. AO

Stabilitätsbestimmung Die Bestimmung der Stabilität von Wirbelkörpern ist historisch gewachsen und war an die jeweils zur Verfügung stehenden diagnostischen Methoden angepasst:

- Drei-Säulen-Modell von Denis (seit 1982): Der Wirbelkörper wird mit vorderem Längsband als 1. Säule, das hintere Längsband und der Spinalkanal als 2. Säule und die Lamina, Facettengelenke und der Dornfortsatz als 3. Säule verstanden. Je mehr Säulen betroffen sind, desto höher das Ausmaß der Instabilität.
- Modell von Magerl und Aebi (seit 1994): Ergänzung des Drei-Säulen-Modells mit Frakturform und -entstehung.
- AO-Klassifikation (AO = Arbeitsgemeinschaft für Osteosynthesefragen): Übernahme und Überarbeitung des Modells von Magerl und Aebi und Einteilung in 3 große Untergruppen (➤ Abb. 6.69):
  - **A-Frakturen:** Kompressionsfrakturen, bei denen es zu Impressionen der Deckplatte (A1), zu einem Spaltbruch (A2), zu einer Grund- oder Deckplatten-Fraktur mit Beteiligung der Hinterkante (A3) oder zu einem kompletten Berstungsbruch (A4) gekommen ist.
  - **B-Frakturen:** Flexions-Distraktionsverletzung (B2) oder aber Hyperextension mit Zerreißung des Wirbelkörpers/„Chance-Fraktur" (B1) oder zusätzlich einer Extensionsverletzung der 3. Säule (B3)

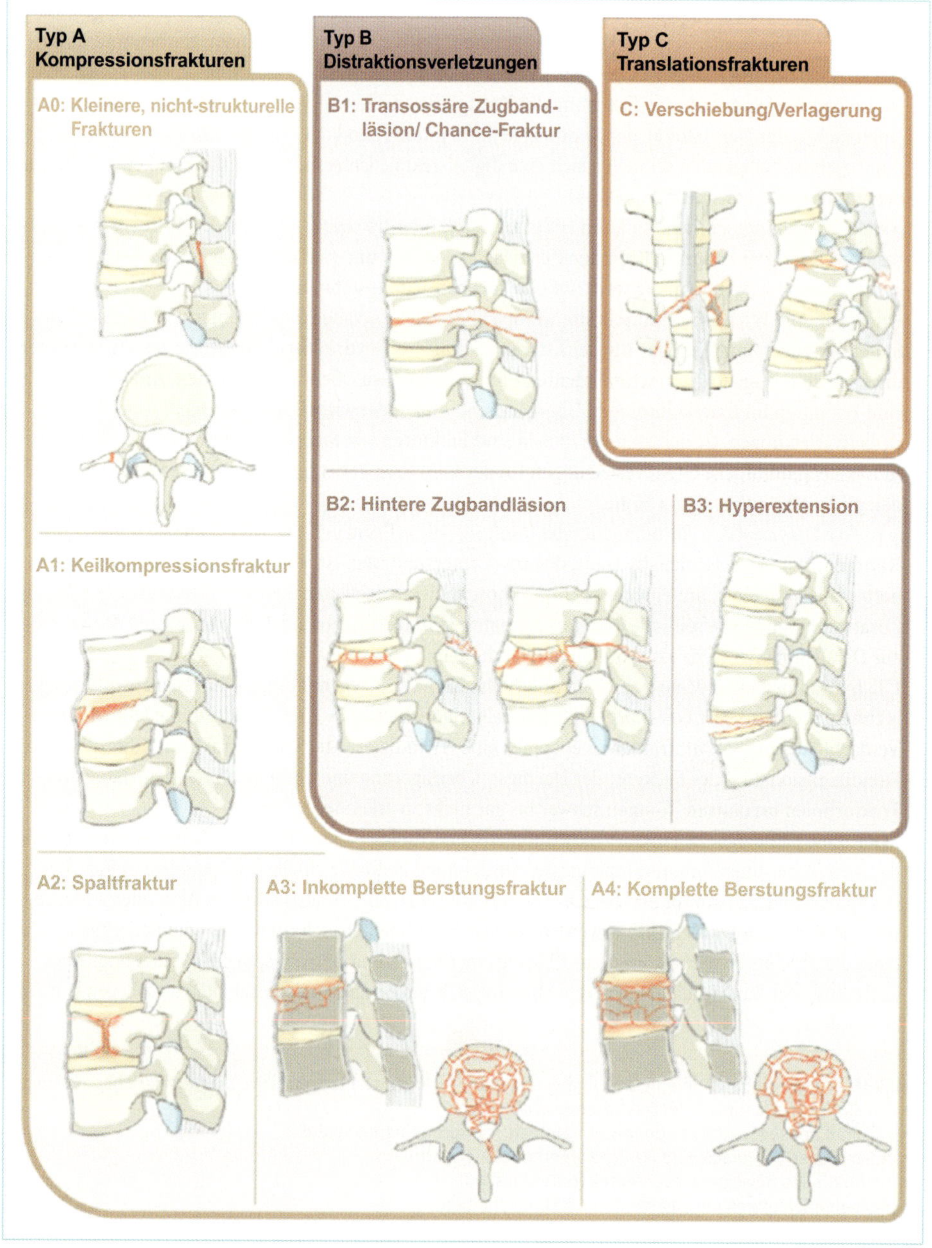

Abb. 6.69 AO-Klassifikation der Wirbelsäulenfrakturen [E1348]

- **C-Verletzungen:** Durch ein zusätzliches Rotations- oder Translationsmoment entstandene äußerst schwere Verletzungen, häufig mit Schädigungen des Rückenmarks.

Morphologische Kriterien Um die Fraktur (und die notwendige Therapie) noch besser beurteilen zu können, werden anhand von CT- und MRT-Aufnahmen sog. morphologische Modifikatoren benutzt:

- Veränderung des Profils der Wirbelsäule in der Frontal- und Sagittalebene
- Zerstörung des Wirbelkörpers (➤ Abb. 6.70)
- Einengung des Spinalkanals
- Ausmaß der Bandscheibenverletzung

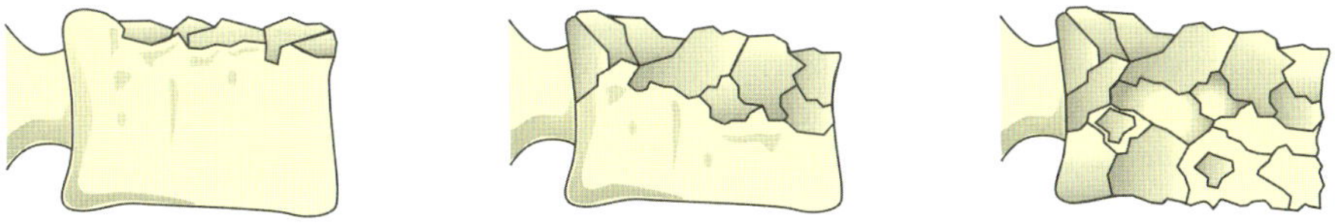

Abb. 6.70 Ausmaß der Zerstörung bei einer Fraktur des Wirbelkörpers. Der Wirbelkörper wird in ein kraniales, ein mittleres und ein kaudales Drittel eingeteilt und dann beschrieben, in welchem Ausmaß die Fraktur das Volumen des Wirbelkörpers betrifft. Dabei spielt auch eine eventuelle Dislokation der Fragmente eine Rolle. [F550-006]

Therapie und Management

Die Erstversorgung umfasst zunächst Analgetika und primäre Ruhigstellung (s. a. ➤ Kap. 1.8.4). Die Ergebnisse der umfassenden körperlichen und bildgebenden Untersuchungen diktieren die Dringlichkeit und die weitere Versorgungsstrategie. Die operative Therapie wird dabei zunehmend häufiger angewendet, da äußere Ruhigstellungen (Korsett) vermieden werden und eine längere Immobilisierung im Bett nicht risikoarm ist und dem Patienten in der westlichen Welt nicht mehr zugemutet werden kann.

Therapie und Management

Analgetika und primäre Ruhigstellung, Vorgehen dann je nach Untersuchungsergebnis (z. B. Bildgebung)

KOMPETENZBASIERTES VORGEHEN

KOMPETENZBASIERTES VORGEHEN (NKLC)

Notfall

- Neurologische Defizite (s. a. Rückenmarksverletzung, ➤ Kap. 6.9.7) → höchste Dringlichkeit
- Polytrauma (➤ Kap. 5.2.2) → ggf. vitale Abwägung (zerebrale und sonstige Begleitverletzungen)

Management

- **Erstversorgung:** Analgetika, primäre Ruhigstellung, klinische und apparative Untersuchung
- **Entscheidungsfindung:** Therapieziel ist eine mechanisch belastbare Wirbelsäule mit neuronaler Integrität:
  - Deckplattenimpression oder inkomplette kraniale Berstungsfraktur mit weniger als 10–15° Kyphosierung → meist konservative Therapie (analgetisch-funktionell)
  - Sonst → (temporäre oder dauerhafte) Versteifung von Wirbelsäulenabschnitten, möglichst kurzstreckig, um die Bewegungs- und Funktionseinschränkungen zu minimieren; insbesondere am Übergang der HWS-BWS und BWS-LWS (und auch LWS/Sakrum) besteht eine hohe mechanische Beanspruchung, sodass mehrere Wirbelkörper miteinander (temporär) versteift werden müssen
- **Prinzipien der Versorgung:** fusionierende vs. nichtfusionierende Verfahren:
  - Fusionierende Verfahren (Spondylodese): stabile knöcherne Brückenbildung zwischen Wirbelkörpern, analog einer Knochenbruchheilung
  - Nichtfusionierende Verfahren:
    - Augmentation eines Wirbelkörpers mit Zement (Vertebroplastie oder Kyphoplastie) oder mit resorbierbaren Füllstoffen; überwiegend bei osteoporotischen Frakturen oder
    - Temporäre (transpedikuläre) Instrumentierung von Wirbelkörpern bis zur Ausheilung des frakturierten Wirbelkörpers (geplante Entfernung des Schrauben-Stab-Konstruktes ca. 9 Monate nach OP)
- **Nachbehandlung:** nach OP achsengerechte Mobilisierung und zunehmende Rehabilitation
- **Erfolgsparameter:** Beschwerderückgang als Zeichen der Stabilisierung der Wirbelsäule und ggf. Dekompression; solide Fusion bei Spondylodese (in der CT erst ab ca. 6–9 Monaten zu erkennen), knöcherne Verheilung des frakturierten Wirbelkörpers (in der CT ca. 6–9 Monate nach OP zu erkennen)
- **Komplikationen:** insgesamt in 5 % der Fälle; Infektionen, Implantatlockerung, Einsinken eines Wirbelkörperersatzes (gerade bei älteren Patienten und bereits bestehender Osteoporose), Fehllage von Pedikelschrauben, Wundheilungsstörung/tiefe Infekte, neurologische Komplikationen (Querschnitt) und Duraleckagen (Liquorfistel)

Studentische Sicht

Fusionierende Operationen: Möglich sind transpedikuläre Instrumentierung mit Schrauben-Stab-System, dorsale oder ventrale Spondylodese und Wirbelkörperersatz.

Fusionierende Operationen

Transpedikuläre Instrumentierung mit Schrauben-Stab-System Bei dieser Versorgung kommen heute fast ausschließlich kanülierte Systeme zum Einsatz, sodass nicht nur eine offene Stabilisierung durch Ablösen der Muskulatur und Mittellinienzugang von dorsal angewendet werden kann, sondern das gleiche Schrauben-Stab-System auch für nicht fusionierende, minimalinvasive, perkutane Eingriffe einsetzbar ist.

Grundlegend wird die knöcherne Fusion (meist) nur bei offenen Operationen erzielt. Zentraler Pfeiler ist dabei die knöcherne Fusionsstraße zwischen den Wirbelkörpern. Diese kann entweder ventral zwischen den Wirbelkörpern, im Bandscheibenfach, nach penibler Entfernung der Bandscheibe, z. B. durch Ersatz mit einem Titan-Käfig (Cage), angelegt werden (➤ Abb. 6.71). Mitunter muss der frakturierte Wirbelkörper aufgrund von mechanischer Instabilität entfernt und ein Wirbelkörperersatz aus Titan eingesetzt werden. Alternativ kann eine Fusionsstraße auch dorsal als posterolaterale Fusion über Eröffnen der dorsalen Knochenrinde (Kortikalis) zwischen den Wirbelkörpern angelegt werden. Über die Anlagerung von Knochen (Spongiosa) oder Knochenersatzstoffen kann eine knöcherne „Fusionsstraße“ entlang der Wirbelbögen und Facettengelenke geschaffen werden.

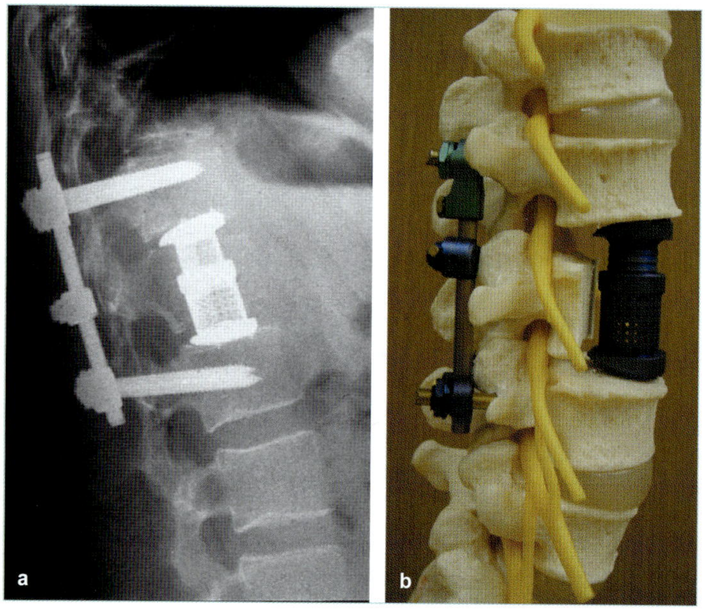

Abb. 6.71 Versorgung einer BWK-12-Fraktur mit dorsalem Fixateur interne und ventralem Titan-Implantat (Cage) [L255]
a) Postoperatives Röntgenbild seitlich
b) Darstellung im Modell

Dorsale Spondylodese Bei der dorsalen Spondylodese will man eine dauerhafte Fusion erzielen (s. o.). Sie ist indiziert, wenn das Ausmaß des Traumas derart ist, dass eine spätere Freigabe des Bewegungssegmentes dem Patienten keinen erwartbaren Nutzen gibt. Insbesondere trifft dies auf ligamentäre Zerreißungen der dorsalen Strukturen zu, die auch nach narbiger Ausheilung häufig insuffizient bleiben. Diese Insuffizienz äußert sich in Schmerzen und zunehmender Kyphosierung des betroffenen Abschnitts.

Ventrale Spondylodese Die ventrale Fusion ist deutlich seltener indiziert und ggf. mit einem Wirbelkörperersatz (s. u.) verbunden. Der Zugang zur ventralen Wirbelsäule hängt dabei stark von der zu operierenden Höhe ab (➤ Abb. 6.72).

Wirbelkörperersatz Ein Wirbelkörperersatz kommt immer dann zum Einsatz, wenn Grund- und Deckplatte traumatisch bedingt zerstört wurden oder der Wirbelkörper in seiner mechanischen Integrität zu sehr kompromittiert ist. Die angrenzenden Bandscheiben sind in diesem Fall ebenfalls geschädigt. Dazu wird eine ventrale Spondylodese über (mind.) 2 Segmente durchgeführt, bei der der geschädigte Wirbelkörper reseziert und der Wirbelkörperersatz auf die Grundplatte des kranialen Wirbelkörpers und die Deckplatte des kaudalen Wirbelkörpers gestellt wird (➤ Abb. 6.71). Die meisten Wirbelkörper-Ersatz-Systeme sind hierbei distrahierbar, die Endplatten werden vorher in der gewünschten Angulation montiert. Oft wird dabei autogene Spongiosa angelagert. Es können mehrere angrenzende Wirbelkörper ersetzt werden.

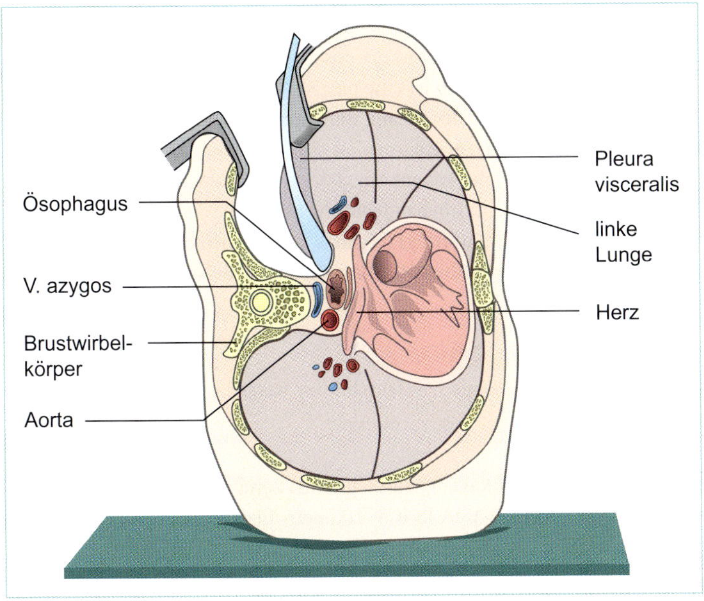

Abb. 6.72 Lateraler Zugang zur ventralen Wirbelsäule auf Höhe der BWS [L157]

Nichtfusionierende Operationen

Prinzipiell ist bei einer Wirbelkörperfraktur, bei intakten angrenzenden Bandscheiben, auch eine perkutane (gering-invasive) Versorgung möglich. Die Schrauben werden dabei mit einem Längsträger verbunden und überbrücken so den Kraftfluss über einen gebrochenen Wirbelkörper, gleichzeitig schränken sie die Rotations- und Flexions-Extensions-Bewegungen ein. Solche Versorgungen stellen einen Bewegungsabschnitt der Wirbelsäule temporär ruhig, nach ca. 9 Monaten (bzw. nach Verheilung des frakturierten Wirbelkörpers) können die Implantate (mit Freigabe des Bewegungsabschnitts) entfernt werden.

Nichtfusionierende Operationen: temporäre Ruhigstellung eines Bewegungsabschnitts der Wirbelsäule (meist ca. 9 Monate)

6.9.7 Verletzungen des Rückenmarks

Franz Dally, Johannes Vogel, Frederic Bludau

6.9.7 Verletzungen des Rückenmarks

NKLC Kompetenzebene: **3a, klin. Diagnostik**, app. Diagnostik, Therapie, **Notfall, Management**

Verletzungen des Rückenmarks entstehen am häufigsten durch Hochrasanztraumata (➤ Tab. 6.19). Hierdurch entsteht im Moment des Traumas der *Primärschaden.* Dieser ist nicht durch medizinische Maßnahmen beeinflussbar und abzugrenzen vom *Sekundärschaden,* der in gewissem Maße durch medizinische Maßnahmen beeinflussbar ist (z. B. nach Hypoxie, Minderperfusion, Inflammation etc.) und der auch erst im weiteren Verlauf auftreten kann.

- Meist durch Hochrasanztraumata (➤ Tab. 6.19)
- Unterscheide Primär- und Sekundärschaden

Tab. 6.19 Ätiologie der Rückenmarksschäden

Traumatisch	Nicht traumatisch
• Verkehrsunfälle (46 %) • Stürze (35 %) • Arbeitsunfälle (23 %) • Sport (9 %) • Selbst- und Fremdtötungsversuche (6 %)	• Tumoren (33 %) • Degenerative Stenosen (31 %) • Entzündliche/autoimmune Läsionen (22 %) • Bakterielle Infektionen (18 %) • Vaskuläre Erkrankungen der Wirbelsäule (12 %)

TAB. 6.19

Bezogen auf die Höhenlokalisation der Rückenmarksschädigung besteht bei 40 % aller HWS-Verletzungen und bei 15 % aller BWS/LWS-Verletzungen primär eine neurologische Läsion. Die Mortalität hängt von der Höhe der Schädigung ab und beträgt für 10 Jahre zwischen 7 % und 22 %. In Deutschland gibt es ca. 1.600 Fälle einer traumatischen Rückenmarksschädigung pro Jahr, wobei 70 % der Verunfallten männlich sind und ein Durchschnittsalter von ca. 40 Jahren aufweisen.

Eine Prognose bezüglich z. B. der Gehfähigkeit hängt von der Lokalisation der Rückenmarksschädigung und maßgeblich vom Befund eines kompletten oder inkompletten Querschnitts ab.

- Rückenmarksschädigung auf Höhe HWS häufiger
- Mortalität und Prognose abhängig von Läsionshöhe und Ausprägung

Studentische Sicht

Klinik und Diagnostik

Anamnese: aktuelle Symptomatik (ggf. vorbestehende Einschränkungen)

Untersuchung:
- Orientierende neurologische Untersuchung am Unfallort (Motorik 4 Extremitäten, ggf. sensibles Niveau)
- Differenzierte Erhebung der Sensibilität und der Kraftgrade (➤ Tab. 6.20, ➤ Tab. 6.21)
- Sphinktertonus!

MERKE

TAB. 6.20

TAB. 6.21

Klinik und Diagnostik

Anamnese Bei der primären Versorgung am Unfallort ist grundsätzlich immer die Möglichkeit einer Wirbelsäulenverletzung in Betracht zu ziehen. Deshalb ist eine präzise zielgerichtete Anamnese für das weitere Vorgehen essenziell. In der Anamnese sollen der genaue Unfallhergang, die aktuelle Symptomatik sowie ggf. vorbestehende Einschränkungen erfragt werden.

Körperliche Untersuchung Am Unfallort wird der Patient orientierend (neurologisch) untersucht (Bewegungen und Gefühl an Armen und Beinen). Der erstbehandelnde Notarzt sollte den Befund über Motorik und Sensibilität (auch akute Blasen-Mastdarm-Störung) so genau wie möglich erheben, da es oft die einzigen Informationen sind, die auch über eine operative/intensivmedizinische Behandlungsphase hinweg verfügbar sind.

MERKE Eine Wirbelsäulenverletzung kann nie (!) klinisch ausgeschlossen werden.

Bei Ausfallerscheinungen sollte man den letzten intakten neurologischen Level mit dem Erhebungsbogen der ASIA (American Spine Injury Association), dem ASIA-ISNCSCI („international standard for neurological classification of spinal cord injury", ASIA-Skala, ➤ Tab. 6.20) bestimmen. Hierbei unterscheidet man bei der Motorik nach dem British Medical Research Council die **Kraftgrade** von 0 (keine Aktivität) bis 5 (normale Funktion/volle Kraft), s. a. ➤ Tab. 1.14, und bei der Sensibilität die Spitz- und Stumpfdiskrimination von 0 (fehlend) bis 2 (normal). Für jede motorische Höhe und jedes Dermatom erfolgt eine Eintragung. Außerdem werden die perianale Empfindung und die willkürliche Kontraktion des Analsphinkters beurteilt.

Anhand dieses Erhebungsbogens kann der Grad auf der Beeinträchtigungsskala (AIS-Grad A–E) bestimmt werden. Dies ist insbesondere für die Unterscheidung zwischen komplettem und inkomplettem Querschnitt und die Bestimmung der Höhe der Beeinträchtigung von großer Bedeutung:
- Bei einem inkompletten Querschnitt besteht eine Restfunktion jedweder Art der motorischen und/oder sensorischen sakralen Wurzeln S4 und S5 (AIS-Grad B–D) unterhalb des Läsionslevels.
- Bei einem kompletten Querschnitt ist keine Funktion der sakralen Wurzeln S4 und S5 mehr vorhanden (AIS-Grad A).

Als orientierende Höhenlokalisation können die Symptome in ➤ Tab. 6.21 herangezogen werden. Dabei treten mit einer Schädigung in einem höheren Level immer auch die darunterliegenden Symptome auf (also bei einer Läsion oberhalb von Th1 ebenfalls Priapismus und eine Blasen-Mastdarm-Störung).

Tab. 6.20 ASIA-Impairment-Scale (AIS) der American Spine Injury Association (ASIA) [T1594]

Grad	Beschreibung
A (komplett)	Keine sensible oder motorische Funktion in den sakralen Segmenten S4–S5
B (inkomplett)	Sensible, aber keine motorische Funktion unterhalb des neurologischen Niveaus erhalten; dehnt sich bis in die sakralen Segmente S4–S5 aus
C (inkomplett)	Motorische Funktion ist unterhalb des neurologischen Niveaus erhalten, aber mehr als die Hälfte der Kennmuskeln unterhalb des neurologischen Niveaus haben einen Muskelkraftgrad von kleiner als 3
D (inkomplett)	Motorische Funktion ist unterhalb des Schädigungsniveaus erhalten, mindestens die Hälfte der Kennmuskeln unterhalb des neurologischen Niveaus haben einen Muskelkraftgrad größer oder gleich 3
E (normal)	Sensible und motorische Funktion sind (nach einer vorübergehenden Störung) normal

Kraftgrad 3 beschreibt die aktive Bewegung gegen die Schwerkraft

Tab. 6.21 Orientierende Höhenlokalisation mit Ausfallerscheinungen

Läsionshöhe	Symptomatik
Medulla oblongata	Wird i. d. R. nicht überlebt
Oberhalb von C4	Bilateraler Ausfall des N. phrenicus – Zwerchfellausfall – Ateminsuffizienz
Oberhalb von Th1	Fehlende sympathische Aktivität – Ausfall der peripheren Vasokonstriktion (Hypotonie) – Ausfall der kardialen sympathischen Aktivität (Bradykardie) = „neurogener Schock"
Konus (ca. Th12/L1 bei Erwachsenen)	• Blasen-Mastdarm-Störung • Priapismus

Apparative Diagnostik Die klinische Untersuchung wird im Anschluss mit apparativer Diagnostik, meist einem **CT-Notfallalgorithmus,** ergänzt. Diese soll mindestens den Spinalkanal vollständig abbilden. Dabei können Frakturen und die Stabilität der Wirbelsäule beurteilt sowie Blutungen und den Spinalkanal komprimierende Fragmente ausfindig gemacht werden. Eine **Notfall-MRT** wird bei einer Diskrepanz zwischen dem erhobenen klinischen Befund und der Läsionshöhe eines CT-Befundes durchgeführt. Bei nicht traumatischen Querschnittssyndromen sollte immer eine Notfall-MRT durchgeführt werden.

Therapie und Management

Notfallversorgung Die präklinische Erstbehandlung (bei stumpfem Trauma) erfordert – in der Annahme einer bestehenden Wirbelsäulenverletzung – immer eine *„In-line-Immobilisation"* (z. B. harte Zervikalstütze und Vakuummatratze, s. a. ➤ Kap. 1.8.4). Die Diagnose und Therapie beeinträchtigter Vitalfunktionen steht, neben einer möglicherweise vorliegenden Rückenmarkverletzung, jedoch immer im Vordergrund, und sollte konsequent durchgeführt werden (z. B. nach ATLS-/ABCDE-Schema, ➤ Kap. 1.3.1.1, ➤ Kap. 5.1.3). Eine notwendige Intubation darf nicht verzögert werden, weil die Schädigung des zervikalen Rückenmarks befürchtet wird. Kopf und HWS sollten dabei unter gleichmäßigem axialen Längszug und in leichter Reklination stabilisiert und jede Art von ruckartigen oder ausgedehnten Bewegungen vermieden werden.

Intubation Bei Beeinträchtigungen der Atemmechanik durch Läsionen in Höhe C4–C6 ist frühzeitig die Indikation zur Intubation zu stellen, da die Atemhilfsmuskulatur ausfällt und nur noch eine Zwerchfellatmung, also eine reine Bauchatmung, möglich ist. Die Vitalkapazität wird durch den Wegfall der Atemhilfsmuskulatur um ca. 70 % reduziert. Im weiteren (klinischen) Verlauf ist eine frühzeitige Tracheotomie anzustreben, da diese ein reduziertes Totraumvolumen, eine verbesserte Bronchialtoilette, geringeren Atemwiderstand und ein gut steuerbares Weaning (ggf. auch mit Sprechaufsatz) bietet.

KOMPETENZBASIERTES VORGEHEN (NKLC)

Notfall

- Vitale Gefährdung
- Neurologische Defizite

Management

- **Erstversorgung:** nach ABCDE-Schema (➤ Kap. 1.3.1.1), Therapie der Vitalfunktionen, In-line-Immobilisation, Versorgung in einem Traumazentrum, wenn ohne Lebensgefahr möglich
- **Entscheidungsfindung:** Mögliche Kriterien sind:
  - Bei offenen oder penetrierenden Verletzungen, schnell progredienten Paresen, neu aufgetretenen Paresen nach neurologisch unauffälligem Intervall und neu aufgetretenem fehlenden Sphinkter-ani-Tonus (Übergang von inkompletten in einen kompletten Querschnitt) → Notfall-OP-Indikation
  - Berstungsfrakturen mit Laminabeteiligung und Spinalkanaleinengungen durch Luxationen oder Frakturen → Duralazeration möglich → OP-Indikation
  - Neurologische Erholung in Abhängigkeit von der Dauer zwischen Trauma und Dekompression → in Studien belegt sind 24 Stunden, neue Ansätze sprechen von weniger als 8 Stunden
- **Prinzipien der Versorgung:** Dekompression des Rückenmarks, ggf. mit Stabilisierung per Schrauben-Stab-System (fusionierend oder nicht fusionierend)
- **Nachbehandlung:** funktionell (wenn möglich), sonst Querschnitts-Rehabilitation
- **Erfolgsparameter:** neurologische Verbesserung, Kraftgrade, Gehfähigkeit, Kontinenz
- **Unmittelbare Komplikationen:**
  - *Spinaler Schock:* definiert als Ausfall aller Reflexe, hypotoner Muskeltonus (schlaffe Parese) und Störung der vegetativen Schaltkreise; geht mit dem Verlust von Muskeleigenreflexen, Anästhesie, Hypotonie, Bradykardie, erhöhtem Thromboserisiko, Ileussymptomatik, vollständiger Blasenlähmung (atone Überlaufblase) einher; tritt unmittelbar nach einem Trauma auf, kann Stunden bis Wochen anhalten und geht in der Regel in eine spinale Spastik über
  - *Neurogener Schock:* entsteht durch den Funktionsverlust des sympathischen Nervensystems bei einer Halsmarkschädigung oberhalb von Th1; geht mit Hypotonie durch Absinken des totalen peripheren Widerstands und Bradykardie einher
- **Langzeitkomplikationen:** Pneumonie, Blasenentleerungsstörung („neurogene Blase", „Reflexblase"), spinale Spastik und Kontrakturen, Darmentleerungsstörungen, chronische Schmerzsyndrome, Syringomyelie, lähmungstypische Komplikationen wie venöse Thrombosen mit nachfolgenden Lungenembolien oder paralytischem Ileus, Dekubital-Ulzera, heterotope Ossifikation (unbekannter Genese, bei ca. 20 % der Querschnittsgelähmten), sekundäre Immundefizienz (SCI-IDS) mit Lymphopenie und Monozytendeaktivierung

WISSENSCHAFTSKOMPETENZ Kontrovers wird der Einsatz von Kortison diskutiert, das die Schwellneigung des Rückenmarks und damit Sekundärschäden verhindern soll. Die Studienlage spricht gegen Kortison, sowohl aufgrund der Nebenwirkungen als auch aufgrund fehlender sicherer Wirkung.

Studentische Sicht

Diagnostik: *CT* im Rahmen der Traumaspirale, *Notfall-MRT* bei nicht traumatischem Querschnitt und bei Diskrepanz zwischen Klinik und Läsionshöhe in der CT

Therapie und Management

- „In-line-Immobilisation" schon am Unfallort
- Keine Verzögerung von nötigen Intubationen!
- Läsionshöhe C4–6: ggf. frühzeitige Intubation
- Im Verlauf frühzeitige Tracheotomie

KOMPETENZBASIERTES VORGEHEN

WISSENSCHAFTSKOMPETENZ

Studentische Sicht

6.9.8 Skoliosen

Franz Dally, Johannes Vogel, Frederic Bludau

NKLC Kompetenzebene: **2**, klin. Diagnostik, app. Diagnostik, Therapie, Notfall, **Management**

6.9.8.1 Grundlagen

6.9.8.1 Grundlagen
- Dreidimensionale Fehlstellung: Angulation (Koronarebene), Rotation und Translation (Sagittalebene)
- Idiopathische Skoliose (ca. 80 %)
- Kongenitale/neurogene/adulte Form (20 %)

Als Skoliose wird eine Abweichung von der geraden Form in der koronaren Ebene der Wirbelsäule bezeichnet. Tatsächlich liegt immer eine dreidimensionale Fehlstellung aus Angulation in der Koronarebene, Rotation und Translation sowie Abweichungen in der Sagittalebene vor. Der Begriff Skoliose ist dabei der Überbegriff über verschiedene Entitäten, die einer differenzierten Behandlungsstrategie bedürfen. Korrekter sollte deshalb die Pluralform „Skoliosen" verwendet werden. Sie sind eine der häufigsten menschlichen Deformitäten, die Prävalenz liegt zwischen 0,2 und 6 %.

Grundsätzlich lassen sich bei den Skoliosen 4 Untergruppen definieren: Am häufigsten liegt eine idiopathische Skoliose vor (ca. 80 % der Fälle). Die restlichen 20 % verteilen sich auf kongenitale, neurogene und adulte Formen.

6.9.8.2 Idiopathische Skoliosen

6.9.8.2 Idiopathische Skoliosen
- Meist apparent in der *Adoleszenz*
- Infantile und juvenile Form: erhöhte Morbidität (schlechtere Prognose bei Early-Onset [0–7 Jahre])

Bei der idiopathischen Skoliose legen aktuelle Studien einen genetischen Einfluss nahe. Das weibliche Geschlecht ist mit ca. 5:1 prädominant.

Die idiopathische Skoliose kann nach ihrem Manifestationsalter in
- infantil (bis zum 3. Lebensjahr, 1 %),
- juvenil (3.–10. Lebensjahr, 9 %) und
- adoleszent (10. Lebensjahr bis Wachstumsabschluss, 90 %)

unterteilt werden. Während die adoleszenten Formen häufig eine erhebliche kosmetische Beeinträchtigung aufweisen, zeigen infantile und juvenile Formen aufgrund der noch nicht abgeschlossenen Organentwicklung und aufgrund des Progressionsrisikos eine erheblich höhere Morbidität.

Auch eine Einteilung in
- Early-Onset (0–7 Jahre) und
- Late-Onset (> 7 Jahre)

ist gebräuchlich, wobei die Early-Onset-Skoliosen eine deutlich schlechtere Prognose aufweisen.

Klinik und Diagnostik

Klinik und Diagnostik

Symptome: Asymmetrie der Schulterblätter, verstrichenes Taillendreieck, ggf. Rippenbuckel und Thoraxvolumen verringert

Diagnostik: *Röntgen* mit Wirbelsäulenganzaufnahme im Stehen und Bending-Aufnahmen *(Messmethode nach Cobb)*

Symptome Die funktionellen Auswirkungen auf das Skelett hängen vom Schweregrad der Deformität ab und reichen von Schmerzen, rascher Ermüdbarkeit, kosmetischen Einschränkungen über eine Verringerung des Thoraxvolumens (Lungenfunktion) bis hin zu neurologischen Ausfällen und auch Dekubitalulzerationen bei z. B. neuromuskulären Skoliosen und Rollstuhlabhängigkeit.

Apparative Diagnostik Das Ausmaß einer Skoliose wird im **Röntgen** anhand einer Wirbelsäulenganzaufnahme im Stehen und sog. Bending-Aufnahmen (willkürliche Seitneigung nach rechts und links) bestimmt. Die Hauptkrümmung ist dabei die, welche die höchste Verkrümmung in der Koronarebene aufweist. Hierbei wird die Messmethode nach Cobb verwendet, bei welcher der Winkel zwischen der (Wirbelkörper-) Deckplatte des kranialen Neutralwirbels zur Grundplatte des kaudalen Neutralwirbels gemessen wird. Als Neutralwirbel wird hierbei der Wirbelkörper herangezogen, der am nächsten zum Scheitelwirbel liegt und keine Rotation mehr aufweist.

Therapie und Management

Therapie und Management

Cobb-Winkelvergrößerung ohne Therapie 1–3°/Jahr möglich (Pubertät: 10°/Jahr)

Konservativ: wachstumslenkendes *Korsett* (22 h/d); Cobb-Winkel > 40° nach Wachstumsabschluss ist kritisch

Bei der idiopathischen adoleszenten Skoliose richtet sich die Therapie nach dem Ausgangswert der Hauptkrümmung (Cobb-Winkel), dem kalendarischen Alter des Patienten, der Skelettreife des Patienten und damit dem noch prognostizierten Wachstum. Pro Jahr ist mit einer Zunahme ohne Therapie von 1–3° zu rechnen, während des pubertären Wachstumsschubes ist eine Progression von 10° pro Jahr möglich.

Konservative Therapie Mit einem Korsett will man wachstumslenkend eingreifen und so die Skoliose kombiniert statisch und dynamisch über die Bewegung (z. B. beim Gehen) sowie über die Einatmung dreidimensional korrigieren. Eine ausreichende Compliance der Patienten (Tragedauer von 22 h pro Tag) und eine ausreichende Primärkorrektur durch das Korsett (mind. 40 % des Ausgangswinkels) vorausgesetzt, gelingt es in rund 60 % der Fälle, nach Wachstumsabschluss keine Verschlechterung des Ausgangswinkels der Skoliose festzustellen (in 20 % anhaltende Verbesserung, in 20 % Verschlechterung des Ausgangswinkels). Ein Cobb-Winkel von über 40° nach Wachstumsabschluss muss dabei als kritisch angesehen werden, da eine konstante Verschlechterung der Skoliose über die weitere Lebensdauer des Patienten droht.

Operation Die operative Therapie richtet sich nach dem Alter und dem prognostizierten Wirbelsäulenwachstum sowie der Deformität bei Wachstumsabschluss. Neben dem Ziel, die Deformität aufzuhalten, wird eine dreidimensionale Korrektur mit Wiederherstellung der koronaren und sagittalen Balance sowie einem Schultergeradstand angestrebt.

Operation nach Wachstumsabschluss; Ziel: koronare und sagittale Balance und *Schultergeradstand*

KOMPETENZBASIERTES VORGEHEN (NKLC)

Management

- **Erstversorgung:** Anamnese, vor allem Vorerkrankungen, Untersuchung
- **Entscheidungsfindung:** je nach Cobb-Winkel (stark vereinfacht):
  - 10–20°: beobachtungswürdig
  - 20–40°: Physiotherapie und ggf. Korsett
  - Über 50°: OP
- **Prinzipien der Versorgung:** Korrektur der Skoliose
- **Nachbehandlung:** Physiotherapie, Muskelaufbau
- **Erfolgsparameter:** Verringerung des Cobb-Winkels
- **Komplikationen:** Pneumonie durch Verengung der Thoraxhöhle, Dekubitus

KOMPETENZBASIERTES VORGEHEN

FALL Ein 14-jähriger Junge stellt sich in Begleitung seiner Eltern wegen „schiefer“ Schultern vor (➤ Abb. 6.73). Die Eltern sind besorgt, weil er sich „so hängen ließe“. Die Entwicklung des Jungen sei völlig normal verlaufen. Bei der körperlichen Untersuchung fallen zunächst die Asymmetrie der Schulterblätter, das verstrichene Taillendreieck links und der Rippenbuckel rechts auf. Des Weiteren sind aber auch eine erhebliche Behaarung, insbesondere präsakral (kann bei hellhäutigen Menschen auf eine Verschlussstörung des Neuralrohrs hinweisen, z. B. Spina bifida occulta), und mehrere „Café-au-lait-Flecken“ offensichtlich. Auf Nachfrage geben die Eltern an, dass er die „Milchkaffeeflecken“ bereits seit seiner Geburt habe, diese aber in der Familie keine Besonderheit seien. Einen krummen Rücken habe allerdings niemand.
Diagnose: sekundäre Skoliose im Rahmen eines Morbus Recklinghausen (Neurofibromatose Typ 1; 1:3.000 Geburten, 50 % Neumutation; autosomal-dominanter Erbgang)
Sie informieren den Patienten und seine Eltern über das Krankheitsbild, den Erbgang (genetische Beratung bei späterem Kinderwunsch) und dass die Lebenserwartung meist normal ist. Für das weitere Vorgehen erläutern Sie, dass eine Wirbelsäulenganzaufnahme zur Bestimmung des Cobb-Winkels und eine MRT mit der Frage nach intraspinalen Besonderheiten durchgeführt wird. Die Therapie ist in diesem Fall konservativ oder operativ möglich:

- Konservativ: Orthese (Korsettart je nach Lokalisation der Kurve, 24/7), Krankengymnastik
- Operativ: wachstumslenkende Systeme ab einem Cobb-Winkel von 35° und guter Kurvenflexibilität (Bending); fusionierende endgültige Eingriffe ab einem Cobb-Winkel thorakal von 50° und lumbal von 40°

(Fallbeispiel von PD Dr. med. Susanne Fröhlich, Rostock)

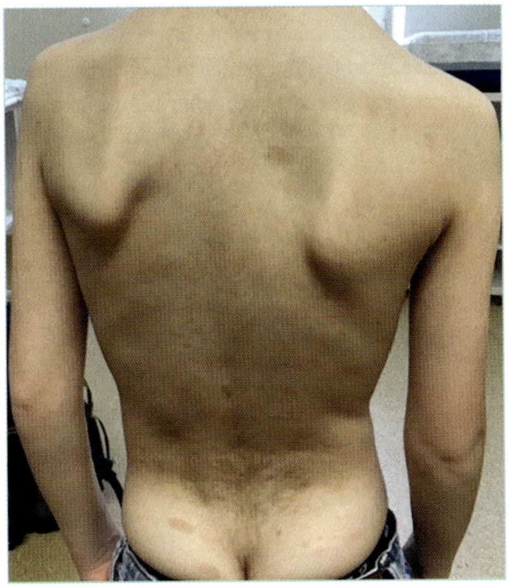

Abb. 6.73 Sekundäre Skoliose bei Morbus Recklinghausen [P1650]

6.9.8.3 Kongenitale Skoliosen

Alle Abschnitte der Wirbelsäule:
- HWS: Arnold-Chiari-Deformität (gestörte Liquorzirkulation!)
- LWS: Dysrhaphien (Spina bifida, Meningozele, Meningomyelozele)

6.9.8.3 Kongenitale Skoliosen

Den kongenitalen Skoliosen liegt eine Störung der embryonalen Wirbelentwicklung zugrunde. Sie kann weiter subklassifiziert werden nach Anlagestörung, Segmentationsstörung, Dysrhaphien und kombinierten Fehlbildungen. Sie betreffen alle Abschnitte der Wirbelsäule und können so zu unterschiedlichen Krankheitsbildern führen.

Im Bereich der HWS ist die **Arnold-Chiari-Deformität** von Bedeutung. Hierbei kommt es zu einer Störung des kraniozervikalen Übergangs mit einer Einengung der hinteren Schädelgrube und somit Kaudalverlagerung der Kleinhirntonsillen. Dies führt in der Folge zu einer gestörten Liquorzirkulation mit Hydrozephalus und oder Syringomyelie. Zusätzlich kann es zu Ausfällen im Hirnstamm mit Schluckstörung, Aspirationen und Plegien kommen.

Im Bereich der Lendenwirbelsäule sind die **Dysrhaphien,** Störungen des Neuralrohrverschlusses, in ihrer gesamten Ausprägung, von Bedeutung. Dabei können

- eine Spina bifida, bei der die Verschmelzung der Lamina-Knochenkerne zum Dornfortsatz ausbleibt,
- in der nächstschwereren Ausprägung eine Meningozele mit Aussackung von Dura und Arachnoidea und
- in der stärksten Ausprägung eine Meningomyelozele mit Vorwölbung von Rückenmarksanteilen

unterschieden werden. Eine operative Therapie dieser schwersten Ausprägung mit Verschluss des Neuralrohrdefekts bereits intrauterin hat ein deutlich besseres Outcome der Kinder hinsichtlich der Gehfähigkeit gezeigt.

Bei den strukturellen knöchernen Deformitäten können **Segmentationsstörungen** auftreten, bei denen mehrere Wirbelkörper einseitig mit einer Knochenspange fusioniert sind (Bar-Bildung). Diese Knochenbrücke wirkt wie eine Epiphyseodese und führt zu einer rasch progredienten, engbogigen Skoliose. Eine operative Therapie mit Fusion dieses Segmentes auch auf der Gegenseite sollte möglichst im Kindergarten-Alter stattfinden, um schwere Deformitäten und strukturell fixierte Gegenkrümmungen zu vermeiden.

Zu den kongenitalen Skoliosen gehören auch **Fehlanlagen,** sodass ein Wirbelkörper mit unzureichenden Knochenkernen gebildet wird. Hieraus können Spaltwirbel, Schmetterlingswirbel und Halbwirbel (Hemivertebrae) entstehen, die keilförmig ebenfalls zu einer erheblichen und rasch progredienten Skoliose führen. Therapie der Wahl ist hier die Entfernung des Halbwirbels und die Fusion der Segmente unmittelbar ober- und unterhalb des betroffenen Wirbelkörpers.

6.9.8.4 Neurogene Skoliosen

Sekundäre Skoliosen durch Muskeldysfunktion (neurogen/myogen)

6.9.8.4 Neurogene Skoliosen

Neurogene Skoliosen sind sekundäre Skoliosen, die sich aus verschiedenen Muskeldysfunktionen ergeben. Es werden gemäß der Kausalität

- neurogene Ursachen, wie infantile Zerebralparese oder spinozerebelläre Degeneration (Friedreich-Ataxie und andere), von
- myogenen Ursachen (Duchenne-Muskeldystrophie, Arthrogyposis und andere hypotonische Myotonien) unterschieden.

Die Wahrscheinlichkeit einer Skoliose ist aufgrund der muskulären Dysfunktionen deutlich erhöht. Etwa 25 % der Patienten mit obigen Erkrankungen werden eine entsprechende Skoliose erleiden. Entscheidend ist, ob der Patient geh-, steh- oder sitzfähig ist. Hiervon hängen sowohl die Skoliosewahrscheinlichkeit als auch ihre Progressionsrate ab. Außerdem determiniert die muskuläre Funktion die operative Versorgungsstrategie: Bei stehfähigen Patienten unterscheidet sie sich nicht von der bei der idiopathischen Skoliose, bei rollstuhlpflichtigen Patienten ist sie darauf ausgerichtet, einen aufrechten Sitz im Rollstuhl ohne Weichteilkonflikte (innerer Dekubitus) herbeizuführen. Da es bei diesen Patienten häufig zu einem Ausbleiben der Vertikalisierung kommt, spielt insbesondere die Vitalkapazität für die Operationsfähigkeit eine große Rolle.

6.9.8.5 Adulte Skoliosen

De-Novo-Skoliose (meist *Degeneration*)

6.9.8.5 Adulte Skoliosen

Die adulten Formen der Skoliose sind erworbene Pathologien, die u. a. auf Degeneration beruhen (s. a. ➤ Kap. 6.9.3). Sie werden auch als De-Novo-Skoliosen bezeichnet.

Auch eine Verschlechterung einer idiopathischen Skoliose wird häufig unter einer adulten Form eingruppiert. Liegt bei Wachstumsabschluss eine Deformität von 50° vor, ist mit einer weiteren Verschlechterung von ca. 1° pro Lebensjahr zu rechnen.

KAPITEL 7 Herz und Gefäße

7.1 Herz und thorakale Gefäße

Michael Schmoeckel, Sebastian Michel

7.1.1 Grundlagen

7.1.1.1 Normale Struktur und Funktion

Das Herz befindet sich im vorderen Mediastinum und liegt dem Zwerchfell breit auf. Es wiegt ca. 0,5 % des Körpergewichts und benötigt dabei 5 % seiner Förderleistung für die eigene Durchblutung, die bei Belastung auf ein Mehrfaches gesteigert werden kann. Dem konzentrisch geformten linken (dorsal gelegenen) Ventrikel liegt der rechte (anterior gelegene) schalenförmig auf. Diese Struktur ermöglicht die Entwicklung eines hohen Blutdrucks im Systemkreislauf, während in der pulmonalen Strombahn niedrigere Drücke herrschen.

7.1 Herz und thorakale Gefäße

7.1.1 Grundlagen

7.1.1.1 Normale Struktur und Funktion

7.1.1.2 Klinik und Diagnostik
Einteilung einer Herzinsuffizienz nach *NYHA*

MERKE

Eisenmenger-Reaktion: Folge eines jahrelangen Links-rechts-Shunts bei angeborenen Herzfehlern mit Shunt-Umkehr

Echokardiografie: Mittel der ersten Wahl zur Beurteilung der Herzklappen

7.1.1.3 Chirurgie des Herzens und der großen Gefäße

Indikationsstellung
Die Indikation zur Herzoperation wird *interdisziplinär* gestellt.

7.1.1.2 Klinik und Diagnostik

Eine erste Einschätzung des kardialen Gesamtkrankheitszustandes erlaubt die **körperliche Untersuchung.** In Anlehnung an die NYHA-Klassifikation (NYHA = New York Heart Association) der Herzinsuffizienz werden die Symptome von Patientinnen mit Mitral- und Aortenklappenvitien klassifiziert wie in ➢ Tab. 7.1 angegeben.

Tab. 7.1 Klassifizierung der Symptome von Patientinnen mit Mitral- und Aortenklappenvitien nach New York Heart Association (NYHA). Diese Einteilung gilt in ähnlicher Weise auch für Patientinnen mit kongenitalen Vitien und koronarer Herzerkrankung. [W917]

Grad	Befunde
Grad 1	Patientin asymptomatisch, auskultatorisch Geräusch hörbar
Grad 2	Geräusch, leichte Müdigkeit, Herzklopfen, „Herzbewusstsein“, Dyspnoe beim Treppensteigen
Grad 3	Gegenüber Grad 2 fortgeschrittene Symptome, Dyspnoe beim Gehen, Patientinnen mit Aortenklappenerkrankungen haben Angina pectoris und Synkopen
Grad 4	Symptome von Grad 3 schon in Ruhe, dazu Zeichen der Herzinsuffizienz wie gestaute Halsvenen, Ödeme und Ergüsse

MERKE Weltweit wird die NYHA-Klassifikation für den Schweregrad einer Herzinsuffizienz genutzt. Sie taucht als Akronym auch in Befundbögen auf und muss dann unmittelbar „übersetzt“ werden können.

Bei angeborenen Herzfehlern mit initialem Links-rechts-Shunt ist ggf. die sog. **Eisenmenger-Reaktion** zu beachten. Dabei führt der durch den Shunt erhöhte Druck im Lungenstromgebiet dazu, dass die Elastizität der Gefäßwände abnimmt und damit der Widerstand zunimmt. Der zur Lungenperfusion erforderliche Druck kann dadurch so weit zunehmen, dass er den Druck des linken Ventrikels übersteigt. Die Folge ist eine Shuntumkehr. Mit dem dann vorliegenden Rechts-links-Shunt gelangt sauerstoffarmes Blut in den Körperkreislauf, wodurch die körperliche Belastbarkeit und die Sauerstoffversorgung lebenswichtiger Organe abnehmen. Einzige therapeutische Möglichkeit ist nach Ablauf der Eisenmenger-Reaktion die Herz-Lungen-Transplantation.

Die zweidimensionale **Echokardiografie** (transthorakal oder transösophageal), verbunden mit (Farb-)Doppler-Messungen, ist eines der wichtigsten diagnostischen Verfahren zur Beurteilung von Vitien. Bei Patientinnen im Neugeborenen- bzw. Kindesalter mit kongenitalen Vitien des Herzens und der großen Gefäße genügt häufig diese diagnostische Maßnahme. Erwachsene mit erworbenen Herzvitien benötigen zusätzlich einen Links-, ggf. auch Rechtsherzkatheter: Dabei werden die Drücke im linken und rechten Herzen bestimmt sowie in der Aorta bzw. in der A. pulmonalis. Die Messwerte geben ein Bild der Ventrikelfunktion sowie des Pathomechanismus der Klappen (z. B. Drucksprung bei Stenose), und der Grad einer pulmonalen Hypertension kann beurteilt werden.

Letzterer ist ebenso bei Patientinnen mit kongenitalen Vitien und Links-rechts-Shunt von Bedeutung. Abrupte Anstiege des Sauerstoffgehalts im Bereich des rechten Herzens und seines Ausflusstraktes (Vorhof, rechter Ventrikel, Pulmonalarterie) sind ein Indiz für pathologische Links-rechts-Verbindungen („Shunts“: Vorhofseptumdefekt, Ventrikelseptumdefekt, persistierender Ductus arteriosus Botalli), wenn oxygeniertes Blut auf die venöse Seite gelangt.

Die invasive kardiologische Untersuchung wird durch die **Röntgenuntersuchung** und die intrakavitäre Gabe von Kontrastmittel ergänzt. Damit können noch einmal die Morphologie der Ventrikel beurteilt, Form und Funktion der Klappen gezeigt und Shunts (links → rechts, rechts → links) dargestellt werden. Durch direkte Eingabe von Kontrastmittel in die rechte bzw. linke Koronararterie stellt man die entsprechenden Haupt- und Nebenäste dar, quantifiziert Stenosen und dokumentiert Gefäßabbrüche.

7.1.1.3 Chirurgie des Herzens und der großen Gefäße

Indikationsstellung

Der Entschluss zur herzchirurgischen Operation wird gemeinsam von Kardiologinnen und Herzchirurginnen getragen. Die (Kinder-)Kardiologin entscheidet dabei zunächst, wann eine medikamentöse oder ggf. katheterinterventionelle Therapie nicht mehr sinnvoll erscheint und damit das Abwarten ein zu großes Risiko für das Überleben der Patientin bedeutet. In das Für und Wider fließen dabei das zu erwartende Operationsrisiko und der wahrscheinliche postoperative Langzeitverlauf ein. Die letztendliche Entscheidung gründet sich auf eine genaue klinische Untersuchung, das EKG, das Thorax-Röntgenbild, ggf. Thorax-(Angio-)CT, die Echokardiografie (transthorakal/transösophageal) und die Herzkatheteruntersuchung.

Zugangswege zum Herzen und zu den großen Gefäßen

Meist ist eine mediane Sternotomie als Zugang zum Herzen oder zu den großen Gefäßen erforderlich. Der unkomplizierte Vorhofseptumdefekt und die Mitralklappe sind von einer anterolateralen Minithorakotomie im 4. Interkostalraum rechts, ein persistierender Ductus arteriosus Botalli oder die Aortenisthmusstenose von einer posterolateralen Thorakotomie im 3. Interkostalraum links zugänglich. Für die seltenen Eingriffe am Pulmonalisstamm („Banding") kommt eine linksseitige anterolaterale Thorakotomie infrage, für die Subklavia/Pulmonalis-Anastomose nach Blalock-Taussig benötigt man eine posterolaterale Thorakotomie links oder rechts.

Für minimalinvasive herzchirurgische Eingriffe, z. B. die Revaskularisation des R. interventricularis anterior, genügt eine 4–6 cm lange submammäre Inzision links (Minimally Invasive Direct Coronary Artery Bypass = MIDCAB). Ein gleichartiger Schnitt rechts dient als Zugang zu den Vorhöfen (Septumdefekt, Mitralklappe). Die Aortenklappe erreicht man über einen kurzen medianen Schnitt über dem Manubrium (partielle Sternotomie) oder eine rechts anterolaterale Minithorakotomie im 2. ICR.

Zugangswege zum Herzen und zu den großen Gefäßen

Klassischer Zugang ist die mediane *Sternotomie* oder die interkostale *Thorakotomie*.
Es gibt *minimalinvasive Zugänge* für einzelne Zielstrukturen.

Prinzipien der extrakorporalen Zirkulation

Abgesehen von wenigen Ausnahmen (Ductus arteriosus Botalli, Aortenisthmusstenose, isolierte valvuläre Pulmonalstenose u. a. sowie minimalinvasive Koronareingriffe) erfordern die meisten Eingriffe am Herzen den Einsatz einer **Herz-Lungen-Maschine (extrakorporale Zirkulation, EKZ**, ➤ Abb. 7.1). Darüber hinaus können stark unterkühlte Patientinnen (➤ Kap. 5.9.4, z. B. Obdachlose, Ertrinkungsunfälle) mit der EKZ wieder kontrolliert aufgewärmt werden.

Zur Herz-Lungen-Maschine gehören

- die Rollerpumpe als Ersatz der Funktion des Herzens und
- der Oxygenator, in dem venöses Blut mit Sauerstoff aufgesättigt und von Kohlendioxid gereinigt wird.

Prinzipien der extrakorporalen Zirkulation

Die meisten Eingriffe finden mit der *Herz-Lungen-Maschine* statt (➤ Abb. 7.1). Sie besteht aus:

- Pumpe
- Oxygenator

ABB. 7.1

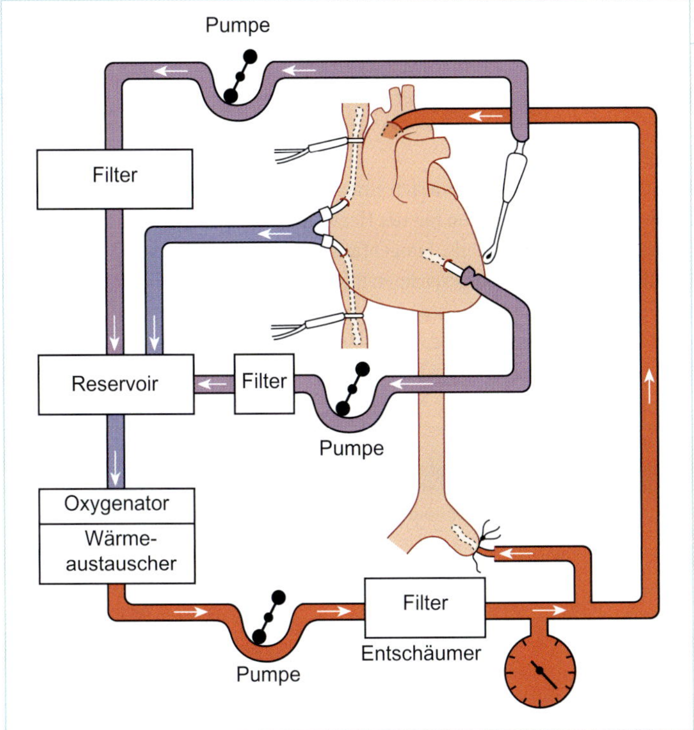

Abb. 7.1 Extrakorporale Zirkulation (Schema). Das Blut wird aus den Hohlvenen abgeleitet und nach Passieren des Oxygenators (Sauerstoffaufsättigung des venösen Blutes, Entfernen des Kohlendioxids) mithilfe einer Rollerpumpe über die Aorta ascendens (oder alternative arterielle Zugänge) in den Organismus zurückgeführt. Ein Wärmeaustauscher dient dazu, die Körpertemperatur zu erniedrigen bzw. nach Beendigung des Eingriffs wieder aufzuwärmen. Schwierige Eingriffe bei Neugeborenen oder am Aortenbogen führt man leichter mithilfe der mäßigen bis tiefen Hypothermie bei 18–28 °C und im Kreislaufstillstand mit selektiver Hirnperfusion durch. [L126]

Studentische Sicht

Während der *extrakorporalen Zirkulation (EKZ)* ist eine *Vollantikoagulation mit Heparin* notwendig.
Es kann während der EKZ zu einem *SIRS* kommen.

Bei einer EKZ ist die volle Heparinisierung (400 IE/kg KG) der Patientin notwendig, die nach ihrer Beendigung mit Protamin neutralisiert wird.

Die EKZ kann jedoch nicht schadlos betrieben werden: Die Plastikoberflächen und die Scherkräfte der Rollerpumpen traumatisieren die korpuskulären und plasmatischen Anteile des Blutes; darüber hinaus kommt es zu einer Aktivierung des Komplementsystems. In der Folge kann sich ein SIRS (Systemic Inflammatory Response Syndrome) als unspezifische Reaktion des Körpers auf die entsprechende Stresssituation entwickeln (hier die EKZ) (➤ Kap. 3.3.3).

Minimalinvasive herzchirurgische Eingriffe
- Off Pump Coronary Artery Bypass *(OPCAB)* ohne EKZ mit geringerem Risiko
- Auch Klappeneingriffe sind ohne EKZ minimalinvasiv möglich!

Minimalinvasive herzchirurgische Eingriffe

Zur Vermeidung der negativen Auswirkungen der EKZ kann man eine koronare Revaskularisation ohne den Einsatz der Herz-Lungen-Maschine durchführen. Die Eingriffe finden am schlagenden Herzen statt, dessen Frequenz mit Betablockern herabgesetzt wird. Spezielle mechanische Stabilisatoren ermöglichen multiple Koronaranschlüsse, die i. d. R. über eine mediane Sternotomie durchgeführt werden (Off Pump Coronary Artery Bypass = OPCAB). Für klappenchirurgische Eingriffe werden kleine Zugänge (Mitralklappe: 4. ICR rechts, Aortenklappe: partielle obere Sternotomie oder 2. ICR rechts) gewählt.

Myokardprotektion
Hypothermie und *Kardioplegie* senken den Sauerstoffverbrauch des Herzens auf ca. 0,5 % des Ruhebedarfs.

Myokardprotektion

Bei vielen Herzeingriffen muss die Koronarzirkulation für einige Zeit unterbrochen werden, um am ruhenden, blutleeren Herzen genau arbeiten zu können. Dafür wird die Aorta ascendens oberhalb der Koronarostien mit einer Gefäßklemme verschlossen. Für die meisten herzchirurgischen Eingriffe genügen Ischämiezeiten unter oder um eine Stunde. Prinzipien der Hypothermie und der Kardioplegie dienen dazu, irreversible Schäden am Myokard während dieser Periode zu vermeiden:

- Hypothermie: Die Körpertemperatur der Patientin kann mithilfe des Wärmeaustauschers gesenkt werden, das Einbringen von eiskalter physiologischer Kochsalzlösung in das Perikard dient zur lokalen Herzkühlung.
- Kardioplegie: Dieser In-situ-Stillstand des Herzens wird mit kardioplegischen Lösungen erreicht, die 4 °C kalt intrakoronar appliziert werden. Sie sind pharmakologisch verschieden zusammengesetzt und enthalten z. B. Procain, Magnesium oder Kalium in Dosierungen, die einen sofortigen Herzstillstand hervorrufen.

Die hypotherme Kardioplegie senkt den Sauerstoffverbrauch des Herzens auf 0,05 ml O_2/100 g Herzgewebe/min (im Vergleich zu 10 ml O_2/100 g Herzgewebe/min unter Ruhebedingungen).

Postoperative Behandlung
In den ersten postoperativen Tagen ist ein intensives *Monitoring der Vitalfunktionen* indiziert (besondere Vulnerabilität).

Postoperative Behandlung

Nach herzchirurgischen Eingriffen benötigen alle Operierten einen mindestens 1–2 Tage dauernden Aufenthalt auf einer Intensivstation. Nach einer Operation mit der Herz-Lungen-Maschine steht die Kontrolle der Vitalfunktionen im Vordergrund: Blutdruck, Puls, Lungenfunktion, Urinausscheidung. Die meisten dieser Parameter werden mithilfe eines Monitors aufgezeichnet: EKG, verschiedene Blutdrücke (peripherer arterieller Blutdruck, Pulmonalisdruck, ZVD) und die periphere Sauerstoffsättigung. Mit der Thermodilutionsmethode oder der Pulskonturanalyse lässt sich auch das Herz-Zeit-Volumen kontinuierlich überwachen. Typische Probleme sind in ➤ Tab. 7.2 dargestellt.

TAB. 7.2

Tab. 7.2 Postoperative Probleme in der Herzchirurgie

Symptomatik	Ursache	Therapie
Absinken des peripheren Blutdrucks	Verminderte linksventrikuläre Pumpfunktion	• Positiv inotrop wirksame Substanzen (z. B. Dobutamin i. v.) • Bei erhöhtem peripheren Widerstand Phosphodiesterase-Hemmer (Enoximon, Milrinon) • Bei erniedrigtem Widerstand (z. B. im Rahmen eines SIRS) Noradrenalin bzw. Vasopressin
Pulmonale Hypertension, evtl. mit akutem rechtsventrikulären Pumpversagen		Verneblung von NO oder Prostacyclin (Iloprost) über die Beatmung
Einlagerung von Flüssigkeit, evtl. Anurie	• Überwässerung durch ursprüngliche Erkrankung • Teilweise Denaturierung des Eiweißes durch Herz-Lungen-Maschine (kolloidosmotischer Druck ↓) • SIRS durch Herz-Lungen-Maschine → Schrankenstörung	• Volumen ausgleichen • Gegebenenfalls Diuretika

Tab. 7.2 Postoperative Probleme in der Herzchirurgie *(Forts.)*

Symptomatik	Ursache	Therapie
Blutverluste über die Drainagen	Chirurgisch bedingte Nachblutung	Bei > 200 ml/h in den ersten Stunden nach der Operation → Rethorakotomie
Pulsanstieg, Blutdruckabfall, Venendruck von etwa 20 cm H_2O, Sistieren der Urinausscheidung	Perikardtamponade durch Blutkoagel oder flüssiges Blut	Sofortige Rethorakotomie und Entlastung

7.1.2 Angeborene Fehlbildungen des Herzens und der großen Gefäße

NKLC

Angeborene Herzfehler

Kompetenzebene: **1**, klin. Diagnostik, app. Diagnostik, Therapie, Notfall, Management

Herzklappenerkrankungen

Kompetenzebene: **2**, klin. Diagnostik, app. Diagnostik, Therapie, Notfall, **Management**

Etwa 1 % aller Lebendgeborenen haben einen Herzfehler. Einige dieser Vitien sind heute interventionell mit Kathetertechniken therapierbar, meist benötigt man aber einen operativen Eingriff, um das beste Langzeitergebnis zu erzielen. In der Kinderherzchirurgie unterscheidet man zwischen palliativen und korrigierenden Operationen:

- **Palliativeingriffe** dienen dazu, entweder den Lungenfluss zu erhöhen (z. B. Blalock-Taussig-Shunt) oder zu verringern (Banding der Pulmonalarterie).
- Eine frühe **Korrekturoperation** ist für die Entwicklung der Kinder in der Regel die Therapie der Wahl. Die Herztransplantation (und kombinierte Herz-Lungen-Transplantation bei fixierter pulmonaler Hypertonie) ist die Ultima Ratio bei komplexen nicht zu korrigierenden angeborenen Herzfehlern oder bei schlechter Pumpfunktion.

Meist werden eine mediane Sternotomie, eine aortobikavale Kanülierung und eine kristalloide Kardioplegie eingesetzt (➤ Kap. 7.1.1.3). Die Hypothermie (➤ Kap. 7.1.1.3) während der Operation hat einen höheren Stellenwert als in der Erwachsenenherzchirurgie.

MERKE Die Prävalenz (1 %) angeborener, ggf. therapiebedürftiger Herzfehler wird i. A. unterschätzt. Dazu kommen noch (selten therapiebedürftige, asymptomatische) persistierende Foramina ovale (PFO), die heute bei ca. 30 % der Erwachsenen angenommen werden.

Im Folgenden ist eine Auswahl angeborener Herzfehler beschrieben, z. B. weil sie relativ häufig sind oder auch im Erwachsenenalter differenzialdiagnostisch eine Bedeutung haben. Ihre postpartal besonderen Aspekte sind in ➤ Kap. 12.3 erläutert. Das darf aber nicht darüber hinwegtäuschen, dass es etliche andere Herzfehler gibt, die in der Herzchirurgie Bedeutung erlangen können z. B. Lungenvenenfehlmündung, atrioventrikulärer Septumdefekt, Double-Outlet Right Ventricle, Obstruktion des linksventrikulären Ausflusstrakts, Herzfehler mit Single-Ventricle-Physiologie, Truncus arteriosus communis, Gefäßringe, Gefäßschlingen, Ebstein-Anomalie.

7.1.2.1 Persistierender Ductus arteriosus Botalli (PDA)

Falls der spontane postnatale Verschluss des Ductus arteriosus ausbleibt, kommt es zu einem Links-rechts-Shunt von der Aorta zur Pulmonalarterie und damit zu einer Volumenbelastung des linken Herzens (➤ Abb. 7.2): Das linke Herz muss mehr arbeiten, um einen adäquaten Auswurf in den Systemkreislauf aufrechterhalten zu können.

7.1.2 Angeborene Fehlbildungen des Herzens und der großen Gefäße

Etwa 1 von 100 Kindern wird mit einem Herzfehler geboren. Unterscheide:

- *Palliativeingriffe* (ohne Korrektur des eigentlichen Problems) und
- *Korrektureingriffe*

MERKE

Es gibt eine große Vielzahl möglicher Fehlbildungen!

7.1.2.1 Persistierender Ductus arteriosus Botalli (PDA)

Durch verbleibenden *Links-rechts-Shunt* kommt es (u. a.) zur *Linksherzbelastung.*

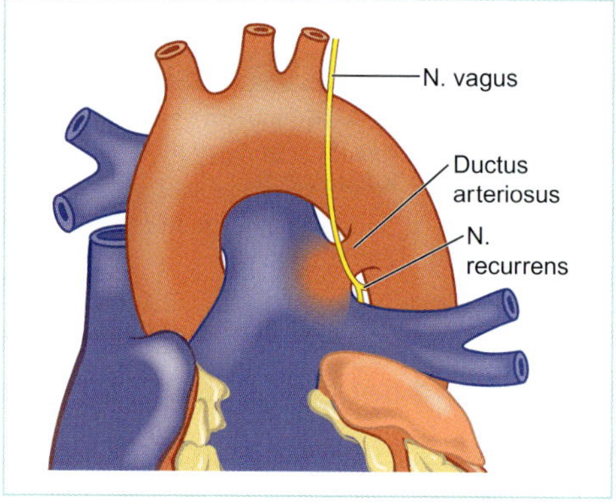

Abb. 7.2 Persistierender Ductus arteriosus Botalli. Zu beachten sind N. vagus und N. recurrens. [L126]

Klinik und Diagnostik

Herzinsuffizienzsymptomatik, bronchopulmonale Infekte, Anstieg des pulmonalvaskulären Widerstandes bis hin zum Eisenmenger-Syndrom

Auskultatorisches Maschinengeräusch

Klinik und Diagnostik

Es kommt zur Herzinsuffizienzsymptomatik und zur Gedeihstörung. Die Lungenüberflutung führt zu bronchopulmonalen Infekten und schließlich zum Umbau der Lungengefäße sowie langfristig zu einem Anstieg des pulmonalvaskulären Widerstandes bis hin zum Eisenmenger-Syndrom (➢ Kap. 7.1.1.2).

Auskultatorisch ist ein „Maschinengeräusch" typisch. In der transthorakalen Echokardiografie (TTE) sieht man die vergrößerten linken Herzhöhlen als Ausdruck der Volumenbelastung und den Links-rechts-Shunt über den Ductus. Es besteht eine pulmonale Hyperperfusion und systemische Hypoperfusion, evtl. mit Intubationspflichtigkeit und Laktatazidose (Blutgasanalyse).

Therapie

Die Therapie erfolgt durch einen *medikamentösen, interventionellen* oder *chirurgischen* Verschluss.

Therapie

Ein Verschluss des PDA ist durch verschiedene Methoden zu erzielen:

- Medikamentös durch Prostaglandinsynthesehemmer (z. B. Indometacin, Ibuprofen)
- Interventionell durch Einbringen von Occludern (Herzkatheter)
- Chirurgisch durch Ligatur (Umstechung oder Clip über Thorakotomie links), wobei die Gefahr einer Verletzung des N. recurrens besteht, der linksseitig um den Aortenbogen mit Ductus zieht (Heiserkeit)

7.1.2.2 Aortopulmonales Fenster

Verbindung zwischen Aorta ascendens und Pulmonalarterie
Klinik und Diagnostik wie bei PDA (➢ Kap. 7.1.2.1)

7.1.2.2 Aortopulmonales Fenster

Beim aortopulmonalen Fenster besteht eine offene Verbindung von der Aorta ascendens zur Pulmonalarterie. Je nach Lage des Fensters unterscheidet man verschiedene Typen. Die Pathophysiologie, Klinik und Diagnostik sind identisch mit der beim PDA (➢ Kap. 7.1.2.1). Interventionell kann man das Fenster bei günstiger Lage mit einem Schirmchen verschließen, meist ist für diesen Verschluss jedoch ein Patch – und damit eine Operation – erforderlich (Perikard oder Goretex).

7.1.2.3 Aortenisthmusstenose und unterbrochener Aortenbogen

- *Stenose* oder *Abbruch* unmittelbar distal der *A. subclavia* links
- Folge kann eine *Minderperfusion der Bauchorgane* mit diverser Symptomatik sein

7.1.2.3 Aortenisthmusstenose und unterbrochener Aortenbogen

Bei der Aortenisthmusstenose ist die Aorta descendens im Bereich des Isthmus (unmittelbar distal der linken A. subclavia) eng (➢ Abb. 7.3). Beim unterbrochenen Aortenbogen als Sonderform ist die Kontinui-

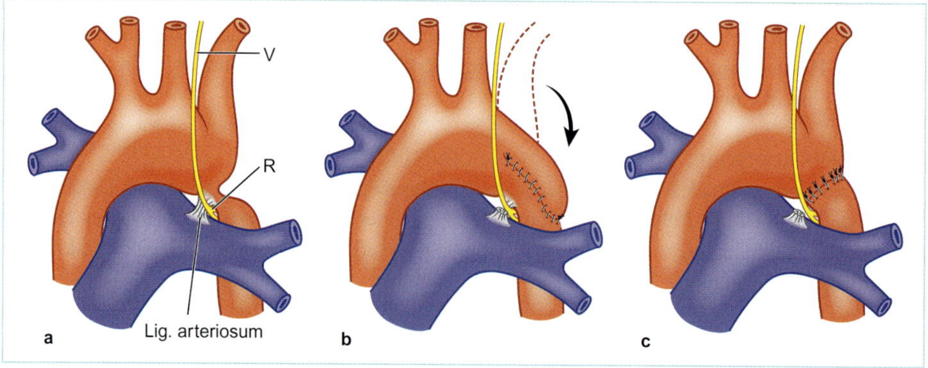

Abb. 7.3 Aortenisthmusstenose [L126]

a) Situs mit N. vagus (V) und N. recurrens (R). Das Lig. arteriosum (Botalli) setzt im Bereich der Enge an.

b) Korrektur einer Aortenisthmusstenose mithilfe der Subklaviapatchplastik

c) Klassische Korrektur einer Aortenisthmusstenose mit Resektion der Enge und anschließender End-zu-End-Anastomose in Einzelknopftechnik. In beiden Fällen (b und c) wurde das Lig. arteriosum (Botalli) durchtrennt. Bei noch offenem Ductus muss dieser doppelt ligiert und durchtrennt werden.

tät im Bereich Truncus brachiocephalicus und A. carotis links, zwischen A. carotis links und A. subclavia links (am häufigsten) oder hinter der A. subclavia links unterbrochen. Werden dadurch die abdominellen Organe weniger durchblutet, besteht die Gefahr einer Laktatazidose, einer nekrotisierenden Enterokolitis und/oder eines akuten Nierenversagens.

Klinik und Diagnostik

Solange der Ductus arteriosus Botalli offen ist, sind die Neugeborenen oft asymptomatisch, da der Ductus bei präduktaler Aortenisthmusstenose die Perfusion der unteren Körperhälfte übernimmt. Beim unterbrochenen Aortenbogen ist es für die untere Körperhälfte überlebensnotwendig, dass der Ductus offen ist. Ältere Kinder mit Aortenisthmusstenose klagen häufig über kalte Füße und Kopfschmerzen.

Bei der Aortenisthmusstenose besteht eine Blutdruckdifferenz zwischen oberer und unterer Körperhälfte, evtl. sind keine Leistenpulse zu tasten. In der TTE ist die Aortenisthmusstenose meist gut zu diagnostizieren. Bei älteren Kindern kommt es zu Hypertonie, Hypertrophie des linken Ventrikels und Rippenusuren durch Kollateralkreisläufe.

Klinik und Diagnostik

Symptome: häufig asymptomatisch, bis sich der Ductus arteriosus Botalli verschließt

Diagnostik: Wegweisend kann eine *Blutdruckdifferenz* zwischen oberer und unterer Körperhälfte sein.

Therapie

Bei der Aortenisthmusstenose wird der Ductus arteriosus Botalli umstochen und durchtrennt. Das stenotische Segment des Aortenbogens wird reseziert (**Cave:** N. recurrens!) und eine End-zu-End-Anastomose durchgeführt (ohne Herz-Lungen-Maschine über eine posterolaterale Thorakotomie links).

Der unterbrochene Aortenbogen wird über eine mediane Sternotomie mithilfe der Herz-Lungen-Maschine und meist tiefer Hypothermie im Kreislaufstillstand (mit oder ohne Hirnperfusion) operiert. Um die Diskontinuität zu überwinden, muss häufig die A. subclavia links geopfert werden, damit die Aorta descendens bis zur Aorta ascendens mobilisiert werden kann. Die A. subclavia kann dann auch als Plastik verwendet werden. Entscheidend für die Langzeitprognose ist die frühe Operation, da sonst die arterielle Hypertonie langfristig bestehen bleibt.

Therapie

Operative Therapie *ohne EKZ* mit *Resektion der Stenose*

7.1.2.4 Vorhofseptumdefekt (ASD)

Beim Vorhofseptumdefekt („atrial septum defect", ASD) gibt es verschiedene Formen:

- Der zentral gelegene Ostium-secundum-Defekt (ASD II, ➤ Abb. 7.4) ist am häufigsten.
- Beim persistierenden Foramen ovale besteht kein Defekt, aber die beiden Anteile des Septums sind nicht zusammengewachsen, sodass ein kleiner Shunt-Fluss möglich ist.
- Der Ostium-primum-Defekt (ASD I) liegt tiefer an den AV-Klappen. Meist besteht hier ein Spalt („cleft") der linken AV-Klappe. Diese Kombination bezeichnet man als partiellen AV-Kanal.
- Der Sinus-venosus-Defekt liegt in der Nähe der Hohlvenen entweder oben oder unten, wobei der Defekt im Bereich der V. cava superior deutlich häufiger vorkommt. Er ist meist vergesellschaftet mit einer partiellen Lungenvenenfehlmündung auf der rechten Seite.
- Beim Koronarsinusseptumdefekt („unroofed coronary sinus") fehlt das Dach des Koronarsinus, und es besteht somit eine interatriale Kommunikation.

Bei jeder Form besteht ein Links-rechts-Shunt auf Vorhofebene, der zu einer Dilatation des rechten Vorhofs, zu einer Volumenbelastung des rechten Ventrikels und zu einer Lungenüberflutung mit Umbau der Lungengefäße führt.

7.1.2.4 Vorhofseptumdefekt (ASD)

- Der *Ostium-secundum-Defekt (ASD II)* ist am *häufigsten*.
- Es besteht ein *Links-rechts-Shunt auf Vorhofebene*.

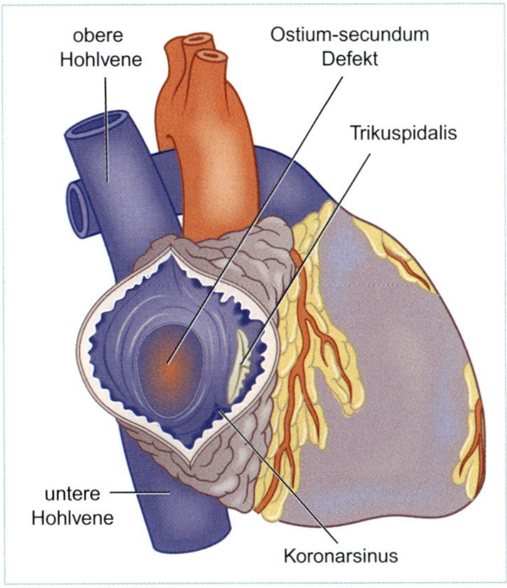

Abb. 7.4 Ostium-secundum-Defekt (Blick in den rechten Vorhof) [L126]

Klinik und Diagnostik

Symptome: Rhythmusstörungen, bronchopulmonale Infekte, sekundäre Trikuspidalinsuffizienz
Diagnostik: Echokardiografie

Therapie

Chirurgischer oder *interventioneller Verschluss*

7.1.2.5 Ventrikelseptumdefekt (VSD)

Häufigster angeborener Herzfehler

Klinik und Diagnostik

Symptome: *Links-rechts-Shunt* auf Ventrikelebene; typisch sind bronchopulmonale Infekte.
Diagnostik: Echokardiografie

Therapie

- Interventionell oder operativ, z. B. Goretexpatch
- AV-Block III° bei ca. 1% der Betroffenen

Klinik und Diagnostik

Durch die Dilatation des rechten Vorhofs entstehen Rhythmusstörungen, durch den vermehrten Lungenfluss rezidivierende bronchopulmonale Infekte. Im Endstadium liegt eine irreversible pulmonale Hypertonie vor (Eisenmenger Reaktion mit Shunt-Umkehr, nun von rechts nach links mit konsekutiver Zyanose, ➤ Kap. 7.1.1.2). Würde man den ASD dann verschließen, käme es zum Rechtsherzversagen, weshalb der ASD-Verschluss dann mit einer Lungentransplantation kombiniert werden muss. Diagnostisch zeigt die TTE den Links-rechts-Shunt auf Vorhofebene.

Therapie

Der ASD wird im Vorschulalter verschlossen. Dafür kommt ein interventioneller Verschluss mit Occluder (Herzkatheter) infrage. Falls dies technisch nicht möglich ist (fehlender Rand bzw. Overlap zum Verankern), ist ein chirurgischer Verschluss mit Patch indiziert. Der Eingriff wird meist minimalinvasiv über eine rechtslaterale Minithorakotomie oder eine untere Hemisternotomie durchgeführt.

7.1.2.5 Ventrikelseptumdefekt (VSD)

Der VSD ist der häufigste angeborene Herzfehler. Abhängig von der Lage unterscheidet man (➤ Abb. 7.5):

- Konusseptumdefekt („Outlet-Defekt", subaortaler oder subpulmonaler VSD)
- Perimembranöser VSD (am häufigsten)
- Muskulärer VSD
- Inlet-VSD (AV-Kanal-Typ)

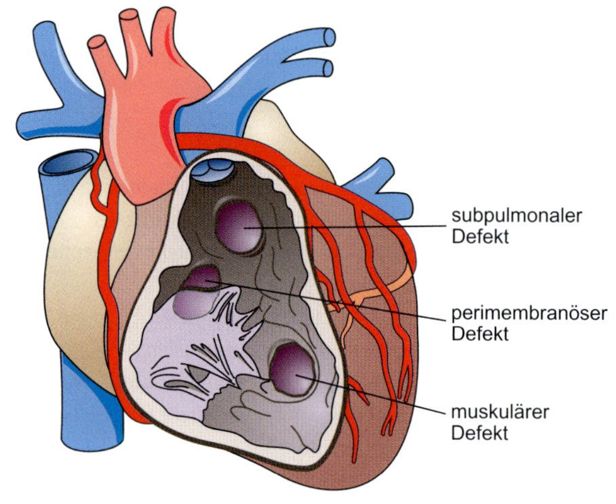

Abb. 7.5 Drei Varianten des Ventrikelseptumdefekts (Outlet-Defekt = subpulmonaler Defekt = Konusseptumdefekt, perimembranöser Defekt, muskulärer Defekt). Die Vorderwand des rechten Ventrikels ist entfernt. [L106]

Klinik und Diagnostik

Es besteht ein Links-rechts-Shunt auf Ventrikelebene, der aufgrund des vermehrten Lungenflusses zu einer Volumenbelastung des linken Ventrikels und zur Linksherzinsuffizienz führt. Es besteht die Gefahr einer Eisenmenger-Reaktion (➤ Kap. 7.1.1.2). Typisch sind rezidivierende bronchopulmonale Infekte. Das Risiko einer Endokarditis ist erhöht und es kann eine Aortenklappeninsuffizienz entstehen (insbesondere beim subaortalen Defekt können Aortenklappentaschen durch die Verwirbelungen in den Defekt gesaugt werden).

In der TTE sind ein Links-rechts-Shunt auf Ventrikelebene, die Vergrößerung des linken Ventrikels und evtl. eine Aortenklappeninsuffizienz nachzuweisen.

Therapie

Kleine Defekte können sich spontan verschließen. Muskuläre Defekte eignen sich für einen interventionellen Verschluss. Die meisten VSD werden mit einem Goretexpatch an der Herz-Lungen-Maschine im Alter von 3–6 Monaten verschlossen, um eine pulmonale Hypertonie zu vermeiden. Bei ca. 1 % kommt es zu einem AV-Block III° mit der Notwendigkeit der Implantation eines permanenten Herzschrittmachers. Wenn bereits Neugeborene (fragiles Gewebe!) durch den VSD symptomatisch sind, kann palliativ ein Banding der Pulmonalarterie angelegt werden, um den Lungenfluss bis zur Korrektur-OP zu verringern.

7.1.2.6 Fallot-Tetralogie

Die Kombination aus Pulmonalstenose (valvulär/infundibulär), Rechtsherzhypertrophie, VSD und reitender Aorta (über dem VSD) nennt man Fallot-Tetralogie (➤ Abb. 7.6). Die Extremform des Fallot ist eine Pulmonalatresie mit VSD. Hier ist die Lungendurchblutung meist in Form von Kollateralen aus der Aorta gegeben.

7.1.2.6 Fallot-Tetralogie
Tetralogie aus Pulmonalstenose, Rechtsherzhypertrophie, Ventrikelseptumdefekt und reitender Aorta (➤ Abb. 7.6)

ABB. 7.6

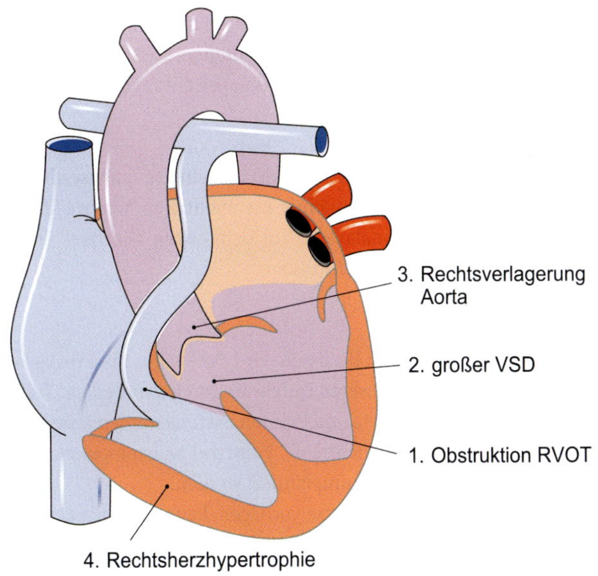

Abb. 7.6 Die 4 Charakteristika der Fallot-Tetralogie. 1. Der rechtsventrikuläre Ausflusstrakt (RVOT) ist verengt, entweder durch eine subvalvuläre Enge oder durch eine Pulmonalklappenstenose. 2. Ein großer, hoch im Septum liegender Defekt (VSD), der je nach Größe zum Druckausgleich zwischen beiden Kammern führt. 3. Die Mündung der Aorta liegt nicht komplett im linken Ventrikel, sondern ist über den Septumdefekt nach rechts verschoben. 4. Der rechte Ventrikel hypertrophiert aufgrund der Druckbelastung. [L141]

Klinik und Diagnostik

Je nach Ausprägung der Pulmonalstenose kann es zu hypoxämischen Anfällen kommen (Rechts-links-Shunt). Andererseits besteht durch die Pulmonalstenose trotz des großen VSD nicht die Gefahr der Lungenüberflutung. Charakteristisch ist die Hockstellung, die die Kinder einnehmen, um den systemischen Widerstand zu erhöhen, weil damit der Rechts-links-Shunt weniger wird.

Charakteristisch sind im EKG Rechtsherzbelastungszeichen, im Röntgen-Thorax die „Holzschuhform" des Herzens und in der TTE die Pulmonalstenose, die rechtsventrikuläre Hypertrophie und der VSD (Holzschuhform = Konfiguration des Herzens mit stark eingezogener Herztaille).

Klinik und Diagnostik
Symptome:
- Rechts-links-Shunt
- Hypoxämie
- Rechtsherzbelastungszeichen

Diagnostik: Echokardiografie

Therapie

Die Korrekturoperation wird bis zum 6. Lebensmonat durchgeführt. Sie umfasst den VSD-Verschluss, evtl. eine Pulmonalklappenkommissurotomie, die Resektion von hypertrophiertem Muskel subvalvulär (= infundibulär) und evtl. einen sog. transannulären Patch, d. h. das Aufschneiden des rechtsventrikulären Ausflusstraktes über die Klappe (mit der Folge einer Pulmonalinsuffizienz und im Verlauf RV-Dilatation).

Sollte bereits unmittelbar nach Geburt wegen schlechter Sättigung eine Palliation nötig sein, kann man einen Ductus- oder RVOT-Stent (RVOT = „right ventricular outlet tract") oder einen modifizierten Blalock-Taussig-Shunt anlegen (vom Truncus brachiocephalicus zur rechten Pulmonalarterie).

Für die Korrektur der Pulmonalatresie mit VSD ist neben dem VSD-Verschluss meist ein klappentragendes Conduit vom rechten Ventrikel zur Pulmonalarterie nötig. Sollten große aortopulmonale Kollateralen vorhanden sein, müssen diese erst „unifokalisiert" werden, d. h. alle zusammen an die nativen Pulmonalarterien angenäht werden.

Therapie
Operation bis zum 6. Lebensmonat

7.1.2.7 Transposition der großen Arterien (TGA)

TGA: systemvenöses Blut gelangt über den rechten Ventrikel in die Aorta; pulmonalvenöses Blut gelangt über den linken Ventrikel in die Pulmonalarterie; *lebensfähig* ist eine TGA nur bei offener fetaler Kurzschlussverbindung (Foramen ovale, Ductus arteriosus)
Kongenital korrigierte TGA: physiologisch korrekt, aber rechter Ventrikel pumpt systemisch, langfristige Überlastung und Herzinsuffizienz, häufig Begleitfehlbildungen (VSD, Pulmonalstenose)

Klinik und Diagnostik

Symptome: Zyanose, metabolische Azidose
Diagnostik: Echokardiografie

Therapie

- *Operativ* in den ersten Lebenstagen
- Längere Wartezeit bei begleitendem *VSD* und *Pulmonalstenose* möglich
- Bei kongenital korrigierter TGA ist langfristig eine *Herztransplantation* indiziert

7.1.2.7 Transposition der großen Arterien (TGA)

Bei der **„einfachen" TGA** kommt das systemvenöse Blut aus den Hohlvenen in den rechten Ventrikel, aus dem die Aorta abgeht. Das pulmonalvenöse Blut drainiert in den linken Ventrikel, aus dem die Pulmonalarterie abgeht. Dieser Zustand kann nur überlebt werden, wenn die Kurzschlussverbindungen aus dem Fetalkreislauf offen gehalten werden, um das Blut zu mischen (persistierendes Foramen ovale, Ductus arteriosus). **„Komplex" wird eine TGA,** wenn ein VSD und/oder eine Obstruktion des linksventrikulären Ausflusstrakts (hier: Pulmonalstenose) vorhanden ist.

Bei der **kongenital korrigierten Transposition** drainiert das Hohlvenenblut über die Mitralklappe in den linken Ventrikel, aus dem die Pulmonalarterie abgeht. Das pulmonalvenöse Blut drainiert über die Trikuspidalklappe in den rechten Ventrikel, aus dem die Aorta abgeht. Obwohl physiologisch „korrigiert" ist hier für den Langzeitverlauf bedeutsam, dass der systemische Ventrikel ein anatomisch rechter Ventrikel ist, der nicht darauf ausgelegt ist, ein Leben lang systemische Drücke zu pumpen: Meist kommt es zur Herzinsuffizienz. Auch hier können zusätzlich ein VSD und eine Pulmonalstenose auftreten.

Klinik und Diagnostik

Bei der einfachen TGA ist die führende Symptomatik direkt nach Geburt die schwere Zyanose, die aufgrund der Minderversorgung der Peripherie mit Sauerstoff rasch zu einer metabolischen Azidose führt. In der TTE kommt die Aorta aus dem rechten und die Pulmonalarterie aus dem linken Ventrikel. Der Ductus arteriosus ist offen, ein persistierendes Foramen ovale ist nachweisbar.

Therapie

Die Transposition wird in den ersten Lebenstagen operiert. Bis dahin wird der Ductus mit Prostaglandinen offen gehalten, evtl. ist eine Ballonatrioseptostomie zur besseren Durchmischung erforderlich. Technik der Wahl ist die arterielle Switch-Operation (➤ Abb. 7.7): Aorta und Pulmonalarterie werden jeweils oberhalb der Klappe durchtrennt und mit dem jeweils anderen „richtigen" Ventrikel anastomosiert. Zusätzlich müssen die beiden Koronarien in die neue Aortenwurzel umimplantiert werden.

Wenn zusätzlich zur TGA ein VSD und eine Pulmonalstenose vorliegen, kann man mit der Operation einige Zeit warten, da der VSD eine Durchmischung des Blutes garantiert und die Pulmonalstenose eine

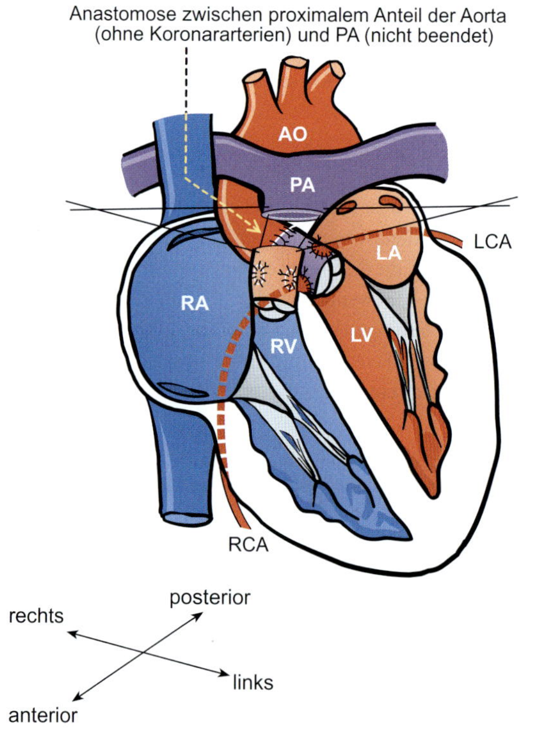

Abb. 7.7 Prinzip der arteriellen Switch-Operation. Man verbindet dabei den proximalen Anteil der Aorta mit der Bifurkation der Pulmonalis und den proximalen Anteil der Pulmonalis mit dem distalen Teil der Aorta ascendens. Um eine arterielle Versorgung der beiden Koronararterien zu gewährleisten, werden sie in den proximalen Anteil der Pulmonalis reimplantiert (ge„switched"). RA = rechtes Atrium, RV = rechter Ventrikel, LA = linkes Atrium, LV = linker Ventrikel, AO = Aorta, PA = Pulmonalis, LCA = linke Koronararterie, RCA = rechte Koronararterie [L141]

Lungenüberflutung verhindert. Als Korrektur-OP kommt dann die Rastelli-Operation infrage, bei der intrakardial für den VSD-Verschluss ein Tunnelpatch angelegt wird, der das Blut aus dem linken Ventrikel zur Aorta leitet und den VSD verschließt. Zusätzlich wird eine Verbindung vom rechten Ventrikel zur Pulmonalarterie mithilfe eines klappentragenden Conduits geschaffen.

Patientinnen mit einer kongenital korrigierten TGA sind langfristig Kandidatinnen für eine Herztransplantation.

7.1.2.8 Koronaranomalien

Unter ALCAPA („anomalous left coronary artery from the pulmonary artery" = Bland-White-Garland-Syndrom) versteht man einen Fehlabgang der linken Koronararterie (LCA) aus der Pulmonalarterie. Unter AAOCA („anomalous aortic origin of a coronary artery") versteht man einen Fehlabgang einer Koronarie (LCA oder RCA) aus dem falschen Sinus, z. B. LCA aus dem rechten Sinus mit (intramuralem) Verlauf zwischen Aorta und Pulmonalarterie.

Klinik und Diagnostik

ALCAPA Im Alter von 6 Wochen (mit physiologischem Abfall des pulmonalvaskulären Widerstandes) kommt es zum Links-rechts-Shunt durch Flussumkehr in der LCA in Richtung Pulmonalarterie („steal"). Dies bewirkt eine Minderversorgung des Myokards mit Ischämiesymptomen (schlechte Pumpfunktion, sekundäre Mitralinsuffizienz, Dilatation des linken Ventrikels).

AAOCA Bei sportlicher Betätigung kommt es zu Ischämiesymptomen (bis hin zum plötzlichen Herztod) durch Kompression der Koronarie.

Koronarangiografie, Rechtsherzkatheter und CT mit 3-D-Rekonstruktion können die fehlabgehende Koronarie am besten darstellen.

Therapie

Bei ALCAPA wird die LCA in die Aorta umimplantiert und eine Patchrekonstruktion der Pulmonalarterie vorgenommen. Bei AAOCA steht ein „Unroofing" (Freilegung) des intramural verlaufenden Segments im Vordergrund, selten ist eine Umimplantation nötig.

> **MERKE** Bei den korrekturbedürftigen angeborenen Herzfehlern ist der OP-Zeitpunkt individuell zu bestimmen und nicht selten ist eine schrittweise Korrektur durch mehrere Operationen notwendig.

7.1.3 Koronare Herzerkrankung

> **NKLC** Kompetenzebene: **2**, klin. Diagnostik, app. Diagnostik, Therapie, Notfall, **Management**

7.1.3.1 Koronare Bypassoperation

Eine koronare Herzerkrankung (KHK) offenbart sich in atheromatösen, später verkalkenden Einlagerungen der Koronararterien (➤ Abb. 7.8), die zur Bildung von Stenosen führen. Betroffen sind alle wichtigen Haupt- und Nebenäste der linken Herzkranzarterie (A. coronaria sinistra, „left coronary artery" = LCA), die sich in den R. interventricularis anterior (RIVA, „left anterior descending" = LAD) und den R. circumflexus (RCX) aufzweigt, sowie die rechte Koronararterie (A. coronaria dextra, „right coronary artery" = RCA). Von einer Hauptstammstenose spricht man, wenn die kurze Strecke der linken Koronararterie vor Aufzweigung in RIVA und RCX eingeengt ist.

Hochgradige – mehr als 70%-ige – Stenosen gelten als signifikant und führen zu symptomatischen Ischämien der betreffenden Myokardareale bei Belastung und evtl. auch in Ruhe.

Ursache eines Infarkts ist in der Regel ein Verschluss eines stenosierten Gefäßes durch aufgepfropfte Thrombosen oder Einblutungen unter der Intima. Außerdem können Myokardinfarkte auch iatrogen entstehen als Komplikation interventioneller Koronarinterventionen, bzw. im Rahmen einer akuten Aortendissektion, wenn die Dissektionsmembran bis in die Koronararterien reicht (➤ Kap. 7.2.1).

7.1.2.8 Koronaranomalien

MERKE

7.1.3 Koronare Herzerkrankung

7.1.3.1 Koronare Bypassoperation

KHK = Stenosierungen der Koronararterien durch atheromatöse, verkalkende Einlagerungen

Hochgradige Stenosen führen zu symptomatischen Ischämien. Infarkte sind oft Folge eines *Verschlusses* eines *stenosierten Gefäßes*.

ABB. 7.8

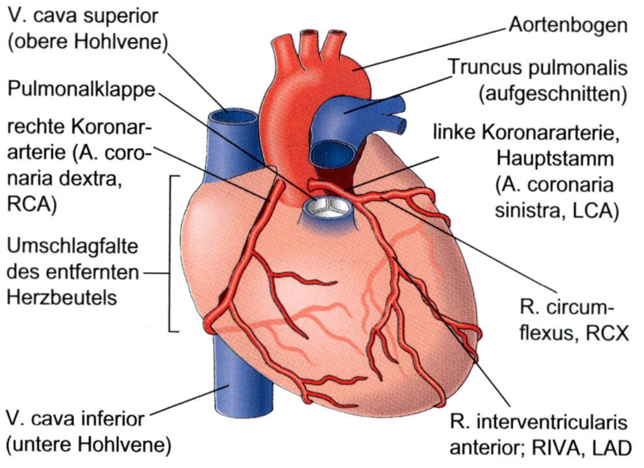

Abb. 7.8 Hauptkoronararterien mit den wichtigsten Nebenästen; LCA = „left coronary artery", LAD = „left anterior descending", RCA = „right coronary artery" [L190]

Klinik und Diagnostik

Symptome: präkordiale Schmerzen mit Ausstrahlung
- *Stabile AP:* belastungsabhängig, in Ruhe rückläufig, regelmäßig auftretend
- *Crescendo-/instabile AP:* Zunahme von Stärke und Häufigkeit
- *Ruhe-AP:* unabhängig von Belastung, Hinweis auf hochgradige Stenose

Warnzeichen: Crescendo-/Ruhe-AP = drohender Myokardinfarkt (akutes Koronarsyndrom)
- STEMI: ST-Hebungen im EKG
- NSTEMI: keine ST-Hebung, aber pos. Troponin

Diagnostik: Anamnese, Belastungs-EKG (ST-Senkung), Koronarangiografie, Linksventrikelfunktion (Echo- oder Ventrikulografie: Hypo-/Akinesien, Ejektionsfraktion)

Therapie und Management

Konservativ, interventionell (Koronarangiografie, PCI) oder *chirurgisch* (koronarer Bypass)

INTERPROFESSIONELLE KOMPETENZ

Klinik und Diagnostik

Symptome Für eine KHK typisch sind präkordiale Angina-pectoris-Schmerzen, die bei Männern meist in den linken Arm, selten in die Kiefergegend oder in das Epigastrium und bei Frauen in das Epigastrium, den Rücken und/oder den Hals ausstrahlen. Man unterscheidet:
- Stabile Angina pectoris: Sie tritt belastungsabhängig auf, klingt in Ruhe ab und kehrt in mehr oder weniger regelmäßigen Abständen und in gleicher Stärke wieder.
- Crescendo-Angina bzw. instabile Angina pectoris: Die Heftigkeit der Schmerzen nimmt zu und die Intervalle zwischen den einzelnen Anfällen werden immer kürzer.
- Ruhe-Angina: Sie ist ebenfalls ein alarmierendes Symptom, ein Zeichen, dass hochgradige Koronarengen vorliegen; nicht selten ist der Hauptstamm selbst befallen.

Crescendo- und Ruhe-Angina sind Vorzeichen eines sich bald ereignenden Myokardinfarkts (= akutes Koronarsyndrom). Hierbei unterscheidet man das akute Koronarsyndrom
- mit ST-Hebungen im EKG (sog. STEMI = ST Elevation Myocardial Infarct) bzw.
- ohne solche Hebungen (NSTEMI = Non-STEMI), der durch einen positiven Troponin-Schnelltest diagnostiziert wird.

Apparative Diagnostik Aufgrund der Anamnese, des Belastungs-EKG (ST-Segment-Senkungen) und der Koronarangiografie stellt man die pathologische Anatomie genau fest. Ventrikulografisch oder – zur Einsparung von Kontrastmittel – echokardiografisch werden Hypo- oder Akinesien des linken Ventrikels verifiziert und die Ejektionsfraktion (Prozentanteil des Schlagvolumens vom enddiastolischen Volumen, Normwert $\geq 60\,\%$) bestimmt.

Therapie und Management

Primär ist die Frage entscheidend, ob ein konservatives Prozedere verfolgt werden kann oder ob ein Eingreifen indiziert ist. Ist eine koronare Revaskularisation erforderlich, kann zwischen interventionellem (PCI) oder offen chirurgischen Verfahren (aortokoronarer Bypass z. B. mit einer oder beiden Aa. thoracicae internae, der A. radialis oder der V. saphena magna) gewählt werden.

INTERPROFESSIONELLE KOMPETENZ Im Idealfall wird die Entscheidung zwischen PCI und koronarer Bypass-Operation in der Diskussion von Kardiologie und Herzchirurgie und ggf. weiteren Disziplinen im „Heart-Team" getroffen (Klasse IC). Relevante Aspekte in der Wahl des Verfahrens sind:
- Ein- und Zweigefäßerkrankungen mit stabiler Angina pectoris und normaler Ejektionsfraktion werden vorwiegend mit einer perkutanen Koronarintervention (PCI) und entsprechender Ballondilatation der Stenose, i. d. R. kombiniert mit einer Stentimplantation, behandelt.
- Zur Abgrenzung der PCI gegen eine operative Versorgung spielen der sog. SYNTAX-Score (Maß für die Anzahl und Komplexität der Koronarstenosen), das Alter und die Begleiterkrankungen der Patientin eine entscheidende Rolle.

KOMPETENZBASIERTES VORGEHEN (NKLC)

Management

- **Erstversorgung (KHK):** Sauerstoff, Nitrate, Analgesie; Einschätzung der Angina pectoris, Belastungs-EKG, Koronarangiografie, Echokardiografie
- **Entscheidungsfindung:**
  - Für eine (aorto)koronare Bypass-OP (vs. konservative Therapie) sprechen:
    - Hauptstammstenose ≥ 50 % bzw. Hauptstamm-Äquivalent (proximale Stenosen von RIVA und RCX)
    - Veränderte Symptomatik der Angina pectoris trotz adäquater medikamentöser Therapie und mindestens Zwei-Gefäß-Erkrankung
    - Patientinnen mit mindestens Zwei-Gefäß-Erkrankung und Ejektionsfraktion < 50 % bei stabiler Angina pectoris
    - Patientinnen mit zusätzlichen Herzklappenvitien, Aortenaneurysmen oder Stenosen an den Karotiden
  - Argumente für eine Operation (vs. PCI):
    - SYNTAX-Score ≥ 23, stark verkalkte Stenosen
    - Jüngeres Alter
    - Diabetes mellitus
    - Reduzierte Pumpfunktion (LVEF ≤ 35 %)
    - Kontraindikation gegen doppelte Thrombozytenaggregationshemmung
    - In-Stent-Re-Stenose
    - Chirurgische Begleiteingriffe (z. B. Aorten-, Herzklappenersatz/-rekonstruktion)
- **Prinzipien der Versorgung:**
  - ACVB (aortokoronarer Venenbypass), meist Segmente aus der V. saphena magna oder z. B. Arteria-mammaria-/Arteria-thoracica-interna-Bypass
  - Bei isolierter Stenosierung des leicht zugänglichen R. interventricularis anterior werden auch minimal-invasive Techniken angewandt („minimally invasive direct coronary artery bypass", MIDCAB).
  - Über eine mediane Sternotomie können auch mehrere Gefäße am schlagenden Herzen („off pump coronary artery bypass", OPCAB) revaskularisiert werden.
  - Für multiple Koronaranastomosen ist in der Regel die Herz-Lungen-Maschine erforderlich, da das Herz nur so zur besseren Exposition und Nahttechnik mithilfe der Kardioplegie stillgelegt werden kann (➤ Kap. 7.1.1.3).
- **Nachbehandlung:** Risikofaktoren der Arteriosklerose behandeln: Einstellen des Nikotinabusus, Senken des LDL-Cholesterins, Einstellen des Diabetes mellitus, Senken des Blutdrucks, Umstellung der Ernährung („best medical therapy")
- **Erfolgsparameter:** Durchgängigkeit des Bypasses, Beschwerderückgang
- **Komplikationen:**
  - Operationsletalität in Deutschland 2–3 %
  - Perioperative Myokardinfarkte in etwa 4 % der Fälle (sind in der Regel klein und werden überlebt)
  - Bypass-Verschlüsse: primär bleiben 85 % der Venen durchgängig und 92 % der Arterien; langfristig (8–10 Jahre) bleiben 50–60 % der Vena-saphena-magna-Segmente offen und über 90 % der Thoracica-interna-Implantate

KOMPETENZBASIERTES VORGEHEN

CAVE Bei den Bypass-Verschlüssen handelt es sich um fortschreitende arteriosklerotische Veränderungen, die auch die nativen Koronarien betreffen können.

CAVE

7.1.3.2 Herzchirurgische Eingriffe beim akuten Myokardinfarkt

Mögliche Gründe für einen herzchirurgischen Eingriff nach Myokardinfarkt sind weiter bestehende Angina-pectoris-Symptome, eine fehlgeschlagene PCI, die Ruptur des Ventrikelseptums, eine Mitralinsuffizienz oder ein andauernder kardiogener Schock:

- Angina-pectoris-Symptome: Sie sind selten und kommen i. d. R. nach perkutaner Intervention, ggf. nach Lysebehandlung oder nach der interventionellen Aspiration von koronaren Thromben vor. Es besteht dann die Indikation für eine notfallmäßige Revaskularisation. Dabei ist zu berücksichtigen, dass akute operative Revaskularisationsmaßnahmen – innerhalb von Stunden oder Tagen nach Myokardinfarkten durchgeführt – ein erhöhtes OP-Risiko aufweisen.
- Fehlgeschlagene PCI: Beispiele sind eine iatrogene Okklusion oder die Dissektion von Koronarien. Die erforderlichen Notfalleingriffe gehen mit einem leicht erhöhten Operationsrisiko einher. Ein Myokardinfarkt kann nicht in allen Fällen verhindert werden.
- Ruptur des Ventrikelseptums: Sie ist Folge eines akuten Infarktgeschehens und tritt innerhalb von Tagen auf. Es ist ein konsekutiver Links-rechts-Shunt möglich oder aber – infolge von Nekrosen eines Papillarmuskels bei Hinterwandinfarkt – eine Mitralinsuffizienz. Unter diesen Umständen kann als Notfalleingriff der Verschluss des Septumdefekts mit Kunststoff-Patch oder der Mitralklappenersatz erforderlich werden.
- Kardiogener Schock: Er erfordert eine IABP (intraaortale Ballonpumpe), ECMO (extrakorporale Membranoxygenierung), Impella-Pumpe oder ein linksventrikuläres Unterstützungssystem (LVAD).

7.1.3.2 Herzchirurgische Eingriffe beim akuten Myokardinfarkt

Indikationen für OP nach Infarkt:

- *Persistierende AP-Symptome,* z. B. nach PCI, Lyse oder Thrombektomie → Notfall-Revaskularisation (OP-Risiko postinfarktbedingt erhöht)
- *Fehlgeschlagene PCI,* z. B. iatrogene Okklusion/Dissektion → Not-OP
- *Ventrikelseptumruptur,* tritt Tage nach Infarkt auf → Septumverschluss (Patch)
- *Papillarmuskelabriss* → Mitralklappenersatz
- *Kardiogener Schock* → Maßnahmen wie IABP, ECMO, Impella, LVAD

7.1.3.3 Herzwandaneurysmen

Häufig Folge von ausgedünnten Narben *nach Infarkt*

Aneurysmen der Herzwand entstehen nach großen Infarkten, die alle Wandschichten betreffen. Die ausgedünnten Narben wölben sich durch den systolischen linksventrikulären Druck dyskinetisch vor. Ursache ist meist ein Vorderwandinfarkt aufgrund eines proximalen Verschlusses des R. interventricularis anterior, seltener ist die Hinterwand betroffen (Verschluss des RCX bzw. der RCA).

Klinik und Diagnostik

Symptome: anfangs oft symptomlos, im Verlauf kommt es zur Herzinsuffizienz
Diagnostik: EKG, Röntgen, Echokardiografie, Koronarangiografie, Ventrikulografie, CT, MRT

Symptome Herzwandaneurysmen verlaufen in der Regel anfänglich symptomlos, später kommt es zur Herzinsuffizienz wegen herabgesetzter Pumpfunktion mit hohem enddiastolischen Druck im linken Ventrikel. Eine Embolie (aufgrund von abgeschwemmten intrakavitären Thromben) ist selten. Bestehen zusätzliche, hämodynamisch signifikante Engen an Koronararterien, kann es zur Angina pectoris kommen; Tachykardien sind ebenfalls nicht selten.

Apparative Diagnostik Sie umfasst EKG, Röntgenbild, Echokardiografie, Herzkatheter und Ventrikulografie, CT, MRT (Vitalität).

Therapie

Operation mit EKZ

Unter extrakorporaler Zirkulation eröffnet man das kardioplegisch still gelegte Herz im Bereich des Aneurysmasacks längs (➤ Kap. 7.1.1.3). Das Narbengewebe wird bis nahezu an den Rand der intakten Muskulatur abgetragen. Die entstehende große Öffnung in der linken Herzkammer verschließt man mit fortlaufender Naht über Filzstreifen. Alternativ kann der Defekt auch mit einem Kunststoff-Patch verschlossen werden.

7.1.4 Erworbene Herzklappenfehler

NKLC

Herzklappenerkrankungen

Kompetenzebene: **2**, klin. Diagnostik, app. Diagnostik, Therapie, Notfall, **Management**

Bakterielle Endokarditis

Kompetenzebene: **1**, klin. Diagnostik, app. Diagnostik, Therapie, **Notfall**, **Management**

7.1.4.1 Aortenklappenstenose und -insuffizienz

Angeboren oder *degenerativ* erworben

Aortenklappeninsuffizienz als Folge einer Aortenwurzeldilatation, bei genetischen Erkrankungen oder bei Entzündungen (Endokarditiden)

Häufige Ursachen von Herzklappenerkrankungen in Aortenposition sind angeborene Fehlbildungen (bikuspide oder monokuspide Klappe) sowie kalzifizierende Stenosen, die degenerativ entstehen (Atherosklerose) oder Folge einer Endokarditis sind.

Eine **Aortenklappeninsuffizienz** wird bei einer Dilatation der Aortenwurzel beobachtet. Auch die zystische Medianekrose (autosomal-dominant vererbt) und das Marfan-Syndrom gehen mit einer Schwächung der Klappenstützgewebe einher und kommen als Ursache infrage. Aortenklappeninsuffizienzen treten auch nach Endokarditiden auf. So nehmen in jüngerer Zeit primär bakterielle Entzündungen vor allem an der Aortenklappe wieder zu, z. B. die durch *Streptococcus viridans* oder *Staphylococcus aureus* hervorgerufenen Endokarditiden mit einem rasch zur Herzinsuffizienz führenden Verlauf.

7.1.4.2 Mitralklappenstenose und -insuffizienz

Die *Mitralklappeninsuffizienz* ist die häufigste Mitralklappendysfunktion. Sie ist häufig Folge einer Degeneration oder tritt nach Infarkt auf.

Mitralklappenstenosen können Folge des rheumatischen Fiebers sein (mit jahrelanger Latenz).

Die **Mitralklappeninsuffizienz** ist inzwischen die häufigste Funktionsstörung der Mitralklappe. Die Chordae sind verlängert und ausgedünnt, ganze Gruppen können ausreißen. Aufgrund von degenerativen Veränderungen oder infolge einer Bindegewebserkrankung (Morbus Barlow) kommt es zum Prolaps meist des posterioren, manchmal auch beider Mitralsegel. Für eine ischämisch bedingte Mitralinsuffizienz, vor allem nach Hinterwandinfarkt, sind eine Klappenringdilatation und/oder eine Papillarmuskeldysfunktion die Ursache. Ein zentraler Schluss der Segel wird dann unmöglich.

Ursache der **Mitralklappenstenose** ist das heute seltene sog. rheumatische Fieber. Typischer Primärinfekt dieser reaktiven Autoimmunerkrankung ist oft eine Tonsillitis (Infektion mit A-Streptokokken meist bei Kindern/Jugendlichen).

7.1.4.3 Mehrfachklappenfehler

Nicht selten treten Kombinationen von Klappenfehlern auf. Die *Pulmonalklappe* ist fast *nie betroffen.*

Sie sind nicht selten, wobei in erster Linie Mitral- und Aortenklappe gemeinsam befallen sind. Seltener ist die Trikuspidalklappe noch zusätzlich erkrankt. Meist handelt es sich dann um eine Ringdilatation, etwa bei einem pulmonalen Hochdruck. Die Pulmonalklappe ist praktisch nie erkrankt.

Klinik und Diagnostik

Symptome Die Symptomatik geht am besten aus der Einteilung der New York Heart Association hervor (➤ Tab. 7.1). Typisch sind bei:

- Aortenklappenstenose: Dyspnoe, Angina pectoris, Synkopen
- Aortenklappeninsuffizienz: lange asymptomatisch, im Spätstadium Dyspnoe
- Mitralklappenstenose: Dyspnoe, Vorhofflimmern
- Mitralklappeninsuffizienz: je nach Ausmaß und Dauer zunehmende Herzinsuffizienz

Die Diagnose wird klinisch mithilfe der Anamnese und durch Auskultation gestellt.

Apparative Diagnostik Eine absolute Arrhythmie im EKG spricht für einen fortgeschrittenen Mitralklappenfehler. Pathognomonisch sind hierfür auch periphere Embolien, ausgehend von Thromben im linken Vorhofohr. Beim Thorax-Röntgenbild kommt es im Verlauf vor allem auf die rasche Zunahme der linksventrikulären Größe an. Die Indikation zur Operation wird schließlich gestellt, wenn die Ergebnisse von Echokardiogramm und Herzkatheteruntersuchung (Koronarangiografie) vorliegen, ggf. kombiniert mit einer Darstellung der Herzhöhlen und großen Gefäße.

Klinik und Diagnostik

Symptome: fast immer Dyspnoe; typisch für die Aortenklappenstenose sind außerdem Synkopen

Diagnostik: Anamnese, Auskultation, EKG, *Echokardiografie,* Röntgen, Herzkatheter

Therapie und Management

Therapie der Endokarditis

Eine floride Endokarditis sollte zunächst mit Antibiotika behandelt werden. Besteht weiterhin Fieber, vergrößern sich selbst unter Therapie die Vegetationen auf der Klappe oder verschlechtert sich der Gesamtzustand der Patientin aufgrund einer zunehmenden Klappeninsuffizienz, ist sofort eine Klappenimplantation indiziert.

Therapie und Management

Therapie der Endokarditis: *Antibiotika,* bei Verschlechterung oder ausbleibender Besserung: *Klappenoperation*

KOMPETENZBASIERTES VORGEHEN (NKLC)

Notfall

Endokarditis: Bei fulminantem Verlauf besteht die Gefahr einer Sepsis mit der Möglichkeit septischer Streuung und akut tödlichem Verlauf.

Management Endokarditis

- **Erstversorgung:** Blutkultur, Echokardiografie (Nachweis der Vegetationen), Antibiotika
- **Entscheidungsfindung:** kritisch sind persistierendes Fieber, Vergrößerung der Vegetationen auf der Klappe, Verschlechterung des Gesamtzustands → Klappenimplantation
- **Prinzipien der Versorgung:** Antibiotika, ggf. chirurgische Therapie
- **Nachbehandlung:** ggf. chirurgische Therapie bei Klappendefekten, ggf. weitere Fokussuche
- **Erfolgsparameter:** Rückgang der Entzündungszeichen, Besserung des Gesamtzustands
- **Komplikationen:** letaler Verlauf

Management Herzklappenerkrankung

- **Erstversorgung:** Diagnosebestätigung und Ermittlung des Schweregrades, Behandlung einer evtl. aktiven Endokarditis
- **Entscheidungsfindung:** Indikationen zur OP → aktive Endokarditis, mindestens NYHA-Schweregrad II–III, keine schwere Begleiterkrankung
- **Prinzipien der Versorgung:** plastisch-rekonstruktiver Eingriff vs. Klappenersatz vs. TAVI bzw. Clipping
- **Nachbehandlung:** Dauerbehandlung mit Cumarinen, INR-Überwachung bei mechanischen Klappen
- **Erfolgsparameter:** Besserung von Symptomatik und funktionellen Parametern
- **Komplikationen:** OP-Letalität 3–5 %, 5-Jahre-Überlebensrate über 90 % (Einfachersatz) bzw. 70 % (Mehrfachersatz)

KOMPETENZBASIERTES VORGEHEN

OP-Indikation

Eine Operation kommt bei einem NYHA-Schweregrad von mindestens II–III infrage. Während es bei Patientinnen jüngeren Alters mit einer Aortenklappenerkrankung– außer bei starken Verkalkungen der Aorta ascendens („Porzellanaorta") – kaum Einschränkungen der Indikation gibt, können bei Mitralklappenvitien schwere Begleiterkrankungen (z. B. pulmonale Hypertonie, irreversible Leber- und Nierenveränderungen) Kontraindikationen für eine Operation sein. Alternativ kommen für diese Patientinnen in Aortenposition eine transkutane Aortenklappenimplantation (TAVI) bzw. in Mitralposition ein Clipping (d. h. interventionelles Zusammenheften von anteriorem und posteriorem Mitralsegel) infrage.

OP-Indikation: ab NYHA II–III; Alternativen zur offenen OP sind z. B. die TAVI in Aortenposition oder Clipping bei Mitralklappeninsuffizienzen

MERKE Immer mehr Klappen werden im höheren Alter ersetzt, zusätzliche koronarchirurgische Maßnahmen sind deshalb nicht selten.

MERKE

Plastisch-rekonstruktiver Einsatz: erste Wahl

Plastisch-rekonstruktiver Einsatz

Prinzipiell sollte man bei der Auswahl der Techniken zunächst an einen plastisch-rekonstruktiven Eingriff denken. Diese Eingriffe werden über eine mediane Sternotomie oder auch minimalinvasiv über eine partielle obere Sternotomie bzw. eine Minithorakotomie rechts durchgeführt:

- Undichte Mitral- bzw. Trikuspidalklappen werden durch Exzision pathologischer Anteile, Anheften von abgerissenen Chordae (z. B. mit PTFE-Neochordae), Raffen des Anulus (z. B. durch einen Metallring nach Carpentier) wieder kompetent.
- Seltener erscheinen plastische Eingriffe auch an der Aortenklappe indiziert.
- Bei nicht verkalkter, reiner Mitralstenose ist eine offene Kommissurotomie (mit Herz-Lungen-Maschine am still gelegten Organ) möglich und indiziert. Eine geschlossene Kommissurotomie (ohne Herz-Lungen-Maschine) wird heute ausschließlich durch eine katheterinterventionelle Ballondilatation vorgenommen.

Klappenersatz: wenn eine Plastik nicht möglich ist; unterscheide:
- Mechanische Doppelflügelklappen
- Biologische Klappen

Klappenersatz

Ist eine Plastik nicht möglich, wird ein Klappenersatz erforderlich:

- Dabei entfernt man in Aortenposition zunächst die gesamte erkrankte Klappe und säubert auch den Klappenring von Verkalkungen.
- In Mitralposition wird in der Regel ein Teil des Klappen-Halteapparats belassen, um einer Dilatation des linken Ventrikels vorzubeugen.

Modelltypen Als Prothesen stehen folgende Modelltypen zur Verfügung:

- **Mechanische Doppelflügelklappen** (z. B. Abbott/St. Jude, Medtronic, On-X), wobei die gesamte Prothese aus Pyrolit-Carbon besteht (➤ Abb. 7.9). Doppelflügelklappen weisen eine günstige postoperative Hämodynamik auf, d. h. den geringsten Druckverlust, und sind daher jetzt die einzig mechanischen Ventile.
- **Biologische Klappen:** Es handelt sich dabei entweder um Aortenklappen vom Schwein, die mit niedrigprozentigem Glutaraldehyd konserviert und auf Rahmen aufgezogen sind, oder um Prothesen aus Rinderperikard (➤ Abb. 7.9). Die Anwendung biologischer Klappen ist an bestimmte Indikationen gebunden (Kinderwunsch bei Frauen oder die Unmöglichkeit einer genauen ärztlichen Überwachung, höheres Alter ≥ 65 Jahre).

Alle Klappen sind in der Regel mit einem Ring aus Teflon oder Dacron zum Einnähen ausgestattet – Ausnahme: Homografts oder rahmenlose Schweineklappen.

Alle Klappenprothesen weisen einen gepolsterten Ring auf, der mit Dacron oder Teflon überzogen ist und zum Einnähen dient. Eine Ausnahme sind in dieser Hinsicht **Homografts** (menschliche antibiotikakonservierte Aortenklappen), die ohne Bügel („frei") als Bulbusersatz („Miniroot"-Technik) in Aortenposition eingenäht werden (➤ Abb. 7.9). Homografts haben die günstigste Hämodynamik aller Klappenprothesen, ähnlich wie glutaraldehydfixierte rahmenlose Schweineklappen (sog. Stentless-Valves).

- Klappenprothesen können *thrombogen* wirken
- Nur *Vitamin-K-Antagonisten* sind zur Antikoagulation zugelassen – bei *mechanischen Klappen lebenslange Therapie* erforderlich

Thrombogenität Als Fremdkörper im Blutstrom können Klappenprothesen Anlass zur Bildung von Thromben geben; diese Thrombogenität ist am höchsten bei mechanischen Ventilen, niedriger bei biologischen und am niedrigsten bei Homografts. Prothesen in Mitralposition sind in dieser Hinsicht gefährlicher als jene auf Aortenebene. Eine Dauerantikoagulanzien-Behandlung mit Cumarinen (z. B. Phenprocoumon, Warfarin) ist bei allen mechanischen Klappen obligat. DOAK sind keine zugelassene Alternative. Diese Therapie setzt eine Überwachung mithilfe des INR-Wertes (International Normalized Ratio: lokal durchgeführte Quick-Wert-Bestimmung im Verhältnis zum internationalen Standard) voraus. Patientinnen mit mechanischen Klappen benötigen Werte, die zwischen 2 und 3 (Aortenposition) und 2,5 und 3,5 (Mitralposition) liegen. Bei biologischen Klappen ist in der Regel eine Antikoagulanzien-Dauerbehandlung nicht notwendig – ein regelmäßiger Sinusrhythmus vorausgesetzt. Keine Antikoagulation benötigen Patientinnen mit Homografts, die von allen Klappen die günstigste Hämodynamik aufweisen. Mechanische Ventile sind lebenslang haltbar, was auf biologische Klappen nicht zutrifft (Laufzeit 7–25 Jahre).

- Operationsletalität zwischen 3 und 5 %
- 5-Jahres-Überlebensraten zwischen 70 und 90 % (Mehrfach- bzw. Einfachklappenersatz)

Letalität Die Operationsletalität liegt heute beim einfachen Aortenklappenersatz je nach Schweregrad um 3 %, bei Mitralklappenersatz infolge der begleitenden Organschäden (Lunge, Leber, Niere) um 5 %. Das Risiko beim Mehrfachklappenersatz ist entsprechend höher, auch weil bei diesen Fällen von vornherein eine schlechtere Ausgangssituation der Patientin besteht. Die Spätergebnisse nach Klappenersatz sind in Anbetracht des Grundleidens gut; über 90 % (Einfachersatz) bzw. 70 % (Mehrfachersatz) der Operierten leben nach 5 Jahren.

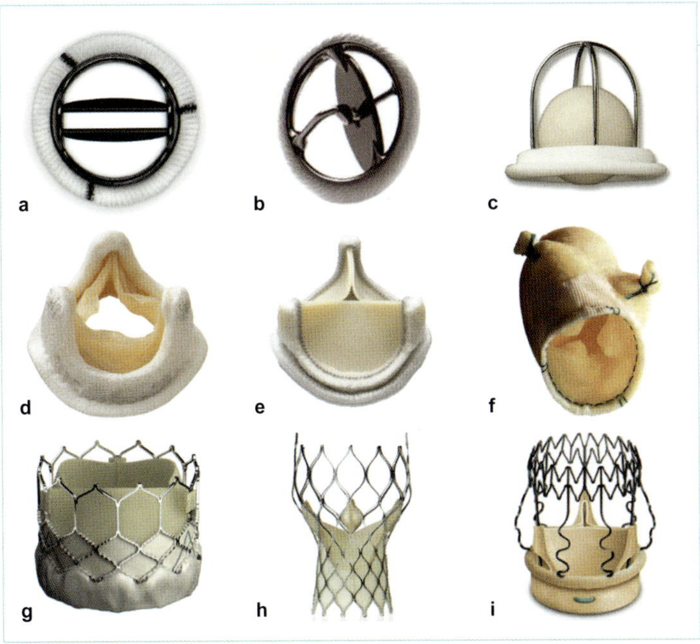

Abb. 7.9 Verschiedene Herzklappenprothesen; Beispiele mechanischer und biologischer Prothesen zum Herzklappenersatz [G566-001]
a) Zweiflügelige mechanische St. Jude-Klappe
b) Medtronic Hall mechanische Einscheiben-Kipp-Prothese
c) Starr-Edwards Kugel-Ventil-Klappe
d) Biologische gerüstgestützte (porcine) Medtronic Mosaic Klappenprothese
e) Biologische, gerüstgestützte Edwards Magna Klappenprothese (aus bovinem Perikard)
f) Gerüstfreie, biologische (porcine) Medtronic Freestyle Klappe
g) Biologische, perkutan (katheterinterventionell) implantierbare, ballonexpandierbare Edwards SAPIEN 3 Klappe
h) Biologische, perkutan implantierbare, selbstentfaltende Medtronic CoreValve Evolut Klappenprothese
i) Nahtfreie, biologische Sorin Perceval Klappe

ABB. 7.9

Transcatheter Aortic Valve Implantation (TAVI)

Gerade bei älteren und multimorbiden Patientinnen kommt der TAVI eine zunehmende Bedeutung zu. Hierbei wird über die Leiste oder alternativ transapikal, transaxillär oder transaortal eine zusammengefaltete („gecrimpte") Klappenbioprothese, die vom Hersteller auf ein Nitinol-Gerüst aufgezogen wurde, über einen Führungsdraht in die degenerierte Aortenklappe geführt und dort freigesetzt – entweder (bei selbst expandierenden Klappenprothesen) durch Zurückziehen einer Hülse oder durch Ballonexpansion unter tachykarder Stimulation des Herzens („rapid pacing").

Durch zahlreiche randomisierte Studien konnte die Gleichwertigkeit des Verfahrens, mittlerweile auch im niedrigeren Risikobereich nachgewiesen werden. Es bleiben Fragen zur Haltbarkeit und einer erhöhten Schrittmacherrate durch AV-Blockierung offen, relevante paravalvuläre Lecks sind bei TAVI-Prothesen der neueren Generation selten geworden.

TAVI: zusammengefaltete Bioprothese für interventionellen Einsatz, gleichwertiges Verfahren mit niedrigerem Risiko, aber unklare Langzeithaltbarkeit und Risiko einer AV-Blockierung

Composite-Graft

Erkrankungen der Aortenwand (akute Dissektion, Aneurysmen des aszendierenden Bereichs) involvieren nicht selten die Aortenklappe. Dann ist ein sog. Composite-Graft (Aortenklappenprothese, die in eine Gefäßprothese inkorporiert ist) erforderlich. Hierfür näht man die Ostien für die rechte und linke Koronararterie in die Gefäßprothese ein, um den Blutfluss des Myokards zu sichern (Operation nach Bentall und de Bono, ➢ Abb. 7.10).

Composite-Graft: Aortenklappenprothese in einer Gefäßprothese, wird z. B. bei Dissektionen eingesetzt (➢ Abb. 7.10)

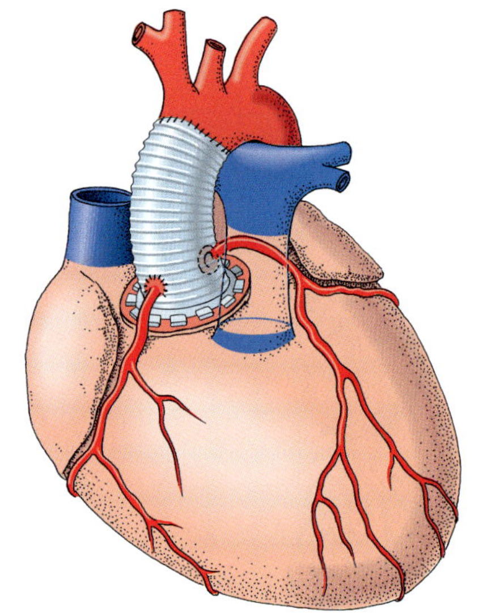

Abb. 7.10 Ersatz der Aorta ascendens mit einem „Composite-Graft" – einer Gefäßprothese, in die eine künstliche Herzklappe eingenäht ist. Beide Koronararterien sind reimplantiert. [L190]

7.1.5 Tumoren des Herzens

NKLC
Vorhofmyxom
Kompetenzebene: **1**, klin. Diagnostik, app. Diagnostik, Therapie, Notfall, Management

Geschwülste des Herzens sind außerordentlich selten (0,06 % aller Tumoren) und für die Chirurgie höchstens in Gestalt der Vorhofmyxome und Fibroelastome bedeutsam. Gelegentlich kommen auch myxomatös entartete Thromben vor, sehr selten Rhabdomyome, Lipome und Angiome.

Bösartige Tumoren des Myokards, meist Rhabdomyosarkome oder Angioblastome, sind für eine konventionelle chirurgische Behandlung nicht zugänglich. Gelegentlich ist das Herz Sitz von metastatischen Absiedlungen, in erster Linie beim Melanom und Lungenkarzinom, aber auch bei Brusttumoren oder Leukämie.

Klinik und Diagnostik

Symptome Myxome, die gewöhnlich vom Vorhofseptum ausgehen, verursachen Beschwerden dadurch, dass sie das (meist) linke Atrium ausfüllen und den Blutzustrom zum Ventrikel behindern. Sie können demzufolge die Symptomatik einer Mitralklappenstenose (➤ Kap. 7.1.4.2) vortäuschen. Da das Gewebe von Myxomen leicht zerreißen kann, sind Embolisationen und nicht selten ein Schlaganfall möglich. Häufig wird nach einer peripheren Embolektomie histologisch die Diagnose eines Myxoms gestellt. Charakteristisch ist die Abhängigkeit der Symptomatik von der Körperlage, z. B. eine Verschlimmerung bei Linksseitenlage.

Apparative Diagnostik Die Diagnose wird mithilfe der Echokardiografie gestellt, ggf. auch durch CT bzw. MRT, seltener mit einem Durchlauf-Angiogramm (Kontrastmittel, das vom rechten Vorhof, über den rechten Ventrikel, die Lungengefäße, in den linken Vorhof strömt).

Therapie

Das operative Vorgehen entspricht im Wesentlichen demjenigen beim Vorhofseptumdefekt. Mithilfe der Herz-Lungen-Maschine eröffnet man den rechten Vorhof, inzidiert das interatriale Septum und entfernt den Tumor mit Stiel (Rezidivprophylaxe!). Das Septum wird evtl. mit Patch verschlossen.

7.1.6 Verletzungen des Herzens

Zu unterscheiden sind **Verletzungen durch Schuss oder Stich** von stumpfen Gewalteinwirkungen:

- Große Traumata – z. B. Gewehrprojektile mit hoher Geschwindigkeit – führen, zumal wenn Aorta bzw. Truncus pulmonalis betroffen sind, innerhalb von Minuten zum Tod entweder durch Ausbluten oder durch eine massive Perikardtamponade.

Studentische Sicht

ABB. 7.10

7.1.5 Tumoren des Herzens

- Tumoren des Herzens sind sehr selten
- Beispiele sind Vorhofmyxome oder Fibroelastome
- Bösartige herzeigene Tumoren gelten als konventionell inoperabel

Klinik und Diagnostik

Symptome: teilweise *wie bei Klappenstenose* mit Behinderung des Blutflusses; außerdem *Embolien*
Symptome hängen oft von der Körperlage ab

Diagnostik: *Echokardiografie, CT* oder *MRT*

Therapie

Operation mit *EKZ* durch Vorhoferöffnung

7.1.6 Verletzungen des Herzens

Unterscheide:
- Stumpf: können z. B. zu Dissektionen oder Einrissen führen
- Spitz/Schuss: Perikardtamponade
- Große Traumata: i. d. R. nach Minuten tödlich
- Kleine Verletzungen: können ggf. noch chirurgisch behandelt werden

- Kleinere Traumata – Stiche, Pistolenschüsse kleineren Kalibers mit niedriger Geschwindigkeit – verursachen eine protrahierte Perikardtamponade, die zwar einen Schock bedingt, den plötzlichen Eintritt des Todes aber verhindert, sodass Zeit für eine chirurgische Intervention bleibt.

Voraussetzung für jeden Eingriff sind genügend große intravenöse Zugänge (z. B. durch Punktion der V. jugularis interna), um nach Eröffnung des Herzbeutels den zu erwartenden Blutverlust zu kompensieren.

Stumpfe Thoraxtraumen (z. B. bei Autounfällen als Hochrasanztrauma) können zur Herzkontusion mit Blutungen im Epi-, Myo- oder Endokard führen. Auch Einrisse im Vorhofmyokard sind möglich. Selten sind akute Koronarthrombosen oder -dissektionen (z. B. des R. interventricularis anterior beim Aufprall des Thorax am Lenkrad).

Klinik und Diagnostik

Symptome Typisch sind Anämie und Schock infolge der Perikardtamponade. Der Puls ist schwach und tachykard, die Jugularisvenen sind gestaut.

Apparative Diagnostik Die Diagnose wird mit Echokardiografie (im Schockraum!), evtl. Röntgen-Thorax (typische Flaschen- oder Bocksbeutelform des Herzens) bzw. CT gestellt. Zu einer eingehenden Diagnostik bleibt meist keine Zeit.

Klinik und Diagnostik
Symptome: *Anämie* und *Schock*
Diagnostik: Echokardiografie, Röntgen oder CT (im Schockraum)

Therapie

Wichtig ist, den penetrierenden Gegenstand zunächst in situ zu belassen. Der chirurgische Zugang erfolgt von vorn über eine mediane Sternotomie, ggf. auch über einen links-anterolateralen Schnitt. Der Defekt im Myokard, der meist den rechten Ventrikel (ventrale Lage) betrifft, wird genäht. Verletzungen der Koronararterien können vorkommen, bei Beteiligung des R. interventricularis anterior ist eine aortokoronare Bypass-Operation indiziert.

Als akute Hilfsmaßnahme kann die Punktion des Perikardsacks dienen. Dazu verwendet man eine dicke Nadel, die unter echokardiografischer Kontrolle unterhalb des Xiphoids nach schräg oben links (in Richtung Schultergelenk) eingeführt wird.

Therapie
Penetrierende Gegenstände sollen zunächst *im Körper verbleiben!*
Operative Defekt- und ggf. Bypassversorgung
Mögliche Akutmaßnahme ist die Punktion des Perikardsacks.

7.1.7 Verletzungen der großen Gefäße

Stumpfe Thoraxtraumata (vorzugsweise durch Dezeleration bei Autoauffahrunfällen im angeschnallten Zustand, s. a. ➤ Kap. 5.5) können zur Aortenruptur an ihrer Prädilektionsstelle, d. h. am Aortenisthmus im Bereich des Lig. Botalli, führen. Der Einriss aller Wandschichten ist immer tödlich. Bleibt der Adventitia-Schlauch jedoch erhalten, kommt es zur gedeckten Aortenruptur.

7.1.7 Verletzungen der großen Gefäße
Stumpfe Thoraxtraumata (Dezeleration, Sturz) können zur *Aortenruptur* führen.
Komplette Rupturen sind tödlich – gedeckte Rupturen lassen Raum und Zeit zur Diagnostik und Therapie.

Klinik und Diagnostik

Symptome Typisch sind messerstichartige Schmerzen im Brustraum.

Apparative Diagnostik Wegweisend ist das Thorax-Röntgenbild mit verbreitertem Mediastinum und nach rechts verdrängter Trachea (durch das Hämatom im Isthmusbereich bedingt). Hilfreich sind die transösophageale Echokardiografie, CT-Angiografie und intravenöse digitale Subtraktionsangiografie. Auf eine direkte Aortografie sollte man wegen der Gefahr der Perforation verzichten.

Klinik und Diagnostik
Symptome: *Messerstichschmerz* in der Brust
Diagnostik: Röntgen, Echokardiografie, CTA oder DSA

Therapie

Das Vorgehen hängt von der aortalen Läsion, der kardiopulmonalen Stabilität und den Begleitverletzungen ab. Bei kleinsten Verletzungen, die nur die Intima betreffen, kann ggf. ein konservativer Ansatz verfolgt werden, bei schweren Verletzungen ist ggf. eine notfallmäßige Versorgung indiziert.

Prinzipiell kommen ein minimalinvasives endovaskuläres Verfahren sowie der offene Eingriff mit Sternotomie infrage:

- Für das endovaskuläre Verfahren kann ein Stentgraft in die Aorta descendens eingebracht werden (ähnlich der TEVAR, ➤ Kap. 7.2.1). So wird die Läsion von innen abgedichtet. Anders als bei der Aortendissektion genügt oft eine kurzstreckige Versorgung, wobei das Paraplegierisiko entsprechend niedriger ist. Durch die Einführung des endovaskulären Verfahrens konnten Morbidität und Mortalität dieser Erkrankung in Bezug auf den perioperativen Verlauf deutlich verringert werden.
- Für die offen chirurgische Operation ist ein Verfahren ohne Herz-Lungen-Maschine indiziert. Man näht die Rissstelle bei ausgeklemmtem Aortensegment in fortlaufender Nahttechnik. Durch das Abklemmen der Aorta descendens kann die Blutversorgung des Rückenmarks – je nach individueller anatomischer Versorgung des Rückenmarks – gefährdet sein. Bei irreversiblen Schäden droht die Paraplegie. Da diese Komplikation mit der Abklemmzeit der Aorta korreliert, empfehlen sich bei längeren Eingriffen der Einsatz der Herz-Lungen-Maschine und eine moderate Unterkühlung der Patientin auf 25 °C (➤ Kap. 7.1.1.3).

Therapie
- *Minimalinvasiv* mit endovaskulärem Stentgraft oder *offen operativ* mit Naht
- Operative Versorgung birgt ein erhöhtes Risiko etwa für Rückenmarkischämien

7.1.8 Chirurgische Behandlung der Herzinsuffizienz

7.1.8 Chirurgische Behandlung der Herzinsuffizienz

NKLC
Herzinsuffizienz
Kompetenzebene: **2**, klin. Diagnostik, app. Diagnostik, Therapie, Notfall, **Management**

Mechanische Kreislaufunterstützung bei *therapierefraktärer Herzinsuffizienz:*
- *Indikation:* anhaltendes Herzversagen trotz Maximaltherapie, z. B. nach Myokardinfarkt, Low-Output-Syndrom oder als „bridge to transplantation" bei terminaler Herzinsuffizienz
- *Antikoagulation* bei allen Systemen

Bei anhaltendem Herzversagen trotz maximaler medikamentöser Therapie kommen evtl. mechanische Kreislaufunterstützungssysteme infrage. Das damit entlastete Myokard erhält die Möglichkeit, sich von einem Myokardinfarkt oder von einem „Low-Output"-Syndrom nach Herzoperation zu erholen. Handelt es sich um ein irreversibles Versagen im Rahmen einer terminalen Herzinsuffizienz, kann eine vorübergehende assistierte Zirkulation erwogen werden, bis ein geeignetes Spenderorgan zur Verfügung steht („bridge to transplantation"). Die Patientin muss dann für eine Herztransplantation prinzipiell geeignet sein.

Für alle im Weiteren angeführten Kreislaufsysteme gilt, dass eine mehr oder weniger intensive Antikoagulationstherapie erforderlich wird.

Intraaortale Ballonpumpe (IABP): Ballon via A. femoralis in Aorta descendens

Intraaortale Ballon-Gegenpulsation Die intraaortale Ballon-Gegenpulsation ist das einfachste Verfahren. Ein rasch aufblasbarer zylindrischer Plastikballon wird entweder nach perkutaner Punktion (Seldinger-Technik) oder operativ über die A. femoralis eingeführt und in die deszendierende Aorta distal der A. subclavia sinistra platziert. Die Kreislaufunterstützung wird EKG- oder druckgesteuert vorgenommen: Der Ballon füllt sich während der Diastole (und verbessert damit die Koronardurchblutung) und entleert sich etwas vor Öffnen der Aortenklappe (sodass ein geringer Sog auf das linksventrikuläre Kavum entsteht, der die Herzarbeit vermindert).

ECMO/ECLS: Kreiselpumpe, ggf. mit Oxygenator

ECMO/ECLS Eine größere Bedeutung hat die ECMO („extra corporal membrane oxygenation") bzw. der ECLS („extra corporal life support") erlangt. Hierbei wird über einen peripheren Zugang (A. und V. femoralis) oder – nach herzchirurgischen Eingriffen – mithilfe der bereits zentral liegenden Kanülen der Herz-Lungen-Maschine eine Kreiselpumpe mit Oxygenator angeschlossen, die bis zu 30 Tage eine externe Unterstützung der Zirkulation mit oder ohne Sauerstoffaufsättigung (Oxygenator) erlaubt.

LVAD (z. B. HeartMate 3):
- Implantierbares System.
- Pumpeneingang am LV-Apex, Auslass in Aorta ascendens
- Dauerhafte LV-Entlastung bei chronischer Herzinsuffizienz

Weitere Systeme Einige pneumatisch oder elektrisch angetriebenen Pumpsysteme wurden in den letzten Jahren als links- und rechtsventrikuläre Kreislaufunterstützungssysteme entwickelt. Derzeit ist nur noch das HeartMate 3 der Fa. Abbott als implantierbares LVAD („left ventricular assist device") verfügbar, dessen Ansaugstutzen an den Apex des linken Ventrikels angeschlossen und dessen Ausfluss-Conduit End-zu-Seit mit der Aorta ascendens anastomosiert wird.

KOMPETENZBASIERTES VORGEHEN

KOMPETENZBASIERTES VORGEHEN (NKLC)
Management
- **Erstversorgung:** Indikationsstellung einer Kreislaufunterstützung nach Versagen maximaler medikamentöser Therapie
- **Entscheidungsfindung:** s. o.
- **Prinzipien der Versorgung:** Druckentlastung des Myokards, extrakorporale Oxygenierung
- **Nachbehandlung:** Antikoagulation
- **Erfolgsparameter:** Herztransplantation
- **Komplikationen:** Tod

7.2 Aorta

7.2 Aorta

Andreas L. H. Gerken, Christoph Reißfelder

7.2.1 Dissektion der Aorta

7.2.1 Dissektion der Aorta

NKLC Kompetenzebene: **2**, klin. Diagnostik, app. Diagnostik, Therapie, **Notfall, Management**

Als akutes Aortensyndrom (analog zum akuten Koronarsyndrom) werden die Aortendissektion, das intramurale Hämatom (IMH) und das penetrierende Aortenulkus (PAU) zusammengefasst. Sie haben eine ähnliche Symptomatik und Pathogenese:

- Unter der **Dissektion der Aorta** wird die Trennung der aortalen Wandschichten durch Einriss der Intima verstanden (Entry), die zu einem falschen Lumen führt, das sich in Seitenäste fortsetzt, diese verschließen und Wiederanschluss ans wahre Lumen bekommen kann (Reentry).
- Ein **penetrierendes Aortenulkus** ist eine Ulzeration der Intima, die sich durch die Membrana elastica interna bis in die Media ausbreitet. Es entsteht meist durch Plaqueruptur und kann auch als eine Form der Aortenruptur verstanden werden, bei der die Adventitia intakt ist.
- Beim **intramuralen Hämatom** findet sich zwar eine Einblutung in die Aortenwand, aber kein Intimariss. Es entsteht z. B. durch eine Ruptur der Vasa vasorum, aber auch durch traumatische Verletzungen der Media.

Im Folgenden steht die Aortendissektion im Mittelpunkt (überwiegend thorakal).

Ätiologie/Risikofaktoren Typisch sind die arterielle Hypertonie (sehr häufig), ein Dezelerationstrauma und Bindegewebserkrankungen (z. B. Marfan Syndrom, Ehlers-Danlos-Syndrom). Weitere Ursachen können sein: Arteriosklerose, Nikotinabusus, Drogenkonsum (z. B. Kokain).

Klassifikationen Die gebräuchlichste Definition für die Therapieplanung ist die Klassifikation nach **Stanford** (➤ Abb. 7.11, ➤ Tab. 7.3). Ergänzend wird die **TEM-Klassifikation** eingesetzt (T = „type“, E = „entry“, M = „malperfusion“):

- Typen A und B (wie bei Stanford), zusätzlich noch Non-A-Non-B
- Entry in einer von 4 Zonen, wobei die Grenzen der Zonen der Truncus brachiocephalicus (zwischen Zone 0 und 1), die A. carotis communis (zwischen 1 und 2) und die A. subclavia (zwischen 2 und 3) sind
- Mangeldurchblutung (nach CT und klinisch): M0 = keine, M1 = koronar, M2 = supraaortal, M3 = spinal, viszeral oder iliakal, jeweils mit (+) oder ohne (–) Symptome

Eine genaue Beschreibung der Ausdehnung ist anhand der 11 **Aortenzonen nach Ishimaru** möglich.

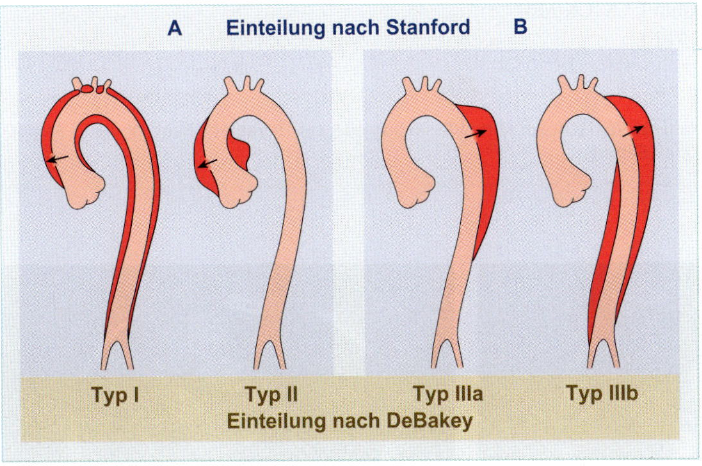

Abb. 7.11 Klassifikation der Aortendissektionen nach Stanford und DeBakey [L157]

Tab. 7.3 Einteilung der Aortendissektionen nach Stanford und DeBakey [F234-001]

Stanford	DeBakey	Beginn der Dissektion	Ende der Dissektion
A	I	Aorta ascendens	Aorta abdominalis
A	II	Aorta ascendens	Aorta ascendens/Aortenbogen
B	IIIa	Ende Aortenbogen	Aorta descendens
B	IIIb	Ende Aortenbogen	Aorta abdominalis

Aortendissektionen mit Entry im Bereich des Aortenbogens werden auch als Non-A-Non-B-Dissektionen bezeichnet.

Studentische Sicht

Akutes Aortensyndrom:
- Aortendissektion
- Intramurales Hämatom (IMH)
- Penetrierendes Aortenulkus (PAU)

Typische Folge der arteriellen *Hypertonie*, eines *Dezelerationstraumas* oder einer *Bindegewebserkrankung*
Klassifikation nach *Stanford* (➤ Abb. 7.11, ➤ Tab. 7.3) und *TEM*

ABB. 7.11

TAB. 7.3

Studentische Sicht

Klinik und Diagnostik

Symptome: Meist ältere Patientinnen mit messerstichartigen Schmerzen im *Thorax, Rücken* oder *Oberbauch* mit begleitender *Hypertension*
Komplikationen: Herzinsuffizienz/Aortenklappeninsuffizienz, Blutung, Perikardtamponade, Malperfusion

DD: Ein *ACS*, eine *LAE* oder ein *Pneu* können ähnliche Symptome präsentieren!

CAVE

Diagnostik: *Schnittbildgebung* (➤ Abb. 7.12), *EKG, Labor, Echokardiografie*

MERKE

Klinik und Diagnostik

Symptome Betroffen sind meist ältere Patientinnen, die über heftige akute „messerstichartige" Schmerzen klagen (Lokalisation: Thorax, Rücken, Oberbauch), häufig im Rahmen einer hypertensiven Krise. Synkopen sind häufig.

Komplikationen Je nach auftretenden Komplikationen sind weitere Symptome möglich:

- Herzinsuffizienz (**Aortenklappeninsuffizienz** durch Aneurysma)
- Massive Blutung bei Ruptur (insbesondere bei Aneurysma dissecans, d. h. sekundärer Ausbildung eines Aneurysmas) mit hämorrhagischem Schock
- Perikardtamponade (Stauung der Halsvenen, Hypotonie, Verbreiterung des Herzschattens im Thorax-Röntgenbild)
- Malperfusion (je nach verlegten Ostien): Herzinfarkt (Koronararterien), Schlaganfall/Armischämie (supraaortale Abgänge), Darm-/Milzischämie, Leber-/Nierenversagen (viszerale Abgänge), Querschnittslähmung (Spinalarterien), Beinischämie (Iliakalarterien)

Differenzialdiagnosen Ein akutes Koronarsyndrom (ACS), eine Lungenarterienembolie (➤ Kap. 3.3.5) oder ein Pneumothorax (➤ Kap. 8.1.1) können sich sehr ähnlich äußern.

CAVE Der plötzliche, starke „Rückenschmerz" hat sehr weite – extravertebragene – Differenzialdiagnosen, zu denen neben den hier angesprochenen thorakalen Ursachen auch retroperitoneale (Pankreas, Niere) und peritoneale (Galle) Ursachen gehören.

Diagnostik Die Schnittbildgebung (triphasische, EKG-getriggerte Dünnschicht-CT-Angiografie der Aorta) ist die Methode der Wahl (➤ Abb. 7.12). Sie schließt die Region von den Kopf-Hals-Gefäßen bis zu den Leistengefäßen ein. Alternativ ist auch eine MR-Angiografie möglich. Weitere diagnostische Methoden sind:

- EKG: keine Infarktzeichen
- Labor (D-Dimere, Troponin I, CK, CK-MB)
- Echokardiografie (TTE, TEE)

MERKE Diagnostik der Wahl bei Verdacht auf Aortendissektion oder zur Therapieplanung ist die CT-Angiografie, insbesondere im Notfall-Setting.

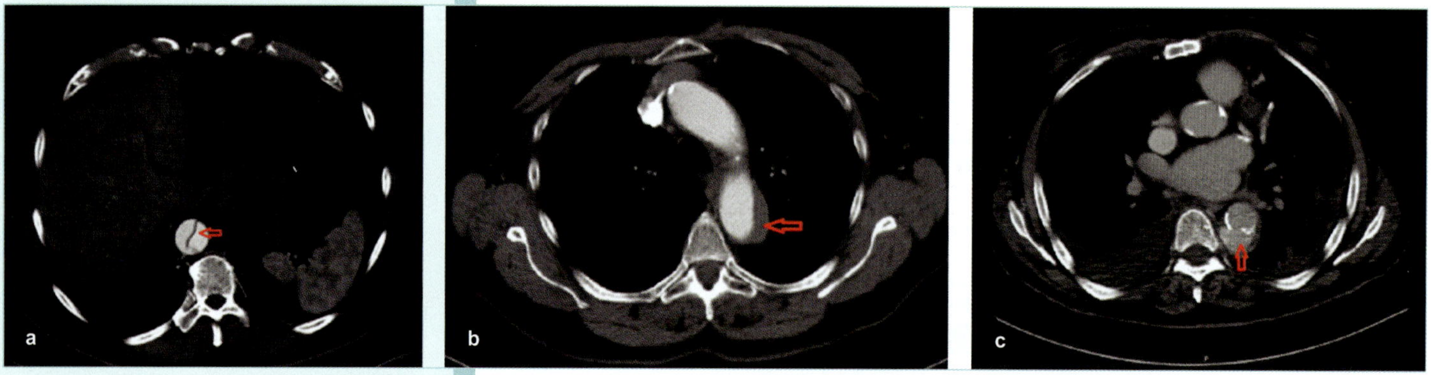

Abb. 7.12 Akutes Aortensyndrom [P1651]
a) Aortendissektion Stanford B mit typischer Dissektionsmembran (Pfeil)
b) Intramurales Hämatom der Aorta descendens (Pfeil); abgebildet sind außerdem Anschnitte des Aortenbogens
c) Penetrierendes Aortenulkus in der Aorta descendens (1,6 × 2,7 × 3,2 cm) mit extraluminalem Kontrastmittelaustritt, hier im Sinne einer gedeckten Aortenruptur

Therapie und Management

KOMPETENZBASIERTES VORGEHEN (NKLC)

Notfall

- Jede akute Dissektion (plötzlicher starker Schmerz mit Schocksymptomatik)
- Sofortige Diagnostik und Entscheidungsfindung, Blutdruckkontrolle. Eine freie Ruptur endet oft tödlich, daher sollte diese unbedingt vermieden werden.

Management

- **Erstversorgung:**
  - Klinische Untersuchung (akutes Abdomen, Leistenpulse?), Vitalparameter, Auskultation (Herzgeräusch?), intravenöse Zugänge, Analgesie, Labor (inkl. Gerinnungsparameter)
  - Schnittbildgebung (Dünnschicht-CTA Thorax und Abdomen)
  - Echokardiografie (Herzfunktion, Aortenklappeninsuffizienz?)
  - Medikamentöse Blutdrucksenkung, Überwachung im Schockraum/IMC/Intensivstation
- **Entscheidungsfindung:**
  - Konservative Therapie: bei asymptomatischen Patientinnen und fehlenden Organkomplikationen (insbesondere bei Stanford-B-Dissektionen):
    - Überwachung auf IMC
    - Antikoagulation (Heparinperfusor)
    - Hb-Kontrolle, Blutdruckkontrolle
    - Verlaufs-CT innerhalb 48 Stunden
  - Operation: bei Progredienz, schwerer Symptomatik, Organkomplikationen, Ruptur
    - Stanford A: notfallmäßige herzchirurgische Versorgung mit Herz-Lungen-Maschine: klappentragendes Conduit, Hemibogenersatz (kleine Kurvatur), (Frozen)-Elephant Trunk
    - Stanford B: endovaskuläre Versorgung mit TEVAR („thoracic endovascular aortic repair"), ggf. fenestrierte/gebranchte Prothese; je nach Entry ggf. mit Transposition der A. subclavia links zur Proximalisierung der Landungszone
- **Prinzipien der Versorgung:** bei TEVAR Verschluss des Entrys → Thrombosierung des falschen Lumens → relative Verkleinerung des falschen Lumens; bei OP Ausschalten des Einrisses und Reparatur (Gewebekleber, Naht) bzw. Ersatz (Prothese) der geschädigten Aorta
- **Nachbehandlung:** regelmäßige Nachkontrolle (Echokardiografie, CT, MRT)
- **Erfolgsparameter:** keine Ausweitung der Dissektionsmembran, stabile Aortendurchmesser (kein Postdissektionsaneurysma), regelrecht eingestellter Blutdruck
- **Komplikationen:** durch Organmalperfusion (z. B. Niereninsuffizienz, spinale Ischämie), Tod

Die 5-Jahre-Überlebensrate bei konservativ behandelter Typ-B-Dissektion beträgt 86 %.

7.2.2 Aneurysmen der Aorta

Ein Aneurysma ist als Verbreiterung des Gefäßdurchmessers definiert. Diese Veränderung ist an vielen Gefäßen möglich, neben der Aorta z. B. auch an den peripheren Arterien (am häufigsten an der A. poplitea, ➤ Kap. 7.3.3.3) oder den Hirnarterien (➤ Kap. 10.1.2.2). An der Aorta können Aneurysmen im gesamten Verlauf vorkommen. Am häufigsten sind sie an der Bauchaorta anzutreffen (etwa 85 %), seltener an der thorakalen Aorta (etwa 15 %). Nicht selten sind mehrere Bereiche gleichzeitig betroffen.

CAVE Jedes Aortenaneurysma ist eine ernst zu nehmende Erkrankung; unbehandelt drohen Komplikationen, die nicht selten tödlich enden.

Morphologisch unterscheidet man 3 Formen von Aneurysmen (➤ Abb. 7.13):

- Aneurysma verum (Aussackung aller 3 Wandschichten)
- Aneurysma dissecans (Aneurysma infolge einer Dissektion, ➤ Kap. 7.2.1)
- Aneurysma spurium (Einblutung ins umliegende Gewebe nach Perforation)

Therapie und Management

KOMPETENZBASIERTES VORGEHEN

7.2.2 Aneurysmen der Aorta

Aneurysma = Verbreiterung des Gefäßdurchmessers; *Bauchaorta am häufigsten* betroffen (ca. 85 %)

CAVE

Unterscheide (➤ Abb. 7.13):

- Aneurysma verum
- Aneurysma dissecans
- Aneurysma spurium

ABB. 7.13

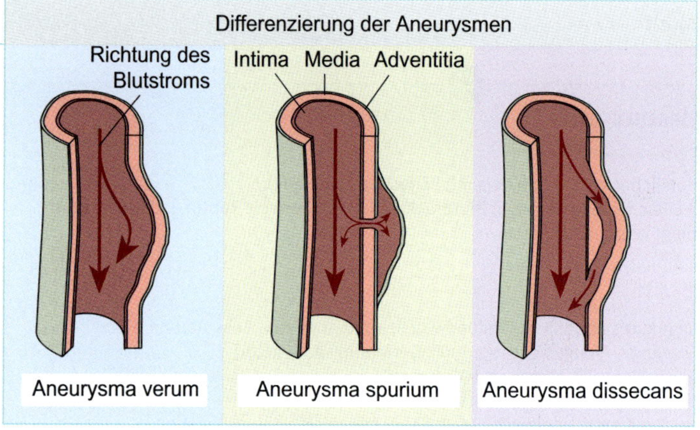

Abb. 7.13 Aneurysmaformen [L157]

7.2.2.1 Aneurysmen der thorakalen Aorta

7.2.2.1 Aneurysmen der thorakalen Aorta

NKLC Kompetenzebene: **2,** klin. Diagnostik, app. Diagnostik, Therapie, **Notfall, Management**

Pathologische Erweiterung (> 40 mm) der thorakalen Aorta; *Familienanamnese* oft (ca. 20 %) positiv

Risikofaktoren: z. B. Hypertonie, Alter, Geschlecht, Vaskulitis

Klassifikation: nach *Crawford und Safi* (➤ Tab. 7.4)

Ein thorakales Aortenaneurysma (TAA) ist eine pathologische Erweiterung der thorakalen Aorta auf über 40 mm (oder auf den 1,5-fachen normalen Durchmesser). TAA sind seltener als Aneurysmen der abdominellen Aorta (AAA, ➤ Kap. 7.2.2.2). Die Familienanamnese ist bei ca. 20 % der Patientinnen positiv.

Ätiologie/Risikofaktoren Relevant sind Arteriosklerose, arterielle Hypertonie, Alter, männliches Geschlecht, Nikotinabusus, genetische Erkrankungen (Marfan-, Ehlers-Danlos-, Turner-, Loeys-Dietz-Syndrom), Vaskulitis (Riesenzellarteriitis, Takayasu, Rheuma, Morbus Behçet), Trauma, Infektionen (= mykotisches TAA, z. B. Syphilis, Tbc).

Klassifikation Nach der Lokalisation sind die Aorta ascendens in 60 %, der Aortenbogen in 10 % und die Aorta descendens in 40 % der Fälle betroffen. Bei den thorakoabdominellen Aneurysmen lassen sich verschiedene Typen unterscheiden (➤ Tab. 7.4).

TAB. 7.4

Tab. 7.4 Klassifikation der thorakoabdominellen Aortenaneurysmen nach Crawford und Safi [F538-010]

Typ	Ausdehnung
I	Linke A. subclavia – Truncus coeliacus
II	Linke A. subclavia – Aortenbifurkation
III	6. ICR – Aortenbifurkation
IV	12. ICR – Aortenbifurkation
V	6. ICR – Nierenarterien

Klinik und Diagnostik

Symptome: oft asymptomatische Zufallsbefunde

Diagnostik: CTA ist Diagnostik der Wahl (➤ Abb. 7.14)

Klinik und Diagnostik

Symptome Häufig sind TAA asymptomatisch (95 % bis zum Erstereignis) oder ein Zufallsbefund im Rahmen einer Bildgebung aus anderen Gründen (z. B. Rö-Thorax, TEE, CTA/MRA). Brust- und/oder Rückenschmerzen treten meist nur bei Dissektion oder Ruptur auf, die Kompression benachbarter Strukturen kann zu Dyspnoe (bei Kompression der Hauptbronchien) oder Dysphagie (bei Kompression des Ösophagus) führen.

Diagnostik Die körperliche Untersuchung zeigt oft keine konkreten Ergebnisse. Wichtig ist die Bildgebung mit CT-Angiografie (➤ Abb. 7.14).

MERKE

MERKE Die CT-Angiografie der Aorta (CTA) ist die Methode der Wahl zur primären Diagnostik, Verlaufskontrolle und Therapieplanung.

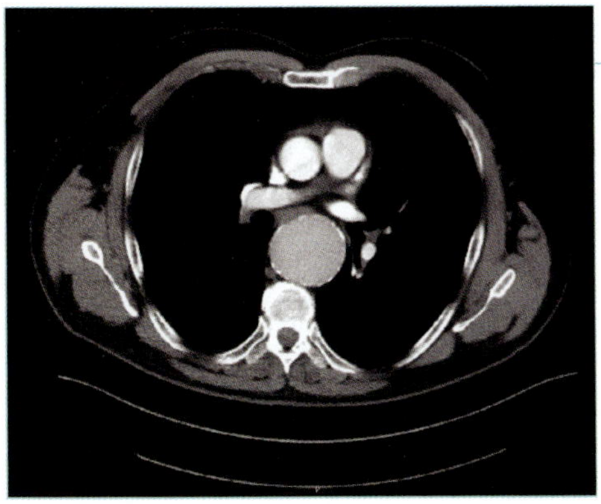

Abb. 7.14 Thorakales Aortenaneurysma mit einem Durchmesser von 55 mm in der CTA [P1651]

ABB. 7.14

Therapie und Management

Eine **konservative Therapie** bedeutet, dass die kardiovaskulären Risikofaktoren eingestellt und eine Verlaufskontrolle mit Schnittbildgebung organisiert wird. Bei asymptomatischer TAA im Bereich der Aorta ascendens und des Aortenbogens sind das Management und die **invasive Versorgung** analog zu Aortendissektionen Typ A durchzuführen (➢ Kap. 7.2.1). Im Bereich der Aorta descendens wird die endovaskuläre Versorgung mit TEVAR („thoracic endovascular aortic repair") favorisiert (Ausnahme: Elastopathien, z. B. Marfan Syndrom), alternativ offen-chirurgische Versorgung als thorakaler oder abdominothorakaler Aortenersatz (Kunststoffprothese).

Therapie und Management

Konservativ: Verlaufskontrolle und Risikoreduktion
Invasiv: Prothese

KOMPETENZBASIERTES VORGEHEN (NKLC)

Notfall

Aneurysmaruptur (plötzlicher starker thorakaler Schmerz mit Schocksymptomatik) → möglichst sofortige interdisziplinäre Versorgung/Diagnostik im Schockraum

Management

- **Erstversorgung:**
  - Klinische Untersuchung, Vitalparameter, Auskultation (Herzgeräusch?)
  - i. v. Zugänge, Analgesie, Labor (inkl. Gerinnungsparameter)
  - Schnittbildgebung (CTA Aorta)
- **Entscheidungsfindung:** Indikation zur invasiven Therapie bei Durchmesser ≥ 55 mm (≥ 50 mm bei Patientinnen mit Marfan-Syndrom oder bei bikuspider Aortenklappe mit zusätzlichen Risikofaktoren, ≥ 45 mm bei Patientinnen mit Marfan-Syndrom und zusätzlichen Risikofaktoren)
- **Prinzipien der Versorgung:** TEVAR zur Ausschaltung der Perfusion des Aneurysmasacks
- **Nachbehandlung:** regelmäßige Nachkontrolle erforderlich bei endovaskulärer Versorgung nach 30 Tagen und 1 Jahr (i. d. R. CT-Angio)
- **Erfolgsparameter:** bei endovaskulärer Versorgung: kein Endoleak, keine Zunahme des Aneurysmadurchmessers
- **Komplikationen:** nach endovaskulärer Versorgung erneute Intervention bei Endoleak/progredientem Aneurysma, Re-Ruptur, Tod

KOMPETENZBASIERTES VORGEHEN

7.2.2.2 Aneurysma der abdominellen Aorta

7.2.2.2 Aneurysma der abdominellen Aorta

NKLC

Aneurysma der abdominellen Aorta

Kompetenzebene: **2**, klin. Diagnostik, app. Diagnostik, Therapie, **Notfall, Management**

Aneurysma spurium

Kompetenzebene: **2**, klin. Diagnostik, app. Diagnostik, Therapie, Notfall, **Management**

Ein Aneurysma der abdominellen Aorta (AAA) liegt bei einem abdominellen Aortendurchmesser von 30 mm oder mehr, entweder in der anteroposterioren oder in der transversalen Ebene, vor. Das Risiko einer Ruptur der Aorta nimmt mit dem Durchmesser zu (➢ Tab. 7.5).

Studentische Sicht

Unterscheide Aneurysmen (> 30 mm) nach Lokalisation:
- Suprarenal
- Pararenal
- Juxtarenal
- Infrarenal (am häufigsten ca. 95 %)

Man unterscheidet die folgenden Lokalisationen:
- Suprarenal: kranial der A. renalis mit Einschluss eines Nierenarterienabgangs
- Pararenal: Einschluss beider Nierenarterienabgänge
- Juxtarenal: Ausdehnung bis zu den Nierenarterienabgängen
- Infrarenal: kaudal der Nierenarterien

Häufigste Manifestation ist die infrarenale Aorta (95 %).

TAB. 7.5

Tab. 7.5 Rupturrisiko eines abdominellen Aortenaneurysmas (AAA) in Abhängigkeit vom Durchmesser (nach Moll et al., 2011) [F843-003]

AAA-Durchmesser (mm)	Rupturrisiko (%)
30–39	0
40–49	1
50–59	1–11
60–69	10–22
> 70	30–33

Risikofaktoren: z. B. Atherosklerose, Alter, Geschlecht, Hypertonie

Ätiologie/Risikofaktoren Relevant sind ein Lebensalter > 65, männliches Geschlecht, Nikotinabusus, Hypercholesterinämie, arterielle Hypertonie, Genetik (erstgradige Verwandte bis zu 8-fach erhöhtes Risiko), die ethnische Zugehörigkeit und eine Koinzidenz von KHK und pAVK. Am häufigsten entsteht ein AAA auf dem Bodem einer Atherosklerose (80 %). Weitere Ursachen sind Traumen, Entzündungen oder Mykosen (Infektionen: Syphilis, Lyme-Borreliose).

Klinik und Diagnostik

Symptome: oft asymptomatisch; Ruptur zeigt sich mit Bauch-/Rückenschmerzen

Diagnostik: Sonografie oder Schnittbildgebung (➤ Abb. 7.15)

Klinik und Diagnostik

Wie die TAA sind auch die AAA oft asymptomatisch. Hinweise auf ein rupturiertes AAA sind Bauchschmerzen (mit Ausstrahlung in den Rücken) und eine Kreislaufinstabilität. An apparativer Diagnostik stehen zur Verfügung:
- Duplexsonografie (Screening, Erstdiagnose und Verlaufskontrolle)
- Schnittbildgebung (➤ Abb. 7.15, Dünnschicht-CTA Methode der Wahl, alternativ MRA)
- Digitale Subtraktionsangiografie (nicht als Routineuntersuchung bei AAA empfohlen)

ABB. 7.15

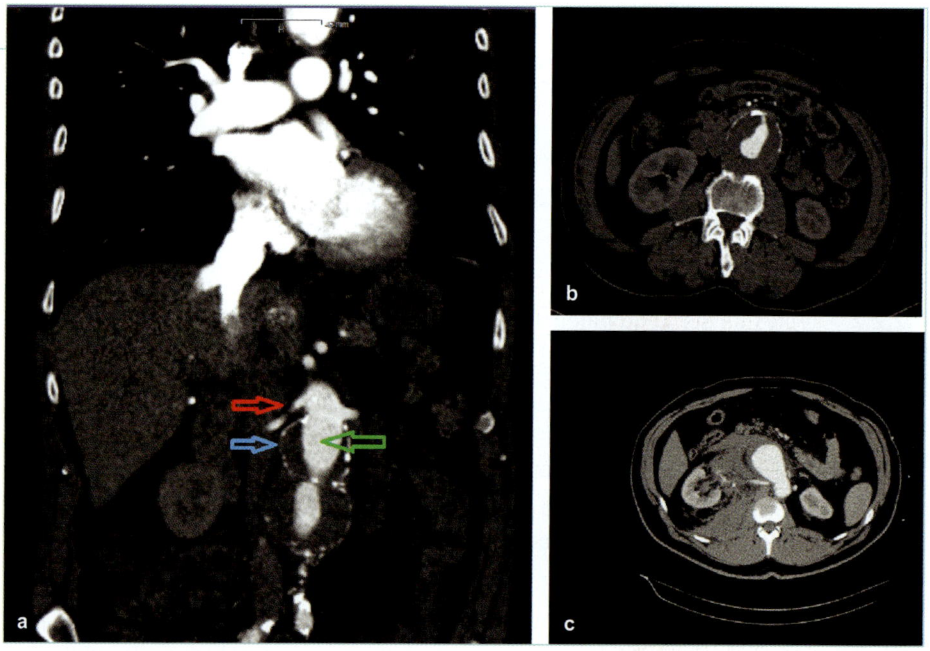

Abb. 7.15 CTA eines Patienten mit juxtarenalem abdominellen Aortenaneurysma ohne Beteiligung der Beckenarterien [P1651]

a) Koronare Aufnahme; roter Pfeil = Abgang der Nierenarterien; blauer Pfeil = teilthrombosierter Aneurysmasack; grüner Pfeil = durchflossenes Lumen

b) Transversale Aufnahme

c) Axiale Aufnahme mit Beispiel eines gedeckt-rupturierten infrarenalen abdominellen Aortenaneurysmas mit Flüssigkeit im Retroperitoneum

Therapie und Management

Eine **konservative Therapie** bedeutet, dass die kardiovaskulären Risikofaktoren (insbesondere Hypertonie und Nikotinabusus) eingestellt und sonografische Verlaufskontrollen organisiert werden. Bei der **invasiven Therapie** sind offene und endovaskuläre Therapieverfahren möglich, je nach radiologisch-morphologischen Kriterien und Expertise.

Therapie und Management

Konservativ Verlaufskontrolle und Risikoreduktion

Invasiv sowohl offen als auch endovaskulär möglich

KOMPETENZBASIERTES VORGEHEN (NKLC)

Notfall

Aneurysmaruptur (plötzlicher abdomineller Schmerz mit Schocksymptomatik) → Sonografie zur Diagnosebestätigung → möglichst sofortige interdisziplinäre Versorgung/Diagnostik im Schockraum

Management

- **Erstversorgung:** Vitalparameter, großlumige i. v. Zugänge, Analgesie, Labor (inkl. Gerinnungsparameter), Kreuzblut, permissive Hypotonie
  - Kreislaufstabilität (Blutdruck systolisch > 80 mm Hg): Notfall-CTA zur Diagnosesicherung und Therapieplanung
  - Kreislaufinstabilität: direkte Verbringung in den (Hybrid-)OP, nach Möglichkeit intraoperative Bildgebung (DSA)
- **Entscheidungsfindung:** Indikation zur invasiven Therapie sind eine freie oder gedeckte Ruptur (Notfall!), ein symptomatisches AAA (früh-elektive Versorgung = befundabhängig Versorgung innerhalb von Stunden) oder ein asymptomatisches AAA ab einem axialen Durchmesser > 50 mm bei Frauen, > 55 mm bei Männern oder bei Größenprogredienz > 5 mm in 6 Monaten (bzw. > 10 mm/Jahr) (= elektive Versorgung)
- **Prinzipien der Versorgung:**
  - Endovaskuläre Aneurysmareparatur (EVAR, „endovascular aortic repair", d. h. gecoverte Stentprothese, ➤ Abb. 7.16); bei juxta-, para- oder suprarenalem AAA speziell angefertigte gebranchte (bEVAR) bzw. fenestrierte (fEVAR) Stentprothesen oder Versorgung von Gefäßabgängen in Chimney-Technik (➤ Abb. 7.17)
  - Offen-chirurgische Versorgung (OAR, „open aortic repair"): Implantation einer Rohrprothese, alternativ Y-Prothese bei Beteiligung der Aa. Iliacae
- **Nachbehandlung:**
  - EVAR: regelmäßige Nachkontrolle erforderlich bei endovaskulärer Versorgung nach 30 Tagen und dann jährlich (i. d. R. CT-Angio, im Verlauf auf CEUS umstellbar)
  - OAR: postoperative Kontrolle nach 6 Wochen, dann keine weitere Kontrolle erforderlich
- **Erfolgsparameter:**
  - EVAR: kein Endoleak, keine Zunahme des Aneurysmadurchmessers
  - OAR: ausgeschalteter Aneurysmasack
- **Komplikationen:**
  - EVAR: erneute Intervention bei Endoleak/progredientem Aneurysma/Migration des Stentgrafts, Schenkelverschluss, Re-Ruptur, Komplikationen der Zugangswege (Dissektion, Aneurysma spurium), selten: Ischämie durch Verschluss von Ästen (z. B. spinale Ischämie mit Paraplegie, Sigmaischämie)
  - OAR: postoperativer Ileus, Sigmaischämie, Nervenläsion (mit Potenzstörung), Blutung, (Prothesen-) Infektion, Thrombose/Embolie, kardiale Komplikationen (z. B. perioperativer Myokardinfarkt), Tod

KOMPETENZBASIERTES VORGEHEN

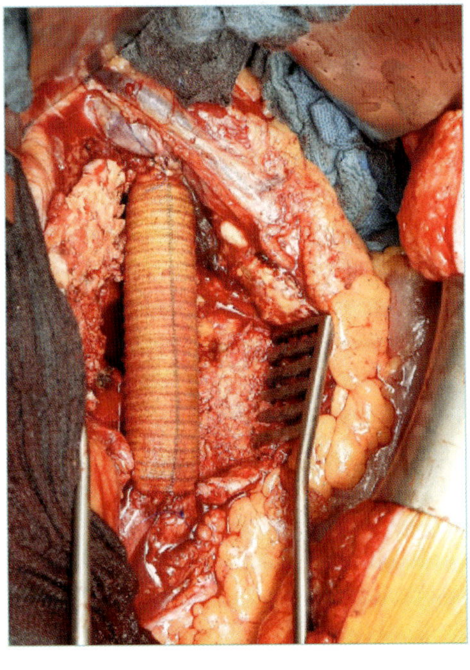

Abb. 7.16 Intraoperativer Situs nach Rohrprothesenimplantation bei juxtarenalem abdominellen Aortenaneurysma [P1651]

Studentische Sicht

ABB. 7.17

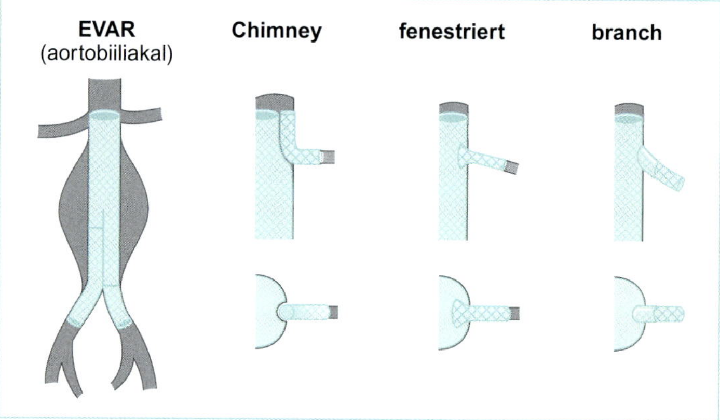

Abb. 7.17 Möglichkeiten der endovaskulären Sanierung von Aortenaneurysmen [L141]

7.2.3 Leriche-Syndrom

Aortenbifurkationssyndrom, Verschluss der Aortenbifurkation

NKLC Kompetenzebene: **2**, klin. Diagnostik, app. Diagnostik, Therapie, **Notfall**, **Management**

Das Leriche-Syndrom (Syn: Aortenbifurkationssyndrom) ist eine Sonderform der aortoiliakalen Verschlussprozesse und bezeichnet einen akuten (thromboembolisch bedingten) oder chronischen (arteriosklerosebedingten) kompletten oder inkompletten Verschluss der Aortenbifurkation und/oder der Aa. Iliacae communes.

Klinik und Diagnostik

Chronisch: z. B. Claudicatio intermittens, Extremitätenschmerzen, trophische Störungen
Akut: 6-P-Regel nach Pratt (Pain, Paleness, Paresthesia, Pulselessness, Paralysis, Prostration)

Symptome Beim **chronischen Verschluss** entspricht die Symptomatik der einer pAVK (➤ Kap. 7.3.3.2) vom Beckentyp mit Claudicatio intermittens, Ruheschmerzen bis hin zu trophischen Störungen (Ulzera, Nekrosen) an den unteren Extremitäten. Hauptlokalisation der Beschwerden sind Becken, Glutealregion und der Oberschenkel. Wenn bereits Kollateralkreisläufe ausgeprägt sind, kann ein Leriche-Syndrom oligosymptomatisch/kompensiert sein. Mögliche weitere Symptome sind Schwäche, Muskelatrophie und erektile Dysfunktion.

Typisch für den **akuten Verschluss** sind die Symptome der 6-P-Regel nach Pratt (➤ Kap. 7.3.3.1). Dies sind Pain (Schmerz), Paleness (Blässe), Paresthesia (Gefühlsstörung), Pulselessness (Pulslosigkeit), Paralysis (Bewegungsunfähigkeit) und Prostration (Schock).

Diagnostik: ABI-Messung, Duplexsonografie, CTA (➤ Abb. 7.18), DSA

Apparative Diagnostik Neben dem klinischen Befund und der Bestimmung des Knöchel-Arm-Index (ABI) stehen an apparativer Diagnostik zur Verfügung:

- Farbcodierte Duplexsonografie (FKDS)
- Schnittbildgebung: CT-Angiografie (CTA, ➤ Abb. 7.18), MR-Angiografie (MRA)
- Digitale Subtraktionsangiografie (DSA; ermöglicht eine endovaskuläre Intervention, wird aber als reine diagnostische Maßnahme heute selten durchgeführt)

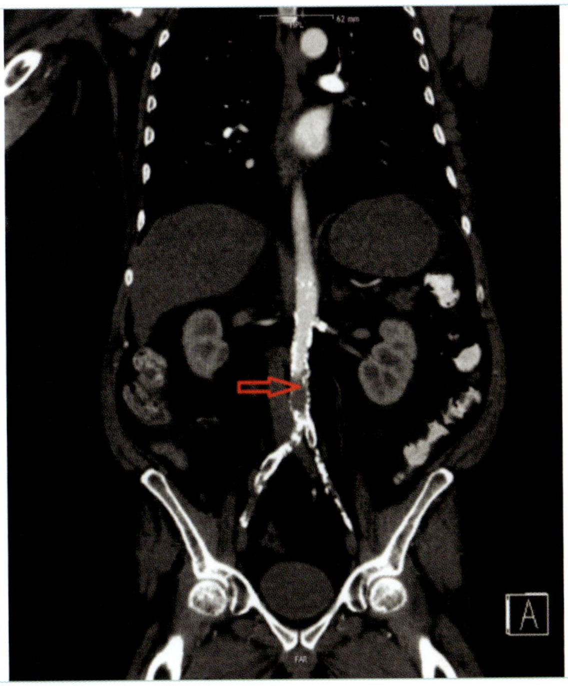

Abb. 7.18 CTA in koronarer Rekonstruktion bei akutem thrombotischen Verschluss der Aortenbifurkation durch eine vorbestehende massive Arteriosklerose. Der rote Pfeil zeigt auf eine Kontrastmittelaussparung (entsprechend einem Thrombus) in der distalen Aorta. [P1651]

ABB. 7.18

Therapie und Management

KOMPETENZBASIERTES VORGEHEN (NKLC)

Notfall

Akutes Leriche-Syndrom (akute [schmerzhafte] Extremitätenischämie [Beine])

Management

- **Erstversorgung:**
  - Klinische Untersuchung (blasse Beine, abgeschwächte/fehlende Leistenpulse?)
  - Intravenöser Zugang, Analgesie, Labor (inkl. Gerinnungsparameter), Heparin i. v., Tieflagerung/Polsterung der unteren Extremitäten, Intensivtherapie bei Schock
  - Umgehende Schnittbildgebung (CTA), EKG, ggf. Ausschluss einer kardialen Emboliequelle (TTE/TEE)
- **Entscheidungsfindung:**
  - Bei akutem Syndrom zeitnahe (innerhalb 6 Stunden) Revaskularisation
  - Bei chronischem Syndrom konservative Therapie bei kompensiertem Befund entsprechend pAVK Fontaine-Stadien I–IIa, bei dekompensiertem Befund zeitnahe OP-Planung
- **Prinzipien der Versorgung** (➤ Abb. 7.17):
  - Konservativ: Sekundärprophylaxe bei pAVK mit Thrombozytenaggregationshemmer (ASS oder Clopidogrel) und CSE-Hemmer (Statin), Gehtraining
  - Endovaskulär: Ballonangioplastie (PTA) mit oder ohne Stenting (gecoverte Stents bevorzugt in sog. „Kissing-Stent"-Technik an der Aortenbifurkation)
  - Offen-chirurgisch: Thrombendarteriektomie (TEA); anatomische Bypassverfahren (Y-Prothese: aortobiiliakaler/aortobifemoraler Kunststoffbypass); extraanatomische Bypassverfahren (axillobifemoraler Kunststoffbypass) bei hohem Narkoserisiko auch in Lokalanästhesie oder mit regionalen Anästhesieverfahren möglich
- **Nachbehandlung:** Bei embolischem Verschluss Emboliequellensuche (Langzeit-EKG, TEE: kardiale Thromben/persistierendes Foramen ovale? CTA der Aorta), ggf. Thrombophilieabklärung, Antikoagulation (niedermolekulares Heparin, Vitamin-K-Antagonisten, DOAKs)
- **Erfolgsparameter:** Wiederherstellung der Perfusion der unteren Extremität
- **Komplikationen:** Kompartmentsyndrom (Therapie: Logenspaltung), irreversibler Gewebsuntergang der Extremität (Therapie: Amputation); s. auch Komplikationen „open aortic repair", ➤ Kap. 7.2.2

KOMPETENZBASIERTES VORGEHEN

Prognose

Bei akutem Leriche-Syndrom kann die Prognose des Extremitätenerhalts nach den Rutherford-Stadien abgeschätzt werden (➤ Kap. 7.3.3.1). Insgesamt ist die Prognose bei akutem Leriche-Syndrom schlechter (höhere Letalität, Risiko eines Kompartment- und Reperfusionssyndroms) und günstiger nach elektiver Revaskularisation bei chronischem Leriche-Syndrom.

Prognose

Extremitätenerhalt steht im Vordergrund, beste Prognose durch elektive Revaskularisation bei chronischem Leriche-Syndrom

7.3 Periphere Arterien

7.3 Periphere Arterien

Alina Reeg, Georg Jung

7.3.1 Supraaortale Äste

7.3.1 Supraaortale Äste

7.3.1.1 Karotisstenose und -verschluss

7.3.1.1 Karotisstenose und -verschluss

NKLC Kompetenzebene: **2**, klin. Diagnostik, app. Diagnostik, Therapie, Notfall, **Management**

Karotisstenosen sind häufig und verantwortlich für einen Teil (ca. 15 %) der ischämischen Schlaganfälle.

Die häufigste Erkrankung der supraaortalen Arterien (➢ Abb. 7.19) ist die Stenose der extrakraniellen A. carotis. Die Prävalenz einer > 50%-igen Stenose beträgt in Deutschland 3–4 % und steigt mit zunehmendem Alter. Bei 15 % der ischämischen Schlaganfälle liegt eine > 50%-ige Stenose oder ein Verschluss der extrakraniellen A. carotis interna als Ursache vor. Die Erkrankung betrifft vorwiegend ältere Menschen: Bei Männern ab dem 70. Lebensjahr beträgt die Prävalenz fast 13 % und bei Frauen knapp 7 %.

ABB. 7.19

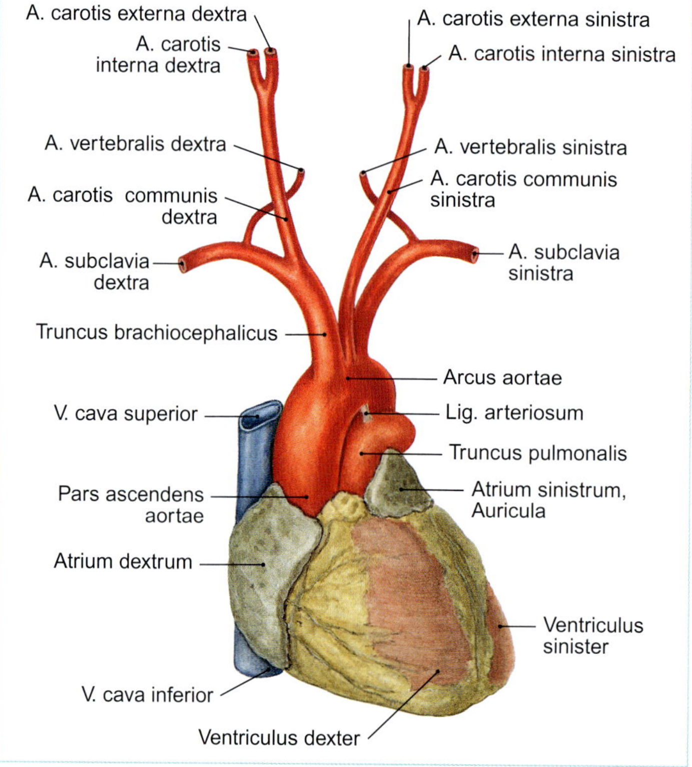

Abb. 7.19 Anatomie der supraaortalen Äste [S700]

Ätiologie: Meist Folge von Arteriosklerose mit entsprechenden Risikofaktoren

Ätiologie Ursache ist meist eine arteriosklerotische Veränderung der extrakraniellen A. carotis interna. Die Risikofaktoren sind dabei die gleichen wie bei arteriosklerotischen Erkrankungen: arterielle Hypertonie, Diabetes mellitus, Nikotinabusus, metabolisches Syndrom bzw. Adipositas, Hyperlipidämie und genetische Prädisposition. Seltenere Ursachen sind Voroperationen, Bestrahlungen nach Tumorleiden, lokale raumfordernde Prozesse oder systemische Erkrankungen wie Vaskulitiden.

Pathophysiologie: sowohl *stenotisch* bedingte Minderperfusion als auch *Embolisationen* sind verantwortlich für *zerebrale Ischämien*

Pathophysiologie Eine Karotisstenose kann zerebrale Ischämien sowohl durch eine Minderperfusion als auch durch Thromboembolien auslösen. Zunächst entstehen durch arteriosklerotische Veränderungen Endothelläsionen und eine lokale Thrombogenität. Eine Anhäufung von LDL-Molekülen fördert die Migration von Monozyten und deren Differenzierung zu Makrophagen, die ihrerseits die lokale Entzündungsreaktion und Plaquebildung weiter vorantreiben. Verschiedene Faktoren, z. B. zunehmendes Alter und fortschreitende Arteriosklerose, destabilisieren den Plaque, sodass er schließlich rupturiert. Dadurch können lokal Gerinnsel entstehen und durch Embolisationen zu zerebralen Ischämien führen.

Einteilung Entscheidend für die klinische Bewertung einer Stenose der A. carotis sind:

- Schweregrad der Stenose
- Durch die Stenose bedingte Symptomatik

Außerdem können morphologische Kriterien zur Beurteilung der Plaquestabilität (Plaqueimaging) berücksichtigt werden.

Für den **Schweregrad** einer Karotisstenose gibt es verschiedene morphologische und hämodynamische Einteilungen. Meist wird die NASCET-Definition (NASCET = North American Symptomatic Carotid Endarterectomy Trial) verwendet, bei der – unter Einbeziehung hämodynamischer Kriterien – der Durchmesser der Stenose in Relation zum Durchmesser der A. carotis interna in einem angrenzenden, plaquefreien Gefäßabschnitt angegeben wird. Dabei werden milde (0–49 %), moderate (50–69 %) und schwere Stenosen (70–100 %) unterschieden.

Die Bewertung einer Karotisstenose als **„symptomatisch"** ist definiert durch das Vorliegen von durch die Karotisstenose bedingten klinischen Symptomen wie eines ipsilateralen ischämischen Schlaganfalls, einer ipsilateralen transitorischen ischämischen Attacke (TIA) oder einer ipsilateralen retinalen Ischämie innerhalb der letzten 6 Monate.

> **Einteilung:** nach *Schweregrad* und *Symptomatik*
> NASCET-Definition:
> - Milde Stenose (0–49 %)
> - Moderate Stenose (50–69 %)
> - Schwere Stenose (70–100 %)
>
> Symptomatisch ist eine Stenose bei ipsilateraler Ischämie (z. B. TIA) in den letzten 6 Monaten.

Klinik und Diagnostik

Anamnese Zur Unterscheidung zwischen symptomatischer und asymptomatischer Karotisstenose muss die Patientin zur Symptomatik und der zeitlichen Dynamik befragt werden. Zur Anamnese gehören auch evtl. vorliegende kardiovaskuläre Risikofaktoren.

Symptome Die symptomatische Karotisstenose (Schlaganfall, TIA, retinale Ischämie; s. a. ➢ Kap. 10.1) umfasst u. a.:

- Hemiparese
- Aphasie, Dysarthrie
- Amaurosis fugax

Zur Objektivierung der Symptome sollte eine etablierte Schlaganfallskala wie die NIHSS (National Institutes of Health Stroke Scale) verwendet werden. Neben der Überprüfung von Vigilanz, Orientierung, Okulomotorik, Sprache und Neglect bedeutet das auch die Untersuchung der motorischen und sensorischen Funktionen des gesamten Körpers. Eine fachneurologische Untersuchung ist empfohlen.

Körperliche Untersuchung Die früher übliche Auskultation der Karotisgabel ist heute nur noch von geringer diagnostischer Relevanz. Im Fall einer symptomatischen Stenose ist eine neurologische Untersuchung sinnvoll.

Apparative Diagnostik Das diagnostische Mittel der Wahl ist die farbcodierte Duplexsonografie. Ergänzend können bei Bedarf eine MR- oder eine CT-Angiografie (➢ Abb. 7.20) durchgeführt werden. Darüber hinaus ist bei symptomatischen Patientinnen vor geplanter Revaskularisation eine Bildgebung des Hirnparenchyms sinnvoll. Auch spezifischere Plaquebildgebungen (Plaqueimaging durch MRT und CT) sind mittlerweile gängige Untersuchungsmodalitäten. Eine Perfusions-CT kann Aufschluss über die konkreten Durchblutungsverhältnisse im Gehirn liefern.

> **Klinik und Diagnostik**
> **Anamnese:** Symptome und zeitlicher Verlauf
>
> **Symptome:** Hemiparese, Aphasie, Dysarthrie, Amaurosis fugax
> Nutze eine Schlaganfallskala wie die NIHSS zur Objektivierung der Symptome!
>
> **Diagnostik:** Duplexsonografie, CT- oder MRA (➢ Abb. 7.20) und ggf. Perfusions-CT
>
> **ABB. 7.20**

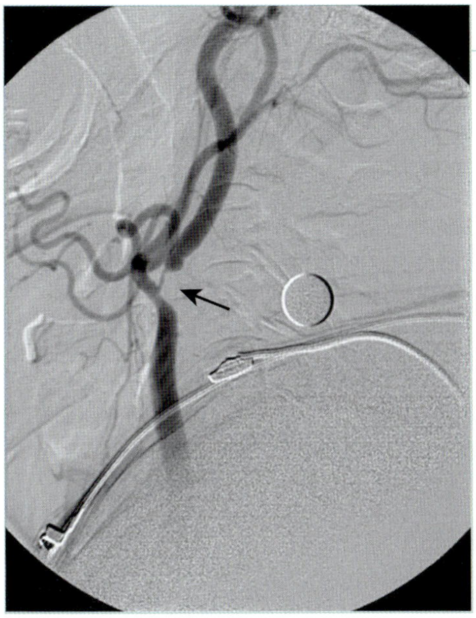

Abb. 7.20 Angiografie mit Darstellung einer schweren Stenose der A. carotis interna an der Bifurkation (Pfeil) [G160-004]

Therapie und Management

- *Konservativ* vs. *chirurgisch/interventionell* je nach Schweregrad
- Die *Karotisendarteriektomie (CEA)* ist das chirurgische Verfahren der Wahl.

Therapie und Management

Indikationen

Bei der Indikationsstellung müssen die Risiken der Behandlung und eines Schlaganfalls gegeneinander abgewogen werden. Bei einer symptomatischen Karotisstenose

- von weniger als 50 % sollte zunächst konservativ behandelt werden, während man
- bei einer Stenose von 50 bis 69 % eine Karotisendarteriektomie (CEA) in Betracht ziehen sollte (wenn das Operationsrisiko nicht erhöht ist) und
- bei einer Stenose von mehr als 70 % eine operative Therapie (CEA) empfohlen wird.

Eine interventionelle Behandlung mit Stenting („carotid angioplasty and stenting", CAS) kommt alternativ infrage, wenn das chirurgische Risiko z. B. aufgrund von Vorerkrankungen sehr hoch ist. Außerdem kann das CAS gegenüber der Operation bei Restenosen nach CEA, radiogenen Stenosen und hochzervikalen Stenosen von Vorteil sein.

Ist bereits ein ischämisches Ereignis eingetreten, sollte die Revaskularisation/Therapie der Karotisstenose möglichst früh nach dem Ereignis stattfinden (3–14 Tage). Eine Ausnahme ist ein größerer Schlaganfall („major stroke"), weil dann das Risiko einer zerebralen Einblutung besteht. Das Risiko für einen schweren oder invalidisierenden Schlaganfall oder Tod bis 30 Tage nach der Behandlung liegt bei der symptomatischen Karotisstenose bei 2,4 % für CEA bzw. 3,3 % für CAS.

MERKE

MERKE Auch bei einer asymptomatischen Karotisstenose ab 60 % sollte eine offen chirurgische Therapie erwogen werden. Interventionelle Verfahren stehen bei strenger Indikationsstellung alternativ zur Verfügung.

KOMPETENZBASIERTES VORGEHEN

KOMPETENZBASIERTES VORGEHEN (NKLC)

Management

- **Erstversorgung:** Anamnese (symptomatische oder asymptomatische Karotisstenose?), Komplettierung der Diagnostik (Duplexuntersuchung der hirnversorgenden Gefäße, ggf. transkranielle Doppler-Sonografie und Schnittbildgebung)
- **Entscheidungsfindung:**
  - Indikationssstellung in interdisziplinärer Indikationskonferenz unter Einbezug der Neurologie
  - Bei symptomatischer Stenose Vorgehen nach Schweregrad (konservativ bei < 50 %, CEA kann erfolgen bei 50–69 %, CEA sollte erfolgen bei > 70 %)
  - CAS bei hohem chirurgischen Risiko, Restenosen, radiogenen oder hochzervikalen Stenosen
- **Prinzipien der Versorgung** (➤ Abb. 7.16):
  - Konservativ: Thrombozytenaggregationshemmer (ASS oder Clopidogrel) und CSE-Hemmer (Statin), Risikofaktoren einstellen
  - Operativ: Endarteriektomie mit Patchplastik oder Eversionsendarteriektomie
  - Endovaskulär: Stent-Implantation
- **Nachbehandlung:** duplexsonografische Nachkontrollen
- **Erfolgsparameter:** Ausbleiben eines neurologischen Ereignisses bei asymptomatischer Stenose, Ausbleiben erneuter Stroke-Ereignisse bei symptomatischer Karotisstenose
- **Komplikationen:** perioperativer Schlaganfall, neurologisches Defizit, Hyperperfusionssyndrom

Offen chirurgisches Vorgehen: unterscheide zwischen:
- Endarteriektomie mit Patchplastik (➤ Abb. 7.21)
- Eversionsendarteriektomie

Die alleinige Endarteriektomie mit Direktnaht ohne Patchplastik ist beiden Verfahren unterlegen!

Die OP kann in *Lokal- oder Regionalanästhesie* durchgeführt werden.

Offen chirurgisches Vorgehen

Beim offen chirurgischen Vorgehen unterscheidet man 2 Verfahren:

- Das Gefäß wird längs eröffnet und das stenosierende Material ausgeschält. Anschließend wird ein Patch (Fremdmaterial) in die Gefäßwand eingenäht und das Gefäß damit erweitert (Patchplastik, ➤ Abb. 7.21).
- Die A. carotis interna wird an ihrem Abgang abgetrennt, „umgestülpt", das stenosierende Material entfernt und das Gefäß reanastomosiert (Eversionsendarteriektomie, EEA).

Eine Endarteriektomie mit Direktnaht ist diesen Verfahren unterlegen, da meist eine relevante Gefäßeinengung resultiert.

Anästhesie Für die Operation kommen prinzipiell sowohl eine Lokal- bzw. Regionalanästhesie als auch eine Allgemeinanästhesie infrage. Für die Auswahl des Anästhesieverfahrens sollte neben der Expertise des Teams aus Chirurginnen und Anästhesistinnen auch der Wunsch der Patientin berücksichtigt werden. Der Vorteil einer Lokalanästhesie liegt insbesondere darin, dass man eine etwaige Ischämie durch das Abklemmen (Clamping) der A. carotis sofort erkennen und einen Shunt einlegen kann (s. u.). Sowohl bei einer Operation in Lokal- bzw. Regionalanästhesie als auch in Allgemeinanästhesie sollte zur Sicherstellung einer ausreichenden Kollateralversorgung ein Neuromonitoring durchgeführt werden.

Shuntanlage Intraoperativ sollte ein Shunt angelegt werden, wenn das Abklemmen der stenosierten Arterie (abhängig vom Neuromonitoring) zu einer Ischämie führt. Über den Shunt wird die intrazerebrale Blutversorgung bis zur Wiederherstellung des Blutflusses am Ende der CEA gesichert (➤ Abb. 7.21). Ein primäres Shunting kann auch sinnvoll sein, wenn eine zerebrale Mehrgefäßerkrankung vorliegt, die Kollateralversorgung bekanntermaßen schlecht oder kein zuverlässiges Neuromonitoring möglich ist.

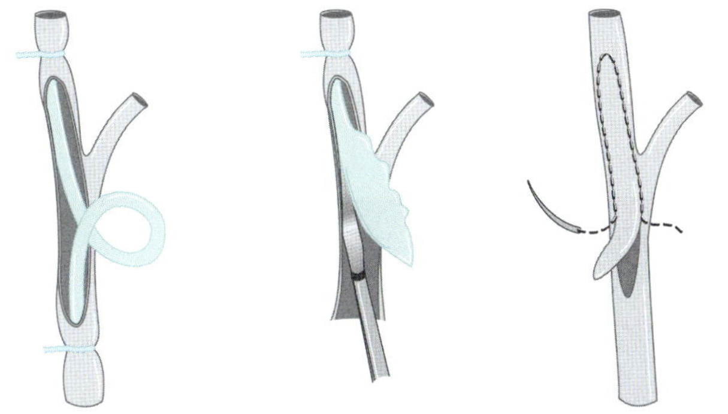

Abb. 7.21 Intraluminaler Shunt bei Patchplastik [L106, L141]

ABB. 7.21

Endovaskuläres Vorgehen

Die endovaskuläre Therapie, bei der primär ein Stent implantiert wird, ist insbesondere bei Patientinnen mit hohem perioperativen Risiko eine Behandlungsalternative zum offenen Vorgehen. Neben dem individuellen Risiko spielt für die Entscheidung zur endovaskulären Therapie die Anatomie der Patientin eine Rolle. Das größte Risiko der CAS gegenüber der offenen Operation besteht in der Embolisation, sodass penibel auf eine möglichst atraumatische Drahtpassage geachtet werden muss. Der Einsatz von Systemen zum Schutz vor einer Embolie sollte daher bei Patientinnen mit CAS erwogen werden.

Endovaskuläres Vorgehen: vor allem bei hohem perioperativen Risiko; größtes Risiko des Verfahrens: Apoplex durch Embolie

CAVE Bei Patientinnen mit einem akuten Schlaganfall sowie einem embolischen Verschluss einer großen Hirnarterie bei extrakranieller Karotisstenose ist die sofortige Indikation zur zentralen endovaskulären Revaskularisierung zu stellen.

CAVE

Konservative Therapiemaßnahmen

Die konservativen Therapiemaßnahmen sollten auch bei symptomatischen Stenosen als Begleitmaßnahmen zur operativen oder interventionellen Versorgung umgesetzt werden:

- Plättchenhemmung
  - Thrombozytenaggregationshemmung: ASS 100 mg oder Clopidogrel 75 mg (z. B. bei ASS-Unverträglichkeit)
  - Nach CAS: Duale Plättchenaggregationshemmung (z. B. ASS und Clopidogrel) für mindestens 4 Wochen zur Sekundärprophylaxe
- Statin (zur Langzeitprävention kardiovaskulärer Ereignisse)
- Therapie von Begleiterkrankungen (Diabetes mellitus, arterielle Hypertonie)
- Einstellung von Risikofaktoren (z. B. Nikotinverzicht)

Konservative Therapiemaßnahmen:
- Plättchenhemmung
- Lipidsenkung
- Therapie von Begleiterkrankungen (z. B. Diabetes mellitus, arterielle Hypertonie)
- Modifikation von Risikofaktoren (z. B. Nikotinverzicht)

Komplikationen:
- Neurologische Defizite
- Hyperperfusionssyndrom (Kopfschmerzen, Ödem, Krampfanfälle)
- Nachblutung (Kompression der Atemwege [➤ Abb. 7.22])

Komplikationen

In den ersten Stunden nach der Operation sollten die Patientinnen engmaschig klinisch und neurologisch überwacht werden, um Komplikationen wie einen **perioperativen Schlaganfall** frühzeitig zu erkennen. Kommt es zu einem früh postoperativen neurologischen Defizit, ist eine umgehende neurologische Diagnostik oder Bildgebung mit ggf. sofortiger operativer Revision indiziert. Die perioperative Schlaganfallrate liegt zwischen 1,5 % (asymptomatische Karotisstenose) und 2,7 % (symptomatische Karotisstenose).

Eine weitere relevante Komplikation ist das **Hyperperfusionssyndrom** (bis zu 3 % nach CEA). Ursachen sind die mangelnde Autoregulation und die präoperative Vasodilatation. Nach Revaskularisation bleibt die protektive Vasokonstriktion aus. Klinisch präsentieren sich die Patientinnen mit Kopfschmerzen, Krampfanfällen und intrazerebralem Ödem oder Blutung wenige Tage nach dem Eingriff.

Eine chirurgische Komplikation ist die **postoperative Nachblutung** mit Kompression der Halsweichteile (➤ Abb. 7.22), die Atemnot oder Schluckstörung bedingt. Dies ist ein Notfall, der einer sofortigen operativen Revision bedarf. Eine weitere Komplikation ist eine Verletzung der Hirnnerven mit entsprechender Symptomatik.

ABB. 7.22

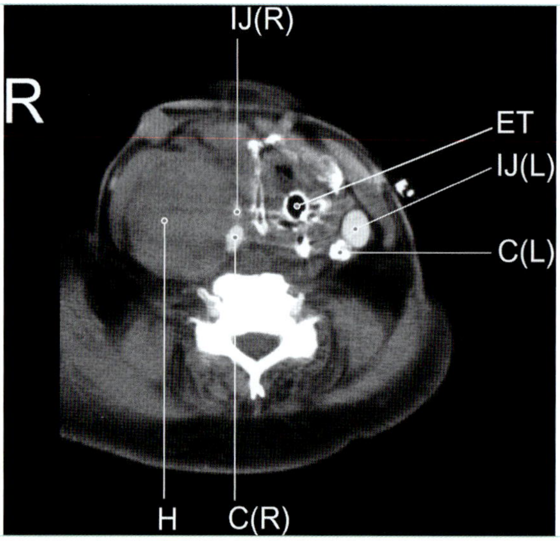

Abb. 7.22 Axiale CT bei einem Patienten mit einem großen Hämatom (H) rechts nach Karotisendarteriektomie. Die Halsweichteile sind nach links verschoben, die rechte V. jugularis interna wird durch das Hämatom komprimiert, die Trachea (mit Endotrachealtubus) ist deutlich verlagert: IJ(R) = V. jugularis interna rechts, IJ(L) = V. jugularis interna links, C(R) = A. carotis rechts, C(L) = A. carotis links, ET = endotrachealer Tubus. [E756]

Aus diesem Grund unterliegen die operativen Eingriffe an der Karotis einer strengen Qualitätskontrolle in Deutschland.

7.3.1.2 Subklaviastenose und -verschluss

7.3.1.2 Subklaviastenose und -verschluss

NKLC Kompetenzebene: **1**, klin. Diagnostik, app. Diagnostik, Therapie, Notfall, Management

Häufiger betroffenes Gefäß der oberen Extremität, meist Folge einer Arteriosklerose

Neben Erkrankungen der A. carotis ist die A. subclavia das am häufigsten betroffene Gefäß der oberen Extremität hinsichtlich arteriosklerotischer Veränderungen. Studien legen nahe, dass die Prävalenz in der nicht hospitalisierten Bevölkerung bei bis zu 2 % liegt.

Ätiologie Die Stenose der A. subclavia ist meist durch eine Arteriosklerose bedingt. Seltenere Ursachen sind Arteriitiden, bestrahlungsinduzierte entzündliche Stenosen, Tumoren der Region und Kompressionssyndrome (z. B. Thoracic-Outlet-Syndrom, ➤ Kap. 7.3.2).

Klinik und Diagnostik

Symptome: Claudicatio des Arms, teilweise Subclavian-Steal-Syndrom (➤ Abb. 7.23)

Klinik und Diagnostik

Symptome Bei hämodynamisch relevanten Stenosen sind ischämische Symptome (in der Regel belastungsabhängig) am entsprechenden Arm (Claudicatio) häufig. Bei abgangsnahen (hochgradigen) Stenosen der A. subclavia kann ein **Subclavian-Steal-Syndrom** auftreten (> Abb. 7.23). Hierbei kommt es zu einer Flussumkehr in der ipsilateralen A. vertebralis. Entsprechend wird der betroffene Arm über den Kollateralkreislauf A. vertebralis kontralateral → vertebrobasilärer Kreislauf → A. vertebralis ipsilateral versorgt. Klinisch fallen die Patientinnen entsprechend der verminderten Hirnperfusion mit meist belastungsabhängigem Schwindel und Sehstörungen auf.

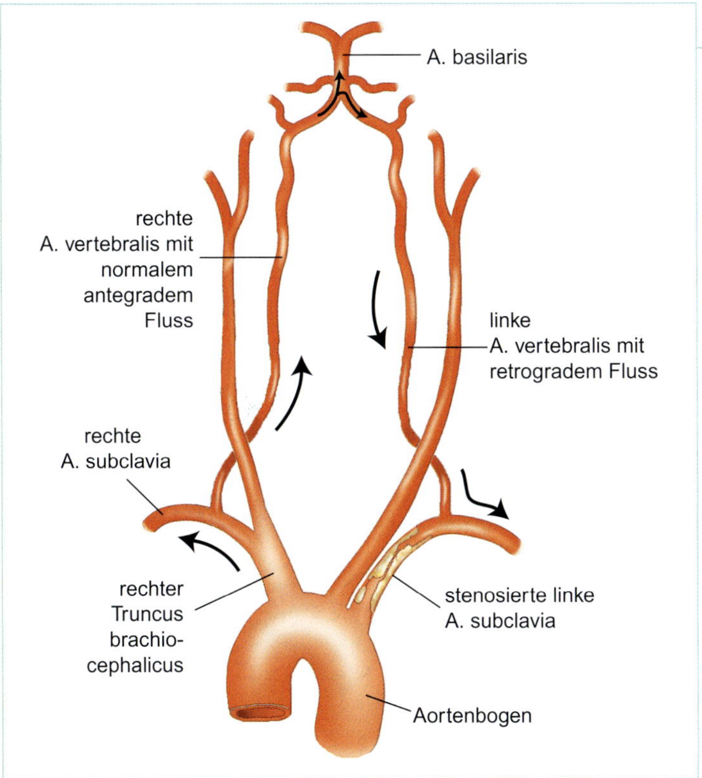

Abb. 7.23 Subclavian-Steal-Syndrom. Eine Verengung der linken A. subclavia proximal der A. vertebralis verursacht einen Druckabfall, der zu einem retrograden Fluss in der linken A. vertebralis führen kann. Diese Richtungsänderung kann in den extra- oder intrakraniellen Vertebralarterien sichtbar gemacht werden. [G704-002]

ABB. 7.23

Diagnostik Zur Diagnostik gehören folgende Untersuchungen:

- Palpation der Schlüsselbeingrube
- Blutdruckmessung an beiden Armen
- Duplexsonografie
- Gegebenenfalls MRA/CTA

Diagnostik: Palpation, Blutdruckmessung an beiden Armen, Duplexsonografie und ggf. CTA oder MRA

MERKE Das führende klinische Zeichen der Subklaviastenose ist die Blutdruckdifferenz zwischen beiden Armen!

MERKE

CAVE Eine Blutdruckdifferenz an der oberen Extremität kann differenzialdiagnostisch auch Folge einer thorakalen Aortendissektion sein.

CAVE

Therapie

Bei symptomatischen Patientinnen steht die Revaskularisation im Vordergrund. Je nach Genese und Risikoprofil der Patientin kann entweder ein endovaskuläres oder offen operatives Vorgehen (Carotis-Subclavia-Bypass bzw. Subclavia-Transposition) erwogen werden.

Therapie

Bei symptomatischen Patienten ist eine *Revaskularisation* indiziert (operativ oder endovaskulär).

7.3.2 Thoracic-Outlet-Syndrom

7.3.2 Thoracic-Outlet-Syndrom

NKLC Kompetenzebene: **1**, klin. Diagnostik, app. Diagnostik, Therapie, Notfall, Management

Obstruktion bzw. *Kompression* im Bereich der oberen Thoraxapertur (➤ Abb. 7.24)
Unterscheide zwischen neurologischem, arteriellem, venösem oder kombiniertem TOS

Unter dem Thoracic-Outlet-Syndrom (TOS) werden Erkrankungen zusammengefasst, die durch Obstruktion bzw. Kompression im Bereich der oberen Thoraxapertur (➤ Abb. 7.24) entstehen. Insgesamt ist es ein eher seltenes Krankheitsbild mit einer Prävalenz von 3/100.000. Man unterscheidet in Abhängigkeit von den auftretenden Beschwerden zwischen neurologischem, arteriellem, venösem oder kombiniertem TOS. Am häufigsten sind neurologische Beschwerden.

ABB. 7.24

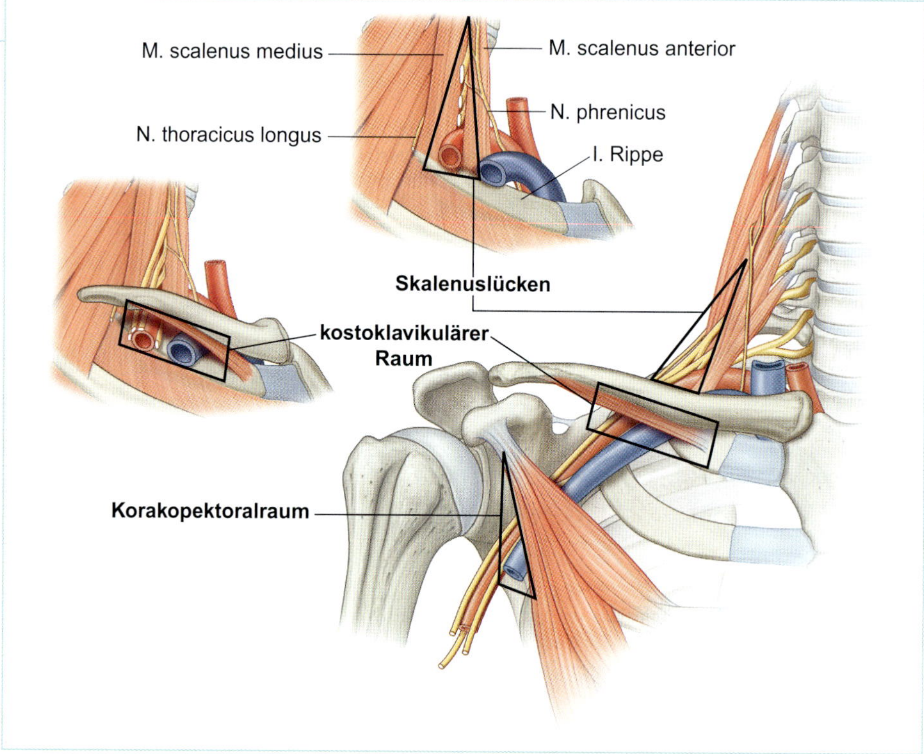

Abb. 7.24 Die 3 Räume, in denen das Gefäß-Nerven-Bündel bei Patientinnen mit Thoracic-Outlet-Syndrom eingeklemmt werden kann. Die hintere Skalenuslücke liegt zwischen M. scalenus anterior und M. scalenus medius, die vordere zwischen M. scalenus anterior und M. sternocleidomastoideus. Der kostoklavikuläre Raum bezeichnet den Raum zwischen I. Rippe und Schlüsselbein und der Korakopektoralraum den zwischen dem Proc. coracoideus und dem M. pectoralis minor. [E1480]

In der Regel mechanische Engstellen

In der Regel liegen mechanische Engstellen vor, die durch anatomische Varianten und/oder weitere Faktoren verstärkt werden (z. B. nach Frakturen, durch eine ausgeprägte Muskelbildung bei Bodybuilding, durch eine Halsrippe).

Klinik und Diagnostik

Symptome: je nach betroffener Struktur:
- A. subclavia: Blässe, Pulslosigkeit, kalte Extremität
- V. subclavia: Schwellung, Blaufärbung des Arms
- Plexus brachialis: Sensibilitätsstörungen, Armschmerzen

Anamnese: Erfassung der Symptome!
Untersuchung: in Ruhe und in (symptomatischer) *Funktionsstellung*

Klinik und Diagnostik

Symptome Die Symptome ergeben sich aus den komprimierten Anteilen des Gefäß-Nerven-Bündels:
- A. subclavia: Blässe, Pulslosigkeit, kalte Extremität
- V. subclavia: Schwellung, Blaufärbung des Arms
- Plexus brachialis: Sensibilitätsstörungen, Armschmerzen

Anamnese In der Anamnese werden die Symptome und die Begleitumstände ihres Auftretens erfragt.
Körperliche Untersuchung Sie konzentriert sich auf die Extremitäten (Inspektion und Palpation zur Erkennung der o. g. Veränderungen) und die obere Thoraxapertur, sowohl in Ruhestellung als auch in Funktionsstellung (Elevation).

Apparative Diagnostik Sie umfasst:

- Duplexsonografie, insbesondere in Funktions- und Normalstellung
- Gegebenenfalls CTA oder MRA

MERKE Wichtig ist, dass Bildgebungen auch in Funktionsstellung und Untersuchungen dynamisch durchgeführt werden!

Therapie

Primär ist eine konservative Therapie mit Physiotherapie angezeigt. Die weitere, insbesondere chirurgische Therapie, hängt von den beteiligten Strukturen bzw. der Ursache der Engstelle ab. Eine Resektion anatomisch fixierter Engstellungen, z. B. durch akzessorische Halsrippen, kann in Einzelfällen erwogen werden (**Cave:** anatomische Strukturen).

7.3.3 Extremitätenarterien

Die Arterien der unteren Extremität (➤ Abb. 7.25) sind wesentlich häufiger von einem Verschluss betroffen als die der oberen Extremität (➤ Abb. 7.26).

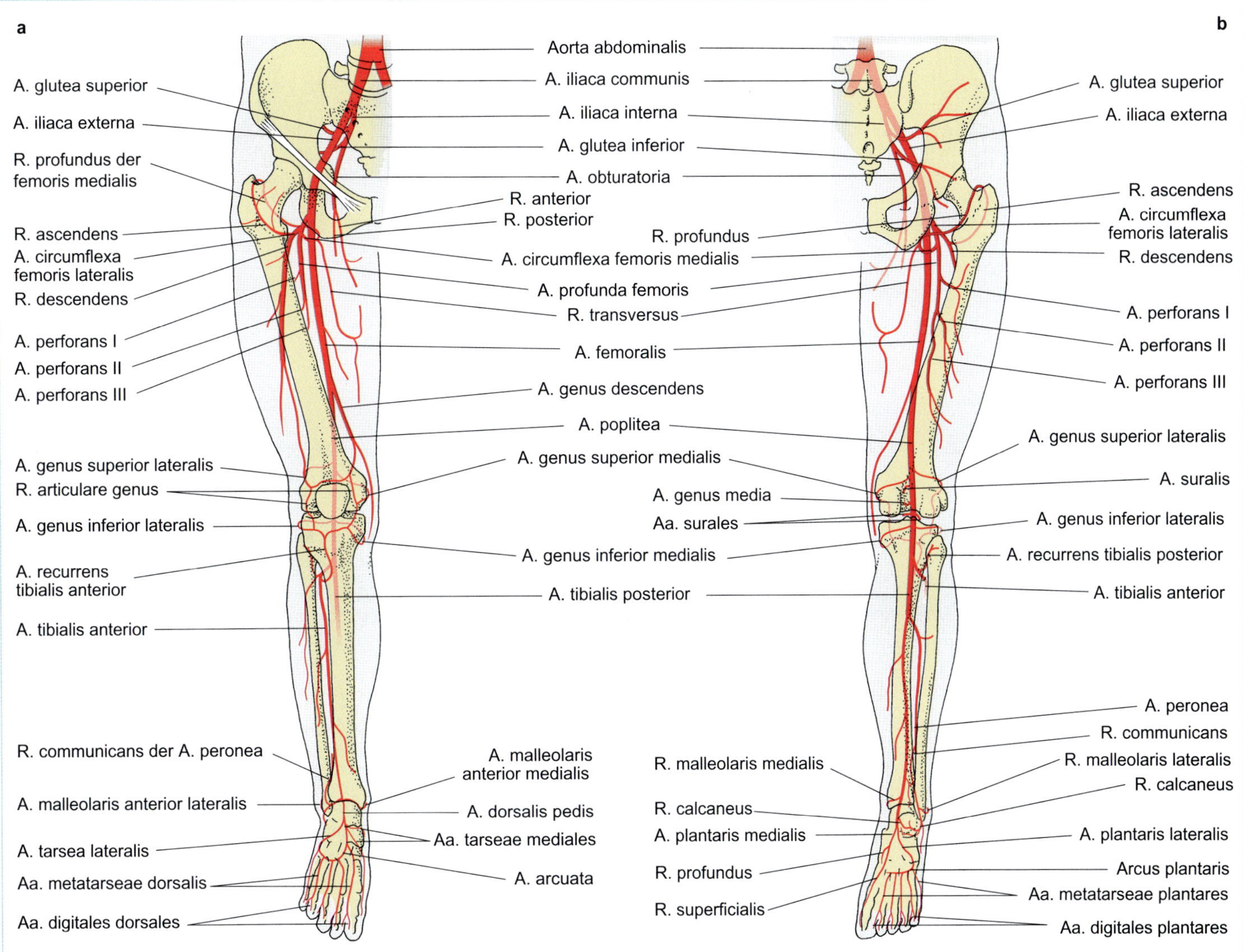

Abb. 7.25 Arterien der unteren Extremität [L190]
a) Ansicht von vorne
b) Ansicht von hinten

Studentische Sicht

Diagnostik: Duplexsonografie, CTA oder MRA

MERKE

Therapie

Primär *konservativ!* Gegebenenfalls operative Resektion der Ursache der Engstelle (**Cave:** anatomische Strukturen)

7.3.3 Extremitätenarterien

Die untere Extremität ist häufiger von Verschlüssen betroffen als die obere!

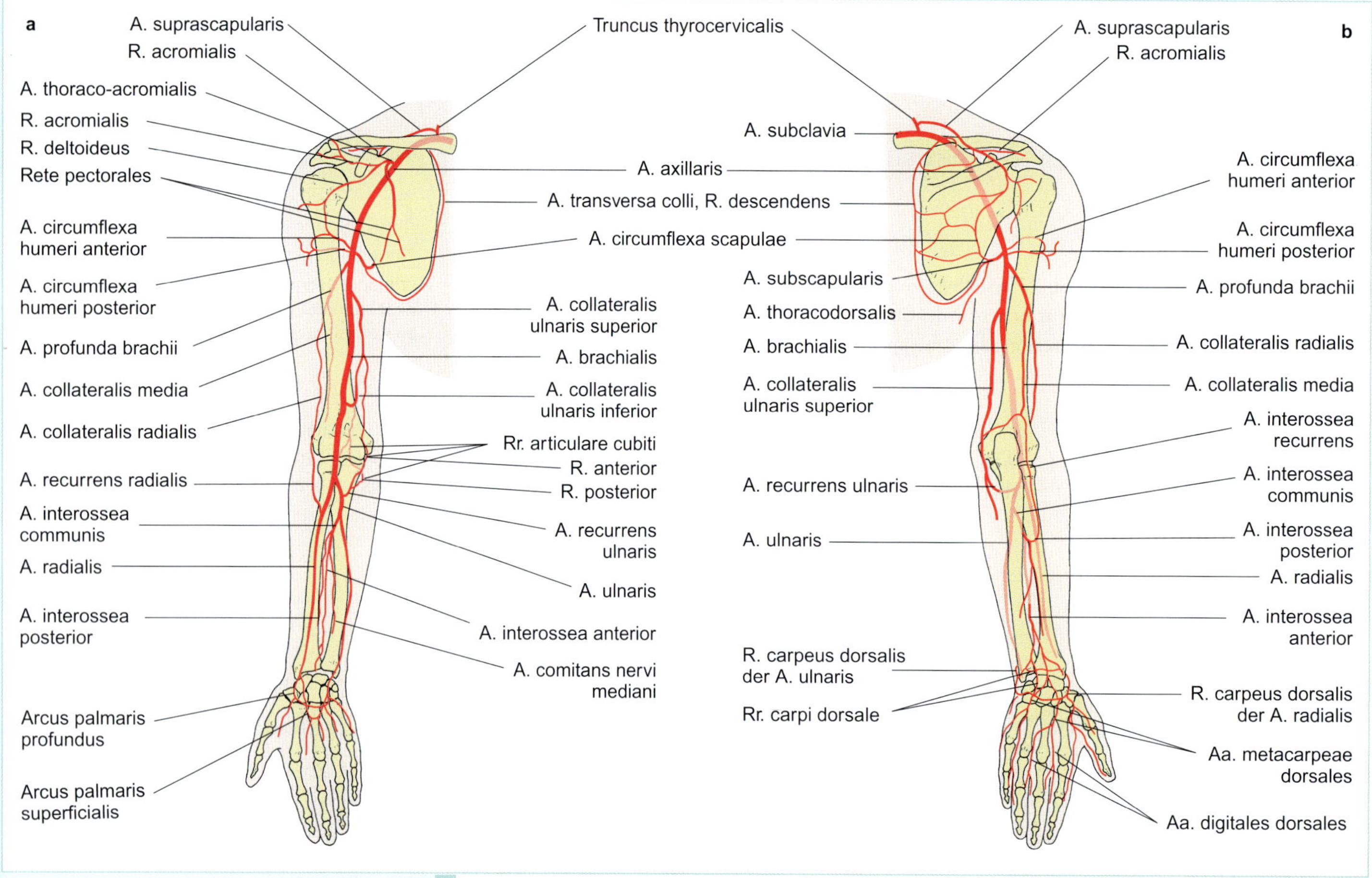

Abb. 7.26 Arterien der oberen Extremität [L190]
a) Ansicht von vorne
b) Ansicht von hinten

7.3.3.1 Akute Extremitätenischämie

7.3.3.1 Akute Extremitätenischämie

NKLC
Akute arterielle Thrombose/Embolie der Extremitäten
Kompetenzebene: **3a, klin. Diagnostik**, app. Diagnostik, Therapie, **Notfall, Management**

Perfusionsdefizit mit *Gefährdung der Extremität*

Als akute Extremitätenischämie wird ein akutes Perfusionsdefizit mit konsekutiver Gefährdung der Extremität definiert.

CAVE

CAVE Aufgrund der Gefahr einer irreversiblen Schädigung ist die akute Extremitätenischämie ein Notfall.

Meist untere Extremität betroffen! Das Risiko ist deutlich erhöht bei vorbestehender pAVK. Typische *Ursachen:*
- (Kardiale) Embolien
- Thrombosen
- Dissektionen
- Verletzungen

Epidemiologie und Ätiologie Ein akuter arterieller Gefäßverschluss betrifft meist die untere Extremität (über 90 %). In der Allgemeinbevölkerung tritt die akute Extremitätenischämie bei 1–2/10.000 auf, während die Inzidenz bei Patientinnen mit vorbestehender pAVK bei etwa bei 1,7 % liegt.
Die Ursachen können vielfältig sein:
- Embolien (ca. 76 %)
  - Kardiale Embolien (z. B. durch Vorhofflimmern, Vitien)
  - Embolien durch vorgeschaltete Emboliequellen (z. B. Aneurysmata)

- Thrombosen (ca. 20 %)
  - Lokale Thrombosen (meist durch zugrunde liegende arteriosklerotische Gefäßerkrankung)
  - Postrekonstruktive thrombotische Gefäßverschlüsse (z. B. Bypassverschluss)
- Arterielle Dissektionen (bis zu 2 %)
- Gefäßverletzungen
- Paradoxe Embolie (z. B. bei persistierendem Foramen ovale)

Einteilung Die akute Extremitätenischämie wird üblicherweise nach Rutherford eingeteilt (➢ Tab. 7.6).

Einteilung nach Rutherford (➢ Tab. 7.6)

Tab. 7.6 Schweregrad der akuten Extremitätenischämie nach Rutherford [F538-003]

Kategorie	Prognose	Befund Motorik	Befund Sensorik	Doppler arteriell	Doppler venös
I	Bein nicht vital gefährdet	Keine	Keine	Hörbar	Hörbar
IIa	Beinerhalt bei zeitgerechter Therapie	Keine	Minimal	Keine	Hörbar
IIb	Beinerhalt nur bei sofortiger Revaskularisation	Mäßig	Mild bis moderat, Ruheschmerz	Keine	Hörbar
III	Bereits eingetretener, irreversibler Gewebe-/Nervenschaden	Paralyse (Rigor)	Gefühlslosigkeit	Keine	Keine

TAB. 7.6

MERKE Ab dem Stadium IIb ist eine sofortige, notfallmäßige Revaskularisation indiziert!

MERKE

Klinik und Diagnostik

Anamnese Es sollte nicht nur die genaue Symptomatik (s. u.), sondern auch der Symptombeginn („time saves muscle") erfragt werden. Auch Vorerkrankungen (z. B. Vorhofflimmern, pAVK) sind in diesem Zusammenhang von Bedeutung.

Symptome Klinisch äußert sich die akute Extremitätenischämie im Rahmen des Symptomkomplexes „6 × P" nach Pratt (➢ Abb. 7.27). Die Symptomatik kann je nach Ausmaß und Genese bzw. Ätiologie des Verschlusses stark variieren. Bei vorbestehender pAVK ist die Symptomatik oft milder ausgeprägt, weil das abhängige Gewebe eine höhere Ischämietoleranz aufweist und meist Kollateralkreisläufe ausgebildet sind.

Klinik und Diagnostik

Anamnese: insbesondere auch hinsichtlich der zeitlichen Komponente und Vorerkrankungen!

Symptome: 6P nach Pratt!

MERKE Symptome eines arteriellen Gefäßverschlusses der Extremität mit kompletter Ischämie nach dem Muster „6 × P" nach Pratt:
- Pain (Schmerz)
- Paleness (Blässe)
- Paresthesia (Gefühlsstörung)
- Pulselessness (Pulslosigkeit)
- Paralysis (Bewegungsunfähigkeit)
- Prostration (Schock)

MERKE

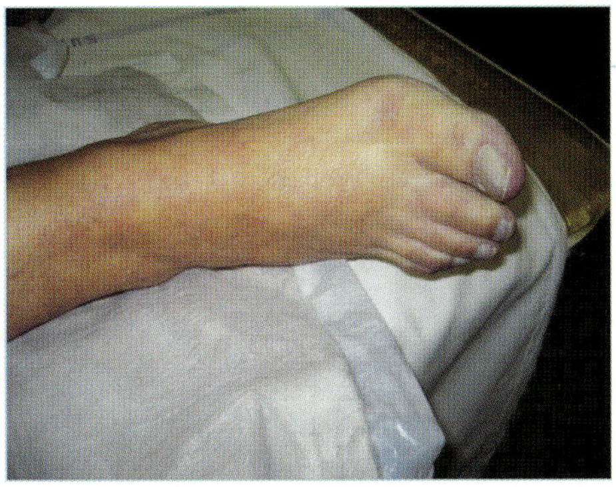

Abb. 7.27 Akute Ischämie des rechten Beins [G1125-002]

ABB. 7.27

Untersuchung: Extremitäten im *Seitenvergleich*

Diagnostik: farbcodierte Duplexsonografie, Doppler-Sonografie, Labor (Myoglobin, CK, LDH), optional Angiografie (➤ Abb. 7.28) oder Schnittbildgebung

Körperliche Untersuchung Die Extremitäten sind im Seitenvergleich zu untersuchen. Dabei achtet man insbesondere auf eine eventuelle Blässe, tastet den Puls und beurteilt die motorische und sensorische Funktion.

Apparative Diagnostik Eine Laboruntersuchung kann anhand der Marker Myoglobin, Kreatinkinase (CK) und Laktatdehydrogenase (LDH) eine Einschätzung des Schweregrads der Myolyse geben. Zur Diagnosesicherung ist die farbcodierte Duplexsonografie der Goldstandard. Eine Angiografie (➤ Abb. 7.28) oder Schnittbildgebung kann insbesondere bei komplexen Fällen wichtige Informationen zur Planung der Revaskularisation liefern. Bei unmittelbar bedrohter Extremität (Rutherford IIa und IIb) sollte die Revaskularisation im Vordergrund stehen.

CAVE

CAVE Die Diagnostik der akuten Extremitätenischämie kann bei Vorbestehen einer pAVK erschwert sein.

ABB. 7.28

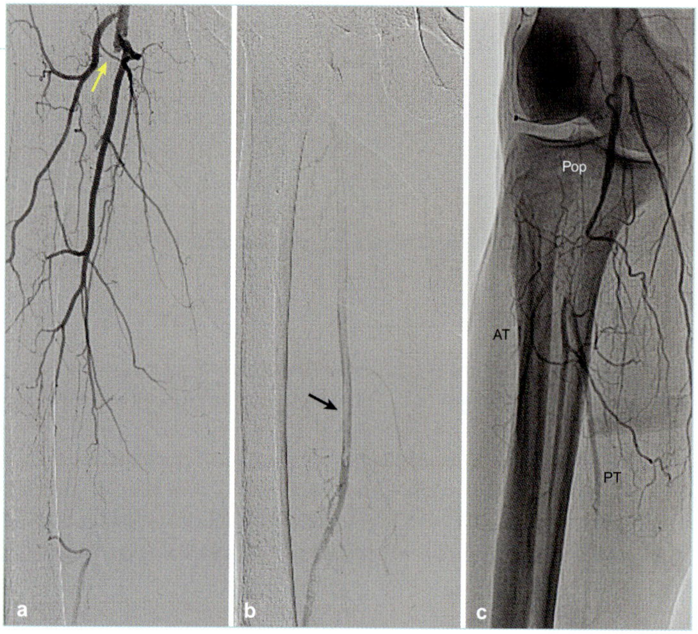

Abb. 7.28 Akute Extremitätenischämie in der Angiografie eines 73 Jahre alten multimorbiden Manns [G1496]
a) Frühe Phase der Angiografie. Die rechte A. femoris superficialis ist verschlossen (Pfeil).
b) Späte Phase der Angiografie. Langstreckiger Füllungsdefekt der A. femoris superficialis mit Thrombus (Pfeil).
c) Verschluss der distalen A. poplitea (Pop) bzw. der proximalen A. tibialis anterior (AT) und der Aufteilung in A. fibularis und A. tibialis anterior durch einen Thrombus; PT = A. tibialis posterior.

Therapie und Management
Die Revaskularisation ist *endovaskulär, offen chirurgisch* oder *hybrid* möglich!
Eine *Amputation* ist die *Ultima Ratio!*

Therapie und Management

Als Revaskularisationsverfahren für akute Extremitätenischämien stehen sowohl endovaskuläre als auch offen operative und Hybridverfahren zur Verfügung:

- Endovaskuläre Therapien umfassen das gesamte Spektrum interventioneller Verfahren (z. B. kathetergestützte Thrombektomie, Lyse, PTA, stentgestützte Verfahren).
- Chirurgische Verfahren sind z. B. die Thrombektomie bzw. Embolektomie über einen Fogarty-Katheter oder die Bypasschirurgie sowie die Endarteriektomie.
- Hybridverfahren kombinieren offen chirurgische und endovaskuläre Techniken.

Als Ultima Ratio muss bei irreversiblen Gewebeschäden und vitaler Bedrohung durch die Ischämie, respektive bei nicht vertretbarem Risiko einer Reperfusionsreaktion, eine Amputation erwogen werden.

KOMPETENZBASIERTES VORGEHEN (NKLC)

Notfall

- Akut einsetzende Extremitätenischämie
- Bei verzögerter Diagnostik droht Extremitätenverlust

Management

- **Erstversorgung:** primär schnellstmögliche Revaskularisation anstreben, Lagerung (Polsterung in z. B. Watte, Tieflagerung), Antikoagulation (Bolusgabe unfraktioniertes Heparin), Analgesie, stadienabhängiges Monitoring von Vitalparametern und Sauerstoffgabe
- **Entscheidungsfindung:** Duplexsonografie/CTA: endovaskulär, offen, Hybridverfahren je nach lokal verfügbarer Expertise und Verfügbarkeit; keine Verzögerung durch die Verfahrenswahl!
- **Prinzipien der Versorgung:** Revaskularisation durch endovaskuläre oder chirurgische Verfahren
- **Nachbehandlung:** Antikoagulation, engmaschige Kontrollen, Suche nach Emboliequellen
- **Erfolgsparameter:** Ausbleiben irreversibler Weichteilschäden, postoperativ aufgehobene Primärsymptomatik
- **Komplikationen:**
  - „Crush-Niere" (durch Rhabdomyolyse), daher Dialysemöglichkeit erforderlich; in ausgeprägten Fällen ist eine disseminierte intravasale Gerinnung (DIC) mit SIRS und Multiorganversagen möglich
  - Kompartmentsyndrom: Anstieg des Gewebedrucks als Folge des Reperfusionssyndroms → Druckschädigung insbesondere der Nerven → notfallmäßige Fasziotomie und somit Druckentlastung (die vollständige Spaltung am Unterschenkel schließt 4 Kompartimente ein; eine präemptive Fasziotomie nach Revaskularisation bei akuter Ischämie kann sinnvoll sein)
  - Akute erneute Verschlüsse (vorbestehende pAVK)

KOMPETENZBASIERTES VORGEHEN

Prävention

Um im weiteren Verlauf dem Entstehen erneuter Verschlüsse vorzubeugen, ist in jedem Fall eine Ursachenabklärung im Sinne einer Suche nach Emboliequellen erforderlich:

- Echokardiografie (die diagnostische Wertigkeit der TEE ist höher als die der TTE)
- Langzeit-EKG
- Abdomensonografie
- Abklärung weiterer vorgeschalteter Emboliequellen (z. B. arterielle Aneurysmata)
- Blutuntersuchungen: Hinweise auf Thrombophilien, Untersuchung von molekulargenetischen Störungen wie Faktor-V-Mutation oder Prothrombin-Mutation, Gerinnungsinhibitoren-Mangel von Antithrombin, Protein C und Protein S sowie erworbene Antikörper, Lupusantikoagulanzien und Antikardiolipin-Antikörpern, Einschätzung des kardiovaskulären Risikoprofils (Blutzucker, Lipide)

Je nach Ätiologie der Ischämie sollten präventive bzw. sekundärprophylaktische Maßnahmen wie Antikoagulation oder Einstellung der Blutfette vorgenommen werden.

Prävention

Führe eine *Ursachenabklärung* durch!
Nutze *modifizierbare Risikofaktoren* zur Prävention je nach Ätiologie!

7.3.3.2 Periphere arterielle Verschlusskrankheit (pAVK)

NKLC Kompetenzebene: **3a, klin. Diagnostik**, app. Diagnostik, Therapie, Notfall, **Management**

7.3.3.2 Periphere arterielle Verschlusskrankheit (pAVK)

Die periphere arterielle Verschlusskrankheit (pAVK) entsteht durch arteriosklerotische Verschlussprozesse. Vorwiegend sind Becken- und Beinarterien betroffen. Die pAVK gilt jedoch als Indikator für Verschlussprozesse im zerebrovaskulären und kardiovaskulären arteriellen System.

Folge eines *arteriosklerotischen Verschlussprozesses*

MERKE Die Arteriosklerose ist eine Systemerkrankung!

MERKE

Epidemiologie Weltweit sind etwa 240 Millionen Menschen von einer pAVK betroffen. Die pAVK ist daher eine hochrelevante kardiovaskuläre Erkrankung. In der Allgemeinbevölkerung liegt die Prävalenz bei 3–10 %, in der Altersklasse > 70 Jahren steigt diese auf 15–20 % an. Die jährliche Mortalität von Patientinnen mit einer pAVK liegt bei 2,4 %. Mit zunehmendem Stadium der Erkrankung steigt die Mortalität deutlich.

Epidemiologie: häufige Erkrankung des höheren Lebensalters!

Studentische Sicht

Risikofaktoren: Nikotinabusus, Diabetes mellitus, arterielle Hypertonie, Hyperlipidämie und Hypercholesterinämie

Risikofaktoren Die Hauptrisikofaktoren für die Entstehung einer pAVK sind:
- Nikotinabusus
- Diabetes mellitus
- Arterielle Hypertonie
- Hyperlipidämie und Hypercholesterinämie

Tab. 7.7 Klassifikation der pAVK anhand der Fontaine-Stadien und der Rutherford-Kategorien [F538-003]

Fontaine		Rutherford		
Stadium	Klinik	Grad	Kategorie	Klinik
I	Symptomfrei	0	0	Symptomfrei
IIa	Gehstrecke > 200 m	I	1	Leichte Claudicatio
IIb	Gehstrecke < 200 m	I	2	Mäßige Claudicatio
		I	3	Schwere Claudicatio
III	Ischämischer Ruheschmerz	II	4	Ischämischer Ruheschmerz
IV	Ulkus, Gangrän	III	5	Kleinflächige Nekrose
		III	6	Großflächige Nekrose

TAB. 7.8

Tab. 7.8 ABI-Kategorien zur Abschätzung des pAVK-Schweregrades

ABI-Wert	Schweregrad der pAVK
> 1,3	Falsch hoher Wert (Verdacht auf Mediasklerose)
> 0,9	Normalbefund
0,75–0,9	Leichte pAVK
0,5–0,75	Mittelschwere pAVK
< 0,5	Schwere pAVK (kritische Ischämie)

Einteilung: nach *Rutherford* oder *Fontaine* (➤ Tab. 7.7) und durch *Ankle Brachial Index (ABI)* (➤ Tab. 7.8)

Lokalisation: je nach Ätiologie

Einteilung Die pAVK wird im klinischen Alltag nach Rutherford oder Fontaine klassifiziert (➤ Tab. 7.7). Neben der klinischen Einteilung kann die ABI-Messung (Ankle-Brachial-Index/Knöchel-Arm-Index) zur Beurteilung des Schweregrades einer pAVK herangezogen werden (➤ Tab. 7.8).

Lokalisation Je nach zugrunde liegender Ätiologie unterscheiden sich die typischen Manifestationsorte, beispielsweise ist für Raucher eher ein Befall der Becken- und Oberschenkeletage typisch. Diabetikerinnen hingegen leiden häufiger an kruralen arteriellen Stenosen.

Klinik und Diagnostik

Symptome: *Leitsymptom* ist der ischämische Muskelschmerz; im Stadium IV zusätzlich Wunden und Nekrosen

Klinik und Diagnostik

Symptome

Das Leitsymptom ist ein belastungsinduzierter ischämischer Muskelschmerz („Claudicatio intermittens"), wodurch es zu einer verringerten Gehstrecke kommt („Schaufensterkrankheit"). Ab dem Stadium III ist Ruheschmerz das führende Symptom. Im Stadium IV treten Nekrosen und Ulzera auf. Die Erkrankung wird kompliziert, wenn sich diese infizieren. Die pAVK ist eine chronische Erkrankung. Bei akutem Verschluss auf der Grundlage einer vorbestehenden pAVK kann die Klinik der eines akuten Gefäßverschlusses ähneln (➤ Kap. 7.3.3.1).

CAVE

CAVE Patientinnen mit pAVK haben oft eine höhere Ischämietoleranz. Dies kann die Diagnose des Notfalls erschweren.

Diagnostik: körperliche Untersuchung (insbesondere Inspektion), Verschlussdruckmessung, Duplexsonografie, CTA/MRA und ggf. weitere Maßnahmen
Bedenke, dass das *ganze Gefäßsystem* betroffen sein kann! Führe eine umfassende vaskuläre Diagnostik durch!

Diagnostik

Da die pAVK eine chronische (kardio)vaskuläre Erkrankung ist, hat eine vollständige vaskuläre Diagnostik einen hohen Stellenwert zur Prophylaxe von Komplikationen und weiteren, auch kardiovaskulären Manifestationsformen. Hierzu gehört neben den pAVK-spezifischen Untersuchungen (s. u.) auch die Bestimmung der Risikofaktoren der pAVK (s. o.).

Maßnahmen Zu den diagnostischen Maßnahmen hinsichtlich der pAVK gehören:
- Inspektion der Beine und Füße
- Pulsstatus der unteren Extremität im Seitenvergleich
- Doppler-sonografische Messung der Verschlussdrücke/ABI-Messung
- Duplexsonografie der Becken- und Beinarterien

- Eventuelle weitere Maßnahmen
  - DSA in Interventionsbereitschaft
  - MRA oder CTA
  - Zehenverschlussdruckmessung (ergänzende Untersuchungsmethode bei Verdacht auf Mediasklerose mit verfälschten Werten des ABI)

ABI-Bestimmung Beim Knöchel-Arm-Index („Ankle-Brachial-Index", **ABI,** Synonym: Doppler-Verschlussdruckmessung) wird der systolische Blutdruck am Unterschenkel in Relation zum systolischen Verschlussdruck am Oberarm bestimmt. Dafür werden eine Blutdruckmanschette und eine Doppler-Sonde benötigt. Die Patientin sollte zu Beginn der Untersuchung etwa 10 Minuten ruhig gelegen haben:

- An beiden Oberarmen Messung des Blutdrucks → Mittelwert berechnen oder (wenn Druckunterschied > 10 mm Hg) höheren Wert verwenden
- An beiden Beinen zunächst Lage der A. dorsalis pedis (ADP) und der A. tibialis posterior (ATP) mit Doppler-Sonde bestimmen, dann Anlage und Aufblasen der Blutdruckmanschette über dem Knöchel und Druck ablassen, bis die Doppler-Messung wieder ein Signal gibt → niedrigeren Wert verwenden

Therapie und Management

Indikationsstellung Zur Indikationsstellung der operativen oder interventionellen Therapie ist zunächst eine präoperative Risikoeinschätzung und die Erhebung der genauen Verschlussanatomie (u. a. Verschlusslage/-länge, Verkalkungsgrad) notwendig.

Therapieziele Primärziel der Therapie ist die Verbesserung der peripheren Durchblutung und Erhöhung des Sauerstoffangebots im Gewebe. Je nach Stadium führt dies dazu, dass das Risiko peripherer vaskulärer Komplikationen verringert, das Fortschreiten der Erkrankung verlangsamt und die Lebensqualität bzw. die Belastbarkeit verbessert wird. Vor allem in den fortgeschrittenen Stadien hat der Erhalt der Extremität oberste Priorität.

MERKE Wichtig ist immer die multidisziplinäre und interprofessionelle Betreuung von pAVK-Patientinnen!

Stadienadaptiertes Vorgehen Bei der Therapie der pAVK wird ein stadienadaptiertes Vorgehen empfohlen (➤ Tab. 7.9). In allen Stadien hat der absolute Nikotinverzicht einen hohen Stellenwert. Darüber hinaus müssen Blutdruck und Blutzucker bei pAVK-Patientinnen medikamentös eingestellt werden. Auch eine Statintherapie wird in allen Stadien empfohlen:

- Im Stadium I liegt der Fokus primär auf konservativen Maßnahmen und der Einstellung von Risikofaktoren.
- Ab dem Stadium IIa ist ein strukturiertes Gehtraining indiziert, um die Ischämietoleranz zu verbessern. Spätestens ab Stadium II wird außerdem die Gabe von ASS oder Clopidogrel zur Thrombozytenaggregationshemmung als Sekundärprävention empfohlen. Im Stadium IIb kommen neben konservativen Maßnahmen interventionelle und chirurgische Revaskularisationsverfahren infrage.
- In den fortgeschritteneren Stadien III und IV stehen Schmerzreduktion sowie der Erhalt der Extremität und der Lebensqualität im Vordergrund. Entsprechend ist eine Revaskularisation (Stadium III und IV) sowie danach im Stadium IV die strukturierte Wundbehandlung indiziert. Sollte eine infizierte Läsion vorliegen, ist jedoch zunächst eine Infektbehandlung durchzuführen.

Tab. 7.9 Stadiengerechte Behandlung der pAVK in Abhängigkeit der Stadien nach Fontaine I–IV

Maßnahme	Fontaine-Stadium			
	I	II	III	IV
Thrombozytenfunktionshemmer (ASS oder Clopidogrel)	(+)	+	+	+
Strukturiertes Gehtraining	+	+		
Medikamentöse Therapie (Cilostazol oder Naftidrofuryl)		+		
Strukturierte Wundbehandlung				+
Interventionelle Therapie		+*	+	+
Operative Therapie		+*	+	+

+ Empfehlung, * bei hohem individuellen Leidensdruck und geeigneter Gefäßmorphologie

Therapie und Management

Indikation: je nach Anatomie und Risikoprofil

Ziel: Erhöhung des Sauerstoffangebots im Gewebe

MERKE

Die Therapie richtet sich nach dem Stadium (➤ Tab. 7.9).

TAB. 7.9

MERKE

MERKE Im Stadium II nach Fontaine sollte zunächst eine konservative Therapie mit strukturiertem Gehstreckentraining angestrebt werden.

KOMPETENZBASIERTES VORGEHEN

KOMPETENZBASIERTES VORGEHEN (NKLC)

Management

- **Erstversorgung:** Bestimmung des Fontaine-Stadiums, ABI-Messung, Anatomie/Morphologie des/der Verschlüsse analysieren
- **Entscheidungsfindung:**
  - Konservativ vs. operativ/interventionell: Revaskularisation ab Stadium IIb
  - Verfahrenswahl: je nach Lokalisation, Ausdehnung und Beschaffenheit der Läsion, Symptomatik, Risikokonstellation, vaskulärer Vorgeschichte, Verfügbarkeit von autologem Venenmaterial als Bypassgraft, Qualität von Anschluss- und Ausstromgefäßen, eventuellen Voroperationen/Situs, Abwägung von Nutzen und Risiken sowie Patientenwunsch
- **Prinzipien der Versorgung:** Risikofaktoren minimieren, Verbesserung der Ischämietoleranz, Schmerzverringerung, Revaskularisation, Erhalt der Extremität
- **Nachbehandlung:** nach arterieller Rekonstruktion → intraoperative Qualitätskontrolle (Angiografie oder Duplexsonografie)
- **Erfolgsparameter:** Verbesserung der Gehstrecke, Schmerzreduktion, falls vorhanden Abheilung bestehender Läsionen
- **Komplikationen:** erneuter Verschluss im Verlauf, Amputation

7.3.3.3 Poplitealarterienaneurysma

7.3.3.3 Poplitealarterienaneurysma

NKLC Kompetenzebene: **1**, klin. Diagnostik, app. Diagnostik, Therapie, Notfall, Management

Vergrößerung des Durchmessers auf 15 mm oder das 1,5-Fache des vorgeschalteten Abschnitts
Poplitealaneurysmen sind selten (oft beide Seiten betroffen). Männer sind wesentlich häufiger betroffen als Frauen.

Ein Poplitealarterienaneurysma (PAA) ist definiert als die Vergrößerung des Durchmessers der A. poplitea auf mehr als 15 mm oder das 1,5-Fache des vorgeschalteten nicht veränderten Gefäßabschnitts.
Epidemiologie Aneurysmen der A. poplitea sind selten mit einer Prävalenz von 0,1 bis 1 % und betreffen beinahe ausschließlich Männer (ca. 95 %, 85–98 %). Sie sind die häufigsten peripheren arteriellen Aneurysmen (ausgeschlossen aortoiliakales System, zerebraler Kreislauf). Bei bis zu 10 % der Betroffenen finden sich auch Aneurysmen der abdominellen Aorta (➤ Kap. 7.2.2.2). In etwa 50 % der Fälle sind beide Seiten von einem PAA betroffen. Daher sollte immer ein beidseitiges Screening durchgeführt werden.

MERKE

MERKE Bei Patientinnen mit einem PAA sollte ein Screening für PAA der Gegenseite sowie Bauchaortenaneurysmata durchgeführt werden.

Ursache ist häufig eine Atherosklerose oder eine genetische Veranlagung.

Ätiologie/Pathophysiologie Ursachen sind insbesondere eine Arteriosklerose und eine genetische Prädisposition. In der Regel entsteht ein PAA durch degenerative arteriosklerotische Veränderungen. Insbesondere bei jungen Patientinnen kann ein PAA posttraumatisch bei einer arteriellen Läsion entstehen.

Klinik und Diagnostik

Symptome: oft asymptomatisch, teilweise Extremitätenischämie durch Embolisation; Rupturen sind selten

Diagnostik: Duplexsonografie und CTA oder MRA

Therapie

- Konservativ vs. operativ/endovaskulär
- *Symptomatische PAA* sollten *immer behandelt* werden!
- Typische operative Therapie ist ein *Bypass*.

Klinik und Diagnostik

Symptome Die Mehrzahl der PAA sind bei Diagnosestellung asymptomatisch. Symptomatisch wird ein PAA i. d. R. durch periphere Embolisation aus dem Aneurysma und eine dadurch bedingte progrediente chronische Extremitätenischämie oder eine akute Ischämie (➤ Kap. 7.3.3.1). Die Ruptur eines PAA ist – im Unterschied zu aortalen Aneurysmen (➤ Kap. 7.2.2) – selten.
Apparative Diagnostik Das wichtigste diagnostische Mittel zur Beurteilung eines PAA ist die **Duplexsonografie.** Ergänzende Informationen z. B. zur Situation der Ausstromgefäße und zur Operationsplanung liefern **CT- oder MR-Angiografien.**

Therapie

Ein kleines PAA sollte regelmäßig durch sonografische Kontrollen beobachtet werden. Für die konservative Therapie entsprechen die Empfehlungen in vielen Teilen denen, die auch für die pAVK (➤ Kap. 7.3.3.2) oder Aortenaneurysmen (➤ Kap. 7.2.2) gelten. Die Einstellung und die Kontrolle der arteriosklerotischen Risikofaktoren stehen im Vordergrund.

Symptomatische PAA sollten immer behandelt werden. Eine elektive Therapie wird ab einem Durchmesser von > 2 cm empfohlen:

- Die offen chirurgische Therapie wird insbesondere bei einem niedrigen perioperativen Risiko und im eher jüngeren Alter angestrebt. Typischerweise wird entweder mit Bypass rekonstruiert und das Aneurysma proximal und distal ligiert oder ein Interponat angelegt.
- Die endovaskuläre Therapie ist aufgrund der spärlichen Datenlage hinsichtlich der Langzeitergebnisse nur in Ausnahmefällen zu empfehlen.

7.3.3.4 Diabetisches Fußsyndrom

NKLC Kompetenzebene: **3a**, **klin. Diagnostik**, app. Diagnostik, Therapie, Notfall, **Management**

Das diabetische Fußsyndrom ist eine Folgeerkrankung des Diabetes mellitus. Eine dauerhafte kurative Therapie gibt es nicht. Die Erkrankung verläuft in aktiven und inaktiven Phasen und hat eine hohe Rezidivgefahr.

Epidemiologie Der Anteil an Diabetikerinnen, die an einem diabetischen Fußsyndrom leiden, liegt laut Robert Koch-Institut bei etwa 6 %. Aufgrund der hohen Morbidität und Mortalität des diabetischen Fußsyndroms gilt der Prävention der Erkrankung die oberste Priorität.

Risikofaktoren Die Risikofaktoren für die Entstehung eines diabetischen Fußsyndroms mit Ulkus sind:

- Verlust der Sensorik und somit des Schutzgefühls (diabetische periphere Neuropathie)
- Vorhandene pAVK
- Fußdeformitäten

Aufgrund der nur noch eingeschränkt vorhandenen Sensorik wird der Fuß falsch belastet. Bereits durch leichte Traumata (Druckläsionen, schlechtsitzendes Schuhwerk) entstehen Fußgeschwüre. Eine Kallusbildung an belasteten Hautstellen kann das Risiko für Fußulzera ebenfalls erhöhen.

Ein Diabetes mellitus erhöht das Risiko, eine pAVK zu entwickeln. Ein gleichzeitiges Vorliegen einer pAVK verringert die Heilungschancen und erhöht das Risiko einer Amputation.

Pathophysiologie Neben der Polyneuropathie spielen auch mikro- und makrovaskuläre Störungen, Ödembildung, septische Thrombosen bei lokalen Infektionen und eine gestörte Immunabwehr eine Rolle. Darüber hinaus wird zwischen einem neuropathischen Typ und einem ischämischen Typ unterschieden. Aufgrund mikroangiopathischer Veränderungen tritt im Verlauf eine Störung der peripheren Nerven der Beine mit peripherer Polyneuropathie als Folge auf. Zusätzlich entsteht durch die diabetische Mikroangiopathie eine Verdickung der kapillären Basalmembran, wodurch die Sauerstoffdiffusion eingeschränkt wird.

Klinik und Diagnostik

Anamnese Erfragt wird die aktuelle Symptomatik, aber auch der bisherige Verlauf und die Therapie des Diabetes sowie einer evtl. vorhandenen pAVK.

Symptome Die Symptomatik des diabetischen Fußsyndroms variiert je nach führender Ätiologie (neuropathische Genese oder ischämische Genese), klinisch finden sich jedoch häufig Mischformen:

- Neuropathische Symptome: warme, trockene Haut, Abnahme des Schmerz- und Vibrationsempfindens, Abnahme der Sensibilität, tastbare Fußpulse (wenn keine vorgeschaltete ischämische Komponente vorliegt)
- Ischämische Symptome: kalter Fuß, blasses Hautkolorit, Ruheschmerz
- Beide: Läsionen, Nekrosen und Ulzera, Charcot Fuß (nicht infektiöse Zerstörung von Knochen und Gelenken im Fuß mit atraumatischer schmerzloser Fraktur)

Körperliche Untersuchung Im Fokus steht eine ausgiebige Untersuchung der Füße. Hier sollte man sich insbesondere auf Hautkolorit, Formation der Gelenke/Knochen, Fußhygiene (falsches Schneiden der Zehennägel) und Schuhwerk konzentrieren. Neben dem Tasten der Pulse sollte man auch überprüfen, ob das Schutzgefühl noch hinreichend intakt ist (Vibrationswahrnehmung mit Stimmgabel oder Druckwahrnehmung mit Monofilament; ➤ Abb. 7.29).

7.3.3.4 Diabetisches Fußsyndrom

Dauerhafte kurative Therapie nicht möglich! Etwa 6 % aller Diabetikerinnen sind betroffen.

Risikofaktoren:
- Diabetische periphere Neuropathie
- Vorhandene pAVK
- Fußdeformitäten

Pathophysiologie: komplex, keine singuläre Folge des Diabetes mellitus

Klinik und Diagnostik

Anamnese: Fokus auf Symptomatik und Komorbiditäten

Symptome:
- Neuropathische Symptome
- Ischämische Symptome
- Läsionen, Nekrosen und Ulzera, Charcot-Fuß

Untersuchung: Fokus auf die Füße hinsichtlich Durchblutung, Vibrationsempfinden (➤ Abb. 7.29), Deformitäten, Hygiene und Schuhwerk!

ABB. 7.29

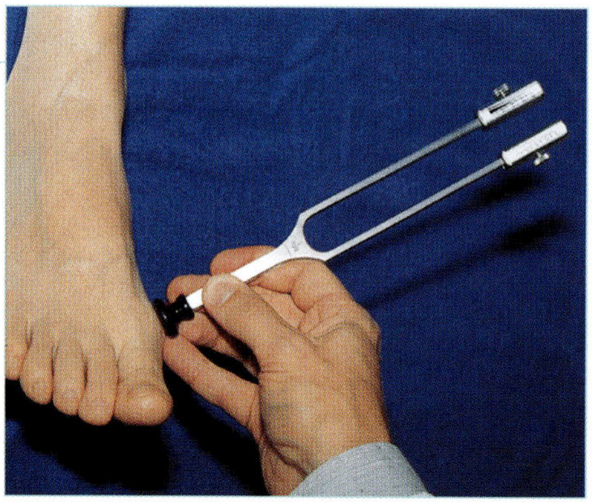

Abb. 7.29 Stimmgabel auf Fußzehe zur Überprüfung der Vibrationswahrnehmung [M108]

Klassifikation: nach Wagner-Armstrong (➢ Tab. 7.10)

Klassifikation Eine klinisch häufig angewandte Klassifikation zur Beurteilung des Schweregrades eines diabetischen Fußsyndroms ist die Wagner-Armstrong-Klassifikation (➢ Tab. 7.10).

TAB. 7.10

Tab. 7.10 Wagner-Armstrong-Klassifikation für das diabetische Fußsyndrom

	0	1	2	3	4	5
A	Prä- oder postulzerative Läsion	Oberflächliche Wunde	Wunde bis zur Ebene von Sehne oder Kapsel	Wunde bis zur Ebene von Knochen oder Gelenk	Nekrose von Fußteilen	Nekrose des gesamten Fußes
B	Mit Infektion					
C	Mit Ischämie					
D	Mit Infektion und Ischämie					

Apparative Diagnostik: ABI, TBI und Duplexsonografie

Apparative Diagnostik Zur Erhebung des Gefäßstatus gehört neben dem Pulsstatus auch die Verschlussdruckmessung als **ABI** (➢ Kap. 7.3.3.2) und **Toe-Brachial-Index** (TBI, Variante des ABI mit Blutdruckmessung am Zeh, weil dort das Problem der Mediasklerose nicht auftritt) und eine farbcodierte **Duplexsonografie** zur Diagnostik der arteriellen Perfusion.

MERKE

MERKE Bei Patientinnen mit Diabetes mellitus zeigt sich aufgrund einer Mediasklerose nicht selten ein falsch hoher ABI-Wert! Daher sind normwertig oder erhöhte ABI-Werte bei diesen Patientinnen nicht sicher verwertbar. Aussagekräftigere Werte kann die TBI-Messung liefern.

Bildgebende Verfahren umfassen neben der farbcodierten Duplexsonografie auch Schichtbildverfahren wie CT-/MRT-Angiografie. Ossäre Destruktionen und Weichteilveränderungen werden mit der MRT oder radiologisch nachgewiesen. Mit diesen Modalitäten kann auch eine Osteomyelitis diagnostiziert werden.

Therapie und Management

Therapie und Management

MERKE

MERKE Die Therapie und Prävention eines diabetischen Fußsyndroms bzw. seiner Komplikationen ist immer eine interdisziplinäre Aufgabe (Hausärztin, Podologin, Diabetesberaterin, Diabetologin, Chirurgin, Orthopädin etc.). Eine Amputation ist bei diesen Patientinnen besonders prekär und sollte Ultima Ratio bleiben.

- Stelle den *Diabetes mellitus* optimal ein!
- Die *Prävention von Ulzera* steht im Vordergrund (wattiertes Schuhwerk!)
- Strebe bei *ischämischer Komponente* eine Revaskularisation an!
- Bei *Wunden* ist ein professionelles *Wundmanagement* erforderlich!
- Betreibe *Sekundärprophylaxe!*

Grundsätzlich soll der zugrunde liegende Diabetes mellitus optimal eingestellt werden. Bezüglich des diabetischen Fußsyndroms stehen die Prävention von Fußulzera im Vordergrund. Gemäß den Empfehlungen der internationalen Arbeitsgruppe diabetischer Fuß (International Working Group on the diabetic Foot) zählt zu den Präventionsmaßnahmen:

- Identifizierung des gefährdeten Fußes mit regelmäßigen Kontrollen
- Aufklärung von Patientinnen, Angehörigen sowie medizinischem Fachpersonal über die Erkrankung und das hohe Rezidivrisiko
- Druckentlastung, Ulkusprophylaxe: Spezialschuhwerk, Entlastungsorthesen (z. B. „total contact cast")
- Behandlung von Risikofaktoren für eine Ulzeration, insbesondere Stoffwechselkontrolle, Behandlung von Komorbiditäten

Die weitere Therapie des diabetischen Fußsyndroms basiert auf folgenden Grundsätzen:

- Bei ischämischer Komponente Revaskularisation anstreben (zur Sicherstellung der Wundheilung)
- Therapie von lokalen Infektionen: professionelles Wundmanagement, Wunddebridement und Resektion destruierter Strukturen, ggf. antibiotische Therapie
- Sekundärprophylaxe: Optimierung der kardiovaskulären Risikofaktoren

KOMPETENZBASIERTES VORGEHEN (NKLC)

Management

- **Erstversorgung:** Gefäßstatus, Sensibilität, Schweregrad, Diabeteseinstellung
- **Entscheidungsfindung:** Prophylaxe vs. Therapie
- **Prinzipien der Versorgung:**
  - Prophylaxe: Aufklärung, Druckentlastung, Kontrollen
  - Therapie: Revaskularisation (bei ischämischer Komponente), Wundmanagement, Therapie lokaler Infektionen
- **Nachbehandlung:** bei Wunden ambulante Anbindung mit regelmäßigen Kontrollen, optimale Einstellung der Risikofaktoren (Blutzucker, Blutdruck, Blutfette), orthopädisches (wattiertes) Schuhwerk mit Entlastung von Druckstellen
- **Erfolgsparameter:** Erhalt der Extremität, Abheilen der Läsion
- **Komplikationen:** Malum perforans (neuropathisches Fußulkus, ➤ Abb. 7.30); häufig Ausgangspunkt für Infektionen (Gefahr lebensbedrohlicher Phlegmonen!), Amputation

KOMPETENZBASIERTES VORGEHEN

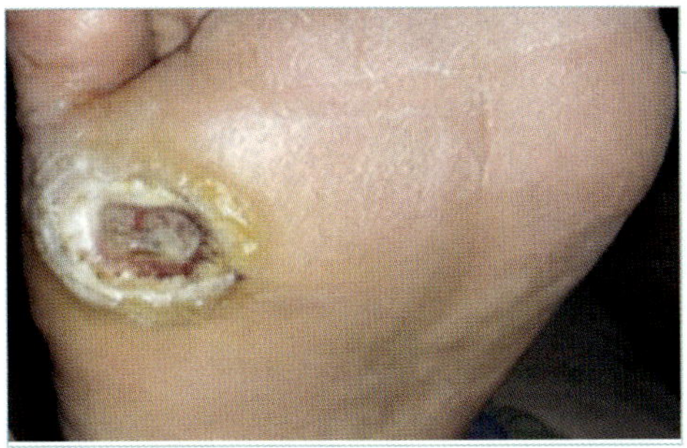

Abb. 7.30 Malum perforans pedis [G1495]

ABB. 7.30

7.4 Viszeralarterien

Alina Reeg, Georg Jung

7.4 Viszeralarterien

7.4.1 Mesenterialischämie

7.4.1 Mesenterialischämie

NKLC Kompetenzebene: **2**, klin. Diagnostik, app. Diagnostik, Therapie, **Notfall**, **Management**

Arteriosklerotische Erkrankungen des mesenterialen Stromgebietes werden analog zur peripheren arteriellen Verschlusskrankheit (➤ Kap. 7.3.3.2) in akute (➤ Kap. 7.4.1.1) und chronische mesenteriale Ischämie bzw. viszerale Verschlusskrankheit (➤ Kap. 7.4.1.2) eingeteilt. Darüber hinaus gibt es die Sonderformen der nichtokklusiven Mesenterialischämie und der Mesenterialvenenthrombose (➤ Kap. 7.4.1.3).

Ischämie im Bereich des *Mesenteriums* analog zur *pAVK*

7.4.1.1 Akute Mesenterialischämie

Die akute mesenteriale Ischämie wird in etwa der Hälfte der Fälle durch eine arterielle Embolie verursacht. Die Embolie ist meist kardialer Ätiologie. Betroffen sind in der Regel Patientinnen über 65 Jahre, das am häufigsten betroffene Gefäß ist die A. mesenterica superior. Die Mortalität noch während des Krankenhausaufenthaltes liegt bei etwa 63 %. Andere Ursachen können akute Verschlüsse aufgrund arteriosklerotischer Läsionen oder arterielle Dissektionen sein.

7.4.1.1 Akute Mesenterialischämie

- In der Hälfte der Fälle Folge einer Embolie
- Am häufigsten ist die A. mesenterica superior betroffen.
- Hohe Mortalität!

Klinik und Diagnostik
Anamnese: Fokus auf Symptomatik und Risikofaktoren

Klinik und Diagnostik

Anamnese Die Anamnese sollte die akute Symptomatik (Beginn, Verlauf, Auslöser) und die Evaluation entsprechender Risikofaktoren beinhalten.

Symptome Die Symptome der akuten mesenterialen Ischämie treten häufig abrupt auf und umfassen:

- Spontan einsetzende abdominelle Schmerzen, ggf. mit einem schmerzfreien Intervall 6–12 Stunden nach Beginn und einer Peritonitis im Verlauf („fauler Friede" oder „stilles Intervall")
- Distendiertes Abdomen, ansteigende Entzündungswerte, Zeichen der Sepsis

CAVE

CAVE Bei intubierten Patientinnen im Rahmen einer Intensivtherapie ist die klinische Diagnose einer Mesenterialarterienischämie oft erschwert.

Diagnostik: Labor, Sonografie, CT(A) (> Abb. 7.31), evtl. explorative Laparotomie

Körperliche Untersuchung Im Fokus steht die Untersuchung des Abdomens (Auskultation, Palpation).

Apparative Diagnostik Die weitere Diagnostik sollte umfassen:

- Labor: hinweisend sind insbesondere erhöhte Infektparameter sowie ein Laktatanstieg mit metabolischer Azidose
- Sonografie des Abdomens, es zeigen sich ggf. freie Flüssigkeit, Motilitätsstörungen, distendierte Darmschlingen
- CT-Angiografie (Goldstandard bei Verdacht auf akuten Mesenterialarterienverschluss, > Abb. 7.31)
- Farbcodierte Duplexsonografie

Bei klinischem Verdacht kann eine explorative Laparotomie sinnvoll sein!

ABB. 7.31

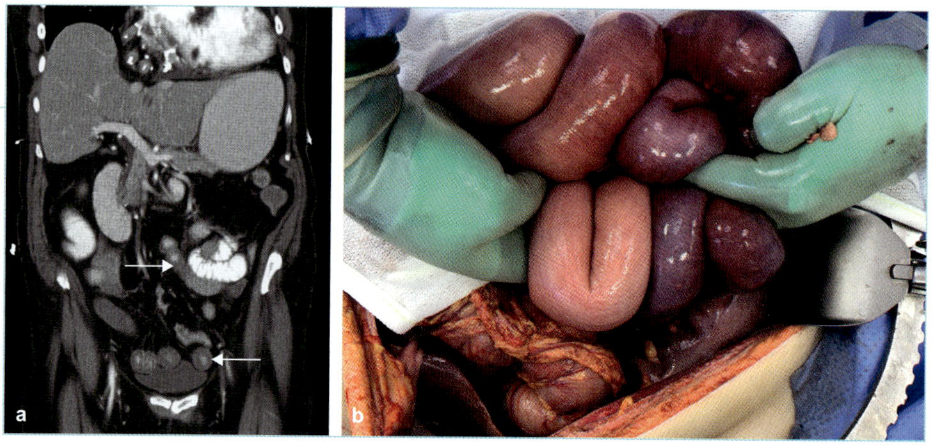

Abb. 7.31 Darmischämie in der CT und bei einer Laparotomie
a) Die koronare Kontrastmittel-CT von Abdomen und Becken zeigt einen embolischen Verschluss der A. mesenterica superior und eine segmentale Ischämie des Dünndarms und des rechten Kolons (Pfeile). Die Darmischämie ist anhand der deutlichen Verdickung der Darmwand zu erkennen. [E858-003]
b) Bei der Laparotomie ist eine zunehmende Darmischämie zu erkennen, die vom perfundierten proximalen Jejunum (links) zum ischämischen terminalen Ileum/Zökum (rechts) reicht. [P925]

Therapie und Management
Interventionell vs. *offen chirurgisch;* analoge Verfahren zu anderen Verschlüssen möglich (Stent, Bypass, Katheterlyse u. a.)

Therapie und Management

Im Rahmen der **interventionellen Therapie** ist eine Aufdehnung der Stenosen mit perkutaner transluminaler Angioplastie und Stenting möglich. Eine Aspirationsthrombektomie oder die Katheterlyse stehen im Rahmen der interventionellen Verfahren zur Verfügung. Zusätzlich können intraoperative Hybridverfahren beispielsweise mit retrogradem Stenting angewandt werden. Bei primär interventionellen Verfahren ist ggf. eine folgende explorative Laparoskopie sinnvoll, um irreversible Schäden am Darm zu erkennen.

Für die **offen chirurgische Therapie** sind Thrombendarteriektomie, Embolektomie sowie die Bypassanlage als Verfahren gebräuchlich. Das chirurgische Vorgehen ermöglicht in gleicher Sitzung eine etwaige Darmteilresektion.

MERKE

MERKE Second-Look-Operationen sind sowohl nach interventionellem als auch nach chirurgischem Vorgehen oft notwendig.

KOMPETENZBASIERTES VORGEHEN (NKLC)

Notfall

Jede symptomatische mesenteriale Ischämie → sofortige Behandlung (nach 2 Stunden Ischämiezeit treten irreversible Schäden an der Dünndarmmukosa auf, nach 6 Stunden am Kolon)

Management

- **Erstversorgung:** bei Verdacht (Laktatanstieg mit metabolischer Azidose) sofortige CT-Angiografie
- **Entscheidungsfindung:** notfallmäßiges Vorgehen insbesondere bei instabilen Patientinnen mit Peritonismus und CT-morphologischen Zeichen einer manifesten Darmischämie
- **Prinzipien der Versorgung:** Resektion ischämischer Darmanteile, Revaskularisation entweder offen-chirurgisch (Bypass) oder interventionell
- **Nachbehandlung:** nach interventionellem Vorgehen ggf. folgende explorative Laparoskopie und nach offen-chirurgischem Vorgehen meist Second-Look-OP nach 24–48 h, um irreversibel geschädigte Darmanteile sicher erkennen und nachresezieren zu können
- **Erfolgsparameter:** vollständige Entfernung ischämischer Darmanteile, CTA-Befund
- **Komplikationen:** Peritonitis, Sepsis, Multiorganversagen, Tod; Verlust von Darmanteilen → Kurzdarmsyndrom, Stomaanlage

KOMPETENZBASIERTES VORGEHEN

MERKE Im Zweifelsfall kann eine explorative Laparoskopie oder Laparotomie Leben retten!

MERKE

7.4.1.2 Chronische Mesenterialischämie

Die Ursache einer chronischen intestinalen Ischämie ist in über 90 % eine Arteriosklerose. Meist sind die Viszeralarterien am Ursprung oder in den proximalen Abschnitten verändert. Ist die Ischämie nicht arteriosklerotisch bedingt, kommt eine Vielzahl an Erkrankungen infrage (z. B. Vaskulitiden, spontane Dissektionen), die häufig einer intensiven Diagnostik bis zur Diagnosestellung bedürfen. Durch eine sekundäre Thrombosierung kann auch eine chronische intestinale Ischämie rasch zum Akutgeschehen werden.

7.4.1.2 Chronische Mesenterialischämie
Meist Folge einer *Arteriosklerose;* eine akute Ischämie kann aus einer chronischen Mesenterialischämie entstehen.

Klinik und Diagnostik

Symptome Bei der chronischen mesenterialen Ischämie kommt es nur selten zu abdominellen Symptomen. Typisch hierfür ist die „Angina abdominalis". Dies bezeichnet postprandiale Schmerzattacken, die durch eine postprandiale relative Minderperfusion entstehen. In der Folge berichten die Patientinnen häufig über einen langjährigen Gewichtsverlust aufgrund von Mangelernährung.

Klinik und Diagnostik
Symptome: typisch ist eine postprandiale *Angina abdominalis*

MERKE Etwa 1–2 % aller abdominellen Beschwerden bei stationären Patientinnen werden durch eine chronische Mesenterialischämie bedingt.

MERKE

Diagnostik Die Diagnostik der chronischen Mesenterialischämie entspricht der der akuten Ischämie (➢ Kap. 7.4.1.1). Die Diagnose kann gestellt werden, wenn neben der passenden Klinik eine mindestens 70%-ige Stenose des Truncus coeliacus oder der A. mesenterica superior vorliegt.

Diagnostik: analog zur akuten Ischämie, Diagnosestellung bei passender Klinik und mindestens 70%-iger Stenose des Truncus coeliacus oder der A. mesenterica superior

Therapie

Eine chronische Mesenterialischämie sollte behandelt werden. Symptome wie Gewichtsverlust, postprandiale Schmerzen etc. und somit die Lebensqualität lassen sich so langfristig verbessern. Die Therapie der ersten Wahl ist dabei die endovaskuläre Revaskularisation mit Stenting und ggf. Ballonangioplastie. Alternativ sind chirurgische Verfahren je nach Ausdehnung und Morphologie des Verschlussprozesses angezeigt.

Therapie
Endovaskuläre Verfahren sind Therapie der *ersten Wahl.*

7.4.1.3 Sonderformen

7.4.1.3 Sonderformen

Nicht okklusive Mesenterialischämie (NOMI)

Im Rahmen kritischer Erkrankungen (Intensivtherapie, Sepsis, Kardiovaskuläre Chirurgie) treten nicht okklusive Formen der akuten mesenterialen Ischämie auf (NOMI, „non occlusive mesenterial ischemia"). Ursache der Ischämie ist eine funktionelle Verminderung der Durchblutung, beispielsweise durch ein reduziertes Herz-Zeit-Volumen im Schock. Insbesondere bei Intensivpatientinnen ist bei einer Katecholamingabe auch an Vasokonstriktion und Vasospasmen im Splanchnikusgebiet als Ursache zu denken. Die

Nicht okklusive Mesenterialischämie (NOMI)
Im Rahmen *kritischer Erkrankungen* auftretendes relatives Perfusionsdefizit

NOMI tritt bei etwa 1 % der Patientinnen nach kardiochirurgischen Eingriffen auf und weist eine hohe Mortalität auf (53–90 %). Eine kausale Therapieoption besteht (bei Normovolämie) nicht.

Mesenterialvenenthrombose

Bei Thrombosen der venösen mesenterikoportalen Achse kommt es durch einen venösen Rückstau zu Gefäßspasmen im arteriellen System und somit zu einer Minderperfusion. Dabei sind die Symptome häufig auf unspezifische Bauchschmerzen begrenzt. In der Regel ist eine konservative Therapie mit Antikoagulation und bildgebender Kontrolle möglich. Sollte sich klinisch eine Peritonitis zeigen, ist eine sofortige diagnostische Laparoskopie zur Beurteilung der Darmanteile erforderlich.

7.4.2 Nierenarterienstenose

7.4.2 Nierenarterienstenose

NKLC Kompetenzebene: **1**, klin. Diagnostik, app. Diagnostik, Therapie, Notfall, Management

Seltene Erkrankung des höheren Lebensalters; i. d. R. Folge einer *Arteriosklerose*

Die Nierenarterienstenose ist ein insgesamt seltenes Krankheitsbild, wobei typischerweise ältere Menschen betroffen sind. Gemessen an der Krankenhausevidenz machen arteriosklerotische Erkrankungen der Nierengefäße nur etwa 1 % der Fälle aus.

Veränderungen der Nierenarterien können ätiologisch sehr unterschiedlich entstehen. Die häufigste Erkrankung ist die arteriosklerotische Nierenarterienstenose. Die Risikofaktoren der Nierenarterienstenose entsprechen denen der anderen arteriosklerotischen Erkrankungen (koronare oder zerebrovaskuläre Beteiligung, pAVK, ➢ Kap. 7.3.3.2) und treten oft simultan mit diesen auf.

Klinik und Diagnostik

Symptome: oft *asymptomatisch*, teilweise arterieller *Hypertonus* und Niereninsuffizienz

Diagnostik: Duplexsonografie und CTA/MRA

Klinik und Diagnostik

Symptome Häufig bleibt die Nierenarterienstenose symptomlos. Treten doch Symptome auf, dann sind eine schwer einstellbare Hypertonie und auch eine ischämisch bedingte Niereninsuffizienz typisch.

Apparative Diagnostik In der **Bildgebung** werden zunächst die farbcodierte Duplexsonografie und ggf. die CT- oder MR-Angiografie eingesetzt. Gegebenenfalls ist eine DSA sinnvoll. Außerdem ist eine ausgiebige **Labordiagnostik** u. a. zur Erfassung der Nierenfunktion indiziert. Da die Verdachtsdiagnose häufig bei therapierefraktärer Hypertonie gestellt wird, spielt die **Hypertoniediagnostik** mit Langzeitblutdruckmessung ebenfalls eine Rolle.

Therapie

Erstlinientherapie ist die konservative Therapie.

Therapie

Erstlinientherapie ist die konservative Therapie. Sollten beispielsweise bei nicht kontrollierbarer Hypertonie invasive Maßnahmen diskutiert werden, sollte zunächst eine endovaskuläre Therapie mit Stenting erwogen werden. Bei komplexen oder langstreckigen Stenosen ist in Einzelfällen eine chirurgische Revaskularisation indiziert.

7.5 Venen

7.5 Venen

Sebastian Zach

7.5.1 Thrombophlebitis

7.5.1 Thrombophlebitis

NKLC Kompetenzebene: **3b**, **klin. Diagnostik**, app. Diagnostik, **Therapie**, Notfall, **Management**

Entzündung einer *oberflächlichen Vene*, die durch eine *Thrombose* verursacht wurde

Thrombophlebitis bezeichnet eine Entzündung einer oberflächlichen Vene, die durch eine Thrombose verursacht wurde. Die häufigsten Gründe einer Thrombophlebitis sind eine infizierte Venenverweilkanüle am Arm oder die Gabe von venenreizenden Infusionen/Medikamenten oder eine Varikosis am Bein.

Klinik und Diagnostik

Symptome: schmerzhafte *Rötung* und *Schwellung* (➢ Abb. 7.32)

Diagnostik: Duplexsonografie

Klinik und Diagnostik

Symptome Die betroffene Stelle ist schmerzhaft gerötet und geschwollen (➢ Abb. 7.32), der Venenstrang ist oft druckschmerzhaft.

Apparative Diagnostik Methode der Wahl ist die Duplexsonografie (Kompressionsultraschall) zum Nachweis von Thromben.

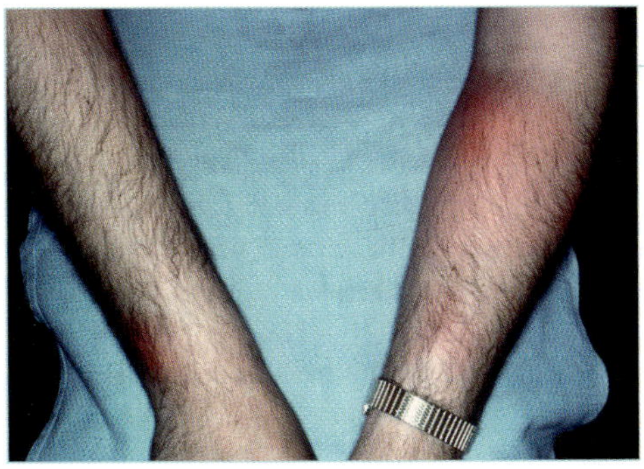

Abb. 7.32 Thrombophlebitis [G160-004]

ABB. 7.32

Therapie und Management

Die konservative Therapie besteht aus Schmerztherapie, Kühlung, Kompressionstherapie. Bei einem Thrombus > 5 cm ist eine Antikoagulation indiziert, bei einem Abstand < 3 cm zur Mündungsklappe eine therapeutische Antikoagulation. Eine invasive Therapie (Stichinzision mit Thrombusexpression) kann die Schmerzen verringern.

Therapie und Management

Konservative Therapie Schmerztherapie, Kühlung, Kompressionstherapie; teilweise ist eine Antikoagulation indiziert

KOMPETENZBASIERTES VORGEHEN (NKLC)

Management

- **Erstversorgung:** Schmerztherapie, Kühlung; keine Ruhigstellung
- **Entscheidungsfindung:** Duplexsonografie
- **Prinzipien der Versorgung:** Abklingen der Entzündung, ggf. Antikoagulation
- **Nachbehandlung:** Kühlung, Antiphlogistika, Mobilisierung
- **Erfolgsparameter:** Abklingen der Entzündung
- **Komplikationen:** Nekrose, tiefe Venenthrombose (➤ Kap. 7.5.2)

KOMPETENZBASIERTES VORGEHEN

7.5.2 Phlebothrombose (tiefe Venenthrombose, TVT)

NKLC Kompetenzebene: **3a, klin. Diagnostik**, app. Diagnostik, Therapie, **Notfall, Management**

7.5.2 Phlebothrombose (tiefe Venenthrombose, TVT)

Eine akute tiefe Bein- und Beckenvenenthrombose (TVT) ist eine partielle oder vollständige Verlegung der Leit- und/oder Muskelvenen durch Blutgerinnsel, die bei fortbestehendem Risiko appositionell wachsen und in die Lunge embolisieren können (➤ Kap. 3.3.5). Bei 15 % der Patientinnen liegt ein bekanntes Malignom vor, bei 3–15 % ein bisher nicht bekanntes Malignom.

Für die Ätiologie wichtig ist die Virchow-Trias:

- Schädigung der Gefäßwand, z. B. durch Entzündung, Alter, OP, Fraktur
- Hyperkoagulopathie, z. B. durch maligne Tumoren, Ovulationshemmer
- Verlangsamung des Blutstroms (Stase), z. B. durch Immobilisierung, OP oder Dehydratation

Eine TVT ist eine partielle oder vollständige *Verlegung* der Leit- und/oder Muskelvenen durch einen *Thrombus*. Ätiologie (Virchow-Trias):

- Schädigung der Gefäßwand
- Hyperkoagulopathie
- Verlangsamung des Blutstroms (Stase)

Klinik und Diagnostik

Anamnese Gefragt werden muss nach den aktuellen Symptomen und eventuellen Auslösern (z. B. OP, Immobilisation). Gibt die Patientin Atemnot an, kann dies evtl. auf eine Lungenembolie (➤ Kap. 3.3.5) hinweisen. Zusätzlich sollte nach bekannten malignen Erkrankungen, früheren Thrombosen und Gerinnungsstörungen gefragt werden.

Symptome Typische Symptome sind Ödeme, Schmerzen und ein geschwollenes Bein. Es wird oft ein Schweregefühl in den Beinen angegeben. Das Allgemeinbefinden kann eingeschränkt sein, Fieber ist möglich.

Klinik und Diagnostik

Anamnese: zusätzlicher Fokus auf Symptome einer Lungenembolie

Symptome: Typisch sind Ödeme, Schmerzen und geschwollenes Bein.

MERKE Bei der Phlebothrombose (TVT) ist eher das gesamte Bein geschwollen und druckschmerzhaft, bei der Thrombophlebitis handelt es sich dagegen eher um ein lokales Phänomen.

MERKE

Untersuchung: betroffenes Bein (vergrößerter Umfang), zusätzlich Thrombosezeichen (Meyer, Payr, Lowenberg, Homan)

Körperliche Untersuchung An der betroffenen Stelle kann die Haut livide verfärbt sein, oft besteht eine Druckempfindlichkeit. Der Umfang des betroffenen Beins sollte im Seitenvergleich gemessen und folgende klinische Zeichen geprüft werden:

- Meyer: Druckschmerzhaftigkeit auf der medialen Seite des Unterschenkels entlang der großen Venen
- Payr: fußsohlenseitiger, plantarer Schmerz bei Druck, insbesondere auf der Fußinnenseite
- Lowenberg: auf 80 mm Hg aufgepumpte Blutdruckmanschette an der Wade verursacht Schmerz
- Homan: Extension/Dorsalflexion des Fußes bei gestrecktem Bein und liegender Patientin verursacht Schmerz in der Wade

Erhebe den Wells-Score (➤ Tab. 7.11)!

Aus der Anamnese und der klinischen Untersuchung lässt sich die Wahrscheinlichkeit einer TVT bestimmen (Wells-Score, ➤ Tab. 7.11).

TAB. 7.11

Tab. 7.11 Wells-Score für die klinische Wahrscheinlichkeit einer TVT [F993-001]

Klinische Charakteristik	Punkte
Aktive Tumorerkrankung	1
Lähmung oder aktuelle Immobilisation der Beine (z. B. gelenküberschreitender Verband)	1
Bettruhe (≥ 3 Tage); großer chirurgischer Eingriff (< 12 Wochen)	1
Druckschmerz/Verhärtung entlang der tiefen Venen	1
Schwellung des gesamten Beins	1
Unterschenkelschwellung mit Umfangsdifferenz von ≥ 3 cm gegenüber Gegenseite	1
Eindrückbares Ödem am symptomatischen Bein	1
Prominente, nicht variköse oberflächliche Kollateralvenen	1
Frühere, dokumentierte TVT	1
Alternative Diagnose mindestens ebenso wahrscheinlich wie tiefe Venenthrombose	–2
Score ≥ 2: Wahrscheinlichkeit für TVT hoch **Score < 2:** Wahrscheinlichkeit für TVT nicht hoch	

Diagnostik: Labor (D Dimere), Duplexsonografie (➤ Abb. 7.33), CTA

Apparative Diagnostik Die weitere Diagnostik umfasst:

- D-Dimere
- Duplexsonografie (Kompressionsultraschall, ➤ Abb. 7.33)
- CT-Angiografie
- Malignomabklärung (falls ätiologische ungeklärte TVT)

ABB. 7.33

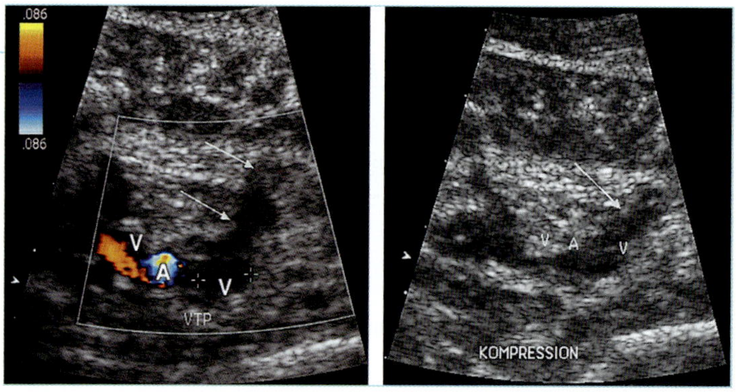

Abb. 7.33 Kompressionssonografie bei tiefer Beinvenenthrombose. Das betroffene Venenstück zeigt in der Farbduplexsonografie keine Farbe (links) und lässt sich durch Kompression kaum zusammendrücken und verformen (rechts). [R427]

Therapie und Management

KOMPETENZBASIERTES VORGEHEN (NKLC)

Notfall

- Lungenarterienembolie (➤ Kap. 3.3.5)
- Phlegmasia coerulea dolens (akute, schmerzhafte, zyanotische Extremität mit motorischer Schwäche und Hypästhesie)

Management

- **Erstversorgung:** Schmerztherapie, Kühlung; Wells-Score, Duplexsonografie
- **Entscheidungsfindung:** OP-Indikation/Lyse je nach Alter, Allgemeinzustand der Patientin, Lokalisation und Ausdehnung der Thrombose, z. B. bei flottierenden Thromben oder septischen Venenthrombosen
- **Prinzipien der Versorgung:**
  - Konservative Therapie durch Kompression und niedermolekulares Heparin; alternativ Lyse z. B. bei Mehretagenverschlüssen
  - Rekanalisierung durch Thrombektomie
- **Nachbehandlung:** Antikoagulation, Minimierung der Risikofaktoren, Ursachenabklärung
- **Erfolgsparameter:** Auflösung des Thrombus, Verhinderung einer TVT
- **Komplikationen:** chronisch venöse Insuffizienz (CVI, ➤ Kap. 7.5.4), Lungenarterienembolie (➤ Kap. 3.3.5)

KOMPETENZBASIERTES VORGEHEN

7.5.3 Varikosis

7.5.3 Varikosis

NKLC Kompetenzebene: **3a**, **klin. Diagnostik**, app. Diagnostik, Therapie, Notfall, **Management**

Bei der Krampfadererkrankung (Krampfaderleiden, primäre Varikose) handelt es sich um eine degenerative Erkrankung der Venenwand im oberflächlichen Venensystem der Beine, bei der sich unter dem Einfluss verschiedener Realisationsfaktoren (z. B. Schwangerschaften, Orthostasebelastung) im Lauf des Lebens Krampfadern (Varizen) in unterschiedlicher Ausprägung und Schweregrad entwickeln.

Degenerative Erkrankung der Venenwand im *oberflächlichen Venensystem*

Die Varikose ist eine lebenslange, progrediente Erkrankung, welche die Lebensqualität der Betroffenen entscheidend beeinträchtigen kann. Die primäre Varikose ist jedoch keine „lebensentscheidende" Erkrankung. Diese Tatsache ist immer und bei allen Entscheidungen im Zusammenhang mit dem Krampfaderleiden zu bedenken.

MERKE Von den (primären) Varizen bei primärer Varikose sind die Varizen zu unterscheiden, die sich aufgrund obliterierender Prozesse im tiefen Venensystem (tiefe Beinvenenthrombose, ➤ Kap. 7.5.2) als epifasziale Kollateralen entwickeln können (sekundäre Varizen, ➤ Abb. 7.34a).

MERKE

Krampfadertypen Nach topografischen bzw. morphologischen Kriterien werden im Wesentlichen folgende Krampfadertypen unterschieden:

- Stammvarizen (V. saphena magna und/oder V. saphena parva, ➤ Abb. 7.34b), inkl. Varikose der akzessorischen Venen
- Seitenastvarizen
- Perforansvarizen
- Pelvine Varizen
- Retikuläre Varizen (netzartig erweiterte subkutane Venen)
- Besenreiservarizen (intradermale Venektasien)

Krampfadertypen: unterscheiden sich nach topografischen bzw. morphologischen Kriterien

Studentische Sicht

ABB. 7.34

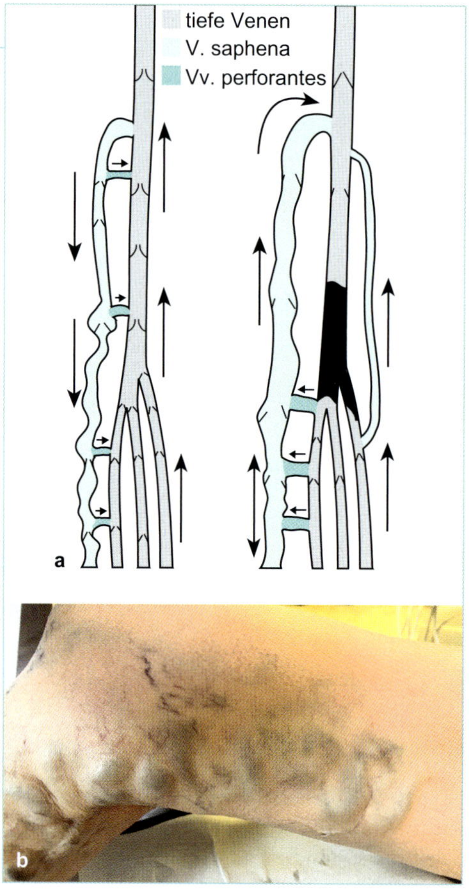

Abb. 7.34 Varikose
a) Primäre (linkes Bild) und sekundäre (rechtes Bild) Varikose [O485]
b) Klinisches Bild einer schweren Stammvenenvarikosis der V. saphena magna [M1188]

Klassifikation: nach CEAP (➤ Tab. 7.12)

Klassifikation Die CEAP-Klassifikation (➤ Tab. 7.12) ist keine Schweregradeinteilung für die Varikose, sondern eine klinische Einteilung, die für alle Arten venöser Erkrankungen gültig ist.

TAB. 7.12

Tab. 7.12 CEAP-Klassifikation von Venenerkrankungen [F603-003]

Klasse	Klinische Zeichen
C0	Keine sichtbaren oder tastbaren Zeichen einer venösen Insuffizienz
C1	Besenreiser und/oder retikuläre Varizen
C2	Varikose
C3	Ödem
C4a	Pigmentierung, Ekzem
C4b	Atrophie blanche, Dermatoliposklerose
C5	Abgeheiltes Ulcus cruris venosum
C6	Florides Ulcus cruris venosum

Jede C-Klasse kann ohne oder mit subjektiven Symptomen wie z. B. Schmerzen, Schweregefühl, Spannungs- oder Schwellungsgefühl auftreten. Bei symptomatischen Patientinnen wird ein s ergänzt (z. B. C2 s = symptomatische Varikose). Die chronische venöse Insuffizienz (CVI, ➤ Kap. 7.5.4) wird als C-Klasse C3–C6 definiert. Zusätzlich können bei Bedarf durch die CEAP-Klassifikation ätiologische (E: C = kongenital, P = primär, S = sekundär), anatomische (A: S = oberflächliche Venen, D = tiefe Venen, P = Perforansvenen) und pathophysiologische (P: R = Reflux, O = Obstruktion, RO = Reflux und Obstruktion) Kriterien berücksichtigt und klassifiziert werden.

Klinik und Diagnostik

Anamnese: Fokus auf Symptomverlauf und Thrombosen

Klinik und Diagnostik

Anamnese Außer nach den aktuellen Symptomen und deren Verlauf fragt man auch nach früheren Thrombosen (auch in der Familie), Schwangerschaften und täglicher Belastung (z. B. stehender Beruf).

Symptome Typisch sind Schweregefühl, Juckreiz, Wadenkrämpfe und Schmerzen, in späteren Stadien dann Ödeme, trophische Störungen und Ulzerationen (CVI, s. u.).

Diagnostik Die klinische und apparative Diagnostik umfasst:

- Aufdeckung und Klassifizierung der hämodynamischen Störungen (Duplexsonografie)
- Klassifizierung der medizinischen Relevanz (Anamnese, Inspektion, Duplexsonografie), Lichtreflexionsrheografie (LRR), Venenverschlussplethysmografie (VVP)
- Unterscheidung der primären von der sekundären Varikose (Duplexsonografie, selten weitere bildgebende Verfahren, LRR, VVP)
- Aufdeckung und Klassifizierung der Beteiligung des tiefen Venensystems (Duplexsonografie, Phlebografie, weitere bildgebende Verfahren, LRR, VVP)
- Follow-up zur Qualitätskontrolle nach dem Eingriff (Anamnese, Inspektion, Duplexsonografie, LRR, VVP)
- Analyse der Rezidive (Ursache, Ausmaß) (Duplexsonografie, Inspektion)

Symptome: Schweregefühl, Juckreiz, Wadenkrämpfe und Schmerzen, im Verlauf auch Ulzerationen
Diagnostik: Inspektion, Duplexsonografie, Lichtreflexionsrheografie, Venenverschlussplethysmografie, Phlebografie

Therapie und Management

Ziele der Therapie (insbesondere durch Kompressionsstrümpfe) sind die Normalisierung oder Besserung der venösen Hämodynamik, die Besserung oder Beseitigung von Stauungsbeschwerden (Schwere, Spannungsgefühl, Hitze, Schmerzen) und/oder eines dauerhaften Ödems, die Abheilung oder Senkung der Rezidivrate von venösen Ulzera und anderen Formen trophischer Störungen sowie die Verhinderung von weiteren Komplikationen wie z. B. oberflächliche Venenthrombose, Leitveneninsuffizienz, arthrogenes Stauungssyndrom und Varizenblutung.

Eine komprimierende Therapie ist **kontraindiziert** bei

- tiefe Bein- und Beckenvenenthrombose im Akutstadium (Emboliegefahr),
- peripherer arterieller Verschlusskrankheit ab Stadium III nach Fontaine (außer bei speziellen Indikationen),
- bekannter Schwangerschaft und
- moribunden Patientinnen (ASA 5).

Therapie und Management
Ziel: Besserung der venösen Hämodynamik, von Stauungsbeschwerden und eines etwaigen Ödems sowie Verhinderung weiterer Komplikationen

KOMPETENZBASIERTES VORGEHEN (NKLC)

Notfall

Dringlich reaktionspflichtig (aber kein Notfall) sind:

- Varizenblutungen (→ Kompression/Umstechung)
- Tiefe Beinvenenthrombose (→ Antikoagulation, ➤ Kap. 7.5.2)
- Ulcus cruris als Folge einer CVI (→ Wundmanagement)

Management

- **Erstversorgung:** Abklärung des Varizentyps, Ausschluss sekundärer Varizen; ggf. Blutstillung
- **Entscheidungsfindung:** konservativ oder invasiv je nach dem Willen der Patientin, Ausprägung und Lokalisation der pathologischen Veränderungen am oberflächlichen und tiefen Venensystem
- **Prinzipien der Versorgung:**
  - Kompressionstherapie
  - Sklerosierung
  - Endovenöse Ablation (thermisch, Radiofrequenz, Laser)
  - Varizenentfernende Operation (Crossektomie, Stripping, Phlebektomie/Exhairese, Perforansligatur)
  - (Stammvenenerhaltende chirurgische Verfahren wie CHIVA oder extraluminale Valvuloplastie)
- **Nachbehandlung:** Kompressionstherapie
- **Erfolgsparameter:** Ausbleiben trophischer Störungen (CVI)
- **Komplikationen:** Progress bis hin zur CVI und Ulcus cruris venosum

KOMPETENZBASIERTES VORGEHEN

7.5.4 Chronisch venöse Insuffizienz

NKLC Kompetenzebene: **2**, klin. Diagnostik, app. Diagnostik, Therapie, Notfall, **Management**

Die chronisch venöse Insuffizienz (CVI) bezeichnet eine Mikrozirkulationsstörung bei Phlebothrombose, Varikosis oder mangelnder Unterschenkelmuskulatur. Eine Einteilung ist nach der Widmer-Klassifikation möglich (➤ Tab. 7.13).

7.5.4 Chronisch venöse Insuffizienz

Mikrozirkulationsstörung als Folge einer *venösen Abflussbehinderung*
Einteilung nach *Widmer* (➤ Tab. 7.13)

TAB. 7.13

Tab. 7.13 Widmer-Klassifikation der chronisch venösen Insuffizienz

Klasse	Klinische Zeichen
I	Reversible Ödeme, Corona phlebectatica, perimalleoläre Kölbchenvenen
II	Persistierende Ödeme unterschiedlicher Genese, Hämosiderose und Purpura jaune d'ocre, Dermatosklerosen und Lipodermatosklerose, Atrophie blanche, Stauungsekzem, zyanotische Hautfarbe
III	Ulcus cruris

Klinik und Diagnostik
Rein *klinische Diagnose*

Klinik und Diagnostik

Die Diagnose wird rein klinisch gestellt, die Ursache duplexsonografisch ermittelt (➤ Kap. 7.5.3).

Therapie und Management

KOMPETENZBASIERTES VORGEHEN

KOMPETENZBASIERTES VORGEHEN (NKLC)

Management

- **Erstversorgung:** Kompressionstherapie, Wundmanagement bei Ulzera
- **Entscheidungsfindung:** je nach zugrunde liegender Ursache
- **Prinzipien der Versorgung:** Behandlung der ursächlichen Erkrankung; die Basis einer Therapie ist immer die Kompressionsbehandlung; außerdem chirurgisches Wunddebridement und ggf. Spalthautdeckung der Defekte im Verlauf
- **Nachbehandlung:** Kompressionstherapie, ggf. Anbindung an ein ambulantes Wundzentrum
- **Erfolgsparameter:** Abheilen der Läsionen
- **Komplikationen:** Infekt der Läsion mit Phlegmone und Sepsis, Extremitätenverlust

7.6 Gefäßtrauma

7.6 Gefäßtrauma

Johannes Eberhard

NKLC Kompetenzebene: 2, klin. Diagnostik, app. Diagnostik, Therapie, **Notfall, Management**

Unterscheide *direkte* und *indirekte* Traumata!

Direkte und indirekte Traumata Gefäßverletzungen können sowohl durch direkte als auch indirekte Traumata verursacht werden. Sie haben eine besondere Bedeutung aufgrund ihrer immanenten vitalen Bedrohung und den möglicherweise irreversiblen Sekundärschäden durch Ischämien der nachfolgenden Organe:

- **Direkte Traumata** werden durch scharfe oder penetrierende Verletzungen im Rahmen von Schnitt-, Stich- oder Schussverletzungen sowie durch iatrogene Maßnahmen (Katheter-Untersuchungen, Punktionen, Operationen) oder stumpf durch Kompression und Kontusion verursacht.
- **Indirekte Gefäßverletzungen** können durch Überdehnungen im Rahmen von Gelenkluxationen oder Frakturen sowie durch starke Scherkräfte insbesondere bei Dezelerationen (insbesondere der Aorta; s. a. ➤ Kap. 7.2.1) entstehen.

Scharfe Traumata:
- Verletzung von außen nach innen
- Starke Blutung, ggf. hohe Sterblichkeit

Stumpfe Traumata: oft kein äußerer Befund

Pathophysiologie Penetrierende, **scharfe Traumata** verletzen die Gefäßwand von außen nach innen bis hin zur kompletten Diskontinuität und führen je nach Schweregrad zu starken Blutungen (➤ Abb. 7.35). Der hierdurch entstehende Blutverlust ist die Haupttodesursache in der Akutphase eines Traumas und der Grund, weshalb Patientinnen mit scharfem Trauma eines großen arteriellen Blutgefäßes oft bereits an der Unfallstelle versterben (s. a. Polytrauma, ➤ Kap. 5.2.2). Neben der oft vordergründigen Verblutungsgefahr sollte die durch eine Durchtrennung entstehende Ischämie nicht außer Acht gelassen werden. Die sichtbare äußere Wunde steht in enger topografischer Beziehung zum Verlauf der betroffenen Arterie. Demgegenüber haben **stumpfe und indirekte Traumata** keine offensichtliche, nach außen kommunizierende Wunde. Durch eine Intima-/Mediaschädigung, ggf. mit intramuralem Hämatom, Lappenbildung oder Aneurysma dissecans kommt es zu einem Gefäßverschluss mit typischer Klinik. Dieser kann auch erst subakut im Verlauf auftreten.

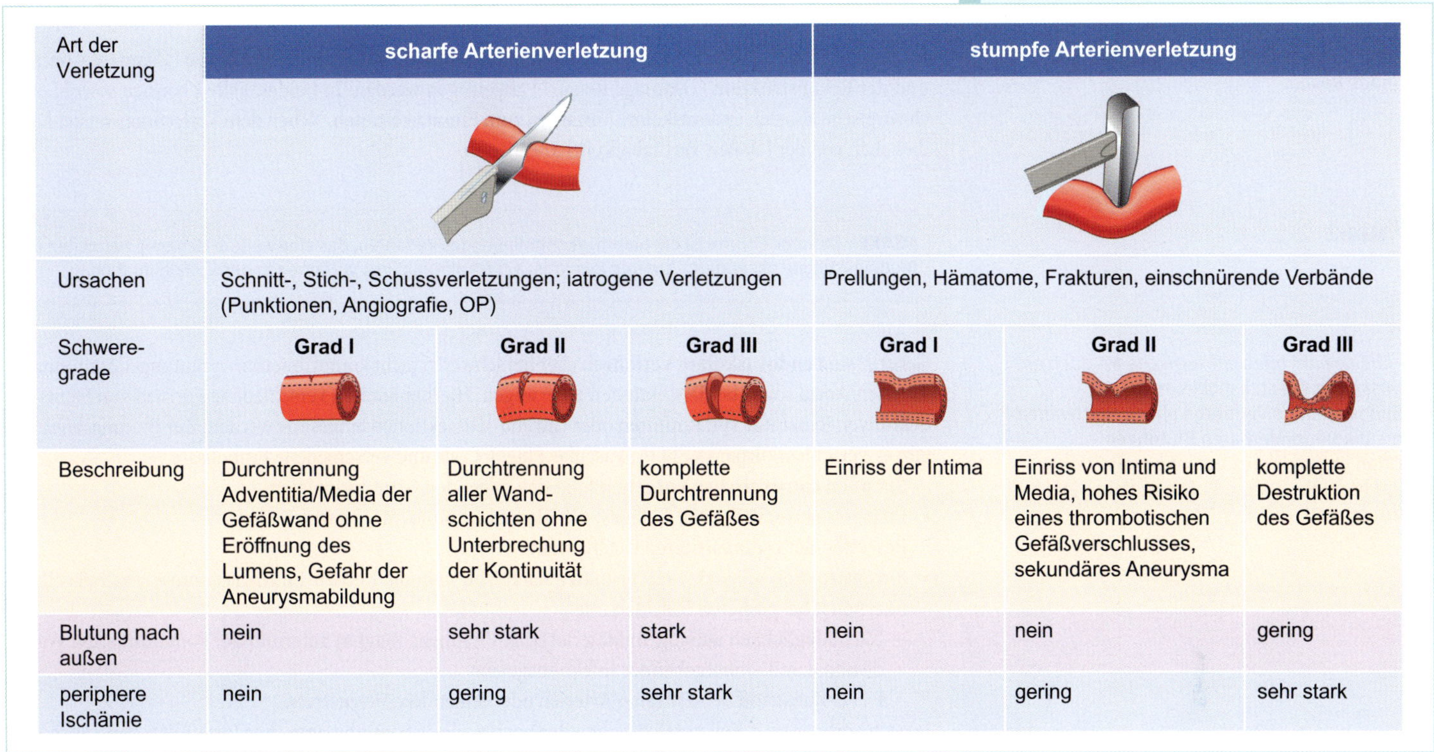

Abb. 7.35 Typen, Ursachen, Schweregrade und Symptome von Arterienverletzungen [L157]

Hieraus ergibt sich, dass die Klinik von Gefäßtraumata je nach Lokalisation und Begleitverletzungen höchst variabel ist. Deshalb ist eine möglichst genaue Kenntnis des Unfallmechanismus unerlässlich und je nach betroffener Körperregion ein interdisziplinäres Vorgehen obligat. Das diagnostische und therapeutische Vorgehen orientiert sich maßgeblich an der hämodynamischen Stabilität, den Begleitverletzungen bzw. dem Verletzungsmuster und den Begleiterkrankungen (z. B. Kontrastmittelallergie) der Patientin.

Kenntnisse zum *Unfallhergang* sind besonders wichtig!

Klinik und Diagnostik

Symptome Ein Leitsymptom ist die offensichtliche (spritzende) Blutung, wobei auch ein möglicher Blutverlust in die Weichteile (z. B. bis zu mehreren Litern in den Oberschenkel) oder ggf. die Bauchhöhle zu bedenken ist (➤ Tab. 7.14). Das andere Leitsymptom ist ein peripheres Pulsdefizit. Daher muss die periphere Durchblutung, Motorik und Sensorik regelmäßig überprüft werden.

Klinik und Diagnostik

Symptome: Blutung oder ggf. periphere Durchblutungsstörung (➤ Tab. 7.14)

Tab. 7.14 Zeichen einer Gefäßverletzung

„Harte" Zeichen	Indirekte Zeichen
• (Spritzende) Blutung • Sich ausbreitendes Hämatom • Schwirren in der verletzten Region • Pulsdefizit (**Cave:** Das Vorhandensein eines Pulses schließt eine Gefäßverletzung nicht aus!) • Blässe, Kälte insb. im Vergleich zur nicht traumatisierten Seite • Parästhesien, Paralyse	• Neurologische Defizite • Anders nicht erklärbarer Schock • Fraktur mit entsprechendem anatomischen Bezug

TAB. 7.14

Apparative Diagnostik Die bildgebende Diagnostik sollte niemals die operative Versorgung verzögern, es sei denn, sie trägt zur medizinischen Entscheidungsfindung bei! Die Lokalisation ist bekannt!

- e-FAST (Extended Focussed Assessment of Sonography in Trauma) im Schockraum: Ausschluss einer höhergradigen Blutung in die großen Körperhöhlen (➤ Kap. 5.1.4)
- Doppler-Sonografie → Durchgängigkeit der Gefäße, Pulsqualität, umgebende Hämatome
- CT-Angiografie
- Gegebenenfalls DSA in Interventionsbereitschaft

Diagnostik: (Duplex-)Sonografie, CTA, ggf. DSA

Therapie und Management
Unterscheide zwischen *Damage Control* und *Damage Repair.*

MERKE

Es sind sowohl *offen chirurgische* als auch *endovaskuläre* Ansätze möglich:
- Endovaskuläre Verfahren eher bei schweren nicht komprimierbaren Blutungen
- Offen chirurgisches Vorgehen mit Präparation, Resektion, Rekonstruktion (ggf. Interponat)

KOMPETENZBASIERTES VORGEHEN

Therapie und Management

Je nach klinischem Zustand muss zwischen rein blutungskontrollierenden Verfahren („Damage Control“) und der Rekonstruktion („Damage Repair“) abgewogen werden. In beiden Fällen können sowohl offen chirurgische als auch endovaskuläre Verfahren zum Einsatz kommen. Neben dem Verletzungsmuster hängt dies auch von der lokalen Verfügbarkeit/Expertise ab.

MERKE *Damage Control* ist ein blutungskontrollierendes Verfahren, das eine weitere Ischämie zugunsten der Blutungsstillung akzeptiert; *Damage Repair* ist ein rekonstruktives Verfahren in der Notfallsituation.

Generell sind **endovaskuläre Verfahren** eher bei schweren nicht komprimierbaren Blutungen stammnaher Arterien/Aorta sowie bei Dissektionen zu erwägen. Hierbei können verschiedene Formen von Stents zur definitiven Reparatur von Rupturen oder (Intima-)Dissektionen eingesetzt werden. Zur Blutungskontrolle gibt es Verschlusskörper (REBOA, Vascular Plugs), Coils und verschiedene Embolisate.

Ein **offen chirurgisches Vorgehen** folgt den folgenden Grundprinzipien:
- Präparation des verletzten Gefäßes, ggf. Thrombektomie mit Fogarty-Katheter
- Resektion der traumatisierten Gefäßanteile
- Rekonstruktion möglichst mit primärer Naht: Übernähung, End-zu-End-Anastomose, Patchplastik
- Interponat bei größeren Defekten mit
  - Nach Möglichkeit autologem Material (z. B. V. saphena magna) aufgrund der kontaminierten Wunde und damit einhergehender Infektionsgefahr
  - PTFE-Kunststoff bei zentralen Arterien oder fehlenden Alternativen

Je nach vorhandener Kollateralisierung oder hochgradiger hämodynamischer Instabilität kann auch eine Ligatur des Gefäßes oder temporäre Shuntanlage und ggf. sekundäre Rekonstruktion erwogen werden. Nach Möglichkeit sollten auch größere Venen insbesondere des tiefen Systems rekonstruiert und nicht nur ligiert werden, weil der Umfang des postischämischen Ödems damit verringert und die Wundheilung verbessert werden kann.

KOMPETENZBASIERTES VORGEHEN (NKLC)

Notfall
- Schwerwiegende Blutungen aufgrund von Gefäßverletzungen (u. U. vitale Bedrohung) → Verletzung suchen bzw. ausschließen („clearing for vascular injury“) und im Verlauf engmaschig kontrollieren (erneute Verschlüsse, Kompartmentsyndrome)
- Kreislaufstillstand wegen Gefäßtrauma unterhalb des Aortenbogens → REBOA-Manöver (REBOA = „resuscitative endovascular balloon occlusion of the aorta“) oder links-anterolaterale Notfallthorakotomie mit supradiaphragmalem Aortenclamping

Management
- **Erstversorgung:** nach cABCDE-Schema (➤ Kap. 1.3.1.1), oft Mehrfachverletzung! Externe Kompression bzw. Tamponade bedenken! Schnellstmöglicher Transport in eine Gefäßchirurgie, Versorgung nach ➤ Tab. 7.15
- **Entscheidungsfindung:** endovaskuläre Verfahren eher bei schweren nicht komprimierbaren Blutungen stammnaher Arterien/Aorta sowie bei Dissektionen
- **Prinzipien der Versorgung:**
  - Endovaskulär: Stents, Vascular Plugs, Coils, Embolisate
  - Offen chirurgische Versorgung: Resektion der betroffenen Gefäßanteile, Rekonstruktion möglichst mit primärer Naht, ggf. Interponat, ggf. Ligatur
- **Nachbehandlung:** engmaschige Kontrollen (Duplex/CT-Angio)
- **Erfolgsparameter:** Wiederherstellung des Gefäßes, Reperfusion der Peripherie
- **Komplikationen:** Verlust der Extremität, Tod

MERKE Diagnostische und sonstige Maßnahmen dürfen die schnellstmögliche Versorgung keinesfalls verzögern.

Tab. 7.15 Vorgehen bei der notfallmäßigen Versorgung von Gefäßverletzungen

Schritt	Vorgehen
1) Blutung stoppen	• Kompression durch Druckverband (ggf. in Kombination mit Hämostyptikum) • Unterbrechung der Blutzufuhr mit Tourniquet, wenn sich die Blutung nicht anders stoppen lässt (**Cave:** sekundäre Ischämieschäden, Weichteilverletzungen)
2) Damage Control	• Engmaschige Kreislaufüberwachung • Schockbekämpfung: Volumentherapie, Blutersatz, Gerinnungsmanagement, Wärmeerhalt (letale Trias: Hypothermie, Azidose, Koagulopathie), Sauerstoffgabe • Bei Gefäßverschluss ohne andere Blutungen → Heparin i. v. • Permissive Hypotonie (MAP 65 mm Hg), wenn kein SHT vorliegt
3) Diagnostik/ Therapie	• Instabile Patientinnen → sofort OP oder endovaskuläre Intervention • Stabile Patientinnen → Bildgebung (CT-Angiografie, ggf. Sonografie)

TAB. 7.15

7.7 Gefäßfehlbildungen

Maliha Sadick

7.7 Gefäßfehlbildungen

NKLC Kompetenzebene: **1**, klin. Diagnostik, app. Diagnostik, Therapie, Notfall, Management

Vaskuläre Malformationen sind genetisch erworbene Fehlbildungen, die sowohl durch Spontan- als auch durch Keimzellbahnmutationen hervorgerufen werden können. Dabei ist die Beeinträchtigung der Angio- und Vaskulogenese vergesellschaftet mit einer komplexen mesenchymalen Entwicklungsstörung von Gewebe, Gliedmaßen, Organen und Gefäßen.

Unterscheide zwischen *Gefäßtumoren* und *Gefäßmalformationen;* häufigster (benigner) Tumor ist das Hämangiom.

Die International Society for the Study of Vascular Anomalies (ISSVA) veröffentlichte 1992 eine Nomenklatur für die präzise Diagnose von Gefäßanomalien. Kongenitale Gefäßanomalien werden in 2 Gruppen unterteilt:

- **Gefäßtumoren,** beruhend auf einer endothelialen Proliferationsstörung von Gefäßen
- **Gefäßmalformationen,** verursacht durch eine mesenchymale Entwicklungsstörung einer darin dominierenden Gefäßart

Eine der am häufigsten im Säuglings- und Kindesalter vorkommenden Gefäßtumoren ist das Hämangiom, das bei nahezu 90 % der Betroffenen eine spontane Regression aufweist und selten behandelt werden muss. Dahingegen sind Gefäßmalformationen charakterisiert durch eine Progression mit zunehmendem Alter der Betroffenen, woraus ein Behandlungsbedarf entstehen kann.

Einteilung nach Gefäßkomponenten Vaskuläre Malformationen werden nach der dominierenden Gefäßkomponente unterschieden (➢ Abb. 7.36):

Vaskuläre Malformationen werden nach *Gefäßkomponenten* (deskriptiv, ➢ Abb. 7.36) oder nach *Flussdynamik* (therapeutisch) eingeteilt.

- Venöse Malformationen verursachen durch ein Pooling von Venenblut in den funktionslosen dysplastischen Venen immer wiederkehrende Thrombophlebitiden (➢ Kap. 7.5.1) mit erheblichen Schmerzen. Diese können enorme Funktionseinschränkungen der betroffenen Muskelgruppen und Extremitäten nach sich ziehen (➢ Abb. 7.37).

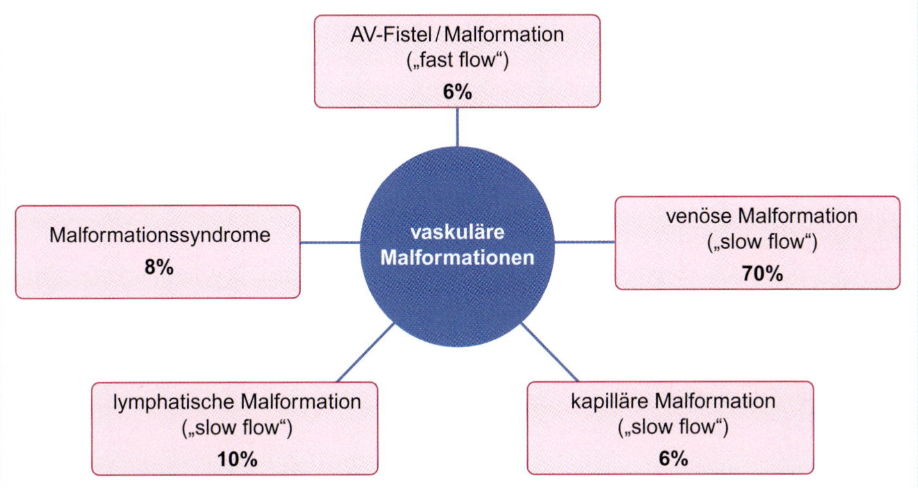

Abb. 7.36 Häufigkeitsverteilung vaskulärer Malformationen [L157]

ABB. 7.36

Studentische Sicht

ABB. 7.37

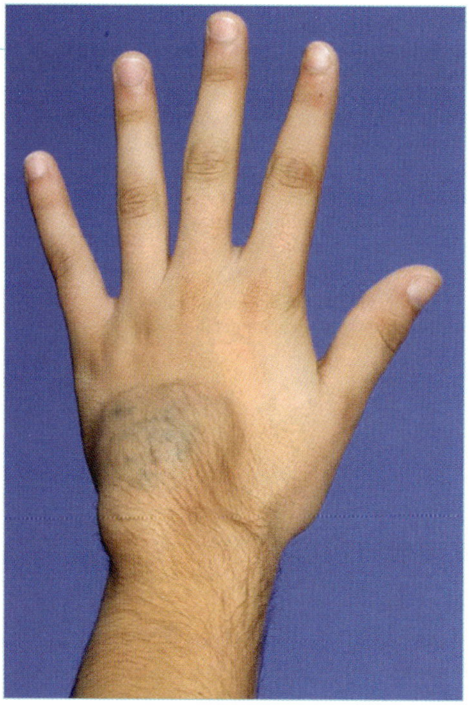

Abb. 7.37 Venöse Malformation am linken Handrücken mit deutlicher Schwellung und Diskoloration der Haut [P1652]

- Arteriovenöse Gefäßmalformationen sind wesentlich seltener, stellen therapeutisch aber die größte Herausforderung dar. Sie sind charakterisiert durch die Ausbildung zahlreicher arteriovenöser Kurzschlüsse, die unbehandelt zu einer Rechtsherzbelastung bis hin zum akuten Herzversagen führen können.
- Lymphatische Malformationen bevorzugen die Kopf-Hals-Region und manifestieren sich häufig im Säuglings- und Kleinkindesalter.
- Kapilläre Malformationen sind auf das Haut- und Unterhautniveau beschränkt und benötigen nahezu nie eine Behandlung.
- Kombinierte Gefäßmalformationen treten oft als Symptomkomplex auf mit Riesenwuchs und Skelettanomalien, wie z. B. das CLOVES-Syndrom (CLOVES = Congenital Lipomatous Overgrowth Vascular Malformations with Epidermal Nevi and Scoliosis/Sceletal Anomalies).

Einteilung nach Flussdynamik In der interventionellen Radiologie differenziert man Gefäßanomalien anhand ihrer Flussdynamik in „fast flow" (arteriovenöse Malformationen) und „slow flow" (venöse und lymphatische Malformationen) Läsionen, da dies über Materialzusammensetzung, Zugangsweg und Behandlungstechnik entscheidet.

Klinik und Diagnostik

Symptome: oft Schmerzen, Schwellungen, Entzündungen, Thromboembolien und Blutungskomplikationen oder sogar neurologische Symptome

Diagnostik: (Duplex-)Sonografie, MRT, CTA (➤ Abb. 7.38), Phlebografie oder Katheterangiografie

Klinik und Diagnostik

Symptome Vaskuläre Malformationen gehen meist mit dermatologischen, orthopädischen, chirurgischen und kosmetischen Einschränkungen einher. Die Patientinnen erleiden Schmerzen, Schwellungen, Entzündungen, Thromboembolien und Blutungskomplikationen, aber auch schwerwiegende funktionelle und neurologische Symptome, die ihre Lebensqualität beeinträchtigen können.

Diagnostik Die Diagnostik schließt Anamnese, klinische Untersuchung und Bildgebung ein. Eine Vielzahl von bildgebenden Modalitäten kommt für die Abklärung von Gefäßfehlbildungen in Betracht:

- Farbcodierter Ultraschall
- Sonografie: Verlaufskontrolle des Behandlungserfolgs nach stattgehabter Sklerosierung bzw. Embolisation von Gefäßanomalien
- MRT: entscheidend für die präinterventionelle Erfassung der Ausdehnung und die Differenzierung von kutaner, subkutaner, epifaszialer, intramuskulärer (und ossärer) Ausbreitung
- CT-Angiografie: insbesondere zur Abklärung von „fast flow"-Gefäßanomalien, die zu einer Embolisation anstehen (➤ Abb. 7.38)
- Phlebografie, Katheterangiografie

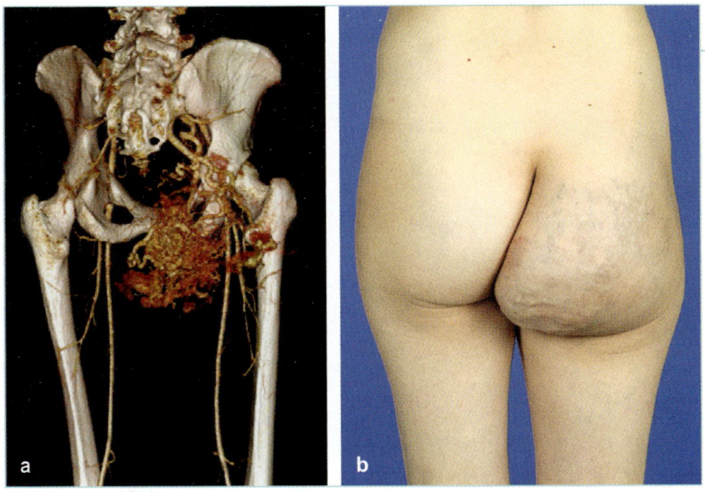

Abb. 7.38 Arteriovenöse Malformation der rechten Beckenloge [P1652]
a) CT-Angiografie mit ausgedehnten Kurzschlussverbindungen zwischen Arterien und Venen in der Ansicht von dorsal
b) Klinischer Aspekt der Becken-AVM mit deutlicher Auftreibung, lokaler Rötung und Gefäßzeichnung der rechten Gluteusloge

ABB. 7.38

Therapie

Prinzipiell ist ein zuwartendes Verhalten mit klinischer und radiologischer Verlaufskontrolle bei ca. 60 % der Betroffenen gerechtfertigt. In den anderen Fällen kann die Lebensqualität Betroffener mit einer multimodalen Therapie wesentlich verbessert und ein Fortschreiten der durch die Gefäßanomalie verursachten Komplikationen verhindert werden. Die Betroffenen sollten in ausgewiesenen Zentren behandelt werden, wo eine fachübergreifende interdisziplinäre Zusammenarbeit gewährleistet werden kann:

- Konservative Therapiemöglichkeiten sind Kompressionstherapie, Gerinnungsdiagnostik mit Einleitung einer Antikoagulation, Schmerztherapie und physikalische Maßnahmen wie Lymphdrainage, Ergo- und Physiotherapie.
- Chirurgische operative Verfahren sind als First-Line-Therapie bei Gefäßmalformationen kontraindiziert. Die minimalinvasive interventionelle Behandlung richtet sich nach Zusammensetzung und Ausdehnung der Gefäßanomalie.

Therapie
Meist *zuwartendes Vorgehen* sinnvoll, *konservative Therapie* oft möglich (Kompression, Antikoagulation u. a.)
Endovaskuläre Verfahren sind operativen Verfahren vorzuziehen.

Slow-Flow-Gefäßanomalien

Slow-Flow-Gefäßanomalien, insbesondere venöse Malformationen, werden sklerosiert. Hierfür werden u. a. Äthoxysklerol und Alkohol in hochkonzentrierter gelierter Form eingesetzt. Ziel ist die Erzeugung einer postentzündlichen Gewebefibrose mit Verklebung der malformierten Venencluster. Die Entstehung der Narbe kann bis zu mehrere Wochen nach der Sklerotherapie beanspruchen (➢ Abb. 7.39). Alkoholgel ist im Vergleich zu Äthoxysklerol wesentlich teurer und aggressiver, was den Sklerosierungseffekt betrifft. Damit ist das Risiko für verfahrensassoziierte Entzündungsreaktionen in der Behandlungsregion erhöht, worüber Patientinnen gesondert aufzuklären sind.
Weitere Therapieansätze sind:

- Venöse Malformation mit Aktivierung der plasmatischen Gerinnung und erhöhtem D-Dimer-Spiegel (bei > 70 %) → Kompressionsversorgung und Blutverdünnung zur Vermeidung thromboembolischer Ereignisse; außerdem ausreichende Bewegung, um eine Stase im venösen System zu vermeiden, die schmerzhafte Thrombophlebitiden und Thrombosen begünstigen kann
- Lymphatische Malformationen → Behandlung mit Picibanil oder Bleomycin (Letzteres insbesondere in der Kopf-Hals-Region aufgrund des nahezu fehlenden Risikos einer postinterventionellen Ödembildung und lokalen Schwellung)

Slow-Flow-Gefäßanomalien: insbesondere *venöse Malformationen*, die mit Sklerotherapie behandelt werden (➢ Abb. 7.39)

Fast-Flow-Gefäßanomalien

Behandlungsziel bei arteriovenösen Malformationen ist eine permanente Embolisation der zahlreichen Kurzschlussverbindungen zwischen Arterien und Venen. Hierbei ist es entscheidend, den Nidus der arteriovenösen Malformation zuverlässig zu verschließen, weil eine Kollateralnetzversorgung sonst zu einer Rekanalisation der AVM führen kann. Für die Embolisation kommen u. a. Flüssigembolisate oder mechanische Embolisate, wie z. B. Platinspiralen, zum Einsatz.

Fast-Flow-Gefäßanomalien: *Ziel* bei arteriovenösen Malformationen ist eine *permanente Embolisation der Kurzschlüsse*

ABB. 7.39

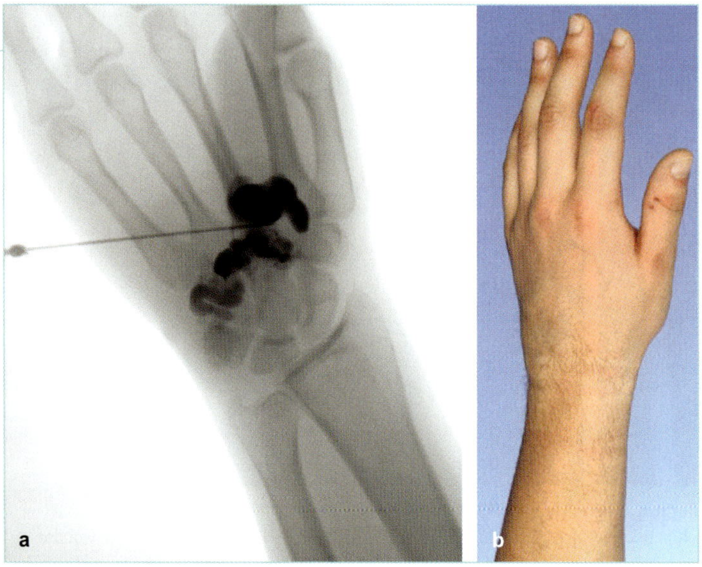

Abb. 7.39 Perkutane Sklerotherapie einer venösen Malformation der Hand [P1652]
a) Nach der Kontrastmittelgabe Einbringen von Äthoxysklerol in die venöse Malformation
b) Venöse Malformation der Hand nach der Sklerotherapie

KAPITEL

8 Lunge und Pleura

Hans-Stefan Hofmann

8.1 Lunge, Trachea und Mediastinum

Angeborene Lungenerkrankungen werden in der Kinder- und Geburtsmedizin beschrieben: Congenital Pulmonary Airway Malformation (➤ Kap. 12.4.1), Lungensequester (➤ Kap. 12.4.2), kongenitales lobäres Emphysem (➤ Kap. 12.4.4), bronchogene Zyste (➤ Kap. 12.4.5).

8.1 Lunge, Trachea und Mediastinum

Infos zu angeborenen Lungenerkrankungen findest du in ➤ Kap. 12.4.

8.1.1 Pneumothorax/Spannungspneumothorax

NKLC Kompetenzebene: **3a, klin. Diagnostik, app. Diagnostik, Therapie, Notfall,** Management

Der **Pneumothorax** beschreibt eine Luftansammlung zwischen viszeraler und parietaler Pleura. Dabei unterscheidet man zwischen:

- **Primärem Spontanpneumothorax:** unvermittelt auftretender Pneumothorax ohne vorausgehende Thoraxintervention oder -verletzung bei Patienten ohne vorbestehende Lungenerkrankung (zu 75 % bei jungen, asthenischen Männern zwischen dem 15. und 45. Lebensjahr) und mit einer unauffälligen gegenseitigen Lunge in der Röntgenübersichtsaufnahme
- **Sekundärem Spontanpneumothorax:** unvermittelt auftretender Pneumothorax bei Patienten mit einer zugrunde liegenden Lungenerkrankung (meist chronisch obstruktive Lungenerkrankung, COPD)
- **Spannungspneumothorax:** Pneumothorax, bei dem es durch einen Ventilmechanismus im Bereich der Pleura visceralis oder parietalis zu einem zunehmenden Überdruck in der betroffenen Pleurahöhle kommt und in dessen Folge sowohl die Lunge als auch der venöse Rückstrom zum Herzen komprimiert/kompromittiert wird (➤ Abb. 8.1). Durch eine Mediastinalverschiebung kommt es zusätzlich zu einer Kompression der gesunden Lunge auf der Gegenseite (**unmittelbare Notfallsituation!** [s. a. ➤ Kap. 5.5]).

8.1.1 Pneumothorax/Spannungspneumothorax

Luftansammlung zwischen viszeraler und parietaler Pleura. Unterscheide:
- *Primärer* Spontanpneumothorax
- *Sekundärer* Spontanpneumothorax

Ein Spannungspneumothorax (mit Ventil) ist ein lebensbedrohlicher **Notfall!**

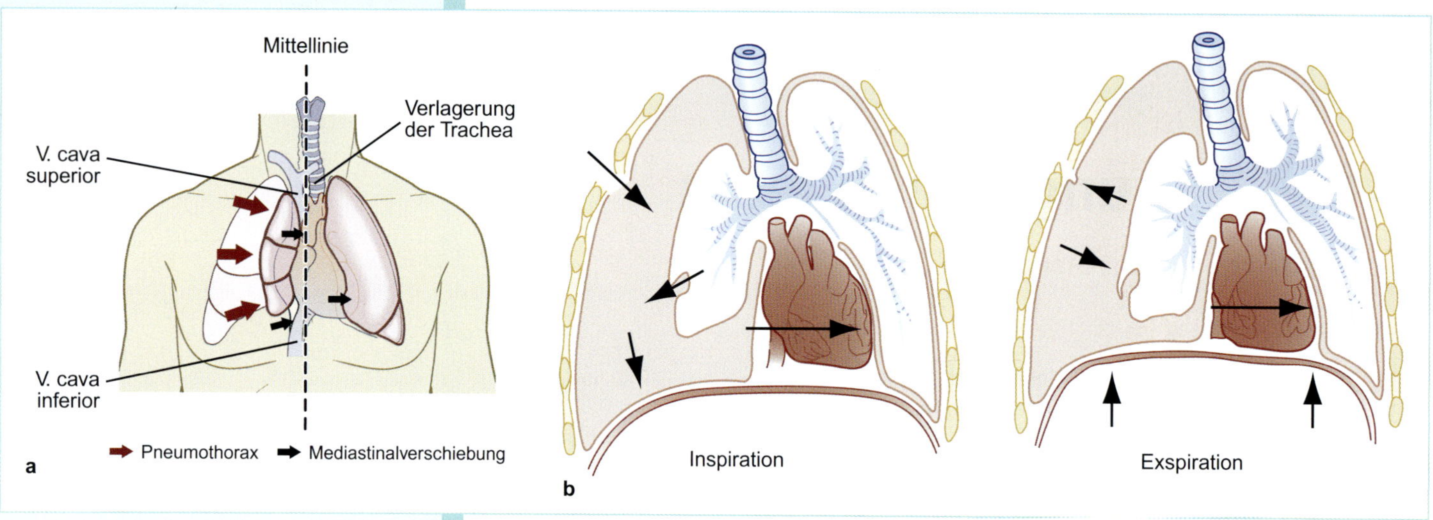

Abb. 8.1 Pathophysiologie eines Spannungspneumothorax nach Thoraxtrauma (➤ Kap. 5.5)
a) Ventilmechanismus aufgrund von Verletzungen der Pleura parietalis, der Thoraxwand oder der Pleura visceralis (Lunge) mit entstehendem Überdruck in der Pleura, Verlagerung des Herzens, der zuführenden Gefäße (mit Kreislaufdepression) und der Trachea [E1479]
b) Pathomechanismus der inversen Atmung: vermehrte Totraumatmung, respiratorische Erschöpfung bei schon schmerzbedingt verringertem Atemvolumen [G160-005]

Klinik und Diagnostik

Symptome: Typisch sind plötzliche Thoraxschmerzen und Dyspnoe (weite DD!). Kann auch symptomlos sein!
Spannungspneumothorax (Notfall): akute Luftnot, Schocksymptomatik, Halsvenenstauung
Klinische Hinweise: abgeschwächtes Atemgeräusch, hypersonorer Klopfschall, evtl. Weichteilemphysem

Die **Blutgasanalyse** zeigt häufig einen erniedrigten pO_2. S_aO_2 monitoren.

Diagnostik: Röntgen-Thorax ist Methode der Wahl (Verlagerung der Pleuralinie)

Therapie und Management

Behandlungsstrategie je nach *Ausmaß* des Pneumothorax und *Rezidivanamnese*.
Drainage, ggf. operative *Pleurodese* zur Rezidivprophylaxe möglich

Klinik und Diagnostik

Symptome Typische Symptome des primären Spontanpneumothorax sind plötzlich auftretende Thoraxschmerzen und Dyspnoe (**Cave:** Differenzialdiagnose Herzinfarkt). Die Symptome können allerdings auch sehr gering oder gar nicht vorhanden sein, sodass sich die Patienten bei geringen Beschwerden oft erst Tage nach den ersten Symptomen beim Arzt vorstellen. Symptome sind somit keine verlässlichen Indikatoren für das Vorliegen oder das Ausmaß des Pneumothorax.

Akute Luftnot in Verbindung mit Schocksymptomatik oder Halsvenenstauung sind typische Symptome eines **Spannungspneumothorax,** der eine sofortige Intervention in Form einer Punktion/Thoraxdrainagenanlage (➤ Kap. 2.4.4.3) indiziert.

Typische Hinweise auf einen **Pneumothorax** sind ein abgeschwächtes Atemgeräusch auf der erkrankten Seite im Rahmen der Auskultation sowie ein hypersonorer Klopfschall. Selten kommt es zu einem Weichteilemphysem (das auch ein Symptom eines Spannungspneumothorax sein kann).

Blutgasanalyse Die arterielle Blutgasanalyse (BGA) ist bei Patienten mit Pneumothorax häufig pathologisch. Bei 75 % der Patienten ist der arterielle Sauerstoffpartialdruck erniedrigt. Wenn die periphere Sauerstoffsättigung bei Raumluft über 92 % liegt, ist bei gesicherter Ursachendiagnostik keine arterielle oder kapilläre BGA erforderlich.

Röntgen-Thorax Der Röntgen-Thorax p.-a. im Stehen in Inspiration ist die Bildgebung der ersten Wahl bei der Fragestellung nach einem Pneumothorax (➤ Abb. 8.2). Das diagnostische Charakteristikum ist die Verlagerung der Pleuralinie (Lungenbegrenzung durch die Pleura visceralis) mit fehlendem Nachweis einer Lungengefäßzeichnung. Anhand der Röntgenaufnahme sollte zwischen einem großen und einem kleinen Pneumothorax unterschieden werden (➤ Abb. 8.2).

Therapie und Management

Die Behandlungsstrategie wird durch das Ausmaß des Pneumothorax, die Anamnese (Erstereignis/Rezidiv) und die klinische Symptomatik bestimmt. Kleine Pneumothoraces können konservativ beobachtet werden (Röntgenkontrollen). Große Pneumothoraces werden bei geringer Rezidivwahrscheinlichkeit mit Nadelaspiration oder kleinlumiger Drainage (14 Ch) behandelt. Die Indikation zur Operation (Pleurodese) sollte differenziert in Abhängigkeit von Symptomen, Pneumothoraxhistorie, radiologischen Kriterien, Berufsanamnese und Patientenwunsch gestellt werden.

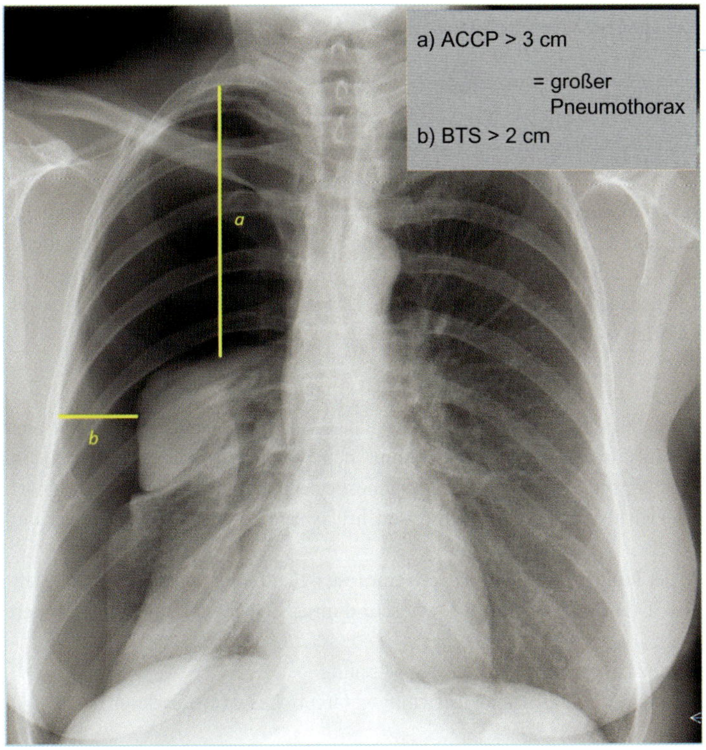

Abb. 8.2 Röntgen-Thorax p.-a. eines primären Spontanpneumothorax rechts. Die Größeneinteilung erfolgt nach den amerikanischen (ACCP) oder britischen (BTC) Leitlinien für den Pneumothorax. [P1653]

ABB. 8.2

KOMPETENZBASIERTES VORGEHEN (NKLC)

Notfall

Potenziell lebensbedrohlich sind ein bilateraler Pneumothorax oder ein Spannungspneumothorax → Atemnot bzw. Kreislaufdepression → unmittelbare Intervention (Anlage einer Thoraxdrainage, ➤ Kap. 2.4.4.3) erforderlich

Management

- **Erstversorgung:** Anamnese (Hergang), Auskultation, Perkussion im Seitenvergleich; Spannungspneumothorax: *sofort* Entlasten der Pleurahöhle
- **Entscheidungsfindung bei primärem Spontanpneumothorax:**
  - Ambulante konservative Behandlung bei kleinem Pneumothorax ohne Atemnot → Wiedervorstellung bei Zunahme der Symptome, elektive radiologische Kontrolle
  - Aspiration (➤ Kap. 2.4.4.3) oder Einlage einer kleinlumigen (≤ 14 Ch.) Thoraxdrainage
  - Thoraxdrainage mit Sogbehandlung (zur Herstellung und Aufrechterhaltung eines negativen Drucks in der Pleurahöhle) bei großem Pneumothorax und persistierender Luftfistel (optimaler Sog: –10 bis –20 cm Wassersäule).
  - Chirurgische Therapie (minimalinvasive Resektion emphysematöser Veränderungen [meist apikaler Bullae] und partielle apikale Entfernung der parietalen Pleura [Rezidivprävention durch Pleurodese]) bei
    - Rezidivrisiko eines Pneumothorax (großer Pneumothorax, radiologisch-pathologische Veränderungen von Lunge oder Pleura),
    - Rezidivpneumothorax, unvollständige Expansion bei liegender Drainage unter Sog und persistierendem Luftleck
- **Entscheidungsfindung bei sekundärem Spontanpneumothorax:**
  - Ausdehnung weniger wichtig als Grad der klinischen Beeinträchtigung
  - Thoraxdrainage und unterstützende Behandlung (inkl. Sauerstoffgabe) bei neu auftretender oder zunehmender Atemnot
  - Chirurgische Therapie nur selten indiziert (hohe Komplikationsrate, häufig eingeschränkte funktionelle Operabilität)
- **Prinzipien der Versorgung:** Ableitung von Luft aus der Pleurahöhle
- **Nachbehandlung:** keine spezifische Nachbehandlung, Aufklärung über Rezidiv
- **Erfolgsparameter:** vollständige Dekompression, Resorption des Pneumothorax
- **Komplikationen:**
  - Haut-/Weichteilemphysem, Hämatothorax, Drainagefehllage bzw. Misserfolge in der Therapie (z. B. mangelnde Reexpansion der Lunge, persistierende Luftleckage über 48 h)
  - Rezidivrate eines konservativ oder mit Drainage behandelten primären Spontanpneumothorax: ca. 50 %

KOMPETENZBASIERTES VORGEHEN

8.1.2 Interstitielle Lungenerkrankungen (ILD)

Die ILD sind eine heterogene Gruppe verschiedener Krankheitsentitäten mit unterschiedlicher Ätiologie.

Klinik und Diagnostik

Symptome: *Dyspnoe* als vordergründiges Symptom; möglich sind Reizhusten, Müdigkeit, Gewichtsabnahme und teilweise *Uhrglasnägel, Trommelschlägelfinger* und Lippenzyanose.

Diagnostik: Lungenfunktion und High-Resolution-CT (➤ Abb. 8.3), ggf. Bronchoskopie oder VATS

ABB. 8.3

Therapie

Im Wesentlichen *konservativ.* Chirurgisch ist in sehr speziellen Fällen eine *Lungentransplantation* denkbar.

8.1.3 Lungenabszess

8.1.2 Interstitielle Lungenerkrankungen (ILD)

NKLC Kompetenzebene: **1**, klin. Diagnostik, app. Diagnostik, Therapie, Notfall, Management

Die **interstitiellen Lungenerkrankungen (ILD)** sind eine heterogene Gruppe verschiedener Krankheitsentitäten, bei denen sich insbesondere im Lungenparenchym eine variable Kombination aus interstitieller sowie alveolärer Entzündung und/oder einer Lungenfibrosierung findet. Zur Ätiologie der ILD gehören viele bekannte Ursachen (z. B. kollagenvaskuläre Erkrankungen, Umwelteinflüsse, Medikamente), teilweise ist sie aber noch völlig ungeklärt.

Klinik und Diagnostik

Symptome Bei den meisten ILD lässt sich überwiegend ein schleichender Beginn feststellen, es sind aber auch akute und subakute Verlaufsformen möglich. In der klinischen Symptomatik steht die Dyspnoe im Vordergrund, anfangs als Belastungs- und später als Ruhedyspnoe. Begleitend finden sich häufig auch noch ein Reizhusten, Müdigkeit, Gewichtsabnahme und teilweise Uhrglasnägel, Trommelschlägelfinger und Lippenzyanose.

Apparative Diagnostik In der **Lungenfunktion** zeigt sich eine restriktive Ventilationsstörung. Goldstandard ist die High-Resolution-CT (**HR-CT**, ➤ Abb. 8.3) mit sehr dünnen Schichten (i. A. 1 mm). Weitere Möglichkeiten sind:

- Bronchoskopie mit transbronchialer Biopsie: Histologiegewinnung
- Videoassistierte Thorakoskopie (VATS): Histologiegewinnung (atypische Lungenresektion)

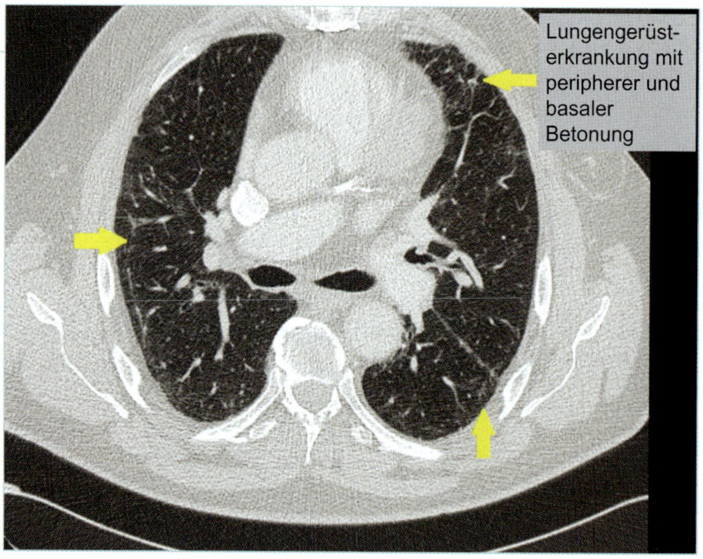

Abb. 8.3 HR-CT einer kryptogenen organisierenden Pneumonie mit dem Bild einer peripher und basal betonten Lungengerüsterkrankung (Pfeile) [P1653]

Therapie

Die **Behandlungsstrategie** ist im Wesentlichen konservativ, setzt aber eine Festlegung der Art der ILD voraus, wobei hier die Chirurgie mit einer Gewebeprobe der Lunge unterstützen kann. In wenigen Fällen (Endstadium) ist eine Lungentransplantation notwendig. Prinzipiell ist eine konservative/internistische Therapie möglich (medikamentös, teilweise auch keine Therapie [Sarkoidose]), aber auch eine chirurgische Therapie (Lungentransplantation).

8.1.3 Lungenabszess

NKLC Kompetenzebene: **1**, klin. Diagnostik, app. Diagnostik, Therapie, Notfall, Management

Der Lungenabszess ist eine von einer Bindegewebskapsel umgebene Eiteransammlung in der Lunge. Häufigste Ursache ist eine Lungenentzündung (z. B. Aspirationspneumonie). Des Weiteren ist ein Lungenabszess teils Folge verschiedener Erkrankungen wie einer Lungenembolie, einer Sarkoidose oder eines zerfallenden Lungentumors. Auch Bronchiektasien (oder Traumafolgen) können die Entstehung eines Abszesses begünstigen.

Abgekapselte Eiteransammlung in der Lunge, Folge *verschiedener Erkrankungen* (z. B. LAE, Sarkoidose, Tumoren, Bronchiektasien, Trauma)

Klinik und Diagnostik

Symptome Der Verlauf eines Lungenabszesses kann sich von symptomarm bis ausgeprägt mit Husten, Auswurf, Fieber, Dyspnoe, Schmerzen, Abgeschlagenheit bis hin zur Sepsis gestalten.

Klinik und Diagnostik

Symptome: kann sowohl symptomarm als auch ausgeprägt symptomatisch verlaufen

MERKE Aufgrund der unspezifischen Symptome wird ein Lungenabszess häufig eher spät diagnostiziert.

MERKE

Apparative Diagnostik Standarduntersuchungen sind der **Röntgen-Thorax** (➤ Abb. 8.4) in 2 Ebenen und ein Kontrastmittel-**CT** des Thorax. Eine ultraschallgestützte Punktion kann im Rahmen der Diagnostik (Bakteriologie) empfohlen werden. Die Keime, die durch Aspiration in die tieferen Atemwege gelangen, sind typischerweise Anaerobier.

Diagnostik: Röntgen-Thorax (➤ Abb. 8.4) und Kontrastmittel-CT, ggf. ergänzende Punktion

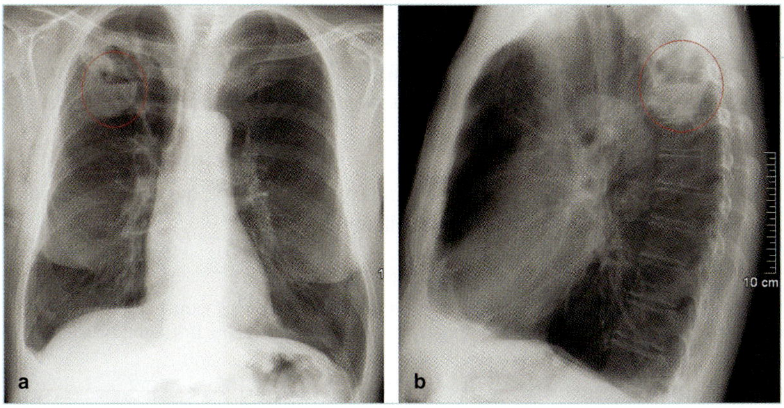

Abb. 8.4 Lungenabszess im rechten Oberlappen mit in aufrechter Position erkennbarem Flüssigkeitsspiegel [P1653]
a) Röntgen-Thorax p.-a.
b) Röntgen-Thorax seitlich

ABB. 8.4

Therapie

Antibiotika sollte in jedem Fall gegeben werden, weil kleine Lungenabszesse dann auch ohne Ablassen des Eiters ausheilen können. Bei der Wahl der Antibiotika muss die Penetration in die Abszesshöhle berücksichtigt werden; infrage kommen Inhibitor-geschützte Betalaktam-Antibiotika.

Größere Abszesse sollten unter dem Aspekt „ibi pus, ibi evacua" drainiert werden. Hier ist die **Einlage einer Drainage/Kavernostomie** möglich. Bei Anschluss des Abszesses an das Bronchialsystem ist auch eine Entleerung über die Bronchien möglich. Hier berichten die Patienten über sehr produktiven, meist stinkenden Auswurf.

In einigen Fällen ist bei Zerstörung größerer Lungenabschnitte oder auch Auftreten von Komplikationen eine **chirurgische Sanierung** bis hin zur anatomischen Resektion (z. B. Lobektomie) notwendig.
Mögliche **Komplikationen** sind:

- Platzt die Abszessmembran, kann sich der Eiter in den Pleuraspalt entleeren und zum Pleuraempyem führen (➤ Kap. 8.2.2).
- Eine Drainage des Abszesses ist durch die Bronchien nach innen möglich und kann zum Übergriff der Entzündung auf andere Lungenbereiche führen.
- Bei Arrosion eines Lungengefäßes kann es bei Anschluss an das Bronchialsystem zu Hämoptysen kommen. Können diese nicht durch eine bronchiologische Intervention gestoppt werden, ist die chirurgische Resektion indiziert.

Therapie

- Antibiotikatherapie
- Drainage oder Kavernostomie
- Chirurgische Sanierung

Komplikationen:

- Pleuraempyem
- Ausbreitung per continuitatem
- Hämoptysen

8.1.4 Lungenemphysem

NKLC Kompetenzebene: **1**, klin. Diagnostik, app. Diagnostik, Therapie, Notfall, Management

Das Lungenemphysem ist die irreversible Destruktion von Alveolen mit Überblähung der Lunge. Es ist der gemeinsame Endpunkt einer Reihe chronischer Lungenerkrankungen.

Verschiedene Schadstoffe (insbesondere Nikotin, aber auch Silikate, Fein- und Quarzstaub) oder körpereigene Proteasen (beim Alpha-1-Antitrypsin-Mangel) führen zu entzündlichen Veränderungen des Lungengewebes mit nachfolgender Destruktion der Alveolen. Im Extremfall werden aus vorher funktionstüchtigen Lungenbläschen große funktionslose „Emphysemblasen".

Klinik und Diagnostik

Symptome Klinisch zeigt sich eine chronische Atemnot, anfangs nur bei Belastung, im späteren Verlauf auch in Ruhe (Ruhedyspnoe). Der verminderte Sauerstoffgehalt führt zur Zyanose insbesondere der Lippen, Finger- und Zehenspitzen.

Körperliche Untersuchung Es bildet sich häufig ein Fassthorax aus, der Klopfschall ist hypersonor, das Atemgeräusch abgeschwächt.

Apparative Diagnostik Standarduntersuchungen sind der **Röntgen-Thorax** in 2 Ebenen und eine **CT** des Thorax. In der **Lungenfunktion** zeigen sich eine herabgesetzte Vitalkapazität (VC), ein erhöhtes Residualvolumen und eine erhöhte funktionelle Residualkapazität (FRC), eine verminderte Einsekundenkapazität (FEV1) bzw. ein reduzierter Tiffeneau-Index (FEV_1/VC) sowie eine verminderte Diffusionskapazität.

Therapie

Die Therapie zielt in erster Linie darauf, das weitere Fortschreiten des Lungenemphysems zu vermeiden. Bereits verlorenes Lungengewebe kann nicht wiederhergestellt werden.

CAVE Ein Pneumothorax/Spannungspneumothorax (als sekundärer Pneumothorax) kann beim Platzen einer Emphysemblase entstehen (➤ Kap. 8.1.1). Bei Spannungssymptomatik ist dann eine Druckentlastung durch eine Kanüle oder eine Thoraxdrainage erforderlich (➤ Kap. 2.4.4.3).

Die Therapiemöglichkeiten sind:

- **Konservativ:** Atemgymnastik, medikamentöse Therapie mit langwirksamen β_2-Sympathomimetika (inhalativ), Anticholinergika (inhalativ) und Kortikosteroiden (inhalativ). Spezifisch bei α_1-Antitrypsin-Mangel werden AAT-Konzentrate substituiert. Gegebenenfalls ist eine Langzeitsauerstofftherapie erforderlich.
- **Interventionell:** Bei der endoskopischen Lungenvolumenreduktion (ELVR) werden durch z. B. endobronchiale Ventile Atelektasen einzelner, geschädigter Lungensegmente hervorgerufen, sodass die Atemmechanik verbessert wird.
- **Chirurgisch:** Bei der operativen Volumenreduktion reseziert man stark verändertes Lungengewebe in den Randbereichen der Lunge bzw. entfernt einzelne Lungenlappen, wenn sie massiver zerstört sind (Lobektomie). Eine Lungentransplantation kann ggf. auch indiziert sein.

8.1.5 Verletzungen der Trachea

NKLC Kompetenzebene: **1**, klin. Diagnostik, app. Diagnostik, Therapie, Notfall, Management

Traumatische Trachealverletzungen sind selten und meist iatrogen durch eine Intubation bedingt. Stumpfe und penetrierende Verletzungen der Trachea sind äußerst rar. Die **tracheoösophageale Fistel** ist eine angeborene oder erworbene pathologische Verbindung (Fistel) zwischen dem Ösophagus und der Trachea. Bei den erworbenen Fisteln handelt es sich meist um Stumpfinsuffizenzen bei intrathorakaler Anastomose bei Magenhochzug. Die **tracheoarterielle Fistel** entsteht meist aus einer Drucknekrose zwischen der Tracheavorderwand und der Hinterwand des Truncus brachiocephalicus (Notfall).

Studentische Sicht

8.1.4 Lungenemphysem

Irreversible Destruktion von Alveolen mit *Überblähung* der Lunge
Folge von Schadstoffbelastung oder z. B. eines *Alpha-1-Antitrypsin-Mangels*

Klinik und Diagnostik

Symptome: vor allem Atemnot und Zyanose der Akren
Untersuchung: möglich sind Fassthorax, hypersonorer Klopfschall und abgeschwächtes Atemgeräusch

Diagnostik: Röntgen-Thorax, CT, und Lungenfunktion

Therapie

Ziel ist die Vermeidung des Progresses.

CAVE

Therapiemöglichkeiten:
- Konservativ
- Interventionell (ELVR)
- Chirurgisch (Lungenvolumenreduktion oder sogar Transplantation)

8.1.5 Verletzungen der Trachea

- *Tracheo-oesophageale Fistel als Sonderform* (angeboren oder erworben z. B. nach Magenhochzug)
- *Tracheoarterielle Fistel* (Notfall) meist als Folge einer Drucknekrose zwischen Trachea und Truncus brachiocephalicus

Klinik und Diagnostik

Symptome Die Symptome bei trachealen Verletzungen sind Blut im Tubus oder Bluthusten, ein thorakales Weichteilemphysem und Luftnot als Folge eines Pneumothorax oder der Schwellung des Larynx durch die Fortleitung des Mediastinalemphysems. Beatmungsprobleme ergeben sich häufig. Bei Mediastinalemphysem kann auch ein Spannungspneumothorax entstehen (➤ Kap. 8.1.1). Bei Fisteln besteht zusätzlich die Gefahr einer Aspiration.

Apparative Diagnostik Wegweisend ist die Bronchoskopie und ggf. eine Ösophagoskopie, welche die Läsion in der Trachea nachweisen kann. Dabei sollte ein flexibles Bronchoskop mit ausreichend kaliberstarkem Saug- und Spülkanal zum Einsatz kommen.

> **Klinik und Diagnostik**
> **Symptome:** Hämoptysen oder Blut im Tubus oder Mediastinalemphysem
> **Diagnostik:** Broncho- und ggf. Ösophagoskopie

> **CAVE** Die tracheoarterielle Fistel ist eine absolute Notfallindikation, die bei Patienten mit langer Intubation (meist über eine Trachealkanüle) auftritt. Nach dem Entblocken des Tubus-Cuffs kommt es dabei zu einer massiven arteriellen Blutung (meist aus dem Tracheostoma). Der Cuff muss sofort wieder überblockt werden, um die Blutung zum Stehen zu bekommen. Eine Notfallintervention/-operation ist indiziert.

> **CAVE**

Therapie

Konservative Therapie Iatrogene Tracheaverletzungen können häufig konservativ versorgt werden. Dabei werden die möglichst spontan atmenden Patienten überwacht oder über mehrere Tage beatmet (Cuff möglichst nicht auf Trachealäsion platzieren). Eine bronchoskopische Kontrolle ist notwendig.

Interventionelle Therapie Patienten mit einer tracheo-oesophagealen Fistel können mit Stents sowohl im Ösophagus als auch in der Trachea als Erstversorgung therapiert werden. Die sekundäre Ausheilung unter dieser Doppelstenttherapie ist relativ selten.

Chirurgische Therapie Sowohl bei iatrogenen Tracheaverletzungen als auch bei den Fisteln kann eine chirurgische Therapie erforderlich werden:

- Iatrogene Tracheaverletzungen müssen operativ versorgt werden, wenn eine notwendige Beatmung aufgrund der Verletzung nicht suffizient durchgeführt werden kann. Hier ist dann die Naht der Pars membranacea mit Einzelknopfnähten indiziert, wobei meist eine rechtsseitige Thorakotomie notwendig ist (aber auch minimalinvasiv durch die Trachea).
- Bei tracheo-oesophagealer Fistel müssen sowohl der Ösophagus als auch die Trachea saniert werden. Teilweise muss der Ösophagus sogar reseziert werden, um eine Sanierung der infizierten Fistelregion zu erreichen.
- Bei tracheo-arteriellen Fisteln kann als Notfallintervention ein Stent in den Truncus brachiocephalicus eingelegt werden. Ist dies nicht möglich, sollte der Truncus brachiocephalicus im Bereich der Fistel reseziert und entweder mit einer End-zu-End-Anastomose versorgt oder durch eine Gefäßprothese ersetzt werden. In beiden Fällen ist auch die Trachea operativ zu verschließen.

Sowohl bei tracheo-oesophagealer Fistel als auch bei tracheoarterieller Fistel sollte eine gestielte Muskelplastik in den Bereich der ehemaligen Fistelstelle eingeschlagen werden, um ein Rezidiv zu verhindern.

Komplikationen Rezidive sind bei den Fisteln nicht selten und mit einer hohen Letalität verbunden.

> **Therapie**
> - *Konservativ* Kompression über den Cuff
> - *Interventionell* bei tracheo-oesophagealer Fistel mit Überstentung
> - *Chirurgisch* mit läsionsadaptiertem Vorgehen (z. B. Gefäßprothese/Anastomose bei tracheo-arterieller Fistel)
>
> **Komplikationen:** vor allem Rezidive (mit hoher Letalität)

8.1.6 Tumoren der Lunge

8.1.6.1 Benigne Lungentumoren

> **8.1.6 Tumoren der Lunge**
> **8.1.6.1 Benigne Lungentumoren**

> **NKLC** Kompetenzebene: **1**, klin. Diagnostik, app. Diagnostik, Therapie, Notfall, Management

Benigne Lungentumoren sind gutartige Tumoren der Lunge, die verdrängend wachsen können, denen aber die Eigenschaft der Infiltration in Gewebe und die Metastasierung fehlt.

Mindestens 95 % aller identifizierten pulmonalen Rundherde sind gutartig. Gutartige Lungentumoren repräsentieren ca. 10 % aller Lungentumoren und sind bei asymptomatischen Patienten häufig ein Zufallsbefund im Rahmen einer Röntgen-Thoraxdiagnostik. Die Malignitätswahrscheinlichkeit beträgt weniger als 1 % für alle Knoten kleiner als 6 mm und 1–2 % für Knoten von 6 mm bis 8 mm.

Benigne Lungentumoren werden nach ihrem Ursprungsgewebe klassifiziert (z. B. Chondrom – Knorpelgewebe).

> Mindestens 95 % aller *Lungenrundherde* sind gutartig! Allerdings repräsentieren diese nur etwa *10 % aller Lungentumoren.*
> *Klassifikation* nach Ursprungsgewebe

Studentische Sicht

Klinik und Diagnostik

Symptome: können denen einer bronchialen Obstruktion entsprechen
Diagnostik: Röntgen, CT (➤ Abb. 8.5), ggf. CT-gesteuerte Punktion und ggf. Bronchoskopie

ABB. 8.5

Therapie

Therapie je nach Größe und Morphologie.

- Überwachung durch Röntgen oder CT
- Bei *unklaren Befunden:* chirurgische Abklärung!
- *Notfälle* und *Komplikationen* sind selten

8.1.6.2 Primäre maligne Lungentumoren

Inzidenz von rund 60.000 Patienten im Jahr in Deutschland
Sonderform: Pancoasttumor (peripheres, apikales Lungenkarzinom mit starker Tendenz zum Übergreifen auf angrenzendes Gewebe)

Klinik und Diagnostik

Symptome Benigne Lungentumoren mit endobronchialer Lokalisation können Symptome einer bronchialen Obstruktion (Husten, Pneumonie oder auch selten Hämoptysen) verursachen.

Apparative Diagnostik Die **Röntgenübersichtsaufnahme** und die thorakale **CT** (➤ Abb. 8.5) stellen die apparative Diagnostik pulmonaler Rundherde/benigner Tumoren dar. Eine **Bronchoskopie** ist aufgrund der häufig peripheren Lage der pulmonalen Rundherde meist erfolglos. CT-gesteuerte transthorakale Punktionen sind nur bei größeren, peripher gelegenen Rundherden sinnvoll (Gefahr eines interventionellen Pneumothorax).

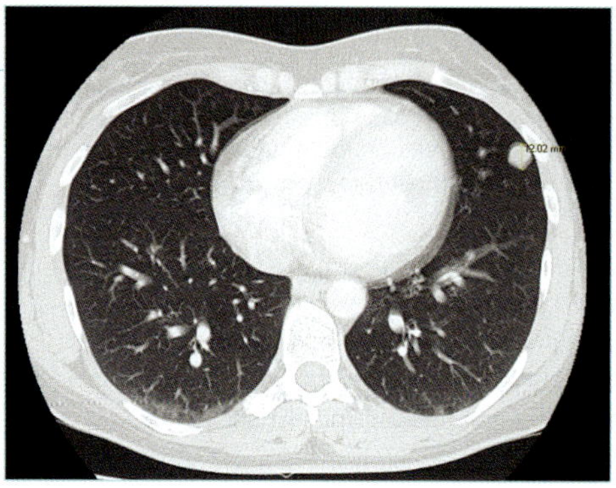

Abb. 8.5 Thorakale CT eines pulmonalen Rundherdes [P1653]

Therapie

Die **Behandlungsstrategie** wird durch die Größe und die Morphologie des pulmonalen Rundherdes bestimmt:

- Morphologisch benigne aussehende Rundherde (z. B. Verkalkungen innerhalb eines glatt begrenzten Rundherds) können radiologisch überwacht werden.
- Pulmonale Rundherde mit einer Größe von 6 bis 8 mm können mit einer Wiederholungs-CT des Thorax in 6–12 Monaten verfolgt werden, je nach Vorhandensein von Risikofaktoren für den Patienten und bildgebenden Merkmalen im Zusammenhang mit bösartigen Lungenerkrankungen.
- Pulmonale Rundherde größer 8 mm können mit Überwachungsbildgebung (thorakale CT), nicht-chirurgischer Biopsie via Bronchoskopie oder transthorakaler Nadelbiopsie behandelt werden – je nach der geschätzten Wahrscheinlichkeit einer Malignität, Komorbiditäten des Patienten (chronisch obstruktive Lungenerkrankung, KHK) und Patientenpräferenzen.

Bei **unklaren Befunden** mit einem hohen Risiko für ein malignes Geschehen empfiehlt sich eine chirurgische Abklärung durch eine videoassistierte Thoraxchirurgie mit atypischer Resektion des pulmonalen Rundherds und möglichst intraoperativer Schnellschnittdiagnostik.

Notfälle sind äußerst selten und entstehen nur auf Basis eines endobronchialen Wachstums des Tumors (Hämoptysen, poststenotische Komplikationen).

Komplikationen in der Therapie des benignen Rundherds sind aufgrund der nur geringen Intervention äußerst selten.

8.1.6.2 Primäre maligne Lungentumoren

NKLC
Primäre und sekundäre maligne Lungentumoren
Kompetenzebene: **2**, klin. Diagnostik, app. Diagnostik, Therapie, Notfall, **Management**

Primäre maligne Lungentumoren sind bösartige Tumoren der Lunge (Lungenkrebs, Lungenkarzinom, Bronchialkarzinom), die verdrängend und invasiv wachsen und häufig mit einer lymphonodalen und hämatogenen Metastasierung einhergehen. Jährlich erkranken in Deutschland fast 60.000 Menschen an einem Lungenkarzinom.

Ein Spezialfall ist der **Pancoasttumor** als peripheres, apikales Lungenkarzinom mit starker Tendenz zum Übergreifen auf angrenzende Gewebestrukturen wie Nerven (Plexus), Rippen, Wirbel und Halsweichteile.

Klinik und Diagnostik

Symptome Die Symptome der bösartigen Lungentumoren sind meist unspezifisch und werden bestimmt durch Zeichen einer Pneumonie (Husten, Fieber, allgemeines Unwohlsein). Erst wenn eine antibiotische Therapie erfolglos bleibt, folgt dann eine erweiterte Diagnostik (Röntgen-Thorax, CT).

Symptome wie Hämoptysen, die auf einen zentralen Sitz des Tumors hinweisen, sind dagegen eher selten. Ein Teil der Patienten wird auch auffällig durch Zeichen der Fernmetastasierung (z. B. neurologische Ausfälle bei Hirnmetastasierung).

Apparative Diagnostik Ausgangspunkt für die Diagnostik des Lungenkarzinoms ist meist eine **Röntgenaufnahme,** in deren Folge bei pathologischen Veränderungen weitere Untersuchungen wie die **Bronchoskopie, CT** (➢ Abb. 8.6) und PET-CT durchgeführt werden. Ergänzt wird die Bildgebung durch ein Schädel-**MRT** zum Ausschluss einer (häufigen) zerebralen Metastasierung.

Die Lungenfunktion, ggf. eine Spiroergometrie und eine Perfusions-/Ventilations-Szintigrafie dienen der Einschätzung der funktionellen Operabilität.

Klinik und Diagnostik

Symptome: meist unspezifisch (z. B. ähnlich einer Pneumonie); Hämoptysen sind eher selten
Diagnostik: Röntgen, Bronchoskopie, CT (➢ Abb. 8.6); Staging: Schädel-MRT, ggf. Lungenfunktion präoperativ

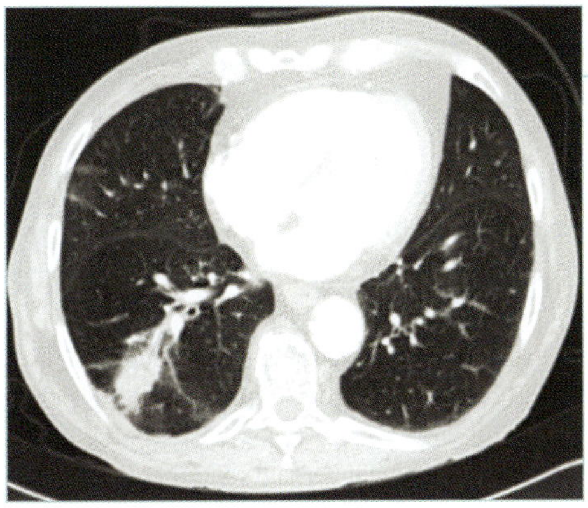

Abb. 8.6 Thorakale CT eines Lungenkarzinoms im rechten Unterlappen [P1653]

ABB. 8.6

Therapie und Management

Die Therapiestrategie wird im Wesentlichen durch die Histologie (kleinzelliges vs. nichtkleinzelliges Bronchialkarzinom), das Tumorstadium und den funktionellen Zustand bzw. die technische Operabilität des Patienten bestimmt. Insgesamt können nur 20–25 % der Patienten einer chirurgischen Resektion des Tumors zugeführt werden, da sich schon mehr als zwei Drittel in einem fortgeschrittenen Tumorstadium (IIIB oder IV) befinden.

Therapie und Management

Therapie je nach Histologie und Stadium
- Chirurgische Resektion nur in ca. ¼ aller Fälle sinnvoll
- Meist Diagnose in einem fortgeschrittenen Stadium

CAVE Ein Notfall kann durch Hämoptysen bei zentralem, endobronchialem Wachstum oder eine karnifizierende Pneumonie bei Zerfall des Tumors entstehen. Sekundär kann eine Fernmetastasierung (z. B. neurologische Ausfälle) einen Notfall hervorrufen.

CAVE

KOMPETENZBASIERTES VORGEHEN (NKLC)

Management

- **Erstversorgung:** bei akuter Symptomatik ggf. Analgesie/Sauerstoff
- **Entscheidungsfindung:**
  - *Stadium I oder II:* Tumorresektion als anatomische Resektion (Lobektomie, Bilobektomie, Pneumonektomie) bzw. Segmentresektion bei Tumoren < 2 cm, zusätzlich systematische/radikale Lymphknotendissektion; im Stadium II wird heute häufig perioperativ eine Immun-/Chemotherapie appliziert. Adjuvante Therapiekonzepte sind bei Tumoren > 3 cm bzw. bei N1-Lymphknotenmetastasierung indiziert, häufig auch unter Hinzunahme von Immuntherapeutika.
  - *Stadium IIIA:* Bei großen Tumoren mit Nachweis einer mediastinalen Lymphknotenmetastasierung → neoadjuvante Immun-/Chemotherapie oder Chemo-/Radiotherapie (nur noch bei Pancoasttumoren); bei Ansprechen dieser Therapie → Tumorresektion mit systematischer/radikaler Lymphknotendissektion
  - *Stadium IIIB/IIIC:* Kombinierte definitive Radiochemotherapie, ggf. Einbezug einer Immuntherapie; chirurgische Resektion nur in Ausnahmefällen bei sekundären Komplikationen (z. B. unstillbare Hämoptysen)
  - *Stadium IV:* Palliative Chemotherapie; chirurgische Ansätze bei Oligometastasierung (gute Ergebnisse z. B. bei singulärer Metastasierung Gehirn oder Nebennieren)

KOMPETENZBASIERTES VORGEHEN

- **Prinzipien der Versorgung:**
  - Tumorresektion als anatomische Resektion (s. o.); broncho- und angioplastische Resektionen (sog. Manschettenresektionen) sind spezifische Operationsverfahren, bei denen trotz zentralem Wachstum des Lungenkarzinoms ein Teil der nichtbefallenen Lungenabschnitte erhalten werden kann (Vermeidung einer Pneumonektomie).
  - Lymphknotendissektion
  - (Neoadjuvante) Chemotherapie, Radiotherapie
  - Immuntherapie
- **Nachbehandlung:** kurzfristige Kontrollen (CT), Re-Staging der Ausbreitung der Erkrankung
- **Erfolgsparameter:** molekular-pathologischer Status (zielgerichtete Systemtherapie), chirurgisch vollständige Resektion, Langzeitüberleben
- **Komplikationen:** Nach anatomischer Resektion eines Lungenkarzinoms sind Nachblutungen und Infektionen möglich. Bei den Infektionen stehen Empyeme auf der Basis einer Bronchusstumpfinsuffizienz im Vordergrund.

8.1.6.3 Sekundäre maligne Lungentumoren (Lungenmetastasen)

8.1.6.3 Sekundäre maligne Lungentumoren (Lungenmetastasen)

NKLC

Primäre und sekundäre maligne Lungentumoren

Kompetenzebene: **2**, klin. Diagnostik, app. Diagnostik, Therapie, Notfall, **Management**

Tumorabsiedlungen in der Lunge von fortgeschrittenen primären Karzinomen anderer Organe; häufig!

Sekundäre maligne Lungentumoren (Lungenmetastasen) sind Tumorabsiedlungen in der Lunge von fortgeschrittenen primären Karzinomen anderer (Kolon, Rektum, Niere, Mamma, Prostata) oder gleicher (Lunge) Organlokalisation.

Als Ausdruck einer fortgeschrittenen Tumordissemination findet man innerhalb von Autopsieserien in etwa 20 % der Fälle isolierte Lungenmetastasen.

Klinik und Diagnostik

Symptome: unspezifisch; teilweise maligner Pleuraerguss oder *poststenotische Pneumonie*

Diagnostik: Röntgen, CT, Bronchoskopie, ggf. FDG-PET/CT

Klinik und Diagnostik

Symptome Die Symptome sind bei Lungenmetastasierung relativ unspezifisch, eine Dyspnoe tritt erst bei multipler Metastasierung oder Ausbildung eines begleitenden malignen Pleuraergusses auf. Bei zentralen Tumoren sind auch klinische Zeichen einer poststenotischen Pneumonie möglich.

Apparative Diagnostik Lungenmetastasen werden meist im Rahmen der Nachsorge des Primärtumors in der thorakalen **Röntgenübersichtsaufnahme** erfasst. Erweiterte Diagnostik und Voraussetzung für die Therapieplanung zur Lungenmetastasenchirurgie ist die **CT.** Die **FDG-PET/CT** bietet die Möglichkeit, extrathorakale Tumormanifestationen auszuschließen und zugleich pulmonale Rundherde metabolisch zu charakterisieren. Eine **Bronchoskopie** ist als Standard zum Ausschluss zentraler Lungenmetastasen immer indiziert.

Therapie und Management

Therapie je nach Erkrankungsausmaß und Operationsrisiko

Therapie und Management

Die Therapiestrategie/Indikationsstellung zur Lungenmetastasenchirurgie berücksichtigt die technische Resektabilität der Metastasen, ein tolerables allgemeines und funktionelles Operationsrisiko, die Kontrolle des Primärtumorgeschehens und den Ausschluss einer weiteren, extrathorakalen Metastasierung.

CAVE

CAVE Hämoptysen (bei zentralem, endobronchialem Wachstum) oder eine karnifizierende Pneumonie bei Zerfall der Lungenmetastase können zu einem Notfall führen.

Zugangsweg ist i. d. R. eine *Thorakotomie*

Als Zugangsweg wird in den meisten Fällen eine laterale Thorakotomie empfohlen, bei bilateralem Befall auch zweizeitig oder einzeitig via Sternotomie oder Clamshell, wobei die Metastasenlokalisation die Wahl des Zugangs bestimmt.

KOMPETENZBASIERTES VORGEHEN (NKLC)

Management

- **Erstversorgung:** bei akuter Symptomatik (Luftnot/Blutung): Sauerstoff, Analgesie
- **Entscheidungsfindung:** chirurgisches Vorgehen bei technischer Resektabilität der Metastasen, tolerablem allgemeinen und funktionellen Operationsrisiko, Kontrolle des Primärtumorgeschehens und Ausschluss weiterer, extrathorakaler Metastasierung
- **Prinzipien der Versorgung:**
  - Tumorresektion als umschriebene atypische (lungengewebesparende) Resektion (➤ Abb. 8.7), seltener als anatomische Resektion (Lungensegmentresektion oder Lobektomie)
  - Lymphknotendissektion wie bei Lungenkrebsoperationen (➤ Kap. 8.1.6)
- **Nachbehandlung:** lokale Kontrolle (CT), Re-Staging der Erkrankung
- **Erfolgsparameter:** Langzeitüberleben
- **Komplikationen:** Nachblutungen oder Infektionen, Progredienz der Erkrankung

KOMPETENZBASIERTES VORGEHEN

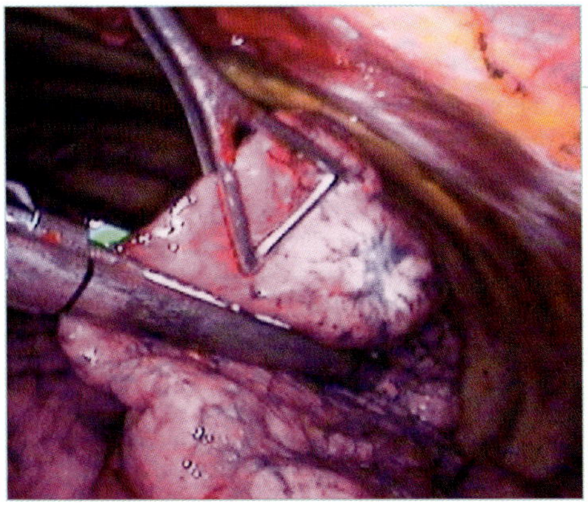

Abb. 8.7 Atypische Keilresektion einer Lungenmetastase eines kolorektalen Karzinoms [P1653]

ABB. 8.7

8.1.7 Tumoren des Mediastinums

NKLC Kompetenzebene: **1**, klin. Diagnostik, app. Diagnostik, Therapie, Notfall, Management

Das Mediastinum bezeichnet den thorakalen Raum, der ventral durch das Sternum, dorsal durch die Wirbelsäule und seitlich durch die Pleura mediastinalis gebildet wird. Es kann in ein vorderes, ein mittleres und ein hinteres Kompartiment unterteilt werden. Da es sowohl benigne als auch maligne Mediastinaltumoren gibt, wird das diagnostische und therapeutische Vorgehen maßgeblich von der Lokalisation, der Ausbreitung und der Ausgangsgewebeart bestimmt.

Maligne und *benigne* Raumforderungen des Mediastinums

Klinik und Diagnostik

Symptome Eine mediastinale Raumforderung ist oft Zufallsbefund bei Patienten, die sich aufgrund anderer Indikationen einer einfachen Röntgen- oder Schnittbilduntersuchung des Thorax unterziehen. Treten hingegen Symptome auf, können diese auf lokale Effekte des mediastinalen Tumors, aber auch auf systemische Auswirkungen der Krankheit zurückzuführen sein:

- Lokale Effekte: Je nach befallener Struktur reicht die Symptomatik von Husten über Hämoptysen, Dyspnoe, Dysphagie, Heiserkeit, Schwellungen der oberen Körperhälfte bis zum Horner-Syndrom.
- Systemische Effekte: können im Rahmen von Lymphomen oder paraneoplastischen Syndromen mit Fieber, Nachtschweiß und Gewichtsverlust auftreten.

Symptome: oft *asymptomatischer Zufallsbefund; lokale* und *systemische* Effekte können je nach Dignität und Ausprägung auftreten

CAVE Dringliche Situationen können durch eine obere Einflussstauung der V. cava superior aufgrund einer Tumorkompression entstehen. Hier kann die Einlage eines Stents bzw. die Bestrahlung indiziert sein.

CAVE

Apparative Diagnostik Goldstandard in der Bildgebung mediastinaler Tumoren ist die kontrastmittelgestützte **CT** (➤ Abb. 8.8). Neben der Konfiguration des Tumors kann der Befund dort auch im Hinblick auf die mögliche Resektabilität evaluiert werden und somit Befunde differenzieren, die primär operabel

Diagnostik: *CT* (Goldstandard, ➤ Abb. 8.8), ggf. Biopsie und PET-CT

sind oder bei denen der Tumor möglicherweise zunächst bioptisch gesichert werden sollte. Bezüglich nuklearmedizinischer Verfahren kann eine erhöhte Anreicherung von Fluordesoxyglukose in der **(PET)-CT** auf ein malignes Lymphom, ein höhergradiges Thymom (WHO B2, B3) oder ein Thymuskarzinom (WHO C) hindeuten.

ABB. 8.8

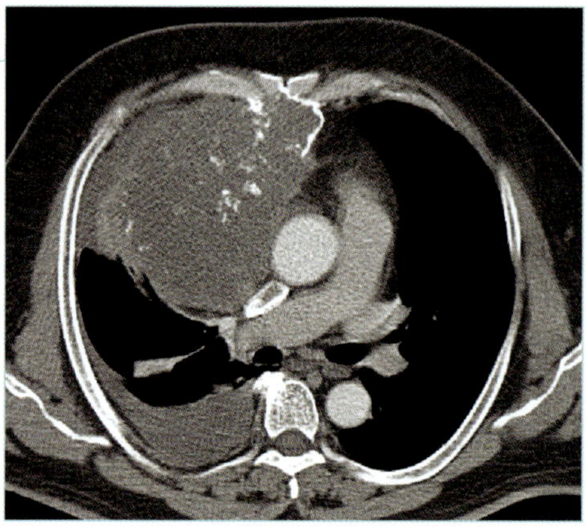

Abb. 8.8 Thorakale CT eines Tumors (Osteosarkoms) im vorderen Mediastinum mit begleitendem Pleuraerguss rechts [P1653]

Therapie

- Oft *histologische Sicherung* erforderlich mit anschließender *vollständiger Resektion.*
- Thymuskarzinome besitzen eine schlechte Prognose und sind oft nicht resektabel.
- Komplikationen sind unspezifisch und mannigfaltig.
- *Sonderfall:* myasthene Krise nach Thymektomie bei Tumorresektion.

Therapie

Vor der Therapie ist in vielen Fällen, vor allem bei Tumoren des vorderen Mediastinums, eine **histologische Sicherung** notwendig (z. B. CT-gesteuerte Biopsie), um zwischen Thymomen und Lymphomen zu unterscheiden, da diese Differenzierung das therapeutische Management stark beeinflusst.

Bis auf Lymphome besteht bei allen Mediastinaltumoren das Ziel der **Resektion der Tumormasse,** was insbesondere bei Tumoren des mittleren und hinteren Mediastinums auch gut über minimalinvasive Techniken zu realisieren ist. Aufgrund der Nähe zu den supraaortalen Ästen und den Venen kann sich die Resektion von Thymomen manchmal als schwierig erweisen; hier sind neoadjuvante Therapiekonzepte zu klären. Thymuskarzinome besitzen im Allgemeinen eine schlechte Prognose, da auch ihre Resektabilität häufig nicht gegeben ist.

Patienten mit einer begleitenden Myasthenia gravis bei Thymomerkrankung sollten perioperativ neurologisch mitbetreut werden.

Postoperative **Komplikationen** sind eher unspezifisch – Nachblutung, Wundinfektion, Thrombosen. Bei Patienten mit einer Myasthenia gravis kann es nach Thymektomie inkl. Tumorresektion zu einer myasthenen Krise kommen.

8.2 Pleura

8.2.1 Pleuraerguss

8.2 Pleura

8.2.1 Pleuraerguss

NKLC Kompetenzebene: **3a, klin. Diagnostik, app. Diagnostik, Therapie,** Notfall, Management

Unterscheide:
- Exsudativer Pleuraerguss (Kapillarpermeabilität ↑)
- Transsudativer Pleuraerguss (hydrostatischer Druck ↑, onkotischer Druck ↓)

Der Pleuraerguss ist eine Flüssigkeitsansammlung zwischen der parietalen und der viszeralen Pleura. Dabei werden unterschieden:

- **Exsudativer Pleuraerguss:** Er beruht auf einer erhöhten Kapillarpermeabilität, in deren Folge Flüssigkeit, Proteine, Zellen und andere Serumbestandteile aus den Gefäßen austreten. Zu ihm zählen der parapneumonische, hämorrhagische, chylöse und maligne Pleuraerguss. Er tritt oft einseitig auf.
- **Transsudativer Pleuraerguss:** Er beruht auf einem erhöhten hydrostatischen und einem verminderten onkotischen Druck. Die häufigsten Ursachen sind die Herzinsuffizienz und die Leberzirrhose (hepatischer Hydrothorax). Er tritt oft beidseitig auf.

Klinik und Diagnostik

Symptome: Am häufigsten tritt Dyspnoe auf!

Klinik und Diagnostik

Symptome Das häufigste Symptom eines Patienten mit Pleuraerguss ist die Atemnot, die jedoch vom Schweregrad nicht immer direkt mit der Größe des Pleuraerguss korreliert.

Körperliche Untersuchung Bei Auskultation und Perkussion des Thorax findet man ein einseitig oder beidseitig basal herabgesetztes oder fehlendes Atemgeräusch bzw. eine Klopfschalldämpfung.

Apparative Diagnostik Bei Verdacht auf einen Pleuraerguss ist eine **Röntgen**-Thoraxaufnahme indiziert. Die p.-a. Aufnahme weist Flüssigkeitsmengen ab 200 ml Flüssigkeit nach, die sagittale Aufnahme ab 50 ml. Sensitiver als die Röntgenaufnahme ist der thorakale **Ultraschall,** der auch bei einer Pleurapunktion die beste Punktionsstelle eruieren kann. Die thorakale **CT** erfasst Pleuraergüsse, die in der konventionellen Röntgen-Thoraxaufnahme nicht sichtbar sind, bzw. kann mögliche Ursachen des Ergusses (Pneumonie, Malignom, Lungenembolie) darstellen.

Therapie

Die Therapieoptionen bei einem Pleuraerguss reichen von der Platzierung einer Thoraxdrainage über die Thorakoskopie bis zur offenen Thorakotomie. Therapieziel ist die Entleerung des Pleuraergusses, ggf. die Behandlung der Ursache (z. B. Hämatothorax, Chylothorax) bzw. bei Bedarf die Verklebung von viszeraler und parietaler Pleura (Pleurodese) bei Rezidivgefahr des Pleuraergusses (z. B. maligner Pleuraerguss).

CAVE Der hämorrhagische Pleuraerguss („Hämatothorax") kann eine Notfallsituation in Abhängigkeit von der Blutungsquelle darstellen. Bei größeren Blutungen mit Verdacht auf Verletzungen großer Gefäße bzw. des Herzens ist eine notfallmäßige, offene Thorakotomie indiziert. Die minimalinvasiven Verfahren sollten nur bei gut zu kontrollierenden Blutungen und stabilen Herz-Kreislauf-Verhältnissen eingesetzt werden.

Konservative Behandlung Patienten mit geringem Pleuraerguss und wenig Symptomen können konservativ (diuretisch) behandelt werden, insbesondere bei kardialer oder hepatischer Ursache.

Nadelaspiration/Drainagebehandlung Bei symptomatischem Pleuraerguss wird die Pleurapunktion und bei chronischem Verlauf die Einlage einer Thoraxdrainage empfohlen. Mehrfache Punktionen sollten möglichst vermieden werden (Gefahr der Infektion, Gefahr der Ausbildung einer Pleuraschwarte). Die Thoraxdrainage wird in „Bülau"-Position angelegt (➤ Kap. 2.4.4.3) bzw. bei ungewöhnlicher Lage des Pleuraergusses auch zielgerichtet über Ultraschall oder CT.

Eine Sonderform sind dauerhafte, getunnelte Thoraxdrainagen, die hauptsächlich bei Patienten mit chronischem Pleuraerguss (z. B. bei Pleurakarzinose) eingesetzt werden. Die Patienten können den Erguss bei diesen Kathetern in regelmäßigen Abständen selbst ablassen.

Chirurgische Therapie Im Rahmen des Pleuraergusses dient die chirurgische Thorakoskopie (VATS, videoassistierte Thorakoskopie) im Vergleich zur internistischen Thorakoskopie nicht nur der Diagnostik (z. B. Materialgewinnung), sondern speziell auch der Therapie, wobei diese in den meisten Fällen (z. B. maligner Pleuraerguss) symptomatisch ist, aber auch kurativ (z. B. parapneumonischer Erguss) sein kann (➤ Abb. 8.9). Die Vorteile der VATS liegen im Vergleich zur offenen Thorakotomie vor allem in einem geringeren Operationstrauma für den Patienten. Bei malignen Pleuraergüssen wird im Rahmen der Operation Talkum verstäubt, um durch eine „chemische" Pleurodese das Nachlaufen des Ergusses zu verhindern.

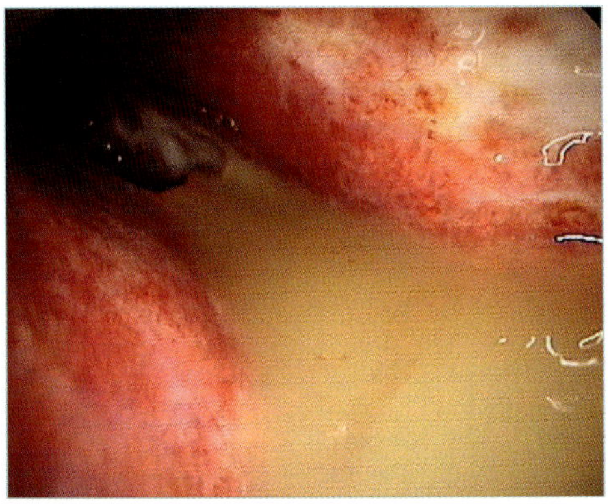

Abb. 8.9 Chylöser Pleuraerguss (Thorakoskopie) [P1653]

Komplikationen Bei zu langem Zuwarten oder mehrfachen Pleurapunktionen kann sich eine Pleuraschwarte ausbilden, die dann die Reexpansion der Lunge verhindert. In solchen Fällen ist bei kurativem Ansatz die Dekortikation und bei palliativer Intention die Einlage eines dauerhaften, getunnelten Katheters indiziert.

Studentische Sicht

Untersuchung: Klopfschalldämpfung und abgeschwächtes Atemgeräusch basal

Diagnostik: Röntgen, Ultraschall und ggf. CT

Therapie

Ziel ist die Entleerung des Ergusses (z. B. durch Drainage); ggf. *Ursachenbehandlung* und bei Bedarf *Pleurodese* zur Verhinderung eines Rezidivs

CAVE

Konservative Therapie bei geringer Symptomlast und insbesondere kardialer/hepatischer Ursache

Drainage bei symptomatischen Patienten sowie chronischem Verlauf

Chirurgische Therapie (z. B. VATS) z. B. zur Pleurodese

Komplikationen: Pleuraschwarte (vor allem bei zu langem Zuwarten)

Studentische Sicht

8.2.2 Pleuraempyem

Infektion der Pleura parietalis bzw. visceralis mit *eitrigem Pleuraerguss*
Ambulant erworben am häufigsten durch *Streptokokken* verursacht

Klinik und Diagnostik

Symptome: kann sowohl symptomarm als auch mit erheblicher Infektsymptomatik verlaufen

Diagnostik: Röntgen und KM-CT, ggf. diagnostische Punktion

Therapie

Vorgehen nach Stadium (➤ Abb. 8.10):
- Exsudative Phase/Light I–II → Drainage
- Fibrinopurulente Phase/Light III–V → Drainage/VATS
- Organisationsphase/Light VI–VII → Dekortikation (oft nur über offene Thorakotomie möglich)

8.2.2 Pleuraempyem

NKLC Kompetenzebene: **2**, klin. Diagnostik, app. Diagnostik, Therapie, Notfall, **Management**

Als Pleuraempyem wird die Infektion der Pleura parietalis bzw. visceralis mit eitrigem Pleuraerguss bezeichnet. Die häufigste Ursache eines Pleuraempyems ist eine Lungenentzündung, wobei das Empyem gleichzeitig (parapneumonisch) oder nachfolgend (postpneumonisch) auftreten kann (PPE). Andere mögliche Ursachen sind ein Lungenabszess (➤ Kap. 8.1.3), eine Ösophagusperforation (Kap.9.1.4.1) oder ein vorangegangener thoraxchirurgischer Eingriff.

Die Bakteriologie von ambulant bzw. im Krankenhaus erworbenen Empyemen ist sehr unterschiedlich. Ambulante Fälle sind im Wesentlichen durch Streptokokkenarten (*S. milleri, S. pneumoniae*), gefolgt von Anaerobiern und Staphylokokken gekennzeichnet.

Klinik und Diagnostik

Symptome Der Verlauf eines Pleuraempyems kann sich von symptomarm bis ausgeprägt mit Husten, Auswurf, Fieber, Dyspnoe, Schmerzen, Abgeschlagenheit bis hin zur Sepsis gestalten.

Apparative Diagnostik Standarduntersuchungen sind der **Röntgen-Thorax** in 2 Ebenen und ein Kontrastmittel-**CT** des Thorax. Eine ultraschallgestützte Punktion kann im Rahmen der Diagnostik (Bakteriologie-Gewinnung) empfohlen werden.

Therapie

Die Behandlung muss an das Stadium des Pleuraempyems angepasst werden (➤ Abb. 8.10):
- Exsudative Phase/einfacher PPE/Light I–II:
  - Pleurapunktion/Drainage und systemische Antibiotikagabe
  - Instillation von Fibrinolytika (Streptokinase, Urokinase, Alteplase) → kann insbesondere bei Kindern Adhäsionen auflösen, den Abfluss infizierter Flüssigkeit fördern und das Fortschreiten des PPE zu einem Empyem verhindern
- Fibrinopurulente Phase/komplizierter PPE/Light III–V:
  - Drainageeinlage (oft nicht ausreichend)
  - Videoassistierte Thorakoskopie (VATS) oder offene Thorakotomie mit Entfernung des Empyemsacks und Entfernung von Fibrin- oder auch schon beginnenden narbigen Auflagerungen, um die Lunge wieder vollständig zur Ausdehnung zu bringen (Patienten mit einer Anamnese von weniger als 4 Wochen haben eine gute Chance, allein durch VATS geheilt zu werden)
- Organisationsphase/Empyem/Light VI–VII:
  - Dekortikation der viszeralen Pleuraschwarte (meist nur durch eine offene Thorakotomie möglich)
  - Erhebliche operative Morbidität möglich (Blutverlust, anhaltendes Luftleck, vorübergehende Verschlechterung einer Sepsis)

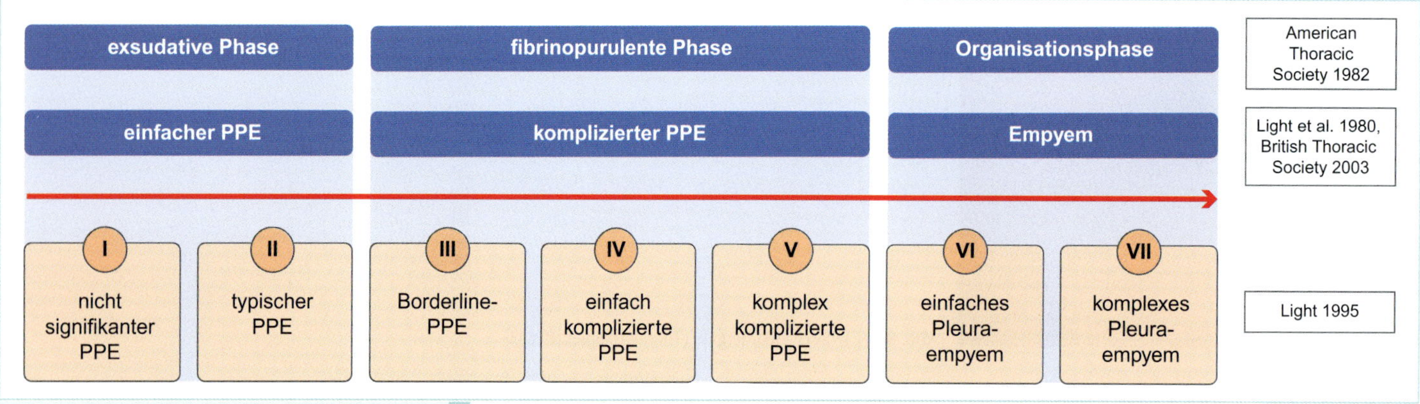

Abb. 8.10 Phasen des parapneumonischen Ergusses (PPE) und des Pleuraempyems [F1181-002, L157]

Bei instabilen Patienten inkl. Sepsis kann die notwendige Eiterentleerung und das Débridement durch ein Thoraxfenster (Eloesser- oder Clagett-Open-Window-Thorakostomie) durchgeführt werden (➤ Abb. 8.11). Die Vakuum-Therapie kann zusätzlich die Behandlung unterstützen.

Bei *instabilen Patienten* ist eine *vorübergehende Eiterentleerung* über ein *Thoraxfenster* möglich (➤ Abb. 8.11).

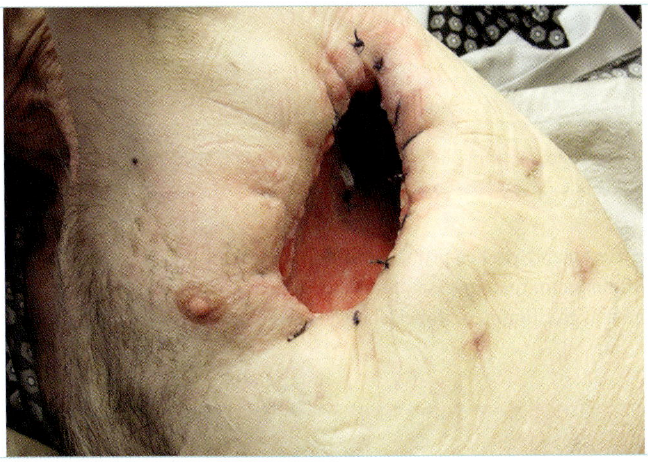

Abb. 8.11 Thoraxfenster zur schnellen Erstversorgung eines Pleuraempyems bei Patienten mit Sepsis oder schlechtem Allgemeinzustand [P1653]

ABB. 8.11

8.2.3 Chylothorax

NKLC Kompetenzebene: **1**, klin. Diagnostik, app. Diagnostik, Therapie, Notfall, Management

Chylothorax bezeichnet eine Ansammlung von Lymphflüssigkeit (griechisch Chylos = „Milchsaft") im Bereich der Pleurahöhle – sie ist reich an Triglyzeriden und Chylomikronen. Ursachen sind u. a. intrathorakale Tumorerkrankungen, Trauma und idiopathische Ursachen.

Klinik und Diagnostik

Symptome Die Symptome des Chylothorax entsprechen den Allgemeinsymptomen des Pleuraergusses (Dyspnoe, ➤ Kap. 8.2.1).

Apparative Diagnostik Bei Verdacht auf einen Chylothorax soll eine **Röntgen**-Thoraxaufnahme ausgeführt werden. Sensitiver als die Röntgenaufnahme ist der thorakale **Ultraschall,** der auch bei einer Pleurapunktion die beste Punktionsstelle eruieren kann. Bei der Pleurapunktion findet sich ein milchiger Erguss, die Diagnose wird durch erhöhte **Cholesterin- und Triglyzeridspiegel** in der Pleuraflüssigkeit bestätigt. Bei einem Triglyzeridgehalt > 110 mg/dl und einer Cholesterinkonzentration < 200 mg/dl handelt es sich fast immer um einen Chylothorax. Umgekehrt schließt ein Triglyzeridgehalt < 50 mg/dl einen Chylothorax fast aus.

Therapie

Die Behandlungsoptionen des Chylothorax umfassen

- konservative (Thoraxdrainage in „Bülau"-Position, ➤ Kap. 2.4.4.3),
- interventionelle (Lymphografie mit Verklebung/Verschluss des Lymphlecks bzw. Embolisation des Ductus thoracicus) und
- chirurgische Maßnahmen (Ductus-thoracicus-Ligatur [zwischen Ösophagus und V. cava inferior], Lecknachweis ggf. durch die Gabe von Sahne über eine Magensonde, evtl. zusätzliche Pleurodese [Verklebung von viszeraler und parietaler Pleura]).

Bei Versagen der konservativen Therapie sollte eine interventionelle oder chirurgische Therapie gewählt werden. Eine Indikation zur OP besteht, wenn mehr als 1–1,5 l Chylus pro Tag drainiert wird, ein Leck über 2 Wochen persistiert, die Drainagemenge über 1–2 Wochen unverändert ist oder eine klinische Verschlechterung auftritt.

Eine fettfreie Diät (erlaubt sind mittelkettige Triglyzeride, sog. MCT-Kost), ggf. auch eine parenterale Ernährung muss jede Therapieform begleiten.

8.2.3 Chylothorax

Ansammlung von *Lymphflüssigkeit* in der Pleurahöhle

Klinik und Diagnostik

Symptome: wie beim Pleuraerguss

Diagnostik: Röntgen, Ultraschall, Punktion (erhöhte Cholesterin-/Triglyzeridspiegel)

Therapie

Optionen:

- Konservativ
- Interventionell
- Chirurgische Maßnahmen

Chirurgische oder interventionelle Therapie bei anhaltend hoher Drainagemenge

Eine *fettfreie Diät* muss *jede Therapieform* begleiten!

Studentische Sicht

CAVE

CAVE Bei hohem Chylusverlust gehen große Mengen an Fett und fettlöslichen Vitaminen, Eiweiß, Elektrolyten, Immunglobulinen und T-Lymphozyten verloren. Es besteht die Gefahr einer Malnutrition, eines Gewichtsverlusts und der Störung des Immunsystems.

8.2.4 Pleuratumoren

8.2.4 Pleuratumoren

NKLC Kompetenzebene: **2**, klin. Diagnostik, app. Diagnostik, Therapie, Notfall, **Management**

Unterscheide *primäre* und *sekundäre* Tumoren. Primäre Tumoren sind selten (ca. 3 %).

Bei den Pleuratumoren differenziert man zwischen primären und sekundären Tumoren (Pleurakarzinose, ➤ Abb. 8.12). Die primären Tumoren machen insgesamt nur ca. 3 % aller Pleuratumoren aus. Dabei unterteilen sie sich in benigne und maligne Tumoren, wobei Übergänge von benignen zu malignen Tumoren nicht so selten sind.

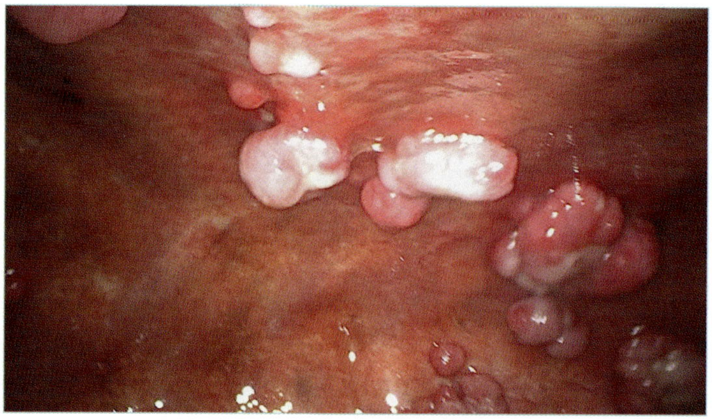

Abb. 8.12 Pleurakarzinose eines Nierenzellkarzinoms [P1653]

Klinik und Diagnostik

Symptome: *Gutartige Tumoren* sind oft asymptomatisch, *bösartige Tumoren* können durch invasives Wachstum schmerzhaft sein.

Klinik und Diagnostik

Symptome Gutartige Tumoren wachsen in der Regel langsam und verursachen erst Symptome, wenn sie einen Masseneffekt (z. B. Kompression der Lunge) ausüben. Bösartige Tumoren der Pleura (malignes Pleuramesotheliom – MPM) können durch Tumorinvasion Schmerzen verursachen.

MERKE

MERKE Tumoren der Pleura (maligne >> benigne) sind häufig mit einem Pleuraerguss verbunden, sodass das Hauptsymptom bei Pleuratumoren die Dyspnoe ist.

Diagnostik: Röntgen, CT, ggf. MRT, ggf. Pleurapunktion bei Begleiterguss

Apparative Diagnostik Gutartige Pleuratumoren stellen sich im **Röntgen** als abgerundete oder ovale, häufig gelappte Masse dar, die an der Pleuraoberfläche anliegen. Verkalkungen können auftreten. Es finden sich keine Rippendestruktionen. Bei großen Tumoren wird eine **CT** zur Abgrenzung von Lungentumoren empfohlen, wobei die CT-Bildgebung keine pathognomonischen Befunde zur Bewertung des malignen Potenzials solcher Läsionen liefert. Die CT gilt auch als Standardverfahren für das primäre Staging und in der Beurteilung der Ausdehnung des MPM, ggf. Ergänzung durch die **MRT.** Aufgrund des begleitenden Pleuraergusses muss häufig erst eine Pleurapunktion ausgeführt werden, damit der Pleuratumor sichtbar wird.

Therapie und Management

- Chirurgische Resektion als Mittel der Wahl bei benignem Tumor
- Maligne Tumoren oft nicht resektabel
- Bei Pleurakarzinose palliatives Konzept

Therapie und Management

Die chirurgische Resektion ist die wesentliche Hauptbehandlung gutartiger Pleuratumoren, da ihre Histologie häufig erst am Resektionspräparat bestimmt werden kann und auch eine maligne Entartung des Tumors möglich ist.

Nur ein Teil der MPM ist chirurgisch mit kurativem Ansatz therapierbar, da häufig fortgeschrittene Stadien vorliegen. Die Therapie das MPM ist multimodal.

Der Therapieansatz bei Pleurakarzinose ist palliativ, hier geht es im Wesentlichen um die Behandlung der Luftnot durch Therapie des Pleuraergusses.

CAVE Akute Notfälle bestehen bei primären und sekundären Tumoren meist nur durch die Dyspnoe (durch den Pleuraerguss bedingt) oder einen Hämatothorax (durch Blutungen bedingt).

CAVE

KOMPETENZBASIERTES VORGEHEN (NKLC)

Management

- **Erstversorgung:** bei akuter Symptomatik: Sauerstoff, Analgesie, ggf. Pleuradrainage
- **Entscheidungsfindung:** nach Diagnostik mit CT, Histologiegewinnung
- **Prinzipien der Versorgung:**
  - Gutartige Tumoren: meist minimalinvasive Resektion
  - Pleuramesotheliom: chirurgische Zytoreduktion
  - Pleurakarzinose: palliativ, Therapie des Ergusses, Talkumpleurodese
- **Nachbehandlung:** Kontrollen (CT/MRT), ggf. Re-Staging einer malignen Erkrankung
- **Erfolgsparameter:** Symptomfreiheit, Langzeitüberleben
- **Komplikationen:** vor allem bei den komplexen Eingriffen bei MPM in Form von Hämatothoraces und Infektionen (Pneumonie, Pleuraempyem)

KOMPETENZBASIERTES VORGEHEN

Gutartige Tumoren Die Resektion gutartiger Tumoren ist meist minimalinvasiv möglich. Die Tumoren sind häufig mit einem Stiel oder großflächig mit der Lunge verwachsen bzw. verklebt. Bei der Resektion sollte – sowohl bei gutartiger als auch bösartiger Dignität – möglichst wenig Lungengewebe unter Erhalt negativer Resektionsränder reseziert werden.

Bei **benignen Tumoren** ist oft ein minimalinvasives Vorgehen möglich.

Malignes Pleuramesotheliom Potenziell kurative Operationsverfahren bei MPM beinhalten eine chirurgische Zytoreduktion (Resektion maligner Tumormanifestationen der parietalen [Pleurektomie] und viszeralen [Dekortikation] Pleura):

- Bei einer einfachen Pleurektomie/Dekortikation wird die parietale und viszerale Pleura unter Erhalt der Lunge reseziert.
- Bei einer erweiterten Pleurektomie/Dekortikation kann das Perikard und/oder das Zwerchfell partiell oder komplett mitreseziert werden. Die extrapleurale Pleuropneumonektomie (EPP) bedeutet die En-bloc-Resektion der Pleura parietalis, der kompletten Lunge, des ipsilateralen Zwerchfells und des Perikards.

Beim **Pleuramesotheliom** erfolgt eine (erweiterte) Pleurektomie/Dekortikation zur Zytoreduktion.

Pleurakarzinose Bei Pleurakarzinose wird zunächst der Pleuraerguss abgelassen und anschließend (wenn sich die Lunge wieder komplett ausdehnt) meist eine Pleurodese mit Talkum (minimalinvasiv) durchgeführt. Ist die Lunge durch einen chronischen Erguss gefesselt, ist eine Talkumpleurodese sinnlos, in diesem Fall sollte eine Dauerthoraxdrainage (PleurX-Katheter) eingelegt werden.

Bei der **Pleurakarzinose** erfolgt meist eine *Pleurodese* oder bei chronischem Erguss eine *Dauerdrainage*.

KAPITEL

9 Magen-Darm-Trakt

9.1 Abdominelle Notfälle

9.1.1 Akutes Abdomen

MERKE

- Oft begleitet von einem *reduzierten Allgemeinzustand*
- *Symptomkomplex* verschiedener *Grunderkrankungen*

Klinik und Diagnostik

MERKE

Anamnese: Fokus auf *Eigen- und Symptomanamnese* inkl. *zeitlichem Verlauf* und *Vorerkrankungen/Medikation*
Bei Frauen: letzte *Menstruation* und *Schwangerschaft?*

9.1 Abdominelle Notfälle

9.1.1 Akutes Abdomen

Johanna C. Wagner

NKLC Kompetenzebene: **3a, klin. Diagnostik,** app. Diagnostik, Therapie, **Notfall, Management**

MERKE Als „akutes Abdomen" werden akut einsetzende, starke abdominelle Schmerzen mit meist peritonealer Reizung bezeichnet, die lebensbedrohlich sein können und eine unmittelbare Abklärung erfordern.

Das „akute Abdomen" ist oft begleitet von einem eingeschränkten Allgemeinzustand bis hin zum Schock. Meist sind intraabdominelle Erkrankungen die Ursache für das „akute Abdomen", es kann jedoch auch durch retroperitoneale, thorakale oder Stoffwechselerkrankungen ausgelöst werden. Die häufigsten viszeralchirurgischen Ursachen für das „akute Abdomen" sind die akute Appendizitis (6,7–28,1 %, ➤ Kap. 9.4.1), die akute Cholezystitis (2,9–31,5 %, ➤ Kap. 9.6.2), eine inkarzerierte Hernie (10–18,2 %, ➤ Kap. 9.5), ein mechanischer Ileus (4,1–45 %, ➤ Kap. 9.4.2), eine Hohlorganperforation (2,3–18 %, ➤ Kap. 9.1.3), gastrointestinale Blutungen (5 %), eine Mesenterialischämie (9,4 %, ➤ Kap. 9.1.6), eine Divertikulitis (8,2–9 %, ➤ Kap. 9.4.3), eine akute Pankreatitis (3,2–4 %, ➤ Kap. 9.1.2) und entzündliche Darmerkrankungen (0,6 %, ➤ Kap. 9.4.4).

Die obere gastrointestinale Blutung wird in ➤ Kap. 3.3.2 behandelt. Der Volvulus (➤ Kap. 12.2.2), die Invagination (➤ Kap. 12.2.3) und die Ovarialtorsion (➤ Kap. 12.5.9) können bei Neugeborenen und Kindern für ein akutes Abdomen verantwortlich sein und werden in der Kinder- und Geburtsmedizin beschrieben.

Klinik und Diagnostik

MERKE Weil ein „akutes Abdomen" eine potenziell lebensbedrohliche Ursache haben kann, ist es wichtig, das Zeitintervall zwischen Symptombeginn und Diagnosestellung möglichst kurz zu halten. Zur Diagnostik zählen in erster Linie die Anamnese, die klinische Untersuchung, die labormedizinische Untersuchung sowie bildgebende Verfahren.

Anamnese

Mit einer detaillierten Anamnese können die möglichen Differenzialdiagnosen eingegrenzt werden. Ist eine Eigenanamnese aufgrund eines beginnenden oder manifesten Schocks nicht möglich, sollte nach Möglichkeit eine Fremdanamnese erfolgen. Zu den wichtigen Fragen zählen:

- Symptomanamnese: Schmerzen (Zeitpunkt des Beginns? Auslöser vorhanden? Charakter und Lokalisation?), Übelkeit, Erbrechen, Diarrhöen, Obstipation, Fieber, Schüttelfrost
- Eigenanamnese: Vorerkrankungen, vorangegangene Operationen, Dauermedikation, Allergien, bei Frauen: letzte Menstruation, Gravidität möglich?

Symptome

Leitsymptome des „akuten Abdomens" sind:

- Starke abdominelle Schmerzen (lokalisiert oder diffus)
- Peritoneale Reizung (Abwehrspannung, Peritonismus)
- Schlechter Allgemeinzustand bis hin zum Schock
- Gestörte Magen-Darm-Passage (Übelkeit, Erbrechen, Diarrhö, Obstipation)

Beim „akuten Abdomen" unterscheidet man viszerale und somatische **Schmerzen:**

- Der viszerale Schmerz ist dumpf, brennend, bohrend und schlecht lokalisierbar. Er kann sich durch die Konvergenz von somatischen und viszeralen Schmerzen in sog. Head-Zonen lokalisieren (➤ Abb. 9.1).
- Der somatische Schmerz ist schneidend, brennend, lokalisierbar und in der Regel von gleichbleibender Intensität. Bei einem begleitenden Reiz auf das Peritoneum parietale kann der somatische Schmerz zu einer Abwehrspannung und Peritonismus führen.

Symptome: Leitsymptome sind:
- Starke abdominelle Schmerzen
- Schlechter Allgemeinzustand
- Gestörte Magen-Darm-Passage

Unterscheide *viszeralen* (dumpfen, bohrenden) und *somatischen* (schneidend, brennend, lokalisierbar) Schmerz

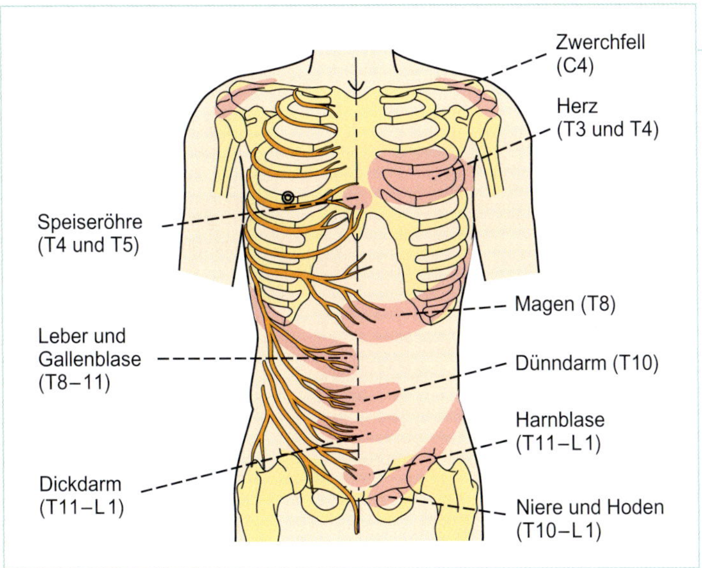

Abb. 9.1 Head-Zonen [L106]

ABB. 9.1

Ein wichtiger Hinweis für die Ursache des „akuten Abdomens" ist auch die Art des Schmerzes:

- Kolikartige Schmerzen sprechen für Steinleiden (Cholezystolithiasis und Urolithiasis) sowie für die Frühphase eines mechanischen Ileus.
- Schmerzen, die im Verlauf an Intensität zunehmen, weisen meist auf ein progredientes entzündliches Geschehen hin (z. B. Appendizitis, Cholezystitis, Sigmadivertikulitis).
- Akut einsetzende Schmerzen treten vor allem bei Hohlorganperforationen oder der Mesenterialischämie auf.

Zudem kann die Lokalisation des Schmerzmaximums bereits Hinweise auf die mögliche Ursache geben (➤ Abb. 9.2).

Wichtig zur *Differenzierung* der Ursache ist die *Art des Schmerzes.*

Häufig kommt es beim „akuten Abdomen" zu einer **gestörten gastrointestinalen Passage** im Sinne einer Hypo- oder Hyperperistaltik und Erbrechen:

- Eine *Hypoperistaltik,* oder gastrointestinale Paralyse, äußert sich mit verringerten oder fehlenden (sog. Totenstille) Darmgeräuschen bei der Auskultation des Abdomens. Dies wird häufig reflektorisch durch eine peritoneale Reizung ausgelöst.
- Im Gegensatz dazu kann es auch zu einer *Hyperperistaltik* kommen. Auskultatorisch zeigen sich rege Darmgeräusche, die bei mechanischen Stenosen auch plätschernd und hochgestellt sein können.

Häufig *gestörte gastrointestinale Passage:*
- *Hypoperistaltik:* bis zur Paralyse mit fehlenden Darmgeräuschen (Totenstille)
- *Hyperperistaltik:* rege Darmgeräusche, plätschernd, hochgestellt

Als **Schock** wird ein Missverhältnis zwischen angebotener und benötigter Sauerstoffmenge im Körper aufgrund eines zu niedrigen Blutdrucks bezeichnet. Beim „akuten Abdomen" kann dies durch einen Volumenmangel, z. B. bei einer Blutung oder hohen Flüssigkeitsverlusten, als sog. hypovolämischer Schock, entstehen. Im Rahmen einer SIRS (Systemic Inflammatory Response Syndrome) oder Sepsis (➤ Kap. 3.3.3) kann es durch eine Umverteilung des Flüssigkeitshaushalts ebenfalls zu einem Schockzustand kommen (sog. distributiver Schock).

Schock = Missverhältnis zwischen angebotener und benötigter Sauerstoffmenge; beim akuten Abdomen *Folge eines Volumenmangels.*

Studentische Sicht

ABB. 9.2

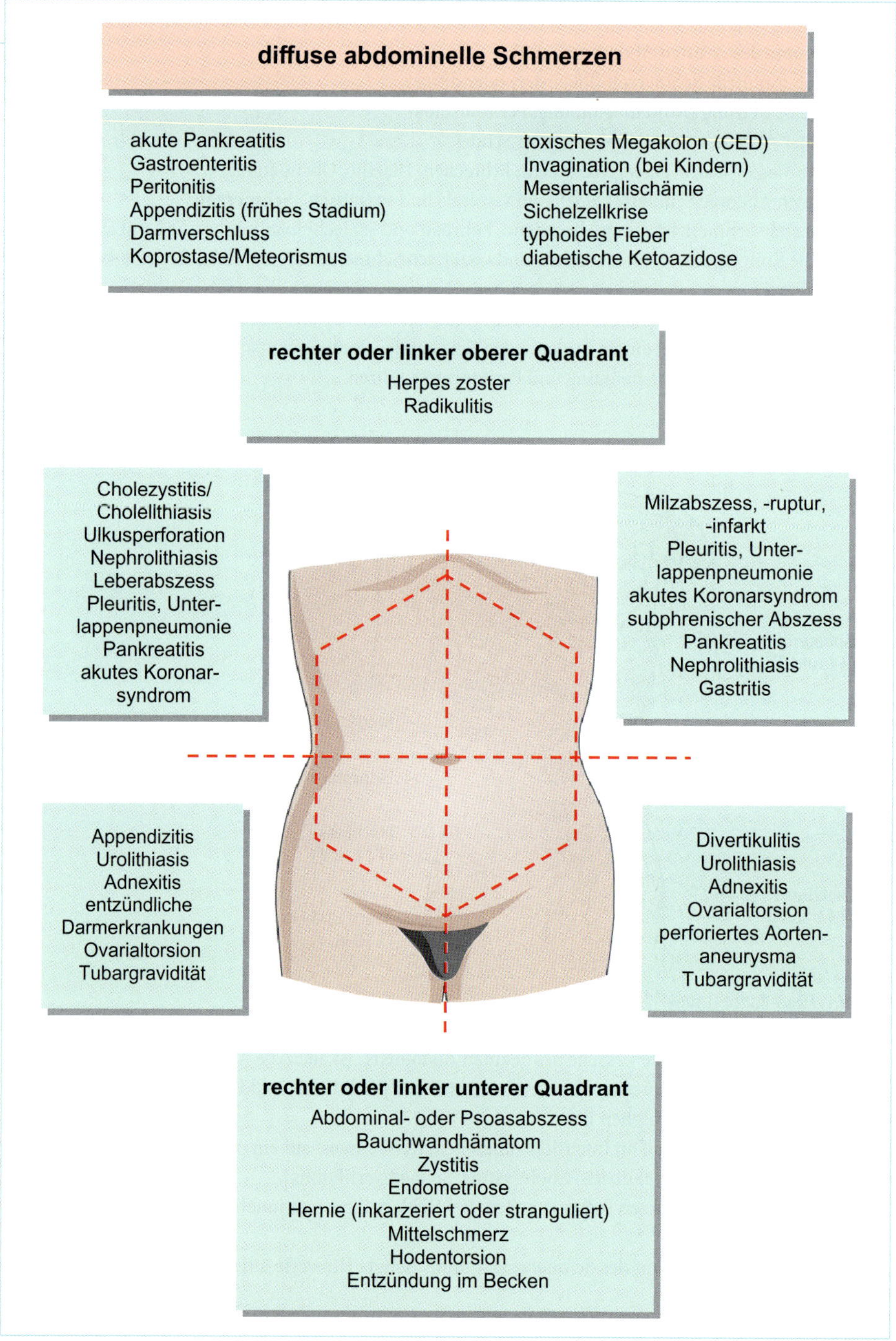

Abb. 9.2 Differenzialdiagnosen des „akuten Abdomens" [L157]

Körperliche Untersuchung

Körperliche Untersuchung: beginne mit den Vitalparametern

Zu Beginn der klinischen Untersuchung werden die Vitalparameter erhoben (Blutdruck, Puls, Atemfrequenz, Vigilanz und Körpertemperatur), um eine Kreislaufinstabilität sofort feststellen zu können. Im Anschluss folgen die Inspektion, die Auskultation, die Palpation und die Perkussion des Abdomens.

Inspektion: Krankheitszeichen, Schonhaltung, Hautveränderungen?

Bei der **Inspektion** können allgemeine Krankheitszeichen auffallen (z. B. Blässe, Ikterus, Zyanose). Patientinnen, die in einer Schonhaltung auf der Liege (angezogene Beine) liegen, haben oft eine Peritonitis. Abdominell können Narben, Hernien, Stomata, Prellmarken und Hautveränderungen als Hinweis auf Voroperationen bzw. Ursache des Schmerzereignisses dienen.

Auskultation: Fokus auf Darmgeräusche

Mit der **Auskultation** kann zwischen einer Hypo- und Hyperperistaltik (s. o.) und damit zwischen einem paralytischen und einem mechanischen Ileus (➤ Kap. 9.4.2) unterschieden werden. Man muss jedoch beachten, dass das Fehlen von Darmgeräuschen eine normale Magen-Darm-Passage nicht ausschließt.

Die **Palpation** ist der wichtigste Bestandteil der abdominellen Untersuchung, weil die Schmerzen damit in ihrer Lokalisation und ihrem Schweregrad abgeschätzt werden können. Dabei beginnt man mit der Palpation immer entfernt vom Schmerzmaximum. Eine Abwehrspannung und ein Loslassschmerz sind pathognomonisch für eine peritoneale Reizung bzw. Peritonitis. Bei tiefer Palpation können zusätzlich Resistenzen getastet werden (z. B. Organvergrößerungen, Tumoren, Gallenblasenhydrops, Harnstau mit prall gefüllter Harnblase).

Obligat ist eine digital-rektale Untersuchung. Hierbei sollte auf Druckschmerz, Blut am Fingerling sowie tastbare Resistenzen geachtet werden. So kann ein Douglas-Schmerz auf eine Appendizitis, Blut am Fingerling auf eine gastrointestinale Blutung und Resistenzen auf Abszesse oder Tumoren hinweisen.

Palpation: Lokalisation und Schweregrad der Schmerzen feststellen, insbesondere auf Abwehrspannung und Resistenzen achten! Obligat ist eine DRU.

Bei der **Perkussion** ist die Art des Klopfschalls relevant: Meteorismus und freie abdominelle Luft führen zum tympanitischen Klopfschall und freie abdominelle Flüssigkeit zum gedämpften Klopfschall.

Perkussion: tympanitischer Klopfschall bei Luft im Abdomen und gedämpfter Klopfschall bei Flüssigkeit

Labordiagnostik

Labormedizinische Untersuchungen können zur Abschätzung der Krankheitsschwere und als Ausgangswert zur Verlaufskontrolle verwendet werden (➤ Tab. 9.1). Einige Laborparameter sind für die weitere Diagnostik und Therapie von Bedeutung. Bei Patientinnen im gebärfähigen Alter sollte immer an einen Schwangerschaftstest gedacht werden.

Labordiagnostik: zur weiteren Klärung der *Krankheitsschwere* und möglichen *Therapie* (➤ Tab. 9.1)

Tab. 9.1 Labormedizinische Diagnostik beim „akuten Abdomen"

TAB. 9.1

Kleines Blutbild	• Leukozytose/Leukopenie: Hinweis auf Entzündung/SIRS/Sepsis • Anämie: Hinweis auf Blutung • Reaktive Thrombozytose
Entzündungsparameter	• C-reaktives Protein • Prokalzitonin als Sepsismarker
Laktat	• Erhöht bei Sepsis oder Mesenterialischämie • **Cave:** Ein normwertiges Laktat schließt eine Mesenterialischämie nicht aus!
Nierenfunktion und Elektrolyte	• Elektrolytverschiebungen bei Erbrechen, Diarrhö, Medikamenten sowie bei Niereninsuffizienz • Kreatinin- und Harnstofferhöhung: bei akutem oder chronischem Nierenversagen → relevant für die Therapie und bei notwendiger Kontrastmittelgabe für die CT-Diagnostik
Gerinnungsparameter (Quick, PTT, INR)	• Relevant für operative Therapie • Hinweis auf Dauermedikation • Hinweis auf beginnende DIC (disseminierte intravasale Gerinnungsstörung)
Leber- und Cholestaseparameter	• AST, ALT: Erhöhung bei Leberzellschädigung • γ-GT, AP, Bilirubin: Erhöhung bei Cholestase
Lipase	Erhöhung der Lipase → sensitivster und spezifischster Parameter der Pankreatitis
Blutglukose	Hinweis auf Ketoazidose
Blutgasanalyse	• Base Excess zur Abschätzung eines hypovolämischen Schocks • Arteriell: $paCO_2$ und paO_2 zur Abschätzung der Oxygenierung
Schwangerschaftstest	Bei allen Frauen im gebärfähigen Alter
TSH	Abklärung der Schilddrüsenfunktion vor geplanter Kontrastmittelgabe für die CT-Bildgebung
Blutgruppenbestimmung	Zur Bereitstellung von Blutprodukten
Zusätzliche Untersuchungen	• Herzenzyme: bei Verdacht auf Myokardinfarkt • D-Dimere: zum Ausschluss einer Lungenembolie und tiefen Beinvenenthrombose • Blutkulturen: bei Fieber zum Keimnachweis

ALT = Alaninaminotransferase, AP = alkalische Phosphatase, AST = Aspartataminotransferase, γ-GT = γ-Glutamyltransferase, SIRS = Systemic Inflammatory Response Syndrome

Zusätzlich sollten mit einer Urinuntersuchung urologische Ursachen des „akuten Abdomens" abgeklärt werden. Hierzu gehört vor allem ein Urin-Status zum Nachweis von u. a. Erythrozyten, Nitrit und Ketonkörpern als Hinweis auf Harnwegsinfekte, Urolithiasis, Ketoazidose u. v. m.

Zusätzlich *Urinuntersuchung;* eine Ketoazidose kann sich auch als akutes Abdomen präsentieren

Bildgebende Diagnostik

Sonografie Die Sonografie des Abdomens hat – in geübten Händen – eine hohe Sensitivität und Spezifität (bis zu 90 %). Damit ist es möglich, die parenchymatösen Organe zu beurteilen und freie abdominelle Flüssigkeit und pathologische Prozesse nachzuweisen (➤ Tab. 9.2). Adipositas oder eine Darmgasüberlagerung können die Untersuchungsbedingungen jedoch einschränken, sodass eine weitere Diagnostik (CT-Abdomen, s. u.) notwendig ist.

Bildgebung: *Sonografie* (➤ Tab. 9.2), bei eingeschränkten Bedingungen kann eine *CT-Untersuchung* notwendig sein

TAB. 9.2

Tab. 9.2 Wichtige Befunde beim „akuten Abdomen" in der Abdomensonografie

Freie abdominelle Flüssigkeit	Douglas-/Proust-Raum (kleines Becken), Morison-Pouch (perihepatisch und zwischen Leber und rechter Niere), Koller-Pouch (perisplenisch und zwischen Milz und linker Niere)
Leber	Cholestase, Verletzungen bzw. Hämatome
Milz	Splenomegalie, Verletzungen bzw. Hämatome
Gallenblase	Entzündung (typische Dreischichtung der Gallenblasenwand), Gallensteine
Pankreas	Entzündung mit Exsudat/Organvergrößerung
Appendix	Wandverdickung, Hyperperfusion, lokale Lymphadenopathie bei Entzündung
Divertikulitis	Wandverbreiterung des Kolonabschnitts, ggf. Abszessdarstellung
Dünndarm	Pendelperistaltik/dilatierte Schlingen beim Ileus
Aorta	Aneurysma, ggf. mit Ruptur/Dissektion
Nieren/Harnblase	Verletzungen bzw. Hämatome, Harnstau, Blasentamponade bei Partikelnachweis in der prall gefüllten Harnblase
Raumforderungen	Tumoren, Abszesse

Röntgendiagnostik in Linksseitenlage oder im Stehen (➤ Abb. 9.3) zum Nachweis freier Luft und dilatierter Darmschlingen mit Spiegelbildung

Röntgendiagnostik Eine Röntgenübersichtsaufnahme im Stehen oder in Linksseitenlage kann bei den Verdachtsdiagnosen Hohlorganperforation (freie abdominelle Luft) oder Ileus (dilatierte Dünndarmschlingen mit Spiegelbildung, ➤ Abb. 9.3) Hilfestellung leisten. Freie abdominelle Luft kann jedoch in der Röntgenübersichtsaufnahme auch verborgen bleiben, sodass bei dieser Verdachtsdiagnose eine CT empfohlen wird.

ABB. 9.3

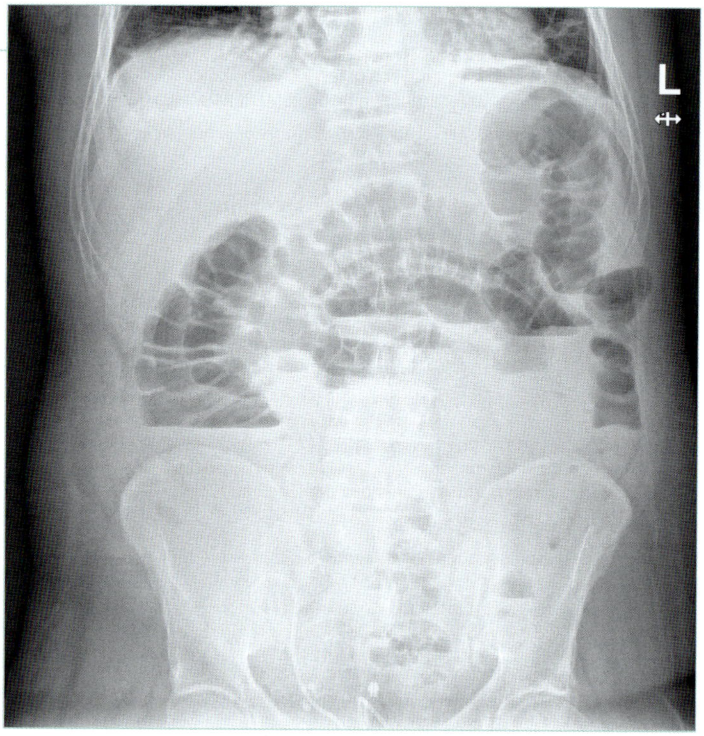

Abb. 9.3 Röntgenübersichtsaufnahme im Stehen mit dem typischen Bild eines Ileus [P1657]

Zusätzlich können in der Röntgenübersichtsaufnahme röntgendichte Harnleiter- oder Gallensteine sowie ingestierte Fremdkörper dargestellt werden.

Eine *CT* verringert beim akuten Abdomen bei frühzeitigem Einsatz die Letalität. *CT-Angiografie* bei Verdacht auf eine Mesenterialischämie

CT Die CT ist eine gut reproduzierbare Untersuchung mit einer sehr hohen Sensitivität und Spezifität (94 %). Ihr frühzeitiger Einsatz beim „akuten Abdomen" verringert die Letalität und verkürzt die Dauer des stationären Aufenthalts der Patientinnen. Patientinnen mit dem Verdacht auf eine Hohlorganperforation oder eine Mesenterialischämie sollten umgehend in der CT untersucht werden. Beim Verdacht auf eine Mesenterialischämie muss dabei zwingend Kontrastmittel i. v. gegeben werden (CT-Angiografie).

Zu beachten ist, dass eine CT mit einer Strahlenbelastung von bis zu 10 mSv einhergeht (natürliche Strahlenexposition ca. 2,1 mSv pro Jahr). Bei der Gabe von intravenösem Kontrastmittel ist auf die Nierenfunktion zu achten, wobei im Notfall eine Niereninsuffizienz keine Kontraindikation für die CT darstellt.

MRT Die MRT hat zwar den großen Vorteil der fehlenden Strahlenbelastung, aber nur einen kleinen Stellenwert in der Akutdiagnostik. Zum einen ist sie oft nicht verfügbar, zum anderen dauert sie im Vergleich zur CT deutlich länger. Sie kann aber indiziert sein, wenn z. B. Schwangere und Kinder, bei denen die Sonografie nicht wegweisend war, keinen Strahlen ausgesetzt werden sollen.

MRT bei Kontraindikationen zur CT

Diagnostik zum Ausschluss extraabdomineller Ursachen

Beispielsweise können mit dem Röntgen-Thorax und dem EKG pulmonale und kardiale Ursachen ausgeschlossen werden.

Bedenke mögliche extraabdominelle (kardiale, pulmonale...) Ursachen!

Therapie und Management

Für die **Basistherapie** bei Patientinnen mit „akutem Abdomen“ kommen die folgenden Aspekte zum Tragen:

- Fortführung des Monitorings der Vitalparameter
- Gegebenenfalls Gabe von Sauerstoff
- Anlage eines venösen Zugangs (peripher oder zentral), wenn noch nicht geschehen
- Adäquate parenterale Volumensubstitution zum Ausgleich eines Flüssigkeitsmangels oder von Elektrolytentgleisungen
- Gegebenenfalls Anlage einer nasogastralen Sonde zur Ableitung des Mageninhaltes (zur Aspirationsprophylaxe, dekomprimiert den oberen Gastrointestinaltrakt und kann Hinweise auf die Ursache des „akuten Abdomens“ geben)
- Gegebenenfalls Anlage eines Harnblasenkatheters zur Bilanzierung der Nierenfunktion
- Effektive Analgesie sowie symptomatische Therapie (Antiemetika bei Übelkeit, Spasmolytika bei kolikartigen Schmerzen)
- Gegebenenfalls frühzeitiger Beginn einer Antibiotikatherapie
- Bei kritisch kranken Patientinnen: ggf. zusätzlich Katecholamintherapie, Substitution von Blutprodukten

Therapie und Management

Basistherapie mit Monitoring, Stabilisierung der Vitalwerte, Analgesie, ggf. Anlage einer Magensonde und/oder eines Harnblasenkatheters

Die **weiterführende Therapie** hängt von der zugrunde liegenden Ursache des „akuten Abdomens“ ab:

- Etliche Erkrankungen, die ein „akutes Abdomen“ auslösen, benötigen keine chirurgische Therapie (z. B. Myokardinfarkt, Perikarditis, Pneumonie, Pleuritis, Lungenembolie, Gastroenteritis, akute Porphyrie, Intoxikationen, Ureterstein, Harnverhalt, Pyelonephritis, Salpingitis, akuter Bandscheibenprolaps).
- Bei den Erkrankungen, die einer chirurgischen Therapie bedürfen, ist es wichtig, die Dringlichkeit der Operation zu berücksichtigen (➢ Tab. 9.3; s. a. ➢ Tab. 2.6).

Weiterführende Therapie oft nicht chirurgisch; wenn chirurgisch, dann ist die Dringlichkeit wichtig (➢ Tab. 9.3)

Tab. 9.3 OP-Dringlichkeit beim akuten Abdomen

Dringlichkeit	Indikation
Höchste Dringlichkeit (sofort)	• Rupturiertes Aortenaneurysma • Intraabdominelle Blutung
Sehr hohe Dringlichkeit (im nächsten freien OP-Saal)	• Hohlorganperforation • Mesenterialischämie • Peritonitis • Inkarzerierte Hernien
Dringliche OP am Ende des Elektivprogramms	• Komplizierte Appendizitis (nach Einleitung einer Antibiotikatherapie) • Mechanischer Ileus • Toxisches Megakolon
Dringliche OP innerhalb von 24 h	• Akute Cholezystitis (nach Einleitung einer Antibiotikatherapie) • Unkomplizierte Appendizitis

TAB. 9.3

KOMPETENZBASIERTES VORGEHEN

KOMPETENZBASIERTES VORGEHEN (NKLC)

Notfall

- Bild des akuten Abdomens mit Schocksymptomatik → *sofortige* Differenzialdiagnose zur Bestimmung bzw. Ausschluss der Ursache
- Viele Erkrankungen, die ein akutes Abdomen auslösen können, müssen notfallmäßig operiert werden (z. B. perforierte Appendizitis, rupturiertes Aortenaneurysma, intraabdominelle Blutung) bzw. auch bei extraabdomineller Ursache notfallmäßig behandelt werden (z. B. Pyelonephritis, Myokardinfarkt, Intoxikationen)

Management

- **Erstversorgung:** Monitoring, ggf. Sauerstoff, i. v. Zugang, Volumensubstitution, Analgetika, ggf. Antibiotika; Ursachensuche
- **Entscheidungsfindung:** je nach Ursache, bei OP-Indikation Dringlichkeit beachten (➤ Tab. 9.3)
- **Prinzipien der Versorgung:** Therapie der Ursache
- **Nachbehandlung:** Analgesie, Aufnahme der Ernährung
- **Erfolgsparameter:** Ursachenbeseitigung, Magen-Darm-Funktion, Schmerzfreiheit
- **Komplikationen:** Organnekrosen, (Multi-)Organversagen, Tod

9.1.2 Akute Pankreatitis

9.1.2 Akute Pankreatitis

Johanna C. Wagner

NKLC Kompetenzebene: **2**, klin. Diagnostik, app. Diagnostik, Therapie, **Notfall, Management**

Primär sterile Entzündung der Bauchspeicheldrüse
Hauptrisikofaktoren:
- Gallensteine
- Alkoholmissbrauch

Die akute Pankreatitis ist definiert als primär sterile Entzündung der Bauchspeicheldrüse mit unphysiologischer Enzymaktivierung und Entzündungsreaktion mit Ödem, Gefäßschädigung und Zelluntergang. In Deutschland beträgt die Inzidenz 13–43/100.000 Einwohner/Jahr.

Die häufigsten Risikofaktoren sind Gallensteine und Alkoholmissbrauch. Es gibt jedoch noch eine ganz Reihe weiterer Faktoren, die zu einer Pankreatitis führen können bzw. das Risiko für eine akute Pankreatitis erhöhen: Hypertriglyzeridämie, Hyperkalzämie, Schock, post-ERCP, Rauchen, Diabetes mellitus, Medikamente, Tumoren und infektiöse Erkrankungen (z. B. Mumps, *Coxsackievirus, Adenovirus*).

Klinik und Diagnostik
Anamnese: Fokus auf Risikofaktoren

Klinik und Diagnostik

Anamnese Neben der Symptomanamnese und der Eigenanamnese ist vor allem die Anamnese bezüglich Risikofaktoren für eine akute Pankreatitis wichtig. So sollte nach bekanntem Gallensteinleiden, Alkoholkonsum, Medikamenteneinnahme und stattgehabten Interventionen gefragt werden.

Symptome: Charakteristisch sind akut einsetzende, starke (gürtelförmige) Oberbauchschmerzen und Übelkeit (ggf. auch Tachykardie, Fieber und Hypotonie).

Symptome Die akute Pankreatitis ist charakterisiert durch akut einsetzende, starke Oberbauchschmerzen, die gürtelförmig verlaufen und in den Rücken ausstrahlen können. Zusätzlich berichten die Patientinnen oft über Übelkeit, Erbrechen und Fieber. Auch eine Tachykardie, eine Hypotonie bis hin zum hypovolämischen Schock und ein Multiorganversagen sind möglich.

Untersuchung: achte besonders auf einen „Gummibauch" und auf Hautzeichen:
- Periumbilikal: Cullen-Zeichen
- Flanken: Grey-Turner-Zeichen
- Leistenregion: Fox-Zeichen

Körperliche Untersuchung Dazu gehört zunächst das Erheben der Vitalparameter (Blutdruck, Herzfrequenz, Körpertemperatur, Atemfrequenz). In der abdominellen Untersuchung zeigt sich oft ein prallelastisches Abdomen (sog. „Gummibauch"), oft mit reduzierter Darmperistaltik. Durch Fettgewebsnekrosen kann es zu bräunlich-bläulichen Hautveränderungen kommen (Ekchymosen):

- Periumbilikal: Cullen-Zeichen
- Flanken: Grey-Turner-Zeichen
- Leistenregion: Fox-Zeichen

Diagnostik: *Labor* (Serum-Lipase!) und ggf. *Bildgebung* mittels Sonografie oder CT bei unklarer Situation oder zur Verlaufsbeurteilung möglicher Nekrosen

Apparative Diagnostik Der wichtigste **Laborparameter** für die Diagnosestellung ist die Serum-Lipase. Die Bestimmung der Serum-Amylase wurde bei unzureichender Spezifität verlassen. Der Ursachensuche dienen die Transaminasen, die Cholestaseparameter, die Triglyzeride und das Serum-Kalzium (Albumin-korrigiert), dem Nachweis bzw. dem Ausschluss einer Autoimmunpankreatitis das IgG4. Mit dem C-reaktiven Protein lässt sich ein schwerer Verlauf gut vorhersagen (Anstieg > 90 mg/dl innerhalb von 48 h bzw. eine absolute Höhe > 190 mg/dl nach 48 h).

Die **Bildgebung** kann bei der Diagnosestellung helfen, eine Schweregradeinteilung ermöglichen und Differenzialdiagnosen ausschließen. Die CT gilt dabei als Goldstandard, die Sensitivität und Spezifität der (kontrastmittelunterstützten) Sonografie sind jedoch bei geübten Untersucherinnen ähnlich.

Je nach Klinik und Labormedizin ergibt sich folgende CT-Indikation:
- Bei typischer Klinik und einer labormedizinisch dreifach erhöhten Lipase wird keine CT durchgeführt.
- Sind Klinik oder Labormedizin nicht eindeutig, wird eine Sonografie des Abdomens empfohlen. Sollte diese nicht ausreichend aussagekräftig sein, wird eine CT durchgeführt.
- Zur Diagnose von Nekrosen sollte im Krankheitsverlauf, am besten 3 Tage nach Symptombeginn, eine CT durchgeführt werden, um die Notwendigkeit einer Therapieintensivierung abzuwägen.

MERKE Die Diagnose einer akuten Pankreatitis wird gestellt, wenn mindestens 2 der folgenden 3 Kriterien vorliegen:
- Typische Klinik (akute, anhaltende Oberbauchschmerzen; oft gürtelförmig und in den Rücken ausstrahlend)
- Erhöhung der Serum-Lipase auf das Dreifache der oberen Norm
- Charakteristische bildmorphologische Befunde

Therapie und Management

Konservative Therapie

Die folgenden Maßnahmen werden empfohlen:
- Kontrollierte Volumentherapie (da sowohl eine zu geringe als auch eine zu hohe Flüssigkeitszufuhr die Prognose verschlechtert)
- Adäquate Schmerztherapie (vor allem Opioide)
- Enterale Ernährung (mit möglichst frühzeitigem Beginn, weil eine frühzeitige enterale Ernährung das Outcome verbessert)
- Antibiotika (nur bei Sepsis mit dem Verdacht auf infizierte Nekrosen)

Nicht (mehr) empfohlen werden:
- Prophylaktische Antibiotikagabe bei milder/mild prognostizierter Verlaufsform
- Orale Nahrungskarenz

Akute biliäre Pankreatitis

Eine akute biliäre Pankreatitis ist wahrscheinlich, wenn die Anamnese (bekanntes Gallensteinleiden, ➢ Kap. 9.6.1), die Labormedizin (erhöhte Cholestaseparameter) und die Bildgebung (Cholestasenachweis) darauf hinweisen. Bei einer akuten biliären Pankreatitis mit begleitender Cholangitis oder Choledocholithiasis ist eine **endoskopisch retrograde Cholangiopankreatikografie (ERCP)** mit Sphinkterotomie indiziert, wobei der optimale Zeitpunkt hierfür nicht geklärt werden konnte. Eine rein diagnostische ERCP bei fehlendem Nachweis eines mechanischen Abflusshindernisses ist obsolet.

Zur Rezidivprophylaxe wird die **Cholezystektomie** nach stattgehabter biliärer Pankreatitis empfohlen (bei milder Pankreatitis im Rahmen des gleichen stationären Aufenthaltes, bei schwerer Pankreatitis je nach Rekonvaleszenz der Patientin).

Interventionelle Therapie

Da bei der nekrotisierenden Pankreatitis auch eine spontane Rückbildung möglich ist, ist eine interventionelle Therapie nicht immer erforderlich. **Indiziert** ist sie
- bei mutmaßlich steriler nekrotisierender Pankreatitis nur, wenn große Flüssigkeitsverhalte zu einem Kompressionssyndrom oder zum Multiorganversagen führen, und
- bei Superinfektion von Nekrosen (20–40 %) und septischem Verlauf.

Mögliche **Verfahren** für eine Intervention sind die alleinige Anlage einer Drainage, die Spülung und die Nekrosektomie. Die Entscheidung über die Art der Intervention hängt vom Erscheinungsbild des peripankreatischen Flüssigkeitsverhalts ab.

Für die Intervention sollte ein endoskopischer **Zugangsweg** (transgastrisch, transduodenal) angestrebt werden, weil dabei weniger Fisteln auftreten und die Krankenhausverweildauer kürzer ist als beim perkutanen Zugangsweg.

Chirurgische Therapie

Das Therapiekonzept („step-up approach") bedeutet, dass das Verfahren mit der geringsten Invasivität an erster Stelle steht. Chirurgisch gibt es die Möglichkeit, über einen retroperitonealen Zugang eine Nekrosektomie, Lavage und Drainageanlage durchzuführen. Ein primär offen chirurgisches Vorgehen (Laparotomie) ist aufgrund der hohen Mortalität nur in Ausnahmefällen indiziert.

Studentische Sicht

MERKE

Therapie und Management

Konservative Therapie
- Kontrollierte Volumentherapie
- Adäquate Schmerztherapie
- Enterale Ernährung – keine Nahrungskarenz!
- Antibiotika nur bei Sepsis mit Verdacht auf infizierte Nekrosen

Akute biliäre Pankreatitis: bei entsprechender Diagnose mit Cholangitis oder Choledocholithiasis ist eine *ERCP* angezeigt; zur Rezidivprophylaxe wird eine *Cholezystektomie* empfohlen

Interventionelle Therapie: wenn große Flüssigkeitsverhalte zu einem Kompressionssyndrom oder zum Multiorganversagen führen oder bei Superinfektion von Nekrosen (20–40 %) und septischem Verlauf

Mögliche *Verfahren* sind Nekrosektomie, Spülung oder Drainage.

Endoskopischer *Zugangsweg* durch Magen oder Duodenum

Chirurgische Therapie: steht beim „step-up approach" an letzter Stelle (primäre Laparotomie mit hoher Mortalität assoziiert)

KOMPETENZBASIERTES VORGEHEN

KOMPETENZBASIERTES VORGEHEN (NKLC)

Notfall

- Bild des akuten Abdomens mit Schocksymptomatik → *sofortige* Differenzialdiagnose zur Bestimmung bzw. Ausschluss der Ursache
- Schmerztherapie, i. v. Zugang, an Komplikationen denken

Management

- **Erstversorgung:** Vitalparameter überwachen, i. v. Zugang, Analgetika (Opioide), kontrollierte Volumentherapie, frühzeitige enterale Ernährung; Differenzialdiagnose!
- **Entscheidungsfindung:**
  - CT/Labor: *interventionelle Therapie* bei mutmaßlich steriler nekrotisierender Pankreatitis nur, wenn große Flüssigkeitsverhalte vorliegen, und bei Superinfektion von Nekrosen (20–40 %) und septischem Verlauf
  - OP: *chirurgische Therapie* („step-up approach") nur in Ausnahmefällen
- **Prinzipien der Versorgung:** konservativ; OP: Nekrosektomie, Lavage und Drainageanlage
- **Nachbehandlung:** prophylaktische Cholezystektomie nach biliärer Pankreatitis
- **Erfolgsparameter:** Schmerzreduktion, Labor (Lipase ↓)
- **Komplikationen:** Superinfektion von Nekrosen, septischer Verlauf, Hohlorganperforation, Arrosionsblutung

9.1.3 Ingestion oraler Fremdkörper

9.1.3 Ingestion oraler Fremdkörper

Christoph Reißfelder

NKLC Kompetenzebene: **1**, klin. Diagnostik, app. Diagnostik, Therapie, Notfall, Management

Oft Kinder betroffen, i. d. R. kein Notfall

Die Ingestion oraler Fremdkörper bezeichnet die zufällige (meist Kinder) oder absichtliche orale Aufnahme/Verschlucken eines Fremdkörpers. In vielen Fällen handelt es sich dabei nicht um einen Notfall, er kann jedoch je nach Art des Fremdkörpers z. B. durch eine Hohlorganperforation (➤ Kap. 9.1.4) entstehen.

Klinik und Diagnostik

Anamnese: Fokus auf Art, Größe und Form des Fremdkörpers

Symptome: oft asymptomatisch

Klinik und Diagnostik

Anamnese Die Anamneseerhebung steht an erster Stelle und ist wichtig, um daraus evtl. eine Therapierelevanz ableiten zu können. Dabei sind die Art, die Größe und die Form des Fremdkörpers entscheidend.

Symptome In sehr vielen Fällen gelangt der Fremdkörper in den Magen und ruft dort (zunächst) keine Symptome hervor. Kommt es jedoch zu einer Schleimhautschädigung und Perforation (➤ Kap. 9.1.4), kann das Bild eines akuten Abdomens entstehen (➤ Kap. 9.1.1).

Therapie

Bei scharfen oder spitzen Gegenständen frühestmöglich, Murmeln können dagegen den natürlichen Weg gehen.

Therapie

Indikation Entscheidend ist die Frage, ob eine zeitnahe Extraktion durchgeführt werden sollte oder nicht. Vereinfacht kann man sagen, dass scharfe oder spitze Gegenstände zum frühestmöglichen Zeitpunkt extrahiert werden sollten, wohingegen kleinere Gegenstände wie Murmeln oder Plastikteilchen den natürlichen Verlauf (Via naturalis) nehmen können.

CAVE

CAVE Fremdkörper im Ösophagus sind eine Notfallsituation, da der Druck Schleimhautschäden bis hin zu einer Perforation verursacht.

Befindet sich ein scharfkantiger/spitzer Fremdkörper (z. B. Rasierklinge, Stecknadel) bereits im Magen, ist er zu entfernen, um Folgekomplikationen wie beispielsweise eine Darmperforation zu verhindern.

Therapie der Wahl ist die *ÖGD*.

Verfahren Therapie der Wahl ist die Ösophagogastroduodenoskopie.

9.1.4 Hohlorganperforation und -verletzung

9.1.4 Hohlorganperforation und -verletzung

Johanna C. Wagner

NKLC Kompetenzebene: **2**, klin. Diagnostik, app. Diagnostik, Therapie, **Notfall, Management**

Eine Perforation ist definiert als Wandruptur eines Hohlorgans. Sie kann iatrogen (z. B. durch eine Endoskopie) oder spontan bei Pathologien (z. B. Ulkus, Divertikel) auftreten. Die Hohlorganperforation bzw. -verletzung geht mit einer hohen Morbidität und Mortalität einher und ist daher eine Notfall-OP-Indikation. Die Patientinnen präsentieren sich in der Regel mit dem klinischen Bild eines „akuten Abdomens" (➢ Kap. 9.1.1).

9.1.4.1 Ösophagusperforation

Die meisten Ösophagusperforationen (60 %) entstehen iatrogen bei Endoskopien. In 15–30 % der Fälle treten sie spontan auf, meist bei heftigem Erbrechen (Boerhaave-Syndrom). Kommt es durch heftiges Erbrechen zu längs verlaufenden Schleimhauteinrissen im Kardiabereich, kann dies zu starker Hämatemesis führen (Mallory-Weiss-Syndrom). Maximal 5 % der Fälle sind durch die Ingestion von Fremdkörpern oder Laugen/Säuren, Traumata oder Malignome ausgelöst (s. a. ➢ Kap. 9.2.3).

Klinik und Diagnostik

Die Symptomatik hängt von der Lokalisation der Perforation ab. In der Regel kommt es zu Brustschmerzen, seltener zu Oberbauchschmerzen. Zusätzlich sind Schmerzen beim Schlucken, Hämatemesis oder bei zervikalen Rupturen auch ein Hautemphysem möglich. Das **Boerhaave-Syndrom** ist gekennzeichnet durch die Trias Erbrechen, Vernichtungsschmerz und mediastinales Emphysem (➢ Kap. 9.2.3).

Therapie und Management

Das frühe Erkennen der Perforation und die schnelle Therapieeinleitung sind von größter Bedeutung. Bei einer Verzögerung von mehr als 24 Stunden steigt die Mortalität auf bis zu 40 % an. Für die **interdisziplinäre Behandlung** sind neben der regelmäßigen Überwachung folgende Punkte von Bedeutung:

- Stabilisierung der Patientin (Flüssigkeitssubstitution, Behandlung des Schocks)
- Infektionsbehandlung (nach Abnahme Blutkulturen Beginn einer breiten Antibiotikatherapie, ggf. auch antimykotische Therapie)
- Intravenöse Protonenpumpeninhibitor-Therapie
- Oberkörperhochlagerung, Nahrungskarenz
- Parenterale Ernährung/PEG oder sonstige Ernährungssonde

Als **endoskopische Therapieoptionen** stehen Clips, Nähte, Stents und die endoskopische Vakuum-Schwamm-Therapie zur Verfügung. Gemäß den WSES-Leitlinien (WSES = World Society of Emergency Surgery) gibt es Kriterien, die eine endoskopische Therapie im Fall einer Ösophagusperforation zulassen:

- Weniger als 24 Stunden zwischen Diagnosestellung und Therapieeinleitung
- Keine Symptome, insbesondere keine Sepsiszeichen
- Radiologisch: zervikale oder thorakale Lokalisation, gedeckte Perforation, intramuraler Defekt, nur minimaler transmuraler Defekt, fehlende Kontamination der Pleura
- Keine ösophageale Grunderkrankung (z. B. Karzinom)
- Möglichkeit der engmaschigen Überwachung

Die Lokalisation und Größe der Ösophagusperforation sowie das Ausmaß der Kontamination beeinflussen die **operative Therapie.** Es gibt resezierende und nichtresezierende Verfahren:

- Als nichtresezierendes Verfahren kann die Primärnaht mit einer zusätzlichen Deckung des Defekts kombiniert werden. Dies ist zervikal und thorakal z. B. mit einem Muskellappen und abdominell mit einer Fundoplicatio möglich.
- Als resezierendes Verfahren hat die Ösophagektomie den Vorteil der kompletten Sanierung der Infektionsquelle. Eine primäre Rekonstruktion wird allerdings nicht empfohlen, wenn ein Pleuraempyem oder eine Mediastinitis vorliegen. In diesem Fall wird primär eine Speichelfistel angelegt und erst im Verlauf die Rekonstruktion über einen Magenhochzug oder ein Koloninterponat durchgeführt (➢ Abb. 9.11, ➢ Abb. 9.12, ➢ Abb. 9.13).

KOMPETENZBASIERTES VORGEHEN (NKLC)

Notfall

Jede Perforation → bei einer Verzögerung von > 24 Stunden steigt die Mortalität auf bis zu 40 % an.

Management

- **Erstversorgung:** Perforation erkennen, Ursache klären, Oberkörperhochlagerung, Nahrungskarenz, parenterale Ernährung, Überwachung, Stabilisierung, Infektionsbehandlung
- **Entscheidungsfindung:** Endoskopie möglich bei Therapiebeginn < 24 h, gedeckter Perforation, fehlender ösophagealer Grunderkrankung; sonst operatives Vorgehen

Studentische Sicht

Notfall-OP-Indikation!

9.1.4.1 Ösophagusperforation

- Häufig iatrogen oder Folge heftigen Erbrechens (Boerhaave-Syndrom)
- Längs verlaufende Schleimhauteinrisse = Mallory-Weiss-Syndrom

Klinik und Diagnostik

Symptomatik abhängig von der Lokalisation
Boerhaave-Syndrom = Erbrechen, Vernichtungsschmerz und mediastinales Emphysem

Therapie und Management

Frühes Erkennen einer Perforation besonders wichtig.

- Interdisziplinäre Behandlung!
- Stabilisierung der Patientin
- Infektionsbehandlung
- Intravenöse Protonenpumpeninhibitor-Therapie
- Parenterale Ernährung oder PEG/Ernährungssonde

Endoskopische Therapieoptionen: Clips, Nähte, Stents und endoskopische Vakuum-Schwamm-Therapie

Operative Therapie: resezierende und nichtresezierende Verfahren

KOMPETENZBASIERTES VORGEHEN

- **Prinzipien der Versorgung:** endoskopisch Clips, Nähte, Stents und Vakuum-Schwamm-Therapie, operativ Primärnaht und Defektdeckung oder Ösophagektomie und sekundäre Rekonstruktion
- **Nachbehandlung:** je nach Ursache und Versorgung
- **Erfolgsparameter:** Wiederherstellung der Kontinuität, Schluckfähigkeit
- **Komplikationen:** Mediastinitis, Sepsis

9.1.4.2 Magen-/Duodenalperforation
I. d. R. Folge eines peptischen Ulkus, auch iatrogene Perforation möglich

9.1.4.2 Magen-/Duodenalperforation

Die häufigste Ursache für eine Magen- oder Duodenalperforation ist das peptische Ulkus. Je nach Lokalisation wird zwischen dem Ulcus ventriculi (Magen) und dem Ulcus duodeni (Duodenum) unterschieden. Die Magen- oder Duodenalperforation kann aber auch iatrogen bei der Endoskopie, durch die Ingestion von Fremdkörpern oder bei Malignomen entstehen.

Klinik und Diagnostik
Symptome: starke Schmerzen vor allem im Oberbauch bis hin zum Peritonismus (teilweise auch Schulterschmerzen im Sinne der Head-Zonen)

Diagnostik: *CT*, Röntgenübersicht mit zu geringer Sensitivität (kein Nachweis freier Luft)

Klinik und Diagnostik

Symptome Bei einer Magen- oder Duodenalperforation kommt es zu akut einsetzenden, starken abdominellen Schmerzen, die vor allem im Oberbauch lokalisiert sind. Diese können zusätzlich zu einem Peritonismus und im Verlauf zu einer diffusen Schmerzverteilung im gesamten Abdomen führen. Manche Patientinnen berichten auch über Schulterschmerzen (s. Head-Zonen, ➤ Abb. 9.1).

Apparative Diagnostik Wichtig zu wissen ist, dass bei ca. 20 % der Patientinnen mit einer Magen- oder Duodenalperforation keine freie abdominelle Luft in der Röntgenübersichtsaufnahme des Abdomens zu sehen ist. Daher ist bei der Verdachtsdiagnose stets eine CT des Abdomens indiziert (➤ Abb. 9.4).

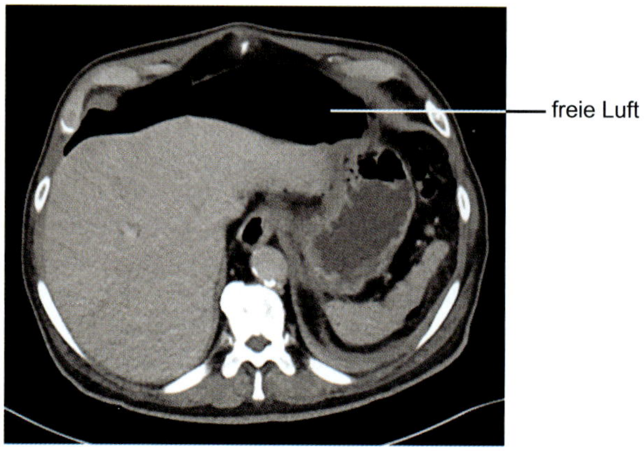

Abb. 9.4 CT-Abdomen mit freier abdomineller Flüssigkeit und freier abdomineller Luft als Zeichen für eine Hohlorganperforation [P1657]

Therapie und Management
Endoskopische Therapie bei iatrogener Verletzung mittels OTSC möglich

Sonst OP mit Übernähung oder Resektion indiziert

Therapie und Management

Wenn eine iatrogene Verletzung im Rahmen der Endoskopie gleich auffällt, stehen **endoskopische Therapiemöglichkeiten** zur Verfügung: So kann z. B. sofort ein Clip (OTSC = „over the scope clip") auf die Perforationsstelle gesetzt werden. Eine Peritonitis entsteht bei einem sofortigen Verschluss nicht.

In anderen Fällen bedeutet die Perforation ein **operatives Vorgehen,** weil es durch den Austritt von Magen- bzw. Duodenalsaft in die Abdominalhöhle zu einer Peritonitis kommt. Die Sanierung des Fokus, in diesem Fall die Perforationsstelle, und die Spülung des Abdominalraums werden operativ durchgeführt. Mithilfe laparoskopischer Operationstechniken können viele Magen- und Duodenalperforationen sicher versorgt werden. Je nach Lokalisation der Duodenalperforation oder des intraabdominellen Befundes kann ein offen chirurgisches Vorgehen notwendig sein. Nach Exzision bzw. Anfrischen der Wundränder wird der Defekt übernäht. Ist der Defekt im Duodenum jedoch zu ausgeprägt, können erweiterte Resektionen bis hin zur pyloruserhaltenden partiellen Duodenopankreatektomie notwendig werden.

MERKE

MERKE Beim perforierten Magenulkus ist zum Malignitätsausschluss immer eine Vollwandexzision erforderlich, beim perforierten Duodenalulkus dagegen nur, wenn ein Malignitätsverdacht vorliegt.

KOMPETENZBASIERTES VORGEHEN (NKLC)

Management

- **Erstversorgung:** Perforation erkennen/lokalisieren, Ursache klären, Oberkörperhochlagerung, Nahrungskarenz, parenterale Ernährung, Stabilisierung, Infektionsbehandlung
- **Entscheidungsfindung:** bei iatrogener Verletzung im Rahmen der Endoskopie → Clip, sonst OP als Laparoskopie oder offen chirurgisch je nach Lokalisation
- **Prinzipien der Versorgung:** Anfrischen der Wundränder, Defektübernähung, ggf. auch Resektion
- **Nachbehandlung:** ggf. Protonenpumpenhemmer
- **Erfolgsparameter:** Rückgang der Symptomatik, störungsfreie enterale Ernährung
- **Komplikationen:** Peritonitis

KOMPETENZBASIERTES VORGEHEN

9.1.4.3 Dünndarm-/Kolonperforation

Perforationen am Dünn- und Dickdarm können spontan (z. B. Tumoren, Entzündungen oder Ischämien) oder traumatisch (z. B. Bauchtrauma, Ingestion oder Einführen von Fremdkörpern, iatrogen) auftreten (➤ Tab. 9.4).

9.1.4.3 Dünndarm-/Kolonperforation

Spontan oder traumatisch, mögliche Ursachen ➤ Tab. 9.4

Tab. 9.4 Ursachen von Dünndarm- und Kolonperforationen

Ätiologie	Beispiele
Tumoren	• Kolonkarzinom (in 10 % der Fälle), Perforation durch eine Stenose oder den Tumor direkt • Extranodale Manifestationen des Non-Hodgkin-Lymphoms (häufiger Dünndarm- als Dickdarmperforationen)
Entzündungen	• Appendizitis • Divertikulitis (Sigmadivertikulitis sowie auch die Entzündung eines Meckel-Divertikels, ➤ Kap. 9.4.3, ➤ 12.2.8) • Chronisch entzündliche Darmerkrankungen (Morbus Crohn, Colitis ulcerosa, ➤ Kap. 9.4.4)
Ischämie	• Transmurale Nekrose bei protrahiertem Verlauf • Sonderform: Ogilvie-Syndrom (Motilitätsstörung → massive Dilatation der Kolonwand → lokale Durchblutungsstörung → Ischämie und Perforation)
Iatrogen	• Diagnostische Koloskopie (in 0,03–0,8 % der Fälle) • Therapeutische Koloskopie, z. B. Polypenabtragung, Biopsie oder Bougierung (in 0,15–3 % der Fälle) • Abdominelle OP (z. B. durch Adhäsiolyse oder beim Setzen des laparoskopischen Zugangs) • Anastomoseninsuffizienz (häufig Anlage eines Stomas erforderlich)
Bauchtrauma	Stumpfes oder penetrierendes Bauchtrauma (➤ Kap. 9.1.5)
Fremdkörper	• Ingestion von vor allem spitzen Fremdkörpern (Kap.9.1.3) • Rektal eingeführte Fremdkörper

TAB. 9.4

Klinik und Diagnostik

Symptome Die genaue Lokalisation der abdominellen Schmerzen hängt maßgeblich von der Ursache der Perforation ab. Kommt es schon zu einem Austritt von Intestinalsekret in die Abdominalhöhle, haben die Patientinnen einen diffusen Peritonismus und können auch eine Schocksymptomatik entwickeln. Zusätzlich kann es zu einer Darmparalyse oder einem reflektorischen Harnverhalt kommen.

Apparative Diagnostik Wie bei den Perforationen am oberen Gastrointestinaltrakt ist eine CT des Abdomens indiziert.

Klinik und Diagnostik

Symptome: hängen von der Lokalisation der Perforation oder einem generalisiertem Peritonismus ab

Diagnostik: CT

Therapie und Management

Die beiden Pfeiler der Therapie sind die frühzeitige Gabe von Breitbandantibiotika (< 1 h) und die zeitnahe Fokussanierung (innerhalb 6 h). Das OP-Verfahren richtet sich nach der Lokalisation und der Ursache der Perforation sowie nach dem Gesamtzustand der Patientin. Sollte eine minimalinvasive Operationstechnik möglich sein, so ist diese der offenen Chirurgie aufgrund der geringeren Morbidität vorzuziehen. Eine iatrogene Perforation im Rahmen einer Koloskopie kann, wenn möglich, sofort mit Clips (OTSC) versorgt werden. Danach sind eine antibiotische Therapie und die stationäre Überwachung der Patientin empfohlen.

Therapie und Management

Breitbandantibiotika (< 1 h) und zeitnahe *Fokussanierung* (< 6 h); wenn möglich minimalinvasiv

Studentische Sicht

KOMPETENZBASIERTES VORGEHEN

KOMPETENZBASIERTES VORGEHEN (NKLC)

Management

- **Erstversorgung:** Perforation erkennen/lokalisieren, Ursache klären, Oberkörperhochlagerung, Nahrungskarenz, parenterale Ernährung, Überwachung, Breitbandantibiotika!
- **Entscheidungsfindung:** bei iatrogener Verletzung im Rahmen der Endoskopie → Clip, sonst OP mit Fokussanierung, laparoskopisch oder offen chirurgisch je nach Lokalisation, Ursache der Perforation und Zustand der Patientin
- **Prinzipien der Versorgung:** Anfrischen der Wundränder, Defektübernähung, wenn frisch, ansonsten Resektion
- **Nachbehandlung:** Antibiotika, stationäre Überwachung
- **Erfolgsparameter:** Rückgang der Symptomatik, störungsfreie enterale Passage
- **Komplikationen:** Peritonitis

9.1.5 Abdominaltrauma

9.1.5 Abdominaltrauma

Johanna C. Wagner

NKLC

Stumpfes und penetrierendes Abdominaltrauma

Kompetenzebene: **3a**, **klin. Diagnostik**, **app. Diagnostik,** Therapie, **Notfall**, **Management**

Beckentrauma und begleitende Organverletzungen

Kompetenzebene: **2**, klin. Diagnostik, app. Diagnostik, Therapie, **Notfall**, **Management**

9.1.5.1 Typen und Häufigkeiten

Bei 20 % aller Polytraumapatientinnen Unterscheide:

- Stumpfe Abdominaltraumata
- Penetrierende Abdominalverletzungen

9.1.5.1 Typen und Häufigkeiten

Etwa 20 % der polytraumatisierten Patientinnen haben ein Abdominaltrauma:

- **Stumpfe Abdominaltraumata** (in Europa 80–95 % der Fälle) treten vor allem nach Verkehrsunfällen und Stürzen aus großer Höhe auf, seltener nach Sportverletzungen oder körperlicher Gewalt. Parenchymatöse Organe, vor allem Leber und Milz, sind bei diesem Verletzungsmuster besonders betroffen (➤ Tab. 9.5).
- **Penetrierende Abdominalverletzungen** sind eine mögliche Folge von Stich-, Schuss-, Pfählungs- oder Explosionstraumata. Das Muster der intraabdominellen Verletzung ist dabei anders, da hier vor allem das Intestinum betroffen ist (➤ Tab. 9.5). Wichtig zu beachten ist, dass die Lokalisation oder Größe der Eintrittswunde nicht mit dem Ausmaß der intraabdominellen Verletzung korreliert.

TAB. 9.5

Tab. 9.5 Häufigkeitsverteilung der Abdominalverletzung

Organ	Häufigkeit
Stumpfes Trauma	
Milz	20–30 %
Leber	15–20 %
Intestinum	10–15 %
Retroperitoneum/Niere	10–15 %
Mesenterium	5–10 %
Pankreas	4–9 %
Diaphragma	3 %
Penetrierendes Trauma	
Dünndarm	48–60 %
Kolon	36–42 %
Leber	29–34 %
Mesenterium/Gefäße	25–30 %
Magen	15–18 %
Niere	14–17 %
Milz/Pankreas	5–10 %

MERKE Das Abdominaltrauma ist mit einer hohen Morbidität und Mortalität vergesellschaftet, sodass die schnelle Diagnostik und Therapieeinleitung besonders relevant sind. Dabei sind eine detaillierte Anamnese, die klinische Untersuchung, die Labordiagnostik und die bildgebende Diagnostik wichtig.

MERKE

9.1.5.2 Vorgehen

Klinik und Diagnostik

Anamnese

Der wichtigste Bestandteil der Anamnese ist das Erfassen des Traumamechanismus und -zeitpunktes. Bei einem Verkehrsunfall sind z. B. die Fahrgeschwindigkeit, die genaue Art des Zusammenstoßes, die Art des Fahrzeugs, das Tragen des Sicherheitsgurtes, das Aufgehen des Airbags, andere Insassen und deren Verletzungsmuster u. a. relevant. Zusätzlich sollten die Symptome und die bisherige außerklinische Behandlung erfragt werden. Ist eine Anamnese der Patientin nicht möglich, sollte eine Fremdanamnese erfolgen. Wichtig sind auch allgemeine Informationen wie relevante Vorerkrankungen und Voroperationen, Allergien und Dauermedikation. Besonders wichtig sind gerinnungshemmende Medikamente.

Symptome

Bei Patientinnen mit einem Abdominaltrauma variiert die Symptomatik stark, weil je nach Verletzungsmuster lediglich ein lokalisierter Druckschmerz oder aber ein „akutes Abdomen" bestehen kann. Bei Hohlorganperforationen kommt es schnell zu einer Peritonitis, die zu einem septischen Schock führen kann. Intraabdominelle Blutungen können rasch einen hämorrhagischen Schock bedingen.

Klinische Untersuchung

Die körperliche Untersuchung umfasst die Inspektion, Auskultation, Perkussion und Palpation. Neben der Untersuchung des Abdomens gehört auch die klinische Untersuchung von Thorax, Flanken, Rücken und Damm dazu. Die Vitalparameter sind als Erstmaßnahme zu erfassen und regelmäßig zu kontrollieren.

CAVE Auch bei wachen Patientinnen kann der klinische Untersuchungsbefund unauffällig sein, obwohl eine relevante intraabdominelle Verletzung, insbesondere eine Hohlorganverletzung (➤ Kap. 9.1.4), vorliegt.

CAVE

Inspektion Bei der Inspektion des Abdomens, aber auch von Thorax, Flanken, Rücken und Damm, wird auf Prellmarken, Hämatome, Stich- oder Schnittverletzungen geachtet. Bei penetrierenden Abdominaltraumata kann auch Dünndarm vor der Bauchdecke zu liegen kommen. Noch im Körper steckende Fremdkörper sollten nicht entfernt werden. Blutiger Urin ist ein Hinweis auf eine Verletzung der Harnwege bzw. der Harnblase und erfordert deren Abklärung.

Auskultation Das Abdomen sollte auskultiert werden, auch wenn die Auskultation nach Abdominaltraumata wenig Aussagekraft hat. Das Vorhandensein oder Fehlen von Darmgeräuschen korreliert nicht mit der Schwere der intraabdominellen Verletzung.

Palpation Bei der Palpation können Druckschmerz, Abwehrspannung und Peritonismus oder aber auch ein Sensibilitätsverlust auffallen. Intraabdominelle Blutungen oder Hohlorganperforationen mit freier abdomineller Luft können zu einem prall gespannten Abdomen führen. Beim Polytrauma ist auch die Beurteilung der Beckenstabilität von großer Relevanz. Instabile Beckenfrakturen können zu einem hohen Blutverlust mit hämorrhagischen Schock führen (➤ Kap. 5.6.8). Die digital-rektale Untersuchung ist ebenfalls ein relevanter Bestandteil der klinischen Untersuchung. Sie ermöglicht es, den Sphinktertonus zu beurteilen, die Intaktheit der Rektumschleimhaut zu prüfen und ggf. Knochensplitter bei Beckenfrakturen zu tasten.

Perkussion Hypo- oder hypersonorer Klopfschall bei der Perkussion weist auf freie abdominelle Flüssigkeit oder Luft hin. Gibt die Patientin bereits bei der Perkussion Schmerzen an, ist dies ein Hinweis auf eine Peritonitis.

Labordiagnostik

Die notwendige Labordiagnostik beim Abdominaltrauma gleicht der des „akuten Abdomens" (➤ Kap. 9.1.1). Zusätzlich ist auch ein toxikologisches Screening relevant.

9.1.5.2 Vorgehen

Klinik und Diagnostik

Anamnese: Traumamechanismus und -zeitpunkt, außerdem Vorerkrankungen und Voroperationen sowie Medikation

Symptome: stark variierend

Untersuchung: Inspektion, Auskultation, Perkussion und Palpation; untersuche auch angrenzende Regionen

Inspektion: Beobachtung von Thorax, Abdomen, Flanken, Rücken, Damm auf Prellmarken, Hämatome, Stich-/Schnittverletzungen. Achte auf sichtbaren Dünndarm bei Penetration! Hämaturie = Harntraktverletzung abklären

Auskultation: Darmgeräusche korrelieren nicht mit der Schwere der Verletzung.

Palpation:
- Druckschmerz, Abwehrspannung, Peritonismus oder Sensibilitätsverlust beachten
- Prall gespanntes Abdomen bei Blutung/Hohlorganperforation
- Beckenstabilität prüfen (instabile Fraktur = Blutverlust, Schockgefahr)
- DRU: Sphinktertonus, Schleimhaut beurteilen; Knochensplitter bei Frakturen

Perkussion: Hypo-/Hypersonorität = freie Flüssigkeit/Luft; Schmerz bei Klopfen = Hinweis auf Peritonitis

Labordiagnostik: ➤ Kap. 9.1.1

Bildgebung: *Sonografie (FAST):* erste Wahl, schnell, ohne Strahlung, sensibel (50–100 ml Flüssigkeit); Nachteile: eingeschränkte Sicht bei Gas, Adipositas, Wunden

CT: Goldstandard bei Polytrauma (nur stabile Patientinnen). Ganzkörper-CT mit KM bei Bedarf. Zeigt Verletzungen genau

MRT: für Akutdiagnostik ungeeignet (zu langsam, selten verfügbar)

Laparoskopie: bei stabilen Pat. mit unklarer Penetration, Zwerchfell- oder Mesenterialverletzung hilfreich

Therapie und Management
Treat first what kills first

Konservativ: möglich bei hämodynamischen Patienten ohne zwingende OP-Indikation; obligatorische Überwachung; Verlaufssonografie und Labor; ggf. Antibiotikaprophylaxe bei penetrierendem Trauma

OP: *Indikationen:* stumpfes Trauma + Hypotonie + freie Flüssigkeit, penetrierende Wunde + Hypotonie, Schussverletzung, Eviszeration, Gastro-/Urogenitalblutung nach Penetration, Peritonitis, freie Luft (abdominal/retroperitoneal), Zwerchfellruptur, Hohlorganperforation, schwere Parenchymverletzungen

Vorgehen: Medianlaparotomie = Zugang der Wahl, systematische Inspektion aller Quadranten; Blutungskontrolle: Ligatur, Naht, Diathermie, „Packing“ bei diffuser Blutung

Bildgebende Diagnostik

Sonografie Die Sonografie des Abdomens ist ein integraler Bestandteil der Erstuntersuchung und wird bei Traumapatientinnen als sog. FAST durchgeführt (➤ Kap. 1.5.6.3). Der Vorteil liegt in der fehlenden Strahlenbelastung, der schnellen und einfach wiederholbaren Untersuchung sowie der Möglichkeit der unmittelbaren Durchführung in der Notaufnahme. Die Sonografie kann 50–100 ml freie Flüssigkeit nachweisen und ist damit ein sehr sensitives Verfahren, das die diagnostische Peritoneallavage in der Diagnostik intraabdomineller Blutungen verdrängt hat. Nachteil ist, dass die Beurteilbarkeit durch die Untersuchungsbedingungen (Darmgasüberlagerung, Adipositas, offene Wunden) eingeschränkt sein kann. Zudem können Zwerchfell-, Darm- und Pankreasläsionen oft nicht gut eingesehen werden.

CT Beim Polytrauma ist die CT der Goldstandard zur Diagnostik des Verletzungsmusters, sollte aber nur bei hämodynamisch stabilen Patientinnen durchgeführt werden. Je nach Traumamechanismus ist eine Ganzkörper-CT mit intravenöser Kontrastmittelgabe indiziert. Der Vorteil einer CT liegt darin, dass die Traumafolgen mit hoher Sensitivität und Spezifität dargestellt werden können, ohne dass dabei die Einschränkungen der Sonografie bestehen. Bei Patientinnen mit Abdominaltrauma, die hämodynamisch instabil sind, kann eine sofortige Laparotomie erwogen und auf die weiterführende Diagnostik verzichtet werden. Eine extraperitoneale Blutung (z. B. bei Beckenfrakturen) sollte in diesen Fällen nicht übersehen werden.

MRT Die MRT spielt in der Akutdiagnostik aufgrund der Untersuchungsdauer und der fehlenden dauerhaften Verfügbarkeit keine relevante Rolle.

Explorative Laparoskopie Sie ist bei hämodynamisch stabilen Patientinnen mit z. B. penetrierenden Verletzungen unklaren Ausmaßes sinnvoll, um die Traumafolgen zu beurteilen. Dies gilt insbesondere für die Beurteilung einer peritonealen Penetration durch das Trauma, bei Zwerchfellverletzungen oder im Fall von Verletzungen des Dünndarmmesenteriums mit Einblutungen und konsekutiver Ischämie.

Therapie und Management

Bei polytraumatisierten Patientinnen gilt: „treat first what kills first“. Die therapeutischen Maßnahmen müssen entsprechend der vitalen Bedrohung priorisiert werden (s. a. ➤ Kap. 5.2.2).

Konservative Therapie

Sie ist bei Patientinnen möglich, die hämodynamisch stabil sind und primär nicht operiert werden müssen. In 15–20 % der Fälle ist im Verlauf doch eine operative Therapie erforderlich, sodass die Patientinnen initial überwacht werden sollten. Zusätzlich wird eine erneute klinische Untersuchung mit Sonografie nach 6 Stunden empfohlen. Je nach Trauma und Verletzungsmuster sind auch labormedizinische Verlaufskontrollen, insbesondere des Hämoglobinwertes, sinnvoll.

Die konservative Therapie beinhaltet die regelmäßige klinische Überwachung der Patientinnen, eine ausreichende Flüssigkeitssubstitution und Analgesie sowie ggf. die Anlage einer Magensonde und/oder eines Harnblasenkatheters. Bei unklarem Tetanusschutz ist bei offenen Verletzungen eine Immunisierung indiziert. Beim penetrierenden Abdominaltrauma ist eine Antibiotikaprophylaxe erforderlich. Eine Antibiotikatherapie über 24 Stunden ist nur notwendig, wenn eine Peritonitis vorliegt oder ein Infektfokus nicht sanierbar ist.

Operative Therapie

Indikationen Bei den folgenden Verletzungsmustern ist eine operative Therapie indiziert:

- Stumpfes Abdominaltrauma mit Hypotension und Nachweis freier abdomineller Flüssigkeit oder Verdacht auf eine intraabdominelle Blutung
- Penetrierende abdominelle Wunde und Hypotension
- Abdominelle Schussverletzung
- Eviszeration (extraabdominell gelegene Organe/Organteile)
- Gastrointestinale oder urogenitale Blutung nach penetrierendem Trauma
- Peritonitis
- Freie abdominelle Luft, retroperitoneale Luft oder Zwerchfellruptur
- Hohlorganperforation (➤ Kap. 9.1.4)
- Bestimmte Verletzungen der parenchymatösen Organe (➤ Kap. 9.1.5.3)

Vorgehen Als offener Zugangsweg ermöglicht die Medianlaparotomie die beste Explorationsmöglichkeit. Das Abdomen wird systematisch in allen 4 Quadranten inspiziert und die intraabdominellen Traumafolgen erhoben. Blutungen können selektiv behandelt werden (Ligatur, Naht, Umstechung, Diathermie). Diffuse Blutungen können vorübergehend tamponiert werden (Kompression durch ein sog. „packing“).

Damage Control Surgery Bei kritisch kranken Patientinnen mit ausgedehntem Verletzungsmuster soll die operative Therapie auf das Mindestausmaß beschränkt werden und nicht länger als 60 Minuten dauern (sog. Damage Control Surgery). Hierbei liegt der Fokus auf der Blutungs- und Kontaminationskontrolle. Wenn Darmteile reseziert werden müssen, legt man keine Anastomosen oder Stomata an, sondern verschließt die Darmenden nur. Die Bauchdecke wird temporär mit einem Vakuumverband verschlossen. Eine definitive operative Versorgung im Verlauf ist notwendig (sog. Second-Look-Operation).

Damage Control Surgery: bei kritisch Kranken OP < 60 min, Fokus auf Blutungs-/Kontaminationskontrolle, keine Anastomosen/Stomata, Darmenden nur verschließen, temporärer Bauchdeckenverschluss (Vakuum), definitive OP später (Second-Look)

KOMPETENZBASIERTES VORGEHEN (NKLC)

Notfall

Jedes Abdominaltrauma (hohe Morbidität und Mortalität) → schnelle Diagnostik und Therapieeinleitung

Management

- **Erstversorgung:** nach ABCDE-Schema (➤ Kap. 1.3.1.1); Anamnese; Überwachung Vitalparameter, i.v. Zugang, Flüssigkeitssubstitution, ggf. Transfusion vorbereiten, Analgesie, ggf. Anlage einer Magensonde und/oder eines Harnblasenkatheters, Labor und Bildgebung (CT)
- **Entscheidungsfindung:** „treat first what kills first"; konservativ bei hämodynamisch stabilen Patientinnen, operativ u.a. bei Nachweis freier abdomineller Luft/Flüssigkeit, Eviszeration, Blutung nach penetrierendem Trauma, Peritonitis oder Organverletzung
- **Prinzipien der Versorgung:** Exploration des Abdomens, Blutstillung, ggf. Damage Control Surgery
- **Nachbehandlung:** ggf. Second-Look-Eingriff planen
- **Erfolgsparameter:** Blutstillung, Organerhalt
- **Komplikationen: Cave:** Spätdiagnostik von Hohlorganverletzungen! Peritonitis

KOMPETENZBASIERTES VORGEHEN

9.1.5.3 Verletzungen parenchymatöser Organe

9.1.5.3 Verletzungen parenchymatöser Organe

NKLC

Verletzung parenchymatöser abdomineller Organe

Kompetenzebene: **3a, klin. Diagnostik, app. Diagnostik,** Therapie, **Notfall, Management**

Verletzungen der parenchymatösen Organe treten vor allem nach stumpfen, aber auch nach penetrierenden Abdominaltraumata auf.

Folge von stumpfen und penetrierenden Traumata

Milz

Beim stumpfen Abdominaltrauma sind Milzverletzungen die am häufigsten vorkommende intraabdominelle Verletzung. Der Schweregrad der Verletzung wird nach der „American Association for the Surgery of Trauma" (AAST) eingeteilt. Etwa 75 % der Verletzungen sind Grad-I- bis Grad-III-Verletzungen (➤ Tab. 9.6, ➤ Abb. 9.5).

Milz

Milzverletzungen sind die *häufigsten* intraabdominellen Verletzungen beim *stumpfen Abdominaltrauma.* Schweregrad ➤ Tab. 9.6

Tab. 9.6 AAST-Klassifikation von Milzverletzungen [H140-004]

Grad	Verletzungsausmaß
I	Subkapsuläres Hämatom < 10 % Oberfläche *oder* Parenchymeinriss < 1 cm tief *oder* Kapselriss
II	Subkapsuläres Hämatom 10–50 % Oberfläche *bzw.* intraparenchymatöses Hämatom < 5 cm *oder* Parenchymeinriss 1–3 cm tief
III	Subkapsuläres Hämatom > 50 % Oberfläche *oder* intraparenchymatöses Hämatom > 5 cm *oder* Parenchymeinriss > 3 cm tief
IV	Parenchymeinriss und Verletzung der Segment-/Hilusgefäße *oder* Ausgedehnte Durchblutungsstörung (> 25 %)
V	Abriss der Hilusgefäße, aufgehobene Durchblutung *oder* Komplexe Ruptur der Milz

AAST = American Association for the Surgery of Trauma

TAB. 9.6

ABB. 9.5

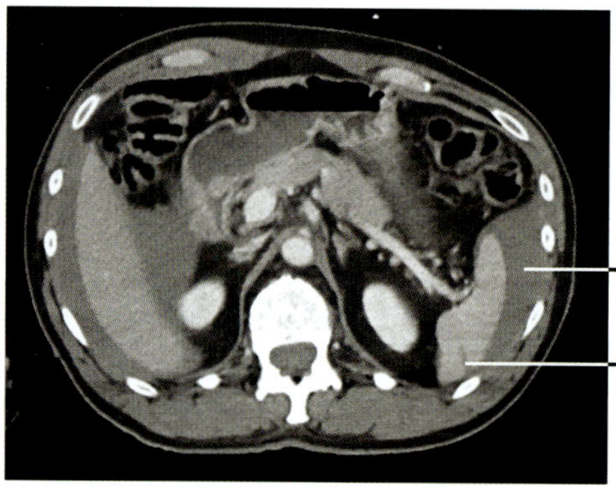

Abb. 9.5 CT-Bild einer Milzlazeration AAST-Grad II mit freier abdomineller Flüssigkeit perisplenisch und perihepatisch [P1657]

Therapie und Management:
Gradrad I–III:
- Stabil: konservativ + engmaschige Überwachung, ggf. Angioembolisation
- Instabil: milzerhaltend (Packing, Hämostyptika, Koagulation, resorbierbare Netze)

Grad IV–V:
- Stabil (selten): Angioembolisation
- Instabil: Teilresektion (Grad IV möglich), sonst Splenektomie

Cave:
- Zweizeitige Ruptur (< 1 %, meist < 2 Wochen) bei konservativem Vorgehen
- Vorteil milzerhaltend: Schutz vor OPSI (Postsplenektomiesyndrom) lebensbedrohlich, Mortalität > 80 %

Therapie und Management orientieren sich am Grad der Verletzung und der hämodynamischen Stabilität der Patientinnen:
- Milzverletzungen Grad I–III
  - Hämodynamische Stabilität: konservative Therapie mit engmaschiger Überwachung und evtl. Angioembolisation
  - Hämodynamische Instabilität: milzerhaltende operative Verfahren (Kompression durch Packing, Blutstillung durch Hämostyptika, mono- oder bipolarem Strom, Laserkoagulation oder resorbierbare Netze)
- Milzverletzungen Grad IV–V
  - Hämodynamische Stabilität (selten): Angioembolisation
  - Hämodynamische Instabilität: Teilentfernung der Milz (evtl. bei Grad IV), sonst Splenektomie

Bei einer konservativen Therapie kann es zu einer **zweizeitigen Milzruptur** kommen. Diese tritt in der Regel in den ersten 2 Wochen nach dem Trauma auf und betrifft < 1 % der Patientinnen.

Der Vorteil **milzerhaltender Verfahren** ist der immunologische Funktionserhalt der Milz und die Vermeidung des sog. Postsplenektomiesyndroms (OPSI = „over-whelming postsplenectomy infection"). Beim OPSI handelt es sich um eine schwere bakterielle oder parasitäre Infektion, die innerhalb der ersten 2 Jahre nach Splenektomie auftreten kann und eine hohe Mortalität von über 80 % hat.

KOMPETENZBASIERTES VORGEHEN

KOMPETENZBASIERTES VORGEHEN (NKLC)

Notfall

Akute Blutung mit Kreislaufinstabilität → sofortige OP-Indikation

Management

- **Erstversorgung:** ➤ Kap. 9.1.5.2
- **Entscheidungsfindung:** Vorgehen gemäß Schweregrad der Verletzung (➤ Tab. 9.6)
- **Prinzipien der Versorgung:** Angioembolisation, milzerhaltende OP, Teilentfernung der Milz, Splenektomie
- **Nachbehandlung:** Impfung bei Splenektomie (STIKO: Pneumo-/Meningokokken, Haemophilus influenzae Typ B)
- **Erfolgsparameter:** Blutstillung, Organerhalt
- **Komplikationen:** zweizeitige Milzruptur, Postsplenektomiesyndrom

Leber
Zweithäufigste Verletzung beim stumpfen Bauchtrauma mit *hoher Letalität* (10–25 %), Schweregrad ➤ Tab. 9.7

Leber

Verletzungen der Leber kommen beim stumpfen Bauchtrauma am zweithäufigsten vor und haben eine hohe Letalität (10–25 %). Dies liegt vor allem an Blutungskomplikationen sowie durch das Trauma entstandene weitere intraabdominelle Verletzungen. Analog zu den Milzverletzungen sind 65–80 % der Leberverletzungen Grad-I- und Grad-II-Verletzungen (➤ Tab. 9.7).

Tab. 9.7 AAST-Klassifikation von Leberverletzungen [H140-004]

Grad	Verletzungsausmaß
I	Subkapsuläres Hämatom < 10 % Oberfläche *oder* Parenchymeinriss < 1 cm tief
II	Subkapsuläres Hämatom 10–50 % Oberfläche *bzw.* intraparenchymatöses Hämatom < 10 cm *oder* Parenchymeinriss 1–3 cm tief
III	Subkapsuläres Hämatom > 50 % Oberfläche *oder* Intraparenchymatöses Hämatom > 10 cm *oder* Parenchymeinriss > 3 cm tief
IV	Parenchymdestruktion 25–75 % eines Leberlappens *oder* 1–3 Lebersegmente
V	Parenchymdestruktion > 75 % eines Leberlappens *oder* > 3 Lebersegmente *oder* Verletzung der juxtahepatischen Gefäße
VI	Avulsion der Leber

AAST = American Association for the Surgery of Trauma

Eine **konservative Therapie** von kreislaufstabilen Patientinnen ist in der Regel bis Grad-III-Verletzungen möglich. Sie beinhaltet eine intensivmedizinische Überwachung mit regelmäßiger Kontrolle der Vitalparameter, des Hämoglobinwertes sowie eine Kontrollsonografie des Abdomens.

Eine **radiologisch-interventionelle Therapie** kommt bei hämodynamisch stabilen Patientinnen mit aktiver Blutung infrage.

Eine **operative Therapie** ist bei Patientinnen mit Verletzungen ab Grad IV, einer persistierenden Blutung und bei hämodynamischer Instabilität indiziert. Als operative Therapiemöglichkeiten stehen die Kompression (z. B. Packing, Parenchymnähte, Vicrylnetze, Hämostyptika) und der mono- bzw. bipolare Strom sowie die Laserkoagulation zur lokalen Blutstillung zur Verfügung. Ist darunter keine adäquate Blutstillung erreichbar, kann das sog. *Pringle-Manöver* zu Hilfe genommen werden. Hierbei werden der arterielle und portalvenöse Zustrom im Bereich des Lig. hepatoduodenale durch Okklusion gedrosselt, sodass eine Blutstillung besser möglich ist. Da dies einen Rückstau in die V. lienalis und die V. mesenterica superior verursacht, müssen Verletzungen am Pankreas und der Milz vorher ausgeschlossen werden, um eine stauungsbedingte Blutung zu vermeiden. Je nach Verletzungsausmaß können auch Leberresektionen notwendig sein.

TAB. 9.7

Konservative Therapie (bis Grad III, stabil): Intensivüberwachung, Kontrolle von Vitalparametern, Hb, Abdomen-Sono

Interventionell: Bei stabilen Patientinnen mit aktiver Blutung Angioembolisation möglich

Operativ (ab Grad IV/instabil/persistierende Blutung):
- Maßnahmen: Packing, Parenchymnähte, Hämostyptika, Vicrylnetze, mono-/bipolare Koagulation, Laser
- Keine Blutstillung möglich: *Pringle-Manöver* (temporäre Gefäßokklusion im Lig. hepatoduodenale)
- Achtung: vorher Milz-/Pankreasverletzungen ausschließen
- Bei ausgedehnten Läsionen evtl. Leberresektion nötig

KOMPETENZBASIERTES VORGEHEN (NKLC)

Notfall

Akute Blutung mit Kreislaufinstabilität → sofortige OP-Indikation

Management
- **Erstversorgung:** ➤ Kap. 9.1.5.2
- **Entscheidungsfindung:** Vorgehen gemäß Schweregrad der Verletzung (➤ Tab. 9.7)
- **Prinzipien der Versorgung:** Überwachung, interventionelle Blutstillung, OP (Packing, Nähte, Koagulation, ggf. Leberteilresektion)
- **Nachbehandlung:** symptomatisch
- **Erfolgsparameter:** Organerhalt
- **Komplikationen:** Galleleckage, Nachblutung, Leberversagen

KOMPETENZBASIERTES VORGEHEN

Pankreas

Durch die retroperitoneale Lage ist das Pankreas wesentlich seltener von Verletzungen betroffen. Verletzungen können von einer Kontusion bis hin zu einer kompletten Destruktion des Organs reichen (➤ Tab. 9.8). Grad-I- und Grad-II-Verletzungen machen 70 % der Verletzungen aus. Durch seine Lage direkt vor der Wirbelsäule ist der Pankreaskorpus besonders häufig betroffen. Die ERCP und die MRCP sind in der Diagnosestellung von Pankreasverletzungen hilfreich, spielen aber je nach Gesamtzustand der Patientin in der Akutphase eine untergeordnete Rolle.

Pankreas

Selten betroffen! Diagnostik mittels ERCP/MRCP möglich, in Akutsituation jedoch oft nachrangig; Schweregrad ➤ Tab. 9.8

TAB. 9.8

Tab. 9.8 AAST-Klassifikation von Pankreasverletzungen [H140-005]

Grad	Verletzungsausmaß
I	Kontusion oder Parenchymeinriss ohne Gangbeteiligung
II	Ausgeprägte Kontusion *oder* tiefer Parenchymeinriss ohne Gangbeteiligung *oder* Gewebeverlust
III	Distaler Parenchymeinriss *oder* Parenchymeinriss mit Gangbeteiligung < 3 cm
IV	Proximaler Parenchymeinriss mit Beteiligung der Ampulla Vateri (*oder* des intrapankreatisch verlaufenden Ductus choledochus)
V	Massive Zerreißung des Pankreaskopfes

AAST = American Association for the Surgery of Trauma

Therapie:
Grad I–II: konservativ möglich Überwachung (Kreislauf, Labor, Sono) Hämostyptika/Fibrinkleber ggf. ergänzend
Grad III (Gang verletzt): Pankreaslinksresektion – Prognose schlechter
Grad IV–V (Pankreaskopf): komplexes Management
- Primär: Drainage (30 % Fisteln)
- Keine partielle Duodenopankreatektomie beim Notfalleingriff
- Nur bei simultanen Duodenum- und Gallengangsverletzungen primäre Duodenopankreatektomie ggf. erforderlich

Grad-I- und Grad-II-Pankreasverletzungen können in der Regel konservativ behandelt werden. Alternativ können Hämostyptika oder Fibrinkleber zur Therapie verwendet werden. Im Rahmen der konservativen Therapie müssen die Patientinnen hämodynamisch und labormedizinisch sowie ggf. sonografisch überwacht werden. Widersprüchlich diskutiert wird die Gabe von Sandostatin, das die exokrine Pankreasfunktion herabsetzen und damit die Rate an Pankreasfisteln verringern soll.

Wird der Pankreasgang verletzt (ab Grad III), ist die Prognose ungünstiger. **Grad-III-Verletzungen** werden bevorzugt mit einer Pankreaslinksresektion therapiert. **Grad-IV- und Grad-V-Verletzungen** (mit Verletzung des Pankreaskopfes) machen das Management aufgrund der Anatomie zur Herausforderung:
- Im Rahmen der Erstoperation empfiehlt sich die Drainageanlage, wobei sich in 30 % der Fälle Pankreasfisteln ausbilden.
- Eine partielle Duodenopankreatektomie ist beim Primäreingriff nach Polytrauma nicht sinnvoll, sondern kann, wenn notwendig, zweizeitig durchgeführt werden.
- Simultane Verletzungen des Duodenums und des Gallengangsystems können jedoch eine primäre partielle Duodenopankreatektomie erfordern.

KOMPETENZBASIERTES VORGEHEN

KOMPETENZBASIERTES VORGEHEN (NKLC)

Notfall
- Pankreasruptur meist Höhe Wirbelsäule
- Oft einhergehend mit anderen Organtraumata, selten isoliert

Management
- **Erstversorgung:** ➤ Kap. 9.1.5.2
- **Entscheidungsfindung:** Vorgehen gemäß Schweregrad der Verletzung (➤ Tab. 9.8)
- **Prinzipien der Versorgung:** Überwachung, ggf. Hämostyptika oder Fibrinkleber, Pankreas(teil)resektion, partielle Duodenopankreatektomie
- **Nachbehandlung:** symptomatisch, je nach chirurgischer Therapie
- **Erfolgsparameter:** Organerhalt
- **Komplikationen:** Pankreasfistel, Arrosionsblutung, Diabetes mellitus, Anastomoseninsuffizienz

Niere
Folge von stumpfen Flankentraumata, Einteilung nach AAST (➤ Tab. 9.9.)

Niere

Durch stumpfe Flankentraumata im Rahmen von Unfällen entstehen die meisten Nierenverletzungen (> 90 %). Diese werden nach AAST in 5 Schweregrade eingeteilt (➤ Tab. 9.9).

TAB. 9.9

Tab. 9.9 AAST-Klassifikation von Nierenverletzungen [H140-005]

Grad	Verletzungsausmaß
I	Kontusion *und/oder* stabiles subkapsuläres Hämatom ohne Parenchymeinriss
II	Stabiles perirenales Hämatom *oder* Kortikaler Parenchymeinriss < 1 cm tief ohne Urinextravasation
III	Kortikaler Parenchymeinriss > 1 cm tief ohne Urinextravasation
IV	Parenchymeinriss über die kortikomedulläre Grenze bis ins Hohlsystem *oder* Gefäßverletzung einer Segmentalarterie oder Vene mit Hämatom
V	Zertrümmerung der Niere *oder* Nierenstielverletzung *oder* Massenblutung

AAST = American Association for the Surgery of Trauma

Der Erhalt der Nierenfunktion ist bei jeder Therapieform, insbesondere auch bei einer Operation, das höchste Ziel. Falls ausreichend vitales Nierengewebe vorhanden ist, werden eine lokale Blutstillung und die Rekonstruktion empfohlen. Bei kreislaufstabilen Patientinnen kommt auch eine radiologisch-interventionelle Therapie mit Angioembolisation infrage.

Die aktuelle S3-Leitlinie empfiehlt bei Verletzungen < Grad V bei hämodynamisch stabilen Patientinnen eine **konservative Therapie.** Dies ist auch möglich bei einer Zertrümmerung der Niere (Grad-V-Verletzung), wenn die Patientin hämodynamisch stabil ist. Hierfür ist eine regelmäßige Überwachung der Vital- und Laborparameter erforderlich.

Bei ca. 10 % der Nierenverletzungen ist eine **operative Therapie** erforderlich, z. B. bei einer Grad-V-Verletzung mit hämodynamisch instabiler Patientin, Massenblutung oder Nierenstielverletzung. Die Therapie ist meist eine Nephrektomie, wenn keine Blutstillung möglich ist.

Studentische Sicht

Therapieziel ist Erhalt der Nierenfunktion.
Therapie bei Stabilität:
- < Grad V: konservativ laut S3-Leitlinie
- Auch Grad V (Zertrümmerung) möglich mit engmaschiger Überwachung
- Gegebenenfalls Angioembolisation

OP-Indikation (ca. 10 %):
- Instabilität bei Grad V
- Massenblutung
- Nierenstielverletzung

Dann meist Nephrektomie, falls keine Blutstillung möglich

KOMPETENZBASIERTES VORGEHEN (NKLC)

Notfall

Bei akuter Blutung mit Kreislaufinstabilität → Embolisation der Arterie oder Operation

Management
- **Erstversorgung:** ➤ Kap. 9.1.5.2
- **Entscheidungsfindung:** Vorgehen gemäß Schweregrad der Verletzung (➤ Tab. 9.9)
- **Prinzipien der Versorgung:** Überwachung, gerade bei konservativer Therapie ggf. ICU/IMC
- **Nachbehandlung:** keine spezifische
- **Erfolgsparameter:** Organerhalt
- **Komplikationen:** Organverlust, Urinom

KOMPETENZBASIERTES VORGEHEN

9.1.6 Peritonitis

Johanna C. Wagner

9.1.6 Peritonitis

NKLC Kompetenzebene: **3a, klin. Diagnostik,** app. Diagnostik, Therapie, **Notfall, Management**

Die Peritonitis bezeichnet eine Entzündung des Peritoneums durch bakterielle, chemisch-toxische oder traumatische Ursachen. Eingeteilt wird die Peritonitis in 3 Formen (➤ Tab. 9.10).

Entzündung des Peritoneums (bakteriell, chemisch-toxisch, traumatisch)

Tab. 9.10 Einteilung der Peritonitis

Form	Häufigkeit	Definition	Therapie
Primäre Peritonitis (= spontan bakterielle Peritonitis, SBP)	Etwa 1 %	Einwanderung von Bakterien auf dem hämatogenen oder lymphogenen Weg, durch einliegende Katheter zur Peritonealdialyse (CAPD) oder intraperitoneale Chemotherapie	Antibiotika
Sekundäre Peritonitis	> 80 %	Entstehung durch intraabdominelle entzündliche Prozesse: traumatisch, iatrogen oder postoperativ	Operative Therapie
Tertiäre Peritonitis	Etwa 20 %	Persistierende Peritonitis trotz adäquater antibiotischer und chirurgischer Therapie	Zielgerichtete antibiotische Therapie

TAB. 9.10

Ursachen der sekundären Peritonitis sind Hohlorganperforationen (perforierte Appendizitis, Divertikulitis, Ulcus ventriculi/duodeni), die Cholezystitis bzw. Gallenblasenperforation, die Durchwanderungsperitonitis/sekundäre Perforation, die postoperative Peritonitis bei Anastomoseninsuffizienzen oder Darmperforationen sowie die posttraumatische Peritonitis. Je nach Ursache der Peritonitis kann es sich um eine gallige, fibrinöse, eitrige oder kotige Peritonitis handeln.

Ursachen: Hohlorganperforation (Appendizitis, Divertikulitis, Ulkus), Cholezystitis, Durchwanderungsperitonitis, Anastomoseninsuffizienz, posttraumatisch

Die **Gesamtmortalität** von Patientinnen mit sekundärer Peritonitis liegt bei 10–20 %. Dies hängt maßgeblich von der Ursache und vom klinischen Zustand der Patientin ab. Bei bereits vorliegender Schocksymptomatik erhöht sich die Mortalität auf bis zu 30 %.

Mortalität: 10–20 %, bei Schock bis 30 %, abhängig von Ursache und klinischem Zustand

Studentische Sicht

Klinik und Diagnostik

Symptome Das Hauptsymptom der Peritonitis ist der abdominelle Schmerz. Dieser kann bei einer lokalisierten Peritonitis auf einen bestimmten Bereich beschränkt sein oder aber bei einer diffusen Peritonitis das gesamte Abdomen betreffen. Patientinnen mit Peritonitis krümmen sich meist, da dies zu einer Schmerzminderung führt. Zusätzliche Symptome wie Fieber, Schüttelfrost, Darmatonie sowie auch eine Kreislaufinsuffizienz bis hin zum Schock können auftreten (➤ Kap. 9.1.1).

Die Diagnostik ist beim akuten Abdomen beschrieben (➤ Kap. 9.1.1) und beinhaltet die Anamnese, eine klinische Untersuchung, eine labormedizinische Untersuchung sowie die radiologische Diagnostik.

> **Klinik und Diagnostik**
> **Symptome:** Hauptsymptom = abdominelle Schmerzen (lokalisiert oder diffus), Pat. krümmen sich (Schmerzlinderung), Fieber, Schüttelfrost, Darmatonie, Kreislaufinsuffizienz bis Schock möglich
> **Diagnostik:** Anamnese, klinische Untersuchung, Labor, Bildgebung (➤ Kap. 9.1.1)

MERKE Besonders hervorzuheben ist das typische Bild der Peritonitis in der klinischen Untersuchung: Erschütterungsschmerz und Abwehrspannung.

Therapie und Management

Primäre Peritonitis

Die Therapie der primären Peritonitis ist konservativ (Antibiotika und symptomatische Therapie).

Antibiotika Die Wahl des Antibiotikums soll die vorliegende Risikokonstellation berücksichtigen und Anaerobier mit abdecken. Bei unbekanntem Erreger wird die Therapie mit Piperacillin/Tazobactam, einem Carbapenem oder Ceftriaxon/Cefotaxim plus Metronidazol empfohlen.

Symptomatische Therapie Die Patientin wird überwacht, Flüssigkeit wird i. v. substituiert und – bei gastrointestinaler Passagestörung – eine Magensonde angelegt. Nach Erhalt des Antibiogramms soll die antibiotische Therapie testgerecht umgestellt werden. Entsteht die Peritonitis durch einen einliegenden Peritonealdialyse-Katheter (CAPD), wird zunächst ebenfalls antibiotisch (mit guter Staphylokokkenwirksamkeit) behandelt. Sollte die Peritonitis auch nach testgerechter antibiotischer Therapie persistieren, wird die Explantation des Dialysekatheters empfohlen.

Die Dauer der Therapie richtet sich nach dem klinischen Verlauf und beträgt meist 10–14 Tage.

> **Therapie und Management**
> **Primäre Peritonitis:** Antibiotika und symptomatische Behandlung
> *Antibiotika:* erregerabhängig und Anaerobier abdecken!
> *Symptomatisch:* Überwachung, i.v. Flüssigkeit, Magensonde bei Passagestörung; Antibiotikum nach Antibiogramm anpassen
> *CAPD:* Antibiotika mit Staphylokokkenwirkung zuerst, bei Therapieversagen Katheterentfernung

Sekundäre Peritonitis

Die Behandlung der sekundären Peritonitis baut auf 3 Säulen auf (Antibiotika, Intensivmedizin, chirurgische Fokussanierung).

Antibiotika Die antibiotische Therapie soll frühzeitig begonnen werden. Das Antibiotikum wird empirisch gewählt und nach Keimnachweis de-eskaliert. Häufig verwendet werden Piperacillin/Tazobactam, Ampicillin/Sulbactam; Cefazolin/Metronidazol u. a. Carbapeneme können ebenfalls zum Einsatz kommen, sind jedoch Reserveantibiotika. Antifungale Therapien werden vor allem bei Patientinnen mit kompromittiertem Immunsystem und bei Keimnachweis eingesetzt. Die Dauer der antibiotischen Therapie hängt von der Peritonitis-Ursache und dem Gesamtzustand der Patientin ab.

Intensivmedizin Die moderne Intensivmedizin bietet viele Möglichkeiten, Patientinnen mit Sepsis unterstützend zu behandeln. Die wichtigsten Maßnahmen sind eine hämodynamische Unterstützung mit Katecholamintherapie, Organersatzverfahren und eine antiinfektive Therapie (s. a. ➤ Kap. 3.3.3).

Fokussanierung Mit der chirurgischen Fokussanierung wird die Ursache der Peritonitis entfernt/behoben und die Abdominalhöhle lavagiert. Bei diffuser Peritonitis können mehrfache Operationen mit einer wiederholten Lavage der Abdominalhöhle erforderlich sein. Bei geplanter Re-Lavage wird das Abdomen am Ende der Operation nur temporär, z. B. mit einem Vakuum-Verband, verschlossen.

> **Sekundäre Peritonitis:** 3 Säulen: Antibiotika, Intensivmedizin, chirurgische Fokussanierung
> *Antibiotika:* empirisch und nach Keimnachweis deeskalieren, Antimykotika bei Immunschwäche/Keimnachweis; Therapiedauer abhängig von Ursache und Zustand
> *Intensivmedizin:* hämodynamische Unterstützung (Katecholamine), Organersatzverfahren, antiinfektive Therapie
> *Fokussanierung:* Ursache beseitigen, Abdomen lavagieren; bei diffuser Peritonitis evtl. mehrfache OPs und Lavagen, temporärer Verschluss (z. B. Vakuumverband) bei geplanter Re-Lavage

CAVE Bei kritisch kranken Patientinnen mit septischen Schock sollte die primäre Fokussanierung so kurz wie möglich gehalten werden (Damage Control Surgery, s. a. ➤ Kap. 9.1.5.2). Beispielsweise wird ein perforierter Darmanteil nur entfernt und die endgültige Rekonstruktion (Anastomose, Stoma) erst nach Stabilisierung der Patientin durchgeführt.

Tertiäre Peritonitis

Ursache für die tertiäre Peritonitis sind häufig sekundäre Infektionen mit multiresistenten oder opportunistischen Keimen, die durch die eingeschränkte Immunabwehr zustande kommen. Daher kommen oft Breitspektrum-Antibiotika und oft auch Reserve-Antibiotika zum Einsatz. Bei zusätzlicher Pilzinfektion ist eine antimykotische Therapie erforderlich.

> **Tertiäre Peritonitis:** sekundäre Infektionen mit multiresistenten Erregern oder opportunistischen Keimen

KOMPETENZBASIERTES VORGEHEN (NKLC)

Notfall

Schon die drohende Peritonitis kann ein Notfall sein → rasche Diagnostik und Therapie einleiten

Management

- **Erstversorgung:** ➤ Kap. 9.1.5.2
- **Entscheidungsfindung:** je nach Typ der Peritonitis; wenn eine Fokussanierung möglich ist, muss diese umgehend in Angriff genommen werden
- **Prinzipien der Versorgung:** primäre Peritonitis → konservativ (Antibiotika, Überwachung); sekundäre Peritonitis → chirurgische Fokussanierung, Antibiotika, Intensivmedizin; tertiäre Peritonitis → Antibiotika
- **Nachbehandlung:** Rezidivprophylaxe
- **Erfolgsparameter:** Rückgang der Symptomatik, ggf. Labor-Verlauf als Surrogat (CRP)
- **Komplikationen:** hohe Letalität

KOMPETENZBASIERTES VORGEHEN

9.1.7 Mesenterialischämie

Johanna C. Wagner

NKLC Kompetenzebene: **2**, klin. Diagnostik, app. Diagnostik, Therapie, **Notfall, Management**

Die Mesenterialischämie ist ein absoluter Notfall, der einer schnellen Diagnosestellung und Therapieeinleitung bedarf. Sie wird in ➤ Kap. 7.4.1 behandelt.

9.1.7 Mesenterialischämie

Absoluter Notfall ➤ Kap. 7.4.1

9.1.8 Abdominelles Kompartmentsyndrom

Johanna C. Wagner

NKLC Kompetenzebene: **1**, klin. Diagnostik, app. Diagnostik, Therapie, Notfall, Management

Das abdominelle Kompartmentsyndrom beschreibt eine intraabdominelle Druckerhöhung, die zu einer Funktionsbeeinträchtigung der intraabdominellen Organe bis zum Organversagen führt: Über eine respiratorische Einschränkung und eine intraabdominelle Perfusionsstörung entwickelt sich so eine Flüssigkeitsretention, durch die der intraabdominelle Druck weiter steigt, sodass ein Circulus vitiosus entsteht.

Ursachen für ein abdominelles Kompartmentsyndrom sind u. a. Abdominaltraumata (➤ Kap. 9.1.5), ein rupturiertes abdominelles Aortenaneurysma (➤ Kap. 7.2.2), intraabdominelle Blutungen, intraabdominelle Tumoren, Aszites, polytraumatisierte Patientinnen mit Massentransfusionen, Sepsis mit Capillary-Leak-Syndrom.

Klinik und Diagnostik

Symptome Das abdominelle Kompartmentsyndrom ist gekennzeichnet durch ein prall gespanntes Abdomen in Verbindung mit einer Tachykardie, ggf. Hypotension, Oligurie und Verschlechterung der respiratorischen Situation (bei beatmeten Patientinnen erhöht sich der inspiratorische Spitzendruck).

Der erhöhte intraabdominelle Druck schränkt die Funktion vieler Organsysteme ein:

- **Lunge:** Der intrathorakale Druck nimmt zu und das intrathorakale Volumen ab, sodass sich der Gasaustausch verringert. Dadurch sind hohe Beatmungsdrücke notwendig und es entsteht eine respiratorische Azidose.
- **Nieren:** Der renalvenöse Abstrom wird vermindert, wodurch die glomeruläre Filtration und damit die Urinproduktion abnimmt.
- **Kardiovaskulär:** Durch die Kompression der V. cava inferior nimmt das Herz-Zeit-Volumen ab und es kommt zu einer reflektorischen Tachykardie.
- **Intestinaltrakt:** Die Durchblutung der Organe ist verringert, sodass es zu einer Minderdurchblutung, einer bakteriellen Translokation, einer Ischämie und einer Perforation kommen kann.
- **Zentrales Nervensystem:** Der intrakranielle Druck ist erhöht.

Apparative Diagnostik Der intraabdominelle Druck („intraabdominal pressure", IAP) wird bei liegendem Blasenkatheter gemessen und ist bei Intensivpatientinnen oder Patientinnen mit Adipositas bereits ohne pathologischen Stellenwert erhöht (➤ Tab. 9.11). Ist der intraabdominelle Druck auf über 20 mm Hg erhöht und tritt ein neues Organversagen auf, dann wird dies als abdominelles Kompartmentsyndrom bezeichnet.

9.1.8 Abdominelles Kompartmentsyndrom

Intraabdominelle Drucksteigerung mit Organfunktionsstörung bis Versagen. *Pathophysiologie:* Druck steigt = respiratorische Einschränkung + Perfusionsstörung = Flüssigkeitsretention → Druck steigt weiter = Circulus vitiosus

Ursachen: Abdominaltrauma, rupturiertes Aortenaneurysma, Blutungen, Tumoren, Aszites, Polytrauma mit Massentransfusion, Sepsis (Capillary-Leak)

Klinik und Diagnostik

Symptome:

- Prall gespanntes Abdomen
- Tachykardie, ggf. Hypotonie
- Oligurie
- Verschlechterte Atmung (bei Beatmung: erhöhter inspiratorischer Spitzendruck)

Diagnostik: intraabdomineller Druck (IAP) über Blasenkatheter messen, IAP > 20 mm Hg + neues Organversagen = abdominelles Kompartmentsyndrom

TAB. 9.11

Tab. 9.11 Intraabdomineller Druck (IAP)

Erkrankungen	Intraabdomineller Druck
Keine (physiologischer Wert)	Etwa 5 mm Hg
Keine spezifische (Patientin auf Intensivstation)	5–7 mm Hg
Adipositas per magna (BMI > 40 kg/m²)	9–14 mm Hg
Intraabdomineller Hypertonus (IAH) • Grad I • Grad II • Grad III • Grad IV	 12–15 mm Hg 16–20 mm Hg 21–25 mm Hg > 25 mm Hg
Abdominelles Kompartmentsyndrom (ACS)	> 20 mm Hg + neu aufgetretenes Organversagen

Therapie

Engmaschige Kontrollen mit klinischer Verlaufskontrolle
Konservative Therapie: Dekompression durch Magensonde, enterale Ernährung reduzieren, perkutane Drainage, Negativbilanz anstreben, Bauchwand-Compliance verbessern (Sedierung, Analgesie), Organunterstützung
Operative Therapie: bei Organversagen, Entlastung der Bauchhöhle, temporärer, spannungsfreier Bauchdeckenverschluss
Hohe *Mortalität* (bis 50 % trotz Therapie)

Therapie

Bei erhöhtem intraabdominellen Druck werden engmaschige Kontrollen (Messung des intraabdominellen Drucks) und klinische Verlaufskontrollen empfohlen. Die konservative Therapie umfasst:

- Dekompression intraluminaler und intraabdomineller Flüssigkeitsansammlungen durch Anlage einer Magensonde und Reduktion der enteralen Ernährung
- Anlage einer perkutanen Drainage
- Restriktives Flüssigkeitsmanagement (nach Möglichkeit mit Negativbilanz)
- Verbesserung der Bauchwand-Compliance (ausreichende Sedierung und Analgesie)
- Organunterstützung

Kommt es bei erhöhtem intraabdominellen Druck zu einem Organversagen und damit definitionsgemäß zu einem abdominellen Kompartmentsyndrom, wird eine operative Therapie empfohlen. Ihre wesentlichen Bestandteile sind die Entlastung der Abdominalhöhle und die Anlage eines spannungsfreien, temporären Bauchdeckenverschlusses.

Trotz adäquater Therapie bleibt die Mortalität der Patientinnen mit abdominellen Kompartmentsyndrom hoch (bis zu 50 %).

9.2 Ösophagus

9.2 Ösophagus

Susanne Blank

Kardinalsymptom einer Ösophaguserkrankung ist i. d. R. die *Dysphagie.*

Der Ösophagus ist ein Muskelschlauch zwischen Pharynx und Magen. Das Kardinalsymptom fast aller Erkrankungen am Ösophagus ist die Dysphagie. Die Diagnostik der ersten Wahl ist die Ösophagogastroskopie (ÖGD), um die meisten Pathologien zu entdecken.

Die Ösophagusperforation wird in ➤ Kap. 9.1.4.1 beschrieben, die Ösophagusatresie im ➤ Kap. 12.2.6.

9.2.1 Achalasie

9.2.1 Achalasie

NKLC Kompetenzebene: **1**, klin. Diagnostik, app. Diagnostik, Therapie, Notfall, Management

Seltene Erkrankung mit gestörter Ösophagus-Motilität und unzureichender Relaxation des unteren Ösophagussphinkters
Einteilung in *3 Typen* (Dilatation, Druckaufbau und Kontraktion)

Die Ösophagusachalasie ist eine seltene Erkrankung der Speiseröhre, die zu einer Beeinträchtigung der normalen Motilität und Funktion des Ösophagus führt. Hauptmerkmale sind eine gestörte peristaltische Aktivität des Ösophagus und eine unzureichende Relaxation des unteren Ösophagussphinkters („lower esophageal sphincter", LES):

- Typ I: fehlende Relaxation des LES, Aperistaltik des gesamten Ösophagus und Dilatation des Ösophagus
- Typ II: fehlende Relaxation des LES, Aperistaltik und panösophagealer Druckaufbau
- Typ III: fehlende Relaxation des LES und spastische Kontraktionen des Ösophagus

Ursachen (diskutiert): neurologische Störungen, Dysfunktion der glatten Muskulatur, Autoimmunreaktion

Die genauen Gründe für die gestörte Peristaltik sind unklar, diskutiert wird eine Kombination aus neurologischen Störungen, einer Dysfunktion der glatten Muskulatur und möglicherweise einer Autoimmunreaktion.

Klinik und Diagnostik

Symptome Die Achalasie ist gekennzeichnet durch eine Vielzahl von Symptomen, die aufgrund der Schwierigkeiten beim Schlucken und der Nahrungspassage auftreten. Die Symptome können jedoch variieren:

- Dysphagie: erschwerte und schmerzhafte Nahrungsaufnahme vor allem beim Schlucken fester Speisen
- Retrosternale Schmerzen, häufig in Verbindung mit dem Essen
- Regurgitationen
- Gewichtsverlust und Mangelernährung

CAVE Die Symptome einer Achalasie können anfänglich einer gastroösophagealen Refluxkrankheit ähnlich sein (➤ Kap. 9.3.1).

Apparative Diagnostik Folgende Untersuchungen sollten bei Verdacht auf Achalasie durchgeführt werden:

- Ösophagusmanometrie (relevant zur Diagnostik und zur Einteilung der Achalasie): unzureichende Relaxation des LES und Fehlen normaler peristaltischer Kontraktionen
- Breischluckuntersuchung: Vogeltränken- oder Sektglasform: dilatierter Ösophagus
- Endoskopie: Ausschluss anderer Ursachen der Symptome (z. B. Tumoren, Entzündungen)

Therapie

Es stehen verschiedene therapeutische Techniken zur Verfügung, die interdisziplinär ausgewählt werden sollten und sich nach den Komorbiditäten der Patientin, dem Achalasie-Typ sowie dem individuellen Operationsrisiko richten:

- **Medikamentöse Therapie:** Kalziumkanalblocker oder lang wirksame Nitrate zur Relaxation des LES (für die langfristige Wirksamkeit einer medikamentösen Therapie gibt es keinen Nachweis, sodass sie eher überbrückend eingesetzt wird)
- **Endoskopische Botulinumtoxininjektion** in den LES (Erfolgsrate ca. 75 %, im Langzeitverlauf allerdings den weiteren invasiven Techniken unterlegen)
- **Endoskopische pneumatische Dilatation** (oft mehrfach notwendig, Erfolgsrate ca. 85 %, im Langzeitverlauf allerdings geringer)
- **Endoskopische Myotomie** (perorale endoskopische Myotomie, POEM)
  - Endoskopische Spaltung der Ösophagusmuskulatur über eine Inzision der Mukosa
  - Langstreckige Muskelspaltung möglich
  - Anschließender Verschluss der Mukosainzision von endoluminal
  - Keine Refluxprophylaxe
- **Chirurgische Myotomie:** Spaltung des LES = Heller-Myotomie
  - Spaltung des LES durch Inzision der Ösophagusmuskulatur
  - Die Mukosa wird hierbei intakt belassen
  - Refluxprophylaxe durch ventrale Fundoplicatio (Schwenken des Magenfundus auf die Inzision)
  - Inzision nur im distalen Bereich des Ösophagus möglich

FALL Eine 23-jährige Patientin schildert progrediente Regurgitationsbeschwerden. Aktuell könne sie fast nur noch flüssige Nahrung zu sich nehmen. Hierunter habe sie 16–17 Kilo abgenommen und wiege jetzt noch 48,5 kg bei 165 cm. Sie nehme seit einiger Zeit Protonenpumpeninhibitoren (PPI) ein, weil initial der Verdacht auf eine Refluxerkrankung bestand. Eine Besserung war dadurch aber nicht eingetreten.
In der ÖGD zeigen sich massiv rückgestaute Nahrungsreste. In der Manometrie ist der Druck des unteren Ösophagussphinkters erhöht bei fehlender Kontraktion des tubulären Ösophagus.
Diagnose: Achalasie Typ I
Therapie: Eine endoskopische Myotomie (POEM) bleibt frustran, sodass eine laparoskopische Heller-Myotomie durchgeführt wird. Danach bessert sich die Symptomatik deutlich. Die Therapie mit PPI wird zunächst für 3 Monate fortgeführt und dann ausschleichend abgesetzt. Langfristig ist jedoch eine intermittierende Therapie mit PPI notwendig, da nach Heller-Myotomie immer wieder Refluxbeschwerden auftreten.

Studentische Sicht

Klinik und Diagnostik

Symptome: Dysphagie, retrosternale Schmerzen, Regurgitationen und Gewichtsverlust

CAVE

Diagnostik: Manometrie, Breischluck, Endoskopie

Therapie

Abhängig von Komorbiditäten, Achalasie-Typ, Operationsrisiko:

- **Medikamentös:** Kalziumkanalblocker, lang wirksame Nitrate zur LES-Relaxation (langfristig nicht wirksam, eher Überbrückung)
- **Endoskopisch:** *Botulinumtoxininjektion* (ca. 75 % Erfolg, langfristig weniger effektiv), *pneumatische Dilatation* (oft mehrfach nötig, ca. 85 % Erfolg, langfristig abnehmend) oder *POEM* (perorale endoskopische Myotomie), d. h. endoskopische Spaltung der Ösophagusmuskulatur
- **Chirurgisch:** Heller-Myotomie, d. h. Spaltung des LES durch Muskelinzision, Mukosa bleibt intakt, Refluxprophylaxe via ventraler Fundoplicatio

Studentische Sicht

9.2.2 Ösophagusdivertikel

Unterscheide *falsche Divertikel* (Pulsionsdivertikel) von *echten Divertikeln* (Traktionsdivertikel) (➢ Abb. 9.6)
- **Zenker-Divertikel** (Pulsionsdivertikel): häufigstes Ösophagusdivertikel; am oberen Ösophagus (Killian-Dreieck)
- **Epiphrenisches Divertikel** (Pulsionsdivertikel): am distalen Ösophagus (nahe Zwerchfell), entsteht durch Dysfunktion des unteren Sphinkters + Druck
- **Parabronchiales Divertikel** (Traktionsdivertikel): am mittleren Ösophagus, entsteht durch Zug bei Entzündung/Narben/Tumor (z. B. alte Lymphadenitis)

9.2.2 Ösophagusdivertikel

NKLC Kompetenzebene: **1**, klin. Diagnostik, app. Diagnostik, Therapie, Notfall, Management

Es gibt verschiedene Arten von Ösophagusdivertikeln, die sich je nach ihrer Lage und Ursache unterscheiden (➢ Abb. 9.6). Häufiger sind falsche Divertikel (Pulsionsdivertikel), die durch einen erhöhten intraluminalen Druck im Ösophagus entstehen. Echte Divertikel (Traktionsdivertikel) entstehen dagegen durch Zug von außen:
- **Zenker-Divertikel** (Pulsionsdivertikel)
  - Häufigstes Ösophagusdivertikel
  - Ausstülpung der Schleimhaut und des submukösen Gewebes zwischen der Speiseröhre und dem oberen Ösophagussphinkter
  - Verursacht durch eine Fehlfunktion des oberen Ösophagussphinkters und eine erhöhte Druckbelastung im Bereich des Ausgangs des Ösophagus
- **Epiphrenische Divertikel** (Pulsionsdivertikel)
  - Entsteht im unteren Teil der Speiseröhre, nahe dem Zwerchfell
  - Verursacht durch eine Fehlfunktion des unteren Ösophagussphinkters und eine erhöhte Druckbelastung im unteren Ösophagus
- **Parabronchiale Divertikel** (Traktionsdivertikel)
  - Normalerweise im mittleren Teil der Speiseröhre
  - Häufig persistierende Gewebeverbindung zwischen Trachea und Ösophagus in der Fetalzeit
  - Verursacht durch Entzündungen, Vernarbungen oder Tumoren in der Nähe der Speiseröhre

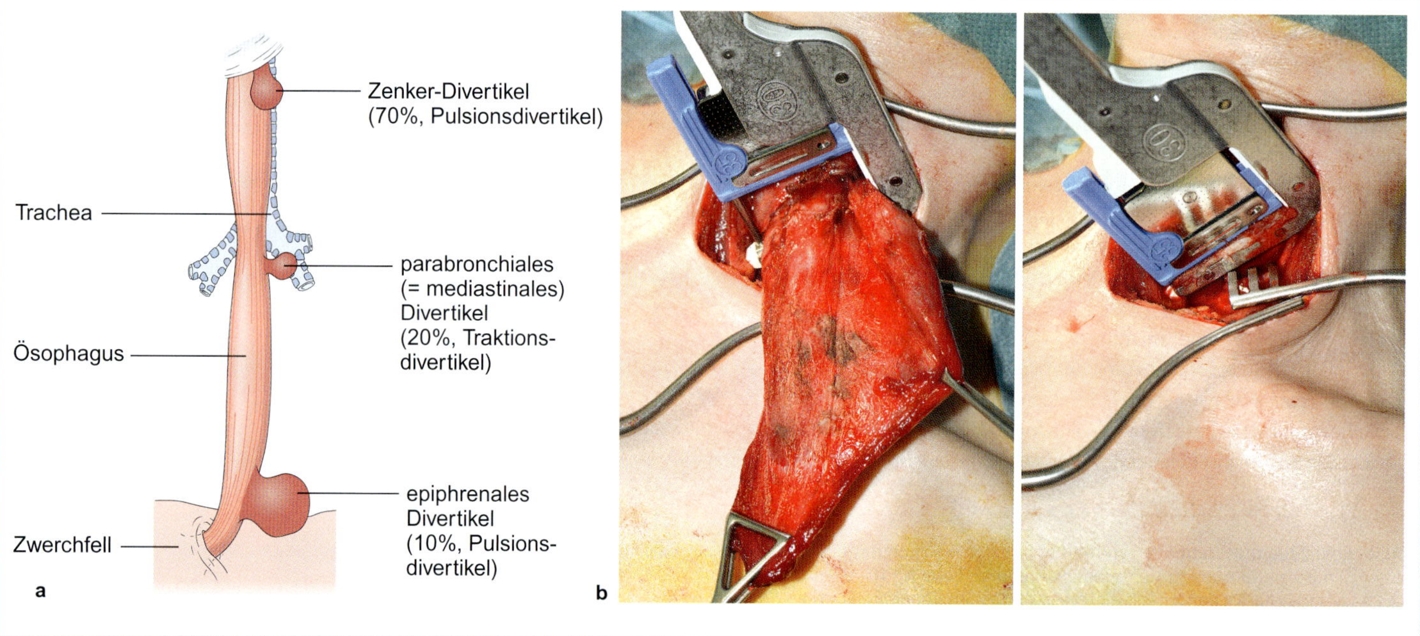

Abb. 9.6 Ösophagusdivertikel
a) Schema von Zenker-, epiphrenischem und parabronchialem Divertikel [L190]
b) Großes Zenker-Divertikel vor (links) und nach (rechts) dem Absetzen [P1646]

Klinik und Diagnostik

Symptome: Dysphagie, Regurgitation, Brustschmerzen/retrosternale Schmerzen, Sodbrennen/Reflux, Gewichtsverlust, Halitosis

Klinik und Diagnostik

Symptome Die Symptome bei Ösophagusdivertikeln können je nach Art, Größe und Lage des Divertikels variieren: Schluckbeschwerden (Dysphagie), Regurgitation, Brustschmerzen/retrosternale Schmerzen, Sodbrennen/Reflux, Gewichtsverlust bei beeinträchtigter Nahrungsaufnahme, Halitosis (Mundgeruch).

Regurgitation beschreibt das ungewollte Rückfließen von unverdauter Nahrung oder Flüssigkeit aus dem Ösophagus in den Mund. Ösophagusdivertikel können dazu führen, dass sich Nahrung in den Ausstülpungen sammelt und anschließend regurgitiert wird. Durch bakterielle Besiedelung der Nahrung in den Divertikeln kann Mundgeruch entstehen.

Studentische Sicht

Apparative Diagnostik Zur Diagnostik gehören eine Breischluckuntersuchung, eine ÖGD sowie eine Manometrie des Ösophagus. Mit der Breischluckuntersuchung kann das Divertikel meist problemlos dargestellt werden, eine endoskopische Untersuchung ist dennoch sinnvoll, um andere Ursachen für die bestehenden Symptome auszuschließen.

Diagnostik: Breischluckuntersuchung, ÖGD, Manometrie

MERKE Bei Dysphagie sollte immer ein maligner Prozess durch eine ÖGD ausgeschlossen werden.

MERKE

Therapie

Zenker-Divertikel Goldstandard ist eine endoskopische Therapie, bei der man die Wand zwischen Ösophagus- und Divertikellumen spaltet – und damit auch den M. cricopharyngeus, was den intraluminalen Druck verringert. Alternative ist eine chirurgische Resektion des Divertikels mit gleichzeitiger Myotomie.

Epiphrenisches Divertikel Standard ist eine laparoskopische transhiatale Divertikelresektion und ggf. Spaltung des unteren Ösophagussphinkters bzw. der Hochdruckzone gegenüber dem Divertikel. Alternativ ist auch eine thorakoskopische oder transthorakale Divertikelresektion möglich.

Traktionsdivertikel Das parabronchiale Divertikel macht nur sehr selten Probleme und sollte daher nicht primär operativ versorgt werden. Gegebenenfalls kann das Divertikel thorakoskopisch oder transthorakal reseziert werden.

Therapie

Zenker-Divertikel: endoskopische Myotomie als Standard

Epiphrenisches Divertikel: laparoskopische transhiatale Resektion ± Myotomie als Standard

Traktionsdivertikel: meist asymptomatisch, keine primäre OP

9.2.3 Ösophagusruptur

9.2.3 Ösophagusruptur

NKLC Kompetenzebene: **1**, klin. Diagnostik, app. Diagnostik, Therapie, Notfall, Management

Der Riss des Ösophagus kann sehr verschiedene Ursachen haben (➤ Tab. 9.12).

Tab. 9.12 Ursachen der Ösophagusruptur

Typ	Beispiele
Medizinischer Eingriff/iatrogene Ösophagusperforation (s.a. ➤ Kap. 9.1.4.1)	• Diagnostische oder therapeutische endoskopische Verfahren (insbesondere, wenn das Gewebe bereits vorgeschädigt ist) • Operationen im Bereich der Speiseröhre
Spontane Ruptur	• Boerhaave-Syndrom: spontane Perforation, oft infolge von Erbrechen oder Würgen • Mallory-Weiss-Syndrom: Riss in der Schleimhaut durch übermäßiges Erbrechen oder starkes Würgen (keine eigentliche Perforation)
Traumatische Verletzung	Unfälle, z. B. Verkehrsunfälle oder Stürze, bei denen die Speiseröhre durch äußere Gewalteinwirkung gerissen wird
Fremdkörper	Verschlucken von scharfen oder sperrigen Fremdkörpern (z. B. Fischgräten, Knochen)
Gastrointestinale Erkrankung	• Lang anhaltender, unbehandelter gastroösophagealer Reflux → Entzündungen und Schäden an der Speiseröhrenwand mit erhöhtem Risiko einer Ruptur • Entzündungen oder Geschwüre → Schwächung der Gewebestruktur mit erhöhtem Risiko einer Ruptur

TAB. 9.12

Klinik und Diagnostik

Symptome Eine Ösophagusruptur geht oft mit akuten Symptomen sowie allgemeinen Krankheitssymptomen bis hin zur Kreislaufreaktion und Sepsis einher. Mögliche Symptome sind retrosternale/thorakale Schmerzen, Dysphagie, Übelkeit/Erbrechen und Tachykardie.

Apparative Diagnostik Um die Therapie nicht zu verzögern, ist eine zügige Diagnostik erforderlich. Besteht der Verdacht auf eine Ösophagusruptur, sind eine CT von Thorax und Abdomen sowie eine ÖGD indiziert:

- **CT:** Luft im Mediastinum weist auf eine Ösophagusperforation hin, auch intraabdominell freie Luft ist bei distaler Ösophagusperforation möglich. Bei Gabe von oralem Kontrastmittel kann ein Kontrastmittelaustritt eine Ösophagusperforation darstellen.
- **ÖGD:** Dabei kann die Perforation genau lokalisiert und in ihrem Ausmaß beurteilt werden. Zeitgleich ist u. U. auch bereits eine Therapie möglich.

Klinik und Diagnostik

Symptome: allgemeine Krankheitssymptome und Kreislaufreaktionen sowie retrosternale/thorakale Schmerzen, Dysphagie und Übelkeit/Erbrechen

Diagnostik: CT und ÖGD

Therapie
➤ Tab. 9.13

Therapie

Die Therapie richtet sich nach dem Ausmaß und der Lokalisation der Perforation sowie dem Allgemeinzustand der Patientin (➤ Tab. 9.13).

TAB. 9.13

Tab. 9.13 Therapie der Ösophagusruptur

Typ	Indikation	Vorgehen
Konservative Therapie	Bei kleinen Läsionen, fehlendem Mediastinitisnachweis und gutem AZ der Patientin	Nahrungskarenz, Ernährung über nasogastrische Sonde, Antibiotika
Endoskopische Therapie	Läsion, bei der konservative Therapie nicht möglich ist	• Verschluss der Perforation mit OTSC bei kleineren Läsionen • Überbrückung und Abdichtung der Perforation mit einem Stent • Anlage eines Endovacs in die Insuffizienz/Perforationshöhle oder von intraluminal und Ernährung über eine Ernährungssonde
Operative Therapie	Bei größerer Ruptur, fortgeschrittener Perforation oder instabilem AZ der Patientin	• Meist Ösophagusdiskontinuitätsresektion (Ausleitung des Ösophagus am Hals als Schleimfistel, blinder Verschluss des Ösophagus am Magen) mit Ernährung über eine operativ angelegte Ernährungssonde • Primärer Verschluss mit Naht bei sehr früher Perforation, ggf. in Kombination mit einer Endovac-Anlage • Thoraxdrainage mit Spülung des Pleuralspaltes bei Pleuraempyem

OTSC = „over the scope clip"

9.2.4 Barrett-Ösophagus

9.2.4 Barrett-Ösophagus

NKLC Kompetenzebene: **1**, klin. Diagnostik, app. Diagnostik, Therapie, Notfall, Management

Plattenepithel der distalen Speiseröhre wird durch spezialisiertes Zylinderepithel (mit Becherzellen) ersetzt.

Der Barrett-Ösophagus wird meist bei einer ÖGD im Rahmen der Abklärung einer Refluxkrankheit entdeckt (➤ Kap. 9.3.1). Beim Barrett-Ösophagus wird das normale Plattenepithel der distalen Speiseröhre durch ein verändertes, spezialisiertes Zylinderepithel (intestinales Epithel mit Becherzellen) ersetzt. Dieses Zylinderepithel ähnelt dem Epithel, das normalerweise im Dünndarm vorkommt.

Ursachen: Refluxkrankheit (häufigste Ursache), genetische, epigenetische, Umweltfaktoren (z. B. Rauchen, Adipositas), chronische Entzündung = Gewebeumbau

Ursachen Mehrere Faktoren können die Entstehung eines Barrett-Ösophagus auslösen oder begünstigen:

- Gastroösophageale Refluxkrankheit (➤ Kap. 9.3.1, häufigste Ursache): Metaplasie (Epithelumwandlung) als Schutzmechanismus gegen die Säureexposition
- Genetische und epigenetische Faktoren sowie Umweltfaktoren (Rauchen, Alkohol, Adipositas)
- Entzündungsreaktion und Gewebeumbau (Freisetzung von Entzündungsmediatoren durch chronische Entzündung)

Präkanzerose: Risiko für Adenokarzinom ca. 0,3 %/Jahr

Präkanzerose Der Barrett-Ösophagus selbst ist eine Präkanzerose (erhöhtes Risiko von Ösophaguskarzinomen): Die anhaltende Exposition gegenüber saurem Mageninhalt und die damit verbundene chronische Entzündung kann zu genetischen und epigenetischen Veränderungen führen, die die Zellproliferation und -differenzierung beeinflussen und das Krebsrisiko erhöhen. Das Risiko einer Progression ist allerdings deutlich niedriger als lange angenommen und beträgt ca. 0,3 %/Jahr.

Einteilungen:
- *Länge:* Short Barrett (< 3 cm) oder Long Barrett (> 3 cm)
- *Prag-Klassifikation:* Zirkumferenz (C) und maximale Ausdehnung (M) der Metaplasie
- *Paris-Klassifikation:* Morphologie auffälliger Läsionen
- *Histologie:* intestinale Metaplasie (niedriggradig = NIM oder hochgradig = HIM); Dysplasie (niedrig- oder hochgradig)

Einteilungen Je nach Ausdehnung der Metaplasie, dem makroskopischen Aussehen sowie dem Ausmaß der zellulären Veränderungen sind folgende Unterscheidungen möglich:

- Beim Ausmaß des spezialisierten zylindrischen Epithels (intestinale Metaplasie) im Barrett-Ösophagus unterscheidet man zwischen *Short Barrett* (< 3 cm) und *Long Barrett* (> 3 cm).
- Die *Prag-Klassifikation* beinhaltet sowohl die Angabe zur Höhe der zirkumferenziellen (C) Zylinderepithelmetaplasie als auch zu ihrer maximalen Ausdehnung (M) und sollte bei einem Endoskopiebefund immer angegeben werden.
- Auffällige Läsionen werden zudem anhand der *Paris-Klassifikation* eingeteilt, die zwischen erhaben, flach und ulzeriert unterscheidet.
- Anhand der histologischen Veränderungen und des Ausmaßes der Metaplasie des Epithels unterscheidet man:
  - *Intestinale Metaplasie* (Hauptkomponente des Barrett-Ösophagus) mit weiterer Unterteilung in niedriggradige intestinale Metaplasie (NIM, leichte Veränderung des Epithels ohne signifikante

Dysplasie) und hochgradige intestinale Metaplasie (HIM, stärkere Veränderung des Epithels mit erhöhtem Risiko für dysplastische Veränderungen)
- *Dysplasie* (präkanzeröse Veränderung) mit weiterer Unterteilung in niedrig- und hochgradige Dysplasie

MERKE Die Einteilung des Barrett-Ösophagus erfolgt anhand der Ausdehnung der Metaplasie, dem makroskopischen Aussehen sowie dem Ausmaß der zellulären Veränderungen.

Klinik und Diagnostik

Zur Diagnose eines Barrett-Ösophagus ist eine Probenentnahme und histologische Untersuchung des veränderten Gewebes unabdingbar. Bei Verdacht auf eine Barrett-Metaplasie biopsiert man nicht nur alle suspekten Areale, sondern führt auch eine systematische 4-Quadranten-Biopsie alle 1–2 cm durch. Zudem ist eine Refluxdiagnostik mit 24-Stunden-pH-Metrie sowie Manometrie der Speiseröhre sinnvoll.

Therapie

Ziel Die Behandlung des Barrett-Ösophagus zielt darauf ab, den gastroösophagealen Reflux zu kontrollieren und das Krebsrisiko zu verringern.

Therapieoptionen Mögliche Maßnahmen sind Lebensstiländerungen, Medikamente zur Verringerung der Magensäureproduktion (Protonenpumpenhemmer) und eine regelmäßige endoskopische Überwachung:
- Protonenpumpenhemmer: bisher kein eindeutiger Nachweis der Verringerung des Karzinomrisikos; die Einnahme wird jedoch empfohlen
- NSAID (vor allem ASS) und Statine: senken ggf. das Risiko einer Progression zum Karzinom, bisher kein eindeutiger Nachweis
- Anti-Refluxoperation (laparoskopische Hemi-/Fundoplicatio): Refluxkontrolle durch Mobilisierung des Magenfundus (Durchtrennen der Aa. breves), mit dem dann der Ösophagus umwickelt wird (➢ Kap. 9.3.1)
- Ablation des veränderten Gewebes: bei leichtgradigen Dysplasien
- Endoskopische Resektion: bei hochgradigen Dysplasien

Überwachung Je nach Vorhandensein intraepithelialer Dysplasien werden in der aktuellen Leitlinie folgende Überwachungsintervalle empfohlen:
- Keine intraepitheliale Dysplasie → ÖGD-Kontrolle nach 1 Jahr, bei Bestätigung alle 3–5 Jahre eine Kontroll-ÖGD
- Leichtgradige Dysplasie: bei sichtbarer Läsion → endoskopische Resektion, ansonsten Radiofrequenzablation; Alternative: Überwachung im 1. Jahr halbjährlich, dann jährlich
- Hochgradige Dysplasie → endoskopische Resektion (zum einen als Therapie, zum anderen für die genaue Diagnostik mittels histologischer Untersuchung)

9.2.5 Ösophaguskarzinom

NKLC
Maligne Tumoren des Ösophagus
Kompetenzebene: **2**, klin. Diagnostik, app. Diagnostik, Therapie, Notfall, **Management**

Die Inzidenz des Ösophaguskarzinoms variiert je nach geografischer Lage deutlich. Sie ist im fernen Osten am höchsten. In Deutschland sind ca. 1 % der malignen Neuerkrankungen Ösophaguskarzinome, und ca. 2 % der tumorbedingten Todesursachen sind durch ein Ösophaguskarzinom verursacht. Männer sind deutlich häufiger betroffen als Frauen (Faktor 3,5).

Es gibt 2 **Hauptsubtypen** des Ösophaguskarzinoms: das Plattenepithelkarzinom und das Adenokarzinom (➢ Abb. 9.7):
- *Plattenepithelkarzinom:* abnehmende Inzidenz in westlichen Ländern, entsteht aus den oberflächlichen Zellen des Speiseröhrenepithels, wird hauptsächlich mit chronischem Tabak- und Alkoholkonsum sowie mechanischen Schäden des Ösophagusepithels in Verbindung gebracht
- *Adenokarzinom:* häufiger in westlichen Ländern, ist eng mit gastroösophagealem Reflux und der Barrett-Metaplasie assoziiert; Unterteilung in Adenokarzinome des Ösophagus (AEG I), des gastroösophagealen Übergangs (AEG II) sowie subkardiale Adenokarzinome (AEG III)

Studentische Sicht

MERKE

Klinik und Diagnostik

Diagnostik mittels histologischer Sicherung nach systematischer 4-Quadranten-Biopsie alle 1–2 cm; ergänzend Refluxdiagnostik

Therapie

Ziel: Refluxkontrolle, Senkung des Karzinomrisikos

Optionen:
- Lebensstiländerung
- *Medikamente:* PPI (empfohlen, kein klarer Karzinomschutz), NSAID (vor allem ASS), Statine (möglicher Schutz, kein Beweis)
- *OP:* Anti-Reflux-OP (laparoskopische Fundo-/Hemifundoplicatio); Ablation bei niedriggradiger Dysplasie, endoskopische Resektion bei hochgradiger Dysplasie

Überwachung (via ÖGD):
- *Keine Dysplasie:* nach 1 Jahr, dann alle 3–5 Jahre
- *Niedriggradig:* sichtbare Läsion → Resektion, sonst Ablation oder engmaschige Kontrolle (6 Mon. → jährlich)
- *Hochgradig:* endoskopische Resektion (Diagnostik + Therapie)

9.2.5 Ösophaguskarzinom

Geografisch variabel, höchste Inzidenz im Fernen Osten; in Deutschland: ca. 1 % aller malignen Neuerkrankungen, ca. 2 % der Krebstodesfälle; Männer: Frauen = 3,5:1

Subtypen:
- *Plattenepithelkarzinom:* abnehmend in westlichen Ländern
- *Adenokarzinom:* AEG-Klassifikation (➢ Abb. 9.7)

Studentische Sicht

ABB. 9.7

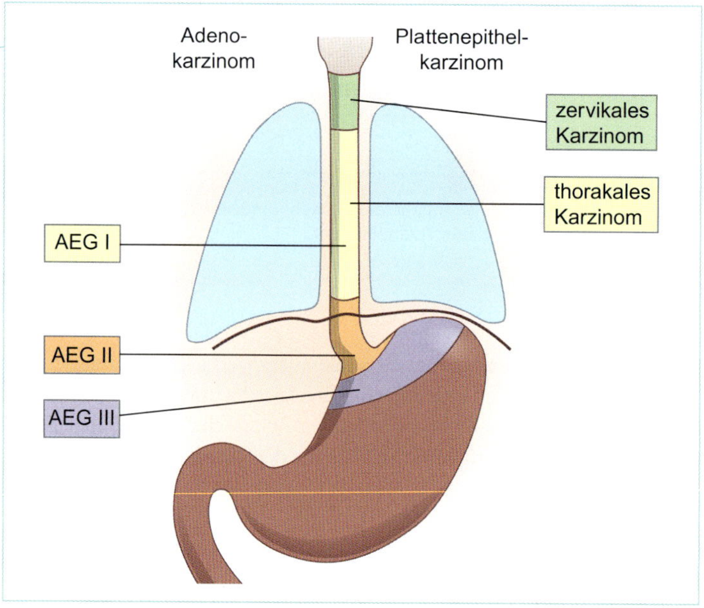

Abb. 9.7 Einteilung der Ösophaguskarzinome; AEG = „adenocarcinoma of esophagogastric junction" [L157]

MERKE

MERKE Patientinnen mit Plattenepithelkarzinom haben häufig therapieeinschränkende Begleiterkrankungen wie COPD, Mangelernährung und Alkoholabusus.

Risikofaktoren:
- *Plattenepithelkarzinom:* Rauchen, Alkohol, vorbestehende Bestrahlung, Schädigungen des Ösophagusepithels durch Verätzung
- *Adenokarzinom:* gastroösophagealer Reflux, Barrett-Ösophagus, Adipositas, Rauchen

Zu den wichtigsten **Risikofaktoren** gehören:
- Plattenepithelkarzinom: Rauchen, Alkohol, vorbestehende Bestrahlung, Schädigungen des Ösophagusepithels durch Verätzung
- Adenokarzinom: gastroösophagealer Reflux, Barrett-Ösophagus, Adipositas, Rauchen
- Allgemein: Ernährung (wenig Obst und Gemüse, viel verarbeitetes Fleisch und fettreiche Lebensmittel), Achalasie

Klinik und Diagnostik

Symptome: Dysphagie, Odynophagie, Gewichtsverlust, Reflux, Blutungen, Übelkeit, B-Symptomatik

Klinik und Diagnostik

Symptome Folgende Symptome können auf ein Ösophaguskarzinom hinweisen:
- Schluckbeschwerden (Dysphagie), eines der häufigsten Symptome, im Extremfall Unfähigkeit, feste Nahrung oder Flüssigkeiten aufzunehmen
- Schmerzen beim Schlucken (Odynophagie)
- Gewichtsverlust (durch verringerte Nahrungsaufnahme bei Dysphagie und/oder Tumorkachexie [durch den Tumor ausgelöste katabole Stoffwechsellage])
- Sodbrennen/Reflux
- Gastrointestinale Blutung
- Appetitlosigkeit und Übelkeit
- Müdigkeit und Schwäche, B-Symptomatik (Fieber, Gewichtsverlust, Nachtschweiß)

Diagnostik: Endoskopie, Endosonografie, CT, Algorithmus ➤ Abb. 9.8

Apparative Diagnostik Die Verfahren dienen dazu, die Erkrankung zu erkennen, den Tumor zu lokalisieren, das Stadium der Erkrankung zu bestimmen und eine geeignete Behandlungsstrategie festzulegen (➤ Abb. 9.8):
- Endoskopie: Schlüsseluntersuchung mit Entnahme von Biopsien, um den Tumor histologisch nachzuweisen und zu klassifizieren, und genaue Angabe der Lokalisation in Zentimetern ab Zahnreihe und Längenausdehnung des Tumors
- Endosonografie: Abschätzung der Tiefeninfiltration (uT-Stadium) und Nachweis auffälliger Lymphknoten (uN-Stadium)
- CT Hals/Thorax/Abdomen: Diagnose bzw. Ausschluss von Lymphknotenmetastasen sowie Fernmetastasen sowie Organinfiltrationen (cT, cN- und cM-Stadium)

Mögliche Zusatzuntersuchungen sind eine Bronchoskopie (bei hohen Karzinomen mit Kontakt zum Tracheobronchialsystem), eine diagnostische Laparoskopie (Ausschluss einer Peritonealkarzinose bei tiefen Adenokarzinomen) und eine PET/CT (Ausschluss von Fernmetastasen bei lokal fortgeschrittenen Tumoren).

ABB. 9.8

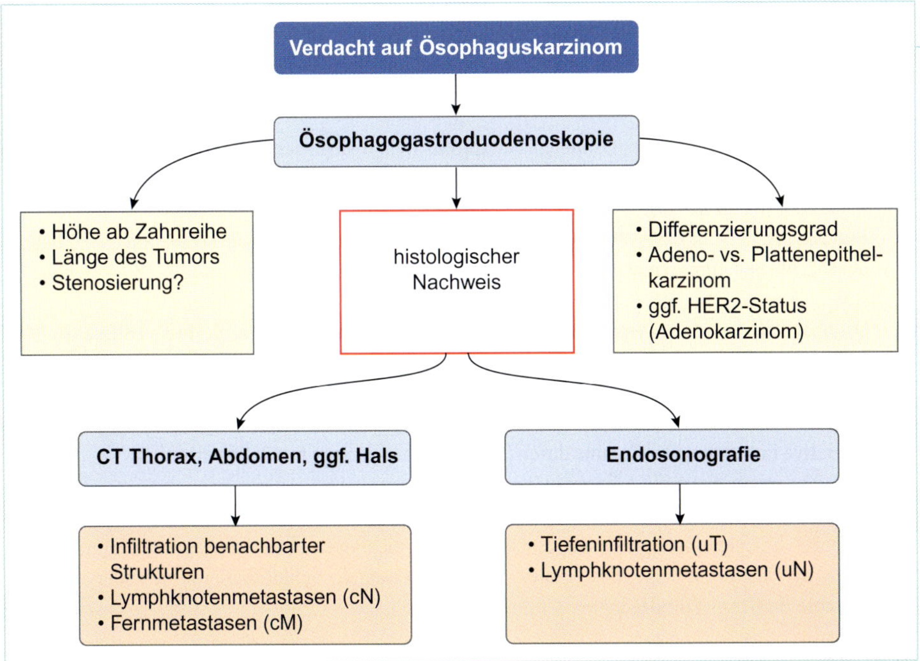

Abb. 9.8 Diagnostik-Algorithmus bei Ösophaguskarzinom [P1677, L157]

MERKE

MERKE Wichtige Informationen zur weiteren Therapieplanung: Höhe des Tumors, Längenausdehnung des Tumors, histologischer Subtyp, Tiefeninfiltration des Tumors, Vorhandensein auffälliger Lymphknoten, Vorhandensein von Fernmetastasen.
Die Therapieplanung und ggf. auch Planung einer erweiterten Diagnostik sollte immer in einem interdisziplinären Tumorboard nach Sichtung aller Befunde erfolgen.

Stadieneinteilung Die Stadieneinteilung (➤ Tab. 9.14) richtet sich nach der Tiefeninfiltration des Tumors (T-Stadium), der Anzahl befallener Lymphknoten (N-Stadium) sowie dem Vorhandensein von Fernmetastasen (M-Stadium).

TAB. 9.14

Tab. 9.14 TNM-Klassifikation des Ösophaguskarzinoms

Stadium	Beschreibung
Primärtumor	
Tx	Primärtumor kann nicht beurteilt werden
T0	Kein nachweisbarer Primärtumor
Tis	Carcinoma in situ
T1a	Tumor infiltriert die Lamina propria, Muscularis mucosae
T1b	Tumor infiltriert die Submukosa
T2	Tumor infiltriert die Muscularis propria
T3	Tumor infiltriert die Adventitia
T4a	Tumor infiltriert Perikard, Pleura, V. azygos, Zwerchfell oder Peritoneum
T4b	Tumor infiltriert weitere Nachbarstrukturen
Lymphknoten	
Nx	Regionäre Lymphknoten können nicht beurteilt werden
N0	Keine regionären Lymphknotenmetastasen
N1	1–2 Lymphknotenmetastasen
N2	3–6 Lymphknotenmetastasen
N3	> 6 Lymphknotenmetastasen
pN0	Mindestens 7 untersuchte Lymphknoten
Fernmetastasen	
M0	Keine Fernmetastasen (nur cM0, pM0 nicht zulässig)
M1	Fernmetastasen
pM1	Fernmetastasen mikroskopisch bestätigt

c = „clinical“, p = pathohistologisch (➤ Kap. 1.9.1)

Die weitere Einteilung erfolgt getrennt für Adeno- und Plattenepithelkarzinome in die UICC-Stadieneinteilung (0–IV).

Therapie und Management

Algorithmen Die Therapie des Ösophaguskarzinoms richtet sich nach dem histologischen Tumortyp (Plattenepithel- oder Adenokarzinom) sowie dem Stadium der Erkrankung (➤ Abb. 9.9, ➤ Abb. 9.10):

- Frühstadium (pT1a/1b, N0):
  - Endoskopische Mukosaresektion (EMR) oder endoskopische submukosale Dissektion (ESD) bei oberflächlichen Tumoren; wichtig ist hier die vollständige Entfernung des Tumors (R0-Resektion, s. a. ➤ Kap. 1.9.2)
  - Ösophagusresektion bei Lymphinvasion (L1) oder Veneninvasion (V1), schlechtem Differenzierungsgrad (≥ G3), tiefer Submukosainfiltration (≥ 500 µm), Tumorrest am basalen Resektionsrand (R1 basal)
- Lokal fortgeschrittenes Stadium (ab T2):
  - Operative Entfernung des Tumors durch (Teil-)Ösophagektomie mit Rekonstruktion
  - Neoadjuvante/perioperative Therapie (s. u.)
- Fortgeschrittenes Stadium (Fernmetastasen/nicht resektabel):
  - Systemische Chemotherapie bei metastasiertem oder nicht operablem Ösophaguskarzinom
  - Palliative Therapie, z. B. Stentplatzierung zur Erleichterung der Schluckbeschwerden oder Strahlentherapie zur Schmerzlinderung

Therapie und Management

Je nach Tumortyp und Stadium (➤ Abb. 9.9, ➤ Abb. 9.10):
- *Frühstadium* (pT1a/b, N0): EMR oder ESD bei oberflächlichen Tumoren; Ösophagusresektion bei Risikofaktoren (L1, V1, G3, > 500 µm Infiltration, R1)
- *Lokal fortgeschritten* (ab T2): (Teil-)Ösophagektomie mit Rekonstruktion; neoadjuvante oder perioperative Therapie
- *Fortgeschritten* (Metastasen/nicht resektabel): systemische Chemotherapie; palliativ: Stent (Dysphagie), Strahlentherapie (Schmerz)

ABB. 9.9

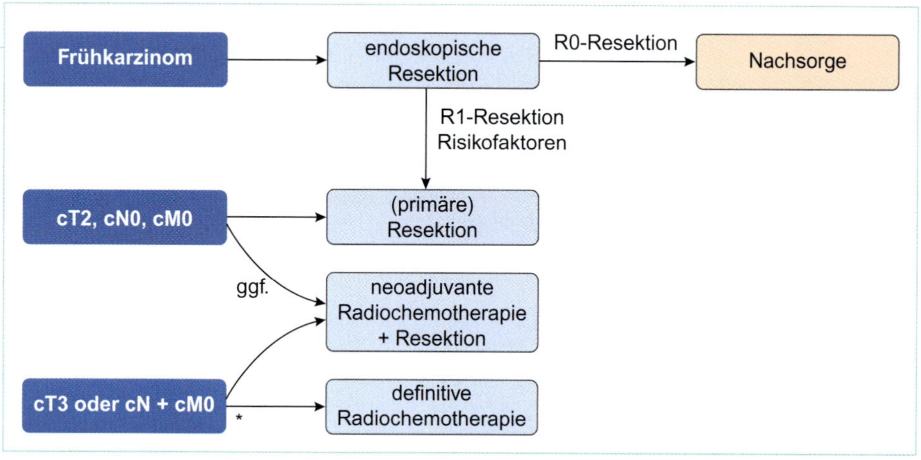

Abb. 9.9 Therapie-Algorithmus bei Plattenepithelkarzinom des Ösophagus; * = funktionell nicht operable Patientinnen [P1677, L157]

ABB. 9.10

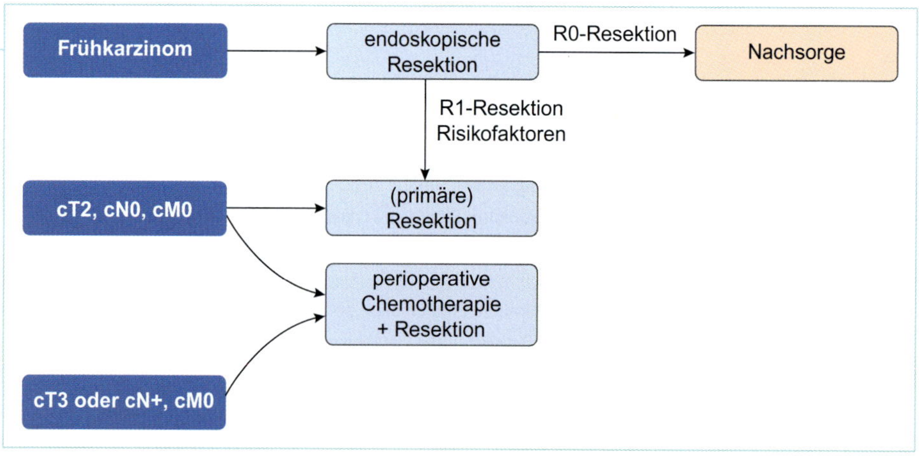

Abb. 9.10 Therapie-Algorithmus bei Adenokarzinom des Ösophagus [P1677, L157]

MERKE Besteht bei Frühkarzinomen ein relevantes Risiko einer lymphogenen Metastasierung, ist eine chirurgische Resektion inkl. Lymphadenektomie indiziert. Risikofaktoren sind Lymphgefäß- oder Veneninfiltration, schlechter Differenzierungsgrad, tiefe Submukosainfiltration, Tumorrest am basalen Resektionsrand.

MERKE

Perioperative Therapie Sie kann ab dem Stadium T2N0 und sollte ab einem T3-Stadium oder N+-Stadium durchgeführt bzw. angeboten werden. Bei Adenokarzinomen wird eine perioperative Chemotherapie durchgeführt, bei Plattenepithelkarzinomen sollte eine Radiochemotherapie durchgeführt werden. Begleitend zur präoperativen Therapie sollte immer eine ernährungsmedizinische Beratung gewährleistet sein.

Definitive Radiochemotherapie Sie kommt bei Plattenepithelkarzinomen infrage. Dabei sollte sie in Erwägung gezogen werden, wenn Patientinnen funktionell nicht operabel sind oder die Operation mit einem deutlich erhöhten Risiko verbunden ist. Nach einer Radiochemotherapie kann bei persistierendem Tumor oder Rezidiv eine Salvage-Ösophagusresektion erfolgen.

Operative Resektion Das Ausmaß der Resektion richtet sich nach der Höhe des Tumors (➤ Abb. 9.11):

- Zervikales Ösophaguskarzinom: abdomino-rechtsthorakale Ösophagusresektion (➤ Abb. 9.12) mit zervikaler Anastomose und 3-Feld-Lymphadenektomie (zervikale, thorakale und abdominelle Lymphknoten)
- Thorakales Ösophaguskarzinom: abdomino-rechtsthorakale Ösophagusresektion (➤ Abb. 9.13) mit 2-Feld-Lymphadenektomie (thorakale und abdominelle Lymphknoten)
- Sonderfall Karzinom des gastroösophagealen Übergangs (AEG II): transhiatal erweiterte Gastrektomie mit distaler Ösophagusresektion oder abdomino-rechtsthorakale Ösophagusresektion

Perioperative Therapie: ab T2N0 möglich, ab T3 oder N+ empfohlen, Adenokarzinom → perioperative Chemotherapie, Plattenepithelkarzinom → neoadjuvante Radiochemotherapie, immer ernährungsmedizinische Begleitung

Definitive Radiochemotherapie: bei PEK, wenn OP funktionell nicht möglich oder hohes Risiko, bei Persistenz/Rezidiv: Salvage-Ösophagusresektion möglich

Operative Resektion: je nach Tumorlokalisation:

- *Zervikal:* abdomino-rechtsthorakale Resektion mit zervikaler Anastomose, 3-Feld-Lymphadenektomie
- *Thorakal:* abdomino-rechtsthorakale Resektion, 2-Feld-Lymphadenektomie
- *AEG II* (Übergangsbereich): transhiatal erweiterte Gastrektomie mit distaler Ösophagusresektion oder abdomino-rechtsthorakale Resektion

ABB. 9.11

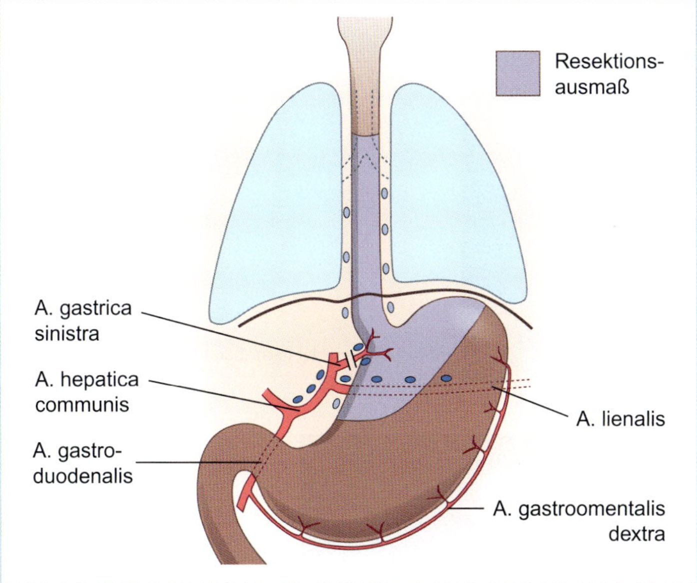

Abb. 9.11 Resektionsausmaß bei Ösophaguskarzinom [L157]

Meist handelt es sich um einen 2-Höhlen-Eingriff (wenn möglich minimalinvasiv und häufig robotisch unterstützt), der meist von abdominell begonnen (Bildung eines Magenschlauchs, ➤ Abb. 9.14, Mobilisierung des Magens und Lymphadenektomie) und thorakal fortgesetzt wird (Mobilisierung des Ösophagus unter Mitnahme der paraösophagealen, präkardialen und paratrachealen Lymphknoten, Absetzung des Ösophagus auf Höhe der V. azygos bzw. der Trachealbifurkation).

Meist 2-Höhlen-Eingriff (oft robotisch unterstützt)

Rekonstruktion Der Magen bzw. Magenschlauch wird hochgezogen und eine hochintrathorakale (nach subtotaler/partieller Ösophagektomie) bzw. zervikale (nach Ösophagektomie) Ösophagogastrostomie durchgeführt (➤ Abb. 9.15). Die Anastomose wird als End-zu-Seit-Ösophagojejunostomie mit Circularstapler angelegt. Alternativ sind auch eine Seit-zu-Seit-Ösophagojejunostomie mit Linearstapler oder eine Handnaht möglich.

Rekonstruktion: durch Hochzug des Magens/Magenschlauchs

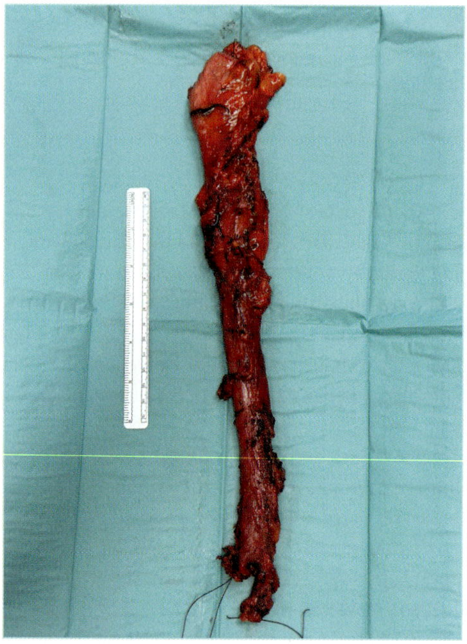

Abb. 9.12 Resektat nach abominothorakozervikaler Ösophagusresektion [P1646]

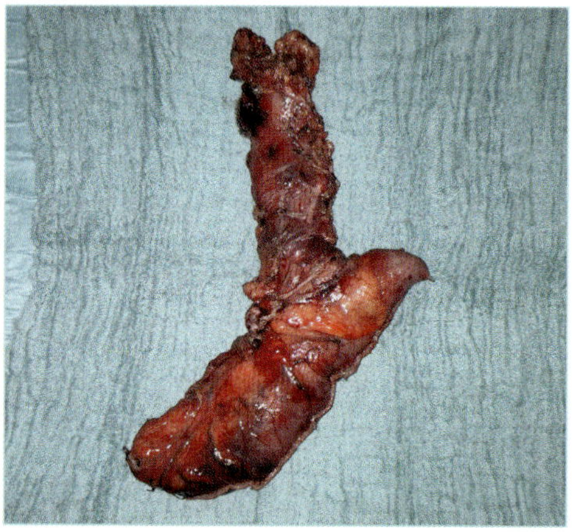

Abb. 9.13 Resektat nach abdominothorakaler Ösophagusresektion [P1646]

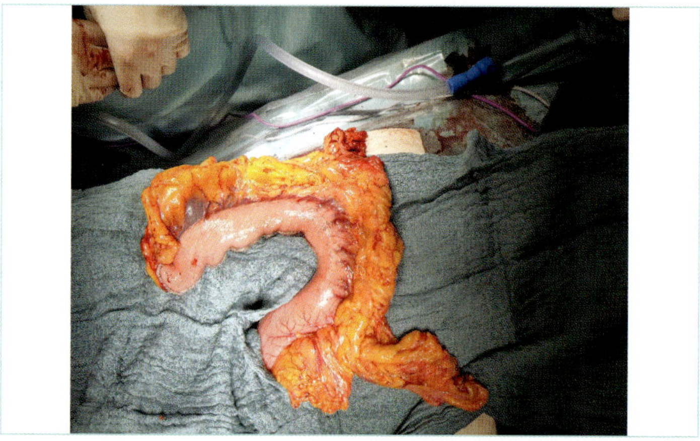

Abb. 9.14 Magenschlauch bei offener Ösophagusresektion [P1646]

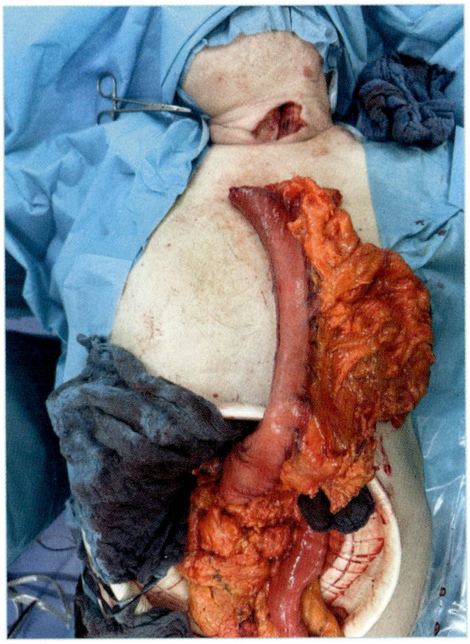

Abb. 9.15 Magenschlauch bei offener Ösophagusresektion mit zervikaler Anastomose [P1646]

Bei nicht geeignetem Mageninterponat oder nach totaler Ösophagogastrektomie wird mit einem Koloninterponat rekonstruiert. Nach transhiatal erweiterter Gastrektomie und distaler Ösophagusresektion sollte mit einer Ösophagojejunostomie und einer Roux-Y-Anastomose rekonstruiert werden.

Gegebenenfalls Rekonstruktion mittels Koloninterponat oder Roux-Y-Anastomose bei transhiatal erweiterter Gastrektomie und distaler Ösophagusresektion

KOMPETENZBASIERTES VORGEHEN (NKLC)

Management

- **Erstversorgung:** Histologie, Staging-Untersuchungen, ggf. Ernährung sicherstellen
- **Entscheidungsfindung:** nach histologischem Typ und Stadium (➤ Abb. 9.9, ➤ Abb. 9.10)
- **Prinzipien der Versorgung:** neoadjuvante/perioperative Therapie als Chemo- oder Radiochemotherapie, operative (Teil-)Resektion mit Rekonstruktion
- **Nachbehandlung:** kurzfristige Kontrollen, Re-Staging, Ernährung unterstützen
- **Erfolgsparameter:** Langzeitüberleben, enterale Passage erhalten
- **Komplikationen:** Pneumonie, Pneumothorax, Anastomoseninsuffizienz, Mediastinitis, Magenentleerungsstörung, Reflux, Anastomosenstenose, Mangelernährung

KOMPETENZBASIERTES VORGEHEN

FALL Ein 70-jähriger Patient entwickelt aufgrund eines Barrett-Ösophagus ein Adenokarzinom des distalen Ösophagus.
In der endoskopischen Submukosaresektion wird der Tumor vollständig reseziert. Histologisch ergibt sich ein Adenokarzinom des Ösophagus pT1b, L0, V0, G3 mit tiefer Submukosainfiltration. Wegen der schlechten Differenzierung (G3) und der tiefen Submukosainfiltration wird entschieden, eine Ösophagusresektion mit Telemanipulator durchzuführen. Präoperativ werden noch eine Endosonografie und eine CT von Thorax und Abdomen als Staginguntersuchungen durchgeführt.

FALL

FALL Ein 65-jähriger Patient stellt sich mit einem Plattenepithelkarzinom des Ösophagus vor, das bei 30 cm ab Zahnreihe beginnt. Das Ergebnis des initialen Stagings lautet: uT3 cN+ cM0. Weitere Staginguntersuchungen sind eine Endosonografie und eine CT von Hals, Thorax und Abdomen.
Es wird eine neoadjuvante Radiochemotherapie durchgeführt. Im Anschluss wird eine robotisch assistierte Ösophagusresektion mit Magenhochzug für den Zeitpunkt 7 Wochen nach Ende der Radiochemotherapie geplant.

FALL

9.3 Magen

Die Magenperforation wird im ➢ Kap. 9.1.4.2 beschrieben, Hiatushernien (erworbene Zwerchfellhernien) im ➢ Kap. 9.5.2.2 und die hypertrophe Pylorusstenose im ➢ Kap. 12.2.1.

9.3.1 Refluxkrankheit

Susanne Blank

Die gastroösophageale Refluxkrankheit (GERD) ist die häufigste Erkrankung des oberen Gastrointestinaltrakts und durch den Rückfluss von Mageninhalt in die Speiseröhre gekennzeichnet. Aufgrund ihrer hohen Prävalenz und des Einflusses auf die Lebensqualität ist sie von großer klinischer Bedeutung.

Pathophysiologie Die GERD entsteht durch das Versagen normaler Schutzmechanismen der Speiseröhre, wodurch die Schleimhaut der Speiseröhre saurem oder nicht saurem Mageninhalt ausgesetzt wird. Zu den Hauptfaktoren, die zur GERD beitragen, gehören:

- Dysfunktion des unteren Ösophagussphinkters („lower esophageal sphincter", LES) in Form transienter Relaxationen (am häufigsten) oder als Hypotonie bzw. strukturelle Abnormität (z. B. Hiatushernie, ➢ Kap. 9.5.2.2)
- Beeinträchtigte Ösophagus-Clearance, d. h. verminderte Neutralisierung und Clearance des rückfließenden Mageninhalts durch eine verzögerte Peristaltik der Speiseröhre oder eine verminderte Speichelproduktion
- Gastrische Faktoren: erhöhte Magensäureproduktion, verzögerte Magenentleerung oder erhöhter intraabdomineller Druck (z. B. bei Adipositas oder Schwangerschaft)
- Überempfindlichkeit der Schleimhaut

Die chronische Exposition der Schleimhaut der Speiseröhre gegenüber Magensäure und Gallensäuren kann zu Schleimhautschäden führen. Dies kann **Komplikationen** wie eine erosive Ösophagitis, Strikturen und Barrett-Ösophagus nach sich ziehen.

MERKE Komplikationen der GERD sind Ösophagitis, Strikturen, Barrett-Ösophagus (➢ Kap. 9.2.4) und die Entwicklung eines Adenokarzinoms der distalen Speiseröhre (➢ Kap. 9.2.5) oder des gastroösophagealen Übergangs.

Klassifikation Die **Los-Angeles-Klassifikation (LA-Klassifikation)** ist ein international anerkanntes System, das verwendet wird, um die Schwere der erosiven Ösophagitis in der oberen Endoskopie zu bewerten:

- **Grad A:** eine oder mehrere Schleimhautläsionen ≤ 5 mm, begrenzt auf die Schleimhautfalten
- **Grad B:** eine oder mehrere Schleimhautläsionen > 5 mm, jedoch ohne Kontinuität zwischen den Spitzen der Schleimhautfalten
- **Grad C:** Schleimhautläsionen, die kontinuierlich zwischen den Spitzen der Schleimhautfalten verlaufen, aber < 75 % des Umfangs der Speiseröhre betreffen
- **Grad D:** Schleimhautläsionen, die ≥ 75 % des Umfangs der Speiseröhre betreffen

Klinik und Diagnostik

Anamnese Eine GERD kann oft anhand typischer Symptome (s. u.) ohne weitere Tests diagnostiziert werden, insbesondere bei Fehlen von Alarmsymptomen.

Symptome Man unterscheidet zwischen typischen und atypischen klinischen Symptomen. Zudem ist es wichtig, die Alarmsymptome zu kennen:

- *Typische Symptome:* Sodbrennen, Regurgitation
- *Atypische Symptome* (extraösophageale Manifestationen): chronischer Husten, Laryngitis oder Heiserkeit, Asthma-Exazerbationen, Globusgefühl (Gefühl eines Kloßes im Hals)
- *Alarmsymptome:* Dysphagie, Odynophagie (schmerzhafte Schluckbeschwerden), Gewichtsverlust, Hämatemesis oder Meläna (Hinweis auf obere gastrointestinale Blutung), persistierendes Erbrechen

---

Randspalte (Studentische Sicht):

9.3 Magen

9.3.1 Refluxkrankheit

- Häufigste Erkrankung des oberen GI-Trakts; Rückfluss von Mageninhalt in Ösophagus
- Hohe Prävalenz, starke Beeinträchtigung der Lebensqualität

Pathophysiologie: Schutzmechanismen der Speiseröhre: Schleimhautkontakt mit saurem/nicht-saurem Reflux

Komplikationen: erosive Ösophagitis, Strikturen, Barrett-Ösophagus

MERKE

Los-Angeles-Klassifikation: Grad A bis D nach Ausmaß der Läsion

Klinik und Diagnostik

Diagnose häufig anhand typischer Symptome möglich – bei fehlenden Alarmsymptomen meist keine weitere Diagnostik nötig.

Symptome: *typisch* sind Sodbrennen (Brennen retrosternal, verstärkt durch Liegen, Bücken, bestimmte Speisen) und Regurgitation (Rückfluss von Säure/Nahrung in Mund oder Rachen); *atypisch* (extraösophageal) sind chronischer Husten, Laryngitis/Heiserkeit, Asthma-Exazerbationen, Globusgefühl

Alarmsymptome: Dysphagie, Odynophagie, Gewichtsverlust, Hämatemesis, Meläna, persistierendes Erbrechen

Sodbrennen bezeichnet ein brennendes Gefühl im retrosternalen Bereich, das oft durch Liegen, Bücken oder den Konsum bestimmter Nahrungsmittel verstärkt wird. Regurgitation ist das Gefühl des Rückflusses von Magensäure oder Nahrung in den Mund oder Rachen.

MERKE Alarmsymptome erfordern weiterführende Untersuchungen, um Komplikationen wie Strikturen, Barrett-Ösophagus oder Speiseröhrenkrebs auszuschließen.

Empirische PPI-Therapie Ein 8-wöchiger Therapieversuch mit Protonenpumpenhemmern (PPI) wird sowohl als diagnostischer als auch als therapeutischer Ansatz bei Patientinnen mit typischen GERD-Symptomen empfohlen. Eine Symptomlinderung während dieser Therapie gilt als Hinweis auf eine GERD.

Apparative Diagnostik Die **Endoskopie** ist bei Alarmsymptomen, atypischen Symptomen oder fehlendem Ansprechen auf die PPI-Therapie indiziert. Mit ihr können Komplikationen (z. B. erosive Ösophagitis, Strikturen, Barrett-Ösophagus) erkannt werden.

Die **pH-Metrie und Impedanzmessung** sind sinnvoll, wenn die Symptome trotz PPI-Therapie persistieren oder wenn die Diagnose unklar ist. Mit der 24-Stunden-pH-Metrie misst man die Säureexposition in der Speiseröhre, während die Impedanzmessung sowohl sauren als auch nicht sauren Reflux nachweist.

Mit der **Ösophagus-Manometrie** lässt sich nicht direkt die Diagnose der GERD stellen, sie ist aber hilfreich, um Motilitätsstörungen der Speiseröhre (z. B. Achalasie) zu beurteilen, und notwendig, um eine Achalasie vor Antirefluxchirurgie auszuschließen.

Therapie

Die Behandlung der GERD zielt darauf ab, Symptome zu lindern, Schleimhautschäden zu heilen und Komplikationen zu verhindern. Der Ansatz umfasst Lebensstilmodifikationen, pharmakologische Therapie und chirurgische Eingriffe.

Lebensstilmodifikationen Dazu gehören das Vermeiden von Triggernahrung (z. B. fettreiche oder scharfe Speisen, Koffein, Alkohol, Schokolade), der Verzehr kleinerer Mahlzeiten und die Vermeidung von Mahlzeiten 2–3 Stunden vor dem Zubettgehen sowie die nächtliche Hochlagerung des Kopfes, um Reflux zu vermindern. Übergewichtige oder adipöse Patientinnen sollten ihr Gewicht reduzieren.

Pharmakologische Therapie Mögliche Medikamente sind Protonenpumpenhemmer (PPI), H_2-Rezeptorantagonisten und Antazida oder Alginate:

- PPI (z. B. Omeprazol, Pantoprazol) als wirksamste Behandlung (Erstlinientherapie), initial einmal täglich für 4–8 Wochen, ggf. Erhöhung auf zweimal täglich; als Langzeittherapie bei erosiver Ösophagitis, Barrett-Ösophagus oder rezidivierenden Symptomen nach Absetzen der Therapie
- H_2-Rezeptorantagonisten (bei milden Symptomen oder wenn PPI nicht vertragen werden)
- Antazida oder Alginate (symptomatische Linderung, heilen jedoch keine Schleimhautschäden)

Chirurgische Therapie Mögliche **Indikationen** für eine Antirefluxchirurgie sind persistierende GERD-Symptome trotz optimierter PPI-Therapie, eine schwerwiegende oder komplizierte GERD (z. B. Ösophagitis, Barrett-Ösophagus), eine große Hiatushernie, die zur GERD beiträgt, der Wunsch der Patientin, eine langfristige medikamentöse Therapie zu vermeiden oder extraösophageale Symptome (z. B. chronischer Husten, Laryngitis), die auf eine medikamentöse Therapie nicht ansprechen.

Die häufigste **Operation** ist die laparoskopische dorsale Fundoplicatio (Toupet oder Nissen), bei der man den LES verstärkt, indem man den Magenfundus von dorsal um die Speiseröhre schlingt. Meist wird der ösophageale Durchtritt zudem mit einer Hiatusplastik eingeengt. Eine weitere Option ist die anteriore Fundoplicatio (Dor), die jedoch nicht bei Reflux, sondern z. B. bei einer Achalasie-Operation durchgeführt wird. Die Operationsverfahren sind in ➤ Abb. 9.16 und in ➤ Tab. 9.15 dargestellt.

Langzeitkomplikationen der Fundoplicatio sind Dysphagie und Gas-Bloat-Syndrom (bedingt durch Schwierigkeiten beim Aufstoßen) sowie Refluxrezidive.

MERKE

PPI-Test: 8 Wochen PPI bei typischen Symptomen = diagnostisch und therapeutisch

Diagnostik: *Endoskopie* (bei Alarmsymptomen, atypischen Symptomen oder PPI-Versagen), *pH-Metrie/Impedanz* (bei unklarer Diagnose oder Symptomen trotz PPI) und *Manometrie* (zum Ausschluss von Motilitätsstörungen, z. B. Achalasie) vor OP

Therapie

Ziele: Symptomkontrolle, Schleimhautheilung, Komplikationsprophylaxe

Lebensstil: Trigger meiden (fettig, scharf, Koffein, Alkohol, Schokolade), kleine Mahlzeiten, nicht 2–3 h vor Schlafen, Kopf hochlagern, Gewichtsreduktion bei Adipositas

Medikamente:
- *PPI:* Mittel der Wahl, 4–8 Wochen, ggf. Langzeitgabe
- *H_2-Blocker:* bei milden Symptomen/PPI-Unverträglichkeit
- *Antazida/Alginate:* nur symptomatisch

Chirurgie:
- *Indikation:* PPI-Versagen, komplizierte GERD, große Hiatushernie, Ablehnung von langfristigen Medikamenten
- *Verfahren:* laparoskopische Fundoplicatio (Toupet/Nissen, ➤ Abb. 9.16, ➤ Tab. 9.15) und ggf. Hiatusplastik

Langzeitkomplikationen (Fundoplicatio): Dysphagie, Gas-Bloat-Syndrom

ABB. 9.16

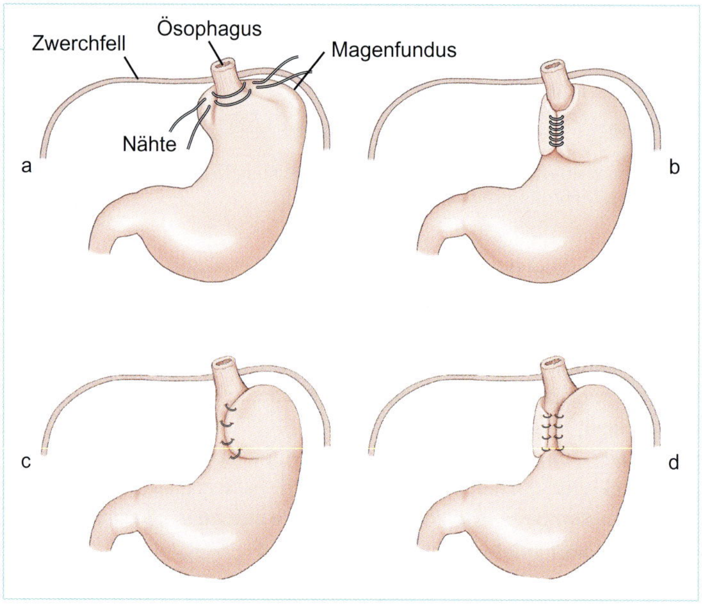

Abb. 9.16 Möglichkeiten der Fundoplicatio bei Hiatushernien; Vorgehen nach Dor (a, c), nach Nissen (b) und nach Toupet (d) [E1478]

TAB. 9.15

Tab. 9.15 Vergleich der Fundoplicatio-Techniken

Unterscheidungskriterium	Nissen	Toupet	Dor
Art der Umwicklung	Posterior 360°	Posterior 270°	Anterior 180°
Indikation	Normale Ösophagusmotilität	Möglich bei leichter bis moderater Einschränkung der Ösophagusmotilität	Schwere Motilitätsstörung, Achalasie
Refluxkontrolle	Am effektivsten	Effektiv	Weniger effektiv
Dysphagierisiko	Höher	Geringer	Gering
Gas-Bloat-Syndrom	Moderat bis hoch	Gering bis moderat	Gering

9.3.2 Ulcus ventriculi und Ulcus duodeni

9.3.2 Ulcus ventriculi und Ulcus duodeni

Steffen Seyfried, Susanne Blank

NKLC Kompetenzebene: **2**, klin. Diagnostik, app. Diagnostik, Therapie, **Notfall, Management**

Ulcus ventriculi = Magengeschwür, Ulcus duodeni = Zwölffingerdarmgeschwür, Schleimhautdefekt bis in Muskelschicht, ggf. perforierend

Ein Ulcus ventriculi ist ein Geschwür im Magen, ein Ulcus duodeni eines im Zwölffingerdarm. Diese Läsionen entstehen durch eine Schädigung der Schleimhaut, die zu einem Defekt des Gewebes führt, der bis in die Muskelschichten eindringen und perforieren kann (➢ Kap. 9.1.4.2). Auch Blutungen können auftreten. Diese Geschwüre sind oft chronisch und können wiederkehren, wenn sie nicht angemessen behandelt werden.

Ursachen:
- *H. pylori* (häufigste Ursache)
- NSAID (vor allem bei älteren Patienten, verstärkt durch Steroide)
- Rauchen, Alkohol, Stress

Ursachen Die Entstehung von Magen- und Zwölffingerdarmgeschwüren ist auf eine Vielzahl von Faktoren zurückzuführen. Die wichtigsten Ursachen sind:

- Infektion mit *Helicobacter pylori* (70–80 % der Ulcera duodeni, 50–60 % der Ulcera ventriculi): Dieses Bakterium kann die Magenschleimhaut kolonisieren, erhöht die Magensäuresekretion und löst eine Entzündung aus, die zur Ulkusbildung führt.
- Langfristige Nutzung von NSAID (z. B. Ibuprofen, ASS): Sie können die Produktion des schützenden Magenschleims und von Bikarbonaten verringern sowie die Magensäureproduktion erhöhen, was die Magenschleimhaut schädigt. Eine zusätzliche Langzeitanwendung von Kortikosteroiden verstärkt das Risiko der Ulkusentstehung.
- Rauchen, Alkohol: Beide können die Schleimhaut des Magens reizen bzw. schädigen und die Schutzmechanismen gegen Magensäure schwächen.

- Stress: Sowohl physischer als auch psychischer Stress können zur Exazerbation von Magengeschwüren beitragen, indem sie die Magensäureproduktion erhöhen oder die Schleimhautregeneration verlangsamen.

Ein Ungleichgewicht zwischen aggressiven Faktoren (Magensäure, Pepsin) und schützenden Mechanismen der Magenschleimhaut (Schleimproduktion, Bikarbonatsekretion) ist zentral für die Entwicklung dieser Geschwüre.

Epidemiologie Die Geschwüre sind häufig, wobei ihre Prävalenz jedoch geografisch variiert. In westlichen Ländern hat die Prävalenz von Ulcus duodeni mit der verbesserten Behandlung von *Helicobacter pylori* und dem Rückgang der Raucher abgenommen, bleibt jedoch aufgrund der hohen NSAID-Verwendung relevant. Ulcera ventriculi sind besonders häufig bei älteren Menschen, bei denen die Prävalenz von *Helicobacter-pylori*-Infektionen und der Gebrauch von NSAID hoch ist.

Klassifikation Geschwüre können außer nach ihrer Lokalisation (Magen oder Zwölffingerdarm) auch nach ihrer Ursache klassifiziert werden: NSAID-induzierte Ulzera, infektionsbedingte Ulzera (insbesondere *Helicobacter pylori*) und Stressulzera (oft akut infolge von schweren Krankheiten oder Verletzungen).

Klassifikation: nach Lokalisation (Magen vs. Duodenum) oder nach Ursache (*H. pylori*, NSAID, Stress)

Klinik und Diagnostik

Anamnese Gefragt wird nach Medikamenteneinnahme (z. B. NSAID, Kortikosteroide), Schmerzen und Vorerkrankungen (z. B. chronische Gastritis).

Symptome Typische Symptome sind:

- Oberbauchschmerzen: typischerweise postprandial (bei Ulcus ventriculi) oder nüchtern (Ulcus duodeni); **Cave:** plötzliche, schwere Bauchschmerzen sprechen für eine Ulkusperforation.
- Sodbrennen (brennendes Gefühl, das vom Magen bis in den Hals aufsteigen kann)
- Dyspepsie (Völlegefühl, Aufstoßen, Übelkeit); **Cave:** Übelkeit und Erbrechen können auch auf eine Ulkusperforation hinweisen.
- Gewichtsverlust und Appetitlosigkeit: oft Zeichen eines fortgeschrittenen Ulkusleidens

Klinik und Diagnostik

Anamnese: Medikamente (NSAID, ...), Vorerkrankungen (z. B. Gastritis), Schmerzcharakter

Symptome:
- Postprandiale Oberbauchschmerzen, Sodbrennen, Dyspepsie (Völlegefühl, Übelkeit, Aufstoßen)
- Übelkeit/Erbrechen als möglicher Perforationshinweis
- Appetitlosigkeit, Gewichtsverlust bei fortgeschrittenem Ulkus

MERKE Klinische Unterscheidung zwischen Duodenal- und Magenulkus:
- **Magenulkus:** Schmerz direkt nach dem Essen, häufiger bei älteren Patientinnen
- **Duodenalulkus:** Schmerzen 2–3 Stunden nach dem Essen oder nachts, häufiger bei jüngeren Patientinnen

MERKE

Körperliche Untersuchung Typisch ist ein epigastrischer Druckschmerz, bei chronischen Blutungen können Anämiezeichen hinzukommen (z. B. Blässe, Tachykardie). Bei einer Ulkusperforation ist ein bretthartes Abdomen typisch (➤ Kap. 9.1.1).

Apparative Diagnostik Die Diagnose wird primär durch eine **ÖGD** gestellt (Goldstandard), bei der die Schleimhaut direkt visualisiert und bewertet wird. Ein Magenulkus ist häufig im Antrum, ein Duodenalulkus häufig im Bulbus duodeni zu finden. **Biopsien** (aus dem Ulkusrand) können während der Untersuchung entnommen werden, um *Helicobacter pylori* zu identifizieren (Urease-Schnelltest, Histologie oder Kultur) oder maligne Veränderungen auszuschließen. **Ergänzende Tests** können Blutuntersuchungen, Stuhltests auf okkultes Blut und Atemtests (mit ^{13}C-Harnstoff) für *Helicobacter pylori* sein.

Zur Diagnose einer Ulkusperforation s. ➤ Kap. 9.1.4.2.

Untersuchung: epigastrischer Druckschmerz, Anämiezeichen, Peritonismus

Diagnostik: ÖGD, Biopsien, ggf. ergänzende Tests

Therapie und Management

Die Behandlung zielt darauf ab, die Symptome zu lindern, das Ulkus zu heilen und Komplikationen zu verhindern.

Konservative Therapie Mögliche Behandlungsstrategien sind:

- Eradikation von *Helicobacter pylori* durch eine Kombinationstherapie aus Antibiotika und PPI (4-fach-Therapie bestehend aus einem PPI, Bismut, Tetrazyklin und Metronidazol)
- Verringerung der Magensäureproduktion durch PPI oder H_2-Blocker
- Vermeidung von NSAID und Kortikosteroiden (wenn möglich)

Chirurgische Therapie Das Vorgehen hängt von der Größe der Läsion bzw. Perforation, dem Zustand der Patientin und dem Vorhandensein von Begleitpathologien ab. Die Hauptverfahren sind

- die einfache Übernähung oder
- die (Teil-)Resektion (bei großen oder komplizierten Geschwüren).

Laparoskopische Techniken werden zunehmend bevorzugt, da sie mit weniger Schmerzen, einer schnelleren Erholung und kürzeren Krankenhausaufenthalten verbunden sind.

Therapie und Management

Konservativ:
- *H.-pylori*-Eradikation: 4-fach-Therapie (PPI + Bismut + Tetrazyklin + Metronidazol)
- Säurereduktion: PPI oder H_2-Blocker
- NSAID/Kortikosteroide meiden (wenn möglich)

Chirurgisch:
- Indikation: große/perforierte Ulzera
- Verfahren: vorzugsweise laparoskopische Übernähung oder (Teil-)Resektion

CAVE

CAVE Bei Resektionen im Bereich des Duodenums ist stets die Lagebeziehung zum Pankreaskopf und zur Papilla Vateri zu beachten. Chirurgische Techniken und Rekonstruktionen richten sich hiernach.
Es sollte immer eine histologische Probe des Ulkusrandes entnommen werden. Eine Differenzialdiagnose ist ein perforiertes Magenkarzinom!

KOMPETENZBASIERTES VORGEHEN

KOMPETENZBASIERTES VORGEHEN (NKLC)

Notfall

Perforation → frühes Erkennen und schnelle Therapieeinleitung sind von größter Bedeutung (➤ Kap. 9.1.4.2)

Management

- **Erstversorgung:** Symptomatik prüfen, ÖGD veranlassen, NSAID/Kortikoide absetzen
- **Entscheidungsfindung:** meist konservative Therapie, operativ bei Persistenz der Symptome bzw. Komplikationen
- **Prinzipien der Versorgung:**
  - Konservativ (Eradikation/PPI): Schleimhautschädigung verhindern
  - Operativ: Übernähung bei Perforation, ggf. auch (Teil-)Resektion
- **Nachbehandlung:** Prävention weiterer Ulkuskrankheiten, d. h. Eradikation von *Helicobacter pylori,* wenn noch nicht geschehen, Vermeidung von NSAID und Rauchen, regelmäßige medizinische Überwachung, PPI
- **Erfolgsparameter:** ÖGD-Kontrolle
- **Komplikationen:** akute Blutung (Hämatemesis oder Meläna), chronische Blutung (Eisenmangelanämie), Perforation, akutes Abdomen, Magenausgangsstenose

Prognose: frühzeitiges Erkennen der Perforation ist entscheidend

Prognose Die Langzeitprognose nach einer Ulkusperforation hängt von der frühzeitigen Erkennung, dem schnellen chirurgischen Eingriff und einer effektiven postoperativen Betreuung ab.

9.3.3 Magentumoren

9.3.3 Magentumoren

Susanne Blank

NKLC

Tumoren des Magens

Kompetenzebene: **2**, klin. Diagnostik, app. Diagnostik, Therapie, Notfall, **Management**

Gastrointestinaler Stromatumor

Kompetenzebene: **1**, klin. Diagnostik, app. Diagnostik, Therapie, Notfall, Management

Während gutartige Tumoren des Magens seltener und oft asymptomatisch sind, gehören bösartige Tumoren, insbesondere das Magenkarzinom, zu den führenden Ursachen krebsbedingter Sterblichkeit weltweit.

9.3.3.1 Gutartige Magentumoren
Relativ selten, oft Zufallsbefund

9.3.3.1 Gutartige Magentumoren

Gutartige Magentumoren sind relativ selten und werden häufig zufällig bei einer Endoskopie oder Bildgebung entdeckt. Es ist eine Vielzahl epithelialer und mesenchymaler Läsionen möglich (➤ Tab. 9.16).

TAB. 9.16

Tab. 9.16 Gutartige Magentumoren

Typ	Beispiel	Kennzeichen
Epitheliale Tumoren	Adenome	Dysplastische Vorläuferläsionen, die das Potenzial haben, sich zu einem Magenkarzinom zu entwickeln
	Hyperplastische Polypen	Mehrheit der gutartigen Magenpolypen, meist nicht-neoplastisch, können jedoch Dysplasien enthalten
Mesenchymale Tumoren	Leiomyome	Tumoren der glatten Muskulatur, meist asymptomatisch
	Lipome	Seltene, langsam wachsende gutartige Tumoren aus Fettgewebe
Andere Läsionen	Hamartome	Oft mit Syndromen wie dem Peutz-Jeghers-Syndrom assoziiert
	Zysten	Selten symptomatisch

Klinik und Diagnostik

Symptome Gutartige Magentumoren sind oft asymptomatisch, können aber unspezifische Symptome hervorrufen (Dyspepsie, Übelkeit, Erbrechen, epigastrische Beschwerden). Auch im Fall von Komplikationen können Symptome auftreten, z. B. bei Blutungen (z. B. Hämatemesis oder Meläna), beim Magenverschluss (durch größere Tumoren) oder bei einer (seltenen) malignen Entartung (z. B. Adenome, die zu Karzinomen werden).

Apparative Diagnostik Das Erstlinienverfahren zur Visualisierung von Magentumoren ist die **ÖGD.** Sie ermöglicht Biopsien zur Beurteilung von Dysplasien oder Malignität. Der **endoskopische Ultraschall (EUS)** ist bei submukosalen Tumoren (z. B. GIST) nützlich, um Größe, Tiefe und Gefäßversorgung zu bestimmen. Mit einem **CT-Scan** oder einer **MRT** lassen sich bei größeren Tumoren oder bei Verdacht auf Malignität die lokale Invasion oder Metastasen beurteilen.

Therapie und Management

Kleine, asymptomatische Polypen (< 1 cm) ohne Dysplasie werden regelmäßig endoskopisch überwacht. Polypen oder kleine Tumoren (z. B. Adenome) werden, wenn möglich, endoskopisch reseziert. In anderen Fällen, vor allem aber bei größeren Tumoren, bei symptomatischen Tumoren (z. B. Blutungen oder Obstruktion) oder wenn es sich um GISTs > 2 cm handelt (Risiko einer malignen Entartung), ist eine chirurgische Resektion (meist atypische Magenresektion) indiziert.

KOMPETENZBASIERTES VORGEHEN (NKLC)

Management (selten)

- **Erstversorgung:** symptomatisch, Histologie sichern
- **Entscheidungsfindung:** asymptomatische Polypen (< 1 cm) ohne Dysplasie → Überwachung, Polypen oder kleine Tumoren → endoskopische Resektion; größere oder symptomatische Tumoren oder GIST > 2 cm → chirurgische Resektion
- **Prinzipien der Versorgung:** Tumorresektion oder atypische Magenresektion
- **Nachbehandlung:** ggf. lokale Nachkontrollen
- **Erfolgsparameter:** Erhalt der Magenfunktion und Passage
- **Komplikationen:** seltene maligne Entartung

9.3.3.2 Bösartige Magentumoren

Der häufigste bösartige Magentumor ist das **Magenkarzinom**. Andere Malignome sind Lymphome, GIST (➤ Kap. 6.6) und neuroendokrine Karzinome. Aufgrund der Häufigkeit werden hier die Diagnostik und die Therapie des Magenkarzinoms erläutert.

Histopathologisch sind beim Magenkarzinom die Einteilung nach der Laurén-Klassifikation, das Grading, der HER2-Status und die PD-L1-Expression von Bedeutung.

Laurén-Klassifikation Die Laurén-Klassifikation teilt das Adenokarzinom des Magens in 2 Haupttypen ein: intestinaler Typ und diffuser Typ (➤ Tab. 9.17). Diese Einteilung basiert auf der mikroskopischen Morphologie und dem biologischen Verhalten des Tumors. Einige Tumoren weisen sowohl Merkmale des intestinalen als auch des diffusen Typs auf und werden als gemischter Typ klassifiziert.

Tab. 9.17 Laurén-Klassifikation des Magenkarzinoms [H645-001]

Kriterium	Intestinaler Typ	Diffuser Typ
Merkmale	• Drüsenbildend mit einem klaren tubulären oder papillären Wachstumsmuster • Ähnelt histologisch dem kolorektalen Adenokarzinom • Häufig gut differenziert (G1 oder G2)	• Einzelne, schlecht kohäsive Tumorzellen ohne drüsenbildende Struktur • Enthält oft Siegelringzellen (Signet-Ring-Zellen), die durch intrazelluläre Muzinablagerungen gekennzeichnet sind
Pathogenese	• Assoziiert mit chronischer Gastritis, intestinaler Metaplasie und *Helicobacter-pylori*-Infektion • Entwickelt sich oft aus präkanzerösen Läsionen wie Adenomen	• Häufig genetisch bedingt (z. B. Mutation im CDH1-Gen, das für E-Cadherin codiert) • Keine klaren präkanzerösen Läsionen
Epidemiologie	Häufiger bei älteren Patientinnen und in Regionen mit hoher Inzidenz von Magenkrebs (z. B. Ostasien)	• Betrifft häufiger jüngere Patientinnen • Keine klare geografische Verteilung
Prognose	Besser als beim diffusen Typ (langsamere Ausbreitung, seltenere Peritonealkarzinose)	Schlechter aufgrund eines infiltrativen Wachstums, das häufiger zu Peritonealkarzinose und lymphatischer Ausbreitung führt

Klinik und Diagnostik

Symptome:
- Meist asymptomatisch!
- Sonst oft unspezifisch: Dyspepsie, Übelkeit, Erbrechen, epigastrische Beschwerden

Diagnostik: *ÖGD* (Methode der Wahl), *EUS* (bei submukosalen Tumoren, z. B. GIST), *CT/MRT* bei größeren Tumoren/Verdacht auf Malignität, Invasion, Filialisierung

Therapie und Management

Endoskopische Kontrolle bei kleinen, asymptomatischen Polypen (< 1 cm, ohne Dysplasie); *endoskopische Resektion* bei Polypen/Adenomen/GISTs < 2 cm (wenn möglich); *chirurgische Resektion* bei größeren/symptomatischen Tumoren (z. B. Blutung, Obstruktion)

KOMPETENZBASIERTES VORGEHEN

9.3.3.2 Bösartige Magentumoren

Häufigster maligner Tumor: Magenkarzinom; Histopathologie wichtig für Therapieplanung

Laurén-Klassifikation: intestinaler, diffuser oder gemischter Typ (➤ Tab. 9.17); weitere Parameter: Grading, HER2-Status, PD-L1-Expression

TAB. 9.17

Grading: Differenzierungsgrad G1–G4 nach WHO Kriterien; G3/G4 = schlecht differenziert = ungünstige Prognose

HER2-Status: HER2 = membranständiger Wachstumsfaktor-Rezeptor 10–20 % der Magenadenokarzinome HER2-positiv (vor allem intestinaler Typ, GE-Übergang)

PD-L1-Expression: PD-L1 = Immun-Checkpoint-Protein (hemmt T-Zell-Antwort), Bedeutung bei metastasierten/refraktären Tumoren

Grading Das histologische Grading beschreibt den Differenzierungsgrad der Tumorzellen. Es wird in der Regel nach den WHO-Kriterien durchgeführt (➤ Kap. 1.9.2). Das Grading ist entscheidend für die Einschätzung der Aggressivität des Tumors. Schlechter differenzierte Karzinome (G3/G4) haben oft eine schlechtere Prognose und ein höheres Metastasierungspotenzial.

HER2-Status Der Human Epidermal Growth Factor Receptor 2 (HER2) ist ein membranständiger Wachstumsfaktorrezeptor, der bei einigen Adenokarzinomen des Magens überexprimiert wird. Etwa 10–20 % der Magenadenokarzinome sind HER2-positiv. Häufiger positiv sind hierbei intestinale Subtypen und Tumoren im gastroösophagealen Übergang. Bei HER2-positiven Tumoren wird die zielgerichtete Therapie mit Trastuzumab (HER2-Antikörper) in Kombination mit Chemotherapie empfohlen.

PD-L1-Expression Programmed Death-Ligand 1 (PD-L1) ist ein Immun-Checkpoint-Protein, das Tumorzellen verwenden können, um der Immunabwehr des Körpers zu entgehen. Die Expression von PD-L1 hat in der Behandlung von Magenkarzinomen zunehmend an Bedeutung gewonnen. Tumorzellen mit hoher PD-L1-Expression können die Immunantwort abschwächen, indem sie T-Zellen hemmen. **Checkpoint-Inhibitoren,** wie Pembrolizumab (anti-PD-1), werden bei PD-L1-positiven Tumoren eingesetzt, insbesondere in der metastasierten oder refraktären Situation.

Klinik und Diagnostik

Symptome: im *Frühstadium* oft asymptomatisch/unspezifisch, im *Spätstadium* abdominelle Schmerzen, Anämie, Meläna, Hämatemesis, Erbrechen (vor allem bei Antrumtumoren), Dysphagie (bei Tumoren am GE-Übergang)

Untersuchung: große Tumoren evtl. palpabel

Diagnostik: ÖGD, EUS, CT, Laparoskopie

Klinik und Diagnostik

Symptome Im frühen Stadium bestehen oft keine oder nur unspezifische klinische Symptome. Im fortgeschritteneren Stadium können abdominelle Schmerzen, eine Anämie (aufgrund chronischer Blutungen), Meläna oder Hämatemesis, Erbrechen (vor allem bei Tumor am Magenausgang) und Dysphagie (vor allem bei Tumor am gastroösophagealen Übergang) auftreten.

Körperliche Untersuchung Größere Tumoren können u. U. palpabel sein.

Apparative Diagnostik Ziel der Diagnostik ist die Bestätigung der Diagnose, die histopathologische Zuordnung sowie die Abschätzung des Tumorstadiums. Bei histopathologischer Bestätigung der Verdachtsdiagnose Magenkarzinom schließen sich die weiteren Staginguntersuchungen an. Die **ÖGD** ist essenziell zur Visualisierung und Biopsie verdächtiger Läsionen. Der Tumor kann lokalisiert und die Malignität histologisch bestätigt werden. Die **Biopsie** bestimmt den Tumortyp und das Grading. Zudem können immunhistochemische Untersuchungen durchgeführt werden (z. B. HER2). Im **endoskopischen Ultraschall (EUS)** können die Tumorinvasionstiefe und die regionalen Lymphknoten (uT- und uN-Stadium) beurteilt werden. Mit der **CT von Thorax, Abdomen und Becken** werden die lokale Invasion (cT-Stadium) und die Lymphknotenbeteiligung (cN-Stadium) beurteilt. Außerdem sind Fernmetastasen (cM-Stadium) zu erkennen. Die **diagnostische Laparoskopie** ermöglicht den Ausschluss einer Peritonealkarzinose. Angewandt wird die TNM-Klassifikation zur Beurteilung der Ausdehnung des Tumors (➤ Kap. 1.9.1).

Therapie und Management

Multimodal und individuell

Stadiengerechte Therapie:

- *Frühkarzinome* (T1a/b, N0, M0), T1a = Mukosa, T1b = oberflächliche Submukosa
  - Endoskopische Resektion (EMR oder ESD) bei Tumoren bis 2 cm, mukosal, gut differenziert (G1/G2)
  - Chirurgische Resektion (distale oder totale Gastrektomie mit D1/D2-Lymphadenektomie)
- *Lokal begrenzte Karzinome* (T2, N0, M0): primäre Resektion möglich, perioperative Chemotherapie kann erwogen werden
- *Lokal fortgeschrittene Karzinome* (T2, N+ oder T3–4, N0/+): perioperative Chemotherapie (z. B. FLOT), danach chirurgische Resektion

Therapie und Management

Die Therapie des Magenadenokarzinoms erfordert einen individuellen und multimodalen Ansatz, der auf Tumorstadium, Typ und molekularen Biomarkern basiert.

Stadiengerechte Therapie

Während Frühkarzinome endoskopisch oder chirurgisch behandelt werden können, benötigen fortgeschrittene Stadien eine Kombination aus Chirurgie, Chemotherapie und ggf. zielgerichteter Therapie:

- **Frühkarzinome** (T1a, N0, M0/T1b, N0, M0) sind auf die Mukosa begrenzt (T1a) oder infiltrieren oberflächlich die Submukosa (T1b, sm1–2). Ihr Risiko für Lymphknotenmetastasen ist gering. Sie werden endoskopisch reseziert (endoskopische Mukosaresektion [EMR] oder endoskopische Submukosadissektion [ESD]), wenn der Tumor auf die Mukosa beschränkt, ≤ 2 cm groß und gut differenziert ist (G1/G2). Eine chirurgische Resektion (distale Gastrektomie oder totale Gastrektomie mit D1- oder D2-Lymphadenektomie) ist indiziert, wenn die endoskopische Resektion nicht möglich ist oder der Tumor tief die Submukosa infiltriert (T1b, sm3).
- **Lokal begrenzte Karzinome** (T2, N0, M0): können primär ohne perioperative Chemotherapie reseziert werden, eine perioperative Chemotherapie kann aber auch bei diesen Karzinomen erwogen werden.
- **Lokal fortgeschrittene Karzinome** (T2, N+, M0 oder T3–4, N0/+, M0) werden mit einer perioperativen Chemotherapie (z. B. FLOT = 5-FU, Leucovorin, Oxaliplatin, Docetaxel) behandelt und – nach dem präoperativen Teil der Chemotherapie – chirurgisch reseziert (z. B. subtotale Gastrektomie mit Erhalt der Breves-Gefäße und des Magenfundus oder totale Gastrektomie).

MERKE Beim Magenkarzinom ist eine totale (ggf. subtotale) Gastrektomie mit D2-Lymphadenektomie indiziert. Bei N+ oder T3 ist eine neoadjuvante/perioperative Therapie indiziert. Bei T2N0 kann eine neoadjuvante/perioperative Therapie erwogen werden.

MERKE

Aufklärung

In der Aufklärung für die Operation müssen das Ausmaß der Resektion und die Umstellung der Ernährung (z. B. kleinere und häufigere Mahlzeiten, Substitution von Vitamin B_{12}) besprochen werden. An verfahrensspezifischen Komplikationen sind die Anastomoseninsuffizienz und -stenose, die Duodenalstumpfinsuffizienz, die Pankreas- und die Lymphfistel zu nennen. Mögliche Langzeitkomplikationen sind Mangelernährung, Gewichtsverlust, Vitamin-B_{12}-Mangel und Dumping-Syndrom.

Aufklärung: über die Operation selbst, aber auch über (Langzeit-)Komplikationen

Operative Techniken

Zugang Der operative Zugang ist laparoskopisch oder offen möglich. Beim offenen Zugang erfolgt in der Regel eine mediane Laparotomie.

Gastrektomie Ziel der Resektion ist eine **R0-Resektion** mit ausreichendem Sicherheitsabstand (➤ Kap. 1.9.2). Hierbei muss bedacht werden, dass vor allem diffuse Karzinome auch unterminierend unter der Mukosa wachsen können und der Tumor makroskopisch kleiner eingeschätzt wird. Eine subtotale Gastrektomie bleibt deshalb meist intestinalen Karzinomen oder sehr weit distal gelegenen diffusen Karzinomen vorbehalten.

Lymphadenektomie Die Lymphadenektomie ist immer eine D2-Lymphadenektomie. Hierzu zählen neben den Lymphknotenstation entlang des Magens (D1-Lymphadenektomie) die Lymphknotenstationen der A. hepatica communis, der A. gastrica sinistra, des Truncus coeliacus, der A. lienalis und des Milzhilus.

Operative Techniken:
- *Zugang* laparoskopisch oder offen möglich, offener Zugang meist mediane Laparotomie
- *Gastrektomie:* Ziel ist die R0-Resektion (**Cave:** diffuse Karzinome wachsen unterminierend unter Mukosa, Tumor erscheint makroskopisch kleiner); subtotale Gastrektomie meist bei intestinalen Karzinomen oder distal gelegenen diffusen Karzinomen
- *Lymphadenektomie:* immer D2-Lymphadenektomie

Rekonstruktionsmöglichkeiten nach Gastrektomie

Roux-Y-Rekonstruktion Die häufigste Rekonstruktion nach Gastrektomie ist die Roux-Y-Rekonstruktion. Dabei durchtrennt man das Jejunum ca. 30 cm distal des Treitz-Bandes (biliärer Schenkel 30 cm) und bereitet einen alimentären Schenkel (distales Jejunumsegment) von 40–50 cm Länge vor. Dann wird eine Ösophagojejunostomie (bzw. Gastrojejunostomie bei subtotaler Gastrektomie) durchgeführt und eine Jejunojejunostomie zwischen alimentärem Schenkel und proximalem Jejunum angelegt (➤ Abb. 9.17). Ergänzend kann ein jejunaler Pouch an der Gastrojejunostomie angelegt werden, um ein Reservoir zu erhalten (➤ Abb. 9.18). Daten zeigen bei Reservoiranlage einen Vorteil in Bezug auf den Gewichtsverlauf in den ersten 24 Monaten postoperativ. Die Reservoiranlage ist jedoch abzuwägen, da sie einen zusätzlichen operativen Schritt erfordert.

Rekonstruktionsmöglichkeiten:
- *Roux-Y-Rekonstruktion:* häufigste Rekonstruktion nach Gastrektomie (➤ Abb. 9.17), ggf. mit Pouch (➤ Abb. 9.18)

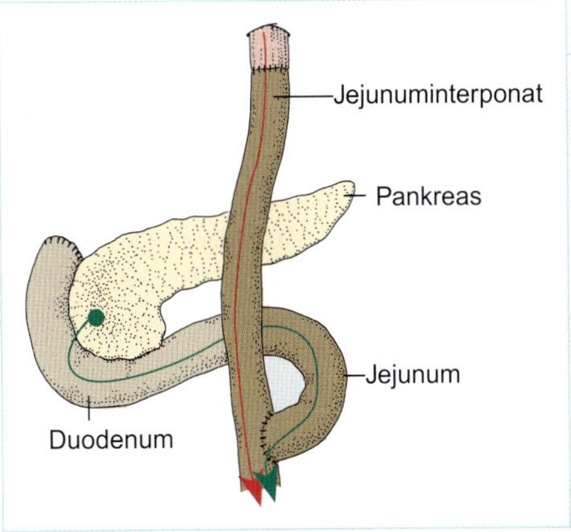

Abb. 9.17 Rekonstruktion nach totaler Gastrektomie nach Roux-Y [L190]

ABB. 9.17

Rekonstruktion nach Billroth II Alternativ zur Roux-Y-Rekonstruktion ist bei einer subtotalen Gastrektomie eine Rekonstruktion nach Billroth II möglich. Dabei mobilisiert man eine Jejunumschlinge ca. 30 cm distal des Treitz-Bandes und führt diese Schlinge in einer antekolischen (vor dem Colon transversum) oder einer retrokolischen (durch das Mesocolon transversum) Position zum proximalen Magenstumpf, wo sie dann mit dem proximalen Magen über eine End-zu-Seit- oder eine Seit-zu-Seit-Anastomose verbunden wird (Gastrojejunostomie). Zur Verbesserung der Funktion und Vermeidung von Gallereflux kann eine

- *Rekonstruktion nach Billroth:* Alternative zur Roux-Y-Rekonstruktion (➤ Abb. 9.19)

ABB. 9.18

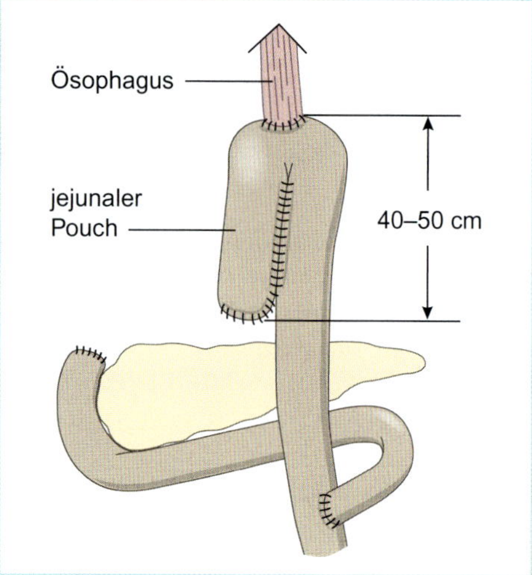

Abb. 9.18 Rekonstruktion nach totaler Gastrektomie mit jejunalem Pouch [L157]

ABB. 9.19

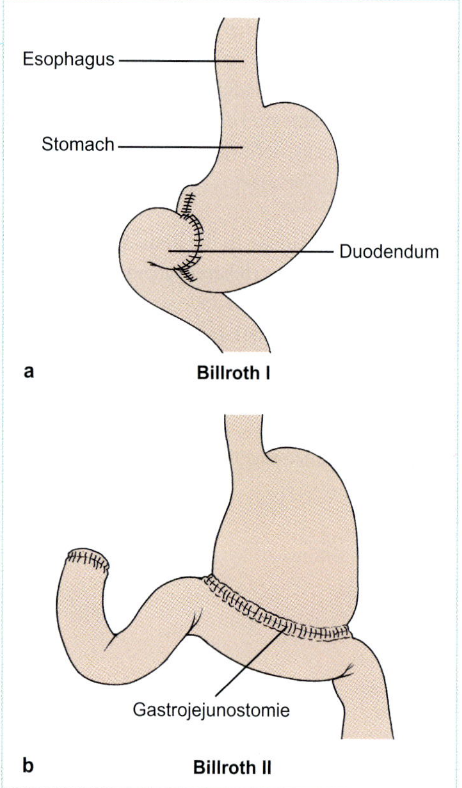

Abb. 9.19 Rekonstruktion nach Billroth [E384]
a) Billroth I (wird in der Ulkus-Chirurgie angewendet)
b) Billroth II

zusätzliche Braun-Fußpunktanastomose (Jejunojejunostomie) angelegt werden, d. h. eine Seit-zu-Seit-Anastomose zwischen der zu- und der abführenden Jejunumschlinge (➤ Abb. 9.19).

KOMPETENZBASIERTES VORGEHEN

KOMPETENZBASIERTES VORGEHEN (NKLC)

Management

- **Erstversorgung:** histologische Sicherung, Klassifikation, Grading, Staging
- **Entscheidungsfindung:**
  - **Frühkarzinome** (T1a, N0, M0/T1b, N0, M0) → endoskopische Resektion, ggf. auch chirurgische Resektion (distale Gastrektomie oder totale Gastrektomie mit D1- oder D2-Lymphadenektomie)
  - **Lokal begrenzte Karzinome** (T2, N0, M0) → Resektion (ohne oder mit perioperativer Chemotherapie)
  - **Lokal fortgeschrittene Karzinome** (T2, N+, M0 oder T3–4, N0/+, M0) → perioperative Chemotherapie und Resektion
- **Prinzipien der Versorgung:** R0-Resektion (Gastrektomie), Lymphadenektomie, Rekonstruktion, z. B. nach Roux-Y oder Billroth II

- **Nachbehandlung:** Ernährungsumstellung (mehrere kleine Mahlzeiten), Substitution von Vitamin B_{12}, Eisen, Kalzium, Vitamin D, Proteinen
- **Erfolgsparameter:** Rezidivfreiheit, Langzeitüberleben
- **Komplikationen:** Dumping-Syndrom, Nähstoffmangel, Magenstumpfkarzinom

Langzeitkomplikationen nach Gastrektomie

Dumping-Syndrom Das Dumping-Syndrom ist eine der häufigsten Komplikationen nach Gastrektomie und entsteht durch eine beschleunigte Magenentleerung in den Dünndarm. Man unterscheidet das Früh- vom Spätdumping:

- *Frühdumping-Syndrom:* Große Mengen hyperosmolaren Inhalts gelangen schnell in den Dünndarm und führen zu einer osmotischen Verschiebung von Flüssigkeit in das Darmlumen. Dies äußert sich innerhalb von 30 Minuten nach dem Essen in Übelkeit, Bauchkrämpfen und Durchfall. Hinzu kommen vasomotorische Symptome (Schwitzen, Schwindel, Tachykardie und Hypotonie).
- *Spätdumping-Syndrom:* Übermäßige Glukoseaufnahme im Dünndarm führt zu einer überschießenden Insulinsekretion und nachfolgender Hypoglykämie. Dies äußert sich 1–3 Stunden nach dem Essen in Schwindel, Schwäche, Zittern, Schwitzen und Herzklopfen.

Therapeutisch wird die Ernährung umgestellt (kleine, häufige Mahlzeiten, Vermeiden von zuckerreichen Lebensmitteln, Kombination von Kohlenhydraten mit Ballaststoffen und Proteinen). Medikamentös gibt man Acarbose (α-Glucosidase-Inhibitor) zur Verzögerung der Kohlenhydratabsorption, Octreotid (Somatostatin-Analogon) bei therapierefraktären Fällen und GLP-1-Rezeptoragonisten (Off-Label-Use). Chirurgisch/endoskopisch kommt eine Einengung der Anastomose infrage.

Nährstoffmangel Nach einer Gastrektomie können zahlreiche Mangelzustände auftreten, bedingt durch geringere Aufnahme von Nährstoffen sowie eine verminderte Resorption durch Ausschaltung proximaler Dünndarmanteile (➤ Tab. 9.18).

Tab. 9.18 Mögliche Mangelzustände nach Gastrektomie

Mangel	Pathophysiologie	Symptome/Komplikationen	Therapie
Vitamin B_{12}	Fehlen des Intrinsic-Faktors (produziert von den Belegzellen des Magens) führt zu einer verminderten Aufnahme von Vitamin B_{12} im terminalen Ileum	Perniziöse Anämie (Megaloblastenanämie), neurologische Symptome (z. B. Parästhesien, Gangunsicherheit)	Regelmäßige Injektionen von Vitamin B_{12} i. m.
Eisen	Verringerte Freisetzung des Eisens aus der Nahrung (fehlende Magensäure) und verminderte Aufnahme (durch Ausschaltung des Duodenums und proximaler Dünndarmanteile)	Mikrozytäre Anämie, Müdigkeit, Blässe	Eisensubstitution oral oder i. v.
Kalzium, Vitamin D	Verringerte Kalziumabsorption (fehlende Magensäure) und verminderte Aufnahme (durch Ausschaltung des Duodenums und proximaler Dünndarmanteile)	Osteopenie oder Osteoporose	Substitution von Vitamin D und Kalzium
Proteine und Kalorien	Verminderte Nahrungsaufnahme aufgrund von frühzeitiger Sättigung, Dumping-Syndrom, Anastomosenstenose		Hochkalorische Diäten, Ernährungsberatung, ggf. enterale Ernährung

Magenstumpfkarzinom Nach einer subtotalen Gastrektomie besteht das Risiko für die Entwicklung eines Magenstumpfkarzinoms durch die chronische Schleimhautreizung (Gallereflux und chronische Gastritis), die wiederum eine Metaplasie und Dysplasie der Magenschleimhaut bedingen.

FALL Ein 65-jähriger Mann stellt sich in der hausärztlichen Praxis vor und berichtet über seit mehreren Monaten bestehende unspezifische Oberbauchschmerzen mit zunehmender Intensität. Episodisch sei auch ein „Magenbrennen" (wie Sodbrennen) aufgetreten. Er habe keinen Appetit und daher in den letzten 4 Monaten ungewollt 8 Kilo an Gewicht verloren. Gelegentlich verspüre er auch Übelkeit, habe aber nicht erbrochen. Labormedizinisch ist im Blutbild das Hämoglobin mit 9,8 g/dl erniedrigt, MCV und MCH sind normwertig (mikrozytäre Anämie als Hinweis auf Eisenmangel). Eine Leukozytose oder Thrombozytose ist nicht nachweisbar. Ferritin ist niedrig (Hinweis auf chronische Blutverluste, z. B. im Gastrointestinaltrakt). Bei den Tumormarkern ist CEA mit 8 ng/ml erhöht (Norm < 5 ng/ml) und CA 19-9 mit 45 U/ml leicht erhöht (Norm < 37 U/ml).

Langzeitkomplikationen nach Gastrektomie:
- *Dumping-Syndrom:* häufig, entsteht durch schnelle Magenentleerung
  - Als *Frühdumping* < 30 min (Übelkeit, Bauchkrämpfe, Durchfall, Schwitzen, Schwindel, Tachykardie, Hypotonie) oder *Spätdumping* nach 1–3 h (Hypoglykämie mit Schwindel, Schwäche, Zittern, Schwitzen, Herzklopfen)
  - *Therapie:* kleine, häufige Mahlzeiten, zuckerarme Ernährung, Kohlenhydrate mit Ballaststoffen und Proteinen kombinieren; Medikamente (Acarbose, Octreotid bei Therapieresistenz, GLP-1-Agonisten; operativ/endoskopisch Anastomosenverengung möglich)
- *Nährstoffmangel:* ➤ Tab. 9.18

TAB. 9.18

- *Magenstumpfkarzinom:* Risiko der Entwicklung durch chronische Schleimhautreizung

FALL

Es wird eine Ösophagogastroduodenoskopie durchgeführt, die eine ulzerierte exophytische Läsion im Antrum des Magens nachweist, die sich fast bis zum Pylorus erstreckt. In der Untersuchung des Biopsiematerials wird ein mäßig differenziertes Adenokarzinom (G2) mit Merkmalen des intestinalen Typs (nach Laurén) nachgewiesen ohne Hinweise auf eine HER2-Überexpression (Immunhistochemie negativ). In der CT von Abdomen und Thorax ist die Wand des distalen Magens über ca. 6 cm verdickt, angrenzende Organe sind aber nicht infiltriert. Die regionalen Lymphknoten am Truncus coeliacus sind vergrößert (cN+), Fernmetastasen werden nicht nachgewiesen (M0). Im endoskopischen Ultraschall reicht die Tumorinfiltration bis in die Muskularis propria (uT3). Der Patient erhält eine perioperative Chemotherapie nach dem FLOT-Schema (5-FU, Leucovorin, Oxaliplatin, Docetaxel) und eine totale Gastrektomie mit D2-Lymphadenektomie (pathologischer Bericht: ypT2, ypN2 [5/25], L1, V0, R0). In der Nachsorge werden Vitamin B_{12}, Eisen und Kalzium regelmäßig kontrolliert, Vitamin B_{12} wird intramuskulär alle 3 Monate substituiert. Bei einer hochkalorischen, proteinreichen Ernährung mit kleinen, häufigen Mahlzeiten berichtet der Patient über eine frühe Sättigung und ein gelegentliches frühes Dumping, das sich nach Vermeidung von Zucker und Umstellung auf noch kleinere Mahlzeiten bessert.
Der Patient wird durch eine Psychoonkologin unterstützt, um den emotionalen und sozialen Herausforderungen nach der Krebsdiagnose zu begegnen.

9.4 Darm

Abdominelle Notfälle werden in ➤ Kap. 9.1 beschrieben. Weitere Krankheitsbilder werden in der Kinder- und Geburtsmedizin behandelt: Volvulus (➤ Kap. 12.2.2), Invagination (➤ Kap. 12.2.3), Dünndarmatresie (➤ Kap. 12.2.7), Meckel-Divertikel (➤ Kap. 12.2.8), Morbus Hirschsprung (➤ Kap. 12.2.9).

9.4.1 Appendizitis

Steffen Seyfried

NKLC Kompetenzebene: **3a, klin. Diagnostik,** app. Diagnostik, Therapie, **Notfall, Management**

- Betrifft alle Altersgruppen, vor allem 10–30 Jahre
- In 10–20 %: Perforation bei Erstvorstellung
- Ursache: Lumeneinengung/-verschluss (z. B. Kotsteine, Narben, Abknickung)

Die Appendizitis („Blinddarmentzündung", „Entzündung des Wurmfortsatzes") ist eine der häufigsten Ursache für ein akutes Abdomen (➤ Kap. 9.1.1). Sie tritt in allen Altersgruppen auf, am häufigsten jedoch bei jungen Erwachsenen und Jugendlichen im Alter zwischen 10 und 30 Jahren. In 10–20 % der Fälle liegt bereits bei der Erstvorstellung eine Perforation vor. Grund für die Entzündung ist zumeist Stauung, Verengung oder Verlegung des Darmlumens durch Abknickung, Narben oder Kotsteine. Die Entzündung des Wurmfortsatzes wurde erstmals von dem Chirurgen Claudius Amyand im Jahr 1735 beschrieben.

Klinik und Diagnostik

Anamnese: typisch: plötzliche Bauchschmerzen mit Beginn im Oberbauch und Wandern in den rechten Unterbauch meist < 24 h

Symptome:
- Leitsymptom: Bauchschmerz
- Häufig: Appetitlosigkeit, Übelkeit, Erbrechen, Verstopfung
- Fieber: meist < 39 °C, ggf. axillorektaler Temperaturunterschied (ca. 1 °C)
- Akutes Abdomen
- *Durchfall untypisch!*

Anamnese Die typische klinische Anamnese einer Appendizitis zeichnet sich durch plötzliche Bauchschmerzen aus, die anfangs im Oberbauch auftreten und sich dann innerhalb weniger Stunden in den rechten Unterbauch verlagern. Meist sind die Schmerzen nicht länger als 24 Stunden vorhanden.

Symptome Außer den Bauchschmerzen, die typischerweise das erste Symptom sind, können Appetitlosigkeit, Übelkeit, Erbrechen, Verstopfung, Fieber (meistens nicht hoch), Anzeichen eines akuten Abdomens (➤ Kap. 9.1.1) und eine Verschlechterung des Allgemeinzustands auftreten. Bei älteren Menschen können die klinischen Symptome insgesamt weniger ausgeprägt sein. Wenn Fieber zwischen 38 und 39 °C auftritt (normalerweise nicht höher als 39 °C), kann ein Temperaturunterschied von etwa 1 °C zwischen der gemessenen Achseltemperatur und der rektalen Temperatur festgestellt werden.

Durchfall ist untypisch für eine Appendizitis. Im Gegenteil, wenn chronischer Durchfall vorliegt, deutet dies eher auf chronisch entzündliche Darmerkrankungen (➤ Kap. 9.4.4) hin und erfordert weitere Untersuchungen.

MERKE

MERKE Ein akuter Schub von Morbus Crohn kann alle Anzeichen einer akuten Appendizitis nachahmen. Daher sollte immer nach (chronischem) Durchfall gefragt werden.

Untersuchung: Fokus auf *Appendizitiszeichen* (➤ Tab. 9.19, ➤ Abb. 9.20), *keine Evidenz für DRU* bei Appendizitis!

Körperliche Untersuchung Bei der körperlichen Untersuchung können typische Anzeichen einer Appendizitis auftreten (➤ Tab. 9.19, ➤ Abb. 9.20). Diese Begriffe werden in klinischen Befunden immer wieder genannt, die Validität einiger Appendizitiszeichen ist jedoch nicht ausreichend belegt. Beispielsweise gibt es keine Evidenz für die rektale Untersuchung bei Verdacht auf Appendizitis. Diese Untersuchung sollte jedoch insbesondere bei älteren Menschen durchgeführt werden, um andere Ursachen auszuschließen.

Tab. 9.19 Typische Schmerzpunkte und Zeichen bei Appendizitis

Zeichen	Beschreibung
McBurney-Punkt	Halbe Strecke zwischen Nabel und der Spina iliaca anterior superior
Lanz-Punkt	Ein Drittel der Strecke von der Spina iliaca anterior superior rechts zur Spina iliaca anterior superior links
Rovsing-Zeichen	Ausstreichen des Kolons auf das Zökum zu verursacht Schmerzen
Blumberg-Zeichen	Schmerzen im rechten Unterbauch bei schnellem Loslassen im linken Unterbauch – kontralateraler Loslassschmerz
Psoas-Zeichen	Anheben des rechten Beins in der Hüfte gegen Widerstand mit Schmerzen im rechten Unterbauch

TAB. 9.19

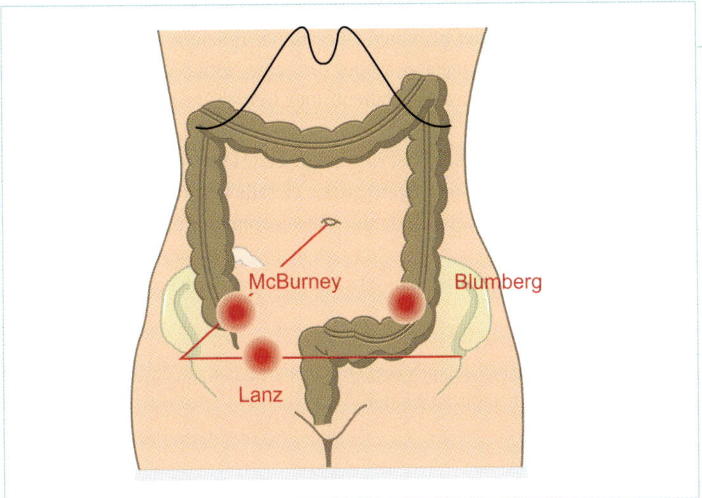

Abb. 9.20 Druckpunkte bei Appendizitis [L138]

ABB. 9.20

Apparative Diagnostik Sie dient nicht nur dem Nachweis der Appendizitis, sondern auch dem Ausschluss von Differenzialdiagnosen (➤ Tab. 9.20). **Labormedizinisch** werden Blutbild, Serumwerte, Entzündungsparameter und ein U-Status bestimmt. Bei Frauen im gebärfähigen Alter wird ein Schwangerschaftstest durchgeführt. Die **abdominelle Sonografie** ist eine aussagekräftige Untersuchung, bei der das Kokardenphänomen, eine lokal verdickte oder entzündlich veränderte Darmwand, freie Flüssigkeit im Unterbauch oder – in fortgeschrittenen Stadien – ein Flüssigkeitsverhalt oder ein Abszess nachgewiesen werden können (➤ Abb. 9.21). Im angloamerikanischen Raum wird zunehmend aus forensischen Gründen die **CT des Abdomens** durchgeführt (Sensitivität und Spezifität > 90 %). Die CT bringt jedoch eine Strahlenbelastung mit sich und wird in Europa nicht routinemäßig eingesetzt.

Diagnostik (auch zum Ausschluss von DD, ➤ Tab. 9.20): Laboruntersuchung, U-Status, Sonografie (➤ Abb. 9.21), CT

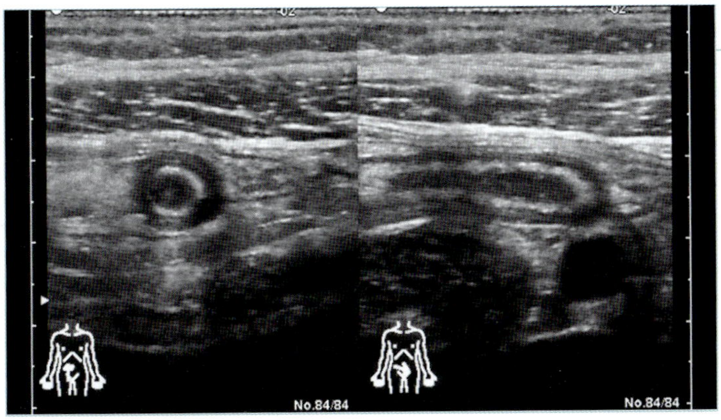

Abb. 9.21 Sonografischer Befund der Appendizitis: Kokarden- oder Schießscheibenphänomen bei rundem, vergrößertem Querdurchmesser [M512]

ABB. 9.21

TAB. 9.20

Tab. 9.20 Differenzialdiagnosen der Appendizitis

Diagnose	Mögliche Ursachen
Entzündliche Darmerkrankungen	Divertikulitis (➤ Kap. 9.4.3), Entzündung eines Meckel-Divertikels (➤ Kap. 12.2.8), Morbus Crohn (➤ Kap. 9.4.4), Kolitis
Gynäkologische Ursachen	Menarche, Endometriose, Follikelpersistenz, Adnexitis
Urologische Ursachen	Zystitis, Pyelonephritis, Urolithiasis
Infektiöse Ursachen	Gastroenteritis, virale Infekte, enterale Yersiniosen
Verschiedene Ursachen	Malignome, Ischämie, Obstipation

Therapie und Management

Unkomplizierte Appendizitis: i. v. Antibiotika vs. OP:
- 90 % ohne initiale OP, 10 % Notfall-OP im Verlauf
- 20–30 % mit Rezidiv < 1 Jahr

Komplizierte Appendizitis:
- Sofort-OP zwingend
- Im Zweifel: lieber operieren

Standardverfahren ist die laparoskopische Appendektomie.

Therapie und Management

Für **unkomplizierte Appendizitiden** (ohne Hinweise auf Phlegmone, Abszess oder Perforation und ohne Peritonitis) wurden i. v. Antibiotikatherapien mit der primären Operation verglichen. Insgesamt können 90 % der Patientinnen eine Operation zunächst vermeiden, wobei 10 % eine Notfall-Appendektomie im Verlauf benötigen. Bei 20–30 % der konservativ behandelten Patientinnen werden Rezidiv-Appendizitiden innerhalb eines Jahres beobachtet.

Nach Feststellung der **akuten komplizierten Appendizitis** ist eine umgehende Operation die einzige wirksame Therapie. Im Zweifelsfall sollte der Grundsatz „operieren" gelten. Gerade bei älteren Menschen und Kindern sollte großzügig zur Operation tendiert werden, da ihre Abwehrreaktionen begrenzt und die Symptome oft unklar sind.

Die laparoskopische Appendektomie hat sich in den letzten Dekaden zum Standardverfahren entwickelt.

MERKE

MERKE Die operative minimalinvasive Therapie ist der Goldstandard. Auch bei uneindeutigen diagnostischen Befunden sollte eine diagnostische Laparoskopie indiziert werden.

Bei Peritonitis sollte die Diagnose innerhalb von 6 h geklärt sein.

Für den Fall einer Peritonitis (➤ Kap. 9.1.6) wird im Allgemeinen ein Zeitraum von 6 Stunden zwischen Diagnosestellung und Operationsbeginn akzeptiert.

CAVE

CAVE Aufgrund der relativ hohen falsch positiven Rate bei der Diagnostik der Appendizitis sollte immer über eine Gelegenheits-Appendektomie für den Fall aufgeklärt werden, dass keine Appendizitis vorliegt.

KOMPETENZBASIERTES VORGEHEN

KOMPETENZBASIERTES VORGEHEN (NKLC)

Notfall

Perforation → dringliche Operation (➤ Kap. 9.1.4.3)

Management

- **Erstversorgung:** Nahrungskarenz, Analgesie, Ausschluss von Differenzialdiagnosen
- **Entscheidungsfindung:** OP ist die wirksamste Therapie, i. v. Antibiotika nur in unkomplizierten Fällen
- **Prinzipien der Versorgung:** Entfernen der Appendix, meist laparoskopisch
- **Nachbehandlung:** Kostaufbau nach ERAS®-Konzept (➤ Kap. 2.3) am Abend des OP-Tags (wenn kein Erbrechen oder Unverträglichkeit der Narkose auftreten); Antibiotika nur bei Peritonitis; Entlassung nach laparoskopischer Appendektomie nach Befund, ggf. ambulant/am Folgetag
- **Erfolgsparameter:** vollständige Entfernung der Appendix, Rückgang der Peritonitis
- **Komplikationen:** ohne Peritonitis Morbidität = 3 %
  - Perforierte Appendizitis: lokale Wundheilungsstörungen, (lokale) Peritonitis, retroperitoneale und Beckenabszesse, Appendixstumpfinsuffizienz
  - Spätkomplikationen: Narbenhernien, Bridenileus (➤ Kap. 9.4.2), Stumpfappendizitis, Adhäsionen

9.4.2 Ileus

Katharina Knab, Steffen Seyfried

Bei einem Ileus handelt es sich um einen Darmverschluss oder eine Darmlähmung, wobei es zu einer Passagestörung mit konsekutivem Aufstau von Nahrung und Verdauungssäften im Gastrointestinaltrakt kommt. Grundsätzlich unterscheidet man zwischen einem

- **mechanischen Ileus**, der in der Regel ein primär chirurgisches Krankheitsbild darstellt und dem
- **paralytischen Ileus** (auch funktioneller Ileus).

Ein Ileus kann sowohl den Dünn- als auch den Dickdarm betreffen **(hoher bzw. tiefer Ileus).** Durch den Aufstau von Sekreten und den erhöhten intraluminalen Druck kommt es zu einer Distension der Darmwand mit Mikrozirkulationsstörung und Störung der Barrierefunktion bis hin zur Peritonitis (➢ Kap. 9.1.6). Häufig entstehen ein Volumenmangel durch Flüssigkeitsverschiebung und Elektrolytentgleisungen.

9.4.2 Ileus

Ileus = Darmverschluss/Darmlähmung: Passagestörung + Aufstau von Nahrung und Verdauungssäften
Formen:
- Mechanischer Ileus
- Paralytischer Ileus

Lokalisation: Dünndarm = hoher Ileus, Dickdarm = tiefer Ileus

9.4.2.1 Mechanischer Ileus

NKLC
Mechanischer Ileus
Kompetenzebene: **3a, klin. Diagnostik,** app. Diagnostik, Therapie, **Notfall, Management**

Der mechanische Ileus entsteht, wenn ein mechanisches Hindernis den Darm vollständig (Ileus mit aufgehobener Darmpassage) oder teilweise (Subileus mit noch teilweise intakter Darmpassage) verschließt. Während der Dünndarmileus häufig durch Briden oder Hernien hervorgerufen wird, gelten Tumoren oder entzündliche Stenosen als häufigste Ursache des Dickdarmileus (➢ Tab. 9.21).

9.4.2.1 Mechanischer Ileus

Passageblockade durch mechanisches Hindernis, vollständig = Ileus, teilweise = Subileus
Häufige *Ursachen* (➢ Tab. 9.21):
- Dünndarm: Briden, Hernien
- Dickdarm: Tumoren, entzündliche Stenosen

Tab. 9.21 Häufigste Ursachen des mechanischen Ileus

Ursache	Beispiele
Strangulation	Briden (z. B. durch Voroperationen), Verwachsungen
Inkarzerationen oder Torsionen	Äußere und innere Hernien (➢ Kap. 9.5), Volvulus (➢ Kap. 12.2.2)
Tumoren	Dickdarmtumoren (➢ Kap. 9.4.5) oder Dünndarmtumoren
Entzündungen	Chronische Divertikulitis (➢ Kap. 9.4.3), chronisch entzündliche Darmerkrankungen (➢ Kap. 9.4.4)
Lumenverlegung	Invagination (➢ Kap. 12.2.3), Koprostase

Klinik und Diagnostik

Anamnese In der Anamnese werden Vorerkrankungen und abdominelle Voroperationen erfragt. Nach vorausgegangener Laparotomie, weniger nach einer Laparoskopie, besteht ein deutlich erhöhtes Risiko für Briden. Auch die Medikamentenanamnese ist essenziell (Differenzierung zum paralytischen Ileus). Beim Dickdarmileus müssen vorausgegangene Koloskopien zur Evaluation eines potenziell stenosierenden Tumors erfragt werden.

Symptome Typische Symptome bei Patientinnen mit mechanischem Ileus sind:

- Krampfartige Bauchschmerzen (oft wellenförmig verlaufend, teilweise mit lokalisierbarem Punctum maximum oder diffus im gesamten Abdomen)
- Schwallartiges Erbrechen auch von stuhligem Sekret (Miserere)
- Aufgetriebenes Abdomen, ggf. starke Schwellung und Rötung bei Inkarzeration
- Nach wenigen Tagen Stuhl- und Windverhalt
- Beschwerdeprogredienz innerhalb von Stunden bis Tagen

Klinik und Diagnostik

Anamnese: abdominelle Voroperationen erfragen, vor allem Laparotomie, Medikamente, Koloskopiebefunde

Symptome: krampfartige, wellenförmige Bauchschmerzen, oft mit Punctum maximum oder diffus schwallartiges Erbrechen, ggf. stuhliges Erbrechen, aufgetriebenes Abdomen, bei Inkarzeration teils Rötung und Schwellung. Stuhl- und Windverhalt meist nach wenigen Tagen

CAVE Rezidivierendes Erbrechen kann zu einer Aspiration von Mageninhalt oder Stuhl (bei Miserere) führen, insbesondere bei alten oder vigilanzgeminderten Patientinnen. Hierdurch kann es zu einer schweren Pneumonie mit ARDS und signifikanter Letalität kommen.

CAVE

Körperliche Untersuchung Bei der Inspektion fällt in der Regel ein prall geblähtes Abdomen auf. Es ist auf Narben, Hernien und Hämatome zu achten. Auskultatorisch sind anfangs hochgestellte Darmgeräusche (metallisch) typisch, bei lang andauernder Problematik kommt es zur sekundären Paralyse mit fehlenden Darmgeräuschen. Bei der Palpation ist initial kein Peritonismus festzustellen, bei Durchwanderung ist er

Untersuchung: *Inspektion:* Narben, Hernien und Hämatome; *Auskultation:* hochgestellte oder im Verlauf fehlende Darmgeräusche; *DRU!*

jedoch im Verlauf möglich. Große Tumoren können u. U. palpiert werden. Eine digital-rektale Untersuchung sollte immer durchgeführt werden, die Leisten und das Genital sollten beachtet werden (**Cave:** inkarzerierte Hernien, ➤ Kap. 9.5).

MERKE

MERKE Die wichtigste Differenzialdiagnose ist der paralytische Ileus, der Ausdruck multipler Erkrankungen sein kann (➤ Kap. 9.4.2.2).

Diagnostik: Labor, Sonografie (➤ Abb. 9.22), Röntgenübersicht, CT (➤ Abb. 9.23)

Apparative Diagnostik Dazu gehören vor allem die labormedizinischen Untersuchungen und die Bildgebung:

- **Laboruntersuchung:** Infektwerte, Blutbild (Leukozyten, CRP, ggf. PCT), Elektrolyte (häufig Hypokaliämie), Retentionsparameter (Kreatinin, Harnstoff als Hinweis auf akutes Nierenversagen bei Volumenmangelschock), sonstiges (Leberwerte, Gerinnung, TSH präoperativ und vor Kontrastmittelgabe), Blutgasanalyse (Laktaterhöhung als Hinweis auf ischämisches Geschehen)
- **Sonografie des Abdomens:** distendierte, flüssigkeitsgefüllte Dünndarmschlingen > 2 cm (➤ Abb. 9.22), flüssigkeitsgefüllter Magen, Pendelperistaltik (Klaviertastenphänomen), kollabierter Darm (Hungerdarm), freie Flüssigkeit, Hinweis auf Pankreatitis, Gallensteine
- **Dünnschicht-CT des Abdomens** (Goldstandard): Kontrastmittelgabe i. v. und oral, hohe Sensitivität beim Nachweis, der genauen Lokalisation und der Ursache des Ileus (➤ Abb. 9.23)
- **Röntgenübersichtsaufnahme des Abdomens:** dilatierte Dünndarmschlingen mit Spiegelbildung (➤ Abb. 9.3), Ausschluss freier Luft möglich, Detektion der Passage mit Röntgenkontrastmittel; keine Klärung von Ursachen möglich!

ABB. 9.22

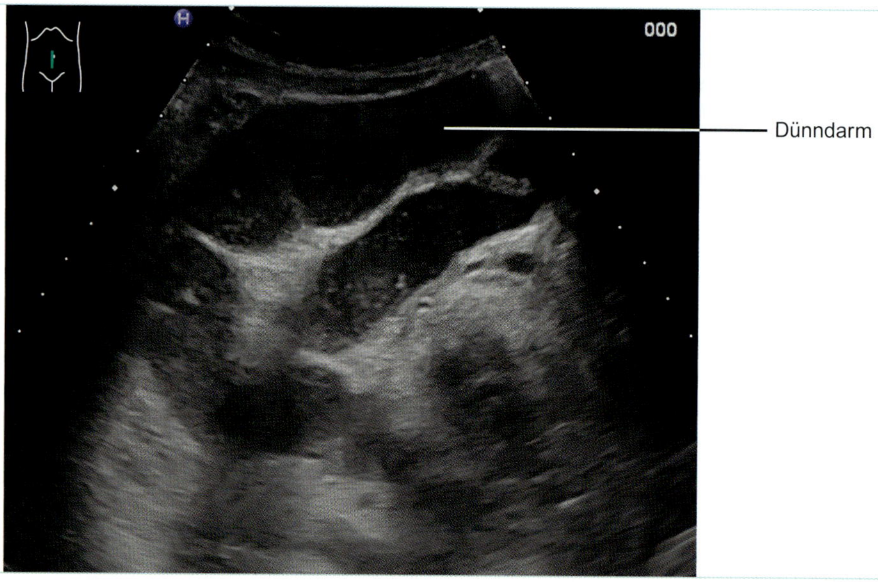

Abb. 9.22 Sonografie bei Ileus mit massiver Dilatation der Dünndarmschlingen [T945]

MERKE

MERKE Nach Abschluss der Diagnostik muss beurteilt werden, ob die Möglichkeit eines konservativen Therapieversuchs unter strenger klinischer Kontrolle besteht, oder ob die umgehende operative Therapie eingeleitet werden muss.

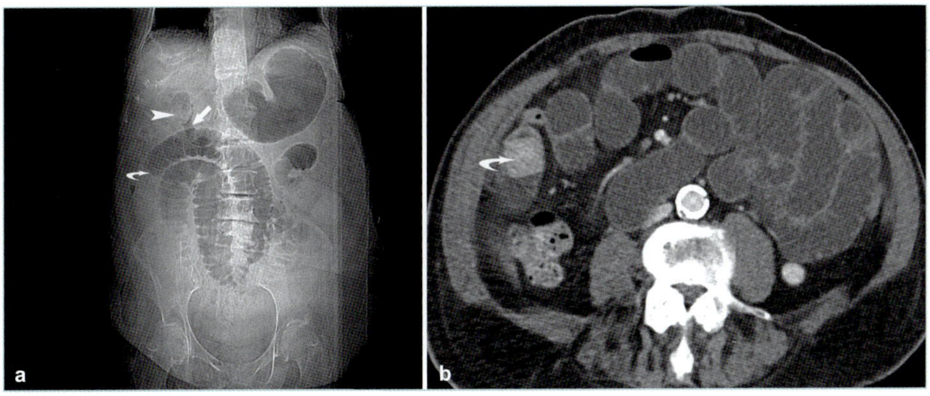

Abb. 9.23 CT bei Gallensteinileus [E1477]
a) CT-Topogramm mit Luft in einer cholezystoduodenalen Fistel (Pfeil) und Gallenstein in der Gallenblase (Pfeilspitze). Mit Luft gefüllte Dünndarmschlingen enden abrupt im rechten Abdomen (gebogener Pfeil).
b) Die transversale kontrastmittelverstärkte CT zeigt einen weiteren Gallenstein (Pfeilspitze) im Dünndarmlumen als Ursache für die Obstruktion.

ABB. 9.23

Therapie und Management

KOMPETENZBASIERTES VORGEHEN (NKLC)

Notfall

Jeder mechanische Ileus → Indikation zur Operation mit hoher Dringlichkeit

Management

- **Erstversorgung:** i. v. Zugang, Analgesie, Volumensubstitution, Elektrolytausgleich, Anlage einer Magensonde als Dekompression und als Schutz vor Aspiration bei rezidivierendem Erbrechen (➤ Kap. 2.4.5.2), bei septischem Krankheitsbild leitliniengerechte Sepsistherapie (➤ Kap. 3.3.3)
- **Entscheidungsfindung:** konservativ nur bei Subileus mit mechanischer Komponente, rezidivierendem Subileus, Verwachsungsbauch, Peritonealkarzinose oder radiogenem Ileus, sonst dringliche OP
- **Prinzipien der Versorgung:**
  - Konservativ: Entlastung mit Magensonde bei oraler Karenz und Abführmaßnahmen, engmaschige Überwachung (IMC)
  - Operativ: Beseitigung des mechanischen Hindernisses (Laparoskopie oder Laparotomie), Dekompression über Magensonde, Darmrohr oder mit Enterotomie, Resektion stark geschädigter Darmabschnitte (z. B. Ischämie), ggf. Anlage eines Anus praeter
- **Nachbehandlung:** Entfernung der Magensonde, Kostaufbau
- **Erfolgsparameter:** Wiederherstellung der Passage (oder funktionsfähiger Anus praeter)
- **Komplikationen:** Peritonitis

Therapie und Management

KOMPETENZBASIERTES VORGEHEN

9.4.2.2 Paralytischer Ileus

Der paralytische Ileus ist eine Passagestörung, die als Reaktion auf eine lokale oder systemische Störung des Metabolismus auftritt (➤ Tab. 9.22).

9.4.2.2 Paralytischer Ileus
Passagestörung ohne mechanisches Hindernis

Tab. 9.22 Mögliche Ursachen des paralytischen Ileus

Ursache	Beispiele
Entzündungen	Lokale oder diffuse Peritonitis, abdominelle Abszesse oder im Rahmen einer Sepsis, schwere Enteritis, Kolitis oder Enterokolitis
Reflektorisch	Endstadium bei mechanischem Ileus, Koliken (Galle, Niere), Harnverhalt, Retro-Hämatome, Frakturen des Beckens und der Wirbelsäule, postoperativ, fehlende orale Kostzufuhr
Stoffwechsel	Hypokaliämie, diabetische Ketoazidose, Urämie, Medikamente (Opiate, Laxanzien, Antidepressiva), Vergiftungen (Schwermetalle), Alkoholabusus
Neurogen	Hoher Querschnitt, Parkinson, multiple Sklerose
Ischämie	Mesenterialgefäßverschluss, hochdosierte Katecholamintherapie

TAB. 9.22

Klinik und Diagnostik

Klinisch dominieren die typischen Symptome eines Ileus (➤ Kap. 9.4.2.1), wobei auskultatorisch (Totenstille) und sonografisch eine fehlende Peristaltik nachgewiesen werden kann.

Klinik und Diagnostik
Symptome: klassische Ileussymptome
Diagnostik: Sonografie mit fehlender Peristaltik

Studentische Sicht

Therapie

Therapie je nach Ätiologie

Die Therapie richtet sich nach der Ätiologie. Falls möglich sollte die Grunderkrankung behandelt werden. Gleichzeitig gibt man Einläufe, Prokinetika, substituiert Kalium und gewährleistet eine ausreichende parenterale Flüssigkeitszufuhr.

9.4.3 Divertikel

Steffen Seyfried

NKLC

Divertikel des unteren Gastrointestinaltrakts

Kompetenzebene: **1**, klin. Diagnostik, app. Diagnostik, Therapie, Notfall, Management

Divertikulose/Divertikulitis

Kompetenzebene: **3a, klin. Diagnostik,** app. Diagnostik, Therapie, **Notfall, Management**

Divertikel = Ausstülpungen der Wand von Hohlorganen im Verdauungstrakt
- *Echte Divertikel:* alle Wandschichten beteiligt
- *Falsche (Pseudo-)Divertikel:* nur Schleimhaut durch Muskelschicht hindurch

Divertikel sind Ausbuchtungen in der Wandung von Hohlorganen im Verdauungstrakt. Es wird unterschieden zwischen sog. echten Divertikeln, die alle Schichten der Wand betreffen, und sog. falschen oder Pseudodivertikeln, bei denen nur die Schleimhaut durch Schwachstellen in den anderen Wandlagen (Muskulatur und Bindegewebe) des Verdauungstrakts ausgestülpt wird. Typischerweise befinden sich diese Schwachstellen an den Stellen, an denen Gefäße die äußeren Wandschichten durchqueren, was die häufige Entwicklung von Kolondivertikeln im mesenterialen Bereich erklärt.

MERKE

MERKE Kolondivertikel sind meist Pseudodivertikel und entstehen vermutlich durch eine Erhöhung des Drucks im Inneren des Lumens bei gleichzeitig reduzierter Stuhlmenge. Teile der Darmwand werden dann durch vorhandene Schwachstellen nach außen gedrückt.

Epidemiologie: häufige gutartige Veränderung im Kolon, vor allem in westlichen Ländern, häufiger im Alter, Männer und Frauen gleich häufig betroffen

Ätiologie: ballaststoffarme, zuckerreiche Ernährung, geringe körperliche Aktivität, NSAID/Kortikosteroide, ethnische Disposition

Epidemiologie In der westlichen Welt zählt die Divertikulose des Kolons zu den verbreitetsten gutartigen Veränderungen des Verdauungstrakts. Die Häufigkeit von Kolondivertikeln steigt mit dem Alter an. Bei unter 40-Jährigen sind Divertikel selten, doch bei etwa 30 % der 60-Jährigen und ungefähr 65 % der über 85-Jährigen sind sie zu finden. Männer und Frauen sind in ähnlichem Maße von Divertikulose betroffen.

Ätiologie Oft wird über spezifische Lebensweisen in westlichen Industrienationen debattiert. Dazu zählt vor allem eine Ernährung, die arm an Ballaststoffen ist und gleichzeitig einen hohen Anteil an stark verarbeiteten Zuckern aufweist. Obwohl es bislang keine eindeutigen Beweise durch evidenzbasierte Studien gibt, deuten Beobachtungen darauf hin, dass die Zugehörigkeit zu bestimmten ethnischen Gruppen, ein niedriges Niveau an körperlicher Betätigung, die Verwendung von nichtsteroidalen Entzündungshemmern oder Kortikosteroiden sowie das Vorhandensein anderer Krankheiten, z. B. Niereninsuffizienz bei Zystennieren, als prädisponierende Faktoren für die Entstehung einer Divertikulitis betrachtet werden können.

Klinik und Diagnostik

Anamnese: meist unauffällig, außer bei bekannter Divertikulose

Symptome:
- *Divertikulose:* oft symptomlos, ggf. Reizdarm-ähnlich (li. Unterbauchschmerz, Blähungen)
- *Divertikulitis:* akuter Schmerz li. Unterbauch („Linksseitenappendizitis"), Fieber, Übelkeit, Erbrechen, Stuhlveränderung (Obstipation/Diarrhö), rechtsseitige Divertikulitis (Appendizitis-Differenzialdiagnose)

Diagnostik: Labor, Sonografie, CT Abdomen (mit KM)

Anamnese Die Anamnese liefert meist keine direkten Anzeichen für eine Divertikulitis, außer bei Patientinnen, bei denen bereits eine Divertikulose diagnostiziert wurde.

Symptome Die **Divertikulose** ist oft symptomlos, kann aber ähnliche Beschwerden wie ein Reizdarm verursachen: Schmerzen im linken unteren Bauchbereich und unspezifische Bauchbeschwerden. Bei einer **Divertikulitis** kommt es typischerweise zu akuten, zunehmenden Schmerzen im linken Unterbauch ähnlich einer „Linksseitenappendizitis", zu Fieber und zu Begleitsymptomen (Veränderungen im Stuhlgang, d. h. Obstipation oder Diarrhö, Blähungen, Übelkeit, Erbrechen). Eine rechtsseitige Divertikulitis mit Schmerzen im rechten Unterbauch ist eine Besonderheit und kann leicht mit einer Appendizitis (➤ Kap. 9.4.1) verwechselt werden. Eine **komplizierte Divertikulitis** zeigt sich durch Zeichen der peritonealen Reizung (lokale oder generelle Abwehrspannung), ein distendiertes Abdomen und verringerte Darmgeräusche als Hinweis auf eine Peritonitis. **Divertikelassoziierte Fisteln** können zu einer Pneumaturie/Fäkalurie (bei enterovesikalen Fisteln), vaginalem Stuhl- oder Luftabgang (bei enterovaginalen Fisteln) und zu entzündlichen Obstruktionen führen (Einschränkung der Stuhlpassage bis hin zum Ileus, mit Übelkeit, Erbrechen, Stuhlverhalt).

Apparative Diagnostik Das Vorgehen bei der weiteren Diagnostik ist in ➤ Abb. 9.24 wiedergegeben. **Laboruntersuchungen** helfen bei der Bewertung von Entzündungen (Leukozyten, C-reaktives Protein)

und bei der differenzialdiagnostischen Einschätzung (z. B. Urinbefund). **Sonografisch** lässt sich eine Entzündung der Divertikel oft direkt erkennen, gekennzeichnet durch eine verminderte Echogenität der Wand, eine gestörte Schichtung und möglicherweise das Auftreten eines Kokardenphänomens. Charakteristisch ist zudem eine entzündliche Reaktion des umliegenden Fettgewebes, und es können auch freie Flüssigkeit oder Abszesse identifiziert werden. Eine **CT des Abdomens mit Kontrastmittel** ist besonders sensibel für den Nachweis von Divertikeln und zur Erkennung von Komplikationen wie Abszessen, Fisteln oder Perforationen (sowohl gedeckte als auch freie). Ein Nachteil ist allerdings die Strahlenexposition.

MERKE Ultraschall oder CT sollen als diagnostische Verfahren bei Verdacht auf Divertikulitis eingesetzt werden.

MERKE

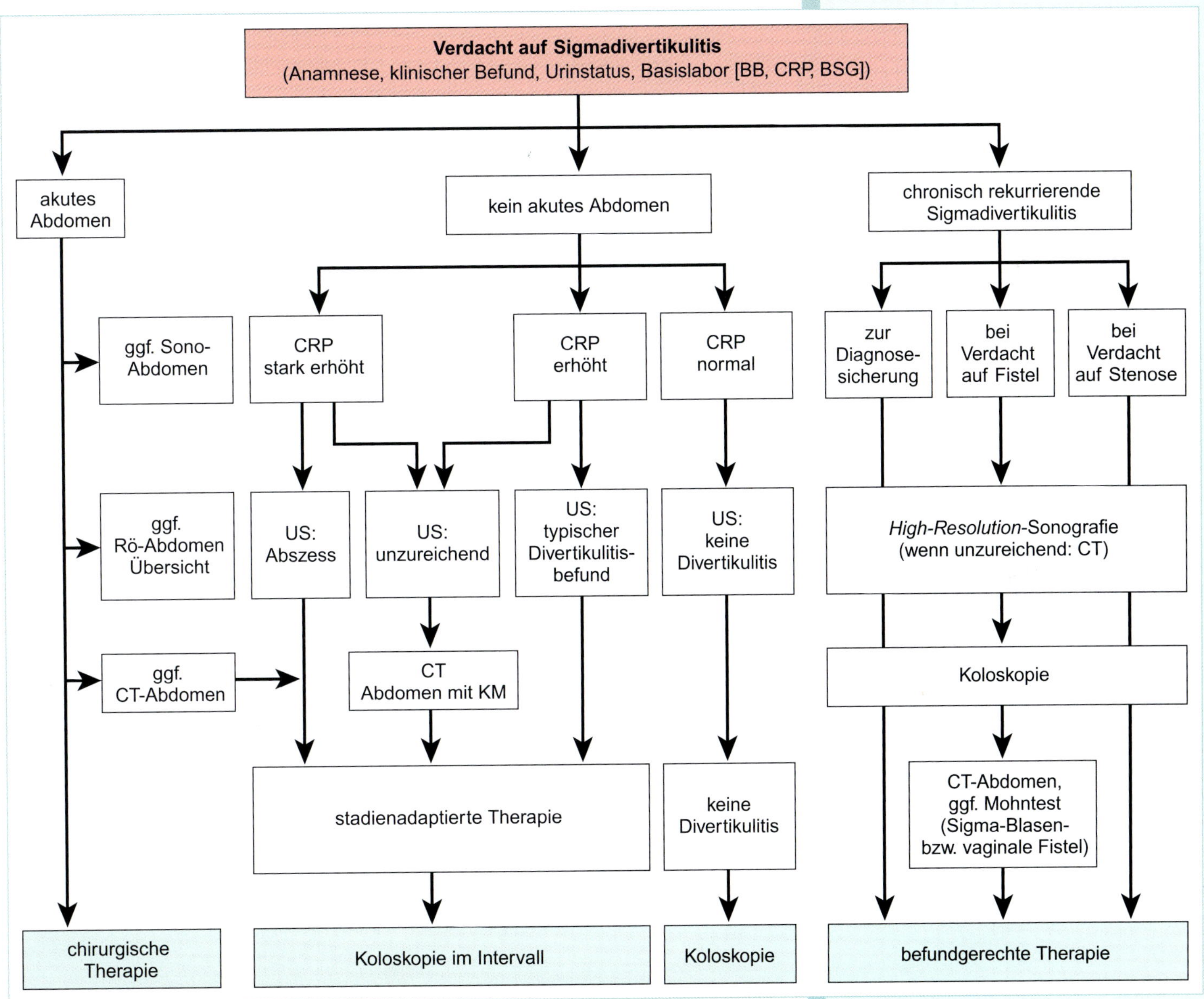

Abb. 9.24 Diagnostischer Algorithmus bei Divertikulitis; BB = Blutbild, BSG = Blutkörperchensenkungsgeschwindigkeit, CRP = C-reaktives Protein, KM = Kontrastmittel, US = Ultraschall [M897]

Klassifikation Die Einteilung der Divertikulitis in verschiedene Stadien (➤ Tab. 9.23) ist von entscheidender Bedeutung für den diagnostischen Prozess und die daraus resultierende Therapieplanung. Die korrekte Klassifizierung der Erkrankungsstufe bestimmt unmittelbar den weiteren Behandlungsablauf.

Klassifikation (➤ Tab. 9.23): entscheidend für die Therapie

TAB. 9.23

Tab. 9.23 Klassifikation der Divertikelkrankheit (CDD, Classification of Diverticular Disease) [H644-001]

Typ	Bedeutung	Bemerkung
Typ 0	**Asymptomatische Divertikulose**	
	Keine Entzündungskomponente	Zufallsbefund, keine Symptome → keine Krankheit
Typ I	**Akute unkomplizierte Divertikelkrankheit/Divertikulitis**	
Typ Ia	Divertikulitis/Divertikelkrankheit ohne Umgebungsreaktion	• Auf die Divertikel beziehbare Symptome • Entzündungszeichen (Labor): optional • Typische Schnittbildgebung
Typ Ib	Divertikulitis mit phlegmonöser Umgebungsreaktion	• Entzündungszeichen (Labor): obligat • Schnittbildgebung: phlegmonöse Divertikulitis
Typ II	**Akute komplizierte Divertikulitis wie Ib, zusätzlich:**	
Typ IIa	Mikroabszesse	• Gedeckte Perforation • Kleiner Abszess (≤ 3 cm) • Minimal parakolische Luft
Typ IIb	Makroabszess	Para- oder mesokolischer Abszess (> 3 cm)
Typ IIc	Freie Perforation	
Typ IIc1	Eitrige Peritonitis	
Typ IIc2	Fäkale Peritonitis	
Typ III	**Chronische Divertikelkrankheit/rezidivierende oder anhaltende symptomatische Divertikelkrankheit**	
Typ IIIa	Symptomatische unkomplizierte Divertikelkrankheit (SUDD)	• Typische Klinik • Entzündungszeichen (Labor): optional
Typ IIIb	Rezidivierende Divertikulitis ohne Komplikationen	• Entzündungszeichen (Labor): vorhanden • Typische Schnittbildgebung
Typ IIIc	Rezidivierende Divertikulitis mit Komplikationen	Nachweis von Stenosen, Fisteln, Konglomerat
Typ IV	**Divertikelblutung**	**Nachweis der Blutungsquelle**

Therapie und Management

Stadiengerechte Therapie: abhängig von Allgemeinzustand und Komorbiditäten (➤ Tab. 9.24)

Therapie und Management

Stadiengerechte Therapie

Die Behandlung orientiert sich am Stadium der Erkrankung (➤ Tab. 9.24), wobei die Verfassung der Patientin und eventuelle Komorbiditäten (z. B. Immunsuppression) beachtet werden müssen.

TAB. 9.24

Tab. 9.24 Therapeutischer Algorithmus und Operationsindikationen

Typ	Therapie
Typ 0	Zufallsbefund, keine Indikation zur Therapie
Typ I	Ambulante Therapie, ggf. Antibiotika erwägen
Typ IIa	Ambulante Therapie, ggf. stationäre Therapie mit Antibiotika
Typ IIb	Stationäre Antibiotikatherapie und falls möglich interventionelle Drainage; falls Drainage unmöglich, Operation erwägen
Typ IIc	Operationsindikation
Typ IIIa und IIIb	Elektive minimalinvasive Sigmaresektion abhängig von der Lebensqualität und Einschränkung der Patientin
Typ IIIc	Elektive minimalinvasive Resektion
Typ IV	Operationsindikation nur bei Versagen des endoskopischen Managements

Jede elektive Resektion setzt eine vorangegangene Koloskopie (im entzündungsfreien Intervall) voraus.

MERKE

MERKE Asymptomatische Patientinnen, bei denen eine Divertikulose im Rahmen einer diagnostischen Maßnahme (z. B. Koloskopie/Schnittbildgebung) entdeckt wurde, bedürfen keinerlei operativer oder konservativer Therapie.

Patientinnen mit einer akuten, unkomplizierten Divertikulitis **(CDD-Typ I)** sollen konservativ behandelt werden. Sie erhalten Antibiotika, auch im ambulanten Setting.

Beim **CDD-Typ II** ist eine stationäre Aufnahme und Antibiotikabehandlung indiziert. Etwa ein Drittel der Patientinnen mit einer akuten komplizierten Divertikulitis wird wegen einer Rezidivdivertikulitis erneut stationär behandelt, zumeist innerhalb eines Jahres.

CAVE Hinter einer segmentalen Sigmadivertikulitis kann immer eine maligne Tumorerkrankung stecken. Eine *unkomplizierte Sigmadivertikulitis* geht mit einem Risiko von ca. 2 % für ein Karzinom einher. Bei einer *komplizierten Divertikulitis* steigt dies auf bis zu 10 %. Daher ist eine koloskopische Abklärung im entzündungsfreien Intervall immer indiziert.

Besonders beim **CDD-Typ IIb** ist grundlegend eine interventionelle (sonografisch oder CT-gesteuerte) Drainageneinlage indiziert. Voraussetzung hierfür sind ein freier Punktionskanal und auch die entsprechende Expertise im Zentrum. Während Abszesse < 3 cm auch von einer alleinigen antibiotischen Therapie profitieren können, ist bei Makroabszessen in aller Regel eine Drainage und, falls dies nicht möglich ist, eine Operation indiziert.

Bei einer **Typ-IIc-Divertikulitis** besteht eine absolute Operationsindikation. Hierbei hängt die Dringlichkeit vom klinischen Zustand der Patientin ab.

Für den **CDD-Typ III** ist eine individuelle patientenorientierte (Lebensqualität) Operationsindikation zu stellen. In Studien ist die Lebensqualität nach einer Operation besser als nach einer konservativen Therapie. Über 50 % der Patientinnen lassen sich im weiteren Verlauf doch operieren.

MERKE Eine Operation bei chronisch rezidivierender, unkomplizierter Divertikulitis (Typ IIIa und IIIb nach CDD) sollte individuell entschieden und vorzugsweise in entzündungsfreien Phasen erwogen werden, ohne dass die Anzahl vorangegangener Schübe allein ausschlaggebend ist.

Operationsverfahren

In Zentren ist der Goldstandard sicherlich die **laparoskopische Operation** mit tubulärer Sigmaresektion und primärer Anastomose bzw. je nach intraoperativem Befund mit protektiver Stomaanlage. Eine primäre Anastomose ist dabei insbesondere auf das stomafreie Überleben, also die Wiederherstellung der Kontinuität im zeitlichen Verlauf, das überlegene Verfahren.

Selbstverständlich kommt z. B. bei septischen Patientinnen auch die **offene Resektion** infrage. Im Sinne der Damage Control Surgery (➤ Kap. 9.1.5.2) kann auch auf eine Anastomosierung im Rahmen der Primäroperation verzichtet werden (z. B. bei Immunsuppression, hochseptischen Patientinnen). Eine Hartmann-Situation besteht, wenn das orale Kolon als endständiges Stoma ausgeleitet und das aborale Ende blind verschlossen wird.

MERKE Minimalinvasive transabdominelle Verfahren sind wegen der deutlich geringeren Rezidivrate der Goldstandard. Alter und Komorbiditäten sind dank moderner Anästhesieverfahren keine Kontraindikation mehr.

KOMPETENZBASIERTES VORGEHEN (NKLC)

Management

- **Erstversorgung:** Analgesie, Antibiotika, ggf. Endoskopie im Intervall
- **Entscheidungsfindung:** Vorgehen je nach Stadium der Erkrankung (➤ Tab. 9.24); Verfassung der Patientin und eventuelle Komorbiditäten (z. B. Immunsuppression) müssen beachtet werden
- **Prinzipien der Versorgung:**
  - Konservativ: Antibiotika
  - Interventionell: Drainageeinlage
  - Chirurgisch: tubuläre Sigmaresektion und primäre Anastomose
- **Nachbehandlung:** wie Darmresektion
- **Erfolgsparameter:** Stomafreiheit
- **Komplikationen:** Peritonitis, Anastomoseninsuffizienz

Studentische Sicht

Etwa ein Drittel der *CDD-Typ-II-Patientinnen* erleidet ein *Rezidiv* innerhalb eines Jahres.

CAVE

CDD-Typ IIb (Makroabszess) → Drainage (Sono-/CT-gestützt), falls möglich

CDD-Typ IIc (freier Durchbruch) → absolute OP-Indikation, Dringlichkeit je nach klinischem Zustand

CDD-Typ III (rezidivierende/chronische Divertikulitis) → individuelle OP-Indikation (Lebensqualität!); OP > konservativ bzgl. Lebensqualität

MERKE

Operationsverfahren:
- Laparoskopische Sigmaresektion als Goldstandard
- Offene Resektion z. B. bei septischen Patienten möglich
- Damage Control ohne Anastomosierung möglich

MERKE

KOMPETENZBASIERTES VORGEHEN

9.4.4 Chronisch entzündliche Darmerkrankungen: Morbus Crohn und Colitis ulcerosa

9.4.4 Chronisch entzündliche Darmerkrankungen: Morbus Crohn und Colitis ulcerosa

Steffen Seyfried

NKLC Kompetenzebene: **2**, klin. Diagnostik, app. Diagnostik, Therapie, **Notfall, Management**

Morbus Crohn und Colitis ulcerosa: relativ selten, vor allem in westlichen Ländern auftretend, aber zunehmende Prävalenz; häufiger Krankheitsbeginn im jungen Alter, lebenslange Schübe

Ätiologie: multifaktoriell; Risikofaktoren sind Rauchen, Ernährung, Appendektomie

Zukunft: personalisierte Medizin mittels Genetik und Epigenetik

Chronisch entzündliche Darmerkrankungen (CED), im engeren Sinne Morbus Crohn (MC) und Colitis ulcerosa (CU), sind relativ seltene Erkrankungen, die hauptsächlich in westlichen Ländern auftreten. In Deutschland liegt die jährliche Inzidenz zwischen 3 und 7 Fällen pro 100.000 Einwohnern bei in den letzten Jahrzehnten zunehmender Prävalenz. Diese Erkrankungen manifestieren sich häufig schon in jungen Jahren und zeigen eine lebenslange Prävalenz mit periodischen Schüben.

Umweltfaktoren sowie genetische Prädispositionen spielen eine erkennbare Rolle in der Ätiologie der CED, wobei Rauchen, Ernährungsgewohnheiten und frühere medizinische Eingriffe (wie Appendektomie) das Risiko für die Entwicklung oder Verschlimmerung der Krankheit beeinflussen können. Über 240 Gene sind mit einer erhöhten Anfälligkeit für Morbus Crohn und Colitis ulcerosa verbunden. Die Konkordanzrate für Morbus Crohn liegt bei eineiigen Zwillingen neueren Studien zufolge unter 30 % (ursprünglich 50–60 %). Zugleich verweisen die verbleibenden 40–70 % auf erhebliche Umwelteinflüsse. Im Jahr 2001 wurde das Suszeptibilitätsgen NOD2, später als CARD15 bekannt, auf Chromosom 16q12 identifiziert. Mutationen in diesem Gen können das MC-Risiko um das 40-Fache erhöhen.

Zukünftig könnte das individuelle genetische Profil zusammen mit Umweltfaktoren wichtige Entscheidungen in der medizinischen Behandlung und Chirurgie leiten, wobei epigenetische Faktoren eine wesentliche Rolle spielen dürften.

Klinik und Diagnostik

Komplexe Diagnostik (➤ Abb. 9.25)

Klinik und Diagnostik

Die Diagnostik chronisch entzündlicher Darmerkrankungen ist komplex (➤ Abb. 9.25) und erfordert eine Kombination aus gründlicher Anamnese, körperlicher Untersuchung und einer Reihe spezifischer Tests.

ABB. 9.25

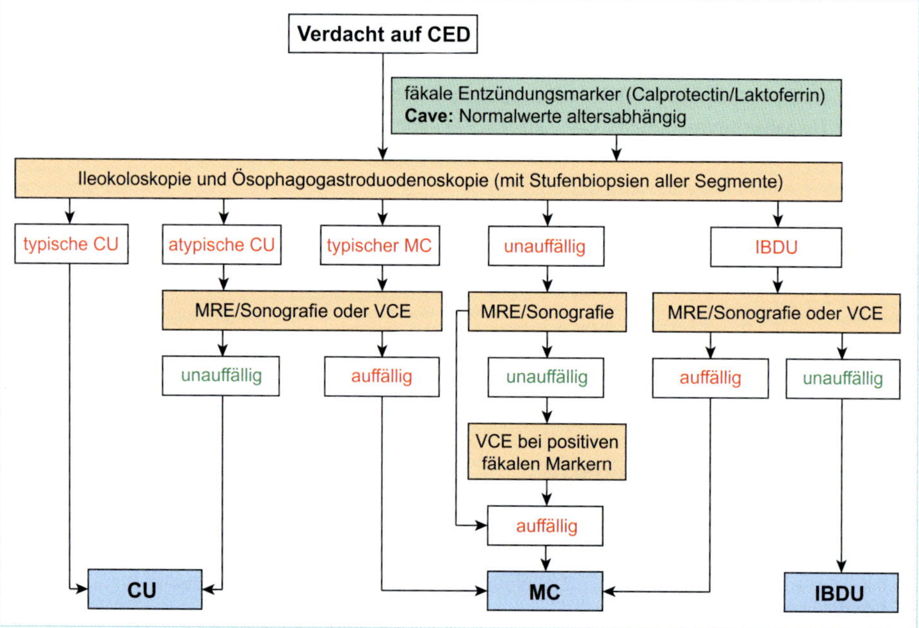

Abb. 9.25 Diagnostischer Workflow bei Verdacht auf chronisch entzündliche Darmerkrankungen (CED), MC = Morbus Crohn, CU = Colitis ulcerosa, IBDU = nicht klassifizierbare CED, MRE = Magnetresonanzenterografie, VCE = Videokapselendoskopie [L141]

Symptome Die klinischen Manifestationen von Morbus Crohn und Colitis ulcerosa können erheblich variieren und umfassen viele Symptome, die die Lebensqualität der Betroffenen erheblich beeinträchtigen können.

Der **Morbus Crohn** tritt diskontinuierlich auf und kann jeden Teil des Verdauungstrakts von Mund bis Anus betreffen. Die häufigsten Symptome und Manifestationen sind:

- Bauchschmerzen, Krämpfe und Blähungen, ggf. auch eine Ileus-Symptomatik (➤ Kap. 9.4.2) durch Vernarbung und Verengung entzündeter Darmabschnitte
- Infektionen durch Fisteln (interenterisch, enterovesikal, enterovaginal, blind nach retroperitoneal oder enterodermal) in der Folge tiefgreifender Entzündungen, schmerzhafte Abszesse und Entzündungen im Analbereich durch perianale Fisteln (20–30 % der Betroffenen)
- Entzündungen der Gelenke (Arthritis), der Haut (wie Erythema nodosum und Pyoderma gangraenosum), der Augen (Uveitis) und der Leber (primär sklerosierende Cholangitis) als extraintestinale Manifestationen, die sowohl mit aktiven Schüben als auch unabhängig von der Darmaktivität auftreten können

Die **Colitis ulcerosa** ist auf den Dickdarm beschränkt und durch eine kontinuierliche Entzündung charakterisiert, die immer im Rektum beginnt und sich nach proximal ausdehnen kann. Die Symptome beinhalten:

- Blutiger Durchfall: häufig, in schweren Fällen mit hoher Dringlichkeit und Frequenz des Stuhlgangs (> 40× am Tag) sowie möglicher Transfusionspflichtigkeit
- Abdominale Schmerzen und Krämpfe: aufgrund der Entzündung und Ulzeration der Darmschleimhaut; oft kontinuierliches Gefühl der unvollständigen Stuhlentleerung und Tenesmen
- Toxisches Megakolon: gefährlichste Komplikation mit rapider Erweiterung des Kolons und Perforationsgefahr (akutes Abdomen, ➤ Kap. 9.1.1)

Beide Erkrankungen können schubweise verlaufen, mit Perioden der Remission und Phasen der Aktivität, die durch Stress, Ernährungsfaktoren und andere Umwelteinflüsse ausgelöst werden können. Der Verlauf ist oft unvorhersehbar, und viele Patientinnen benötigen im Lauf ihres Lebens wiederholte medizinische Eingriffe, Operationen und kontinuierliche medikamentöse Behandlungen.

Apparative Diagnostik Endoskopische Verfahren wie die **Koloskopie** ermöglichen die direkte visuelle Inspektion und Biopsien des betroffenen Gewebes. Die **MRT** spielt eine zunehmend wichtige Rolle, insbesondere bei der Beurteilung von endoskopisch schwer erreichbaren Abschnitten und zur Identifizierung von Komplikationen wie Fisteln und Abszessen.

Aktivitätsindizes Sie dienen dazu, den Schweregrad der Erkrankung zu quantifizieren und den Erfolg der Therapie zu überwachen. Zu den wichtigsten Indizes gehören:

- *Crohn's Disease Activity Index (CDAI):* bestimmt die Aktivität des Morbus Crohn unter Berücksichtigung von Symptomen (Bauchschmerzen, Stuhlfrequenz, allgemeines Wohlbefinden) und objektiven Indikatoren (Gewicht, Hämatokrit)
- *Mayo Score für Colitis ulcerosa:* bewertet den Grad der Entzündung basierend auf endoskopischen Befunden, Symptomen (z. B. Blut im Stuhl), Stuhlfrequenz und der ärztlichen Bewertung des allgemeinen Gesundheitszustands
- *Simple Clinical Colitis Activity Index (SCCAI):* beurteilt die Krankheitsaktivität über klinische Symptome

Diese Indizes sind unverzichtbare Instrumente in klinischen Studien und helfen, die Entscheidungsfindung für die Behandlung zu leiten. Sie ermöglichen es auch, die Reaktion einer Patientin auf eine Behandlung objektiv zu beurteilen und bei Bedarf Anpassungen vorzunehmen. Die umfassende Diagnostik und die fortlaufende Bewertung mithilfe dieser Scores sind entscheidend, um eine effektive und personalisierte Behandlungsstrategie zu entwickeln und den Verlauf der Erkrankung genau zu überwachen.

Histopathologie Histologische Untersuchungen sind entscheidend für die Bestätigung der Diagnose und das Verständnis der Krankheitsaktivität. Dabei gibt es zwar keinen unumstrittenen Goldstandard zur Diagnosestellung, eine systematische histopathologische Analyse von Gewebeproben, die durch endoskopische **Stufenbiopsien** aus entzündeten und nicht entzündeten Darmbereichen gewonnen werden, bietet jedoch eine hohe diagnostische Zuverlässigkeit:

- Morbus Crohn (Sensitivität und Spezifität von bis zu 86 %): diskontinuierliche Unterbrechung der Kryptenarchitektur, begleitet von einer ungleichmäßigen Infiltration der Mukosa durch Lymphozyten und Plasmazellen, Entzündungszeichen (70 % der Fälle, auch bei makroskopisch unauffälliger Mukosa) auch in Magen oder Duodenum, epitheloidzellige Granulome (nicht zwingend für die Diagnose erforderlich)
- Colitis ulcerosa (Genauigkeit ca. 70 % bei Einzel-, > 80 % bei Stufenbiopsien): kontinuierliche Veränderung der Kryptenarchitektur, Kryptenatrophie, Plasmozytose im basalen Schleimhautstroma, Paneth-Zell-Metaplasie außerhalb der rechten Flexur, Muzinverlust am Rande von Ulzerationen, allgemeine Schleimreduktion bei aktiver Kolitis

Symptome:

- *Morbus Crohn:* diskontinuierlich, gesamter GI-Trakt (Mund bis Anus)
  - Bauchschmerzen, Krämpfe, Blähungen, Ileus möglich (Stenose durch Narben), Fisteln (interenterisch, perianal), Abszesse
  - Extraintestinale Manifestationen (Arthritis, Uveitis, PSC, Hautveränderungen)
- *Colitis ulcerosa:* nur Kolon, immer ab Rektum, kontinuierlich
  - Blutiger Durchfall (bis > 40×/d), Abdominalschmerz, Tenesmen, Gefühl unvollständiger Entleerung
  - Toxisches Megakolon als gefährlichste Komplikation
- MC und CU: schubweiser Verlauf, getriggert durch Stress, Ernährung und weitere; häufig OP-Bedarf, Dauermedikation notwendig, Lebensqualität oft beeinträchtigt

Diagnostik: *Endoskopie und Biopsien:* Standard zur Diagnose, *MRT:* wichtig bei Fisteln/Abszessen, schwer zugänglichen Arealen

Aktivitätsindizes:

- CDAI (MC): Symptome, Laborwerte
- Mayo-Score (CU): Klinik, Endoskopie
- SCCAI (CU): klinische Einschätzung → entscheidend für Therapieplanung und Verlaufsbeurteilung

Histopathologie:

- *Morbus Crohn:* diskontinuierlich, Kryptenzerstörung, unregelmäßige Infiltration der Mukosa; evtl. Granulome (nicht erforderlich), Entzündung evtl. auch in Magen/Duodenum
- *Colitis ulcerosa:* kontinuierlich, Kryptenatrophie, basale Plasmazellen, Muzinverlust, Paneth-Zell-Metaplasie

Studentische Sicht

Dysplasien/IEN:
- Klassifikation: niedrig-/hochgradig/unklar (WHO)
- Zweitmeinung empfohlen, vor allem bei niedriggradigen Befunden
- Therapie je nach Grad und Ort: Überwachung → ggf. Proktokolektomie

Die histopathologische Diagnostik schließt auch die Untersuchung auf **intraepitheliale Neoplasien (IEN)** ein, früher bekannt als Dysplasien. Diese werden nach WHO-Kriterien klassifiziert (niedrig-, hochgradige, unklar). Die Diagnose einer IEN sollte, aufgrund der hohen Interobservervariabilität, durch eine Zweitbegutachtung von einer erfahrenen Pathologin bestätigt werden, insbesondere bei niedriggradigen IEN. Das Management von Patientinnen mit IEN hängt von der Graduierung und Lokalisierung der Läsionen ab und kann von regelmäßigen endoskopischen Überwachungen bis hin zu chirurgischen Eingriffen wie einer Proktokolektomie reichen, besonders wenn das Risiko für synchrone oder metachrone Karzinome hoch ist.

Therapie und Management
Individuelles und interdisziplinäres Management

Therapie und Management

Morbus Crohn und Colitis ulcerosa stellen eine zunehmende Herausforderung in der modernen Medizin dar. Eine erfolgreiche Behandlung setzt nicht nur chirurgisches Geschick, sondern auch eine umfassende Diagnostik, eine individuelle Therapieplanung und eine enge Zusammenarbeit mit Gastroenterologinnen voraus. Essenziell ist es, die Patientinnen in die Therapieentscheidungen einzubeziehen, da die Erkrankungen oft eines lebenslangen Managements bedürfen und die Behandlungspläne stark individualisiert sind.

Konservative Therapie: Ziel = schnelle steroidfreie Remission; Kortikoide, immunmodulierende Medikation und Antikörper

Konservative Therapie

Ziel ist es, Patientinnen schnell in eine steroidfreie Remission zu bringen. Das früher favorisierte „Top-down"-Vorgehen mit frühzeitiger intensiver Medikation wird heute kritisch betrachtet, da es das Risiko von Nebenwirkungen und das Versagen weiterer Therapien erhöhen kann. Heute wird eine risikostratifizierte medikamentöse Therapie bevorzugt, um unnötige Nebenwirkungen zu vermeiden und das Risiko perioperativer Komplikationen zu verringern. Neben Glukokortikoiden in der Akuttherapie kommen Infliximab, Adalimumab, Vedolizumab und Ustekinumab zur Anwendung. Weitere Immunmodulatoren wie Methotrexat sind ebenfalls in der Therapie enthalten.

MERKE

MERKE Die CED-Behandlung beginnt in der Regel mit konservativen Methoden. Chirurgische Eingriffe sind meist erst dann eine Option, wenn diese Therapien nicht ausreichen oder Notfälle mit akutem Abdomen vorliegen.

Operative Therapie: Morbus Crohn ist chirurgisch *nicht heilbar.* OPs verbessern die Lebensqualität, behandeln Komplikationen und verringern negative Effekte. OP-Gründe sind Versagen der Medikation, Stenosen, Fisteln.

Operative Therapie

Der Morbus Crohn ist chirurgisch nicht heilbar. Die Operationen zielen darauf ab, die Lebensqualität zu verbessern, Komplikationen zu behandeln und negative postoperative Effekte wie das Kurzdarmsyndrom und Inkontinenz zu verringern. Häufigste Gründe für eine Operation sind das Versagen der konservativen Behandlung, Stenosen oder Fisteln und nicht tolerierbare Nebenwirkungen. Die Entscheidung für eine Operation erfordert eine sorgfältige Abwägung durch das Behandlungsteam (Patientin, Gastroenterologin, Chirurgin).

Spezialfall ileozökaler Crohn: frühzeitige OP ist eine gleichwertige Alternative zu starken Medikamenten

Morbus Crohn am ileozökalen Übergang Ein spezieller Fall ist der auf den ileozökalen Übergang begrenzte Crohn-Befall. 50–70 % der Patientinnen sind nach einer Ileozökalresektion beschwerdefrei und müssen nicht noch einmal operiert werden. Des Weiteren benötigen diese Patientinnen seltener eine fortgesetzte Behandlung mit Biologika als jene, die mit Infliximab behandelt werden. Daher sollte eine Operation frühzeitig als gleichwertige Alternative zur medikamentösen Therapie mit der Patientin besprochen werden, bevor stärkere Immunsuppressiva eingesetzt werden.

MERKE

MERKE Ist der Morbus Crohn auf den ileozökalen Übergang begrenzt, führt eine Ileozökalresektion in 50–70 % der Fälle zur Beschwerdefreiheit.

Stenosen: aktive Entzündung → primär medikamentöse Therapie; unklare Dignität → operative Abklärung, auch asymptomatisch; Dysplasie/Malignom → absolute OP-Indikation

Stenosen Bei einer aktiven Entzündung ist zunächst eine medikamentöse Behandlung erforderlich. Eine unklare Dignität von Kolonstenosen muss operativ abgeklärt werden, auch wenn keine Symptome vorliegen, und bei bestätigter Dysplasie oder Malignomdiagnose ist eine absolute Operationsindikation gegeben.

Fisteln: asymptomatische interenterische Fisteln → i. d. R. keine OP; blind endende Fisteln ins Retroperitoneum → OP nötig; Fisteln zu Harnwegen → OP wegen Gefahr von Urosepsis

Fisteln Asymptomatische interenterische Fisteln erfordern in der Regel keine Operation, wohingegen blind endende Fisteln ins Retroperitoneum operiert werden müssen, da sie schwer beherrschbare, schleichende Sepsisverläufe auslösen können, besonders unter immunsuppressiver Therapie. Fisteln in die Harnwege müssen ebenfalls saniert werden, da diese Uroseptitiden verursachen können.

Operationsverfahren

Morbus Crohn Beim Morbus Crohn ist die chirurgische Strategie, den Dünndarm so weit wie möglich zu erhalten. Bei jedem abdominellen Eingriff sollte der gesamte Dünndarm sorgfältig inspiziert, palpiert und die verbleibende Länge nach Resektionen dokumentiert werden. Fast alle chirurgischen Eingriffe, einschließlich Stomaanlagen, Dünndarm- und Ileozökalresektionen, können laparoskopisch durchgeführt werden, sofern keine komplexen Bedingungen wie große Konglomerattumoren oder ein stark verdicktes Mesenterium vorliegen. Neben der Resektion von langstreckigen Stenosen, Fisteln oder Konglomerattumoren gibt es auch die Möglichkeit einer Strikturoplastik bei Stenosen unter 5 cm.

CAVE Nach Laparotomien sollten Drainagen vermieden werden, da sie möglicherweise das Risiko für spätere Fistelbildungen erhöhen.

Colitis ulcerosa Bei der Colitis ulcerosa gibt es die folgenden Operationsindikationen:

- Dringliche und Notfallindikationen sind ein medikamentenresistenter fulminanter Schub oder ein toxisches Megakolon sowie die freie oder gedeckte Perforation oder massive Blutung
- Elektive absolute Indikationen sind endoskopisch nicht abtragbare Läsionen, ein kolorektales Karzinom oder eine bestätigte hochgradige intraepitheliale Neoplasie (IEN), die endoskopisch nicht resektabel ist
- Elektive relative Indikation ist eine niedriggradige IEN, bestätigt durch externe Pathologie (Proktokolektomie nicht zwingend erforderlich, regelmäßige Überwachung ist jedoch nötig).

Die laparoskopische Proktokolektomie mit Pouch-Anlage ist die Standardtherapie für die operative Entfernung der Colitis ulcerosa, wobei der J-Pouch aufgrund seiner Einfachheit und Effektivität bevorzugt wird. Die Pouch-Anlage zielt darauf ab, die Kontinenz zu erhalten und die Stuhlfrequenz zu regulieren, indem ein supraanales Reservoir aus dem terminalen Ileum gebildet wird.

KOMPETENZBASIERTES VORGEHEN (NKLC)

Notfall

- Medikamentenresistenter fulminanter Schub oder toxisches Megakolon (Colitis ulcerosa)
- Freie oder gedeckte Perforation
- Massive Blutung

Management

- **Erstversorgung:** (diffizile) diagnostische Sicherung, symptomatische Therapie
- **Entscheidungsfindung:** meist konservativ-medikamentöse Therapie; Operationen, wenn diese Therapie nicht ausreicht oder bei Notfällen
- **Prinzipien der Versorgung:**
  - Konservative Therapie: Ziel ist die steroidfreie Remission
  - Operative Therapie: Sanierung von Stenosen (Resektion, Strikturoplastik) oder Fisteln, Dünndarm- und Ileozökalresektionen bei MC, Proktokolektomie mit Pouch-Anlage bei CU
- **Nachbehandlung:**
  - Remissionserhaltende Therapie: individuell basierend auf Risikoprofilen wie einem steroidabhängigen Verlauf vor der Operation oder Rauchen; mögliche Medikamente sind Azathioprin, 6-Mercaptopurin und Anti-TNF-Alpha-Medikamente (mindestens 2 Jahre), Metronidazol (kurzfristige Effekte), Aminosalizylate und Steroide (weniger effektiv)
  - Pouch-Anlage: Überwachung funktioneller Folgezustände, Pouchoskopie bei Risikopatientinnen jährlich und bei anderen alle 2–3 Jahre
- **Erfolgsparameter:** Rezidivfreiheit (steroidfreie Remission), ansonsten Funktionalität
- **Komplikationen:**
  - Rezidive: oft 1–3 Jahre nach der Operation, aber nur in ca. 4 % der Fälle behandlungsbedürftig
  - Pouchitis (häufig): meist mit Antibiotika therapierbar, aber differenzierte Diagnose und ggf. Behandlung erforderlich, um chirurgische Komplikationen auszuschließen
  - Pouch-Karzinome (selten)

Operationsverfahren:

- *Morbus Crohn:* chirurgische Strategie: Dünndarm möglichst erhalten! Fast alle Eingriffe (inkl. Stomaanlagen, Dünndarm- und Ileozökalresektionen) laparoskopisch, außer bei komplexen Fällen (z. B. große Tumoren, verdicktes Mesenterium); Strikturoplastik bei Stenosen < 5 cm

CAVE

- *Colitis ulcerosa:*
  - Dringlich/Notfall: medikamentenresistenter fulminanter Schub, toxisches Megakolon, Perforation (frei/gedeckt), massive Blutung
  - Elektiv (absolut): endoskopisch nicht abtragbare Läsionen, kolorektales Karzinom, hochgradige intraepitheliale Neoplasie (IEN), die nicht resektabel ist
  - Elektiv (relativ): niedriggradige IEN (Überwachung statt Proktokolektomie erforderlich)
  - Standard-OP: laparoskopische Proktokolektomie mit Pouch-Anlage

KOMPETENZBASIERTES VORGEHEN

9.4.5 Kolorektale Karzinome

Steffen Seyfried

NKLC

Maligne Tumoren des Kolorektums, Beispiel: kolorektales Karzinom

Kompetenzebene: **3a, klin. Diagnostik,** app. Diagnostik, Therapie, Notfall, **Management**

Das kolorektale Karzinom ist in Deutschland sowohl bei Männern als auch bei Frauen der zweithäufigste solide Tumor. Die Inzidenz beträgt in Deutschland 31,9/100.000 bei Frauen und 49,8/100.000 bei Männern. Kolorektale Karzinome entstehen in mehr als 50 % der Fälle nach dem 70. Lebensjahr, während nur etwa 10 % der Fälle vor dem 55. Lebensjahr auftreten. Dies spiegelt sich in einem höheren durchschnittlichen Erkrankungsalter von 75 Jahren bei Frauen und 72 Jahren bei Männern wider. Die relativen 5-Jahres-Überlebensraten betragen etwa 65 % für Frauen und 63 % für Männer.

- Zweithäufigster solider Tumor in Deutschland (bei Männern und Frauen)
- > 50 % nach 70. Lebensjahr, nur ca. 10 % vor 55 Jahren
- 5-Jahres-Überlebensraten: Frauen 65 %, Männer 63 %

Eine Adipositas mit einem Body Mass Index (BMI) über 25 kg/m² wird mit einem erhöhten Risiko für kolorektale Karzinome in Verbindung gebracht (➤ Tab. 9.25). Eine höhere körperliche Aktivität zeigt dagegen einen schützenden Effekt. Es besteht jedoch weiterhin Unsicherheit darüber, ob die Unterschiede in den Ernährungsgewohnheiten, die Adipositas selbst oder der Grad der körperlichen Aktivität das Risiko für kolorektale Karzinome beeinflusst.

TAB. 9.25

Tab. 9.25 Ätiologie kolorektaler Karzinome

Typ	Details
Familiäre Prädisposition	• Erstgradige Verwandte mit kolorektalem Karzinom • Erstgradige Verwandte mit Kolonadenom vor dem 50. Lebensjahr • Erste Vorsorgekoloskopie 10 Jahre vor dem Alter des betroffenen Verwandten empfohlen
Adenome als Risikofaktor	• Nachweis von kolorektalen Adenomen erhöht das spätere Karzinomrisiko • Besonders relevant bei 3 oder mehr Adenomen oder Adenomen größer als 1 cm
Genetische Erkrankungen	• Adenomatöse Polyposis-Syndrome • Hereditäre Non-Polyposis-Kolorektale Karzinome • Selten: Nicht-adenomatöse Polyposis-Syndrome • Evidenzbasierte Empfehlungen erfordern Zusammenarbeit mit einem Humangenetiker
Chronisch entzündliche Darmerkrankungen (CED)	• Assoziiert mit erhöhter Inzidenz an kolorektalen Karzinomen, besonders bei Colitis ulcerosa • Uneinheitliche Daten über die regelmäßige Koloskopie bei Morbus Crohn
Altersbezogene Empfehlungen für Vorsorgekoloskopie	• Ab 50 Jahren wird asymptomatischen Patientinnen zur Vorsorgekoloskopie geraten • Höchste Sensitivität und Spezifität für Karzinom- und Adenomerkennung • Bei negativer Koloskopie alle 10 Jahre wiederholen • Keine eindeutigen Empfehlungen zur Beendigung der Vorsorgekoloskopien im hohen Alter
Zusätzlicher Risikofaktor: Assoziation mit Adipositas und körperlicher Aktivität	• Assoziation zwischen Adipositas (BMI > 25 kg/m²) und erhöhtem Risiko für kolorektale Karzinome • Höherer körperlicher Aktivitätsgrad zeigt schützenden Effekt

Klinik und Diagnostik

Anamnese Besonders wichtig sind Eigen- und Familienanamnesen, insbesondere bei Verdacht auf eine familiäre Prädisposition für Kolonkarzinome. Diese Fragen können dann weiter spezifiziert werden, um bestimmte Kriterien wie die Amsterdam-II- oder die revidierten Bethesda-Kriterien zu überprüfen, die auf eine genetische Veranlagung für Kolonkarzinome hinweisen könnten.

Klinik und Diagnostik

Anamnese: Eigen- und Familienanamnese, ggf. genetische Veranlagung anhand der Bethesda- oder Amsterdam-II-Kriterien prüfen

MERKE

MERKE Insbesondere die genetischen Faktoren beeinflussen das Risiko eines kolorektalen Karzinoms. Eine entsprechende Familienanamnese ist daher unabdingbar – und eine entsprechende Vorsorgeempfehlung, die darauf aufbaut.

Symptome Die Vielfalt von Symptomen unterstreicht die Herausforderungen bei der Früherkennung kolorektaler Tumoren, da sie oft unspezifisch sind. Ein erhöhtes Bewusstsein für diese Anzeichen kann jedoch dazu beitragen, eine rechtzeitige Diagnose und Behandlung zu ermöglichen:

- (Plötzliche) Veränderungen im Stuhlgang, z. B. Obstipation, Durchfall, Bleistiftstühle
- Rektale Blutabgänge: sichtbare oder okkulte Blutabgänge
- „Falsche Freunde“: unerwünschter Stuhlabgang bei Gasentwicklung (Flatus)
- Leistungsabfall und anhaltende Müdigkeit
- B-Symptomatik (Fieber, Gewichtsverlust, Nachtschweiß)
- Blutungsanämie: Blässe, Schwäche, Müdigkeit
- Bauchschmerzen
- Übel riechender Flatus: dauerhaft unangenehmer Geruch von Gasentleerungen
- Ileussymptomatik in fortgeschrittenen Stadien (➤ Kap. 9.4.2)

Körperliche Untersuchung Möglicherweise ist eine tastbare Raumforderung im Bereich des Abdomens nachzuweisen.

Apparative Diagnostik Die **endoskopische Diagnostik** ermöglicht die Unterscheidung zwischen Kolon- und Rektumkarzinomen und die definitive Diagnose eines Kolonkarzinoms:

- Mit der starren Rektoskopie lässt sich die Tumorhöhe bestimmen. Referenzlinie ist dabei die Anokutanlinie.
- Die Diagnose wird durch die histologische Untersuchung von Gewebeproben gestellt.
- Bei einer vollständigen Koloskopie können synchrone Zweitkarzinome in proximalen Dickdarmabschnitten gefunden werden (5 % der Fälle).

> **MERKE** Gemäß der UICC-Klassifikation gelten Karzinome, deren Unterrand sich in der starren Rektoskopie 16 cm oder weniger von der Anokutanlinie entfernt befindet, als Rektumkarzinome. Tumoren oberhalb von 16 cm liegen gemäß UICC im Kolon.

Der Ausschluss von Lebermetastasen ist durch die **Sonografie** möglich. Entsprechend der Leitlinie wird eine **abdominothorakale CT** durchgeführt, um mit einer Untersuchung Leber- und Lungenmetastasen nachzuweisen oder auszuschließen. Bei Rektumkarzinomen wird die Diagnostik noch durch eine **MRT** des Beckens ergänzt.

Das karzinoembryonale Antigen (CEA) ist bei etwa einem Drittel der Patientinnen mit kolorektalem Karzinom erhöht und dient als wichtiger **Tumormarker.** Vor und nach der Operation sollte es gemessen werden, um Ausgangswerte für die spätere Nachsorge zu erhalten.

> **MERKE** Die Therapie und ggf. auch eine erweiterte Diagnostik sollte immer in einem interdisziplinären Tumorboard nach Sichtung aller Befunde geplant werden. Wichtige Informationen zur Therapieplanung sind:
> - Höhe des Tumors
> - Histologischer Subtyp (mit molekularen Markern)
> - Tiefeninfiltration des Tumors
> - Vorhandensein von auffälligen Lymphknoten
> - Vorhandensein von Fernmetastasen

Stadieneinteilung Die Stadieneinteilung (➤ Tab. 9.26) richtet sich nach der Tiefeninfiltration des Tumors (T-Stadium), der Anzahl befallener Lymphknoten (N-Stadium) sowie dem Vorhandensein von Fernmetastasen (M-Stadium). Die weitere Einteilung erfolgt gemäß UICC-Stadieneinteilung (0–IV, ➤ Kap. 1.9.1).

Tab. 9.26 TNM-Klassifikation kolorektaler Karzinome [G924]

Stadium	Beschreibung
Primärtumor	
Tx	Primärtumor kann nicht beurteilt werden
T0	Kein nachweisbarer Primärtumor
Tis	Carcinoma in situ
T1	Tumor infiltriert die Submukosa*
T2	Tumor infiltriert die Muscularis propria
T3	Tumor infiltriert die Subserosa bzw. das nicht peritonealisierte parakolische bzw. pararektale Gewebe
T4a	Tumor perforiert das viszerale Peritoneum
T4b	Tumor infiltriert direkt andere Organe oder Strukturen

Studentische Sicht

Symptome: vielfältig und unspezifisch: Veränderungen im Stuhlgang, rektale Blutabgänge, unerwünschter Stuhlabgang bei Gas, Leistungsabfall, B-Symptomatik, Blutungsanämie, Bauchschmerzen, übel riechender Flatus und Ileussymptomatik in fortgeschrittenen Stadien

Untersuchung: tastbare Raumforderungen im Bauchbereich

Diagnostik: *Endoskopie* zur definitiven Diagnose mittels Histologie und zur Differenzierung zwischen Kolon- und Rektumkarzinom

MERKE

Staging mittels *Sonografie, CT,* und beim Rektumkarzinom mittels *MRT*

CEA als wichtiger *Tumormarker*

MERKE

Stadieneinteilung: ➤ Tab. 9.26

TAB. 9.26

Tab. 9.26 TNM-Klassifikation kolorektaler Karzinome [G924] *(Forts.)*

Stadium	Beschreibung
Regionäre Lymphknoten	
Nx	Regionäre Lymphknoten können nicht beurteilt werden
N0	Keine regionären Lymphknotenmetastasen
N1	1–3 Lymphknotenmetastasen
N2	4 oder mehr regionäre Lymphknotenmetastasen
N2a	Metastasen in 4–6 parakolischen bzw. pararektalen Lymphknoten
Fernmetastasen	
M0	Keine Fernmetastasen
M1	Fernmetastasen
M1a	Metastase(n) auf ein Organ beschränkt (Leber, Lunge, Ovar, nichtregionäre Lymphknoten)
M1b	Metastasen in mehr als einem Organ oder im Peritoneum

* Die Submukosainfiltration sollte in Mikrometern angegeben werden. Dabei gilt: sm1 = 200–300 µm = oberes Drittel, sm2 = 301–999 µm = mittleres Drittel, sm3 > 1.000 µm = unteres Drittel.

Therapie und Management

Operationsvorbereitung:
- *Präoperative Risikobewertung:* Ziel ist die Beurteilung und Senkung des Operationsrisikos
  - Unerkannte oder nicht behandelte Erkrankungen identifizieren und therapieren
  - Risikomedikamente absetzen
- *ERAS®:* Schulung und Motivation von Patientinnen und Angehörigen → besserer postoperativer Verlauf
- *Aufklärung:* Ausmaß der Resektion, Stomaanlage, Anastomoseninsuffizienz, Peritonitis, Atonie, Nervenverletzungen bei Rektumresektion, Flüssigkeitsverluste bei Ileostomaanlage

Operationstechniken: offen oder minimalinvasiv (Laparoskopie, Telemanipulatoren) bei vergleichbaren Ergebnissen

MERKE

Therapie und Management

Operationsvorbereitung

Präoperative Risikobewertung Die präoperative Risikobewertung dient dazu, das Operations- und perioperative Risiko von Patientinnen zu beurteilen und zu verringern. Bisher unerkannte oder unzureichend behandelte Erkrankungen, die für die Operation relevant sind, müssen durch Anamnese, klinische Untersuchung und spezifische Tests identifiziert und therapiert oder eingestellt werden. Risikomedikamente sollten rechtzeitig vor einer Operation abgesetzt und eine präoperative Anämie behandelt werden, um das Komplikationsrisiko zu senken. Apparative Untersuchungen wie EKG oder Thorax-Röntgen sind für die Risikoevaluation größtenteils überholt. Spezialisierte Algorithmen und Fragebögen erleichtern dagegen eine leitlinienkonforme Risikoevaluation.

ERAS® Die präoperative Schulung und Motivation von Patientinnen und ihren Angehörigen ist entscheidend, um den Verlauf nach Kolonkarzinom-Operationen zu verbessern. Das ERAS®-Konzept fokussiert auf die Beschleunigung der Genesung und die Verringerung postoperativer Komplikationen (➤ Kap. 2.3).

Aufklärung Wichtig sind das Ausmaß der Resektion und dass ggf. eine temporäre Stomaanlage notwendig ist. Verfahrensspezifische Komplikationen sind Anastomoseninsuffizienz, Peritonitis, Atonie, Nervenverletzungen bei der Rektumresektion mit Einfluss auf Kontinenz und Potenz und hohe Flüssigkeitsverluste, wenn eine Ileostomaanlage notwendig ist.

Operationstechniken

Neben der offenen Chirurgie hat sich auch die minimalinvasive Chirurgie in der Behandlung des Kolon- und Rektumkarzinoms etabliert. Zu den minimalinvasiven Verfahren zählen die konventionelle Laparoskopie und das Vorgehen mit Telemanipulatoren (➤ Kap. 4.5.1). Die laparoskopische Technik zeigt im Vergleich zur offenen Chirurgie Vorteile wie:

- Geringere Schmerzen
- Geringere Beeinträchtigung der Lungenfunktion
- Kürzere Dauer der postoperativen Darmatonie
- Verbesserte postoperative Lebensqualität

Die onkologischen Ergebnisse der laparoskopischen Resektion sind mit denen der offenen Chirurgie vergleichbar. Das Vorgehen mit Telemanipulatoren bietet ergonomische Vorteile und eine präzisere Bewegungskontrolle, allerdings ohne signifikant nachgewiesene postoperative Vorteile gegenüber laparoskopischen oder offenen Operationen (➤ Kap. 4.5.1.2).

MERKE Die Wahl des Verfahrens sollte nach Tumor- und Patientencharakteristika sowie der verfügbaren chirurgischen Expertise getroffen werden. In Zentren ist das minimalinvasive Vorgehen Standard.

Multimodale Therapiekonzepte beim nicht metastasierten Rektumkarzinom

Neoadjuvante Therapie Die Behandlung von Rektumkarzinom im UICC-Stadium II und III hat sich durch einen multimodalen, interdisziplinären Ansatz, der Radiotherapie, Radiochemotherapie, Chemotherapie und Operation umfasst, wesentlich verbessert. Nach der deutschen S3-Leitlinie ist für frühe Tumorstadien ohne hohes Risiko für Lokalrezidive keine neoadjuvante Therapie erforderlich, während sie bei fortgeschrittenen Tumoren des mittleren und unteren Drittels empfohlen wird. Eine Ausnahme bilden T3a,b-Karzinome mit sicher negativem zirkumferenziellen Resektionsrand, bei denen auf eine Radiatio verzichtet werden kann. Alternativ zur neoadjuvanten Radiochemotherapie ist eine Kurzzeit-Radiatio möglich. Diskussionen gibt es bezüglich des optimalen Zeitpunkts der Operation nach neoadjuvanter Therapie. Empfohlen ist ein Zeitraum von 10 Tagen nach Kurzzeit-Radiatio. Für das Intervall zwischen konventioneller Radiotherapie und Operation wird ein Zeitraum von 6–8 Wochen vorgeschlagen, da längere Intervalle keine signifikanten Vorteile in der Komplettremission zeigen.

Neoadjuvante Therapie: multimodaler Ansatz (Radiotherapie, Radiochemotherapie, Chemotherapie, OP) verbessert Behandlung von Rektumkarzinomen im UICC-Stadium II und III

Ein zunehmend diskutiertes Konzept ist das „Watch and Wait“ für Patientinnen, bei denen im Rahmen des Re-Stagings nach neoadjuvanter Therapie sowohl klinisch als auch endoskopisch und durch bildgebende Verfahren (MRT, REUS) kein Tumor mehr nachweisbar ist. Hier kann auf eine Operation verzichtet werden, sofern eine sorgfältige Nachsorge gesichert ist. Obwohl Studien bisher keinen Unterschied im Überleben zwischen sofort operierten Patientinnen und jenen im „Watch and Wait“-Programm zeigen, ist noch unklar, wie sich das Outcome bei Patientinnen mit einem erneuten Tumorwachstum gestaltet.

„Watch and Wait“: bei klinisch, endoskopisch und bildgebend nicht nachweisbarem Tumor nach neoadjuvanter Therapie – und sorgfältiger Nachsorge

Totale neoadjuvante Therapie Wie beschrieben umfasste die perioperative Chemotherapie des Rektumkarzinoms traditionell die Chemotherapie im Rahmen der perioperativen Radiochemotherapie sowie die adjuvante Chemotherapie nach der chirurgischen Behandlung. Neu hinzugekommen ist die totale neoadjuvante Therapie (TNT), die eine 3–4,5-monatige Chemotherapie vor oder nach der neoadjuvanten Radiatio/Radiochemotherapie einschließt. Die TNT hat sich durch Studien als effektiv erwiesen. Basierend auf diesen Ergebnissen, wird TNT seit 2020 für Patientinnen mit fortgeschrittenem Rektumkarzinom empfohlen, besonders bei Hochrisikopatientinnen. TNT erhöht zudem die Chance auf Organerhalt und ermöglicht in einigen Fällen das „Watch & Wait“-Konzept. Es wird erwartet, dass die Anwendung von TNT zunimmt und die Optionen für langfristige Nachsorge erweitern wird.

Totale neoadjuvante Therapie: 3–4,5 Monate Chemotherapie vor oder nach der Radiotherapie/Radiochemotherapie; bei fortgeschrittenem Rektumkarzinom

Immuntherapie In der Gruppe der Patientinnen mit lokal begrenzten Tumoren, die einen DNS-Mismatch-Reparaturdefekt (dMMR) oder eine Mikrosatelliteninstabilität (MSI-H) zeigen, ist die alleinige Immuntherapie (Immuncheckpointinhibitoren) als Behandlung eine Option (unter 5 %). Eine Phase-II-Studie mit 12 dMMR-Rektumkarzinom-Patientinnen im UICC-Stadium II/III, behandelt mit dem monoklonalen Anti-PD1-Antikörper Dostarlimab über 6 Monate, zeigte bei allen eine komplette klinische Remission nach 6 Monaten. Um den langfristigen Nutzen der Immuntherapie zu bewerten, sind weitere Studien mit längeren Follow-up-Zeiten und mehr Teilnehmerinnen notwendig.

Immuntherapie: bei DNS-Mismatch-Reparaturdefekt oder Mikrosatelliteninstabilität

> **MERKE** Abhängig vom Tumorstadium ist beim Rektumkarzinom eine neoadjuvante Therapie indiziert. Nach der neoadjuvanten Therapie kann es bei bis zu 30 % der Patientinnen zu einer Complete Response kommen, sodass ein Watch-and-Wait-Konzept infrage kommt.

MERKE

Chirurgische Therapie des Kolonkarzinoms

Für die meisten Patientinnen mit Kolonkarzinom ist die Grundlage einer langfristigen Genesung die chirurgische Entfernung des tumortragenden Darmabschnitts zusammen mit einer systematischen Lymphknotenentfernung im umliegenden Bereich (➤ Abb. 9.26).

Chirurgische Therapie: Entfernung des betroffenen Darmabschnitts und systematische Lymphknotenentfernung

Lokale Abtragung bei pT1-Karzinomen Bei pT1-Karzinomen, die in bis zu 20 % Lymphknotenmetastasen aufweisen, hängt die Prognose von bestimmten histopathologischen Kriterien ab. Eine lokale Abtragung kann ausreichend sein, wenn das Risiko für Lymphknotenmetastasen gering ist, insbesondere bei bestimmten Low-Risk-Tumoren (G1/G2, L0, sm1). Eine Lymphangioinvasion (L1) ist dagegen mit einem erhöhten Metastasierungsrisiko verbunden. Idealerweise erfolgt die endoskopische Abtragung en bloc; bei mehrteiliger Abtragung (Piecemeal-Technik) sollte die Abtragungsstelle nach 2–6 Monaten überprüft werden. Bei basaler Rx- oder R1-Resektion ist eine chirurgische Resektion erforderlich.

Lokale Abtragung bei pT1-Karzinomen: idealerweise endoskopisch en bloc; Prognose je nach Histologie, in bis zu 20 % Lymphknotenmetastasen

> **MERKE** Die Rate der Lokalrezidive oder Fernmetastasen bei Low-Risk-pT1-Karzinomen, die lokal entfernt wurden, liegt bei ungefähr 3 % der Fälle. Es ist wichtig, die Patientin über dieses Risiko zu informieren.

MERKE

Studentische Sicht

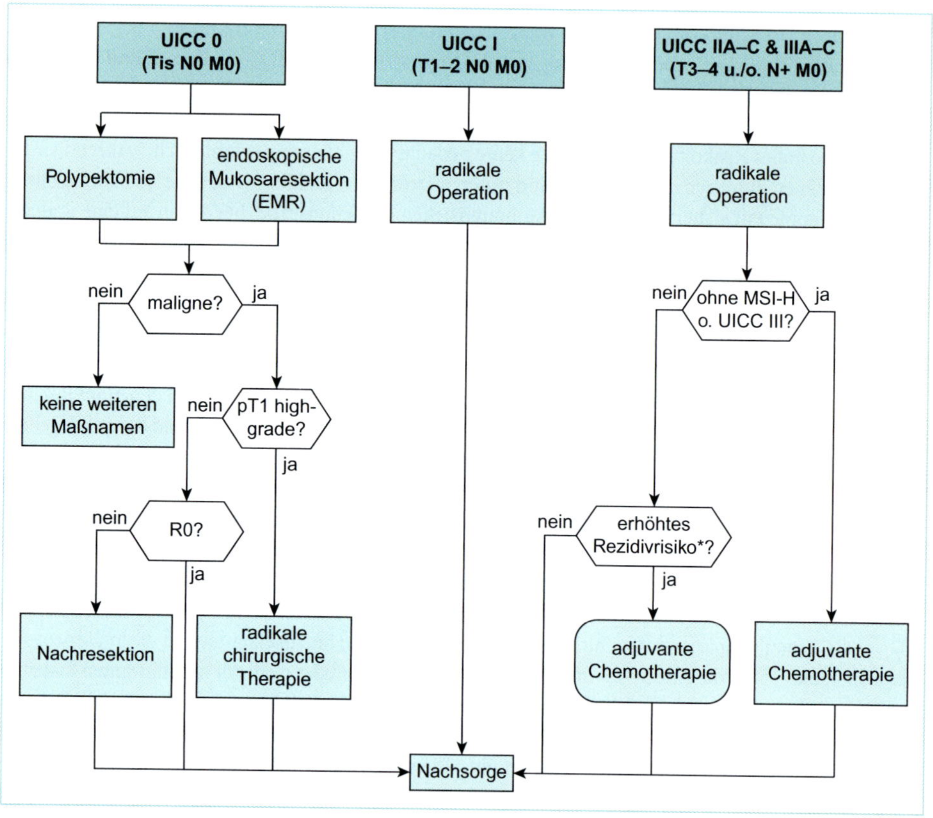

Abb. 9.26 Therapie beim Kolonkarzinom UICC-Stadium 0–III; MSI-H = hochgradige Mikrosatelliteninstabilität, UICC = Union International Contre Cancer [L231]

Onkologische Resektion:
- Intraoperatives Staging: Leberinspektion auf Metastasen
- Entfernung des betroffenen Darmabschnitts (➤ Tab. 9.27)
- Systematische Lymphknotenentfernung
- En-bloc-Resektion bei Verdacht auf Tumorinvasion
- Wiederherstellung der Darmkontinuität (meist möglich)

Onkologische Resektion Die chirurgische Entfernung von Kolonkarzinomen basiert auf klaren Schritten:

- Intraoperatives Staging, d. h. Leberinspektion zur Identifizierung möglicher Metastasen
- Entfernung des betroffenen Darmabschnitts mit zentraler Ligatur der Hauptarterien (➤ Tab. 9.27); bei minimalinvasiven Eingriffen evtl. präoperative Markierung
- Systematische Lymphknotenentfernung (zentraler Bestandteil der Behandlung)
- Einhaltung anatomischer Grenzschichten
- Einhaltung eines Sicherheitsabstands
- En-bloc-Resektion bei Verdacht auf Tumorinvasion (vorherige Information der Patientinnen über eventuelle Ausdehnung der Resektion)
- Wiederherstellung der Darmkontinuität (meist möglich)

TAB. 9.27

Tab. 9.27 Resektion je nach Tumorlokalisation

Lokalisation des Tumors	Gefäßversorgung	Resektion
Zökum, Colon ascendens	• A. ileocolica • A. colica dextra (nur in 15 % vorhanden) • A. colica media (rechter Ast)	Hemikolektomie rechts
Rechte Kolonflexur, rechtes Colon transversum	• A. ileocolica • A. colica dextra (nur in 15 % vorhanden) • A. colica media • A. gastroepiploica dextra	Erweiterte Hemikolektomie rechts
Linkes Colon transversum, linke Kolonflexur	• A. colica media • A. colica sinistra	Erweiterte Hemikolektomie links
Colon descendens	A. mesenterica inferior	Hemikolektomie links
Colon sigmoideum	A. mesenterica inferior	Sigmaresektion

Rechtsseitige Hemikolektomie (➤ Abb. 9.27a) → Wiederherstellung der Darmkontinuität durch Ileotransversostomie (Ileum zu Querkolon)

Mit der **rechtsseitigen Hemikolektomie** (➤ Abb. 9.27a) werden Karzinome im Zökum und im Colon ascendens behandelt, die typischerweise in die Lymphknoten entlang der A. ileocolica und der A. colica dextra metastasieren. Die A. ileocolica ist ein konstant vorhandenes Gefäß bei nahezu allen Individuen. Die A. colica dextra hat hingegen nur in etwa 15 % der Fälle einen eigenständigen Ursprung aus der A. mesenterica superior, während stärkere Äste der A. colica media häufiger nach rechts verlaufen. Die Operation beinhaltet somit das zentrale Durchtrennen der A. ileocolica und ihrer begleitenden Vene an deren Ursprung oder Einmündung in die A. und V. mesenterica superior. Existiert eine A. colica dextra oder rechtsseitige Äste der A. colica media, werden diese an ihren Ursprüngen durchtrennt. Die Darmkontinuität wird durch eine Verbindung zwischen dem Ileum und dem Querkolon (Ileotransversostomie) wiederhergestellt.

Karzinome im linken Kolonsegment werden typischerweise mit einer **linksseitigen Hemikolektomie** behandelt (➤ Abb. 9.27e). Dies beinhaltet die Dissektion der A. mesenterica inferior am Beginn der Aorta. Ebenfalls erforderlich ist die Durchtrennung der V. mesenterica inferior am unteren Rand des Pankreas. Die Verbindung zur Wiederherstellung der Darmfunktion wird zwischen dem Colon transversum, etwas links von der A. colica media, und dem oberen Rektum als Transversorektostomie hergestellt.

Linksseitige Hemikolektomie (➤ Abb. 9.27e) → Wiederherstellung der Darmkontinuität durch Transversorektostomie (Colon transversum zu oberem Rektum)

Zusammen mit der rechtsseitigen Hemikolektomie ist die **onkologische Sigmaresektion** eine der häufigsten chirurgischen Methoden zur Behandlung von Kolonkarzinomen (➤ Abb. 9.27f). Karzinome im Sigma breiten sich entlang der A. mesenterica inferior aus, die deshalb an ihrem Ursprung von der Aorta abgetrennt werden muss. Ähnlich wie bei Karzinomen des oberen Rektumdrittels muss bei Sigmakarzinomen ein distaler Sicherheitsabstand von mindestens 5 cm eingehalten werden. Zudem ist bei der Dissektion des Mesorektums darauf zu achten, dass diese rechtwinklig zum oberen Rektum erfolgt, um ein schräges Ausdünnen des Mesorektums, bekannt als „Coning", zu vermeiden. Die Durchtrennung der V. mesenterica inferior am Pankreasunterrand ist nicht Teil der Lymphadenektomie bei der Sigmaresektion. Jedoch kann für eine spannungsfreie Anastomose zwischen dem Colon descendens und dem oberen Rektum die Mobilisierung der linken Kolonflexur notwendig sein. Dies erfordert je nach Patientin entweder eine partielle oder eine vollständige Mobilisierung von lateral, kranial und medial, was manchmal das Durchtrennen der V. mesenterica inferior am Pankreasunterrand einschließt.

Sigmaresektion (➤ Abb. 9.27f) → distaler Sicherheitsabstand von mindestens 5 cm zum oberen Rektumdrittel, Dissektion des Mesorektums rechtwinklig zum oberen Rektum, um „Coning" zu vermeiden

ABB. 9.27

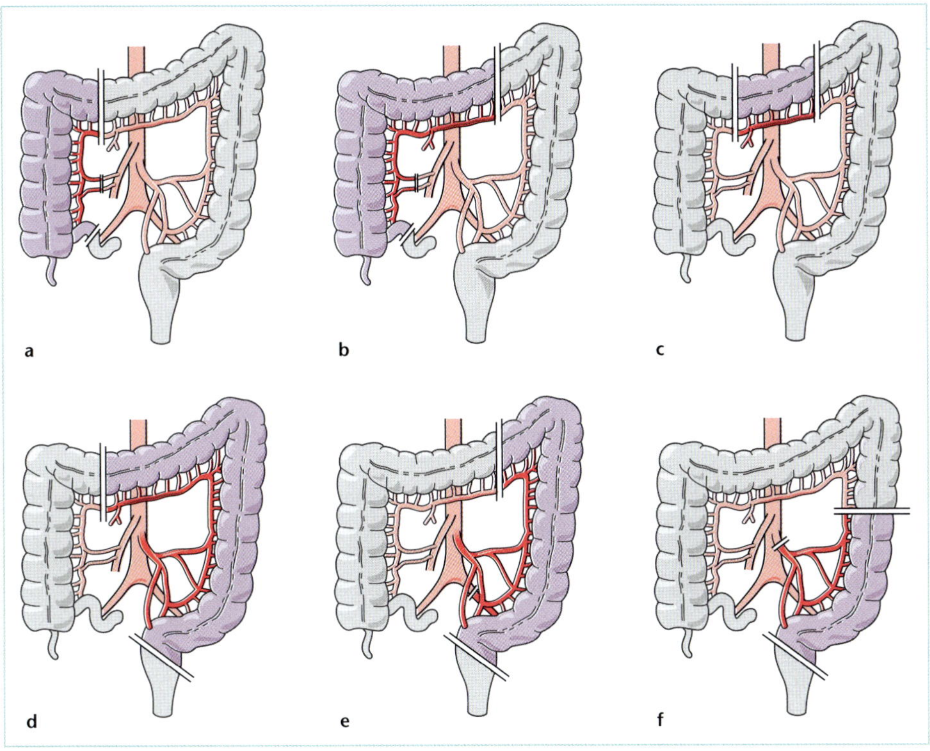

Abb. 9.27 Resektionsverfahren beim Kolonkarzinom [L106]
a) Hemikolektomie rechts
b) Erweiterte Hemikolektomie rechts
c) Transversumresektion
d) Erweiterte Hemikolektomie links
e) Hemikolektomie links
f) Onkologische Sigmaresektion

Studentische Sicht

Rekonstruktion:
- End-zu-End-, End-zu-Seit-, Seit-zu-End- oder Seit-zu-Seit-Anastomosen
- Bei minimalinvasiven Methoden bevorzugt: Seit-zu-Seit-Anastomose mit Klammernahtgeräten
- Sigmaresektion: Deszendorektostomie mit zirkulärer Klammernahtanastomose im oberen Rektum

KOMPETENZBASIERTES VORGEHEN

Chirurgische Therapie: ➤ Abb. 9.28

Lokale Abtragung bei pT1-Karzinomen: ähnlich Kolonkarzinom; ergänzende endoskopische Mikrochirurgie-Techniken:
- TEM (transanale endoskopisch-mikrochirurgische Resektion): Tumoren im oberen Rektum
- TEO (transanale endoskopische Operation): vereinfachte TEM-Version, erfordert weniger Material
- TAMIS und TES: nutzen Single-Port-Systeme
- TEM mit Telemanipulatoren: neuer Ansatz, Wirksamkeit noch unklar

Nach der Entfernung eines Kolonkarzinoms wird die Verbindung zwischen den oberen und unteren Darmsegmenten durch verschiedene **Rekonstruktionstechniken** wiederhergestellt, die sich nach der Anordnung der Darmenden, dem Nahtmaterial und der Nahttechnik unterscheiden:
- End-zu-End-, End-zu-Seit-, Seit-zu-End- oder Seit-zu-Seit-Anastomosen
- Hand- oder Klammernaht
- Einfache oder mehrfache Nahtreihen
- Einzelknopf- oder fortlaufende Nähte

Diese Techniken können flexibel nach rechtsseitigen Kolonresektionen angewendet werden. Der vermehrte Einsatz minimalinvasiver Operationsmethoden bringt den Einsatz von Klammernahtgeräten mit sich. Dadurch ist die Seit-zu-Seit-Anastomose bei minimalinvasiven Techniken die bevorzugte Art. Bei Sigmaresektionen hat sich die zirkuläre Klammernahtanastomose als effektiv erwiesen. Dabei wird der Darm im oberen Rektum quer geklammert und verschlossen, bevor die Anastomose transanal mit einem zirkulären Klammernahtgerät vervollständigt wird, indem die Darmenden mit Klammern verbunden und gleichzeitig eine innere Öffnung geschaffen wird. Diese Methode der Deszendorektostomie mit einem zirkulären Klammernahtgerät kann als End-zu-End- oder auch als Seit-zu-End-Deszendorektostomie durchgeführt werden.

KOMPETENZBASIERTES VORGEHEN (NKLC)

Management
- **Erstversorgung:** präoperative Risikobewertung, ERAS®
- **Entscheidungsfindung:** Histologie und Staging müssen bekannt sein
  - Kolonkarzinom: Resektion und Lymphadenektomie je nach UICC-Stadium und Lokalisation, ggf. adjuvante Therapie
  - Rektumkarzinom: ggf. neoadjuvante Therapie, totale mesorektale Exzision als Goldstandard, ggf. adjuvante Therapie
- **Prinzipien der Versorgung:** Entfernung des betroffenen Darmabschnitts
- **Nachbehandlung:** ERAS®
- **Erfolgsparameter:** vollständige chirurgische Entfernung des Tumors und der zugehörigen Lymphknoten; rezidiv- und metastasenfreies Langzeitüberleben
- **Komplikationen:** Blutung, Anastomoseninsuffizienz, Rezidive, Metastasen

Chirurgische Therapie des Rektumkarzinoms

Die Therapie beim Rektumkarzinom ist in ➤ Abb. 9.28 dargestellt.

Lokale Abtragung bei pT1-Karzinomen Hier gelten die gleichen Voraussetzungen wie beim Kolonkarzinom (s. o.). Transanale Verfahren erreichen ihre Limitationen an der peritonealen Umschlagfalte, wo die onkologische Angemessenheit der Resektion oberhalb dieser Grenze fraglich wird. Heute ergänzen mehrere endoskopische Mikrochirurgie-Techniken die traditionelle, offene lokale Exzisionstechnik nach Parks:
- Transanale endoskopisch-mikrochirurgische Resektion (TEM): Exzision von Tumoren im oberen Rektum
- Transanale endoskopische Operation (TEO): vereinfachte Version der TEM, erfordert weniger Material und lässt Standardendoskopie-Instrumente zu
- „transanal minimal invasive surgery“ (TAMIS), „transanal endoscopic surgery“ (TES): nutzen Single-Port-Systeme, ermöglichen Operationen mit einer 30°-Optik und Standard-Laparoskopie-Instrumenten
- TEM-Techniken mithilfe von Telemanipulatoren: neuer Ansatz, dessen Wirksamkeit und Effizienz durch weitere Studien bestätigt werden muss

TEO und TEM ermöglichen die Resektion von Tumoren im oberen Rektumdrittel mit geringen Komplikationsraten und überlegenen onkologischen Ergebnissen im Vergleich zur konventionellen transanalen Methode. Eine Studie fand keine signifikanten Unterschiede zwischen TEM und TEO in Bezug auf Morbidität, Mortalität und Resektat-Qualität.

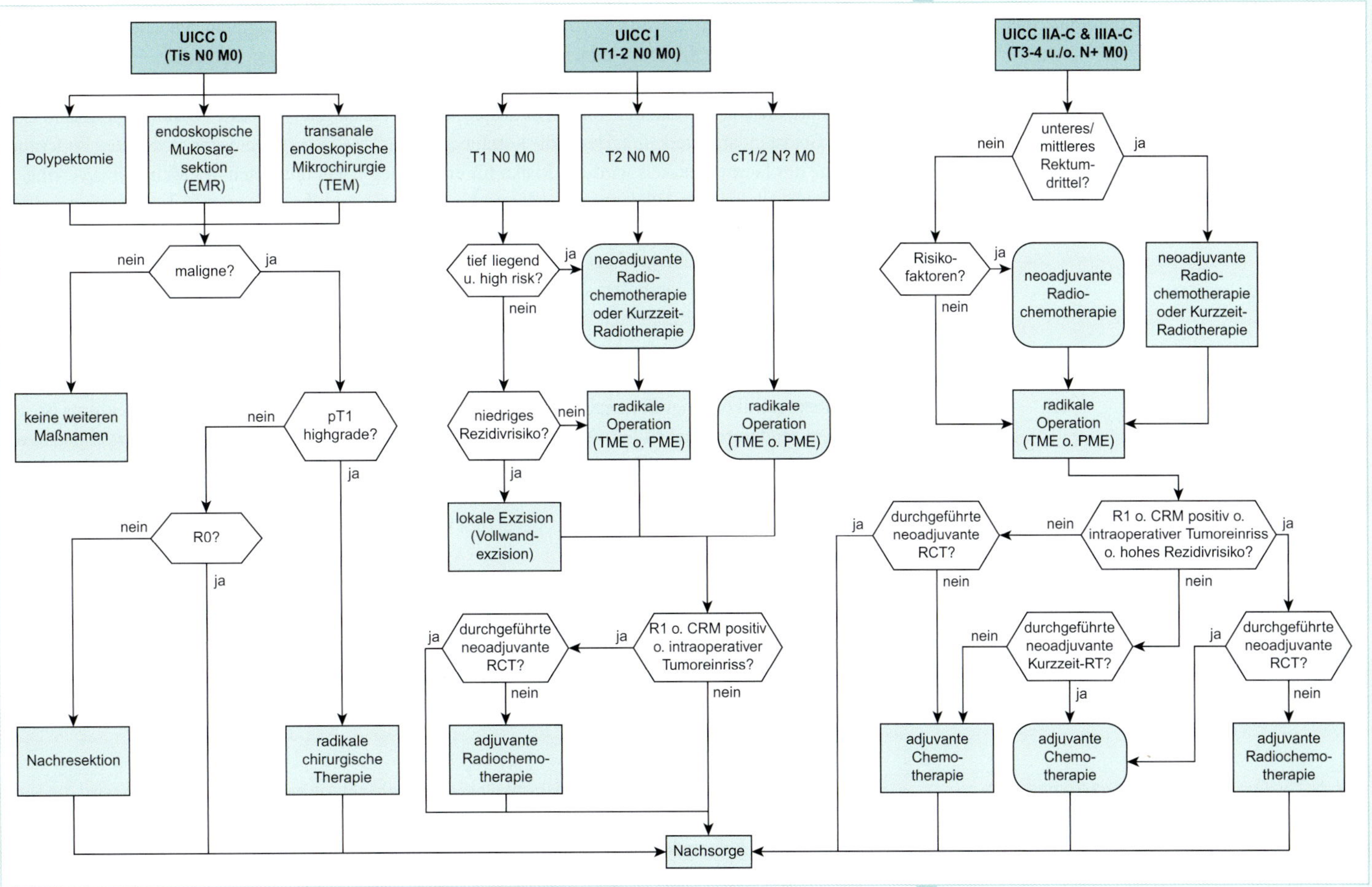

Abb. 9.28 Therapie beim Rektumkarzinom UICC-Stadium 0–III; CRM = zirkumferenzieller Resektionsrand, PME = partielle mesorektale Exzision, RCT = Radiochemotherapie, RT = Radiotherapie, TME = totale mesorektale Exzision, UICC = Union International Contre Cancer [L231]

Totale mesorektale Exzision (TME) Seit den 1980er Jahren gilt die von Robert Heald eingeführte TME als Goldstandard für die chirurgische Behandlung des Rektumkarzinoms. Heald betonte die Wichtigkeit, die mesorektale Faszie, die „holy plane", bei der Präparation unversehrt zu lassen, um die Lokalrezidivrate signifikant zu senken. Eine schichtgerechte Präparation ist entscheidend, um nicht nur onkologische Erfolge zu erzielen, sondern auch Schäden am pelvinen Nervenplexus und Blutungskomplikationen zu vermeiden. Die Präparation bedeutet das sorgfältige Vorgehen im dorsalen, ventralen und lateralen Bereich, um das Rektum korrekt zu entfernen, wobei beim ventralen Vorgehen die Unversehrtheit von Vagina oder Samenbläschen gewährleistet werden muss (➢ Abb. 9.29).

Totale mesorektale Exzision (TME): Goldstandard seit den 1980er Jahren (➢ Abb. 9.29)
- Mesorektale Faszie („holy plane") muss unversehrt bleiben zur Senkung der Lokalrezidivrate
- Sorgfältige Präparation in dorsalen, ventralen und lateralen Bereichen, dabei Unversehrtheit von Vagina bzw. Samenbläschen sicherstellen

ABB. 9.29

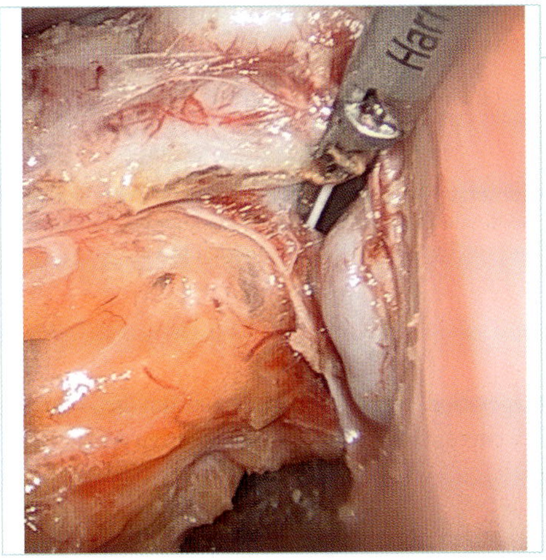

Abb. 9.29 Totale mesorektale Exzision (TME) eines Rektumkarzinoms mit sichtbaren Samenblasen (ventral) [P286]

PME: ähnlich TME, bis 5 cm unterhalb des Tumors

Abdominoperineale Rektumexstirpation (APR): für Tumoren, die den Sphinkterapparat infiltrieren, bei denen Kontinenz nicht erhalten werden kann; Rekonstruktion bei kleinen Defekten → primärer Hautverschluss, bei größeren Defekten → myokutaner Lappen (VRAM oder Schwenklappen des M. gluteus maximus)

Partielle mesorektale Exzision (PME) Die PME bei Tumoren im rektosigmoidalen Übergang wird ähnlich durchgeführt wie die TME, jedoch nur bis 5 cm unterhalb des Tumors.

Abdominoperineale Rektumexstirpation (APR) Bei Tumorinfiltration des Sphinkterapparats oder Analkanals, die einen Erhalt der Kontinenz ausschließt, ist die extralevatorische abdominoperineale Exzision als Goldstandard anerkannt. Durch die Kombination der TME (s. o.) mit einer ausgedehnten Entfernung auf Höhe des Levatormuskels wird das Risiko für ein lokales Wiederauftreten des Malignoms verringert. Der abdominelle Teil der APR kann entweder minimalinvasiv oder offen-chirurgisch durchgeführt werden, während der perineale Teil immer offen operiert wird, wobei der Patient in der Steinschnittlage oder Götze-Lagerung (Heidelberger Lagerung, ➤ Kap. 4.4) positioniert ist.

Die Resektionsgrenze oralwärts sollte so gewählt werden, dass genügend Länge für die spannungsfreie Ausleitung eines gut durchbluteten Descendostomas besteht. Die TME wird entsprechend der Beschreibung durchgeführt. Nach distal wird bis zu den Levatorenschenkeln präpariert, die dann als Teil des Präparates entfernt werden.

Die Rekonstruktion der Perinealregion nach einer abdominoperinealen Exzision des Rektums ist z. B. bei einem moderaten Defekt bei verfügbarem kräftigem Omentum, welches das Becken ausfüllen kann, durch einen primären Verschluss des Hautdefekts mit Naht möglich. Bei umfangreicheren Defekten bietet sich die Abdeckung durch einen myokutanen Lappen an, wobei der VRAM-Lappen oder uni-/bilaterale Schwenklappen des M. gluteus maximus bevorzugt werden.

MERKE

MERKE Laut der deutschen S3-Leitlinie sind die tiefe anteriore Rektumresektion, die abdominoperineale Rektumexstirpation und die intersphinktäre Rektumresektion onkologisch gleichwertige Optionen, abhängig von der Tumorposition und -differenzierung. Unabhängig vom gewählten Verfahren sind ein adäquater Sicherheitsabstand, die En-bloc-Resektion bei Tumoradhäsion und der Schutz der pelvinen Nervenplexus, sofern onkologisch möglich, zentrale Prinzipien.

Rekonstruktion: Seit-zu-End-Anastomose, Kolon-J-Pouch, transversale Koloplastie, direkte koloanale Anastomose

Rekonstruktionstechniken Nach einer onkologischen sphinktererhaltenden Entfernung wird die Kontinuität des Darms durch eine Seit-zu-End-Anastomose, einen Kolon-J-Pouch, eine transverse Koloplastie oder eine direkte koloanale Anastomose wiederhergestellt. Dabei werden die ersten 3 Methoden aufgrund ihrer überlegenen funktionellen Ergebnisse favorisiert. Die Rekonstruktion wird weitgehend als klammernahtbasierte zirkuläre Anastomose umgesetzt. Handnähte sind aber auch denkbar (beim offenen Vorgehen). Insbesondere die koloanale Anastomose wird prinzipiell als Handnaht durchgeführt.

Postoperatives Management: ERAS®-Konzept (➤ Kap. 2.3)

Komplikationen: allgemein (Pneumonie, Thrombose), lokal-chirurgisch (Blutungen, Anastomoseninsuffizienzen) → Schutzstoma oder Neuanlage der Anastomose bei Bedarf; schwere Peritonitis erfordert meist eine Diskontinuitätsresektion

Postoperatives Management

Postoperative Behandlung Die Wirksamkeit des ERAS®-Konzepts (➤ Kap. 2.3) wurde durch zahlreiche Studien klar belegt. Mit der kolorektalen Chirurgie wurde die Nachhaltigkeit dieses Konzepts bewiesen.

Komplikationen Elektive Kolonresektionen sind heute weitgehend sicher, doch postoperative Komplikationen treten immer noch auf. Diese lassen sich in allgemeine, nicht direkt mit dem Operationsgebiet verbundene Komplikationen wie Pneumonie oder Thrombose und lokal-chirurgische Komplikationen wie Blutungen oder Anastomoseninsuffizienzen unterteilen. Anastomoseninsuffizienzen (3–9 %) können zu Peritonitis führen und erfordern oft eine erneute Operation. In einigen Fällen ist die Neuanlage der Anastomose oder die Anlage eines Schutzstomas möglich. Bei schwerer Peritonitis ist meist eine Diskontinuitätsresektion erforderlich.

Der Schweregrad der Komplikationen wird nach Clavien-Dindo klassifiziert, von geringfügigen, die keine signifikante Therapieänderung erfordern, bis hin zu lebensbedrohlichen Zuständen, die intensivmedizinische Maßnahmen erfordern.

MERKE

MERKE Die Häufigkeit postoperativer Komplikationen unterscheidet sich bereits signifikant zwischen Kliniken mit niedriger oder hoher Sterblichkeit. Entscheidend für die Letalität ist nicht nur die Komplikationsrate, sondern die Fähigkeit zur frühzeitigen Diagnose und effektiven Behandlung der Komplikationen.

Pathologische Befundung:
- *Essenzielle Details:* Tumortyp (WHO), Eindringtiefe (pT), Lymphknotenstatus (pN), Grading; Anzahl geprüfter Lymphknoten (mind. 12), Abstand zu Schnitträndern, R-Klassifikation; Lymph- und Blutgefäßinvasion (L- und V-Klassifikation); Mikrosatelliteninstabilität bei Lynch-Syndrom-Verdacht
- *Qualitätsindikatoren:* mehr Lymphknoten = bessere Prognose; CRM: Abstand < 1 mm weist auf schlechtere Prognose hin

Pathologische Befundung

Eine detaillierte histopathologische Untersuchung des Operationspräparats ist essenziell, um die Prognose der Patientinnen einzuschätzen und Empfehlungen für weitere systemische Behandlungen zu geben. Dazu gehören unerlässliche histopathologische Details wie:

- Tumortyp gemäß der WHO-Klassifikation
- Eindringtiefe des Tumors (pT-Klassifikation)

- Zustand der regionären Lymphknoten (pN-Klassifikation)
- Anzahl der geprüften Lymphknoten (mindestens 12 für eine valide Klassifikation)
- Grading
- Entfernung zu den Schnitträndern
- R-Klassifikation (➤ Kap. 1.9.2)

Zusätzlich sollten von der Pathologin folgende Daten erfasst werden:

- Vorhandensein von Lymph- und Blutgefäßinvasion (L- und V-Klassifikation)
- Prüfung auf Mikrosatelliteninstabilität bei Verdacht auf Lynch-Syndrom oder bei schlecht differenzierten Adenokarzinomen

Die Anzahl der entfernten und untersuchten Lymphknoten wird als Indikator für die Qualität der chirurgischen Behandlung angesehen, wobei eine höhere Anzahl mit einer besseren Prognose korreliert.

Der Abstand des Tumors zu den Resektionsrändern und die Qualität der mesokolischen bzw. mesorektalen Exzision sollten ebenfalls durch die Pathologin bewertet werden. Der zirkumferenzielle Sicherheitsabstand (CRM) ist sowohl bei Rektum- als auch bei fortgeschrittenen Kolonkarzinomen von Bedeutung. Ein CRM unter 1 mm, obwohl noch als pathologische R0-Klassifikation (➤ Kap. 1.9.2) gewertet, weist auf eine schlechtere Prognose hin als ein CRM über 1 mm.

Adjuvante Therapie

Kolonkarzinom Eine hochwertige Tumorresektion kann bei einer Vielzahl von Patientinnen unabhängig vom Stadium des Kolonkarzinoms zu einer langfristigen Heilung führen. Dennoch profitieren bestimmte Patientinnen nach einer Entfernung des Primärtumors von einer ergänzenden adjuvanten Chemotherapie. Die Entscheidung für eine adjuvante Therapie basiert auf der genauen Bestimmung des histopathologischen Stadiums, insbesondere der pN-Klassifikation, die eine Untersuchung von mindestens 12 regionären Lymphknoten erfordert:

- Für Patientinnen mit einem Kolonkarzinom im UICC-Stadium I (pT1–2/pN0/M0), die eine kurative Resektion erfahren haben, ist keine adjuvante Therapie notwendig.
- Bei bestimmten Patientinnen im Stadium II (pT3–4/pN0/M0) oder Stadium III (jedes pT/pN+/M0) kann eine zusätzliche adjuvante Chemotherapie das Langzeitergebnis verbessern. Die adjuvante Behandlung ist zu erwägen, sofern keine Kontraindikationen wie schlechter Allgemeinzustand oder unkontrollierte Infektionen bestehen. Das Alter allein gilt nicht als Ausschlusskriterium für die adjuvante Chemotherapie. Adjuvante Therapien sollten möglichst schnell nach der R0-Resektion beginnen, idealerweise innerhalb von 8 Wochen nach der Operation.
- Für Patientinnen im Stadium UICC III ist die adjuvante Chemotherapie generell empfohlen, da sie nachgewiesenermaßen einen Überlebensvorteil bietet.

Adjuvante Therapie Kolonkarzinom:
- Adjuvante Chemotherapie nach Resektion im Stadium II (pT3-4/pN0) und III (pN+)
- Chemotherapie-Beginn innerhalb von 8 Wochen nach der R0-Resektion, sofern keine Kontraindikationen

Rektumkarzinom Eine adjuvante Chemotherapie nach einer chirurgischen Entfernung des Rektumkarzinoms wird je nach dem spezifischen Stadium des Tumors empfohlen:

- Für Patientinnen im frühen UICC-Stadium I (pT1/2N0) ohne Anzeichen einer unvollständigen Resektion (R0, ➤ Kap. 1.9.2) ist eine solche Therapie nicht notwendig. Ebenso erübrigt sich die adjuvante Behandlung, wenn vor der Operation eine totale neoadjuvante Therapie (TNT) durchgeführt wurde.
- Jedoch ist eine adjuvante Therapie anzuraten, wenn histopathologische Untersuchungen Risikofaktoren für das Wiederauftreten des Tumors aufzeigen, vorausgesetzt, es wurde nicht schon vor der Operation eine Kombination aus Bestrahlung und Chemotherapie angewandt. Die Entscheidung für eine zusätzliche Bestrahlung nach der Operation, selbst bei einer hochqualitativen totalen mesorektalen Exzision (TME), bleibt allerdings kontrovers.

Adjuvante Therapie Rektumkarzinom:
- Adjuvante Therapie bei Risikofaktoren oder wenn keine TNT durchgeführt wurde
- Postoperative Bestrahlung: kontrovers, selbst nach TME

Prognose

Die Überlebensaussichten von Patientinnen mit Kolon- oder Rektumkarzinom werden durch eine Reihe von Faktoren beeinflusst, darunter die Eigenschaften der Patientin, des Tumors und die angewandte Therapie. Entscheidend für eine gute Prognose ist insbesondere eine gründliche und qualitativ hochwertige chirurgische Entfernung des Tumors. Zu den negativen Einflussfaktoren auf die Prognose gehören die Infiltration der venösen Gefäße (EMVI – „extra mucöse venöse infiltration") außerhalb der Darmwand, ein positiver zirkumferenzieller Resektionsrand (CRM), eine Tumorperforation während der Operation, Lymphknotenmetastasen, ein fortgeschrittenes Tumorstadium, das Vorhandensein von Fernmetastasen und die BRAF-Mutation. Auf der anderen Seite stellt die ausgeprägte Mikrosatelliteninstabilität (MSI) einen positiven prognostischen Indikator dar.

Prognose

Wichtige Prognosefaktoren:
- Gute chirurgische Entfernung des Tumors
- Negative Prognose: EMVI, positiver CRM, Tumorperforation, Lymphknotenmetastasen, fortgeschrittenes Stadium, Fernmetastasen, BRAF-Mutation
- Positive Prognose: Mikrosatelliteninstabilität (MSI)

Aktuelle Daten aus deutschen Krebsregistern unterstreichen den prognostischen Vorteil der Behandlung in zertifizierten Darmkrebszentren und bestätigen die Sicherheit der laparoskopischen Chirurgie für Rektumkarzinome. Dabei zeigte sich eine 5-Jahres-Überlebensrate von 69 % nach offener und 80 % nach laparoskopischer Resektion. Spezifisch nach Stadien betrachtet betragen die 5-Jahres-Überlebensraten ohne perioperative Todesfälle 83 % bzw. 91 % im Stadium I, 71 % bzw. 79 % im Stadium II und 68 % bzw. 80 % im Stadium III für offene bzw. laparoskopische Resektionen. Obwohl diese Ergebnisse aus Registerdaten stammen und nicht aus randomisierten Studien, legen multivariate Analysen nahe, dass laparoskopische Resektionen prognostisch vorteilhaft sein können und ein Langzeitüberleben für bis zu drei Viertel der Patientinnen mit nicht metastasiertem Kolorektalkarzinom erreichbar ist.

Palliative Verfahren
- Schwerpunkt: Systemtherapie (Chemotherapie und/oder Antikörpertherapie)
- Chirurgische Eingriffe: notwendig bei Komplikationen wie Blutungen oder Ileus durch Primärtumor
- Entscheidungsfaktoren: Gesamtsituation der Patientin, Risikofaktoren, erwartete Lebensdauer unter Systemtherapie
- Wahl des Verfahrens: Abhängig von der Tumorsituation

Palliative Verfahren

In der palliativen Behandlung liegt der Schwerpunkt auf der Systemtherapie (Chemotherapie und/oder Antikörpertherapie). Chirurgische Eingriffe können aufgrund spezifischer Komplikationen notwendig werden, z. B. bei Blutungen oder bei einem Ileus durch den Primärtumor. Blutungen erfordern in der Regel die Resektion des Primärtumors, während bei Darmverschluss neben der Resektion auch Bypass-Operationen oder die Anlage eines Stomas in Betracht kommen. Diese Entscheidungen sind individuell, basierend auf der Gesamtsituation der Patientin, den Risikofaktoren und der erwarteten Lebensdauer unter fortgesetzter Systemtherapie, zu treffen. Die Wahl des chirurgischen Verfahrens hängt stark von der lokalen Tumorsituation ab. Eine Tumorresektion kann zwar langfristige Komplikationen vermeiden, birgt jedoch ein erhöhtes Risiko, besonders bei metastasierten Tumoren. Bei einem Ileus ist die Stomaanlage das Verfahren mit dem geringsten Risiko, allerdings mit deutlichen Einbußen bei der Lebensqualität. Eine Umgehungsanastomose kann in einigen Fällen eine Stomaanlage umgehen und ist risikoärmer als die Tumorresektion.

MERKE

MERKE Palliative chirurgische Therapien können eine deutliche Verbesserung der Lebensqualität bewirken.

FALL

FALL Bei einem 78-jährigen Patienten wird ein Adenokarzinom des mittleren Rektums (6 cm ab Anus) diagnostiziert. Die endoskopisch entnommene Gewebeprobe und das entsprechende Staging mit CT von Thorax und Abdomen, MRT des Beckens und Endosonografie des Rektums ergeben folgendes klinisches Staging: Adenokarzinom des Rektums cT2, cN0, cL0, G3 RX cM0
Entsprechend dem Tumorstadium wird entschieden, eine minimalinvasive Rektumresektion mit totaler mesorektaler Exzision durchzuführen. Die Rekonstruktion soll über eine Seit-zu-End-Deszendorektostomie durchgeführt werden. Zusätzlich soll zum Schutz der Anastomose ein protektives Ileostoma angelegt werden.

FALL

FALL Bei einem 65-jährigen Patienten liegt ein partiell abgetragenes Kolonkarzinom im Bereich des Colon ascendens (gegenüber der Ileozökalklappe) vor. Das initiale Staging (CT von Thorax und Abdomen) lautete: cT3 cN+ cM0
Eine neoadjuvante Therapie ist nicht vorgesehen. Es wird eine minimalinvasive Operation im Sinne einer Hemikolektomie rechts mit Ileotransversostomie geplant. Die Grenzschichten werden dabei im Sinne einer kompletten mesokolischen Exzision beachtet.

9.4.6 Hämorrhoiden/Hämorrhoidalleiden

9.4.6 Hämorrhoiden/Hämorrhoidalleiden

Katharina Knab, Steffen Seyfried

NKLC Kompetenzebene: **3a**, **klin. Diagnostik,** app. Diagnostik, Therapie, Notfall, **Management**

- Aussackungen des Plexus cavernosum recti, eines Gefäßpolsters, das die Feinkontinenz unterstützt
- Prävalenz: bei bis zu 70 % der Erwachsenen, nur symptomatische Fälle sind relevant (Hämorrhoidalleiden)
- Inzidenz: tritt häufiger im Alter auf, betrifft beide Geschlechter gleichermaßen

Ätiologie: unklar, aber Lifestyle-Faktoren sind relevant

Bei Hämorrhoiden handelt es sich um eine Aussackung des Plexus cavernosum recti als Teil des Kontinenzorgans. Dieses arteriovenöse Gefäßpolster liegt oberhalb der Linea dentata und unterstützt die Feinkontinenz. Bei bis zu 70 % der erwachsenen Bevölkerung sind mindestens erstgradige Hämorrhoiden nachweisbar, jedoch besteht ein Krankheitswert erst bei auftretenden Symptomen. Dann spricht man vom Hämorrhoidalleiden. Auch wenn die Erkrankung Patientinnen jeden Alters betreffen kann, nimmt die Inzidenz im Alter zu. Die Geschlechter sind gleichermaßen betroffen.

Ätiologie Die Ursachen des Hämorrhoidalleidens sind nicht abschließend geklärt, jedoch können Lifestyle-assoziierte Risikofaktoren genannt werden. Hierzu gehören die chronische Obstipation z. B. durch ballaststoffarme Kost und Bewegungsmangel. Auch eine konstitutionelle oder altersbedingte Bindegewebsschwäche sowie eine Schwangerschaft sind Risikofaktoren. Durch den Eintritt der Äste der A. rectalis superior bei 3, 7 und 11 Uhr in Steinschnittlage sind dies die Hauptprävalenzorte, wobei sich viele anatomische Varianten zeigen können. Sollte zusätzlich Anoderm außerhalb des Sphinkterapparats sichtbar werden, spricht man von einem Analprolaps.

Einteilung Nach Goligher werden anhand von Symptomen und dem klinischen Befund 4 Grade unterschieden (➤ Tab. 9.28, ➤ Abb. 9.30). Die Stadienübergänge sind fließend und das Beschwerdeausmaß korreliert nicht zwangsläufig mit der Ausprägung der Befunde.

Einteilung: ➤ Tab. 9.28, ➤ Abb. 9.30

Tab. 9.28 Stadieneinteilung der Hämorrhoiden nach Goligher

Grad	Symptome	Befunde
I	Anorektale Blutung, evtl. Pruritus, keine Schmerzen	Knoten oberhalb der Linea dentata, reversibel, äußerlich nicht sichtbar
II	Selten Blutung, häufig Brennen und Nässen	Beim Pressen prolabieren die Knoten nach außen, reponieren sich von selbst, beginnende fibrotische Umwandlung
III	Keine Blutung, schleimige Sekretion, Pruritus, Schmerzen, evtl. Ulzerationen der Schleimhaut	Prolaps i. d. R. durch Pressen oder Defäkation, nicht spontan, aber manuell reponibel
IV	Oft schmerzhaft, Ulzerationen	Nicht reponible, derbe Knoten, erschwerte Analhygiene

TAB. 9.28

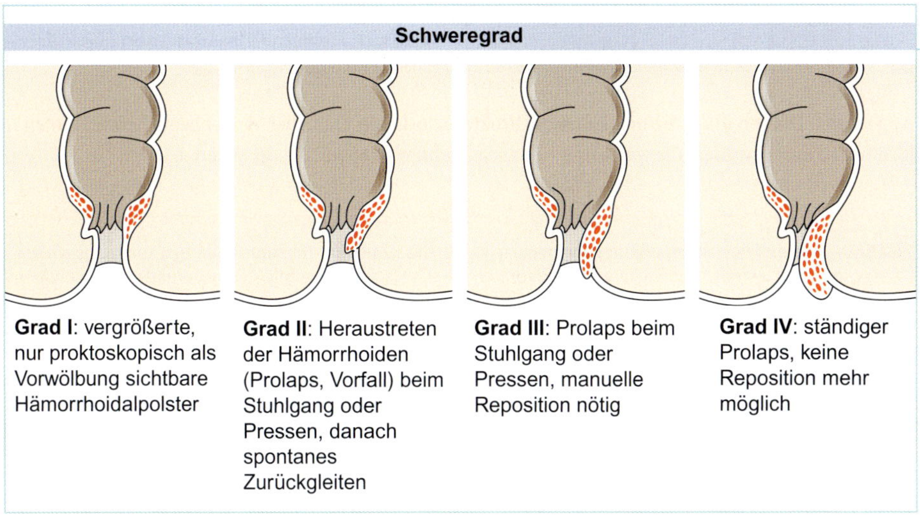

Abb. 9.30 Schweregrade des Hämorrhoidalleidens [L141]

ABB. 9.30

Klinik und Diagnostik

Zur Abklärung des Hämorrhoidalleidens ist neben der Anamnese eine proktologische Basisdiagnostik (digital-rektale Untersuchung und Proktoskopie) ausreichend.

Anamnese Gefragt wird nach Art, Dauer und Ausmaß der Beschwerden:

- Blutungen anorektal (i. d. R. hellrot), oft auch am Toilettenpapier, streifige Blutauflagerungen auf dem Stuhl
- Stuhlgewohnheiten (Konsistenz, Frequenz, Hygiene, Ernährung, Flüssigkeitszufuhr)
- Nebenerkrankungen (Medikamentenanamnese, Allergien, Vorgeschichte insb. Vor-Operationen)
- Familienanamnese, auch für kolorektale Karzinomerkrankungen

Klinik und Diagnostik

Anamnese: anorektale Blutungen, Stuhlgewohnheiten, Nebenerkrankungen, Familienanamnese

> **CAVE** Schmerzen sind nicht typisch, hier müssen andere Krankheitsbilder evaluiert werden. Akute, nicht stillbare Blutungen sind möglich (Anamnese für Antikoagulanzien, Thrombozytenaggregationshemmung, Hinweise für portale Hypertension).

CAVE

Symptome Typisch sind anorektale, i. d. R. hellrote Blutungen, Pruritus, Nässen, Brennen, schleimige Sekretion, Fremdkörpergefühl.

Symptome: hellrote Blutungen, Pruritus, Nässen, Brennen, schleimige Sekretion, Fremdkörpergefühl

MERKE

MERKE Die Symptome sind uncharakteristisch und anamnestisch z. B. nicht zum Anal- oder Rektumkarzinom abgrenzbar, weshalb die klinische und ggf. apparative Untersuchung unumgänglich ist.

Untersuchung: Knoten in loco typico (➤ Abb. 9.31) – die DRU sollte unauffällig sein

Körperliche Untersuchung Bei der Inspektion der Analregion (inkl. Pressversuch) sind Knoten in loco typico (3, 7, 11 Uhr) zu erkennen (➤ Abb. 9.31), evtl. auch eine akute Blutung. Die Knoten sind weich bis derb mit rosa-roter bis lila-bläulicher Färbung. Bei der digital-rektalen Untersuchung sollte beim Hämorrhoidalleiden kein pathologischer Befund erhoben werden.

ABB. 9.31

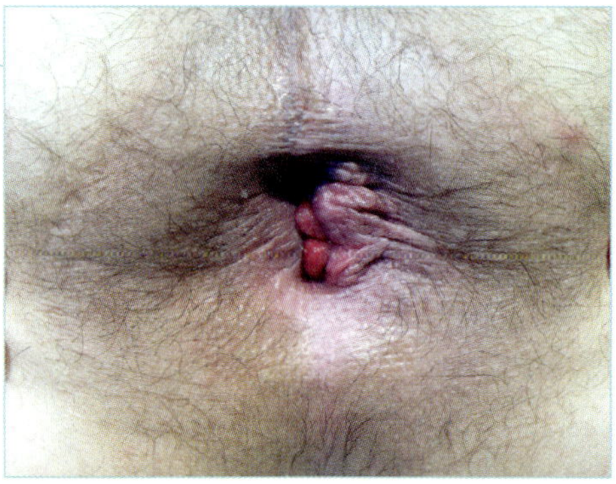

Abb. 9.31 Prolabierte Hämorrhoiden bei 3 bis 6 Uhr (Steinschnittlage) [M1357]

Diagnostik: Proktorektoskopie

Apparative Diagnostik Sie beinhaltet die Proktorektoskopie. Dabei werden entsprechende Knoten in loco typico nachgewiesen, die weich und – je nach Stadium – reponibel oder fixiert sind.

MERKE

MERKE Bei unklaren analen Blutabgängen muss immer die Indikation zur Koloskopie zum Tumorausschluss ausgesprochen werden. Nur bei jungen Patientinnen unter 30 Jahren mit eindeutigem Befund und Ausbleiben von Blutungsereignissen nach Therapie des Hämorrhoidalleidens kann ggf. darauf verzichtet werden.

DD: Marisken, Analprolaps, Analvenenthrombose, Ulzera, Abszesse, Analfissur, Analfistel

Differenzialdiagnosen Häufige Differenzialdiagnosen sind Marisken, Analprolaps, Analvenenthrombose (➤ Kap. 9.4.7), Ulzera, Abszesse (➤ Kap. 9.4.9), Analfissur (➤ Kap. 9.4.13) und Analfistel (➤ Kap. 9.4.9).

Therapie und Management

Stadienabhängige Behandlung; bei asymptomatischen Hämorrhoiden keine Behandlung erforderlich

Therapie und Management

Die Therapie ergibt sich aus dem jeweiligen Stadium, wobei bei einer Patientin an verschiedenen Lokalisationen verschiedene Stadien vorliegen können. Grundsätzlich werden Hämorrhoiden der Grade I und II konservativ behandelt. Hämorrhoiden der Grade III und IV müssen häufig operiert werden. Asymptomatische Hämorrhoiden sollten nicht behandelt werden.

Konservativ: *Ernährung* (ballaststoffreiche Kost, Stuhlregulation), *Verhalten* (Verbesserung des Defäkationsverhaltens), *Akuttherapie* (Salben mit Lokalanästhetika)

Konservative Therapie Es wird eine ballaststoffreiche Kost oder eine Stuhlregulation (z. B. Flohsamenschalen) empfohlen. Zudem kann versucht werden, das Defäkationsverhalten zu verbessern (Verzicht auf Pressen oder Erzwingen der Defäkation, kurze Toilettengänge < 5 min). Salben (z. B. mit Lokalanästhetika) können in der Akuttherapie zur symptomatischen Therapie angewendet werden, sind aber keine Kausaltherapie und somit zweite Wahl.

Sklerosierung: für Grad I und II – mit hoher Rezidivrate (ca. 70 %)

Sklerosierung Bei erst- bis zweitgradigen Befunden kann Polidocanol in den Bereich der zuführenden Arterie (Blanchard) oder in die Hämorrhoide (Blond/Hoff) infiltriert werden. Dabei soll sich das Polster stabilisieren, jedoch treten häufig Rezidive auf (70 %).

Gummibandligatur (GBL): für Grad II, ein Gummiring über der Hämorrhoide schnürt den Blutfluss ab → Nekrose und Gewebereduktion

Gummibandligatur (GBL) nach Blaisdell/Barron Sie ist die Therapie der Wahl bei zweitgradigen Hämorrhoiden. Hierbei werden Gummiringe über die Hämorrhoide gelegt, die durch die Kompression den Blutfluss abschnüren, was zu einer Nekrose des überschüssigen Gewebes führt. Zudem bildet sich eine Narbe, die kontrahiert und somit zu einer Gewebereduktion führt. Komplikationen sind persistierende Schmerzen, Blutungen (die auch zeitlich versetzt auftreten können) oder Infektionen.

Operativ: für Grad III und IV; mehrere Verfahren mit dem Ziel der Resektion des überschüssigen Gewebes (offene Segmentresektion nach Milligan-Morgan, Stapler-Verfahren)

Operative Therapie Die OP ist im Stadium III und IV die primäre Therapieoption. Es gibt multiple Verfahren. Das Prinzip ist immer die Resektion des überschüssigen Gewebes:

- **Offene Segmentresektion nach Milligan-Morgan:** Anklemmen der Hämorrhoide, streng subkutane Resektion des Anoderms unter Schonung des Sphinkters und des Gefäßpolsters bis zur Linea dentata (unter Belassen ausreichender Gewebebrücken bei 3-Segment-Resektionen), Ligatur/elektrochirurgische Durchtrennung der zuführenden Gefäße, sekundäre Wundheilung; Risiken: Blutung, Infektion, Analstenose, Schmerzen

- **Stapler Hämorrhoidopexie (Operation nach Longo), Stapler-Mukosektomie, Stapler-Hämorrhoidektomie oder auch (Circular-)Stapler-Hämorrhoidopexie (CS):** Resektion mit Stapler, wobei ringförmig Anoderm reseziert wird und es somit zu einer Fixierung der Hämorrhoide kommt; Risiken: Blutung, Infektion, Rezidiv, Störung der Feinkontinenz, Schmerzen

KOMPETENZBASIERTES VORGEHEN (NKLC)

Management

- **Erstversorgung:** akute Beschwerdelinderung (Salben), Sicherung der Diagnostik, Klärung der Therapiebedürftigkeit
- **Entscheidungsfindung:** konservative Therapie im Stadium I und II, Sklerosierung im Stadium I und II, Gummibandligatur im Stadium II, OP im Stadium III und IV
- **Prinzipien der Versorgung:** OP: Sklerosierung, Unterbindung der Blutzufuhr, Narbenbildung, Resektion überschüssigen Gewebes
- **Nachbehandlung:** Stuhlregulation
- **Erfolgsparameter:** Symptomarmut
- **Komplikationen:** Blutung, Infektion, Analstenose, Schmerzen, Rezidiv, Störung der Feinkontinenz

KOMPETENZBASIERTES VORGEHEN

9.4.7 Perianalvenenthrombose

Katharina Knab, Steffen Seyfried

9.4.7 Perianalvenenthrombose

NKLC Kompetenzebene: **3a, klin. Diagnostik,** app. Diagnostik, Therapie, **Notfall, Management**

Bei der Perianalvenenthrombose handelt es sich um eine oberflächliche, thrombosierte Vene. Aufgrund des Blutstaus kommt es zu einer i. d. R. bläulichen Knotenbildung. Als streng venöse Erkrankung ist sie von Hämorrhoiden abzugrenzen, die als Aussackung im arteriovenösen Stromkreis gelten. Der Erkrankungsgipfel liegt im mittleren Lebensalter, wobei Männer häufiger betroffen sind als Frauen. Als auslösende Faktoren werden thermische (z. B. Sitzen auf kaltem Boden), körperliche/mechanische (z. B. Husten, Pressen, Joggen, Gravidität, Analverkehr, proktologische Untersuchung), hormonelle (Menstruation) und nutritive Einflüsse (Alkohol, Gewürze) beschrieben.

Oberflächliche, thrombosierte Vene mit bläulicher Knotenbildung; Männer häufiger betroffen als Frauen

Klinik und Diagnostik

Anamnese Gefragt wird nach Beschwerdebeginn, Schmerzcharakteristika und Verlauf.

Klinik und Diagnostik

Anamnese: Beschwerdebeginn und Schmerzcharakteristika

MERKE Abzugrenzen ist die Analvenenthrombose vom Hämorrhoidalleiden durch die plötzlich einsetzenden Schmerzen (Minuten bis Stunden) und den fehlenden Überzug von Mukosa.

MERKE

Symptome Die Perianalvenenthrombose manifestiert sich als druckdolenter, perianaler Knoten (➤ Abb. 9.32). Typisch ist eine akut aufgetretene, schmerzhafte Schwellung perianal. Durch eine Hautnekrose ist eine spontane Perforation möglich, die mit einer sofortigen Beschwerdebesserung einhergeht.

Symptome: oft akut schmerzhafte, druckdolente perianale Schwellung/Knoten (➤ Abb. 9.32)

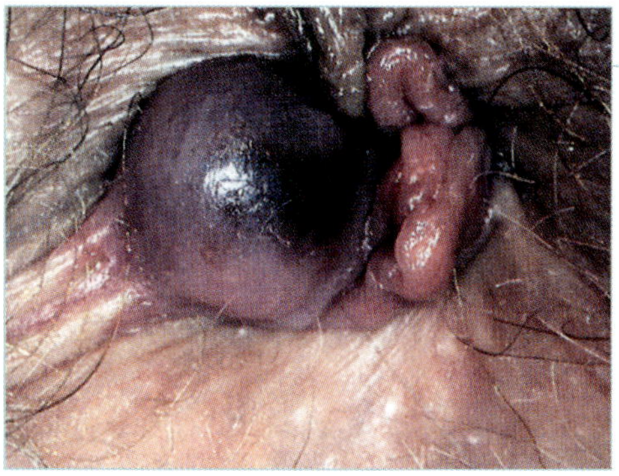

Abb. 9.32 Klinischer Befund bei Analvenenthrombose [R104-03]

ABB. 9.32

Untersuchung: Inspektion in Steinschnittlage; DRU nur bei tolerierbarem Schmerzniveau

DD: wichtigste DD sind Hämorrhoiden

Therapie und Management
- Primär konservativ!
- Operative Evakuation in Lokalanästhesie oder als Ultima Ratio Ligatur und Exzision möglich

KOMPETENZBASIERTES VORGEHEN

9.4.8 Pilonidalsinus

Entzündung im subkutanen Fettgewebe entlang der Mittellinie des Os sacrum, klassischerweise in der Rima ani, kann aber auch am Nabel oder Penis auftreten

Erscheinungsbilder: asymptomatische Form, akut abszedierende Form, chronische Form

Körperliche Untersuchung Meist zeigen sich kleine, i. d. R. bläuliche, prall-elastische Knoten (➤ Abb. 9.32). Der Befund wird nach Ausrichtung in Steinschnittlage beschrieben. Wenn schmerzbedingt möglich, wird eine digital-rektale Untersuchung durchgeführt.

Differenzialdiagnosen Die wichtigsten Differenzialdiagnosen wie Hämorrhoiden (➤ Kap. 9.4.6), Analabszesse (➤ Kap. 9.4.9), Malignome, Marisken, Fibrome/Kondylome oder auch ein perianales Hämatom sollten ausgeschlossen werden.

Therapie und Management

In der Regel ist eine Schmerzfreiheit nach 3–4 Tagen zu erwarten und die vollständige, spontane Remission i. d. R. nach 3–4 Wochen. Die Therapie ist daher primär konservativ, nur im Einzelfall bei Nichtansprechen auf konservative Maßnahmen oder bei multiplen Rezidiven an gleicher Stelle kommt ein operatives Vorgehen infrage:

- **Konservative Therapie:** bedarfsweise orale Antiphlogistika und topische Salben (Lokalanästhesie, Kortison), Kühlung kann Linderung verschaffen, bei Perforation auf Analhygiene hinweisen (Ausduschen), Stuhlregulation als Präventionsmaßnahme
- **Operative Therapie:** Stichinzision in Lokalanästhesie mit Evakuation des Hämatoms oder als Ultima Ratio Ligatur der Vene und Exzision

KOMPETENZBASIERTES VORGEHEN (NKLC)

Notfall

Keiner (bei gesicherter Diagnose: Patientin beruhigen, symptomorientierte Therapie [Analgesie oral, topisch], abwartendes Vorgehen)

Management

- **Erstversorgung:** orale Antiphlogistika, topische Salben, ggf. Kühlung
- **Entscheidungsfindung:** primär konservative Therapie, OP bei erfolgloser konservativer Therapie oder multiplen Rezidiven
- **Prinzipien der Versorgung:** Evakuation des Hämatoms
- **Nachbehandlung:** keine
- **Erfolgsparameter:** vollständige Rückbildung
- **Komplikationen:** Infektionsgefahr, Nachblutung

9.4.8 Pilonidalsinus

Christoph Reißfelder

NKLC Kompetenzebene: **2**, klin. Diagnostik, app. Diagnostik, Therapie, Notfall, **Management**

Der Sinus pilonidalis ist eine akute und/oder chronisch verlaufende Entzündung im subkutanen Fettgewebe im Bereich der Mittellinie des Os sacrum. Klassischerweise ist er in der Rima ani gelegen, kann aber auch am Nabel oder am Penis auftreten.

Durch Reibebewegungen der Nates (Steißbereich) werden abgebrochene Haare mit ihren wurzelnahen Enden in die Haut hineingedrückt. Dort entwickelt sich ein Fremdkörpergranulom. Begünstigt wird die Bildung durch Faktoren wie starke Behaarung oder Schweißsekretion, Adipositas und unzureichende Körperhygiene.

Es werden 3 Erscheinungsbilder des Pilonidalsinus unterschieden:

- Asymptomatische Form (nicht abheilendes Fremdkörpergranulom)
- Akut abszedierende Form (infiziertes Fremdkörpergranulom)
- Chronische Form

Klinik und Diagnostik

Symptome Die akute abszedierende Form stellt sich mit allen Formen eines Abszesses dar: Schmerz, Schwellung, Rötung und Wärme (Dolor, Tumor, Rubor, Calor). Gegebenenfalls kann es auch schon zu einer Perforation kommen. Diese geht in der chronischen Form mit einer eitrig-serösen Sekretion einher. In der asymptomatischen Form sieht man einen oder mehrere reizlose Primäröffnungen in der Rima ani.

Körperliche Untersuchung Die Diagnose eines (akuten) Pilonidalsinus wird durch Inspektion und Palpation gestellt. Gegebenenfalls kann man noch eine Sondierung durchführen.

Apparative Diagnostik Eine Schnittbildgebung (CT/MRT) ist in der Primärsituation nicht erforderlich.

Therapie und Management

Da es keine Spontanheilung gibt, ist die einzige Kuration die Operation. Daher ist von konservativen Behandlungen wie einer Antibiotikagabe abzuraten, da sie letztendlich keine Wirkung haben.

Bei der Operation wird der Herd mit allen Seitengängen wetzsteinförmig ausgeschnitten (komplette Exzision), meist bis auf die Sakralfaszie:

- In der akuten abszedierenden Form ist meist nur eine sekundäre Wundheilung möglich. Diese dauert oft mehrere Monate, hat aber auch die niedrigste Rezidivrate.
- In der asymptomatischen oder chronischen Form sollte ein primärer Wundverschluss angestrebt werden. Die Techniken entsprechen der Defektgröße und gehen von einem Ausschneiden des Sinus (Sinusexzision) über eine Direktnaht bis hin zu einer Lappenplastik.

Klinik und Diagnostik

Symptome:
- Akute abszedierende Form: Schmerzen, Schwellung, Rötung, Wärme, evtl. Perforation
- Chronische Form: eitrig-seröse Sekretion
- Asymptomatische Form: reizlose Primäröffnungen in der Rima ani

Untersuchung: Diagnose durch Inspektion und Palpation; ggf. Sondierung

Diagnostik: Schnittbildgebung ist primär nicht erforderlich

Therapie und Management

- Keine Spontanheilung!
- *Konservativ* (z. B. Antibiotika): unwirksam
- *OP:* wetzsteinförmige Komplettexzision bis Sakralfaszie

KOMPETENZBASIERTES VORGEHEN (NKLC)

Management
- **Erstversorgung:** Diagnostik
- **Entscheidungsfindung:** immer operativ (planbar)
- **Prinzipien der Versorgung:** Exzision, sekundäre Wundheilung bei der akuten abszedierenden Form, primärer Wundverschluss bei der asymptomatischen oder chronischen Form
- **Nachbehandlung:** Wundkontrollen insbesondere bei der sekundären Wundheilung
- **Erfolgsparameter:** vollständige Exzision, komplikationslose Abheilung
- **Komplikationen:** Blutung, Rezidiv

KOMPETENZBASIERTES VORGEHEN

9.4.9 Perianale Abszesse und Fisteln

Steffen Seyfried

9.4.9 Perianale Abszesse und Fisteln

NKLC Kompetenzebene: **2**, klin. Diagnostik, app. Diagnostik, Therapie, **Notfall, Management**

Ein anorektaler Abszess ist eine pathologische, mit Eiter gefüllte Höhle, die durch eine akute entzündliche Reaktion entsteht. Analfisteln sind pathologische, röhrenförmige Strukturen, die eine Verbindung zwischen dem Analkanal oder dem unteren Teil des Rektums und der Haut um den Anus herstellen. Sie entwickeln sich typischerweise aus rudimentären Drüsen entlang der Linea dentata im Analkanal. Etwa 90 % aller Analfisteln haben einen kryptoglandulären Ursprung. Anale Abszesse und Analfisteln repräsentieren unterschiedliche Phasen im Krankheitsverlauf einer anorektalen Entzündung. In der Regel initiiert der Abszess den Krankheitsprozess und stellt die akute Phase dar, während die Fistel oft ein nachgelagertes Stadium bildet und die chronische Phase der Entzündung kennzeichnet.

- Abszess = akut
- Fistel = chronisch

Ätiologie Die Entstehung von Abszessen wird zumeist durch bakterielle Infektionen begünstigt, die eine entzündliche Reaktion der analen Krypten nach sich ziehen. Tiefere Drüsenstrukturen im Gewebe bergen ein erhöhtes Risiko für fortschreitende Entzündungsprozesse. Diese primären Abszesse sind klinisch häufig nicht erkennbar und können spontan abklingen oder sich einen Weg durch die Krypten in den Analkanal bahnen. Schreitet die Infektion entlang vorhandener Pfade fort, wie beispielsweise intersphinktär, submukosal, subanodermal, transsphinktär oder suprasphinktär, entstehen klinisch signifikante sekundäre Abszesse. Ein direkter Zusammenhang zwischen spezifischen Bakterienstämmen und der Entwicklung

Ätiologie: meist bakteriell, Ursprung: kryptoglandulär (ca. 90 %); keine klare Assoziation mit Bakterienstämmen von Fisteln konnte, auch im Kontext von Morbus Crohn, bislang wissenschaftlich nicht nachgewiesen werden (➤ Kap. 9.4.4). Der klassische perianale Abszess heilt ohne Intervention nicht spontan und kann ohne Behandlung zu einer Perforation in das Rektum, den Analkanal oder nach außen führen, je nach seiner Lage. Eine solche Perforation schafft eine Verbindung von innen nach außen – eine Fistel.

Epidemiologie: Lebenszeitprävalenz ca. 2 %, Männer 3× häufiger; ca. 15.000 Fisteln/Jahr in Deutschland

Epidemiologie Analfisteln wurden erstmals um 380 v. Chr. von Hippokrates beschrieben. Es wird geschätzt, dass etwa 2 % der Bevölkerung im Lauf ihres Lebens an perianalen Abszessen oder Fisteln erkranken. Mit einer jährlichen Inzidenz von etwa 20 Fällen pro 100.000 Einwohnern sind Analfisteln in Europa weitverbreitet, mit schätzungsweise 15.000 neuen Fällen jährlich in Deutschland. Anorektale Abszesse und Fisteln treten bei Männern etwa dreimal häufiger auf als bei Frauen und sind am häufigsten im Alter von 20 bis 40 Jahren für Abszesse und von 20 bis 50 Jahren für Fisteln.

Klassifikation (➤ Abb. 9.33):
- Ischioanal: tief, im Fett
- Intersphinktär: zw. Sphinktern
- Subanodermal/-mukosal: oberflächlich
- Supralevatorisch: oberhalb M. levator ani

Klassifikation Analfisteln und -abszesse werden gemäß ihrer anatomischen Beziehung zu den umliegenden Strukturen klassifiziert (➤ Abb. 9.33):

- Ischioanale Abszesse liegen tief im ischioanalen Fettgewebe, begrenzt von den Sphinktermuskeln und dem Os ischii, und können sowohl einseitig als auch beidseitig vorkommen.
- Intersphinktäre Abszesse liegen zwischen dem inneren und äußeren Sphinkter und sind oft sehr schmerzhaft.
- Subanodermale bzw. submukosale Abszesse befinden sich oberflächlich zwischen Sphinkter und Haut bzw. Rektumschleimhaut.
- Supralevatorische Abszesse liegen oberhalb des Levator ani im retroperitonealen Fett und können sich zu Hufeisenabszessen ausdehnen.

ABB. 9.33

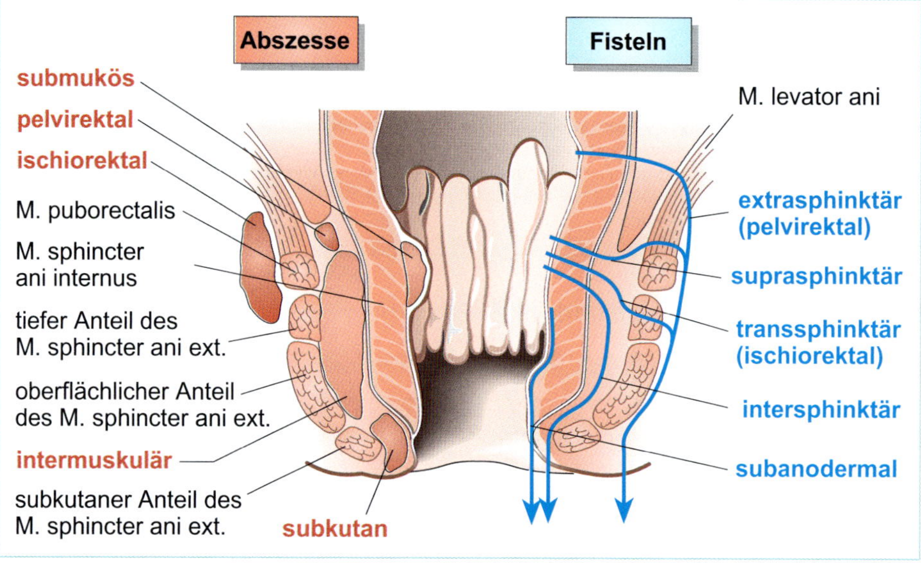

Abb. 9.33 Periproktitische Abszesse und Fisteln [L106]

Klinik und Diagnostik

Symptome: starke, pulsierende Schmerzen, die bei spontaner Perforation abnehmen

Symptome Meist äußert sich ein anorektaler Abszess mit intensivem, pulsierendem Schmerz, oft begleitet von Fieber und einem ausgeprägten Krankheitsgefühl. Die Lokalisation des Abszesses bestimmt dabei die Intensität und Art der Symptome. Bei einer spontanen Perforation lässt der Schmerz nach, allerdings klingt er nicht vollständig ab. Im Fall einer solchen Perforation kann es zu einer anhaltenden Sekretion kommen, die ohne Behandlung zu weiteren Abszessen und Fisteln führen kann.

Untersuchung:
- Abszess: Diagnose durch Inspektion und Palpation
- Fistel: äußere Öffnung sichtbar, Verlauf sondierbar (➤ Abb. 9.34)

Körperliche Untersuchung Die Diagnose eines akuten Abszesses erfolgt in der Regel durch Inspektion und Palpation. Die meisten Fisteln sind durch eine einfache klinische Untersuchung diagnostizierbar. Man erkennt die äußere Öffnung und kann den Verlauf der Fistel häufig mit einer Sonde nachverfolgen (➤ Abb. 9.34).

Apparative Diagnostik Technische Diagnosemethoden wie die transanale Endosonografie oder eine Beckenboden-MRT werden in speziellen Fällen herangezogen.

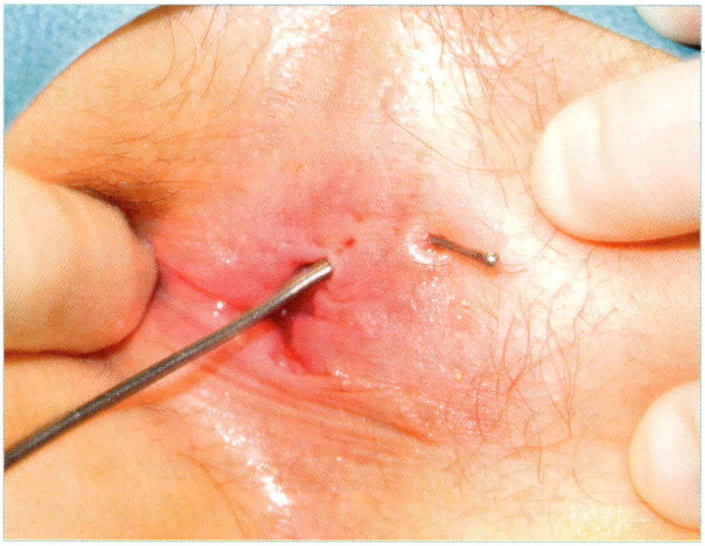

Abb. 9.34 Darstellung einer perianalen Fistel mit Sonde [R505]

ABB. 9.34

Therapie und Management

Anorektale Abszesse und Fisteln werden in der Regel chirurgisch behandelt. Ziel ist die Heilung ohne Beeinträchtigung der Kontinenz. Bei komplexeren Fisteln werden beispielsweise sphinkterschonende Techniken eingesetzt, um die Kontinenz zu erhalten, während bei einer oberflächlichen, einer subdermalen oder einer submukosalen Fistel eine Fistelspaltung infrage kommt. Der Therapieerfolg hängt dabei von vielen Faktoren ab.

Therapie und Management

I. d. R. chirurgische Therapie! Ziel ist Heilung und Erhalt der Kontinenz.

KOMPETENZBASIERTES VORGEHEN (NKLC)

Notfall

Eine Fournier-Gangrän (nekrotisierende Fasziitis der Leistenregion und Perineum) ist ein lebensbedrohlicher Notfall, der sofort behandelt werden muss.

Management

- **Erstversorgung:** Diagnostik (überwiegend klinisch)
- **Entscheidungsfindung:** meist chirurgische Behandlung
- **Prinzipien der Versorgung:** Fistelspaltung, Fistelexzision
- **Nachbehandlung:** symptomatisch
- **Erfolgsparameter:** Kontinenzerhaltung
- **Komplikationen:** Kontinenzstörung/-verlust

KOMPETENZBASIERTES VORGEHEN

9.4.10 Anorektale Verletzungen

Katharina Knab, Steffen Seyfried

NKLC Kompetenzebene: **2**, klin. Diagnostik, app. Diagnostik, Therapie, **Notfall**, **Management**

9.4.10 Anorektale Verletzungen

Anale Verletzungen sind immer individuell und besitzen stets Notfallcharakter. Durch stumpfe oder spitze Penetration oder auch durch übermäßige Dehnung kann es von Fissurierung bis hin zur vollständigen Destruktion mehrerer Strukturen im Beckenboden mit Gefährdung der Kontinenz, massiver Blutung oder drohender Sepsis (z. B. bei Rektumperforation) kommen (> Abb. 9.35). Zudem können Begleitverletzungen benachbarter Organe und großer Blutgefäße auftreten.

Häufige **Ursachen** sind:

- Geburtsverletzungen (Dammriss III–IV°)
- Operationsfolge (proktologischer Eingriff)
- Unfallfolge (Polytrauma, Beckenfrakturen, Pfählungen, Dezelerationstraumata)
- (Auto-)erotisch (Einführen von Fremdkörpern, > Kap. 9.4.11)

Sehr individuell und immer ein *Notfall!*

Ursachen: Geburt, Operation, Unfall, (auto-)erotisch

ABB. 9.35

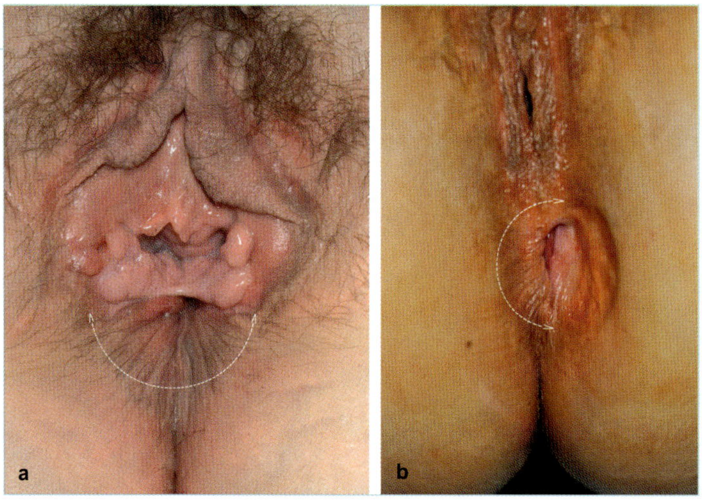

Abb. 9.35 Anorektale Verletzungen [E1476]
a) Defekt des vorderen analen Schließmuskels nach einer vaginalen Entbindung. Die analen Schließmuskeln und der Dammkörper haben sich getrennt, sodass ein großer anteriorer halbkreisförmiger Defekt entstanden ist, der die analen Schließmuskeln hufeisenförmig aufspreizt (Pfeile). Hier war der Defekt so groß, dass die Anal- und Vaginalschleimhaut zu einem Kloakendefekt verheilt ist.
b) Linksseitiger Analsphinkterdefekt, Folge einer ausgedehnten Fistulotomie bei komplexer Analfistel, die zu einem klaffenden Anus führte (Pfeile).

Klinik und Diagnostik
Anamnese: Entstehung der Verletzung

Diagnostik: Sonografie, ggf. Röntgen und ggf. Schnittbildgebung oder Rektoskopie

Klinik und Diagnostik

Anamnese Gefragt wird u. a. nach der Entstehung der Verletzung.

Labor Standarduntersuchungen sind kleines Blutbild (insbesondere Hb-Wert, Leukozyten), Gerinnungsdiagnostik und ggf. Umfelddiagnostik. Blutprodukte sollten bereitgestellt werden.

Apparative Diagnostik Bei unklarem Unfallhergang sind eine Sonografie (FAST) und ggf. ein Röntgenbild des Abdomens oder eine CT des Abdomens indiziert (➤ Kap. 5.1.4). Des Weiteren kommen eine Rektoskopie und ggf. eine MRT des Beckens infrage.

Therapie und Management
Individuelles Therapiekonzept

Therapie und Management

Je nach Ausmaß der Verletzung kann die Therapie sich von einer primären Rekonstruktion bis hin zur Anlage eines protektiven Stomas mit komplexer Rekonstruktion gestalten.

CAVE

CAVE Penetrierende Objekte initial nicht entfernen.

Sphinkterverletzungen müssen korrigiert werden. Die Anlage eines Stomas kann notwendig werden.

Verletzungen des Sphinkterapparats müssen subtil gesucht und dann operativ korrigiert werden (bei komplexen Verletzungen mit Beeinträchtigung der Kontinenz ist evtl. eine mehrzeitige Versorgung erforderlich). Die Anlage eines Stomas (z. B. Ileostoma oder Deszendostoma) kann notwendig werden.

KOMPETENZBASIERTES VORGEHEN

KOMPETENZBASIERTES VORGEHEN (NKLC)

Notfall

- Jede anale Verletzung
- Mitverletzung weiterer Strukturen (z. B. knöchernes Becken, Strukturen des kleinen Beckens) beachten!

Management

- **Erstversorgung:** Anamnese, klinische Untersuchung von Abdomen und Perineum, Wundinspektion und DRU (sofern möglich), Schließmuskel
- **Entscheidungsfindung:** je nach Ausmaß der Verletzung
- **Prinzipien der Versorgung:** primäre Rekonstruktion, wenn möglich; ggf. Stomaversorgung
- **Nachbehandlung:** lokal-symptomatisch
- **Erfolgsparameter:** Erhalt der Kontinenz
- **Komplikationen:** Kontinenzverlust, Fournier-Gangrän

9.4.11 Rektale Fremdkörper

Steffen Seyfried

NKLC Kompetenzebene: **2**, klin. Diagnostik, app. Diagnostik, Therapie, **Notfall**, **Management**

Rektale Fremdkörper sind Objekte, die versehentlich oder absichtlich in das Rektum eingeführt werden und dort stecken bleiben. Zu den gängigen Fremdkörpern zählen Gallen- und Kotsteine, verschluckte Gegenstände wie Zahnstocher und Hühnerknochen, sowie Objekte, die mit sexuellen Aktivitäten oder zum Verbergen von Drogen in Zusammenhang stehen. Andere, wie Harnsteine, Vaginalpessare oder chirurgische Materialien, können aus angrenzenden Strukturen in das Rektum durchwandern. Diese Objekte können während des Einführens eine Perforation verursachen oder in der Rektumwand eingeklemmt werden.

MERKE Am häufigsten sind absichtlich eingeführte Fremdkörper, die nicht mehr selbstständig geborgen werden können.

Klinik und Diagnostik

Symptome Sie variieren je nach Art, Größe und Form des Fremdkörpers sowie der Dauer seines Verbleibs. Typische Anzeichen sind:

- Plötzlicher, intensiver Schmerz während der Defäkation, der auf einen Fremdkörper im oder nahe dem anorektalen Übergang hindeutet
- Frisches Blut (als Zeichen einer Verletzung oder Perforation)

Abhängig von der Verweildauer des Objekts können Infektionen oder weiterführende Komplikationen auftreten.

Körperliche Untersuchung Bei der digital-rektalen Untersuchung kann der Fremdkörper oft durch direkte Tastung identifiziert werden.

Apparative Diagnostik Einfache Röntgenaufnahmen des Abdomens helfen, das Objekt zu lokalisieren und freie Luft zu identifizieren, die auf eine Perforation hindeutet. Eine CT kann verwendet werden, um strahlendurchlässige Objekte zu erkennen, die auf herkömmlichen Röntgenbildern nicht sichtbar sind.

Therapie und Management

Unter Verwendung von Instrumenten wie Anoskop, Proktoskop oder Spekulum kann der Fremdkörper visualisiert und entfernt werden. Ein Lokalanästhetikum kann zur Erleichterung injiziert und der Anus ggf. erweitert werden.

Ist der Fremdkörper nicht zu fühlen oder zu tasten, sollte auf blindes Manipulieren verzichtet werden, um Risiken wie eine Perforation zu vermeiden. Stattdessen können proaktive Maßnahmen ergriffen werden, wenn der Fremdkörper in das mittlere Rektum vordringt.

Schlägt die Entfernung fehl (selten), können eine Laparotomie oder Kolotomie erforderlich sein, um den Fremdkörper zu entfernen. Nach erfolgreicher Entfernung sollte endoskopisch geprüft werden, ob schwere rektale Verletzungen vorliegen.

KOMPETENZBASIERTES VORGEHEN (NKLC)

Notfall

Darmperforation mit Ausbildung einer Sepsis, Fournier-Gangrän → sofortiges Handeln erforderlich → Darmnaht, ggf. Anlage eines protektiven Stomas

Management

- **Erstversorgung:** Identifizierung des Fremdkörpers und der Ätiologie
- **Entscheidungsfindung:** Visualisierung und Entfernung identifizierbarer Fremdkörper
- **Prinzipien der Versorgung:** direkte Entfernung, anschließend endoskopischer Ausschluss vom Darmverletzungen
- **Nachbehandlung:** keine
- **Erfolgsparameter:** vollständige Entfernung des Fremdkörpers
- **Komplikationen:** Organverletzung, Verletzung des Darmtrakts, lokale Perforationen

Studentische Sicht

9.4.11 Rektale Fremdkörper

Versehentlich oder absichtlich in das Rektum eingeführte Objekte können Perforationen oder Einklemmungen verursachen

MERKE

Klinik und Diagnostik

Symptome: variieren je nach Fremdkörper; Blutungen und Schmerzen können auftreten

Untersuchung: DRU

Diagnostik: Röntgen, ggf. CT

Therapie und Management

- Anoskop, Proktoskop, Spekulum zur Visualisierung und Entfernung
- *Lokalanästhesie* und ggf. Anuserweiterung zur Erleichterung
- Bei Versagen der Entfernung ggf. Laparotomie/Kolotomie
- Post-OP: Endoskopie zur Verletzungskontrolle

KOMPETENZBASIERTES VORGEHEN

9.4.12 Rektumprolaps

Steffen Seyfried

NKLC Kompetenzebene: **1**, klin. Diagnostik, app. Diagnostik, Therapie, Notfall, Management

Das Rektum schließt direkt an den Analkanal an und fungiert als Vorratsbehälter für Stuhl. Ein Großteil des Mastdarms ist in mesorektales Fett und Lymphknoten eingebettet, was ihm eine extraperitoneale Lage verleiht. Das Mesorektum ist dorsal locker vor der Fascia pelvis parietalis (Waldeyer-Faszie) fixiert, mit einem verschiebbaren Spalt zwischen viszeraler und parietaler Faszie. Nur das obere Drittel des Rektums liegt intraperitoneal und ist relativ beweglich, insbesondere zur Scheide hin.

Ätiologie Ein Rektumprolaps ist keine eigenständige Krankheit, sondern eine funktionelle Störung mit verschiedenen Ursachen. Genetische Unterschiede im Hautaufbau und Elastinanteil können eine Rolle spielen, ebenso wie anatomische Veränderungen wie ein tiefer Douglas-Raum oder ein laxer M. levator ani.

Epidemiologie Der Prolaps betrifft häufiger ältere Frauen im Verhältnis 10:1 zu Männern, mit einer Inzidenz von 2,5 pro 100.000 Personen. Bei Kindern ist er selten, wenn, dann meist unter 3 Jahren, oft in Verbindung mit Mangelernährung oder zystischer Fibrose.

Klassifikation Es lassen sich grundsätzlich 2 Formen unterscheiden:

- Kompletter äußerer (externer) Rektumprolaps (auch manifester Rektumprolaps)
- Innerer (interner) Rektumprolaps (IRP) – Intussuszeption – mit den Untergruppen:
  - Grad I – Prolaps bis oberhalb des M. puborectalis (PRS)
  - Grad II – Prolaps bis auf Höhe des M. puborectalis
  - Grad III – Prolaps bis in den Analkanal, aber nicht über den Analrand hinaus

Andere Einteilungen wurden beschrieben, unterschieden sich aber nur unwesentlich.

Klinik und Diagnostik

Symptome Die Symptome sind oft unspezifisch (Nässen, Bluten, Jucken und Schmieren). Stuhlinkontinenz und unvollständige Entleerung können folgen. Das vollständige Prolabieren des Rektums ist selten.

Körperliche Untersuchung Die Untersuchung ist entscheidend für die Diagnose. Durch Inspektion in verschiedenen Positionen (Toilettenstuhl) können Veränderungen festgestellt werden. Häufig ist ein perianales Kontaktekzem feststellbar, begleitet von Schmieren und Nässen. Bei Entspannung des Anus zeigt sich oft eine Internusrelaxation, und die digitale Untersuchung führt zu einem Eindruck von Schlaffheit und Widerstandslosigkeit des Anus. Ein forciertes Valsalva-Manöver führt sofort zum vollständigen Prolaps des Rektums (➤ Abb. 9.36).

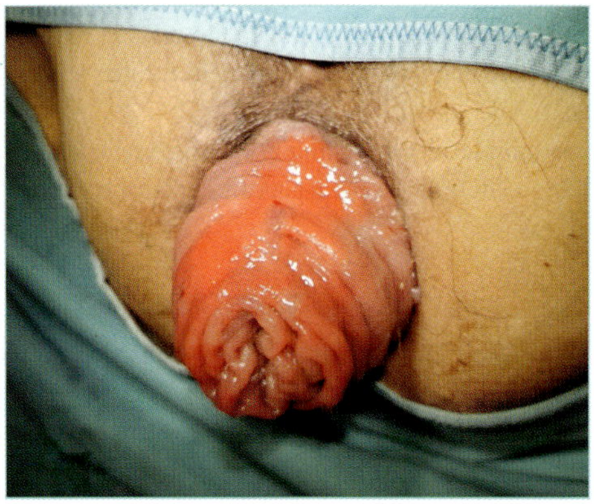

Abb. 9.36 Manifester Rektumprolaps [P972]

Studentische Sicht

9.4.12 Rektumprolaps

- Rektum (Stuhlspeicher), liegt extraperitoneal im Mesorektum, nur oberes Drittel intraperitoneal, mobil insbesondere zur Scheide hin
- Locker fixiert an Waldeyer-Faszie

Ätiologie: funktionelle Störung, keine eigene Erkrankung; Ursachen: Bindegewebsschwäche, tiefer Douglas, schwacher M. levator ani; häufig bei älteren Frauen (♀:♂ = 10:1)

Klassifikation:
- *Externer Prolaps:* sichtbar über Analrand
- *Interner Prolaps* (IRP) = Intussuszeption, Grad I (oberhalb M. puborectalis), Grad II (auf Höhe M. puborectalis) oder Grad III (im Analkanal, nicht außen sichtbar)

Klinik und Diagnostik

Symptome: oft unspezifisch (Nässen, Bluten, Jucken und Schmieren)

Untersuchung: Inspektion in verschiedenen Positionen und DRU

ABB. 9.36

Apparative Diagnostik Mit einem **Proktoskop** kann der Grad der Intussuszeption beurteilt werden. Es ist wichtig, einen Analmukosaprolaps von anderen Erkrankungen zu unterscheiden. Dies gelingt klinisch einfach an der radiären versus zirkuläre Fältelung (➤ Abb. 9.37). Für eine umfassendere Diagnose kann eine dynamische **MRT-Defäkografie** hilfreich sein, während eine konventionelle Defäkografie aus strahlenhygienischen Gründen nicht mehr empfohlen wird. Manometrie und Nervenleitgeschwindigkeitsmessungen sind für die Diagnosestellung irrelevant. Die Bestimmung der Kolontransitzeit kann bei chronischer Obstipation sinnvoll sein.

Diagnostik: Proktoskopie und ggf. MRT-Defäkografie

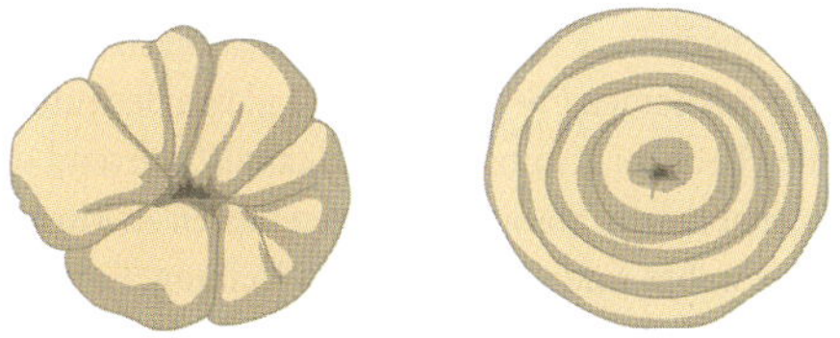

Abb. 9.37 Schleimhautrelief beim Analprolaps und beim Rektumprolaps [L138]

ABB. 9.37

Psychische Störungen sollten ausgeschlossen werden. Komplexe Beckenbodenstörungen erfordern eine interdisziplinäre Bewertung durch Gynäkologinnen und Urologinnen.

Komplexe Beckenbodenstörungen erfordern eine interdisziplinäre Behandlung!

Therapie

Die Entscheidung für eine Operation bei Rektumprolaps hängt vom Leidensdruck der Patientin ab, da die Erkrankung nicht lebensbedrohlich ist. Eine chirurgische Versorgung ist notwendig, wenn ein kompletter Rektumprolaps oder eine Kombination mit anderen Beckenbodenstörungen (Vaginal- oder Genitalprolaps) vorliegt, die zu einer dauerhaften Schädigung des Sphinkters führt.

Therapie
Therapie abhängig vom Leidensdruck; chirurgisch bei Risiko der dauerhaften Sphinkterschädigung!

Konservative Therapie

Hauptsächlich wird der Stuhlgang reguliert und die Entleerung verbessert. Bei geringgradiger Intussuszeption mit Rektozele kann die Verwendung eines Pessars hilfreich sein. Bei Inkontinenzproblemen aufgrund eines geschwächten Sphinkters kann ein Analtampon beim internen Rektumprolaps teilweise helfen, jedoch zielt die konservative Therapie in erster Linie auf die Behandlung von Begleiterscheinungen ab.

Konservativ: hauptsächlich Stuhlregulierung; Pessar kann ggf. hilfreich sein

Operative Therapie

Grundsätzlich unterscheidet man perineale von transabdominellen Verfahren. Die Entscheidung für eine Operation hängt vom Ausmaß des Prolapses und der Einschränkung der Lebensqualität ab. Transabdominelle Verfahren werden oft bevorzugt, da sie eine deutlich geringere Rezidivrate aufweisen.

Perineale Operationsverfahren Das **Rehn-Delorme-Verfahren** ist besonders geeignet für kleinere Prolapsformen ohne Begleitpathologien. Dabei luxiert man den Prolaps, präpariert einen zylindrischen Mukosazylinder und rafft die Rektumwand dann an 4 Fixpunkten (12, 3, 6 und 9 Uhr SSL), ähnlich wie eine Ziehharmonika. Die Komplikationsrate ist dabei sehr niedrig. Bei der **Altemeier-Resektion** luxiert man den Prolaps, durchtrennt die Rektumwand schrittweise und zieht das Rektum zusammen mit dem Sigma heraus. Man präpariert so lange darmwandnah, bis kein Kolon mehr luxiert werden kann. Dann reseziert man den betroffenen Darmanteil und bildet eine koloanale Anastomose. Funktionell führt dies zu einem Verlust des Rektums als Reservoir und entsprechenden funktionellen Veränderungen im Sinne eines LARS-Syndroms („low anterior rectal resection syndrome").

Transabdominelle Verfahren Hierbei wird durch die komplette dorsale und laterale Mobilisation des Rektums bis in den Analkanal hinein das dorsale Kompartiment stark eleviert und auf Höhe des Promontoriums fixiert. Simultan zur Anhebung dorsal wird bei erhaltener ventraler Fixierung (Douglas) gleichzeitig das mittlere Kompartiment mit Vagina und Uterus ebenfalls angehoben.

Die klassische dorsale Pexie mit der Nahtfixation nach Sudeck kombiniert mit Sigmaresektion (Frykman/Goldberg) ist eine optimale Alternative zur ventralen Netz-Pexie.

Operativ: je nach Prolaps-Ausmaß und Lebensqualität perineal oder transabdominell

- *Perineal:* bei kleinem Prolaps → *Rehn-Delorme* (nur Mukosa wird entfernt, Rektum gerafft); sonst → *Altemeier* (Prolaps + Sigma werden reseziert, koloanale Anastomose, kein Reservoir)
- *Transabdominell:* komplette Rektummobilisation + Fixation am Promontorium; dorsale Anhebung, auch Vagina/Uterus angehoben; Sudeck Nahtfixation+ Sigmaresektion (Frykman/Goldberg) als Alternative zur ventralen Netz-Pexie

MERKE Minimalinvasive transabdominelle Verfahren sind wegen der deutlich geringeren Rezidivrate der Goldstandard. Alter und Komorbiditäten sind dank moderner Anästhesieverfahren keine Kontraindikation mehr.

MERKE

9.4.13 Analfissur

Steffen Seyfried

NKLC Kompetenzebene: **1**, klin. Diagnostik, app. Diagnostik, Therapie, Notfall, Management

Die Analfissur ist ein lang gestreckter, geschwürartiger Defekt im empfindlichen Bereich des Anoderms. Es handelt sich oft um einen langwierigen Krankheitsverlauf über mehrere Jahre. Analfissuren haben verschiedene Ursachen. Die Art des Stuhlgangs spielt dabei eine wichtige Rolle. Sowohl harter als auch breiiger Stuhl begünstigen das Auftreten von Analfissuren. Auch Hämorrhoiden (➤ Kap. 9.4.6) sind von Bedeutung. Diese Bedingungen führen dazu, dass selbst bei normaler Beanspruchung des Analkanals während der Stuhlentleerung Risse im Anoderm entstehen, die nur schlecht heilen. Starke Schmerzen führen zu Muskelverkrampfungen, einer verminderten Durchblutung des Gewebes und einer gestörten Heilung. Eine entscheidende Rolle in diesem Kreislauf spielt auch ein erhöhter Spannungszustand der inneren Muskulatur.

Klinik und Diagnostik

Anamnese Gefragt wird nach Beschwerdebeginn, Schmerzcharakteristika und Verlauf.

Symptome Charakteristisch ist ein stechender, brennender Schmerz, der während der Stuhlentleerung auftritt und stundenlang anhalten kann. Dies führt häufig zu einer reflexartigen Verkrampfung des inneren Schließmuskels des Afters. Der Defekt im Anoderm wird regelmäßig durch den Stuhlgang gereizt, was zu Blut auf dem Stuhl oder am Toilettenpapier führt. Bei zunehmender Chronifizierung kommt es zu ständiger Sekretion, die zu Feuchtigkeit und einem sekundären Analödem führt.

Analfissuren treten in 80 % der Fälle im Bereich der hinteren Kommissur auf. Akute Analfissuren sind längliche Defekte im Anoderm. Der Wundgrund ist anfangs mit Blut getränkt und schmierig. Die Ränder sind scharf begrenzt und in der Regel durch eine lokale Entzündung gerötet.

Chronische Analfissuren zeigen typische Anzeichen der Chronifizierung: ein hartes Geschwür, freiliegender innerer Schließmuskel des Afters, hervorstehende verdickte Ränder, ein Analfibrom am proximalen Rand und eine entzündlich geschwollene Mariske am distalen Rand.

MERKE Bei fortschreitender Entzündung können subanodermale und intersphinktäre Fisteln und Abszesse (➤ Kap. 9.4.9) auftreten, wobei Erstere oft unvollständig sind und taschenartig unter dem Anoderm verlaufen.

Körperliche Untersuchung Da die Fissuren in der Regel im distalen Anoderm liegen, sind sie bei der Inspektion des Anus unter geringem Spreizen bereits zu erkennen. Wegen der extremen Schmerzhaftigkeit ist es ratsam, diese Untersuchung in Lokalanästhesie durchzuführen.

CAVE Differenzialdiagnostisch sind fissurartige Defekte bei Morbus Crohn und ein Analkanalkarzinom abzugrenzen.

Therapie

Die Möglichkeiten der konservativen und der operativen Therapie sind in ➤ Tab. 9.29 dargestellt.

Tab. 9.29 Therapiemöglichkeiten bei Analfissuren

Behandlungsoption	Beschreibung
Konservative Therapie	• Stuhlregulierung für einen wohlgeformten Stuhl und physiologische Dehnung des Analkanals • Glyzeroltrinitrat-Salbe oder Salbenmischungen mit Kalziumantagonisten bewirken Relaxation der glatten Muskulatur des inneren Schließmuskels, verbessern die Durchblutung und fördern die Abheilung der Fissur • Botulinumtoxin zur Muskelentspannung mit geringem Inkontinenzrisiko

Studentische Sicht

9.4.13 Analfissur

- Länglicher, geschwürartiger Riss im empfindlichen Anoderm
- Oft chronischer Verlauf über Jahre
- Auslöser: harter oder breiiger Stuhl, Hämorrhoiden

Klinik und Diagnostik

Anamnese: zeitlicher Verlauf und Schmerzcharakteristika

Symptome: brennender Schmerz bei der Defäkation, ggf. Analödem

MERKE

Untersuchung: Inspektion – ggf. in Lokalanästhesie

CAVE

Therapie

Konservative und operative Therapie ➤ Tab. 9.29

TAB. 9.29

Tab. 9.29 Therapiemöglichkeiten bei Analfissuren *(Forts.)*

Behandlungsoption	Beschreibung
Operative Therapie	• Indikation: konservative Therapien erfolglos oder sekundäre Veränderungen vorhanden • Verfahren: – Laterale Sphinkterotomie: Inzision des distalen Randes des inneren Schließmuskels zur Muskelentspannung und Heilungsförderung – Fissurektomie: Entfernung der Fissur und von narbig veränderten Rändern, Vorpostenfalten und Analfibromen – Langfristige Heilungsrate von 90–98 % bei beiden Verfahren (Fissurektomie ist das bevorzugte Verfahren wegen des geringeren Risikos für Kontinenzstörungen)

9.5 Hernien

Anne Hendricks

Als abdominelle Hernie bezeichnet man einen Vorfall von mit Peritoneum überzogenen Organen durch eine unphysiologische Öffnung (➢ Abb. 9.38). Eine Hernie besteht aus Bruchsack (Ausstülpung des Peritoneums), Bruchpforte (Bauchwandlücke) und Bruchinhalt (abdominelle Organe). Unterschieden werden kann zwischen äußeren Hernien, zu denen Leistenhernien (➢ Kap. 9.5.1.1), Schenkelhernien (➢ Kap. 9.5.1.1), Nabelhernien (➢ Kap. 9.5.1.2) oder Narbenhernien (➢ Kap. 9.5.1.3) zählen und inneren Hernien, zu denen beispielsweise Zwerchfellhernien (➢ Kap. 9.5.2) gehören.

9.5 Hernien

- Vorfall von mit Peritoneum überzogenen Organen durch unphysiologische Öffnung (➢ Abb. 9.38)
- Bestandteile: *Bruchsack* (Peritoneumausstülpung), *Bruchpforte* (Bauchwandlücke) und *Bruchinhalt* (abdominelle Organe)

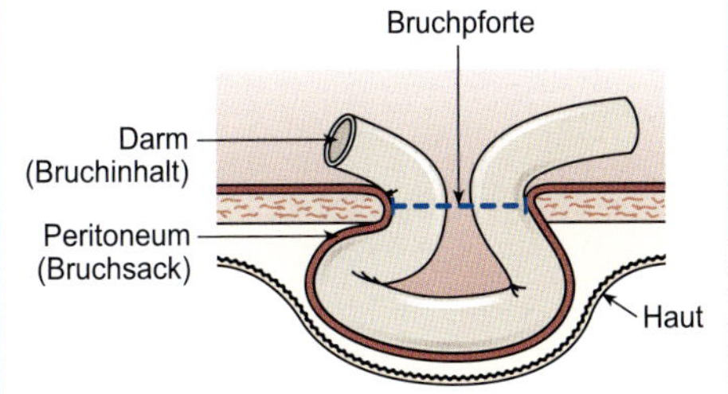

Abb. 9.38 Prinzipieller Aufbau einer Hernie [L141]

ABB. 9.38

MERKE Definition einer Hernie: Bruchsack (Ausstülpung des Peritoneums), Bruchpforte (Bauchwandlücke) und Bruchinhalt (abdominelle Organe)

MERKE

9.5.1 Hernien der Bauchwand

Anne Hendricks

9.5.1 Hernien der Bauchwand

NKLC Kompetenzebene: **3a, klin. Diagnostik,** app. Diagnostik, Therapie, **Notfall, Management**

9.5.1.1 Leistenhernien und Schenkelhernien

Leistenhernien sind die häufigste Hernienform und treten anatomisch-embryologisch bedingt bei Männern häufiger auf als bei Frauen. Unterschieden wird zwischen direkter (medialer) und indirekter (lateraler) Leistenhernie (➢ Abb. 9.39):

- Hernien, deren innere Bruchpforte medial der epigastrischen Gefäße liegt, werden als *direkte (mediale) Leistenhernien* bezeichnet. Innere Bruchpforte ist dabei die Fossa inguinalis medialis. Die Hernie verläuft durch die Bauchwand und tritt am äußeren Leistenring (äußere Bruchpforte) aus.
- Liegt die innere Bruchpforte lateral der epigastrischen Gefäße, handelt es sich um eine *indirekte (laterale) Leistenhernie.* Der Anulus inguinalis internus ist dabei die innere Bruchpforte. Die indirekte Leistenhernie verläuft im Leistenkanal oberhalb des Leistenbandes und tritt ebenfalls am äußeren Leistenring (äußere Bruchpforte) in Erscheinung.

9.5.1.1 Leistenhernien und Schenkelhernien

Leistenhernie: häufigste Hernienform

Unterscheide (➢ Abb. 9.39):

- Direkte (mediale) Leistenhernie
- Indirekte (laterale) Leistenhernie

ABB. 9.39

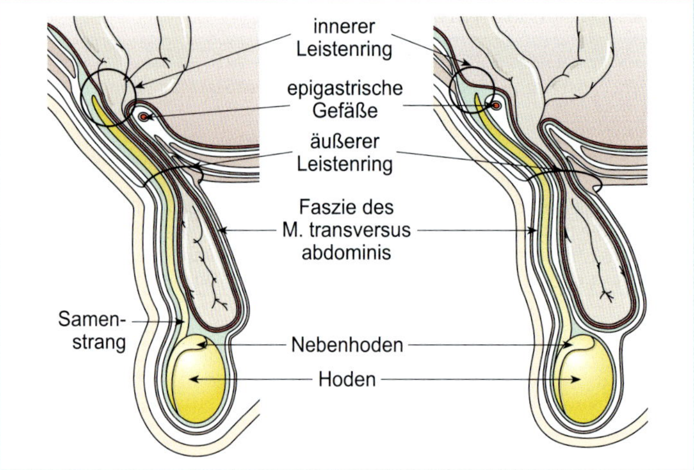

Abb. 9.39 Direkte (rechts) und indirekte (links) Leistenhernie [L141]

Schenkelhernie: bei Frauen häufiger

Schenkelhernien treten, anders als Leistenhernien, häufiger bei Frauen auf, wobei auch bei Frauen die Leistenhernie häufiger ist als die Schenkelhernie. Innere Bruchpforte ist die Lacuna vasorum, äußere Bruchpforte der Hiatus saphenus am medialen Oberschenkel, sie liegen somit unterhalb des Leistenbandes.

Die Kenntnis der anatomischen Gegebenheiten ist für die Diagnostik und Therapie der Leistenhernien unverzichtbar (➤ Abb. 9.40).

ABB. 9.40

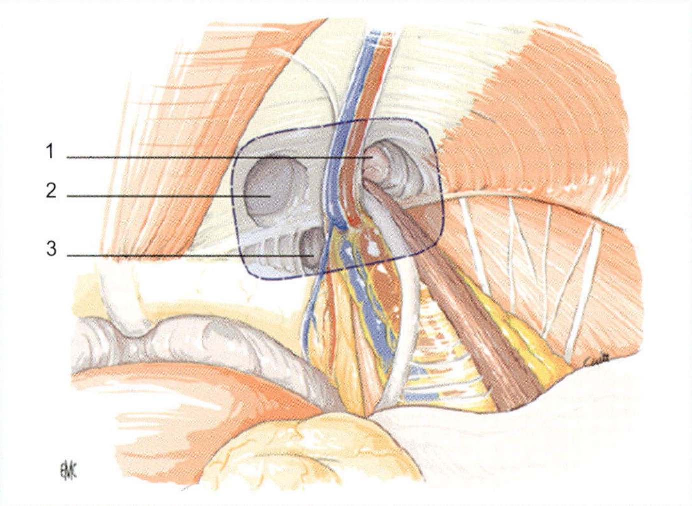

Abb. 9.40 Ansicht von intraabdominell mit Darstellung der indirekten Leistenhernie (1), der direkten Leistenhernie (2) und der Schenkelhernie (3) [H646]

Klinik und Diagnostik
Anamnese: Schmerzen, Symptomverlauf
Symptome: Druckgefühl, Schmerzen

Untersuchung: Inspektion, Palpation (tastbarer Bruchsack) und Auskultation (Hinweis auf Darm im Bruchsack)

Klinik und Diagnostik

Anamnese und Symptome Die Patientinnen berichten häufig von einer dauerhaften oder wiederkehrenden Schwellung in der Leistenregion einhergehend mit Druckgefühl oder Schmerzen. Die Symptomatik kann bei körperlicher Anstrengung zunehmen und unabhängig von der Größe der Hernie auftreten.

Körperliche Untersuchung Durch die Untersuchung im Stehen kann die Hernie durch Schwerkraft und Erhöhung des intraabdominellen Drucks prolabieren, was die Diagnostik erleichtert:

- Bei der **Inspektion** der Leistenregion achtet man auf eine Schwellung oder eine Rötung. Ist eine Leistenhernie erkennbar, kann eine Reposition versucht werden (s. u.).
- Bei der **Palpation** werden die Leistenregion und der Leistenkanal sowie ggf. die Bruchpforten und der Bruchsackinhalt systematisch untersucht. Zunächst tastet man die Region oberhalb und unterhalb des Leistenbandes ab. Beim männlichen Patienten passiert man dabei mit dem Zeigefinger von skrotal den äußeren Leistenring und palpiert den Leistenkanal in Richtung des inneren Leistenrings.
  - Lässt sich keine Hernie palpieren, wird der Patient gebeten zu husten oder die Bauchpresse anzuwenden, um das Hervortreten der Hernie zu provozieren.

- Liegt eine Hernie vor, können der Bruchsack und der Bruchinhalt genauer beurteilt werden. Reicht der Bruchsack bis in den Hoden, spricht man von einer Skrotalhernie. Neben der Konsistenz des Bruchinhalts spielt insbesondere die *Reponibilität* eine wichtige Rolle. Unterschieden werden muss zwischen reponibler, irreponibler und inkarzerierter Hernie.
- **Schenkelhernien** sind als (schmerzhafte) Schwellung unterhalb des Leistenbandes, am medialen Oberschenkel palpabel. Häufig ist es jedoch schwierig, Schenkelhernien bei der klinischen Untersuchung nachzuweisen, sodass eine apparative Diagnostik für die sichere Diagnose erforderlich ist.

- Eine **Auskultation** kann sinnvoll sein, da bei Darm als Bruchinhalt Peristaltik hörbar sein kann.

MERKE Die körperliche Untersuchung ist der wesentliche Schritt zur Diagnosestellung der Leistenhernie. Es wird empfohlen, immer beide Seiten auf eine Leistenhernie zu untersuchen, da in bis zu 20 % der Fälle Hernien beidseitig vorliegen.

MERKE

CAVE Die **Inkarzeration** ist die häufigste und gefährlichste Komplikation und muss unmittelbar erkannt und therapiert werden. Hinweise auf eine Inkarzeration sind die lokale Schwellung, spontane Schmerzen oder Druckschmerz, Rötung und Irreponibilität. Je nach Dauer und oder Art der Inkarzeration können weitere Symptome wie Stuhl- und Windverhalt, Übelkeit und Erbrechen als Ausdruck eines Ileus oder Peritonitis und Schocksymptomatik bei Darmperforation auftreten.

CAVE

Apparative Diagnostik Zur Diagnose einer Leistenhernie ist meist keine weiterführende apparative Diagnostik notwendig. In unklaren Fällen, z. B. bei Adipositas oder bei der Diagnose von Schenkelhernien, kann eine ergänzende **Sonografie** jedoch ausschlaggebend sein. Sollte die Diagnose auch danach unklar bleiben, kann eine Schnittbildgebung mit **CT oder MRT** sinnvoll sein. Insbesondere bei Rezidivhernien mit vorangegangener operativer Versorgung, sehr großen Hernien oder beim Verdacht auf eine Inkarzeration gibt die Schnittbildgebung detaillierte Hinweise auf die anatomischen Beziehungen. Zusätzlich ist in der MRT auch eine dynamische Untersuchung mit simultaner Bauchpresse möglich, um kleine Hernien nachzuweisen. Die Schnittbildgebung ist jedoch keine Standarddiagnostik der Leistenhernien.

Diagnostik: in unklaren Fällen mittels Sonografie, ggf. CT/MRT

Therapie und Management

Reposition

Fester Teil der klinischen Untersuchung und gleichzeitig therapeutischer Aspekt ist der Repositionsversuch einer Hernie. Dazu sollte die Patientin liegen und möglichst entspannt sein. Die Reposition wird vorsichtig und – insbesondere bei großen Brüchen – mit beiden Händen durchgeführt. Häufig ist es sinnvoll, zuerst den Darminhalt durch die Bruchpforte nach intraabdominell zu massieren, um Platz für die Reposition der Darmschlingen zu schaffen. Die Darmschlingen werden dann ebenfalls langsam und ohne Kraftaufwand reponiert. Nach erfolgreicher Reposition sollte die Bruchlücke palpabel sein. Dieses Vorgehen ist für alle äußeren Hernien anwendbar.

Gelingt die Reposition der Hernie, spricht man von einer **reponiblen** (Leisten-)Hernie. Ist die Reposition nicht möglich, wird von einer **irreponiblen** (Leisten-)Hernie gesprochen. **Cave:** Irreponibel ist dabei nicht gleichzusetzen mit inkarzeriert! Auch lange bestehende Hernien können beispielsweise durch Verwachsungen oder Netzadhäsionen irreponibel sein, ohne dabei zu inkarzerieren. In diesem Fall sollte *keine* forcierte Reposition versucht werden.

Inkarzerierte Hernien sollten nur innerhalb der ersten Stunden und ohne übermäßigen Kraftaufwand reponiert werden, weil sonst die Gefahr einer Darmperforation, einer Reposition en-bloc oder einer Pseudoreposition besteht:

- Bei einer *Reposition en-bloc* wird der Bruch mitsamt des Schnürrings unter das Hautniveau in die präperitoneale Bauchfelltasche reponiert, sodass der Bruch scheinbar behoben ist, während die Inkarzeration fortbesteht und sich die Inkarzerationssymptomatik verschlechtern kann.
- Gleiches gilt für die *Pseudoreposition,* bei der es zu einem Ausriss des Bruchrings kommt.

Operative Therapie

Zur operativen Behandlung von **Leisten- und Schenkelhernien** stehen minimalinvasive (posteriore) und offene (anteriore) operative Therapieverfahren zur Verfügung. Unabhängig vom operativen Zugangsweg wird das Einbringen eines Kunststoffnetzes empfohlen, weil die Rezidivrate ohne Netzeinlage deutlich höher ist. Bei der Wahl des therapeutischen Verfahrens spielt es keine Rolle, ob es sich um eine direkte oder eine indirekte Leistenhernie handelt.

Therapie und Management

Reposition: Pat. in Rückenlage, vorsichtig, ggf. mit beiden Händen, Bruchinhalt und Darmschlingen zurückschieben

- *Reponible Hernie:* Reposition möglich
- *Irreponible Hernie:* Reposition nicht möglich, nicht gleichbedeutend mit inkarziert

Inkarzerierte Hernien nur in ersten Stunden und ohne Kraft reponieren, sonst sind möglich:
- Darmperforation
- Reposition en bloc (Bruch mit Schnürring unter Hautniveau)
- Pseudoreposition (Ausriss des Bruchrings)

Operative Therapie:
- Minimalinvasiv oder offen-chirurgisch
- Netzeinlage empfohlen unabhängig von Hernientyp
- Rezidivhernie: Zugangsweg wechseln

Bei einer **Rezidivhernie** sollte das Verfahren geändert werden, d. h. eine primär minimalinvasiv versorgte Hernie wird offen versorgt, während eine primär offen operierte Hernie möglichst minimalinvasiv versorgt wird.

Minimalinvasive Verfahren:
- *TAPP* (transabdominell):
  - Laparoskopie, Peritoneum wird eröffnet
  - Netz zw. Fascia transversalis und Peritoneum
  - Peritoneum wieder verschlossen
- *TEP* (total extraperitoneal):
  - Kein Eintritt in Peritonealhöhle
  - Extraperitonealer Raum wird präpariert

Minimalinvasive Verfahren Als minimalinvasive, posteriore operative Therapieverfahren stehen die transabdominelle präperitoneale Plastik (TAPP) und die totale extraperitoneale Plastik (TEP) zur Verfügung. TAPP und TEP erreichen gleichwertige operative Ergebnisse. Durch ihr minimalinvasives Vorgehen haben beide Verfahren die Vorteile von geringen akuten Schmerzen, einem geringen Risiko für chronische Schmerzen und einer schnelleren Genesungszeit. Bei beidseitigen Inguinalhernien ist ein minimalinvasives Vorgehen empfohlen, um einen zweifachen operativen Zugangsweg zu vermeiden.

- **TAPP:** Über einen laparoskopischen Zugang werden der Leistenkanal und die Bruchpforte beurteilt. Der Bruch wird dann reponiert und das Peritoneum von intraperitoneal gefenstert. Das Netz wird dann extraperitoneal zwischen Fascia transversalis und Peritoneum platziert und das Peritoneum daraufhin wieder über dem Netz verschlossen.
- **TEP:** Es wird ebenfalls ein minimalinvasiver Zugang gewählt, das Peritoneum wird jedoch nicht eröffnet. Um das Netz platzieren zu können, wird ein neuer extraperitonealer Raum zwischen Peritoneum und Fascia transversalis geschaffen. Weil das Peritoneum nicht eröffnet wird, ist das Risiko für intraabdominelle Verletzungen oder Verwachsungen im Verlauf geringer, das Nachblutungsrisiko allerdings etwas höher.

MERKE

MERKE Ein Vorteil der TAPP besteht darin, dass intraoperativ beide Seiten beurteilt und die Gegenseite operativ mitversorgt werden kann, sollte dies notwendig sein.

Offene Verfahren:
- *Shouldice:* direkter Verschluss nach Spaltung der Fascia transversalis
- *Lichtenstein:* Netzeinlage hinter der Externusaponeurose (➢ Abb. 9.41)

Offene Verfahren Bei den offenen operativen Verfahren wird die Haut oberhalb des Leistenbandes quer und die Externusfaszie in Faserrichtung inzidiert. Dann präpariert man schrittweise bis zur Darstellung des inneren Leistenrings und des Bruchsacks. Der Bruchinhalt wird reponiert, der Bruchsack abgetragen und verschlossen.

- **Shouldice-Verfahren:** Man spaltet die Fascia transversalis, doppelt sie und vernäht sie mit nicht resorbierbarem Nahtmaterial.
- **Lichtenstein-Verfahren:** Die Bruchpforte wird durch ein Kunststoffnetz abgedeckt, das hinter der Externusaponeurose und vor dem M. obliquus internus eingelegt wird (➢ Abb. 9.41). Der innere Leistenring wird dabei schwalbenschwanzartig umlegt. Das Netz näht man ans Leistenband und die Internusfaszie. Mit der Zeit bildet sich dann eine stabilisierende Narbe um das Netz.

KOMPETENZBASIERTES VORGEHEN

KOMPETENZBASIERTES VORGEHEN (NKLC)

Notfall

- Inkarzerierte Leisten- oder Schenkelhernie (potenziell lebensbedrohlich) → manuelle Reposition unter Analgesie (stabile Patientin)
- Nicht reponible inkarzerierte Leisten- oder Schenkelhernie oder instabile Patientin → operatives Verfahren je nach Größe der Hernie, klinischem Krankheitsbild (z. B. akutes Abdomen, Sepsis) und Zustand der Patientin

Management

- **Erstversorgung:** Diagnostik und Repositionsversuch
- **Entscheidungsfindung:**
  - Abwarten bei männlichen Patienten mit primärer asymptomatischer oder nur gering symptomatischer Leistenhernie ohne Einschränkungen im Alltag, *elektive OP* bei Frauen (Schenkelhernie kann nicht ausgeschlossen werden, Inkarzerationsrisiko ist höher) und im Fall einer symptomatischen oder progredienten Leistenhernie bei Männern
  - OP-Zeitpunkt: Notfall-OP bei Inkarzeration, dringliche OP bei nicht reponiblen Hernien ohne Inkarzerationszeichen oder Hernien nach erschwerter Reposition, elektive OP bei symptomatischen, progredienten Leistenhernien oder Leistenhernien bei Frauen
  - Operatives Verfahren je nach Patientenmerkmalen (Allgemeinzustand, kardiopulmonale Vorerkrankungen, Antikoagulanzien, Patientenwunsch); eher offene Verfahren bei ausgedehnten Voroperationen mit möglichen Verwachsungen, Eingriffen in Lokalanästhesie und Skrotalhernien
- **Prinzipien der Versorgung:** elektiv eher endoskopisch, Reposition des Bruchsackinhalts, ggf. Abtragung des Bruchsacks, Verschluss der Bruchpforte, meist mit Netz
- **Nachbehandlung:** beschwerdeadaptierte Vollbelastung bei Netzimplantation
- **Erfolgsparameter:** Verschluss der Bruchpforte, vollständige Erholung des Darms
- **Komplikationen:** Nachblutung, Rezidiv

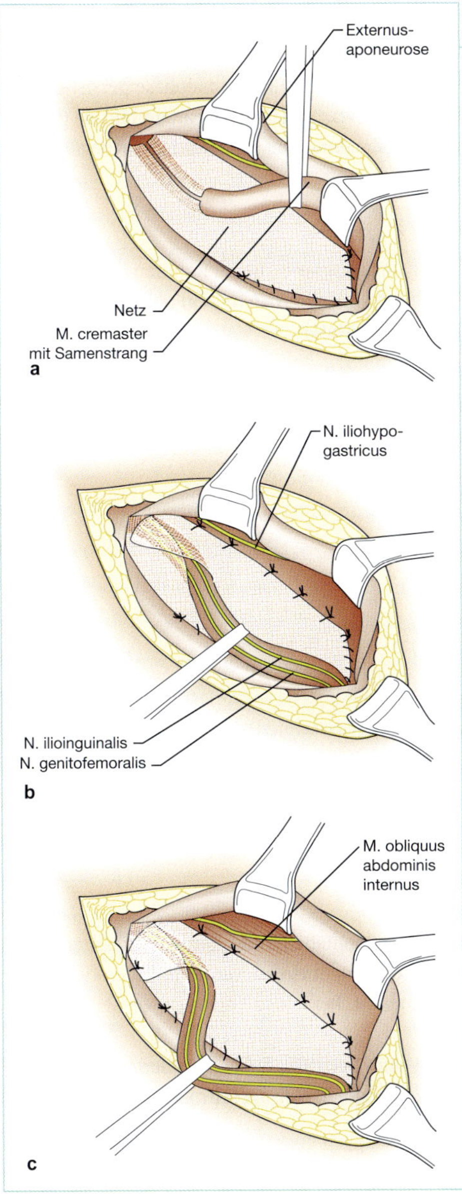

Abb. 9.41 Netzplatzierung bei offener Leistenhernienversorgung nach Lichtenstein [E1205-003]
a) Nach Anschlingen des Samenstranggebildes Einbringen eines Netzes mit fortlaufender Naht am Leistenband
b) Rekonstruktion des Leistenrings mit ausreichender Durchtrittsstelle für den Ductus deferens
c) Kraniale Naht an den M. obliquus internus

ABB. 9.41

Notfall

Die inkarzerierte Leisten- oder Schenkelhernie ist ein potenziell lebensbedrohlicher Notfall, der unmittelbar erkannt und operativ behandelt werden muss. Durch die Einklemmung wird die Durchblutung des betroffenen Organs, meist Darmanteile, unterbunden, was zur Ischämie und im Verlauf zum Absterben des Gewebes führt. Mögliche Folge ist eine Darmperforation mit akutem Abdomen und ein septisches Krankheitsbild. Patientinnen mit inkarzerierter Hernie haben Schmerzen und benötigen eine analgetische Therapie. Abhängig vom Zustand der Patientin und Fortschritt des Krankheitsbildes kann darüber hinaus eine weitere unterstützende Therapie bis hin zur intensivmedizinischen Versorgung im Fall einer Sepsis notwendig werden.

- Bei einer spontan nicht reponiblen Hernie und stabiler Patientin ohne akutes Abdomen kann der Versuch einer **manuellen Reposition** unter Analgesie unternommen werden (s. o.). Ist eine Reposition nicht möglich, muss unmittelbar operiert werden. Ist die Reposition möglich, sollte die Patientin stationär überwacht werden, um Komplikationen durch eine möglicherweise bereits bestehende Darmnekrose frühzeitig zu erkennen.
- Das **operative Verfahren** wird im Notfall nach Größe der Hernie, klinischem Krankheitsbild (z. B. akutes Abdomen, Sepsis) und Zustand der Patientin gewählt. Bei den minimalinvasiven Verfahren sollte die TAPP bevorzugt werden (s. o.), da diese eine Beurteilung des Darms erlaubt. Bei offenen, extraperitonealen Verfahren kann manchmal eine zusätzlich diagnostische Laparoskopie notwendig sein, um eine Ischämie des inkarzerierten Inhalts auszuschließen.

Notfall

- *Inkarzerierte Hernie = Notfall!*
- Ischämie abgeschnürter Bruchinhalte
- Risiko der Darmperforation mit subsequenter Sepsis!

9.5.1.2 Nabelhernien
Bei Säuglingen oft persistierender physiologischer Nabelbruch, bei Erwachsenen oft paraumbilikale Hernie

9.5.1.2 Nabelhernien

Nabelhernien zählen wie die Leisten- und Schenkelhernien (➢ Kap. 9.5.1.1) zu den Bauchwandhernien. Während bei Säuglingen häufig der physiologische Nabelbruch aus der Embryonalphase persistiert und eine Hernie im Bereich des Anulus inguinalis besteht, liegen bei Erwachsenen meist paraumbilikale Hernien vor. Adipositas, Aszites, Schwangerschaft oder rasche Gewichtsabnahme sind bei Erwachsenen begünstigende Faktoren.

Klinik und Diagnostik
Untersuchung: i. d. R. Blickdiagnose (➢ Abb. 9.42)

Klinik und Diagnostik

Körperliche Untersuchung Die Nabelhernie ist oft eine Blickdiagnose, die im Rahmen der Inspektion des Abdomens auffällt (➢ Abb. 9.42). Bei der Untersuchung wird die Nabelregion palpiert, die Hernie reponiert (wenn möglich) und Lage und Größe der Bruchpforte ertastet.

ABB. 9.42

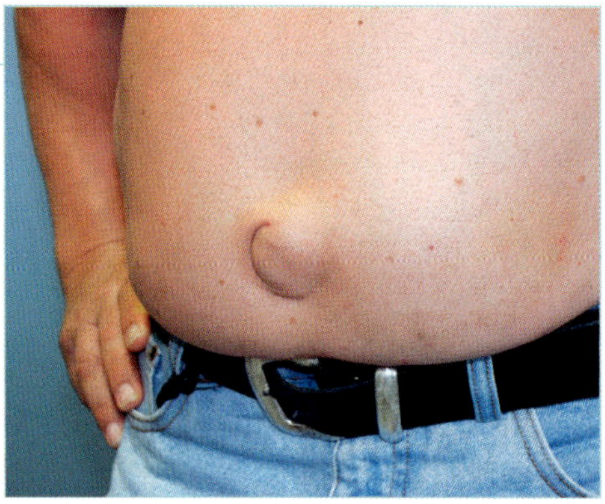

Abb. 9.42 Nabelhernie. Die Vorwölbung des Bauchnabels ist deutlich zu erkennen. [O550]

Diagnostik: in unklaren Fällen Sonografie

Apparative Diagnostik Bei einem unklaren Befund im Rahmen der klinischen Untersuchung kann eine Sonografie zur Diagnostik herangezogen werden.

Therapie und Management
- Bei Kleinkindern oft spontan rückläufig, bei Erwachsenen Inkarzerationsrisiko von bis zu 30 %
- *Operation* mittels Netzimplantation in Sublay-, Underlay- oder IPOM-Position (➢ Kap. 9.5.2)

Therapie und Management

Bei Säuglingen und Kleinkindern kommt es in vielen Fällen zur spontanen Rückbildung, weshalb zunächst bis etwa zum 2. Lebensjahr abgewartet wird. Bei Erwachsenen besteht ein relevantes Inkarzerationsrisiko von bis zu 30 %, weshalb eine operative Versorgung empfohlen ist. Bei Inkarzeration ist wie bei allen Hernienformen die unmittelbare Operation indiziert.

Das operative Vorgehen beinhaltet meist die Implantation eines Netzes (in Sublay-, Underlay- oder IPOM-Position, ➢ Kap. 9.5.1.3) und ist offen oder laparoskopisch möglich. Nur bei sehr kleinen Bruchpforten kann ggf. auf das Netz verzichtet werden.

KOMPETENZBASIERTES VORGEHEN

KOMPETENZBASIERTES VORGEHEN (NKLC)

Notfall
- Inkarzerierte Nabelhernie (potenziell lebensbedrohlich) → manuelle Reposition unter Analgesie (stabile Patientin)
- Nicht reponible inkarzerierte Nabelhernie oder instabile Patientin → operatives Verfahren je nach Größe der Hernie, klinischem Krankheitsbild (z. B. akutes Abdomen, Sepsis) und Zustand der Patientin

Management
- **Erstversorgung:** Diagnostik und Repositionsversuch
- **Entscheidungsfindung:**
  - Abwarten bei Säuglingen und Kleinkindern (bis zum 2. Lebensjahr) wegen der hohen Rate an spontanen Rückbildungen; elektive OP bei Erwachsenen (Inkarzerationsrisiko bis zu 30 %)
  - OP-Zeitpunkt: Notfall-OP bei Inkarzeration, elektive OP in anderen Fällen
- **Prinzipien der Versorgung:** offen oder laparoskopisch: Reposition des Bruchsackinhalts, ggf. Abtragung des Bruchsacks, Verschluss der Bruchpforte, meist mit Netz
- **Nachbehandlung:** beschwerdeadaptierte Vollbelastung bei Netzimplantation
- **Erfolgsparameter:** Verschluss der Bruchpforte, vollständige Erholung des Darms
- **Komplikationen:** Nachblutung, Rezidiv

9.5.1.3 Narbenhernien

NKLC Kompetenzebene: **2**, klin. Diagnostik, app. Diagnostik, Therapie, Notfall, **Management**

Operative Eingriffe hinterlassen eine Schwachstelle in der Bauchwand. Nach etwa 10 % der Laparotomien kommt es zu Narbenhernien. Sie sind damit die häufigste postoperative Komplikation.

Klinik und Diagnostik

Anamnese Die Patientinnen geben meist eine vorangegangene Operation mit im Verlauf aufgetretener Schwellung oder Beschwerden im Bereich der Narbe an. Häufig wird von einer Größenzunahme der Schwellung berichtet.

Symptome Meist besteht ein Druckgefühl oder ziehende Schmerzen, bei großen Hernien kann es zu Veränderungen der Darmpassage kommen. Narbenhernien können aber auch asymptomatisch sein und als Zufallsbefund auffallen, z. B. nach retroperitonealen Wirbelsäulenoperationen (durch Denervierung der durchtrennten Bauchwandmuskulatur).

Körperliche Untersuchung Häufig fallen große Narbenhernien als sichtbare Vorwölbung bereits bei noch bekleideter Patientin im Rahmen der **Inspektion** auf. An der liegenden Patientin wird dann die Narbenregion inspiziert, wobei man die Narbe begutachtet und auf Schwellungen sowie Inkarzerationszeichen achtet. Die Bruchlücke lässt sich meist im Rahmen der **Palpation** ertasten. Dabei können auch Größe und Lokalisation der Narbenhernie bestimmt werden. Gelegentlich weisen Patientinnen nicht nur eine, sondern mehrere Bruchlücken im Verlauf der Narbe auf, ein sog. *Gitterbruch.* Sollte die Narbenhernie nicht spontan reponieren, wird ein Repositionsversuch unternommen (➤ Kap. 9.5.1.1).

CAVE Auch bei Narbenhernien muss ein besonderes Augenmerk auf Inkarzerationszeichen liegen (➤ Kap. 9.5.1.1). Das Risiko zur Inkarzeration ist bei kleinen Hernien größer als bei großen Narbenhernien. Sind Inkarzerationszeichen vorhanden, muss die Therapie unmittelbar eingeleitet werden.

Apparative Diagnostik Im Verlauf können Narbenhernien deutlich an Größe zunehmen und im Extremfall einen Großteil des Darms beinhalten. Die klinische Diagnostik ist dann häufig schwierig, eine Reposition nicht möglich und der Bruchinhalt nicht absehbar. Auch bei adipösen Patientinnen ist eine rein klinische Diagnostik oft nur eingeschränkt möglich. Als apparative Diagnostik kann dann zunächst eine **Sonografie** das Mittel der Wahl darstellen und den Nachweis von Bruchpforten und die Zuordnung des Bruchinhalts ermöglichen. Insbesondere bei sehr großen Hernien oder mehrfacher Voroperation ist zur Klärung der anatomischen Verhältnisse die Schnittbildgebung mit **CT oder MRT** sinnvoll und kann auch zur Planung der operativen Versorgung herangezogen werden.

Therapie und Management

Prävention Ein wichtiger präventiver Schritt zur Vermeidung von Narbenhernien besteht in der Anwendung minimalinvasiver Operationsverfahren.

Operative Versorgung Therapie der Wahl ist die operative Versorgung mit Einlage eines Netzes. Das Netz kann je nach Größe und Lokalisation der Hernie zur Stabilisierung der Bauchwand oder als partieller Bauchwandersatz dienen (➤ Abb. 9.43).

Weitere Verfahren, die gerade bei großen Bruchlücken nach einer Medianlaparotomie gewählt werden, sind die Komponentenseparationstechniken. Dabei wird die Faszie des M. obliquus externus oder internus von der Rektusfaszie gelöst und somit zusätzliche Strecke gewonnen, um einen primären Verschluss zu erreichen. Beim Lateral Release wird die Faszie des M. transversus abdominis und des M. obliquus internus zum M. rectus abdominis durchtrennt, um dieses Ergebnis zu erreichen.

9.5.1.3 Narbenhernien

Narben sind eine Schwachstelle der Bauchwand.

Klinik und Diagnostik

Anamnese: vorangegangene OPs, Beschwerden im Narbenbereich

Symptome: Druckgefühl und Schmerzen – oft auch asymptomatisch

Untersuchung: Inspektion, Palpation

CAVE

Diagnostik: Sonografie, ggf. CT oder MRT

Therapie und Management

Prävention: minimalinvasive OP-Techniken vermeiden Narbenhernien

Operative Versorgung: Netzimplantation (➤ Abb. 9.43)

Weitere Verfahren: Komponentenseparationstechniken der Schichten der Bauchdecke zum Streckengewinn für einen direkten Verschluss

ABB. 9.43

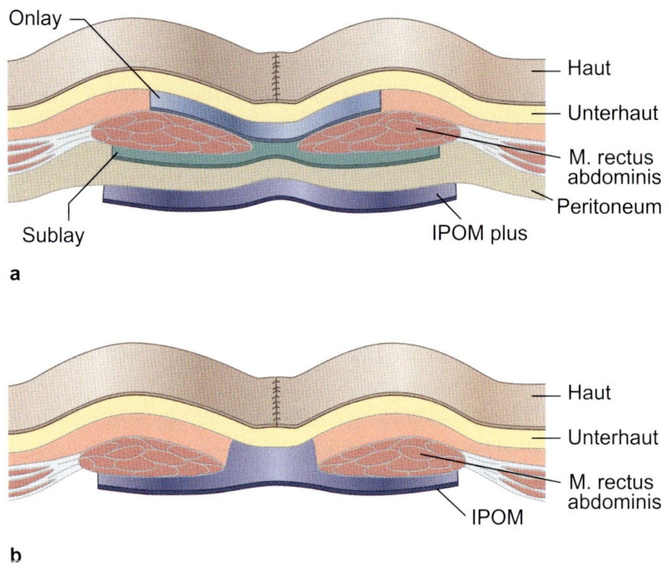

Abb. 9.43 Verschiedene Formen der Netzplatzierung in der Hernienchirurgie (Darstellung der Bauchwand transversal) [L157]

a) Bei der Onlay-Position wird das Netz auf den Defekt ventral des M. obliquus externus aufgebracht und angenäht. Bei der Sublay-Position (Standardverfahren mit geringstem Rezidivrisiko und höchster Stabilität) liegt das Netz zwischen der Rektusmuskulatur und dem hinteren Blatt der Rektusscheide. Während der Operation (offen oder minimalinvasiv) wird beides voneinander gelöst, um so einen Raum für das Netz zu schaffen. Bei der IPOM-Position (IPOM = „intraperitoneal onlay mesh") liegt das Netz intraperitoneal und wird von intraabdominell am Peritoneum fixiert (offen oder minimalinvasiv). Es kommt aber zu deutlichen Adhäsionen des Darms, sodass dieses Verfahren zunehmend in den Hintergrund tritt.

b) Bauchwandersatz mit Netzplatzierung in IPOM-Position

KOMPETENZBASIERTES VORGEHEN

KOMPETENZBASIERTES VORGEHEN (NKLC)

Notfall

- Inkarzerierte Narbenhernie (potenziell lebensbedrohlich) → manuelle Reposition unter Analgesie (stabile Patientin)
- Nicht reponible inkarzerierte Narbenhernie, instabile Patientin → operatives Verfahren je nach Größe der Hernie, klinischem Krankheitsbild (z. B. akutes Abdomen, Sepsis) und Zustand der Patientin

Management

- **Erstversorgung:** Diagnostik und Repositionsversuch (wichtig: Prävention)
- **Entscheidungsfindung:**
  - Inkarzeration→ explorative Laparotomie, sonst minimalinvasives oder offenes Vorgehen mit Netzimplantation (➤ Abb. 9.43)
  - OP-Zeitpunkt: Notfall-OP bei Inkarzeration, elektive OP in anderen Fällen (je nach Größe der Hernie [kleine Hernien inkarzerieren früher, große Hernie sind schwerer zu versorgen] und Zustand der Patientin)
- **Prinzipien der Versorgung:** Reposition des Bruchsackinhalts, ggf. Abtragung des Bruchsacks, Verschluss der Bruchpforte, meist mit Netz
- **Nachbehandlung:** oft gute Schmerz- und Physiotherapie erforderlich (große Wundfläche mit entsprechend starker Einschränkung)
- **Erfolgsparameter:** Verschluss der Bruchpforte, vollständige Erholung des Darms
- **Komplikationen:** Nachblutung, Rezidiv

Notfall

Inkarzerierte Hernien stellen einen *Notfall* dar.

Notfall

Das operative Verfahren der Wahl ist im Notfall bei inkarzerierten Narbenhernien die explorative Laparotomie. Im Rahmen der Operation kann das gesamte Intestinum begutachtet werden. Abgestorbene Darmanteile können reseziert werden. Je nach intraabdominellem Befund wird die Hernie dann mit einer Netzeinlage versorgt. Bei instabiler Patientin oder ausgedehnter Peritonitis wird jedoch auf die Netzeinlage verzichtet, da das Risiko für eine Netzinfektion im Verlauf durch das Vorhandensein von Keimen zunimmt.

9.5.2 Zwerchfellhernien

Anne Hendricks, Susanne Blank

NKLC Kompetenzebene: **1**, klin. Diagnostik, app. Diagnostik, Therapie, Notfall, Management

Die Verlagerung von intraabdominellen Organen mit peritonealem Überzug nach thorakal bezeichnet man als Zwerchfellhernie. Lokalisation sind häufig vorbestehende Durchtrittsstellen für Organe oder Gefäße wie der Hiatus oesophageus oder der Hiatus aorticus. Es kann zwischen angeborenen und erworbenen Zwerchfellhernien unterschieden werden.

9.5.2.1 Angeborene Zwerchfellhernien

Angeborene Hernien (➢ Tab. 9.30) sind selten, sie werden in ➢ Kap. 12.1.4 behandelt.

Tab. 9.30 Angeborene Zwerchfellhernien

Bezeichnung	Bruchpforte	Bruchinhalt
Bochdalek-Hernie	Trigonum lumbocostale	Abdominelle Organe
Morgagni-Hernie	Trigonum sternocostale rechts	Darm, Leber, Omentum
Larrey-Hernie	Trigonum sternocostale links	Darm, Milz, Omentum
Zentrale Zwerchfellhernie	Hiatus aorticus, Centrum tendineum, Foramen venae cavae	Abdominelle Organe

9.5.2.2 Erworbene Zwerchfellhernien (Hiatushernien)

Hiatushernien stellen mit etwa 90 % die häufigste Form der Zwerchfellhernie dar. Es können 3 Formen unterschieden werden (➢ Abb. 9.44, ➢ Tab. 9.31):

- **Typ I, axiale Gleithernie** mit Verlagerung der Kardia des Magens in den Thorax; häufig mit GERD assoziiert (➢ Kap. 9.3.2)
- **Typ II, paraösophageale Hernie** mit Verlagerung von meist Magenfundus, aber auch Kolon, Dünndarm, Milz, Omentum, wobei die Kardia an der korrekten anatomischen Position verbleibt. Die Extremvariante stellt der **„Up-side-down-Magen"** dar, bei dem der gesamte Magen in den Thorax (Thoraxmagen) verlagert ist. Der Typ II ist zwar deutlich seltener als der Typ I, aber potenziell gefährlicher (Strangulationen, Blutungen).
- **Typ III, Mischformen,** also Kombinationen aus axialer und paraösophagealer Hernie

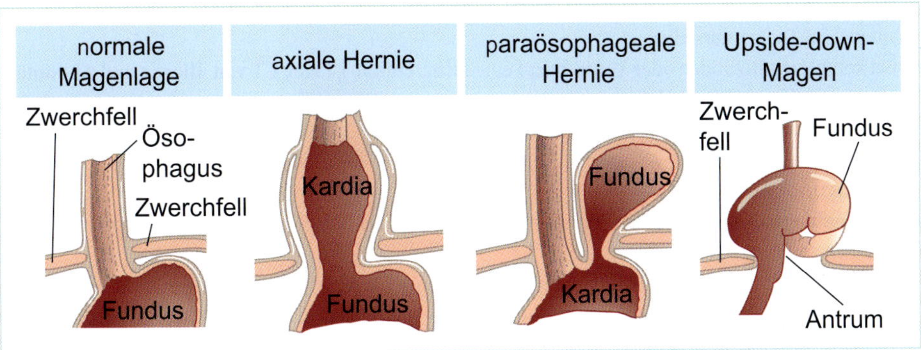

Abb. 9.44 Normalbefund und Formen der Hiatushernie [L138]

9.5.2 Zwerchfellhernien

Verlagerung von intraabdominellen Organen nach thorakal

9.5.2.1 Angeborene Zwerchfellhernien

TAB. 9.30

9.5.2.2 Erworbene Zwerchfellhernien (Hiatushernien)

Unterscheide 3 Formen der Hiatushernie (➢ Abb. 9.44):

- Typ I: axiale Gleithernie
- Typ II: paraösophageale Henrie
- Typ III: Kombination aus axialer und paraösophagelaer Hernie

ABB. 9.44

Tab. 9.31 Merkmale axialer und paraösophagealer Hernien

Merkmal	Axiale Hernie	Paraösophageale Hernie
Position des gastroösophagealen Übergangs	Verlagert in die Brusthöhle	Bleibt an der normalen Position
Hernieninhalt	Gastroösophagealer Übergang und Magen	Magen oder andere Organe
Symptome	GERD-bedingt	Anfänglich oft asymptomatisch, dann Symptome der Einengung
Komplikationen	GERD, Ösophagitis	Strangulation, Einklemmung, Volvulus, Blutung
Therapie	Initial konservativ, Operation bei therapierefraktären Symptomen oder Wunsch	Meist operativ

GERD = gastroösophageale Refluxkrankheit

Klinik und Diagnostik
Anamnese: Symptomatik
Symptome: Reflux, Völlegefühl, epigastrische Schmerzen – oft aber auch asymptomatisch

Untersuchung: oft unauffällig

Diagnostik: Endoskopie, ph- und Manometrie, Röntgen, ggf. CT

Klinik und Diagnostik

Anamnese und Symptome Die ausführliche Anamnese ist ein wichtiger Teil der klinischen Diagnostik. Axiale Hiatushernien sind häufig asymptomatisch, können aber einer Refluxerkrankung zugrunde liegen. Die Patientinnen berichten dann von Sodbrennen, Völlegefühl oder epigastrischem Druckgefühl. Paraösophageale Hernien können durch die veränderte Lage des Magenfundus zu Dysphagie, Übelkeit oder Regurgitation führen und ein thorakales Druckgefühl bis hin zu kardiorespiratorischen Symptomen verursachen. Durch die ständige mechanische Reizung kann durch rezidivierende Ulzerationen der Magenschleimhaut eine Anämie vorliegen. Bei den Mischformen kann die Symptomatik beider Typen auftreten.

Körperliche Untersuchung Die körperliche Untersuchung kann trotz des Vorliegens einer Hiatushernie unauffällig sein. Im Rahmen der Palpation kann ein epigastrischer Druckschmerz bestehen. Bei ausgeprägten paraösophagealen Hernien kann man u. U. eine Peristaltik bei der Auskultation des Thorax nachweisen. Zudem sollte auf ein abgeschwächtes Atemgeräusch geachtet werden.

Apparative Diagnostik Die apparative Diagnostik spielt bei den Zwerchfellhernien eine entscheidende Rolle:

- Zunächst wird bei persistierenden Symptomen wie Reflux, Dysphagie oder Regurgitationen eine **Endoskopie** empfohlen. Dabei können Differenzialdiagnosen (z. B. Malignom) ausgeschlossen und eine Hiatushernie oder Ulzerationen (➢ Kap. 9.3.2) festgestellt werden.
- Bei Refluxdiagnostik und Dysphagie ist zudem eine Funktionsdiagnostik mit **ph-Metrie und Manometrie** sinnvoll, um Aussagen über die Refluxbelastung und die Druckverhältnisse im Ösophagus treffen zu können.
- Bei bestehender Dysphagie kommt zudem der **Röntgen-Breischluck** zur Anwendung, der die Passage von Flüssigkeit darstellen und damit bei der Unterscheidung zwischen axialer und paraösophagealer Hernie helfen kann. Eine klassische **Röntgen-Thorax**-Untersuchung kann eine epiphrenische Luftblase als Hinweis auf eine Hiatushernie nachweisen oder den gesamten Magen (oder andere Organanteile) im Thorax darstellen.
- Bei komplexen Befunden oder Verdacht auf eine Inkarzeration ist eine **CT von Thorax und Abdomen** notwendig. Hier lässt sich die anatomische Situation am genausten beurteilen und bei Notwendigkeit einer operativen Therapie diese im Voraus besser planen.

Therapie und Management
- *Asymptomatische axiale Hiatushernien* müssen nicht therapiert werden.
- Bei *Reflux* ist eine operative Therapie (insbesondere Fundoplicatio) möglich.
- *Paraösophageale Hernien* müssen operiert werden!

Therapie und Management

Die Behandlung hängt vom Typ der Hernie, dem Schweregrad der Symptome und dem Vorliegen von Komplikationen ab:

- Asymptomatische **axiale Hiatushernien** bedürfen keiner Therapie. Bei bestehender Refluxerkrankung (➢ Kap. 9.3.1) kann eine operative Behandlung mit – meist laparoskopischer – Reposition, Hiatoplastik (Einengung des Hiatus oesophageus), Fundoplicatio (Magenfundus wird als Manschette um den Ösophagus gelegt, um eine Refluxbarriere zu bilden) und Fundophrenikopexie (die gebildete Manschette wird am Zwerchfell angenäht und so gegen Verrutschen gesichert) erforderlich sein.
- **Paraösophageale Hiatushernien** sind aufgrund der Komplikationsgefahr und des Inkarzerationsrisikos eine absolute Operationsindikation. Das Vorgehen hängt von der Ausprägung des Befundes ab (oft auch als Laparoskopie mit Reposition des Bruchinhalts, Resektion des Bruchsacks, Hiatoplastik, Fundoplicatio und Fundophrenikopexie). Bei ausgeprägten Befunden kann die Reposition erschwert sein.

Notfall

Die inkarzerierte Zwerchfellhernie ist ein lebensbedrohlicher Notfall, bei dem unmittelbar gehandelt werden muss:

- Schnittbildgebung inkl. intravenöser Kontrastmittelgabe, um die Durchblutung der hernierten Organe beurteilen zu können
- Im Fall eines eingeklemmten Thoraxmagens → Anlage einer Magensonde zur Entlastung (senkt das Inkarzerations-, aber auch das Aspirationsrisiko)
- Notfallmäßige Ösophagogastroduodenoskopie → Beurteilung der Schleimhaut des Magens und ihrer Vitalität
- Ausreichende analgetische Therapie und, falls nötig, intensivmedizinische Maßnahmen
- Bei inkarzeriertem Thoraxmagen mit kompletter Ischämie des Magens oder bei einem inkarzerierten Enterothorax → ggf. zweizeitiges OP-Verfahren mit Reposition der inkarzerierten abdominellen Bestandteile und Resektion von nekrotischen Magen- bzw. Darmanteilen in der Notfallsituation und (nach Therapie der Sepsis) 48 Stunden später Rekonstruktion unter elektiven Bedingungen

Notfall
Inkarzerierte Hernien sind ein *absoluter Notfall!*

KOMPETENZBASIERTES VORGEHEN (NKLC)

Management

- **Erstversorgung:** Einklemmung ausschließen, Hernientyp festlegen
- **Entscheidungsfindung:** Vorgehen je nach Typ der Hernie, dem Schweregrad der Symptome und dem Vorliegen von Komplikationen
- **Prinzipien der Versorgung:** Reposition, Hiatoplastik, Fundoplicatio und Fundophrenikopexie
- **Nachbehandlung:** evtl. PPI
- **Erfolgsparameter:** Symptomfreiheit
- **Komplikationen:** Inkarzeration

KOMPETENZBASIERTES VORGEHEN

9.6 Gallenblase und Gallenwege

Patrick Téoule, Christoph Reißfelder

9.6 Gallenblase und Gallenwege

9.6.1 Choledocho- und Cholezystolithiasis

9.6.1 Choledocho- und Cholezystolithiasis

NKLC Kompetenzebene: **3a, klin. Diagnostik, app. Diagnostik,** Therapie, **Notfall, Management**

Die Cholezystolithiasis (CCL) beschreibt das Vorhandensein von Steinen in der Gallenblase, wobei ca. 75–80 % der Betroffenen asymptomatisch bleiben. Eine Choledocholithiasis (CDL) liegt bei Steinnachweis im Ductus hepatocholedochus vor.

Cholezystolithiasis (CCL) = Steine in der Gallenblase, Choledocholithiasis (CDL) = Steine im Ductus hepatocholedochus

Epidemiologie Bei ca. 15 % der Patientinnen mit symptomatischer CCL besteht gleichzeitig eine CDL. Die Prävalenz einer Cholelithiasis liegt in Deutschland im Erwachsenenalter bei ca. 15–20 % und steigt mit dem Lebensalter. Frauen sind doppelt so häufig betroffen (Verhältnis 2–3:1). Bei symptomatischen Steinträgerinnen besteht ein Risiko von ca. 1–2 %, pro Jahr eine Komplikation zu erleiden.

Ätiologie Eine Cholelithiasis entsteht bei einem Ungleichgewicht der in der Gallenflüssigkeit gelösten Stoffe bzw. Substanzen. Mit knapp 80 % sind Cholesterin- oder gemischte Steine dabei die häufigste Form. Bilirubin- und Kalziumkarbonatsteine machen jeweils ca. 10 % aus, wobei Bilirubinsteine im Gegensatz zu den Cholesterinsteinen hart sind. Hauptentstehungsort von Gallensteinen ist die Gallenblase (selten auch die Gallengänge). Hervorgerufen wird die Cholangitis durch eine bakterielle oder parasitäre Fehlbesiedlung, Fremdmaterial (z. B. Nahtmaterial nach operativen Eingriffen), eine Cholestase oder eine Diskontinuität des Gallengangsepithels selbst. Eine Stase, bedingt durch eine Hypomobilität der Gallenblase, oder eine gestörte Entleerung der Gallenblase begünstigen die Entstehung einer CCL.

Ätiologie: Ungleichgewicht der Gallenbestandteile; 80 % Cholesterin-/Mischsteine (weich), je 10 % Bilirubin- (hart) und Kalziumkarbonatsteine; Risikofaktoren: Hypomobilität/gestörte Entleerung der Gallenblase

Klassifikation Eine CCL kann bei ca. 20–25 % der Steinträgerinnen symptomatisch werden (*symptomatische* CCL), z. B. mit unspezifischen Beschwerden (*symptomatische unkomplizierte* CCL). Mögliche Komplikationen bei der *symptomatischen komplizierten* CCL mit konsekutiver akuter Cholezystitis (➤ Kap. 9.6.2) sind

- ein Verschlussikterus (und sekundäre Cholangitis) nach Migration eines Steins aus der Gallenblase in den Ductus hepatocholedochus,
- eine biliäre Pankreatitis durch Steinokklusion der Papilla Vateri und

Klassifikation der symptomatischen CCL (20–25 %):

- Symptomatisch komplizierte CCL (kompliziert durch akute Cholezystitis, Verschlussikterus ± Cholangitis [Steinmigration], biliäre Pankreatitis [Papillenverschluss] oder Fistelbildung ± Gallensteinileus)
- Symptomatisch unkomplizierte CCL

Mirizzi-Syndrom: großer Stein im Infundibulum/Ductus cysticus (➤ Abb. 9.45) → Kompression Ductus hepaticus communis → Cholestase

- eine Fistelbildung (ggf. mit Gallensteinileus) durch Penetration eines Steins (Duodenum, Dünndarm, Kolon).

Eine Sonderform der CCL ist das **Mirizzi-Syndrom** (➤ Abb. 9.45). Bei entsprechender Größe eines Steins im Infundibulum bzw. eines Steins im Ductus cysticus kann der Ductus hepaticus communis komprimiert werden, wodurch eine Cholestase entsteht.

ABB. 9.45

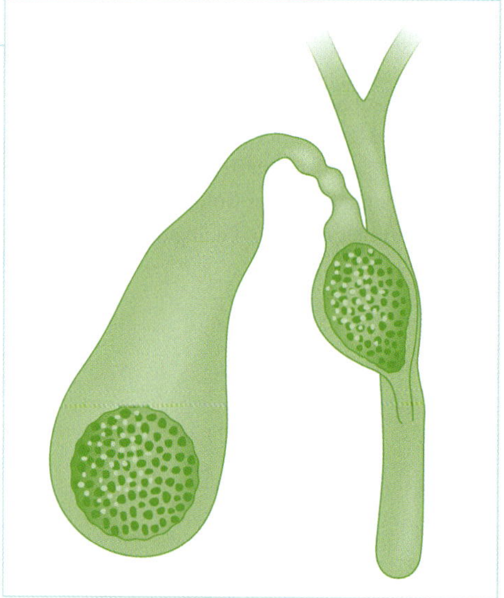

Abb. 9.45 Mirizzi-Syndrom. Ein großer Stein im Ductus cysticus kann den Ductus hepaticus communis komprimieren und zu einer Cholestase führen. [L231]

Klinik und Diagnostik

Anamnese: zeitlicher Verlauf, Ernährung

Symptome: epigastrische Schmerzen, Völlegefühl und Übelkeit; *Gallenkolik* insbesondere nach fettreicher Nahrung

Klinik und Diagnostik

Anamnese Gefragt wird nach dem Verlauf der Schmerzen und ggf. Koliken. Auch Übelkeit und Erbrechen bzw. die Verträglichkeit von fetthaltigen Speisen sollte erfragt werden.

Symptome Patientinnen mit **Cholelithiasis** stellen sich oft mit epigastrischen Schmerzen bzw. Schmerzen im rechten Oberbauch vor. Zudem kann ein Völlegefühl und Übelkeit/Erbrechen vorliegen. Auslöser einer *Gallenkolik*, d. h. akut einsetzenden, kolikartigen Schmerzen im rechten Oberbauch, die über Minuten bis zu mehreren Stunden andauern und in den Rücken, die rechte Schulter oder die Flanke ausstrahlen können, ist meist eine fettreiche Nahrung (sog. „Triggermahlzeit") oder der nachts erhöhte Vagotonus.

MERKE

MERKE Eine Gallenkolik, die über 5 Stunden anhält, spricht für eine komplizierte Cholelithiasis, wobei ca. 50 % der symptomatischen Patientinnen innerhalb des ersten Jahres nach der ersten Episode ein Rezidiv erleiden.

Komplizierte CCL: Symptome je nach Ausprägung, häufig Gallenkolik, Stuhlentfärbung und Ikterus – auch eine Cholangiosepsis kann auftreten

Die Symptome der **komplizierten CCL** richten sich nach der Form:

- Gallenblasenhydrops/akute Cholezystitis (➤ Kap. 9.6.2)
- Mirizzi-Syndrom: zusätzlich Ikterus und Schüttelfrost bzw. Fieber bei Cholangitis
- Gallensteinileus: Symptome des Ileus (➤ Kap. 9.4.2)

Die Symptomatik der **Choledocholithiasis** entspricht häufig der der Gallenkolik und ggf. zusätzlichem Vorliegen eines Ikterus, Stuhlentfärbung bzw. Dunkelfärbung des Urins. Gleichzeitig kann es zu Schüttelfrost/Fieber bzw. dem Vollbild der Sepsis kommen (bei Cholangitis/Cholangiosepsis) oder Auftreten von Leberabszessen.

MERKE

MERKE Pathognomonisch für die Cholangitis ist die sog. Charcot-Trias II: rechtsseitiger Oberbauchschmerz, Ikterus und Fieber. Diese Trias ist jedoch nur bei maximal einem Drittel der Patientinnen voll ausgeprägt.

Apparative Diagnostik Zu den **labormedizinischen Untersuchungen** gehören ein kleines Blutbild, Retentionsparameter (Krea), Cholestaseparameter (AP, γ-GT und Bilirubin), Gerinnungsparameter (INR, Quick, PTT, Thrombozyten), ggf. Transaminasen (ASAT und ALAT), Lipase, CRP und ggf. Blutkulturen. Diagnostisches Mittel der Wahl ist die **Abdomensonografie** mit einer untersucherabhängigen Sensitivität und Spezifität von > 90 bzw. 80 %. Eine **CT des Abdomens** mit Kontrastmittel und portalvenöser Phase kommt bei abklärungsbedürftigen oder unklaren sonografischen Befunden (Tumor, Differenzialdiagnosen) infrage. Eine **MRT mit MRCP** kann bei Verdacht auf eine CDL ohne Nachweis von Konkrementen in der Abdomensonografie bzw. bei Verdacht auf Tumoren indiziert sein. Aus den gleichen Gründen kann eine **Endosonografie** durchgeführt werden. Eine **endoskopische retrograde Cholangiografie** (ERC) ist aufgrund ihrer Invasivität und potenziellen Morbidität nicht das diagnostische Mittel der ersten Wahl. Zum Ausschluss eines Ulkus bei entsprechender Klinik bzw. Anamnese kann eine **Ösophagogastroduodenoskopie** durchgeführt werden, ist jedoch keine Routineuntersuchung vor einer elektiven Cholezystektomie. Dies gilt auch für die **perkutane transhepatische Cholangiografie** (PTC), die therapeutisch, z. B. wenn eine ERC nicht möglich ist, bei einer Stenose oder nach Voroperationen (Gastrektomie, Magenresektion mit Roux-Y- oder Billroth-II-Rekonstruktion), infrage kommt.

Diagnostik: Labor, Sonografie, CT, ggf. MRT, Endosonografie, ERC

MERKE Kein einzelnes Symptom der Cholelithiasis ist spezifisch genug, um die Art des Gallensteinleidens anamnestisch abschließend zu klären. Die Therapieentscheidung wird anhand der Zusammenschau von Klinik und apparativer Diagnostik (Labor und Bildgebung) sowie des Verlaufs getroffen.

MERKE

Therapie und Management

Die Therapie der Cholelithiasis hängt von der Art (CCL/CDL), der Klinik (asymptomatisch vs. symptomatisch) und von Komplikationen ab. Ist eine endoskopische Sanierung über einen transpapillären Zugang im Fall einer CDL nicht möglich, sollte ein alternatives interventionelles Verfahren (z. B. Rendezvous-Verfahren nach erfolgter PTC mit Vorlage eines Drahtes und anschließender ERC oder PTC) oder ein operatives Verfahren (laparoskopische oder offene Gallengangsrevision) in Betracht gezogen werden. Eine Roux-Y-Bypass-Anlage stellt keine generelle Kontraindikation für eine ERC dar, da z. B. über eine Laparoskopie ein transgastraler Zugang zum Restmagen geschaffen werden kann, der dann für die ERC genutzt und anschließend wieder operativ verschlossen wird.

Festzuhalten bleibt, dass die konservative Therapie mit medikamentöser Litholyse heute aufgrund der langen Behandlungszeit und der hohen Wahrscheinlichkeit von Komplikationen während der Therapie, fast keine Rolle spielt. Gleiches gilt für die extrakorporale Stoßwellenlithotripsie.

Therapie und Management

CDL-Therapie primär endoskopische Sanierung (transpapillär); falls nicht möglich → interventionell (z. B. Rendezvous-Verfahren nach PTC + ERC) oder operativ (laparoskopische/offene Gallengangsrevision)

Konservative Therapie (med. Litholyse, Stoßwellenlithotripsie) spielt kaum noch eine Rolle

KOMPETENZBASIERTES VORGEHEN (NKLC)

Management

- **Erstversorgung:** Flüssigkeitssubstitution i. v., Analgesie (z. B. Metamizol), Spasmolytika (z. B. Butylscopolamin), Nahrungskarenz und ggf. Dauermonitoring der Vitalparameter
- **Entscheidungsfindung:** je nach Art (CCL/CDL), Klinik (asymptomatisch vs. symptomatisch) sowie Komplikationen:
  - Asymptomatische CCL: Cholezystektomie nur bei Steinen > 3 cm (Malignomrisiko ↑), Porzellangallenblase (Malignomrisiko ↑), Gallenblasenpolypen ≥ 1 cm (Malignomrisiko ↑), biliären Symptomen oder bei onkologischen Eingriffen (z. B. Gastrektomie)
  - Symptomatische unkomplizierte CCL: laparoskopische Cholezystektomie
  - CDL in der Folge einer CCL (mit oder ohne Begleitpankreatitis): endoskopische Sanierung, dann Cholezystektomie innerhalb von 72 h (um erneute biliäre Ereignisse zu vermeiden)
  - Asymptomatische CDL: Therapie in Erwägung ziehen wegen des erhöhten Komplikationsrisikos (Schmerzen, Ikterus, Cholangitis, Pankreatitis)
  - Symptomatische CDL: meist ERC mit Papillotomie und Steinextraktion und ggf. Dilatation sowie in der Regel Stentimplantation
  - Komplizierte CDL mit Cholangitis: ➤ Tab. 9.32
  - CDL und gleichzeitige akute CCL: therapeutisches Splitting, d. h. präoperative ERC mit Steinextraktion und anschließende Cholezystektomie
- **Prinzipien der Versorgung:** Steinextraktion, Cholezystektomie
- **Nachbehandlung:** nicht spezifisch
- **Erfolgsparameter:** Symptomfreiheit
- **Komplikationen:** Verschlussikterus, biliäre Pankreatitis, Fistel

KOMPETENZBASIERTES VORGEHEN

Studentische Sicht

TAB. 9.32

Tab. 9.32 Therapeutisches endoskopisches Vorgehen nach Diagnosesicherung bei Choledocholithiasis und Cholangitis gemäß Tokyo Guidelines 2018 [F992-001]

Schweregrad/	Definition	Therapiezeitpunkt
Grad I: Cholangitis	Ohne Kriterien für Grad I oder II	Innerhalb von 72 h
Grad II: mäßige Cholangitis	Nachweis von mindestens 2 der folgenden Kriterien: • Leukozytose > 12.000/µl oder Leukopenie < 4.000/µl • Fieber ≥ 39 °C • Alter ≥ 75 Jahre • Gesamtbilirubin ≥ 5 mg/dl und Albumin < 25 g/l	Innerhalb von 24 h
Grad III: schwere Cholangitis	• Schock mit Katecholaminpflichtigkeit • Bewusstseinsstörung oder Organversagen (Lunge, Niere, Leber oder Gerinnung)	Unverzüglich

9.6.2 Cholezystitis

NKLC Kompetenzebene: **3a, klin. Diagnostik,** app. Diagnostik, Therapie, **Notfall, Management**

Häufigste Komplikation der CCL, chronische Form bei rezidivierenden Entzündungen möglich

Die häufigste Komplikation der Cholezystolithiasis (CCL, ➤ Kap. 9.6.1) ist die akute Cholezystitis. Durch rezidivierende Cholezystitiden kann eine chronische Cholezystitis entstehen.

Inzidenz: Frauen deutlich häufiger (2–3×), Altersgipfel 70–75 Jahre

Inzidenz Die Inzidenz liegt bei 60/100.000 Einwohner, wobei Frauen aufgrund der ca. 2–3-fach erhöhten Inzidenz der CCL häufiger betroffen sind als Männer. Etwa 25 % der Gallensteinträgerinnen erleiden im Lauf ihres Lebens eine akute Cholezystitis. Die Inzidenz steigt mit zunehmendem Lebensalter und hat einen Gipfel zwischen dem 70. und 75. Lebensjahr.

Risikofaktoren: 6-F (fat, female, fair, forty, fertile, family), hämolytische Anämien, Infektionen, Alter, Leberzirrhose, Autoimmunerkrankungen, Gallengangsobstruktion, genetische Syndrome, Gewichtsverlust

Prädisponierende Faktoren Risikofaktoren einer CCL sind nach der **6-F-Regel** Adipositas (**f**at), weibliches Geschlecht (**f**emale), heller Hauttyp (**f**air), Alter > 40. Lebensjahr (**f**ourty), Fruchtbarkeit/Schwangerschaft (**f**ertile), Familienanamnese, genetische Prädisposition (**f**amily). Zudem gelten hämolytische Anämien, Infektionen (parasitär/bakteriell), hohes Lebensalter, Leberzirrhose, Vorhofflimmern, Autoimmunerkrankungen (chronisch entzündliche Darmerkrankungen bei Gallensäureverlustsyndrom, PSC, Lupus erythematodes), Obstruktionen des hepatobiliären Systems, genetische Erkrankungen (Caroli-Syndrom, Morbus Meulengracht, Mukoviszidose, LPAC [„low phospholipid associated cholelithiasis"]) und rasche Gewichtsabnahme sowie -schwankungen als prädisponierende Faktoren einer Cholezystitis.

Ätiologie und Formen: Gallenblasenobstruktion durch Stein/Sludge mit Stase und bakterieller Entzündung, meist durch E. coli und Anaerobier; auch bakterielle Aszension möglich
Sonderformen: akalkulöse Cholezystitis bei schwerer Krankheit („Intensivgallenblase"); chronische Cholezystitis mit narbiger Schrumpfung (Schrumpfgallenblase) oder Verkalkung (Porzellangallenblase)

Ätiologie und Formen Ursache einer akuten Cholezystitis ist häufig eine Kombination mehrerer Mechanismen:

- **Obstruktion** des Gallenblasenausgangs durch ein Konkrement/Sludge im Infundibulum bzw. Ductus cysticus, mit konsekutiver Stase in der Gallenblase und bakterieller Entzündung bzw. Überdehnung und Minderperfusion der Wand.
- Aszension von **Bakterien** aus dem Duodenum, seltener lymphogen oder hämatogen über die Pfortader (Erregerspektrum vor allem *E. coli,* Klebsiella, Enterobacter und Anaerobier)
- **Akalkulöse Cholezystitis** (Stressgallenblase) als Sonderform, häufig im Rahmen schwerer Infektionen („Intensivgallenblase"), nach Traumata oder Operationen. Ursache ist eine funktionelle Obstruktion des Gallenabflusses.
- Nach rezidivierenden akuten Cholezystitiden, die spontan oder unter konservativer Therapie abheilen, kann sich eine **chronische Cholezystitis** entwickeln. Die sog. Schrumpfgallenblase (narbige Atrophie) und Porzellangallenblase (narbige Verkalkung) sind dabei die beiden Extremformen der chronischen Cholezystitis.

MERKE

MERKE Etwa 25 % der Gallensteinträgerinnen entwickeln eine Symptomatik oder Klinik im Sinne einer Gallenkolik bzw. akuten Cholezystitis.

Klassifikation (Tokyo-Guidelines):
- Grad I: milde Verlaufsform
- Grad II: moderate Verlaufsform
- Grad III: schwere Verlaufsform

Klassifikation/Einteilung Anhand der Tokyo Guidelines lässt sich die Cholezystitis in 3 Schweregrade einteilen:

- **Grad I:** milde Verlaufsform = akute Cholezystitis ohne Kriterien für Grad II oder III
- **Grad II:** moderate Verlaufsform = Nachweis von mindestens einem der folgenden Kriterien: Leukozytose > 18.000/µl, tastbare Raumforderung im rechten oberen Quadranten des Abdomens, Beschwerde-

beginn > 72 h und abgrenzbare lokale Entzündung (gangränöse Cholezystitis, Gallenblasenempyem, Leberabszess, biliäre Peritonitis, emphysematöse Cholezystitis)
- **Grad III:** schwere Verlaufsform mit Organdysfunktion: kardiovaskulär (Katecholaminpflichtigkeit), neurologisch (Bewusstseinseintrübung), respiratorisch, renal (Oligurie, Serum-Kreatinin > 2 mg/dl), hepatisch (INR > 1,5) und hämatologisch (Thrombozytopenie < 100.000/nl)

Klinik und Diagnostik

Anamnese Gefragt wird nach Art, Dauer und Ausmaß der Beschwerden:
- Schmerzen insbesondere Lokalisation (diffus, lokal, Epigastrium, rechter Oberbauch)/Ausstrahlung (Schulter)
- Loslassschmerz
- Intensität (dumpf, stechend) und Charakter (Kolik, Erschütterungsschmerz)
- Dauer (plötzlich, schleichend) und Verlauf (dauerhaft, intermittierend, Progredienz/Regredienz)
- Verstärkende oder lindernde Faktoren (Bewegung, Ruhe, postprandiale Schmerzen)
- Nebenerkrankungen (Medikamentenanamnese, Allergien, Vorgeschichte insb. Vor-Operationen)
- Familien-, Sozial-, Genussmittel- und Reiseanamnese

Häufige Differenzialdiagnosen Akute Pankreatitis, biliäre Kolik, Magen- oder Duodenalulkus, akute Appendizitis (vor allem bei Schwangeren im 3. Trimenon), akute Pyelonephritis, akute Hepatitis, akute Cholangitis, basale Pneumonie, akuter Myokardinfarkt, Aortendissektion, Lungenembolie.

Symptome Patientinnen mit einer akuten Cholezystitis klagen häufig über rechtsseitige Oberbauchschmerzen oder epigastrische Schmerzen, die initial kolikartig sind (> 3 h und viszeraler Schmerzcharakter) und dann in einen progredienten Dauerschmerz (> 6 h) übergehen, bedingt durch die peritoneale Reizung (parietaler Schmerzcharakter). Hinzu kommen allgemeine Symptome wie systemische Infektionszeichen (Fieber/Schüttelfrost), Übelkeit/Erbrechen und Appetitlosigkeit.

Körperliche Untersuchung Das Murphy-Zeichen beschreibt einen Druckschmerz im rechten Oberbauch mit Inspirationstopp bei Palpation der Gallenblase. Gegebenenfalls ist ein Gallenblasenhydrops zu palpieren.

Apparative Diagnostik Die **labormedizinischen Untersuchungen** umfassen ein kleines Blutbild, Retentionsparameter (Krea), Cholestaseparameter (AP, γ-GT und Bilirubin), Gerinnungsparameter (INR, Quick, PTT, Thrombozyten), ggf. Transaminasen (ASAT und ALAT), Lipase, CRP und ggf. Blutkulturen. Diagnostisches Mittel der Wahl ist die **Abdomensonografie.** Typische Befunde sind dabei
- die Dreischichtung (➤ Abb. 9.46) und die Verdickung (> 4 mm) der Gallenblasenwand (**Cave:** Verdickung ist auch bei chronischer Lebererkrankung, Aszites oder Rechtsherzversagen möglich),
- der positive sonopalpatorische Druckschmerz (Murphy-Zeichen),
- ein Gallenblasenhydrops (Transversaldurchmesser > 5 cm),
- ein perizystischer Flüssigkeitssaum und
- ggf. der Nachweis von Sludge/Konkrementen, eines Leberabszesses oder einer Perforation.

Eine **CT des Abdomens** mit Kontrastmittel und portalvenöser Phase kann ergänzend zur Abdomensonografie oder bei Verdacht auf Komplikationen durchgeführt werden. Zudem kann eine MRT durchgeführt werden.

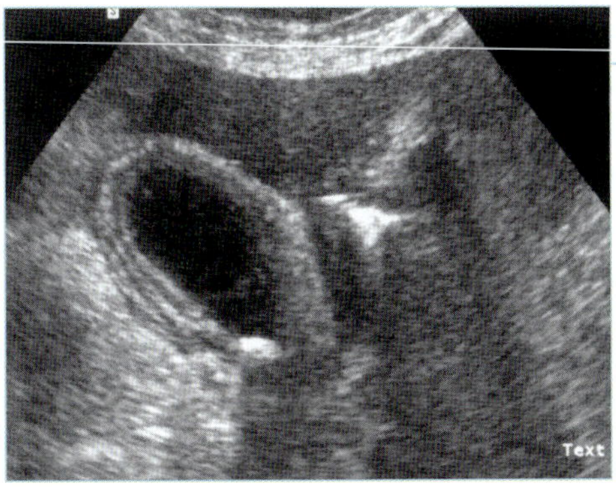

Abb. 9.46 Sonografiebefund bei akuter Cholezystitis [R461]

> **MERKE** Cholestaseparameter sind bei der Labordiagnostik der akuten Cholezystitis zwingend erforderlich. Bei einer übersehenen Choledocholithiasis kann es durch den erhöhten Druck zu einer Zystikusstumpfinsuffizienz kommen.

Klinik und Diagnostik

Anamnese: Symptomverlauf, Risikofaktoren, Nebenerkrankungen

Symptome: rechtsseitiger Oberbauchschmerz, allgemeine Krankheitssymptome

Untersuchung: Palpation mit ggf. Murphy-Zeichen (Druckschmerz mit Inspirationsstopp)

Diagnostik: *Labor, Sonografie* (➤ Abb. 9.46; Dreischichtung, Wandverdickung, Hydrops), ggf. *CT*

ABB. 9.46

MERKE

Therapie und Management

- *Allgemeinmaßnahmen:* i. v. Flüssigkeit, Schmerztherapie, Nahrungskarenz, ggf. Monitoring; empirische Antibiotikatherapie bis OP, postoperativ ggf. Fortsetzung
- *Goldstandard:* Cholezystektomie, meist laparoskopisch; bei Grad I–II innerhalb von 24 h nach Aufnahme – unabhängig vom Symptombeginn
- *Offene Cholezystektomie:* bei Komplikationen oder fehlender laparoskopischer Expertise

Therapie und Management

Die Therapie ergibt sich aus dem entsprechenden Stadium. Neben **allgemeinen Maßnahmen** (z. B. Flüssigkeit i. v., Analgesie, Spasmolytika, Nahrungskarenz und ggf. Dauermonitoring der Vitalparameter) sollte bis zur Operation, abhängig von der lokalen Resistenzlage, eine empirische antibiotische Therapie begonnen und je nach Befund ggf. postoperativ fortgesetzt werden.

Goldstandard der Therapie ist die **Cholezystektomie** (meist als laparoskopische Cholezystektomie). Bei *Grad I–II* ist gemäß deutscher S3-Leitlinie eine laparoskopische Cholezystektomie innerhalb von 24 h nach stationärer Aufnahme indiziert, unabhängig vom initialen Symptombeginn. Die Tokyo Guidelines empfehlen eine frühelektive laparoskopische Cholezystektomie (innerhalb von 24–72 h) bei Diagnosestellung < 72 h oder eine spätelektive OP (nach 6 Wochen) bei Diagnosestellung > 72 h oder erhöhtem Operationsrisiko. Eine konventionelle Cholezystektomie ist abhängig von der Expertise in der Laparoskopie und bei *Grad III* mit Komplikation indiziert (➤ Abb. 9.47).

ABB. 9.47

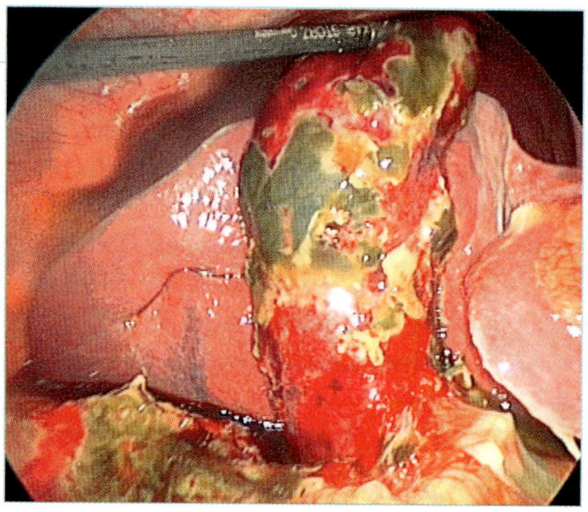

Abb. 9.47 Intraoperativer Situs einer akuten gangränösen Cholezystitis [T581]

- Bei gleichzeitiger CDL i. d. R. zunächst die CDL behandeln
- Konservative Therapie grundsätzlich möglich, jedoch hohes Komplikationsrisiko

Bei gleichzeitiger Choledocholithiasis (CDL) kommt das sog. **therapeutische Splitting** zum Einsatz. Dabei wird in der Regel zuerst die CDL endoskopisch therapiert, bevor dann die Cholezystektomie durchgeführt wird.

In sehr seltenen Fällen ist auch eine **Cholezystomie** möglich, entweder perkutan als transhepatische Drainage (sonografisch oder CT-grafisch) oder endosonografisch mit einem transgastralen oder transduodenalen Metallgitterstent. Dies ist aber nicht die primäre Therapie der Wahl.

Anzumerken ist, dass eine **konservative Therapie** der akuten Cholezystitis grundsätzlich möglich ist, es jedoch bei über 33 % der Patientinnen nach alleiniger konservativer Therapie zu weiteren Komplikationen und/oder stationären Wiederaufnahmen aufgrund von Problemen kommt.

KOMPETENZBASIERTES VORGEHEN

KOMPETENZBASIERTES VORGEHEN (NKLC)

Management

- **Erstversorgung:** Flüssigkeitssubstitution i. v., Analgesie (z. B. Metamizol), Spasmolytika (z. B. Butylscopolamin), Nahrungskarenz und ggf. Dauermonitoring der Vitalparameter
- **Entscheidungsfindung:** je nach Schweregrad
  - Grad I–II: laparoskopische Cholezystektomie innerhalb von 24 h nach stationärer Aufnahme, unabhängig vom initialen Symptombeginn (deutsche Leitlinie) oder frühelektive laparoskopische Cholezystektomie (innerhalb von 24–72 h) bei Diagnosestellung < 72 h oder spätelektive OP (nach 6 Wochen) bei Diagnosestellung > 72 h oder erhöhtem Operationsrisiko (Tokyo Guidelines)
  - Grad III: konventionelle Cholezystektomie
- **Prinzipien der Versorgung:** Entfernung der Gallenblase
- **Nachbehandlung:** nicht spezifisch
- **Erfolgsparameter:** Symptomfreiheit
- **Komplikationen:**
  - Gangrän, Perforation, Emphysem und cholezystoenterische Fistel mit möglichem konsekutiven Gallensteinileus
  - Nach konservativer Therapie der akuten Cholezystitis entwickeln ca. 30–50 % der Patientinnen ein Rezidiv.
  - Die Mortalität liegt abhängig vom Schweregrad und den vorliegenden Grunderkrankungen zwischen 1 und 10 %.

9.7 Leber

9.7.1 Lebermetastasen

Maike Hermann

Die Leber eignet sich allein anatomisch als optimales Milieu für zirkulierende Tumorzellen, da sie Abflussgebiet des Gastrointestinaltrakts ist und die kleinen Kapillargeflechte eine Absiedelung begünstigen.

Ätiologie Lebermetastasen entstehen bei verschiedensten malignen Entitäten. Aufgrund des Abflussgebietes des Gastrointestinaltrakts liegen häufig Metastasen von Kolon, Rektum und Pankreas vor, hier insbesondere des kolorektalen Adenokarzinoms, des Adenokarzinoms des Pankreas, von neuroendokrinen Tumoren und etwas seltener auch von gastrointestinalen Stromatumoren. Bei 30–50 % der Patientinnen mit kolorektalem Karzinom entwickelt sich im weiteren Verlauf eine hepatische Metastasierung.

Epidemiologie Über die letzten Dekaden ist die Inzidenz von malignen Erkrankungen signifikant gestiegen. Das mediane Erkrankungsalter ist gleichzeitig gesunken. Beides beruht am ehesten auf dem technischen Fortschritt in der Diagnostik und Prävention in der Medizin. So wird die Bevölkerung immer älter, während gleichzeitig die Diagnostik bei Verdachtsmomenten oder auffälligen Screeningbefunden in jungen Jahren stetig besser wird. Weltweit wird bei 5,1 % der Krebserkrankten bereits bei Erstdiagnose eine Lebermetastasierung festgestellt.

Klassifikation Lebermetastasen werden anhand der am häufigsten auftretenden Grunderkrankungen eingeteilt (➢ Tab. 9.33). Außerdem können sie in ihre Ausbreitungsmuster, Verteilung und Größe unterteilt werden. Auch der Lagebezug und die Invasion von Gefäßen, wie der Pfortader oder den Leberarterien und den Gallengängen, können Kriterien sein. Wichtig ist ebenso das synchrone (Metastase bei Erstdiagnose vorhanden) oder metachrone (Metastase im Verlauf entstanden) Auftreten von Metastasen.

Tab. 9.33 Einteilung von Lebermetastasen

Typ	Details
Kolorektale Metastase	Kolon, Rektum: • Bis zu 50 % mit synchronen Metastasen • 30–50 % entwickeln metachrone Metastasen • 5-Jahres-Überleben bei 55 % nach Resektion • Rechtsseitiges Kolon mit schlechterer Prognose assoziiert
Neuroendokrine Metastase	Gastrointestinaltrakt oder Bronchialsystem: • Selten • Produzieren aktive Peptide • 5-Jahres-Überleben bei 80 %
Nichtkolorektale, nicht-neuroendokrine Metastase	Pankreas, Brust, Lunge, Melanom, Niere • 80 % der Patentinnen mit Pankreaskarzinom entwickeln Lebermetastasen • 31 % der Patientinnen mit Melanom zeigen synchrone Lebermetastasen

MERKE Lebermetastasen sind häufig, die Entität der Grunderkrankung liegt meist im Gastrointestinaltrakt. Lebermetastasen können in kolorektale Metastasen, neuroendokrine Metastasen und nichtkolorektale, nicht-neuroendokrine Metastasen (= alle anderen) unterteilt werden.

Klinik und Diagnostik

Anamnese Die Anamnese ergibt sich in den meisten Fällen aus der vorliegenden Grunderkrankung. Bei Patientinnen mit primär unklarer Raumforderung der Leber ohne bisher diagnostiziertes Malignom sollte die Anamnese erweitert werden.

Symptome Lebermetastasen verursachen häufig keinerlei Beeinträchtigung. Mögliche **unspezifische Symptome** sind Schmerzen im Oberbauch (nicht kolikartig), unspezifische Bauchbeschwerden, B-Symptomatik (Fieber, Gewichtsverlust, Nachtschweiß) und Anämie. Zeichen der **Beeinträchtigung der Leberfunktion** sind Ikterus, eine portale Hypertension mit Folgeerscheinungen (Aszites, Kardiopathie, Nephropathie), Blutungen (z. B. Nasenbluten), Hämatomneigung und Leberhautzeichen (z. B. Teleangiektasien/Spider naevi, Bauchglatze, Gynäkomastie, Palmar-/Plantarerythem, Leukonychie, Lacklippen, Lackzunge). Als **Zeichen der Cholestase** kommen Ikterus, Steatorrhö, Diarrhö und Prurigo simplex vor.

Apparative Diagnostik Bei den **labormedizinischen Untersuchungen** sind folgende Parameter sinnvoll:

- Zur Bewertung der verbleibenden Leberfunktion und möglicher Obstruktionen: Leberenzyme, Cholestaseparameter, Cholinesterase, Quick-Wert

---

9.7 Leber

9.7.1 Lebermetastasen

Häufiger Metastasierungsort durch venösen Abfluss aus GI-Trakt

Ätiologie: Häufig bei kolorektalem und Pankreaskarzinom, neuroendokrinen Tumoren, seltener GIST

Klassifikation: nach Primärtumor (➢ Tab. 9.33), Ausbreitungsmuster, Größe, Gefäß-/Gallengangsinfiltration, Lokalisation

TAB. 9.33

MERKE

Klinik und Diagnostik

Anamnese: bekannte Grunderkrankungen, ggf. erweiterte Anamnese bei bisher unbekanntem Primarius

Symptome: Oft asymptomatisch! Möglich sind Oberbauchschmerzen, B-Symptomatik, Anämie, Leberfunktionsstörungen (z. B. Ikterus, Aszites, Blutungsneigung, Leberhautzeichen) oder Cholestasezeichen.

Diagnostik:

- *Labor:* Leberwerte, Cholestaseparameter, Cholinesterase, Quick; ergänzend: BB, CRP, Gerinnung; Tumormarker je nach Entität (z. B. CEA, CA19-9, CA125).

- Differenzialdiagnostisch/ergänzend: großes Blutbild, C-reaktives Protein (CRP), Gerinnung
- Zur Einschätzung und Verlaufskontrolle: Tumormarker je nach bekannter Entität (z. B. CEA, CA19-9, CA125)

An **bildgebenden Modalitäten** sind Sonografie, CT, MRT und PET-Scans adäquat:

- *Transabdominelle Sonografie:* Sie gilt aufgrund der ubiquitären Verfügbarkeit und fehlenden Invasivität als Basisuntersuchung mit allerdings untersucherabhängiger Ungenauigkeit. Typischerweise zeigen Lebermetastasen eine Bullaugen-Konfiguration mit einem echoreichen Zentrum, umgeben von einem echoarmen Band.
- *CT des Abdomens mit Kontrastmittel:* Sie ist besonders geeignet für die Verlaufskontrolle der Grunderkrankung. Bei Lebermetastasen sind in der portalvenösen Frühphase ringförmige Kontrastmittelaufnahmen mit zentraler avaskulärer Zone zu erkennen (➤ Abb. 9.48). In hochvaskularisierten Tumoren zeigt sich ein frühes Enhancement in der arteriellen Phase mit später homogener Kontrastierung in der portalvenösen Phase und anschließendem Wash-out. Bei manchen Tumoren findet sich zudem eine intrahepatische Dilatation.
- *MRT des Abdomens mit Kontrastmittel:* Für die Leber ist die MRT-Darstellung aufgrund der höheren Sensitivität besser geeignet als die CT. Ein leberspezifisches Kontrastmittel ist der aktuelle Goldstandard in der Diagnostik. Läsionen bis < 1 cm sind nachweisbar (➤ Abb. 9.49). Als Verlaufskontrolle ist eine MRT alle 6 Monate für die ersten 3 Jahre standardmäßig indiziert.
- *PET-CT:* Im deutschsprachigen Raum kommt eine PET-CT nicht standardmäßig in Betracht bei kolorektalen und nicht neuroendokrinen Tumoren. Die FDG-PET-CT ist der traditionellen CT und MRT mit einer Sensitivität von 97 % in der Diagnostik intrahepatischer und extrahepatischer Malignome überlegen. Nicht nur visuelle Unterschiede in der Tumorgröße, sondern auch standardisierte Aufnahmewerte erlauben Rückschlüsse auf die weitere Prognose und die erwartbare Tumorantwort. Insbesondere neuroendokrine Tumoren lassen sich durch eine PET-CT, genauer eine ^{68}Ga-DOTATATE-PET-CT darstellen. Alternativ ist eine Somatostatin-Rezeptor-Szintigrafie möglich. Neuroendokrine Tumoren des Dünndarms und des rechtsseitigen Kolons sowie Phäochromozytome lassen sich

- *Bildgebung:*
  - *Sono:* bullaugenartige Metastasen (zentral echoreich)
  - *CT mit KM:* Verlaufskontrolle; ringförmige Läsionen, vaskuläre Muster je nach Tumor
  - *MRT* mit leberspezifischem KM: höchste Sensitivität, Goldstandard; Läsionen < 1 cm sichtbar
  - *PET-CT:* hohe Sensitivität (vor allem FDG-, DOTATATE-, DOPA-PET), aber nicht Standard bei kolorektalen Tumoren; bei NETs oft indiziert

ABB. 9.48

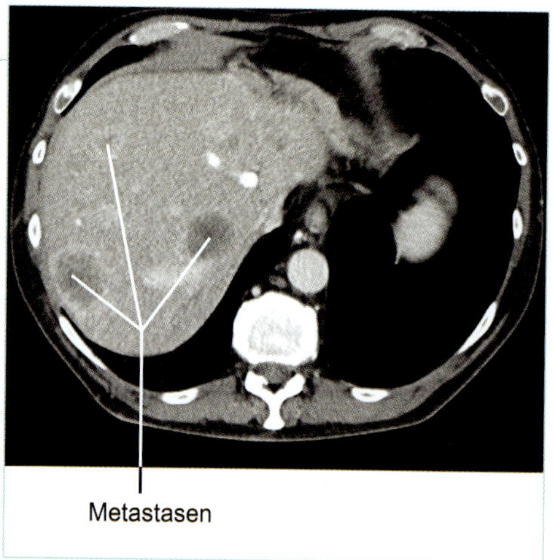

Abb. 9.48 Multiple Lebermetastasen (CT-Abdomen, portalvenöse Phase) [P1646]

ABB. 9.49

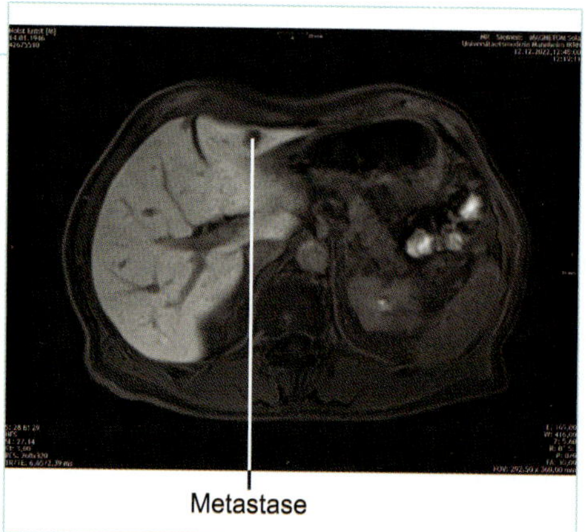

Abb. 9.49 Singuläre Lebermetastase in Segment III (MRT-Abdomen, T1-gewichtet) [P1646]

am besten durch eine ^{18}F-DOPA-PET-CT nachweisen. Finanzielle Aspekte sowie die nicht so häufig verfügbaren Geräte verhindern jedoch die Routineanwendung von PET-CT-Darstellungen bei kolorektalen oder nicht neuroendokrinen Tumoren.

- *3-D-Darstellung der Leber:* Sie kommt ebenfalls häufig zum Einsatz. Hieraus ergibt sich nicht nur die Operabilität von Grenzfällen, sondern sie lässt Rückschlüsse auf die postoperative Leberfunktion zu.

MERKE Die CT ist ein sicheres Standardverfahren bei Lebermetasen, im Nachweis jedoch der MRT unterlegen.

MERKE

Bei Unklarheit der Dignität oder der Tumorentität ist eine histologische Sicherung indiziert. Die **Biopsie** ist sowohl sonografisch als auch CT-gesteuert möglich. Ihre Bedeutung ergibt sich aus dem Paradigmenwechsel zu zunehmend maßgeschneiderten onkologischen Therapien mit vollständiger Mutationsanalyse der Tumoren und der zunehmenden Adressierung durch Immuntherapeutika. Gegenstand jüngerer Studien ist hierbei zusätzlich die Liquid Biopsy, die zur Charakterisierung des vollständigen Genoms des Tumors beiträgt und die klinische Entscheidungsfindung beeinflussen kann.

Bei Unklarheit ist eine *Biopsie* indiziert.

Therapie

Lebermetastasen sind eine äußerst heterogene Gruppe, daher richtet sich die Therapie nach der individuellen Tumorbiologie, also zum einen nach der zugrunde liegenden Neoplasie, aber auch nach den tumorspezifischen Mutationen. Zu beachten sind die individuelle Verfassung der Patientin und eventuelle Komorbiditäten wie eine vorbestehende Leberbeeinträchtigung. Jede elektive Resektion setzt eine vollständige Diagnostik und Staging des ursprünglichen Malignoms voraus.

Die Entscheidung, ob eine Patientin noch operabel ist, sollte eine hepatobiliäre Chirurgin treffen. Nur eine Expertin ist in der Lage, auch fortgeschrittenere Fälle zu beurteilen. Da die Chirurgie aktuell der wichtigste Prädiktor für das weitere Überleben ist, sollte man die Patientin in einem Zentrum vorstellen, in dem dann sämtliche Verfahren zur Verfügung stehen sollten, da sich die Behandlung multidisziplinär zusammensetzt.

Im Folgenden wird die Therapie der kolorektalen Lebermetastasen behandelt. Die Therapieverfahren sind auf viele andere Tumorentitäten übertragbar, auch wenn es gewisse Unterschiede gibt.

Therapie

- Therapie je nach Tumorbiologie, Primärtumor, Mutationen, Allgemeinzustand und Leberfunktion
- Grundvoraussetzung: vor elektiver Resektion vollständige Diagnostik und Staging
- Beurteilung durch hepatobiliäre Chirurgie-Expertin erforderlich, Vorstellung im spezialisierten Zentrum empfohlen (multidisziplinärer Ansatz)

MERKE Je nach Lage der Metastase sollte man patientenindividuell das potenziell beste Verfahren verwenden.

MERKE

Ablation

Verschiedene Optionen, wie z. B. die Radiowellenablation, die Mikrowellenablation, die Kryotherapie, die Thermoablation oder Elektrochemotherapie zur Ablation von Lebermetastasen können eingesetzt werden.

Ablation: Radiowellenablation, Mikrowellenablation, Kryotherapie, Thermoablation, Elektrochemotherapie

Chemo- oder Immuntherapie

Intention Eine Chemo- und Immuntherapie ist neoadjuvant (Verkleinerung des Tumors oder Stabilisierung der Situation), seltener adjuvant oder in palliativer Intention (bei ausgeprägten Befunden mit ubiquitärer bilobärer Ausbreitung) möglich. Ziel der Chemotherapie ist es, das Fortschreiten der Erkrankung zu verhindern oder zu verlangsamen. Eine komplette Heilung, also das vollständige Verschwinden des Tumors, ist aktuell eine Rarität.

Kolorektales Karzinom Sind kolorektale Metastasen nicht resezierbar, ist eine Chemotherapie indiziert. Hierbei gibt es verschiedene Schemata, wie 5-Fluorouracil in Kombination mit Irinotecan (FOLFIRI) oder Oxaliplatin (FOLFOX). Immuntherapeutika wie Bevacizumab (Target: Vascular Endothelial Growth Factor) oder Cetuximab/Panitumumab (Target: Epidermal Growth Factor) können dabei in Abhängigkeit vom Mutationsstatus, besonders des K-RAS-Status, bei metastasiertem Kolorektalkarzinom eingesetzt werden (s. a. ➤ Kap. 9.4.5).

Neuroendokrine Tumoren Bei neuroendokrinen Tumoren können Sunitinib (Tyrosinkinaseninhibitor) und Everolimus (mTOR-Inhibitor) eingesetzt werden.

GIST Die Therapie bei inoperablen oder metastasierten GIST zielt auf den Tyrosinkinasehemmer Imatinib ab (➤ Kap. 6.6). Hier gibt es noch viele weitere Immuntargets.

Chemo- oder Immuntherapie:

- *Intention:* meist neoadjuvant (Downsizing/Stabilisierung), seltener adjuvant oder palliativ
- *Kolorektales Karzinom:* bei Nichtresektabilität → Chemotherapie (z. B. FOLFIRI, FOLFOX), ggf. Immuntherapie

Operative Therapie: primär anzustrebende Therapieform

Operative Therapie

Indikationen Die operative Therapie ist primär anzustreben und gilt als Goldstandard bei **kolorektalen Lebermetastasen.** Der Anteil an Patientinnen, die operiert werden, hat in den letzten 2 Jahrzehnten aufgrund verbesserter operativer Techniken und weniger restriktiven Ausschlusskriterien für Operationen kontinuierlich zugenommen. Ebenso ist eine primäre Sanierung der Leber mit anschließender Resektion des Primarius (Liver-First-Approach) ein etabliertes Konzept. Auch bei **neuroendokrinen Tumoren** ist eine lokale Sanierung indiziert, da sich dies als überlegen im Vergleich mit leberspezifischer Targettherapie oder auch keiner Therapie zeigte. Bei **nichtkolorektalen und nichtneuroendokrinen Tumoren** bestimmt erneut die abschließende Histologie die definitive Operationsindikation und später auch die Prognose.

MERKE

MERKE Je nach Tumorbiologie und Ausbreitung besteht die Möglichkeit einer ablativen Therapie, einer Chemo- oder Immuntherapie, einer radiochirurgischen Therapie oder einer chirurgischen Therapie. Die Resektion ist bei kolorektalen Lebermetastasen der Goldstandard. Bestrahlung ist bislang eine untergeordnete Option. In seltenen Fällen wird eine Lebertransplantation erwogen.

Operationsverfahren: meist einzig kurativer Ansatz, wichtig ist ein anschließender Funktionserhalt der Leber; möglich sind z. B. Segmentresektion, Sektorektomie (➤ Abb. 9.50), Hemihepatektomie

Operationsverfahren Die operative Therapie der Lebermetastasen ist in den meisten Fällen die einzige kurative Behandlung. Hierbei ist entscheidend, in welchen Bereichen die Metastase angesiedelt ist, ob sie einen Bezug zu Gefäßen oder Gallengängen oder extrahepatischen Organen hat und ob eine ausreichende Leberfunktion nach der Operation gegeben ist. Außerdem ist die Grunderkrankung relevant, denn während bei einer gesunden Leber bis zu 75 % des Lebergewebes ohne Funktionseinbuße entfernt werden können, ist dies z. B. bei einer Leberzirrhose nicht mehr der Fall. Ein minimalinvasives und/oder roboterassistiertes Vorgehen ist zu bevorzugen. Von der atypischen, der anatomischen Segmentresektion über die Sektorektomie bis hin zur Hemihepatektomie gibt es operativ viele Möglichkeiten (➤ Abb. 9.50).

ABB. 9.50

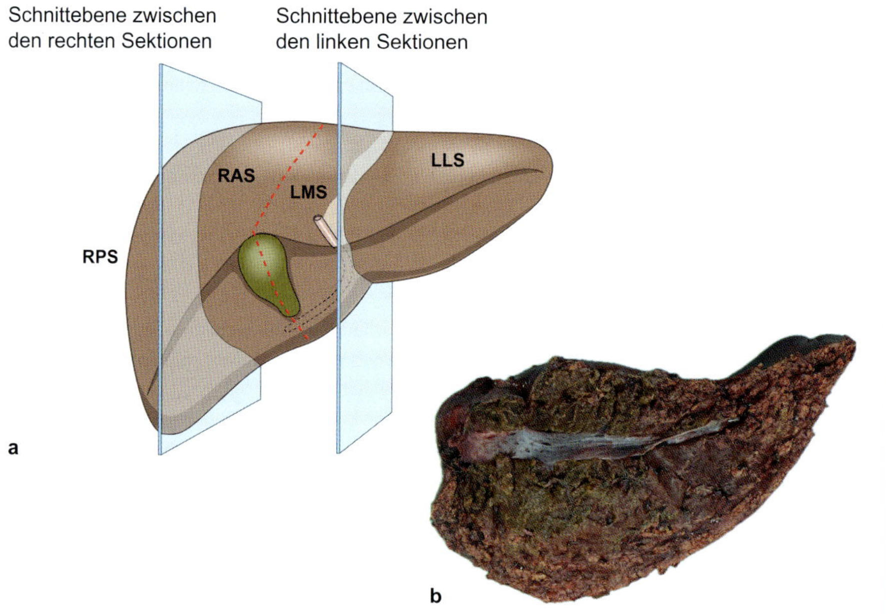

Abb. 9.50 Sektionen der Leber und Sektorektomie
a) Einteilung der Sektionen nach der Brisbane-Klassifikation; RPS = „right posterior section", RAS = „right anterior section", LMS = „left middle section", LLS = „left lateral section"; gestrichelte Linie = Grenze der Hemihepatektomie [F726-004]
b) Resektat Segment 6/7. Zu sehen ist die rechte Lebervene, die als Grenze zwischen dem rechts anterioren (Segment 5/8) und dem rechts posterioren (Segment 6/7) Sektor gilt. [P1646]

MERKE

MERKE Ziel ist immer eine Tumorfreiheit in der Leber zu erlangen und gleichzeitig so viel gesundes Leberparenchym wie möglich zu belassen. Dafür können auch mehrere Verfahren kombiniert werden, wie z. B. die OP mit Ablation.

Häufig liegt bei Erstdiagnose eine Metastasierung in mehreren Segmenten vor. Eine einzelne Operation ist dann nicht möglich, da zu wenig Lebergewebe übrig bleiben und das Risiko eines postoperativen Leberversagens bestehen würde. Daher gibt es mittlerweile verschiedene Möglichkeiten, die Leber wieder wachsen zu lassen. Zu den wichtigsten Methoden gehören die Pfortaderembolisation oder das ALPPS-Verfahren (ALPPS = „association of liver partition with portal vein ligation for staged hepatectomy"), mit denen eine ausreichende Hypertrophie des gesunden Restgewebes erzielt werden kann. Somit ist auch eine initial „inoperable" Leber in mehreren Schritten wieder operabel.

MERKE Die chirurgische Resektion ist meist die einzige kurative Behandlungsoption. Ein minimalinvasives Vorgehen ist zu bevorzugen. Gegebenenfalls ist ein zweizeitiges Vorgehen erforderlich, damit die Leber regenerieren kann und man postoperativ genügend gesundes Lebergewebe hat.

9.7.2 Primäre Lebertumoren

Christoph Reißfelder

9.7.2.1 Grundlagen

Die Unterscheidung zwischen Lebermetastasen und primären Tumoren der Leber ist wichtig, da es sich bei Metastasen um eine Erkrankungssituation im UICC-Stadium 4 handelt, während sich die Erkrankung bei einem Primärtumor der Leber initial nur in der Leber befindet.

Klinik und Diagnostik

Anamnese In der Regel werden gutartige Lebertumoren nur als Zufallsbefund bei einer Routinekontrolle entdeckt. Der entscheidende Schritt ist dann die Abklärung zwischen einer malignen und einer benignen Raumforderung der Leber, um ggf. eine weitere Therapie zu veranlassen.

Symptome Lebertumoren verursachen häufig keinerlei Beeinträchtigung. Mögliche unspezifische Symptome sind Schmerzen im Oberbauch (nicht kolikartig), unspezifische Bauchbeschwerden und eine B-Symptomatik (Fieber, Gewichtsverlust, Nachtschweiß) bei infektiologischer Ursache. Ein Ikterus kann bei einer zentralen Okklusion der Gallenwege gesehen werden. Zeichen der Leberfunktionsbeeinträchtigung (➢ Kap. 9.7.1) kommen nur bei sehr ausgeprägten Befunden vor.

Apparative Diagnostik Es werden die gleichen **Laboruntersuchungen** gemacht wie bei Lebermetastasen (➢ Kap. 9.7.1). Zusätzlich sollte bei zystischen Raumforderungen noch ein Echinokokken-Antikörper (IgG) bestimmt werden. Bei den **bildgebenden Verfahren** kommen die Sonografie und die Schnittbildverfahren infrage:

- *Sonografie:* Die transabdominelle Sonografie gilt aufgrund ihrer ubiquitären Verfügbarkeit und der fehlenden Invasivität als Basisuntersuchtung. Mit einer Kontrastmittelsonografie können bereits viele Raumforderungen diagnostisch weiter abgeklärt werden. Hier haben Hämangiome, Zysten und eine fokal noduläre Hyperplasie typische Zeichen. Schwieriger wird die Abgrenzung von Adenomen zu malignen Erkrankungen und die Unterscheidung zwischen Leberzysten und einer Echinokokkose.
- *CT des Abdomens mit Kontrastmittel:* Sie hat den Vorteil der lokalen Abgrenzung der Raumforderung zu den Gefäßen und anderen Strukturen (➢ Kap. 9.7.1).
- *MRT des Abdomens mit Kontrastmittel:* Die MRT ist besonders sensibel für den Nachweis von Lebermetastasen und anderen intrahepatischen Pathologien. Ein leberspezifisches Kontrastmittel ist der aktuelle Goldstandard in der Diagnostik. Läsionen bis < 1 cm sind nachweisbar.

Bei Unklarheit der Dignität oder der Tumorentität ist eine histologische Sicherung indiziert. Die **Biopsie** ist sowohl sonografisch als auch CT-gesteuert möglich. Bei gutartigen Tumoren der Leber dient sie zur Diagnosesicherung, bei malignen Prozessen kann ggf. eine neoadjuvante Therapie aufgrund der Ergebnisse eingeleitet werden.

Therapie

Zu unterscheiden sind benigne und maligne Tumoren. Bei gutartigen Tumoren der Leber wird initial, solange diese nicht symptomatisch sind, eine konservative, abwartende Therapie empfohlen. Dies kann sich ändern bei einer Größenzunahme oder neuer Symptomatik wie Schmerz oder Druck auf Gangstrukturen. Bei malignen primären Tumoren der Leber jedoch ist eine Therapie unabdingbar, wenn ein kurativer Ansatz gewählt werden soll.

Die operative Therapie und die Herangehensweise unterscheiden sich prinzipiell nicht von der bei Lebermetastasen (➢ Kap. 9.7.1). Beachtet werden muss das nach einer Resektion verbleibende Lebergewebe

Studentische Sicht

Oft bei Diagnose bereits Metastasierung in mehreren Segmenten! Verschiedene Verfahren zur Anregung des Leberwachstums nach umfassender Resektion wie z. B. die Pfortaderembolisation verfügbar.

MERKE

9.7.2 Primäre Lebertumoren

9.7.2.1 Grundlagen

Unterscheide Metastasen von Primärtumoren

Klinik und Diagnostik

Symptome: oft *asymptomatisch*, ggf. unspezifische Allgemeinsymptome, Zeichen der Leberfunktionsstörung

Diagnostik: Sonografie, CT, MRT; oft *Zufallsbefund*

Bei Unklarheit ist eine Biopsie indiziert.

Therapie

- Benigne Tumoren müssen oft nicht behandelt werden.
- Maligne Tumore werden individuell therapiert.
- Eine Lebertransplantation ist bei einem hepatozellulären Karzinom möglich!

(ausreichende Funktion). Ein weiterer wichtiger Punkt in der Unterscheidung der Therapie ist eine mögliche Transplantation (entsprechend den Kriterien), die bei einem hepatozellulären Karzinom (HCC) möglich ist, bei Lebermetastasen aber nur in Ausnahmefällen (hier laufen aktuell Studien).

9.7.2.2 Benigne Lebertumoren

NKLC

Benigne Tumoren der Leber

Kompetenzebene: **1**, klin. Diagnostik, app. Diagnostik, Therapie, Notfall, Management

Die häufigsten benignen Lebertumoren sind Adenome, die fokal noduläre Hyperplasie (FNH), Hämangiome, Leberzysten, Echinokokkose mit Leberzysten und Abszesse.

Leberadenom

Hepatozelluläre Adenome (HCA) werden hauptsächlich bei Frauen im gebärfähigen Alter gefunden. Die Einnahme von Kontrazeptiva über mehr als 5 Jahre ist der Hauptrisikofaktor. Bei jungen Männern ist insbesondere Anabolikagebrauch eine Ursache. Das Geschlechterverhältnis beträgt laut Literatur ca. 7:1 (Frauen:Männer).

Aktuell werden 5 histologische Subtypen von HCAs unterschieden. Der häufigste ist der inflammatorische Subtyp (40–50 %). Der β-Catenin-HCA-Subtyp (in ca. 10 % der Fälle) hat ein hohes Risiko zur Transformation in ein hepatozelluläres Karzinom.

Klinik und Diagnostik

Der inflammatorische Subtyp ist mit einer Steatohepatose, Übergewicht und einem metabolischen Syndrom vergesellschaftet. Das beste Diagnostikum ist die MRT.

Therapie

Da eine Unterscheidung in die verschiedenen Subtypen oder maligne Prozesse teilweise nur sehr schwierig gelingt, wird bei der Therapieindikation folgender Algorithmus angewandt:

- Bei Männern wird eine OP-Indikation gestellt, unabhängig von der Größe des Adenoms.
- Bei Frauen werden zuerst die Antikonzeptiva abgesetzt und es wird ein Gewichtsverlust angestrebt. Wird das Adenom dadurch kleiner, kann die konservative Therapie fortgesetzt werden. Ab einer Größe von ≥ 5 cm, oder bei Größenzunahme, wird ebenfalls eine Resektion empfohlen.

Fokal noduläre Hyperplasie (FNH)

Die FNH ist der zweithäufigste gutartige Lebertumor mit einer Inzidenz von 0,3–3 %. Auch hier sind orale Kontrazeptiva und somit der Hormonstatus ausschlaggebend und führen zur einer hohen femininen Prädominanz von 9:1. Es gibt keinen Anhalt dafür, dass eine FNH maligne transformiert.

Klinik und Diagnostik

Bei den meisten Personen mit einer FNH ist diese asymptomatisch. Wie bei den Adenomen ist die MRT die diagnostische Methode der Wahl. Charakteristisch zeigt sich ein zentraler Bindegewebsnidus mit einer starken Vaskularisation.

Therapie

Meist wird die FNH konservativ behandelt. Lediglich, wenn es zu einem deutlichen Größenzuwachs kommt oder die Läsion symptomatisch wird, ist eine operative Therapie indiziert. Dabei wird, wann immer möglich, ein parenchymsparendes Vorgehen bevorzugt.

Leberhämangiom

Leberhämangiome sind die häufigsten gutartigen Lebertumoren mit einer Inzidenz zwischen 3 und 20 %. Sie variieren in ihrer Größe zwischen wenigen Millimetern bis zu über 30 Zentimetern. Trotz einer Frau-Mann-Ratio von 5:1 gibt es keinen Hinweis auf einen Hormoneinfluss wie bei Adenomen oder der FNH.

9.7.2.2 Benigne Lebertumoren

Adenome, fokal noduläre Hyperplasie (FNH), Hämangiome, Leberzysten, Echinokokkose, Zysten und Abszesse

Leberadenom

Oft bei Frauen im gebärfähigen Alter; teilweise Risiko zur Transformation in ein HCC

Diagnostik: MRT

Therapie: bei Männern → Operation, bei Frauen → zunächst Modifikation von Risikofaktoren, Verlaufskontrolle und bei > 5 cm Operation

Fokal noduläre Hyperplasie (FNH)

Oft Frauen betroffen, kein Anhalt für maligne Transformation

Diagnostik: MRT

Therapie: i. d. R. konservatives Vorgehen

Leberhämangiom

Häufig! Oft Frauen betroffen

Klinik und Diagnostik

Meist handelt es sich bei Leberhämangiomen um Zufallsbefunde. In der Regel sind sie gut mit kontrastmittelunterstütztem Ultraschall nachzuweisen und zu differenzieren. Ansonsten hilft eine MRT-Untersuchung.

Diagnostik: i. d. R. Zufallsbefunde; KM-Sonografie und MRT

Therapie

Kleine Läsionen bis zu einem Durchmesser von 5 cm werden konservativ behandelt. Bei einem Durchmesser von 5 bis 10 cm sollte die Größe regelmäßig kontrolliert werden und ab einer Größe von 10 cm oder bei einer Symptomatik wird eine Resektion empfohlen. Eine Resektion kommt auch bei einer erhöhten Rupturgefahr, wie z. B. bei Kontaktsportarten, infrage. Wenn möglich, wird das Hämangiom enukleiert. Dies ist mit einer präoperativen Embolisation der großen zuführenden Gefäße im Vorfeld möglich.

Therapie: konservativ bei kleiner Läsion (< 5 cm), sonst ggf. Verlaufskontrolle oder Resektion (> 10 cm oder bei Rupturrisiko)

Leberzysten

Leberzysten bedürfen keiner besonderen Therapie, solange sie nicht symptomatisch sind. Ansonsten werden diese in der Regel entdeckelt, ohne eine weiterführende Resektion.

Leberzysten

Keine Therapie notwendig, solange asymptomatisch

Leberabszesse

Bei einem Leberabszess steht immer im Raum, welche Ursache er hat. Diese sollte mitbeseitigt werden. Meist handelt es sich um einen intraabdominell streuenden Abszess oder einen cholangiogen bedingten Fokus. Auch Parasiten sollten ausgeschlossen werden (Amöben). Leberabszesse müssen drainiert und eine Antibiotikatherapie begonnen werden.

Leberabszesse

Frage dich vor allem nach der Ursache. Therapie durch Drainage und Antibiotika

Echinokokkose

Die Echinokokkose ist eine Infektion mit einem Bandwurm der Gattung Echinococcus. Dabei ist zwischen dem *Echinococcus multilocularis* (Fuchsbandwurm) und dem *Echinococcus granulosus* (Hundebandwurm) zu unterscheiden. Eine Infektion entsteht durch den Verzehr von Eiern der Würmer. Die Larven bohren sich dann durch die Darmschleimhaut und gelangen über die Pfortader in die Leber. Dort bilden sich dann die Echinokokkuszysten.

Echinokokkose

Bandwurminfektion; bilden Echinokkokkuszysten in der Leber

Klinik und Diagnostik

Die Symptome entstehen durch das progrediente Wachstum der Zysten. Beim Fuchsbandwurm (➤ Abb. 9.51) wachsen die Zysten invasiv, d. h. sie dringen in das Lebergewebe ein. Beim Hundebandwurm wachsen die Zysten hingegen verdrängend. Die Diagnostik umfasst neben der Leberbildgebung serologische Verfahren wie einen ELISA oder eine indirekte Immunfluoreszenz (IgG-Echinokokken-Antikörper).

Symptome: durch das Wachstum der Zysten (➤ Abb. 9.51)
Diagnostik: Bildgebung, Serologie

ABB. 9.51

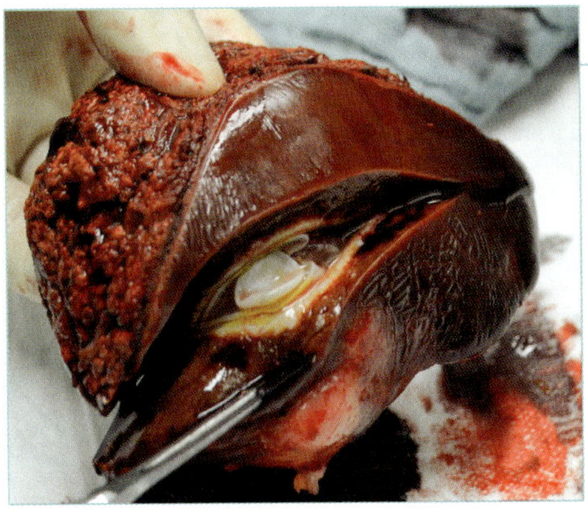

Abb. 9.51 *Echinococcus multilocularis* mit Hydatide [P1646]

Therapie

Bei einem Nachweis wird meist zuerst mit Albendazol behandelt. Die operative Therapie besteht bei *Echinococcus multilocularis* aus einer kompletten Resektion der Zyste – ähnlich wie bei einem malignen Tumor – mit einem Sicherheitsabstand (invasives Wachstum). Beim *Echinococcus granulosus* hingegen genügt eine Zystenentdeckelung, das Absaugen des Inhalts und dann Ausspülen mit einer 10 % NaCl-Lösung.

Therapie: Albendazol, dann operative Zystenentfernung

9.7.2.3 Maligne Lebertumoren

Am häufigsten sind das hepatozelluläre Karzinom (HCC) und das cholangiozelluläre Karzinom (CCC).

Hepatozelluläres Karzinom (HCC)

Steigende Inzidenz! Risikofaktoren sind Hepatitis B und C, Alkohol, Leberzirrhose, Steatohepatitis

Klinik und Diagnostik: regelmäßige Früherkennungsuntersuchungen bei Hepatitiserkrankten, Zirrhose oder Fibrose mittels Sonografie

Therapie und Management: Therapie abhängig von Zirrhose, Tumorgröße und -anzahl, Metastasierung und Gefäßinvasion (➤ Abb. 9.52):

- Leberzirrhose + zutreffende Milan-Kriterien: Vorstellung im Transplantationszentrum
- Ohne Zirrhose → Resektion indiziert (Details ➤ Kap. 9.7.1)

CAVE

KOMPETENZBASIERTES VORGEHEN

Cholangiozelluläres Karzinom (CCC)

Unterscheide:

- Extrahepatisches CCC
- Klatskin-Tumoren

9.7.2.3 Maligne Lebertumoren

NKLC

Primäre und sekundäre maligne Tumoren der Leber

Kompetenzebene: **2**, klin. Diagnostik, app. Diagnostik, Therapie, Notfall, **Management**

Die häufigsten malignen primären Lebertumoren sind das hepatozelluläre Karzinom (HCC) und das cholangiozelluläre Karzinom (CCC). Die Symptome und die Diagnostik sind in ➤ Kap. 9.7.2.1 dargestellt. Zusätzlich kommt es bei extrahepatischen Gallengangstumoren frühzeitig zu einem Ikterus. Hier ist neben der Bildgebung auch eine ERCP ein wegweisendes Diagnostikum, ggf. mit Bürstenzytologie.

Hepatozelluläres Karzinom (HCC)

Die Inzidenz des HCC ist in den letzten Jahren deutlich angestiegen. Risikofaktoren sind eine chronische Hepatitis-B- oder -C-Infektion (HBV oder HCV) und der Alkoholkonsum mit konsekutiver Leberzirrhose. Ein weiterer Faktor ist die Steatohepatitis, die besonders bei adipösen Patientinnen anzutreffen ist.

Klinik und Diagnostik

Klinik und Diagnostik sind bei den Grundlagen der primären Lebertumoren in ➤ Kap. 9.7.2.1 dargestellt. Bei einer Fibrose der Leber und einer chronischen HCV-Infektion sollten regelmäßige Früherkennungsuntersuchungen angeboten werden. Dies gilt auch für Patientinnen mit einer Leberzirrhose im Stadium Child-Pugh A und B. Hierbei dient eine Sonografie alle 6 Monate als Standard. Zusätzlich kann der AFP-Wert (AFP = α-Fetoprotein) als Tumormarker mitbestimmt werden. Neben dem Ultraschall mit Kontrastmittel dienen auch die CT und insbesondere die MRT als bildgebende Methoden.

Therapie und Management

Der Therapiealgorithmus für das HCC ist in ➤ Abb. 9.52 dargestellt. Wichtig ist bei einem HCC zu wissen, dass **Patientinnen mit einer Leberzirrhose,** bei denen die sog. Milan-Kriterien (Mailand-Kriterien) zutreffen, in einem Transplantationszentrum vorgestellt werden sollten. Die Milan-Kriterien für eine Lebertransplantation sind: ein singulärer Leberherd mit einem Durchmesser bis zu 5 cm oder maximal 3 Herde bis zu 3 cm. Dazu kommen noch keine extrahepatische Manifestation (cN0M0) und keine makrovaskuläre Gefäßinvasion (cV0). Ab einem Alter von > 65 Jahren sollte die Indikation zu einer Lebertransplantation besonders sorgfältig geprüft werden. Bei **Patientinnen ohne Leberzirrhose** ist eine Resektion indiziert (s. a. ➤ Kap. 9.7.1). Weitere mögliche Verfahren sind in ➤ Kap. 9.7.1 beschrieben.

CAVE Bei Patientinnen mit einer Leberzirrhose kann die Leberfunktion deutlich eingeschränkt sein, sodass das Resektionsausmaß ggf. angepasst werden muss, um ein postoperatives Leberversagen zu vermeiden.

KOMPETENZBASIERTES VORGEHEN (NKLC)

Management

- **Erstversorgung:** Risikofaktoren beachten, Frühdiagnostik
- **Entscheidungsfindung:** Leitlinie HCC, liegt eine Leberzirrhose vor
- **Prinzipien der Versorgung:** Resektion oder TPL, ggf. TACE oder Ablation
- **Nachbehandlung:** in Abhängigkeit vom Tumorstadium
- **Erfolgsparameter:** Langzeitüberleben
- **Komplikationen:** Leberversagen, Galleleckage, Nachblutung

Cholangiozelluläres Karzinom (CCC)

Beim Gallengangskarzinom oder cholangiozellulären Karzinom lässt sich je nach Lage ein intrahepatisches CCC, ein extrahepatisches CCC und der Klatskin-Tumor (Sonderform, liegt im Bereich der Hepatikusgabel) unterscheiden. Beim Klatskin-Tumor gibt es 4 verschiedene Typen: 1 = Ductus hepaticus ohne Affektion der Gabel, 2 = Beteiligung der Hepatikusgabel, 3a = reicht auf der rechten Seite bis an die Segmentgänge heran, 3b = reicht auf der linken Seite bis an die Segmentgänge heran, 4 = Hepatikusgabel ist beidseits bis in die Segmentgänge betroffen.

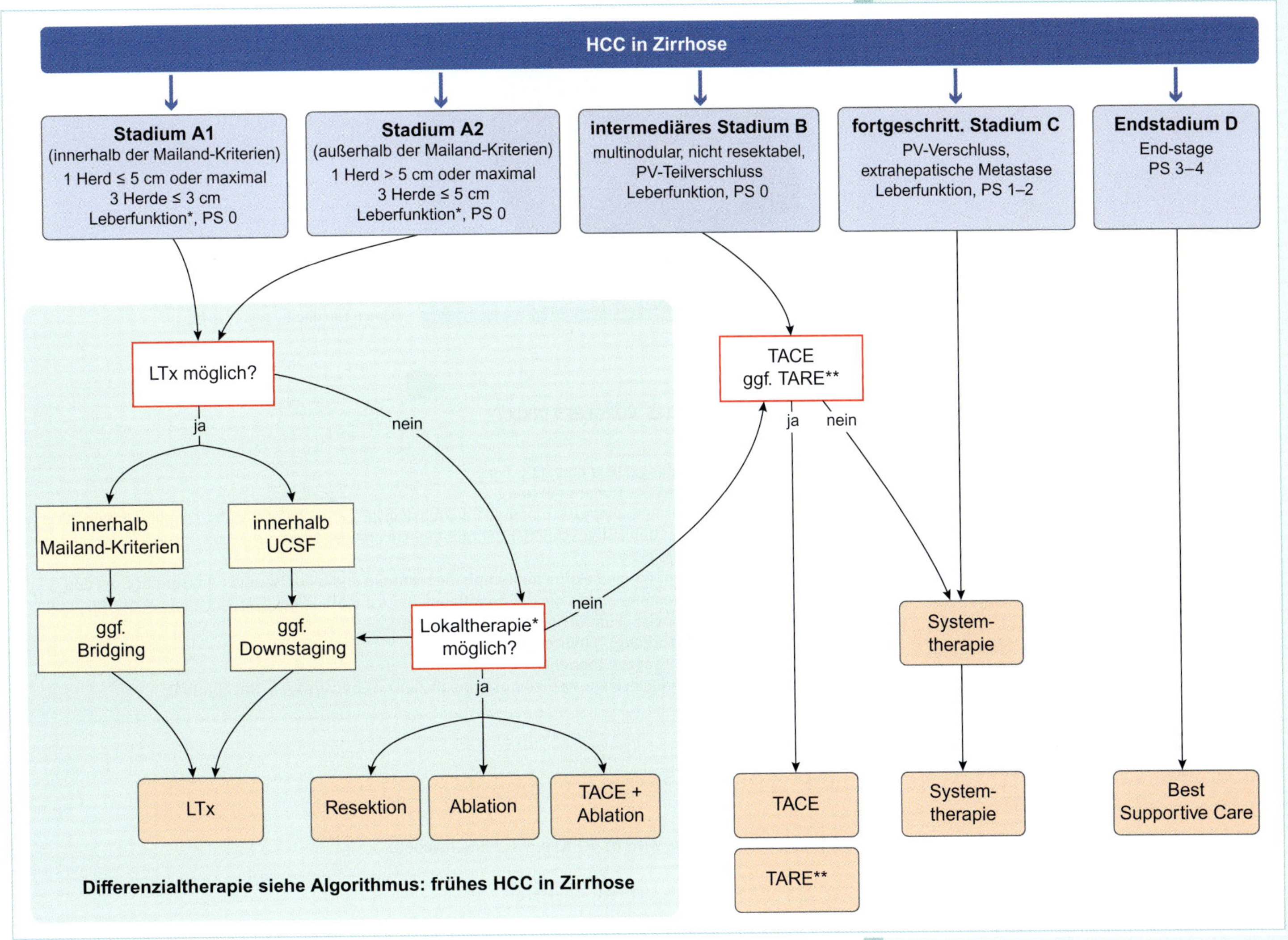

Abb. 9.52 Therapiealgorithmus HCC in Zirrhose; LTx = Lebertransplantation, PV = Portalvene, PS = Progressive Disease, TACE = transarterielle Chemoembolisation, TARE = transarterielle Radioembolisation, UCSF = University of California, San Francisco; * = Resektion, Ablation, TACE + Ablation, ** = kann nach Beschluss des Tumorboards bei Patientinnen mit erhaltener Leberfunktion im intermediären HCC-Stadium anstelle einer TACE eingesetzt werde[L157]

Klinik und Diagnostik

Klinik und Diagnostik sind bei den Grundlagen der primären Lebertumoren in ➢ Kap. 9.7.2.1 dargestellt.

Klinik und Diagnostik: ➢ Kap. 9.7.2.1

Therapie und Management

Das **intrahepatische CCC** (➢ Abb. 9.53) wird chirurgisch behandelt wie Lebermetastasen oder ein HCC. Das Grundprinzip ist die Resektion des Tumors in sano (➢ Kap. 9.7.1). Beim **extrahepatischen CCC** wird ein distales, papillennahes CCC wie ein Pankreaskopfkarzinom behandelt, d. h. die Therapie der Wahl ist eine Pankreaskopfresektion, idealerweise pyloruserhaltend (➢ Kap. 9.8.2). Bei Karzinomen des Ductus choledochus ohne Beteiligung des Pankreas ist eine reine Gallengangsresektion mit anschließender biliodigestiver Anastomose in Roux-Y-Technik möglich. Diese alleinige Tumorlokalisation ist aber sehr selten. Bei **Klatskin-Tumoren** ist die einzige potenziell kurative Therapie die Operation. Bei Typ 1 und 2 kann eine Gangresektion mit Lymphadenektomie und Anlage einer biliodigestiven Anastomose ausreichen. Da der Tumor meist erst entdeckt wird, wenn es sich bereits um einen Typ 3 handelt, ist eine Hemihepatektomie der betroffenen Seite mit biliodigestiver Anastomose der gesunden Seite erforderlich. Bei einem Typ-4-Karzinom ist nur noch selten eine operative Therapie möglich. Diese Tumoren sollten nur in spezialisierten Leberzentren operiert werden.

Therapie und Management:
- Intrahepatische CCC (➢ Abb. 9.53) → analog zu anderen Lebertumoren (➢ Kap. 9.7.1)
- Extrahepatische CCC → wie Pankreaskarzinome (➢ Kap. 9.8.2)
- Klatskin-Tumoren → Operation ist einziger kurativer Ansatz

ABB. 9.53

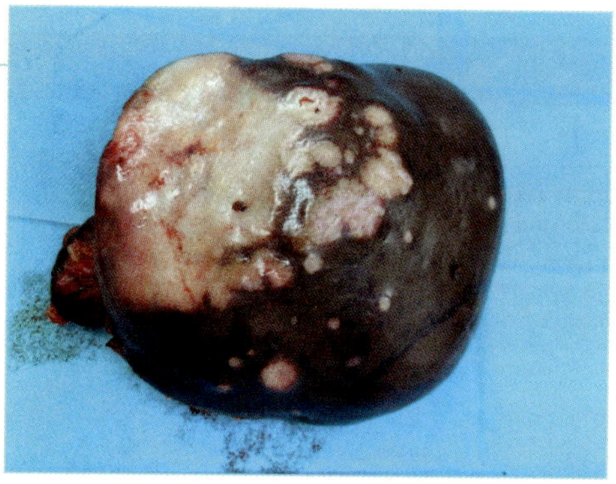

Abb. 9.53 Intrahepatisches CCC. Typisch sind dabei die kleinen Satellitenherde. [P1646]

KOMPETENZBASIERTES VORGEHEN

KOMPETENZBASIERTES VORGEHEN (NKLC)

Management

- **Entscheidungsfindung:** OP je nach CCC-Typ:
  - Intrahepatisches CCC: Tumorresektion
  - Extrahepatisches CCC: pyloruserhaltende Pankreaskopfresektion beim distalen, papillennahen CCC, Gallengangsresektion mit anschließender biliodigestiver Anastomose in Roux-Y-Technik beim Ductus-choledochus-Karzinom
  - Klatskin-Tumoren: Gangresektion mit Lymphadenektomie und biliodigestiver Anastomose bei den Typen 1 und 2, Hemihepatektomie der betroffenen Seite mit biliodigestiver Anastomose der gesunden Seite bei Typ 3, meist keine OP mehr möglich bei Typ 4
- **Prinzipien der Versorgung:** Tumorresektion
- **Erfolgsparameter:** Langzeitüberleben
- **Komplikationen:** Galleleckage, Anastomoseninsuffizienz, Leberversagen, Nachblutung

9.8 Pankreas

9.8 Pankreas

Die akute Pankreatitis wird in ➤ Kap. 9.1.2 beschrieben.

9.8.1 Chronische Pankreatitis

9.8.1 Chronische Pankreatitis

Melissa Harbrücker

NKLC Kompetenzebene: **1**, klin. Diagnostik, app. Diagnostik, Therapie, Notfall, Management

Rezidivierende Entzündungsschübe = fibrotischer Umbau = Funktionsverlust (exokrin + endokrin)

Neben einer akuten Entzündung kann die Bauchspeicheldrüse auch chronisch entzündlich verändert sein. Man spricht von einer chronischen Pankreatitis, sobald rezidivierende Entzündungsschübe vorliegen, durch die es zu einem fibrotischen Umbau des Bindegewebes kommt. Mögliche Folgen des fibrotischen Umbaus sind Einschränkungen bis hin zum Verlust der endokrinen sowie exokrinen Funktionen des Pankreas.

Ätiologie:
- Häufigste Ursache: Alkohol (50–84 %), Tabak beschleunigt Progression (z. B. Kalzifikationen)
- Weitere Ursachen: Autoimmunerkrankungen, Malignome, Hyperparathyreoidismus

Pankreatitis wird zunehmend als Kontinuum gesehen, nicht strikt in akut vs. chronisch getrennt.

Ätiologie Die Ätiologie der chronischen Pankreatitis ist nicht ganz geklärt. Die früher scharfe Trennung zwischen akuter und chronischer Entzündung wird zunehmend verlassen und die Pankreatitis eher als ein Kontinuum aufgefasst (s. a. ➤ Kap. 9.1.2). Aus epidemiologischer Sicht stellt der übermäßige Alkoholkonsum mit 50–84 % – häufig in Kombination mit Tabakkonsum – die häufigste Ursache einer chronischen Pankreatitis dar. Es konnte gezeigt werden, dass Tabakkonsum das Fortschreiten der Erkrankung, z. B. durch Zunahme von Kalzifikationen, signifikant beschleunigt. Weitere gesicherte Ursachen sind Autoimmunerkrankungen, ein primärer Hyperparathyreoidismus sowie Malignome. Aus experimenteller Sicht wird die Pathogenese auf Zellebene untersucht, hierbei spielen infiltrierende Entzündungszellen, Stress des endoplasmatischen Retikulums, eine verfrühte Aktivierung von Verdauungsproteasen, aber auch eine überschießende Fibrogenese und Keimbahnmutationen eine Rolle. Bei Verdacht auf eine vorliegende zystische Fibrose (Mukoviszidose) sollte beispielsweise das CFTR-Gen untersucht werden.

MERKE Die häufigste Ursache der chronischen Pankreatitis ist der Alkoholabusus. In 9–60 % der Fälle kann keine Ursache gefunden werden, die Pankreatitis wird dann als idiopathisch beschrieben.

Epidemiologie Die weltweite Inzidenz der chronischen Pankreatitis liegt bei 10/100.000, also deutlich unter der der akuten Pankreatitis. Von den betroffenen Patientinnen können 33 % ihren erlernten Beruf nicht mehr ausüben und ca. 40 % werden durch die beeinträchtigende Erkrankung arbeitslos.

Klassifikation Für die Klassifikation der chronischen Pankreatitis gibt es verschiedene Systeme, die ihren Schwerpunkt auf jeweils unterschiedliche Faktoren legen, wie z. B. die Ätiologie, die Symptomatik, die Funktion oder die Morphologie. Für die morphologische Beurteilung der Parenchymveränderungen bei einer chronischen Pankreatitis wird die **Cambridge-Klassifikation** empfohlen (➢ Tab. 9.34). Sie ist für jedes bildgebende Verfahren unterschiedlich definiert.

Tab. 9.34 Klassifikation der chronischen Pankreatitis nach Cambridge: Endosonografie [F865-005]

Cambridge-Grad	Bedeutung
Cambridge 0	Keine Veränderungen
Cambridge 1	Wabig lobulierte Textur – honigwabenartig, Gang < 3 mm
Cambridge 2	Hyperechogener Gang, hyperechogene Foci, echodichte Kontur, Gang < 3 mm
Cambridge 3	Wabig lobuliert, septiert, hyperechogene Foci, Gang > 3 mm, irregulärer Gang, keine Gangsteine
Cambridge 4	Wie 3 und Verkalkungen, Gangsteine, Zyste

Zudem existiert der **COPP-Score** (COPP = „chronic pancreatitis prognosis") zur Prognoseabschätzung, hierbei spielen beispielsweise die Krankenhausverweildauer sowie die Wiederaufnahmerate innerhalb von 12 Monaten eine Rolle.

Komplikationen Die chronische Pankreatitis geht mit einem erhöhten Risiko für ein Pankreaskarzinom einher. Zu den typischen weiteren Komplikationen gehören neben einer Mangelernährung auch Pankreasgang- und Duodenalstenosen und damit verbunden auch die Kompression bzw. Abflussstörung der Gallenwege. Auch Gefäßkomplikationen wie akute Blutungen können als Folge auftreten.

Klinik und Diagnostik

Anamnese Die Anamnese spielt bei der Diagnosestellung eine entscheidende Rolle. Chronische Oberbauchschmerzen in Kombination mit Alkohol- und/oder Tabakkonsum sollten an eine chronische Pankreatitis denken lassen. Zudem spielt die Familienanamnese vor allem bei jungen Patientinnen eine entscheidende Rolle. Bekannte Immundefekte sind ebenfalls von hoher Relevanz.

Symptome Das Leitsymptom der Erkrankung ist der chronische Oberbauchschmerz. Die weiteren Symptome (➢ Tab. 9.35) sind durch den zunehmenden Parenchymverlust und die damit bedingten Ausfälle der einzelnen Pankreasfunktionen bedingt.

Tab. 9.35 Symptomatik bei chronischer Pankreatitis

Gruppe	Symptome
Allgemein	• 80–90 % chronische Oberbauchbeschwerden • 10–20 % unspezifische Bauchbeschwerden • Flatulenz • Übelkeit, Erbrechen • Gewichtsverlust, Mangelernährung, Kachexie • Nach langjähriger Malabsorption/Maldigestion: Typ-IV-Nahrungsmittelallergie
Exokrine Pankreasinsuffizienz (meist spät im Verlauf, erst bei weniger als 10 % der ursprünglichen Enzymsekretion)	• Ungewollter Gewichtsverlust • Steatorrhö • Unzureichende Resorption der fettlöslichen Vitamine A, D, E und K • Verändertes Darm-Mikrobiom mit bakterieller Fehlbesiedelung • Verringerte kognitive Funktion und eingeschränkte Leistungsfähigkeit • Verringerte Lebensqualität
Endokrine Pankreasinsuffizienz	• Verminderte Glukosetoleranz mit Blutzuckerschwankungen • Manifester Diabetes mellitus
Begleitsymptome	• Ikterus durch Stauung der Gallenwege

MERKE

Epidemiologie: weltweite Inzidenz: ca. 10/100.000 – deutlich seltener als akute Form

Klassifikation: nach Cambridge (➢ Tab. 9.34)

TAB. 9.34

COPP-Score zur Prognoseabschätzung

Komplikationen: Pankreaskarzinom, Mangelernährung, Pankreas- und Duodenalstenosen, Abflussstörung der Gallenwege und Blutungen

Klinik und Diagnostik

Anamnese: Familienanamnese, Risikofaktoren

Symptome: ➢ Tab. 9.35

TAB. 9.35

Diagnostik: Labor, Bildgebung (➢ Tab. 9.36, Sonografie, Endosonografie, CT, MRT, ggf. ERCP)

Apparative Diagnostik Die folgenden **Laboruntersuchungen** sind relevant:

- Zur Bewertung von Entzündungen und Abgrenzung der akuten Pankreatitis: Leukozyten, C-reaktives Protein (CRP), Amylase/Lipase
- Zur Bewertung von möglichen Obstruktionen: Cholestaseparameter, Leberenzyme
- Zur Bewertung ursächlicher Faktoren: Triglyzerid, HDL, LDL, Serumkalzium
- Zur Abgrenzung möglicher Malignome: Tumormarker (CEA, CA19-9)
- Differenzialdiagnostisch: Urinbefund

Bei den **bildgebenden Verfahren** stehen die Sonografie, die CT, die MRCP, die Endosonografie und die endoskopische retrograde Cholangiopankreatografie (ERCP) zur Verfügung (➢ Tab. 9.36):

- *Transabdominelle Sonografie:* Sie ist nicht immer wegweisend, sollte aber aufgrund der hohen Verfügbarkeit und bei fehlender Invasivität und Strahlung bevorzugt eingesetzt werden.
- *Endosonografie:* Sie ist die Methode der Wahl und kann bereits frühe Erkrankungsstadien diagnostizieren. Raumforderungen oder Komplikationen wie Pseudozysten, Kalzifizierungen und Nekrosen können nachgewiesen werden, zusätzlich ist eine Feinnadelpunktion möglich. Es handelt sich zwar um eine invasive Maßnahme, sie geht jedoch nicht mit einer Strahlenexposition einher und ist daher der CT vorzuziehen.
- *CT des Abdomens* Sie besitzt die höchste Spezifität, um Verkalkungen nachzuweisen (native CT und CT mit Kontrastmittel). Sie kann auch Nachbarorgane/-strukturen darstellen. Ihr Nachteil ist die Strahlenbelastung.
- *MRT/MRCP des Abdomens:* Um eine umfassende nichtinvasive Darstellung des Pankreasparenchyms sowie des Gangsystems zu erhalten, eignet sich die Kombination aus MRT und MRCP. Die geringere Verfügbarkeit und die vergleichsweise hohen Kosten sind jedoch Nachteile des Verfahrens.
- *ERCP:* Sie ist zwar insgesamt das beste diagnostische Verfahren, rückt aber bei hoher Invasivität und damit verbundener Morbidität in den Hintergrund. Die Leitlinienempfehlung sieht bei ähnlicher Aussagekraft der anderen diagnostischen Verfahren zunächst keine ERCP vor.

TAB. 9.36

Tab. 9.36 Vergleich der diagnostischen Leistungsfähigkeit bildgebender Verfahren bei chronischer Pankreatitis (S3-Leitlinie Pankreatitis) [W1177-002]

Methode	Sensitivität (%)	Spezifität (%)
EUS	81	90
ERCP	82	94
MRCP/MRT	78	96
CT	75	91
Sonografie	67	98

MERKE

MERKE Die Anamnese stellt einen Grundpfeiler in der Diagnostik einer chronischen Pankreatitis dar. Der transabdominelle Ultraschall sowie die Endosonografie werden von der Leitlinie als bildgebende Verfahren zur Diagnostik einer chronischen Pankreatitis bevorzugt empfohlen.

Überwachung und Verlaufskontrolle: regelmäßige Überwachung und Kontrolle insbesondere der endokrinen Funktion notwendig

Überwachung und Verlaufskontrolle Da die Lebenserwartung auch von chronisch kranken Patientinnen zunehmend steigt, rücken die Überwachungs- und Verlaufskontrollen immer mehr in den Fokus. Die Maßnahmen dazu sind bei allen Patientinnen mit chronischer Pankreatitis indiziert und schließen die Kontrolle der endokrinen Pankreasfunktion (regelmäßige HbA_{1c}- und Nüchtern-Blutzucker-Messung) und eine bildgebende Diagnostik bei B-Symptomatik (Fieber, Gewichtsverlust, Nachtschweiß), Ikterus oder neuem Diabetes mellitus ein.

Therapie

Konservative Therapie:
- Akuter Schub → wie akute Pankreatitis
- Chronische Pankreatitis → chirurgische Behandlung

Therapie

Konservative Therapie

Ein **akuter Schub der chronischen Pankreatitis** wird analog zu einer akuten Pankreatitis therapiert (➢ Kap. 9.1.2). Dies beinhaltet eine kontrollierte Volumentherapie, eine Schmerztherapie nach WHO-Stufenschema, bei starken Schmerzen bevorzugt mit Opioiden wie Buprenorphin und Pethidin, die frühzeitige intensivmedizinische Betreuung der Patientin und ggf. eine antibiotische Therapie (jedoch nicht prophylaktisch).

Die **chronische Pankreatitis** wird gemäß Leitlinie chirurgisch behandelt. Ziel der Therapie ist die Beseitigung der Noxen (Alkohol, Nikotin). Durch die rezidivierende Pankreatitis entstehende Schmerzen können nur operativ adäquat behandelt werden.

MERKE Die therapeutische Behandlung von akuter und chronischer Pankreatitis gehen Hand in Hand. Die Therapie der chronischen Pankreatitis sollte operativ erfolgen.

MERKE

CAVE Eine Opiatbehandlung bei chronischer Pankreatitis sollte 6 Monate nicht überschreiten.

CAVE

MERKE Endoskopische Therapien mit Stenteinlage sollten nicht über einen Zeitraum von 3 Monaten fortgesetzt werden, wenn sie nicht zur Schmerzfreiheit führen. Operative Therapien sollten initial im Behandlungspfad vorgesehen sein.

MERKE

Operative Therapie

Indikationen Die operative Versorgung ist bei der chronischen Pankreatitis aus folgenden Gründen indiziert:

- Verdacht auf bzw. Auftreten von Pankreaskarzinomen
- Persistierende klinische Symptome einer Magenausgangs- oder Duodenalstenose
- Symptomatische Pseudozysten (sekundär nach interventioneller Therapie)
- Analgetikapflichtige Schmerzen (führende Indikation)
- Kalzifizierende Pankreatitis

Operative Therapie:
- *Indikationen:* (Verdacht auf) Pankreaskarzinom, persistierende Symptomatik einer Stenose, symptomatische Pseudozysten, Schmerzen, kalzifizierende Pankreatitis

MERKE Eine alleinige endokrine Pankreasinsuffizienz oder die Kombination aus endokriner und exokriner Insuffizienz sind keine Indikationen zur Operation.

MERKE

Operationsverfahren Die operative Therapie der chronischen Pankreatitis sollte Zentren mit ausreichender Expertise vorbehalten bleiben. Goldstandard ist zunächst ein konventionelles Vorgehen nach Kausch-Whipple oder eine duodenumerhaltende Operation. Beim Kausch-Whipple-Verfahren wird ein klassisches und ein pyloruserhaltendes Vorgehen unterschieden, duodenumerhaltende Operationen sind die OP nach Berger, die OP nach Frey oder die Berner-Modifikation (➢ Abb. 9.54). Bei Schmerzrezidiv kann eine Restpankreatektomie als Ultima Ratio erwogen werden.

Bei 90 % der Patientinnen nach Pankreaskopfresektion (➢ Abb. 9.55) zeigte sich ein adäquates Schmerzlevel. Schmerzrezidiven liegen einerseits chronifizierte Schmerzen, andererseits z. B. Rezidiv-Obstruktionen der Gangsysteme zugrunde.

- *Operationsverfahren:* ➢ Abb. 9.54; Operationen möglichst in spezialisierten Zentren

MERKE Im Gegensatz zur akuten Pankreatitis mit dem Step-up-Verfahren und möglichst langem Herauszögern einer operativen Therapie ist bei der chronischen Pankreatitis der frühzeitige Einsatz einer operativen Therapie der bessere Ansatz. Wenn möglich ist die duodenum- bzw. pyloruserhaltende Pankreaskopfresektion die Methode der Wahl. Eine prophylaktische komplette Pankreatektomie ist auch zur Tumorprävention nicht indiziert.

MERKE

ABB. 9.54

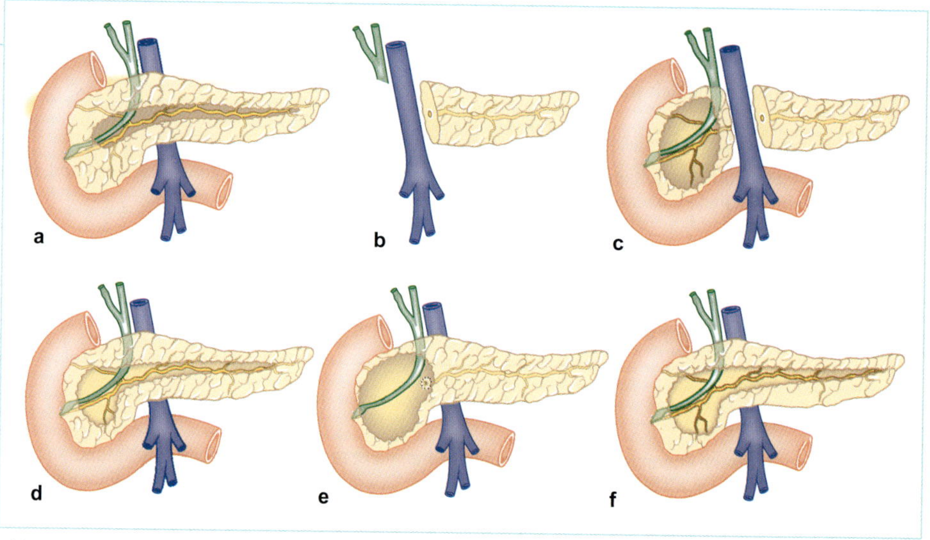

Abb. 9.54 Operative Möglichkeiten bei chronischer Pankreatitis [L126]
a) Eröffnung des Ductus pancreaticus mit Pankreatikojejunostomie nach Partington-Rochelle
b) Partielle Duodenopankreatektomie nach Kausch-Whipple
c) Duodenumerhaltende Pankreaskopfresektion nach Berger
d) Duodenumerhaltende Pankreaskopfresektion mit Drainage des Pankreasgangs als Pankreatikojejunostomie nach Frey
e) Duodenumerhaltende Pankreaskopfresektion, Berner Modifikation
f) Longitudinale V-förmige Pankreaskopfresektion mit Pankreatikojejunostomie nach Izbicki

ABB. 9.55

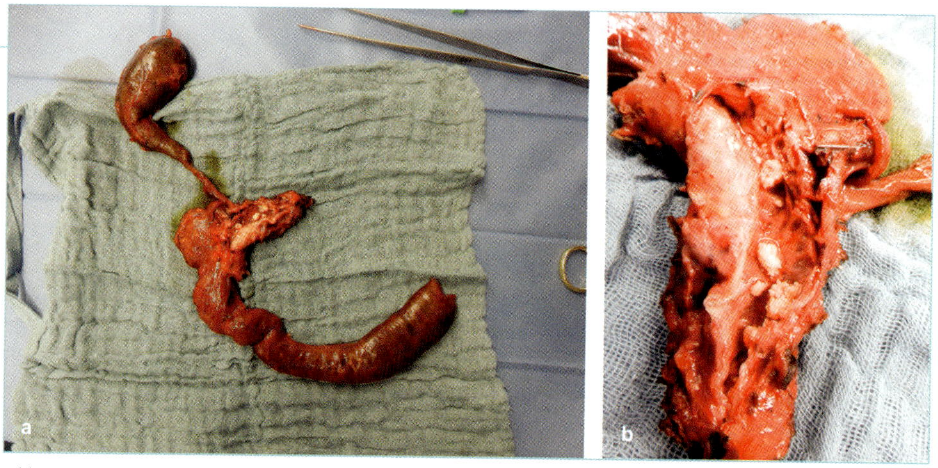

Abb. 9.55 Duodenumerhaltende Pankreaskopfresektion mit chronisch gestautem Pankreasgang und Gangsteinen [P1646]
a) Gesamtpräparat
b) Detail mit den Steinen im Pankreasgang

9.8.2 Pankreastumoren

Unterscheide zwischen zystischen Neoplasien (die maligne entarten können) und primären Pankreaskarzinomen. Außerdem können auch neuroendokrine Tumoren auftreten

9.8.2 Pankreastumoren

Kamal Hummedah, Christoph Reißfelder

Tumoren der Bauchspeicheldrüse werden unterteilt in zystische Neoplasien, die sich zu Pankreaskarzinomen weiterentwickeln können, und in primäre Pankreaskarzinome. Des Weiteren können sich aus allen anderen Zellen endokrine Tumoren entwickeln (z. B. Insulinom, Glukagonom, VIPom, neuroendokrine Tumoren/Karzinome). Wichtig ist dabei auch, an das seltene MEN-Syndrom zu denken (s. a. ➢ Kap. 11.2).

9.8.2.1 Zystische Neoplasien der Bauchspeicheldrüse

9.8.2.1 Zystische Neoplasien der Bauchspeicheldrüse

NKLC

Benigne Tumoren des Pankreas

Kompetenzebene: **1**, klin. Diagnostik, app. Diagnostik, Therapie, Notfall, Management

Zystische Raumforderungen in der Bauchspeicheldrüse werden wegen der besseren Bildgebungsmöglichkeiten und insbesondere der häufigeren Bildgebung aufgrund anderer Erkrankungen immer öfter nachgewiesen. Man kann davon ausgehen, dass mehr als die Hälfte der Menschen über 60 Jahre eine zystische Raumforderung in der Bauchspeicheldrüse hat. Eine Operation ist dabei nur bei einer Symptomatik oder einer drohenden Entartung indiziert. Da die Therapie beim Pankreaskarzinom nach wie vor unbefriedigend ist, sind diese potenziellen Vorstufen relevant. Dabei sollten die serös-zystische Neoplasie (SCN), die muzinös-zystische Neoplasie (MCN), die intraduktale papilläre muzinöse Neoplasie (IPMN), die solid-pseudopapilläre Neoplasie (SPN, Frantz-Tumor) und die Pseudozyste bekannt sein (➤ Tab. 9.37).

Häufiger Nachweis durch bessere Bildgebung als Zufallsbefunde; können als potenzielle Vorstufen eines Pankreaskarzinoms relevant sein (➤ Tab. 9.37)

TAB. 9.37

Tab. 9.37 Zystische Läsionen im Pankreas

Kriterium	SCN	MCN	IPMN	SPN
Geschlecht	90 % weiblich	> 95 % weiblich	60–70 % männlich	90 % weiblich
Alter (Jahre)	70	40–50	60–70	30
Lokalisation im Pankreas (meistens)	Caput	Corpus/Cauda	Caput	Corpus/Cauda
Bildgebung	Mikrozystisch, zentrale Narbe mit Verkalkung	Makrozystisch mit Septierung und Wandverkalkung	Diffuse oder segmentale Gangerweiterung, Verbindung zum Pankreasgang	Gemischt solid-zystische Läsion
Pankreasgang	Keine Verbindung oder Erweiterung	Keine Verbindung oder Erweiterung	Verbindung und Gangerweiterung	Keine Verbindung oder Erweiterung
Muzinproduktion	Nein	Ja	Ja	Nein
CEA im Zysteninhalt	Niedrig	Ja	Ja	Niedrig
Amylase im Zysteninhalt	Niedrig	Niedrig	Hoch	Niedrig

SCN = serös-zystische Neoplasie, MCN = muzinös-zystische Neoplasie, IPMN = intraduktale papilläre muzinöse Neoplasie, SPN = solid-pseudopapilläre Neoplasie, CEA = karzinnoembryonales Antigen

Serös-zystische Neoplasie (SCN)

Die SCN tritt tendenziell im Pankreaskopf auf und betrifft Patientinnen mit einem höheren Medianalter. Makroskopisch betrachtet handelt es sich bei SCNs um große, gut umschriebene Massen. Die mikroskopische Untersuchung zeigt multilobulierte, glykogenreiche kleine Zysten.

Serös-zystische Neoplasie (SCN)
Tendenziell im Pankreaskopf in höherem Lebensalter

Klinik und Diagnostik

Häufig sind unspezifische Bauchschmerzen, seltener ein Gewichtsverlust oder ein obstruktiver Ikterus. Eine zentrale Verkalkung mit radiären Septen, die ein Sonnenstrahlenmuster erzeugen, ist ein radiografisches Zeichen in der CT. Auch mit der endoskopischen Sonografie (EUS) können diese Merkmale abgegrenzt werden. Zudem wurde eine unterschiedliche Proteinexpression der Zystenflüssigkeit zwischen SCNs und IPMNs (s. u.) beobachtet, wodurch eine genaue Diskriminierung möglich ist.

Symptome: unspezifische Bauchschmerzen, Gewichtsverlust oder Ikterus
Diagnostik: CT, Endosonografie

Therapie

Obwohl seröse zystische Tumoren im Allgemeinen als gutartig gelten, wird eine Resektion vorgeschlagen, wenn die Diagnose einer bösartigen Erkrankung unsicher ist oder Symptome auftreten. Auch wenn der Tumor größer ist als 4 cm oder rasch wächst, ist eine Resektion indiziert.

Therapie: bei Unsicherheit oder schnellem Wachstum → Resektion

Muzinös-zystische Neoplasie (MCN)

Eine MCN ist ein muzinproduzierender zystischer Tumor, der im Gegensatz zu einer IPMN (s. u.) keine Verbindung zum Pankreasgang hat. Histologisch kann eine MCN gutartig sein, aber auch ein invasives Karzinom. Sie enthält muzinproduzierendes Epithel und färbt sich für Östrogen und Progesteron in den meisten Fällen positiv. MCNs treten häufig bei jungen Frauen auf, das durchschnittliche Alter bei der Präsentation liegt im 5. Lebensjahrzehnt. Männer sind selten betroffen. MCNs werden typischerweise in Corpus und Cauda des Pankreas gefunden, können aber selten auch anderswo auftreten.

Muzinös-zystische Neoplasie (MCN)
Muzinproduzierender zystischer Tumor, ohne Verbindung zum Pankreasgang; histologisch gutartig bis invasives Karzinom möglich; oft im Pankreaskorpus oder -schwanz

Klinik und Diagnostik

Bis zu 50 % der Patientinnen klagen über unspezifische Bauchschmerzen. In bis zu 20 % der Fälle kann in der Vorgeschichte eine Pankreatitis gefunden werden, was die häufige Fehldiagnose als Pseudozyste erklärt. Das radiologische Merkmal einer MCN in der CT ist das Vorhandensein einer einzelnen Zyste, die feine Septen aufweisen und von einer Verkalkung umgeben sein kann. Eine Schnittbildgebung kann möglicher-

Symptome: unspezifische Bauchschmerzen, teilweise Pankreatitis in der Vorgeschichte
Diagnostik: CT und/oder Endosonografie

weise nicht zwischen gutartigen und bereits maligne entarteten MCNs unterscheiden. Das Vorhandensein von Eierschalenverkalkung, eine größere Tumorgröße oder ein muraler Knoten in der Schnittbildgebung deutet jedoch auf Malignität hin. Die EUS und die Analyse der Zystenflüssigkeit spielen eine wichtige Rolle bei der Diagnose von MCN und anderen zystischen Neoplasien. Die Feinnadelaspiration (FNA) mit Zystenflüssigkeitsanalyse zeigt ein muzinreiches Aspirat, hohe CEA- (> 192 ng/ml) und niedrige Amylase-Werte.

Therapie: Pankreasresektion als Mittel der Wahl

Therapie

Die Pankreasresektion in Abhängigkeit von der Lage ist die Standardbehandlung für MCNs aufgrund des Potenzials für eine maligne Transformation. Liegt keine invasive maligne Erkrankung vor, ist die Resektion heilend, und eine weitere Nachsorge ist nicht erforderlich.

Intraduktale papilläre muzinöse Neoplasie (IPMN)

Schleim bildende epitheliale Neoplasie

Typen: „Branch Duct" IPMN, „Main Duct" IPMN, „Mixed-Type" IPMN

Intraduktale papilläre muzinöse Neoplasie (IPMN)

Eine IPMN ist eine Schleim bildende epitheliale Neoplasie, die meist im 6.–7. Lebensjahrzehnt auftritt.

Typen Es gibt 3 Arten von IPMN, die durch das Muster der Gangbeteiligung definiert sind:

- „Branch Duct" IPMN (BD-IPMN): betrifft nur die kleinen Seitenäste, entweder fokal (z. B. nur ein einziger Seitenast) oder multifokal mit mehreren zystischen Läsionen entlang der Bauchspeicheldrüse
- „Main Duct" IPMN (MD-IPMN): abnorme zystische Dilatation des Hauptgangs (fokal oder diffus)
- „Mixed-Type" IPMN: Seitenast-IPMNs, die in den Hauptgang reichen und oft zu einer stromaufwärts gelegenen Dilatation führen

Zu den IPMNs gehört ein breites Spektrum epithelialer Veränderungen. Die derzeitige histopathologische Graduierung reicht von leichten über mäßige bis zu hochgradigen Dysplasien und enthält das Vorhandensein oder Fehlen von invasiver Malignität.

Maligne Transformation: Risiko ist vorhanden
- *„Worrisome Features"* (z. B. Zystengröße > 3 cm, Wandverdickung)
- *„High-Risk-Stigmata"* (z. B. Knoten > 5 mm, Hauptgangdilatation > 1 cm, Ikterus)

Bis zu 60 % der Fälle mit Hochrisikomerkmalen können entarten.

Maligne Transformation Das Risiko einer malignen Transformation ist bei IPMN vorhanden, die Risikofaktoren werden in „Worrisome Features" und „High-Risk-Stigmata" unterteilt. Bei den High-Risk-Stigmata steigt das Entartungsrisiko auf bis zu 60 %.

- Worrisome Features: Dazu gehören eine BD-IPMN mit Zystengröße > 3 cm, ein muraler Knoten < 5 mm, eine verdickte Zystenwand, eine Hauptganggröße von 5 bis 9 mm, ein plötzlicher Kalibersprung des Hauptgangs mit distaler pankreatischer Atrophie und eine Lymphadenopathie. Ebenfalls „worrisome" sind klinische Anzeichen einer Pankreatitis, ein erhöhter CA19-9-Spiegel oder ein Zystenwachstum von mehr als 5 mm in 2 Jahren.
- High-Risk-Stigmata: Dies sind Knoten > 5 mm innerhalb der Zyste und eine Hauptgangdilatation > 1 cm. Patientinnen, die klinische Anzeichen eines Ikterus aufweisen, sollten ebenfalls als hochriskant betrachtet werden.

Eine Vielzahl genetischer Mutationen, die zu einer malignen Transformation von IPMN führen können, wurden untersucht, darunter KRAS, p53, MUC und andere. Bisher hat die genetische Analyse von Zystenflüssigkeit die Fähigkeit, Malignität vorherzusagen oder Patientinnen für eine chirurgische Resektion gemäß bestehenden klinischen Leitlinien auszuwählen, nicht verbessert.

MERKE

MERKE Insgesamt liegt das Risiko für invasive Malignität im Zusammenhang mit BD-IPMN bei etwa 10–15 %, bei MD-IPMN ist es deutlich höher.

Symptome: Bauchschmerzen, Bild einer akuten Pankreatitis
Diagnostik: CT, Endosonografie, ggf. MRCP

Klinik und Diagnostik

Im Gegensatz zu Patientinnen mit duktalen Adenokarzinomen der Bauchspeicheldrüse (PDACs) präsentieren sich 50 % der Patientinnen mit IPMNs der Bauchspeicheldrüse mit Bauchschmerzen und bis zu 25 % mit akuter Pankreatitis. Nicht überraschend hat dies in vielen Studien zur Diagnose einer chronischen Pankreatitis geführt. Unabhängig davon hat der zunehmende Einsatz von Schnittbildverfahren (CT und MRT) zu einer häufigeren Diagnostik von IPMN geführt.

Die Merkmale von IPMNs in Pankreas-CT-Scans können einen dilatierten Hauptgang, Zysten unterschiedlicher Größe und möglicherweise murale Knoten umfassen. Eine MRCP ermöglicht die Lokalisierung von muralen Knoten und die Klassifikation von vermuteten Seitenast- oder Hauptgangtypen. Mit dem EUS lassen sich der Pankreasgang beurteilen und die flüssigen und festen Bestandteile der Neoplasie bewerten. Aspirierte Flüssigkeit ist in der Regel zähflüssig und klar und enthält Schleim. Wie bei MCNs zeigen Flüssigkeitsaspirate charakteristischerweise einen erhöhten CEA-Spiegel (> 192 ng/ml). Diese Erhöhung des CEA-Spiegels sagt keine invasive Malignität voraus, sondern zeigt nur das Vorhandensein einer schleimigen Metaplasie.

BD-IPMN Alle Zysten mit „worrisome" Merkmalen in der CT oder der MRT sollten mit EUS untersucht werden.

MD-IPMN Prädiktoren für Malignität wurden untersucht und festgestellt, dass Ikterus, erhöhte Serum-AP, murale Knoten, Diabetes mellitus und ein Durchmesser des Hauptgangs von 7 mm oder mehr stark mit invasiven IPMNs assoziiert sind.

Therapie

Indikation Die Indikation zur Operation hängt vom Typ ab:

- **BD-IPMN:** Alle Zysten mit hochriskanten Merkmalen sollten reseziert werden. Für asymptomatische Patientinnen ohne „worrisome" oder hochriskante Merkmale kann eine Überwachung eine vernünftige anfängliche Strategie sein; jedoch spielen mehrere Variablen, einschließlich Patientenalter und Begleiterkrankungen, eine Rolle bei der Entscheidungsfindung. Basierend allein auf der Größe sollten asymptomatische Patientinnen mit Zysten > 3 cm stark für eine chirurgische Resektion in Betracht gezogen werden, während diejenigen mit 2- bis 3-cm-Zysten je nach Alter und körperlicher Verfassung für Resektion oder Beobachtung in Betracht gezogen werden können. Zysten < 2 cm haben im Allgemeinen ein geringes Malignitätsrisiko und sind daher am besten für die Überwachung geeignet. Die Kyoto Guidelines für IPMN aus dem Jahr 2024 präzisieren das Vorgehen.
- **MD-IPMN:** Aufgrund des insgesamt hohen Risikos für eine maligne Transformation sollten alle Patientinnen mit Anzeichen von MD-IPMN für eine chirurgische Resektion in Betracht gezogen werden.
- **Mixed-Type IPMN:** Das biologische Verhalten von Mischtyp-IPMNs ähnelt am meisten dem von MD-IPMNs. Die Therapie ist somit äquivalent zu den MD-IPMNs.

Operationsstrategie Die Operationsstrategie hängt von der Lage der IPMNs ab: Bei einem BD-IPMN kann eine Enukleation erwogen werden, bei der die Zyste herausgelöst und die Gangverbindung geklippt wird. Bei größeren Zysten kommt auch eine Pankreaskopf- oder -schwanzresektion infrage. Im Gegensatz dazu ist bei einem Hauptgang-IPMN keine Enukleation möglich – der betroffene Teil der Bauchspeicheldrüse muss entfernt werden. Das kann eine Pankreaskopfresektion sein, eine Pankreaslinksresektion oder sogar eine Pankreatektomie, wenn der gesamte Ductus Wirsungianus betroffen ist. Wichtig ist zu wissen, dass diese Patientinnen auch bei einem gutartigen IPMN nachbeobachtet werden müssen, da auch in der Restdrüse wieder IPMNs entstehen können.

Therapie:
- *Indikation zur OP*
  - BD-IPMN: OP bei High-Risk-Stigmata
  - MD-IPMN und Mixed-Type: immer OP erwägen (hohes Entartungsrisiko)
- *Operationsstrategie* (Lokalisation entscheidet):
  - BD-IPMN: ggf. Enukleation, sonst Teilresektion (Kopf/Schwanz)
  - MD-IPMN: keine Enukleation: Teilresektion oder komplette Pankreatektomie

9.8.2.2 Adenokarzinom der exokrinen Bauchspeicheldrüse

NKLC
Maligne Tumoren des Pankreas
Kompetenzebene: **2**, klin. Diagnostik, app. Diagnostik, Therapie, Notfall, **Management**

Epidemiologie Das duktale Pankreasadenokarzinom (PDAC) ist in Europa etwa die vierthäufigste Krebsart und die zweithäufigste krebsbedingte Todesursache. Trotz erheblicher Fortschritte in der Behandlung anderer Krebsarten bleibt die Prognose bei Bauchspeicheldrüsenkrebs schlecht. Insgesamt werden weniger als 13 % der Menschen 5 Jahre nach ihrer Diagnose überleben (Daten von 2024). Einer der Gründe für diese düsteren Aussichten ist, dass der Bauchspeicheldrüsenkrebs bei der Erstdiagnose meist bereits eine lokal fortgeschrittene oder metastasierte Erkrankung ist. Bemühungen um die Früherkennung von Bauchspeicheldrüsenkrebs könnten diese Ergebnisse ändern. Dies ist auch die Strategie bei der prophylaktischen Operation zystischer Läsionen (➢ Kap. 9.8.2.1). Das Risiko für Bauchspeicheldrüsenkrebs steigt mit dem Alter über das 6. Jahrzehnt hinaus; das durchschnittliche Alter bei der Diagnose liegt bei 72 Jahren.

Risikofaktoren Obwohl die Ursache von Bauchspeicheldrüsenkrebs unklar bleibt, wurden mehrere **Umweltrisiken** mit einer erhöhten Inzidenz in Verbindung gebracht. Der führende Risikofaktor ist das Rauchen (bis dreifach erhöhtes Risiko). Deutlich umstrittener sind z. B. die chronische Pankreatitis und eine berufliche Exposition als Risikofaktoren. In letzter Zeit ist die Adipositas in den Fokus gerückt (dreifach erhöhtes Risiko), wobei aber unklar bleibt, ob die Adipositas selbst oder eine der mit der Adipositas verbundenen Begleiterkrankungen mit der höheren Inzidenz von Bauchspeicheldrüsenkrebs zusammenhängt. Komplex ist die Beziehung zwischen Diabetes und Bauchspeicheldrüsenkrebs. Jedoch ist klar, dass der Bauchspeicheldrüsenkrebs bei älteren Patientinnen mit neu diagnostiziertem Diabetes in Verbindung mit ungewöhnlichen Symptomen wie Gewichtsverlust und Bauchbeschwerden in Betracht gezogen werden sollte.

9.8.2.2 Adenokarzinom der exokrinen Bauchspeicheldrüse

Epidemiologie: 4.-häufigste Krebsart, 2.-häufigste krebsbedingte Todesursache in Europa; 5-Jahres-Überleben < 13 %

Risikofaktoren: Rauchen (bis 3-faches Risiko), Adipositas, evtl. chronische Pankreatitis, berufliche Exposition
Bei neu diagnostiziertem Diabetes im Alter + Symptome (z. B. Gewichtsverlust) → an PDAC denken

Familiäre Belastung: 20 % genetische Syndrome, 80 % familiär ohne identifiziertes Gen

Pathogenese: meist sporadisch, wichtige Mutationen: KRAS2, p16, p53, SMAD4, PDX1

Klinik und Diagnostik

Symptome: meist schmerzloser Ikterus, oft zusätzlich epigastrische Schmerzen mit Ausstrahlung in den Rücken und Gewichtsverlust

Untersuchung: tastbare Resistenz (Courvoisier-Zeichen) bei gleichzeitig schmerzlosem Ikterus

Labor: Leberfunktion, Gerinnung und Anämie, ggf. Tumormarker (CA 19-9, CEA und AFP)

Bildgebung: CT, Endosonografie, ggf. ERCP (ggf. zur Stenteinlage), ggf. MRCP

Resektabilität: Unterscheide:

- Einfach resezierbare Tumoren
- Grenzwertig resezierbare Tumoren
- Nicht resezierbare Tumoren

Eine **erbliche Veranlagung** für Bauchspeicheldrüsenkrebs kommt bei verschiedenen klinischen Syndromen vor. Diese genetischen Syndrome sind für etwa 20 % der erblichen Fälle von Bauchspeicheldrüsenkrebs verantwortlich. Der Begriff familiäres Pankreaskarzinom (FPC) bezieht sich auf die verbleibenden 80 % der Patientinnen mit einer erblichen Veranlagung, bei denen jedoch kein identifizierbares genetisches Syndrom vorliegt. Folgende Syndrome sind bekannt: erbliche Pankreatitis (PRSS1- und SPINK1-Genmutation), Peutz-Jeghers-Syndrom (STK11-Genmutation), zystische Fibrose (CFTR-Genmutation), familiäres atypisches multiples Muttermal- und Melanomsyndrom (FAMMM-Syndrom) (CDKN2A-Genmutation), erbliches Brust- und Eierstockkrebs-Syndrom (BRCA2-Genmutation), Lynch-Syndrom (Mutationen in Mismatch-Reparaturgenen).

Pathogenese Obwohl es mehrere erbliche Formen von PDAC gibt, handelt es sich meist um sporadische Formen. Wie bei vielen anderen Krebserkrankungen wurde ein sequenzieller Weg in der Entwicklung von PDAC von der pankreatischen intraepithelialen Neoplasie (PanIN) bis zum invasiven Krebs beobachtet. Eine Reihe von Tumorsuppressorgenen und Onkogenen wurden identifiziert, die eine bedeutende Rolle in der Pathogenese von PDAC spielen, darunter PDX1, KRAS2, CDKN2A/p16, P53 und SMAD4.

PanIN wird histologisch durch eine fortschreitende Anomalie des duktalen Epithels von columnarer Metaplasie (PanIN-1A) über Carcinoma in situ (PanIN-3) definiert.

Klinik und Diagnostik

Symptome Das Leitsymptom bei PDACs in der periampullären Region ist der Ikterus. Obwohl der schmerzlose Ikterus häufig beschrieben wurde, haben viele Patientinnen zusätzlich zum Ikterus epigastrische und in den Rücken ausstrahlende Schmerzen. Gewichtsverlust ist ebenfalls häufig zum Zeitpunkt der Präsentation und betrifft mehr als 50 % der Menschen. Bei Tumoren im Bereich von Caput und Cauda des Pankreas werden Schmerzen und Gewichtsverlust bei der Präsentation häufiger. Wie zuvor erwähnt, kann ein neu aufgetretener Diabetes mellitus bei einer älteren Patientin mit Gewichtsverlust ein frühzeitiges Symptom von Bauchspeicheldrüsenkrebs sein.

Körperliche Untersuchung Eine tastbare, gestaute Gallenblase kann bei etwa einem Drittel der Patientinnen mit periampullären PDAC identifiziert werden *(Courvoisier-Zeichen)*. Bei weit fortgeschrittener Erkrankung kann ein links supraklavikulärer Lymphknoten (Virchow-Knoten) tastbar sein. Ebenso kann eine Lymphadenopathie im Nabelbereich tastbar sein (Sister-Mary-Joseph-Knoten).

Labor Die folgenden Laborwerte sollten beim Verdacht auf ein PDAC untersucht werden: Leberfunktion mit ALAT, ASAT, GGT und Bilirubin, Gerinnungsprofil, Entzündungsparameter und der Hämoglobinwert. Da viele Patientinnen eine Sarkopenie aufweisen, sollte ein Ernährungsscreening durchgeführt werden. Folgende Tumormarker können erhöht sein: CEA, CA 19-9 und α-Fetoprotein. Von diesen ist CA 19-9 am empfindlichsten für das PDAC (Sensitivität etwa 79 %, Spezifität etwa 82 %).

Bildgebende Verfahren Von den bildgebenden Verfahren ist die **CT** mit einer Sensitivität von 85 % besonders zur Bewertung von Läsionen in der Bauchspeicheldrüse geeignet. Mit ihr lässt sich das Verhältnis des Tumors zur kritischen Gefäßanatomie und der evtl. vorhandene regionale oder metastatische Befall bestimmen. Das PDAC wird typischerweise als hypodense Läsion während der portalvenösen Phase der Bildgebung dargestellt.

Die **endoskopisch retrograde Cholangiopankreatikografie (ERCP)** wird häufig zur Beurteilung eines Ikterus eingesetzt. Es kann dabei eine Biopsie entnommen und die Galle ggf. durch eine Stentimplantation abgeleitet werden. Eine direkte Operation, sollte jedoch, falls möglich, einer Stenteinlage vorgezogen werden, weil das postoperative Komplikationsrisiko durch Infektionen steigt.

Die **endoskopische Ultraschalluntersuchung (EUS)** wird zunehmend zur Beurteilung von Verdachtsfällen von Bauchspeicheldrüsenerkrankungen eingesetzt. Ihre wichtigste Fähigkeit besteht möglicherweise darin, vor Beginn einer systemischen Therapie eine pathologische Diagnose von Verdachtsfällen durch die Verwendung der Feinnadelaspiration (FNA) bereitzustellen. Die EUS kann ebenfalls für die Identifizierung kleiner Tumoren, die auf CT-Bildern nicht erscheinen, und für die Abgrenzung klar verdächtiger Läsionen kleiner als 2 cm von Bedeutung sein und spielt daher eine wichtige ergänzende Rolle.

Wenn die Anatomie der Pankreaskanäle detailliert beurteilt werden soll, ist ggf. eine **Magnetresonanz-Cholangiopankreatikografie (MRCP)** indiziert. Die MRCP hat sich für die Untersuchung zystischer Läsionen der Bauchspeicheldrüse als nützlich erwiesen und bietet auch mehrere Vorteile gegenüber der ERCP: Sie ist nicht invasiv, birgt kein Risiko für die Auslösung einer Pankreatitis und ermöglicht eine dreidimensionale Rekonstruktion des Gangsystems.

Resektabilität Nach der CT-Bildgebung werden Tumoren in resektabel, grenzwertig resektabel oder nicht resektabel eingeteilt:

- **Einfach resezierbare Tumoren** sind auf die Bauchspeicheldrüse beschränkt, zeigen keine Anzeichen einer Pfortader- oder Vena-mesenterica-superior-Beteiligung und haben eine erhaltene Fettschicht um die Äste der A. mesenterica superior (AMS) und die Äste des Truncus coeliacus, einschließlich der A. hepatica.

- **Grenzwertig resezierbare Tumoren** weisen eine oder mehrere der folgenden Merkmale auf:
  - Venenbeteiligung: solider kurzstreckiger Tumorkontakt mit der V. mesenterica superior oder der Pfortader mit geeignetem Gefäß proximal und distal der Beteiligungsstelle, was eine sichere und vollständige Resektion und Venenrekonstruktion ermöglicht. Eine Infiltration der Pfortader ist kein Ausschlussgrund für eine Resektion.
  - Arterielle Beteiligung: entweder als hepatische Arterienbeteiligung (solider Tumorkontakt mit der A. hepatica communis ohne Ausdehnung zum Truncus coeliacus oder zur Bifurkation der A. hepatica, was eine sichere und vollständige Resektion und Rekonstruktion ermöglicht) oder als Beteiligung der A. mesenterica superior (solider Tumorkontakt mit der AMS von $\leq 180°$, was eine Präparation entlang der AMS ermöglicht); derzeit werden Patientinnen mit arterieller Beteiligung potenziell einer neoadjuvanten Therapie zugeführt
- **Nicht resezierbare Tumoren** weisen darüber hinaus Metastasen (inkl. Lymphknotenmetastasen außerhalb des Resektionsfeldes), einen Aszites oder eine Gefäßbeteiligung auf.

Therapie und Management

Operationsverfahren

Pankreatikoduodenektomie Für Tumoren, die den Kopf der Bauchspeicheldrüse betreffen, ist die Pankreatikoduodenektomie das Verfahren der Wahl. Nach der Resektion folgt die Rekonstruktion, wofür 3 Anastomosen benötigt werden: eine Pankreatikojejunostomie, eine Hepatikojejunostomie (biliodigestive Anastomose) und eine Gastro- oder Duodenojejunostomie. Meist wird die hochgezogene Jejunumschlinge als ein Omega-Loop genommen, es ist aber auch eine Roux-Y-Rekonstruktion möglich.

Distale Pankreatektomie und En-bloc-Splenektomie Bei resektablen Tumoren in Corpus und Cauda des Pankreas ist eine distale Pankreatektomie meist mit En-bloc-Splenektomie indiziert. Die Absetzungsebene des Pankreas ist die Pfortader.

Minimalinvasive Pankreasresektion Zunehmend besteht die chirurgische Expertise, eine Pankreasresektion minimalinvasiv entweder laparoskopisch oder mit dem Telemanipulator (➤ Kap. 4.5.1) durchzuführen. Die distale Pankreatektomie wird mittlerweile in vielen Zentren so durchgeführt, eine pyloruserhaltende Pankreaskopfresektion allerdings bislang nur wenig. Onkologisch ist das minimalinvasive Vorgehen dem offenen gleichwertig.

Komplikationen Nach Pankreasresektion können die folgenden Komplikationen auftreten:

- Verzögerte Magenentleerung (prolongierte nasogastrale Dekompression oder Unfähigkeit, orale Nahrung aufzunehmen), häufig nach Pankreatikoduodenektomie (ca. 15 % der Fälle)
- Pankreasfistel (Austritt eines messbaren Volumens nach dem 3. postoperativen Tag mit einem dreifach erhöhten Amylasewert über einen intraoperativ platzierten Drainageschlauch), häufig nach Pankreasresektion (5–22 % der Fälle)
- Anastomoseninsuffizienzen an der Biliojejunostomie und der Gastro-/Duodenojejunostomie: selten (< 5 % der Operationen)
- Infektiöse Komplikationen (z. B. intraabdominelle Abszesse, Wundinfektionen), etwas häufiger, evtl. perkutane Drainage oder offener Wundverbandwechsel erforderlich
- Pankreaserkrankungen mit endokriner und exokriner Insuffizienz: nach Pankreatikoduodenektomie, selten bei Personen mit normaler Drüse, bei vorbestehender chronischer Pankreatitis, Drüsenfibrose oder Insulinresistenz meist exogene Enzym- und Insulinersatztherapie erforderlich

KOMPETENZBASIERTES VORGEHEN (NKLC)

Management

- **Entscheidungsfindung:**
  - Nach Lokalisation und Resektabilität: Caput-Tumoren → Pankreatikoduodenektomie; Corpus- und Cauda-Tumoren → distale Pankreatektomie und En-bloc-Splenektomie
  - Offen oder minimalinvasives OP-Verfahren: distale Pankreatektomie oft bereits minimalinvasiv, pyloruserhaltende Pankreatikoduodenektomie bislang eher offen
- **Prinzipien der Versorgung:** Pankreas(teil)entfernung
- **Nachbehandlung:** evtl. exogene Enzym- und Insulinersatztherapie
- **Erfolgsparameter:** Langzeitüberleben
- **Komplikationen:** Anastomoseninsuffizienzen, Störungen der exo-und endokrinen Funktion nach OP

Langzeitüberleben

Nach der chirurgischen Resektion und adjuvanten Therapie bei Bauchspeicheldrüsenkrebs beträgt das mittlere Überleben etwa 22 Monate, mit einer 5-Jahres-Überlebensrate von 15 bis 20 %. Die meisten Patientinnen erleben einen Rückfall der Erkrankung in Form von metastasierendem Krebs (85 %) und seltener

Therapie und Management

Operationsverfahren:
- *Pankreatikoduodenektomie* als Standardverfahren bei Tumoren im Pankreaskopf
- *Distale Pankreatektomie* mit En-bloc-Splenektomie bei Tumoren im Pankreaskörper oder -schwanz (häufig minimalinvasiv möglich)

Minimalinvasive Pankreasresektion zunehmend etabliert, laparoskopisch oder mit Roboter

KOMPETENZBASIERTES VORGEHEN

Langzeitüberleben: mittlere Überlebensrate: 22 Monate nach Therapie; geringere Überlebensrate ohne Resektion eines lokalen Rückfalls (40 %). Ohne chirurgische Resektion überleben Personen mit lokal fortgeschrittener Erkrankung, die palliative Chemotherapie erhalten, möglicherweise 10–12 Monate, während diejenigen mit Metastasen selten über 6 Monate hinaus überleben.

9.9 Nebennieren

9.9 Nebennieren

Christoph Reißfelder

9.9.1 Grundlagen

9.9.1 Grundlagen

Die Nebennieren liegen am oberen Pol der Nieren. Sie sind endokrine Drüsen.

Anatomie und Physiologie

Anteile: Rinde (Cortex) und Mark (Medulla)

Nebennierenrinde: Anteile und Zonen

- *Zonula glomerulosa:* Aldosteron (Mineralkortikoid)
- *Zonula fasciculata:* Kortisol (Glukokortikoid)
- *Zonula reticularis:* Androgene (Sexualhormone)

Anatomie und Physiologie

Die Nebennieren sind jeweils 5 × 2,5 × 0,5 cm groß. Sie werden über 3 kleine Äste in den oberen, den mittleren und den unteren Teil (Aa. suprarenalis superior, media, inferior) mit Blut versorgt. Den venösen Abfluss übernimmt die V. suprarenalis, die rechts in die V. cava und links in die V. renalis mündet.

Die Nebennieren bestehen aus 2 verschiedenen Strukturen, der Rinde und dem Mark. Die **Nebennierenrinde** besteht aus 3 Zonen und synthetisiert Steroidhormone:

- Zonula glomerulosa – produziert Aldosteron (Mineralkortikoid)
- Zonula fasciculata – produziert Glukokortikoid
- Zonula reticularis – produziert Sexualhormon

Die Hormonproduktion unterliegt einem Regelmechanismus: Beim *Kortisol* wird er über die Hypothalamus-Hypophysen-Nebennierenachse gesteuert. Das in der Hypophyse gebildete ACTH stimuliert die Rindenzellen. Das ausgeschiedene Kortisol wiederum wirkt hemmend auf den Hypothalamus und die Hypophyse. Dies erfolgt in einem zirkadianen Rhythmus. Beim *Aldosteron* übernehmen die Niere und die Leber die Steuerung: Ein hohes Blutvolumen führt in der Niere zur Reninausschüttung, das zu Angiotensin I und II umgewandelt wird. Dieses wirkt auf die Nebennierenrinde, die Aldosteron ausschüttet. Aldosteron retiniert Natrium am Nierentubulus und erhöht somit das Blutvolumen. Weitere Faktoren zur Aldosteronausschüttung sind ACTH und der Kaliumspiegel.

MERKE

> **MERKE** Aus jeder der 3 Zonen der Nebennierenrinde können Erkrankungen entstehen. Diese treten mit einer Über- oder einer Unterfunktion auf.

Im **Nebennierenmark** werden Adrenalin (80 %) und Noradrenalin (20 %) produziert.

Diagnostik

Laboruntersuchung, Schnittbildgebung, ggf. selektiver Venenkatheter

Diagnostik

Die Diagnostik hängt von der Symptomatik der Patientin ab. Prinzipiell wird nach dem erhöhten Steroidhormon im Blut gesucht. Wird eine Erhöhung nachgewiesen, folgt die Lokalisationsdiagnostik – in der Regel mit einer Schnittbildgebung. Gegebenenfalls kann die Lokalisation mit einem selektiven Venenkatheter noch genauer bestimmt werden.

MERKE

> **MERKE** Die führende Symptomatik bei fast allen Nebennierentumoren ist eine arterielle Hypertonie.

OP-Methoden

- *Adrenalektomie* als Verfahren der Wahl!
- Minimalinvasiv mittels retroperitoneoskopischem Zugang

OP-Methoden

Die Therapie der Wahl bei einer symptomatischen Nebennierenerkrankung mit einer Überproduktion besteht in der Adrenalektomie. Die Nebenniere kann heute meist minimalinvasiv entfernt werden, wobei ein transperitonealer oder ein retroperitoneoskopischer Zugangsweg möglich ist:

- Die transperitoneale Adrenalektomie hat den Vorteil, dass man in einem vorhandenen Raum (Abdomen) präpariert, der Nachteil ist, dass zuerst das Kolon und anschließend die Leber bzw. das Pankreas mobilisiert werden müssen.
- Der Vorteil des retroperitoneoskopischen Operierens ist, dass man direkt auf die Nebenniere zusteuert. Jedoch muss man sich den Raum zuerst schaffen.

CAVE

> **CAVE** Nach bilateraler Adrenalektomie ist lebenslang eine adäquate Substitutionstherapie erforderlich.

9.9.2 Wichtige Erkrankungen

9.9.2.1 Primärer Hyperaldosteronismus (Conn-Syndrom)

Das Conn-Syndrom beschreibt eine autonome Mehrsekretion von Aldosteron. Hierdurch kommt es zu einer Natrium- und Flüssigkeitsretention und des Weiteren zu einer Hypokaliämie. Der primäre Hyperaldosteronismus liegt bei 70 % einseitig und bei 30 % bilateral vor. Am häufigsten sind Frauen im Alter zwischen 30 und 50 Jahren betroffen.

Klinik und Diagnostik

Das Hauptsymptom ist die Hypertonie mit konsekutiven Kopfschmerzen.

Als Basisdiagnostik gelten die Bestimmung von Kalium (Hypokaliämie) und Aldosteron im Serum bzw. im 24-Stunden-Sammelurin sowie die Renin-Aktivität im Plasma. Gegebenenfalls muss noch selektiv Blut aus den Nebennierenvenen entnommen werden, wenn bei der Schnittbildgebung noch keine Raumforderung nachgewiesen werden konnte.

Therapie

Die Therapie der Wahl ist die Adrenalektomie.

9.9.2.2 Hyperkortisolismus (Cushing-Syndrom)

Das Cushing-Syndrom fasst eine Reihe von Symptomen aufgrund eines erhöhten Glukokortikoidspiegels im Plasma zusammen. Frauen sind viermal häufiger betroffen als Männer. Der Altersgipfel liegt im 3.–5. Lebensjahrzehnt.

Meistens ist der Glukokortikoidspiegel iatrogen durch Medikamenteneinnahme erhöht (Cushing-Schwellendosis 7,5 mg Prednisolon pro Tag). Nach der Medikamenteneinnahme sind primäre Nebennierenrindentumoren der zweithäufigste Grund. Aber auch ein Mikroadenom der Hypophyse mit konsekutiver ACTH-Produktion ist eine mögliche Ursache. Des Weiteren kann ACTH auch paraneoplastisch produziert werden (z. B. beim kleinzelligen Bronchialkarzinom).

Klinik und Diagnostik

Charakteristisch ist eine Fettverteilungsstörung, insbesondere am Körperstamm. Des Weiteren sind insbesondere das Gesicht (Vollmondgesicht) und der Nacken (Stiernacken) betroffen. Es kommt zu einer vermehrten Gefäßfragilität sowie Atrophie der Haut (Pergamenthaut), Hypertonie und Diabetes mellitus. Bei Frauen treten Menstruationsstörungen und Hirsutismus auf, bei Männern Libidoverlust, Impotenz und Oligospermie.

Zur Diagnostik wird ein Kortisoltagesprofil erstellt. Außerdem wird der ACTH-Spiegel bestimmt und ggf. ein CRH-Test durchgeführt.

Therapie

Die chirurgische Therapie der Wahl ist die Entfernung des Tumors entweder als Adrenalektomie oder als neurochirurgische transsphenoidale Entfernung des Mikroadenoms der Hypophyse (➤ Kap. 10.4.5).

9.9.2.3 Adrenogenitales Syndrom (AGS)

Beim AGS ist die Hormonsynthese in der Nebennierenrinde durch einen Defekt der daran beteiligten Enzyme gestört. Am häufigsten ist die für die Biosynthese von Aldosteron und Kortisol wichtige 21-Hydroxylase betroffen. Durch das mangelnde Kortisol werden Hypothalamus und Hypophyse aktiviert, was zu einer Aktivierung der Nebennierenrinde und damit zu einer Überproduktion von Sexualhormonen führt.

Klinik und Diagnostik

Bei Mädchen äußert sich das AGS in Hirsutismus, dem Ausfall der Kopfhaare, Amenorrhö und männlichem Körperbau. Bei Jungen kommt es zu einer Pseudopubertas praecox. Im Erwachsenenalter entwickeln sich bei Frauen Bartwuchs, Brustbehaarung und Akne.

Beim Verdacht auf ein AGS wird die Serumkonzentration von Dehydroepiandrostendion-Sulfat (DHEA-S) oder von Östradiol bestimmt. Zusätzlich ist eine Schnittbildgebung indiziert.

Therapie

Die fehlenden Hormone müssen lebenslang substituiert werden.

Studentische Sicht

9.9.2 Wichtige Erkrankungen

9.9.2.1 Primärer Hyperaldosteronismus (Conn-Syndrom)

Mehrsekretion von Aldosteron, 70 % einseitig und 30 % bilateral

Klinik und Diagnostik

Hauptsymptom: Hypertonie!
Basisdiagnostik: Labor, ggf. Schnittbildgebung (oft noch keine Raumforderung sichtbar)

Therapie

Adrenalektomie

9.9.2.2 Hyperkortisolismus (Cushing-Syndrom)

Erhöhter Glukokortikoidspiegel, oft iatrogen oder bei primärem Nebennierentumor

Klinik und Diagnostik

Symptome: Fettverteilungsstörung am Körperstamm, Vollmondgesicht, Stiernacken sowie Gefäßfragilität, Atrophie der Haut, Hypertonus und Diabetes mellitus
Diagnostik: Kortisoltagesprofil sowie ACTH- und CRH-Test

Therapie

Operative Tumorentfernung

9.9.2.3 Adrenogenitales Syndrom (AGS)

Aktivierung der Hypophyse durch mangelndes Kortisol mit Überproduktion der Sexualhormone

Klinik und Diagnostik

Symptome: Vermännlichung bei Mädchen, Pseudopubertas praecox bei Jungen
Diagnostik: DHEA-S- und Östradiol-Bestimmung sowie Schnittbildgebung

Therapie

Hormonsubstitution

9.9.2.4 Morbus Addison
Funktionsverlust der Nebennierenrinde

Klinik und Diagnostik
Symptome: Hypotonie, Übelkeit, Hyperpigmentation, neuropsychologische Symptome
Diagnostik: ACTH-Stimulationstest

Therapie
Hormonsubstitution

9.9.2.5 Phäochromozytom
Tumoren des Nebennierenmarks oder der Paraganglien; 10 % Tumor (10 % maligne, 10 % extraadrenal, 10 % multiple, 10 % familiär, 10 % bei Kindern)

Klinik und Diagnostik
Symptome: therapierefraktäre Hypertonie, Kopfschmerzen, Tachykardien, Schweißausbrüche
Diagnostik: Katecholaminspiegel im 24-Stunden-Urin

Therapie
Therapie: Adrenalektomie

9.9.2.6 Inzidentalom
Zufällig entdeckter Tumor der Nebenniere

Klinik und Diagnostik
Schließe zunächst die Hormonaktivität aus!

Therapie
- Bei Aktivität sollte reseziert werden.
- Je nach Größe und Wachstum sollte eine Resektion auch sonst erwogen werden.
- Maligne Tumoren der Nebennierenrinde sind selten!

9.9.2.4 Morbus Addison

Hierbei handelt es sich um einen vollständigen Funktionsverlust der Nebennierenrinde. Häufig finden sich Autoantikörper gegen die Nebennierenrinde.

Klinik und Diagnostik

Die Symptomatik betrifft verschiedene Organsysteme. Hierzu zählt u. a. das Kreislaufsystem (Hypotonie), der Gastrointestinaltrakt (Übelkeit, Abdominalschmerz, Gewichtsverlust), die Haut (Hyperpigmentation) und das zentrale Nervensystem (Depression, Konzentrationsstörung, Angst). Oft besteht ein Schwächegefühl. Die Diagnostik erfolgt mit einem ACTH-Stimulationstest.

Therapie

Die Therapie besteht in einer lebenslangen Substitution der Steroidhormone.

9.9.2.5 Phäochromozytom

Phäochromozytome sind Tumoren des Nebennierenmarks oder der sympathischen Ganglien (Paragangliome). Das Phäochromozytom wird als 10 %-Tumor bezeichnet, weil 10 % der Fälle maligne sind, 10 % extra-adrenal liegen, 10 % multipel bzw. bilateral vorkommen, 10 % familiär (MEN-2-Syndrom, Von-Hippel-Lindau-Syndrom) auftreten und 10 % bereits bei Kindern beobachtet werden.

Klinik und Diagnostik

Die Symptomatik bei ca. 60 % der Patientinnen besteht in einer permanenten arteriellen Hypertonie, die auf die übliche Hochdrucktherapie nicht anspricht. Die anderen Patientinnen haben meist paroxysmale schwere Hypertonien mit einem systolischen Blutdruck bis 300 mm Hg. Zusätzlich treten Kopfschmerzen, Tachykardien und Schweißausbrüche auf.

Die Diagnostik erfolgt über die Messung erhöhter Katecholaminspiegel im Urin. Dabei sollte 24-Stunden-Urin gesammelt und die Katecholamine bestimmt werden. Selten sind Messungen der Plasmakatecholamine notwendig. Ein möglicher weiterer Test ist der Clonidinhemmtest.

Therapie

Die Therapie besteht in der Resektion der betroffenen Nebenniere (Adrenalektomie). Diese kann bis zu einer Größe von 7 cm problemlos minimalinvasiv entfernt werden. Der Zugangsweg ist dabei entweder transabdominal oder retroperitoneoskopisch von lateral oder über den Rücken.

9.9.2.6 Inzidentalom

Ein Inzidentalom ist ein zufällig entdeckter Tumor der Nebenniere im Rahmen einer Schnittbildgebung oder Sonografie. In Autopsiestatistiken liegt die Prävalenz bei bis zu 8 %.

Klinik und Diagnostik

Wenn ein solcher Tumor entdeckt wird, muss zunächst eine Hormonaktivität ausgeschlossen werden. Bei normotensiven Patientinnen werden das Serumkalium und die Vanillinmandelsäure im 24-Stunden-Urin bestimmt und ein Dexamethasonhemmtest durchgeführt.

Therapie

Bei nachgewiesener hormoneller Aktivität sollte das Inzidentalom reseziert werden. Bei hormoninaktiven Tumoren mit einer Größe von 3 bis 6 cm oder bei Größenwachstum sollte eine Resektion in Erwägung gezogen werden; ab einer Größe von 6 cm ist das Risiko eines Nebennierenkarzinoms gegeben, sodass der Tumor sicher reseziert werden sollte.

Maligne Tumoren der Nebennierenrinde sind selten. Etwa zwei Drittel der Nebennierenrindenkarzinome fallen aufgrund einer exzessiven Hormonproduktion auf. In einem solchen Fall muss die Nebenniere mit den angrenzenden Organen, falls diese infiltriert sind, und den paraaortalen bzw. parakavalen Lymphknoten entfernt werden.

KAPITEL

10 Gehirn und Nervensystem

Die Verletzungen und die Chirurgie peripherer Nerven werden in ➤ Kap. 13.3 behandelt. Das Karpaltunnelsyndrom als häufigstes peripheres Nervenkompressionssyndrom wird im ➤ Kap. 6.8.12 beschrieben.

10.1 Schlaganfall

Ein Schlaganfall ist ein plötzlich einsetzendes Ereignis, das auf eine intrakranielle Durchblutungsstörung zurückgeht und als medizinischer Notfall sofort behandelt werden muss. Die Durchblutungsstörung ist entweder eine Ischämie (ca. 85 %, ➤ Kap. 10.1.1) oder eine Blutung (ca. 15 %, ➤ Kap. 10.1.2).

Mit einer Inzidenz von 13,7 Millionen und einer Prävalenz von 80,1 Millionen Menschen weltweit ist der Schlaganfall ein globales Gesundheitsproblem. Weltweit – und auch in Deutschland – ist der Schlaganfall die zweithäufigste Todesursache und Ursache von Behinderung im Erwachsenenalter. Die Inzidenz von Schlaganfällen liegt in Deutschland bei ca. 270.000/Jahr, wovon 200.000 erstmalige und 70.000 wiederholte Schlaganfälle sind. Die Todesfallrate innerhalb des ersten Jahres beträgt ca. 25–33 %. Zudem sind bleibende erhebliche funktionelle Einschränkungen bei ca. 40 % der Überlebenden vorhanden.

Neben der u. U. gebotenen chirurgischen Therapie ist der Schlaganfall auch eine wichtige perioperative Komplikation in allen Bereichen der Chirurgie: Der perioperative Schlaganfall ist definiert als eine zerebrale Ischämie, die in unmittelbarem Zusammenhang während oder innerhalb der ersten 30 Tage nach einer Operation auftritt und immer mit einer erhöhten Mortalität einhergeht. Abhängig von der Art des Eingriffs wird bei bis zu 4 % aller Patienten (außerhalb von Aorten- und Herzchirurgie, dort bis 11 %) ein Schlaganfall in der postoperativen Phase diagnostiziert. Insbesondere Patienten mit einem ischämischen Schlaganfall oder einer transitorischen ischämischen Attacke in der Vorgeschichte (< 6 Monate) sind einem hohen Risiko ausgesetzt, einen erneuten Schlaganfall perioperativ zu erleiden.

Jeder Operateur sollte die Frage nach der Möglichkeit einer systemischen Lysetherapie erwarten.

10.1 Schlaganfall

Schlaganfall = plötzliche intrakranielle Durchblutungsstörung; unterscheide:
- Ischämie (ca. 85 %)
- Blutung (ca. 15 %)

Globales Gesundheitsproblem! 1-Jahres-Mortalität = 25–33 %, ca. 40 % mit dauerhaften Einschränkungen

Perioperativer Schlaganfall = zerebrale Ischämie innerhalb von 30 Tagen nach OP
Häufigkeit postoperativer Schlaganfall:
- Bis 4 % aller chirurgischen Patienten
- Bis 11 % bei Herz-/Aortenchirurgie

Hohes Risiko bei vorangegangenem ischämischen Schlaganfall/TIA < 6 Monate

Studentische Sicht

10.1.1 Hirninfarkt

„Time is Brain". Der Hirninfarkt ist eine *akute Durchblutungsstörung* einer Hirnarterie.

Ätiologie: Bei ca. 20–25 % bleibt die Ursache unklar *(kryptogen)*. Hauptursachen in ➤ Tab. 10.1

TAB. 10.1

Risikofaktoren: ➤ Tab. 10.2

TAB. 10.2

10.1.1 Hirninfarkt

Oluwadamilola Akanji, Nima Etminan

NKLC
Hirninfarkt
Kompetenzebene: **3a, klin. Diagnostik**, app. Diagnostik, Therapie, **Notfall, Management**

Der Satz „Time is Brain" fasst die Dringlichkeit der Diagnose und Therapie des ischämischen Schlaganfalls zusammen. Beim ischämischen Schlaganfall bzw. Hirninfarkt handelt es sich um eine akute Durchblutungsstörung eines arteriellen Versorgungsgebiet des Gehirns. Abhängig von den Grundfunktionen der beeinträchtigten Stromgebiete ist mit entsprechenden neurologischen Ausfällen, u. a. Hemiparese, Aphasie, Hemihypästhesie sowie Hemianopsie, zu rechnen.

Ätiologie Mögliche Ursachen des Hirninfarkts sind in ➤ Tab. 10.1 zusammengefasst. Bei ca. 20–25 % aller ischämischen Schlaganfälle bleibt die Ursache unklar. Man spricht dann von einem **kryptogenen Schlaganfall** bzw. einem „Embolic Stroke of Undetermined Source" (ESUS), wenn das Infarktmuster (Nachweis durch CT oder MRT) zu einer embolischen Ursache passt und andere Ursachen ausgeschlossen sind.

Tab. 10.1 Ursachen des Hirninfarkts

Kardiale Embolien	Atherosklerose	Weitere Ursachen
• Thromboembolie bei Vorhofflimmern • Kardiale Embolie infolge anderer Ursachen – Ventrikelthromben: infolge von KHK, akutem Myokardinfarkt oder dilatativer Kardiomyopathie – Atriales Myxom (insbesondere linker Vorhof) – Weitere: z. B. Sick-Sinus-Syndrom, linksventrikuläres Aneurysma, Herzklappenerkrankung • Paradoxe Embolie bei persistierendem Foramen ovale (PFO) oder Atriumseptumdefekt (ASD) • Embolisierung einer Phlebothrombose • Septische Embolien: bei infektiöser Endokarditis	• Makroangiopathie mit arterioarterieller Embolie (z. B. an der Karotisgabel), seltener hämodynamische Infarkte • Mikroangiopathie mit lakunären Ischämien • Dissektion eines hirnversorgenden Gefäßes • Karotis- und Vertebralisdissektion, seltener Dissektion intrazerebraler Arterien	• Fettembolien und Luftembolien • Zerebrale Vaskulitis, z. B. Riesenzellarteriitis, Takayasu-Arteriitis oder Morbus Behçet • Infektassoziierte Vaskulitiden, z. B. bei Borreliose oder Lues • Migräne-assoziierte Schlaganfälle • Thrombophilien, Koagulopathien

Risikofaktoren Eine Reihe von Erkrankungen und Lebensstil-Attributen, sowie genetische Faktoren gelten als Risikofaktoren für den Schlaganfall (➤ Tab. 10.2).

Tab. 10.2 Risikofaktoren für den Schlaganfall

Beeinflussbare Risikofaktoren	Nicht beeinflussbare Risikofaktoren	Seltene Risikofaktoren
• Arterielle Hypertonie • Vorhofflimmern • Diabetes mellitus • Bewegungsmangel • Adipositas • Stenose der A. carotis interna • Alkoholabusus • Nikotinabusus • Hyperlipidämie • Myeloproliferative Erkrankungen mit Polyglobulie • Psychosoziale Belastungsfaktoren • Persistierendes Foramen ovale (PFO)	• Alter • Männliches Geschlecht • Genetische Faktoren	• Thrombophilien, Gerinnungsstörungen, Hämatokriterhöhung • Hormonersatztherapie (vor allem östrogenhaltige), Schwangerschaft, Einnahme oraler Kontrazeptiva • Migräne • Konsum von Drogen, z. B. Kokain, Amphetamin

Studentische Sicht

Einteilung Ischämische Schlaganfälle werden häufig nach ihrer Morphologie eingeteilt:

- Ein **Territorialinfarkt** ist eine große, keilförmige Infarzierung eines arteriellen Stromgebiets des Gehirns, oft mit kortikaler und subkortikaler Beteiligung, der häufig Folge eines embolischen Verschlusses oder einer Arteriosklerose ist. Er kann weiter unterteilt werden in einen
  - Endstrominfarkt (Infarkt in einem Gebiet einer Arterie, die nicht durch Kollateralen versorgt ist) und einen
  - Grenzzoneninfarkt (Infarkt an der Grenze von 2 arteriellen Stromgebieten).
- Ein **lakunärer Infarkt** ist ein kleiner (< 15 mm Durchmesser) Infarkt meist subkortikal oder in Stammganglien, Thalamus oder Pons. Er ist Folge arteriosklerotischer Veränderungen der kleinen Arterien, z. B. der Heubner-Arterie, der Aa. pontis, der A. thalami perforans im Sinne einer Mikroangiopathie.

Es ist aber auch eine Einteilung nach dem zeitlichen Verlauf möglich:

- Eine **transitorische ischämische Attacke (TIA)** ist eine vorübergehende Episode neurologischer Ausfälle, die durch eine fokale Ischämie des Gehirns, des Rückenmarks oder der Netzhaut verursacht wird. Mögliche Ursache der Ischämie ist die Ablösung von Mikroembolien aus Stenosen bzw. Plaques der A. carotis interna. Die neurologischen Ausfälle, u. a. Störung von Motorik, Sensibilität, Sprache, Koordination oder Sehen, bilden sich meist innerhalb einer Stunde komplett zurück, können aber in einigen Fällen auch länger bestehen. Eine diffusionsgewichtete kraniale MRT ergibt in diesen Fällen keine Läsion. Das 90-Tage-Risiko eines ischämischen Schlaganfalls nach einer TIA beträgt ca. 10 %, vor allem in den ersten Wochen nach TIA.
- Ein **ischämischer Schlaganfall** ist eine Episode neurologischer Ausfälle aufgrund eines fokalen Infarkts des ZNS, der auf eine arterielle Embolisation oder kritische Hypoperfusion zurückzuführen ist. Bei einigen Subtypen sind zu einer besseren Unterscheidung der Ausprägung und des Verlaufs bestimmte Terminologien zu betrachten:
  - Bei einem sogenannten *„minor stroke"* handelt es sich um einen Schlaganfall mit leichtgradiger Symptomatik, ohne zu einer Behinderung führenden neurologischen Defiziten.
  - Bei einem *„progressive stroke"* sind die neurologischen Defizite innerhalb von Stunden progredient.
  - Ein *„klinisch stummer Infarkt"* entspricht dem bildgebenden Nachweis eines alten Infarkts ohne Hinweis auf relevante Symptomatik.
  - Wenn sich die neurologischen Defizite innerhalb von 72 Stunden zurückbilden, spricht man von einem *„prolongierten reversiblen ischämischen neurologischen Defizit"* (PRIND).

Einteilung: nach Morphologie oder zeitlichem Verlauf

- Territorialinfarkt
- Lakunärer Infarkt
- Transitorische ischämische Attacke (TIA)
- Ischämischer Schlaganfall

Pathophysiologie Nimmt die Perfusion des Gehirns vom Normbereich (50–60 ml/100 g Gewebe/min) auf bis 20 ml/100 g/min ab, kann dies noch ohne wesentliche permanente Folgen toleriert werden. Ein weiterer Abfall führt jedoch zu Funktionsstörungen, die aber nach Wiederherstellung der optimalen Durchblutung reversibel sind. Bei einer Perfusion von weniger als 8–10 ml/100 g/min tritt eine irreversible Schädigung der Zellen auf. Je nach der kollateralen Zirkulation wird im Bereich der Ischämie die Entwicklung eines zu den Peripherzonen ansteigenden Durchblutungsgradienten gesehen. Diese Peripherzonen, die sog. *Penumbra*, sind nur reversibel geschädigt und können sich bei einer zeitnahen Verbesserung der Durchblutung wieder erholen. Das Ziel der akuten Therapie ist daher, die Penumbra noch zu retten.

Pathophysiologie: *normale Hirnperfusion:* 50–60 ml/100 g/min, Reduktion auf 20 ml/100 g/min noch tolerierbar

- Unter 20 ml/100 g/min: Funktionsstörungen, aber reversibel
- Unter 8–10 ml/100 g/min: irreversible Zellschäden
- Penumbra: Randzone, reversibel geschädigt, potenziell rettbar

Klinik und Diagnostik

Anamnese Die Anamnese muss kurz sein, aber eine Zusammenfassung wichtiger Informationen enthalten. Der genaue Zeitpunkt des Symptombeginns ist, wenn möglich, unbedingt zu eruieren, denn eine Thrombolyse ist beim Symptombeginn innerhalb < 4,5 Stunden indiziert, wenn keine Kontraindikationen vorhanden sind. Sollte der Symptombeginn nicht sicher zu bestimmen sein, z. B. beim „Wake-up Stroke", ist der letzte erinnerliche Zeitpunkt, an dem keine Symptome vorhanden waren („last seen well") zu erfragen. Des Weiteren sind die Auslöser, Ausprägung, sowie der Verlauf der Symptomatik festzustellen. Zusammenfassend richtet sich die Anamnese bezüglich neurologischer Ausfälle nach FAST (Neurologie):

- F („Facial Expression"): oft eine einseitige Gesichtslähmung mit Asymmetrie, und ggf. verminderte Mimik
- A („Arm Weakness"): oft eine einseitige Armparese bzw. Hemiparese
- S („Speech Difficulties"): sensorische, motorische oder globale Aphasie
- T („Time is Brain"): Bei Verdacht auf Schlaganfall ist eine zügige Bildgebung erforderlich

Symptome Die Symptome eines Hirninfarkts können sich je nach Lokalisation deutlich unterscheiden (➤ Tab. 10.3). Es ist zudem wichtig, auf klinische Zeichen für akute Gefährdungen, z. B. Hirndruckzeichen, sowie Symptome einer Basilaristhrombose zu achten.

Klinik und Diagnostik

Anamnese: kurz, aber mit allen wichtigen Infos:

- *Symptombeginn* entscheidend für Thrombolyse *(< 4,5 h)*
- *Bei unklarem Beginn (z. B. Wake-up Stroke):* „Last seen well" erfragen
- Auslöser, Verlauf, Ausprägung klären

Nutze das *FAST-Schema:*

- F: Gesichtslähmung/Asymmetrie
- A: Arm-/Halbseitenlähmung
- S: Sprachstörungen (Aphasie)
- T: Zeit

Symptome: variieren je nach Lokalisation (➤ Tab. 10.3); achte auf Anzeichen für Hirndruck und Basilaristhrombose

TAB. 10.3

Tab. 10.3 Klinische Symptome des Schlaganfalls nach Lokalisation

Lokalisation	Symptome
A. cerebri media (häufigste Lokalisation)	• Kontralaterale brachiozephale sensomotorische Hemisymptomatik • Dysarthrie • Aphasie, Apraxie (dominante Hemisphäre) • Hemianopsie • Hemineglect (nichtdominante Hemisphäre)
A. cerebri anterior	• Kontralaterale beinbetonte Hemiparese • Apraxie • Antriebsstörung bei beidseitiger Läsion • Kontralaterale Hemiplegie und Hemianopsie bei Affektion des Arteria-chorioidea-anterior-Stromgebiets
A. vertebralis	• Drehschwindel • Tinnitus • Sehstörungen
A. inferior posterior cerebelli	• Ataxie • Schwindel • Nystagmus • Dysmetrie • *Wallenberg-Syndrom* (wenn die Medulla oblongata auch beeinträchtigt ist)
A. basilaris	• Vigilanzminderung mit schweren motorischen Ausfällen • Kopf- und Nackenschmerzen, Schwindel, Übelkeit als Prodrome • *Basilarisspitzensyndrom:* Störung der Okulo- und Pupillomotorik; akute Bewusstseinsstörung bis zum Koma, ggf. auch deliranter Zustand • *Mittleres Basilarissyndrom:* Tetraparese bzw. Tetraplegie, ggf. Locked-in-Syndrom; keine Bewusstseinsstörung • *Kaudales vertebrobasiläres Syndrom:* Dysarthrie, Dysphagie, Störung der Hirnnerven IX bis XII, Ataxie, Hemi- bzw. Tetraparese, Koma, ggf. Wallenberg-Syndrom, ggf. Horner-Syndrom
A. inferior anterior cerebelli	• Ataxie • Schwindel • Nystagmus • Dysmetrie • Kontralaterale Fazialisparese • Hypakusis
A. superior cerebelli	• Ataxie • Schwindel • Nystagmus • Dysmetrie • Bei komplettem Infarkt (selten): Horner-Syndrom, kontralaterale dissoziierte Sensibilitätsstörung
A. cerebri posterior	• Kontralaterale homonyme Hemianopsie • Bei Verschluss der Aa. thalamoperforantes: Desorientiertheit, Hemihypästhesie oder Hemineglect, Apathie

Diagnostik: *Nativ-CT* (Unterscheidung zwischen Ischämie/Hämorrhagie), *CT-Angiografie, Perfusions-CT* (Einschätzung der Penumbra), *cMRT* (bei unklarem oder verlängertem Zeitfenster)

Apparative Diagnostik Die Bildgebung ist für das therapeutische Vorgehen und damit den weiteren Verlauf entscheidend. Zur Unterscheidung zwischen ischämischem und hämorrhagischem Schlaganfall ist die **native CT** am wichtigsten (➤ Abb. 10.1). Der Patient sollte i. d. R. innerhalb von 25 Minuten nach seinem Eintreffen im CT liegen. Kann eine intrazerebrale Blutung in der CT ausgeschlossen werden, geht man bei klinischem Hinweis auf einen Schlaganfall von einer akuten Ischämie aus. Die Notfalltherapie wird dann daraufhin eingeleitet. Eine **CT-Angiografie** liefert Information zum zerebralen Gefäßstatus, vor allem beim Gefäßverschluss, der mit einer Thrombektomie versorgt werden kann. Konkret ist eine CT-Angiografie dringend durchzuführen bei Verdacht auf einen proximalen Gefäßverschluss sowie eine Basilaristhrombose. Die **Perfusions-CT** stellt eine Perfusionsverzögerung bereits in der Akutphase dar und erhärtet bzw. bestätigt den Verdacht auf einen ischämischen Schlaganfall (wenn eine intrazerebrale Blutung mit nativer CT ausgeschlossen wurde). Eine Perfusions-CT ist auch wichtig, um das Verhältnis zwischen bereits infarziertem Gewebe und Penumbra einzuschätzen.

Wenn das Zeitfenster unklar ist, vor allem bei „Wake-up Strokes" oder bei Symptombeginn > 4,5 Stunden ist eine **MRT des Schädels (cMRT)** die Grundlage für die weitere Therapie (➤ Abb. 10.1). Außerhalb der akuten Phase dient eine cMRT zum Ausschluss von Differenzialdiagnosen bei sog. „Stroke Mimics". Mit der DWI-Sequenz der MRT (DWI = „Diffusion Weighted Imaging") lässt sich Infarktgewebe, in dem alle Zellen bereits irreversibel geschädigt sind, früh darstellen, während die PWI-Sequenz (PWI = „Perfusion Weighted Imaging") ein Gebiet des Gehirns darstellt, in dem die Durchblutung eingeschränkt ist und die Zellen zum Teil bereits irreversibel und zum Teil noch reversibel geschädigt sind. Der sog. Perfusions-

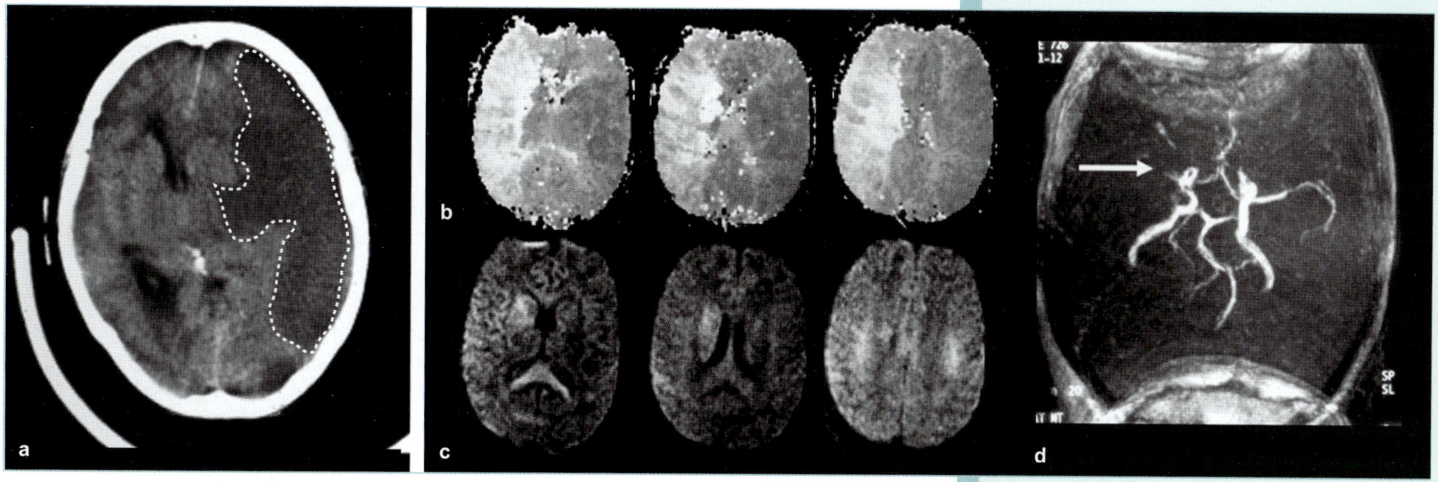

Abb. 10.1 Hirninfarkte in der Bildgebung
a) Linkshemisphärischer territorialer Hirninfarkt in der CT (gestrichelte Linie), der eine deutliche Verlagerung der Mittellinie auf die gesunde Seite bewirkt. [R261]
b–d) Multimodale MRT 2 Stunden nach Beginn eines akuten Rechtshemisphärensyndroms. In den perfusionsgewichteten Bildern (b, PWI) ist das ausgedehnte Areal der Minderperfusion heller dargestellt. Die diffusionsgewichteten Bilder (c, DWI) zeigen noch kein eindeutiges Infarktareal; es liegt somit ein ausgedehnter DWI/PWI-Mismatch vor. Die MR-Angiografie zeigt den proximalen Verschluss der A. cerebri media rechts (d, Pfeil). [M469]

Diffusions-Mismatch (PWI-DWI-Mismatch, „Penumbra Imaging“) entspricht dabei der Penumbra: Je größer das Mismatch, desto mehr Gewebe ist durch eine Thrombolyse oder mechanische Thrombektomie noch zu retten.

Therapie und Management

Überwachung In der akuten Phase des Schlaganfalls ist es wichtig, die Atmung, den Blutdruck, die Sauerstoffsättigung und die Körpertemperatur im Normbereich zu halten, um sekundäre Hirnschädigungen zu vermeiden. Anhand der bildgebenden Diagnostik ist die definitive Therapie zu entscheiden und rasch durchzuführen.

Intrakranieller Druck Durch eine sekundäre Einblutung in einen zerebralen Infarkt oder ein Hirnödem kann der intrakranielle Druck ansteigen. Ein klinisch relevantes Hirnödem kann sich vor allem beim „malignen“ Media-Infarkt entwickeln (ausgedehnter Infarkt im Stromgebiet der A. cerebri media, > zwei Drittel des Gebiets, meist nach Verschluss des M1-Abschnitts der A. cerebri media oder der distalen A. carotis interna). Die Ödembildung tritt oft innerhalb von 24 bis 120 Stunden nach Infarkt auf. Auch beim raumfordernden zerebellaren Infarkt kann es zu einem Hirnödem kommen.

Therapie und Management
Monitoring der Vitalfunktionen!

Besondere Beachtung möglicher *Hirndruckerhöhung* durch *Ödembildung*

KOMPETENZBASIERTES VORGEHEN (NKLC)

Notfall

Jeder ischämische Schlaganfall → Behandlung so schnell wie möglich („Time is Brain“), am besten auf einer dafür spezialisierten Station („Stroke-Unit“)

Management

- **Erstversorgung:** Kontrolle von Atmung, Blutdruck, Sauerstoffsättigung und Körpertemperatur
- **Entscheidungsfindung:**
  - Thrombolyse: Symptome < 4,5 h oder PWI-DWI-Mismatch; **Cave:** Kontraindikationen beachten: akute oder frühere intrazerebrale Blutung, ausgedehnter ischämischer Schlaganfall, suboptimale Gerinnungsparameter (Thrombozyten < 100.000/µL, Quick < 50 %), Schwangerschaft/Wochenbett
  - Thrombektomie: Symptome < 6 h (im Einzelfall darüber hinaus) bei Verschluss proximaler Gefäße oder ohne Zeitfenster bei Basilarisverschluss
- **Prinzipien der Versorgung:** Entfernung/Verkleinerung des Thrombus durch Lyse oder Thrombektomie; ggf. Hirndrucksenkung (z. B. dekompressive Hemikraniektomie zur Vermeidung einer Einklemmung)
- **Nachbehandlung:** intensive neurologische Rehabilitation bereits in der frühen Phase → Physiotherapie, Ergotherapie und Logopädie
- **Erfolgsparameter:** verringerte neurologische Defizite; Surrogat: Durchblutungsverbesserung
- **Komplikationen:** bleibende neurologische Defizite

KOMPETENZBASIERTES VORGEHEN

10.1.2 Spontane intrakranielle Blutung

10.1.2.1 Spontane intrazerebrale Blutungen
Etwa 15 % aller Schlaganfälle

Ätiologie: Unterscheide *primäre* (arterielle Hypertonie, Amyloidangiopathie …) und *sekundäre* Ursachen (Aneurysmata, Gefäßmalformationen …)

Einteilung: nach Lokalisation (Stammganglien, lobär, zerebellär …)

Klinik und Diagnostik
Symptome: Kopfschmerzen, Übelkeit und Erbrechen, Bewusstseinseintrübung, lageabhängige neurologische Symptome

Diagnostik: Nativ-CT (➢ Abb. 10.2)

Therapie und Management
Chirurgische Therapie: wird hinsichtlich ihres Nutzens kontrovers diskutiert

Hemikraniektomie: hinsichtlich ihres Nutzens nicht endgültig klar; zur Druckreduktion ist sie ggf. indiziert

KOMPETENZBASIERTES VORGEHEN

10.1.2 Spontane intrakranielle Blutung

Amr Abdulazim, Andreas Ziebart, Nima Etminan

NKLC
Intrakranielle Blutungen
Kompetenzebene: **3a**, **klin. Diagnostik**, app. Diagnostik, Therapie, **Notfall**, **Management**

10.1.2.1 Spontane intrazerebrale Blutungen

Nichttraumatische spontane intrazerebrale Blutungen machen ca. 15 % aller Schlaganfälle aus. Es handelt sich um ein schwerwiegendes Krankheitsbild mit hoher Morbidität und Mortalität. Im Rahmen des demografischen Wandels steigt die Inzidenz an.

Ätiologie Bei intrazerebralen Blutungen sind primäre und sekundäre Ursachen zu unterscheiden:

- Primäre Ursachen: zerebrale Amyloidangiopathie, hypertensiv bedingte Arteriopathie tiefer arterieller Perforatoren
- Sekundäre Ursachen: zerebrale Aneurysmen, Gefäßmalformationen, entzündliche Gefäßerkrankungen, venöse Thrombosen, Tumoren, Infektionen oder Substanzmissbrauch; sekundäre Einblutung im Bereich eines ischämischen Infarkts

Einteilung Unterteilt werden spontane intrazerebrale Blutungen auch nach ihrer Lokalisation in Stammganglienblutungen, lobäre Blutungen, zerebelläre (infratentorielle) Blutungen, intraventrikuläre Blutungen und Blutungen im Hirnstammbereich.

Klinik und Diagnostik

Symptome Die Symptomatik setzt in der Regel plötzlich innerhalb weniger Minuten ein und kann mit Kopfschmerzen, Übelkeit und Erbrechen sowie einer Bewusstseinseintrübung einhergehen. Je nach Lage der Blutung kann es zu einer Hemiparese und einem Neglect kommen, auch Sprachstörungen sind möglich, wenn die dominante Hemisphäre betroffen ist. Zerebelläre Blutungen führen typischerweise zu einer Ataxie und Dysmetrie, Doppelbildern, einem Nystagmus und einer Dysarthrie.

Apparative Diagnostik In der **CT** sind intrazerebrale Blutungen hinsichtlich ihrer Form und Lokalisation sehr heterogen (➢ Abb. 10.2). Spontane intrazerebrale Hämatome verursachen typischerweise ein Umgebungsödem, das bis zu 14 Tage lang zunehmen kann.

Therapie und Management

Chirurgische Therapie Trotz der Entlastung der Raumforderung und der Entfernung evtl. toxischer Blutbestandteile durch eine chirurgische Therapie wird deren Nutzen kontrovers diskutiert. Zudem haben randomisierte kontrollierte Studien keinen klaren Vorteil einer chirurgischen Behandlung aufzeigen können. Am ehesten profitieren Patienten mit einer supratentoriellen intrazerebralen Blutung von einer chirurgischen Therapie, die sich mit einem GCS von 9–13 präsentieren, sowie eine oberflächliche Blutung und ein Blutungsvolumen von 30–100 ml aufweisen.

Hemikraniektomie Die Rolle der dekompressiven Hemikraniektomie für die Behandlung einer tief gelegenen intrazerebralen Blutung wird noch untersucht. Zerebelläre Blutungen können aufgrund der geringen Raumverhältnisse in der hinteren Schädelgrube häufiger zu einem Hydrozephalus führen, was bei der Indikationsstellung berücksichtigt werden sollte.

KOMPETENZBASIERTES VORGEHEN (NKLC)

Notfall

Jede intrazerebrale Blutung → Behandlung so schnell wie möglich („Time is Brain"), am besten auf einer dafür spezialisierten Station („Stroke-Unit")

Management

- **Erstversorgung:** Verlegung auf eine spezialisierte neurologische/neurochirurgische Intensivstation oder Stroke-Unit, schrittweise Senkung des arteriellen Blutdrucks (rapide Blutdrucksenkung → ungünstigere Prognose), vorhandene Antikoagulation beenden und nach Möglichkeit antagonisieren (insbesondere bei zerebraler Amyloidangiopathie), Intubation bei ausgeprägter Bewusstseinseintrübung oder respiratorischer Insuffizienz
- **Entscheidungsfindung:**
  - Chirurgische Therapie (zur Entlastung und Blutentfernung) wird kontrovers diskutiert, am ehesten indiziert bei oberflächlicher supratentorieller Blutung (Blutungsvolumen von 30–100 ml) bei Patienten

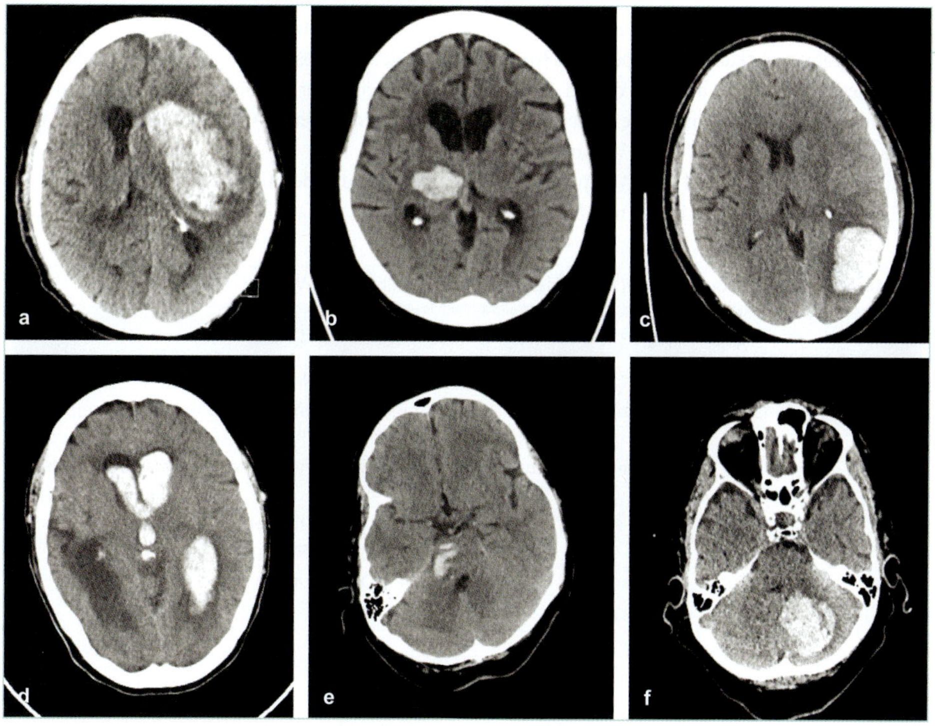

Abb. 10.2 Spontane intrazerebrale Blutungen [P1663]
a) Ausgedehnte linksseitige Stammganglienblutung in loco typico mit resultierender Mittellinienverlagerung
b) Umschriebene rechtsseitige hintere Stammganglienblutung in loco typico
c) Links parietale, atypisch gelegene intrazerebrale Blutung
d) Intraventrikuläre Blutung im Bereich beider Seitenventrikel und des III. Ventrikels mit konsekutivem Hydrozephalus
e) Hirnstammblutung im Bereich des Mesenzephalons
f) Zerebelläre Blutung mit Verlagerung des IV. Ventrikels als Zeichen des raumfordernden Effekts

ABB. 10.2

mit einem GCS von 9–13; chirurgisches Verfahren (mikrochirurgische Entfernung des Hämatoms, minimalinvasive endoskopische Techniken, Lyse- und Aspirationsverfahren durch Drainageanlagen) je nach Situation und Expertise
  - Intraventrikuläre Blutung → externe Ventrikeldrainage oder (in ausgewählten Fällen) endoskopische Lavage; bei (nicht seltenem) chronischem Hydrozephalus → Liquorshunt
- **Prinzipien der Versorgung:** Blutdrucksenkung (s. o.); ggf. Blutentfernung, ggf. Hemikraniektomie
- **Nachbehandlung:** intensive neurologische Rehabilitation bereits in der frühen Phase → Physiotherapie, Ergotherapie und Logopädie
- **Erfolgsparameter:** limitierte neurologische Defizite
- **Komplikationen:** Nachblutung (bis zu 15 % der Fälle); ungünstige Prognose bei großen Blutungen und bei intraventrikulären Blutbestandteilen

10.1.2.2 Spontane Subarachnoidalblutungen

10.1.2.2 Spontane Subarachnoidalblutungen

NKLC
Subarachnoidalblutungen
Kompetenzebene: **2**, klin. Diagnostik, app. Diagnostik, Therapie, **Notfall**, **Management**

Bei der spontanen Subarachnoidalblutung (SAB) handelt es sich um eine Untergruppe des hämorrhagischen Schlaganfalls. Die Inzidenz beträgt 6 pro 100.000, wobei Frauen häufiger betroffen sind als Männer.

Frauen häufiger betroffen als Männer

Ätiologie Etwa 80 % der Fälle sind durch Ruptur eines intrakraniellen Aneurysmas bedingt. Bei den übrigen Fällen handelt es sich vor allem um eine perimesenzephale Blutung, eine SAB ohne Aneurysmanachweis oder sekundäre SAB aufgrund anderer Ursachen (z. B. Sinus-Venen-Thrombosen, arteriovenösen Malformationen).

Ätiologie: 80 % Folge eines Aneurysmas

Studentische Sicht

Modifizierbare Risikofaktoren: arterielle Hypertonie, Rauchen, erhöhter Alkoholkonsum, Drogenabusus

Einteilung: nach World Federation of Neurological Surgeons (WFNS, ➢ Tab. 10.4)

TAB. 10.4

Risikofaktoren Nicht modifizierbare Risikofaktoren sind das weibliche Geschlecht, fortschreitendes Alter, geografische Lokalisation (Japan) und Kollagenosen (Ehlers-Danlos-Syndrom Typ 4). Darüber hinaus sind genetische Faktoren bekannt, die ein Aneurysma wahrscheinlicher machen. Zu den modifizierbaren Risikofaktoren zählen die arterielle Hypertonie, das Rauchen, ein erhöhter Alkoholkonsum und Drogenabusus mit sympathomimetischer Wirkung.

Einteilung Klinisch wird die SAB anhand der Skala der World Federation of Neurological Surgeons (WFNS) eingeteilt, weniger häufig mit der Hunt-und-Hess-Skala (➢ Tab. 10.4).

Tab. 10.4 Klinische Graduierung der spontanen Subarachnoidalblutung [W1377]

Grad	World Federation of Neurological Surgeons (WFNS)	Hunt und Hess
1	GCS 15	Keine bis geringe Kopfschmerzen
2	GCS 13–14, kein motorisches Defizit	Starke Kopfschmerzen und Nackenschmerzen, Hirnnervenlähmungen
3	GCS 13–14, motorisches Defizit vorhanden	Schläfrigkeit, Verwirrtheit, milde neurologische Defizite
4	GCS 7–12	Stupor, mittel- bis hochgradige Hemiparese, milde Dezerebration
5	GCS 3–6	Koma, Dezerebration

GCS = Glasgow Coma Scale (➢ Kap. 1.3.1.1)

Klinik und Diagnostik

Symptome:
- Vernichtungskopfschmerz
- Meningismus
- Neurologische Defizite
- Bewusstseinsminderung

Diagnostik: CT (➢ Tab. 10.5), Lumbalpunktion, ggf. MRT und ergänzend CTA und DSA (➢ Abb. 10.3)

Klinik und Diagnostik

Symptome Kardinalsymptome einer aneurysmatischen SAB sind plötzlich einsetzende Kopfschmerzen, die oft so heftig sind, dass sie auch als Vernichtungskopfschmerz bezeichnet werden. Auch eine Nackensteifigkeit (= Meningismus) zählt zu den häufig auftretenden Symptomen. Des Weiteren können unterschiedliche neurologische Defizite wie eine Hemiparese oder Aphasie sowie Hirnnervenstörungen auftreten. Es kann zu einer Bewusstseinsminderung bis hin zum Koma kommen.

Apparative Diagnostik Sollte der Verdacht auf eine SAB bestehen, ist eine **kranielle CT** indiziert (➢ Abb. 10.3). Typischerweise zeigen sich Hyperdensitäten in den basalen Zisternen, teils vergesellschaftet mit Blutungsanteilen im Bereich der Fissuren oder des angrenzenden Hirnparenchyms (➢ Tab. 10.5). Zeigt die CT keinen auffälligen Befund, wird eine **Lumbalpunktion** zum Nachweis einer Xanthochromie (gelbe Färbung des Liquors aufgrund von Blutabbauprodukten) im Liquorüberstand nach Zentrifugation durchgeführt; zudem können Siderophagen im Liquor Anzeichen einer stattgehabten SAB sein. Bleibt auch die Lumbalpunktion ohne auffälligen Befund, kann ggf. eine **MRT** durchgeführt werden. Wird eine SAB nachgewiesen, ist eine ergänzende Gefäßdarstellung, in der Regel zunächst als **CT-Angiografie,** indiziert. Eine weitere, detaillierte Darstellung ermöglicht im Anschluss eine digitale Subtraktionsangiografie (DSA).

TAB. 10.5

Tab. 10.5 Modifizierte Fisher-Klassifikation [F647]

Grad	Ausmaß und Verteilung des Blutes in der cCT
0	Keine SAB oder intraventrikuläres Hämatom (IVH)
1	Fokale oder diffuse dünne SAB ohne IVH
2	Fokale oder diffuse dünne SAB mit IVH
3	Fokale oder diffuse dicke SAB ohne IVH
4	Fokale oder diffuse dicke SAB mit IVH

cCT = kranielle Computertomografie, SAB = Subarachnoidalblutung

Differenzialdiagnostisch kann es sich um eine perimesenzephale SAB handeln, wobei ein typisches Blutungsmuster und kein Aneurysmanachweis vorliegt (➢ Abb. 10.3).

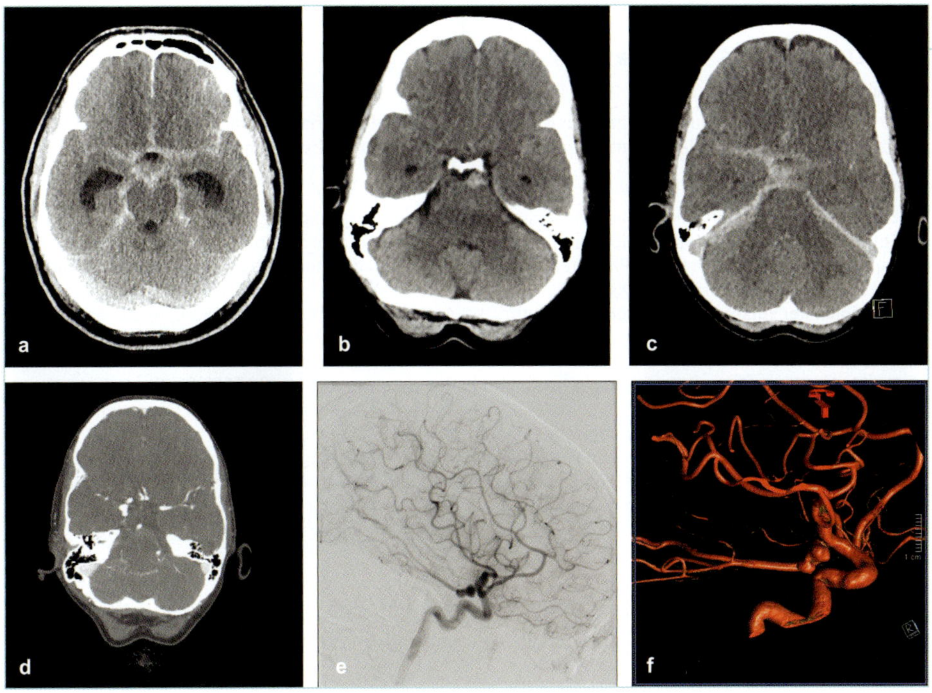

Abb. 10.3 Spontane Subarachnoidalblutung [P1663]
a) CT einer aneurysmatischen Subarachnoidalblutung mit Blutanteilen in den basalen Zisternen und der sylvischen Fissur beidseits
b) CT einer perimesenzephalen Subarachnoidalblutung mit ausschließlich in der interpedunkulären Zisterne vorhandenen Blutanteilen
c) CT einer aneurysmatischen Subarachnoidalblutung mit rechtsbetonter Blutverteilung in den basalen Zisternen sowie der sylvischen Fissur rechts
d) Korrespondierende CT-Angiografie zu c
e, f) Digitale Subtraktionsangiografie mit Nachweis eines lobulierten Aneurysmas des R. communicans posterior rechts

ABB. 10.3

Therapie und Management

Aneurysmaversorgung Wegen der zu erwartenden Komplikationen ist eine zeitnahe Versorgung des Aneurysmas, in der Regel innerhalb von 24 Stunden, indiziert, wenn ein rupturiertes Aneurysma vorhanden ist. Behandlungsmöglichkeiten sind das mikrochirurgische Clipping und das endovaskuläre Coiling. Sollten beide Therapien nicht infrage kommen, wird ggf. ein Flow-Diverter-Stent angelegt.

Blutdruckmanagement Ein wichtiger Aspekt der Behandlung ist ein striktes Blutdruckmanagement. Dazu gehören die Vermeidung von Blutdruckspitzen vor der Versorgung des Aneurysmas, die Vermeidung einer Hypotension und ggf. eine induzierte Hypertonie zur Behandlung von Vasospasmen. Der Kalziumkanalblocker Nimodipin wird z. B. von Beginn an zur Vasospasmusprophylaxe eingesetzt.

Hydrozephalus Ein akuter Hydrozephalus kann die Anlage einer externen Ventrikeldrainage notwendig machen. Je nach Blutungsvolumen und klinischem Zustand kann in ausgewählten Fällen die Anlage einer Lumbaldrainage oder eine Lumbalpunktion notwendig sein. Nicht selten tritt ein chronischer Hydrozephalus auf, der mit einem ventrikuloperitonealen Shunt behandelt wird.

Vasospasmen Radiologische Vasospasmen, bei denen es sich um Verengungen zerebraler Gefäße handelt, führen häufig zu klinisch relevanten Vasospasmen, die eine verzögerte zerebrale Ischämie begünstigen. Die Ischämie ist eine multifaktorielle Störung und führt häufig zum Infarkt. Sie tritt in der Regel zwischen 3 und 14 Tagen nach der initialen Blutung auf und wird als klinisch-neurologische Verschlechterung definiert, die über eine Stunde besteht, nachdem andere Ursachen ausgeschlossen worden sind. Zur Erhärtung der Diagnose eines klinisch relevanten Vasospasmus werden die CT-Perfusion und die DSA eingesetzt, wobei Letztere ggf. auch eine intraarterielle Therapie ermöglicht. Seltener wird die CT-Angiografie verwendet, und die transkranielle Doppler-Sonografie dient vor allem der Verlaufsbeurteilung.

Therapie und Management

Aneurysmaversorgung: bei Ruptur innerhalb von 24 h Clipping oder Coiling

Blutdruckmanagement: Vermeidung von Blutdruckspitzen vor der Versorgung des Aneurysmas

Hydrozephalus: Anlage einer externen Ventrikeldrainage; bei chronischem Hydrozephalus ventrikuloperitonealer Shunt

Vasospasmen: begünstigen eine verzögerte zerebrale Ischämie; Diagnostik mit CT-Perfusion und DSA (ggf. mit Therapie)

> **CAVE** Nachblutung und Ischämie sind wesentliche Faktoren für eine ungünstige Prognose.

CAVE

KOMPETENZBASIERTES VORGEHEN

KOMPETENZBASIERTES VORGEHEN (NKLC)

Notfall

Jede Subarachnoidalblutung → Behandlung so schnell wie möglich („Time is Brain"), am besten in einem spezialisierten neurovaskulären Zentrum mit hoher Fallzahl (ca. 60–70 Patienten pro Jahr)

Management

- **Erstversorgung:** Blutdruckkontrolle, Aneurysmaversorgung (Coiling, Clipping)
- **Entscheidungsfindung:** interdisziplinäre Entscheidung durch ein Team mit operativer und endovaskulärer Expertise – je nach Zustand des Patienten, der Lokalisation und der Morphologie des Aneurysmas und der standortabhängigen Möglichkeiten
- **Prinzipien der Versorgung:** Kontrolle des Blutdrucks, Aneurysma-Clipping oder -Coiling, Hydrozephalus-Behandlung (Ventrikeldrainage, Lumbaldrainage, ventrikuloperitonealer Shunt), Prophylaxe von Vasospasmen (Nimodipin)
- **Nachbehandlung:** intensive neurologische Rehabilitation bereits in der frühen Phase → Physiotherapie, Ergotherapie und Logopädie
- **Erfolgsparameter:** limitierte neurologische Defizite
- **Komplikationen:** Aneurysma-Reruptur (vor Versorgung) mit Nachblutung (hohe Mortalität!), Hydrozephalus, verzögerte zerebrale Ischämie, akute kardiovaskuläre Störungen, Störungen des Elektrolythaushalts, außerdem epileptischer Anfall und Meningitis (durch neurochirurgische Prozeduren)

10.1.2.3 Andere Ursachen spontaner intrazerebraler Blutungen

Seltene Ursachen einer intrakraniellen Blutung können sein (➤ Abb. 10.4):
- Zerebrale arteriovenöse Malformationen
- Kavernome/kavernöse Malformationen
- Durale arteriovenöse Fisteln

10.1.2.3 Andere Ursachen spontaner intrazerebraler Blutungen

Seltene Ursachen einer spontanen intrazerebralen Blutung sind arteriovenöse Malformationen, Kavernome und durale arteriovenöse Fisteln.

Zerebrale arteriovenöse Malformationen (AVM) bestehen aus dysplastischen zerebralen Arterien und Venen, die einen direkten Shunt ohne dazwischen liegendes Kapillarbett bilden (➤ Abb. 10.4a). Dabei verbinden sich Arterien und Venen in einem sog. Nidus, der kein funktionelles Parenchym enthält. Am häufigsten manifestieren sich AVM im Rahmen einer intrazerebralen Blutung, die gleichzeitig die häufigste Ursache für AVM-assoziierte Morbidität und Mortalität darstellt. Die zweithäufigste Ursache sind epileptische Anfälle. Behandlungsmöglichkeiten sind die Beobachtung, die chirurgische Resektion und die interventionelle Embolisation (alleine oder in Kombination mit der chirurgischen Therapie sowie einer stereotaktischen Strahlentherapie).

Kavernome oder **kavernöse Malformationen** sind dilatierte Blutgefäße mit einem typischerweise maulbeerartigen Erscheinungsbild, die sich in einer venös-kapillaren Umgebung ohne dazwischen liegendes Parenchym eingebettet befinden (➤ Abb. 10.4b). Sie werden als „slow-flow" venöse Malformationen definiert und können sporadisch oder familiär auftreten. Kavernome können sich durch epileptische Anfälle, intrazerebrale Blutungen oder fokale neurologische Defizite bemerkbar machen. Die Therapie besteht in einer mikrochirurgischen Resektion. Alternativen sind die Beobachtung und eine stereotaktische Strahlentherapie.

Durale arteriovenöse Fisteln (durale arteriovenöse Malformationen) sind ein nicht natürlicher Kurzschluss von Arterien und Venen innerhalb der Dura und finden sich intrakraniell häufig im Bereich eines duralen venösen Sinus (➤ Abb. 10.4c). Die bislang nicht sicher geklärte Ätiologie ist mit Traumen, vorausgegangenen Operationen, venösen Stenosen oder Thrombosen assoziiert. Zwar können sie benigne Läsionen darstellen, jedoch kann es über eine retrograde venöse Drainage oder einen kortikalen Reflux zu intrakraniellen Blutungen kommen. Zunehmend werden endovaskuläre Verfahren als Therapie der Wahl eingesetzt, alternativ dazu besteht die Möglichkeit eines mikrochirurgischen Verschlusses oder seltener, einer stereotaktischen Strahlentherapie.

ABB. 10.4

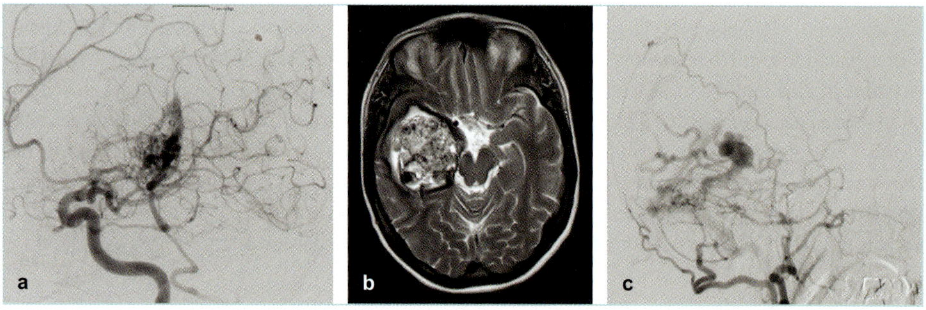

Abb. 10.4 Arteriovenöse Malformationen, Kavernome und durale arteriovenöse Fisteln [P1663]
a) Angiografie der A. carotis interna linksseitig mit Darstellung einer arteriovenösen Malformation, gespeist von der A. choroidea anterior und A. cerebri posterior mit Abflüssen über die tiefen Hirnvenen
b) T2-Sequenz einer MRT mit Darstellung eines rechtsseitig temporalen Kavernoms
c) Angiografische Darstellung einer okzipitalen duralen arteriovenösen Fistel rechtsseitig

10.2 Hirnabszess

Judith Dremel, Nima Etminan

NKLC Kompetenzebene: **2**, klin. Diagnostik, app. Diagnostik, Therapie, Notfall, Management

Intrazerebrale Abszesse entstehen aufgrund einer lokalen Entzündung des Hirnparenchyms durch mikrobielle Erreger. Es entwickelt sich eine Eiteransammlung, die bindegewebig abgekapselt wird. Drei Wege der Keimübertragung lassen sich abgrenzen:

- Die Verschleppung per continuitatem infolge z. B. einer Sinusitis oder Mastoiditis
- Eine hämatogene Aussaat bei dentalen, pulmonalen oder kardialen Infektionen
- Der direkte Keimeintritt beim offenen Schädel-Hirn-Trauma oder bei neurochirurgischen Eingriffen

Jedoch kann bei bis zu einem Viertel der Patienten keine Ursache festgestellt werden. In entwickelten Ländern findet sich eine Inzidenz von 0,3–1,3/100.000.

Klinik und Diagnostik

Symptome Die Symptomatik hängt von der Lokalisation des Abszesses ab und äußert sich ähnlich wie bei anderen intrakraniellen raumfordernden Prozessen. Kopfschmerzen mit Übelkeit und Erbrechen sind das häufigste Symptom. Fieber, epileptische Anfälle und fokal-neurologische Symptome (wie ein sensomotorisches Defizit oder Sehstörungen) werden ebenfalls oft gesehen. Schwere Verläufe präsentieren sich mit einer Vigilanzminderung bis hin zur akuten Herniation.

Apparative Diagnostik Goldstandard der Diagnostik ist die **MRT** mit diffusionsgewichteten Sequenzen und Kontrastmittelgabe (➢ Abb. 10.5a, b). Die Sensitivität und Spezifität liegen dann bei etwa 95 %. Differenzialdiagnostisch sind jedoch auch Metastasen und hirneigene Tumoren nicht immer sicher abzugrenzen. Steht eine MRT nicht zeitnah zur Verfügung oder erlaubt es der klinische Zustand des Patienten nicht, eines durchzuführen, sollte eine **CT** mit Kontrastmittel erfolgen (➢ Abb. 10.5c). Die Abszesskapsel zeigt eine ringförmige Kontrastmittelanreicherung. Zentrale Gasblasen lassen sich nur selten nachweisen, sind dann aber pathognomonisch.

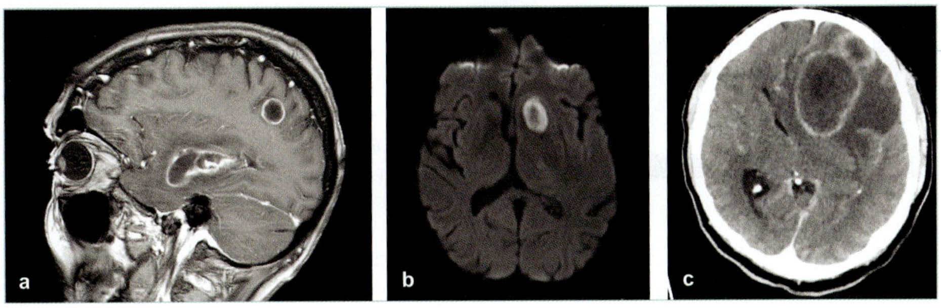

Abb. 10.5 Intrazerebraler Abszess [P1661]
a) Sagittale cMRT mit Kontrastmittel in T1-Wichtung: ringförmige Kontrastmittelaufnahme mit zentraler Hypointensität
b) Axiale cMRT in DWI-Wichtung: typische zentrale Diffusionsrestriktion
c) Axiale cCT mit Kontrastmittel: hyperdense, ringförmige Kontrastaufnahme mit umgebender Hypodensität aufgrund des vasogenen Ödems

Die **Lumbalpunktion** ist in der Regel entbehrlich, da sie erst bei Einbruch des Abszesses in den Liquorraum auffällig ist. Bei raumfordernden Prozessen ist sie kontraindiziert. **Labormedizinisch** sind meist, aber nicht immer, CRP und Leukozyten erhöht. **Blutkulturen** sind vor Beginn einer antibiotischen Therapie anzulegen und erlauben eine rasche Keimidentifikation.

MERKE Der sichere Ausschluss eines Abszesses ist nur mit einer MRT möglich.

Zur **Fokussuche** sind eine HNO- und zahnärztliche Konsiliaruntersuchung sowie eine transösophageale Echokardiografie empfohlen. Labormedizinisch sollte auf HIV und Diabetes mellitus getestet werden, da eine Immunschwäche einen zusätzlichen Risikofaktor darstellt.

10.2 Hirnabszess

Drei *Wege der Keimübertragung:*
- Verschleppung per continuitatem infolge z. B. einer Sinusitis
- Hämatogene Aussaat
- Direkter Keimeintritt bei offenem Schädel

Bis zu ein Viertel bleibt okkult.

Klinik und Diagnostik

Symptome:
- Abhängig von der *Lokalisation*
- *Kopfschmerzen* und *Übelkeit* häufig

Diagnostik: Kontrastmittel-MRT (alternativ Kontrastmittel-CT), ➢ Abb. 10.5

ABB. 10.5

Lumbalpunktion i. d. R. entbehrlich

MERKE

Fokussuche: HNO- und zahnärztliche Konsiliaruntersuchung

Erregerspektrum: häufig auch Anaerobier, besonders häufig zeigen sich Streptokokken und Staphylokokken

Erregerspektrum Häufig handelt es sich um eine Mischinfektion, bei bis zu 40 % aller intrakraniellen Abszesse sind auch Anaerobier nachweisbar. Daher sollte auf eine korrekte Probeentnahme geachtet werden. Am häufigsten zeigen sich im Keimnachweis Streptokokken mit 35–50 %, gefolgt von *Staphylococcus aureus* mit 10–15 % und Koagulase-negativen Staphylokokken mit 5–10 %. Bei Patienten mit einer Immunschwäche sollte das Abszessmaterial auch auf Enterokokken, Actinomyceten und Pilze hin untersucht werden.

Therapie

OP und Antibiotika: kombiniertes Vorgehen; 2 OP-Verfahren:
- Stereotaktische Biopsie, ggf. mit Drainage (➢ Abb. 10.6)
- Offene Abszessevakuation

Therapie

OP und Antibiotika In der Regel wird bei einem Hirnabszess kombiniert operativ und antibiotisch vorgegangen:
- Eine minimalinvasive operative Therapie ist die Abszessaspiration im Rahmen einer **stereotaktischen Biopsie.** Hier kann der Erreger sehr sicher identifiziert werden. Die Operationsmorbidität ist sehr niedrig. Anschließend an die Abszessaspiration kann eine Drainage in die Abszesshöhle eingelegt werden, um die weitere Entleerung des Abszesses zu ermöglichen (➢ Abb. 10.6).
- Die **offene Abszessevakuation** mit oder ohne Kapselexzision wird durchgeführt bei im Abszess befindlichen Fremdkörpern (z. B. Projektile oder Knochenfragmente), gekammerten Prozessen oder Rezidiven.

ABB. 10.6

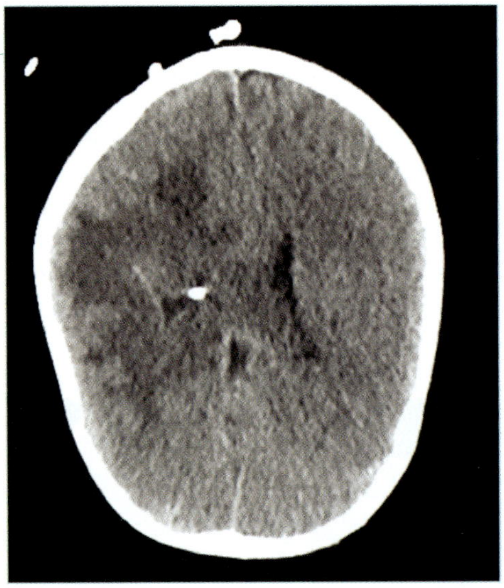

Abb. 10.6 Axiale cCT: rechts parietaler Abszess mit einliegender Abszessdrainage [P1661]

Rein antibiotische Therapie: nur bei kleinen oder multiplen Abszessen ohne raumfordernde Wirkung; kalkulierte Therapie je nach Klassifikation als ambulant oder posttraumatisch/nosokomial erworben

Rein antibiotische Therapie Die konservative, also rein antibiotische Therapie ist nur bei Abszessen kleiner 2,5 cm und/oder multiplen Abszessen indiziert. Jedoch dürfen diese keine raumfordernde Wirkung haben und das Keimspektrum muss kalkulierbar sein. Die empirische antibiotische Therapie sollte entsprechend der aktuellen Leitlinie der Deutschen Gesellschaft für Neurologie durchgeführt werden:
- Bei *ambulant* erworbenen Abszessen wird Cefotaxim oder Ceftriaxon in Kombination mit Metronidazol empfohlen.
- Bei einer *posttraumatischen oder nosokomialen* Genese sollten Vancomycin und Meropenem gegeben werden.

Nach Keimnachweis werden die Antibiotika ggf. nach Antibiogramm umgestellt.

MERKE

MERKE Konservativ therapierte Abszesse werden im Median für 6 Wochen intravenös antibiotisch behandelt, bei der operativen Therapie kann die Gabe auf 4 Wochen verkürzt werden.

Nachbehandlung: Antibiotika für weitere 2–4 Wochen nach initialer Therapie; MRT-Verlaufskontrolle

Herdsanierung: möglichst rasch im Rahmen der Therapie

Nachbehandlung Im Anschluss werden die Antibiotika für 2–4 Wochen weiter gegeben. Für die Verlaufskontrollen wird die MRT empfohlen. Hier zeigt sich bei nicht vollständig resezierter Abszesskapsel häufig prolongiert eine Kontrastmittelaufnahme, die aber kein Hinweis auf ein Rezidiv ist.

Herdsanierung Die Herdsanierung sollte möglichst rasch im Rahmen der Abszesstherapie durchgeführt werden.

Prognose

Die Mortalität des Hirnabszesses liegt bei etwa 5–20 %. Bei Komplikationen wie einer Ventrikulitis aufgrund einer Abszessruptur nach intraventrikulär oder bei mykotischen Abszessen steigt sie deutlich auf bis zu 60 % an. Die Morbidität umfasst bleibende neurologische oder kognitive Defizite und eine strukturelle Epilepsie.

Prognose
Mortalität 5–20 %, bei Komplikationen bis zu 60 %; *Morbidität* vor allem durch neurologische Komplikationen bestimmt

10.3 Hydrozephalus

Nicola Willett, Philip Kunkel, Nima Etminan

10.3 Hydrozephalus

NKLC
Hydrozephalus des Kindes- und Erwachsenenalters
Kompetenzebene: **2**, klin. Diagnostik, app. Diagnostik, Therapie, Notfall, Management

Der Hydrozephalus ist definiert als ein Missverhältnis von Liquorproduktion und -resorption zuungunsten der Resorption. Das Krankheitsbild des Hydrozephalus tritt sowohl im Kindes- als auch im Erwachsenenalter auf, wobei sich klinische Symptomatik und Therapie ähneln. In diesem Kapitel wird vorwiegend der Hydrozephalus im Erwachsenenalter behandelt.

Missverhältnis von Liquorproduktion und -resorption

Hintergrund Physiologischerweise werden Gehirn und Rückenmark beim erwachsenen Menschen von etwa 180 ml Liquor umgeben, von denen sich etwa jeweils die Hälfte spinal und intrakraniell befindet. Es besteht ein stetiges Gleichgewicht zwischen Liquorproduktion, die hauptsächlich in den Plexus choroidei der Seitenventrikel sowie des IV. Ventrikels stattfindet, und -resorption über die Hirnvenen und Ausflussbahnen des Gehirns.

Physiologischerweise etwa *180 ml Liquor*

Formen Je nach Entstehungsmechanismus lassen sich die in ➤ Tab. 10.6 genannten Formen unterscheiden.

Formen: ➤ Tab. 10.6

Tab. 10.6 Formen des Hydrozephalus

Form	Pathophysiologie	Ätiologie
Hydrocephalus malresorptivus („nicht kommunizierend") (➤ Abb. 10.7)	Verringerte Liquorresorption	Nach intraventrikulären Blutungen oder ZNS-Infektionen
Hydrocephalus occlusus („kommunizierend") (➤ Abb. 10.8)	Gestörte Liquorpassage	Abflusshindernis im Bereich des Aquädukts oder der Verbindung zwischen äußeren und inneren Liquorräumen (Foramen Magendi, Foramina Luschkae) durch Tumor, Blutung oder Arnold-Chiari-Malformation
Hydrocephalus hypersecretorius	Vermehrte Liquorproduktion	Beispielsweise bei Tumoren (Plexuspapillom)

TAB. 10.6

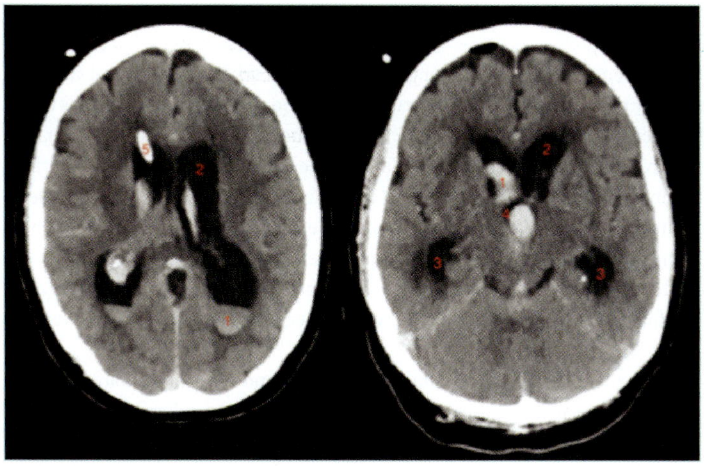

Abb. 10.7 Hydrocephalus malresorptivus. Native axiale CT-Schichten einer 57-jährigen Patientin mit intraventrikulärer Blutung (beispielhaft mit 1 markiert) und konsekutiver Liquorresorptionsstörung mit erweiterten Vorder- (2) und Temporalhörnern (3) der Seitenventrikel und einem erweiterten, blutgefüllten III. Ventrikel (4). Angeschnitten sieht man den Verlauf der bereits eingebrachten externen Ventrikeldrainage (5). [P1662]

ABB. 10.7

ABB. 10.8

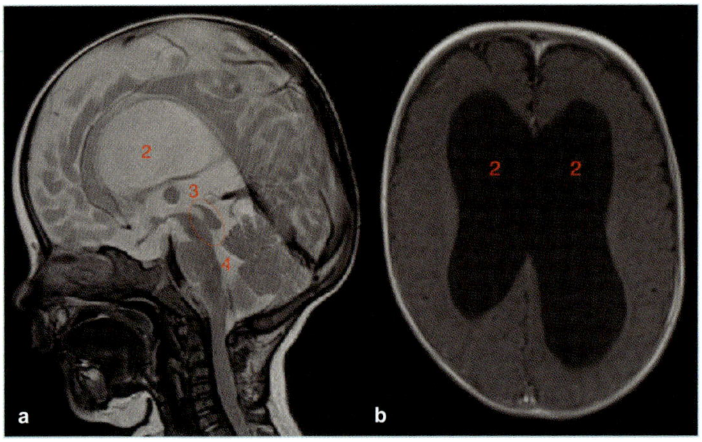

Abb. 10.8 Hydrocephalus occlusus in der MRT eines 5 Monate alten Jungen mit Aquäduktstenose (rot umrandet) mit konsekutivem Abflusshindernis zwischen dem III. (3) und IV. Ventrikel (4) und hierdurch bedingter Erweiterung des III. Ventrikels (3) und der Seitenventrikel (2) [P1662]
a) T2-Wichtung sagittal
b) T1-Wichtung axial

Sonderformen:
- Hydrocephalus e vacuo
- Normaldruckhydrozephalus (➢ Tab. 10.7)

Sonderformen sind der **Hydrocephalus e vacuo** (Größenzunahme der inneren und äußeren Liquorräume ohne erhöhten Hirndruck durch Abnahme des Gehirnparenchyms, z. B. durch Alterungsprozesse oder neurodegenerative Erkrankungen) und der **Normaldruckhydrozephalus** (Erweiterung der inneren Liquorräume bei gleichzeitig normwertigem Hirndruck, ➢ Tab. 10.7).

TAB. 10.7

Tab. 10.7 Normaldruckhydrozephalus

Kennzeichen	Details
Symptome	Gangstörung mit verlangsamtem, breitbasigem, kleinschrittigem Gang, Demenz und Urininkontinenz („Hakim-Trias"), wobei in einigen Fällen nur ein Teil dieser Symptomtrias vorliegt und nur die Gangstörung für die Diagnose obligat ist
Bildgebung	• Ventrikelerweiterung • Periventrikuläre Hypodensitäten in der CT bzw. Hyperintensitäten in der T2-gewichteten MRT um die Vorderhörner der Seitenventrikel (wahrscheinlich durch transependymale Liquordiapedese und funktionelle lokale Minderperfusion verursacht)
Spinal-Tap-Test	• Beurteilung der Klinik, insbesondere des Gangbildes, vor und 24–48 h nach lumbaler Liquorentnahme (30–50 ml) • Bei Verbesserung der Symptome kann ein ventrikuloperitonealer Shunt häufig zur Verbesserung des klinischen Bildes führen

Klinik und Diagnostik

Symptome: Kopfschmerzen, Übelkeit, Erbrechen, Vigilanzminderung, Sehstörungen, Veränderungen des Gangbildes, Cushing-Reflex und Papillenödem

Diagnostik: CT und MRT (➢ Abb. 10.10, ➢ Abb. 10.11)

Klinik und Diagnostik

Symptome Die Symptome können durch eine Erhöhung des Hirndrucks erklärt werden und sind vielfältig: Kopfschmerzen, Übelkeit, Erbrechen, Vigilanzminderung, Sehstörungen, Veränderungen des Gangbildes, Cushing-Reflex (Hypertension, Bradykardie, Atemdepression) und Papillenödem bis hin zu Einklemmungszeichen mit Herz-Kreislauf- und Atmungsdysregulation. Eine langsame Zunahme der Ventrikelweite kann zunächst asymptomatisch bleiben. Zu beachten ist außerdem, dass bei Säuglingen und Kleinkindern durch die noch offenen Suturen teilweise andere Symptome als bei erwachsenen Patienten zu erwarten sind. Hierzu gehören ein abnorm vergrößerter Kopfumfang, ein unproportionales Wachstum des Schädelknochens gegenüber dem Gesicht, eine Vorwölbung der Fontanelle, eingeschränkte Kopfkontrolle, Prominenz der Venen der Kopfhaut und das Sonnenuntergangsphänomen (kompressionsbedingte vertikale Blickparese).

Apparative Diagnostik Die Diagnose des Hydrozephalus lässt sich CT- und MRT-morphologisch nicht allein durch das Vorliegen erweiterter Ventrikelräume stellen. Charakteristisch sind außerdem eine ballonartige Aufweitung des III. Ventrikels bei kaudal gelegenem Abflusshindernis, eine Vergrößerung der Temporalhörner, die physiologischerweise kaum sichtbar sind, und eine periventrikuläre Hypodensität (CT) bzw. Hyperintensität (MRT T2).

Therapie

Die Therapie des Hydrozephalus ist chirurgisch und besteht in der Ableitung von überflüssigem Liquor. Ziel des Eingriffs ist nicht zwingend eine Normalisierung der Ventrikelweite, sondern primär eine Verringerung des Hirndrucks und Beseitigung der neurologischen Symptome.

Je nach Ursache des Hydrozephalus lassen sich verschiedene therapeutische Möglichkeiten unterscheiden:

- **Temporärer Hydrozephalus:** Bei einem vermutlich nur vorübergehenden Hydrozephalus (z. B. nach intraventrikulärer Blutung oder bei behebbarer Liquorabflussstörung) kann Liquor über eine temporär platzierte externe Ventrikeldrainage oder Lumbalpunktion abgelassen werden. **Cave:** Eine Lumbalpunktion darf nur nach Ausschluss einer okklusiven Komponente des Hydrozephalus durchgeführt werden, da andernfalls durch die Erzeugung eines Unterdrucks in den spinalen Liquorräumen eine untere Einklemmung der Kleinhirntonsillen im Foramen magnum provoziert werden kann.
- **Hydrocephalus occlusus:** Die Therapie ist kausal im Sinne einer Beseitigung des Abflusshindernisses (z. B. durch Tumorresektion, Hämatomevakuation) oder bedeutet eine endoskopische Ventrikulozisternostomie, bei der eine Öffnung zwischen dem III. Ventrikel und den basalen Zisternen geschaffen wird, um hierüber den Liquorabfluss aus den inneren in die äußeren Liquorräume zu gewährleisten.
- **Alle Formen:** Ist eine dauerhafte Liquorableitung erforderlich, kann ein Shuntsystem angelegt werden. Bei der häufigsten Variante, dem ventrikuloperitonealen Shunt, wird der Liquor durch einen unter der Haut verlaufenden Katheter aus dem Ventrikelsystem ins Peritoneum geleitet, seltener werden auch ventrikuloatriale oder noch seltener ventrikulopleurale Shuntsysteme implantiert. Über ein zwischengeschaltetes Ventil kann die Flussrate bedarfsgerecht angepasst werden. Die häufigsten Komplikationen einer Shunttherapie sind Shuntdysfunktion, -diskonnektion, -infektion und Liquorüber- oder -unterdrainage.

Therapie

Chirurgische Therapie: Ableitung; Therapieoptionen umfassen kausale Ansätze oder temporäre/dauerhafte Shuntanlagen

10.4 Intrakranielle Tumoren

Miriam Ratliff, Arthur Gubian, Oluwadamilola Akanji, Nima Etminan

10.4 Intrakranielle Tumoren

NKLC

Primäre und sekundäre Hirntumoren

Kompetenzebene: **2**, klin. Diagnostik, app. Diagnostik, Therapie, Notfall, Management

10.4.1 Gliome

Gliome sind bösartige Tumoren des ZNS, die von Gliazellen oder ihren Vorläufern ausgehen. Die WHO-Klassifikation (2021) ist entscheidend für Therapie und Prognoseabschätzung (➤ Tab. 10.8). Ursprünglich basierte sie auf morphologischen Merkmalen wie Zellatypie und invasivem Wachstum. Fortschritte in der molekularen Diagnostik haben die Klassifikation an neue Erkenntnisse angepasst.

Gliome werden nach WHO-Grad 1–4 eingeteilt (➤ Tab. 10.8). Grad 1 wächst langsam, ist meist gutartig, zeigt geringe Tendenz zur Invasion und hat daher eine bessere Prognose. Grad 4 ist besonders aggressiv, mit hoher Zellatypie und diffuser Invasion und hat daher eine schlechte Prognose.

Das häufigste und bösartigste ZNS-Gliom ist das Glioblastom, das etwa 16 % aller Gliome ausmacht. Die Prognose bleibt trotz vieler Studien ungünstig.

10.4.1 Gliome

- *Bösartige Tumoren* der Gliazellen des ZNS
- Klassifikation nach *WHO-Grad* (➤ Tab. 10.8)
- *Häufigstes* und *bösartigstes* Gliom: *Glioblastom*

Tab. 10.8 Grade der verschiedenen Gliome nach WHO-Klassifikation 2021

Tumor	WHO-Grad
Astrozytom, IDH-mutiert	2, 3, 4
Oligodendrogliom, IDH-mutiert mit 1p/19q-Kodeletion	2, 3
Glioblastom, IDH-Wildtyp	4
Diffuses Astrozytom, MYB- oder MYBL1-mutiert	1
Diffuses hemisphärisches Gliom, H3 G34-mutiert	4
Pleomorphes Xanthoastrozytom	2, 3
Embryonale Tumoren	4

TAB. 10.8

Studentische Sicht

Risikofaktoren:
- Ionisierende Strahlung
- Familiäre genetische Veranlagung

Epidemiologie Die jährliche Gliom-Inzidenz beträgt etwa 5–6 pro 100.000 Personen, meistens sporadisch auftretend.

Risikofaktoren Risikofaktoren sind ionisierende Strahlung, familiäre genetische Veranlagung (Neurofibromatose Typ I und II, Turcot-Syndrom, Li-Fraumeni-Syndrom). IDH-mutierte Astrozytome WHO-Grad 2 und 3 treten häufig in der 4. und 5. Lebensdekade auf, während das mittlere Erkrankungsalter für Glioblastome bei etwa 64 Jahren liegt.

Molekulargenetik Gliome werden auch nach genetischen und epigenetischen Veränderungen in molekulare Subtypen eingeteilt. Diese Subtypen zeigen unterschiedliche biologische Eigenschaften, Therapieansprechen und Prognosen. Wichtige genetische Marker wie ID1/2-Mutation, 1p/19q-Kodeletion und MGMT-Promotormethylierung sind für Diagnosestellung, Prognoseabschätzung und altersabhängig auch für die Therapieplanung relevant (➤ Abb. 10.9).

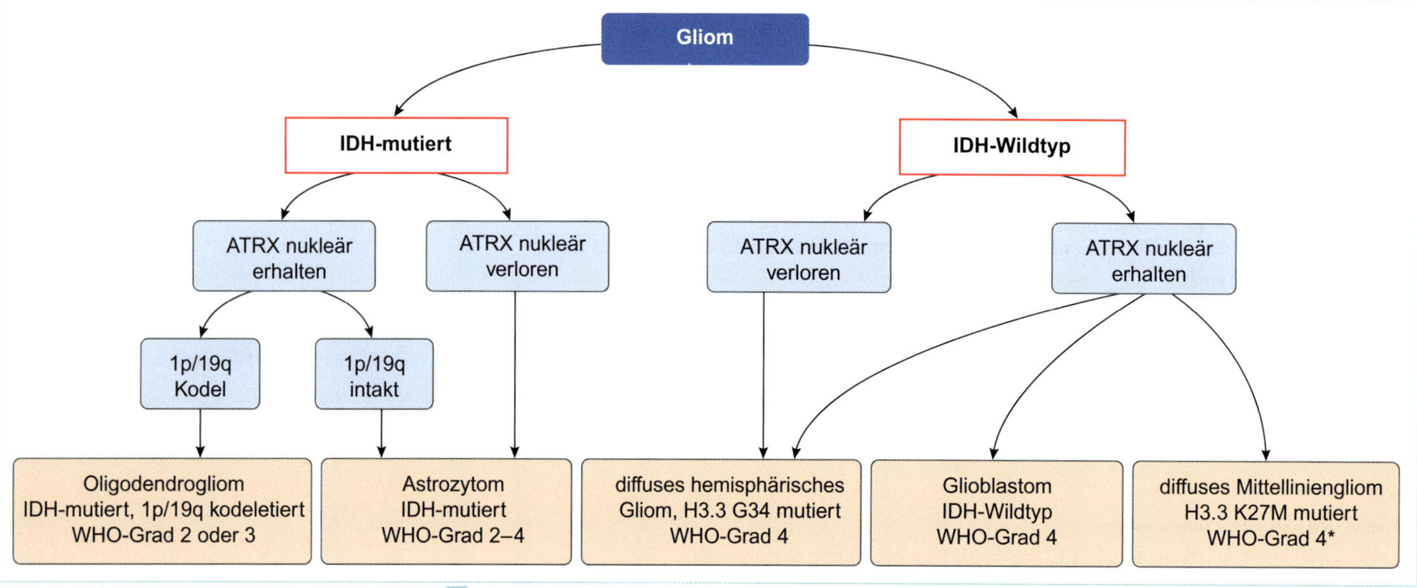

Abb. 10.9 Klassifikation der häufigsten Gliome des Erwachsenenalters (nach Weller et al. 2020, Nat Rev Clin Oncol) [P1662]
* diffuse Mittelliniengliome sind anatomisch in Mittellinienstrukturen des Gehirns lokalisiert, z. B. Pons, Thalamus oder Kleinhirn
ATRX = Alpha Thalassemia/Mental Retardation Syndrome X-linked, IDH = Isozytratdehydrogenase

Klinik und Diagnostik

Anamnese: Fokus auf typische Symptome und den zeitlichen Verlauf (oft nur Wochen bis Monate)

Symptome: neurologische Ausfälle nach Lokalisation und teilweise Symptome erhöhten intrakraniellen Drucks

Diagnostik: Kontrastmittel-MRT (➤ Abb. 10.10, ➤ Abb. 10.11)

Klinik und Diagnostik

Anamnese Gefragt wird nach den typischen Symptomen und ihrem ersten Auftreten. Glioblastom-Patienten haben oft eine Anamnese von nur wenigen Wochen oder Monaten.

Symptome Gliome zeigen je nach Tumorlage, Größe und Wachstumsgeschwindigkeit im Gehirn vielfältige Symptome. Bei Erwachsenen sind sie meist supratentoriell lokalisiert. Neurologische Ausfälle wie Aphasie, kontralaterale Hemiparese oder Hemihypästhesie, epileptische Anfälle, kognitive Beeinträchtigungen und Verhaltensänderungen können auftreten. Große Tumoren oder Tumoren mit Hydrozephalus erhöhen den intrakraniellen Druck (Kopfschmerzen, Schwindel, Erbrechen oder verminderter Bewusstseinszustand).

Apparative Diagnostik Die **MRT** mit Kontrastmittel ist entscheidend für die Gliom-Diagnose. Glioblastome und hochgradige Astrozytome zeigen intensive Kontrastmittelaufnahme mit inhomogener Kontur, Ödem und Nekrose (➤ Abb. 10.10). Etwa 30 % der WHO-Grad-3-Astrozytome nehmen kein Kontrastmittel an (➤ Abb. 10.11), während 50 % der günstiger prognostizierten Oligodendrogliome Kontrastmittel anreichern.

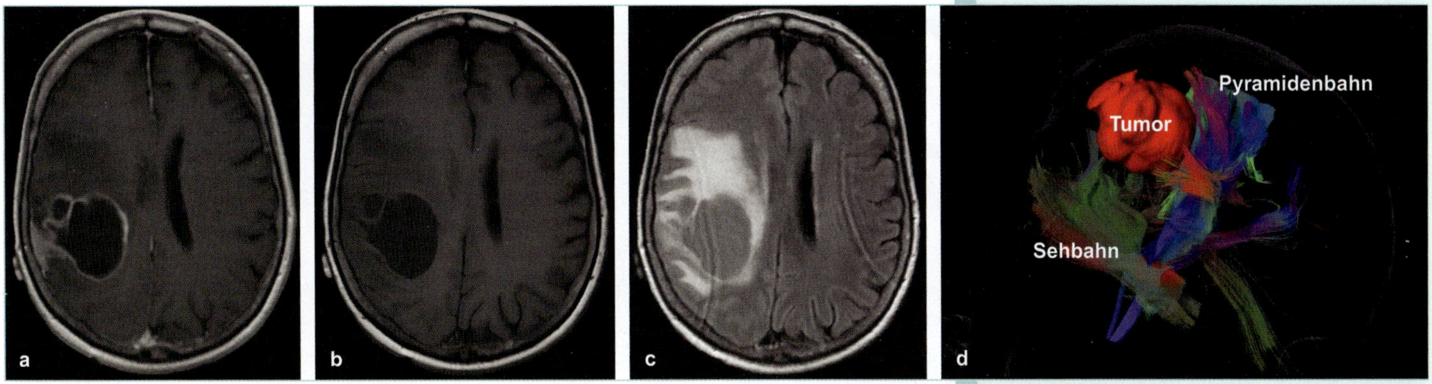

Abb. 10.10 Rechts parietales Glioblastom [P1654]
a) T1-gewichtete kontrastmittelverstärkte MRT mit ringförmiger Kontrastmittelaufnahme mit Nekrose
b) T1-gewichtete MRT zum Vergleich
c) T2-FLAIR-gewichtete MRT mit Infiltrationszone mit Ödem
d) Traktografie basierend auf diffusionsgewichteter MR-Bildgebung mit Faserverlauf wie Pyramidenbahn; optimale Planung des Zugangswegs und der Resektionsstrategie durch relative Lage zum umliegenden Gewebe

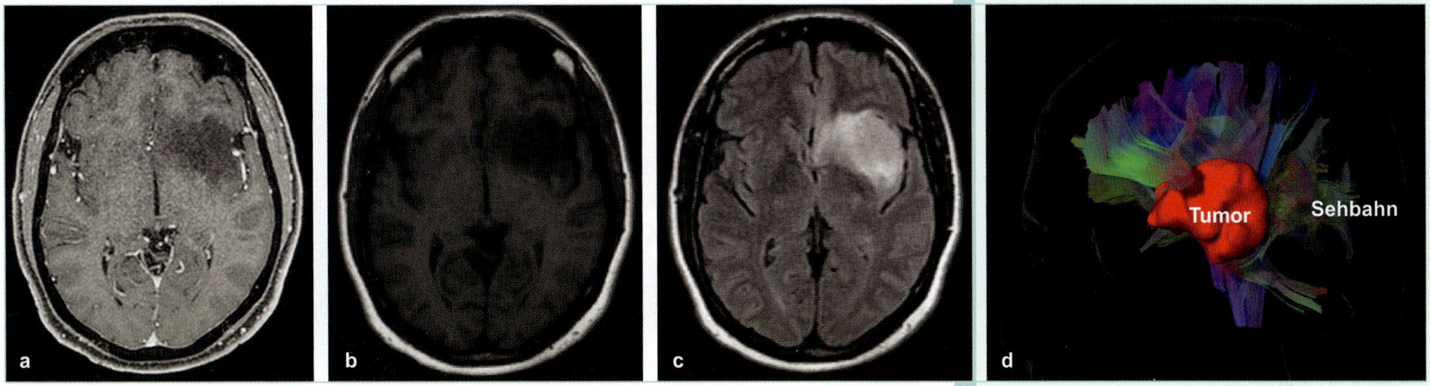

Abb. 10.11 Nicht kontrastmittelaufnehmendes IDH-mutiertes Astrozytom WHO-Grad 3 [P1654]
a) T1-gewichtete kontrastmittelverstärkte MRT ohne Aufnahme im Vergleich zum nicht kontrastmittelverstärkten T1-gewichteten MRT
b) T1-gewichtete MRT zum Vergleich
c) T2-FLAIR-gewichtete MRT mit hyperintensem Tumor mit Ödem
d) Traktografie mit Faserbündeln der Corona radiata relativ zum Astrozytom in der linken Insel

Therapie

Die Gliom-Therapie wird multidisziplinär im Tumorboard festgelegt. Sie umfasst chirurgische Resektion, Strahlen- und Chemotherapie sowie Tumortherapiefelder, abhängig von Diagnose, Gesundheitszustand und Alter des Patienten.

Therapie
Multidisziplinäre Therapie (chirurgisch, Strahlen- und Chemotherapie)

Neurochirurgisch-operative Therapie

Die vollständige oder supramaximale Resektion ist prognostisch wichtig. Dazu werden innovative Techniken für präzisere und sichere Eingriffe mit weniger Komplikationen genutzt:

- Traktografie in der MRT: bei Tumoren nahe eloquenten Hirnarealen oder wichtigen Nervenbahnen wie der Pyramidenbahn (➤ Abb. 10.10, ➤ Abb. 10.11, ➤ Abb. 10.12)
- Neuronavigation: präoperative MRT-Datensätze für genaue Zugangsplanung mit 3-D-Informationen über die Tumorlage im Gehirn (➤ Abb. 10.12)
- Intraoperative Echtzeitbildgebung (MRT, Ultraschall): Überprüfung, ob das Tumorgewebe vollständig entfernt wurde
- Aminolävulinsäure (ALA) in der Gliomchirurgie: verbesserte Resektion, da etwa 70–80 % der Glioblastome ALA aufnehmen und in fluoreszierendes Protoporphyrin-IX umwandeln (die Fluoreszenz wird durch ein spezielles Lichtquellen-Operationsmikroskop sichtbar gemacht, ➤ Abb. 10.13)
- Intraoperatives Neuromonitoring: Kontinuierliche Überwachung der Funktion des Gehirns, der Nervenbahnen oder einzelner Hirnnerven während des Eingriffs über Elektroden (➤ Abb. 10.14)

Neurochirurgisch-operative Therapie: *vollständige Resektion* prognostisch wichtig! Beispiele innovativer Techniken:
- Traktografie in der MRT
- Neuronavigation
- Intraoperative Echtzeitbildgebung
- Intraoperatives Neuromonitoring (➤ Abb. 10.14)
- Wachoperationen

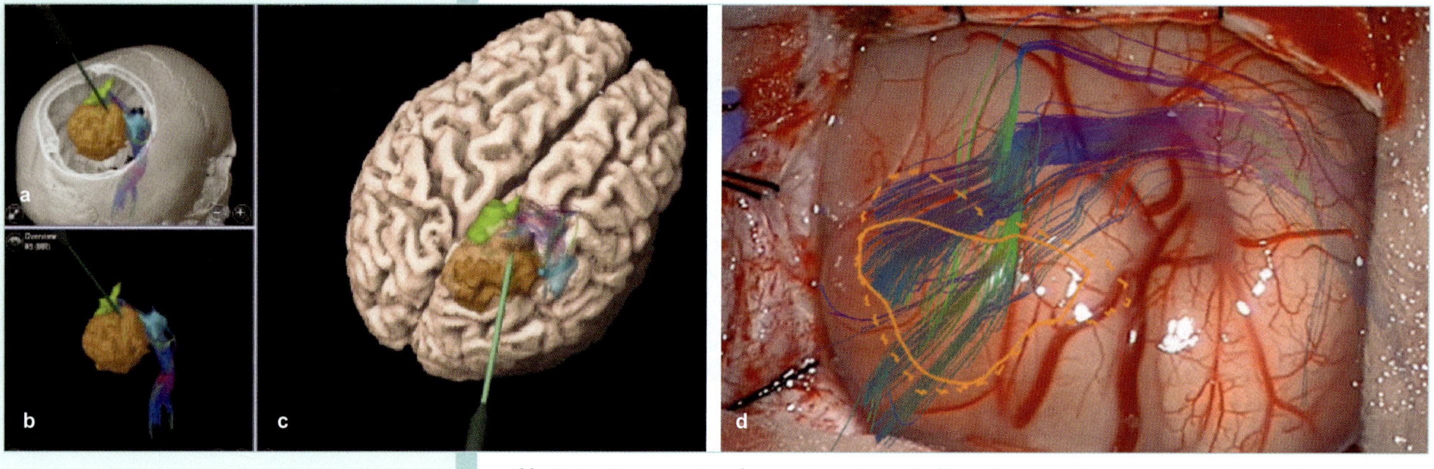

Abb. 10.12 Neuronavigation als computergestütztes Verfahren für präzise Planung und Orientierung während neurochirurgischer Operationen [P1654]
a–c) Ein hochauflösender MRT-Datensatz mit Traktografie und segmentiertem Tumor wird dreidimensional berechnet.
d) Mit einer 3-D-Infrarotkamera wird dieser Bilddatensatz während der Operation genau mit den tatsächlichen anatomischen Verhältnissen abgestimmt. So behält der Chirurg den Verlauf wichtiger Faserbahnen zum Tumor immer im Blickfeld, indem sie die Bahnen im Operationsmikroskop auf das Operationsfeld projiziert.

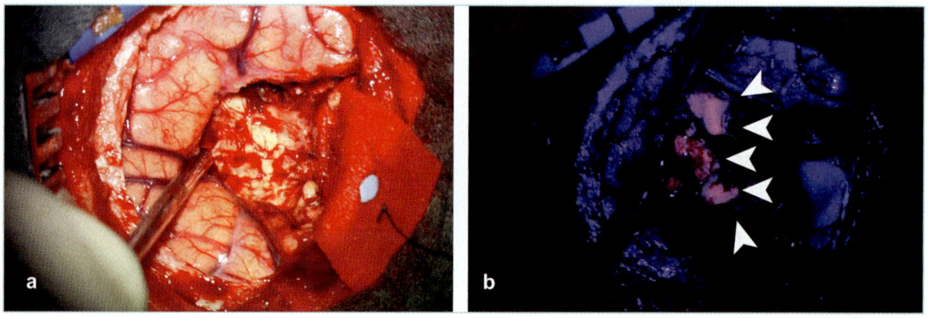

Abb. 10.13 ALA-Fluoreszenz ermöglicht intraoperative Identifikation von Tumorgrenzen bei hirneigenen Tumoren; ALA = Aminolävulinsäure [P1654]
a) Die Fluoreszenz hilft dem Chirurg, Tumor von gesundem Hirngewebe zu unterscheiden, da Tumorzellen das ALA als Prodrug aufnehmen und zu einem fluoreszierenden Farbstoff (Protoporphyrin-IX) umwandeln.
b) Durch spezielles blaues Licht (Wellenlänge 440 nm) unter dem Operationsmikroskop ist die Fluoreszenz zu erkennen.

- Untersuchung der motorisch evozierten Potenziale (MEPs) durch elektrische Impulse am Kopf über dem Gyrus precentralis und Ableitung der induzierten Muskelkontraktionen mit Oberflächenelektroden
- Sprach- und Sprechfähigkeit werden durch Tumorresektionen in der Nähe von Sprachfasern (Fasciculus arcuatus, Fasciculi longitudinales superior, medialis und inferior, Fasciculus fronto-occipitalis inferior, Fasciculus uncinatus) in Wachoperationen geschützt. Echtzeit-Interaktion mit dem wachen Patienten ermöglicht Überwachung von Sprachfähigkeit, Sprachverständnis und Bewegungen.

Minimalinvasive stereotaktische Biopsie bei nicht entfernbarem Tumor (➢ Abb. 10.15)

Bei nicht entfernbaren Hirntumoren wird eine minimalinvasive stereotaktische Biopsie zur Diagnosesicherung durchgeführt (➢ Abb. 10.15).

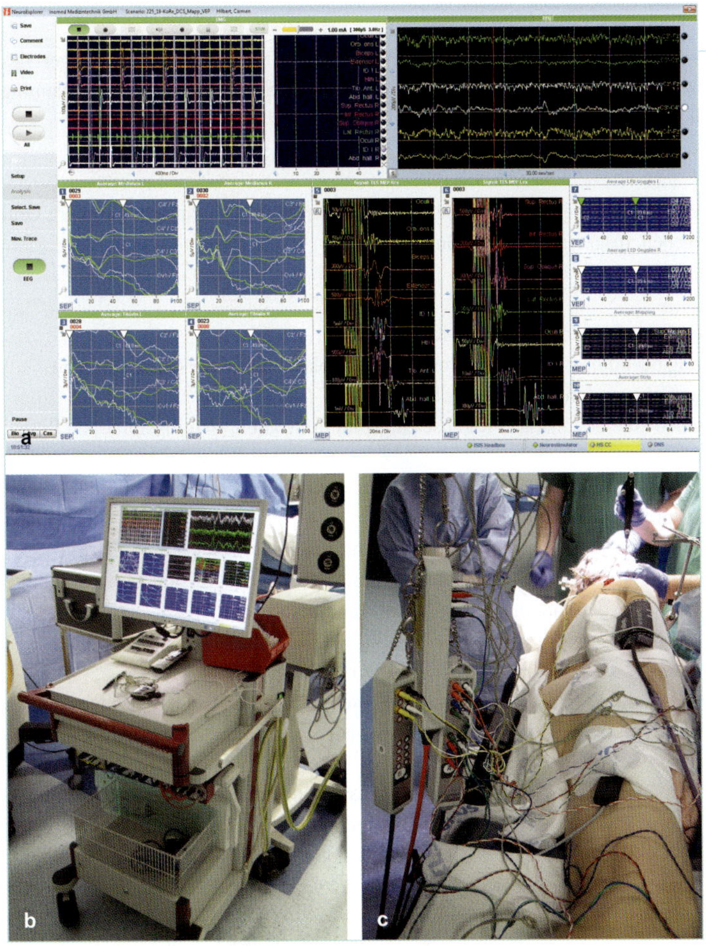

Abb. 10.14 Intraoperatives Neuromonitoring (IONM) [P1654]

a) Softwareoberfläche mit visueller Darstellung neurophysiologischer Aktivitäten: 1 = Elektromyografie (EMG), 2 = Elektroenzephalografie (EEG), 3 = sensorisch evozierte Potenziale (SEPs) des N. medianus links, 4 = SEPs des N. medianus rechts, 5 = SEPs des N. tibialis links, 6 = SEPs des N. tibialis rechts, 7 = motorisch evozierte Potenziale (MEPs) links, 8 = MEPs rechts.

b) Hardware für IONM

c) Untersuchung der SEPs durch Nervenstimulation an Extremitäten und Ableitung mit Oberflächen- und Nadelelektroden am Kopf über dem Gyrus postcentralis

ABB. 10.14

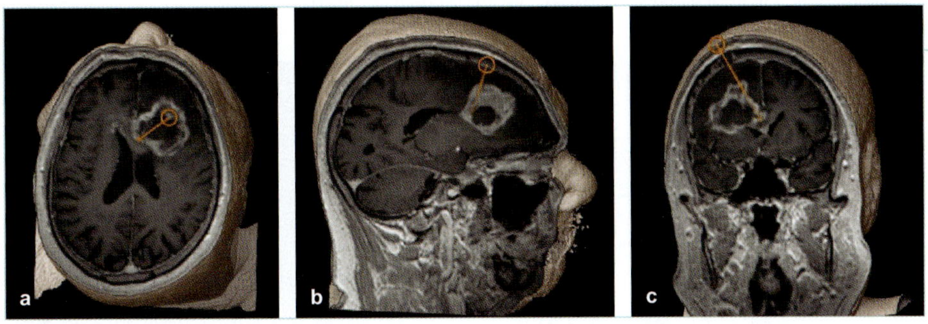

Abb. 10.15 Stereotaktische Biopsieplanung bei rechtsfrontalem Glioblastom mit Corpus-callosum-Infiltration. T1-gewichteter MRT-Datensatz mit Kontrastmittel. Trajektorie wird sorgfältig gewählt, um Risikostrukturen zu vermeiden und eine repräsentative Tumorprobe zu entnehmen. [P1654]

a) Axiale Ansicht

b) Sagittale Ansicht

c) Koronare Ansicht

ABB. 10.15

Strahlentherapie: *individuelle Planung* zur Zerstörung verbliebener Tumorzellen

Strahlentherapie

Eine adjuvante Strahlentherapie nach Tumoroperation zerstört verbliebene Tumorzellen und verringert das Rezidivrisiko. Ein Glioblastom wird über 5–7 Wochen bestrahlt, wobei Zeitpunkt, Dosierung und Planung individuell festgelegt werden.

Chemotherapie: *Temozolomid* ist das Chemotherapeutikum der Wahl bei *Glioblastomen*

Chemotherapie

Temozolomid ist Hauptchemotherapie bei Glioblastomen, oft mit einer Strahlentherapie kombiniert. Oral werden mehrere Zyklen gegeben, insgesamt über 6 Monate.

Prognose

Abhängig von verschiedenen Markern

Lerntipp:
- MGMT-Methylierung beeinflusst das Ansprechen eines Glioblastoms auf die Chemotherapie positiv
- IDH-mutierte Oligodendrogliome haben eine längere Überlebenszeit

Unterscheide im Verlauf in der *MRT* zwischen *Progression* und *Pseudoprogression*

Prognose

Die Gliomprognose hängt von der Diagnose und den Markern ab:

- Eine MGMT-Methylierung beeinflusst das Ansprechen eines Glioblastoms auf die Chemotherapie.
- Pilozytische Astrozytome/Subependymome sind heilbar.
- Höhergradige Gliome haben eine ungünstige Prognose aufgrund Infiltration, Heterogenität und Resistenz.
- IDH-mutierte, 1p19q-kodeletierte Oligodendrogliome haben eine längere Überlebenszeit (17,5 Jahre) als IDH-Wildtyp-Glioblastome (12–18 Monate).

Nach Strahlen- und Chemotherapie kann die Kontrastmittelaufnahme in der MRT temporär zunehmen (therapiebedingte Reaktionen). Die Unterscheidung von Progression/Pseudoprogression ist wichtig. Eine Pseudoprogression tritt bei 28–60 % der Patienten nach Radiochemotherapie auf.

10.4.2 Meningeome

Häufigster intrakranieller Tumor

Epidemiologie: hohe *asymptomatische Prävalenz* im hohen Lebensalter; *Frauen sind häufiger betroffen*

Klassifikation: nach *WHO-Grad* (➤ Tab. 10.9)

10.4.2 Meningeome

Meningeome sind die häufigsten intrakraniellen Tumoren. Sie entstehen aus unkontrolliert proliferierenden Arachnoidaldeckzellen, wachsen extraaxial und verdrängen das Hirnparenchym. Meist sind sie gutartig (90 %).

Epidemiologie Meningeome haben die höchste Inzidenz (37,6 %) unter Hirntumoren. Das mediane Diagnosealter liegt bei 66 Jahren, die Häufigkeit steigt jedoch mit dem Alter. Gemäß Autopsiedaten haben bei den über 80-Jährigen 2,7 % (Männer) bzw. 6,2 % (Frauen) asymptomatische Meningeome. Aggressive Meningeome nehmen mit dem Alter eher ab. Meningeome vom WHO-Grad 1 und 2 sind bei Frauen 2,3-mal häufiger.

Risikofaktoren Sie sind meist unbekannt. Eine Strahlenexposition erhöht bei Leukämiepatienten in der Kindheit das Risiko. Bei Neurofibromatose Typ II (NF2) ist das Risiko für Grad-2/3-Meningeome oder multiple Meningeome erhöht.

Klassifikation Meningeome können einerseits in Subtypen (WHO-Klassifikation) und andererseits nach Lokalisation und lokalisationsspezifischer Symptomatik eingeteilt werden:

- Die **WHO-Klassifikation** unterscheidet die WHO-Grade 1–3 (➤ Abb. 10.16, ➤ Tab. 10.9). Die Gradeinteilung basiert auf histologischen Kriterien, Größe und molekularen Merkmalen. Eine präzise Klassifikation verhindert dabei Rezidive bei vermeintlich harmlosen Meningeomen. Beispielsweise erhält ein Meningeom mit TERT-Promotormutation und/oder CDKN2A/B-Deletion unabhängig von histologischen Kriterien den WHO-Grad 3 (WHO-Klassifikation 2021).

ABB. 10.16

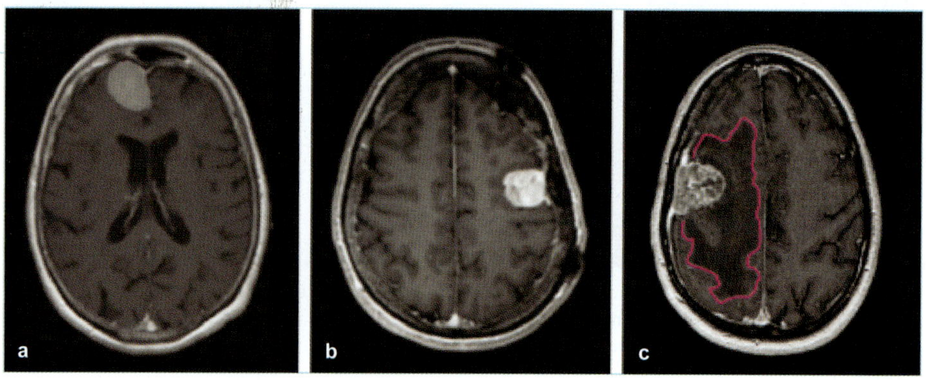

Abb. 10.16 Meningeome verschiedener WHO-Grade [P1654]
a) Grad 1: Häufigste Form, homogene Kontrastmittelaufnahme, langsames Wachstum
b) Grad 2: Schnelleres Wachstum, inhomogene Kontrastmittelaufnahme, durchwächst arachnoidale Grenze
c) Grad 3: Selten, malignes und schnelles Wachstum, infiltriert Parenchym, inhomogene Kontrastmittelaufnahme, Umgebungsödem

Tab. 10.9 WHO-Klassifikation der Meningeome

WHO-Grad	Merkmale	Häufigkeit
1	Langsam wachsend, gute Prognose	94,6 % der Meningeome
2	Schnell wachsend, rezidivieren häufiger	4,2 % der Meningeome
3	Infiltratives Wachstum	1,2 % der Meningeome

TAB. 10.9

- Die Einteilung nach **Lokalisation und lokalisationsspezifischer Symptomatik** (➤ Abb. 10.17, ➤ Tab. 10.10) ist klinisch wichtig. Die Lokalisation beeinflusst die chirurgische Strategie und den Resektionsumfang.

ABB. 10.17

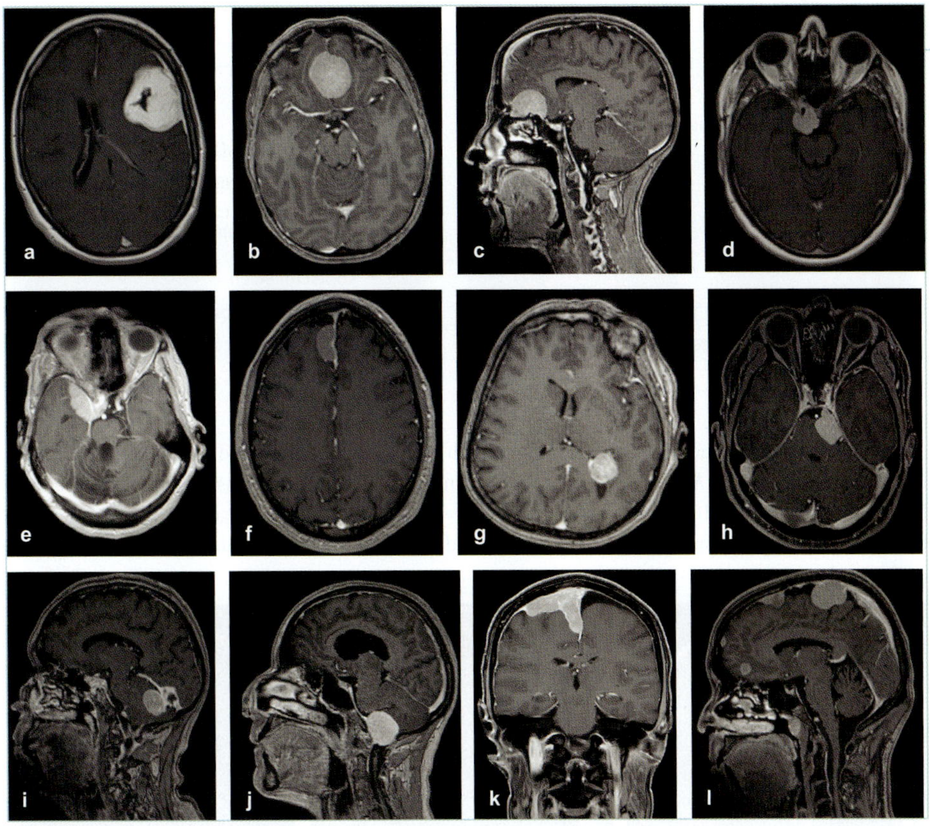

Abb. 10.17 Einteilung der Meningeome nach Lokalisation. Klinisch relevant sind die häufigsten Lokalisationen: Konvexitäts- und Falxmeningeome. [P1654]
a) Konvexitätsmeningeom
b) Olfaktoriusmeningeom (axial)
c) Olfaktoriusmeningeom (sagittal)
d) Klinoidales Meningeom
e) Keilbeinflügelmeningeom
f) Falxmeningeom
g) Intraventrikuläres Meningeom
h) Petroklivales Meningeom
i) Tentoriummeningeom
j) Foramen-magnum-Meningeom
k) En-plaque-Meningeom
l) Multiple Meningeome

TAB. 10.10

Tab. 10.10 Einteilung der Meningeome nach Lokalisation und lokalisationsspezifischer Symptomatik

Lokalisation	Symptomatik
Schädelbasismeningeom	
• Meningeome der vorderen und mittleren Schädelbasis: – Olfaktoriusmeningeom – Planum-sphenoidale-Meningeom – Tuberculum-sellae-Meningeom – Optikusscheidenmeningeom – Keilbeinflügelmeningeom	• Anosmie • Wesensveränderung • Neurokognitive Einschränkungen • Visusverschlechterung • Gesichtsfeldeinschränkung • Faziale Hemihypästhesie • Epilepsie • Hormonveränderungen
• Meningeome der hinteren Schädelgrube: – Foramen-magnum-Meningeom – Foramen-jugulare-Meningeom – Petroklivales Meningeom	• Hypakusis/Anakusis • Faziale Hemiparese • Schluckstörung • Schwindel • Ataxie • Kopfschmerzen • Hormonveränderungen
Konvexitätsmeningeom Sonderform: en plaque wachsendes Meningeom	• Epilepsie • Kopfschmerzen • Neurologisches Defizit
Falxmeningeom	• Gedächtnisstörung • Beinparese • Hemihypästhesie im Bein • Epilepsie • Kopfschmerzen
Tentoriummeningeom	Obstruktiver Hydrozephalus
Intraventrikuläres Meningeom	Obstruktiver Hydrozephalus

Klinik und Diagnostik

Symptome: je nach Lokalisation und Größe

Klinik und Diagnostik

Symptome Meningeome werden erst symptomatisch, wenn sie größer sind und auf das Parenchym oder Hirnnerven drücken (➤ Abb. 10.18). Welche Symptome sie dann hervorrufen, hängt wesentlich von ihrer Lokalisation ab (➤ Tab. 10.10). Mit der immer besser werdenden kranialen Bildgebung werden allerdings mehr inzidente, asymptomatische Meningeome gefunden (0,9–1 % der MRT-Aufnahmen).

ABB. 10.18

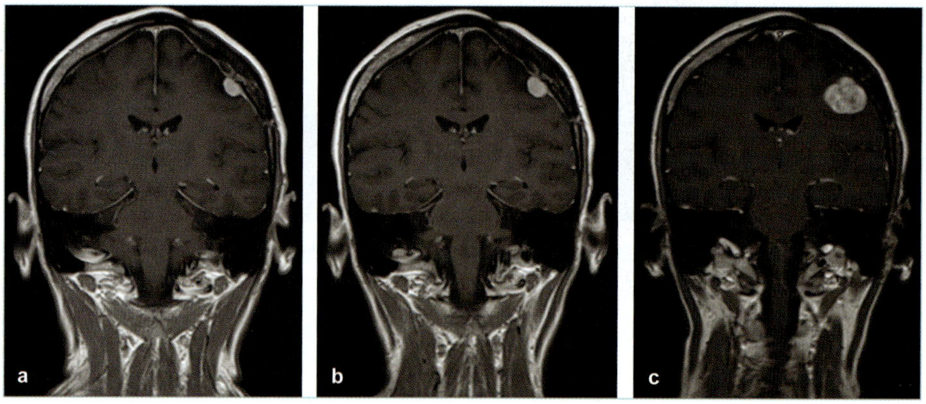

Abb. 10.18 Größenzunahme eines Meningeoms über 3 Jahre. Kleine Meningeome sind oft Zufallsbefunde. Das Wachstum ist nicht linear. Im Durchschnitt wachsen sie 2–4 mm pro Jahr und sind bei Diagnose 3 cm groß. Die Therapieentscheidung hängt nicht nur von der Größe ab, sondern auch von Lokalisation, Hirnschwellung und Symptomen. [P1654]
a) Zufallsbefund eines Konvexitätsmeningeoms
b) Verlaufskontrolle 1 Jahr später
c) Verlaufskontrolle 3 Jahre später

Diagnostik: Kontrastmittel-*MRT*

Apparative Diagnostik Die **MRT** ist das wichtigste bildgebende Verfahren zur Diagnose eines Meningeoms. In der T1-Sequenz sind sie isointens, in der T2-Sequenz und FLAIR-Sequenz hyperintens. Die Kontrastmittelaufnahme ist homogen (➤ Abb. 10.19).

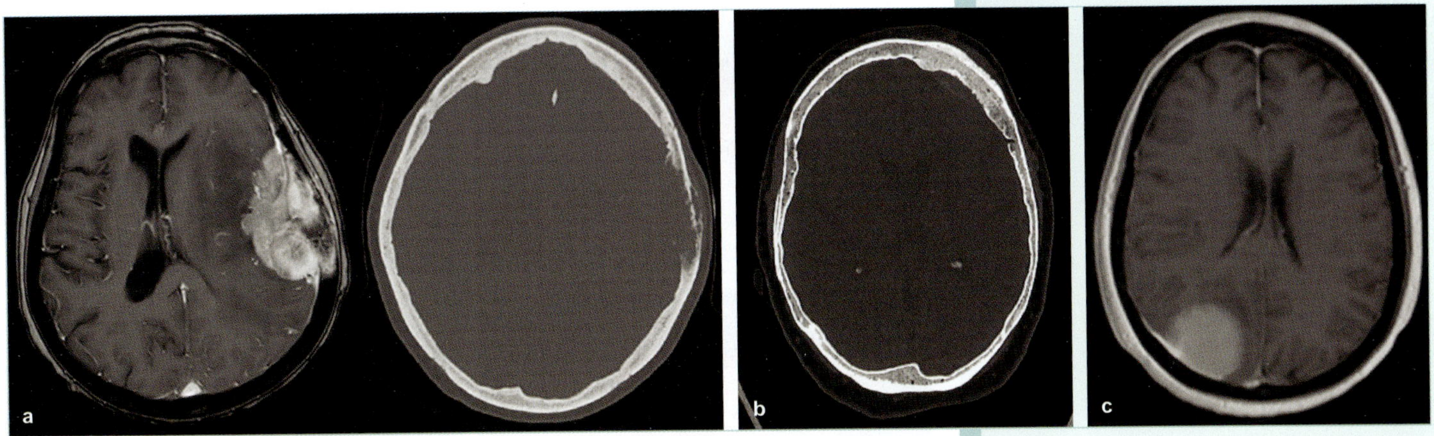

Abb. 10.19 Typische Befunde bei Meningeomen [P1654]
a) Linksseitiges Konvexitätsmeningeom mit Knocheninfiltration und Osteolyse (Pfeilspitzen) in der T1-gewichteten MRT mit Kontrastmittel (links) und in der CT (rechts)
b) Frontales Meningeom mit angrenzender Hyperostose (Pfeilspitzen) in der CT
c) Das Dural-Tail-Zeichen (hier in der T1-gewichteten MRT mit Kontrastmittel) und in der CT ist eine verdickte, kontrastmittelaufnehmende Anheftungsstelle der Dura (Pfeilspitzen) als Ausläufer des Meningeoms.

Die **PET** hat eine geringe Bedeutung bei Meningeomen. **Somatostatinanaloga** (DOTATATE oder DOTATOC) können ein Meningeomrezidiv von Narbengewebe unterscheiden. Bei sinusnahen Meningeomen ist eine **venöse Darstellung** wichtig, um den Sinus und eine eventuelle kollaterale venöse Drainage zu beurteilen (➢ Abb. 10.20).

PET mit Somatostatinanaloga zur Unterscheidung zwischen Rezidiv und Narbe; venöse Darstellung bei sinusnahen Meningeomen (➢ Abb. 10.20)

ABB. 10.20

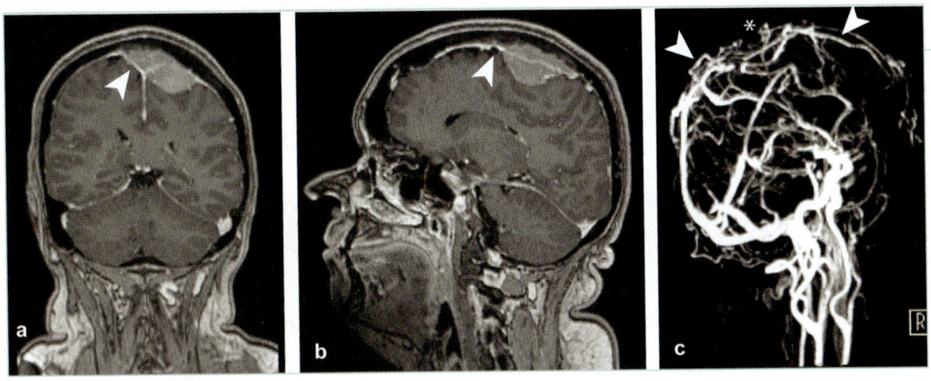

Abb. 10.20 Parasagittales Meningeom mit Sinus-sagittalis-superior-Infiltration [P1654]
a) Koronare T1-gewichtete MRT mit Kontrastmittel
b) Sagittale T1-gewichtete MRT mit Kontrastmittel
c) Die MR-Venografie zeigt die Einschränkung des Sinus (Stern) und der venösen Kollateralen (Pfeilspitze).

Therapie

Die Therapie der Wahl für Meningeome ist in der Regel die mikrochirurgische Resektion (➢ Abb. 10.21). Bei inzidentellen Meningeomen hängt die Entscheidung für Therapie oder Verlaufskontrolle von verschiedenen Faktoren ab. Eine präoperative endovaskuläre Embolisation wird derzeit nicht empfohlen, außer in speziellen Fällen. Neuronavigation und intraoperatives Neuromonitoring werden je nach Lokalisation eingesetzt, um eine präzise Resektion durchzuführen. Ziel ist die frühe Devaskularisierung des Meningeoms an seinem duralen Ansatz. Die medikamentöse Therapie spielt in der Behandlung von Meningeomen außerhalb von klinischen Studien oder individuellen Heilversuchen noch keine relevante Rolle.

Therapie
Therapie der Wahl ist i. d. R. die *mikrochirurgische Resektion* (➢ Abb. 10.21).

ABB. 10.21

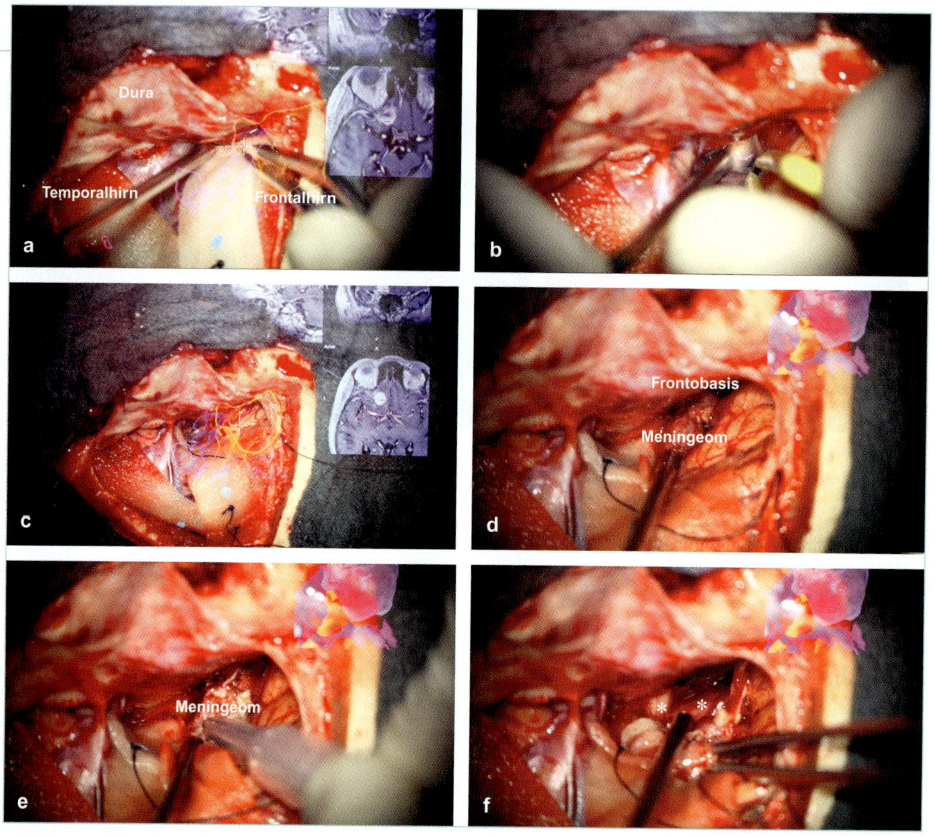

Abb. 10.21 Mikrochirurgische Resektion eines links frontobasalen Meningeoms mit Augmented Reality [P1654]
a) Pterionaler Zugang, Duraeröffnung über dem Keilbeinflügel
b) Identifizierung des linken N. opticus
c) Augmented Reality zeigt MRT, Tumor, Circulus arteriosus Willisii und Sehnerven
d) Devaskularisierung des Meningeoms, Zerkleinerung und Absaugung mit ultraschallgestütztem Aspirator
e) Koagulation der frontobasalen Dura, von der das Meningeom ausging
f) Resektionssitus nach Entfernung des Meningeoms, beide Sehnerven sichtbar

Prognose

Abhängig von *Grad* (➤ Tab. 10.11) und *Subtyp* bzw. vom Ausmaß der Tumorresektion

Prognose

Die Prognose hängt sowohl vom WHO-Grad (➤ Tab. 10.11) und dem histologischen und molekularen Subtyp als auch vom Ausmaß der Tumorresektion ab. Bei der Tumorresektion wird unterschieden zwischen:

- Vollständiger makroskopischer Tumorresektion mit Entfernung des darüber liegenden infiltrierten Knochens und der Dura (Simpson-Grad I),
- Vollständiger makroskopischer Tumorresektion und Koagulation des duralen Ansatzes (Simpson-Grad II),
- Subtotaler Tumorresektion, bei der sichtbare Tumorreste im Operationsgebiet verbleiben (Simpson-Grad III) und
- Partieller Resektion oder Biopsie des Tumors, der Großteil des Tumors verbleibt im Operationsgebiet (Simpson-Grad IV).

In Studien wird meist nur die Komplettresektion von der subtotalen Resektion unterschieden.

TAB. 10.11

Tab. 10.11 Progressionsfreie- und Gesamtüberlebensrate nach 10 Jahren abhängig vom WHO-Grad

WHO-Grad	Progressionsfreie Überlebensrate nach 10 Jahren	Gesamtüberlebensrate nach 10 Jahren
1	75–90 %	80–90 %
2	23–78 %	50–79 %
3	0 %	14–34 %

10.4.3 Vestibularisschwannome (Akustikusneurinome)

Das Vestibularisschwannom ist der häufigste Tumor im Kleinhirnbrückenwinkel (KHBW) und dem inneren Gehörgang. Es entsteht aus Schwann-Zellen und nicht aus Nervenzellen. Der Tumor ist gutartig und wächst langsam, bevor er Symptome verursacht.

Epidemiologie Vestibularisschwannome haben eine jährliche Inzidenz von 1:100.000 und machen 6–7 % aller intrakraniellen Tumoren aus. Sie treten meist einseitig auf und manifestieren sich am häufigsten zwischen dem 30. und 50. Lebensjahr.

Risikofaktoren Die Ursache ist oft unbekannt, aber Risikofaktoren wie Strahlentherapie, familiäre Veranlagung oder Neurofibromatose Typ 2 können eine Rolle spielen. Beidseitiges Auftreten deutet auf eine Neurofibromatose Typ 2 hin.

Klassifikation Es gibt verschiedene Klassifikationen für Vestibularisschwannome (Koos, Samii, Wiegand), aber die am häufigsten verwendete ist die Koos-Klassifikation (Grade I–IV, ➤ Tab. 10.12, ➤ Abb. 10.22).

Tab. 10.12 Koos-Klassifikation der Vestibularisschwannome

Tumorgrad	Lagebeschreibung
I	Intrameataler Tumor
II	Tumorprotrusion in Richtung KHBW ohne Kontakt zum Hirnstamm
III	Tumor füllt die Cisterna pontocerebellaris, zum Hirnstamm besteht Kontakt, aber dieser wird nicht verlagert
IV	Tumor verlagert den Hirnstamm und die angrenzenden Hirnnerven

KHBW = Kleinhirnbrückenwinkel

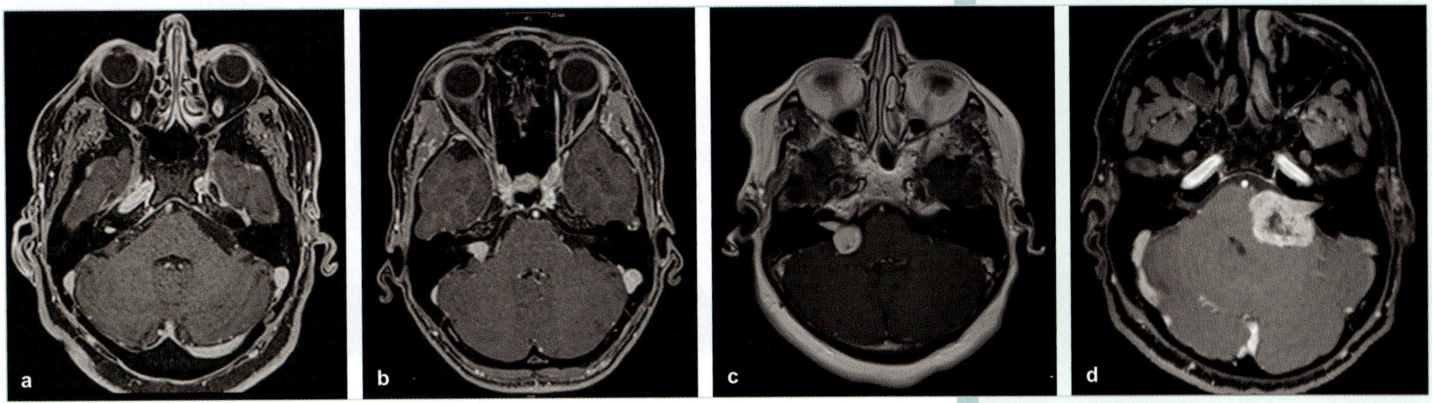

Abb. 10.22 Koos-Klassifikation zur anatomischen Klassifizierung der Vestibularisschwannome (Pfeilspitzen), je nach Wachstum im Kleinhirnbrückenwinkel und Kontakt mit dem Pons und der Kleinhirntonsille [P1654]
a) Koos-Grad I
b) Koos-Grad II
c) Koos-Grad III
d) Koos-Grad IV

Klinik und Diagnostik

Symptome Vestibularisschwannome wachsen langsam und verdrängend. Beginnend im Meatus acusticus internus breiten sie sich allmählich nach medial aus. Je nach Größe und Lokalisation verursachen sie dabei unterschiedliche Symptome. Das Leitsymptom ist meist eine progrediente, einseitige, hochtonbetonte Hypakusis mit Tinnitus. Weitere Frühsymptome sind Schwindel, Spontannystagmus und Gleichgewichtsstörungen. Spätsymptome sind Faszikulationen und beginnende Paresen der Gesichtsmuskulatur (➤ Tab. 10.13) sowie Funktionsbeeinträchtigungen des N. trigeminus mit Hypo-/Parästhesie oder Schmerzen im Versorgungsgebiet.

10.4.3 Vestibularisschwannome (Akustikusneurinome)

Häufigster Tumor im *Kleinhirnbrückenwinkel*

Risikofaktoren: Strahlentherapie, familiäre Veranlagung, Neurofibromatose Typ 2 (bds. Auftreten ist ein Hinweis auf NF Typ 2)

Klassifikation: nach *Koos* (➤ Tab. 10.12, ➤ Abb. 10.22)

TAB. 10.12

Klinik und Diagnostik

Symptome: je nach Größe und Lokalisation; *Frühsymptome* sind Schwindel, Spontannystagmus und Gleichgewichtsstörungen

TAB. 10.13

Tab. 10.13 Klassifikationsschema der Funktionsbeeinträchtigung des N. facialis nach House und Brackmann [F638-001]

Klasse	Beeinträchtigung
I (normal)	Volle Funktion, keine Beeinträchtigung der mimischen Gesichtsmuskulatur
II (leicht)	Leichte Schwäche der mimischen Muskulatur, die nur bei gezielter Untersuchung erkennbar ist
III (mäßige Parese)	• Offensichtliche Asymmetrie der mimischen Muskulatur, vollständiger Lidschluss mit Anstrengung • Asymmetrie der Mundbewegung bei maximaler Anstrengung
IV (mäßig starke Parese)	• Deutliche, entstellende Asymmetrie der mimischen Muskulatur, inkompletter Lidschluss • Mundasymmetrie bei maximaler Anstrengung, Synkinesie und Massenbewegung
V (starke Parese)	• Kaum nachweisbare Bewegung der mimischen Muskulatur auf der betroffenen Seite • Geringe Bewegung des Mundwinkels
VI (Paralyse)	Keine Bewegung der mimischen Muskulatur, fehlender Muskeltonus

Mit fortschreitendem Wachstum sind *Hydrozephalus* und *Hirndruckzeichen* möglich.

Diagnostik: Kontrastmittel-*MRT* (➢ Abb. 10.23, ➢ Abb. 10.24)

Mit fortschreitendem Tumorwachstum entstehen eine Kompression des Hirnstamms, ein Hydrozephalus, ein erhöhter intrakranieller Druck und damit einhergehende Symptome wie Übelkeit, Erbrechen und Ataxie. Weitere Folgen sind Kreislaufdysregulation, Diplopie, Dysphagie bis hin zum Tod.

Apparative Diagnostik Die **MRT** mit Kontrastmittel und hochauflösenden CISS-Sequenzen ist die Methode der Wahl für die bildgebende Diagnostik und zur Lagebeurteilung zu umliegenden Strukturen (➢ Abb. 10.23, ➢ Abb. 10.24). Die CISS-Sequenz ermöglicht eine präzise Differenzierung von Nerven und Gefäßen sowie eine genaue Größenbeschreibung des Vestibularisschwannoms.

ABB. 10.23

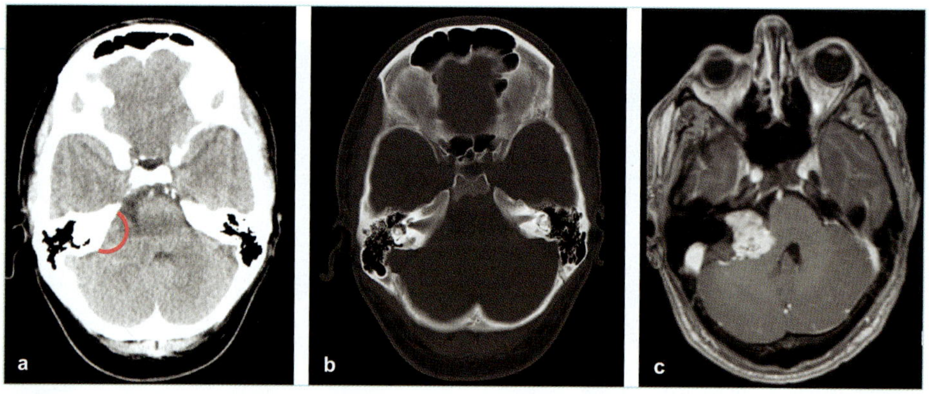

Abb. 10.23 Vestibularisschwannom rechts [P1654]
a, b) In der CT sieht man die Raumforderung im Kleinhirnbrückenwinkel im Weichteilfenster (Umrahmung in a) und die Verbreiterung des Meatus acusticus internus im Knochenfenster (Pfeilspitze in b).
c) In der T1-gewichteten MRT mit Kontrastmittel zeigt sich das kontrastmittelaufnehmende Vestibularisschwannom mit Verdrängung des Hirnstamms (Koos-Grad IV).

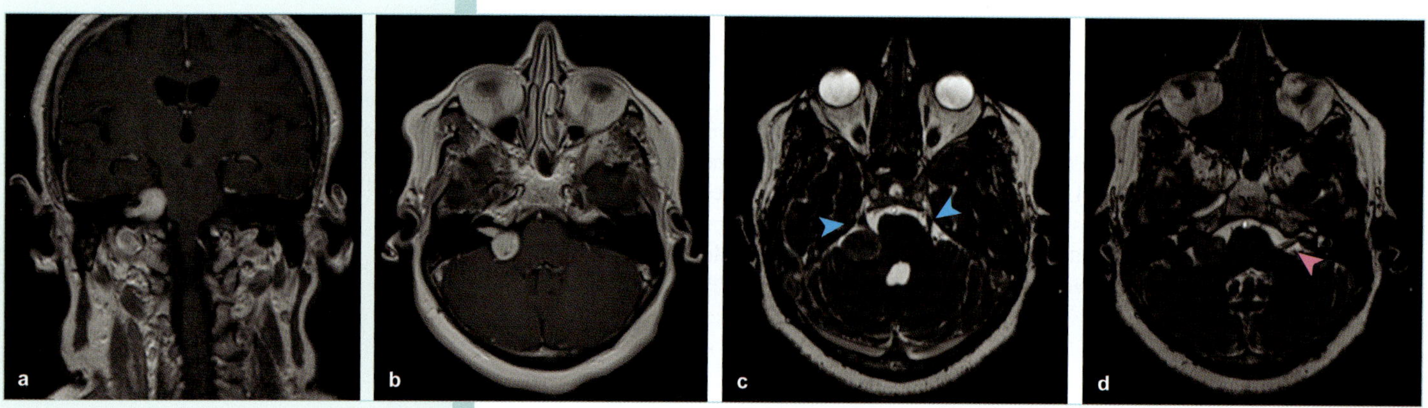

Abb. 10.24 MRT eines Patienten mit rechtsseitigem Vestibularisschwannom mit Raumforderung im Kleinhirnbrückenwinkel und den umliegenden Nerven (Pfeilspitzen in c und d) [P1654]
a) Koronare T1-gewichtete MRT mit Kontrastmittel
b) Axiale T1-gewichtete MRT mit Kontrastmittel
c) Axiale MRT (CISS-Sequenz)
d) Axiale MRT (CISS-Sequenz) in einer anderen Schnittebene als c

Weitere diagnostische Möglichkeiten bei Vestibularisschwannomen sind **Hörtests** (Weber, Rinne), die Tonschwellenaudiometrie und die Impedanzaudiometrie. Die eBERA-Messung beurteilt die Funktion des Hörnervs und ermöglicht bei positivem Befund nach Tumorresektion eine Cochlea-Implantation zur Hörverbesserung.

Weitere Diagnostik evtl. Hörtests, Tonschwellenaudiometrie und Impedanzaudiometrie

Therapie

Die Therapie eines Vestibularisschwannoms hängt von individuellen Faktoren und Symptomen ab:

- Bei kleinen oder asymptomatischen Tumoren bei älteren Patienten (> 70 Jahre) werden Verlaufskontrollen empfohlen.
- Für jüngere Patienten mit kleinem Tumor und erhaltenem Hörvermögen ist die Radiochirurgie geeignet.
- Größere Tumoren werden chirurgisch entfernt, wobei der Funktionserhalt der umliegenden Hirnnerven im Fokus steht. Verschiedene operative Zugangswege stehen zur Verfügung.

Häufige Komplikationen sind Hörverlust und Fazialisparese. Eine medikamentöse Therapie spielt nur bei bestimmten Fällen eine Rolle.

Therapie
Je nach Symptomatik und Patientenalter von Zuwarten bis chirurgische Resektion

Komplikationen: am häufigsten Hörverlust und Fazialisparese

Prognose

Das Vestibularisschwannom hat meist den WHO-Grad 1 und damit eine gute Prognose. Das Rezidivrisiko steigt mit der Resttumorgröße nach Resektion oder Radiochirurgie.

Prognose
Meist WHO-Grad 1, daher gute Prognose

10.4.4 Metastasen

Eine *solitäre* Hirnmetastase bezeichnet eine einzige Metastase im Gehirn, ohne weitere Metastasen außerhalb des ZNS. Hingegen handelt es sich um eine *singuläre* Hirnmetastase, wenn zwar nur eine Metastase im Gehirn vorhanden ist, aber weitere Metastasen außerhalb des ZNS vorliegen.

Epidemiologie In Deutschland fehlt bisher eine systematische Erfassung von Hirnmetastasen, wodurch genaue Zahlen zur Inzidenz oder Prävalenz nicht verfügbar sind. Hirnmetastasen stellen mit über einem Drittel die häufigsten Hirntumoren dar. Schätzungsweise entwickeln 10–40 % aller Krebspatienten im Verlauf ihrer Tumorerkrankung Hirnmetastasen. Diese entstehen, wenn zirkulierende Tumorzellen hämatogen durch das Gefäßendothel der Hirngefäße hindurchwandern und die Blut-Hirn-Schranke überwinden. Die meisten Metastasen (80 %) befinden sich supratentoriell, 15 % zerebellär und 3 % im Bereich der Basalganglien.

Die Lebenserwartung von Krebspatienten nimmt zwar mit den verbesserten systemischen Therapien zu. Dennoch steigt auch die Inzidenz von Hirnmetastasen, da diese Therapien das Gehirn aufgrund der Blut-Hirn-Schranke nicht ausreichend vor Metastasenbildung schützen. Im Gehirn wiederum kann auch eine kleine Metastase rasche und schwerwiegende Symptome hervorrufen. Bei etwa einem Drittel der Patienten ist der Primärtumor zum Zeitpunkt der Diagnose einer Hirnmetastase noch nicht identifiziert. In manchen Fällen kann der Primärtumor trotz umfangreicher Suche nicht gefunden werden, was als CUP-Syndrom („cancer of unknown primary") bezeichnet wird.

10.4.4 Metastasen
Unterscheide: *solitäre* Metastase (einzelne und einzige Metastase im Gehirn) und *singuläre* Metastase (einzelne Metastase im Gehirn, aber extrakranielle Metastasen vorhanden)

Epidemiologie:

- Genaue Epidemiologie in Deutschland unbekannt
- Am häufigsten *supratentoriell!*
- Teilweise kann kein Ursprung gefunden werden: *„cancer of unknown primary" (CUP)*

MERKE Etwa 80 % der Hirnmetastasen gehen von den folgenden 5 Primärtumoren aus: Bronchialkarzinom, Mammakarzinom, malignes Melanom, Nierenzellkarzinom, gastrointestinales Adenokarzinom.

MERKE

Klinik und Diagnostik

Symptome Bei der zerebralen Metastasierung stehen hauptsächlich folgende Symptome im Vordergrund: Wesensveränderungen (50 %), Krampfanfälle (30 %), Kopfschmerzen (20 %), fokal-neurologische Ausfälle wie Hemiparese (15 %), Sprachstörungen (12 %).

Apparative Diagnostik Hirnmetastasen werden mit MRT, CT und PET-CT diagnostiziert. Sie zeigen eine unregelmäßige Kontrastmittelaufnahme und ein vasogenes Ödem unterschiedlichen Ausmaßes. Typischerweise befinden sie sich subkortikal an der Grenze von weißer und grauer Substanz. In der CT erscheinen sie hypodens, isodens oder hyperdens. In der T1-gewichteten MRT sind sie meist iso- bis hypointens, während eingeblutete Metastasen hyperintens sind. In der T2- und FLAIR-gewichteten Darstellung erscheinen sie meist hyperintens. Größere Metastasen können zystisch oder zentral nekrotisch sein.

Klinik und Diagnostik

Symptome: vor allem Wesensveränderungen, Kopfschmerzen, fokal-neurologische Ausfälle, Sprachstörungen

Diagnostik: MRT, CT und PET-CT

Therapie

Therapieoptionen bei Hirnmetastasen sind die Operation mit oder ohne intraoperative Bestrahlung der Resektionshöhlenwand, die stereotaktische Radiochirurgie (SRS), die fraktionierte Teil- und Ganzhirnbestrahlung, die laserinduzierte Thermotherapie (LITT), die systemische medikamentöse Therapie, die palliative Therapie und eine Kombination aus den genannten Therapien.

Therapie
Optionen sind Operation, stereotaktische Radiochirurgie, fraktionierte Teil- und Ganzhirnbestrahlung, laserinduzierte Thermotherapie, systemische medikamentöse Therapie und palliative Therapie.

MERKE

MERKE Die interdisziplinäre Therapieentscheidungen bei Hirnmetastasen hängen von der klinischen Situation, anatomischen Gegebenheiten und der Tumorentität ab.

Medikamentöse Therapie: *Glukokortikoide* zur Ödemreduktion und ggf. *antiepileptische Therapie*

Medikamentöse Therapie Zur symptomatischen Behandlung von Hirnmetastasen mit vasogenen Ödemen werden temporär Glukokortikoide verabreicht, vorzugsweise Dexamethason mit geringer mineralokortikoider Wirkung in einer Dosierung von 4–8 mg/d.

Etwa 10–20 % der Patienten mit Hirnmetastasen erleben einen epileptischen Anfall, und etwa 10 % entwickeln im Verlauf der Erkrankung eine strukturelle Epilepsie. Levetiracetam, Lacosamid oder Lamotrigin werden aufgrund ihres relativ günstigen Nebenwirkungsprofils am häufigsten zur antikonvulsiven Therapie bei Hirntumorpatienten eingesetzt.

Mikrochirurgische Resektion: chirurgisches Verfahren der Wahl, wenn indiziert; operative Morbidität bei ca. 6–9 %

Mikrochirurgische Resektion Indikationen für eine mikrochirurgische Resektion bestehen

- bei symptomatischen, operativ zugänglichen, einzelnen raumfordernden Metastasen mit einer Größe > 3 cm,
- manchmal bei mehreren Hirnmetastasen, wenn die systemische Tumorlast stabil ist und alle intrakraniellen Metastasen entfernt werden können,
- wenn der Primärtumor unklar ist (zur histologischen Sicherung) und
- wenn Hirnmetastasen einen okklusiven Hydrozephalus (verursacht durch die Lokalisation oder das vasogene Ödem) hervorrufen.

Die chirurgische Behandlung von Hirnmetastasen ist in der Regel komplikationsarm und hat in den letzten 20 Jahren durch fortschrittliche neurochirurgische Techniken wie präoperative Visualisierung mit Traktografie, Zugangsplanung und Resektion unter Neuronavigation und Neuromonitoring (➤ Abb. 10.25) die operative Morbidität auf 6–9 % halbiert.

ABB. 10.25

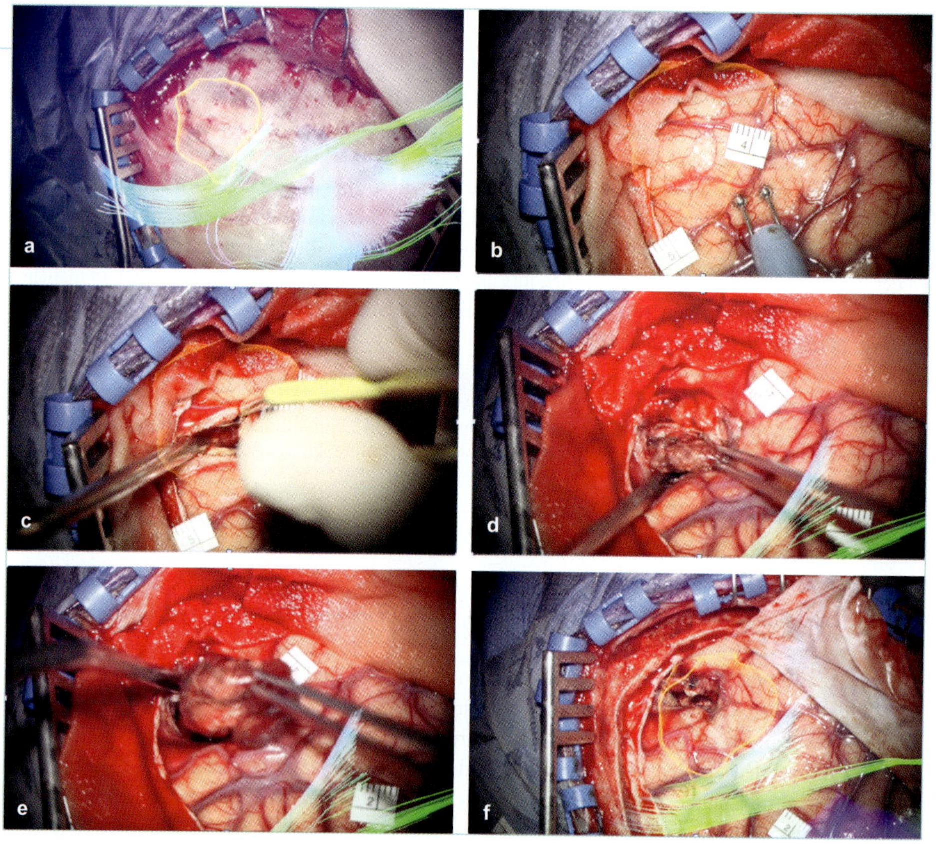

Abb. 10.25 Entfernung einer links temporalen Hirnmetastase unter Einsatz mehrerer innovativer Verfahren [P1654]
a) Navigierte Zugangsplanung mit Traktografie
b) Intraoperatives Neuromonitoring und Sprachmapping während einer Operation mit Wachphase
c–e) Mikrochirurgische Technik über eine präzise Kortikotomie. Zirkumferenzielle Präparation der Metastasengrenze zum gesunden Gehirn und vollständige Entfernung der Metastase als Ganzes
f) Hirnmetastasen wachsen weniger infiltrativ als hirneigene Tumoren, daher kann bei der supramarginalen Operationstechnik die Infiltrationszone unter elektrophysiologischer oder funktioneller Kontrolle mit entfernt werden.

Strahlentherapie Eine leptomeningeale Tumoraussaat ist nach der Resektion möglich, weshalb eine postoperative Bestrahlung der Resektionshöhle empfohlen wird, um die Lokalrezidivrate bis zu 40 % zu reduzieren. Die stereotaktische Bestrahlung der Resektionshöhle senkt das Lokalrezidivrisiko auf 12,5 %, und bei bekannten Histologien sprechen einige Hirnmetastasen besonders gut auf Strahlentherapie oder zielgerichtete Therapien an.

Die stereotaktische Bestrahlung ist bei Hirnmetastasen sinnvoll, die schwer zugänglich sind oder eine geringe Größe haben, um eine ausreichende Strahlendosis zu gewährleisten. Es besteht jedoch das Risiko einer Radionekrose, die bei 9–14 % der Patienten auftritt und das Gehirngewebe schädigen kann. Die Ganzhirnradiotherapie (GHRT) wird nur noch bei multiplen Hirnmetastasen eingesetzt, da sie die kognitiven Funktionen stärker beeinträchtigt als die stereotaktische Radiotherapie.

Strahlentherapie:
- Insbesondere auch postoperativ zur Senkung des Rezidivrisikos
- Stereotaktische Bestrahlung bei schwer zugänglichen Metastasen möglich
- Ganzhirnbestrahlung bei multiplen Metastasen

Laserinduzierte Thermotherapie Die MRT-gesteuerte laserinduzierte Thermotherapie (LITT) ist vielversprechend, insbesondere bei Kontrastmittelaufnahme nach stereotaktischer Bestrahlung, da sie eine fokale Gewebsnekrose erzeugt und unabhängig vom Tumorrezidiv oder der Strahlennekrose klinischen Nutzen zeigt.

Laserinduzierte Thermotherapie: als MRT-gesteuerte Alternative

Prognose

Die Prognose von Hirnmetastasen hat sich durch moderne bildgebende Verfahren, Präzisionsbestrahlung und neue zielgerichtete Therapien in den letzten Jahren deutlich verbessert. Mit zunehmendem Verständnis der Tumorbiologie und der molekularen Grundlagen sind die Prognosemodelle komplexer und die Behandlungsansätze individueller und krankheitsspezifischer geworden.

Die mediane Überlebenszeit eines Patienten mit unbehandelter Hirnmetastase liegt unabhängig von der Entität des Primärtumors bei einem Monat. Mit symptomatischer Therapie durch Steroide (Dexamethason) steigt sie auf 2 Monate. Als Hirnmetastasen noch mit Ganzhirnradiotherapie (GHRT) behandelt wurden, betrug die mittlere Gesamtüberlebenszeit weniger als 6 Monate. Moderne Therapieverfahren und personalisierte Ansätze haben die mittlere Überlebenszeit je nach Primärtumor auf 8–16 Monate verlängert.

Prognose
In den letzten Jahren deutlich gebessert; die mediane *Überlebenszeit* kann heute *8–16 Monate* betragen!

10.4.5 Hypophysenadenome

10.4.5 Hypophysenadenome

> **NKLC**
> **Hypophysentumor**
> Kompetenzebene: **1**, klin. Diagnostik, app. Diagnostik, Therapie, Notfall, Management

Hypophysentumoren sind bei Erwachsenen häufig und in den meisten Fällen gutartig, meist als Adenome. Endokrinopathien können auftreten, wenn der Tumor Hormone produziert oder hormonproduzierendes Hypophysengewebe beeinträchtigt.

Häufig und i. d. R. gutartig! Endokrinopathien!

Epidemiologie Hypophysenadenome werden häufig zufällig als Inzidentalome bei MRT-Untersuchungen entdeckt. Ihre Prävalenz in der erwachsenen Bevölkerung wird auf 10 % geschätzt. Etwa 85 % der Hypophysentumoren sind Hypophysenadenome.

Epidemiologie: oft Inzidentalome bei MRT-Untersuchungen; 85 % der Hypophysentumoren sind Hypophysenadenome

Einteilung Die Hypophysenadenome stammen vom Hypophysenvorderlappen und werden nach ihrer **Größe** in Mikroadenome (< 10 mm), Makroadenome (> 10 mm) und Riesenhypophysenadenome (> 40 mm) eingeteilt (➤ Abb. 10.26). Je nach ihrer **Hormonproduktion** unterscheidet man hormonproduzierende (hormonaktive) und nicht hormonproduzierende (hormoninaktive) Adenome (➤ Tab. 10.14):
- Hormonaktive Adenome sezernieren ein oder mehrere Hormone aus dem Hypophysenvorderlappen.
- Hormoninaktive Adenome produzieren keine Hormone, können aber durch Kompression des Hypophysenvorderlappens zu Hormonmangel führen.

Einteilung: nach Größe (➤ Abb. 10.26) und Hormonproduktion (➤ Tab. 10.14)

ABB. 10.26

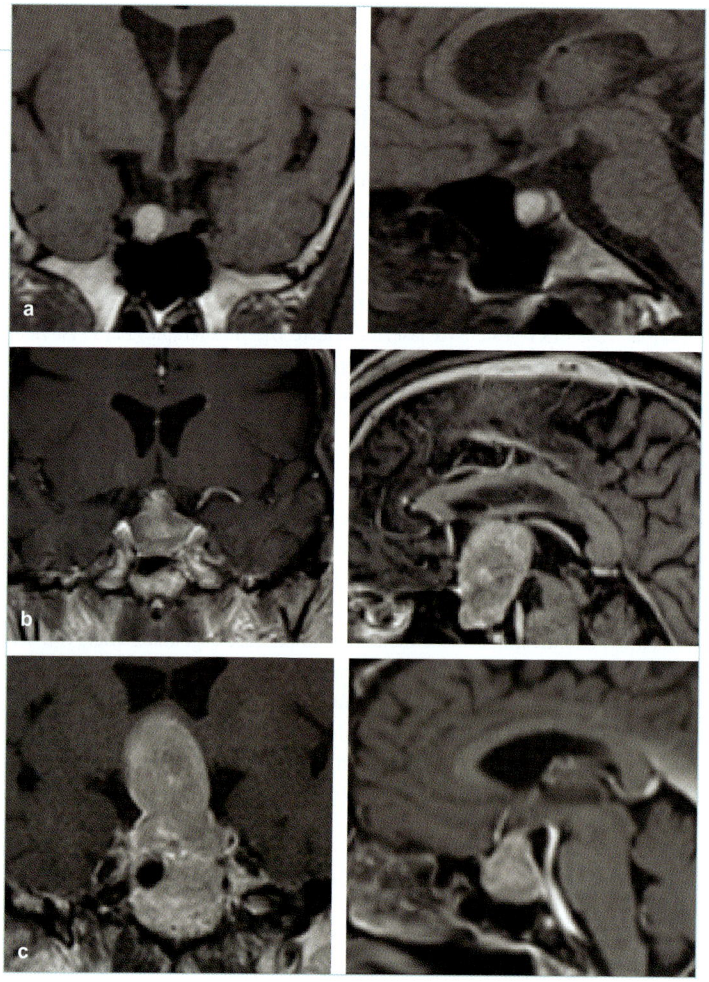

Abb. 10.26 Hypophysenadenome unterschiedlicher Größen [P1654]
a) Mikroadenom (< 1 cm Durchmesser), koronar (links) und sagittal (rechts)
b) Makroadenom (> 1 cm), koronar (links) und sagittal (rechts)
c) Riesenhypophysenadenom (> 4 cm Durchmesser) mit suprasellärer Ausdehnung, koronar (links) und sagittal (rechts)

TAB. 10.14

Tab. 10.14 Hypophysentumoren und häufige Differenzialdiagnosen – häufige Raumforderungen in der Sella turcica [H643-001]

Veränderungen	Details
Hormonproduzierende Hypophysenadenome	• Wachstumshormon-produzierendes Hypophysen-adenom • Kortikotropin-produzierendes Hypophysenadenom • Thyreotropin-produzierendes Hypophysenadenom • Prolaktinom
Hormoninaktive Hypophysenadenome	
Differenzialdiagnostisch relevante Veränderungen	• Kraniopharyngeom • Karzinom • Keimzelltumor • Teratom • Metastase • Rathke-Zyste • Sarkoidose • Abszess • Aneurysma der A. carotis interna • Hypophysenapoplex

Ätiologie Die Pathogenese des Hypophysenadenoms ist unklar. Die meisten treten sporadisch auf, während familiäre Häufungen etwa 5 % ausmachen. In Studien sind etwa 35 % hormoninaktive Adenome, 40 % Prolaktinome, 11 % Wachstumshormon (GH) produzierende Adenome und 6 % adrenokortikotropes Hormon (ACTH) produzierende Adenome. Genmutationen in Verbindung mit Hypophysenadenomen sind selten.

Klinik und Diagnostik

Symptome Die meisten Hypophysenadenome sind asymptomatisch und werden zufällig entdeckt. Die Symptome hängen von der Tumorgröße und der Hormonausschüttung ab (➤ Tab. 10.15, ➤ Tab. 10.16, ➤ Tab. 10.17, ➤ Abb. 10.27). Ein Hypophysenapoplex ist eine seltene, aber neurochirurgisch dringende Komplikation, bei der eine plötzliche Einblutung in ein bestehendes Hypophysenadenom auftritt. Symptome sind akut auftretende Kopfschmerzen, Sehstörungen und Hormonmangel.

Klinik und Diagnostik

Symptome: häufig *asymptomatisch!* Symptome abhängig von Hormonausschüttung (➤ Tab. 10.16, ➤ Tab. 10.17) und raumfordernden Eigenschaften (➤ Tab. 10.15, ➤ Abb. 10.27)

Tab. 10.15 Klinische Symptomatik durch die raumfordernde Wirkung von Hypophysenadenomen

Symptom	Ursachen
Sehstörungen	• Bitemporale Hemianopsie durch Kompression des Chiasma opticum • Einseitige Optikusatrophie und kontralaterale Hemianopsie durch einseitige Kompression des N. opticus • Schädigung der Hirnnerven III, IV, V und VI durch Kompression im Sinus cavernosus
Kopfschmerzen	Unspezifische Symptomatik

TAB. 10.15

Tab. 10.16 Klinische Symptomatik durch Hormonmangel

Veränderung	Auswirkungen
Gonadotropinmangel	Amenorrhö bei Frauen, erektile Dysfunktion bei Männern
GH-Mangel	Erschöpfung, Gewichtszunahme
TSH-Mangel	Erschöpfung, Gewichtszunahme, Obstipation
ACTH-Mangel	Erschöpfung, Arthralgie, Gewichtsverlust, Hypotonie, Schwindel, Übelkeit, Erbrechen, Hypoglykämie, Verwirrtheit, Bewusstseinsstörung (Addison-Krise)
Vasopressinmangel	Diabetes insipidus durch Kompression des Hypothalamus
Generalisierter Hypopituitarismus	Durch Kompression des Hypophysenvorderlappens wird ein Mangel mehrerer Hypophysenhormone verursacht

ACTH = adrenokortikotropes Hormon, GH = „growth hormone", Wachstumshormon, TSH = Thyroidea-stimulierendes Hormon

TAB. 10.16

Tab. 10.17 Klinische Symptomatik durch Hormonüberschuss hormonaktiver Hypophysenadenome

Veränderung	Auswirkungen
Hyperprolaktinämie	Unfruchtbarkeit, verminderte Libido, Osteoporose, Amenorrhö und Galaktorrhö bei Frauen, erektile Dysfunktion und Gynäkomastie bei Männern
Akromegalie – GH produzierendes HA	Kopfschmerzen, Sehstörungen, Zunahme der Ring-, Schuh- und Hutgröße, Arthritis, Karpaltunnelsyndrom, Hyperhidrose, vergrößerte Akren (Nase, Finger, Füße, Kiefer), Hypertonus, Kardiomyopathie, obstruktive Schlafapnoe, Diabetes mellitus, Arthrose, Osteoporose
Morbus Cushing – ACTH produzierendes HA	Gewichtszunahme, Muskelschwäche, Stimmungsschwankungen, Osteoporose, Vollmondgesicht, Stiernacken, Stammfettsucht, Diabetes mellitus, arterielle Hypertonie, Ekchymosen
TSH-Überschuss – TSH produzierendes HA	Herzklopfen, Herzrhythmusstörungen, Gewichtsverlust, Zittern, Struma

ACTH = adrenokortikotropes Hormon, GH = „growth hormone", Wachstumshormon, HA = Hypophysenadenom, TSH = Thyroidea-stimulierendes Hormon

TAB. 10.17

Endokrinologische Diagnostik Bei allen neu diagnostizierten Hypophysentumoren ist eine endokrinologische Diagnostik indiziert (➤ Tab. 10.18):

- **Prolaktin:** 40–66 % aller hormonaktiven Hypophysenadenome sind Prolaktinome. Ein Prolaktinwert von > 250 µg/l (> 5.300 mU/l) ist diagnostisch für ein Prolaktinom. Hormoninaktive Makroadenome führen oft zu einer Disinhibitionshyperprolaktinämie (Prolaktin meist < 100 µg/l) durch Kompression des Hypophysenstiels und Verminderung des hemmenden Dopamin-Einflusses auf laktotrophen Zellen.
- **Wachstumshormon (GH):** Die Diagnose eines GH-produzierenden Adenoms oder eines GH-Mangels wird durch die Bestimmung des Insulinähnlichen Wachstumsfaktors 1 (IGF-1) gestellt.
- **Kortisol:** Screening-Tests für das Cushing-Syndrom umfassen Kortisolbestimmung im Speichel und 24-Stunden-Urin sowie den Dexamethason-Suppressionstest.

Endokrinologische Diagnostik: Prolaktin, Wachstumshormon (GH) und Kortisol

ABB. 10.27

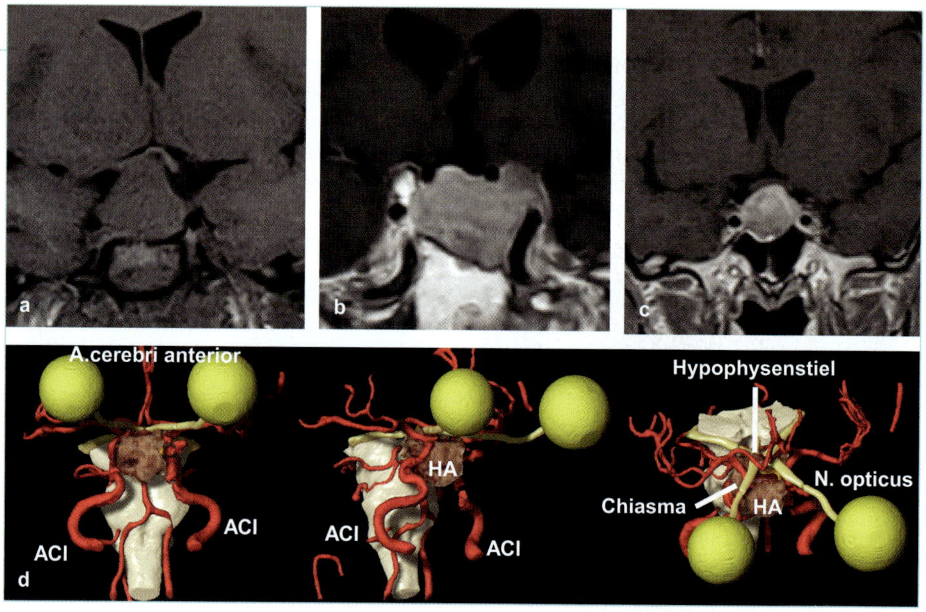

Abb. 10.27 Klinische Symptomatik von Hypophysenadenomen in Bezug auf die umgebenden anatomischen Strukturen [P1654]

a) Das Hypophysenadenom hebt das Chiasma opticum an (Pfeilkopf), was zu einer bitemporalen Hemianopsie beim Patienten führt.

b) Das Hypophysenadenom infiltriert den linken Sinus cavernosus, in dem die A. carotis interna (ACI) mit dem Plexus caroticus internus und der N. abducens (VI) verlaufen. An der lateralen Wand des Sinus cavernosus verlaufen der N. oculomotorius (III), der N. trochlearis (IV) und der N. ophthalmicus (V1) sowie im mittleren Abschnitt auch der N. maxillaris (V2). Der Patient hat Doppelbilder aufgrund der eingeschränkten Okulomotorik.

c) Ein Hypophysenapoplex mit eingeblutetem Hypophysenadenom verursacht starke Kopfschmerzen und eine Addison-Krise aufgrund von ACTH-Mangel und sekundärem Kortisolmangel.

d) Relative Lagebeziehung eines Hypophysenadenoms (HA) zu den Gefäßen des vorderen Kreislaufs des Circulus arteriosus Willisii, zum N. opticus und zum Chiasma opticum.

TAB. 10.18

Tab. 10.18 Hormonbestimmung und Durchführung von Funktionstests zur Beurteilung der Hypophysenfunktion

Untersuchung	Bemerkungen
Prolaktin	
TSH, fT4, fT3	
LH, FSH, Sexualhormone	• Bei prämenopausalen Frauen Östradiol • Bei Männern Gesamttestosteron
IGF-1	Bei Tumoren > 6 mm und nicht eindeutigen Laborbefunden ist ein dynamischer Stimulationstest indiziert
Morgendliches basales Kortisol	
1-mg-Dexamethason-Hemmtest	

FSH = Follikel-stimulierendes Hormon, fT3 = freies T3, IGF-1 = „insulin-like growth factor", LH = luteinisierendes Hormon, TSH = Thyroidea-stimulierendes Hormon

Bildgebung: MRT (> Abb. 10.28)

Ophthalmologische Diagnostik: Gesichtsfelduntersuchung, Sehtest und Augenhintergrundspiegelung

Bildgebung Die bildgebende Diagnostik erfolgt meist durch eine MRT, um die Hypophysenadenome und ihre Ausdehnung auf benachbarte Strukturen darzustellen (> Abb. 10.28).

Ophthalmologische Diagnostik Sie ist wichtig bei Hypophysenadenomen. Sehschärfe und Gesichtsfeld werden gemessen, der Augenhintergrund untersucht. Hypophysenadenome können langsam wachsen und Sehstörungen verursachen, die vom Patienten möglicherweise nicht sofort bemerkt werden.

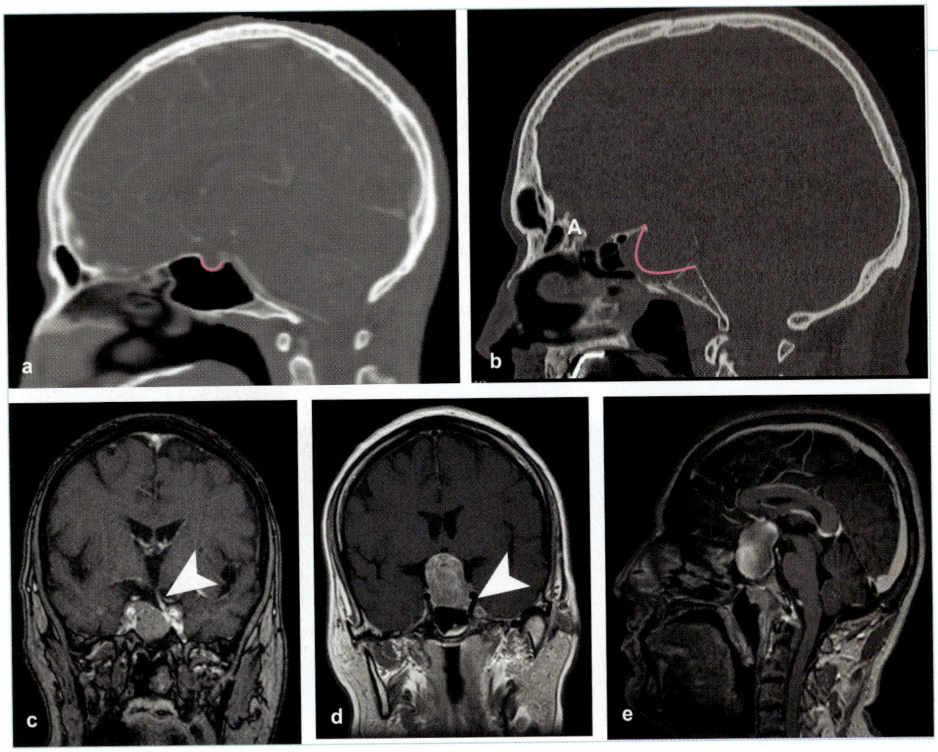

Abb. 10.28 Typische Befunde bei Patienten mit Hypophysenadenom [P1654]
a) Physiologische Darstellung der knöchernen Sella turcica in einer sagittalen CT
b) Erweiterter Sellaboden bei einem Hypophysenmakroadenom
c) Verlagerung der gesunden Hypophyse und des Hypophysenstiels nach links durch ein Hypophysenadenom
d) Asymmetrischer Verlauf der A. carotis interna bei infiltriertem Sinus cavernosus rechts
e) Riesenhypophysenadenom mit „Schneemannkonfiguration"

ABB. 10.28

Therapie

Die Behandlung von Hypophysenadenomen (➤ Abb. 10.29) erfordert ein multidisziplinäres Team aus Endokrinologen, Ophthalmologen und Neurochirurgen.

Therapie
Multidisziplinäre Therapie (➤ Abb. 10.29)

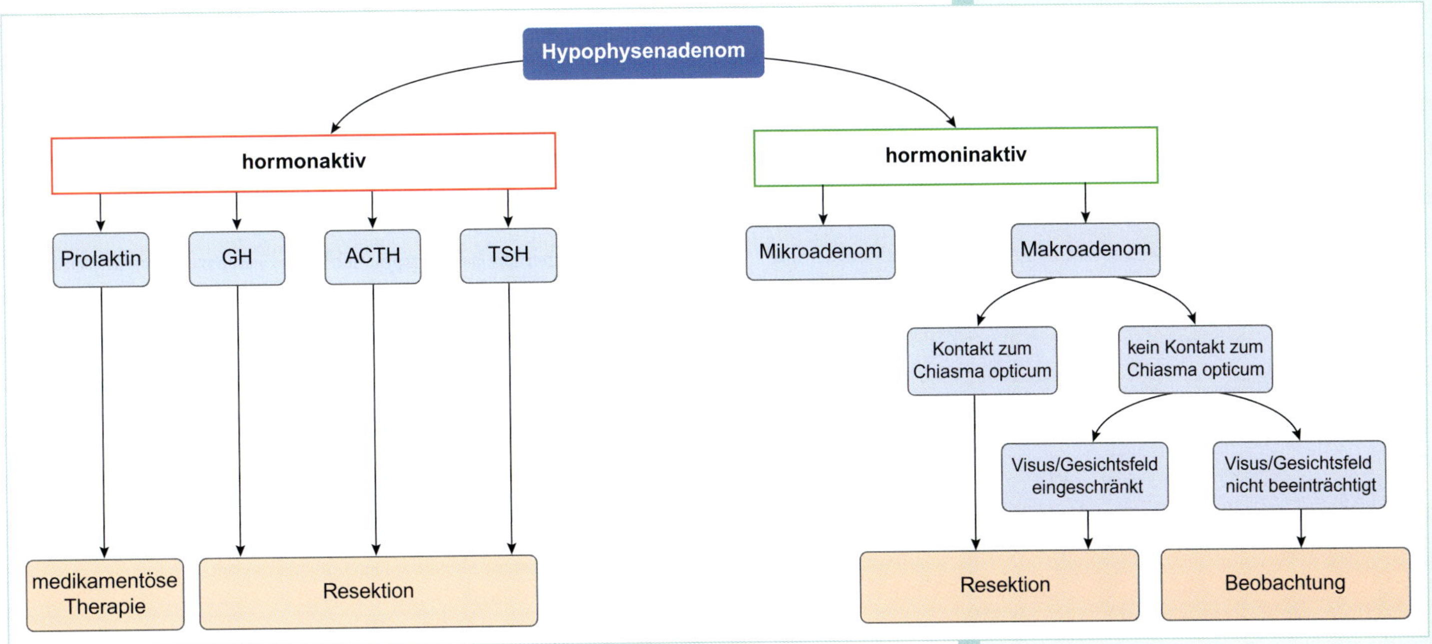

Abb. 10.29 Behandlungsalgorithmus für Hypophysenadenome [L157]

Hormonaktive Adenome: medikamentöse Therapie je nach betroffener Achse, z. B. Prolaktinome mit Dopaminagonisten

Hormonaktive Hypophysenadenome **Dopaminagonisten** sind die Erstlinientherapie für Prolaktinome. Sie bewirken eine Verkleinerung des Tumors und die Wiederherstellung der Gonadenfunktion. Bromocriptin, Pergolid und Cabergolin sind häufig eingesetzte Medikamente. Eine jährliche Kontrolle des Prolaktinspiegels ist wichtig nach Absetzen der Medikamente. **Chirurgische Eingriffe** sind bei Nichtansprechen auf Medikamente, Nebenwirkungen oder bei Makroadenomen, wenn eine Schwangerschaft gewünscht wird, eine Option. Hypophysentumoren, die ACTH, Wachstumshormon oder TSH produzieren, werden in der Regel mikrochirurgisch oder endoskopisch über einen transphenoidalen Zugang entfernt.

Hormoninaktive Adenome: mikrochirurgische Therapie (➤ Abb. 10.30); eine *Hypophyseneinblutung (Hypophysenapoplex)* ist ein seltener *Notfall!*

Hormoninaktive Hypophysenadenome Ein seltener neurochirurgischer Notfall ist die Einblutung in ein Hypophysenadenom, ein Hypophysenapoplex, der eine Entfernung erfordert. Die meisten hormoninaktiven Adenome werden mikrochirurgisch oder endoskopisch über den transphenoidalen Zugang entfernt (➤ Abb. 10.30). Größere oder speziell gelegene Adenome erfordern möglicherweise einen transkraniellen Zugang.

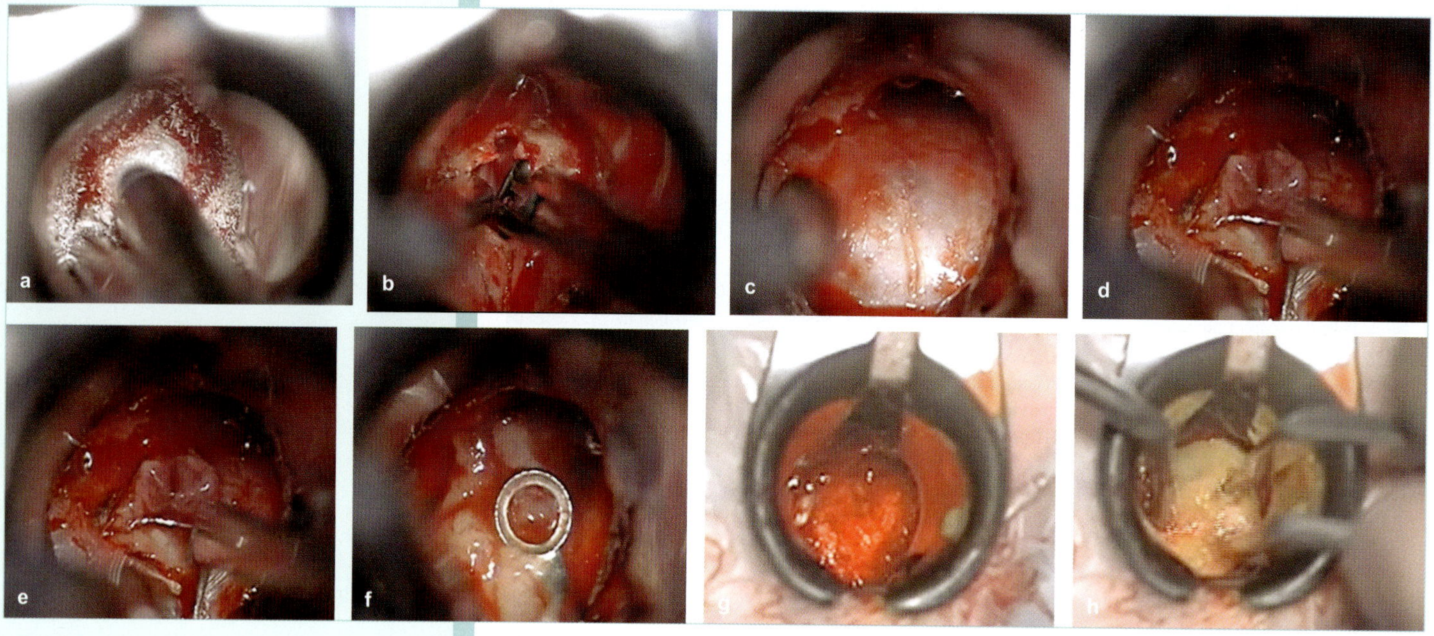

Abb. 10.30 Transphenoidale Resektion eines Hypophysenadenoms; mikrochirurgischer transnasal-paraseptaler Zugang mit Inzision im vorderen Nasenbereich [P1654]
a) Eröffnung der knöchernen Vorderwand der Keilbeinhöhle mit Fräse und Stanze
b) Eröffnung des knöchernen Sellabodens, der durch den Tumor ausgedünnt ist
c) Darstellung der sellären Dura
d) Kreuzförmige Eröffnung der sellären Dura. Entfernung des Tumors mit Küretten, Tumorfasszange und Sauger
e, f) Entfernung der kaudalen und lateralen Tumoranteile
g) Entfernung der supraselllären Tumoranteile, um ein Hervorwölben des Diaphragma sellae zu verhindern
h) Verschluss des operativen Zugangs mit autologem Material, z. B. Bauchfett, insbesondere bei Liquorfluss

Strahlentherapie: Die primäre Strahlentherapie hat nur eine *geringe Bedeutung*.

Strahlentherapie Die primäre Strahlentherapie hat aufgrund der langen Latenzzeit bis zum Wirkungseintritt in der Regel begrenzte Anwendungsmöglichkeiten. Bei inoperablen Adenomresten oder Rezidiven können die Radiochirurgie oder fraktionierte Strahlentherapie erwogen werden.

Prognose

Die Prognose ist i. d. R. gut und hängt von der operativen Expertise ab.

Prognose

Die chirurgische Expertise beeinflusst die Ergebnisse. Bei resezierbaren Wachstumshormon-produzierenden Makroadenomen wird bei 40–80 %, bei Mikroadenomen bei 65–95 % der Patienten ein optimales Langzeitergebnis mit vollständiger Tumorresektion und adäquater Therapie der Endokrinopathie erreicht. Die meisten Hypophysenadenome sind gutartig. Adenome mit einem Ki67-Proliferationsindex > 3 % gelten als atypisch. Hypophysenkarzinome sind invasiv wachsende Tumore, die aus malignisierten atypischen Adenomen entstehen. Sie rezidivieren fast immer und können auch metastasieren.

10.5 Irreversibler Hirnfunktionsausfall

Judith Dremel, Nima Etminan

NKLC

Hirntod

Kompetenzebene: **2, klin. Diagnostik**, app. Diagnostik, Therapie, **Notfall, Management**

Der Nachweis eines irreversiblen Hirnfunktionsausfalls („Hirntod") – und damit die sichere Feststellung des Todes des Patienten – ist Voraussetzung für eine postmortale Organspende (s. a. ➢ Kap. 3.4.1). Von der „Deutschen Stiftung Organspende" (DSO) wird der irreversible Hirnfunktionsausfall als Zustand der unumkehrbar erloschenen Gesamtfunktion des Gehirns definiert. Hierbei müssen das Großhirn, das Kleinhirn und der Hirnstamm durch eine primäre oder sekundäre Hirnschädigung betroffen sein. Eine primäre Hirnschädigung kann beispielsweise durch eine zerebral-onkologische Erkrankung, ein schweres Schädel-Hirn-Trauma oder ein vaskuläres Ereignis eintreten. Sekundäre Hirnschäden entstehen indirekt durch extrakranielle Pathologien wie eine Hypoxie. Die Ätiologie der Hirnschädigung muss vor Beginn der Diagnostik bekannt sein.

Der irreversible Hirnfunktionsausfall eines Patienten wird in Deutschland nach der aktuellen Richtlinie der Bundesärztekammer festgestellt. Diese Diagnostik wird durch 2 Fachärzte mit mehrjähriger intensivmedizinischer Erfahrung durchgeführt. Bei einem der Untersucher muss es sich um einen Neurochirurgen oder einen Neurologen handeln. Ist der Patient unter 14 Jahre alt, muss ein Pädiater beteiligt sein. Zur Erleichterung der korrekten Dokumentation hat die DSO einen Protokollbogen zur Verfügung gestellt.

Die Diagnostik für Erwachsene und Kinder (ab Vollendung des 2. Lebensjahres) umfasst 3 Aspekte (➢ Abb. 10.31):

- **Voraussetzung:** Eine primäre oder sekundäre Hirnschädigung muss gesichert sein. Andere, reversible Ursachen wie eine Intoxikation, ein metabolisches Koma oder eine medikamentöse Sedierung müssen ausgeschlossen werden.
- **Klinische Diagnostik:** Beide Untersucher überprüfen zunächst den Bewusstseinszustand des Patienten. Dann erheben sie den Pupillenstatus und testen die Hirnstammreflexe. Hierzu zählen der vestibulookuläre Reflex, der Korneareflex, die Trigeminus-Schmerz-Reaktion und der Trachealreflex. Zuletzt muss ein Apnoetest durchgeführt werden, der den Ausfall der Spontanatmung nachweist. Sollte eines dieser klinischen Kriterien nicht zu untersuchen sein, ist zwingend eine apparative Diagnostik zu ergänzen.
- **Irreversibilitätsnachweis:** Er ist durch eine erneute klinische Diagnostik entweder nach Ablauf von 12 Stunden (bei einer primären supratentoriellen Hirnschädigung) oder nach Ablauf von 72 Stunden (bei einer sekundären Hirnschädigung) möglich. Bei einer primären infratentoriellen Hirnschädigung ist zwingend eine apparative Diagnostik erforderlich (Nachweis eines zerebralen Zirkulationsstillstandes oder eines isoelektrischen EEGs). Bei primär supratentoriellen oder sekundären Hirnschädigungen kann die Irreversibilität auch ohne Wartezeit mit der apparativen Diagnostik nachgewiesen werden. Dafür kommen
  - ein CT-angiografischer Nachweis eines zerebralen Perfusionsstillstandes (➢ Abb. 10.32), eine Perfusionsszintigrafie, eine Sonografie oder eine digitale Subtraktionsangiografie infrage,
  - ein EEG mit Nachweis isoelektrischer Aktivität oder
  - evozierte Potenziale mit Darstellung vollständiger Auslöschung.

Für Frühgeborene vor der 37. SSW kann diese Richtlinie nicht angewendet werden. Bei Neugeborenen bis 28 Tage ist eine Beobachtungszeit von 72 Stunden notwendig, parallel zu jeder klinischen Untersuchung ist eine apparative Diagnostik verpflichtend. Dies ist ebenfalls notwendig bei Säuglingen und Kindern bis 2 Jahren, bei denen die Beobachtungszeit jedoch nur 24 Stunden beträgt.

10.5 Irreversibler Hirnfunktionsausfall

- „Hirntod" = unumkehrbare erloschene Gesamtfunktion des Gehirns
- Der „Hirntod" ist Voraussetzung für eine postmortale Organspende.

Diagnostik mit den Aspekten (➢ Abb. 10.31):
- Voraussetzung: tatsächliche Hirnschädigung
- Klinische Diagnostik
- Irreversibilitätsnachweis

Die Richtlinie zur Feststellung findet *Einschränkungen bei Frühgeborenen, Neugeborenen und Kindern bis 2 Jahre.*

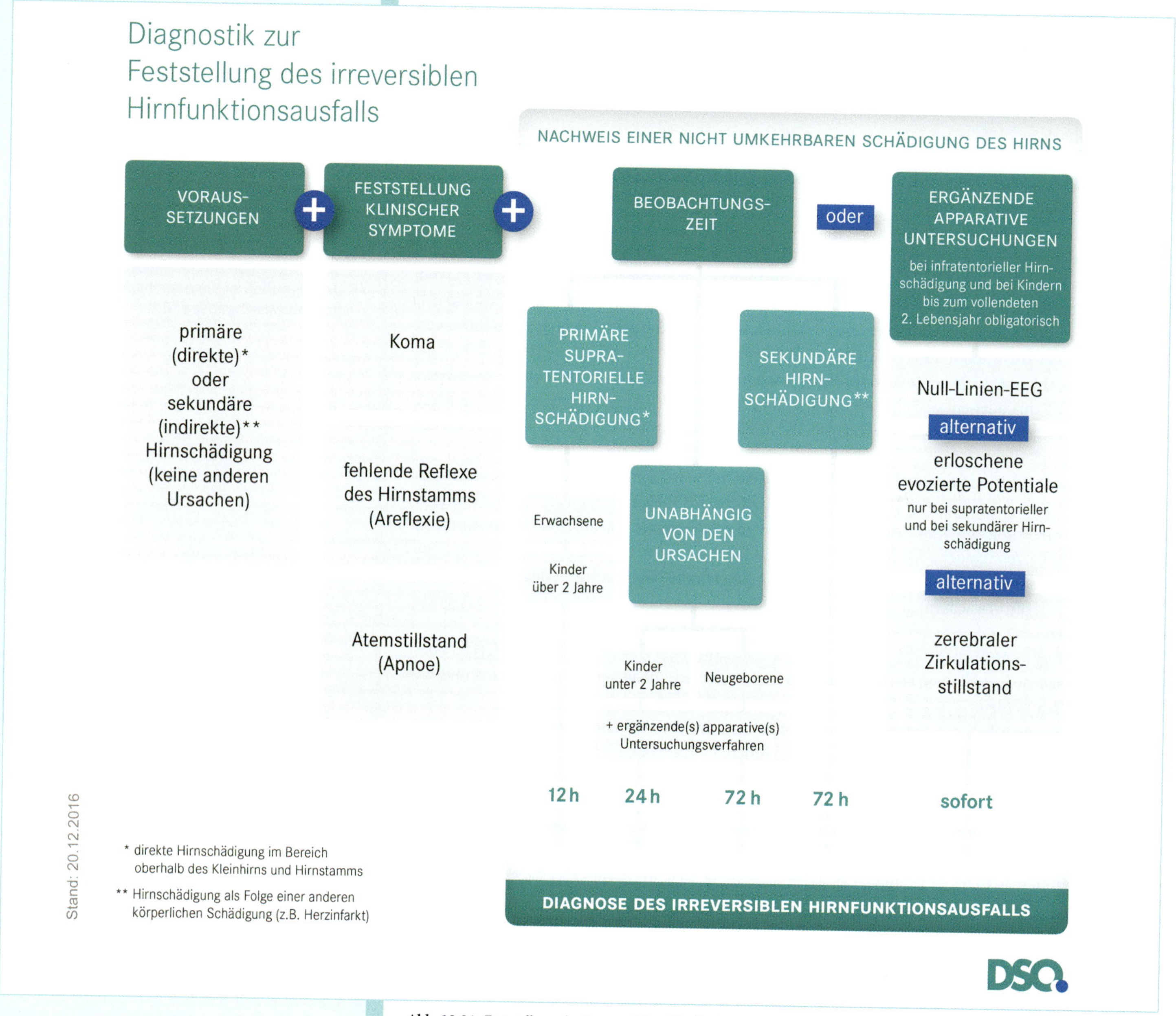

Abb. 10.31 Feststellung des irreversiblen Hirnfunktionsausfalls [W162]

ABB. 10.32

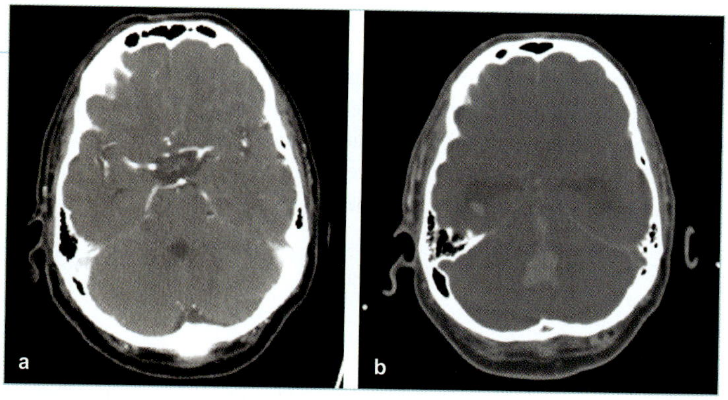

Abb. 10.32 Zerebrale CT-Angiografie desselben Patienten im Abstand von mehreren Tagen [P1661]
a) CT-Angiografie mit regelrechter Kontrastierung des Circulus Willisii
b) Erneute CT-Angiografie im Rahmen der Diagnostik eines irreversiblen Hirnfunktionsausfalls mit zerebralem Zirkulationsstillstand. Keine der basalen Hirnarterien ist darstellbar.

KAPITEL

11 Stoffwechsel und Hormone

Einige der Erkrankungen, die stoffwechselbedingt sind, sich auf den Stoffwechsel auswirken oder hormonelle Ursachen und/oder Bedeutung haben, werden in anderen Kapiteln behandelt:

- Hypophysenadenome (➤ Kap. 10.4.5)
- Erkrankungen der Nebennieren (➤ Kap. 9.9) mit primärem Hyperaldosteronismus (➤ Kap. 9.9.2.1), Hyperkortisolismus (➤ Kap. 9.9.2.2), adrenogenitalem Syndrom (➤ Kap. 9.9.2.3), Morbus Addison (➤ Kap. 9.9.2.4), Phäochromozytom (➤ Kap. 9.9.2.5) und Inzidentalom (➤ Kap. 9.9.2.6)
- Diabetisches Fußsyndrom (➤ Kap. 7.3.3.4)
- Metabolische Osteopathien (➤ Kap. 6.2.2)
- Stoffwechselarthropathien (➤ Kap. 6.2.3), insbesondere Gicht (➤ Kap. 6.2.3.2)
- Osteoporose (➤ Kap. 6.2.4)

11.1 Erkrankungen der Schilddrüsen und Nebenschilddrüsen

Emmanouil Tzatzarakis

11.1.1 Grundlagen

11.1.1.1 Struktur und Funktion

Die **Schilddrüse** liegt vor der Trachea, unmittelbar unterhalb des Larynx. Die 4 nur etwa 5 mm großen **Nebenschilddrüsen** befinden sich meist unmittelbar dorsolateral der Schilddrüse (jeweils 1 kranial und 1 kaudal auf jeder Seite). Sie können jedoch in Anzahl und Lage variieren und sich u. U. im gesamten Bereich des Halses oder Mediastinums verteilen.

Dorsal der Schilddrüse, entlang der Trachea, verläuft beidseits der **N. laryngeus recurrens** (NLR). Er ist ein Ast des N. vagus und innerviert das seitengleiche Stimmband. Wird ein NLR verletzt, führt das i. d. R. zu Heiserkeit, eine Verletzung beider NLR kann zu einem medianen Stillstand beider Stimmbänder führen, damit den Atemweg verlegen und eine Notfall-Tracheotomie erfordern.

Die Schilddrüsenhormone **Thyroxin** (T4) und **Trijodthyronin** (T3) beeinflussen viele verschiedene Organsysteme (➤ Tab. 11.1). Zusätzlich produziert die Schilddrüse das Hormon **Kalzitonin,** das den Kalziumspiegel im Blut senkt und damit dem Parathormon (s. u.) der Nebenschilddrüsen entgegenwirkt. Auf die wichtigen Funktionen der Schilddrüse hat u. a. der Schweizer Chirurg Theodor Kocher (1841–1917) hingewiesen, der für seine Forschung an den Ausfallerscheinungen nach Exstirpation der Schilddrüse 1909 den Nobelpreis erhalten hat.

11.1 Erkrankungen der Schilddrüsen und Nebenschilddrüsen

11.1.1 Grundlagen

11.1.1.1 Struktur und Funktion

Die Schilddrüse befindet sich *vor der Trachea.* Die dahinter liegenden Nebenschilddrüsen können in *Anzahl* und *Lage* stark variieren.

Eine Schädigung des *N. laryngeus recurrens* (Ast des N. vagus, innerviert die Stimmbänder) führt einseitig zu *Heiserkeit* und beidseitig ggf. zu *Atemnot.*

Thyroxin (T4) und *Trijodthyronin* (T3) beeinflussen (TSH-gesteuert) zahlreiche Organsysteme (➤ Tab. 11.1). *Kalzitonin* senkt den Kalziumspiegel im Blut.

TAB. 11.1

Tab. 11.1 Effekte der Schilddrüsenhormone (T3 und T4) im Körper

Ziel	Wirkung
Herz und Kreislauf	Erhöht Herzfrequenz und -zeitvolumen
Knochen	Erhöht die Knochenresorption
Respiratorisches System	Verwaltet die normale hypoxische bzw. hyperkapnische Steuerung
Gastrointestinaler Trakt	Fördert die Darmmotilität
Blut	Erhöhte Sauerstoffabgabe ans Gewebe
Neuromuskuläres System	Erhöhte Geschwindigkeit der Muskelkontraktion und -relaxation
Stoffwechsel der Kohlenhydrate	Erhöhte Glukoneogenese/Glukolyse durch die Leber sowie intestinale Aufnahme der Glukose
Stoffwechsel der Lipide	Erhöhte Lipolyse und Synthese sowie Abbau von Cholesterol
Sympathisches Nervensystem	Erhöhte Sensitivität auf Katecholamine, Steigern der β-adrenergen Rezeptoren im Herz, Skelettmuskel, Fettzellen und Lymphozyten

Das *Parathormon* der Nebenschilddrüsen *erhöht* über verschiedene Systeme den Serum-*Kalziumspiegel* (Aufnahme im Darm/Freisetzung aus Knochen).

Die Nebenschilddrüsen produzieren das Hormon **Parathormon (PTH),** das den Serumspiegel von Kalzium erhöht und die Ausscheidung von Phosphat in der Niere fördert:

- Erhöhter Knochenabbau durch die Osteoklasten (schnell)
- Erhöhte Kalziumaufnahme durch den Gastrointestinaltrakt (langsam)
- Erhöhte Synthese von Vitamin D_3
- Erhöhte renale tubuläre Wiederaufnahme von Kalzium
- Erhöhte Phosphatausscheidung

11.1.1.2 Operationsverfahren

Operationen der Schilddrüse sind *Resektionsverfahren* von Knoten, Isthmus oder Gewebe unterschiedlichen Ausmaßes (➤ Abb. 11.1). Eine Recurrens-Parese ist vor allem bei umfassenderen Eingriffen eine nennenswerte Komplikation (2,3 % Wahrscheinlichkeit).

11.1.1.2 Operationsverfahren

An der Schilddrüse kommen bei Resektionseingriffen die folgenden Operationsverfahren infrage:

- Enukleation: Entfernung eines Knotens mit seiner Kapsel aus der Schilddrüse
- Knotenexzision: Entfernung eines Knoten en bloc mit wenig umgebendem gesunden Schilddrüsengewebe
- Isthmusresektion: Entfernung der Gewebebrücke zwischen den beiden Schilddrüsenlappen (der N. laryngeus recurrens ist dabei nicht gefährdet)
- Hemithyreoidektomie: komplette Entfernung eines Schilddrüsenlappens
- Subtotale Thyreoidektomie: fast komplette Entfernung der Schilddrüse unter Belassen eines kleinen Schilddrüsenrestes auf der einen oder auf beiden Seiten
- Thyreoidektomie: komplette Entfernung der Schilddrüse

Die **Enukleation** und die **Knotenexzision** (➤ Abb. 11.1a) kommen infrage, wenn es sich um einen isolierten Befund in einem sonst gesunden Schilddrüsenlappen handelt. Die **Isthmusresektion** dient der Entfernung von erkranktem Gewebe im Bereich des Isthmus, wenn die beiden Lappen sonst unauffällig

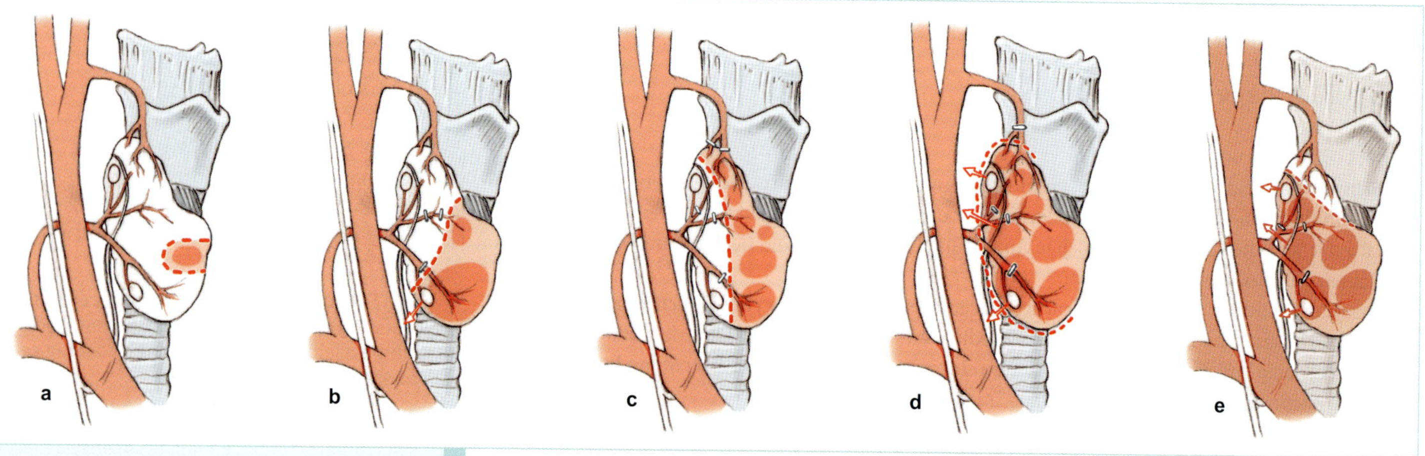

Abb. 11.1 Mögliche Resektionsverfahren bei Schilddrüsenerkrankungen [L108]
a) Knotenexzision
b) Selektive (begrenzte) Resektion
c) „Klassische" subtotale Resektion nach Enderlen-Hotz (dorsal-paratrachealer Rest)
d) Lobektomie
e) Ausgedehnte selektive Resektion (= subtotal mit Erhaltung des oberen Pols)

sind. Die Entfernung erkrankten Gewebes ist auch das Ziel einer begrenzten selektiven Resektion an anderer Stelle (➢ Abb. 11.1b). Eine **Hemithyreoidektomie** (Lobektomie, ➢ Abb. 11.1d ist bei einem suspekten Knoten im Bereich eines Schilddrüsenlappens indiziert. Hierbei besteht die Gefahr der einseitigen Rekurrensparese, die mit Heiserkeit einhergeht. Eine **subtotale Thyreoidektomie** ist die Therapie der Wahl bei einer Struma multinodosa mit dem Ziel, normales Schilddrüsengewebe zu erhalten. Beim Morbus Basedow kann ebenfalls ein sehr kleiner Rest belassen werden (mit einem Gewicht von etwa 2 Gramm). Eine **Thyreoidektomie,** also die vollständige Entfernung der Schilddrüse, wird bei Malignitätsverdacht oder -nachweis durchgeführt. Eine eventuelle Radiojodtherapie (bei der verbliebene Schilddrüsenzellen erreicht werden) ist dann besser wirksam und die Laborkontrollen von Thyreoglobulin (das nach einer Thyreoidektomie nicht nachweisbar sein soll) sind klarer. Bei einer Thyreoidektomie besteht die Gefahr einer beidseitigen Rekurrensparese, die zu Atemnot und Stridor führen kann und in diesem Fall häufig eine Tracheotomie zur Sicherung des Atemwegs benötigt.

11.1.2 Struma

NKLC Kompetenzebene: **3a, klin. Diagnostik**, app. Diagnostik, Therapie, Notfall, **Management**

11.1.2 Struma

Das normale Volumen der Schilddrüse beträgt 25 ml bei Männern und 18 ml bei Frauen. Als Struma bezeichnet man die krankhafte Vergrößerung der Schilddrüse, wobei je nach Größe verschiedene Grade unterschieden werden (➢ Tab. 11.2).

Normal = 25 ml (Männer) bzw. 18 ml (Frauen). Eine Struma ist eine krankhafte Vergrößerung der Schilddrüse (➢ Tab. 11.2).

Tab. 11.2 Struma-Grade

Grad	Nachweis
Grad 0	Nur sonografisch
Grad 1a	Tastbar, nicht sichtbar
Grad 1b	Tastbar, sichtbar bei Rückwärtsneigung des Kopfes
Grad 2	Tastbar, sichtbar
Grad 3	Tastbar, sichtbar, mit lokalen Komplikationen (➢ Abb. 11.2)

TAB. 11.2

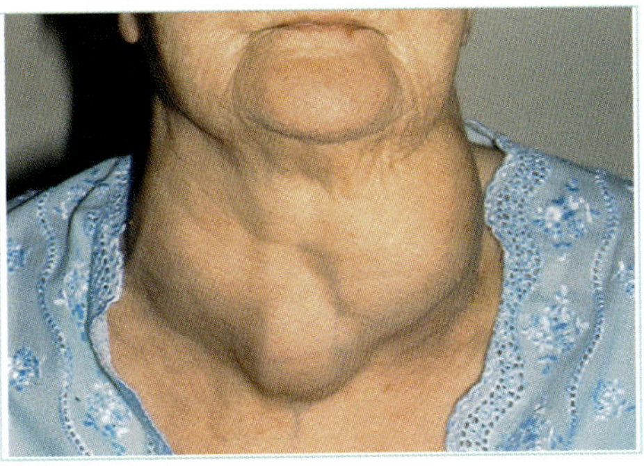

Abb. 11.2 Klinischer Aspekt einer großen Struma [S700]

Klinik und Diagnostik

Symptome Auch sehr große Strumen können asymptomatisch sein. Sie können aber die Trachea (oder selten den Ösophagus) komprimieren. Je nach Hormonstatus (eu-, hypo- oder hyperthyreot) kommt eine endokrine Symptomatik hinzu.

Klinik und Diagnostik

Eine Struma kann eu-, hypo-, oder hyperthyreot sein.

MERKE Die 2 wichtigsten Aspekte einer Struma sind ihre Konsistenz und der Hormonstatus der Patientin.

MERKE

Körperliche Untersuchung Die Konsistenz kann meistens klinisch (bzw. sonografisch) erhoben werden. Dabei kann festgestellt werden, ob die Struma diffus oder knotig vergrößert ist:

- Eine **Struma diffusa** bezeichnet eine gleichmäßige Vergrößerung der Schilddrüse ohne sofort erkennbare Ursache. Sie ist meist Folge einer Autoimmunerkrankung, wie z. B. Hashimoto-Thyreoiditis,

Eine *Struma diffusa* ist meist *autoimmun* verursacht (Hashimoto-Thyreoiditis).
Bei einer *Struma nodosa* finden sich knotige Vergrößerungen, die uni- und multifokal auftreten können.

Studentische Sicht

wobei Autoantikörper produziert werden, die das Wachstum der Schilddrüse stimulieren. Eine weitere Ursache ist die virale Thyreoiditis (de Quervain), die meist schmerzhaft ist.

- Eine **Struma nodosa** ist im Gegensatz dazu eine fokale (uninodosa) oder multifokale (multinodosa) knotige Vergrößerung der Schilddrüse. Die Struma multinodosa ist die häufigste Art von Strumen und betrifft meistens ältere Patientinnen (die meist euthyreot oder grenzwertig hyperthyreot sind mit supprimiertem TSH und noch normalen T3/T4-Werten).

CAVE

CAVE Zur Abklärung von solitären Schilddrüsenknoten muss eine Malignität ausgeschlossen werden. Die Herausforderung dabei ist es, die wenigen Knoten zu identifizieren, die eine operative Resektion erfordern.

Labor: Bestimmung von T3, T4, TSH; außerdem *Anti-TPO* und *TRAK*.

Labor Standard ist die Bestimmung der Hormone der Schilddrüse (T3, T4) sowie des TSH. Außerdem werden die Schilddrüsenantikörper untersucht (Anti-TPO, TRAK, ➢ Kap. 11.1.3), um eine Autoimmunerkrankung auszuschließen.

Apparative Diagnostik: Sonografische Abschätzung der Malignität (TIRADS-Kriterien, ➢ Tab. 11.3, ➢ Tab. 11.4), ggf. CT bei großer Struma/Feinnadelbiopsie/Szintigrafie mit Technetium (**Cave** bei „kaltem“ Knoten!)

Apparative Diagnostik **Sonografisch** lässt sich zwischen Struma diffusa und nodosa unterscheiden. Das Malignitätsrisiko von sonografisch nachgewiesenen Knoten wird anhand der TIRADS-Kriterien eingeschätzt, wobei die Anzahl verschiedener suspekter Veränderungen (➢ Tab. 11.3) das geschätzte Malignitätsrisiko beeinflusst (➢ Tab. 11.4). Bei Patientinnen mit sehr großer Struma ist eine **CT von Hals und Thorax** sinnvoll, um die Ausbreitung der Struma bzw. ihre mögliche Infiltration in Nachbarstrukturen zu überprüfen. Ist ein Knoten auffällig, kann die Malignität mit einer **Feinnadelbiopsie (FNB)** ausgeschlossen werden (**Cave:** falsch negativer Befund in ca. 5 % der Fälle). Um die hormonelle Aktivität der Knoten zu untersuchen, ist eine **Szintigrafie** mit Technetium (^{99m}Tc) indiziert (➢ Abb. 11.3): Ein „warmer“ Knoten ist selten maligne, kann allerdings die Ursache einer Schilddrüsenüberfunktion sein. Ein „kalter“ Knoten ist in 10 % der Fälle maligne und bedarf einer weiteren Abklärung (FNB, operative Resektion).

TAB. 11.3

Tab. 11.3 Suspekte Veränderungen von Knoten in der Sonografie

Sonografische Kriterien der Schilddrüsenknoten	Odds-Ratio für Malignität
Solide Gemischt	**1,8** 1,0
Hyperechogen/isoechogen **Schwächer echogen** **Stark schwächer echogen (hypoechogen)**	1,0 **1,9** **3,8**
Scharf begrenzt **Mikrolobuliert** **Unscharf begrenzt**	1,0 **5,0** **15,1**
Keine Kalzifikationen Makrokalzifikationen **Mikrokalzifikationen**	1,0 1,4 **5,9**
Breiter (lateromedial) als lang (dorsoventral) **Länger als breit („taller than wide“)**	1,0 **3,7**

Fett markiert sind die Kriterien, die als Punkte bei der TIRADS-Klassifikation zählen

TAB. 11.4

Tab. 11.4 Vereinfachte TIRADS-Klassifikation nach Kwak et al. [H173-004]

TIRADS	Sonografiebefund	Malignitätsrisiko
1	Normale SD, keine Läsion	0 %
2	Benigne SD-Knoten	0 %
3	Wahrscheinlich benigner Knoten	1,7 %
4a 4b 4c	Unklarer Knoten (1 suspekte Veränderung) Suspekter Knoten (2 suspekte Veränderungen) Sehr suspekter Knoten (3–4 suspekte Veränderungen)	5–10 % 10–50 % 50–85 %
5	Maligner Knoten (5 suspekte Veränderungen)	> 85 %
6	Bioptisch gesicherte Malignität	100 %

SD = Schilddrüse

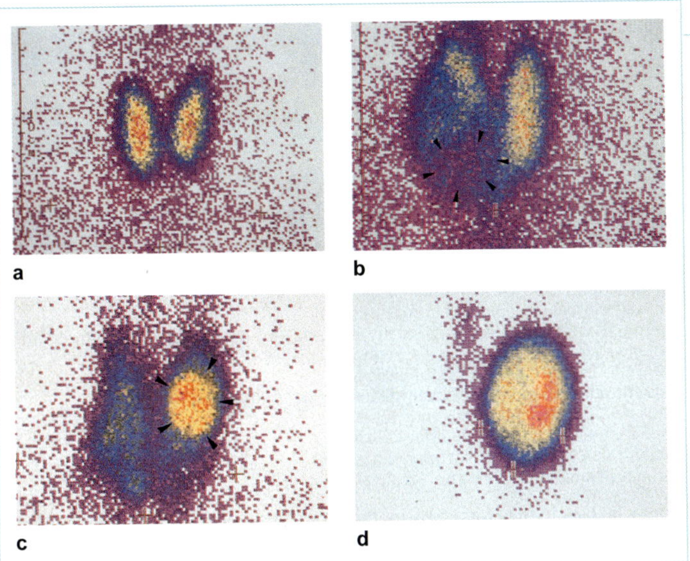

Abb. 11.3 Befunde bei der Szintigrafie [M511, M467]
a) Normalbefund
b) Kalter Knoten
c) Warmer Knoten
d) Heißer Knoten

ABB. 11.3

Therapie und Management

Eine **euthyreote Struma** bedarf meistens keiner weiteren Therapie, wenn sie klein, asymptomatisch und nicht suspekt ist. Eine regelmäßige Beobachtung ist hier allerdings indiziert, in der Regel mittels Ultraschall durch den Hausarzt oder den Endokrinologen. Treten lokale Symptome auf oder besteht ein Malignitätsrisiko, ist eine Resektion der Schilddrüse indiziert. Eine Radiojodtherapie kommt infrage, wenn eine operative Resektion riskant ist oder nicht gewünscht wird.

Ein **toxischer (warmer) Knoten** wird initial mit Thyreostatika behandelt, bei Rezidiven ist die operative oder Radiojodtherapie indiziert.

KOMPETENZBASIERTES VORGEHEN (NKLC)

Management

- **Erstversorgung:** Ermittlung von Schilddrüsenkonsistenz, ggf. Malignitätsrisiko und Hormonstatus (TSH und Sonografie)
- **Entscheidungsfindung:**
  - Keine Therapie bei kleiner, asymptomatischer und nicht suspekter euthyreoter Schilddrüse → Überwachung durch Hausärztin oder Endokrinologin
  - OP bei Malignitätsrisiko (positiver oder suspekter FNB-Befund, szintigrafisch kalter Knoten, erhöhter TIRADS-Score), lokalen Symptomen (z. B. Kompression der Trachea), aus kosmetischen Gründen oder bei Rezidiven
  - Radiojodtherapie, wenn eine operative Resektion riskant oder nicht gewünscht ist bzw. bei Rezidiven eines warmen Knotens
  - Thyreostatika bei toxischem (warmem) Knoten
- **Prinzipien der Versorgung:** Resektion der Schilddrüse (OP); Hemmung der Produktion von Schilddrüsenhormonen (Thyreostatika); Zerstörung von Schilddrüsenzellen durch radioaktives Jod (Radiojodtherapie)
- **Nachbehandlung:** ggf. Hormonsubstitution
- **Erfolgsparameter:** ggf. Szintigrafie
- **Komplikationen:** Nachblutung (lebensbedrohliche Kompression der Trachea möglich → sofort Naht eröffnen), Rekurrensparese (1 % der Fälle), passagere Hypokalzämie (10 % der Fälle) mit permanentem Hypoparathyreoidismus (1 % der Fälle), persistierende Schilddrüsenfunktion (häufiger nach subtotaler Thyreoidektomie, nur sehr selten nach Thyreoidektomie), Rezidiv

KOMPETENZBASIERTES VORGEHEN

11.1.3 Morbus Basedow

NKLC Kompetenzebene: **2**, klin. Diagnostik, app. Diagnostik, Therapie, Notfall, **Management**

Die autoimmunen *TRAK stimulieren* die TSH-Rezeptoren (häufigster Grund für eine Hyperthyreose).

Der Morbus Basedow ist die häufigste Ursache einer Hyperthyreose. Es handelt sich um eine Autoimmunerkrankung, bei der Antikörper gegen die TSH-Rezeptoren in der Schilddrüse produziert werden (TSH-Rezeptor-Antikörper → TRAK). Diese sind spezifisch für die Krankheit und stimulieren die Schilddrüse in derselben Weise wie das TSH.

Andere häufige Ursachen einer Hyperthyreose sind warme Knoten und das solitäre toxische Schilddrüsenadenom. Weniger häufig sind die akute Thyreoiditis (viral, autoimmun, nach Bestrahlung, postpartal), die Amiodaron-induzierte Thyreotoxikose und die Thyreotoxikose in der Schwangerschaft.

Klinik und Diagnostik

Symptome: *Sympathikus-Stimulation* über zahlreiche Organsysteme durch *T3/T4-Erhöhung, Exophthalmus* und prätibiales Myxödem.

Symptome Der erhöhte Serumspiegel von T3/T4 beeinflusst viele Systeme (➤ Kap. 11.1.1). Die Symptome einer Hyperthyreose sind u. a. Gewichtsverlust, Wärmeintoleranz, erhöhter Appetit, Erregbarkeit, Unruhe, Tremor, Muskelschwäche, Palpitationen, Schwitzen, Erbrechen und Durchfälle. Klinische Zeichen der Hyperthyreose sind u. a. Hyperkinese, Tachykardien, warme Extremitäten, Vorhofflattern, Psychose und explizit bei Morbus Basedow Exophthalmus und prätibiales Myxödem (➤ Abb. 11.4).

ABB. 11.4

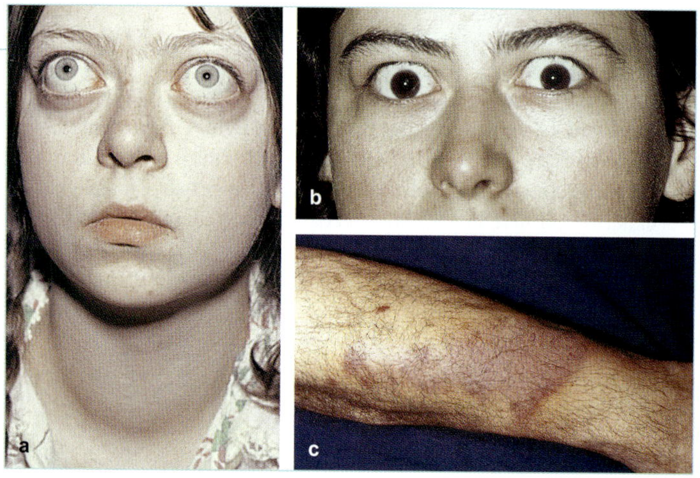

Abb. 11.4 Morbus Basedow [R415]
a, b) Exophthalmus mit Oberlidretraktion (Dalrymple-Zeichen positiv)
c) Prätibiales Myxödem

Diagnostik: Vermehrte Durchblutung in der *Duplexsonografie*. Im Labor TSH erniedrigt, T3/T4 erhöht. *TRAK spezifisch* für Basedow. TPO-AK und TG-AK oft nachweisbar.

Körperliche Untersuchung Dabei ist auf Schwitzen, einen Tremor und eine Tachykardie zu achten. Die Schilddrüse kann vergrößert sein, und es ist u. U. ein Strömungsgeräusch zu hören.

Apparative Diagnostik In der Doppler-Sonografie erkennt man häufig eine vermehrte Durchblutung der gesamten Drüse.

Labor Das Serum-TSH ist – außer bei der extrem seltenen TSH-Hypersekretion – supprimiert (< 0,05 mU/l). Die Serum-T3/T4-Spiegel sind erhöht und bestätigen die Diagnose. Die TRAK sind spezifisch für den Morbus Basedow. Aber auch die Antikörper gegen die Thyreoperoxidase (TPO-AK) und das Thyreoglobulin (TG-AK) sind meist nachweisbar.

Therapie und Management

Thyreostatika, Radiojodtherapie (Betastrahler) bei Euthyreose, OP (Euthyreose nötig! Thyreostatika 10–14 Tage vor OP absetzen!)

Es gibt 3 mögliche Behandlungen des Morbus Basedow: Thyreostatika, Radiojodtherapie und Operation. Die Vor- und Nachteile müssen mit der Patientin zur Entscheidungsfindung besprochen werden. Die Operation ist besonders bei schweren Krankheitsverläufen zu empfehlen.

- Thyreostatika: Am häufigsten werden Carbimazol und Thiamazol (der aktive Metabolit von Carbimazol) verwendet. Betablocker werden ebenfalls häufig verabreicht, denn die meisten Symptome der Hyperthyreose sind durch eine Überfunktion des Sympathikus verursacht. Bei etwa 50 % der Patientinnen kommt es nach Beendigung der Therapie innerhalb der ersten 2 Jahre zum Rezidiv.

- Radiojodtherapie: Der Betastrahler hat eine Reichweite von ca. 2 mm und eine Halbwertszeit von 8 Tagen. Voraussetzung ist die Euthyreose vor Beginn der Therapie. Der vollständige Effekt wird manchmal erst nach Monaten beobachtet. Die meisten Patientinnen entwickeln im Verlauf eine Hypothyreose.
- Operation: Voraussetzung ist hier auch die Euthyreose. Thyreostatika sollten optimal 10–14 Tage vor der Operation abgesetzt werden. Die Operation ist insgesamt sehr komplikationsarm (➤ Kap. 11.1.1), jedoch kann die schilddrüsenspezifische Morbidität sehr weitreichende Folgen für die Patientinnen haben.

KOMPETENZBASIERTES VORGEHEN (NKLC)

Management

- **Erstversorgung:** Diagnosesicherung, symptomatische Stabilisierung
- **Entscheidungsfindung:** Beginn mit Thyreostatika
- **Prinzipien der Versorgung:** Hemmung der Produktion von Schilddrüsenhormonen (Thyreostatika); Resektion der Schilddrüse (OP); Zerstörung von Schilddrüsenzellen durch radioaktives Jod (Radiojodtherapie)
- **Nachbehandlung:** ggf. Hormonsubstitution
- **Erfolgsparameter:** je nach gewähltem Versorgungsprinzip
- **Komplikationen:** Rezidiv, Hypothyreose; bei OP: Nachblutung (lebensbedrohliche Kompression der Trachea möglich → sofort Naht eröffnen), Rekurrensparese (1 % der Fälle), passagere Hypokalzämie (10 % der Fälle) mit permanentem Hypoparathyreoidismus (1 % der Fälle), persistierende Schilddrüsenfunktion (häufiger nach subtotaler Thyreoidektomie, nur sehr selten nach Thyreoidektomie)

KOMPETENZBASIERTES VORGEHEN

11.1.4 Hyper- und Hypoparathyreoidismus

NKLC Kompetenzebene: **1**, klin. Diagnostik, app. Diagnostik, Therapie, Notfall, Management

11.1.4 Hyper- und Hypoparathyreoidismus

11.1.4.1 Hyperparathyreoidismus

Die übermäßige Produktion von Parathormon (PTH) durch eine oder mehrere Nebenschilddrüsen äußert sich in einem erhöhte Kalziumwert (Hyperkalzämie). In Bezug auf die Genese des Hyperparathyreoidismus (HPT) unterscheidet man 3 Formen:

- **Primärer HPT:** Ursache ist meist (> 80 %) ein solitäres Adenom der Nebenschilddrüse, das unabhängig vom Kalziumspiegel übermäßig PTH produziert. Seltener gibt es mehrere Adenome gleichzeitig und extrem selten ein Nebenschilddrüsenkarzinom (< 1 %).
- **Sekundärer HPT:** Es handelt sich um eine Hyperplasie aller Nebenschilddrüsen durch eine chronische Hypokalzämie, meist aufgrund einer chronischen Niereninsuffizienz oder eines Vitamin-D-Mangels. PTH ist hierbei erhöht, der Kalziumspiegel ist allerdings normal oder niedrig.
- **Tertiärer HPT:** Durch einen chronischen sekundären HPT kann sich eine autonome Hyperplasie der Nebenschilddrüsen entwickeln, meist bei chronischer Niereninsuffizienz.

11.1.4.1 Hyperparathyreoidismus

Vermehrte Parathormonproduktion mit erhöhtem Kalziumwert.

- Primär: meist durch Adenom
- Sekundär: Kalzium erniedrigt mit reaktiver PTH-Erhöhung
- Tertiär: autonome Hyperplasie

Klinik und Diagnostik

Symptome Die Symptomatik des Hyperparathyreoidismus ist auf den erhöhten Knochenabbau und den dadurch erhöhten Kalziumspiegel im Blut zurückzuführen. Hier gilt der Merkspruch: „Stein-, Bein- und Magenpein“:

- Nierensteine entstehen durch die erhöhte Rückresorption von Kalzium aus dem Urin.
- Knochenschmerzen entstehen durch die übermäßige osteoklastische Aktivität und den dadurch erhöhten Knochenabbau.
- Abdominale Beschwerden entstehen durch das häufigere Auftreten von Gallensteinen, einer Pankreatitis sowie Magen- und Duodenalulzerationen.

Diagnostik Labor/ggf. Sonografie/CT

Klinik und Diagnostik

Symptome: *„Stein-, Bein- und Magenpein“:* Nieren-/Gallensteine, Knochenschmerz und Magenulzerationen

Therapie

Die Therapie richtet sich nach der Form des Hyperparathyreoidismus:

- **Primärer HPT:** Die erkrankten Nebenschilddrüsen werden entfernt. Die Entfernung wird entweder intraoperativ mittels Schnellschnitt bestätigt oder durch einen Serum-PTH-Abfall von > 80 % ca. 15 Minuten nach der Resektion.

Therapie

Therapie an die Form angepasst:

- Primär: Resektion
- Sekundär, tertiär: Behebung der Hypokalzämie (ggf. Resektion mit Transposition in oberflächliches Muskelgewebe zur erleichterten Revision bei Rezidiv)

- **Sekundärer und tertiärer HPT:** Die Ursache der Hypokalzämie muss, wenn möglich, korrigiert werden. Sonst ist die Entfernung aller Nebenschilddrüsen erforderlich, da diese vergrößert sind. Meist implantiert man dabei einen Rest in einen oberflächlichen Muskel (z. B. M. sternocleidomastoideus, M. tibialis anterior) oder am proximalen Unterarm. Im Fall einer zukünftigen erneuten Hyperplasie ist die erkrankte replantierte Nebenschilddrüse somit besser auffindbar.

11.1.4.2 Hypoparathyreoidismus

Meist iatrogene Ursachen nach Schilddrüsenresektion. Selten kongenital, idiopathisch oder PTH-Resistenz.

11.1.4.2 Hypoparathyreoidismus

Als Ursache einer Hypokalzämie ist ein Hypoparathyreoidismus extrem selten und meist assoziiert mit einer Operation der Schild- oder Nebenschilddrüse:
- Nach einer Thyreoidektomie entsteht in bis zu 10 % der Fälle ein passagerer Hypoparathyreoidismus, auch wenn alle Nebenschilddrüsen noch in situ sind (durch die Manipulation während der OP).
- Nach operativer Entfernung eines Adenoms kommt ein Hypoparathyreoidismus vor, bis die verbleibenden, supprimierten Nebenschilddrüsen ihre normale Funktion wieder aufnehmen.

Seltene, nicht iatrogene Ursachen eines Hypoparathyreoidismus sind:
- Kongenitales Defizit (DiGeorge-Syndrom)
- Idiopathisch
- Pseudo-Hypoparathyreoidismus oder „PTH-Resistenz" durch eine Mutation des PTH-Rezeptors an den Zielorganen

Klinik und Diagnostik

Symptome: durch Kalziummangel (Parästhesien, Tetanien)

Untersuchung: Chvostek- und Trousseau-Zeichen

Klinik und Diagnostik

Symptome Die typische Klinik ist ein Ausdruck des Kalziummangels und äußert sich in Parästhesien und Kribbeln der Finger. Dabei kann es bis zu einer Tetanie kommen. Sporadisch können auch andere Symptome auftreten, z. B. Kopfschmerzen, Verdauungsstörungen und Haarausfall.

Körperliche Untersuchung Wichtig für die Klinik sind das Chvostek- und das Trousseau-Zeichen:
- Chvostek-Zeichen: Das Klopfen auf den N. facialis, ca. 2 cm ventral des Ohrläppchens, ruft eine Kontraktion der Gesichtsmuskulatur hervor.
- Trousseau-Zeichen: Durch das Aufpumpen einer Blutdruckmanschette über den systolischen Blutdruck wird eine spastische Kontraktion der Fingerbeuger („Pfötchenstellung" der Hand) ausgelöst.

Therapie

Gegebenenfalls Vitamin D_3/Kalzium substituieren

Therapie

Je nach Ursache der Hypokalzämie werden Vitamin D_3 und/oder Kalzium oral substituiert.

11.1.5 Schilddrüsenkarzinom

11.1.5 Schilddrüsenkarzinom

NKLC

Maligne Schilddrüsentumoren

Kompetenzebene: **3a, klin. Diagnostik**, app. Diagnostik, Therapie, Notfall, **Management**

Verhalten und Prognose je nach Tumorentität (➤ Tab. 11.5)

Bösartige Tumoren der Schilddrüse sind relativ selten, ca. 75 % treten bei Frauen auf. Die Karzinome unterteilen sich in 4 Entitäten (➤ Tab. 11.5) mit unterschiedlichen Verhalten und Prognosen:
- Das papilläre und das follikuläre Karzinom sind die 2 häufigsten Arten und gehören zu den differenzierten Karzinomen.
- Das anaplastische Karzinom (undifferenziert) ist seltener und hat eine schlechte Prognose.
- Das medulläre Karzinom gehört zu den neuroendokrinen Tumoren und stammt aus den Kalzitonin-produzierenden C-Zellen der Schilddrüse. Es hat ebenfalls eine schlechte Prognose, allerdings einen langsameren Verlauf.

TAB. 11.5

Tab. 11.5 Typen der Schilddrüsenkarzinome

Typ	Häufigkeit	Verhalten	Verbreitung	Prognose
Papilläres Karzinom	70 %	Meist bei jüngeren Personen	Lokal, selten Lungen- oder Knochenmetastasen	Gut, vor allem bei jungen Personen
Follikuläres Karzinom	20 %	Häufiger bei Frauen	Lungen-/Knochenmetastasen	Gut, wenn resektabel
Anaplastisches Karzinom	< 5 %	Aggressiv	Lokal infiltrierend	Sehr schlecht
Medulläres Karzinom	5 %	Häufiger familiär	Lokal und Metastasen	Schlecht, allerdings langsamer Verlauf

Klinik und Diagnostik

Symptome Meist werden die Karzinome als Raumforderungen der Schilddrüse diagnostiziert, also z. B. als Strumaknoten. Manchmal werden sie jedoch auch erst durch eine zervikale Lymphadenopathie (< 5 %) oder seltener durch pulmonale, zerebrale, hepatische oder ossäre Metastasen entdeckt, z. B. im Rahmen einer Bildgebung aus anderem Anlass oder weil sie entsprechende Symptome verursachen.

Apparative Diagnostik In der **Sonografie** werden nachgewiesene Knoten anhand der TIRADS-Kriterien eingeschätzt (➤ Kap. 11.1.2). Ist ein Knoten auffällig, kann die Malignität mit einer **Feinnadelbiopsie (FNB)** ausgeschlossen werden (**Cave:** falsch negativer Befund in ca. 5 % der Fälle). In der **Szintigrafie** der Schilddrüse ist ein kalter Knoten (➤ Abb. 11.3b) in etwa 10 % der Fälle maligne und muss weiter abgeklärt werden. **Labortechnisch** ist Thyreoglobulin der Tumormarker für papilläre oder follikuläre Karzinome, Kalzitonin und CEA für das medulläre Karzinom.

> **MERKE** Papilläre oder follikuläre Karzinome werden häufig erst postoperativ histologisch nachgewiesen.

Therapie und Management

Papilläre oder follikuläre Karzinome

Papilläre oder follikuläre Karzinome werden meist operiert (**Thyreoidektomie** oder subtotale Thyreoidektomie). Eine Lymphadenektomie ist notwendig, wenn suspekte Lymphknoten – sonografisch oder intraoperativ – nachgewiesen wurden, oder bei einem papillären Karzinom > 1 cm.

Weil sie differenzierte Schilddrüsenkarzinome sind, nehmen sie i. d. R. Jod auf, sodass eine **postoperative Radiojodtherapie** empfohlen wird, um verbleibende Schilddrüsenzellen abzutöten.

Ist das Karzinom ein postoperativer Zufallsbefund nach einer Hemithyreoidektomie, sollte möglichst schnell die restliche Schilddrüse entfernt werden, um dadurch eine Radiojodtherapie zu ermöglichen. Das gilt jedoch nicht, wenn die Gegenseite sonografisch bzw. szintigrafisch unauffällig ist und es sich um ein papilläres *Mikrokarzinom* (< 10 mm) oder ein *minimalinvasives* follikuläres Karzinom handelt (keine Angioinvasion), weil eine Radiojodtherapie dann nicht notwendig ist.

Um das Risiko eines Rezidivs zu minimieren, erhalten die Patientinnen postoperativ **Levothyroxin** in adäquater Dosis, sodass das TSH supprimiert wird. Das Thyreoglobulin im Serum soll nach einer Thyreoidektomie nicht mehr nachweisbar sein und dient daher als **Tumormarker** für die frühzeitige Erkennung eines Rezidivs. Sollte es im Verlauf wieder messbar sein, ist eine Ganzkörperszintigrafie notwendig, um ein lokales Rezidiv oder Fernmetastasen zu erkennen.

Die **Prognose** ist meist sehr gut, wenn der Tumor lokal begrenzt ist und operativ entfernt wird. Auch bei vorhandenen Metastasen zum Zeitpunkt der Diagnose ist die Prognose durch die therapeutischen Optionen relativ gut.

Anaplastische Karzinome

Diese Karzinome sprechen nicht auf eine Radiojodtherapie an, da ihre Zellen undifferenziert sind und daher kein Jod aufnehmen. Bei resektablen Tumoren ist eine **radikale Resektion** indiziert, gefolgt von einer **frühpostoperativen Radiatio.** Eine Debulking-OP ist bei größeren bzw. infiltrierenden Tumoren nicht empfohlen. Eine Mischung aus lokaler Radiatio und/oder Chemotherapie wird meistens eingesetzt, jedoch mit sehr schlechten Ergebnissen.

Die **Prognose** ist schlecht, meist versterben die Patientinnen innerhalb von wenigen Monaten.

Medulläre Karzinome

Therapie der Wahl ist meistens die **Thyreoidektomie** mit systematischer Lymphknotendissektion. Das Ausmaß der Lymphknotendissektion richtet sich nach dem Kalzitoninwert im Serum. Bei Werten zwischen 20 und 200 pg/ml wird eine zentrale und ipsilaterale Kompartmentresektion empfohlen, bei Werten über 200 pg/ml eine zusätzliche kontralaterale Kompartmentresektion.

Die **Prognose** ist schlecht, weil lokale Infiltration und/oder Metastasen häufig bereits bei der Diagnosestellung nachweisbar sind und kaum auf eine Chemo- oder Radiotherapie ansprechen. Allerdings schreitet die Erkrankung in der Regel langsam fort.

> **MERKE** Das medulläre Karzinom ist oft assoziiert mit der multiplen endokrinen Neoplasie Typ II (MEN 2, ➤ Kap. 11.2). Patientinnen mit MEN-2-Mutationen sollten vor dem 5. Lebensjahr prophylaktisch thyreoidektomiert werden, um der Entwicklung eines medullären Karzinoms vorzubeugen.

Studentische Sicht

Klinik und Diagnostik

Meist Diagnose durch Raumforderung

Diagnostik: Sonografie *(TIRADS-Kriterien)*, Feinnadelbiopsie, Szintigrafie; *Tumormarker* (*Thyreoglobulin* [papillär/follikulär], *Kalzitonin* und CEA [medullär])

MERKE

Therapie und Management

Papilläre oder follikuläre Karzinome: (subtotale) Thyreoidektomie, ggf. Lymphadenektomie

Differenziertes CA: *postoperative Radiojodtherapie*

Rezidivprophylaxe: postoperative *TSH-Suppression mit Levothyroxin*

Sehr gute Prognose bei lokal begrenzten Tumoren und OP

Anaplastische Karzinome: *radikale Resektion* mit frühpostoperativer *Radiatio;* trotzdem *schlechte Prognose*

Medulläre Karzinome: Thyreoidektomie mit *systematischer Lymphknotendissektion* (abhängig vom Kalzitoninwert); schlechte Prognose

MERKE

Studentische Sicht

KOMPETENZBASIERTES VORGEHEN

KOMPETENZBASIERTES VORGEHEN (NKLC)

Management

- **Erstversorgung:** Diagnosesicherung, Staging
- **Entscheidungsfindung:** Vorgehen je nach Karzinomtyp:
  - Papilläres und follikuläres Karzinom: (subtotale) Thyreoidektomie; Lymphadenektomie (bei suspekten Lymphknoten oder bei einem papillären Karzinom > 1 cm)
  - Anaplastisches Karzinom: radikale Resektion
  - Medulläres Karzinom: Thyreoidektomie mit systematischer Lymphknotendissektion
- **Prinzipien der Versorgung:** Resektion der Schilddrüse (OP); Entfernung der Lymphknoten, Induktion des Zelluntergangs von verbleibenden Schilddrüsenzellen durch radioaktives Jod (Radiojodtherapie)
- **Nachbehandlung:**
  - Papilläres und follikuläres Karzinom: Levothyroxin zur TSH-Suppression, Radiojodtherapie zur Induktion des Zelluntergangs verbliebener Schilddrüsenzellen; Verlaufskontrolle (Rezidiv? Metastasen?) durch Thyreoglobulin
  - Anaplastisches Karzinom: frühpostoperative Radiatio; ggf. Chemotherapie
  - Medulläres Karzinom: ggf. Chemo- oder Radiotherapie; Verlaufskontrolle (Rezidiv? Metastasen?) durch CEA und Kalzitonin
- **Erfolgsparameter:** vollständige Tumorentfernung (bei lokal begrenztem Tumor), keine Infiltration der Schilddrüsenkapsel oder benachbarter Strukturen
- **Komplikationen:** Rezidive (meist lokal bzw. in den zervikalen Lymphknoten), Lungen- und Knochenmetastasen

11.2 MEN-Syndrom (multiple endokrine Neoplasie)

Synchrone/metachrone Karzinome an *endokrinen* Systemen. Genetisch wird zwischen MEN 1 und Men 2a/b unterschieden (➤ Tab. 11.6).

11.2 MEN-Syndrom (multiple endokrine Neoplasie)

Emmanouil Tzatzarakis

NKLC Kompetenzebene: **1**, klin. Diagnostik, app. Diagnostik, Therapie, Notfall, Management

Als MEN-Syndrom wird eine autosomal-dominante Mutation bezeichnet, die eine Neigung zur Entwicklung von synchronen oder metachronen Karzinomen an verschiedenen endokrinen Drüsen aufweist. Je nach betroffenem Gen unterscheidet man zwischen MEN 1 und MEN 2a und 2b, mit jeweils unterschiedlichen Typen von Karzinomen (➤ Tab. 11.6).

TAB. 11.6

Tab. 11.6 MEN-Syndrome

Organ	Häufigkeit	Tumoren
MEN Typ 1		
Nebenschilddrüse	95 %	Adenome/Hyperplasie
Hypophyse	70 %	Adenome
Pankreas	50 %	Neuroendokrine Tumoren (NETs)
Nebenniere	40 %	Hormoninaktive Tumoren
Schilddrüse	20 %	Adenome
MEN Typ 2a		
Nebenniere	Meistens	Phäochromozytom (70 % beidseitig), Cushing-Syndrom
Schilddrüse	Meistens	Medulläres Karzinom
Nebenschilddrüse	60 %	Hyperplasie
MEN Typ 2b		
Der Typ 2b ist ähnlich zu Typ 2a mit Entwicklung eines marfanoiden Phänotyps sowie intestinalen Ganglioneurinomen, allerdings *ohne* Hyperparathyreoidismus.		

Klinik und Diagnostik

Symptome: Erstmanifestation meist *Hyperparathyreoidismus*. Ansonsten je nach betroffenem System.

Vorsorge: Ziel ist die frühzeitige Tumorerkennung.

Klinik und Diagnostik

Symptome Die erste Manifestation bei Patientinnen mit MEN 1 ist meist der Hyperparathyreoidismus. Grundsätzlich können die Symptome jedoch je nach betroffenem Organ sehr unterschiedlich sein.

Vorsorge Die Vorsorge ist hier besonders wichtig und das Ziel ist, die Tumoren möglichst frühzeitig zu erkennen und diese wie ähnliche Tumorentitäten der jeweiligen Organe zu behandeln. Biochemische Kontrollen und bildgebende Verfahren werden regelmäßig benötigt:

- MEN 1: Regelmäßige Bildgebung der Nebenniere, der Hypophyse und des Pankreas
- MEN 2: Kalzitonin als Tumormarker, Messung der Katecholamine oder Metanephrine in Serum und Urin (aufgrund der häufigen Phäochromozytome, ➢ Kap. 9.9.2.5)

Eine genetische Beratung und ein Screening sind bei Verwandten von betroffenen Personen indiziert, idealerweise so früh wie möglich.

Genetische Beratung/Screening von Angehörigen

> **CAVE** Lebermetastasen durch inaktive Pankreastumoren sind bei MEN 1 häufig, was für ein regelmäßiges Screening spricht.

CAVE

Therapie

Bei MEN 1 ist im Fall eines Hyperparathyreoidismus die Therapie der Wahl eine Parathyreoidektomie, da meist alle Nebenschilddrüsen betroffen sind. Bei MEN 2 ist eine Thyreoidektomie empfohlen, sobald das Syndrom nachgewiesen wird.

Therapie

MEN 1 → Parathyreoidektomie, MEN 2 → Thyreoidektomie

11.3 Adipositas

Alida Finze

11.3 Adipositas

> **NKLC**
> **Adipositas permagna**
> Kompetenzebene: **1**, klin. Diagnostik, app. Diagnostik, Therapie, Notfall, Management

In Deutschland haben 19 % der Bevölkerung einen Body Mass Index (BMI) > 30 kg/m², 53,5 % sind übergewichtig (Stand 2022). In den Vereinigten Staaten und in Mexiko sind bereits 75 % der Bevölkerung übergewichtig. Übergewicht und Adipositas (➢ Tab. 11.7) haben nicht nur eine hohe individuelle Relevanz (erhöhtes Risiko z. B. für Diabetes, Herz-Kreislauf-Erkrankungen), sondern auch eine große gesamtgesellschaftliche Bedeutung (geschätzte 30 Milliarden Euro/Jahr für die Behandlung der Adipositas und der assoziierten Komorbiditäten in Deutschland).

Über 50 % der deutschen Bevölkerung ist übergewichtig. Die Adipositas wird nach BMI eingeteilt (➢ Tab. 11.7).

Tab. 11.7 Übergewicht und Adipositas

BMI	Definition
25–29,9 kg/m²	Übergewicht
30–34,9 kg/m²	Adipositas Grad I
35–39,9 kg/m²	Adipositas Grad II
≥ 40 kg/m²	Adipositas Grad III (morbide Adipositas)

BMI = Body Mass Index, Quotient aus Körpergewicht In Kilogramm und Körpergröße in Metern zum Quadrat

TAB. 11.7

11.3.1 Grundlagen zur Therapie

Die konservativen Maßnahmen zur Therapie der Adipositas umfassen meist Ernährungsberatung und Bewegungstherapie, aber auch eine endokrinologische und psychologische Vorstellung, eine Gastroskopie und ggf. ein Schlaflabor. Sie sind unten im Abschnitt zum multimodalen Therapiekonzept dargestellt.

Subkutane Injektionen von Semaglutid oder Tirzepatid (im Volksmund „Abnehmspritze") wurden initial zur Behandlung eines Typ-2-Diabetes entwickelt, haben aber einen Abnehmeffekt von 10–15 % des überschüssigen Fettgewebes. Allerdings kommt es nach dem Absetzen zu einer erneuten Gewichtszunahme, sodass die Therapie lebenslang erforderlich ist.

11.3.1 Grundlagen zur Therapie

Indikationen zur chirurgischen Therapie

Prinzipiell besteht die Indikation zur bariatrischen Operation bei:

- BMI ≥ 40 kg/m²
- BMI ≥ 35 kg/m² und Begleiterkrankungen (s. u.)
- BMI ≥ 30 kg/m² mit schweren Begleiterkrankungen in Einzelfällen (z. B. schlecht eingestellter Typ-2-Diabetes trotz ausgeschöpfter konservativer Therapie, Pseudotumor cerebri, vor Organtransplantation)

Indikationen zur chirurgischen Therapie

Indikation zur bariatrischen OP:

- BMI ≥ 40 kg/m²
- BMI ≥ 35 kg/m² + Begleiterkrankungen
- BMI ≥ 30 kg/m² + schwere Begleiterkrankungen

Ausschluss einer sekundären Adipositas

Für die Indikationsstellung ist außerdem der Ausschluss einer sekundären Adipositas erforderlich.

Neben dem BMI sind auch definierte Begleiterkrankungen für die Indikation zur chirurgischen Therapie relevant. Zu den rechtfertigenden Begleiterkrankungen in Kombination mit einem BMI ab 35 kg/m² zählen Typ-2-Diabetes, arterielle Hypertonie, nichtalkoholische Steatohepatitis (NASH) oder nichtalkoholische Fettlebererkrankungen (NAFLD), obstruktive Schlafapnoe (OSAS), koronare Herzerkrankung (KHK), Herzinsuffizienz, Hyperlipidämie, Nephropathie, Adipositas-Hypoventilationssyndrom, Pseudotumor cerebri, Asthma, chronisch venöse Insuffizienz, Harninkontinenz, immobilisierende Gelenkerkrankungen und Einschränkungen der Fertilität (auch polyzystisches Ovarialsyndrom).

MERKE

MERKE Ab einem BMI ≥ 40 kg/m² ohne Begleiterkrankungen oder ab einem BMI ≥ 35 kg/m² mit definierten Begleiterkrankungen besteht die Indikation für eine chirurgische bariatrische Therapie.

Multimodales Therapiekonzept

Bis BMI 50 kg/m² präoperatives multimodales Konzept (6 Monate Therapie und Diagnostik): Ernährungsberatung, Bewegungstherapie, endokrinologische und psychologische Vorstellung, Gastroskopie und ggf. Schlaflabor

Multimodales Therapiekonzept

Bis zu einem BMI von 50 kg/m² ist in der Regel die vollständige Durchführung eines präoperativen multimodalen Therapiekonzepts notwendig. Dieses beinhaltet, dass die Patientinnen über 6 Monate ein Therapie- und Diagnostikprogramm durchlaufen müssen, das sowohl mögliche konservative Therapiemaßnahmen ausschöpft als auch auf die notwendige Lebensumstellung nach der OP vorbereitet:

- 6 Monate Ernährungsberatung mit Ernährungstagebuch
- Parallel zur Ernährungsberatung Bewegungstherapie über 6 Monate mit einem Bewegungsprotokoll und durchschnittlich mindestens 2,5 Stunden sportlicher Aktivität in der Woche
- Ausschluss unbehandelter sekundärer hormoneller Ursachen der Adipositas sowie Diabetesdiagnostik bei der Endokrinologin (Hypothyreose, Morbus Cushing und Insulinresistenz)
- Psychologische Vorstellung zum Ausschluss einer unbehandelten psychologischen Ursache und ggf. Indikationsstellung zur begleitenden Psychotherapie
- Magenspiegelung zum Ausschluss von Pathologien (beispielsweise Hiatushernie) und *Helicobacter-pylori*-Diagnostik (eine Eradikation präoperativ verringert das Risiko von Anastomoseninsuffizienzen)
- Gegebenenfalls Vorstellung beim Schlaflabor zum Ausschluss einer behandlungsbedürftigen obstruktiven Schlafapnoe, Anpassung eines CPAP-Gerätes

Zudem können Selbsthilfegruppen empfohlen werden, in denen sich die Patientinnen mit anderen Betroffenen austauschen können.

MERKE

MERKE Die bariatrische Chirurgie ist als integriertes Verfahren in die Adipositastherapie eingebunden.

Erfolgsaussichten

Bei steigender Adipositasinzidenz gewinnt die bariatrische Chirurgie immer mehr an Bedeutung. Nach aktuellem Stand sind bariatrische Eingriffe die effektivste Methode zur Gewichtsreduktion bei morbider Adipositas. Die aktuelle Datenlage zeigt eindeutig, dass sowohl die Adipositas als auch die Begleiterkrankungen durch chirurgische Therapiemaßnahmen effektiv und langfristig reduziert oder sogar in Remission gebracht werden können. Der zu erwartende Gewichtsverlust nach bariatrischer Chirurgie liegt je nach Verfahren bei ca. 30–40 % des Körpergewichts oder 50–70 % des überschüssigen Körpergewichts.

CAVE

CAVE Bei Adipositas mit BMI ≥ 50 kg/m² sollte erwogen werden, ob ggf. ein zweizeitiges Verfahren notwendig ist, um einen ausreichenden Gewichtsverlust zu erzielen.

Aufklärung

Lebensumstellung erforderlich

Aufklärung

Wichtig ist immer eine gründliche und ausführliche Aufklärung über alternative und konservative Therapiemethoden, mögliche Komplikationen und die erforderliche Lebensumstellung nach einem bariatrischen Eingriff.

Vorbereitung

Vor jeder bariatrischen Operation wird empfohlen, für mindestens 2 Wochen eine flüssige, eiweißreiche und kalorienarme Diät durchzuführen, hierdurch ist eine Verringerung des viszeralen Fettgewebes sowie der Leberverfettung zu erwarten.

11.3.2 Therapieverfahren

Die unterschiedlichen Therapieoptionen sollten entsprechend den Vorerkrankungen, der körperlichen Beschaffenheit, dem BMI und dem Patientenwunsch individuell so weit wie möglich angepasst werden. Hierzu stehen einige chirurgische Therapieverfahren zur Verfügung, wovon die gängigsten im Folgenden aufgeführt sind (Schlauchmagen, Roux-Y-Magenbypass und Ein-Anastomosen-Bypass [OAGB]).

Prinzipiell sollten bariatrische Operationen (abgesehen von Ausnahmen) als laparoskopische Operationen durchgeführt werden.

Schlauchmagenoperation (Sleeve-Gastrektomie oder SG)

Operationstechnik Der Magen wird entlang der großen Kurvatur mit einem Klammernahtgerät schlauchförmig reseziert (➤ Abb. 11.5). Dabei ist besonders wichtig, dass der Magenfundus reseziert wird, weil die hormonellen Effekte sonst ausbleiben und eine adäquate Gewichtsabnahme nicht zu erwarten ist.

Wirkung Zum einen wirkt die Schlauchmagenoperation als restriktives Verfahren durch die Verkleinerung des Magens und die folglich herabgesetzte Nahrungsaufnahme. Zum anderen wird durch Entfernung des Magenfundus die Ausschüttung des appetitanregenden Ghrelins gehemmt.

Der zu erwartende Gewichtsverlust sowie Vor- und Nachteile der Operation sind in ➤ Tab. 11.8, Komplikationen der Operation in ➤ Kap. 11.3.3 dargestellt.

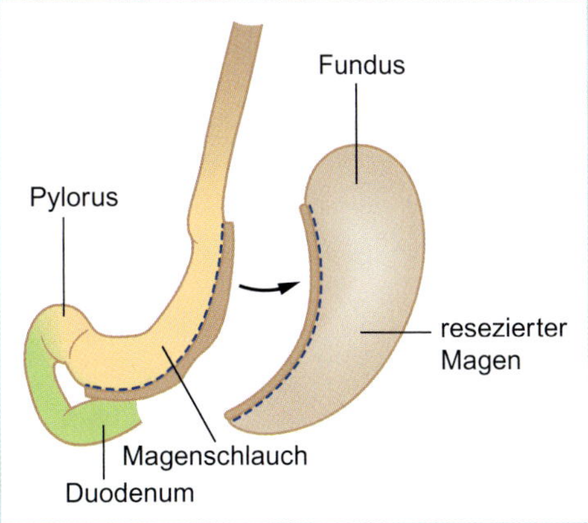

Abb. 11.5 Schlauchmagenoperation (Schema) [L231]

Tab. 11.8 Ergebnisse, Vor- und Nachteile verschiedener Operationstechniken der Adipositaschirurgie

Operation	Gewichtsverlust	Vorteile	Nachteile
Schlauchmagenoperation (SG)	Etwa 25–30 % des Körpergewichts oder 50–60 % des Übergewichts	• Auch bei sehr hohem BMI technisch noch möglich • Als erstes Verfahren bei BMI ≥ 50 kg/m² möglich • Weniger Gefahr der Malabsorption von Medikamenten bei Vorerkrankungen (z. B. Psychopharmaka)	• Weniger gute Typ-2-Diabetes-Kontrolle im Vergleich zum RYGB • Höheres Risiko für unzureichenden Gewichtsverlust • In einem Drittel der Fälle Verstärkung von Reflux oder Entstehung von Reflux (bei Refluxösophagitis oder Barrett-Metaplasie daher nur im Einzelfall zu erwägen; endoskopische Kontrolle nach 3–5 Jahren)
Roux-Y-Magenbypass (RYGB)	Etwa 30–35 % des Körpergewichts oder ca. 60 % des Übergewichts	• Im Vergleich zur SG stabilerer und etwas stärkerer Gewichtsverlust • Gute Typ-2-Diabetes-Kontrolle • Gute Refluxkontrolle	• Eingeschränkte zusätzliche Therapiemöglichkeiten bei unzureichendem Gewichtsverlust • Eingeschränkte endoskopische Untersuchungsmöglichkeiten des ausgeschalteten Restmagens, des Duodenums sowie der Gallengänge
Mini-Bypass (MGB)	Etwa 60–70 % des Übergewichts	• Guter Gewichtsverlust und gute Diabeteskontrolle • Kürzere Operationszeit	• Risiko eines galligen Refluxes • Bei langer Schlingenlänge hohes Mangelernährungsrisiko
Magenband	Etwa 35–57 % des Übergewichts	Geringste perioperative Morbidität und Mortalität	• Hohe Spätkomplikationsrate (Verrutschen, Perforationen, Dysfunktionen des Portsystems sowie erforderliche Explantation) bei verhältnismäßig niedrigem Gewichtsverlust und schlechter Diabetesremission • Vernarbungspotenzial, erschwerte Bedingung bei Folgeoperationen

BMI = Body Mass Index

Studentische Sicht

11.3.2 Therapieverfahren

Schlauchmagenoperation (Sleeve-Gastrektomie oder SG)

Schlauchförmige Resektion der großen Kurvatur → herabgesetzte Nahrungsaufnahme und weniger Ghrelin-Ausschüttung (➤ Tab. 11.8)

TAB. 11.8

Roux-Y-Magenbypass (RYGB)

Magenpouch, *alimentäre* Schlinge (Gastrojejunostomie) und *biliäre* Schlinge (Jejunojejunostomie) → keine suffiziente Nährstoffaufnahme in der alimentären Schlinge bis zur Einmündung der biliären Schlinge (**Cave:** Spurenelemente und Vitamine!)

ABB. 11.6

Roux-Y-Magenbypass (RYGB)

Operationstechnik Zunächst wird ein Magenpouch (Magentasche des Magenantrums mit ca. 5 cm Länge) gebildet. Für die Rekonstruktion der Darmpassage bildet man eine alimentäre Schlinge von ca. 150 cm und eine biliäre Schlinge von ca. 60–70 cm (Roux-Y-Rekonstruktion). Erster Schritt ist dabei die Gastrojejunostomie, der zweite dann ca. 150 cm aboral hiervon die Jejunojejunostomie (Roux-Y-Anastomose; ➤ Abb. 11.6).

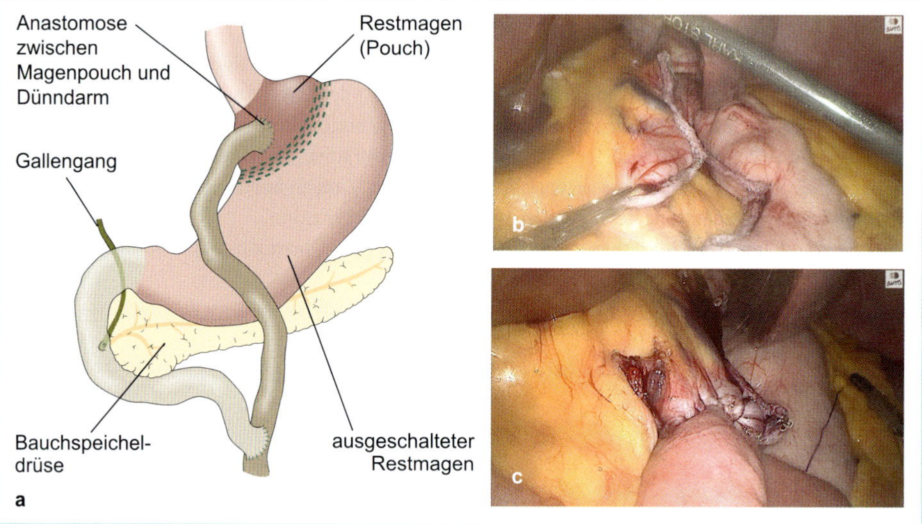

Abb. 11.6 Roux-Y-Magenbypass
a) Schema [G627-002]
b) Vollständig gebildeter Magenpouch [P1675]
c) Vollständige Gastrojejunostomie [P1675]

Wirkung Die Wirkung des RYGB ist komplex und beinhaltet u. a. hormonelle Veränderungen und hyporesorptive Wirkungen. Dadurch, dass nur Gallen- und Pankreassäfte die biliäre Schlinge passieren, während Nahrung ohne Verdauungsenzyme den Weg durch die alimentäre Schlinge nimmt, ist auf dieser Strecke keine suffiziente Nährstoffaufnahme möglich. Hierdurch wird auch die Aufnahme essenzieller Nährstoffe (z. B. Vitamine, Spurenelemente) verringert.

Der zu erwartende Gewichtsverlust sowie Vor- und Nachteile der Operation sind in ➤ Tab. 11.8, Komplikationen der Operation in ➤ Kap. 11.3.3 dargestellt.

Omega Loop, One Anastomosis Gastric Bypass (OAGB) oder Mini-Bypass (MGB)

Seit-zu-Seit-Anastomose des Dünndarms (150–300 cm aboral) mit dem Magenpouch

Omega Loop, One Anastomosis Gastric Bypass (OAGB) oder Mini-Bypass (MGB)

Operationstechnik Zunächst bildet man, ähnlich wie beim RYGB, einen Magenpouch, der allerdings etwas länger ist. Danach misst man ab dem Treitz-Ligament eine Strecke von 150 bis 300 cm Dünndarm ab und anastomosiert diesen an den Magenpouch (Seit-zu-Seit-Anastomose). Dieses Verfahren beinhaltet lediglich eine einzelne Anastomose.

Wirkung Ähnlich dem RYGB gibt es bei diesem Verfahren eine hormonelle und eine hyporesorptive Komponente. Die hyporesorptive Komponente kann verändert werden, indem man die Länge der Schlinge ändert.

Der zu erwartende Gewichtsverlust sowie Vor- und Nachteile der Operation sind in ➤ Tab. 11.8, Komplikationen der Operation in ➤ Kap. 11.3.3 dargestellt.

Magenband, Laparoscopic Adjustable Gastric Band (LAGB)

Manschette um die Kardia (ca. 25 ml Magenpouch) mit subkutanem Port zur Steuerung der Befüllung des Magenbandes → vergleichsweise hohe Spätkomplikationsrate, daher *zunehmend seltener eingebaut*

Magenband, Laparoscopic Adjustable Gastric Band (LAGB)

Operationstechnik Durch die Pars flaccida des Omentum minus legt man von kleinkurvaturseitig eine Manschette (Magenband) unter Belassen eines Magenpouches von ca. 25 ml um die Kardia herum und fixiert es. Am Abdomen implantiert man einen Port, der die Befüllung des Magenbandes steuern kann, so in das subkutane Fettgewebe, dass dieser von außen angestochen werden kann (➤ Abb. 11.7). Hierüber kann das Magenband gefüllt und bei Bedarf eingeengt werden.

Wirkung Die Wirkung des Magenbandes ist rein durch Restriktion zu erklären. Durch die Einengung des Magens kann weniger Nahrung aufgenommen werden, und das Sättigungsgefühl tritt schneller ein.

Der zu erwartende Gewichtsverlust sowie Vor- und Nachteile der Operation sind in ➤ Tab. 11.8, Komplikationen der Operation in ➤ Kap. 11.3.3 dargestellt. Das Magenband wird aufgrund des vergleichsweisen

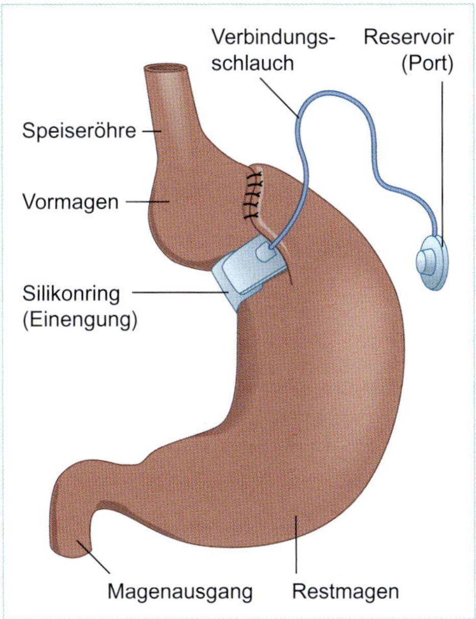

Abb. 11.7 Magenbandanlage (Schema) [L190]

geringen Potenzials zur Gewichtsabnahme und Diabeteskontrolle bei vergleichsweise hoher Spätkomplikationsrate zunehmend seltener eingebaut und gilt nicht mehr als empfohlenes Verfahren. Es gibt aber noch viele Patientinnen mit Magenband.

Wahl des geeigneten Verfahrens

Prinzipiell kann mit einem Bypassverfahren häufig ein etwas besserer und stabilerer Gewichtsverlust sowie eine bessere glykämische Kontrolle erreicht werden. Allerdings steigt das Risiko für Mangelernährung, und einige Medikamente können nicht ausreichend resorbiert werden. Chirurgisch am einfachsten sind der OAGB und der Schlauchmagen auch bei massiver Adipositas durchzuführen. Allerdings sollten die verschiedenen Komplikationsrisiken wie (galliger) Reflux, endoskopischer Zugang zum Duodenum oder mögliche Folgeeingriffe mit der Patientin besprochen und mit ihr dann unter vollständiger Aufklärung ein Operationsverfahren gewählt werden.

Wahl des geeigneten Verfahrens

Bypassverfahren haben bessere Ergebnisse bezüglich Gewicht und Glukosestoffwechsel, allerdings ein höheres Risiko für *Malabsorptionssyndrome.*

FALL Eine 35-jährige Patientin stellt sich in der Adipositassprechstunde Ihrer Klinik vor. Sie beklagt, bereits seit ihrer Kindheit an starkem Übergewicht zu leiden. Trotz häufiger und verschiedener Diäten kann sie ihr Gewicht nicht dauerhaft senken. Derzeit hat sie bei einer Körpergröße von 170 cm und einem Gewicht von 121 kg einen BMI von 41,9 kg/m^2 (somit Adipositas Grad III). In den vergangenen 3 Jahren hat sie zudem eine arterielle Hypertonie entwickelt, sodass sie nun einen ACE-Hemmer und Hydrochlorothiazid einnimmt. Des Weiteren wurde ein beginnender Typ-2-Diabetes festgestellt, der mit Metformin behandelt wird. Im letzten Jahr wurde – bei unerfülltem Kinderwunsch – ein polyzystisches Ovarialsyndrom festgestellt. Die Patientin möchte sich nun über chirurgische Therapieoptionen informieren.
Sie beraten die Patientin dahin gehend, dass eine bariatrische Operation bei lange gescheiterten konservativen Therapieversuchen sinnvoll ist, insbesondere in Anbetracht ihres jungen Alters und der vorhandenen Begleiterkrankungen. Sie muss zunächst ein multimodales Therapiekonzept, entsprechend der Leitlinie, durchlaufen und kann sich nach erfolgreicher Beendigung und weiterhin fehlendem adäquaten Gewichtsverlust nach 6 Monaten erneut zur OP-Planung vorstellen.
Dann kommt für diese Patientin aufgrund des Diabetes mellitus als Begleiterkrankung am ehesten der RYGB in Betracht, alternativ auch die SG. Bei verhältnismäßig niedrigem BMI ist vermutlich kein zweites Verfahren notwendig.

11.3.3 Typische Komplikationen

Die typischen Komplikationen nach bariatrischen Operationen (➤ Tab. 11.9) unterscheiden sich nur zum Teil und können teilweise noch Jahre nach der primären Operation auftreten. Eine ausführliche Aufklärung und Sensibilisierung der Patientinnen ist daher für ein gutes Komplikationsmanagement ausschlaggebend.

11.3.3 Typische Komplikationen

Für die meisten bariatrischen Operationen gibt es allgemeine und spezifische Komplikationen (➤ Tab. 11.9).

TAB. 11.9

Tab. 11.9 Komplikationen nach bariatrischen Operationen

Operation	Komplikationen
Alle bariatrischen Eingriffe	Kurzfristige Komplikationen (< 30 Tage): • Anastomoseninsuffizienz oder Klammernahtinsuffizienz • Nachblutung nach intraabdominell • Nachblutung nach intraluminal • Verletzung von Nachbarorganen, insbesondere Leber und Dünndarm Langfristige Komplikationen (> 30 Tage): • Unzureichender Gewichtsverlust oder erneute Gewichtszunahme • Mangelernährung, Vitamin- und Spurenelementmangel • Sarkopenie • Herabgesetzte Medikamentenwirkungen bei malresorptiven Verfahren • Anastomosenstenosen • Anastomosenulzera bei allen Gastrojejunostomien und Gastroileostomien • Entstehung von Gallensteinen, Gallenkoliken
Schlauchmagen	• In ca. 33 % der Fälle neuer Reflux oder verstärkte Refluxbeschwerden • Bei Verdrehung des Schlauchs können funktionelle Stenosen entstehen, dadurch Übelkeit und Erbrechen • Im Verlauf Schlauchweitung
Roux-Y-Magenbypass	• Innere Hernie mit Ischämie- oder Ileusbeschwerden (durch die Entstehung von Mesoschlitzen während der OP, meist nach erfolgtem Gewichtsverlust) • Dumping-Syndrom
Magenband	• Verrutschen des Magenbandes • Ulzerationen durch das Magenband

CHIRURGIE AMBULANT

CHIRURGIE AMBULANT Die chirurgische Therapie der Adipositas und deren Begleiterkrankungen bietet nach dem multimodalen Therapiekonzept (MMK) bereits den ersten Schritt zur Gewichtsabnahme und Remission bzw. Stabilisierung von Begleiterkrankungen. Allerdings ist die Aufklärung der Patientinnen darüber, dass eine lebenslange Nachsorge notwendig ist, essenziell. Die bariatrische Operation beinhaltet eine Lebensumstellung nicht nur präoperativ, sondern lebenslang.

Zur Grundversorgung gehört eine engmaschige Anbindung an ein bariatrisches Zentrum.

Postoperative Supplemente und Medikamenteneinnahme:

- Mindestens dreimonatige Einnahme von Protonenpumpeninhibitoren zur Vermeidung von Anastomosenulzera
- Orale Supplementierung von Vitaminen und Spurenelementen
- Orale Supplementierung von Kalzium als Kalziumzitrat-Verbindung
- Parenterale (intramuskuläre) Supplementierung von Vitamin B_{12}
- Eiweißsupplementation von 60–100 g Eiweiß am Tag
- Keine Einnahme von NSAID (z. B. Ibuprofen, Diclofenac)
- Keine Einnahme oraler hormoneller Präparate zur Verhütung (fragliche Wirksamkeit nach der Operation)
- Gegebenenfalls Anpassung bei herabgesetzter Wirkung von Medikamenten (insbesondere Psychopharmaka)

Weiterhin wird begleitend empfohlen:

- Lebenslange Nachsorge in einem bariatrischen Zentrum
- Ernährungsberatung
- Essen in kleinen, über den Tag verteilten Portionen unter strenger Trennung vom Trinken
- Regelmäßiges Sportprogramm von mindestens 2,5 Stunden in der Woche
- Selbsthilfegruppen

Die Schwelle zur Wiedervorstellung bei Problemen oder Komplikationen soll möglichst niedrig gehalten werden.

KAPITEL

12 Kinder- und Geburtsmedizin

Studentische Sicht

12.1 Muskuloskelettales System

12.1.1 Angeborene Fehlbildungen des Kiefers und des Gesichts

Fehlbildungen im Gesicht während der embryonalen Entwicklung (spontan, genetisch, oder aufgrund teratogener Einflüsse)

12.1.1.1 Lippen-Kiefer-Gaumen-Spalten

Spaltbildung im Lippen-, Kiefer- und Gaumenbereich (➢ Abb. 12.1); 15–20 % vererbt

Klinik und Diagnostik

Symptome: Trinkschwierigkeiten und Regurgitation

Diagnostik: pränataler Ultraschall

Therapie

Ziel: ausreichende Ernährung, Ästhetik und zufriedenstellende Funktion

Vorgehen: je nach Art der Spaltbildung (➢ Abb. 12.2)

12.1 Muskuloskelettales System

12.1.1 Angeborene Fehlbildungen des Kiefers und des Gesichts

Samer G. Hakim

NKLC Kompetenzebene: **1**, klin. Diagnostik, app. Diagnostik, Therapie, Notfall, Management

Angeborene Fehlbildungen im Gesicht entstehen durch dysontogenetische Veränderungen während der embryonalen Entwicklung. Sie treten **spontan** auf, können aber auch **genetisch** bedingt sein oder aufgrund **teratogener** Einflüsse entstehen. In etwa 20 % der Fälle besteht eine weitere assoziierte Anomalie, die eine interdisziplinäre Betreuung des Kindes erfordern.

Stellvertretend für diese Fehlbildungen werden im Folgenden 3 Entitäten dargestellt.

12.1.1.1 Lippen-Kiefer-Gaumen-Spalten

Lippen-Kiefer-Gaumen-Spalten sind die häufigste angeborene Fehlbildung des Kiefer- und Gesichtsbereichs. Sie treten bei 1:500 Geburten auf, sind zu 15–20 % vererbt und ansonsten erworben (multifaktoriell).

Es werden folgende Formen der Spaltbildung im Lippen-, Kiefer- und Gaumenbereich unterschieden (➢ Abb. 12.1):

- Isolierte Lippenspalte (unvollständig = bis zum Naseneingang, vollständig = erreicht den Nasenboden)
- Lippen-Kiefer-Spalte
- Lippen-Kiefer-Gaumen-Spalte
- Hart-Weichgaumen-Spalte
- Isolierte Weichgaumen-Spalte
- Uvula bifida

Klinik und Diagnostik

Anamnese Berichtet (und sonst erfragt) werden Trinkschwierigkeiten und Regurgitation der flüssigen Nahrung über die Nase.

Körperliche Untersuchung Oberlippe und Mundhöhle beim Säugling werden sorgfältig auf eventuelle Spaltbildungen von Lippe, Kiefer und Gaumen inspiziert.

Apparative Diagnostik Vor allem bei Lippen- und Kieferspalten ist eine pränatale Ultraschalldiagnostik möglich.

Therapie

Prinzipiell geht es bei der Therapie darum, dass der Säugling ausreichend ernährt werden kann, Ästhetik und Funktion zufriedenstellend sind und Entwicklungsstörungen vermieden werden.

Bei der **Erstversorgung** geht es um eine adäquate Diagnosestellung, den Ausschluss anderer Anomalien/Fehlbildungen und die Sicherstellung der Ernährungssituation.

Das am häufigsten in Deutschland verfolgte **Konzept** besteht je nach Spaltbildung aus (➢ Abb. 12.2):

- Ernährungsberatung zur Optimierung des Trinkverhaltens (ggf. Habermann-Sauger [ermöglicht das Trinken ohne Erzeugung eines Vakuums], Trinkplatte)
- Lippenverschluss (ab dem 3. Lebensmonat)
- Weichgaumenverschluss, oft mit Anlage eines Paukenröhrchens (ab dem 9. Lebensmonat [Beginn des Spracherwerbs])
- Hartgaumenverschluss (ab dem 18. Lebensmonat)
- Sprechverbessernde Eingriffe (Velopharyngeoplastik bei logopädischer Indikation)
- Sekundäre Osteoplastik (9.–11. Lj.)
- Bei Bedarf weitere ästhetische Korrekturen ab dem 14. Lj.

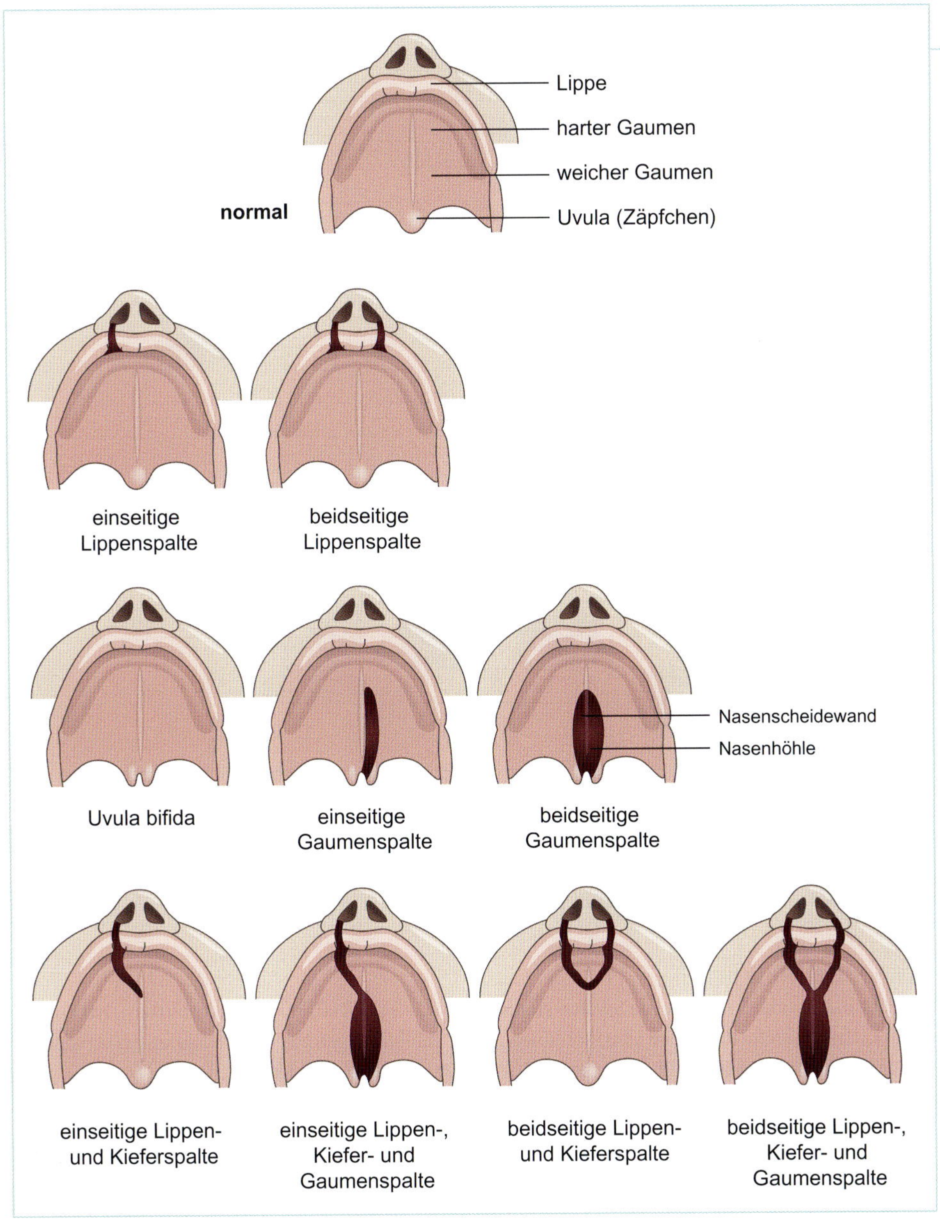

Abb. 12.1 Spaltbildung im Lippen-, Kiefer- und Gaumenbereich (Schema) [L157]

ABB. 12.1

Erfolgsparameter sind eine zufriedenstellende Ästhetik, die ausreichende Schluckfunktion, ein regelrechtes Hörvermögen, eine gute Artikulation und schließlich eine regelhafte psychosoziale Entwicklung.

Mögliche **Komplikationen** sind die Bildung von Narben, Wachstumsstörungen, Sprechstörungen (Rhinolalia aperta), eine Kieferfehlstellung und eine psychische Belastung.

Erfolgsparameter: Schlucken, Hören, Sprechen und Ästhetik

Komplikationen: Narben, Wachstumsstörungen, Sprechstörungen, Kieferfehlstellung

MERKE Es ist eine interdisziplinäre Therapie bis zum Erwachsenenalter erforderlich (Pädiatrie, Mund-Kiefer-Gesichtschirurgie, HNO, Kieferorthopädie).

MERKE

Die Eltern sollten humangenetisch beraten werden.

Studentische Sicht

ABB. 12.2

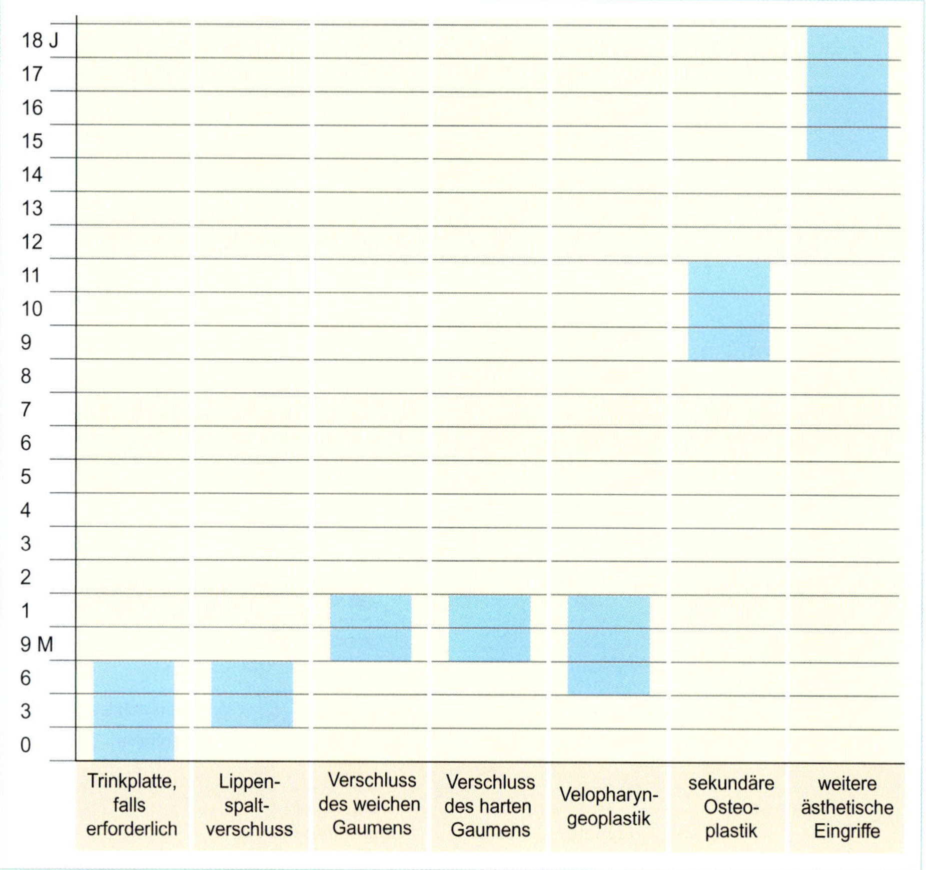

Abb. 12.2 Häufigste Behandlungsstrategien der Lippen-, Kiefer- und Gaumenspalten nach Alter des Patienten [L157]

12.1.1.2 Gesichtsspalten

Klassifikation nach Tessier (➤ Abb. 12.3)

Klinik und Diagnostik

Untersuchung: Minimale Fehlbildungen bis zur Herniation von Hirngewebe oder Orbitainhalt

Diagnostik: pränatale 3-D-Sonografie, CT und/oder MRT

Therapie

Separieren und Wiederherstellen von ästhetischen und funktionellen Einheiten

Erstversorgung: Sicherstellung der Ernährung und Schutz sensibler Strukturen

Erfolgsparameter: ➤ Kap. 12.1.1.1; außerdem Visus!

12.1.1.2 Gesichtsspalten

Gesichtsspalten oder kraniofaziale Spalten sind selten (1,5–5 pro 100.000 Lebendgeburten), haben eine große Variationsbreite und treten assoziiert mit anderen Fehlbildungen auf. Die am häufigsten verwendete Klassifikation der Gesichtsspaltbildung ist die Tessier-Klassifikation (➤ Abb. 12.3).

Klinik und Diagnostik

Körperliche Untersuchung Je nach Lokalisation können Spaltbildungen im Bereich der Lippen, Mundwinkel/Wange, Nase sowie des Ober- und Unterlids beobachtet werden. Bei isolierten Spaltbildungen im Gesicht- und Schädelknochen fehlt die knöcherne Abstützung der bedeckenden Weichteile, ohne dass Letztere fehlen (Herniation von Hirngewebe oder Orbitainhalt).

Apparative Diagnostik Bereits pränatal ist eine Diagnostik mit 3-D-Sonografie, CT und/oder MRT möglich.

Therapie

Die Therapie will Ästhetik und Funktion wiederherstellen, funktionelle anatomische Einheiten (Mund, Nase, Orbita, Neurocranium) separieren und dabei helfen, Entwicklungsstörungen zu vermeiden. Grundsätzlich handelt es sich um eine interdisziplinäre Behandlung bis zum Erwachsenenalter (Pädiatrie, Mund-Kiefer-Gesichtschirurgie, Ophthalmologie, HNO, Neurochirurgie, Kinderchirurgie, Kieferorthopädie).

Zur **Erstversorgung** gehören die adäquate Diagnosestellung, der Ausschluss weiterer Fehlbildungen, die Sicherstellung der Ernährungssituation (bei oronasaler Spaltbildung) und der Schutz sensibler Strukturen (Augenoberfläche bei orbitaler Spaltbildung).

Erfolgsparameter der Therapie sind eine zufriedenstellende Funktion und Ästhetik (Schluckfunktion, Visus, Hörvermögen, Sprache, psychosoziale Entwicklung).

Mögliche **Komplikationen** sind die Bildung von Narben, Wachstumsstörungen, Sprechstörungen (Rhinolalia aperta), eine Kieferfehlstellung und eine psychische Belastung.

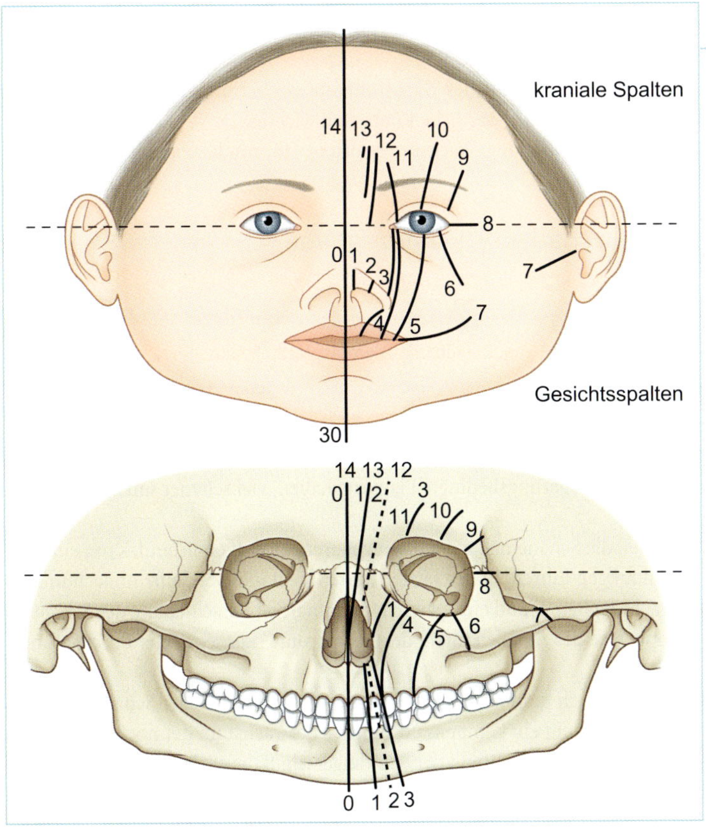

Abb. 12.3 Tessier-Klassifikation der kranialen Spalten und der Gesichtsspalten (Schema). Die Spalten werden nach deskriptiven Gesichtspunkten unterschieden, wobei die Gesichtsspalten von 0 bis 7 und die kranialen Spalten von 8 bis 14 gegen den Uhrzeigersinn nummeriert werden. [E1298]

ABB. 12.3

12.1.1.3 Hemifaziale Mikrosomie

Die hemifaziale Mikrosomie ist eine einseitige Gesichtshypoplasie und betrifft die Mandibula, die Maxilla, das Jochbein, das Ohr und die Orbita. Die Häufigkeit liegt bei weniger als 1:5.000 Neugeborenen.

12.1.1.3 Hemifaziale Mikrosomie
Einseitige Gesichtshypoplasie

Klinik und Diagnostik

Körperliche Untersuchung Bei der Inspektion fallen eine panfaziale Asymmetrie, eine schiefe Okklusionsebene, die Fehlbildung der Ohrmuschel auf der betroffenen Seite (ggf. mit Schwerhörigkeit) und die Verkürzung des Ramus mandibulae auf der betroffenen Seite auf.

Klinik und Diagnostik

MERKE Wichtig ist die Interdisziplinarität bei Diagnose und Therapie.

MERKE

Apparative Diagnostik Dazu gehören:
- Fotoanalyse (Fotodokumentation in mehreren Ebenen oder 3-D-Fotografie)
- CT bzw. DVT zur dreidimensionalen Darstellung der Hypoplasie und Therapieplanung
- HNO-Diagnostik vor allem in Hinblick auf eine Schwerhörigkeit und Ohrmuscheldysplasie

Diagnostik: 3-D-Fotografie, HNO-Untersuchung

Therapie

Die **Erstversorgung** schließt eine adäquate Diagnosestellung, den Ausschluss weiterer Fehlbildungen und die Aufklärung der Eltern über Diagnose, Prognose und Therapieempfehlung ein.
Zur Therapie gehören:
- Überprüfung/Überwachung/Rehabilitation im Hinblick auf eine mögliche Schwerhörigkeit
- Korrektur der Hypoplasie (Distraktionsosteogenese des verkürzten Ramus mandibulae)
- Kieferorthopädische Begleittherapie
- Bimaxilläre Umstellungsosteotomie zur Korrektur der Asymmetrie
- Rekonstruktion der Ohrmuschel
- Weichteilrekonstruktion der hypoplastischen Gesichtshälfte nach Wachstumsabschluss

Therapie
Erstversorgung: Ausschluss/Behandlung weiterer Fehlbildungen!

Nachbehandlung: *interdisziplinäre Nachsorge* mit HNO und MKG

Erfolgsparameter sind dabei die zufriedenstellende Funktion und Ästhetik (Symmetrie, Okklusion, Hörvermögen, psychosoziale Entwicklung).

In der **Nachbehandlung** sind die Überwachung des Wachstums auf der betroffenen Gesichtshälfte, die kieferorthopädische Nachbehandlung und HNO-ärztliche Kontrollen wichtig.

Mögliche **Komplikationen** sind Narbenbildung, Wachstumsstörung, Hörminderung, Kieferfehlstellung und psychische Belastung.

12.1.2 Fehlbildungen des Schädels – Plagiozephalie

12.1.2 Fehlbildungen des Schädels – Plagiozephalie

Samer G. Hakim

NKLC Kompetenzebene: **1**, klin. Diagnostik, app. Diagnostik, Therapie, Notfall, Management

Unnatürliche Veränderung der Schädelform (ein Drittel aller Neugeborenen!) (➤ Abb. 12.4):
- Meist nicht synostotisch, lagerungsbedingt
- Synostotisch: prämaturer Verschluss einzelner Schädelnähte

Plagiozephalie bezeichnet die unnatürliche Veränderung der Schädelform. Sie liegt bei knapp einem Drittel aller Neugeborenen bereits bei Geburt vor oder tritt während der ersten 6 Lebensmonate auf. Meist handelt es sich um nichtsynostotische, lagerungsbedingte Plagiozephalien, viel seltener um synostotische Schädeldeformitäten:

- **Lagerungsplagiozephalus:** Weil die Schädelnähte beim Neugeborenen noch offen sind, kann eine einseitige Lagerung zu Fehlbildungen führen. In den letzten Jahren sieht man z. B. eine Abflachung des Hinterkopfes (okzipitaler Brachyzephalus) und eine parallelogrammartige Verschiebung des Schädels immer häufiger, weil die Prophylaxe des „sudden infant death syndrome" konsequenter durchgeführt wird als früher.
- **Synostotischer Plagiozephalus:** Durch prämaturen Verschluss einzelner Anteile der Schädelnähte (Kraniosynostose, ➤ Abb. 12.4) entsteht ein kompensatorisches Überwachstum der noch offenen Nähte. Die Inzidenz ist bei Nikotinkonsum während der Schwangerschaft deutlich erhöht. Etwa 30 % der Fälle sind syndromal assoziiert (z. B. Apert-Syndrom, Crouzon-Syndrom).

ABB. 12.4

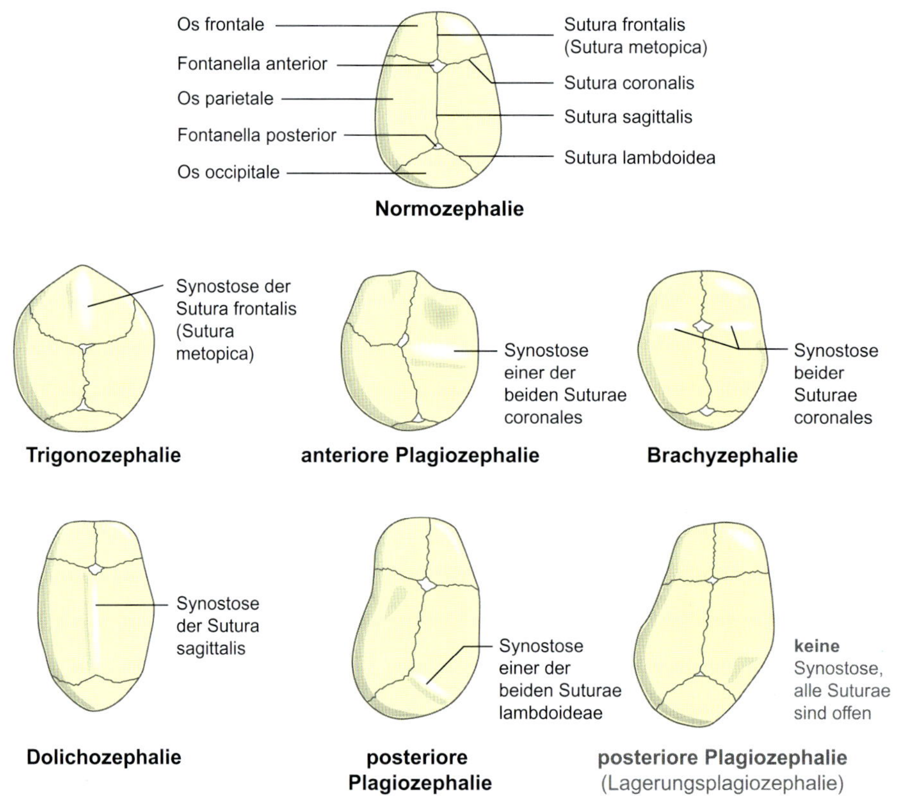

Abb. 12.4 Angeborene Fehlbildungen des Schädels in der Ansicht von oben [L157]

Klinik und Diagnostik

Anamnese Zu erfragen sind der Verlauf der Schwangerschaft (u. a. Nikotinkonsum), Ergebnisse von Schwangerschaftsuntersuchungen und Gewohnheiten bei der Lagerung des Säuglings.

Körperliche Untersuchung Bei der Inspektion ist auf die Asymmetrie der Schädelform zu achten. Bei den kraniofazialen Fehlbildungen können weitere Fehlbildungen im Gesicht (z. B. Hypertelorismus, Fehlbildungen des Oberkiefers) und an den Füßen und Händen (z. B. Syndaktylie) auffallen.

Apparative Diagnostik Dazu gehören Sonografie, MRT und/oder CT.

Klinik und Diagnostik

- Schwangerschaftsanamnese
- Weitere Fehlbildungen?
- Sonografie, MRT und CT

Therapie

Beim **Lagerungsplagiozephalus** wird die Therapie konservativ durchgeführt, d. h. man wartet den Spontanverlauf ab, wenn die Eltern die Lage des Neugeborenen regelmäßig ändern (rasche Besserung mit verbesserter Kopfkontrolle). Eine Helmtherapie ist möglich, wird aber kontrovers diskutiert (keine Evidenz).

Beim **synostotischen Plagiozephalus** geht man operativ vor (Kranioplastik).

Therapie

- *Spontanverlauf* beim Lagerungsplagiozephalus
- *Operativ* bei synostotischem Plagiozephalus

12.1.3 Angeborene Fehlbildungen von Skelett und Bindegewebe

Susanne Fröhlich

12.1.3 Angeborene Fehlbildungen von Skelett und Bindegewebe

NKLC Kompetenzebene: **1**, klin. Diagnostik, app. Diagnostik, Therapie, Notfall, Management

Angeborene Fehlbildungen des muskuloskelettalen Systems fallen sehr häufig bereits intrauterin (Feindiagnostik) oder zur U1 und U2 auf (Klumphand, Klumpfuß [➤ Kap. 6.1.6], longitudinale Reduktionsdefekte). Es gibt aber auch Anomalien, die sich erst mit zunehmendem Wachstum konstitutionell entwickeln (z. B. Marfan-Syndrom).

Zu unterscheiden sind Skelettdysplasien, Dysostosen und Dystrophien:

- **Skelettdysplasien** (➤ Abb. 12.5): Ursache ist eine generalisierte (systemische) Störung der Entwicklung des Knorpel-Knochen-Gewebes, die an der Epiphyse, Metaphyse und Diaphyse auftreten kann (proportionierter Minderwuchs, disproportionierter Kleinwuchs-Achondroplasie, Pseudoachondroplasie).

Bereits in der intrauterinen Diagnostik, U1 oder U2 sichtbar oder erst im Verlauf des Wachstums:

- Skelettdysplasien (generalisierte Störung; ➤ Abb. 12.5)
- Dysostosen (lokale Anomalie, ➤ Abb. 12.6, ➤ Abb. 12.7)
- Dystrophien (metabolische Ursache, ➤ Abb. 12.8)

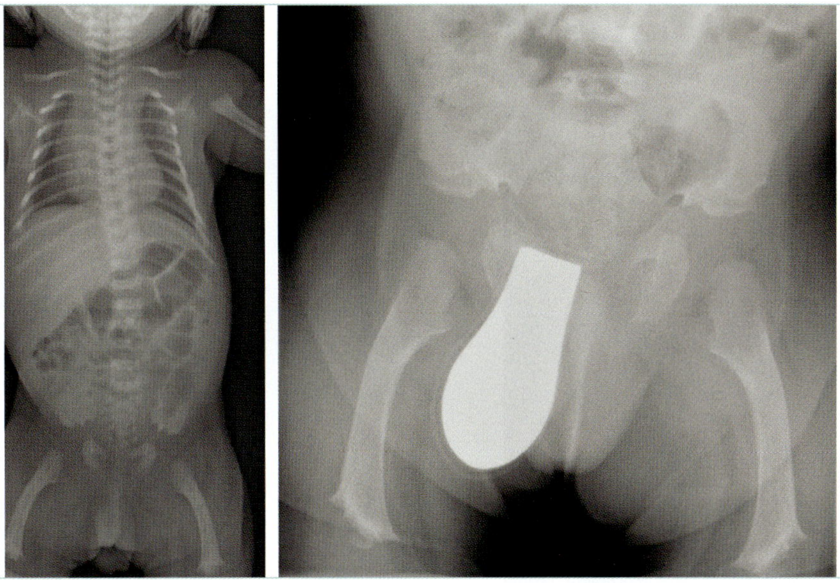

Abb. 12.5 Skelettdysplasie. 6 Monate altes Kind mit einer Achondroplasie (gestörtes enchondrales Wachstum). Es sind erheblich Verknöcherungsdefizite an den Oberarmen (Schultergelenk „fehlt" vermeintlich), femoral (breite Epiphysenfugen „ausfgefranst") und pelvin (weit offene Y-Fuge, weit offene Iliosakralfugen, fehlende knöcherne Hüftkopfkerne) zu erkennen. [T1272-01]

ABB. 12.5

- **Dysostosen** (➤ Abb. 12.6, ➤ Abb. 12.7): Dabei besteht eine lokale Anomalie einzelner Knochen (longitudinale und transversale Defekte, kartilaginäre Exostosen, fibröse Dysplasie, Neurofibromatose).

ABB. 12.6

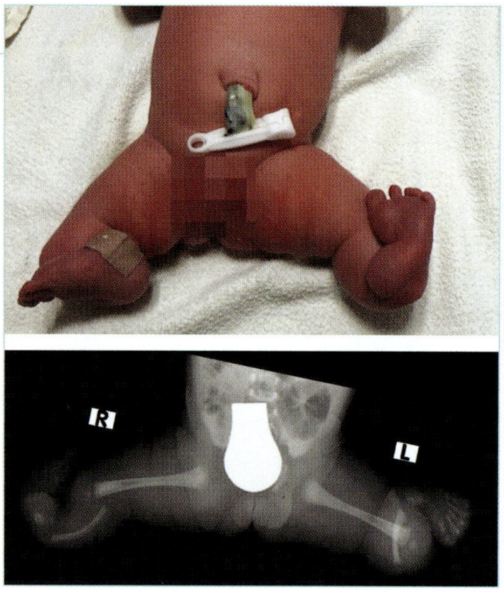

Abb. 12.6 Dysostose. Neugeborenes mit longitudinalem Reduktionsdefekt von Tibia und Fibula bds. [P1650, T1272-01]

ABB. 12.7

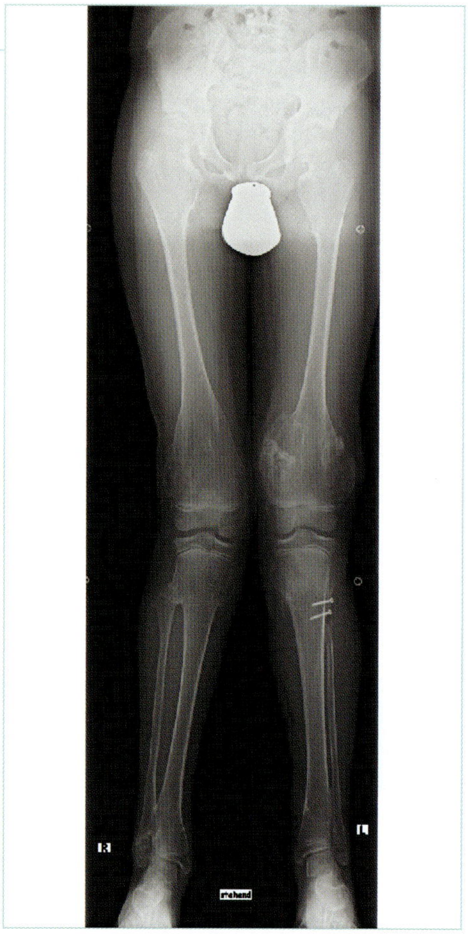

Abb. 12.7 Dysostose. 12-jähriger Junge mit multiplen kartilaginären Exostosen [T1272-01]

- **Dystrophien** (➤ Abb. 12.8): Verschiedene metabolische Ursachen beeinflussen die Differenzierung von Knorpel und Knochen (z. B. Phosphatdiabetes, Mukopolysaccharidosen, Homozysteinurie).

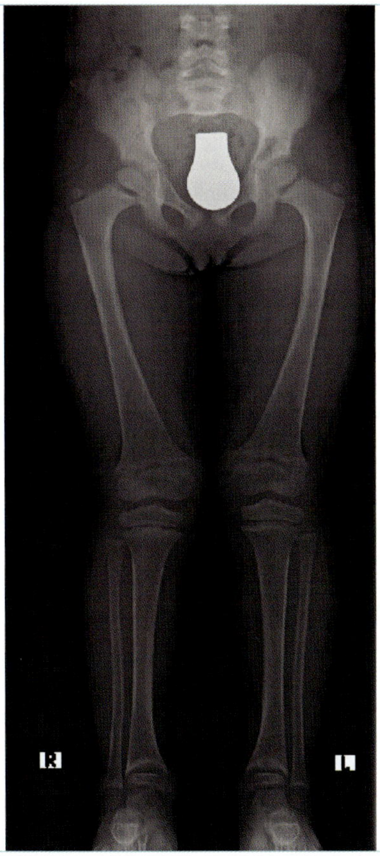

Abb. 12.8 Dystrophie. 5-jähriges Mädchen mit Phosphatdiabetes, Mineralisierungsstörung der Epiphysenfugen bds. [T1272-01]

ABB. 12.8

Klinik und Diagnostik

Anamnese Zu erfragen sind der Schwangerschaftsverlauf, das erste Auftreten von Veränderungen beim Kind und die bisherigen Behandlungen (Fehlbildungen in der Familie bekannt – systemisch oder lokal, Stoffwechselerkrankungen).

Körperliche Untersuchung Die Veränderungen können sehr unterschiedliche funktionelle Auswirkungen haben. Beispielsweise kann aufgrund der Coxa vara beim achondroplastischen Kind die Beckenstabilität erheblich gestört und dementsprechend der Laufbeginn verzögert sein.

Apparative Diagnostik Dazu gehören u. a. genetische Untersuchungen und – z. B. im Fall von Stoffwechselstörungen – Laboranalysen. MRT und Röntgen bei Skelettfehlbildungen.

Klinik und Diagnostik

- Schwangerschaftsanamnese
- Funktionelle Auswirkungen
- Genetische/labormedizinische Untersuchungen

Therapie

Eine interdisziplinäre Therapie ist nahezu bei allen betroffenen Kindern unabdingbar (Orthopädie, Pädiatrie, Neurologie, Physiotherapie, Orthopädietechnik, Rehatechnik). Im Fokus stehen aus kinderorthopädischer Sicht die primären und sekundären Fehlstellungen, die sich klar vom physiologischen Wachstum im Kindes- und Jugendalter (➤ Kap. 6.1.1) unterscheiden.

Therapie

Interdisziplinär! Primäre und sekundäre Fehlstellungen beheben

12.1.4 Angeborene Zwerchfellhernie

Michael Boettcher

12.1.4 Angeborene Zwerchfellhernie

> **NKLC**
> **Zwerchfellhernie**
> Kompetenzebene: **1**, klin. Diagnostik, app. Diagnostik, Therapie, Notfall, Management

Studentische Sicht

Abdominelle Organe verdrängen Lunge und Herz:
- Pränatal: ausgeprägte *Lungenhypoplasie*
- Postnatal: pulmonale Hypertonie und linksventrikuläre Dysfunktion

Die kongenitale Zwerchfellhernie (CDH) ist eine seltene Fehlbildung, bei der sich das Zwerchfell während der Embryonalentwicklung nicht vollständig schließt. Dadurch gelangen abdominelle Organe in die Brusthöhle und verdrängen Lunge und Herz. Pränatal führt dies zu einer ausgeprägten Lungenhypoplasie und nach der Geburt häufig zu einer pulmonalen Hypertonie und nicht selten zu einer ventrikulären Dysfunktion.

Epidemiologie und Ätiologie Weltweit tritt die CDH bei etwa 2,3 von 10.000 Lebendgeburten auf; die tatsächliche Häufigkeit liegt vermutlich höher, weil Fehlgeburten und Schwangerschaftsabbrüche selten erfasst werden. In Ländern mit hochentwickelter Intensivmedizin liegt die Mortalität heute bei ungefähr 20–30 %, sonst bei über 90 %. Neben Umweltfaktoren wie höherem mütterlichen Alter, Diabetes, Hypertonie, Rauchen oder Alkoholkonsum spielen genetische Einflüsse eine wesentliche Rolle: In rund einem Drittel der Fälle lassen sich chromosomale Aberrationen oder De-novo-Mutationen nachweisen, wobei bislang mehr als 70 assoziierte Syndrome beschrieben sind; das Gen *LONP1* gilt als bislang häufigster einzelner Risikofaktor.

Intraoperative CDH Study Group-Klassifikation unterteilt Defekte nach *Größe und Randqualität* (➢ Tab. 12.1)

Klassifikation Die intraoperative CDH Study Group-Klassifikation unterteilt Defekte nach Größe und Randqualität (➢ Tab. 12.1).

TAB. 12.1

Tab. 12.1 Klassifikation der angeborenen Zwerchfellhernie

Typ	Beschreibung	Operative Konsequenz
A	Kleiner, vollständig muskulärer Defekt	Primärer Nahtverschluss
B	Mittlerer Defekt, teils fibrös	Primärer Nahtverschluss oder kleiner Patch
C	Großer posterolateraler Defekt, häufig fehlender muskulärer Rand	Patch-Rekonstruktion oder Muskeltransplantat
D	Nahezu totale Zwerchfellagenesie	Umfangreiche Patch-Rekonstruktion, ggf. kombinierte Thorako-/Abdominalzugänge

Klinik und Diagnostik

Symptome: respiratorische Insuffizienz

Diagnostik:
- *Pränatal im Routineultraschall, fetale MRT*
- Postnatal: Röntgen-Thorax, Echokardiografie, Sonografie, CT/MRT

Klinik und Diagnostik

Symptome Postnatal dominieren respiratorische Insuffizienz, Zyanose, ein eingefallenes Abdomen und ein abgeschwächtes Atemgeräusch auf der betroffenen Seite.

Apparative Diagnostik In > 80 % der Fälle fällt die Erkrankung bereits **pränatal im Routineultraschall** auf. Die Leber („liver-up"), der Magen und der Darm können in den Thorax verlagert sein. Die O/E-LHR (Observed Lung area to Head circumference Ratio) erlaubt eine Risikoeinschätzung: hoch bei O/E-LHR < 25 % (Überleben < 50 %), intermediär bei O/E-LHR 25–40 % und gering bei O/E-LHR > 40 % (günstige Prognose). In der **fetalen MRT** geht der Wert des O/E-TFLV (Observed Total Fetal Lung Volume) < 25 % mit einer deutlich geringeren Überlebensrate einher. Ein zusätzlicher Risikomarker ist die Volumenquantifizierung des hernierten Lebergewebes. Begleitende Herz- und Gefäßanomalien lassen sich in der MRT ebenfalls darstellen.

Im **postnatalen Röntgen-Thorax** können Darmschlingen bzw. die Leber im Thorax, eine Mediastinalverlagerung und ein fehlendes oder geringes Abdomengasbild nachgewiesen werden. In der **Echokardiografie** können die Pulmonalarteriendrücke, die Rechts-/Linksherzfunktion und eine Persistenz des Ductus arteriosus eingeschätzt werden. In der **Sonografie** des Abdomens bzw. des Thorax werden zusätzliche Fehlbildungen ausgeschlossen und die Leberposition dokumentiert. Bei unklaren Befunden sind eine ergänzende **CT bzw. MRT** zur OP-Planung und Defektgraduierung erforderlich.

Therapie

Präoperativ kardiopulmonale Stabilisierung, ggf. ECMO

Therapie

Präoperative Maßnahmen Nach der Geburt steht zunächst die kardiopulmonale Stabilisierung im Vordergrund: Das Kind wird sofort intubiert und erhält eine lungenprotektive Beatmung; Baro- und Volutrauma sollen vermieden werden, eine permissive Hyperkapnie wird akzeptiert. Persistiert trotz optimierter Beatmung und medikamentöser Vasodilatatoren wie inhalativem Stickstoffmonoxid, Sildenafil oder Milrinon eine schwere Hypoxämie oder Hyperkapnie, so ist eine frühzeitige extrakorporale Membranoxygenierung (ECMO) angezeigt.

Chirurgischer Verschluss des Zwerchfelldefekts

Operation Der Defekt wird chirurgisch verschlossen (➢ Tab. 12.1), sobald das Neugeborene stabil genug ist. Bei großen Defekten wird der Defekt meist offen und mit einem Patch verschlossen. Bei kleinen und mittleren Defekten zeigen minimalinvasive Verfahren wie die Thorakoskopie vergleichbare Ergebnisse bei geringerem postoperativen Trauma und geringerer Morbidität.

Nachsorge CDH-Überlebende müssen langfristig interdisziplinär betreut werden. Häufige Folgeprobleme sind eine chronisch eingeschränkte Lungenfunktion und eine persistierende pulmonale Hypertonie, ein gastroösophagealer Reflux (> 50 %), eine Wachstumsretardierung, thorakale Deformitäten sowie neurokognitive

Auffälligkeiten (ca. 25 %), die sich allerdings bei vielen Kindern bis zum Schulalter deutlich bessern. Eine strukturierte, langfristige Betreuung verbessert sowohl Überleben als auch Lebensqualität maßgeblich.

Prognose In spezialisierten Zentren liegen die Überlebensraten bei linksseitigen Defekten bei > 70 %, bei rechtsseitigen oder sehr großen Defekten bei etwa 50 %. Ein Rezidiv tritt bei 8–12 % der Patienten auf, meist innerhalb der ersten 4 Lebensjahre.

Spezialisiertes Zentrum! Überleben: linksseitig 70 %, rechtsseitig/groß 50 %

12.2 Magen-Darm-Trakt

12.2.1 Hypertrophe Pylorusstenose

Tina Trautmann, Daniel Svoboda

12.2 Magen-Darm-Trakt

12.2.1 Hypertrophe Pylorusstenose

NKLC

Pylorushypertrophie

Kompetenzebene: **2**, klin. Diagnostik, app. Diagnostik, Therapie, Notfall, **Management**

Die multifaktoriell bedingte hypertrophe Pylorusstenose bezeichnet die kongenitale Hypertrophie und Obstruktion des Magenausgangs. Im Säuglingsalter ist die Erkrankung relativ häufig (1–3:1.000 Lebendgeburten), die höchste Inzidenz liegt dabei in der 3.–8. Lebenswoche. Jungen sind häufiger betroffen als Mädchen (4:1). Es besteht eine familiäre Häufung. Der sog. „Carter-Effekt" bezeichnet eine höhere Inzidenz bei Söhnen betroffener Mütter.

Kongenitale Hypertrophie und Obstruktion des Magenausgangs; am häufigsten *3.–8. Lebenswoche*

Klinik und Diagnostik

Symptome Typisch sind ein progredientes schwallartiges, nichtgalliges Erbrechen nach den Mahlzeiten. Der Allgemeinzustand kann reduziert sein, Exsikkose und Gewichtsverlust kommen vor.

Körperliche Untersuchung Möglich sind ein eingefallenes Abdomen mit sichtbarer Magenperistaltik im linken Oberbauch und eine verschiebliche olivenförmige Resistenz im rechten Oberbauch. Auch ein „gequälter Gesichtsausdruck" kommt vor. Als Zeichen der Exsikkose können stehende Hautfalten auftreten.

Apparative Diagnostik **Labormedizinisch** ist eine hypochlorämische, hyponatriäme und hypokaliäme metabolische Alkalose typisch (DD: adrenogenitales Syndrom mit Azidose, Hyperkaliämie, Aldosteronmangel, ➤ Kap. 9.9.2.3). Die Diagnosesicherung gelingt durch die **Sonografie** (Goldstandard) mit verdicktem Pylorusmuskel (> 3 mm) und verlängertem Pyloruskanal (> 14 mm). Zusätzliche Zeichen sind eine fehlende Muskelrelaxation, eine frustrane Magenperistaltik und eine hervorspringende Angulusfalte. Als spezifische Zeichen gelten das Schnabel-Zeichen, das „antral-nipple sign" und das „cervix sign" (➤ Abb. 12.9).

Klinik und Diagnostik

Symptome: schwallartiges, *nichtgalliges* Erbrechen nach Mahlzeiten

Untersuchung: *olivenförmige Resistenz* im rechten Oberbauch

Diagnostik: Labor (metabolische Alkalose), *Sonografie* (Schnabel-Zeichen, „antral-nipple sign" und „cervix sign", ➤ Abb. 12.9)

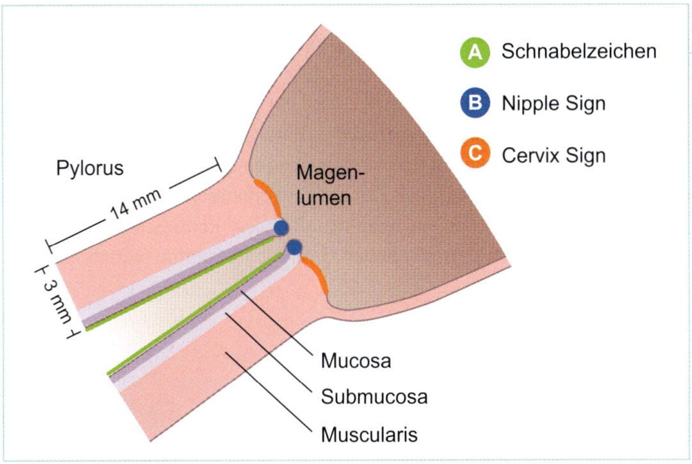

Abb. 12.9 Sonografische Zeichen der hypertrophen Pylorusstenose [P1676, L157]

ABB. 12.9

Differenzialdiagnostik Zu denken ist an eine gastroösophageale Refluxkrankheit, eine Gastroenteritis, eine Duodenalstenose und ein adrenogenitales Syndrom mit Salzverlust.

Therapie und Management

Offen chirurgisch oder laparoskopisch wird eine Pyloromyotomie nach Weber-Ramstedt durchgeführt (d. h. Längsdurchtrennung der Muskelfasern unter Aussparung der Mukosa). Der Defekt füllt sich dann allmählich durch Narbengewebe auf. Postoperativ wird ein zügiger Kostaufbau angestrebt, wobei ein anfängliches Erbrechen selbstlimitierend ist. Eine mögliche, aber seltene Komplikation ist eine iatrogene Mukosaverletzung.

Therapie und Management
Pyloromyotomie nach Weber-Ramstedt (Längsdurchtrennung der Muskelfasern unter Aussparung der Mukosa)

KOMPETENZBASIERTES VORGEHEN

KOMPETENZBASIERTES VORGEHEN (NKLC)

Management

- **Erstversorgung:** Monitoring, i. v. Zugang, Laboranalyse (Blutgasanalyse), Nahrungskarenz, Magensonde, parenterale Rehydrierung, langsamer Elektrolytausgleich
- **Entscheidungsfindung:** Sonografie
- **Prinzipien der Versorgung:** Pyloromyotomie
- **Nachbehandlung:** zügig wieder trinken
- **Erfolgsparameter:** Trinken bzw. Nahrungspassage ohne Erbrechen, Gewichtszunahme
- **Komplikationen:** iatrogene Mukosaverletzung

12.2.2 Volvulus

Nicolas A. Hoyos Celis, Daniel Svoboda

12.2.2 Volvulus

NKLC

Malrotation/Volvulus

Kompetenzebene: **2**, klin. Diagnostik, app. Diagnostik, Therapie, **Notfall**, **Management**

Der Volvulus ist die Verdrehung eines Darmabschnitts um den eigenen Mesenterialstiel mit konsekutiver venöser und arterieller Durchblutungsstörung. Er ist einer der folgenreichsten Notfallsituationen in der Neugeborenenperiode und entsteht typischerweise bei mangelnder Rotation bzw. sekundärer Fixation des Darms im Rahmen der embryologischen Darmdrehung (Malrotation, ca. 1:600 Geburten). Bei ca. jeder 20.–30. Malrotation tritt ein Volvulus auf. Nahezu 100 % aller Zwerchfellhernien (➤ Kap. 12.1.4), Omphalozelen (➤ Kap. 12.2.5) und Gastroschisen (➤ Kap. 12.2.4) sind mit Malrotationen vergesellschaftet.

Verdrehung eines Darmabschnitts um den eigenen *Mesenterialstiel*

Klinik und Diagnostik

Symptome Obwohl eine Malrotation asymptomatisch sein kann, zeigen etwa 30 % der Patienten Symptome im 1. Lebensmonat, etwa 58 % im 1. Lebensjahr und etwa 75 % in den ersten 5 Lebensjahren. Die häufigsten Symptome sind galliges Erbrechen, fortschreitende abdominelle Distension, Verschlechterung des Allgemeinzustandes (Hypovolämie, metabolische Azidose, Desaturationen, Apnoen, Kreislaufversagen) und blutiger Stuhlgang (Hämatochezie).

Apparative Diagnostik In der **Sonografie** entsteht typischerweise ein „Whirlpool-Zeichen" (pathognomonische Verdrehung der großen Mesenterialgefäße in Form eines Wirbels) und eine Pendelperistaltik als Zeichen des Ileus. Freie Flüssigkeit ist als Zeichen der venösen Stase und einer beginnenden translozierenden Infektion nachzuweisen. Im **Röntgen** gilt freie Luft als Zeichen der Perforation und stehende Dünndarmschlingen als Zeichen des Ileus. **Cave:** Eine Röntgenaufnahme mit oralem Kontrastmittel („Magen-Darm-Passage") ist bei Verdacht auf einen Ileus wegen der hohen Gefahr einer Kontrastmittelaspiration kontraindiziert!

Klinik und Diagnostik
Symptome: oft asymptomatisch; galliges Erbrechen, fortschreitende abdominelle Distension

Diagnostik: metabolische Azidose, Sonografie („Whirlpool-Zeichen") und Röntgen (freie Luft, kein Kontrastmittel!)

Therapie und Management

KOMPETENZBASIERTES VORGEHEN (NKLC)

Notfall

Trotz zügiger Diagnosestellung kann bereits eine lebensbedrohliche Situation vorliegen oder bei Überleben (nach Resektion nekrotischer Darmanteile) ein lebenslang einschränkendes Kurzdarmsyndrom resultieren, sodass verspätete Diagnosestellungen oder -verkennungen unbedingt vermieden werden müssen.

Management

- **Erstversorgung:** Kreislaufstabilisierung (Infusionstherapie, Katecholamintherapie), Azidoseausgleich, Gerinnungsoptimierung (FFP, Thrombozytenkonzentrate), Kalzium, Fibrinogen, ggf. Erythrozytenkonzentrate
- **Entscheidungsfindung:** diagnostische Laparoskopie nur bei stabilen Kindern möglich (selten), ansonsten explorative Laparotomie (➢ Abb. 12.10)
- **Prinzipien der Versorgung:**
  - Darmdetorsion und -reposition, Resektion lediglich offensichtlicher Nekrosen
  - Großzügige Second-Look-Operation nach 24–48 h mit ggf. Nachresektion (Vermeidung evtl. unnötiger Dünndarmresektionen mit Gefahr eines Kurzdarmsyndroms)
- **Nachbehandlung:** nicht spezifisch
- **Erfolgsparameter:** vollständige Resektion der Nekrosen bzw. Erholung des verbleibenden Darms
- **Komplikationen:** Kurzdarmsyndrom

KOMPETENZBASIERTES VORGEHEN

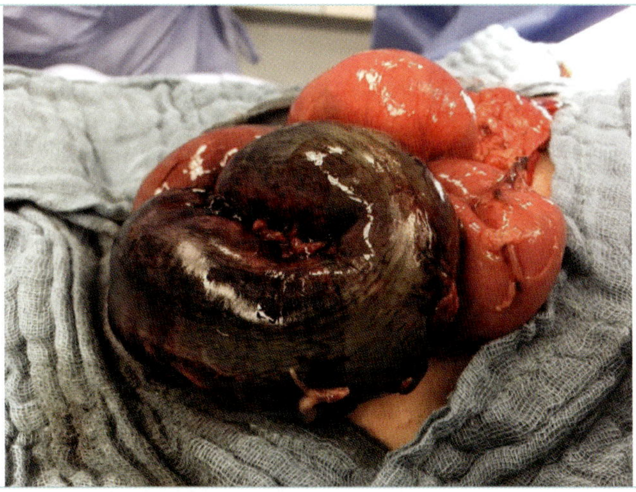

Abb. 12.10 Volvulus [F965-002]

ABB. 12.10

12.2.3 Invagination

Tina Trautmann, Daniel Svoboda

12.2.3 Invagination

NKLC Kompetenzebene: **2**, klin. Diagnostik, app. Diagnostik, Therapie, **Notfall**, **Management**

Die Invagination bezeichnet eine intestinale Obstruktion durch Einstülpung eines proximalen Darmanteils in einen distaleren Anteil mit Einklemmung versorgender Mesenterialgefäße (zumeist ileozökal). Sie ist die häufigste Ursache eines mechanischen Ileus im Säuglings- und Kleinkindesalter. Die höchste Inzidenz findet man bei 3–12 Monate alten Kindern (90 %), seltener kommt sie auch bis 6 Jahre vor (10 %).

Einstülpung eines proximalen Darmanteils in einen distalen Anteil (Durchblutungsstörung!); häufigste Ursache eines mechanischen Ileus im Säuglings- und Kleinkindesalter

Bei Kindern < 3 Jahre entsteht die Invagination meist idiopathisch (90 %) durch eine Lymphadenitis mesenterialis (vor allem Adenoviren, Rotaviren). Bei Kindern > 3 Jahre ist sie möglicherweise pathologisch bedingt (10 %) (z. B. Meckel-Divertikel [➢ Kap. 12.2.8], Tumoren und Hämorrhagien). In beiden Fällen entsteht zunächst eine venöse Obstruktion mit ödematösem Anschwellen der Darmschlingen. Später kommt es dann zur arteriellen Unterversorgung mit dem Risiko einer Darmischämie, -nekrose und -perforation.

Klinik und Diagnostik

Symptome: akute kolikartige Schmerzen, himbeergeleeartige Stühle

Untersuchung: druckdolente walzenförmige Resistenz

Diagnostik: Sonografie als Goldstandard (➤ Abb. 12.11)

CAVE

ABB. 12.11

Therapie und Management

KOMPETENZBASIERTES VORGEHEN

Klinik und Diagnostik

Symptome Typisch sind akute kolikartige Schmerzen mit schmerzfreien Intervallen, ggf. Inappetenz, Erbrechen, Agitiertheit und Lethargie. Schleimig-blutige Stühle kommen vor (himbeergeleeartig).

Körperliche Untersuchung Meist fällt eine Schonhaltung mit Beinanziehen als Reaktion bei Peritonismus auf. Das Abdomen ist oft flach, es sind hochgestellte Darmgeräusche nachweisbar und im rechten Hemiabdomen kann eine druckdolente walzenförmige Resistenz getastet werden. Des Weiteren gehört eine digital-rektale Hämatochezie zum klinischen Bild.

Apparative Diagnostik Goldstandard ist die **Sonografie,** bei der ein Schießscheiben- bzw. Kokardenphänomen als Zeichen einer Minderperfusion im Invaginat nachzuweisen ist (➤ Abb. 12.11). Fakultativ bestehen Pendelperistaltik, Darmwandödem und freie Flüssigkeit.

CAVE Röntgen-Leeraufnahme und Kontrasteinlauf sind obsolet.

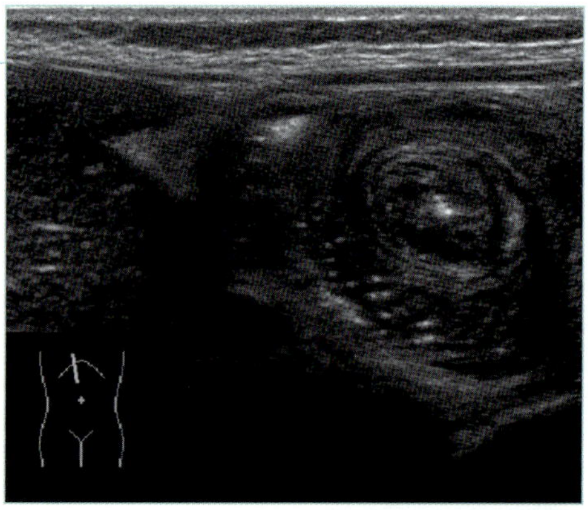

Abb. 12.11 Sonografie bei Invagination, Darstellung der charakteristischen Kokarde (Schießscheibenphänomen) [T409]

Therapie und Management

KOMPETENZBASIERTES VORGEHEN (NKLC)

Notfall

Es besteht die Gefahr einer arteriellen Unterversorgung mit dem Risiko einer Darmischämie, -nekrose und -perforation.

Management

- **Erstversorgung:** Monitoring, i. v. Zugang, Labor (BGA, Blutbild, CRP), Analgesie, absolute Nahrungskarenz, parenterale Rehydrierung, ggf. Anlage einer Magensonde
- **Entscheidungsfindung:**
  - *Konservativ:* kardiopulmonale Stabilität, Symptome < 24 h, keine Zeichen einer Perforation oder Peritonitis, kein Anhalt auf eine Raumforderung → hydrostatische Desinvagination durch retrogrades Einbringen einer Ringer-Laktat-Lösung unter sonografischer Kontrolle (Erfolgsrate bis 97 %); Alternativen: pneumatische Insufflation; hydrostatische Kontrastmittelinstillation
  - *Operativ:* kardiopulmonale Instabilität, Symptome > 24 h, Darmperforation oder Peritonitis, Erfolglosigkeit, Rezidive, Tumoren
- **Prinzipien der Versorgung:**
  - *Offen chirurgisch:* quere rechtsseitige Oberbauchlaparotomie, Desinvagination mittels Hutchinson-Handgriff; bei Nekrose, Irreponibilität oder Raumforderung Resektion betroffener Darmanteile und End-zu-End-Anastomose; bei rezidivierender Invagination Fixierung des distalen Ileums an Colon ascendens (Ileoascendopexie)
  - *Laparoskopisch:* 3-Trokar-Zugang, vorsichtige Reposition des Invaginats
- **Nachbehandlung:** sonografische Verlaufskontrolle am Folgetag aufgrund hoher Rezidivrate
- **Erfolgsparameter:** vollständige Erholung des Darms
- **Komplikationen:** Ischämien, Nekrosen, Perforation, Peritonitis, Sepsis, Rezidive

12.2.4 Gastroschisis

Nicolas A. Hoyos Celis, Daniel Svoboda

NKLC Kompetenzebene: **1**, klin. Diagnostik, app. Diagnostik, Therapie, Notfall, Management

Die Gastroschisis ist ein angeborener Bauchwanddefekt rechts neben dem Nabel mit Eviszeration von Bauchorganen ohne Peritonealsack (➤ Abb. 12.12). Es handelt sich um eine isolierte Fehlbildung, es gibt keine Assoziationen außer sekundären Dünndarmstenosen/-atresien infolge chronischer Darmwandinfektion oder intrauterinem Volvulus. Die Inzidenz beträgt 1:2.500 Lebendgeburten.

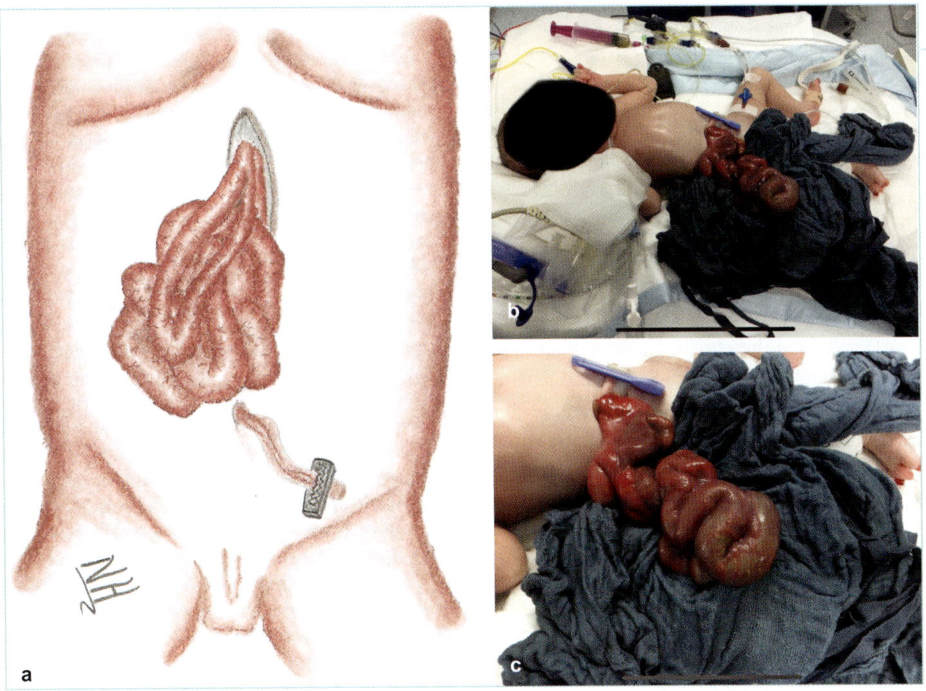

Abb. 12.12 Gastroschisis [P1658]
a) Schemazeichnung
b) Klinisches Bild im OP
c) Detailvergrößerung

Klinik und Diagnostik

Typischerweise wird die Diagnose pränatal sonografisch gestellt.

Therapie

Sofern möglich, wird das Eviszerat postnatal primär reponiert und die Bauchwand verschlossen. Ansonsten wird das Eviszerat „aufgehängt" (Schusterplastik bzw. Silo-Technik, ➤ Abb. 12.13) und die Bauchwand sekundär nach 10–14 Tagen verschlossen. Intraoperativ muss die Darmkontinuität überprüft werden. Postoperativ ist ein deutlich prolongierter Kostaufbau infolge intestinaler Passagestörung typisch.

12.2.4 Gastroschisis

Angeborener Bauchwanddefekt rechts neben dem Nabel mit *Eviszerationen* (➤ Abb. 12.12)

ABB. 12.12

Klinik und Diagnostik
Pränatale Sonografie

Therapie
Reposition des Eviszerats und Bauchdeckenverschluss; intraoperative Überprüfung der Darmkontinuität

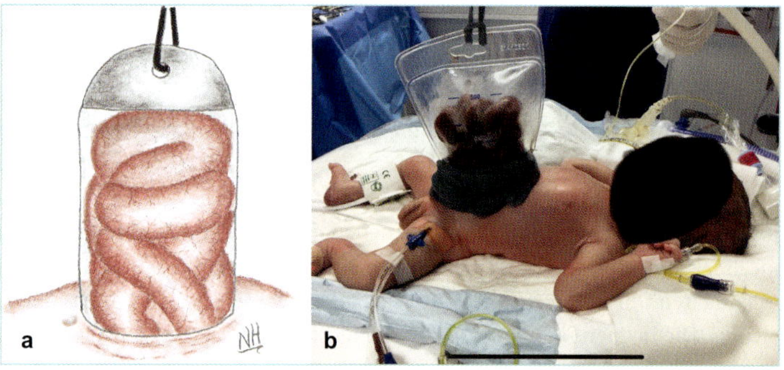

Abb. 12.13 Silo-Technik [P1658]
a) Schemazeichnung
b) Klinisches Bild im OP

12.2.5 Omphalozele

12.2.5 Omphalozele

Nicolas A. Hoyos Celis, Daniel Svoboda

NKLC Kompetenzebene: **1**, klin. Diagnostik, app. Diagnostik, Therapie, Notfall, Management

Herniation von Bauchorganen *durch den Nabelring* mit *erhaltenem Peritoneum*
Assoziation mit weiteren Fehlbildungen!

Eine Omphalozele beschreibt die Herniation von Bauchorganen durch den Nabelring mit erhaltenem Peritoneum (Omphalozelensack). Es handelt sich um eine typische Kombinationsfehlbildung, d. h., in ca. 60–70 % besteht eine Assoziation mit weiteren Fehlbildungen (Herzfehler, Harntrakt, Gastrointestinaltrakt, Hirnfehlbildungen, Chromosomenaberationen, Syndrome wie z. B. Beckwith-Wiedemann).

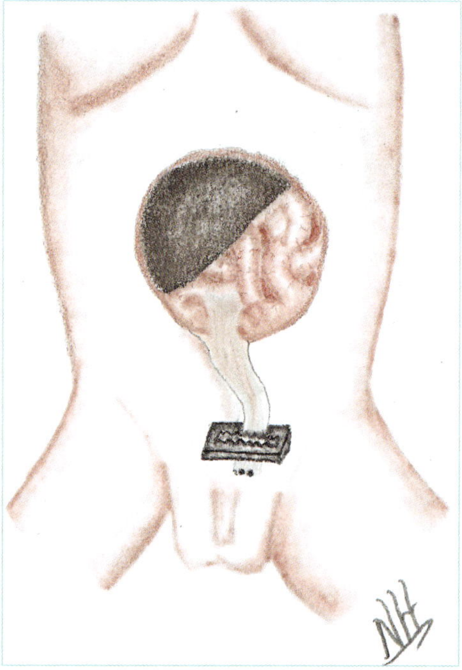

Abb. 12.14 Omphalozele (Schemazeichnung) [P1658]

Klinik und Diagnostik
Pränatale Sonografie

Klinik und Diagnostik

Typischerweise wird die Diagnose pränatal sonografisch gestellt. Pränatal werden auch die assoziierten Fehlbildungen nachgewiesen.

Therapie
Reposition der Hernie mit Resektion des Omphalozelensacks und Bauchdeckenverschluss

Therapie

Sofern möglich, werden die hernierten Organe primär reponiert, der Omphalozelensack reseziert und die Bauchwand verschlossen. Ansonsten wird der Omphalozelensack „aufgehängt" und die Bauchwand sekundär verschlossen. Bei monströsen Omphalozelen („giant omphalocele") kommen alternative Verschlusstechniken infrage mit Nabelschnurgewebe oder Gerben des Omphalozelensacks und sekundärer Epithelialisierung mit anatomischem Bauchwandverschluss nach mehreren Monaten.

Die Prognose ist hauptsächlich durch die Begleitfehlbildungen definiert.

12.2.6 Ösophagusatresie

Ahmed Atamne, Michael Boettcher

12.2.6 Ösophagusatresie

NKLC

Angeborene Fehlbildungen des GIT, Beispiel: Ösophagusatresie, Dünndarmatresie

Kompetenzebene: **1**, klin. Diagnostik, app. Diagnostik, Therapie, Notfall, Management

Die Ösophagusatresie ist als Kontinuitätsunterbrechung des Speiserohrs mit oder ohne eine tracheoösophageale Fistel definiert. Meist entsteht sie zwischen der 4. und der 6. Schwangerschaftswoche durch eine Entwicklungsstörung des Vordarms, vor allem bei der Trennung von Ösophagus und Trachea aus der gemeinsamen Anlage. Die Inzidenz der Ösophagusatresie liegt bei ca. 3,2/10.000.

Kontinuitätsunterbrechung des Speiserohrs (ggf. Fistel zur Trachea); weitere Fehlbildungen!

Ätiologie Die Ätiologie ist unklar; oft tritt die Atresie sporadisch auf. Bei ca. 50 % der mit Ösophagusatresie diagnostizierten Neugeborenen liegt eine weitere Fehlbildung vor (VACTERL-Assoziation, s. a. ➤ Tab. 12.4). Etwa 6 % der betroffenen Neugeborenen haben eine Trisomie 18 (Edwards-Syndrom) und 1–3 % eine Trisomie 21 (Downsyndrom).

Sporadisches Auftreten, ggf. mit Trisomie 18/21

Klassifikation Die Ösophagusatresie wird in Deutschland nach Vogt eingeteilt (➤ Abb. 12.15). Mit einer Häufigkeit von 86 % kommt Typ IIIb am häufigsten vor, gefolgt von Typ II mit 7 %; bei Typ IV (H-Fistel) ist eine isolierte tracheoösophageale Fistel ohne Atresie vorhanden, welche meist zervikal liegt.

Einteilung nach Vogt (➤ Abb. 12.15)

ABB. 12.15

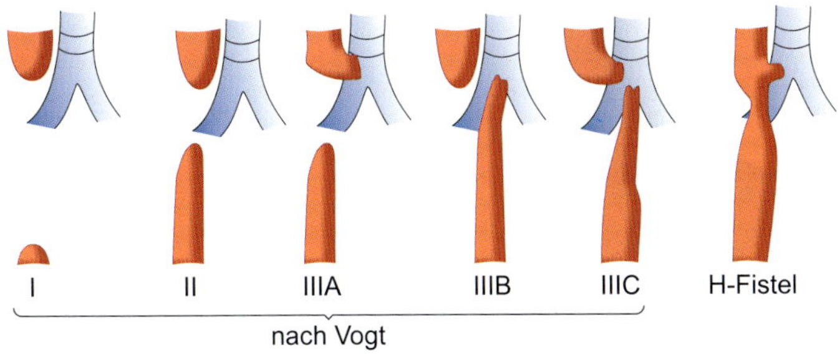

Abb. 12.15 Einteilung der Ösophagusatresie nach Vogt [L141]

Klinik und Diagnostik

Symptome Klinisch auffällig sind nach der Geburt die vermehrte Speichelsekretion und der Fehlversuch bei der Anlage einer Magensonde. Außerdem können Hustenanfälle, Zyanoseanfälle und Trinkverweigerung (Dysphagie) vorkommen. Bei der H-Fistel treten Symptome wie Aspirationspneumonie oder vermehrtes Husten erst im Verlauf auf.

Klinik und Diagnostik

Symptome: vermehrte Speichelsekretion, Hustenanfälle

Apparative Diagnostik Pränatal wird die Ösophagusatresie **sonografisch** diagnostiziert: Bei zwei Dritteln der Föten liegt ein Polyhydramnion vor, weil die Amnionflüssigkeit nicht geschluckt werden kann. Außerdem können eine kleine oder fehlende Magenblase sowie ein dilatierter oberer Ösophagusstumpf sonografisch dargestellt werden. Postnatal kann die Atresie im Röntgen-Thorax mit Abdomenübersicht (➤ Abb. 12.16) oder bronchoskopisch (➤ Abb. 12.17) dargestellt werden. Sonografie und Echokardiografie dienen dem Ausschluss einer weiteren Fehlbildung.

Diagnostik: pränatale *Sonografie;* Assoziation mit Polyhydramnion; postnatal ggf. Röntgen (➤ Abb. 12.16), Bronchoskopie (➤ Abb. 12.17)

ABB. 12.16

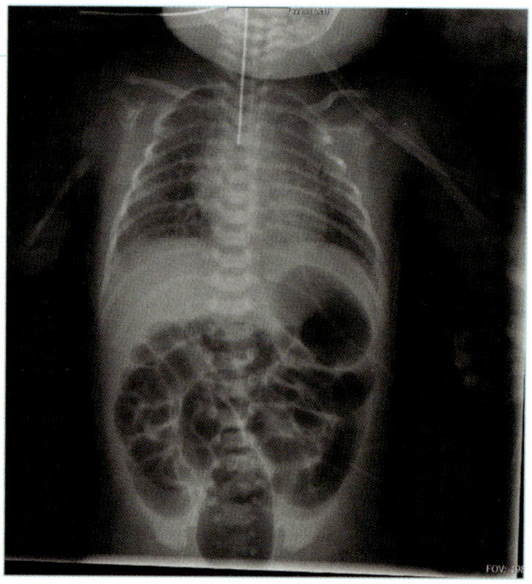

Abb. 12.16 Röntgen-Thorax mit Abdomenübersicht mit Ösophagusatresie Typ IIIb nach Vogt bei einem Mädchen einen Tag nach ihrer Geburt [P1660]

ABB. 12.17

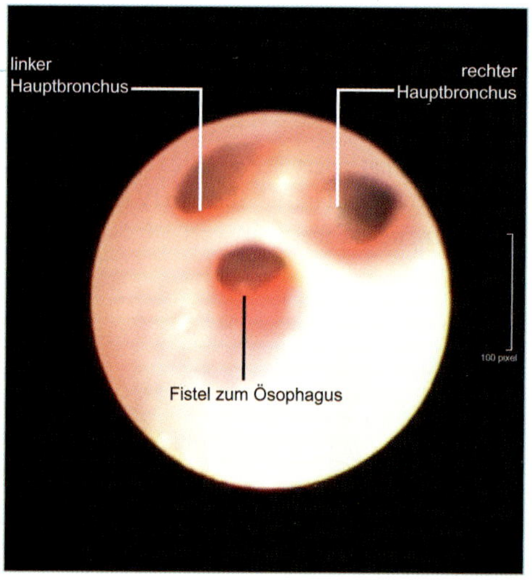

Abb. 12.17 Tracheoösophageale Fistel in der Bronchoskopie [P1660]

Therapie

Erstversorgung: keine orale Zufuhr; operative Korrektur!

OP: Anastomose/Magenhochzug/selten Dünn- oder Dickdarm-Interponat

Postoperativ: Röntgen (➢ Abb. 12.18)

Therapie

Zur **Erstversorgung** (präoperativ) eines Neugeborenen mit Ösophagusatresie gehören die Anlage einer doppellumigen Schlürfsonde (Sonde mit niedrigem Sog), die Oberkörperhochlagerung und Nüchternheit. Eine antibiotische Prophylaxe kann individuell erwogen werden.

Die **chirurgische Korrektur** der Ösophagusatresie ist sowohl durch eine Thorakoskopie (bessere Sicht, aber komplexere Anastomose) oder eine Thorakotomie möglich. Neben der Ösophagusanastomose wird dabei auch die Fistel ligiert. Bei langstreckigen Atresien wird zunächst, falls vorhanden, die Fistel ligiert und eine Gastrostomie angelegt, über die das Kind bis zur Anastomose ernährt werden kann. Im Verlauf erfolgt dann die sekundäre Anastomose oder ein Magenhochzug. In seltenen Fällen wird Dünn- oder Dickdarm als Interponat verwendet.

Postoperativ werden die Patienten auf der Intensivstation überwacht. Direkt nach der Operation kann mit dem enteralen Kostaufbau über die transanastomotische Sonde begonnen werden. Eine Woche nach der Operation findet die radiologische Kontrolle statt (➢ Abb. 12.18), meist durch eine orale Kontrastmittelnuntersuchung. Die Kinder sollten langfristig betreut und ggf. endoskopisch kontrolliert werden, da diese häufig an Reflux und rezidivierenden Atemwegsinfektionen leiden, gelegentlich Stenosen der Anastomosen entwickeln und anfänglich etwas zögerlich gedeihen.

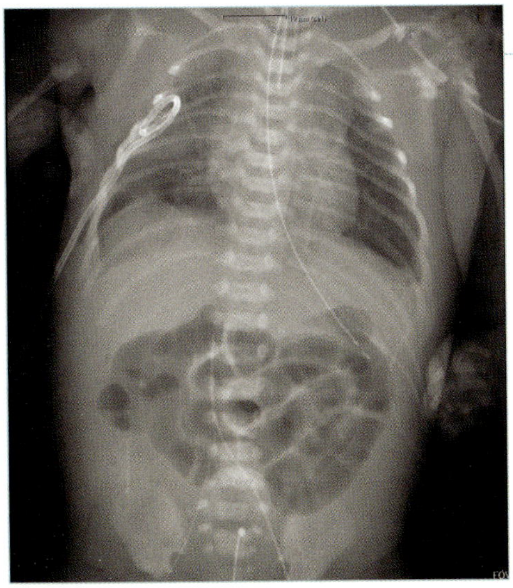

Abb. 12.18 Postoperativer Röntgen-Thorax mit Abdomenübersicht (gleiches Kind wie in ➢ Abb. 12.16) [P1660]

ABB. 12.18

Über 90 % der Patienten überleben; zu den häufigsten postoperativen Komplikationen gehören Anastomosenstenose (40 %), Anastomoseninsuffizienz (20 %), Rezidivfistel (5 %) und Rekurrenz-Läsionen (5 %).

Prognose: gut (90 % überleben)

12.2.7 Dünndarmatresie

Nicolas A. Hoyos Celis, Daniel Svoboda

12.2.7 Dünndarmatresie

NKLC

Angeborene Fehlbildungen des GIT, Beispiel: Ösophagusatresie, Dünndarmatresie

Kompetenzebene: **1**, klin. Diagnostik, app. Diagnostik, Therapie, Notfall, Management

Die Dünndarmatresie ist eine angeborene Störung der Dünndarmkontinuität durch „echte Atresie" oder Stenose infolge ausbleibender Rekanalisierung des Darmrohrs (➢ Abb. 12.19, ➢ Abb. 12.20). Seltener kann auch eine Involution eines Darmsegments aufgrund einer Gefäßinsuffizienz vorliegen. Die Inzidenz beträgt 1:1.500 Lebendgeburten. Eine Duodenalatresie ist häufig mit Trisomie 21 assoziiert.

Störung der *Dünndarmkontinuität* (➢ Abb. 12.19, ➢ Abb. 12.20)
Duodenalatresie assoziiert mit *Trisomie 21*

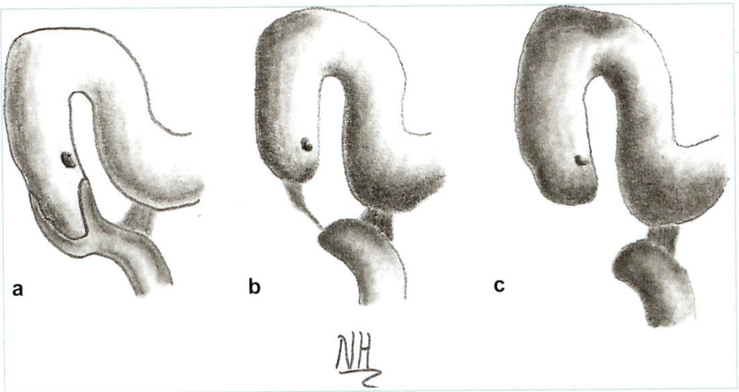

Abb. 12.19 Duodenalatresie [P1658]
a) Typ I: Membran (Windsackdeformität)
b) Typ II: filifome Atresie, z. B. Pancreas anulare
c) Typ III: dissoziative Atresie

ABB. 12.19

Studentische Sicht

ABB. 12.20

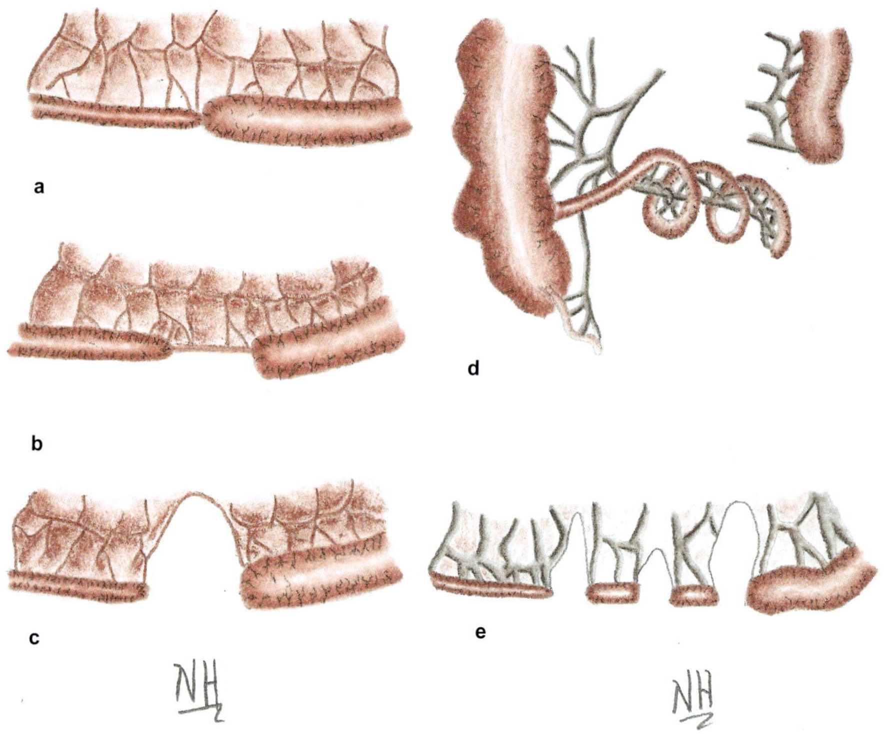

Abb. 12.20 Dünndarmatresie (jejunoileal) [P1658]
a) Typ I: membranös
b) Typ II: Kontinuitätsunterbrechung, intaktes Mesenterium
c) Typ IIIa: Atresie, v-förmiger Mesenterialdefekt
d) Typ IIIb: Typ „apple-peel"
e) Typ IV: Kettenatresien

Klinik und Diagnostik
Pränatale Sonografie: „Double-Bubble"-Sign

Klinik und Diagnostik

Pränatal sind ein Polyhydramnion und eine Distension von Magen und Duodenum („double-bubble") nachzuweisen. Postnatal ist ein hoher Dünndarmileus typisch.

Therapie
Operative Kontinuitätsherstellung

Therapie

Bei der **Duodenalatresie** wird eine Duodenoduodenostomie durch Diamond-shaped-Anastomose der Blindenden durchgeführt (➤ Abb. 12.21a). Beim Pancreas anulare darf das Pancreas nicht durchtrennt werden. Bei einer Membran ist eine Duodenotomie mit Membranresektion ausreichend.

Bei einer **Dünndarmatresie** steht die Kontinuitätsherstellung unter Erhalt maximaler Dünndarmlänge im Vordergrund (➤ Abb. 12.21b, vor allem bei „apple-peel" und Kettenatresien).

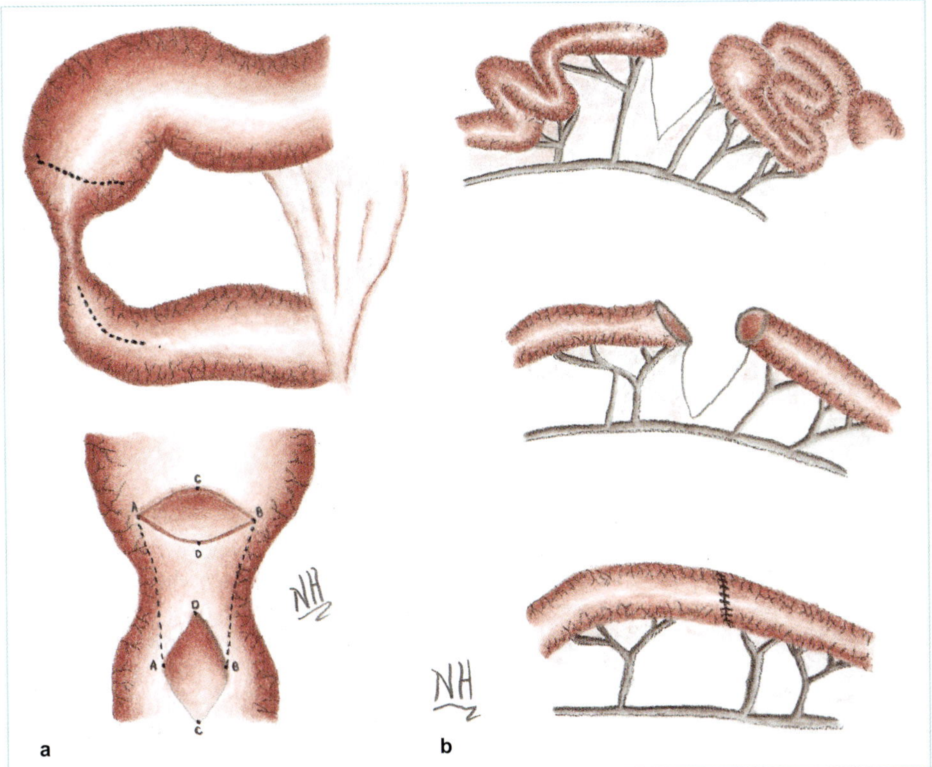

Abb. 12.21 Anastomosen bei Dünndarmatresie [P1658]
a) Diamantenförmige Anastomose; die Buchstaben A bis D geben an, welche Stellen der Darmeröffnung miteinander vernäht werden (A mit A, B mit B usw.)
b) Dünndarmanastomose

12.2.8 Meckel-Divertikel

Tina Trautmann, Daniel Svoboda

NKLC Kompetenzebene: **1**, klin. Diagnostik, app. Diagnostik, Therapie, Notfall, Management

Das Meckel-Divertikel ist ein echtes Divertikel des Ileums mit Aussackung aller Darmwandschichten. Es ist die häufigste gastrointestinale Fehlbildung (Inzidenz 2:100 Lebendgeburten) und eine häufige Ursache (ca. 50 %) gastrointestinaler Blutungen im Kindesalter. Ursache ist eine gestörte Rückbildung des Ductus omphaloentericus. Eine Besonderheit ist das Vorhandensein ektopen Gewebes (z. B. Magenschleimhaut, Pankreasgewebe), das lokale Entzündungen (Divertikulitis) und Ulzerationen (Blutung) verursachen kann. Assoziationen mit weiteren Fehlbildungen wie Herzvitien, Ösophagusatresie (➤ Kap. 12.2.6), Malrotation, Duodenalatresie (➤ Kap. 12.2.7), Morbus Hirschsprung (➤ Kap. 12.2.9) oder Omphalozele (➤ Kap. 12.2.5) kommen vor.

MERKE

2er-Regel

2 % der Bevölkerung, 2 Jahre bei klinischer Manifestation, 2 Fuß (ca. 60 cm) proximal der Ileozökalklappe, 2 Zoll (ca. 10 cm) in der Länge, 2 Arten heterotopen Gewebes (Magenmukosa, Pankreasgewebe).

Klinik und Diagnostik

Symptome Bei Entzündung kommt es zu Bauchschmerzen, Erbrechen, Stuhlverhalt und Fieber, bei einer Ulzeration zu nicht schmerzhaften intestinalen Blutungen (dunkelrot belegte Stühle) und bei einer Invagination zu kolikartigen Schmerzen mit schmerzfreien Intervallen.

12.2.8 Meckel-Divertikel

Echtes Divertikel des Ileums, Ursache *gastrointestinaler Blutungen* im Kindesalter
Assoziation mit weiteren Fehlbildungen!

MERKE

Klinik und Diagnostik

Symptome: Meist erst bei Entzündung/Invagination/Ulzeration (➤ Tab. 12.2)

Studentische Sicht

Apparative Diagnostik Klinik und Diagnostik bei Divertikulitis und Divertikelblutung sind in ➤ Tab. 12.2 dargestellt. Bei akutem Abdomen oder schwerer gastrointestinaler Blutung erfolgt zeitnah die explorative Laparoskopie, ggf. mit gleichzeitiger Endoskopie als diagnostischer Methode der Wahl.

TAB. 12.2

Tab. 12.2 Klinik und Diagnostik bei Divertikulitis und Divertikelblutung

Divertikulitis	Divertikelblutung
• **Klinik:** periumbilikaler Druckscherz, ggf. lokale Abwehrspannung, ggf. Peritonismus • **Labor:** Leukozytose, CRP-Erhöhung, ggf. Fibrinogen-Erhöhung > 5 g/l bei Perforation • **Sonografie** (bei Verdacht auf akute Entzündung): Wandverdickung, Hyperperfusion und freie Flüssigkeit	• **Klinik:** meist indolent, ggf. blutige digital-rektale Untersuchung • **Labor:** ggf. Eisenmangelanämie (d. h. Ferritin ↑, Transferrin ↓), positiver Hämoccult-Test • **„Meckel-Scan“** (bei unklarer gastrointestinaler Blutung): Na-^{99m}Tc-Pertechnetat-Szintigrafie zur Darstellung ektoper Magenschleimhaut

Therapie
Erstmaßnahmen: Stabilisierung, konservative Therapie, evtl. Antibiotika

OP: Divertikelresektion

Therapie

Erstmaßnahmen sind das Monitoring (Herzfrequenz, Blutdruck), der i. v. Zugang, eine Laboranalyse (Blutgasanalyse, Blutbild, CRP), die Nahrungskarenz, eine Rehydrierung und ggf. Antibiotika (bei Verdacht auf Perforation) bzw. eine Transfusion (bei schwerer Anämie).

Die **operative Therapie** besteht aus einer explorativen Laparoskopie mit Divertikelresektion. Postoperativ wird ein zügiger Kostaufbau angestrebt. Bei Perforation werden Antibiotika gegeben. Mögliche Komplikationen sind eine Divertikelnekrose, eine Perforation, eine Peritonitis und eine Sepsis.

12.2.9 Morbus Hirschsprung

12.2.9 Morbus Hirschsprung

Daniel Svoboda

NKLC Kompetenzebene: **1**, klin. Diagnostik, app. Diagnostik, Therapie, Notfall, Management

Agangliose im letzten Rektumdrittel; Ausdehnung nach oral (bis Dünndarm: *Zülzer-Wilson-Syndrom*)

Der Morbus Hirschsprung ist eine angeborene Erkrankung des Dickdarms infolge einer Entwicklungsstörung der intestinalen Ganglienzellen. Aufgrund der Aussprossung der Ganglienzellen von oral nach aboral ist immer das letzte Rektumdrittel betroffen, die Aganglionose reicht unterschiedlich weit nach oral. Bei Erreichen des Dünndarms handelt es sich um ein Zülzer-Wilson-Syndrom. Die Inzidenz beträgt ca. 1:4.000 Lebendgeburten, das Verhältnis Jungen:Mädchen liegt bei 4:1. In 50 % der familiären Fälle und in ca. 20 % der sporadischen Fälle wird eine Ret-Gen-Mutation nachgewiesen.

Klinik und Diagnostik
Symptome: *Spastik* und *Passagestörung*, verspäteter Mekoniumabgang, *Neugeborenenileus*

Diagnostik: Aganglionose in *transanaler Rektumwandbiopsie*, Kontrastmitteldarstellung

Klinik und Diagnostik

Symptome Die Aganglionose verursacht eine Spastik und somit die Passagestörung des betroffenen Darmabschnitts. Die Symptome hängen vom Ausmaß (Länge) der Aganglionose ab. Pathognomonisch ist ein verspäteter oder ausbleibender Mekoniumabgang, bei höheren (= längerstreckigen) Formen entwickelt sich ein Neugeborenenileus.

Apparative Diagnostik Die Diagnose wird durch eine transanale Rektumwandbiopsie und den Nachweis fehlender Ganglienzellen gestellt. Zur OP-Planung bzw. Höhenbestimmung wird eine Kontrastmitteldarstellung des Kolons durchgeführt.

Therapie
OP mit Resektion des Darmabschnitts

Therapie

Es ist eine operative Therapie erforderlich. Meist wird eine einzeitige, frühelektive transanale Resektion des betroffenen Rektumabschnitts (transanale Durchzugsoperation nach de la Torre) durchgeführt. Eine Alternative ist die Durchzugsoperation nach Svenson oder Soave oder ein retrorektaler Durchzug nach Duhamel. Die rein abdominelle Resektion mit tiefer Anastomose nach Rehbein ist aufgrund hoher Rezidiv-/Persistenzrate obsolet.

Bei Neugeborenenileus oder starker Kolondistension (Megacolon congenitum) ist eine dreizeitige operative Behandlung mit primärer Entlastungsileostomie, sekundärem Durchzug und tertiärer Stomarückverlagerung notwendig.

Postoperativ weist das verbleibende Kolon zumeist eine leichte Hypoganglionose (Übergangszone) auf, sodass die Patienten zur Obstipation neigen.

Bei Nachweis einer Ret-Gen-Mutation ist eine weiterführende Diagnostik und Überwachung bezüglich einer multiplen endokrinen Neoplasie (MEN) Typ 2a und 2b indiziert (s. a. ➤ Kap. 11.2).

12.2.10 Anorektale Fehlbildungen (ARM)

Judith Felcht, Michael Boettcher

NKLC Kompetenzebene: **1**, klin. Diagnostik, app. Diagnostik, Therapie, Notfall, Management

Anorektale Fehlbildungen sind angeborene Fehlbildungen sowohl des Afters (Anus) als auch des Enddarms (Rektums). Dabei gibt es ein breites Spektrum unterschiedlicher Erscheinungsformen bei Jungen und Mädchen (➢ Abb. 12.22, ➢ Tab. 12.3). Die Inzidenz liegt bei 1–1,5:5.000 Lebendgeburten.

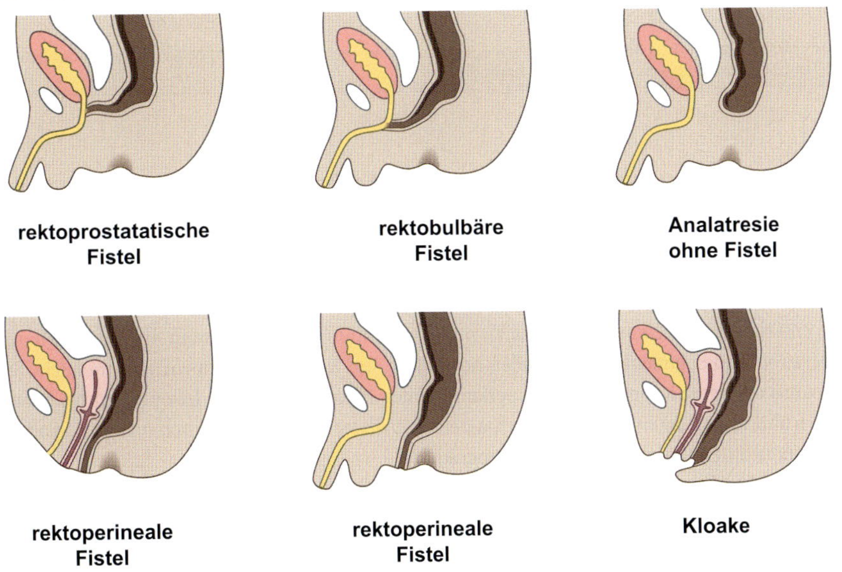

Abb. 12.22 Formen der anorektalen Fehlbildungen [L157]

Tab. 12.3 Formen anorektaler Fehlbildungen bei Jungen und Mädchen

Jungen	Mädchen
• Analatresie ohne Fistel (Dickdarm endet blind) • Rektoperineale Fistel (Fistel mündet in die Haut des Dammbereichs) • Rektourethrale Fistel • Blasenhalsfistel	• Perineale Fistel (3 sichtbare Öffnungen, Fistel mündet in die Haut des Dammbereichs) • Rektovestibuläre Fistel (3 sichtbare Öffnungen, Fistel mündet innerhalb des Vestibulum vaginae) • Rektovaginale Fistel (2 sichtbare Öffnungen, Fistel mündet in den hinteren Anteil der Vagina) • Analatresie ohne Fistel (2 sichtbare Öffnungen) • Kloake (1 gemeinsame Öffnung von Vagina, Blase und Darm)

Außerdem können assoziierte Fehlbildungen oder auch chromosomale Anomalien vorliegen. Dabei muss immer an eine VACTERL-Assoziation gedacht werden (➢ Tab. 12.4).

Klinik und Diagnostik

Innerhalb der ersten 24 Lebensstunden sollte möglichst die korrekte Diagnose gestellt und weitere Untersuchungen eingeleitet werden. Dazu gehören u. a. eine klinische Untersuchung und ein VACTERL-Screening (➢ Tab. 12.4).

MERKE Wichtig ist zunächst die korrekte Identifizierung der vorliegenden Erscheinungsform, um die weitere Behandlung festzulegen.

Studentische Sicht

12.2.10 Anorektale Fehlbildungen (ARM)

Verschiedene Ausprägungen bei Jungen und Mädchen (➢ Tab. 12.3); assoziierte Fehlbildungen!

TAB. 12.3

Klinik und Diagnostik

- In den ersten 24 Stunden
- *VACTERL-Screening* (➢ Tab. 12.4)

TAB. 12.4

Tab. 12.4 VACTERL-Assoziation [F997-006]

VACTERL	Bedeutung	Diagnostik
V = Vertebrae	Fehlbildungen der Wirbelsäule (z. B. „tethered cord")	Röntgen-Thorax, Sonografie der Wirbelsäule
A = Anus	Fehlbildungen des Anus	Sonografie perineal, ggf. Röntgen
C = Cardial	Kardiale Fehlbildungen (Ventrikelseptumdefekt)	Herzecho
T = Trachea	Tracheoösophageale Fistel	
E = Esophagus	Speiseröhrenfehlbildung	Magensonde durchgängig?
R = Renal	Nierenfehlbildungen	Sonografie der Nieren, U-Stix (Stuhl?)
L = Limb	Extremitätenfehlbildungen	Inspektion Extremitäten; ggf. weitere Bildgebung
Bei der VACTERL-Assoziation handelt es sich um eine Kombination verschiedener angeborener Fehlbildungen (zutreffend, wenn mindestens 3 gleichzeitig vorliegen).		

Therapie

Meist *mehrzeitige OP* mit langfristiger Nachbehandlung mit interdisziplinärer Betreuung (vor allem *psychosozial* mit steigendem Lebensalter)

Therapie

In Abhängigkeit von der Form der Analatresie und der Erfahrung des Operateurs wird die Analatresie entweder direkt mit einer **PSARP (posteriore sagittale Anorektoplastik)** korrigiert oder zunächst ein Kolostoma am rektosigmoidalen Übergang angelegt und die endgültige Korrekturoperation im Alter von 3 Monaten geplant. Die Stoma-Rückverlagerung wird 6 Wochen nach PSARP durchgeführt.

Bei Menschen mit anorektaler Malformation (ARM) ist eine lebenslange, interdisziplinäre **Nachsorge** ebenso entscheidend wie eine gelungene Korrekturoperation. Insbesondere in der frühen Phase nach der Operation sind engmaschige Kontrollen notwendig, um Komplikationen wie eine mögliche Stenose des Neoanus oder eine Koprostase bei hyperkontinenten Formen sowie eine Inkontinenz bei komplexen Formen frühzeitig zu erkennen und zu behandeln. Im weiteren Verlauf profitieren viele Betroffene von einem strukturierten Bowel-Management-Programm.

Mögliche frühe **Komplikationen** sind eine Anastomoseninsuffizienz, eine Wundinfektion/-dehiszenz und ein Fistelrezidiv. Zu den Spätkomplikationen zählen die Inkontinenz, die Obstipation, eine Stenose des Neoanus und ein Schleimhautprolaps.

12.3 Herz

12.3 Herz

Daniel Svoboda

NKLC

Angeborene Herzfehler

Kompetenzebene: **1**, klin. Diagnostik, app. Diagnostik, Therapie, Notfall, Management

Herzklappenerkrankungen

Kompetenzebene: **2**, klin. Diagnostik, app. Diagnostik, Therapie, Notfall, **Management**

Postpartal relevant ist die Unterscheidung zwischen (s. a. ➤ Kap. 7.1.2):
- Azyanotisch (Links-rechts-Shunt, z. B. ASD/VSD)
- Zyanotisch (Rechts-links-Shunt, z. B. Fallot-Tetralogie)

Kumulativ die häufigsten Fehlbildungen!

Die Therapie der angeborenen Herzfehler ist in ➤ Kap. 7.1.2 abgehandelt. Im Folgenden werden die postpartal besonderen Aspekte kurz aufgegriffen.

Angeborene Herzfehler sind die häufigsten angeborenen Fehlbildungen. Deren kumulative Inzidenz beträgt ca. 1:100 Lebendgeburten. Je nach resultierendem Shunt unterscheidet man

- azyanotische Herzfehler (Links-rechts-Shunt), bei denen sauerstoffreiches Blut aus dem linken (systemischen) in den rechten (pulmonalen) Kreislauf gelangt (z. B. ASD = Vorhofseptumdefekt, VSD = Ventrikelseptumdefekt, PDA = persistierender Ductus arteriosus Botalli) von
- zyanotischen Herzfehlern, entweder mit Rechts-links-Shunt (z. B. Fallot-Tetralogie, Pulmonal- oder Trikuspidalatresie) oder infolge von Gefäßfehlverbindungen (z. B. TGA = Transposition der großen Arterien, DORV = Double Outlet Right Ventricle).

MERKE

MERKE Viele Herzfehlbildungen können bereits pränatal diagnostiziert werden.

Postnatal verursachen milde Fehlbildungen (ASD, kleiner VSD) nur selten Symptome – Herzgeräusche und Zyanose führen am häufigsten zur Diagnostik angeborener Herzfehlbildungen. Einige Fehlbildungen weisen eine progrediente Linksherzbelastung bis zur Herzinsuffizienz auf (z. B. großer VSD). Dieses kann typischerweise zu Trink- und Essschwäche, Tachy- und Dyspnoe, Husten und rekurrierenden Atemwegsinfekten führen.

Milde Symptome *(Herzgeräusche)* bis hin zur Herzinsuffizienz

12.3.1 Ventrikelseptumdefekt (VSD)

Ein VSD kommt isoliert oder mit anderen Herzfehlern kombiniert vor (z. B. Fallot-Tetralogie). Ein Defekt im Ventrikelseptum führt zum Links-rechts-Shunt, wobei die Folgen vom Shuntvolumen abhängen: Große Defekte führen zu Linksherzbelastung und zur Druckangleichung zwischen System- und Lungenkreislauf (pulmonale Hypertonie). Langfristig führt dies zur Degeneration der arteriellen Lungengefäße mit irreversibler weiterer Erhöhung des pulmonalarteriellen Drucks, was zur Shunt-Umkehr (Rechts-links-Shunt) führt (Eisenmenger-Reaktion, ➤ Kap. 7.1.1.2).

12.3.1 Ventrikelseptumdefekt (VSD)

Isoliert/kombiniert; Linksherzbelastung und pulmonale Hypertonie, ggf. Shuntumkehr (Eisenmenger-Reaktion)

12.3.2 Persistierender Ductus arteriosus Botalli (PDA)

Der PDA macht knapp 10 % aller angeborenen Herzfehler aus. Pränatal führt der physiologische Rechts-links-Shunt zwischen Lungenarterie und Aortenbogen zum Umgehen des Lungenkreislaufs. Der postnatale pulmonale Blutdruckabfall führt bei ausbleibendem Verschluss des Ductus zu einem Links-rechts-Shunt, wobei die Folgewirkung vom Shuntvolumen abhängt: Große Volumina führen zur Linksherzbelastung und Herzinsuffizienz.

Der Verschluss des PDA kann medikamentös gelingen (Prostaglandinhemmer), aber auch interventionell via Herzkatheter und in seltenen Fällen (vor allem bei Frühgeborenen) offen via dosaler Thorakotomie links und Clipverschluss.

12.3.2 Persistierender Ductus arteriosus Botalli (PDA)

Pränatal Rechts-links-Shunt zwischen Lungenarterie und Aortenbogen (Umgehen der Lunge), postnatal Links-rechts-Shunt
Prostaglandinhemmer zum medikamentösen Verschluss

12.3.3 Fallot-Tetralogie

Mit ca. 10 % aller angeborenen Herzfehler ist die Fallot-Tetralogie der häufigste zyanotische Herzfehler. Es handelt sich um die Kombination mehrerer Herzfehler:

- Pulmonalstenose
- Großer VSD
- Weit rechts und ventral, direkt über dem VSD entspringende Aorta, die Blut sowohl aus dem linken, als auch dem rechten Ventrikel führt („reitende Aorta")
- Rechtsherzhypertrophie

In ca. 20 % der Fälle liegt ein zusätzlicher ASD vor (Fallot-Pentalogie). Aufgrund der Pulmonalstenose ist der rechtsventrikuläre Blutauswurf verringert, während der Fluss über den VSD (Rechts-links-Shunt) in die überreitende Aorta (Mischblut) vermehrt ist. Das Ausmaß der Zyanose hängt vom Ausmaß der Pulmonalstenose und dem konsekutiven Shuntvolumen ab.

Die Korrekturoperation ist innerhalb der ersten Lebensmonate indiziert.

12.3.3 Fallot-Tetralogie

- 10 % aller angeborenen Herzfehler, zyanotisch
- 4 Veränderungen: Pulmonalstenose, großer VSD, „reitende Aorta" und Rechtsherzhypertrophie
- OP innerhalb der ersten Monate!

12.3.4 Aortenisthmusstenose

Die Aortenisthmusstenose macht knapp 10 % aller Herzfehler aus. Es handelt sich um eine kurzstreckige Verengung des Aortenbogens hinter dem Abgang der linken A. subclavia, häufig vor der Mündung des Ductus arteriosus Botalli (präduktal), selten dahinter (postduktal). Bei der präduktalen Form erfolgt die Durchblutung abhängig vom Ausmaß der Stenose mehr oder weniger über den Ductus arteriosus Botalli, was bei physiologischem postnatalen Verschluss zur lebensbedrohlichen Ischämie des gesamten abhängigen Körpers führen kann.

Postnatal wird der Ductus arteriosus Botalli offen gehalten, indem man Prostaglandine als Überbrückung bis zur Operation gibt.

12.3.4 Aortenisthmusstenose

Verengung der Aorta hinter der A. subclavia sinistra. bei der präduktalen Form Blutfluss über Ductus arteriosus Botalli
Prostaglandine bis zur OP

12.3.5 Transposition der großen Arterien (TGA)

Mit ca. 5 % aller Herzfehler handelt es sich bei der TGA um den zweithäufigsten zyanotischen Herzfehler. Dabei sind die Abgänge der beiden ventrikulären Gefäße vertauscht, d. h., die Aorta entspringt dem dorsalen rechten Ventrikel und die Pulmonalarterie dem ventralen linken. Während beide Kreisläufe pränatal über den Ductus arteriosus Botalli und das Foramen ovale gemischt sind, besteht postnatal eine mit dem Leben nicht vereinbare komplette Trennung des Lungen- und Systemkreislaufs. Etwa 50 % aller TGA sind mit einem zusätzlichen (in diesen Fällen lebensrettenden) VSD kombiniert.

Bei einer TGA ohne VSD wird der Ductus arteriosus Botalli zur Überbrückung offen gehalten, ggf. ist ein Rashkind-Manöver erforderlich (Schaffen einer iatrogenen Vorhofseptumperforation mittels Herzkatheter).

12.3.5 Transposition der großen Arterien (TGA)

Tausch Aorta und A. pulmonalis mit Trennung von großem und kleinem Kreislauf; *ohne VSD nicht mit dem Leben vereinbar*
Ductus-arteriosus Botalli offen halten, *Rashkind-Manöver (iatrogener VSD)*

Studentische Sicht

12.4 Lunge

Daniel Svoboda

NKLC

Angeborene Fehlbildungen der Lunge

Kompetenzebene: **1**, klin. Diagnostik, app. Diagnostik, Therapie, Notfall, Management

Angeborene Lungenerkrankungen sind selten.

Angeborene Lungenerkrankungen sind allesamt seltene Erkrankungen mit einer Prävalenz unter 5:10.000 Einwohnern. Die kumulative Inzidenz liegt bei etwa 1:2.500 Lebendgeburten. Der Häufigkeit nach versteht man hierunter folgende Fehlbildungen: CPAM (➤ Kap. 12.4.1), Lungensequester (➤ Kap. 12.4.2), kongenitales lobäres Emphysem (➤ Kap. 12.4.4), bronchogene Zyste (➤ Kap. 12.4.5).

12.4.1 Congenital Pulmonary Airway Malformation (CPAM), angeborene pulmonale Atemwegsfehlbildung

Zystische bis hamartös-adenomatoide Veränderungen

Die CPAM macht etwa ein Drittel aller Lungenfehlbildungen aus. Die Inzidenz liegt zwischen 1:10.000 und 1:20.000 Lebendgeburten. Es handelt sich um zystisch bis hamartös-adenomatoide Veränderungen der Lunge, die in den kleinen Blutkreislauf integriert und in unterschiedlich starkem Ausmaß belüftet sind.

Klinik und Diagnostik

Verdacht im Röntgen, Bestätigung in der CT

Symptome Wenn Symptome auftreten, dann handelt es sich um eine pulmonale Instabilität, d. h. eine Tendenz zur Ateminsuffizienz, und Infektionen.

Apparative Diagnostik Etwa zwei Drittel aller CPAMs werden pränatal diagnostiziert, postnatal wird die Verdachtsdiagnose konventionell radiologisch gestellt und CT-morphologisch bestätigt (zum Ausschluss einer Hybridläsion [s. u.] unbedingt mit Kontrastmittel).

Therapie

Bei Symptomen besteht OP-Indikation

Bei symptomatischer CPAM (pulmonale Instabilität, Atelektasen der gesunden Lunge, Infektionen) besteht eine absolute OP-Indikation. Dabei wird eine offene (Thorakotomie) oder eine minimalinvasive Resektion (Thorakoskopie) durchgeführt. Bei asymptomatischer CPAM tendiert man in den letzten Jahren zu einem konservativen Vorgehen.

12.4.2 Lungensequester

Funktionslose Lungenareale im unteren Lungenfeld *ohne Gefäßanschluss an den kleinen Kreislauf*
Unterscheide:
- Extrapulmonale Sequester
- Intrapulmonale Sequester

Lungensequester bezeichnen funktionslose Lungenareale, die arteriell aus dem großen Kreislauf (Aorta) gespeist, aber nicht über die Lungenarterie durchblutet werden. Einen bronchialen Anschluss haben die Sequester nicht und sind nahezu ausschließlich im unteren Lungenfeld zu finden. Man unterscheidet:

- Extrapulmonale Sequester: eigene viszerale Pleura, typischerweise links und venöse Drainage in die V. hemiazygos
- Intrapulmonale Sequester: beidseitig, häufig venöser Abfluss in die untere Lungenvene

Klinik und Diagnostik

Symptome: Rechtsherzbelastung bei großem *Shuntvolumen*

Diagnostik: Meist Zufallsbefund bei rezidivierenden Infekten; CT mit Kontrastmittel

Symptome Aufgrund ihrer Durchblutungssituation können Sequester gelegentlich ein erhebliches Shuntvolumen aufweisen, was zu chronischer Rechtsherzbelastung mit relevanter pulmonaler Hypertonie führen kann.

Apparative Diagnostik Gelegentlich wird die Diagnose pränatal gestellt, sonst handelt es sich entweder um Zufallsbefunde oder – bei intrapulmonalen Sequestern – um eine Diagnostik wegen rekurrierender Infekte jenseits des 2. Lebensjahres (seltener Erwachsenenalter). Diagnostikum der Wahl ist eine CT mit Kontrastmittel.

Therapie

- Intrapulmonal: operative Entfernung
- Extrapulmonal: konservativ

Bei intrapulmonalen Lungensequestern ist wegen des Risikos rekurrierender Infekte eine operative Entfernung indiziert. Bei extrapulmonalen Sequestern ist eine konservative Therapie möglich, wenn das Shuntvolumen irrelevant ist.

12.4.3 Hybridläsion

CPAM und typischerweise intrapulmonaler Sequester

Dabei handelt es sich um eine Kombinationsform aus CPAM und typischerweise intrapulmonalem Sequester, d. h. um eine zystische bis adenomatoide Veränderung der Lunge, die typischerweise belüftet ist, keinen

Anschluss an die Lungenarterie und einen venösen Abfluss über die Lungenvene hat. Therapeutisch besteht aufgrund rekurrierender Infekte die Indikation zur OP.

12.4.4 Kongenitales lobäres Emphysem (CLE)

Das CLE ist eine neonatal auftretende Überblähung eines Lungenlappens, wobei knapp 50 % im linken Oberlappen lokalisiert sind (seltener im rechten Mittel- oder Oberlappen). Ursache ist eine ausgeprägte Malazie und/oder Verengung des betreffenden Bronchus, der im Fall eines Oberlappenbefalls nicht selten atypisch direkt aus der Trachea entspringt. Der bronchiale Kollaps nach abgeschlossener Inspiration führt zum Air-Trapping.

> **12.4.4 Kongenitales lobäres Emphysem (CLE)**
> *Überblähung* eines Lungenlappens (meist linker Oberlappen), ggf. Air-Trapping

Klinik und Diagnostik

Postnatal ist im konventionellen Röntgen-Thorax die progrediente Überblähung des betroffenen Lungenareals mit gelegentlicher Hernierung zur Gegenseite nachzuweisen. Bestätigt wird die Diagnose durch eine CT (ohne Kontrastmittel), die das Ausmaß begleitender Kompressionsatelaktasen der gesunden Lungenareale zeigt.

> **Klinik und Diagnostik**
> Progrediente Überblähung im konventionellen Röntgen-Thorax, CT (Bestätigung)

Therapie

Etwa drei Viertel aller CLE weisen noch innerhalb des 1. Lebensjahrs eine Kompression umliegender Lungenareale auf, sodass eine Operation indiziert ist. In 5–10 % der Fälle besteht direkt postnatal eine pulmonale Insuffizienz (Notfall!), sodass die Indikation zur Resektion gegeben ist.

Die Operation ist entweder eine offene Lobektomie oder – je nach Ausmaß der Überblähung und Alter der Patienten – eine Thorakoskopie.

> **Therapie**
> Meist OP indiziert (offene Lobektomie/Thorakoskopie)

12.4.5 Bronchogene Zyste

Sowohl Trachea als auch Ösophagus entwickeln sich aus dem Vorderdarm. Entwickelt sich ventral des Vorderdarms eine atypische Ausknospung, entsteht daraus eine bronchogene (mit bronchialem Flimmerepithel ausgekleidete) Zyste oder alternativ eine Duplikationszyste des Ösophagus (Plattenepithel). Beide weisen keine Verbindung zu anderen Strukturen auf und sind somit luftleer und flüssigkeitsgefüllt.

> **12.4.5 Bronchogene Zyste**
> Atypische Ausknospung mit *bronchialem Flimmerepithel*/Plattenepithel; luftleer und flüssigkeitsgefüllt

Klinik und Diagnostik

Symptome Etwa zwei Drittel aller Patienten weisen in der Neonatalperiode Symptome auf, die sich durch Größe und Lage der Zyste ergeben: Dyspnoe, Tachypnoe, Stridor, rekurrierende Bronchitiden oder Pneumonien.

Apparative Diagnostik Vorderdarmzysten können schon pränatal diagnostiziert werden. Postnatal fallen sie häufig als kugelige, mediastinale Tumoren auf und werden in der CT oder MRT verifiziert.

> **Klinik und Diagnostik**
> **Symptome:** definiert durch Größe und Lage der Zyste
>
> **Diagnostik:** pränatal möglich; postnatal CT/MRT

Therapie

Aufgrund häufig auftretender Symptome besteht die Indikation zur Operation. Diese wird häufig minimalinvasiv (thorakoskopisch) durchgeführt, bei ausgeprägten Symptomen eher offen via Thorakotomie.

> **Therapie**
> Je nach Symptomatik *OP* indiziert (meist *thorakoskopisch*, ggf. offen)

12.5 Urogenitaltrakt

Tobias Nientiedt, Daniel Svoboda

> **12.5 Urogenitaltrakt**

> **NKLC**
> **Urogenitale Fehlbildungen**
> Kompetenzebene: **1**, klin. Diagnostik, app. Diagnostik, Therapie, Notfall, Management

12.5.1 Phimose

> **12.5.1 Phimose**

> **NKLC**
> **Phimose/Paraphimose**
> Kompetenzebene: **2**, klin. Diagnostik, app. Diagnostik, Therapie, Notfall, **Management**

Verengung der Vorhaut (im *1. Lj. physiologisch!*); sekundäre Phimose = Folge von Trauma/Entzündung

Die Phimose ist eine Verengung der Vorhaut, die damit nicht (mehr) über die Eichel zurückgezogen werden kann. In den ersten Lebensjahren ist dies ein physiologischer Zustand, der keiner Behandlung bedarf. Im Lauf des Wachstums lösen sich die Verklebungen von Vorhaut und Eichel, und die Vorhaut weitet sich. Phimosen finden sich im Alter von einem Jahr bei etwa 50 %, im Alter von 6–7 Jahren bei nur 8 % und im Alter von 16–18 Jahren bei nur etwa 1 %.

Eine sekundäre Phimose ist eine narbige Enge als Folge von Entzündungen, traumatischen Retraktionsversuchen oder eines Lichen sclerosus (chronisch entzündliche Erkrankung autoimmuner Genese).

Klinik und Diagnostik

Anamnese: Unterscheidung zwischen primär und sekundär.
Untersuchung: Narben?

Klinik und Diagnostik

Anamnese Gefragt wird nach Vorerkrankungen wie Harnwegsinfekten, Entzündungen der Vorhaut, Ballonieren der Vorhaut bei der Miktion oder Schmerzen bei der Erektion.
Körperliche Untersuchung Dabei ist auf Narbenbildungen im Bereich der Vorhaut zu achten.

Therapie und Management

Therapieindikation bei Schmerzen oder Entzündungen

Therapie und Management

Eine Phimose ist eine anatomische Begebenheit und stellt nicht grundsätzlich eine Indikation zur Behandlung dar. Bei sekundären Störungen wie Schmerzen oder Entzündungen ist jedoch eine Therapie indiziert. Auch bei Jungen mit angeborener Fehlbildung der Harnwege kann die Behandlung einer Phimose indiziert sein, um die Häufigkeit von Harnwegsinfektionen zu verringern.

KOMPETENZBASIERTES VORGEHEN

KOMPETENZBASIERTES VORGEHEN (NKLC)

Management

- **Erstversorgung:** Diagnosesicherung
- **Entscheidungsfindung:** OP bei Schmerzen oder Entzündungen bzw. bei sekundären Phimosen, insbesondere beim Verdacht auf Lichen sklerosus; klassische Zirkumzision kontraindiziert bei angeborenen Fehlbildungen des Penis (Hypospadie [➤ Kap. 12.5.2], Epispadie [➤ Kap. 12.5.3], „buried penis“)
- **Prinzipien der Versorgung:**
  - Konservativ: topische Glukokortikosteroide als Salbe
  - Operativ: vollständige Zirkumzision oder alternativ vorhauterhaltende Verfahren, immer mit adäquater Analgesie/Anästhesie
- **Nachbehandlung:**
- **Erfolgsparameter:**
- **Komplikationen:** Nachblutung, Infektion, Sensibilitätseinschränkung, Narbenbildung, Verletzungen der Harnröhre und Schwellkörper, Meatusstenose, Rezidiv, spätere funktionelle, ästhetische oder mögliche psychosexuelle Beeinträchtigungen

Medizinisch nicht indizierte Beschneidungen werden in § 1631d BGB „Beschneidung des männlichen Kindes“ geregelt.

12.5.2 Hypospadie

Kongenitale Hemmungsfehlbildung des Penis und der Harnröhre; familiäre Prädisposition

12.5.2 Hypospadie

Die Hypospadie ist die häufigste kongenitale Hemmungsfehlbildung des Penis und der Harnröhre (Inzidenz 1,9:1.000 Lebendgeburten). Vermutete Ursache ist ein intrauteriner Androgenmangel ab der 14. Schwangerschaftswoche. Der Einfluss verschiedener Umweltfaktoren ist unklar, es besteht eine familiäre Prädisposition.

Klinik und Diagnostik

Ektope Mündung der Harnröhre (Ventralseite), ➤ Tab. 12.5

Klinik und Diagnostik

Die Harnröhre mündet ektop an der Ventralseite des Penisschaftes, am Skrotum oder am Perineum (➤ Tab. 12.5). Die Vorhaut ist in der Regel an der Ventralseite nicht geschlossen und liegt der Glans als dorsale Vorhautschürze kapuzenförmig auf. Häufig ist der Penisschaft zusätzlich ventral gekrümmt. Sonderform ist eine „Hypospadia sine Hypospadia“, also ein orthotoper Meatus mit mehr oder weniger ausgeprägter Krümmung des Penisschaftes und dorsaler Vorhautschürze.

Tab. 12.5 Klassifikation der Hypospadie (nach S2k-Leitlinie zur operativen Behandlung der distalen, mittleren und proximalen Hypospadie)

Formen der Hypospadie	Beschreibung
Distal-anteriore Hypospadie, 70–80 % (> Abb. 12.23b)	Meatus befindet sich an der Glans oder am distalen Penisschaft
Mittlere Hypospadie, 15–20 %	Meatus befindet sich penil zwischen dem penoskrotalen Übergang und dem distalen Penisschaftdrittel
Proximal-posteriore Hypospadie, selten (> Abb. 12.23a)	Meatus befindet sich penoskrotal, skrotal oder perineal
Sonderformen	
Hypospadia sine Hypospadia	Meatus befindet sich orthotop glandulär und ist normal konfiguriert
Megalomeatus	Meatus befindet sich orthotop glandulär, ist aber wesentlich zu groß und reicht proximal an die Kranzfurche

TAB. 12.5

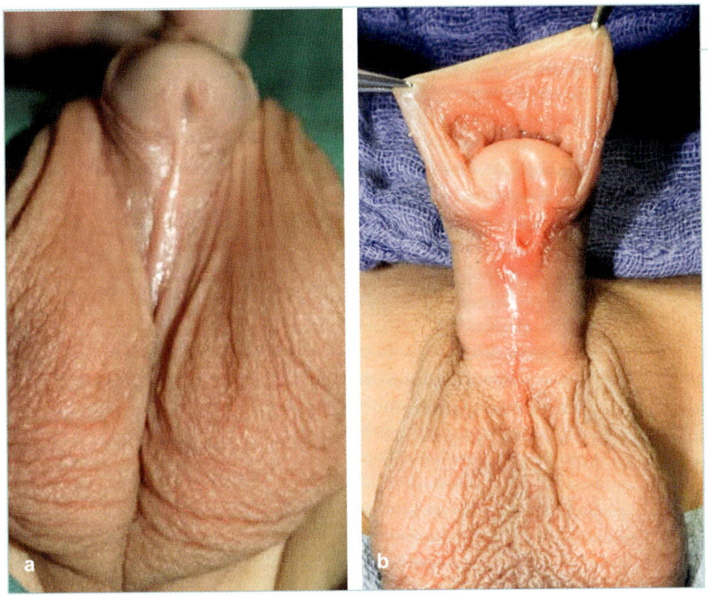

Abb. 12.23 Klinisches Bild einer Hypospadie [P1659]
a) Proximale Hypospadie
b) Distale Hypospadie

ABB. 12.23

Therapie

Bei der Therapie lassen sich medizinisch notwendige und ästhetisch sinnvolle Indikationen unterscheiden:

- Medizinisch notwendig: mittlere und proximale Hypospadien, distale Hypospadien mit Penisschaftkrümmung oder Meatusstenose
- Ästhetisch sinnvoll: distale Hypospadien bei möglicher psychischer Belastung durch auffällig gestaltetes äußeres Genitale

Die **Operation** besteht aus der Aufrichtung des Penisschaftes, der Harnröhren- und Glansrekonstruktion und der plastischen Rekonstruktion des Penis und Skrotums. Dazu sind über 450 OP-Techniken beschrieben worden.

Komplikationen sind häufig, bis zu 25–30 % bei proximalen Hypospadien und 5 % bei distalen Formen (urethrokutane Fisteln, Meatusstenose).

Therapie

Medizinische OP-Indikation bei *mittlerer und proximaler* Hypospadie sowie bei ausgeprägter Krümmung des Penisschaftes
Ästhetisch bei isolierter distaler Hypospadie

12.5.3 Epispadie-Ekstrophie-Komplex

Beim Epispadie-Ekstrophie-Komplex handelt es sich um ein Spektrum seltener ventraler Mittellinienfehlbildungen unterschiedlicher Ausprägung:

- **Epispadie:** dorsale Spaltung der Harnröhre unterschiedlicher Ausprägung mit oder ohne Sphinkterbeteiligung
- **Blasenekstrophie:** Fehlbildungen der unteren Bauchwand mit nach außen offen liegender Blase und gespaltenem Genitale, Spaltbecken mit Außenrotation der Hüftgelenke, ventralisierter Anus, Fehlbildung der Beckenboden- und Bauchwandmuskulatur

12.5.3 Epispadie-Ekstrophie-Komplex

Ventrale Mittellinienfehlbildungen mit dorsaler Spaltung der Harnröhre unterschiedlicher Ausprägung (Epispadie) bis hin zur offenen Bauchdecke (Blasenekstrophie)

Die Inzidenz liegt bei etwa 1:10.000 Lebendgeburten (M:F = 2:1). Eine spätere Inkontinenz tritt in 20–40 % der Fälle auf.

Klinik und Diagnostik
Suche nach *Begleitanomalien*

Klinik und Diagnostik

Bei der Blasenekstrophie wird häufig bereits pränatal die Verdachtsdiagnose aufgrund der sonografisch fehlenden Harnblase gestellt. Die postnatale Diagnostik umfasst Anamnese und klinische Untersuchung, bedeutet aber auch die Suche nach anorektalen Fehlbildungen und Begleitanomalien von Spinalkanal, Gastrointestinal- und Herz-Kreislauf-System.

Therapie
- Epispadie: Verschluss der Urethralrinne
- Ekstrophie: operative Rekonstruktion mit Blasenverschluss

Therapie

Bei der **Epispadie** steht der operative Verschluss der Urethralrinne zu einer Harnröhre im Vordergrund. Bei der **Ekstrophie** sollte der primären Rekonstruktion mit Blasenverschluss, Rekonstruktion von Blasenhals und äußerem Genitale und Harnleiterneueinpflanzung der Vorzug vor der primären Harnableitung gegeben werden. Die operative Rekonstruktion sollte in einem spezialisierten Zentrum erfolgen.

12.5.4 Hintere Harnröhrenklappen
(Potenziell lebensbedrohliche) subvesikale Obstruktion; oft terminales Nierenversagen
Nur Jungen betroffen!

12.5.4 Hintere Harnröhrenklappen

Es handelt sich um eine seltene, angeborene, potenziell lebensbedrohliche subvesikale Obstruktion mit einer konsekutiven Schädigung der Blasen- und Nierenfunktion (Inzidenz 1:7.000–8.000 Lebendgeburten), die in etwa 20 % der Fälle zu einem terminalen Nierenversagen führt. Sie kommt nur bei Jungen vor. Ein begleitendes ausgeprägtes Oligohydramnion kann außerdem zu einer potenziell lebensbedrohlichen Lungenhypoplasie führen.

Klinik und Diagnostik
Bei geringer Ausprägung tröpfelnde Miktion

Diagnostik: pränatal oft beidseitige Hydronephrose mit Megaureteren; *Miktionszysturografie:* vesikoureterorenaler Reflux; ggf. MAG3-Nierenszintigrafie

Klinik und Diagnostik

Symptome Ist die Erkrankung nur gering ausgeprägt, kann eine persistente Harninkontinenz das einzige Symptom sein (tröpfelnde Miktion).

Apparative Diagnostik Häufig wird pränatal eine ausgeprägte beidseitige Hydronephrose mit Megaureteren und Oligohydramnion nachgewiesen. **Labormedizinisch** zeigt sich eine mehr oder weniger stark ausgeprägte Niereninsuffizienz. In der **Miktionszysturografie** (MCU) ist die hintere Harnröhre dilatiert mit nachfolgender hochgradiger Enge. Bei vielen Patienten besteht zusätzlich ein sekundärer vesikoureterorenaler Reflux. In der **MAG-3-Nierenszintigrafie** werden die seitengetrennte Partialfunktionen der Nieren und die Abflussverhältnisse untersucht.

Therapie
- Zunächst transurethrale oder suprapubische Urinausleitung.
- 3.–4. Lebenswoche: therapeutische *Klappenschlitzung*
- Gegebenenfalls *antibiotische Dauerprophylaxe* mit lebenslanger Nachsorge

Therapie

Postpartal wird der Harn über einen Blasenkatheter (transurethral oder suprapubisch) abgeleitet. In der Urethrozystoskopie wird die Diagnose bestätigt und dann im Alter von 3–4 Wochen eine therapeutische Klappenschlitzung durchgeführt. Bei vesiko-uretero-renalem Reflux ist eine antibiotische Dauerprophylaxe indiziert. Eine Zirkumzision kann bei Urethralklappen die Häufigkeit von komplizierten Harnwegsinfektionen verringern.

Jungen mit einer Urethralklappe bedürfen einer lebenslangen Nachsorge. Die Blasenfunktion bleibt bei fast allen Patienten lebenslang pathologisch. In fast einem Drittel der Fälle kommt es trotz optimaler Behandlung zu einer Niereninsuffizienz.

12.5.5 Maldescensus testis (Hodenhochstand)

12.5.5 Maldescensus testis (Hodenhochstand)

NKLC
Hodenhochstand
Kompetenzebene: **3a, klin. Diagnostik**, app. Diagnostik, Therapie, Notfall, **Management**

Häufigste urogenitale angeborene Fehlbildung (➤ Tab. 12.6); meist noch spontaner Descensus in den ersten Lebensmonaten

Der Hodenhochstand ist die häufigste angeborene Fehlbildung des männlichen Neugeborenen (Inzidenz 1–5:100 der reif geborenen Jungen und bis zu 45:100 bei Frühgeborenen), wobei verschiedene Formen unterschieden werden (➤ Tab. 12.6). Dabei ist innerhalb der ersten Lebensmonate noch ein spontaner Descensus möglich. Knapp 1 % aller männlichen Neugeborenen haben im Alter von einem Jahr einen Hodenhochstand. In bis zu 30 % der Fälle sind beide Seiten betroffen. Die Ursache ist multifaktoriell, wobei endokrine, genetische und Umwelteinflüsse eine Rolle spielen können.

Tab. 12.6 Formen des Hodenhochstandes (nach S2k-Leitlinie Hodenhochstand – Maldescensus testis)

Form	Beschreibung
Kryptorchismus	Der Hoden ist nicht tastbar. Hierunter kann sich eine Hodendystopie, eine Hodenatrophie oder eine Hodenagenesie verbergen. Der Bauchhoden („Retentio testis abdominalis“) liegt intraabdominell und ist nicht zu tasten.
Leistenhoden	Der Hoden liegt bei der „Retentio testis inguinalis“ im Bereich der Leiste und kann nicht in das Skrotum verlagert werden.
Gleithoden	Der Hoden liegt bei der „Retentio testis prescrotalis“ oberhalb des Skrotums vor dem äußeren Leistenring. Er kann in das Skrotum luxiert werden, gleitet aber wieder zurück.
Hodenektopie	Der Hoden liegt außerhalb des physiologischen Descensuswegs. Die Ursache liegt in einer Fehlinsertion des Gubernaculum testis.
Pendelhoden	Der Hoden liegt bei der „Retractile testis“ spontan entweder im Skrotum oder oberhalb davon. Er lässt sich spannungsfrei in das Skrotum verlagern und bleibt dort bis zur Auslösung des Kremasterreflexes.

Klinik und Diagnostik

Körperliche Untersuchung In entspannter und warmer Umgebung, ggf. in sitzender Position werden Skrotum und Leiste inspiziert und bimanuell palpiert. Neben der Lage des Hodens beurteilt man auch die Hodengröße im Vergleich zur Gegenseite.

Apparative Diagnostik Bei einem nicht palpablen Hoden ist ggf. eine Sonografie indiziert. Der sichere Beweis für einen intraabdominellen Hoden ist mit Bildgebung nicht möglich. Im Zweifelsfall muss eine diagnostische Laparoskopie durchgeführt werden.

Beim beidseitigen Kryptorchismus wird präoperativ Hodengewebe durch Bestimmung von Inhibin B, alternativ durch hCG-Stimulation nachgewiesen.

Therapie und Management

Ziel der Therapie ist die rechtzeitige Verlagerung des Hodens in das Skrotum, der Erhalt des Fertilitätspotenzials und die Verringerung des Malignitätsrisikos. Dabei sollte man die ersten 6 Lebensmonate abwarten, da ein spontaner Deszensus möglich ist; nach dem 6. Lebensmonat wird dieser jedoch zunehmend unwahrscheinlicher. Die Behandlung sollte mit Vollendung des 12. Lebensmonates abgeschlossen sein.

CAVE Beim unbehandelten Hodenhochstand ist die Fertilität potenziell vermindert und das Risiko für Hodenmalignome erhöht. Ein beidseitiger unbehandelter Hodenhochstand führt in nahezu allen Fällen zur Infertilität. Das Risiko eines malignen Hodentumors ist bei Hodenhochstand um den Faktor 5–10 erhöht. Eine operative Lagekorrektur vor Eintritt der Pubertät kann das Neoplasierisiko deutlich verringern.

KOMPETENZBASIERTES VORGEHEN (NKLC)

Management

- **Erstversorgung:** Diagnosesicherung
- **Entscheidungsfindung:**
  - *Konservativ:* Hormontherapie (β-HCG oder GnRH) → geringe Erfolgsrate, daher nicht mehr allgemein empfohlen; bei beidseitigem Maldeszensus GnRH empfohlen, um Fruchtbarkeitspotenzial zu erhalten; nach dem 1. Lebensjahr keine Hormontherapie mehr
  - *Operativ:* Aufgrund erhöhten Malignitätspotenzials und fehlendender manueller Untersuchbarkeit keinen Hoden intraabdominell belassen!
    - Bei ausbleibendem Deszensus → operative Hodenverlagerung je nach Hodenlage über inguinalen oder skrotalen Zugang
    - Bei nicht palpablem oder sonografisch nicht in der Leiste nachweisbarem Hoden → Laparoskopie
    - Bei hypoplastischem Hoden ggf. Orchiektomie
- **Prinzipien der Versorgung:** Verlagerung des Hodens oder Orchiektomie
- **Nachbehandlung:** wegen des erhöhten Risikos eines malignen Hodentumors Screening und Selbstuntersuchung ab der Pubertät empfohlen
- **Erfolgsparameter:**
- **Komplikationen:** selten; < 2 % Hodenatrophie; weitere Komplikationen: Verletzungen des Ductus deferens und sekundärer Hodenhochstand; Infertilität

Studentische Sicht

TAB. 12.6

Klinik und Diagnostik

Untersuchung: Skrotum und Leiste inspizieren und bimanuell palpieren; Hodengröße beurteilen

Diagnostik: ggf. Sonografie bei nicht palpablen Hoden (selten diagnostische Laparoskopie)

Therapie und Management

In den ersten 6 Lebensmonaten: Abwarten. Behandlung nach Vollendung des 12. Lebensmonats.

CAVE

KOMPETENZBASIERTES VORGEHEN

Studentische Sicht

12.5.6 Ureteropelvine Stenose (UPS)/Ureterabgangsstenose

Enge zwischen Nierenbecken und proximalem Ureter; *meist intrinsisch,* selten extrinsisch

12.5.6 Ureteropelvine Stenose (UPS)/Ureterabgangsstenose

Die UPS beschreibt eine Enge des Übergangs vom Nierenbecken zum proximalen Ureter. Sie ist die häufigste Ursache für pränatal festgestellte Erweiterungen des Nierenbeckenkelchsystems (NBKS). Die Inzidenz beträgt 1:5.000 Lebendgeborene (Männer zweimal häufiger betroffen als Frauen).

Ursache ist meist eine intrinsische, anatomische Enge. Extrinsische Stenosen sind seltener und werden durch akzessorische Unterpolgefäße oder Lageanomalien der Niere verursacht.

Klinik und Diagnostik

Symptome: meist asymptomatisch

Diagnostik: sonografischer Zufallsbefund

Klinik und Diagnostik

Symptome Symptomatische Ureterabgangsstenosen sind selten. Extrinsische Stenosen werden häufig erst im Schulalter durch rezidivierende Flankenschmerzen symptomatisch.

Apparative Diagnostik Meist wird die UPS bereits pränatal als Zufallsbefund bei einer Sonografie oder im Rahmen eines Screenings bei der U-Untersuchung erkannt. Die Sonografie steht bei Diagnose und Verlaufskontrolle der UPS im Vordergrund. Die MAG-3-Nierenszintigrafie erlaubt die Beurteilung der seitengetrennten Nierenfunktion sowie der urodynamischen Relevanz der Stenose (➤ Abb. 12.24).

ABB. 12.24

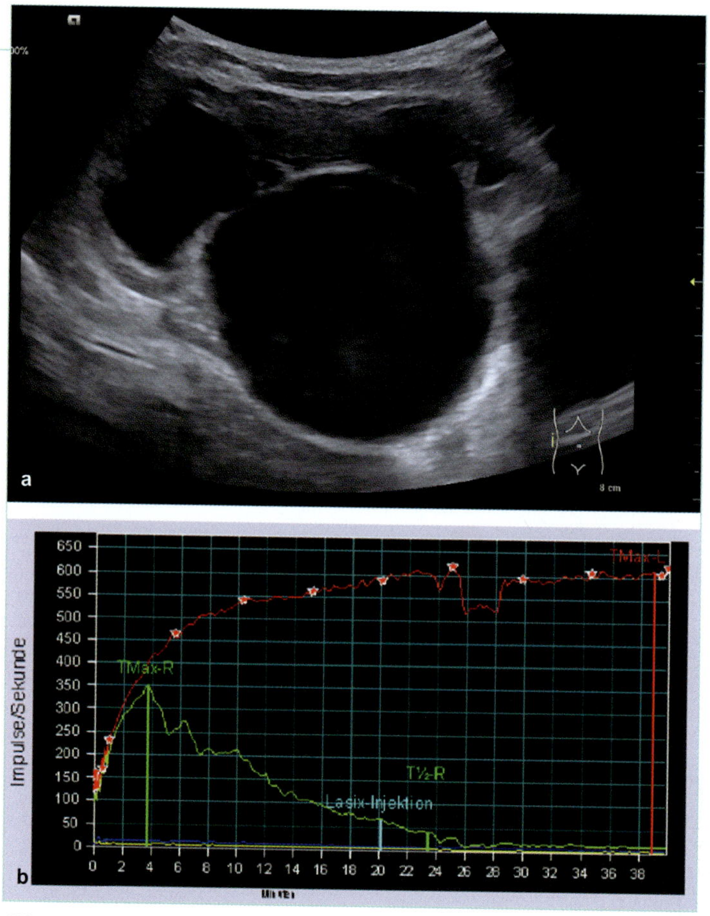

Abb. 12.24 Ureteropelvine Stenose [P1659]
a) Sonografisches Bild einer ausgeprägten Dilatation des Nierenbeckenkelchsystems bei ureteropelviner Stenose
b) MAG-3-Nierenszintigrafie bei ureteropelviner Stenose mit urodynamisch relevanter Abflussstörung

Therapie

Bei kompensierten Abflussverhältnissen und stabiler Nierenfunktion: konservativ
Sonst operativ: *Nierenbeckenplastik*

Therapie

Bei kompensierten Abflussverhältnissen und stabiler Nierenfunktion ist die Behandlung **konservativ** mit regelmäßigen sonografischen und ggf. szintigrafischen Verlaufskontrollen.

Bei zunehmender Dilatation, eingeschränkter Nierenfunktion und szintigrafisch dekompensierten Abflussverhältnissen ist eine **Nierenbeckenplastik** mit Entfernung der Engstelle und Anastomose des Harnleiters mit dem tiefsten Punkt des Nierenbeckens indiziert. Typische Komplikation ist in ca. 1 % eine erneute Obstruktion.

CAVE Eine unbehandelte relevante UPS führt zu zunehmender Dilatation des NBKS und zum konsekutiven Funktionsverlust der Niere.

12.5.7 Vesikoureterorenaler Reflux (VUR)

Der VUR ist als unphysiologischer Rückfluss von Urin aus der Harnblase in die Harnleiter oder das Nierenbecken definiert. Dies ist eine häufige urologische Anomalie bei Kindern mit einer Inzidenz von fast 1 %. Die Aszension von Bakterien aus der Blase in die Harnleiter und das Nierenbecken kann zu fieberhaften Entzündungen der Nieren – Pyelonephritiden – führen.

Klinik und Diagnostik

Anamnese Gefragt wird außer nach den ggf. akuten Symptomen nach dem Trink- und Miktionsverhalten sowie Stuhlgang.

Symptome Der VUR ist häufig asymptomatisch und nicht therapiebedürftig. Ist er symptomatisch, dann meist durch einen fieberhaften Harnwegsinfekt. Im Fall rezidivierender Pyelonephritiden sind schwerwiegende Folgen wie die Ausbildung renaler Narben, eine renal bedingte Hypertonie und eine Niereninsuffizienz möglich.

Körperliche Untersuchung Sie umfasst die Inspektion des äußeren Genitals und der Wirbelsäule zum Ausschluss einer Spina bifida.

Apparative Diagnostik Bei fieberhaften Harnwegsinfektionen oder Verdacht auf VUR ist die **Sonografie** von Nieren und Blase indiziert. Dabei können die Erweiterung des NBKS, Auffälligkeiten wie Doppelnieren oder die Verdickung des Urothels auf einen VUR hinweisen. Goldstandard ist die **Miktionszysturografie,** bei der die Harnblase unter Röntgendurchleuchtung über einen transurethralen oder suprapubischen Blasenkatheter mit einen Röntgenkontrastmittel gefüllt wird (➤ Abb. 12.25). Im Fall eines VUR tritt Kontrastmittel in den Harnleiter bzw. das Nierenbecken über. Alternativ ist eine strahlensparende Refluxprüfung mit kontrastmittelverstärktem Ultraschall möglich. Zur Diagnostik von Nierennarben wird eine DMSA-Szintigrafie (DMSA = Dimercaptobernsteinsäure) der Nieren durchgeführt.

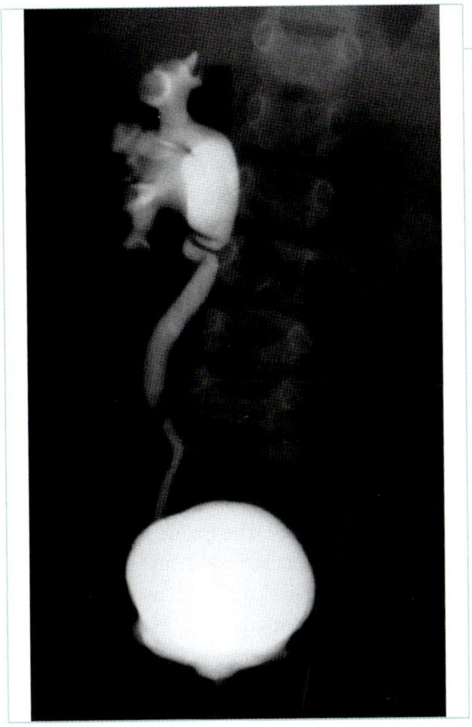

Abb. 12.25 Einseitiger vesikoureterorenaler Reflux in der Röntgen-Miktionszysturografie mit Kontrastmittelrückfluss bis zur Niere [R232]

CAVE

12.5.7 Vesikoureterorenaler Reflux (VUR)

Unphysiologischer *Rückfluss von Urin* aus der Harnblase in die Harnleiter

Klinik und Diagnostik

Anamnese: Trink- und Miktionsverhalten

Symptome: oft asymptomatisch und nicht therapiebedürftig; fieberhafte Harnwegsinfekte, Niereninsuffizienz bei rezidivierenden Pyelonephritiden

Untersuchung: Ausschluss *Spina bifida*

Diagnostik: *Sonografie* und *Miktionszysturografie* als Goldstandard

ABB. 12.25

Therapie
Erhalt der Nierenfunktion

Therapie

Ziel jeglicher Therapie des VUR ist der Erhalt der Nierenfunktion durch Verhinderung von Pyelonephritiden und Nierennarben.

CAVE

CAVE Ein unbehandelter symptomatischer VUR kann durch rezidivierende Pyelonephritiden zur Refluxnephropathie mit arterieller Hypertonie und Niereninsuffizienz führen. Etwa 10–15 % der terminalen Niereninsuffizienzen sind auf eine Refluxnephropathie zurückzuführen.

Häufig spontane Ausheilung, deshalb meist zunächst konservative Therapie (antibiotische Langzeitprophylaxe), operativ: *Antirefluxplastiken*

In vielen Fällen kommt es zur spontanen Ausheilung (Maturierung) des VUR (Potenzial zur Maturierung höher bei jüngeren Kindern und weniger ausgeprägtem VUR). Je nach Alter, Grad des VUR, Vorhandensein von Nierennarben und Geschlecht des Patienten wird eine konservative oder operative Therapie durchgeführt. Im 1. Lebensjahr wird in der Regel immer eine konservative Therapie durchgeführt.

- Konservative Therapie: antibiotische Langzeitprophylaxe, Abwarten einer spontanen Ausheilung, Verbesserung des Trink- und Miktionsverhaltens und des Stuhlgangs, Therapie von Blasenentleerungsstörungen
- Operative Therapie: endoskopische Verfahren mit geringer Invasivität, jedoch auch geringerer Erfolgsrate und höherem Rezidivrisiko als bei offen-chirurgischen Verfahren; Erfolgsrate aller offenen Antirefluxplastiken zwischen 95 und 98 %
  - Endoskopische Verfahren: zystoskopische Injektion von Fremdmaterial unter den intramuralen Teil des Harnleiters („bulking agents") → Verengung des Lumens und Verlängerung des intramuralen Harnleiterverlaufs → geringerer Rückfluss von Urin in den Harnleiter
  - Offen-chirurgische Verfahren: bei persistierendem hochgradigen Reflux, nachgewiesenen Nierennarben, hohem Risiko für erneute Pyelonephritiden oder erfolgloser endoskopischer Refluxtherapie → Schaffung eines submuskösen Harnleitertunnels, der bei zunehmender Füllung der Blase über einen Ventilmechanismus einen Refluxschutz bewirkt

FALL Ein 6 Monate altes Mädchen wird wegen wiederholter fieberhafter Harnwegsinfektionen zur kinderurologischen Mitbeurteilung in Ihrer Sprechstunde vorgestellt. Bereits zweimal war aufgrund einer Pyelonephritis ein stationärer Aufenthalt in einer Kinderklinik zur i. v. antibiotischen Therapie notwendig.
In der sonografischen Untersuchung des Harntrakts zeigt sich eine geringe Erweiterung des linken Nierenbeckens. Sie rezeptieren aufgrund der beiden vorhergehenden schweren Harnwegsinfektionen eine antibakterielle Dauerprophylaxe mit Nitrofurantoin und veranlassen eine MCU zur weiteren Diagnostik. Hier zeigt sich ein 4° vesikoureterorenaler Reflux in die linke Niere.
Aufgrund des Potenzials einer Maturierung des Refluxes vereinbaren Sie mit der Familie zunächst einen Verzicht auf eine operative Intervention und empfehlen die Fortsetzung der antibakteriellen Prophylaxe für das 1. Lebensjahr. In den kommenden Monaten treten erfreulicherweise keine erneuten Infektionen auf. 6 Wochen nach Absetzen der Prophylaxe im 13. Lebensmonat kommt es jedoch erneut zu einem fieberhaften Harnwegsinfekt. Noch unter i. v. antibiotischer Therapie führen Sie eine Miktionsurosonografie durch, bei der sich ein persistierender Reflux in die linke Niere zeigt. Sie beginnen erneut mit der Reinfekt-Prophylaxe und führen 6 Wochen später eine Antirefluxplastik links durch. Nach weiteren 6 Wochen beenden Sie die antibakterielle Prophylaxe. Das Mädchen bleibt in der Zukunft auch ohne Prophylaxe infektfrei.

12.5.8 Megaureter
Pathologische Erweiterung des Ureterlumens (> 6 mm)
- *Primär* (Obstruktion bei ureterovesikalem Übergang/aperistaltisches Segment) oder
- *Sekundär* (subvesikales Abflusshindernis)

12.5.8 Megaureter

Von einem Megaureter spricht man bei einer pathologischen Erweiterung des Ureterlumens von mehr als 6 mm. Nach der ureteropelvinen Stenose (➢ Kap. 12.5.6) ist er die zweithäufigste Ursache für eine pränatal diagnostizierte Erweiterung des Nierenbeckenkelchsystems (NBKS). Die Inzidenz liegt bei etwa 0,3:1.000 Lebendgeburten (Männer 2–4-mal häufiger als Frauen, links häufiger als rechts).

Der Megaureter ist primär, durch Obstruktion im Bereich der ureterovesikalen Übergangs durch ein aperistaltisches Segment, oder sekundär, durch ein subvesikales Abflusshindernis, bedingt. Man unterscheidet folgende Formen:

- Obstruktiver Megaureter
- Refluxiver Megaureter
- Refluxiver und obstruktiver Megaureter
- Nichtrefluxiver und nichtobstruktiver Megaureter

Klinik und Diagnostik

Symptome Megaureter bleiben häufig lange Zeit asymptomatisch und werden als Zufallsbefund entdeckt. Erstes Symptom ist meist ein fieberhafter Harnwegsinfekt, insbesondere dann, wenn der Ureter refluxiv ist.

Apparative Diagnostik In etwa 50 % der Fälle wird der Megaureter bereits in der pränatalen **Sonografie** als Hydronephrose diagnostiziert. Auch postnatal ist die Sonografie Diagnostik der ersten Wahl. Eine **Miktionszysturografie** (MCU) dient dem Ausschluss oder Nachweis eines vesikoureterorenalen Refluxes (➤ Kap. 12.5.6) bzw. einer subvesikalen Obstruktion (z. B. Harnröhrenklappe bei Jungen, Eine **Nierenszintigrafie** kann das Ausmaß einer Obstruktion bestimmen.

Studentische Sicht – Klinik und Diagnostik
Symptome: häufig fieberhafte Harnwegsinfekte

Diagnostik: Sonografie als Goldstandard, Miktionszysturografie (Reflux?), Nierenszintigrafie (Obstruktion?)

Therapie

Die Möglichkeit einer spontanen Ausheilung (Maturation) von Reflux oder Obstruktion ist hoch, sodass eine operative Therapie nur etwa in 10–15 % notwendig ist. Bei Reflux ist zunächst eine antibiotische Dauerprophylaxe indiziert. Eine OP kommt bei persistierender Obstruktion oder Verschlechterung der Nierenfunktion infrage, wobei dann das obstruktive oder adyname Segment reseziert und der Harnleiter neu in die Blase implantiert wird.

Studentische Sicht – Therapie
Meist spontane Ausheilung, antibiotische Dauerprophylaxe bei Reflux, OP (Segmentresektion) bei persistierender Obstruktion/reduzierter Nierenfunktion

12.5.9 Ovarialtorsion

NKLC Kompetenzebene: **2**, klin. Diagnostik, app. Diagnostik, Therapie, **Notfall**, **Management**

Bei der Ovarialtorsion verdreht sich die Adnexe um die Gefäßachse. Der arterielle Zufluss bleibt dabei zunächst erhalten, der venöse und lymphatische Abfluss wird jedoch gestaut. Folge ist eine ödematöse Vergrößerung des Ovars und das konsekutive Sistieren der arteriellen Durchblutung mit Ischämie und Nekrose.

Ursache der Ovarialtorsion sind oft Ovarialzysten oder Ovarialtumoren. Dabei tritt sie links (zwei Drittel) häufiger auf als rechts (ein Drittel).

Insgesamt ist die Ovarialtorsion ein seltener Notfall bei Mädchen im Kindes- und Jugendalter (Inzidenz = 4,9:100.000 Lebendgeburten). Sie macht 2,9 % aller akuten Abdominalerkrankungen im Kindesalter aus.

Studentische Sicht – 12.5.9 Ovarialtorsion
- Verdrehen der Adnexe um Gefäßstiel *(Notfall!)*
- Zunächst venöser Stau (Vergrößerung des Ovars), später Kompromittierung der Durchblutung.
- *Ovarialzysten* oder *Ovarialtumoren* als Ursache

Klinik und Diagnostik

Symptome Unterbauchschmerzen, Übelkeit, Erbrechen, Fieber und Leukozytose sind typische Merkmale. Aufgrund der häufig unspezifischen Symptome ist die Ovarialtorsion nur schwierig von Differenzialdiagnosen wie Appendizitis, Gastroenteritis oder Nierenkoliken zu unterscheiden.

Studentische Sicht – Klinik und Diagnostik
Symptome: unspezifisch mit *Unterbauchschmerz*

MERKE
Symptomatik Ovarialtorsion
- Akut einsetzende, heftige, kolikartige Unterbauchschmerzen
- Meist einseitig
- Oft nächtlicher Symptombeginn
- Intermittierend mit schmerzfreien Intervallen
- 70–80 % begleitet von Übelkeit und Erbrechen

Apparative Diagnostik In der **Sonografie** ist das betroffene Ovar ödematös vergrößert, peripher sind oft multiple Zysten zu erkennen („string of pearls"). Es ist freie abdominelle Flüssigkeit nachweisbar. Trotz der Torsion kann der Doppler-Ultraschall in bis zu 60 % der Fälle normal sein, da eine doppelte Blutversorgung des Ovars möglich ist. **Laboruntersuchungen** dienen hauptsächlich dem Ausschluss von Differenzialdiagnosen, z. B. Schwangerschaft (β-HCG), Harnwegsinfekt (Urinsediment), Appendizitis (Leukozyten, CRP), Nierensteine (Urinsediment), Tumor (αFP, β-HCG, humane Plazenta-AP).

Diagnostik: Sonografie als Goldstandard (oft multiple Zysten *[„string of pearls"]*, freie abdominelle Flüssigkeit; *Doppler-Ultraschall oft normal)*

CAVE Eine nicht oder zu spät diagnostizierte Ovarialtorsion kann zu einer Ischämie und Nekrose und damit zu einem Verlust des Ovars führen.

KOMPETENZBASIERTES VORGEHEN

Therapie und Management

KOMPETENZBASIERTES VORGEHEN (NKLC)

Notfall

Jede Ovarialtorsion

Management

- **Erstversorgung:** Diagnosebestätigung, Ausschluss Differenzialdiagnosen, OP-Vorbereitung
- **Entscheidungsfindung:** dringliche Laparoskopie zur Detorquierung, bei Tumorverdacht Biopsie oder Tumorentfernung
- **Prinzipien der Versorgung:** Detorquierung (mögliche Erholung eines nekrotisch imponierenden Ovars), ggf. Tumorentfernung
- **Nachbehandlung:**
- **Erfolgsparameter:** erfolgreiche Detorquierung bzw. Tumorentfernung
- **Komplikationen:** Verlust des Ovars

KAPITEL

13 Plastische Chirurgie

Yanic Jost, Christoph Hirche, Annika Arsalan-Werner

13.1 Grundlagen

Die plastische Chirurgie gliedert sich in 4 Säulen (➢ Abb. 13.1):

- Rekonstruktive Chirurgie (➢ Kap. 13.2)
- Handchirurgie (➢ Kap. 6.8); Nervenverletzungen inkl. Verletzungen des Plexus brachialis werden in ➢ Kap. 13.3 beschrieben.
- Verbrennungschirurgie (➢ Kap. 5.9.3)
- Ästhetische Chirurgie (➢ Kap. 13.4)

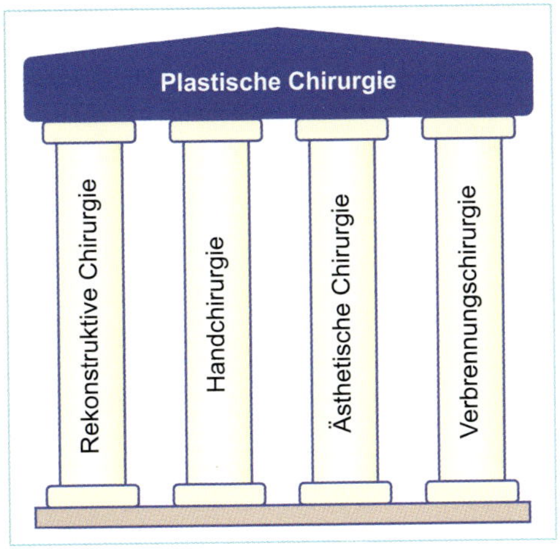

Abb. 13.1 Säulen der plastischen Chirurgie [L157]

13.1 Grundlagen

4 Säulen der plastischen Chirurgie: rekonstruktive Chirurgie, Handchirurgie, Verbrennungschirurgie und ästhetische Chirurgie

13.2 Rekonstruktive Chirurgie

Plastische Deckung und Rekonstruktion von Haut-Weichteil-Defekten

Die rekonstruktive Chirurgie befasst sich mit der Defektrekonstruktion funktionell oder ästhetisch beeinträchtigter Körperteile. Die Ursachen des Defektes können kongenital, traumatisch oder durch Krankheiten bedingt sein.

13.2.1 Rekonstruktive Leiter

Die Wahl der plastischen Deckung wird, *angepasst an die Komplexität* der zu versorgenden Wunde, anhand des Behandlungsalgorithmus der „rekonstruktiven Leiter" individuell durchgeführt (> Abb. 13.2), wobei man gleich auf die für die Patientin geeignete Stufe „klettert".

Die sog. „rekonstruktive Leiter" bietet einen Überblick über die verwendeten chirurgischen Techniken zum Wundverschluss (> Abb. 13.2). Hierbei ist wichtig, dass nicht bei allen Defekten zunächst ein Primärverschluss versucht wird, bevor technisch anspruchsvollere Lösungen erwogen werden, sondern man gleich auf die Stufe „klettert", die für die Patientin die sicherste und gebrauchsfähigste Defektdeckung ist. Dabei ist neben funktionellen und ästhetischen Aspekten auch zu beachten, ob der gesundheitliche Zustand der Patientin es erlaubt, komplexere Wundverschlüsse mit entsprechend längerer Operationszeit durchzuführen.

ABB. 13.2

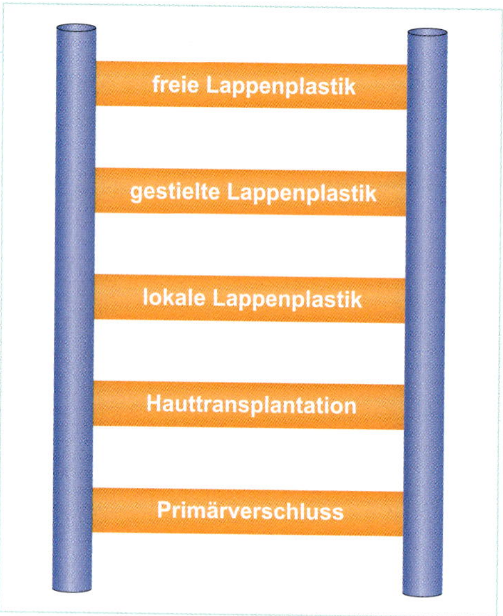

Abb. 13.2 Rekonstruktive Leiter. Die rekonstruktive Leiter ist ein strukturierter Behandlungsalgorithmus, bei dem die Komplexität der Wunde und des Eingriffs von Stufe zu Stufe zunimmt (nach Gottlieb LJ et al.; Plast Reconstr Surg. 1994). [L157]

1. Stufe: Primärverschluss

Die unterste Stufe der rekonstruktiven Leiter ist der Primärverschluss (> Kap. 1.7).

2. Stufe: Hauttransplantation

Hauttransplantation auf Wunden mit *gut durchblutetem Wundgrund!*

Eine bei komplexeren Epitheldefekten häufig verwendete Technik ist die Hauttransplantation, bei der körpereigene Spalt- oder Vollhaut, z. B. aus der Leiste oder dem Oberschenkel, entnommen und auf einen Defekt transferiert wird. Damit können oberflächlichere Defekte mit gut durchblutetem Wundgrund wie z. B. eine Verbrennung Grad 2b behandelt werden.

3. Stufe: Lokale Lappenplastik

Bei ungeeignetem Wundgrund und ausreichend verschieblichem Haut-Weichteil-Mantel in der Umgebung werden *lokale Lappenplastiken* gewählt (> Abb. 13.3).

Ist eine Hauttransplantation nicht möglich, aber ein ausreichend verschieblicher Haut-Weichteil-Mantel in der Umgebung vorhanden, können lokale Lappenplastiken zum Defektverschluss genutzt werden (> Abb. 13.3). Die Durchblutung dieser lokalen Lappen folgt einem zufälligen Muster (> Abb. 13.4). Häufig wird eine lokale Lappenplastik zum Verschluss von Defekten im Kopfbereich nach Tumorresektion oder zur Rekonstruktion eines Sakraldekubitus verwendet.

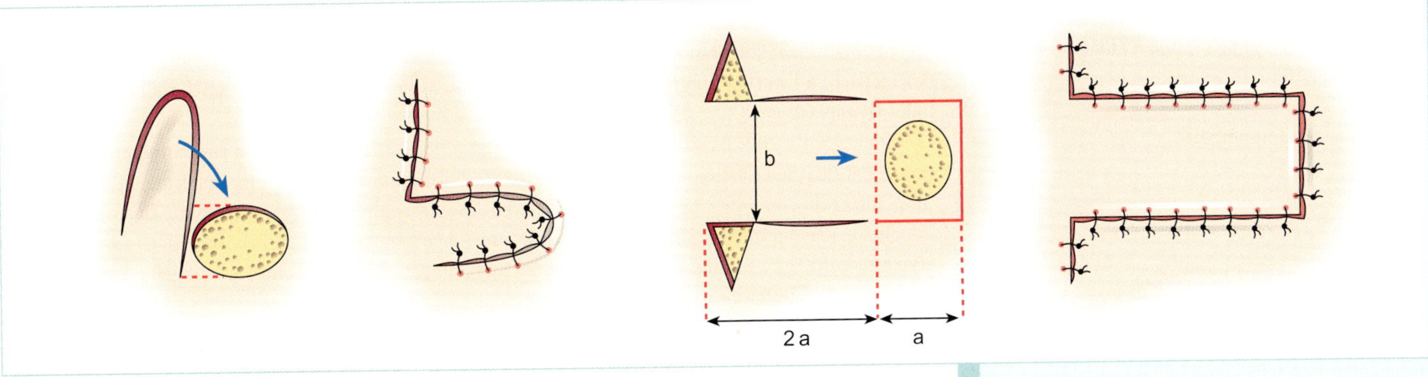

Abb. 13.3 Lokale Lappenplastiken [L157]

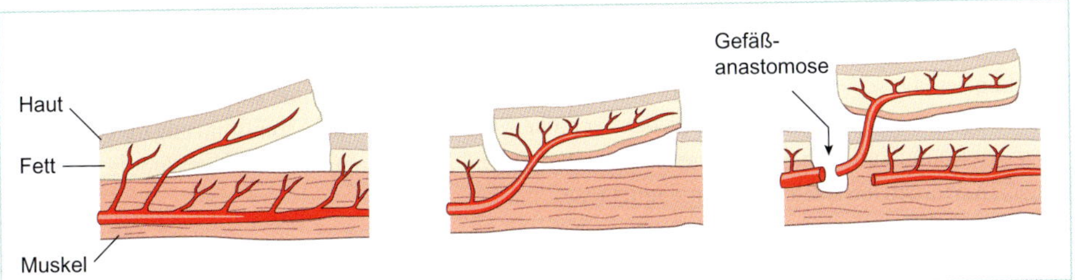

Abb. 13.4 Blutversorgung von Hautlappen. Die Durchblutung von lokalen Lappen kann einem zufälligen Muster folgen (links), es kann aber auch bei gestielten Lappen ein definiertes Gefäß als Stiel präpariert werden, sodass der Lappen an diesem Stiel gedreht und in den Defekt eingeschwenkt werden kann (Mitte), oder der definierte Gefäßstiel eines freien Lappens wird an der Hebestelle durchtrennt und dann mikrochirurgisch an einer anderen Stelle mit Empfängergefäßen verbunden (rechts). [H650-001, L157]

ABB. 13.4

4. und 5. Stufe: Gestielte und freie Lappen

Bei den höchsten Stufen auf der rekonstruktiven Leiter, den freien und gestielten Lappenplastiken, erfolgt die Durchblutung an einem Gefäßstiel, der sowohl die Arterie als auch die Vene(n) enthält (➤ Abb. 13.4).

Bei **gestielten Lappen** ist nur ein begrenzter Radius der Defektdeckung möglich. Sie werden oft zur Defektdeckung an den Extremitäten verwendet. Der M. gastrocnemius und der M. soleus sind bekannte Vertreter dieser Methode bei akuten traumatischen Weichteildefekten, z. B. bei offenen Unterschenkelfrakturen.

Bei **freien Lappen** wird der Lappen von einer Körperstelle zur anderen verpflanzt, indem der Gefäßstiel des Lappens mikrochirurgisch an Gefäße im Bereich des Defekts angeschlossen wird. Damit kann das Gewebe auch von weit entfernten Körperstellen zur Defektrekonstruktion genutzt werden (z. B. vom Fuß an die Hand). Deshalb sind freie Lappen für viele verschiedene Indikationen geeignet, häufig werden sie zum Brustaufbau nach Mammakarzinom, zur Extremitätenrekonstruktion und zur Rekonstruktion bei größeren Kopf-Hals-Tumoren verwendet.

Gestielte Lappenplastiken: vor allem an Extremitäten bei kleinen Defekten (meist geringer Schwenkradius und Größe), Gefäßstiel enthält sowohl die Arterie als auch die Venen.

Freie Lappen: mikrochirurgische Anastomose im Defektbereich (Extremitätenrekonstruktion, Brustaufbau, Kopf-Hals-Tumoren)

13.2.2 Plastische Chirurgie der weiblichen Brust

NKLC

Formveränderungen der weiblichen Brust

Kompetenzebene: **1,** klin. Diagnostik, app. Diagnostik, Therapie, Notfall, Management

Verlust der weiblichen Brust

Kompetenzebene: **1,** klin. Diagnostik, app. Diagnostik, Therapie, Notfall, Management

Die plastische Chirurgie der (weiblichen) Brust umfasst die Behandlung von Anlage-, Form- und krankheitsbedingten Veränderungen, wobei oft eine interdisziplinäre Behandlung durch verschiedene Fachrichtungen (z. B. Gynäkologie, Onkologie, Humangenetik) erforderlich ist.

13.2.2 Plastische Chirurgie der weiblichen Brust

Interdisziplinäre Behandlung von *anlage-, form- und krankheitsbedingten Veränderungen* der Brust.

13.2.2.1 Mammaaugmentation

Meist kosmetisch indiziert durch Mikromastie oder Asymmetrie

Lipofilling oder Implantate

Typische chirurgische Komplikationen, außerdem Kapselfibrose und Brustimplantat-assoziiertes anaplastisches großzelliges Lymphom

13.2.2.1 Mammaaugmentation

Bei der Mammaaugmentation wird die Brust der Patientin vergrößert, es handelt sich in der Regel um einen kosmetisch indizierten Eingriff. Die Indikation ist eine Mikromastie aufgrund von Atrophie, Asymmetrie oder Hypoplasie.

Möglichkeiten der Brustvergrößerung sind zum einen das Lipofilling und zum anderen Implantate. Implantate können rotationssymmetrisch oder tropfenförmig asymmetrisch sein, wobei die asymmetrischen Implantate die anatomische Brustform imitieren. Es gibt zahlreiche Implantattypen, Zugangswege und Möglichkeiten der Implantatlage, die präoperativ ausführlich mit der Patientin besprochen werden müssen. Typisch ist die Verwendung von silikongefüllten Implantaten, die subpektoral oder subglandulär über einen Schnitt in der Submammärfalte eingebracht werden.

Zu den Komplikationen des Eingriffs gehören Hämatome, Kapselfibrose, Dislokation und Infektion. Ein sehr seltenes Risiko ist die Entwicklung eines Brustimplantat-assoziierten anaplastischen großzelligen Lymphoms (BIA-ALCL).

13.2.2.2 Mammareduktion

Vor der Reduktionsplastik muss ein *Mammakarzinom ausgeschlossen* werden!
Risiken des operativen Eingriffs sind: Asymmetrien, *Mamillennekrose*

13.2.2.2 Mammareduktion

Die Reduktionsplastik der Brust wird durchgeführt bei Schmerzen im Wirbelsäulenbereich, Intertrigo der Unterbrustfalte sowie bei psychischer Belastung aufgrund der Brustgröße oder -form.

Vor einem Eingriff muss ein Mammakarzinom ausgeschlossen werden. Das Ziel des Eingriffs ist die Resektion des überschüssigen Haut- und Drüsengewebes und die Schaffung einer ansprechenden Brustform. Es gibt zahlreiche unterschiedliche Operationstechniken, die sich u. a. in der Schnittführung unterscheiden.

Zu den Komplikationen gehören neben Hämatomen und Infektionen insbesondere Wundheilungsstörungen, Asymmetrien sowie die Mamillennekrose.

13.2.2.3 Brustrekonstruktion

Substanzdefizit der Brust nach Tumorresektion → autologe/heterologe Rekonstruktion

13.2.2.3 Brustrekonstruktion

Hauptindikation zur plastischen Rekonstruktion der weiblichen Brust ist das Substanzdefizit nach Tumorresektion beim Mammakarzinom, insbesondere nach Mastektomie. Je nach der onkologischen operativen Versorgung und der weiteren Therapie (Radiatio) erfolgt der Brustaufbau zeitgleich mit der Mastektomie („einzeitig") oder als gesonderter Eingriff zu einem späteren Zeitpunkt („zweizeitig").

Die Brust kann autolog mit körpereigenem Gewebe oder heterolog mit körperfremdem Material rekonstruiert werden.

Heterologe Rekonstruktion

Expander für Wochen zur Aufdehnung der Haut; im Anschluss i. d. R. Implantat

Heterologe Rekonstruktion

Eine einfache Rekonstruktion der Brust nach Mastektomie ist durch eine einzeitige subpektorale Implantation einer Silikonprothese möglich. Bei unzureichendem Hautmantel kann auch ein Expander eingesetzt werden, der langsam (über Wochen) durch ein subkutan gelegenes Ventil mit Kochsalzlösung aufgefüllt wird und das Gewebe aufdehnt. In einem zweiten Eingriff folgt dann die definitive Versorgung mit einem Implantat.

Komplikationen der heterologen Rekonstruktion sind wie bei der Augmentation Hämatome, Kapselfibrose, Dislokation und Infektion sowie selten die Entwicklung von BIA-ALCL.

Eigengewebe-Rekonstruktion

Durch freie oder regional gestielte Lappenplastik (DIEP-/S-GAP-Flap); meist an die A. thoracica interna angeschlossen

Eigengewebe-Rekonstruktion

Bei der Nutzung von Eigengewebe kommt ein freier oder gestielter Gewebetransfer infrage (➤ Kap. 13.2.1). Insbesondere freie Lappenplastiken sind komplexe Operationen, die von Operateurinnen mit routinierter Anwendung mikrochirurgischer Techniken durchgeführt werden sollten. Oft genutzte freie Lappenplastiken zum Brustaufbau umfassen den DIEP-Lappen („deep inferior artery perforator flap") vom Unterbauch sowie den S-GAP-Lappen („superior gluteal artery perforator flap") vom Gesäß. Die Lappenplastiken werden meist an die A. thoracica interna angeschlossen.

Mögliche Komplikationen der autologen Rekonstruktion sind eine partielle oder vollständige Nekrose der Lappenplastik.

13.3 Nervenchirurgie

Das Karpaltunnelsyndrom als häufigstes peripheres Nervenkompressionssyndrom wird im ➢ Kap. 6.8.12 beschrieben.

13.3.1 Nervenverletzungen

Nervenverletzungen werden nach der Seddon-Klassifikation in 3 Grade eingeteilt (➢ Abb. 13.5): Neurapraxie, Axonotmesis und Neurotmesis.

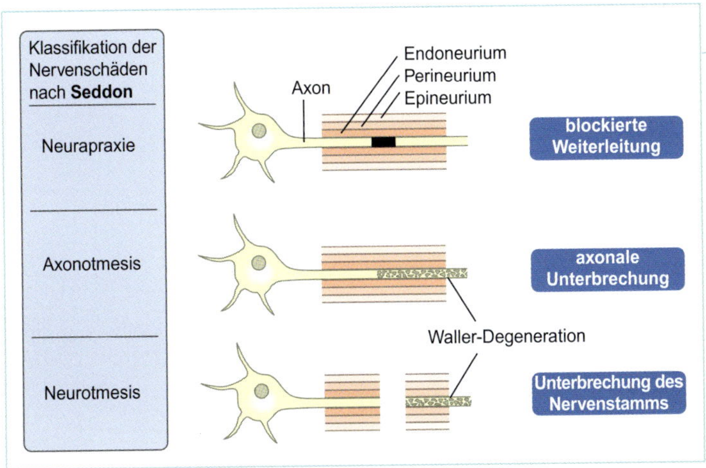

Abb. 13.5 Seddon-Klassifikation der Nervenverletzungen [L157]

Neurapraxie

Die Neurapraxie beschreibt temporäre Funktionsverluste ohne strukturelle Schäden, z. B. durch Quetsch- oder Stoßverletzungen. Das Axon, die Myelinscheide und bindegewebige Hüllstrukturen sind erhalten. Unter konservativer Therapie ist eine spontane Erholung möglich.

Axonotmesis

Die Axonotmesis beschreibt die teilweise Schädigung des Nervs ohne Verlust der Nervenkontinuität, die äußere Hülle des Nervs ist weiter intakt. Eine typische Verletzung ist die Zerrung eines Nervs, bei der wenige Axone im Inneren des Nervs geschädigt sein können, ohne dass Hüllstrukturen betroffen sind. Es kommt zur Waller-Degeneration. Das Regenerationspotenzial ist

- gut, wenn das Axon an seinen Hüllstrukturen wieder auswachsen kann. Es braucht allerdings Zeit, bis der Nerv wieder ausgewachsen ist.
- schlechter, wenn auch das Endo- und Perineurium betroffen sind, weil das Axon ggf. nicht an seinen Hüllstrukturen auswachsen kann. Es kann zur Neurombildung kommen, bei der die auswachsenden Axone ihre Zielstruktur nicht erreichen und ungerichtet wachsen. Neurome können für die Patientinnen vor allem bei Berührung sehr schmerzhaft sein.

Bei einer Axonotmesis ist je nach Verletzungsausmaß eine Operation indiziert: Die (partielle oder totale) Axonotmesis kann elektrophysiologisch mit der Nadelelektromyografie (EMG) durch das Auftreten einer pathologischen Spontanaktivität (= Denervationstätigkeit) in den betroffenen Muskeln etwa 14 (bis 21) Tage nach dem Trauma nachgewiesen werden. Empfohlen werden regelmäßige klinische, elektrophysiologische und bildgebende Verlaufskontrollen, um das Ausmaß der spontanen Erholung zu beurteilen. Tritt eine klinisch relevante Spontanregeneration ein, kann konservativ verfahren werden, wobei die Regeneration interdisziplinär kontrolliert werden sollte. Andernfalls ist eine OP indiziert.

Neurotmesis

Bei der Neurotmesis ist die Nervenkontinuität unterbrochen und eine spontane Regeneration nicht möglich. Hier sind eine operative Therapie und mikrochirurgische Nervenrekonstruktion indiziert.

Verletzte Nerven sollten zügig behandelt werden. Wenn eine spannungsfreie Adaptation möglich ist, ist eine primäre Naht sinnvoll. Bei Defekten ist eine Überbrückung mit einem sog. „Conduit" (z. B. Venentransplantat oder Nervenröhrchen) oder ein autologes Nerventransplantat (z. B. N. cutaneus antebrachii medialis oder N. suralis) möglich. Das Ziel der Nervennaht ist immer die Adaptation der Nervenhüllen, die Axone werden nicht direkt genäht.

13.3 Nervenchirurgie

13.3.1 Nervenverletzungen

3 Grade der Seddon-Klassifikation (➢ Abb. 13.5)

ABB. 13.5

Neurapraxie

Durch stumpfes Trauma ohne strukturellen Schaden; oft spontane Erholung

Axonotmesis

- Nervenkontinuität durch Hüllstrukturen erhalten, entsteht meist durch Zuglast; Waller-Degeneration
- Gute Regeneration, wenn Endo- und Perineurium erhalten sind, sonst hohes Neuromrisiko.
- Pathologische EMG 14–21 Tage nach Trauma; regelmäßige klinische, elektrophysiologische und bildgebende Kontrollen

Neurotmesis

Unterbrechung der Nervenkontinuität; keine spontane Regeneration!
Spannungsfreie Adaptation der Nervenhüllen, ggf. „Conduit" oder autologes Nerventransplantat

13.3.2 Verletzungen des Plexus brachialis

13.3.2 Verletzungen des Plexus brachialis

NKLC

Verletzungen der Plexus und peripherer Nerven

Kompetenzebene: **1**, klin. Diagnostik, app. Diagnostik, Therapie, Notfall, Management

Der Plexus brachialis besteht aus 5 Teilen (➤ Abb. 13.6): Supraklavikulär liegen die Rr. ventrales der Spinalnerven und die Trunci (Primärstämme), retroklavikulär die Divisionen und infraklavikulär die Fasciculi (Bündel) und die terminalen Äste.

ABB. 13.6

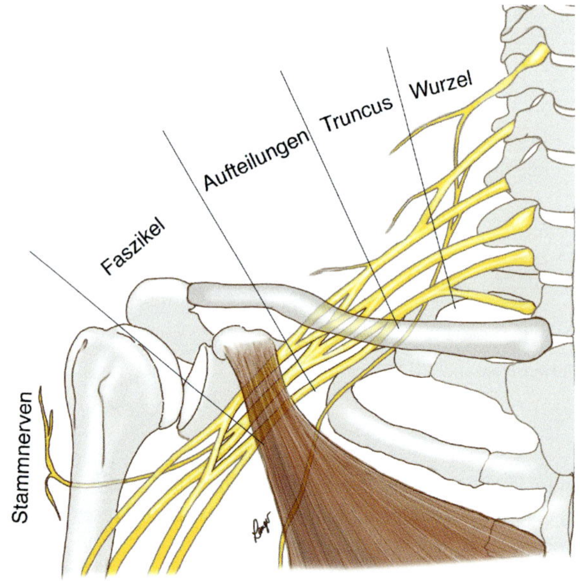

Abb. 13.6 Anatomie des Plexus brachialis [M1289]

Verletzungen meist bei Hochrasanztraumata. *Geschlossene Verletzungen:* Winkeldehnung zwischen Kopf und Schulter: oberer Teil, Winkeldehnung zwischen Skapula und Humerus: unterer Teil
Offene Verletzungen: oft von Gefäßverletzungen begleitet

Der Plexus brachialis wird typischerweise bei Hochrasanztraumen verletzt. Betroffen sind zu 90 % Männer im Alter von 25–35 Jahren. Man unterscheidet geschlossene und offene Verletzungen:

- **Geschlossene Verletzungen** entstehen durch Traktion und es können alle Schweregrade der Seddon-Klassifikation auftreten. Wird beim Unfall der Winkel zwischen Kopf und der Schulter gedehnt, kommt es primär zur Verletzung des oberen Anteils des Plexus brachialis. Wird der Winkel zwischen Schulterblatt und Humerus gedehnt, ist primär der untere Plexusanteil betroffen. Bei extremer Gewalt kann es zu Verletzungen aller Segmente des Plexus brachialis kommen.
- Bei **offenen Verletzungen** durch direkten Schnitt werden die betroffenen Anteile des Plexus brachialis durchtrennt („Neurotmesis") und es besteht die Indikation zur dringlichen Exploration und Rekonstruktion. Offene Verletzungen werden oft von Gefäßverletzungen begleitet.

Klinik und Diagnostik

Muskelkraftgrade nach dem British Medical Research Council von 0 bis 5, Sensibilität, MRT

Klinik und Diagnostik

Ziel der präoperativen Diagnostik ist es insbesondere, die Möglichkeit einer Nervenregeneration abzuschätzen. Hierbei sind die Anamnese, die körperliche Untersuchung inkl. der Muskelkraftgrade (nach dem British Medical Research Council von 0 [keine Aktivität] bis 5 [normale Funktion/volle Kraft], s. a. ➤ Tab. 1.14), die bildgebende Diagnostik mit der MRT und die elektrophysiologische Nervenuntersuchung essenziell.

Therapie

Abhängig vom Zeitpunkt und Schädigungsart

Zielfunktion: Beugung im Ellenbogen, Außenrotation in der Schulter und Schutzsensibilität

Therapie

Die Therapie der Nervenverletzung beim Plexus brachialis hängt vom Zeitpunkt und der Schädigungsart ab. Sämtliche operative Therapien werden von intensiver physiotherapeutischer Beübung begleitet.

Ziele Ziele sind vor allem, das Ellenbogengelenk beugen und das Schultergelenk außenrotieren zu können sowie die Wiederherstellung der Schutzsensibilität.

Indikationen Bei frischen geschlossenen Verletzungen und hohem Regenerationspotenzial ist in der Regel ein abwartendes Vorgehen mit physiotherapeutischer Beübung und regelmäßigen elektrophysiologischen Untersuchungen indiziert. Indikationen zur operativen Versorgung sind die frische Plexusverletzung ohne Regenerationspotenzial sowie Plexusverletzungen mit nach 2–3 Monaten immer noch fehlender Regeneration.

Besteht die Indikation zur Operation, sollte damit nicht lange gewartet werden, weil sonst die Gefahr besteht, dass die motorische Endplatte des Zielmuskels degeneriert, bevor der Nerv zu ihr ausgewachsen ist.

Operationen Die primäre Rekonstruktion ist im Idealfall die spannungsfreie direkte Nervennaht (meist bei offener Verletzung mit scharfer Durchtrennung). Sie kann aber auch eine Neurolyse zur Resektion von einschränkenden Narben und/oder die Neuromresektion umfassen und dann – bei großen Defektstrecken durch das Trauma oder durch die Neuromresektion – eine Rekonstruktion mit Nerveninterponat, typischerweise mit dem N. suralis, bedeuten. Als sekundäre Rekonstruktion können ein Sehnentransfer, eine Arthrodese (Gelenkversteifung) und die Versorgung mit myoelektrischen Prothesen individuell für die Patientin geplant werden.

OP: primäre Kontinuitätsherstellung oder sekundäre Ersatzplastik mit Sehnentransfer; alternativ Arthrodese/Prothesenversorgung

13.3.3 Verletzungsmuster peripherer Nerven der Extremitäten

13.3.3 Verletzungsmuster peripherer Nerven der Extremitäten

NKLC
Verletzungen der Plexus und peripherer Nerven
Kompetenzebene: **1**, klin. Diagnostik, app. Diagnostik, Therapie, Notfall, Management

Periphere Nervenläsionen sind häufige Verletzungen am Arm und an der Hand, kommen aber auch an der unteren Extremität vor.

Klinik und Diagnostik

Die klinische Untersuchung der Sensibilität (➤ Abb. 13.7) und der Beweglichkeit inkl. der Kraftgrade (➤ Tab. 1.13) ist neben der elektrophysiologischen Untersuchung sowohl prä- als auch postoperativ zur Verlaufskontrolle wichtig.

Klinik und Diagnostik
Sensibilität und *Kraftgrade* sind zur Diagnostik und Verlaufskontrolle entscheidend (➤ Abb. 13.7)

ABB. 13.7

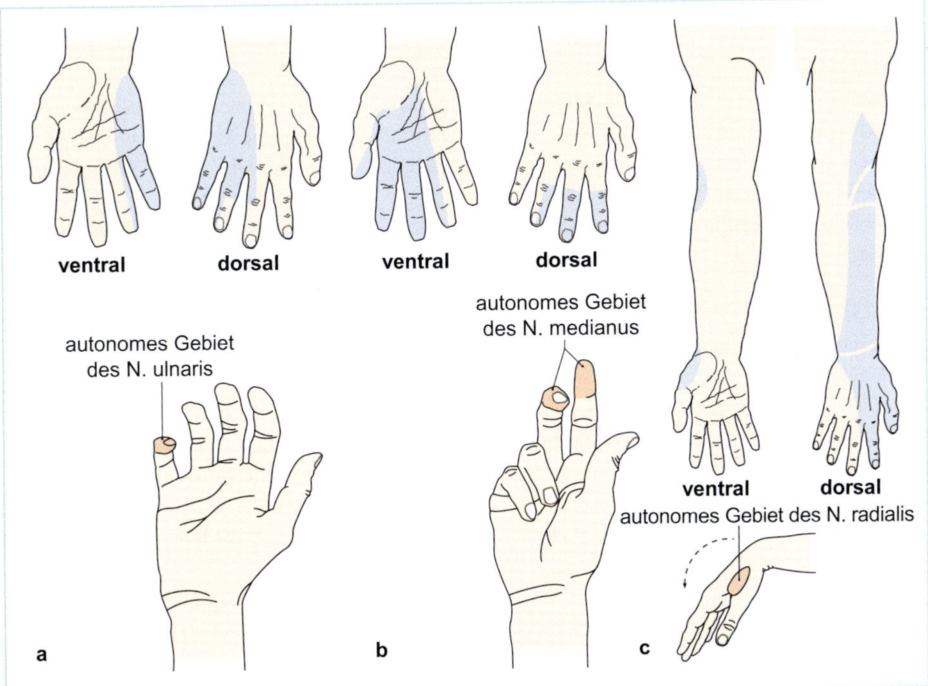

Abb. 13.7 Typische Ausfallbilder bei Verletzungen der 3 Stammnerven an der Hand. Der Merkspruch „Ich schwöre beim heiligen Medianus, dass ich die Ulna kralle, wenn ich vom Rad falle.", kann helfen, sich das Ausfallsmuster der 3 Stammnerven zu merken. [M1334, L141]
a) Sensibilitätsausfall und Krallenhand bei Läsion des N. ulnaris
b) Sensibilitätsausfall und Schwurhand bei Läsion des N. medianus
c) Sensibilitätsausfall und Fallhand bei Läsion des N. radialis

Therapie

Scharfe Durchtrennungen haben eine bessere Prognose als Quetsch-/Traktionsverletzungen.

Therapie

Scharfe Durchtrennungen z. B. durch Messerschnitte sind prognostisch günstiger, weil sie oft primär genäht werden können. Traktions- oder Quetschverletzungen können eine ausgedehnte Zerstörung des Nervs zur Folge haben, die oft mit einem schlechteren Ergebnis vergesellschaftet ist. Hier reicht die Therapie je nach Befund der klinischen und elektrophysiologischen Untersuchung von konservativer Therapie bis zu Narben- und Neuromresektion oder zur Interposition eines Nerventransplantats.

Bei irreversiblen Muskelausfällen ist auch eine Sehnenersatzplastik z. B. in Form einer Steigbügelplastik möglich, bei der z. B. die Tibialis-posterior-Sehne zur Wiederherstellung der Fußhebung bei Nervus-peroneus-Läsion umgelenkt wird.

13.4 Ästhetische Chirurgie

13.4 Ästhetische Chirurgie

Bei der ästhetischen Chirurgie strebt man bei elektiven Eingriffen an gesunden Personen eine Veränderung des äußeren Erscheinungsbildes an, um ein subjektiv ansprechenderes Körperbild zu erschaffen oder Alterserscheinungen zu verringern. Zu ihr gehören eine Vielzahl von Eingriffen von der Gesichtsverjüngung bis zur Körperformung.

13.4.1 Injektionen mit resorbierbaren Substanzen

Botulinumtoxin

Hemmt die Freisetzung von Azetylcholin an der motorischen Endplatte und lähmt nach gezielter Injektion die betroffenen Muskeln (Wirkung: mehrere Monate)

13.4.1 Injektionen mit resorbierbaren Substanzen

Botulinumtoxin

Botulinumtoxin ist ein Toxin des Bakteriums *Clostridium botulinum* und wirkt durch Hemmung der Freisetzung von Azetylcholin an der motorischen Endplatte. Durch Injektion des Toxins im Bereich der mimischen Muskulatur (z. B. M. procerus, M. occipitofrontalis) kann diese sich für eine Dauer von mehreren Monaten nicht mehr kontrahieren, was zu einer geringeren Faltenbildung führt. Weitere Indikationen von Botulinumtoxin-Injektionen sind Hyperhidrose, Migräne und fokale Dystonien (z. B. bei multipler Sklerose).

Hyaluronsäure

Zur Füllung von Falten (Wirkung: mehrere Monate)

Hyaluronsäure

Hyaluronsäure kommt in natürlicher Form im menschlichen Körper vor. Die zur Injektion im Gesicht verwendete Hyaluronsäure wird in unterschiedlicher Konsistenz hergestellt. Mit dünnflüssigem Hyaluron können feine Fältchen aufgefüllt werden. Dickflüssigeres Hyaluron dient dem Volumenaufbau. Hyaluronsäure wird in der Regel nach einigen Monaten vom Körper wieder abgebaut.

13.4.2 Blepharoplastik

Kann bei Gesichtsfeldeinschränkungen medizinisch indiziert sein

13.4.2 Blepharoplastik

Überschüsse im Bereich der Oberlid- oder Unterlidhaut sowie Tränensäcke können den Gesichtsausdruck deutlich verändern. Indikationen zur Ober- und Unterlidstraffung sind häufig ästhetischer Natur, können aber bei Gesichtsfeldeinschränkungen auch medizinisch indiziert sein. Der Eingriff wird oft ambulant in Lokalanästhesie durchgeführt.

Mögliche Komplikationen sind Asymmetrien, störende Narben, unvollständiger Lidschluss und Blutergüsse.

13.4.3 Facelift

Verletzung des oberflächlich verlaufenden *N. facialis!*

13.4.3 Facelift

Bei zu starker Faltenbildung im unteren und mittleren Gesichtsdrittel und im Bereich des Halses kann ein Facelift eine optische Verjüngung des Gesichts bewirken. Operativ werden dabei symmetrische Inzisionen an beiden Seiten der temporalen Haargrenze entlang des Tragus bis nach retroaurikulär gesetzt. Daraufhin wird das SMAS (submuskuläres muskuloaponeurotisches System) unter Zug nach kranial und dorsal präpariert und fixiert. Anschließend wird der Hautüberschuss reseziert und die Wunde spannungsfrei verschlossen.

Schwere Komplikationen sind die Hämatombildung mit Hautnekrosen, Asymmetrien und Verletzungen des N. facialis.

Anhang

Abbildungsnachweis

Der Verweis auf die jeweilige Abbildungsquelle befindet sich bei allen Abbildungen im Werk am Ende des Legendentextes in eckigen Klammern.

A300–157 S. Adler, Lübeck in Verbindung mit der Reihe Klinik- und Praxisleitfaden, Elsevier GmbH, Urban & Fischer Verlag, München

E284 McRae, R./ Kinninmonth, A. W.: Orthopaedics and Trauma. Elsevier/Churchill Livingstone, 1. Aufl. 1997.

E384 Ignatavicius D, Workman L. Medical-Surgical Nursing: Critical Thinking for Collaborative Care. 5. A.: Elsevier, 2006

E434-005 Bolognia JL, Schaffer JV, Cerroni L. Dermatology, 5th Edition, Elsevier 2025

E606-006 Walls RM. Roseńs Emergency Medicine: Concepts and Clinical Practice 2 – Volume Set, Tenth Edition. Elsevier, 2022.

E756 Robert B. Rutherford MD: Vascular Surgery. Elsevier Saunders 2005

E842 Shankman/Manske: Fundamental Orthopedic Management for the Physical Therapist Assistant, 2011, Mosby,

E858-003 Vincent J-L et al. Textbook of Critical Care, 8th Edition. Elsevier, 2024

E986-002 Resnick DL, Jacobson JA, Chung CB, Kransdorf MJ, Pathria MN. Resnick's Bone and Joint Imaging, 4.A. Elsevier, 2024

E1205-003 Garden OJ, Parks RW, Wigmore SJ. Principles and Practice of Surgery, 8. Aufl., Elsevier, 2022

E1236 Harding M. et al. Lewis's Medical-Surgical Nursing, 12th Edition. Elsevier, 2023.

E1298 Neligan PC. Plastic Surgery, 5. Aufl., Elsevier Inc., 2024

E1348 Kastler B, Kastler A. Radiologie Interventionnelle osseuse et anti-douleur: Algoradiologie. Elsevier Masson; 2021.

E1464 Cifu DX. Braddom's Physical Medicine and Rehabilitation, 5.A. Elsevier, 2016

E1465 Delbridge MS. Al-Jundi W. Pocketbook of Surgery, 1.A. Elsevier, 2025

E1466 Schmit-Neuerburg KP. Towfigh H. Letsch R. (eds) Tscherne Unfallchirurgie. Springer, Berlin, Heidelberg, 2013. https://doi.org/10.1007/978-3-642-56417-8_4/ Susanne Adler, Lübeck

E1467 Walls R. Hockberger R. Gausche-Hill M. Erickson TB. Wilcox SR. Rosen's Emergency Medicine: Concepts and Clinical Practice 2-Volume Set, 10.A. Elsevier, 2022

E1468 Kenyon J. Hazan G. The Musculoskeletal Practitioner's Handbook - An Essential Guide for Clinical Practice, 1.A. Elsevier, 2023

E1470 Blankenbaker DG. Kirkland DW. Diagnostic Imaging: Musculoskeletal Trauma, 2.A. Elsevier, 2021

E1476 Clark S. Tozer P. Colorectal Surgery, Seventh Edition. Elsevier, 2023

E1477 Patlas MN. Emergency Imaging of At-Risk Patients: General Principles. Elsevier, 2023

E1478 Poser K. Linton AD. Matteson MA. Linton and Matteson's Medical-Surgical Practical Nursing in Canada, 1.A. Elsevier 2024

E1479 Air & Surface Transport Nurses Association. Wolfe A. Frakes M. Nayman D. Patient Transport: Principles and Practice, 6th Edition. Elsevier 2024

E1480 Rubin JP. Neligan PC. Plastic Surgery. Volume 2: Aesthetic Surgery, 5th Edition. Elsevier, 2023

E1481 Sykes JE. Greene's Infectious Diseases of the Dog and Cat, 5th ed. Elsevier, 2023

E1482 Niethard F U, Kinderorthopädie, 2. Aktualisierte und erweiterte Auflage, Thieme-Verlag 2009

E1483 Wappler F. Spilker G. Verbrennungsmedizin, 1.A. Thieme, 2009

F210-010 Teasdale, G./Jennett, B.: ASSESSMENT OF COMA AND IMPAIRED CONSCIOUSNESS - A Practical Scale. In: The Lancet. Volume 304, Issue 7872, Pages 81-84. Elsevier, July 1974.

F234-001 DeBakey ME, Henly WS, Cooley DA, Morris GC Jr, Crawford ES, Beall AC Jr. Surgical management of dissecting aneurysms of the aorta. J Thorac Cardiovasc Surg. 1965;49:130–149.

F467 Castillo, Vitagliano, Secin, Kerkebe, Arellano: Laparoscopic Adrenalectomy for Adrenal Masses: Does Size Matter? Urology, Elsevier, June 2008

F538-003 Norgren L et al.: Inter-Society Consensus for the Management of Peripheral Arterial Disease (TASC II). In: Eur J Vasc Endovasc Surg. 2007;33 Suppl 1: S1–75. Epub 2006 Nov 29.

F538-010 Crawford E, Crawford J, Safi H et al. Thoracoabdominal Aortic Aneurysms: Preoperative and Intraoperative Factors Determining Immediate and Long-Term Results of Operations in 605 Patients. J Vasc Surg. 1986;3(3): 389-404. doi:10.1067/mva.1986.avs0030389

F550-002 Pfirrmann CW, Metzdorf A, Zanetti M et al. Magnetic resonance classification of lumbar intervertebral disc degeneration. Spine. 2001;26 (17): 1873-8

F550-006 McCormack T, Karaikovic E, Gaines RW. The load sharing classification of spine fractures. Spine (Phila Pa 1976). 1994;19(15):1741-1744. doi:10.1097/00007632-199408000-00014

F603-003 Kistner RL, Eklof B, Masuda EM. Diagnosis of chronic venous disease of the lower extremities: the "CEAP" classification. Mayo Clin Proc. 1996;71(4):338-345. doi:10.4065/71.4.338

F605-001 Mansour M, Cheema GS, Naguwa SM, et al. Ankylosing spondylitis: a contemporary perspective on diagnosis and treatment. Semin Arthritis Rheum. 2007;36(4):210-223. doi:10.1016/j.semarthrit.2006.08.003

F638-001 Koos WT, Day JD, Matula C, Levy DI. Neurotopographic considerations in the microsurgical treatment of small acoustic neurinomas. Journal of Neurosurgery JNS. 1998;88(3):506-512. doi:10.3171/jns.1998.88.3.0506

F647 modified from Fisher, C. M. M.D.; Kistler, J. P. M.D.; Davis, J. M. M.D.. Relation of Cerebral Vasospasm to Subarachnoid Hemorrhage Visualized by Computerized Tomographic Scanning. Neurosurgery 6(1):p 1-9, January 1980.

F723-030 Aletaha D, Neogi T, Silman AJat al., 2010 Rheumatoid arthritis classification criteria: an American College of Rheumatology/European League Against Rheumatism collaborative initiative. Arthritis Rheum. 2010 Sep;62(9):2569-81. doi: 10.1002/art.27584. PMID: 20872595.

F726-004 Strasberg SM, Phillips C. Use and dissemination of the brisbane 2000 nomenclature of liver anatomy and resections. Ann Surg. 2013;257(3):377-382. doi:10.1097/SLA.0b013e31825a01f6

F748-001 Burkhart KJ, Hollinger B, Wegmann K, Müller LP. Luxationen und Bandverletzungen am Ellenbogen und Unterarm. Unfallchirurgie und Orthopädie up2date 2012; 7:435–462, DOI: 10.1055/s-0032-1324897

F781-057 Paal P. Erweiterte lebensrettende Maßnahmen für Erwachsene. Notfall Rettungsmed (2025). https://doi.org/10.1007/s10049-025-01646-w

F837-005 Mirels, Hilton (1989). "Metastatic disease in long bones. A proposed scoring system for diagnosing impending pathologic fractures". Clinical Orthopaedics and Related Research. 249 (249): 256–64. doi:10.1097/00003086-198912000-00027. PMID 2684463. Republished as: Mirels, Hilton (2003). "The Classic: Metastatic Disease in Long Bones a Proposed Scoring System for Diagnosing Impending Pathologic Fractures". Clinical Orthopaedics and Related Research. 415 (415 Suppl): S4–13. doi:10.1097/01.blo.0000093045.56370.dd. PMID 14600587. S2CID 43255503.

F843-003 Moll FL, Powell JT, Fraedrich G, et al. Management of abdominal aortic aneurysms clinical practice guidelines of the European society for vascular surgery. Eur J Vasc Endovasc Surg. 2011;41 Suppl 1:S1-S58. doi:10.1016/j.ejvs.2010.09.011

F865-005 Axon AT, Classen M, Cotton PB, Cremer M, Freeny PC, Lees WR. Pancreatography in chronic pancreatitis: international definitions. Gut. 1984 Oct;25(10):1107–12.

F965-002 Brisighelli G, Etwire V, Lawal T, Arnold M, Westgarth-Taylor C. Treating pediatric colorectal patients in low and middle income settings: Creative adaptation to the resources available. Semin Pediatr Surg. 2020;29(6):150989. doi:10.1016/j.sempedsurg.2020.150989

F992-001 Miura, F. et al (2018), Tokyo Guidelines 2018: initial management of acute biliary infection and flowchart for acute cholangitis. J Hepatobiliary Pancreat Sci, 25: 31–40. doi:10.1002/jhbp.509

F993-001 Wells PS, Anderson DR, Rodger M, et al. Excluding pulmonary embolism at the bedside without diagnostic imaging: management of patients with suspected pulmonary embolism presenting to the emergency department by using a simple clinical model and d-dimer. Ann Intern Med. 2001;135(2):98-107. doi:10.7326/0003-4819-135-2-200107170-00010.

F997-006 B. D. Solomon: VACTERL/VATER Association. In: Orphanet Journal of Rare Diseases, Band 6, 2011, S. 56, doi:10.1186/1750-1172-6-56

F1018-004 Bhayana R, Som A, Li MD, et al. Abdominal Imaging Findings in COVID-19: Preliminary Observations. Radiology. 2020;297(1):E207-E215. doi:10.1148/radiol.2020201908

F1018-005 G. S. Lodwick, A. J. Wilson: Determing growth rates of focal lesions of bone from radiographs. Radiology 1980; 134: 577 – 583

F1181-002 Hofmann HS. Modern management of empyema thoracis. Semin Thorac Cardiovasc Surg. 2013;25(4):287-291. doi:10.1053/j.semtcvs.2013.07.006

G056 Hochberg M et al. Rheumatology. 5th ed. St Louis: Elsevier Mosby; 2010.

G160-004 Fred F. Ferri: Ferri's Clinical Advisor 2024. Elsevier, 2024.

G160-005 Fred F. Ferri: Ferri's Clinical Advisor 2025. Elsevier, 2025.

G566-001 Bonow RO, Mann DL, Zipes DP, et al. Braunwald's heart disease: a textbook of cardiovascular medicine, ed 11, St. Louis, 2019, Elsevier

G627-002 From Silvestri, L., & Silvestri, A. [2020]. Saunders Comprehensive review for the NCLEX-RN examination [8th ed.]. St. Louis: Elsevier.

G704-002 Hagen-Ansert S. L.: Textbook of Diagnostic Sonography. Elsevier/Mosby, 9th ed., 2023

G924 Brierley J, Gospodarowicz M, Wittekind C. TNM classification of malignant tumours, 8th editon, published by UICC. John Wiley & Sons, 2017.

G1125-002 Sidawy AN, Perler BA. Vascular Surgery and Endovascular Therapy, 10. Aufl., Elsevier, 2023

G1380 White TO, Mackenzie SP. McRae's Orthopaedic Trauma and Emergency Fracture Management, 4.A. Elsevier, 2023

G1495 Kordestani SS. Atlas of Wound Healing: A Tissue Regeneration Approach, 1st ed. Elsevier, 2019

G1496 Bhatt DL. Cardiovascular Intervention: A Companion to Braunwald's Heart Disease, 2nd ed. Elseiver 2023

G1497 von Stillfried, F. (2025). Angeborene Fehlbildungen an der oberen Extremität. In: Breier, S., Alimusaj, M. (eds) Prothesenversorgung und Rehabilitation nach Amputation und bei angeborener Fehlbildung. Springer, Berlin, Heidelberg. https://doi.org/10.1007/978-3-662-67795-7_5

G1498 Hayes A. Pobischan A. Crash Course Paediatrics, For UKMLA and Medical Exams, 6th ed. Elsevier 2024

G1499 Auerbach PS. Cushing TA. Harris NS. Auerbach's Wilderness Medicine, 2-Volume Set, 6th ed, Elsevier, 2016

G1500 Rasse M. (2012). Spezielle Traumatologie. In: Mund-, Kiefer- und Gesichtschirurgie. Springer, Berlin, Heidelberg. https://doi.org/10.1007/978-3-642-17801-6_9

H017-001 Vincent JL, Moreno R, Takala J, et al. The SOFA (Sepsis-related Organ Failure Assessment) score to describe organ dysfunction/failure. On behalf of the Working Group on Sepsis-Related Problems of the European Society of Intensive Care Medicine. Intensive Care Med. 1996;22(7):707-710. doi:10.1007/BF01709751

H140-004 Moore EE, Cogbill TH, Jurkovich GJ, Shackford SR, Malangoni MA, Champion HR. Organ injury scaling: spleen and liver (1994 revision). J Trauma. 1995;38(3):323-324. doi:10.1097/00005373-199503000-00001

H140-005 Moore EE, Shackford SR, Pachter HL, McAninch JW, Browner BD, Champion HR, Flint LM, Gennarelli TA, Malangoni MA, Ramenofsky ML, Trafton PG. J Trauma. 1989 Dec;29(12):1664-6.

H173-004	Horvath E, Majlis S, Rossi R, et al. An ultrasonogram reporting system for thyroid nodules stratifying cancer risk for clinical management. J Clin Endocrinol Metab. 2009;94(5):1748-1751. doi:10.1210/jc.2008-1724
H640-001	Uhl JF, Cornu-Thenard A, Carpentier PH, Antignani PL. Focus on corona phlebectatica: Diagnostic, significance and predictive value in chronic venous disorders. Rev Vasc Med. 2013;1:38–42.
H642-001	Zhang Y, Chen Y, Chen H, et al. Performance of the Simplified Pulmonary Embolism Severity Index in predicting 30-day mortality after acute pulmonary embolism: Validation from a large-scale cohort. Eur J Intern Med. 2024;124:46-53. doi:10.1016/j.ejim.2024.01.037
H643-001	House, J.W. and Brackmann, D.E. (1985), Facial Nerve Grading System. Otolaryngology–Head and Neck Surgery, 93: 146-147. https://doi.org/10.1177/019459988509300202
H644-001	Klarenbeek BR, de Korte N, van der Peet DL, Cuesta MA. Review of current classifications for diverticular disease and a translation into clinical practice. Int J Colorectal Dis. 2012;27(2):207-214. doi:10.1007/s00384-011-1314-5
H645-001	Laurén P. The two histological main types of gastric carcinoma: diffuse and so called intestinal-type carcinoma: an attempt at a histo-clinical classification. Acta Pathol Microbiol Scand 64:31-34, 1965. DOI:10.1111/apm.1965.64.1.31
H646	Beck M. Traitement cœlioscopique des hernies inguinales de l'adulte par voie totalement extrapéritonéale. EMC - Techniques chirurgicales - Appareil digestif. 2022 ; 0(0): 1–16. [Article 40–137-A]
H647-001	Laboratory risk indicator for necrotising fasciitis (LRINEC) score for the assessment of early necrotising fasciitis: a systematic review of the literature. Ann R Coll Surg Engl 2017; 99: 341–346. doi: 10.1308/rcsann.2017.0053
H648-001	Hayashi D, Roemer F, Guermazi A. Imaging for osteoarthritis. Annals of physical and rehabilitation medicine 2016; 59: 161–169. https://doi.org/10.1016/j.rehab.2015.12.003
H650-001	Fujioka M. Surgical Reconstruction of Radiation Injuries. Adv Wound Care (New Rochelle). 2014;3(1):25-37. doi:10.1089/wound.2012.0405
K115	Andreas Walle, Hamburg
K183	Eckhard Weimer, Würselen
L106	Henriette Rintelen, Velbert
L108	Rüdiger Himmelhan, Heidelberg
L126	Dr. med. Katja Dalkowski, Buckenhof
L127	Jörg Mair, Illustration, München
L138	Martha Kosthorst, Borken
L141	Stefan Elsberger, Planegg
L157	Susanne Adler, Lübeck
L190	Gerda Raichle
L231	Stefan Dangl, München
L234	Helmut Holtermann, Dannenberg
L255	Irina Kart, Berlin
M108	Dr. med. Hans-Joachim Frercks, Malente
M332	Prof. Dr. med. Andreas Ficklscherer, München
M467	Prof. Dr. Thomas Gain, Regensburg
M469	Prof. Dr. med. Matthias Sitzer, Herford
M511	Prof. Dr. M. Reincke, München
M512	Dr. Peter Banholzer, München
M614	Prof. Dr. Wolfgang Rüther, Hamburg
M897	Univ.-Prof. Dr. med. C.-T. Germer, Direktor der Chirurgischen Klinik und Poliklinik des Universitätsklinikums Würzburg, Zentrum Operative Medizin
M1113	Dr. Isabell Dützmann, Königstein
M1188	Dr. med. Katja Mühlberg, Leipzig
M1289	Prof. Dr. med. Martin Langer, UK Münster
M1295	Prof. Dr. med. Hermann Krimmer, Elisabethenkrankenhaus, Zentrum für Handchirurgie, Ravensburg
M1334	Prof. Dr. med. Matthias Sitzer, Herford
M1357	Prof. Dr. med. Frederik Mader, Nittendorf
M1373	Prof. Dr. med. Leila Harhaus, Ludwigshafen
M1400	Prof. Dr. Max Haerle, Markgröningen
O485	F. Feist, Elchingen
O550	Prof. Dr. Stephan Rolf Benz, Kreisklinikum Calw-Nagold, Nagold
P183	PD Dr. med. Antonius Pizanis, Universitätskliniken des Saarlandes, Klinik für Unfall-, Hand- und Wiederherstellungschirurgie, Homburg/Saar
P286	Prof. Dr. med. Konrad K. Richter
P482	Dr. med. Corinna Schorn, Acura-Kliniken, Röntgenabteilung
P925	Dr. med. Alexander Kania, Bonn
P972	Dr. med. Michael Roblick, Hannover
P1300	Dr. Sascha Zachariah, Klinikum Bassum, Landkreis Diepholz
P1645	Prof. Dr. med. Miriam Rüsseler, Frankfurt
P1646	Prof. Dr. med. Christoph Reißfelder, Mannheim
P1647	Prof. Dr. med. Udo Obertacke, Mannheim
P1648, T387-002	Prof. Dr. med. Dr. med. dent. Samer G. Hakim, Schwerin; Universität Lübeck, MKG-Kliniken
P1649	Prof. Dr. med. Stefan Piatek, Magdeburg
P1650	Priv.-Doz. Dr. med. Susanne Fröhlich, Rostock
P1651	PD Dr. Dr. med. Andreas Gerken, Mannheim
P1652	Prof. Maliha Sadick, Mannheim
P1653	Prof. Hans-Stefan Hofmann, Klinik für Thoraxchirurgie, Regensburg
P1654	PD Dr. med. Miriam Ratliff, Mannheim
P1655	Dr. Nicola Willett, Radiologie der Uniklinik Mannheim
P1656	Dr. med. Jasper Frese, BG-Klinikum Hamburg
P1657	Dr. med. Johanna Wagner, Würzburg
P1658	Nicolas A. Hoyos Celis, Heilbronn
P1659	Dr. med. Tobias Nientiedt, Freiburg
P1660	Ahmed Atamne, Mannheim
P1661	Dr. med. Judith Dremel, Mannheim
P1662	Nicola Willett, Mannheim
P1663	Dr. med. Amr Abdulazim, Mannheim
P1666	Anastasija Grimm, Essen
P1667	Dr. med. Bastian Mester, Essen
P1668	Dr. med. Roman Müller-Heck, Essen
P1669	Dr. med. Luisa Winkler, Essen
P1670	Dr. med. Nina Myline Engel, Essen
P1671	Dr. med. Sandra Schwebler, Mannheim
P1672	Dr. med. Paula Beck, Zürich
P1673	Julia Reick, Essen
P1674	Prof. Dr. med. Stephanie Herbstreit, Essen
P1675	Dr. med. Alida Finze, Mannheim
P1676	Dr. med. Tina Trautmann, Mannheim
P1677	PD Dr. med. Susanne Blank, Mannheim

R104-03 H. Renz-Polster; S. Krautzig; J. Braun: Basislehrbuch Innere Medizin, 3.Aufl., Elsevier GmbH, Urban & Fischer Verlag 2004

R144 Souza-Offtermatt, G.: Intensivkurs Chirurgie. Urban & Fischer, 1. Auflage 2004

R232 Mayatepek E. Pädiatrie, 1. Aufl., Urban & Fischer/Elsevier. 2007

R246 Gruber G, Hansch A. Kompaktatlas Blickdiagnosen in der Inneren Medizin. Elsevier/Urban & Fischer, 2. Aufl. 2009

R261 Sitzer M, Steinmetz H. Lehrbuch Neurologie, Elsevier/Urban & Fischer, 1. Aufl. 2011.

R390 Adam Greenspan: Skelettradiologie. Orthopädie, Traumatologie, Rheumatologie, Onkologie.

R415 Gruber, G./Hansch, A.: Blickdiagnosen Innere Medizin, 2019

R427 Wild, K./Fröhlich, E./Strunk, H.: Klinikleitfaden Sonographie Angiologie. Elsevier/Urban & Fischer, 2014

R461 M. A. Reymond, H. Lippert, N. P. Haas (Hrsg.): Facharztprüfung Chirurgie, 2. Auflage, Elsevier, 2007

R467 Horch H et al. Praxis der Zahnheilkunde, Bd.10 Mund-Kiefer-Gesichtschirurgie, 4.A., Elsevier, 2007

R505 Bruch HP, Trentz O (Hrsg.). Berchthold Chirurgie. 6. A. München: Urban & Fischer Verlag/Elsevier GmbH, 2008).

S700 Sobotta-Archiv: Sobotta. Atlas der Anatomie des Menschen, div. Aufl., Elsevier Urban & Fischer

S700-L126 Dr. med. Katja Dalkowski, Buckenhof in Sobotta Atlas der Anatomie

S700-L126/G1067 K. Dalkowski aus Paulsen/Waschke. Sobotta Atlas der Anatomie. 25. A. 2022 © Elsevier GmbH

T406 Prof. Dr. Gernot Jundt, Basel

T409 Fotosammlung des Dr. von Haunerschen Kinderspitals, München

T422 Prof. Dr. med. Michael Forsting, Zentralinstitut für Röntgendiagnostik, Universitätsklinikum Essen

T581 Dr. med. P. Harrer, Klinikum Starnberg GmbH

T621 PD Dr. Johannes Frank, Klinikum der Johann-Wolfgang-Goethe-Universität, Frankfurt/Main

T682 Radiologische Gemeinschaftspraxis Traunstein

T801 Universitätsklinikum des Saarlandes und Medizinische Fakultät der Universität des Saarlandes, Leitung Klinik für Diagnostische und Interventionelle Radiologie (Prof. Dr. med. Arno Bücker M.Sc.)

T945 Asklepios Klinikum Harburg

T1272-01 Institut für Diagnostische und Interventionelle Radiologie, Kinder- und Neuroradiologie. Universitätsmedizin Rostock

T1272-02 Orthopädische Klinik und Poliklinik, Universitätsmedizin Rostock

T1594 American Spine Injury Association (ASIA)

V153 Sarstedt AG & Co., Nümbrecht

V348 VBM Medizintechnik GmbH, Sulz a. N.

V397 Arthrex GmbH, München

V786 Thomson Digital, Noida, India

V1039 Medartis AG, Basel

W162 DSO, Deutsche Stiftung Organtransplantation, Frankfurt a. Main

W193-027 © Statistisches Bundesamt (Destatis), Getöteten bei Straßenverkehrsunfällen in Deutschland in den Jahren 1950 bis 2024

W203-012 ICD-10-GM (BfArM) International Statistical Classification of Diseases and Related Health Problems. World Health Organization (WHO), Genf. 2024

W814-002 Bundesarchiv B 145, Heidelberg, fahrbarer OP der Chirurg. Klinik.

W917 American Heart Association, Inc., Dallas/USA

W1103-001 Deutschen Gesellschaft für Kinderschutz in der Medizin e.V. (DGKiM): AWMF S3+ Leitlinie Kindesmisshandlung, -missbrauch, -vernachlässigung unter Einbindung der Jugendhilfe und Pädagogik (Kinderschutzleitlinie), Langfassung 1.0, 2019, AWMFRegisternummer: 027 – 069

W1120-005 Traumaregister DGU®, Jahresbericht 2024

W1177-002 Beyer, G./et al.: S3-Leitlinie Pankreatitis der Deutschen Gesellschaft für Gastroenterologie. Verdauungs- und Stoffwechselkrankheiten (DGVS), September 2021 - AWMF Registernr. 021 – 003.

W1377 World Federation of Neurological Surgeons (WFNS)

Register

C

D

H

I

J

K

L

M

N

O

T

X

Y

Z